中华历代名医医案全库

全库 下

"十二五"国家重点图书出版规划项目

鲁兆麟◎主编

北京科学技术出版社

目　　录

皮外骨科病卷

第一百三十三章　疮疡 …………………………………………………………… 2656

第一百三十四章　疖 ……………………………………………………………… 2667

第一百三十五章　痈 ……………………………………………………………… 2668

　　第一节　外痈 …………………………………………………………………… 2668

　　第二节　内痈 …………………………………………………………………… 2677

第一百三十六章　疽 ……………………………………………………………… 2714

　　第一节　疽 ……………………………………………………………………… 2714

　　第二节　附骨疽 ………………………………………………………………… 2745

　　第三节　流痰 …………………………………………………………………… 2747

　　第四节　流注 …………………………………………………………………… 2750

第一百三十七章　疔 ……………………………………………………………… 2754

第一百三十八章　痰核瘰疬 ……………………………………………………… 2762

第一百三十九章　乳房疾病 ……………………………………………………… 2782

　　第一节　乳痈 …………………………………………………………………… 2782

　　第二节　乳疽 …………………………………………………………………… 2789

　　第三节　乳中结核 ……………………………………………………………… 2791

　　第四节　其他 …………………………………………………………………… 2793

第一百四十章　肛肠疾病 ………………………………………………………… 2796

　　第一节　痔疮 …………………………………………………………………… 2796

　　第二节　脱肛 …………………………………………………………………… 2805

　　第三节　肛痈 …………………………………………………………………… 2810

　　第四节　肛瘘 …………………………………………………………………… 2812

　　第五节　交肠 …………………………………………………………………… 2813

　　第六节　其他 …………………………………………………………………… 2814

第一百四十一章　小便异常 ……………………………………………………… 2816

　　第一节　石淋、砂淋 …………………………………………………………… 2816

　　第二节　膏淋 …………………………………………………………………… 2818

　　第三节　癃闭 …………………………………………………………………… 2820

第一百四十二章　男科疾病 ……………………………………………………… 2837

　　第一节　不育 …………………………………………………………………… 2837

　　第二节　阳痿 …………………………………………………………………… 2837

第三节 遗精 …………………………………………………… 2839

第四节 阳强 …………………………………………………… 2875

第五节 阴缩 …………………………………………………… 2875

第六节 白淫 …………………………………………………… 2877

第七节 精浊、血精 …………………………………………… 2877

第八节 子痈、囊痈 …………………………………………… 2879

第九节 阴囊肿痛 ……………………………………………… 2880

第一百四十三章 肿瘤 …………………………………………… 2883

第一百四十四章 其他外科疾病 ………………………………… 2890

第一节 疝 ……………………………………………………… 2890

第二节 脱疽 …………………………………………………… 2919

第三节 臁疮 …………………………………………………… 2920

第四节 破伤风 ………………………………………………… 2921

第五节 毒蛇咬伤 ……………………………………………… 2922

第六节 烫伤 …………………………………………………… 2922

第七节 金伤 …………………………………………………… 2923

第一百四十五章 皮肤病 ………………………………………… 2924

第一节 湿疮 …………………………………………………… 2924

第二节 黄水疮 ………………………………………………… 2926

第三节 天疱疮 ………………………………………………… 2926

第四节 杨梅疮 ………………………………………………… 2926

第五节 疥疮 …………………………………………………… 2937

第六节 麻风 …………………………………………………… 2938

第七节 痒风 …………………………………………………… 2940

第八节 白屑风 ………………………………………………… 2942

第九节 瘾疹 …………………………………………………… 2942

第十节 斑 ……………………………………………………… 2949

第十一节 癣 …………………………………………………… 2950

第十二节 脱发 ………………………………………………… 2952

第十三节 丹毒 ………………………………………………… 2953

第十四节 缠腰火丹 …………………………………………… 2956

第十五节 疣 …………………………………………………… 2956

第十六节 其他 ………………………………………………… 2956

第一百四十六章 骨折 …………………………………………… 2960

第一节 上肢骨折 ……………………………………………… 2960

第二节 下肢骨折 ……………………………………………… 2964

第三节 躯干骨骨折 …………………………………………… 2966

第一百四十七章 关节脱位 ……………………………………… 2968

第一百四十八章 软组织损伤 …………………………………… 2971

第一节　下肢软组织损伤 ………………………………………………………… 2971

第二节　头部软组织损伤 ………………………………………………………… 2972

第三节　躯干部软组织损伤 ……………………………………………………… 2972

第四节　海底损伤 ………………………………………………………………… 2975

第一百四十九章　内伤 …………………………………………………………… 2978

第一节　脑震荡 …………………………………………………………………… 2978

第二节　脑挫伤 …………………………………………………………………… 2979

第三节　肾挫伤 …………………………………………………………………… 2984

妇科病卷

第一百五十章　月经病 …………………………………………………………… 2986

第一节　月经先期 ………………………………………………………………… 2986

第二节　月经后期 ………………………………………………………………… 2993

第三节　月经先后不定期 ………………………………………………………… 3009

第四节　经期延长 ………………………………………………………………… 3014

第五节　月经过多 ………………………………………………………………… 3017

第六节　月经过少 ………………………………………………………………… 3020

第七节　月经不调 ………………………………………………………………… 3024

第八节　痛经 ……………………………………………………………………… 3028

第九节　经闭 ……………………………………………………………………… 3045

第十节　崩漏 ……………………………………………………………………… 3087

第十一节　经行感邪 ……………………………………………………………… 3138

第十二节　经行发热 ……………………………………………………………… 3139

第十三节　经行头身痛 …………………………………………………………… 3140

第十四节　经行风疹 ……………………………………………………………… 3142

第十五节　逆经 …………………………………………………………………… 3142

第十六节　经行便血 ……………………………………………………………… 3147

第十七节　经行乳胀 ……………………………………………………………… 3148

第十八节　经断前后诸证 ………………………………………………………… 3149

第十九节　年老经断复行 ………………………………………………………… 3150

第一百五十一章　带下病 ………………………………………………………… 3153

第一节　白带 ……………………………………………………………………… 3153

第二节　青带 ……………………………………………………………………… 3168

第三节　黄带 ……………………………………………………………………… 3168

第四节　赤白带 …………………………………………………………………… 3170

第五节　五色带 …………………………………………………………………… 3179

第一百五十二章　妊娠病 ………………………………………………………… 3181

第一节　妊娠感冒 ………………………………………………………………… 3181

第二节　恶阻 ……………………………………………………………………… 3196

第三节 妊娠腹痛 ……………………………………………………………… 3208

第四节 胎动不安 ……………………………………………………………… 3213

第五节 胎漏 …………………………………………………………………… 3218

第六节 堕胎 …………………………………………………………………… 3223

第七节 小产 …………………………………………………………………… 3230

第八节 滑胎 …………………………………………………………………… 3240

第九节 子瘖 …………………………………………………………………… 3244

第十节 子嗽 …………………………………………………………………… 3245

第十一节 子烦 ………………………………………………………………… 3249

第十二节 子悬 ………………………………………………………………… 3250

第十三节 子肿 ………………………………………………………………… 3250

第十四节 子淋 ………………………………………………………………… 3255

第十五节 妊娠小便不通 ……………………………………………………… 3256

第十六节 妊娠小便频数 ……………………………………………………… 3259

第十七节 子晕 ………………………………………………………………… 3260

第十八节 子痫 ………………………………………………………………… 3260

第十九节 妊娠患疟 …………………………………………………………… 3266

第二十节 妊娠下痢 …………………………………………………………… 3267

第二十一节 妊娠便干 ………………………………………………………… 3271

第二十二节 妊娠泄泻 ………………………………………………………… 3271

第二十三节 妊娠便血 ………………………………………………………… 3272

第二十四节 妊娠肢痛 ………………………………………………………… 3272

第二十五节 妊娠发斑 ………………………………………………………… 3273

第二十六节 胎死不下 ………………………………………………………… 3273

第一百五十三章 临产、产后病 …………………………………………………… 3278

第一节 难产 …………………………………………………………………… 3278

第二节 恶露不下 ……………………………………………………………… 3283

第三节 恶露不绝 ……………………………………………………………… 3295

第四节 胞衣不下 ……………………………………………………………… 3299

第五节 产后血崩 ……………………………………………………………… 3300

第六节 产后血晕 ……………………………………………………………… 3304

第七节 产后感冒 ……………………………………………………………… 3313

第八节 产后发热 ……………………………………………………………… 3317

第九节 产后汗证 ……………………………………………………………… 3342

第十节 产后头身痛 …………………………………………………………… 3346

第十一节 产后腹痛 …………………………………………………………… 3351

第十二节 乳汁不行 …………………………………………………………… 3368

第十三节 产后遗尿 …………………………………………………………… 3369

第十四节 产后小便不通 ……………………………………………………… 3370

第十五节　产后浮肿 …………………………………………………………… 3372
第十六节　产后尿血 …………………………………………………………… 3376
第十七节　产后大便难 ………………………………………………………… 3376
第十八节　产后泄泻 …………………………………………………………… 3378
第十九节　产后便血 …………………………………………………………… 3379
第二十节　产后下痢 …………………………………………………………… 3380
第二十一节　产后吐泻 ………………………………………………………… 3385
第二十二节　产后痉病 ………………………………………………………… 3386
第二十三节　产后发狂 ………………………………………………………… 3391
第二十四节　产后不寐 ………………………………………………………… 3392
第一百五十四章　妇科杂病 …………………………………………………… 3393
第一节　阴痛 …………………………………………………………………… 3393
第二节　阴疮 …………………………………………………………………… 3393
第三节　阴痒 …………………………………………………………………… 3394
第四节　阴肿 …………………………………………………………………… 3396
第五节　阴挺 …………………………………………………………………… 3397
第六节　阴吹 …………………………………………………………………… 3401
第七节　梦交 …………………………………………………………………… 3401
第八节　交接出血 ……………………………………………………………… 3402
第九节　石瘕 …………………………………………………………………… 3402
第十节　肠覃 …………………………………………………………………… 3404
第十一节　癥瘕 ………………………………………………………………… 3408
第十二节　女子不孕 …………………………………………………………… 3423
第十三节　干血痨 ……………………………………………………………… 3426
第十四节　热入血室 …………………………………………………………… 3430
第十五节　寒入血室 …………………………………………………………… 3447
第十六节　脏躁 ………………………………………………………………… 3448
第十七节　其他 ………………………………………………………………… 3451

儿科病卷

第一百五十五章　初生儿疾病 ………………………………………………… 3456
第一节　初生儿不啼 …………………………………………………………… 3456
第二节　初生儿不吮乳 ………………………………………………………… 3456
第三节　脐风 …………………………………………………………………… 3459
第四节　初生儿脐突 …………………………………………………………… 3460
第五节　初生儿目疾 …………………………………………………………… 3461
第六节　初生儿猴疳 …………………………………………………………… 3461
第一百五十六章　时令、时行病 ……………………………………………… 3462
第一节　温病 …………………………………………………………………… 3462

第二节　风温 ……………………………………………………………… 3467

第三节　春温 ……………………………………………………………… 3475

第四节　暑温 ……………………………………………………………… 3481

第五节　伤暑 ……………………………………………………………… 3487

第六节　暑湿 ……………………………………………………………… 3491

第七节　湿温 ……………………………………………………………… 3496

第八节　伏暑 ……………………………………………………………… 3500

第九节　秋燥 ……………………………………………………………… 3509

第十节　冬温 ……………………………………………………………… 3511

第十一节　霍乱 …………………………………………………………… 3515

第十二节　痧证 …………………………………………………………… 3517

第十三节　痢疾 …………………………………………………………… 3518

第十四节　疟疾 …………………………………………………………… 3536

第十五节　伤寒 …………………………………………………………… 3546

第十六节　麻疹 …………………………………………………………… 3554

第十七节　痄腮 …………………………………………………………… 3596

第十八节　发颐 …………………………………………………………… 3600

第十九节　瘟疫 …………………………………………………………… 3601

第二十节　风疹 …………………………………………………………… 3602

第二十一节　痘（水痘、天痘）………………………………………… 3605

第二十二节　黄疸 ………………………………………………………… 3647

第二十三节　发斑 ………………………………………………………… 3649

第二十四节　顿咳 ………………………………………………………… 3652

第一百五十七章　小儿杂病 ……………………………………………… 3658

第一节　寒热 ……………………………………………………………… 3658

第二节　潮热 ……………………………………………………………… 3660

第三节　发热 ……………………………………………………………… 3662

第四节　头痛 ……………………………………………………………… 3672

第五节　伤食 ……………………………………………………………… 3676

第六节　滞颐 ……………………………………………………………… 3682

第七节　呕吐 ……………………………………………………………… 3682

第八节　吐泻 ……………………………………………………………… 3686

第九节　泄泻 ……………………………………………………………… 3691

第十节　腹痛 ……………………………………………………………… 3700

第十一节　腹胀 …………………………………………………………… 3705

第十二节　臌胀 …………………………………………………………… 3708

第十三节　疳疾 …………………………………………………………… 3709

第十四节　二便闭 ………………………………………………………… 3717

第十五节　瘕癖 …………………………………………………………… 3720

第十六节　消渴 …………………………………………………………………… 3722

第十七节　肿病 …………………………………………………………………… 3725

第十八节　咳嗽 …………………………………………………………………… 3735

第十九节　咳喘 …………………………………………………………………… 3748

第二十节　失音 …………………………………………………………………… 3764

第二十一节　急惊风 ……………………………………………………………… 3766

第二十二节　慢惊风 ……………………………………………………………… 3786

第二十三节　痫病 ………………………………………………………………… 3797

第二十四节　厥证 ………………………………………………………………… 3800

第二十五节　心悸 ………………………………………………………………… 3806

第二十六节　嗜卧 ………………………………………………………………… 3807

第二十七节　啼哭 ………………………………………………………………… 3807

第二十八节　血证 ………………………………………………………………… 3808

第二十九节　汗证 ………………………………………………………………… 3810

第三十节　淋证 …………………………………………………………………… 3811

第三十一节　疝证 ………………………………………………………………… 3812

第三十二节　虫证 ………………………………………………………………… 3813

第三十三节　痿证 ………………………………………………………………… 3820

第三十四节　中风 ………………………………………………………………… 3825

第三十五节　虚损 ………………………………………………………………… 3827

第三十六节　胎疾 ………………………………………………………………… 3831

第三十七节　解颅 ………………………………………………………………… 3835

第三十八节　囟填 ………………………………………………………………… 3836

第三十九节　龟背 ………………………………………………………………… 3836

第四十节　遗尿 …………………………………………………………………… 3837

第四十一节　误治 ………………………………………………………………… 3838

第四十二节　其他 ………………………………………………………………… 3840

眼耳鼻喉病卷

第一百五十八章　眼睑病 ………………………………………………………… 3848

第一节　针眼 ……………………………………………………………………… 3848

第二节　风弦赤烂 ………………………………………………………………… 3848

第三节　眼丹 ……………………………………………………………………… 3850

第四节　椒疮 ……………………………………………………………………… 3851

第五节　胞生痰核 ………………………………………………………………… 3853

第六节　眼睑癌 …………………………………………………………………… 3854

第一百五十九章　白睛病 ………………………………………………………… 3855

第一节　风热赤眼 ………………………………………………………………… 3855

第二节　白睛溢血 ………………………………………………………………… 3865

第三节 白膜侵睛 ………………………………………………………………… 3866
第四节 胬肉攀睛 ………………………………………………………………… 3866
第五节 目涩证 …………………………………………………………………… 3867

第一百六十章 黑睛病 …………………………………………………………… 3869
第一节 凝脂翳 …………………………………………………………………… 3869
第二节 赤膜下垂 ………………………………………………………………… 3870
第三节 圆翳外障 ………………………………………………………………… 3871

第一百六十一章 内障病 ………………………………………………………… 3876
第一节 绿风内障 ………………………………………………………………… 3876
第二节 青风内障 ………………………………………………………………… 3876
第三节 圆翳内障 ………………………………………………………………… 3876
第四节 视物不清 ………………………………………………………………… 3877
第五节 目盲 ……………………………………………………………………… 3881
第六节 近视 ……………………………………………………………………… 3884
第七节 夜盲 ……………………………………………………………………… 3885

第一百六十二章 其他 …………………………………………………………… 3887
第一节 眼跳 ……………………………………………………………………… 3887
第二节 目痛 ……………………………………………………………………… 3887
第三节 突起睛高 ………………………………………………………………… 3890

第一百六十三章 耳病 …………………………………………………………… 3891
第一节 耳疮 ……………………………………………………………………… 3891
第二节 耳痈 ……………………………………………………………………… 3892
第三节 耳后痰毒 ………………………………………………………………… 3893
第四节 耳痛 ……………………………………………………………………… 3894
第五节 脓耳 ……………………………………………………………………… 3897
第六节 耳衄 ……………………………………………………………………… 3902
第七节 耳鸣 ……………………………………………………………………… 3902
第八节 耳聋 ……………………………………………………………………… 3911
第九节 耳痔 ……………………………………………………………………… 3916
第十节 耳癌 ……………………………………………………………………… 3916

第一百六十四章 鼻病 …………………………………………………………… 3917
第一节 鼻疔 ……………………………………………………………………… 3917
第二节 鼻窒 ……………………………………………………………………… 3919
第三节 鼻齄 ……………………………………………………………………… 3921
第四节 鼻痔 ……………………………………………………………………… 3922
第五节 鼻渊 ……………………………………………………………………… 3924
第六节 鼻窍异物 ………………………………………………………………… 3932
第七节 鼻衄 ……………………………………………………………………… 3932

第一百六十五章 咽喉病 ………………………………………………………… 3956

第一节　乳蛾 ………………………………………………………………… 3956

第二节　喉痹 ………………………………………………………………… 3966

第三节　喉痛 ………………………………………………………………… 3981

第四节　喉痈 ………………………………………………………………… 3996

第五节　失音 ………………………………………………………………… 4002

第六节　喉癣 ………………………………………………………………… 4013

第七节　喉风 ………………………………………………………………… 4015

第八节　喉疳 ………………………………………………………………… 4020

第九节　梅核气 ……………………………………………………………… 4022

第十节　烂喉丹痧 …………………………………………………………… 4027

第十一节　白喉 ……………………………………………………………… 4063

第一百六十六章　口腔病 ……………………………………………………… 4080

第一节　口疮 ………………………………………………………………… 4080

第二节　口糜 ………………………………………………………………… 4089

第三节　唇风 ………………………………………………………………… 4091

第四节　唇疳 ………………………………………………………………… 4092

第五节　唇疔 ………………………………………………………………… 4094

第六节　唇疽 ………………………………………………………………… 4095

第七节　上腭痈 ……………………………………………………………… 4095

第八节　舌疔 ………………………………………………………………… 4096

第九节　舌痈 ………………………………………………………………… 4096

第十节　痰包 ………………………………………………………………… 4097

第十一节　舌疽 ……………………………………………………………… 4098

第十二节　舌裂 ……………………………………………………………… 4099

第十三节　重舌 ……………………………………………………………… 4100

第十四节　掉舌 ……………………………………………………………… 4102

第十五节　舌癌 ……………………………………………………………… 4102

第十六节　牙痛 ……………………………………………………………… 4103

第十七节　牙痈 ……………………………………………………………… 4120

第十八节　牙宣 ……………………………………………………………… 4121

第十九节　牙疳 ……………………………………………………………… 4124

第二十节　牙槽风 …………………………………………………………… 4130

第二十一节　牙癌 …………………………………………………………… 4135

第二十二节　牙蛆 …………………………………………………………… 4137

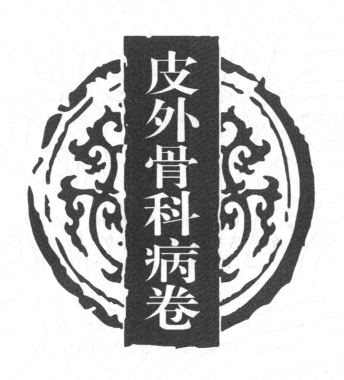

皮外骨科病卷

第一百三十三章　疮疡

郭右陶

潘子亮女十八岁，患疮已半载。忽一日饮酒后，脓疮大盛，或以其酒助血热，且食鸡鹅发毒之味，脓疮肿痛，由斯而极，治以凉血活血解毒托里之剂。更觉昏迷饱闷，延余治之。脉不洪数而反沉微。余曰："脉不对证，必痧使然。"刺出指头毒血，又刺头顶心一针，神情方始清爽。但胸中饱闷，用顺气散痧消毒之味四剂，微冷饮之，兼外搽合掌丸，饱闷、脓疮俱愈。

《痧胀玉衡》

周南

草野七太夫室，少年生面疮，去冬蔓衍满面，今春沿及胸颈，服清火解毒药，外敷燥湿生肌，半月痊愈。诊之六脉沉迟，虚寒气滞之候，所以月事愆期，临经必先作胀，及胃、小腹作痛。先用开郁行气丸药缓调旬日，候临经期复胀且痛，数噫气不除，乃以温经行血之剂乘势利导。二服而痛胀若失。

温经用肉桂、炮姜，行血用大黄（酒拌九蒸九晒）、桃仁、苏木、当归、川芎而已。先用开气药者，以血随气行，无形之气先已鼓动，有形之血凝滞为患者，得温利之药力，荡扫无余。不然气机未动，即用行血，未有不相持而痛益甚者。若骤用破气破血，犹恐有奔溃之虞矣。

《其慎集》

北山友松

泉州藤井法桥道安老母七十三岁，庚戌仲春，发疡在京门带脉之分，大五寸许。法桥昆仲四位，俱显医名于时也，昆仲相议，先用吕洞宾仙传化毒汤，次用托里消毒散，再用精要十宣散。一外科为之敷贴，溃后脓汁清稀，疮口干燥不赤而暗，咽膈不利，咳嗽黏痰。其仲子北村救斋与予邻居于坂阳，请求赴泉，为母诊视。脉之虚弦，予谓诸昆仲曰："令寿堂年过古稀，发疡至今，溃脓多日，血气必亏。须进独参汤，大补元气，间用十全散，或增温中托里之物，或投消痰化毒之品，缓缓图之。且元阳未至败绝，饮食不减常日，治不失法，回生可期矣。脉之虚弦，老者之常例，溃疡之当然也。但发于少阳多气少血之地，似为可虑于收合之际。然而疮口虽阔，根盘似浅，可以动摇，得补托之内服药，灸之外施，或可移于太阳背部，未可料也。"法桥昆仲眼眼相觑，唯唯低首而已。予曰："外科书所谓疮疡灸法，有回生之功，若未溃则拔引郁毒，已溃则补接阳气，祛散其邪，疮口易合，其功甚大。东垣亦云：毒气沉伏者，或年高气弱，若服克伐之剂，气血愈虚，脓因不溃，必假火力以成全功也。"遂教以附子为末，唾津和作饼，厚三分，安疮上，以艾炷灸之，使微热不可令痛，干则易之，如困则止，日灸三度。夜以太乙膏每一两加石菖蒲末、硫黄末各一钱，牛油五钱，木蜡三钱，一处熔和作油膏，摊在旧棉布，贴于疮上。次日又灸三度，次夜又贴油膏，第三日赤处渐见。至七日夜暗处全消，赤肉渐生矣。于是改用东垣通气防风汤一帖，每二钱许，一日与二贴，仍进人参汤一帖。至三日后，令捣万搥绿云膏摊贴太阳经旨门志室之分，以至疮之小半以呔引之，又制橡皮膏敷贴大横、腹结及章门，以至疮之大半，以追推之，其上总以加味太乙膏封之。待二日后，剥而视之，其疮将移于太阳经分之势成矣。再如前法敷贴七日，内服补中益气汤，加芍药、桂，增柴胡、陈皮至十五帖，乃少阳之疮移于太阳之分矣。猗软药中肯綮，有如是之奇妙哉。其法虽似怪诞，其实远迩共知，故录之以俟好事君子为榜样矣。医中微妙，书不尽言，言不尽意焉。后用生肌膏药贴之，至三月余，疮平而收口矣。寿至八旬而终矣。

门人元贞子，壮年迁居新宅，日应世事，夜读医经，勤劳日久，腰脊间发出一疮，大如碗许。肿不高起，色不光赤。托外科付贴自用，调理多时，脓水将尽，不能生肌收口。请教于予。予问用药始末，贞曰："依方书之例，先用解散，次用托里，自知血气未甚虚耗，所以未服纯补人参汤耳。于今多日，不生新肌，且瘀肉未尽，外科虽累易去瘀生新之药，而不能成功，为之奈何？"予诊之沉缓，遂教用熟料五积散加人参少充独活、皂角针为引用，服未及五十帖，其疮痊安。此与米贾之疮相若也，但因年之壮老，费工有多少之殊耳。

以上出自《北山医案》

许豫和

巴如冈兄子，百日，患噐烂疮，起自阴囊，上侵腹背。医用荆、防、蝉退、蒡子、连翘、银花、甘草之类，疮渐延蔓，唇口、眼眶、四肢、指节，无所不有，色红紫，皮塌烂，舌如杨梅，啼哭不住，且其母前产二胎，皆死于疮。医用药与前无异，恐蹈前辙。求治于予。予曰："噐烂疮，先天之毒，病自里发，与风湿在标者不同。治当从内解，今用疏托药，是助其欲发之势，故延蔓愈甚也。"为制一方：马料豆、土茯苓、丹皮、黄柏、银花、山栀、人中黄、甘草、木通九味，不时与服。外用雄猪油、紫草同煎，鹅翎涂疮。冬桑叶、川贝母、甘草等份，为末，绢囊扑之。疮渐收，热渐平，愈而复作，治法如前。两月后，不复发矣。后所经噐烂疮，皆用此法，能呔乳者，皆效。

《橡村治验》

中神琴溪

一妇人，年三十，久患头疮，臭脓滴滴，流而不止；或发黏结不可梳。医因以为霉毒，攻之不愈，痛痒无止，请之先生。其脉弦细小，腹急痛引腰腿，曰瘀血也，投桂枝茯苓丸加大黄汤，兼以坐药，不出月全瘥。后一夜腹痛二三阵，大下蓄血云。

东洞院五条南，某氏儿八岁，久病头疮。其毒内攻，身浮肿，呼吸短促殆邻死。师与龙门丸，取泻三四行。后与浮萍汤，兼前丸，每服十丸，数日乃已。

佛光寺街山形屋，久右卫门之妻，患头疮。其疮蔓衍，状如覆釜，岁余不愈。先生与浮萍加大黄汤，时时以龙门丸一钱取泻，不出十日复故。

西洞院五条南近江屋，某儿三岁，腿股间，发疮五六头，皆溃而脓水流出。及暑，其臭气最不可闻。杂治无效，愈益腐烂。至五岁，而患殊甚。形体已悫，颜色青黄，腰脚痿弱，不能步。动辄物触其患处，则啼叫不已，声音大嘎。师诊之，脉微细，谓主人曰："此遗毒也。"即与浮萍加大黄汤，兼赫赫丸。时主人尝闻之一书生，赫赫丸则以生生乳为君药，于是惧然有难色曰："今体虚已如此，若遽用之，药毒甚于病。"先生曰："否，阿郎之有病，犹子之家食奸奴。今子豪贾也，夫贾者，以能得其利者为才。有才奴于此货财所殖，必克走买贱卖贵，屡建奇功，此子之所爱也。然闻其有博弈好饮酒，杀越人于货，则犹用之乎？抑逐之乎？"曰："不用也，即逐之，虽其才可爱哉。知其恶发，则累及我身也，未如之何也。"曰："才奴为奸，犹且畏而谋之，矧儿之所养毒即奸也，奸岂可不逐？至其奸极，虽悔何及焉，芘婆扁仓，亦无所试方矣。古曰：痈疮属热。世医徒眩二三外证，妄投乌鸡人参之类，姑息之，汝不省以热当热，噫！"主人曰："诺，慎受命。"因与前方，而每日服芥子大者三十丸，数日脓不出，明年而渐得健步。

寺街绫小路南象牙屋，八兵卫之女，年甫十余，自膝至臀腿，其大几类于中人，而无痛，色亦不变，身唯仰卧而不得反侧岁余。众医金以为痞癖，不可疗也而辞。竟乞拯于先生，先生脉之细数而有力，按抚其腿膝间良久，顾谓门弟子曰："其状殆难言，尔等按之，以能谙识诸掌，是此中大酿脓，不急除之，后必有大害。"乃使召外科某具告由，某危疑有惮色。先生谕之曰："余有所见也，子解疑效验乎？"即使某以汤药熨腿膝间，而与浮萍加广东人参汤五六日，浮郄穴上果大疱起。又使某帖腐药，遂溃脓水流出。二旬余，得为常人。

以上出自《生生堂治验》

程文囿

智翁令孙三岁，痘后左手曲池穴侧，鬼肿溃经年余，外科疗治，不能收口，逆予商之。维时伊兄郎玉翁及同事叶殿扬兄在座，二公俱知医理。予视毕告曰："毒生手足，固不害命，然溃久脓水流多，气血受伤，面黄肌瘦，神形疲倦，目无精采，天柱骨垂，一派大虚之象，最为可虑，溃口收否？无暇计也。"朗翁云："证既属虚，虚则当补。"予曰："不但用补，且须用温。"智翁云："时下炎暑如蒸，过温恐其难受。"予曰："医家治病，盛夏遇寒证用热药，隆冬遇热证用凉药，所谓舍时从证也。病若虚而不寒，单补亦可见功。今虚而兼寒，非温补莫能奏效。"爰定人参养营汤，加附子、鹿茸、枸杞、杜仲，合乎《内经》"形不足者，温之以气；精不足者，补之以味"之义。二公见方称善。初服精神略转，再服颈骨不倾，守服数十剂，气血恢复，溃口亦敛。此证获痊，虽予之执理不阿，亦赖二公赞襄之力也。

《杏轩医案》

何书田

七情郁结，痰火相凝，发于左腮；脉弦细不数，并非外因冻证。此为郁劳重候，即瘰疬类也。最难奏效。

羚羊角　生栀子　川贝　郁金　海浮石　石决明　白杏仁　瓜蒌　橘红　竹茹

阴亏湿热之体，炎天辄发疮疾。治以凉营化湿法。

生地　丹皮　茅术　黄芩　苡仁　豨莶草　阿胶　归身　川柏　苦参　赤苓

以上出自《簳山草堂医案》

王孟英

壬寅，余在海门之东昌镇。有徐姓者，患胸铄，腐肉上至顶，下至颈，左右至两耳，医不能治。余悯其贫，为设法痊之。并不服药，凡百四十余日而收功。此开手第一证也，由是求治者踵门不绝。余初亦未知不服药可愈病，因目击杨公之法，而私淑其意，治之果应。始悟世之外科，朝凉暮热，欺世盗名，杀人不可胜计，而无形迹可寻也。其始临证，则曰死证也，或他人治过之证，则曰前医误治，不可救矣。皆为日后邀功避谤之计耳，可叹也已。

《归砚录》

金元章媳，于甲午新寡后，患脓窠疮，大抵湿热之病耳。疡医连某，疑为遗毒竟作广疮疗，渐至上吐下利，不进饮食。另从内科治，亦无寸效。延至春末，更兼腹痛自汗，汛愆肌削，诸医皆见而却走矣。王仲安荐孟英视之，曰：此胃气为苦寒所败，肝阳为辛热所扇，前此每服阳刚，即如昏瞀，稍投滋腻，泄泻必增，遂谓不治之证，未免轻弃，乃以四君子汤加左金（丸）、（川）椒、（乌）梅、莲子、木瓜、余粮、石脂等，出入为方，百日而愈。第信犹未转也。诸亲友环议：再不通经，病必有变。孟英力辨此非经阻可通之证，惟有培养生化之源，使其气旺血生，则流行自裕，若不揣其本而齐其末，则秕糠不能榨油，徒伤正气，尽坠前功，岂不可惜？众议始息。恪守其方，服至仲冬，天癸至而肌肉充，康复如常矣。

《王氏医案》

方南薰

南丰陈姓子，两足生疮，肿如瓜瓠，皮白晕红，溃流黄水，发热则痒，搔破则痛。外科医治，洗敷之药，总是凉皮散血，所服之方，无非解毒滋阴，蔓延数载，体气日薄。延余诊之，六脉迟弱，余曰："此因寒湿浸淫，如木淹泥水之中，渐次腐烂，经所谓湿淫足疾，此疮是也。"法宜升阳除湿，阳旺湿去，疮自结痂。若用寒凉泻火，是犹恶湿居下，必致溃烂不已。依方调治，一月而痊。

服方：黄芪三钱，酒炒　党参二钱，米炒　白术二钱，土炒　茯苓二钱　米仁二钱，炒　小茴一钱五，炒　桔梗一钱　蔓荆子一钱　五加皮二钱　白芷八分　破故纸二钱　陈皮六分　寒，加附子、肉桂；湿，加苍术、煨姜、红枣煎服。

洗方：紫苏叶五钱　白芷五钱　苍术五钱　蛇床子五钱　川椒一钱　艾叶一两　连根葱　一握　共煎汤，乘热洗之，拭干攧药。

攧药：黄丹一钱，灰炒　石硫黄四钱　樟脑二钱　白芷一钱　炉甘石二钱，制　龙骨一钱，煅　枯矾八分，此味研末另包，攒时斟酌，痒则加入，痛则减去。共研细末攒之。

家风地先生次孙后靭，满头生疮，医者用药涂愈，未能宣托，遂至久热不解，烦躁难安，命余诊视。唇红舌干，舌端不时伸缩，余以导赤散立方，先生诘曰："月余之热，用导赤散何也？"余曰："此疮愈蓄热之证。"先生又诘："疮生何处？"余曰："必生头上。头为诸阳之会，经云：诸热疮痒，皆属心火。心不可见，而舌为心苗，心有热，故舌常伸缩，心为丁火，不可以泻，惟泻小肠丙火，则心火翕然下降，且大热利小便，亦釜底抽薪之义。"服一剂而热减半，再服则热退身安矣。次日，先生授以札，云：前日之药，大有效验，贤侄可谓眼明手敏，精而进之，可以救世，亦可以传世。仍烦拨冗至家，基酌一方，以善其后云云。

以上出自《尚友堂医案》

费伯雄

某。毒结上焦，额颅破溃，已延数月。近加头疼引耳，太阳痛甚，有如锥刺，入夜寒热，牙关微强，恙延日久，阴分渐虚，厥阴少阳风火不宁，痫疾已著。

羚羊角一钱　炙僵蚕二钱　甘菊花炭二钱　酒黄芩一钱　薄荷炭一钱　丹皮二钱　鳖血炒柴胡一钱　桑叶二钱　生甘草八分　嫩钩钩三钱，后下　茅根五钱　夏枯草八分　石决明四钱，煅，先煎

某。头面腿臂溃烂，延久不愈，结毒不化。宜清解化毒。

青防风　威灵仙　连翘　生地　丹皮　黑山栀　大贝　银花　赤芍　甘草　白鲜皮　川黄连　玄参　土茯苓　车前子

以上出自《费伯雄医案》

王燕昌

一船户，年四十余岁，左肘、右膝各患人面疮，两关脉弦，身略肥而无血色。方书谓此属痰，以贝母涂之可愈。今两关弦，则是木盛克土，且肘、膝系关节，是筋溢于肉而痰结之也。用贝母一两，白芍二两，白芥子三钱，甘草节、龙胆草、柴胡各二钱，数剂而消。后用四君子加白芍、贝母而愈。

《王氏医存》

杨毓斌

孙某。疮疡遍体，哮喘不卧，肢体振动无休，脉左沉迟微滑，右沉弦。

按：疮为湿热蕴于肌肤营分，今因寒邪抑遏，气机逆滞，肺金失权，木郁风生，最为恶候。先以温降开气。

沉香汁二分，冲入　炒乌扇一钱五分　茯苓五钱　桂心五分　杏仁三钱　姜汁炒半夏三钱　喘平过半，痰吐微作红色。

炒乌扇二钱　紫菀三钱　苦杏仁三钱　刀豆壳五钱　细辛二分　紫苏子一钱五分　茯苓五钱　磁石二

钱　姜夏三钱　沉香汁一分　桂心三分

喘愈，疮甚，用五苓加减：

赤苓皮五钱　苏梗一钱五分　醋炒归须二钱　紫菀三钱　泽泻二钱　茜草一钱五分　赤芍三钱　炒乌扇一钱五分　猪苓二钱　苍术皮一钱五分　生甘草八分

愈后丸方服馨，并素患湿痰痼疾全瘳。

丸方：桂心　刀豆子　紫菀　醋煮半夏　苍术皮　苏子　炙草　茯苓　赤芍　苦杏仁　磁石　橘络　谷芽　生姜汁

《治验论案》

王旭高

周。立斋云：外疡经久不消散，亦不作脓，气虚也。徒用攻消，恐无所益。

黄芪　党参　防风　归身　泽兰叶　穿山甲　僵蚕　丹参　广皮　桑枝

朱。结毒穿破不敛，在于当额眉棱，俱属阳明部位。已及半载，当养气血以化毒。

大熟地　党参　川芎　皂荚子　茯苓　土贝母　黄芪　当归　生甘草　银花　土茯苓

某。营行脉中，卫行脉外。体肥湿胜之人，卫恒虚冷，营多盛热。故肥人当暑，往往肌肤常冷，而易生外疡也。疡发背脊三候，内脓已结，外腐未透。营中之火极炽，卫弱失于敷布，不能引血化腐，载毒外出，渐显内陷之机，颇为可虑。非温不能助卫阳以鼓舞，非寒不能解营热以化毒。经曰：血实宜决之，气虚宜掣引之。此法是矣。

黄芪附子煎汁，炒　鲜生地　穿山甲　地丁草　连翘　皂角刺　制僵蚕　金银花

另以三角风熏。

渊按：三角风未详是否三角胡麻。

以上出自《王旭高临证医案》

柳宝诒

李。痰疡发于少阳之经，内挟木火燔灼阴分。连年未愈，阴虚则生内热，木病伤胃，纳谷尤少，脉象虚细而数，左寸关浮大，有延成劳病之虑。治宜于养阴中，佐以泄木培胃。

东白芍　生地炭　丹皮炭　黑山栀　刺蒺藜　于术　太子参　白扁豆　牡蛎　功劳叶　青蒿露

方。痰咳不已，继以内热咯血，脉浮数。项右溃疡，流脓颇多。此属湿热之气，混于血络，蒸蕴而上溢。刻下营液被戕，余热犹恋，姑拟清营肃肺。

小生地　鲜生地　丹皮炒　白薇　苡仁　冬瓜仁　蛤壳　银花炭　连翘　青蒿　茅根肉　枇杷叶

武。左脉绵软，关部独壅，阴虚而肝火不藏也。舌苔黄浊，有湿热蕴于中焦。其外疡宿疮，

流水不止，湿热从此下泄，而营液亦因此而伤。左目昏胀，虽系阴虚，亦因肝火。拟方以养阴为主，佐以清肝熄火，培土渗湿。

大生熟地各　归身炒　白芍　枸杞子酒炒　菟丝子酒炒　滁菊花　潼沙苑盐水炒　刺蒺藜　丹皮　黑山栀　杜仲盐水炒　砂仁　党参炒　于术　淮山药　茯苓　广陈皮　苡仁　车前子　泽泻　怀牛膝盐水炒　上药二十一味为细末，用熟地煮糊打和，酌加炼蜜为丸。

以上出自《柳宝诒医案》

马文植

朱孩。此名胎痰，附脑着骨，消之不易，成脓亦难，日后穿破，得脓可医，得清水不治。

白芥子二钱　当归四钱　冬术三钱,炒　半夏一钱,炒　竹油十匙　骨碎补五钱　怀牛膝三钱,炒　姜三片

二诊：前方见效，原方加黄芪六钱、焦谷芽三钱。

三诊：原方加丹参三钱、银花二钱。

《外科集腋》

沈祖复

河埒口蒋姓遍发疮毒，体无完肤，形神消瘦。先生携门人邹致和同往。致和幼读医书，并在他处学习内、外科五六年，始入房，见其形状，惊而却走。先生用枯矾末数两，麻油调敷遍体，两星期而愈。

黄泥桥薛姓子病遗精，北门王医用固涩补药十余剂，不独精不能固，遍体肿胀发疮，脓水淋漓，两手不能握箸，舌苔光绛。先生曰："此湿火灼阴也。"用鲜首乌、黄柏、黄连、黄芩、丹皮等，外用枯矾末数两，麻油调敷。脓疮即愈，遗精亦止。后见其人，气体甚丰腴也。

以上出自《医验随笔》

陈莲舫

太仓，某。肝脾内虚，湿邪袭于营分，统身发黄，脘胀，肢肿，流毒溃烂，疮病并发，治以分疏。

生白术　粉萆薢　宣木瓜　焦米仁　川郁金　全当归　制小朴　木防己　连皮苓　焦建曲　广陈皮　野蔷薇　荷叶

《莲舫秘旨》

邵兰荪

渔庄，沈。结喉旁及右手臂肿，溃而不敛，左脉细数，右寸关弦，不时汗出，形体怯弱。宜防疮劳。五月初十日。

北沙参三钱　霍斛三钱　稽豆皮三钱　忍冬藤三钱　茯神四钱　炒白芍钱半　枣仁三钱　地骨皮三

钱　炙黄芪皮八分　生牡蛎四钱　新会皮钱半　陈南枣三枚　三帖。

又：疮毒未敛，脉弦细数，阴火上升，齿痛，舌白少津。宜养阴清解，防疮劳。五月十三日。

西洋参钱半　骨碎补三钱　生地四钱　天花粉钱半　粉丹皮三钱　怀药三钱　广皮钱半　蜜银花钱半　钗斛三钱　生牡蛎四钱　冬桑叶三钱　清煎三帖。

又：疮劳胃钝，脉虚濡，舌滑白，还由湿热伤气，清窍不利。宜清利为妥。又月初四日。

骨碎补三钱　生米仁三钱　蔻壳一钱　冬瓜子四钱　炒远志八分　抱木茯神四钱　新会皮钱半　川贝钱半　苦丁茶钱半　谷芽四钱　石莲子三钱　清煎四帖。

又：疮劳形怯，胃气稍振，脉虚细，舌滑白，湿热犹存。仍遵前法损益。又月初七日。

骨碎补三钱　生米仁四钱　丹参三钱　省头草钱半　远志四钱　怀药三钱　新会皮钱半　通草钱半　茯神四钱　炒谷芽四钱　冬瓜子四钱　清煎四帖。

又：诸款悉减，脉虚细，疮口未敛，宜补虚扶元为妥。六月初九日。

太子参一钱　归身钱半　霍石斛三钱　金樱子三钱　茯神四钱　灼白芍钱半　新会皮钱半　怀山药三钱　夜交藤三钱　生牡蛎四钱　炒杜仲三钱　清煎五帖。

史介生评：此证溃而未敛，脓血去多，营液大耗，以致形体怯弱，次以胃热上冲而齿痛，三因湿热重伤。故其处方，初以养胃敛阴，次则以滋阴潜阳，三四两方，又佐渗湿，终则悉属扶脾益肾以安神，俾脾能统血，肝能藏血，心能生血，血液充足，则形体亦得恢复如常矣。

《邵兰荪医案》

何长治

左。初起足疮，渐致少腹胀，麻木，脉细无力。当从和理。

归身二钱　怀膝三钱　炒川柏钱半　泽泻钱半　五加皮钱半　生草四分　冬瓜皮三钱　冬术二钱　赤芍钱半　赤茯苓三钱　远志钱半　广陈皮八分　细桑枝五钱

《何鸿舫医案》

孙采邻

吴声振孙女，癸未九月初旬。忽患湿毒疮，数日内，由手臂而至两里股及肩胛内，俱生痦癗甚痒，抓无宁刻。惟手腕臂，有如小豆脓颗状，抓之出水，浸淫皮肤，夜睡肌热且痒。天癸如常，食饮不减。内服祛风凉血、解毒完痒之法，外用煮熟鸡子黄十枚，放铜勺内，慢火熬油，去渣。调川黄柏末一钱，用棉球蘸药搽之。如细小痒极者，可以蘸擦。两日后延诊，据述内服外擦，夜来痒止，痦癗渐自焦平，内有几颗大如豆者，尚未平，却亦不痒，脓亦无。内服方，仍以前方出入，外仍照前法搽之，五日而痊。

《竹亭医案》

丁泽周

唐小。感受外邪，湿热内蕴，昨起寒热，胸闷纳少，小溲如泔，兼之燕窠疮浸淫痒痛，宜疏邪宣化。

荆芥穗一钱　净蝉衣八分　清水豆卷四钱　赤茯苓三钱　江枳壳一钱　苦桔梗一钱　制小朴七分　制苍术七分　福泽泻钱半　炒谷芽三钱　炒苡仁三钱　佩兰梗钱半　粉草薢三钱

倪右。湿热痰瘀凝结，营卫不从，腋痰肿硬疼痛，日晡寒热，虑其酿脓，姑拟祛瘀消解。

当归尾二钱　京赤芍二钱　银柴胡一钱　清水豆卷四钱　赤苓三钱　仙半夏二钱　杜红花八分　大贝母三钱　炙僵蚕三钱　炙甲片一钱　嫩桑枝四钱　小金丹一大粒，化服。

赵小。腋痰溃后，脓水清稀，四围肿硬疼痛。痰湿凝结，营卫不从，缠绵之证，姑拟和营托毒。

生黄芪四钱　紫丹参二钱　生草节八分　赤苓三钱　赤芍二钱　当归二钱　六神曲三钱　制香附钱半　大贝母三钱　丝瓜络二钱

以上出自《丁甘仁医案续编》

缪芳彦

王。右足底生疡，溃后不敛，在鼻衄止后起，于今年余。肾脏亏极，故水中之火游行无制。盖鼻衄之来由于冲脉，冲脉根于太冲，名虽异而其源则一，故不见于此，即见于彼，医若不请《灵》《素》，何足以知之。

大熟地四两　紫河车一具　黄明胶二两　杞子二两　黄芪二两　料豆皮二两　龟板二两，炙　陈阿胶二两　杜仲二两　猪右蹄灰二两　猪脊髓二两，米炒　穿山甲三钱，炙　真象皮五钱，炙　山药二两　牛膝一两

蜜丸清晨开水送四钱。

《缪芳彦医案》

曹惕寅

马大箓巷阙厚生兄，幼时在沪充任学徒，染湿疮。防其散漫，乃用含有硫轻质疮药敷之，渐愈十之六七。忽致遍体浮肿，溲便闭塞，形寒壮热，腰圆腹大，睾囊肿亮，气急咳逆，不能安卧。其舅陆姓与其母携其同来诊治，谓其充任学徒时，不善护养，风寒积受，冒雨往来，又伏湿热。于其病旨，在表者汗之，在里者利之，则不仅湿去，而表邪亦解。病已如此现象，不事分解，一味抑遏，无怪其腠理闭塞，昼夜烦闷。风寒包于外，湿滞困于内，喘塞变端，意中事也。药用苏叶、紫菀、杏仁、莱菔子、防己、五加皮、米仁、半夏、车前、泽泻、麦柴、蟋蟀干、川牛膝、赭石等味内服之。外用河败草三两、麻黄五钱、苏叶四钱、冬瓜皮二两、水姜皮三钱煎汤焐之，内外并治之。后肿势下趋，气急较平，五六剂诸恙均安。惟囊肿欲裂，转方改用桑皮、冬瓜皮、茯苓皮、泽泻、车前、猪苓、防己、五加皮、水姜皮、牛膝、蟋蟀干，焐方同前。另服单方，用湿草纸包皮蛋，火煨之，每日食一枚。三日后囊肿全消。继以健脾化湿之剂，如资生丸、橘白、宋半夏、米仁、鸡金、川断、车前、谷芽等。故凡一切疮疾，均戒用轻粉、水银、硫黄等药，强为抑遏，转使湿毒无外泄之路，酿成疮鼓。体力强健者尚可补救，

中虚者其祸不堪设想矣。

《翠竹山房诊暇录稿》

周镇

李左，北桥。辛亥七月，因患疮敷贴其外而未清理，湿热袭脾，遂病疮鼓肿胀，腹大，脉数舌红。因疏豆卷、防己、猪苓、泽泻、茵陈、苍术、薏苡、通草、大腹皮、知母、冬瓜皮及中满分消丸。气机宣通，湿热流动，疮势复绽，鼓胀渐消。另一乡人，因疟早用金鸡纳霜，湿热停阻，即成疟鼓。与利湿泄热之药多剂，肿退。纵观此二证，简单之敷疮与截疟，皆有流弊，昧者呆守板法，抹尽六气，陋矣。

《周小农医案》

翟竹亭

县西赵岗村，赵瑞祥子，半岁余。出温疹后周身生疮，皆已溃烂，如蛇退皮，处处皆臭秽难闻，惟头部独重，日夜啼哭，乳食已减，中西两医，屡治不效，就诊于余。见小儿面目浮肿，气色暗淡，哭声低微。余曰："此因阳气亏损，不能摄血，血不归经之故。"遂有参附回阳汤，每日一帖，五六日后脓水稀少，啼哭已止。共服药十二帖，诸证遂愈。今之习外科而不明内科者，均不免顾此失彼之诮也。

参附回阳汤

党参6克　白术5克　茯苓6克　炙甘草5克　炙黄芪16克　白芍5克　熟地6克　附子4克　当归身6克　油桂2克　炮干姜4克　破故纸4克　水煎服。

五堂村王绍轩之嫂，右耳下生一疮，迎余往治。病三月余，溃破甚险，脓水清稀，六脉虚细无力，饮食减少。看所服药，是凉血解毒，损伤脾胃，不知虚实之过也。余用十全大补汤，外上红升丹，十日后新肉渐生，饮食日增，始终调理，月余方愈。

管狱员王子勉，年五十余，一子三龄，患瘟疫后，毒气不尽，结于左腮之下生疮，中西医百治无效。邀余诊视，见小儿身体极瘦，诊其脉亦无凶象。再审疮形，口深寸许，色又暗淡，脓水清稀，真虚证也。幸无臭气，虽属危证，尚且可治，惟费时日耳。子勉曰："但求能得性命，实属万幸，迟速何妨。"又喜小儿善于服药，每日一帖，外上红升丹，掺玉红膏。余爱子勉忠厚长者，惟此一子，每日一次，亲自上药调理，共服三十余帖，近五十天方瘳。方开于后。

党参6克　当归6克　川芎6克　茯苓6克　白术6克　炙甘草3克　白芍6克　防风6克　连翘6克　白芷3克　陈皮6克　乳香6克　金银花10克　柴胡6克　桔梗10克　水煎服。

以上出自《湖岳村叟医案》

张汝伟

朱冠生，年四十，无锡。脾胃湿热素盛之体，尤喜杜康，中气更伤，近患口唇碎腐而痒，层出不已，午晚潮热，大便溏薄，外证名曰燕窝疮，患进虑其便溏，告以湿热留于脾胃，不可因便溏而止泄，宜分利水道，以化湿热。

绵茵陈　姜半夏　平胃丸_包　鸡距子　白鲜皮　生熟苡仁_{各三钱}　酒炒防己　广藿梗　丝瓜络_{各钱半}

二诊：投分泄之剂，便溏已减，小溲亦多，色黄赤，口唇燕窝疮，痒势已平，碎腐处，亦渐收干，拟仍前意立方。

制川朴_{八分}　制苍术　粉葛根_{各一钱}　绵茵陈　生熟苡仁　黑山栀　福泽泻_{各三钱}　新会皮_炒广藿香_{各钱半}　淡竹叶_{二钱}

本证始末：朱君系大中华橡胶厂职员，平日素喜曲叶，所以湿热特重，此证虽是极普通，照本书规例，不应采入，不过余初诊之时，脉按之沉弦，而苔白腻，凭苔及大便溏，似未可用凉，凭脉之沉弦，知其内有蕴热，此即凭脉不凭苔之治法，更因病已月余，二方仅旬日即告痊愈，故亦选录及之，方意说明，已注于上不再赘。

《临证一得》

第一百三十四章　疖

许豫和

稠墅汪氏子，二岁。二月间，头面、胸背、四肢，发出疖子，大小垒垒百余颗，红者、淡红者、青者、紫者，时热时退，服药无效。请予治，已初夏矣。予曰："疖子，多生于夏秋。方春而发，是胎毒所生，非天时之病也。"询其父母，皆艰于嗣，常服热药，乳母又多郁，故得是病。方用马料豆三钱，丹皮、赤芍、当归、人参各八分，柴胡、青皮各五分，黄柏四分，银花、木通、甘草各六分。令速换无病好乳，服此方十剂，青紫者贴洪大生膏药。溃者自溃，消者自消。又十剂，消者大半，除去黄柏、木通，加入茯苓、泽泻。又十剂而肿消殆尽。约而计之，大概溃者十之三，消者十之七。所溃之疖，非脓非血，如靛汁相似。其溃而消者，解毒散结之功。其易溃而易收者，换乳之力也。

《豫村治验》

王孟英

濮妪，于酷热之秋，浑身生疖如疔，痛楚难堪，小溲或秘或频，大便登圊则努挣不下，卧则不能收摄。人皆谓其虚也。孟英诊脉，滑数，舌紫、苔黄而渴。予白虎汤加花粉、竹叶、栀子、白薇、紫菀、石斛、黄柏，十余剂而痊。

《王氏医案》

丁泽周

傅左。风邪挟痰瘀凝结，头颅疡疖，肿硬疼痛。虑其增剧，宜疏散消解。

薄荷叶八分　荆芥穗一钱　青防风一钱　生草节八分　苦桔梗一钱　京赤芍二钱　连翘壳三钱　大贝母三钱　炙姜蚕三钱　生蒲黄三钱，包　山慈菇片八分

朱幼。蟮瘑破溃，脓水甚多，耳根结核，耳内流脓，寒热日作。厥少之火上升，湿热蒸腾，风邪外乘，证情夹杂，非易速痊，姑拟消托兼施。

薄荷叶八分　荆芥穗钱半　京赤芍二钱　生草节八分　苦桔梗一钱　连翘壳三钱　大贝母三钱　炙姜蚕三钱　银柴胡一钱　夏枯花钱半　通草八分

以上出自《丁甘仁医案续编》

第一百三十五章 痈

第一节 外痈

李用粹

庠生奚易思令正，发热腹痛，呕恶不食，六脉沉郁，面黑如熏，用解郁调中之剂，前证渐愈。若感怒气，应必复发。半载从来，形神憔悴，小便涩痛，小腹重坠，延予治之。予曰：癥瘕痞块，多属中脘，发则形象可求，痃癖两证，贴在脐旁，发则攻冲而痛，数证皆水道通利者也。今小水涩滞，少腹重坠，必身皮甲错，绕脐生疮，此系下焦肝火久郁不舒，已成小腹痈也。非予专门，应疡科调治，庶可奏效。延医治之，果如予言。越数日而痈溃，脓色稠紫，服托里养荣等剂，月余而康。

《旧德堂医案》

北山友松

住吉社僧北之坊年六十余，疡发于背之上下二处。上乃风门、肺俞、厥阴俞、魄户、膏肓之际，下乃胞肓、居窌之次，大四寸余。摄泉二州名医，邀之殆遍。补以参芪，则妨碍饮食；托以十宣，则疮口作痛；艾灸桑烙，其病越笃，因请予求治。脉之左沉弦有神，右沉滑流利。闻其为人，性直确，少言笑，常患气滞，或腹胁痞满，或大便秘难等候云。记得陈鹤溪云：凡痈疽不问虚实寒热，皆由气郁而成。经云：气宿于经络，与血俱涩而不行，壅结为痈疽。不言热之所作而后成。痈者，乃因七情有所郁而成也，治之以远志酒、独胜散云云。闻其性格，察其脉色，遂投和剂三和散。全用原方分目，每帖二钱，加香附五分，水一盏煎六分，去滓温服，不拘时候焉。或问前医累用参芪补托，亦未见功，师用此药，当得甚事？予曰："正由是也。此僧乃如陈鹤溪所言之候，而医不先用行气解郁，乃用补托太早，所以壅结于上下二处，虽用艾灼，疮色不活，用补便作痛耳。《和剂》谓此方，主治五脏不调，三焦不和，心腹痞闷，胁肋膜胀，诸气壅滞，肢节烦痛，背痛胁痛，有妨饮食，手足微肿，肠胃燥涩，大便秘难等证。故试数帖，观其可不矣。"服五帖，二便通顺。次服五帖，饮食有味。再服五帖，疮色红活，而不疼痛。再服五帖，痞满渐宽。更服五帖，胸胁大通畅矣。僧喜曰："自服先生灵药，不特今患得痊，乃觉旧疾亦脱体耳。"因渠年老，恐香燥过剂，消耗阴血，改用参、归、芪、术等物，便觉举动不安。复用三和散，加当归加川芎之数，连服二十余帖，稠脓滚出，而疡口自平满焉。记得丹溪先生云：独胜散，治气郁血滞，而诸疡愈后常服半年尤妙。此皆施于体实气郁之人，予见吴兄厚味气郁，而形实性重，年近六十，患背疽，医与他药，皆不行，唯香附末饮之甚快，始终只此一味，肿溃恃此而安。然此等体实，而又病实乃瘳，千百而一见者也。今此老僧与吴氏元气大同，孰不谓其脓既泄，气血乃虚，只宜纯补哉。

丰州青木氏女，患痰盛发热，项生一物，如橘大，焮肿疼痛，咽干口渴。一医与清凉散合二陈汤，治十余日并无寸效，不食三日矣。请予诊，左寸关弦数，右大数。予曰："此方宜矣，但二陈汤未可也。"原用清凉散加山豆根、瓜蒌仁、枯黄芩三帖，而痰退热止。仍以清凉散为末，醋调敷痛处，明日其肿即退，举家神之。

坂阳枭米小仓店年六旬许，患背痈。其疡初发时，先于七椎之旁，重著而痒，使婢爬之，其痒不已。因取艾灸之而不觉痛，因求外科处治。外科艾灸贴敷，初如豆大，三两日如掌大，五七日小盆大，至十余日乃发肿。上自三椎，下自十二椎。其阔六七寸许，其肿不高，亦不光泽。法眼元真疑是疽，初用化毒，次内托复兼用独参汤五七钱许。病者胸腹膜胀，妨碍饮食，且手背足跗微肿。其子恐生变证，冀请予诊。脉之轻缓重紧，予投和剂熟料五积散去麻黄加人参，每服三钱，生姜、大枣各三分，羌活、黄柏各二分，水一盏半，煎一盏，去滓温服。或问其所以，予曰："东垣先生曰，《生气通天论篇》云，营气不从，逆于肉里，乃生痈肿。《阴阳应象大论篇》云，地之湿气，感则害人皮肉筋脉。是言湿气外伤，则营气不行。营卫者，皆营气之所经营也。营气者，胃气也，运气也。营气为本，本逆不行，为湿气所坏，而为疮疡也。此邪不在表，亦不在里，唯在其经中道病也。已上《内经》所说，俱言因营气逆而作也。遍看疮疡论中，只言热化为脓者也。盖有言湿气生疮，寒化为热而为脓者，此疮疡之源也。宜于所见部分，用引经药，并兼见证中分阴证、阳证，先行营气，是其本也。标本不得，则邪气不伏，言一而知百者，可以为上工矣。由是言之，肿发不高，亦不光泽，虽多服参芪补托，其脉仍缓或紧者，乃湿气所坏，而为疮疡。寒化为热而为脓者也。经所谓治病必求其本，吾故用之，欲成其事也。"或唯然。于是使服三十余帖，其疡将愈时，加黄芪倍人参，又三十余帖收功。

以上出自《北山医案》

中神琴溪

盐屋喜兵卫者，年弱冠，背七椎旁发巨疮，根盘七寸许，疾痛如割，寒热往来，口渴，大便不利，精神恍恍无聊，来请治。其脉洪数。即与浮萍汤，酒下龙门丸一钱。四日来报曰："暴泻十数回，由是神气虽稍清豁，疮更益痛。"即遣门人关大岩代省之，还告曰："患上焮灼殆类痛。"先生曰："否，痧毒已不日脓当成矣。"仍与前方。居五日，复省之。脓果成，割之寸许，刺入五分，脓血溢出，痛楚顿忘。因托之外医，不出数日，而自来谢，诸证全退，唯患处余脓滴耳。

《生生堂治验》

高锦庭

高某某，郁痰已久，坚硬无情，兹诊脉弦数，寒热时作，项间漫肿焮红，咽喉亦痛，妨于饮食。此系复感风温使然，法当先治其标，后图其本。

牛蒡　薄荷　大贝　石斛　连翘　杏仁　元参　丹皮

《谦益斋外科医案》

王孟英

昔在海门，有同事樊姓者，肩上患痈，医进荆防败毒散而寒热大作；又进仙方活命饮、外敷三黄散四五日，侠脊焮肿作痛，红晕满背，脊间高如覆碗；又饮内疏黄连汤、外涂铁箍等散，更日服蜡矾丸，至十朝黑陷，声嘶呕恶，汤水亦不能沾，十一朝昏晕不苏。前医皆云毒盛无可挽回，招之不至矣。有故游击杨公朝栋之孙忘其名，善治痈疽，因不识字，人皆轻之。樊证濒危，不得已邀彼来视。笑曰：此非阴证，被寒凉遏抑所致。用吾药而患处能高起者，尚可救。乃出药敷疮上，越日果高起。杨复视曰：能从吾言，此疾可生。第一不许服药，第二不许忌口。缘现在粒米不进，必停药三日，使胃中宿药渐消，自能进食。既能食，正宜投其所喜，岂可强禁其口，而再绝其胃气哉？如此则百二十日可以收功。后竟如其言而愈。至所用之药，留心揣测，终莫能识。然此证若于初起时，内以点舌丹汗之，顶上以蟾酥丸或白降丹泄其毒，使有出路，必无横溃决裂之祸。寒凉日进而胃闭不纳，蜡矾频服而声嘶作呕，酿成败证。设无杨公，人亦但知其死于病，恶知其死于药乎？举世梦梦，良可深悼。

张德祥令孙患行程塞，多医不效。上至小腿，肿如瓠，气喘声嘶，不食者九日，烦躁恶近人，近则热不可当。多医聚讼，或决之立毙，或决之成废。邀余往，已暮，执烛视之，近烛则痛如锥刺。乃父恐余用刀，屡述群医之说。余晓之曰：汝不欲此子之生，余不敢言。既邀余来，是欲其生也，岂可随声附和、袖手旁观耶？今之外科皆乡愿也，抄写成方，虚应故事，并无真知灼见；更可恶者，造作疑似之言，蛊惑病家，有如奸胥猾吏造案，虽咎陶听之，犹以为杀无可宥。要知脚跟之皮，厚于牛领，不能下溃，必至上穿足面，则不可救矣。言未已，病者曰：怪道数日来骨缝锥痛难忍。其妻跪求请救，而一家数十口犹执不可。余曰：吾岂挟仇而欲害彼，若决之而毙，吾偿其命可也。众皆咋舌不敢言，遂决之，出脓半盏，敷贴已，余至外厅晚膳，未毕，内报熟睡矣，如之何？余曰：觉来要啜粥矣。既而果然。三日后吃饭，四十日收功。然人情畏痛苟安者多，故庸医之言易于入耳。病无去路，上溃足面，腐及内外踝，而迁延以死者，比比也。

以上出自《归砚录》

费伯雄

某。鱼肚痈红肿硬痛。急宜消散化湿。

焦茅术一钱　赤芍一钱　防己二钱　泽泻二钱　角针八分　炙甲片一钱，打　黄柏三钱　生草节八分　川牛膝二钱　银花三钱　陈皮一钱　桑枝四钱　陈酒一两

某。温毒殊大，今虽初破，溃脓特多，四围红肿，胀而赤痛，便溏，防其延烂致重。

前胡一钱　鳖血炒柴胡一钱　赤苓三钱　煨葛根一钱半　煨木香五分　赤芍一钱　法半夏一钱　炒枳壳一钱　橘红八分　炒银花三钱　苏梗三钱　桔梗一钱　熟苡仁四钱　大贝三钱　荷叶三钱　茅根四钱　桑枝三钱

复诊：温邪蕴络，寒热，热甚咳嗽，便溏溲赤，耳下加温毒，破溃焮胀，绕及头颅。宜内外兼施。

前方去赤芍、柴胡、桑枝。加苏子、车前、猪苓。

某。胁痈硬肿，皮色微红，内兼寒热，势难全消。

归尾三钱　柴胡一钱　连翘二钱　赤芍一钱半　青陈皮各一钱　甘草节一钱　桃仁泥二钱　炙甲片一钱　全瓜蒌三钱　银花三钱　炙乳没各一钱　茅根四钱　葱白三个　陈酒一两

某。湿热瘀凝，右足委中穴位硬肿作痛，近日又复箕门处疼肿，防成流注。

当归尾三钱　炙甲片一钱　川黄柏二钱　花槟榔一钱　赤芍一钱半　炙乳没各一钱　草节一钱　桃仁泥二钱　生苡仁四钱　柴胡一钱　怀牛膝二钱　陈皮一钱　羚羊片一钱　连翘二钱　泽兰一钱　钩钩三钱，后入　鲜石斛三钱　桑枝五钱　茅根四钱

复诊：委中毒，经治硬疼不减，势有酿脓之虞。
前方加角针一钱。

以上出自《费伯雄医案》

浅田惟常

土佐翁（谓长泽道寿）隐栖西山。一日诊京师商人痈疽曰：宜日服人参五钱。后五日诊曰，未见参效，恐不治。病家告实曰，服参一日不过二钱五分。翁曰，贱命重财，无益矣。苟欲生则服参，宜今日五钱，明日六钱，又明日七钱，渐次相进。商如其言，七日病果愈。友松曰，用参将息适宜，可谓得补托之真诀矣。

《先哲医话》

陈莘田

仲春失血，阴伤未复，初夏即起海底悬痈，溃孔成漏，滋水漓淋，绵延三月，阴液更伤，形肉渐削，乍寒乍热，咳呛白沫，舌红苔薄，脉来细数，怯机显著，恐不克收局耳。

生地　白芍　地骨皮　川贝　麦冬　北沙参　阿胶　茯神　生甘草

《枫江陈莘田先生外科临证》

过铸

陈某，患膝盖痈，年逾六旬，久而不敛，四围起肛，患处转紫黑色，烂至四寸许，纳少而委，顿自知不起，抬来求治。余曰："此是平时饮酒积热，并受升药之毒所致。"当用八珍加薏米、萆薢、葛花、枳椇、车前子之类。外合蟾蜍以提其毒，掺龙象散（象皮二两三钱厚者为佳，用大块硼砂一钱三分八厘铜锅炒黄色，趁热研末，用一两五钱入药，龙骨二两三钱火烧冷透研筛净末用一两五钱，乳香、没药俱去尽油、赤石脂三两火煅五次入冷水五次，研末用净二两，朱砂水飞，轻粉、儿茶、血竭各二两，雄黄精一两五钱，各研细末）以收其口，十余日口已缩至寸许。其亲串某携疡医造其家，为之诊视，密为其子曰："脉有歇止，高年见此，非佳兆也。"

其子趋而问余。余曰："无虑，无虑，歇止之脉余早知之，老年有此，病将愈矣。当此阴阳渐长之际，将愈未愈，故有此象。"周慎斋曾详言之，惟吐血见歇止者不治。其子闻余言，心始安，未几即痊。

《过氏近诊医案》

王旭高

某。风毒内攻入脑，走入耳窍，疼痛出脓，脓出不爽，盘及耳后颈间硬肿不消，此盘耳痈也。已延两月，证无头面，牙关不痛，恐滋蔓骨槽等变，殊非易治。

羚羊角　元参　磁石　甘菊花　细生地　牛蒡子　制僵蚕　菖蒲　钩钩　葱白头

《王旭高临证医案》

马文植

某。努力伤气，气虚不统，上则咳嗽，下则梦遗精滑，败精瘀浊阻滞精道，会阴穴按之微硬，两月以来，既不加肿，亦不破溃，正气大伤，不能托毒化脓。劳动短气，少腹隐痛，中损显然。将来外患破溃，定成海底漏也。拟元阳汤加味，俾正气充足，或破或消，庶可免久稽之患。

炙黄芪　潞党参　冬术　炙草　茯神　五味子　白芍小茴炒　炒枣仁　当归　牡蛎　熟地苡仁　桂圆肉　煨姜　红枣

复诊：悬痈俗名海底漏，斯处为气血交会之经，属至阴之分，故湿热得与浊精凝结，已经两月，僵块漫肿，难消难溃，必赖正气充旺方可托毒化脓。叠进扶正化毒，漫肿收束，硬处亦软，成脓之象也。拟原方培托。

黄芪　党参　当归　白术　白芍　甘草　枳壳　僵蚕　两头尖　槐角

《外科集腋》

余听鸿

壬午，余治琴川兴福卖糕团者胁骨生痈。疡科谓外肺痈，开刀出毒，四十余日疮口不敛，时流稀脓，家窘，听其不治。余诊之，脉来虚弦兼数，呛咳白痰，咳则稀脓流出，渐成疮劳。幸里膜未穿，与蜡矾丸先护里膜，进以金匮旋覆花、千金苇茎汤，旋覆、新绛、枇杷叶、生冬西瓜子、薏米、淮山药、石斛、生扁豆、茯苓、川贝、鲜荷梗、橘叶、鲜百合、毛燕之类，肺胃并治。服三十剂，咳减纳增，脓出渐少而厚。先以提脓末药提之，再以生肌等药填之，两月余而愈。所以缓治平淡，久则自然有功。再服毛燕月余，咳止，疮口平复。如此证或医药寒凉温补乱投，或病家性急不信服药，每弃而不治者多矣。

外证与内证看法虽异，其理则同，从中有假热假寒，最难明察。譬如伤寒之戴阳，寒极似热，面红目赤，口燥假渴，索饮冷水，仲景有通脉四逆加猪胆汁汤、白通加人尿猪胆汁汤。如温病之热深厥深，陷入营分，肤冷肢厥，喜热饮不喜凉饮，反用紫雪丹、至宝丹、犀角地黄、白虎、竹叶石膏等汤。此皆内科之假寒假热也。外科亦然，有一种皮色泛红、阴分不足，虚阳外越，服温补肿势渐平，红色渐退。亦有色白坚硬，平塌不起，外显虚象，乃是火毒凝结，气血不能通畅，一服凉散，皮色即红，肌肉渐松。此外证之假寒假热也。此等证最易误治，然细心者断不至误治，究竟有元气脉息见证虚实可凭。余忆十余年前，余姨岳母素有便血，本属早寡多郁，后起悬痈，生于谷道之前、溺道之后，先起块作痛。即至孟河诊之，皆云湿热，服苦参、黄柏、薏仁、萆薢等苦寒渗利。数剂后日见其甚。再复诊，服数剂卧床不起，证势日剧。着余妇代看之，云：皮色泛红，光亮如梨，按之甚热。用田螺水磨番木鳖，调冰片搽之稍安，干则更痛，再搽。后邀疡科诊之，曰：悬痈溃后为海底漏，死证也。合家惊惶。正在岁终有事，无可如何。余曰：素有便血，本属脾虚，虽有肝气兼湿热，肝络系于二阴，补中益气汤最宜。此方之升麻、柴胡，即是疏肝之品，当归是养肝之品，东垣先生曰：治脾不若治肝。木气条达，土气自舒。参、草甘温助脾，白术、陈皮调胃祛湿。余将补中益气本方加茯苓泄其已阻之湿，大剂三服，痛减红退而肿收。再服两剂，而饮食渐增，肿退尽，痛亦止。后服归脾汤五六剂，平复如故。至今十余年，强健如昔。所以补中益气汤人皆云升清，不知东垣先生方中有疏肝扶土之妙。鄙言以为何如。若依疡科用苦寒淡渗利湿清热，此证决致不起。

以上出自《余听鸿医案》

陈莲舫

陆。痰痈势难全消，以冀收小溃脓为幸。

全瓜蒌　天虫　小青皮　广陈皮　生甘草　夏枯草　嫩射干　生黄芪　冬桑叶　川石斛　大力子　川贝母　角针　荷梗

《莲舫秘旨》

俞道生

竞雄。癸丑年七月。阳明湿热之邪，蕴遏既久，溷入血分，由养生路循经上达，键痈胀，口不能开，烂断血管，血液淋漓，职是故也，脉弦滑，右盛于左，舌苔灰黄腻，可知余热犹未清彻，热则涨而上升，故左项耳中，似觉胀闷耳，治以清降，使循环之血，升降调和，庶免复溢之虞。

真川连1.5克　赤茯苓9克　生白芍4.5克　碧玉散9克，绢包　黑山栀9克　肥知母4.5克　福泽泻6克　鲜芦根24克　湖丹皮4.5克　新会络4.5克　制半夏4.5克　丝瓜络3寸

复诊：按脉右部弦滑，舌苔灰黄化薄，键痈腐烂流血之后肌肉渐生，然阳明湿热之邪，一时遽难清彻，由养生路升腾于咽喉与上腭正当其冲，是以发生糜点累累颇多，再以清理。

处方同前，除川连、山栀、知母、泽泻、芦根、丝瓜络，加广藿梗6克、绿豆衣9克、西瓜翠衣9克、鲜竹茹4.5克、川石斛9克、枇杷叶（去毛绢包）3片。

三诊：键痈去血过多，营阴必伤，而阳明胃家之火，一时未能尽降，智牙牙缝近复泄脓，口开未利，此病之余波也，脉虚数，舌苔灰黄化净，再拟养阴清化，俾阴旺则火自降耳。

处方同前，除广藿梗、制半夏、绿豆衣、碧玉散、西瓜翠衣、枇杷叶，加西洋参4.5克、苋麦冬9克、桑寄生9克、象贝母9克、生甘草1.5克、胡桃肉3枚。

四诊：键痛业已痊愈，开合未利，盖血脉循环之道，尚未调达也。惟病经多日，元气必虚，脉虚弦，舌尖脱液，再拟扶元养血，清化余热，以善其后。

条参须3克，另炖冲入　云茯苓9克　焦白芍4.5克　炒归身9克　带壳砂仁2.4克，后入　广橘络6克　焦谷芽12克　骨碎补4.5克　炒冬术4.5克　桑寄生9克　生牡蛎12克　炒红枣4枚

《俞道生医案》

贺季衡

张男。足肚痛肿痛已将成脓，兼之风疹丛发，寒热交争，脉滑数，舌心浮黄。风湿热已入血分，清解为先。

荆芥一钱五分　羌独活各一钱　京赤芍二钱　酒炒黄柏一钱五分　生甘草八分　川牛膝一钱五分　大贝母四钱　粉丹皮二钱　净蝉衣八分　地肤子四钱　桑枝四钱

朱男。悬痈已久，宗筋结硬，大如鸡卵，皮外无色，脉滑，舌红。酒湿与败精积于下焦所致，溃则防成海底漏。

当归尾二钱　京赤芍二钱　淮牛膝二钱　川黄柏一钱五分　泽泻二钱　牵牛子二钱炒　大贝母四钱　桃仁泥二钱　云茯苓三钱　两头尖十四粒

二诊：悬痈自溃，脓出颇多，结硬未消，间或寒热。将来防成漏厄。

当归尾二钱　淮牛膝二钱　京赤芍二钱　炙甲片三钱　大贝母四钱　桃仁泥三钱　甘草梢八分　角针三钱　赤苓四钱　香独活一钱　牵牛子二钱

三诊：悬痈脓水日少，余硬未消，脉沉滑右数，舌苔滑白。湿热未消，当再通化。

当归尾二钱　淮牛膝二钱　京赤芍二钱　大川贝四钱　生苡仁五钱　黑料豆四钱　泽泻二钱　川黄柏一钱五分　炒白术二钱　炙甘草五分　净车前四钱　灯心十茎

以上出自《贺季衡医案》

张山雷

叶左。腹皮痈，针溃得脓，余肿尚坚，法宜清化。

瓜蒌皮6克　焦枳实2.4克　楂肉炭9克　象贝母9克　制半夏6克　鲜竹茹6克　焦栀子6克　炒丹皮4.5克　陈皮4.5克　花槟榔3克　砂仁壳1.2克　大腹皮9克

郑左。缺盆痈，脓犹未透，四围已束，中心已耸，痛犹不甚。脉左甚弦，舌苔薄滑，仍须清化。

瓜蒌皮4.5克　象贝母6克　炙鸡金4.5克　广木香2.1克　炒枳壳1.8克　陈皮4.5克　楂肉炭6克　丝瓜络4.5克　冬瓜子9克，打　制香附6克　带壳春砂仁2粒，打

以上出自《张山雷专辑》

范文甫

镇海杨姓。患背痈，久治不愈。口烂如大碗口，出脓甚多，其中爬虫千万条，痒不可忍。

余见之，无法可想，趁小轿欲返。其中一抬轿者问病人缘由，余告以虫多无法可治，捕之不暇。该人曰：何不用五倍子煅炭，研细，捣黄糖如泥，当膏药敷之。日一二换，虫即死于黄糖之中，痛亦可渐愈。余即如其法试之，极效。二日后，虫不知何处去了，痛亦见瘥。

鸿章兄。本属寒包火之喉证，前医想用寒凉之剂解之，无效。反致热邪入里，毒气无所可泄，则留于经络，发为背痈。身热甚，牙关硬而不开，昏睡抽搐。脉弱而数，数则为热盛，弱则为元气不足。热毒倒可勿虑，有方以制之，元虚之至，以何物扶之？此实是难上加难之题目。

羚羊角9克　犀角1.5克　板蓝根9克　鲜大生地各24克　地丁草24克　桃仁18克　冬瓜子24克　制乳香4.5克　牛膝9克　生甘草3克　皂刺9克　象贝9克　西党参9克　竹茹30克　鲜芦根60克，代水

二诊：已成脓，望其速溃。

穿山甲9克　生甘草3克　乳香9克　花粉9克　皂刺9克　银花24克　没药9克　陈皮4.5克　归尾9克　赤芍9克　象贝9克　知母9克

三诊：脓出甚多，精神渐爽，热毒见退。但元气太虚，脉细而数。

大生地12克　生黄芪12克　归尾9克　白芍9克　麦冬9克　皂刺9克　银花9克　生甘草3克　炒白芷3克

四诊：好多，尚需调养。

天冬12克　麦冬12克　生地24克　白芍9克　当归9克　党参9克　甘草3克　黄芪60克　银花9克　地丁草12克

以上出自《范文甫专辑》

翟竹亭

南门内赵洪范之妻，患三里发，十三日，迎余往治。诊得阳明脉洪数有力，疮形如酒杯，疼痛非常，日夜恸哭。以手按之，坚硬如石。此证乃胃经之实热邪火，经曰："诸痛痒疮，皆属于心。"当急泻胃经之火毒，以保筋腐骨折之虑。外擦以琥珀蟾酥散，令毒不能走散，急速溃出脓血，以免内攻。遂用二花大黄汤，服一帖大便泻下三次，疼痛稍减，又服一帖，又泻三次，疼去七八。待四日，疮已大熟，用利刀挑破，流出尽是黑血，毫无脓意。书云"实而疼甚内是血"信不虚也。外上黄灵药，每日二次，后服二花解毒汤六七帖，病已。

二花大黄汤

金银花12克　大黄15克　黄连10克　木通6克　生地10克　花粉6克　连翘10克　蒲公英10克　紫花地丁10克　丹皮6克　当归10克　红花3克　白芍10克　芒硝6克　防风10克　乳香6克　甘草6克　水煎服。

城内银子井黄姓翁，七十岁，患承山发。邀余往治，见躺卧于床，满面通红，疮大似盘，腐肉肿有寸余，绝无脓意。诊其脉洪数有力，审其形亦无败象，年虽老病却有余。内服仙方活命饮，外上白降丹，以膏盖之，每日一次。三日外腐肉脱尽，正脓以生，遂换红升丹，每日两次。二十余日，病去五六，改服十全大补汤。二月外共服药二十四帖，遂获平复。

邑东宋湾宋国选，年近七旬，患少腹痈。迎余往治，病已月余，命似悬丝，后事已备。伊

云："自知难愈，只因幼乏子嗣，五十方生一子，现十余岁，老妻五十余，其他无人。倘余不起，留下孤儿寡母，虽有几亩薄田，必不能守，将来不知留流何所。每念及此，肝肠寸断。祈先生大施仁慈，万一得愈，合家不散，德戴二天矣。"余问曰："出恭如何？"伊云："每逢出恭用力，疮口出血如注，大概约有一茶盅许。"诊其脉幸有力有神，许其可治。遂用十全大补汤服之，外上红升丹，化腐生肌，提脓拔毒，以膏盖之。由此饮食日增，精神日强，疮口渐敛，大便时亦不出血。共服药二十帖，调治月余，诸证全瘳。

以上出自《湖岳村叟医案》

孔伯华

金男，七月二十五日。血分湿热外达，皮肤发有湿颗，近则痛发右腋，兼作呕恶，大便燥秘，脉弦滑而数，宜清化毒热，佐以苦降。

生石膏八钱　忍冬花五钱　旋覆花二钱　代赭石二钱　全栝楼六钱　青竹茹六钱　青连翘三钱　生知母钱　生黄柏钱　蒲公英四钱　藕两　酒川军钱，开水泡兑　元明粉八钱，分冲

梅花点舌丹四粒（分二次吞下）。

治腋痈方（此方切勿加乳香、没药）：

血竭花二钱　上梅片三分　净硼砂六分　珍珠粉四分　当门子二分　生石膏五钱　粉甘草钱　象牙屑钱　荔枝核二钱　牛黄心五分

共研极细粉，瓷瓶收贮。

《孔伯华医集》

张汝伟

胡润庠，年四十，黟县，脐痛，经开刀后，已有十五六天，脓出不畅，孔深寸许，口径如银元大。加之满身发出红色小瘰，面色萎黄，胃呆不欲食。此湿热郁以血分，毒不外透，拟托里透脓法。

生绵芪　炒潞党　蒲公英　败酱草　连翘壳　大贝母　生淮药　生熟苡米仁各三钱　生甘草八分　丝瓜络钱半

二诊：服托里透脓方两剂后，孔已浅，而口径收小不少，脓泄亦多而浓厚，胃气亦醒，小瘰大大减少，宜再与清营泄化。

绵黄芪　炒赤芍　当归须　苡米仁　大贝母　忍冬藤　细生地　木猪苓各三钱　黄柏钱半，炒　生甘草一钱

本证始末：胡君是卡德路长丰当店主，向由伟治。因余不治疡科，故此证起后，即至医院诊治，开刀后，溃腐疼痛，已半月余，不堪其苦。嗣改中医外科治，最后仍至余处诊。幸得前后二方，共服五剂，外掺去解丹。腐脱脓净，痛止肌生，仅十又一日。外科之病，由内而发，外敷药固然重要，内服方亦须注重，如不开内服方，亦一缺点。

方义说明：前后所书二方，不外一托里黄芪汤老方加减，无甚精义，不过因日久正亏，方可用，若初起，则宜于角针、姜蚕等的透达矣。

《临证一得》

第二节　内痈

一、肺痈

李用粹

遂安令曹绿岩长君安初，少年嗜饮，真元素虚，己亥秋丁，内艰悲恸太过，内火燔灼，肾水干涸，肌肉顿消，咳咯脓血，腥秽异常，延予商治。六脉洪大，重按虚豁，右寸独数，此上盛下虚之候。夫上盛者，赫曦过极，肺中之假阳旺也。下虚者，涸流衰竭，肾家真阴虚也。阴虚则火独发，坎宫津液上腾救母，浸浸炽灼反成稠痰，浊阴胶结于清虚之脏，久而肺热叶焦腐化为痈，若不求而治，则肾阴愈虚，邪火更旺，痈将溃也。法当先清上焦痰火，保定肺气，以麦冬、沙参、紫菀、贝母、橘红、茯苓、甘草、桔梗、瓜蒌霜等五更时服。复用六味汤加麦冬、五味大剂，临卧服，以滋化源。数帖而痰清嗽减，一月而精充神复。越三载，因感于邪术，广图婢妾以自娱，前证复发，卒至不救。

《旧德堂医案》

郑重光

程其相兄令眷，咳嗽二旬，先医作伤风治不效。又医作肺寒，以桂枝、干姜、细辛治之益甚。又一医作痰火治颇安。最后延余，诊其脉三部皆涩，不浮弦，非风也；不细紧，非寒也；不滑数，非火也；每日寒热汗出，鼻有清涕，咳嗽不能卧，右身不能着席，痰涎甚多，又非虚损。初诊未得病情，即前医痰火颇安之药，姑以应之。及出门后，追思其证，应属肺痈。令人取回前药，问所吐痰涎，气味腥甜否，彼令侄追至黄师古兄宅中，答以腥甜。余曰："几误矣！此肺痈将溃也。"易用苡仁、贝母、甘、桔、桑、杏、麦冬、白及、银花、防风。服后臭脓大出，间吐鲜血，脉方现数。因前痈未溃，肺胀大，脉反涩而不出，故不数也。病人素阴虚，臭脓去后，便有发热、盗汗等证，易用熟地黄、山药、茯苓、丹皮、紫菀，兼补肾阴，时当酷月，少加人参、五味、合欢皮以救肺金，迨秋气清凉，方获口完咳止。隔年因多食椒姜，其痈复溃，亦如前法治之而愈。

式武族侄令眷徐氏，年将三十，平素嗜烟。因内热复恣生冷，性又畏热，夏初伤风，未经发散，肺脏寒热素伤，外风未散，郁而为肺痈，初不知服何药，痈已成。始迎诊视，则咳喘不能卧，寒热互作，项强不能转侧，脉浮大而数，此肺痈将溃矣，告曰："肺上生疽。"彼尚不信，用苡仁、贝母、甘、桔、葶苈、防风、桑、杏、瓜蒌等药，服三四日，大脓一出，皆粉红淡血有黄色稠脓，但腥不臭耳。他医谓非肺痈，果痈则隔幔犹臭，今不臭，非痈也。不知此痈因风、因冷而伤肺，非火热刑金之证，乃肺疽，故不臭也。医治十余日，脓尽肿消，不甚咳嗽，彼以为脱然而愈矣，遂畏热露卧檐阶，夜受风凉，次日大热大喘，犹秘不言。至第三日，手足抽搐，头痛如破，汗出不止，周身痛极，颈项后仰，角弓反张，昏厥下利，询之再三，始言其故。余后知为破伤风也，外患疮疡，破伤风寒，角弓反张，尚为不治，今内痈伤风，则更难治矣。已备棺衾，求余格外治之，遂以桂枝、细辛、赤芍、附子、炮姜、茯苓、甘、桔，先治风寒，仿小青龙治法，如此药不易方，服七日，身方柔软，汗泻稍宁，略有生机。忽又发喘，不能平卧，腹胀如鼓，两足肿硬，又成水蛊，此平素饮冷之故。遂朝服金匮肾气汤一剂，桂、附各一钱以治水，午用人参、白术、炮姜、茯苓、苡仁、五味子、甘、桔补中保肺。盖病者中寒，麦冬、贝母清润之药，一片不能入剂，倘误用之，则泻不止故也。肿消喘定之后，肾气汤易为丸，参术煎药，计服百剂，然后痛完咳止。嗣后不能断烟食，冷饮肿病，每年必发，皆以温肺温胃而愈，此肺痈变证。治病必须图活，因病制方，不宜固执也。

吴虞能兄得肺痈证，自不知，而医亦不识也。正月半后，招余往诊，则围被抱火，身坐火箱，犹畏寒甚。但云咳嗽不能卧，寒热时发，胸背胀痛。初医先云伤风，继云肺寒。用桂枝、细辛、干姜、二陈等药，已十余日矣。诊其脉，两寸涩而数。以手按其胸背，则内痛甚，口出腥臭腐气。此肺痈将溃，故作寒热，非真寒，乃内痛作脓之寒也。令其去火，急平肺排脓，使痈早溃，免传他叶。用苡仁、贝母、桔梗、甘草、防风、桑、杏、地骨皮、金银花、白及。四剂，则黄白臭脓日吐两碗，因嗜烟酒，肺素大热，幸不气虚。脓尽之后，现阴虚细数之脉，发热盗汗之证，此盖金病不能生水，纯用六味地黄汤去泽泻，加苡仁、贝母、麦冬、沙参、紫菀、五味等药。百剂方获完口，乡居数月，静养而康。

以上出自《素圃医案》

高锦庭

张某某，伏暑三候已外，湿郁化火之邪，从汗而出，不能化清，留于肺胃之络，乳旁结肿，渐见红色，势必结脓外泄，此外肺痈也。所幸卫分之邪渐清，胃口尚健，可以收功，但络间之疡，必致旷日持久，慎无欲速，欲速则变生。

六君子汤　制蚕　蝎尾酒炒

二诊：读书人心营素虚，加以诵书伤气，此肺络本伤，病后所以余邪入络也。今既穿溃，脓色尚正，但咳吐俱关肺气，一动一作，脓必外泄，调理之难，概可见矣。是非用补法，加意自摄不可，惟明理者自揆之，庶几可收功。

拣真条参　上黄芪　冬术　炙草　制首乌　归身

三诊：前方十剂，饮食倍增，滋味之物，以养阴化气，不独药之补气也。疡势渐见脓稀，然不足恃也。此病所忌外感风寒则生咳，内动肝火则亦咳，咳则疡必鸱张，须平心气，慎风寒，以保内外，百日之内，可以无虑。少君固自识机宜，无须老夫饶舌也。

前方去首乌，加淮山药、白芍、炒熟地。

四诊：补气养营，脓渐见干泄，动作又觉有神，从此可望完复。然百日正引完满之期，当局尤宜加意慎调，慎无轻忽。

黄芪　四君　四物　海参　猪脊髓胶为丸。

《谦益斋外科医案》

黄凯钧

徐，五一，右胁闪痛，咳呛腥痰，内痈之象。

苡仁　桑皮　地骨皮　橘红　茯苓　杏仁　党参　白术　甘草

六服竟愈。

《肘后偶钞》

何书田

肺阴内伤，咳吐脓血；兼之大肠下注，肛热便闭，作痛不止。由产后络伤太阴、阳明，脏腑两损矣。即外科所谓肺痈。肛痛兼证。殊难调治。

生地　石膏　麦冬　兜铃　麻仁　洋参　知母　川贝　花粉　柿饼

外科肠痈方

生黄芪　洋参　川贝母　知母　麻仁　羚羊角　沙参　甜杏仁　远志　蚕茧

复诊：先天单弱，胎前失血，产后渐成虚怯，本已难治；近兼脾泄，土不生金。润燥两难，不可治也。

党参　沙参　山药　薏苡仁　橘白　洋参　蛤壳　茯苓　川石斛　桑叶

二复：肺痈小愈，咳呛不已，时欲吐血；脉细数，大便不结。已来本元之候，殊难奏效。

龟板　沙参　山药　桑叶　川斛　红枣　洋参　川贝　云苓　莲肉　橘白

《簳山草堂医案》

林佩琴

本。老年嗜饮热火酒，致热毒熏肺，发疮生痈，咳吐秽脓，胸右痛，不利转侧，脉左大。初用桔梗汤去芪、姜，加连翘、山栀，四服咳稀痛止。仍宜排脓解毒，用桔梗、银花各一钱，贝母钱半，生薏苡五钱，当归、甘草节、广皮各一钱二分，白及、生芪各一钱，甜葶苈（炒）七分。数服脓稀疮痈皆平。

《类证治裁》

抱灵居士

芦湾李，十岁。咳嗽咽痛，发热不恶寒，无头痛，溺赤，唇红，口干舌黄，吐痰腥臭，嚼黄豆不腥，脉细滑，此肺痈也。或以发表之药不应；以十六味桔梗汤去归、防、枳壳、瓜蒌、葶苈一剂，热咳减；以地骨、桑皮、天麦冬、瓜蒌、川贝、生芪、甘桔、灯心一剂，食冷梨三个，作呃，咳热更甚，脉小疾；以甘桔、连翘、牛子、知母、川贝、地骨、百合、杏仁、茯苓、灯心二剂，又以薏苡当茶服之，热减咳退，盗汗，进食，泻黑粪；以凉膈散去硝、黄，合导赤散加桔梗、瓜蒌二剂好，日中潮热咳嗽；以小柴胡汤合导赤散加花粉、桔梗二剂，热遗，咳止，午潮热，舌苔黄厚，溺清；以二陈汤加芩、连、枳、柴胡、川贝、灯心二剂，五更咳甚，脉弦细；以紫菀膏一剂，泻二回，咳好，早咳黄痰，潮热，手冷；以六君子汤甩玉竹加川连、枳实、神曲、生姜三剂，饮食大进，日中潮热，盗汗；以生熟地、柴胡、地骨、黄芩、寸冬、生芪、茯苓、术、甘桔、川贝三剂，热汗皆止，舌黄全退，间日潮热盗汗吐痰；以二陈汤加枳、桔、白术、百合、柴胡、紫菀、玉竹、生姜六剂而愈；以参苓白术散去西砂加紫菀、寸冬、百合为丸服。冬月咳热，以六君子汤加黄连、枳实、桔梗三剂好；以紫菀膏一丸，泻黑粪而全愈。

张么，咳嗽，以荆防败毒、华盖之类不应，咳欠胸痛不眠，喜冷饮，不恶寒，唇红，舌黄，脉涩，痰如米粥，味甜，乃脓也，嚼生黄豆不腥，为肺痈也。以桔梗杏仁煎一剂，薏仁米代茶服之，夜得眠二时；又加葶苈一剂，夜咳，呕脓甚，胸隐痛，出热汗，食减；以十六味桔梗汤三剂，日食鲤鱼汤咳减，脓稀，日晡五心热，盗汗，人倦，脉濡；以四顺散加牛蒡、知母、地骨、生芪、黄连、灯心一剂，盗汗止，人健。因食鸡，夜咳甚，呕发热，以导痰汤加生芪、黄连、桔梗、寸冬、竹茹一剂，热退，咳减，舌尖起疱，心痛；又一剂，五更咳甚；以枳桔二陈汤加知母、贝母、黄连、连翘、紫菀、竹茹、白术二剂，日咳止，夜咳一次，五更咳几口。饮薏苡汤则止；又得薏苡仁根苗煎汤代茶，咳全止；以六君子汤加枳、桔、黄连、连翘、知母、贝母四剂，半夜不咳，二更咳几口，嚼黄豆有腥，咳白沫无脓。日食李、杏子多，五更干咳甚，以六君子汤加枳实、黄连六剂，早晨呕苦水，咳痰；以六君子汤加黄连、枇杷、竹茹、生姜一剂而愈。

以上出自《李氏医案》

费伯雄

某。痈久发热，咳嗽吐脓腥秽，此肺络大伤之故。

鲜百部三钱　鲜石斛三钱　夜合花三钱　女贞子二钱　南沙参三钱　杏仁泥三钱　象贝三钱　蒌皮仁各三钱　天冬二钱　云苓二钱　橘红一钱　薄荷一钱　竹叶二十张　金丝荷叶三张，去背上白毛

某。肾水久亏，肝阳上扰，肺金受克，呛咳痰腥，已成肺痈。宜壮水柔肝，清养肺气为治。

天麦冬各一钱半，去心　鲜百部三钱　橘红一钱　女贞子二钱　生石决六钱，打　南沙参四钱　合欢花三钱　生苡仁四钱　象贝母三钱　甜杏仁三钱，去皮尖　瓜蒌皮三钱　川郁金二钱　炙桑皮三钱　金丝荷叶三张，去背上白毛

复诊：肝火犯肺，致成肺痈重证。拟壮水柔肝，清养肺气。

原方加牡蛎、淮药、北沙参、川贝、蜜炙百部、怀牛膝、梨、莲子、旱莲。

某。小儿肺痈，证势甚笃，姑拟清肃。

蒸百部　合欢皮　生苡仁　陈橘红　石决明　瓜蒌皮　麦门冬　桑白皮　南沙参　怀牛膝象贝母　甜杏仁　竹叶

以上出自《费伯雄医案》

王燕昌

一村农，五十岁，患驼背二年矣。忽胸痛数日，友人曰：必肺痈也。乃以降丹二厘，敷其肺腧穴之脊，盖以膏药，至半夜呕脓二碗，脊直而驼背愈。继使服薏米粥，月余无恙。

《王氏医存》

张乃修

陈左。肝郁气滞，病从左胁作痛而起，加以火灸络热动血，屡进阴柔之药，阴分固赖以渐复，然湿热由此而生，发为浊证。湿热逗留，风邪外触，遂致咳嗽。先以燥药伤气，致气虚不能鼓舞旋运，饮食悉化为痰。又以柔药滋其阴，酸寒收涩，痰湿之气，尽行郁遏。以致痰带腥秽，色尽黄稠，黄为土色，是湿痰也。今内热咳嗽，痰仍腥秽。脉数濡弦，左部虚弦，舌苔薄白而滑。此气阴两亏，而湿热逗留之象，从实变虚，从假变真，殊难措手。前人谓因虚致病者，补其虚而病自除，因病致虚者，去其病而阴自复。八年之病，虽有成例所遵，恐鞭长之莫及耳。拟导其湿热下行，而不涉戕伐，俾得熏蒸之焰息，即所以保其阴气之消耗也。

光杏仁　冬瓜子　生薏仁　炙桑皮　枇杷叶　云茯苓　青蛤散　泽泻　青芦管

杨左，大病之后，湿热未清，熏蒸肺胃，咳嗽痰黄，不能着卧。恐成痈痿重证。

冬瓜子　枳实　瓜蒌霜　光杏仁　旋覆花　炒竹茹　生薏仁　郁金　制半夏　茯苓　枇杷叶　青芦管

二诊：泻肺之湿热，喘减能卧，痰稠转稀。但咳热未除。前法再冀应手。

杏仁泥　海浮石　生薏仁　瓜蒌霜　冬瓜子　郁金　橘红盐水炒　茯苓　桔梗　水炒竹茹　枇杷叶　青芦管

以上出自《张聿青医案》

王旭高

某。肺痈咳吐脓痰，肺叶已伤，势属重候。

羚羊角　冬瓜子　桔梗　葶苈子　苡仁　生甘草　桃仁泥　野菱根　川石斛　芦根

又：痰臭虽减，咳嗽未除。

羚羊角　川贝母　杏仁　苡仁　桃仁　桔梗　苏子　甘草　冬瓜子　芦根　野菱根

《王旭高临证医案》

柳宝诒

顾。咳引左胁作痛，痰色瘀紫，气息腥秽。瘀阻肝肺之络，为暑热所蒸，所津血为臭腐。脉象软数，舌色干红。脏阴已伤，而瘀热未化。仿内痈初溃例，用苇茎汤加味。

生苡仁　冬瓜仁　桃仁　鲜南沙参　瓜蒌皮　桑白皮　粉丹皮　连翘　归须　忍冬藤　川贝　枇杷叶　青芦根　鲜藕煎汤代水

《柳宝诒医案》

余听鸿

常熟鼎山高渭荣，春初咳嗽，至仲春痰中带血，味兼腥秽。延他医治之，进牛蒡、豆豉、枳壳、厚朴等，服后逾甚。邀余诊脉，细数无力，咳嗽痰血味臭，曰：肺痈将成。胸有隐痛，络瘀尚未化脓，尚有壅塞，肺叶所坏无几，急速开提，使脓外出，不致再溃他叶，拟桔梗甘草汤、金匮旋覆花汤合千金苇茎汤。因其脓成无热，用芦头管干者一两，煎汤代水。服三剂，每日吐血脓臭痰一茶盏，至四日脓尽而吐鲜血，臭味亦减，未尽。将前剂去桃仁、桔梗，加枇杷叶、绿豆皮等，服五六剂，血尽。再进以金匮麦门冬汤、千金甘草汤等，加沙参、石斛、百合等清肺养胃而愈。再以甘凉培土生金，调理一月，强健如故。

后有常熟白龙港某，与高渭荣为友，二人酒肆中回，同日咳嗽，亦生肺痈，至高渭荣病愈往探之，即邀余诊之。脉已伏，脓血臭甚，倾吐满地，裸体卧床，用扇扇之，口中闹要吃西瓜饮冷水。他人摸之，体若寒冰。众人询问何如。余曰：肺已烂尽，一身之阳气，俱从外泄，危在顷刻，卢扁再生，亦无治法。至夜而殁。仲景谆谆告诫，成脓不救，使人早治。然将成未成时，不治必死，治不得法，亦多死。

长田岸有孩六岁，正吃饭，被母打一下，大哭，饭正满口，有饭粒呛入肺窍中，后即咳嗽，无寒热，饮食二便如常。就余诊，服肃肺清散之品五六剂，见有寒热，饮食渐减。又停半月来诊，见痰中血丝，色殷而少，胸中隐痛，服苇茎汤合疏开气法，罔效。细询其病之始末。其母曰：吃饭大哭，呛咳而起，咳嗽月余，见血后口中臭秽。余细视血中有白点微黄，脓也。余思食物呛入肺管，壅塞为痈，将灯心刺鼻孔使其喷嚏，吹以皂角末。后得嚏，痰血稍多，再将旱烟喷之，使其咳更甚，咳甚大哭作呕，呕血块两枚，如蚕豆大，兼脓痰。余将血块拈起剔开，中有白色朽腐如饭米形，服以苇茎汤合金匮旋覆花意，另服皂荚丸，一日一粒。服药三剂丸三粒，脓血清楚。再服麦门冬汤加枇杷叶、沙参、石斛之类而愈。故人饮食之间，不可多言喜笑，倘有物呛入肺管成痈，医不能知，自亦不知，酿成大患，可不慎欤。此孩幸是藜藿农家，听医所为，若绅宦之家，娇养柔嫩，即医肯尽心施治，病家未必信，即病家信，医家亦未必肯独任劳怨，治病之弊如此。故治病误于医者固多，病家自误者亦不少。余治肺痈，以宗《金匮》法为最多，芳香金石之品，从来未敢轻试。

某寺和尚，冬温咳嗽，每日饮橄榄、芦根汤，数十日，咳呛日久，痰臭不出。就诊于余。脉右寸关数大而硬，时有鼓指。余曰：喉中痰少而臭，脉见右大鼓指，肺痈已经成脓，急宜开提，使脓倾出，免溃他叶，以甘草、桔梗、千金苇茎法。服后吐出臭腻黄色脓痰碗余。因其脓出太多，气短纳少。余曰：久咳脓多，肺叶败坏，欲痿之势，进炙甘草汤。他医见之，曰：此是酒劳，被其误治，先服桃仁，后服姜、桂，皆非治法。不知古人立方，有奇偶佐使。后延他医治之，迁延月余，吐脓不止而殁。

以上出自《余听鸿医案》

方耕霞

吴。口中辟辟燥，胸中隐隐痛，咳嗽痰秽，此肺痈也。仲师谓脓成者殆。而亦有不尽然者。今谷食杳然，形瘦骨立，肺肾生化之源已绝，秋分在迩，殊属可虑。

蛤粉炒阿胶　马兜铃　白粳米　甜杏仁　枇杷叶　川贝母　生草　金石斛　百合　糯稻根须

《倚云轩医话医案集》

凌奂

吴，肺痈已成，咳吐脓血，气逆痰稠，右肋引痛，脉右弦滑兼数，治宜清肃上中。

生米仁　真川贝　连翘　青芦梗　甜瓜仁（如无以冬瓜子代）　炙紫菀　经霜桑叶　陈年荠菜卤　白杏仁　炙冬花　银花露　冬瓜煎汤代水。

如初起去川贝、紫菀、冬花、芦梗、芥菜卤，加桃仁、苦桔梗、川郁金、全瓜蒌、芦根。

肺痿宜从金水双亏法。

《凌临灵方》

巢渭芳

乌龟墩，老妇，七十一岁。素体丰肥，春感时风，呛咳气短，痰臭夹红，脉细坚。葶苈子、桃仁、花粉、川石斛、瓜蒌皮、生苡仁、南沙参、生草、光杏仁、黛蛤散、紫菀、麦冬、款冬花、梨。

复诊：去葶苈，加白蜜、通草，调治半月而愈。

太平桥，某左，三十二岁。咳呛烦热，唾吐臭痰，夹血如脓，脉数胁痛，从肺痈治之。炙甜葶苈、光杏仁、天花粉、生草、黛蛤散、银花、炙紫菀、鲜石斛、生苡仁、大贝母、瓜蒌皮、鲜芦根。服之即效。

以上出自《巢渭芳医话》

陈莲舫

过寺，罗。肺痈溃烂，臭脓涌吐，咳呛绵延，脉息弦细，肺叶所伤甚多，并恐血来，治以排解。

马兜铃　冬瓜子　旋覆花　败酱草　益元散　炙桑皮　茅根　北沙参　生苡仁　光杏仁　粉蛤壳　广橘红　川通草　枇杷叶

过寺，罗。肺痈连月，肺烂已伤三四叶，秽气直冲，脓血交吐，气喘胁痛，腐烂尚在鸱张，脉见沉弦带数，治以排脓涤痰。

马兜铃　生米仁　炙桑皮　粉蛤壳　茜草根　生白芍　冬瓜子　光杏仁　地骨皮　淮牛膝　番降香　广橘红　茅根

金。肺痈溃烂，秽气直冲，痰色青黄红白无一不有，脉弦，治以排脓降逆。

南沙参　羚羊片　青黛拌蛤壳　白茯苓　新会皮　地骨皮　马兜铃　生米仁　生甘草　桑叶　冬瓜子　生藕　川贝母

以上出自《莲舫秘旨》

王仲奇

周，小南门，三月十五日。咳呛失血，有秽恶气味，动辄气急，时有汗出，交睫则忽忽谵语，惊惕肢瘈，形瘦容晦，脉濡弦数。肺伤叶坏，心神失宁，防变切切。

海蛤粉三钱，包　金钗斛三钱　茯苓三钱　丹参二钱　生苡仁四钱　茜根钱半，炒　冬虫夏草钱半　紫菀钱半　冬瓜子四钱　藕节四钱，炒　枇杷叶三钱，去毛布包　马兜铃钱半，炙

二诊：三月十七日。脓血暨秽恶气味已弭，咳呛未休，气急稍安，汗出略减，汗出之后仍觉畏寒，交睫仍忽忽有谵语，惊惕肢瘈较宁，脉濡弦滑数。证属肺坏，前方尚获应机，守原意出入之。

海蛤粉三钱，包　金钗斛二钱　茯苓三钱　马兜铃钱半，炙　丝瓜络三钱　紫菀钱半　桑白皮钱半，炙　生苡仁四钱　甘草六分　地骨皮三钱，炒　茜根钱半，炒　枇杷叶三钱，去毛布包

三诊：三月廿一日。肺为娇脏，乃心之盖，喉即肺系，鼻为肺窍，并通于脑，肺脏既伤，心神弗宁，脑亦失清，咳唾脓血有秽恶气味，动辄气急，时有汗出，鼻失爽利，脉濡弦。清络保肺尚安，梦谵、惊惕、肢瘈较宁，仍守原意。

海蛤粉四钱，包　金钗斛三钱　茯苓三钱　桑白皮钱半，炙　川贝母钱半，去心　马兜铃钱半，炙　生苡仁五钱　紫菀钱半　香白薇二钱，炒　地骨皮三钱，炒　冬虫夏草钱半　枇杷叶三钱，去毛布包

四诊：三月卅一日。咳唾脓血有秽恶气味，鼻塞多涕亦有秽恶气味，动辄气急，寐则汗出，或有梦谵、惊惕、肢瘈，脉濡弦。仍以肃肺宁心清脑。

海蛤粉三钱，包　金钗斛三钱　茯苓三钱　桑白皮钱半，炙　杏仁三钱，去皮尖　川贝母钱半，去心　马兜铃钱半，炙　紫菀钱半，炙　生苡仁四钱　凌霄花二钱　地骨皮三钱，炒　青龙齿三钱，煅，先煎　枇杷叶三钱，去毛布包

五诊：四月十七日。咳唾痰仍黄厚，然不似前之如脓血而秽恶，鼻塞稍通，气急较安，惟入寐仍多梦欠清，或有汗出，脉濡弦。仍肃肺宁心清脑。

海蛤粉三钱，包　金钗斛三钱　茯神三钱　青龙齿三钱，煅，先煎　远志肉一钱，炙　桑白皮钱半，炙　山栀钱半，炒焦　香白薇二钱，炒　辛夷一钱二分　凌霄花二钱　条芩钱半，炒　罂粟壳钱半

梁右，辣斐德路。咳唾脓血，气紧作闭，仅向右卧，不能着枕，跗肿面浮，脉濡弦。肺伤叶坏，甚难疗治。

桑白皮钱半，炙　玉苏子二钱　白前钱半　杏仁三钱，去皮尖　甜葶苈二钱，隔纸炒　紫菀钱半　全瓜蒌三钱　马兜铃三钱，炙　款冬花钱半，炙　象贝母三钱　茯苓三钱　生苡仁四钱　枇杷叶三钱，去毛布包

二诊：咳唾脓血已稍见减，气紧作闭较舒，面浮跗肿仍未尽退，仅能右卧，仍难着枕，脉软弦。肺伤叶坏，守原意以治。

桑白皮钱半，炙　玉苏子二钱　紫菀钱半　甜葶苈二钱，隔纸炒　地骨皮三钱，炒　粉丹皮钱半，炒　象贝母三钱　茯苓三钱　冬瓜子四钱　生苡仁四钱　陈赤豆四钱　马兜铃钱半，炙

以上出自《王仲奇医案》

费承祖

安徽按察使卞柳门，呛咳内热，痰味腥秽，将成肺痈。脉来滑数而实。痰热销烁肺阴，清肃无权。

南沙参四钱　马兜铃一钱半　生苡仁四钱　生甘草四分　川贝母三钱　瓜蒌皮三钱　川石斛三钱　鲜百部三钱　牡丹皮二钱　甘菊花二钱　冬瓜子四钱　鲜竹茹一钱半　鲜竹沥二两

连服十剂而愈。

苏州朱君季裕，患肺痈，呛咳吐血，痰气腥秽，大便脓血，小溲不利，脘闷腹痛，肺热生痈，脓血上升下注，气失清肃，脉来滑数。予肃清肺热，兼化痰凉血。

马兜铃一钱半　生甘草五分　象贝母三钱　瓜蒌皮三钱　甜杏仁三钱　川石斛三钱　京玄参一钱半　鲜生地四钱　鲜竹茹一钱半　冬瓜子四钱　藕五片

服二十五剂而愈。

四川卓君少梅，患肺痈，兼感风邪。咳嗽痰腥，发热，鼻塞头痛，口渴，舌苔黄腻，脉来弦滑。向来嗜饮，积湿生痰，阻气灼津，肺失清肃，风邪外袭，治节更不能伸。必须表里双解。

淡豆豉三钱　蝉衣一钱　生草五分　象贝母三钱　瓜蒌皮三钱　马兜铃三钱　川石斛三钱　光杏仁三钱　鲜竹茹三钱　冬瓜子四钱　枇杷叶露一两

连进二剂，汗出热退，头痛止，鼻窍通。风邪已解，照前方去豆豉、蝉衣。加南沙参四钱、冬桑叶钱半。服十剂，痰热肃清而愈。

以上出自《费绳甫医话医案》

吴鞠通

己卯年，朱咏斋世兄，五十余岁。以二月初受风，与桂枝汤一帖，风解，胆怯不敢去厚衣，因而汗多；初四、初五等日受风温，口渴思凉，脉洪数，先与辛凉轻剂不解，脉又大，汗更多，口更渴，身更热，因与辛凉重剂石膏等一帖，身凉渴止脉静，仍胆怯不去厚衣；初十日，当大内差使，坐夜起五更，衣更厚，途间不敢去皮衣以致重亡津液，而成肺痈。与苇茎汤日二三帖，服之五七日不应，脓成臭极，加苦葶苈子五钱，脓始退，未能十分净尽；后十日又发，脓又成，吐如绿豆汁浓臭，每吐一碗余，又与前方加葶苈三钱，服二帖方平。后以补胃逐痰饮收功。再其人色白体肥，夙有痰饮，未病之前，秋冬两季，已在上书房行走，早起恐寒，误服俗传药酒方，本不嗜酒，每早强饮数小杯，次年患此恙之由也。

癸亥三月初八日，王氏，五十八岁。初起喉痹，为快利药所伤，致成肺痈。胸中痛，口中燥，痹仍未痊，不食不寐，痰气腥臭，已有成脓之象，脉短而数，寒热，且移热于大肠而泄泻。难愈之证，勉与急急开提肺气，议千金苇茎汤与甘桔合法。

苦桔梗二两　桃仁五钱　冬瓜仁五钱　生薏仁一两　甘草一两　鲜苇根四两　水八碗，煮成三碗，渣再煮一碗，分四次服。

己巳年冬月，堂伯兄，四十岁。饮火酒，坐热炕，昼夜不寐，喜出汗，误服枇杷叶、麻黄等利肺药，致伤津液，遂成肺痈，臭不可当，日吐脓二升许。用千金苇茎汤合甘桔法。

苇根八两　苦桔梗三两　桃仁一两五钱　薏仁二两　冬瓜仁一两五钱　生甘草一两　煮成两大茶碗，昼夜服完碗半，脓去十之七八，尽剂脓去八九。又服半剂，毫无臭味。后以调理脾胃收功。

以上出自《吴鞠通医案》

曹沧洲

某左。咳痰气秒且有血，渐成肺痈。

鲜沙参七钱　知母一钱半，去心　地骨皮三钱　鲜芦根一两，去节　鲜生地一两，打　川贝母三钱，去心　白杏仁三钱　生石膏三钱　黛蛤散一两绢包　冬瓜子一两　白前一钱五分

某左。病逾半月，臭痰脓血并吐，此属肺痈。

鲜生地一两　鲜沙参五钱　鲜芦根二两　生石决明四钱　霜桑叶三钱　枇杷叶三钱　川贝三钱　冬瓜子一两　生蛤壳二两　知母二钱　竹茹三钱　甘草五分　丝瓜络三钱

《吴门曹氏三代医验集》

金子久

辛伤于肺，痰入于络，胸胁掣痛，引及腰背，冷热频作，口秒痰臭，脉来滑大，病起匝月，非肺痈即胁痛也，当泻肺，参用宣络。

冰糖炒石膏　白芍　川贝母　橘红　生苡仁　丝瓜络　青蛤散　桔梗　桃仁泥　淡甘草　旋覆花　芦根

二诊：口秒痰臭，由来月余，胃通于口，痰生于胃，秒气臭气皆属于胃火，火旺乘肺，则清肃之气失司，故咳逆绵延不已，有时骨节酸楚，有时形体畏寒，眠难胃纳式微，左脉小、右脉大，仿用千金苇茎汤，参用喻氏救肺汤。

冰糖炒石膏　丝瓜络　生苡仁　白芍　白前　淡甘草　川贝母　青黛拌蛤壳　橘络　桔梗　枇杷叶

《金子久专辑》

丁泽周

闻左。外感风寒，袭于肺胃，膏粱厚味，酿成痰浊，血瘀凝滞，壅结肺叶之间，致成肺痈。是以咳嗽气粗，痰秒如脓，胁痛难于转侧，振寒发热，舌苔白厚而腻，脉象浮紧而滑。病来涌急，非猛剂不为功，急仿金鉴射干麻黄汤合金匮皂荚丸，一以散发表邪，一以荡涤痰浊。

净麻黄四分　嫩射干八分　甜葶苈八分，炒研　光杏仁三钱　象贝母三钱　生甘草五分　苦桔梗一钱　嫩紫菀一钱　生苡仁四钱　冬瓜子四钱　川郁金五钱　皂荚末五分，蜜为丸吞服

二诊：前投发散肺邪，荡涤痰浊之剂，得汗寒热已解，咳嗽气急亦见轻减，而痰稠腥秒依然，胸闷胁痛，不思饮食，小溲短赤，苔腻，脉滑数，胶黏之痰浊，蕴蓄之瘀湿，结于肺叶之间，一时难以肃清。今宜制小其剂，蠲化痰浊，清肃肺气，毋使过之，伤其正也。

净蝉衣八分　嫩前胡八分　嫩射干五分　生甘草六分　桔梗一钱　光杏仁三钱　象贝母三钱　炙紫菀一钱　生苡仁四钱　冬瓜子四钱　橘红络各一钱　桃仁泥一钱，包

沈左。外感风温，内蕴湿热，熏蒸于肺，肺脏生痈，咳嗽胸膺牵痛，痰臭脓血，身热口干，脉滑数，苔黄，重证也。急拟辛凉清温，而化痰瘀。

薄荷叶八分　冬桑叶二钱　粉丹皮二钱　桃仁一钱　生甘草八分　桔梗一钱　银花五钱　连翘壳三钱　光杏仁三钱　象贝母三钱　生苡仁五钱　冬瓜子四钱　活芦根二尺，去节　鲜金丝荷叶十张，去背上白毛

　　另单方：金丝荷叶一两（去毛打汁）、陈酒一两、杏仁粉五钱、川贝粉五钱，炖温服之。

　　前方连服三剂，咳嗽脓血均减，身热亦退大半，原方去桃仁及薄荷叶，加轻马勃八分、通草八分。

　　龚右。咳嗽自去岁初冬起见，至今春益甚，胁肋牵痛偏右，痰多腥臭，形肉渐削，脉象濡数，舌质红苔黄。阴分素亏，木火刑金，湿热互蒸，肺痈早成，肺叶已伤，输转无权，惟虑由痈而痿，致入不治之条。

　　南北沙参各三钱　生甘草五分　生石决四钱　抱茯神三钱　甜光杏三钱　川象贝各三钱　瓜蒌皮二钱　生苡仁四钱　冬瓜子四钱　干芦根一两，去节　金丝荷叶十张，去背上白毛

　　二诊：前方服二十剂，咳嗽痰臭，均已大减。原方加蛤粉炒阿胶二钱，蜜炙兜铃一钱。

以上出自《丁甘仁医案》

　　王奶奶。肺痈已成，漫肿如盆，疼痛不已，胸闷气急，汗多肢冷，脉象濡细。初由风邪痰瘀蕴结肺俞，继则酿脓，肺炎叶举，清肃之令不得下行。颇虑正不支持，至虚脱之变。勉拟扶正托毒，清肺化痰，尽人力以冀天佑。

　　生黄芪四钱　生草节六分　苦桔梗一钱　抱茯神三钱　炙远志一钱　全当归三钱　京赤芍二钱　大贝母三钱　炙僵蚕三钱　丝瓜络二钱　冬瓜子五钱　瓜蒌皮三钱　水炙桑皮二钱

　　郑先生。肺痈已成，咳嗽痰臭，气喘不能平卧，肺病及脾，清气下陷，腹疼便泄，纳少泛恶，形瘦骨立，脉细如丝，汗多肢冷，阴不敛阳，阳不摄阴，喘脱之变，即在旦夕间矣。勉拟一方，聊尽人事，以冀天眷。

　　炒潞党二钱　米炒于术钱半　炒怀药三钱　云茯苓三钱　煅牡蛎三钱　花龙骨三钱　生苡仁四钱　冬瓜子三钱　川象贝各二钱　浮小麦四钱　炙粟壳三钱　陈广皮一钱　干荷叶一角

　　沈左。肺痈已成，咳嗽痰臭，面浮肢肿，大便溏薄，舌光红，脉弦数。肺叶已伤，脾土薄弱，脉证参合，已入不治之条，勉方冀幸。

　　南沙参三钱　连皮苓四钱　炒怀药三钱　川象贝各二钱　水炙桑叶钱半　水炙桑皮钱半　炒扁豆衣三钱　生苡仁四钱　冬瓜子皮各三钱　北秫米三钱，包　干芦根一两，去节　干荷叶二角

　　另用一茶杯芥菜露，冲一茶杯豆腐浆，炖温服。

以上出自《丁甘仁医案续编》

邵杏泉

　　肺胃痰热内蕴，咳嗽吐痰臭秽，防成肺痈。

　　芦根　桃仁　苏子　象贝　橘红　苡仁　冬瓜子　杏仁　竹茹　款冬

　　二诊：肺痈已成，吐痰臭秽而见血。此湿痰久郁所致，喘变可虞。

芦根　桃仁　石膏　桑叶　沙参　苡仁　冬瓜子　鲜地　枇叶

三诊：肺痈之势略完，但舌垢不化，总不足恃。

芦根　桃仁　生石膏　杏仁　桑皮　苡仁　冬瓜子　川贝　沙参　兜铃

鲜菩提珠根煎汤代水。

四诊：肺痈之势大衰，咳嗽大减，仍从前治。

芦根　桃仁　生石膏　地骨皮　甘草　川贝　苡仁　冬瓜子　桑皮　粳米　沙参　杏仁

《三折肱医案》

傅松元

程少丰者，暑证退后，伏热未清，因食物不慎，致余邪流连上焦，气蒸肺脏，至秋转为咳嗽，引起膈痛，痰涎多而臭恶，且热蒸肌表，咳则小有汗，不能食，按其脉，两寸浮紧滑急。余曰："此为肺痈，宜先清泄上焦。"乃用石膏、牛蒡、羚角、连翘、桔梗、贝母、甜瓜子、鲜薏根、苇茎等二三剂，咳吐血痰日二三碗，后竟吐如猪肺之成块者，二茶杯，身热仍不解。改用鲜沙参、鲜生地、元参、麦冬、光杏、蒌皮，前方中除去石膏、羚角、甜瓜子、牛蒡子，又三剂，表热虽退，不思谷食，肺块虽无，而痰尚红色。又改用北沙参、白及片、鲜薏根、薏苡仁等，二三剂，痰少红止，咳稀食进。历进十九日，后以保元益肺滋养，如燕窝、阿胶等调理弥月而痊。

《医案摘奇》

贺季衡

江男。肺痈秽痰复退，鲜血复来，午后更衣，猝然汗出如雨，逾二时甫止，右脉沉伏，舌苔复形滑白无神。肺气大伤，胃又告败，殊防暴脱，姑用生脉散加味挽之。

西洋参二钱　生黄芪四钱　陈橘皮一钱　太子参四钱　川百合四钱，炒　清阿胶二钱　生牡蛎八钱，先煎　五味子八分　云神四钱　大麦冬三钱　炙甘草八分　太阴元清石四钱，先煎

孙男。肺痈用糯米姜枣汤，温养肺气，寒热止，大汗收，略红亦已，胃亦渐复，便溏亦实，舌白亦化，边紫兼蓝，右脉未起，痰难吐，呛咳气秽。可见肺气虽略固，而湿浊仍未清。其小水欠禁者，以肺虚及子也。犹在畏途。

南北沙参各四钱　太子参三钱　淮山药四钱，炒　清阿胶二钱　陈橘皮一钱　炒苡仁五钱　肥玉竹五钱　生黄芪三钱　大麦冬二钱　青蛤壳五钱，先煎　生诃子肉一钱五分　冬瓜子四钱

汪女。肺痈将近两月，呛咳痰秽，两胁痛，不得平卧，内外灼热，自汗下利，咽痛舌碎，脉弦数。肺胃之阴已伤，里热尚重，有胃败及口糜之虑，证属不轻。

西洋参一钱　淡天冬三钱　川石斛四钱　黛蛤散五钱，包　生苡仁五钱　瓜蒌皮四钱　酒子芩一钱五分　马兜铃四钱　大杏仁三钱　大白芍二钱　象贝母三钱　枇杷叶三钱　梨皮四钱

二诊：昨为清肺涤热，呛咳烦扰及痰腥俱减，渐能安枕，惟口舌破碎更甚，不能进谷，灼热下利，自汗气怯，脉弦数。肺胃阴伤，积热化火，且在重身，着手殊难。

西洋参一钱　淡天冬三钱　乌玄参四钱　酒子芩一钱五分　瓜蒌皮四钱　大杏仁三钱　黛蛤散五钱，包　川石斛四钱　象贝母四钱　云苓神各三钱　枇杷叶三钱，去毛炙　灯心十茎

三诊：今日口舌破碎俱减，舌底尚破烂，呛咳痰腥，烦扰自汗就退，而仍气怯自利，不能纳谷，脉数渐平，舌心尚黄。口舌之火势初退，肺胃之阴未复。属在重身，仍为险候。

西洋参一钱　淡天冬三钱　乌玄参四钱　川石斛四钱　酒子芩一钱五分　肥知母一钱五分　黑山栀二钱　瓜蒌皮四钱　黛蛤散五钱，包　大杏仁三钱　象贝母四钱　白桔梗一钱五分　枇杷叶三钱，去毛炙　梨皮四钱

四诊：日来口舌破腐及咽底赤痛俱退，渐能饮咽，而呛咳更甚，痰腥自汗，气怯自利，脉虚数，舌心浮黄。燥火初退，肺胃之阴大伤。重身者仍为险候。

西洋参一钱　南北沙参各四钱　黛蛤散五钱，包　天麦冬各三钱　旋覆花一钱五分，包　川贝母一钱五分　瓜蒌皮四钱　冬桑叶一钱五分　大白芍二钱　酒子芩一钱五分　枇杷叶三钱，去毛炙　冬瓜子四钱

李男。肺痈。呛咳痰红渐退，秽痰未去，左胁痛，脉沉滑，舌白左腻。属在痢后，湿热未消，与寻常火旺者不同。

南沙参四钱　黛蛤散五钱，包　淡天冬三钱　大白芍二钱　大杏仁三钱　白扁豆三钱　云苓三钱　炙桑皮二钱　陈橘皮络各八分　生苡仁五钱　冬瓜子四钱　鱼腥草五钱

以上出自《贺季衡医案》

范文甫

王君。壮热不已，胸痛气急，咳吐腥臭脓痰，状如米粥，此肺痈也。苔黄舌绛，脉滑而数，均是热毒内盛之故。

鲜芦根60克　冬瓜子9克　桃仁15克　米仁9克　鱼腥草30克　败酱草30克

二诊：脓痰腥臭，脉数，内热未彻。

鲜芦根60克　冬瓜子15克　桃仁15克　米仁15克　鱼腥草30克　象贝9克　银花9克

三诊：痉不少，痰亦减少。前方加南沙参9克

《范文甫专辑》

曹颖甫

吴冠明，住华成路六号。初诊：肺痈已经匝月，咳嗽，咯痰腥臭，夜中热度甚高，内已成脓，当以排泄为主。宜桔梗合千金苇茎二汤主治。

苦桔梗五钱　生甘草三钱　生苡仁一两　冬瓜子一两　桃仁六钱　炙乳没各二钱　鲜芦根半斤，打汁冲服渣入煎　犀黄醒消丸每服三钱开水送下

二诊：原方去桔梗，加葶苈子（炒研）三钱，用黑枣去核包麻扎入煎。

三诊：累服桔梗泻肺二汤合千金苇茎，病势略轻，仍宜前法加减。

生甘草五钱　生白芍五钱　生苡仁一两　冬瓜子一两　桃仁六钱　桔梗五钱　香白芷一钱　炙乳没各二钱　轻马勃五分　败酱草三钱　葶苈子三钱，炒研用枣包扎　犀黄醒消丸每服二钱

四诊：肺痈无腥臭之痰，病已出险，但时吐浊痰，胶黏黄厚，当从千金皂荚丸法，改汤以

治之。盖浊痰不除，咳必不能止也。

牙皂末五分　用黑枣去核包煎。

五诊：肺痈已经出险，而阴气大伤，宜千金黄昏汤。

合欢皮如手掌大一块，用水三碗煎至一碗半作两次服。

陈左。住浦东陆家渡。初诊：肺痈，咳嗽，胸中痛，上连缺盆，而所吐绝非涎沫，此与悬饮内痛者，固自不同，宜桔梗甘草汤。

桔梗五钱　甘草五钱

二诊：五进桔梗汤，胸中痛止，而左缺盆痛。此肺脏壅阻不通也，宜葶苈大枣泻肺汤。

葶苈子五钱　黑大枣子十二枚，先煎

三诊：五进泻肺汤，左缺盆痛止。痰黄厚，时见腥臭，及如米粥者。此湿邪去，而燥气胜也。宜千金苇茎汤。

鲜芦根四两　生薏仁一两　桃仁五十粒　冬瓜子五钱

四诊：服千金苇茎汤五剂后，咯出之痰腥臭止，而如米粒者亦除。惟痰尚黄厚，肺痈消，而胃热尚盛也。右三部脉浮滑，不复见沉弦之象，可以无后患矣。

粉前胡三钱　生苡仁一两　桔梗三钱　生草三钱　冬瓜子八十粒　桃仁三钱　杜赤豆六钱　大小蓟各三钱　海藻二钱　芦根五两

拙巢注：服此二三日，全愈。

续发初诊：肺痈愈后，复发。咯痰腥臭，见血，心下痛，咳时气从中脘上冲。宜清胆胃之火，防其乘肺。

柴胡三钱　生石膏二两　生甘草三钱　淡芩三钱　肥知母五钱　生苡仁一两　芦根四两　冬瓜仁一两　桃仁三钱　杜赤豆一两　全当归四钱

二诊：肺痈未能断根，咯痰腥臭如昔，但不似米粥耳。痰不黄而色绿，味酸，咳不甚，脉细数，仍宜桔梗甘草汤，不当攻伐，佐以消毒，以清病源。

桔梗一两　生甘草五钱　冬瓜仁一两　昆布一钱五分　海藻二钱　前胡三钱　大小蓟各钱五分　犀黄醒消丸三钱，另服

拙巢注：后不复服药，专服犀黄醒消丸，愈。醒消丸系王鸿绪法，马培之颇非议之。然用之而效，则马说不足信也。

辛未七月中旬，余治一陈姓疾。初发时，咳嗽，胸中隐隐作痛，痛连缺盆。其所吐者，浊痰腥臭，与悬饮内痛之吐涎沫，固自不同，决为肺痈之始萌。遂以桔梗汤，乘其未集而先排之。进五剂，痛稍止，诸证依然，脉滑实。因思是证确为肺痈之正病，必其肺脏壅阻不通而腐，腐久乃吐脓，所谓久久吐脓如米粥者，治以桔梗汤。今当壅塞之时，不去其壅，反排其腐，何怪其不效也。《淮南子》云：葶苈愈胀，胀者，壅极不通之谓。《金匮》曰：肺痈，喘而不得眠，即胀也。《千金》重申其义曰：肺痈胸满胀，故知葶苈泻肺汤非泻肺也，泻肺中壅胀。今有此证，必用此方，乃以：

葶苈子五钱　大黑枣十二枚

凡五进，痛渐止，咳亦爽。其腥臭挟有米粥状之痰，即腐脓也。后乃以千金苇茎汤，并以大小蓟、海藻、桔梗、甘草、杜赤豆出入加减成方。至八月朔日，先后凡十五日有奇，用药凡

十余剂，始告全瘥。九月底其人偶受寒凉，宿恙又发，乃嘱兼服犀黄醒消丸，以一两五钱分作五服。服后，腥臭全去。但尚有绿色之痰，复制一料服之，乃愈，而不复来诊矣。

以上出自《经方实验录》

刘世祯

曹伯闻君之女，名常曼，年七岁，患咳嗽吐痰，日夜时作，午后或夜间发热，面色青白，肌肤减瘦。请余诊治，询知两月前曾患麻证，麻证结束后，诸病继作，切其脉浮数，按之弦，痰气腥臭。余曰：此因麻证治不得法，毒蓄于肺，不治必成肺痈，为难治。初用排脓散服四五剂，脉弦数稍退，咳嗽仍如故，接服竹茹、花粉、桔梗、尖贝等味数剂，脉渐转和平，咳嗽时疏时剧，一日忽衄血颇多。余曰病将解矣，连服清金之品，病遂告痊。

《医理探源》

周镇

徐左，米业。癸丑三月患咳嗽，痰腥带血。诊脉右数，舌红苔白。风热蕴肺，不事清散，烟酒蕴毒，遂成肺痈。即拟桔梗、桑皮、象贝母、瓜蒌、黑山栀、冬瓜子、薏仁、杏仁、郁金、苇茎、竹茹、枯黄芩、通草、茜草。另以鲜戟草一味捣汁，温服。一剂血止，痰红亦稀。原方加减，咳少痰清而痊。

全兰芳，嗜饮酒，日三次。壬戌二月初旬，春寒感邪，外寒里热，咳痰如赭红色，气秽，溲赤。风邪挟酒热伤肺，痈痿须防。冬甜瓜子各五钱，杏仁霜三钱，单桃仁三钱，薏仁四钱，鱼腥草一两，全瓜蒌四钱，挂金灯一钱，黄芩二钱，知母二钱，碧玉散五钱，黑山栀二钱，浮萍二钱，忍冬藤四钱，茅苇茎二两。二剂。另月石四分，黄荆子八分，研末，莱菔汁调服。咳大减，痰秽色均退。原方出入而痊。

周左，冶工业，住南苏秦。喜饮。壬戌春三月感邪咳嗽，痰秽色黄，右胁作痛，月余见血，肺痈见证。拟冬甜瓜子、光甜杏仁、桃、薏、象贝、兜铃、紫菀、黄芩、竹茹、茜草、鱼腥草、茅苇茎。另月石、生矾、龙脑、薄荷、宝珠山茶，研末服。二剂，痰秽减，血止。

十二日诊：痰黄臭大退，右胁痛亦轻。拟清肺化瘀，涤痰宣络。蔓荆子、瓜瓣、薏、茹、新绛、桃仁、桑皮、黄芩、紫菀、白前、兜铃、忍冬藤、鱼腥草、茅根。另月石、竹黄、川贝、雄精，研服。三剂。病者急于往沪，辍药二旬。

五月初一日吐血七口。初二又诊：脉数不靖，身热胸闷，痈脓内溃，恐再冲溢。紫菀、竹茹、银花、茜草炭、瓜瓣、薏仁、兜铃、黄芩、桑皮、象贝、荆芥、杏仁、茅根、藕节。另白及、参三七、宝珠山茶，研末服，二剂。

初六日诊：吐血已止，晡分咳盛，气秽。湿火熏蒸，速宜清肺、降胃、涤浊。甜瓜子、薏、杏、知、芩、紫菀、兜铃、鱼腥草、海浮石、鲜竹叶、茅苇茎、无患子根打汁一杯冲。另白及二钱，剪草八分，研末，调服。二剂。

初八日诊：血未复吐，咳减不退，午睡冒风，溃后身热为险。桑叶、丹皮、条芩、知母、

慢慢恢复，胃口亦好了，已能开始回到工作岗位上去工作了。

初诊：一九五三年七月十一日。病已两旬，寒热未解，胸膈胀痛，咳逆上气，口苦泛恶，痰臭。方用：金丝草四钱　地骨皮四钱　桑白皮三钱　桃仁三钱　薏苡仁五钱　杏仁二钱　赤豆五钱　葶苈五钱　郁李仁三钱　鲜苇茎一两

二诊：十二日。胸膈胀痛稍缓。方用：金丝草四钱　桑白皮二钱　桃仁二钱　薏苡仁五钱　赤豆五钱　大戟二钱　葶苈五钱　郁李仁三钱　鲜苇茎一两

三诊：十三日。昨夜先寒后热，如疟状，胸膈渐安。方用：金丝草四钱　桑白皮二钱　桃仁二钱　桔梗二钱　丝瓜络三钱　大戟二钱　旋覆花三钱　葶苈五钱　甘遂二钱

四诊：十四日。胸膈胀痛大减。方用：金丝草四钱　桑白皮二钱　桃仁二钱　桔梗二钱　丝瓜络三钱　大戟二钱　甘遂二钱　葶苈子五钱　冬瓜子一两　薏苡仁一两

五诊：十一日。方用：金丝草四钱　桑白皮二钱　桃仁二钱　桔梗二钱　旋覆花四钱　大戟二钱　甘遂二钱　葶苈子五钱　茭白子五钱　冬瓜子一两　薏苡仁一两

六诊：十六日。方用：金丝草四钱　桑白皮二钱　桃仁二钱　桔梗二钱　旋覆花四钱　大戟二钱　茭白子五钱　甘遂二钱　葶苈五钱　冬瓜子一两　薏苡仁一两

七诊：十七日。能睡眠。方用：金丝草四钱　桑白皮二钱　桃仁二钱　桔梗二钱　枳壳二钱　大戟二钱　甘遂二钱　葶苈五钱　茭白子五钱　薏苡仁一两　冬瓜子一两

八诊：十八日。方用：金丝草四钱　桑白皮二钱　桃仁二钱　大戟二钱　甘遂二钱　茭白子五钱　葶苈五钱　杏仁二钱　桔梗二钱　龙须草五钱　郁李仁四钱

九诊：十九日。胸膈更和，眠食更安。方用：人参叶三钱　金丝草三钱　腊梅花三钱　甘遂二钱　大戟三钱　葶苈四钱　郁李仁四钱　厚朴二钱　大黄五分

十诊：二十日。方用：人参叶三钱　金丝草三钱　腊梅花三钱　甘遂三钱　大戟三钱　葶苈四钱　郁李仁四钱　茭白子四钱　白商陆三钱　橘络二钱　大黄五分

十一诊：二十一日。方用：人参叶三钱　金丝草三钱　腊梅花三钱　甘遂三钱　大戟三钱　葶苈四钱　郁李仁四钱　天竺黄二钱　鬼臼五钱　厚朴一钱　大黄五分

十二诊：二十二日。方用：人参叶三钱　金丝草三钱　腊梅花三钱　甘遂一钱　大戟一钱　葶苈子四钱　郁李仁四钱　天竺黄一钱　鬼臼五钱　厚朴一钱　大黄五分

十三诊：二十三日。方用：人参叶三钱　金丝草四钱　腊梅花三钱　甘遂一钱　大戟一钱　葶苈子四钱　郁李仁四钱　鬼臼五钱　橘红四钱　荷花二钱　荷杆二钱

十四诊：二十五日。方用：人参叶二钱　金丝草四钱　腊梅花三钱　甘遂一钱　大戟一钱　葶苈子四钱　郁李仁四钱　鬼臼五钱　橘红三钱　雷丸一钱　芜荑二钱

十五诊：二十七日。诸恙皆瘥。方用：人参叶三钱　金丝草四钱　腊梅花三钱　杏仁二钱　厚朴二钱　郁李仁四钱　橘核二钱　芜荑二钱　荷花二钱　红梅花三钱

十六诊：三十日。据云：已经检查完全好了，不服药可乎？师曰：须再服四剂。方用：人参叶三钱　金丝草四钱　腊梅花四钱　杏仁二钱　芜荑二钱　葶苈子四钱　郁李仁四钱　桔梗二钱　甘遂二钱　红枣四枚

《鲁楼医案》

孔伯华

王男，七月十八日。湿热上蒸，肺失清肃，咳嗽带红，渐有腐气，胸膺作痛，肺痈初起。

脉象洪大而弦数，亟宜辛凉肃化内消之。

生石膏八钱　血余炭三钱　苦桔梗四钱　生甘草三钱　全栝楼八钱　忍冬花五钱　旋覆花三钱，布包　代赭石三钱　浙贝母三钱　蒲公英五钱　炒甜葶苈三钱　生黄柏三钱　生知母三钱　藕两，带节七枚　梅花点舌丹两粒，分吞。

二诊：七月二十二日。连晋前方药，腐气已无，惟咳喘未除，加川牛膝三钱、青竹茹六钱、杏仁泥三钱。

《孔伯华医集》

章成之

张男。痰臭时发时休，已历一年有余，但胸膺并不作痛。予苇茎汤加减。

生熟米仁各15克　桔梗9克　鱼腥草30克，后下　苏子12克　马兜铃9克　冬瓜子12克　桑白皮12克　白芍9克　芦根30克　粉甘草6克

康幼。其痰如脓状而臭，迄今半载有余。假使肺部化脓，决不能延长如此之久，其病多在支气管。

苦桔梗15克　甜葶苈15克　浙贝母6克　冬瓜子15克　杭白芍15克　生米仁30克　海蛤壳24克　粉草15克

陆男。自昨日起，咳嗽复作，臭痰较多，恶心，神疲乏力，肩背酸痛，饮食、睡眠尚正常。此为肺痈，西医诊为放线菌化脓证。

黄芪24克　石斛12克　金银花18克　粉草9克　百部9克　黄芩9克　白及粉15克，分3次吞

另：琼玉膏12克、二冬膏12克，和匀，每服半匙，日三次。

二诊：药后咳嗽稀减，臭痰隔日即消失。今日清晨又有少量痰，自喉至胃部觉隐痛，尤以咳呛时加重，神疲乏力，胸背疼痛依然。

生芪24克　根花18克　鱼腥草18克，后下　玉竹15克　生草9克　生米仁30克　白及粉4.5克，分3次吞

另：二冬膏120克、琼玉膏120克、甜葶苈24克，研末和入调匀。每服半匙，日三次。

三诊：臭痰已大减，服药时稍恶心。

生芪24克　鱼腥草15克，后下　雅连3克　甘草6克　党参9克　紫地丁9克　白及粉4.5克，分3次吞

另：橄榄膏120克、琼玉膏120克、二冬膏120克、甜葶苈36克、象贝母36克，均研末和膏中，每服半匙，日三次。

以上出自《章次公医案》

王文选

何某某，男，40岁，农民。1957年9月10日初诊。

自诉半月前感冒，发冷发热，全身疼痛，经他处治疗未愈。继之恶寒发热加重，咳嗽急剧，右胸痛拒按，咳吐臭脓痰，时有血丝。不思饮食，精神倦怠，面垢色萎，脉象两寸细小，两尺

浮大，左关弦紧，右关沉缓，舌质红，苔黄腻。病系肺痈。由于寒袭卫分，经久不解，风热郁肺；肝气不平，风火灼肺，瘀结成痈。治当散风热清肺火，解毒排脓。处方：

青贝3克　瓜蒌仁3克　沙参6克　桔梗4.5克　甘草1.5克　白术4.5克　云茯苓6克　青皮4.5克　香附4.5克　厚朴3克　枳壳3克　北柴胡3克　羌活4.5克　白芷4.5克　山栀4.5克　桂枝1.5克　胡黄连3克　苏叶3克

9月14日二诊：服药三剂，恶寒发热顿减，再参以补气，加重解毒排脓，前方加减。方药：

苡米仁6克　茯苓4.5克　白术3克　陈皮4.5克　贝母3克　瓜仁4.5克　柴胡3克　黄芪4.5克　羌活3克　桔梗4.5克　细辛1.5克　杏仁3克　二花3.5克　沙参6克　山栀3克　甘草1.5克　苏叶1.5克　五剂。

9月22日三诊：不发冷热，胸痛减轻，臭脓痰量减少，精神亦见好转，脉弦舌滑。病虽减轻转佳，但一时尚难痊愈，嘱患者坚持治疗，勿中途而停药，以误病情而成遗憾。遂以千金苇茎、桔梗散、葶苈大枣泻肺等方化裁，服三十余剂而痊愈。方药：

桔梗4.5克　贝母4.5克　花粉3克　枳壳3克　二花9克　甘草3克　连翘4.5克　芦根9克　瓜蒌仁4.5克　葶苈子3克　橘红4.5克

《中医医案医话集锦》

冉雪峰

湖北葛店，万姓妇女，患肺痈，病已危急，远道着人邀诊。入门后隔寝室尚远，即闻病者齁喘声，至病室，见其床侧置簸箕一具，内铺柴灰，上积病者所吐之五花脓痰厚半寸许，约计不止一菜碗。询问经过，据答吐如此脓痰已一周矣。行近病榻，见其靠坐，面部微肿，眼珠外突，齁喘如曳锯，胸前拒按，烦郁胀闷，脉劲数，时或一止，参伍不调，断为肺痈，化脓穿溃，病已濒危。其族人杏林春药房陈某，深于医，曰：此病固险，然儿女幼，乏人教养，愿先生尽力求之。予思《金匮》有言：肺痈始萌可救，脓成则死。玩一"则"字，有急转直下意思。今吐脓血七日不死，或有一线生机；又思《金匮》主葶苈大枣泻肺汤，是肺痈将成，乘其未集，今脓已成，原方不适宜，因又取千金苇茎汤合裁加减，拟方：苦葶苈六钱，苡仁五钱，瓜瓣八钱，桃仁三钱，鲜竹沥八钱，鲜苇茎半斤熬水煎药，三日进三服，胸痛渐松，齁喘渐缓，痰浊渐稀，原方加减，嘱再服三剂。服药病机又再减缓，仍宗前方，加重其制，又日服二剂。约半月，齁喘始止，脓血始净，前后用葶苈约一斤半，始意不敢多用，不泻又服，出意料外，始终未腹泻。后以瓜贝养营汤、外台十味煎调摄收功。此病自起至愈，时仅两月，病愈后面色丰腴，皮肤润泽。此病出死入生得力前杨姓肺痿案之助益不少。不仅肺痿、肺痈，后治其他肺病，得此两案之益亦不鲜焉。

《冉雪峰医案》

叶熙春

金，男，五十岁。八月。于潜。咳嗽痰多腥臭，而夹脓血，咳时胸胁作痛，下午身热，脉滑数，舌尖绛，中燥白。仿千金苇茎合白虎法。

鲜芦根60克, 去节　冬瓜仁15克　生苡仁12克　生石膏24克, 杵, 先煎　知母12克　生甘草9克　桃仁2.1克, 杵　淡子芩6克　鱼腥草18克　川贝5克　白薇9克

二诊：前方服后，热退咳减，胸胁之痛亦差，痰少，腥臭尚存。原法增减续进。

生石膏24克, 杵, 先煎　知母12克　生甘草8克　淡子芩6克　川贝母5克　天花粉6克　鱼腥草12克　半枝莲9克　冬瓜仁18克　桃仁1.8克, 杵　蒲公英9克　忍冬藤12克　鲜芦根45克, 去节

三诊：两进清肺排脓之剂，腥臭之痰，日渐减少，胸痛咳嗽亦差。再清肺热而化痰浊。

生石膏21克, 杵, 先煎　生甘草6克　知母12克　冬瓜仁12克　生苡仁5克　桃仁3克, 杵　鱼腥草12克　败酱草24克　白薇9克　炙前胡6克　鲜芦根30克, 去节

倪，男，四十岁。九月。昌化。平素嗜酒，痰湿内滞，久蕴化热，熏灼肺胃，身热咳嗽，胸胁作痛，痰多腥红，咽喉梗疼，唇舌糜烂，舌紫绛，中剥，脉象弦数。热壅血凝，肺痈已成，但体属阴虚，不可忽视。

西洋参6克, 另煎和入　鲜石斛15克, 劈, 先煎　鲜芦根2尺, 去节　鲜生地18克　败酱草9克　丹皮9克　桃仁2.1克, 杵　麦冬9克, 青黛0.9克拌　人中黄5克　冬瓜子15克　板蓝根6克　赤芍9克　降香2.4克, 后下

二诊：前方服后，热退咳减，咽痛见轻，胸胁之疼亦差，痰多腥臭如故。原法出入。

川贝9克　鲜石斛10克, 劈, 先煎　鲜芦根1尺, 去节　桃仁2.4克, 杵　冬瓜子15克　生苡仁12克　鲜竹茹9克　板蓝根5克　丹皮6克　赤芍6克　黛蛤散12克, 包　麸炒枳实1.8克　生赭石15克, 杵　橘红5克　鲜石斛9克, 劈, 先煎

三诊：两脉已转平缓，舌质干绛转润，咳减腥痰渐少，胸胁之痛不若前甚，唇舌糜烂，咽喉之痛亦愈。阴虚渐复，痰火尚未清彻耳。

扁石斛9克, 劈, 先煎　橘红络各5克　鲜竹茹9克　板蓝根5克　赤芍5克　桃仁2.4克, 杵　青黛拌茯神15克　冬瓜子9克　粉丹皮6克　川郁金6克　生苡仁9克　生蛤壳15克, 杵　川贝6克　麸炒枳实1.8克　鲜芦根1尺, 去节

以上出自《叶熙春专辑》

施今墨

冯某某，男，59岁。病历二月，初患咳嗽，胸际不畅，未以为意，近日咳嗽加剧且有微喘，痰浊而多，味臭，有时带血，胸胁震痛，稍有寒热，眠食不佳，小便深黄，大便干燥。舌苔黄厚，脉滑数。

辨证立法：外感风寒，未得发越，蕴热成痈。治宜排脓解毒，涤痰清热为主。

处方：鲜苇根24克　桑白皮6克　鲜茅根24克　旋覆花6克, 代赭石12克同布包　地骨皮6克　生苡仁18克　陈橘红5克　炒桃仁6克　冬瓜子18克, 打　陈橘络5克　炒杏仁6克　北沙参10克　苦桔梗6克　仙鹤草18克　粉甘草5克

二诊：服药五剂寒热渐退，喘平嗽轻，痰减仍臭，已不带血，眠食略佳，二便正常，尚觉气短，胸闷，仍遵原法。

处方：鲜苇根24克　溏瓜蒌18克　鲜茅根24克　干薤白10克　旋覆花6克, 代赭石12克同布包　炙白前5克　炙紫菀5克　半夏曲10克　炙百部5克　炙化红5克　枇杷叶6克　炒桃仁6克　生苡仁18

克　苦桔梗 5 克　炒杏仁 6 克　冬瓜子 24 克，打　粉甘草 5 克　北沙参 10 克

三诊：服药六剂，诸证均减，惟较气短，身倦脉现虚弱，此乃病邪乍退，正气未复之故。

处方：北沙参 12 克　枇杷叶 6 克　云茯苓 10 克　南沙参 10 克　半夏曲 10 克　云茯神 10 克　苦桔梗 6 克　炒白术 10 克　三七粉 3 克，分 2 次冲服　炒枳壳 5 克　化橘红 5 克　白及粉 3 克，分 2 次冲服　冬虫草 10 克　粉甘草 5 克

巩某某，男，47 岁。咳嗽十五年，半年前曾咳血，经某医院检查，诊为支气管扩张。现证：痰量极多，每日约有五百毫升，色黄绿如脓，且有晦暗血色，味腥臭，两胁疼痛，食欲不振。苔黄垢，脉弦数。

辨证立法：内热久郁，浊气熏蒸，痰涎煎熬，腐化如脓，气失宣畅，咳嗽胁痛，拟祛痰清热解毒法治之。

处方：炙前胡 5 克　炙紫菀 5 克　陈橘红 5 克　炙白前 5 克　炙苏子 5 克　陈橘络 5 克　冬瓜子 18 克　白芥子 1.5 克　旋覆花 6 克，代赭石 12 克同布包　甜瓜子 18 克　莱菔子 6 克　款冬花 5 克　半夏曲 6 克　枇杷叶 6 克　苦桔梗 5 克　犀黄丸 6 克，分 2 次随药服

二诊：服药五剂，未见效果，一切如旧，仍拟前法再增药力治之。

处方：云茯苓 10 克　冬瓜子 18 克　云茯神 10 克　旋覆花 6 克，代赭石 12 克同布包　甜瓜子 18 克　花蕊石 6 克　莱菔子 5 克　炙苏子 5 克　钟乳石 12 克　白芥子 1.5 克　炙化红 5 克　款冬花 5 克　炙前胡 5 克　炒远志 6 克　苦桔梗 5 克　炙紫菀 5 克　白杏仁 6 克　犀黄丸 3 克，分 2 次送服

三诊：服药四剂，除两胁疼痛减轻之外，余证未见大效，拟用丸药服二十日观察。每日早服气管炎丸 20 粒。午服犀黄丸 5 克。晚服白及粉 5 克，三七粉 1.5 克。

四诊：服前方丸散二十日，一已见效，诸证均有所减，遂又多服十日。痰量减少一半，已无血色及黄绿脓痰，较前略稀，仍有臭味。

处方：1. 大瓜蒌一个剖开，纳入整个半夏，塞满，用线扎紧，外用盐泥封固，灶下火灰煨透去泥皮，研细末每日早、午、晚各服 5 克。

2. 海蜇皮 1 斤，荸荠 2 手，洗净，连皮切碎加水慢火煎熬如膏，早晚各服一汤匙，服完再制，共服一个月。

五诊：服药一个月，痰量每日 180 毫升左右，咳亦随之减少，但觉心跳头晕拟配丸方服。

处方：云苓块 30 克　朱茯神 30 克　化橘红 15 克　风化硝 15 克　陈橘络 30 克　法半夏 30 克　炒枳壳 30 克　白杏仁 30 克　远志肉 30 克　黛蛤散 30 克　生龙牡 各 30 克　紫厚朴 30 克　川贝母 30 克　款冬花 15 克　白知母 15 克　南花粉 60 克　苦桔梗 15 克　粉甘草 30 克

共研细末蜜丸如小梧桐子大，每日早晚各服 10 克，每日中午服犀黄丸 5 克。

六诊：服药期间病即减轻，中间曾停服数日，诸证又行加重，现在痰量仍在每日 180 毫升左右。臭味已除，痰稀色黄，心跳头晕。

处方：每日早服二陈丸 10 克，午服犀黄丸 3 克，晚服强心丹 16 粒。

七诊：服丸药咳减痰少，症状大为减轻，近日天寒，痰量又多，咳嗽亦增，气短心跳，暂用汤剂补充。

处方：吉林参 5 克，另炖兑服　北沙参 12 克，米炒　百合 12 克　酒丹参 20 克　野于术 6 克　玉竹 15 克　云苓块 12 克　清半夏 6 克　橘红 5 克　炒远志 6 克　炙黄芪 15 克　橘络 6 克　炙草 3 克

八诊：服药六剂，精神好转，心跳、头晕、气短，亦均见效，仍有咳嗽，痰稀白量不多。

处方：每日早服茯苓丸10克。午服犀黄丸6克。晚服气管炎丸20粒。

以上出自《施今墨临床经验集》

二、肠痈

郑重光

黄美倩翁令媳汪氏，产后腹痛四阅月，真州来郡，借居吴天其翁宅就医。诊脉细数而涩，脐下作痛，午后发热，恶寒咳嗽盗汗，俨然虚损也，而经水或红或淡，犹未止。询真州时道治法，或用大黄、红花、桃仁，或用肉桂、炮姜、附子，遍治不效。渐增发热咳嗽，脉证皆属阴虚，但败浊屡月不止，则非积瘀，又腹痛有形，脉不紧，且已用姜、桂、附子而痛不减，则非寒。余拟其为肠痈，未遽用药，令其看腹皮粗糙否？脐中有臭水否？腹内可有水声，大小二便可坠胀？所下败浊似脓血否？病人答云："件件皆有。"余曰："此肠痈，误治无疑也。今已溃，未收口，须两月方愈，不能急效。"病人唯唯，遂以六味地黄汤去泽泻，加人参、苡仁、当归、赤芍、桃仁、肉桂为煎剂，外用六味地黄丸去泽泻，加人参、黄芪，此外科治肠痈之七贤散也，用蜜为丸。如此煎丸并服，一月咳嗽发热先退，又半月，脓血方净，而痛亦止，完口之后，回真州。

《素圃医案》

王孟英

富人冯氏者，寒热如疟，溲溺闭塞，少腹隐痛，汗出淋漓，医以为瘵，频饮补剂，日益憔悴。余切其脉细，重按之沉紧而实。曰：此有积瘀而成小肠痈，于法当下。咸谓病久尫羸，下恐有害，且素逸处，安有积瘀。余曰：论脉如是，可询病者，曾持重物否。其人以告病者，初不省，既而曰：一月前会携锸方出，遭客至，匆遽复入，越日而寒热作，得毋是耶？药已遍尝而病不去，盍从其治！遂用桃仁承气汤，捣土牛膝根汁和服。次日腹下痛如刀割，殷血从溲溺出。如是数次，痛良已，病寻愈。

《归砚录》

石芷卿，骤患腹胀，旬日后，脐间出脓。外科视为肠痈，与温补内托之药。遂咳嗽不眠，腹中绞痛异常，痰色红绿，大便不行。乃延孟英商之。脉弦细以数，舌绛而大渴。曰：察脉候，是真阴大虚之证。芪、桂、归、术皆为禁剂。以甘露饮加西洋参、花粉、贝母、杏仁、冬瓜子投之，痰咳即安。而外科谓此恙最忌泄泻，润药不宜多服。孟英曰：阴虚液燥，津不易生，虽求其泄，不可得也，乌可拘泥一偏，而不知通变哉？仍以前法，去杏仁、贝母、花粉，加知母、百合、合欢（皮）为方，并嘱另邀老医朱嵩年敷治其外。如法施之，果渐向安。久之，当脐痂落，如小儿落脐带状，脐内新肉莹然而愈。

《王氏医案》

林佩琴

李氏。寒热脉数，少腹左偏痛引内腘，数日一更衣，左足不伸，此小肠痈也。盖小肠火腑，

由气血壅滞经隧，发为痈毒。宜先彻其在里瘀热，则痛势缓而痈内消。用大黄三钱　硝石一钱　归尾钱半　赤芍二钱　桃仁一钱

数服痛减，次用乳香、甘草节、金银花、连翘、当归、木瓜、薏米、牛膝，数服而消。

《类证治裁》

费伯雄

某。产后恶露未尽，瘀滞肠中，以致腹右作痛，坚硬拒按，已延两月。寒热未止，盗汗甚多，小溲有时不利，肠痈已著，脉芤数无力，将有内溃之势。治以攻补兼施。

生黄芪　炙甲片　五灵脂　当归　生苡仁　桂心　煨木香　泽兰　花粉　生大黄

《费伯雄医案》

陈莘田

徐左。气阻于络，挟湿挟痰，右少腹结硬作痛，常常呕恶，势成肠痈重证，冀消为善。

老苏梗　枳壳　旋覆花　全瓜蒌　金铃子　广陈皮　姜半夏　炒延胡　小青皮

二诊：作痛稍缓。

广木香　金铃子　旋覆花　姜夏　青皮　延胡　瓜蒌　枳壳　广陈皮　赤茯苓

三诊：作痛已止，似消兆。

制香附　新绛　旋覆花　生草　归尾　赤茯苓　枳壳　白芥子　姜半夏　陈皮　全瓜蒌

《枫江陈莘田先生外科临证》

过铸

乡人某，面瘦而色灰白，左脐下板痛，左足屈而不伸，余曰：此小肠痈也。方用：金银花三两，茯苓、薏仁各一两，车前子五钱，刘寄奴、泽泻、甘草各三钱，生，肉桂一钱，水煎服三剂，则小便大通而愈（小孩患此减半服）。按：小肠痈初起关元穴脐下三寸隐隐作痛，左足渐不能舒，至小便出脓，甚至脓出脐内，则难救矣。盖肠痈必须内消（无论大小肠），然火毒极盛，非杯水可救，必服大剂方能消散。是证由于肾水不足，水衰火旺，火无制则毒结成痈。银花解毒滋阴，以之为君，不致损伤正气，但不能直入小肠，须与茯苓、车前、泽泻、薏仁并用，方能引入。复加肉桂引入膀胱，俾毒由尿化。甘草性缓，寄奴性急，缓急相调，诸药无扞格之虞矣。

《过氏近诊医案》

王旭高

某。盘肠痈腹痛已久，二三日来骤然胀满，连及腰胁，小便茎中亦痛，势已有脓。拟用牡丹汤排脓逐毒，从大肠导下之。所虑饮食极少，胃气不克支持耳。

丹皮　桃仁　皂角刺　冬瓜子　红花　大黄制　延胡索　广橘皮　山楂肉　赤苓　归尾

又：盘肠痈已成脓，不得不从大肠导下之法。

生黄芪　皂角刺　归尾　桃仁　红花　土贝母　金银花　甘草　丹皮　山甲片　冬瓜子　广皮

又：肠内痈脓将足，脉细食少。治以托里，冀其外溃为妙。

黄芪　银花　穿山甲　肉桂　当归　赤苓　泽泻　皂角刺　苡仁　广皮　血珀屑

某。湿热积聚，阻于少阳。病起发热，便少腹偏右板痛，足屈不伸，小肠痈也。身热不止，防其成脓。

甘草　桔梗　枳壳　苏梗　赤苓　土贝母　砂仁　延胡索　焦楂肉　川楝子　泽兰叶

许。寒气入于厥阴，湿热随经下注。睾丸肿胀，少腹结硬肿痛。防成缩脚小肠痈重证。

川楝子　吴茱萸　枳壳　归尾　焦楂肉　橘核　小茴香　草薢　焦黑栀　葱白头

胡。胃脘生痈，脉虚形瘦。初起寒热，延今四十余日，晨必泄泻无度。是中气大虚，不胜攻消之任也。今与内托法。倘仍作泻，则难矣。

党参　木香　法半夏　茯苓　枳壳　砂仁　当归　冬术　干姜　陈皮

以上出自《王旭高临证医案》

马文植

某。少腹痈证，有气血凝滞者，有湿热流注小腹者，有寒湿郁结而成者。恙起去夏，少腹板硬，攻冲作痛。少腹乃广肠部位，肝脉游行之所。肝气怫郁，寒邪乘之，肠胃之气化失利，血随气阻，日久正虚，邪凝愈甚，自冬及春，愈形高肿，色红而软，内脓已成，定须外溃。然肠膜受伤，恐粪秽并出，且饮食少进，溲赤便闭，内热舌干脉数，阴伤热郁，倘出脓后胃气不苏，元气不续，深为可虑。若论疡科治法，当补托化毒之剂，然虚不受补，清则碍脾，治当舍外而从内，议调胃育阴，阴充便自通，胃和而食自进矣。

生首乌　淮山药　柏子仁　茯苓　谷芽　北沙参　广皮　当归　玉竹　毛燕

二诊：肠痈外溃，已得微脓，且秽从孔出，浊气外泄，大非所宜，脉象虽和，食虽渐进，惟虑正气与浊气并出，有上下交脱之虑。急当原方加白芍、参须、熟地。

三诊：腑气已通，原方加党参、石斛，去柏子仁、生首乌。

四诊：肠痈溃后，脓少气多，肿平一半，脉静身凉，一夜神安熟寐，是属佳兆。黎明之际，外患复增肿痛，卯时虚气滞于大肠，邪正交攻，肠膜损伤，恐难完固。当阴阳并补，兼以护膜，保无更变乃佳。

潞党参　淮山药　炙甘草　象牙屑　茯苓　当归　广皮　玉竹　大熟地　白芍　参须　黄丝绢

某。正产十日后，气血凝滞，左少腹近胯硬而作痛，腿胯拘挛，大便不畅，已成缩脚痈。急为流气化痰，能即消乃吉。

赤芍一钱五分　五灵脂一钱五分　怀牛膝一钱五分　瓜蒌仁三钱　青皮一钱　桃仁一钱五分　丹皮一钱五分　甘草二分　延胡索一钱　川楝子一钱五分　归须一钱五分　苏子四分

另服失笑散一钱五分，开水过口。

二诊：左胯拘挛，硬及半腹，腑气不通。急为消导。

熟军三钱　桃仁二钱，研　五灵脂三钱　炒枳壳一钱五分　泽兰三钱　延胡一钱五分　玄明粉三钱
归须三钱　赤芍一钱五分　蒲黄一钱　山羊血一钱五分　陈酒一两，冲

三诊：硬痛渐松，惟腿胯拘挛，不能转动，瘀阻经隧。仍当宣通。

延胡一钱五分　桃仁一钱五分　秦艽一钱五分　参三七八分　五灵脂一钱五分　怀牛膝一钱五分　归须
三钱　赤芍一钱五分　陈皮一钱　泽兰三钱　山羊血一钱　鲜地龙三条，破腹酒洗　炙甲片一钱五分　陈酒
一杯，冲

以上出自《外科集腋》

余听鸿

余临证五年，遇肠痈数人，始萌未成脓者，或理气消瘀温通，服药而消者，茫不记忆。有一人未能成功，自愧医学不精，刀针手法，缺少师承，听其内溃而死，至今顾影自惭，故录出为后日之戒。余乙酉三月间从孟河至琴川，余友仲鸣徐君过余寓，谈及其店中学生某，住南门外坛上切纸坊内，因腹痛已有三月未愈，烦予过一诊。余往诊之，脉来滑数，一身肌肉尽削，发热，少腹左角作痛，日夜哀号。余细将其少腹按之，少腹左角一处独痛，细按掌下，惟痛处肌肉最热。问其原由，云服热药热物更痛，服凉药凉饮稍舒。余细按其最热处已郁郁有脓，涵涵有声，看其两足，能伸能屈。余曰：此乃内痈。经服药三月，未曾有言内痈者，吴萸、姜、附、桂热药过多，煅炼成脓。余不能刀针使脓外泄。此脓在肠外膜里，若脓从大便出，肠必腐坏，若脓从脐出，里膜必穿。如有名手能开，脓从原处而出，可望生机。若脓从大便脐中出者，俱属不救。余写牡丹皮散合活肠散毒丹法主之，即辞曰：从速延疡科开之，尚有生机，迟则不救。当日即延著名疡科视之，逐日更医，皆束手，延至十余日，脐中溃脓，胃气渐败而逝。呜呼，疡科不能治内痈，听其自溃而不早治，酿成大患，何异援兵任人居危城之中，罗雀掘鼠，不能济之以粮，又不能突围救之，听其自毙乎。余思之，扪心自愧未习刀针手法，误人性命，所以徐灵胎谓叶天士内科不知外科，得医术之半。余谓内科不能识证，外证不能刀针，一遇内痈，皆如云中观月，雾里看花，挨延日久脓成，听其自溃而死，医者能诿为无过乎。甚矣，医术之难全也。

凡治内痈，妇女较男子更难。余忆在师处，有丹徒某大族新妇，经停三月，皆谓有娠，至四月，少腹作胀而痛，皆云妊娠而挟肝气，服金铃、左金等，痛更甚。后邀吾师，因天雨不愿往，令余代之，坐车十余里，又渡江四五里，喘息未定，宅内请诊脉矣。上楼，楼窗紧闭，病人坐幔中，色不能望，音不能闻，问亦不答，手在幔中伸出，切脉迟紧，重按亦涩。余曰：此血气被寒凝滞。问曰：腹中痛乎。旁人代答少腹左边甚痛。舌又不能看。余又问曰：二便如何，少腹痛处可硬。旁人皆不言，病者羞涩不答，余亦无可如何。尚未午餐，枵腹已甚，手软无力。即请纸书方。余曰：少腹作痛，气滞血凝，日久防成内痈。即用桃仁承气，去芒硝加当归尾、延胡、香附等。闻有妇女在旁唧唧言：有妊四月，脉中尚看不出，反言内痈。明知此方决不服矣。饭毕回寓，与吾师述及情由曰：望闻问切，四字皆无，孙真人未诊先问，扁鹊见色知病，如此隔靴搔痒，余实不能。后延他医，皆安胎养血，云产前宜凉，方皆不离黄芩、白术。至经

停五月，见寒热，少腹硬肿，后脓窜入腿缝，延外科治之，有曰横痃，有曰便毒，杂药乱投，脓水淋漓，胃气日败而毙。所以病家如此，医家如此，鲜有不误者也。此误不在医家，而在病家。奉劝富贵之家，有病延医，望闻问切，当尽其技，病家受益多多矣。

以上出自《余听鸿医案》

巢渭芳

访仙桥，某，三十八岁。体本虚弱，湿火又旺，腹痛右半较甚，延今一月，并不寒热，苔白灰干，腰折不直，此大肠痈也。进化瘀导滞法。当归、生苡仁、粉丹皮、乌药、桃仁、怀牛膝、白芥子、青皮、红花、赤芍、生草节、银花、两头尖。复诊时未见增损，腰腹之痛如前未减，再宗前方进取。生川军、生草、炙甲片、新会皮、桃仁、赤白芍、银花、通草、白芥子、当归、怀牛膝、象贝母、两头尖，服六剂效。

《巢渭芳医话》

陈莲舫

张。肠痈蛔虫并出，脓亦直流，险重之至。

败酱草　川楝子　左金丸　制川朴　尖槟榔　广陈皮　冬瓜子　生白芍　小青皮　焦建曲　生米仁　榧子肉

孙。阳明传送失司，寒湿挟滞，腹痛五十余天，满腹坚硬，脉息沉弦，防肠痈成脓，治以通降。

败酱草　草果　佛手柑　花槟榔　白茯苓　福泽泻　焦建曲　新会皮　制川朴　法半夏　生苡仁　川楝子　榧子肉

以上出自《莲舫秘旨》

张山雷

张左。脾阳素弱，中气本寒，劳力受寒，中阳不运而经络为滞，外则畏寒冷汗，上则吐逆嗳气，下则髀根坚肿，右足不伸。脉细神疲，面色白，舌苔淡滑，此系寒湿乘中，专顾中气，犹虑变端，加以泄泻，更伤其本，证情不为不险。姑先温中健脾，宣络养胃，冀得转机。请明正。

炒贡潞4.5克　炮姜炭4.5克　原红花4.5克　明附片1.8克　生黄芪4.5克　生延胡6克　威灵仙4.5克　广木香2.1克　淡吴萸14粒　桑寄生15克　川楝子7粒　川独活4.5克　带壳砂仁1.2克　全当归6克　制香附9克

二诊：昨授温中宣络，坚块稍化，按之不痛。但自觉少腹胀闷，大便昨早仍泄，小水亦少，面罩焦黑，呕尚不免，脉细且迟，舌底白尖淡，仍宜踯步，以觇进退。如内外再有转机，方为幸事。

炒贡潞4.5克　淡吴萸1.2克　川黄连1.2克　制半夏6克　生鸡金7.5克　炮姜炭1.2克　全当归

4.5克　小青皮 4.5克　广木香 2.1克　制川朴 1.5克　陈木瓜 4.5克　威灵仙 4.5克　川椒红 7粒　川断肉 6克

三诊：中阳不运，缩脚肠痈，两授温养泄化，痛势稍减，漫肿依然，纳谷稍多，仍是泛呕。舌质白苔黄腻，嗳噫矢气，且挟食滞。再参疏化是宜。

炒贡潞 4.5克　炮姜炭 1.2克　楂肉炭 6克　炒枳壳 2.1克　全当归 6克　淡吴萸 2.1克　西茵陈 6克　生鸡内金 6克　生淮山药 9克　广木香 2.4克　青皮 4.5克　陈皮 4.5克　川独活 3克　怀牛膝 4.5克　砂仁 1.2克

《张山雷专辑》

范文甫

林廷玉。右侧小腹疼痛，右脚不能屈伸，扪之灼热，按之痛甚，身无热，舌质红，脉沉涩。肠痈已成。

淡附子 6克　米仁 30克　败酱草 30克　枳壳 3克　生大黄 9克　桃仁 9克　冬瓜子 24克

二诊：泻下多次，腹痛减轻。

败酱草 3克　淡附子 3克　生米仁 30克　归尾 9克　枳壳 3克

三诊：已瘥多。

皂刺 60克　禾米 1杯

四诊：将愈。

党参 9克　赤白芍 各9克　冬瓜子 15克　甘草 3克　半夏 9克　陈皮 3克　茯苓 9克　枳壳 6克

朱阿洪。寒结小腹，右肚角间疼痛，行走牵痛。此肠痈之候也。

生米仁 30克　冬瓜子 24克　淡附子 3克　败酱草 30克　皂刺 12克　当归尾 6克

二诊：药后痛瘥不少，守前法。

前方再服。

以上出自《范文甫专辑》

魏长春

周荣甫君，年四十一岁。业商。一月二十五日诊。

病名：盲肠痈。

原因：饱食之后，遽作剧烈劳动，致食物侵入盲肠，积久不运腐败，酿成肠痈。

证候：少腹疼痛，已将一月。近日加剧，有红肿发热之象，按之极痛，右腿不能屈伸，脚胫红肿，形寒壮热，面白盗汗，胃呆，吐泻不纳。

诊断：脉数，舌质淡白。脉象数，是盲肠酿脓；舌质白，乃血液受伤。真虚邪实，治颇棘手。

疗法：活血通肠，解毒排脓为主。

炳按：凡大肠生痈，卧时右足屈不能伸。小肠生痈，左足屈不能伸，伸则肠吊痛异常，以此为辨。

处方：当归三钱　生白芍三钱　生甘草一钱　冬瓜仁三钱　米仁八钱　银花三钱　丹皮二钱　杜红花三钱　桃仁三钱　参三七一钱，研吞　蒲公英五钱　生黄芪五钱

次诊：一月二十六日。二便通畅，腹痛未已，潮热略退，昨寐尚安，足胫酸软。脉缓，舌红，前方既已奏效，仍宗原加减。

次方：银花三钱　生甘草一钱　蒲公英五钱　桃仁五钱　杜红花三钱　生黄芪五钱　丹皮二钱　赤芍三钱　当归尾三钱　枳壳一钱　淮牛膝三钱

三诊：一月二十七日。脉缓，舌红，热退，胃强，腹痛较瘥，腿胫屈伸已利，脚面溃烂，毒从外泄，病势减轻。用扶元败毒法。

三方：生黄芪五钱　防风一钱　炒白术三钱　当归三钱　生米仁八钱　川牛膝三钱　丹皮二钱　银花三钱　生甘草一钱　白芷二钱　杜红花三钱　木瓜二钱

四诊：一月二十九日。脉缓，舌红。胸腹满痛，脚面溃烂流脓，寒热未尽，肠道传导失职，积滞未清。用宣通法。

四方：陈皮一钱　制半夏三钱　带皮苓四钱　生甘草一钱　参三七一钱　香附二钱　川楝子三钱　元胡索三钱　炒白芍三钱　泽泻三钱　当归三钱

效果：服后，寒热退，脚上脓水减少，渐痊。

炳按：盲肠痈，亦当清热化毒，润大便为要。

徐阿荣，年三十五岁。业弹花匠。四月八日诊。

病名：肠痈。（炳按）实是肠炎，肠痈足不能伸。

原因：弹花为业，杂食油腻面点，积滞为病。腹痛，医治不效，西医断为盲肠炎，非割不治。病家以患病七日，深恐元气不支，惧不敢剖，改延余诊。

炳按：盲肠乃肛门内直肠，接大肠下口。

证候：少腹右角，疼痛拒按，内热甚炽，自汗，呕吐酸苦水，口渴欲饮，便闭七日，小溲短赤，音低气促。

诊断：脉滑数，舌满铺黄厚。食物积于盲肠酿脓。西医必须手术剖割，中医用破积导瘀败毒之方，得效颇多。

疗法：考《金匮》治肠痈有二方。一为大黄牡丹皮汤，一为薏苡附子败酱散。今宗二方之意，拟桃仁承气汤合王氏解毒活血汤加减。

处方：桃仁六钱　生大黄三钱　元明粉三钱　炙甘草二钱　柴胡二钱　当归四钱　赤芍三钱　杜红花三钱　参三七一钱　连翘三钱　全瓜蒌五钱　郁李仁肉三钱

搽方：元明粉三钱　三黄散四钱　尿浸石膏三钱

共研细末，和蜜调匀。敷少腹痛处，以消其炎。

次诊：四月九日。昨服药后，大便未解，小溲稍长，色赤。脉象软缓，舌红苔黄铺。音低，烦躁不宁，腹痛稍缓，用破瘀导滞法。

次方：当归五钱　赤芍三钱　生甘草二钱　银花四钱　枳壳一钱　全瓜蒌五钱　冬瓜子三钱　丹皮二钱　参三七一钱

三诊：四月十日。昨解大便紫黑，小溲稍长。脉缓，舌红苔黄。腹痛已减，呕差口渴，神倦欲寐，余毒未尽也。

三方：当归四钱　生白芍四钱　大生地五钱　生甘草三钱　冬瓜子三钱　生米仁八钱　玄胡索三钱

川楝子三钱　全瓜蒌五钱　紫草三钱

四诊：四月十一日。脉象弦滑，舌红苔薄。脘闷便闭，微呃欲呕，肢和溲长，用降气通腑法。

四方：旋覆花三钱，包煎　代赭石五钱　制半夏五钱　白蜜一两五钱，冲　川连八分　乌梅二钱　茯苓四钱　淡竹沥一两五钱，冲　黄芩三钱　生白芍五钱

五诊：四月十七日。呕吐已止，二便通畅，腹瘪，气促自汗。脉弦，舌红苔黄白腻。面色萎黄，微有寒热，用活血通滞之法。

五方：当归四钱　炒白芍四钱　橘皮一钱　全瓜蒌五钱　冬瓜仁三钱　米仁八钱　生甘草一钱　苦杏仁三钱　川楝子三钱　丹皮二钱

效果：服后气平，后用活血扶元之剂善后。

炳按：此证乃肠中发炎起肿，尚未成痈。若成痈，脚必不能伸直，此千病一式。然肠炎肠痈，皆须清肠热解毒，通利二便，其热毒遂从大便出，为必要治法也。不宜误补升提诸药。

以上出自《慈溪魏氏验案类编初集》

曹颖甫

陆左。初诊：痛在脐右斜下一寸，西医所谓盲肠炎也，脉大而实，当下之，用仲景法。

生军五钱　芒硝三钱　桃仁五钱　冬瓜仁一两　丹皮一两

二诊：痛已略缓，右足拘急，不得屈伸，伸则牵腹中痛，宜芍药甘草汤。

赤白芍各五钱　生甘草三钱　炙乳没各三钱

三诊：右足已伸，腹中剧痛如故。仍宜大黄牡丹汤以下之。

生川军一两　芒硝七钱，冲　桃仁五钱　冬瓜仁一两　丹皮一两

拙巢注：愈。

史惠甫。初诊：肠痈屡经攻下，病根未拔。昨由姜君用大黄牡丹汤，腹胀略减。以证情论，仍宜攻下，仍用原法加减。

生川军五钱，后入　冬瓜仁一两　桃仁八十粒　粉丹皮一两　当归五钱　芒硝三钱，冲　杜赤豆四两，煎汤浓后入前药

二诊：昨用大黄牡丹汤，加当归、赤豆。所下黏腻赤色之物，非脓非血。此种恶浊久留肠中，必化为黑色之河泥状。服汤后，肠中有水下行，作漉漉声。盖此证肠中必有阻塞不通之处，故谓之痛。痛者，壅也。然则不开其壅，宁有济乎？病根未拔，仍宜前法减轻。

生川军三钱　丹皮五钱　桃仁五十粒　当归五钱　冬瓜仁一两　赤芍五钱　芒硝二钱，冲　败酱草五钱　杜赤豆四两，煎汤后入前药

三诊：两进加味大黄牡丹汤，肠中宿垢渐稀。惟脐右斜下近少腹处，按之尚痛，则病根尚未尽去也。仍用前法，减硝黄以和之。

粉丹皮一两　冬瓜子一两　生苡仁一两　桃仁泥五钱　败酱草五钱　京赤芍六钱　生甘草二钱　当归五钱　桔梗三钱　杜赤豆四两，煎汤代水

四诊：肠痈近已就痊，惟每日晨起大便，患处尚觉胀满，恐系凤根未除。然下经多次，血分大亏，时时头晕，脉大，虚象也。当以补正主治，佐以利下焦水道。

大川芎一两　全当归五钱　大熟地四钱　春砂仁一钱　赤白芍各三钱　猪苓三钱　明天麻四钱　陈皮三钱　泽泻二钱　生白术五钱　冬葵子五钱

按：史君服此补正分利之剂后，前之大便时痛者，今已不痛矣。且其前色绿者，今亦转黄矣。惟七分黄之中，仍有三分绿耳。史君前有遗精宿恙，此时又发。或系本方分利药太重之故欤？惟遗后绝不疲劳，则亦无妨焉。

以上出自《经方实验录》

翟竹亭

管守仁年三十二，患腹疼，请余诊疗。诊得关脉犯疙，右腿难伸，少腹右生一疙瘩，大如覆碗，疼痛难忍，日轻夜重，饮食减少，寒热交作。告伊曰："书云'大肠痈者，右腿难伸。'"又见疙脉，《脉诀》云：关内逢疙肠胃痈。以脉证合参论，确属大肠痈无疑。急服苡仁大黄汤。脓从大便出者顺，若少腹攻开口者为逆。伊谓余言过缓，急求速愈。赶开封美国医院调治，西医用利刀将疮开四瓣，疮口大似碗许，每日三次洗之，然后上药。此疮开五日后，少腹之上又起疙瘩三枚，大如核桃，遂又尽开之，每日出鲜血碗许，由此饮食大减，凶证齐现，不得已出院。又请中医调治，百方无效，不数日而殒。由此看来，西医精于有形，略于气化，不知阴阳进退消长之机，所以治内生之疮，多不愈也。

《湖岳村叟医案》

孔伯华

某男，十一月十一日。肠痈已久，兼有肝肾气郁之象，右半少腹结痛，数年之久，渐至胀大，脉象弦滑而数，姑予内消化气之品以消息之。

生左牡蛎三钱　台乌药二钱　炒大腹绒钱　旋覆花一钱，布包　代赭石一钱　盐橘核四钱　丝瓜络一钱　赤小豆五钱　川楝子钱五分　荔枝核钱五分　三棱一钱　莪术一钱　生枳实一钱　甘草一钱　炒丹皮钱五分　醒消丸五分

二诊：十一月十三日。服前方药后，证象已转，但肠痈太久，不能即消。好者二便渐畅，气机渐和，脉息亦较缓和，再以前方加减略重攻克之品。

生左牡蛎五钱，布包先煎　炒大腹绒钱五分　土炒台乌药三钱　旋覆花钱五分，布包　代赭石一钱五分　盐橘核五钱　赤小豆五钱　湖丹皮钱五分　川楝子二钱　荔枝核三钱　生枳实二钱半　三棱钱五分　莪术钱五分　瓜蒌仁四钱，元明粉四分拌　甘草一钱　醋军炭一钱　醒消丸八分（分吞）

《孔伯华医集》

章成之

孙男。大黄牡丹皮汤，仲景本为肠痈而设。盖阑尾炎虽能通便，植物性下剂则不相宜，或者此方用于轻证。假使阑尾周围化脓溃穿，此方不可妄投！病者是轻证。

熟锦纹9克　冬瓜子15克　生苡仁24克　败酱草15克　粉丹皮12克　桃仁12克　白芍12克　生甘草6克　七厘散1.2克，分2次吞服

二诊：仲景治肠痈，用大黄牡丹皮汤治急性者，薏苡附子败酱散治慢性者。病者为慢性，复入当归赤小豆汤。

炮附子 9 克   败酱草 24 克   赤小豆 30 克   苡仁 30 克   全当归 12 克   杭白芍 15 克   粉甘草 9 克

《章次公医案》

冉雪峰

成某，患腹部右下侧痛，在某医学院附属医院诊察，断为阑尾炎，须行手术，并云已化脓，此时行手术已嫌晚，尚带有几分危险。成惧，请予往诊。见其少腹右侧肿硬，拒按，疼痛殊甚，右腿屈不能伸，乍寒乍热，手足溅然汗出，已五日不安寐，不能食，神形俱困，脉滑数劲急，此系肠痈，拟千金苇茎汤、金匮大黄牡丹皮汤合裁加减。方用：鲜苇茎半斤煮水去滓煎药，苡仁五钱，瓜瓣六钱，桃仁、土贝母、丹皮各三钱，大黄一钱，蒲公英、土茯苓各四钱，没药一钱五分，服二剂后，痛略缓。复诊，去土茯苓加郁李仁四钱，得大便二次，秽浊中微杂血液，痛锐减，身热退，足腿能自伸屈，勉进稀粥牛乳。再诊，前方去大黄、郁李仁，仍加入土茯苓四钱，又三剂，痛止，腰伸能起坐。后以养血调气，和中安中，半补半疏，缓调收功。初诊时，痛剧脉旺，知其化脓不甚，苟果化脓甚，则脉必反弱，痛必反缓，故注重活血消瘀，软坚散结，幸而获愈。

汉口夏某，患少腹右侧痛，羁滞多日，乍寒乍热，呕吐不食，两腿不能伸直，甚或难以转侧，经某医院诊断为阑尾炎，业经化脓。予诊得如上状，证属肠痈，拟解毒消炎，撤热散结，排除脓血，稀释酷厉。方用：当归尾、牡丹皮各三钱，苡仁五钱，土贝母三钱，瓜瓣八钱，牛膝四钱，桃仁、青木香各三钱，三七末八分，甘松、大黄各一钱，鲜苇茎二两煮水煎药。一星期肿痛渐减，寒热渐止（三剂后去大黄）；二星期诸证大减，原方去瓜瓣加赤石脂、土茯苓各四钱，三星期痊愈。越次年，患者将养失宜，感时邪如秋温，伏暑晚发，内外合邪，壮热烦渴，又牵动旧疾，患部肿痛如前，细审系由标证诱发。方用：香薷四钱，苡仁五钱，黄连一钱，厚朴一钱五分，滑石六钱，土贝母、土牛膝各三钱，白茅根、鲜芦根各四钱。三剂标证解三之二，原方去香薷、黄连，加归尾、地龙、青木香各三钱，一星期肿痛锐减；又一星期，内外都解，标本全愈。此病前后同是外有寒热，治本治标，从少从多，责在权宜。设标本不分，内外混淆，必致并病合病，纠缠难解。惟其后次之病先标后本，所以后次病较前次病为复杂，而后次之愈较前次却更迅速。

以上出自《冉雪峰医案》

三、肝痈

王旭高

张。怒则肝气逆而血菀于上，章门结块硬痛，寒热脉数，小便短少。证属肝痈，防其内溃咳吐脓血而剧。

紫菀   郁金   新绛   柴胡   天花粉   桃仁   旋覆花   当归   穿山甲   忍冬藤   降香   青

葱管

《王旭高临证医案》

余听鸿

丁亥六月，余治常熟大河镇某姓妇，早寡，上有老姑七十一岁，两代孀居，携子耕读安居，不料有某暗侵其产，事至成讼，幸邑尊剖断如神，产业保全。结案后左胁肋及少腹脐旁作痛，大便秘结，小溲不通。他医进以五苓、八正、导赤等渗利之品，罔效。就诊余寓，问病之始末。余曰：肝络系于二阴，肝主疏泄，少腹刺痛，是郁怒伤肝，恐生肝痈，急宜疏肝达下。用川郁金、金铃皮、香附、延胡、柴胡、木香、橘叶、归须、瓜蒌、厚朴合逍遥散等一剂，另服通关丸三钱。大便已通，小溲亦畅。后原方增减服两剂，痛渐愈。因姑有疾，即开船回家。余思此证日久必成肝痈，幸争讼得直，屈有所伸，怒有所泄，肝气尚可展舒，未致酿成大患，否则其害尚堪问乎？

余治胁痛肋痛等证甚多，皆肝之外候也，内治理气消瘀，虫蚁搜络，俱可取效。惟肝之本脏生痈，未曾遇见。忆昔在业师处，施姓妇素有肝气，丧夫后因立嗣争产不能决，后胁肋刺痛，经吾师治愈。经阻三月不通，觉左肋内由脐旁引痛腰脊，肌肉不变，重按之内觉极痛。吾师曰：此肝痈也。用延胡、柴胡、川楝、青皮、归尾、木香合桃核承气法下之。下紫血片如鸡肝。一剂后痛大减，再进消瘀理气疏肝解郁数十剂，经通痛止而愈。吾师曰：若肝经络脉生痈，当用理气活血之轻药，取其轻可入络。若痈生于本脏，当用破血理气之重药，取药重力专，直攻本脏也。肝为藏血之脏，血壅气阻，叶胀成痈，故速下之，使肝中气血疏通，肿亦可消。治内痈虽属理气消瘀，同一治法，然各脏引经之药，必须用之。倘不用引经之药，反伤他脏气血矣。

以上出自《余听鸿医案》

陈莲舫

太平桥，周。肝痈咳血，肌灼口渴，满腹攻痛，脉弦且数，治以清养。

羚羊片　制丹参　光杏仁　败酱草　粉蛤壳　橘络　北沙参　生白芍　冬瓜子　茜草根　炙桑皮　藕节　枇杷叶

复方：西洋参　制丹参　光杏仁　旋覆花　细香附　橘红　枇杷叶　元生地　生白芍　炙桑皮　白石英　生甘草　藕节

《莲舫秘旨》

叶熙春

毛，男，五十岁。二月。昌化。气滞血瘀，肝络失疏，右胁下胀痛，按之更甚，难以转侧，身热口渴，不时索饮，烦躁不宁。近日来胃纳反而转佳，恐脓已成矣。脉象滑数，舌苔薄黄，拟予化瘀排脓。

赤小豆30克，包　酒炒归尾9克　酒炒赤芍6克　桃仁5克，杵　制军5克　五灵脂9克，包　半枝

莲 12 克　蒲公英 15 克　银花 9 克　净乳香 5 克　净没药 5 克　另吞小金丹 1 粒

二诊：肝痈已成化脓之候，身热未退，胁部痛势依然，仍难转侧。继宗前法。

赤小豆 30 克，包　酒炒归尾 9 克　酒炒赤芍 6 克　桃仁 5 克，杵　制军 5 克　蒲公英 15 克　炒蒲黄 9 克　银花 9 克　五灵脂 12 克，包　败酱草 15 克　半枝莲 15 克　净乳香 5 克　净没药 5 克　另吞小金丹 1 粒

三诊：两进化瘀排脓之剂，便下黑秽甚多，热势顿减，胁部胀疼渐缓，且能转侧安卧。脓去积瘀未净，再守原法继进。

前方去五灵脂加粉丹皮 5 克续服。

《叶熙春专辑》

四、胃痈

余听鸿

邵镜泉，浙江宁波人，年五十余，在常熟设肆。壬午，因遍体络脉抽痛，余为愈之。二三年终日坐一小楼，饱食喜卧，日久胃脘阻硬不舒，延某姓医治之，云湿热，诊十余次，罔效。又延当时盛名之医治之，曰食滞湿热，立方服二十余剂，中脘高突。往苏省就马培之先生诊之，曰：胃脘痛也。当留苏十余日，服药十余剂，待脓成熟，穿针泄毒，可不穿膜腐肠。邵服药两帖，少效，旋常熟，五六日亦不服药，听其脘中高突。吾友松筠张君曰：既上年遍身络痛，是某治愈，何不邀诊？余诊其脉，来疾去迟，关寸见数，胃脘按之甚软，高突如覆杯。余曰：胃脘痈也。内脓已成，即向苏就马君处，或刀或针刺穿，待其毒泄，免穿里膜腐肠胃，若迟则膜穿胃腐不救也。病者以余言太甚，怒色曰：胃若成脓，何以饮食二便如常？口中及大便何以不出脓血？余曰：脏腑不和，疮发于外，营卫稽留，经脉血泣热胜，恐肉腐脓向内溃，腐烂肠胃，若不早开外泄，必贻后悔。病者曰：脏腑未坏，先戳穿肚皮，不敢将命试马君之艺，君勿言之。余曰：忠言逆耳，良药苦口。敬谢不敏。后邀某外科治之无效，经四十余日，回宁波延医治之，不识何证，到宁波府城中请著名外科视之，曰胃脘痈脓成，二百金包治，病者亦愿。不料已经内溃，出头三处，出脓数碗，渐渐胃败而殁。呜呼！医学难全者，即此也！内科不能刀针，尚可饰说，有号称有名外科，一见内痈，刀针手法，毫无把握，聊将膏药敷药敷衍，酿痈成患，往往腐肠穿膜而毙，较内科方药误人何如耶？惟愿后贤于开内痈之法，能潜心考核耳。学内科者，内痈刀针，不能不学。若逢内痈，内外科各相推诿，遗误尚堪问乎？

福山塘谢姓，年逾知命，不咳嗽，吐脓血，不甚臭。余曰：此胃痈也。成脓之后，速达于下，用千金苇茎法，去苇茎，加瓜蒌、丹皮、酒制大黄、甘草。服后大便下脓血甚多。后进冬瓜仁、薏仁、丹皮、甘草、白术、橘白、生扁豆、石斛、竹叶等。待脓尽，服扶胃清热十余剂而愈。

以上出自《余听鸿医案》

俞道生

王小竹。湿热蕴遏阳明，败坏胃中气血，失其下行为顺之常，反上逆而注于肺，咳呛浊痰，

吐紫黑之血，其气亦臭，盖胃体生痈，连累于肺也。脉弦数，舌苔黄，午后寒热，头汗淋漓，证属胃痈，非轻恙也，暂拟清化。

　　姜汁炒川连 1.2 克　制半夏 6 克　酒大黄 9 克　冬瓜子 24 克　桃仁泥 9 克　薏苡仁 15 克　白杏仁 9 克　块茯苓 9 克　生紫菀 4.5 克　碧玉散 12 克，绢包　枇杷叶 5 片，去毛绢包　鲜竹茹 9 克，二味煎汤代水

　　复诊：呕吐止而血清，身热减而汗少，咳呛依旧频频，痰尤腥臭，可知胃中湿浊蕴热上熏于肺，肺失肃降之司，湿为黏腻之邪，挟热则尤易升腾，一时最难清彻，势使然也。脉滑细数，右盛于左，舌苔黄化薄。昨进大黄黄连泻心汤，参入理肺之品，颇合病机，一再宗原法化裁之。

　　处方同前，除酒大黄、桃仁、紫菀、碧玉散、枇杷叶、鲜竹茹，加炒黄芩 4.5 克、制川朴 4.5 克、炙知母 4.5 克、旋覆花（绢包）6 克、鲜佛手 4.5 克、益元散（绢包）12 克。

《俞道生医案》

五、其他

浅田惟常

　　一妇人腹痛在脐上一寸许，按之惕然彻痛，脉数，乃断为内痈。饵以鸡蛋，服以黄芪、薏苡剂。后十日，大便果下脓血。

《先哲医话》

王旭高

　　缪。病起微寒微热，右肋章门穴酸疼。两月后痛处略肿，食少便溏，面浮足肿，腰脊酸痛。脉附骨极细而锐。此脾家有湿热瘀伤，证属脾痈。日久正虚胃弱，恐其不克支持。

　　党参　炙甘草　陈皮　白术　川朴　木香　吴茱萸　干姜　当归　川芎　白芍　六神曲　茯苓　肉果　砂仁

　　敷方：

　　官桂　吴茱萸　干姜　川乌　生半夏　独活　乳香　没药　南星　白芥子　当归各一钱，研末　用陈酒干面调和，炖温，敷痛处。

《王旭高临证医案》

柳宝诒

　　苏。少腹痛硬有形，左腿酸痹，小溲梗痛，此属瘀阻营络，奇经之气，窒而不行。宿瘀不去，则新血不能归经。故近因癸期淋数，溺时亦淋沥而痛。脉象涩数，内热少纳，舌色薄灰满布。瘀血上熏，将成内痈。急与疏瘀导热，冀其通泄，乃有松机。

　　生地　丹参　丹皮　归尾　赤芍　大小蓟各　牛膝红花炒　金铃子　延胡　木通　橘核络各　降香　炙乳没各　真西珀　苡米

　　另：小金丹陈酒化开，益母草汤送下。

　　二诊：改方去川楝子、延胡，加桃仁、泽兰。

三诊：内痈已溃，右少腹仍觉刺痛。营气内损，余毒未净。再与和营化毒，养血托脓。

细生地　全当归　赤芍　丹皮　银花炭　甘草　瓜蒌皮　广陈皮　砂仁　苡仁　枳壳　白薇　鲜藕

《柳宝诒医案》

马文植

伍左。外证有发于外者，有发于内者，发于外者，人所易知，生于内者，人所不知。据述右肋之间，先隐隐作痛，月余之后，即吐似脓似血，内夹稠痰者，成碗盈盘，胁痛，右关滑大之脉即平，以愚见度之，似属痈生于内。至于用药调治，内外本无二理，此时惟有气血兼培，脾胃并顾，留方备末，不识高明以为然否？还祈酌裁。

黄芪六钱　全当归三钱　扁豆四钱　甘草二钱　大白芍一钱　陈皮一钱　建莲五钱　生熟谷芽各二钱

复诊：细察所吐之物，红黄相间。或浓或淡者脓也，稠白如蛋白，牵连不断者痰也，如果纯是红脓，成碗成盆而出，岂不畏乎？所幸多半是痰，小半是脓。脓固热聚于胃而成，痰由食不化精所致。脓也、痰也，皆是胃中浊物，去则邪有出路矣。然宜渐少，不可渐多，渐少则真元易复，常多恐气血愈亏。人身有恙，自然全藉乎药，欲求无变，还须调养得宜，否则往往有由轻变重，重变棘手者不少。广成子曰：无摇尔精，无劳尔形，乃可长生。此二者，不特养生之妙法，亦治病之良方。昨投气血兼培、脾胃并顾之剂，夜卧颇安，脉亦收敛，脓与痰所吐亦少。今以原方加重分两，稍兼顺气豁痰。

黄芪　当归　扁豆　甘草　白芍　陈皮　建莲　川贝　山药　生熟谷芽

清晨独参汤先服。

《外科集腋》

陈莲舫

潘。膈痈，内溃外溃皆可，惟内溃尤凶。若消为幸，如成均险。

麻黄　白芥子　生甘草　新会皮　当归须　光杏仁　大力子　生米仁　小青皮　熟地　沉香屑　竹沥夏　丝瓜络

汪。内脏毒生于内而穿于外，寒热作痛，蒸脓之候。

生黄芪　郁李仁　光杏仁　焦米仁　炒归尾　生甘草　牛蒡子　火麻仁　瓜蒌仁　小青皮　西赤芍　皂角针

嘉兴，某。内痈已成，自脘攻胁，绕腰攻胀。病实未除，大便而无次序，或为进结，或为滞血，脉象沉弦。郁邪未清，气液两虚，治以和养。

败酱草　川楝子　左金丸　旋覆梗　炒槐米　白茯苓　广陈皮　冬瓜子　生白芍　西洋参　晚蚕沙　丝瓜络　粉萆薢　白木耳

以上出自《莲舫秘旨》

孔继菼

族叔震青公之子，与予为十世兄弟。病咳嗽数月矣，渐渐发热，日夕尤甚。延医诊视，皆言阴虚，遍用养阴补肾之药皆不效。比予见时，杖而行，扶而起，两足俱肿，形神愈甚。震青公谆嘱善治，意甚惨切。予问：弟病起自何时？得于何因？震青公曰：去岁秋冬之交，咳嗽始作，风寒劳逸，大约皆有，亦难确指其来由。近来咳嗽渐减，病乃日进，每逢过午，热必加甚，或一日之间寒热迭作，兼之满腹窜痛，饮食减少。予乃诊之，其脉洪大而数，右手尤甚，谓震青公曰：此内痈之证，非阴虚之脉也。曩来医家何得作阴虚治？震青公曰：咳嗽何以知非阴虚？予曰：若果阴虚，似此形神，脉已为沉数，为细数，为弦数，为短数，甚则虚数、促数，不得洪数并见矣。洪大之脉明系有余，形欠而见有余之脉，非外邪内陷，何以得此？盖此病之始起也，必系风寒外感。风，阳邪也。寒虽阴邪，郁久亦从阳化。两阳合邪，熏灼肺甲，咳嗽安得不作？然为风寒之咳嗽，历久终有减时，以外邪亦游衍之物，不能长踞肺甲也。为阴虚之咳嗽，至死亦不少衰，以内热乃骨蒸之病，势且伤尽肺金也。此病数月以后，咳嗽见减，明系风寒之邪舍肺而他徙。此时若用解散，如转流民，徙迁客，指顾可去，易如反掌。而又以其发热之故，认为阴虚而用补，补药一投，外邪永无出路，乃愈郁而愈热矣。不知其过午大热者，非阴虚亏损之验，乃邪转阳明之征也。至寒热迭作者，亦非真元内亏阴阳相乘之故，乃邪犯少阳进退互拒之为也。不然，饮食亦减少矣，谅无内因觥饪之邪。而现在之满腹窜疼究系何物？阴虚病中几曾见其证候哉？震青公曰：此子现在足肿，医家皆以为虚，吾亦谓然。予曰：阴虚不能隶气，孤阳四溢而作肿，洵有是理。然阳不亲下而亲上，势必先浮于头面，否则兼见于四末。今面不肿，手不肿，惟两足独肿，此殆地黄、归、芍之属，未能补养真阴，先已滋出湿气。湿之流注，必出于足，经所谓浊邪居下也，不得指为阴虚之确证。曰：然则何以知其为内痈？若果生痈，尚可治否？予曰：此亦以其脉证卜之也。风寒之邪，先已从阳化热，洪数之脉又属亢阳独旺，阳盛则烁阴，其变何所不至？若气血津液偶有结聚不流之处，内痈必从此生矣。喘咳胸痛，吐唾腥黏，则肺痈也。心下作疼，手不敢触，则胃痈也。少腹肿痛，便数如淋，皮肤甲错，则肠痈也。今咳嗽既未全止，窜疼又复满腹，知其痈生何处？从何施治？然独幸其窜疼无定所也，或者毒犹未聚，结尚未成，先以清凉散其浊热，使从二便解去，大势既不全消，宁不稍就轻减乎？此平稳之治，不可缓也。乃疏方，用银花四两，菊花二两，花粉、黄芩、芍药、木通各两许，服方四剂，热清嗽止，饮食亦进，腹中不疼，而腹外之皮则大肿矣。震青公复使延予，予喜曰：皮肤作肿，热已外达，即生疮疖亦复何害？复减前方，服数剂，竟安然无恙而愈，月余遂健。

《孔氏医案》

孔伯华

郝男，二月十五日。肝胃并热，渐有内痈之势，咳嗽颇盛，吐红味腐，舌赤苔黄，膺脘尚无痛楚，脉大而数兼滑，亟宜辛凉内消肿溃。

生石膏两，研，先煎　忍冬花六钱　旋覆花三钱，布包　川牛膝三钱　赤小豆六钱　蒲公英六钱　代赭石三钱　生桑皮三钱　酒丹皮二钱　青竹茹两　鲜茅根两　炒稻芽三钱　甜葶苈二钱　血余炭三钱　全瓜蒌八钱，元明粉钱拌　益元散四钱，布包梅花点舌丹四粒。

郭妇，六月初七日。前后两阴之际为瘀浊所注，渐成内痈，三月前曾下瘀腐后，经尚未下，腰际肛门痛楚颇剧，脉弦大滑数，宜内消法试服。

赤小豆两　黄花地丁四钱　紫花地丁四钱　槐实三钱　生山甲一线　忍冬花五钱　生川牛膝三钱　地榆三钱　制乳香五分　湖丹皮三钱　酒炒雅连钱　川黄柏三钱　杜仲炭三钱　炒知母三钱　川萆薢四钱

以上出自《孔伯华医集》

第一百三十六章　疽

第一节　疽

中神琴溪

　　山科农家右卫门，年四十余，背右旁发疽，径八寸，犹无痛，其色紫黑，寒热往来，口干咽渴。其人素嗜酒，而甚惮医药，故唯以斗酒凌其疾苦。家人皆恐为之毙，妻之欲令医药。虽百端馈之，然不肯服。曰："宁与生乎汤药之苦，不如死乎櫑蘖之甘。"家人皆计穷而诉之先生，先生诊之，脉弦实，按背疽淳热如火，曰："余能从汝所好而治之。"乃与龙门丸二三百丸，日令服五十余丸。诚曰："必有下利，莫以有惮恐也。"渠喜，始服先生之言，后数旬来谢曰："初从服丸药，气宇方开。居十日，脓成则破出之。又服前丸，食饮日进，稼穑负载，愈于畴昔云。"

《生生堂治验》

高锦庭

　　周某某，背疽坚肿不透，脘中湿浊不运，大脓未见，胸痞哕恶，脉细数而软，拟开达上焦。
　　川朴　郁金　香附　半夏　陈皮　枳壳　茯苓　杏仁
　　二诊：大脓虽透，瘀腐未脱，寒热未退，胸痞哕恶，湿浊不运故也。仍从苦泄宣通。
　　黄连温胆汤去甘草、川厚朴、苏梗、瓜蒌仁、香附。
　　三诊：舌苔已化，证势已定，寒热未除，大便尚难，拟通腑泄热。
　　川连　厚朴　半夏　广皮　黑栀　香附　丹皮　谷芽
　　另更衣丸。

　　胡某，脑疽蔓肿无情，身热脉弦数，焮红不透，面色惨淡。此火郁于中，兼挟伏暑，当与发之。
　　柴胡　豆卷　川芎　制蚕　首乌　甲片　大贝　花粉　夏枯草

　　郑某，气虚顶陷，血虚根散，疮头流血，纯乎气不收摄也。况神识模糊，转动不能自由，此七恶中之最忌者。《疡证论》云："气血虚者，首尾必须补托。"目下邪已内陷，补法已晚，奈何？
　　珠黄散　人参钱半，煎汤送服

　　范某，偏右脑疽已经两候，脓泄而痛不减，肿势蔓延，毒郁不化之兆。虑其毒陷神昏，且以宣化解结法。

　　豆卷　牛蒡子　杏仁　连翘　制蚕　角刺　菊叶　桑叶　竹叶

　　薛某某，枕疽初起，未及满候，根不松，顶不突，尚未见脓，邪未透达，必有加重之虑，宜清营泄热。

　　鲜首乌　羚羊角　竹茹　夏枯草　山栀　丹皮　银花　天虫　桑叶

　　汪某，脑疽坚肿不退，根板不化，火毒内壅，先泄营热，参以散解。

　　羚羊角　羌活　角针　决明　山栀　丹皮　银花　芦根

　　二诊：左脉弦数，右稍平，头痛偏左，肝阳上冒，脑疽尚未透脓，大便旬日不通，急宜行腑泄热。

　　前方去羌活、角针，加瓜蒌仁、黄芩、枳壳。

　　三诊：通腑泄热，便行脓大泄，夜不安寐，气血已衰，宜扶正托里。

　　洋参　黄芪　当归　茯神　枣仁　丹皮　砂仁　谷芽

　　四诊：腐虽渐脱，新肉淡白，此气血两衰之故，宜扶正法。

　　归脾汤去术、木香，加参条。

　　顾某，脑疽几及三候，根盘板滞，脓水清稀，神识时糊，脉虚细数，此正气虚不化毒，毒气反陷于里，姑拟扶正托毒，望其转机为幸。

　　生黄芪　洋参　当归　赤芍　连翘　银花　丹皮　菖蒲

　　二诊：脑疽最怕三陷变局，谓火陷、虚陷、干陷也。兹疡经三候，忽面赤喘促，肢冷汗出，全属少阴失藏，真阳外越，势有孤城失守之虑。王先生同议回阳救逆，希图幸于万一。

　　人参　川熟附　干姜　北五味　白芍　茯神　当归　炙草

　　按：用温药以救脱，舍病治人，急则治其本也。

　　周某某，对口疽几及两候，脓稀根硬，烦躁恶心，湿浊壅滞于里，毒火不能外泄，渐有神昏之变。

　　川连　半夏　连翘　山栀　枳壳　郁金　竹茹

　　二诊：色脉合参，内陷之机难免。

　　犀角地黄汤　调下珠黄散

　　陈某某，对疽初起，根坚未化，脓未透泄，其势日张，现在寒热日作，急宜清解。

　　鲜首乌　元参　丹皮　连翘　银花　黑山栀　枳壳　夏枯草

　　缪某某，对疽及候，顶虽高肿，根坚散漫，寒热交作，有日张之势。

　　羚羊角　鲜首乌　炙甲片　角刺　制蚕　黄芩　夏枯草

　　王某某，对疽脓未透彻，用方急于补托，毒火不能外泄，而反弥漫于中，致增胸痞恶呕之患。子和云："虚而不补无害，实而补之祸生。"虚者不补尚藉谷气以滋培，实者补之仅助邪威也。经云："营气不从，逆于肉里，乃生痈肿。"又云："膏粱之变，足生大疔。"是疡门扼要之言。兹疡经旬日，近不更衣，脉滑数，苔白腻，皆湿热壅遏之象，拟以苦辛宣达，冀其表里开达，庶免邪陷神昏变端。

泻心汤合温胆汤、杏仁、瓜蒌仁。

二诊：苦辛相合，能降能通，今呕平便解，和中解毒为是。

半夏　豆卷　黄芩　银花　连翘　黑山栀　蒺藜

三诊：腐脱新生。

半夏　银花　云苓　陈皮　丹皮　甘草　黄芩　谷芽

沈某某，疡发极大，而根盘平塌，脓水清稀，四围小疖周攒，此百鸟毒也。脉来虚细，时作呃逆，遍体肌肤浮肿，乃正虚不能化毒，毒气散漫周身。证已阳变为阴，须用温热之药发之，然亦危矣。

人参　五味　生黄芪　肉桂　麦冬　炙草　丁香　柿蒂　藿香

二诊：色脉合诊，恶疑俱全，势到临崖，明知难挽，与其坐而待亡，不如背城决战。古人有言：尽人事以待天，求无遗憾焉耳。

制洋参　大熟地　生绵芪　鹿角　官桂　炙草　丁香　柿蒂

外用：炙乳香　艾叶　硫黄　好陈酒煎滚，以鼻嗅其热气能止呃

另：黄芪　防风　桃叶　三角风—两，煎汤一桶，熏患处

三诊：呃逆稍止，便泄仍然，疡脓清稀，烂孔深大，势尚险笃。姑仿孙彦和治王伯禄背疡，舍时从证例，用托里和中法，备商。

制洋参　上黄芪　大熟地　官桂　炙草　煨木香　茯神　归身　川芎　丁香　柿蒂　诃子　面包肉果　生熟谷芽煎汤代水

四诊：恶疑渐减，便是佳兆，但疡腐未能骤脱，脾胃未能更复，仍宜刻刻留意，庶可望登彼岸。法以和温平补，兼参养阴。

制洋参　黄芪　茯神　麦冬　山药　炒扁豆　新会皮　白芍

五诊：恶疑虽平，善处未见，气血大伤，峻补不复，终为逆候。然舍补更施何法？虑人参价贵，绵力无多。一曝十寒，无济于事。倘中道而止，则前功尽弃，奈何奈何？！

十全大补汤去桂加枣仁、荷蒂。

六诊：证势日就干痿，药力不能骤振，有日薄西山、孤城失守之象，鼓衰力竭，奈何奈何？！同文澜先生勉拟峻补真元，以图恢复，事之成败，只可听天。

十全大补汤、加制附子。

以上出自《谦益斋外科医案》

王孟英

发背之极大者，所谓竟体发也。平湖郭湘屏患此证，始医者进犀角、黄连，致成黑陷，后医者投桂、附而作淋渴，饮食不进。或断三日，或断一旬，更医数辈，技穷莫措。令郎肖屏茂才求余往视。彼问曰：曾见此大证乎？余实未尝见如许大证，欲安其心，慰之曰：吾所见有大于此者，不足畏也。为取去腐肉碗许，病者即觉如释重负。其子请用十全大补，余晓之曰：尊

翁之所以绝粒者，正坐补托之故，胸次宿药未消，今再峻补，生机绝也。俟三日后，宿药消尽，胃气自苏。此证本由湿热郁蒸而成，寒凉以遏之，温补以锢之，宜其滋蔓日甚也。今惟导赤散驱其湿热下行，至溺清则止。越五日复视，已能自起，在床沿叩谢救命。凡百八十余日而全愈。在百日之间，曾患牙疳，与竹叶石膏汤而安。其人至今尚在。设依立斋上渴下淋而用十全、八味，安有生理？陈良甫云：既溃一毫冷药不可进，其可泥乎？

　　癸丑四月，桐乡屠甸镇张德祥令正，年八十一岁，患脑铄，医者皆云必死。余视之，疮已溃烂不堪，不卧者二十三日，不饮食者五日，平素体肥，肌已削尽，两耳绝不闻声，脉象弦数。性不喜药，一病至此，亦未尝一药也。诸医皆谓不服药以至于是，余谓溃败至此，尚可挽回者，幸未服药耳。但须从我言，行我法，则五六十日可以收功，盖疮口已深，须开一孔泄其脓血，若不从我言，则下延及喉，虽有神丹，不可救矣。病家唯唯。遂开一孔，去黑血盏许，脓亦相等。明日头重如失，两耳能听，且进粥碗许。越五日复视，腐肉下半脱尽，新肉已生，细视上半黑处，尚未全死，用物挑起其皮，入药于内，令其每日抽换，果得粘连。凡九十日全愈。其满头之发皆白，而烂处复生之肉，新发皆黑。此人至今尚健，益信享高年者不服丸散。嗣有于某等十余人，余悉治愈。是此证并无死法。曩上海望族王辑庭之嗣君，年六十一岁，患此证。素识医者谓曰：少忍痛，当为去之。不听，逾旬渐大，适道署延苏州陈某治疾，乃赫赫一时者，遂请视之。进以人参、鹿茸等药，疮已势甚，犹曰未也，乃杀鸡煎汤，煮药以进，一服而口眼皆合，头重如山，证随以败。凡富贵之家，死于此者甚多。始则畏少痛而逆忠言，继则慕虚名而被惨杀，非死于病，实死于医。愿天下人少察狂瞽之言，毋蹈前车之覆。

　　屠甸镇王某，先患疔毒，旋生背疽，高肿不红，医巫术尽，家破而病日剧。延余往视，肌肉全消，面无人色，脉至断续如丝，按其疮，虚软漫肿无红，证已七十六日矣。流泪被面，声言救命，音细如蜂，深堪悯恻，殊难措手。合家痛哭，而求设法。余索其方视之，先则犀角、牛黄，继则参、芪、归、术之类，皆谓内有瘀血，虚不化脓也。余静坐筹思，七十余日之瘀血，既不化脓，亦不消散，乃脾胃被伐，气弱难溃，内肌尽腐，皮厚难穿，日久力穷，势濒于殆。若不决则必死，设决之而斯须毙命，又当如何？乃谓其父曰：此证内肉尽腐，外皮甚厚，脓无出路，以致背重如山，肌肉日消，而脓日多，势必消尽而后已。吾今筹一死里求生之法，汝可导我复视。其父从之。因细按其皮，略无薄隙可乘，不得已久按以乱之，猝然一刺，得大脓四大碗，幸不毙命，随以粥食调之。越五日复视，已能披衣起坐矣。以上数证，皆所谓养痈为患也。古人原有刀针不可轻用之戒，盖为手法不精，或轻浅之证，及脓未成时而言也。以决之之法，诚不易易，即辨脓亦甚难，脉诀洪滑为脓成，而此证脉至如丝，刺脓至四大碗，脉岂可凭乎？然此证若诊于三十日内外，未始非洪滑也。惟医家误信补托可使自溃，孰知欲托其脓者，反能化肌肉以为脓，脓日多则气血日少，尚欲寻其洪滑之脉，安可得乎？昧者犹訾刀针为蛮法。呜呼，此与谈性命而废武备，寇至不战，委而去之者，何以异耶？须知此脓不刺，必与此身同就木而已。余见如此毙命者，指不胜屈，故愤而为之，岂好为疡医哉！至腿上附骨疽，迁延补托，而脓随身敛者，则尤多也。

　　潘氏子肋下肿溃，窜孔甚巨，孔中作声，如婴儿啜泣。余曰：是名渊疽，法不得治。其母哀请曰：是子少孤，婚又未久，一脉之传，惟此而已。余闻之恻然，乃曰：但善调摄，更量力以行阴德，万分一得不死，专事医药，不足恃也。母子唯唯受教。余乃日夜属思，以谓证属太虚，固当补益，但疽孔作声，则内膜已破，气从旁出矣。非护其膜，补亦徒施！以人参、白术、乌梅炭、白及、白蜡、象牙屑、猪脊髓和为丸，令日三服，以固气；仍捣诸药，益以生肌之品，制若黏饼，塞疽口，丝绵裹青铅罨其外，大膏药盖之，阔布缠缚其体，三日一易。复用参麦、六味加龙、蛎等品，煎汁饮之。如是二十余日，其声渐除，三月余而口敛。余初经治，不望其果奏效也。

镇洋郑秀才颈下出水，涓涓不绝，已数年矣。医谓串病。余视之，溃口三四，皆甚深奥，曰：此古所谓蚁瘘也。用穿山甲炙存性研敷，果瘳。

以上出自《归砚录》

茅家埠翁嘉润，患腰疽，愈而复发者五年，费用不资，诸疡医治之不效。盛少云嘱其求治于孟英，切其脉，弦细以数。曰：子之幸也。此内损证，外科恶（乌）知乎？与大剂甘润滋填之药，匝月而痊，至今不发。

李燕标参戎，于癸夏将赴都，馆于石北涯家，项后患疽，外科金云不治。孟英荐老医朱嵩年疗之渐安。孟英偶诊其脉，谓北涯曰：李证有可愈之机，脉难久享其年。北涯惊问所以？孟英曰：左尺坚抟，真阴已伤。非善象也！既而告痊北上，今春果卒于京。

以上出自《王氏医案》

费伯雄

某。肩下痰注发，将及半载，势已成脓。宜托毒和营。

归尾　甘草　赤芍　大贝　乌贼骨　陈皮　半夏　银花　骨碎补　炙甲片　陈酒

某。先患疟邪，继之发为渊疽肿硬，三月以来，胁下胀痛不松，寒热不解，脘痞食少，脉形神色皆欠。然外患势有溃脓，防窜内膜，内恙已久，亦属缠绵，均非易治之候。

鳖血炒柴胡一钱　小川朴一钱　砂仁一钱　连皮苓四钱　省头草一钱　佛手八分　大腹皮二钱　半夏曲二钱　青陈皮各一钱　生熟谷芽各三钱　煨草果八分　车前子三钱　苏梗叶各八分　生姜一片　茅根四钱

某。伏兔疽已溃，脓水或多或少，乃痈疽之大证也。脾胃既弱，食少哕恶。拟六君子汤多服可效。

西洋参一钱半，元米炒　炙甘草三分　云苓三钱　煨葛根二钱　煨木香五分　藿苏梗各一钱半　淮山药三钱　制半夏一钱半　熟谷芽三钱　大砂仁一钱，研后入　淡竹茹一钱　生姜三片　荷叶三钱

某。右足臁疽破烂多载。近因奔劳，患处大发，腐肉已去，惟疼甚，身热不解，宜和营清化。

当归一钱半　赤苓一钱　陈皮一钱　赤白芍各一钱　生草五分　丹皮参各二钱　柴胡一钱　天花粉三钱　银花三钱　生苡仁四钱　草薢三钱　钩钩三钱，后入　羚羊片一钱，先煎　桑枝一两　红枣五枚　茅

根一两

某。臁疽久延，近腹旁起粟子样破烂痒痛。宜清解风湿。

焦苍术八分　小生地三钱　细木通一钱　黄柏三钱　丹皮二钱　净蝉衣一钱　赤苓三钱　知母二钱　苦参一钱　荆芥一钱　生草八分　草薢三钱　生首乌四钱　防己二钱　生苡仁四钱　茵陈二钱　豨莶草三钱　黑芝麻三钱　桑枝一两

复诊：加海桐皮、炙乳没。

以上出自《费伯雄医案》

李铎

参军吴元丰女，年十八岁，右足跟生琉璃疽，形如枣栗，自用红灵丹、太乙膏敷贴，拔出清水作痛。此女形肥，体质素禀薄弱，又当近出阁之时，其家畏请外科，恐其妄施针割，致成大患，召余诊治。余审其所流清水，不能成脓，用大剂温补托脓、宣通壅滞之剂，外用白降拔毒散敷之得脓，二三日脓尽，用生肌定痛散敷之而愈。余素不谙外科，因向年曾为治其虚邪附身殊效，深知为赋禀不厚，气血壅滞，凝注足跟而成。按：足跟乃肾经所过之地，依法施治，故获捷效。

高参　黄芪　熟地　当归　安桂　青木香　川芎　白芷　乳没煅　炙草

疽疾属于外治，而究其病情，即内外兼理，毫无差错，诚一通百通耳。寿山

刘某，年三十五，少腹之旁坚块如石，不红不肿，痛引腰腿，憎寒壮热，状若伤寒，脉息沉弱，病名缓疽，乃由肝脾气积寒凝而成。若非急用攻消之法，久则必有溃疡之患。议与山甲内消散。

山甲三大片，炒　归须　大黄　丑牛　木鳖去壳，切　僵蚕　瓜蒌根　牛膝　柴胡　青皮　香附　甘草

服二帖，去大黄、木鳖，加乳香，再服数剂果消。

以上出自《医案偶存》

汪廷元

洪燕庭姻翁先生年近古稀，从西省至安庆店中，筹划劳神，又以千年健窖烧酒，日饮之。及到扬州，即觉浑身不快，微发寒热，背起白头小疙瘩，四旁淡红晕如碗大。予按：疽发于背最重，此偏对心发，半阴半阳证也。头不高耸，亦不甚痛，脉数而无力。外科洪鲁沂翁欲予用温热之药，予辨之曰："据脉证确属于虚，然近日多饮烧酒，其性猛烈，又见胁痛、苔黄、溺赤、脉数。乃血虚气弱，非关寒邪阻滞。肉桂等不可轻投。今只宜托里和营，保无他虑。"拟用炙黄芪、白术、当归、川芎、甘草、茯苓、金银花、白芷，服后患处渐红肿作痛，及溃脓，水清稀和。高年元气大惫，非重用参、芪，不能奏绩，易用人参、黄芪、白术、当归、白芍、熟地、炙甘草、茯神、枣仁。即以此出入，脓转稠黏，腐化新生。不两月而痊愈。

《广陵医案摘录》

陈莘田

范，疮发未透，毒结于腋，盘坚散大，顶不高尖，疽证也。面浮腹膨，大便易溏，虑延疮臁重候，法当和中托里。

芪皮　茯苓　当归　陈皮　白芷　于术　米仁　乳香　丹皮

二诊：腋疽已溃，脓出未畅，仍当清解托毒。

芪皮　乳香　甲末　甘草　土贝　当归　白芷　角针　桂枝　花粉

刘，鬓疽已成，风毒所致。

牛蒡子　草节　大连翘　制蚕　草决明　池菊　土贝母　赤芍　白桔梗

二诊：鬓疽虽溃而脓毒未化，余肿未消，法当清解托毒。

羚羊角　赤芍　生草　连翘　芪皮　制蚕　桔梗　银花　当归　防风　土贝母

《枫江陈莘田先生外科临证》

过铸

上虞葛君仲华之女兄，背生一粒椒，痒而不痛，根脚木硬。医内用败毒散，外敷金黄散。数日后，毒外驰而漫肿，其大如盘。邀余往诊，其人年近六旬，疮色白而平塌，时或作呕。先以黄狗下颏散内服外敷，日服二次，连服两日，出臭汗数身，再服大剂，以杀其势。方用：忍冬藤三两（银花更好），生黄芪、元参、生甘草各五钱，天花粉、蒲公英各三钱，附子一片酒水各半煎服，先用白矾三钱研末冲服，稍停服药，恐其吐也（此系余家秘诀，消毒最易）。下颏散仅敷一次（下颏难觅故也）。后以乌龙膏（木鳖子去壳、半夏各一钱，陈小粉四两，草乌五钱）围之，渐渐收小至三寸而溃。掺以龙象散，月余收攻。自余医后，始终未尝觉痛，无不讶为神奇。余曰：非神奇也。时医喜用太平方（时人以吃不好吃不坏者，谓之太平方），分量重者，不过三四钱，若承气、陷胸等汤目为忌剂，而不敢用，其实吃不好即吃坏矣，辨证未明，用药无君、臣、佐、使，投以平淡之品，不求有功，但求无过，是谓优容养奸，其害有不可胜言者。病家每喜此等医，即至不起亦不咎其优容之过。庸医杀人，杀之于不觉。噫！可慨也。

黄狗下颏连舌连皮劈下，以瓦覆炙之，煅至青烟尽而黑色如炭为止，带白色则过，性无用矣。见乞丐已杀者，买来制用，若特杀则反招不祥，慎之。寒豆（一名豌豆，俗名小寒豆）、白敛各等份，三味共研为细末，空心黄酒调服五钱，患处用此散以香油调敷取验，以服药后出臭汗及熟睡为准。

龙象散走方医名此散曰金不换：象皮二两三钱，厚者为佳，用大块硼砂一钱三分八厘，铜锅炒黄色，趁热研末，用一两五钱入药　龙骨二两三钱，火烧冷透好，筛净末用一两五钱　乳香　没药俱去尽油　赤石脂三两，火煅五次入冷水五次研末用净二两　朱砂水飞　轻粉　儿茶血竭各二两　雄黄精一两五钱　各研细末如尘，秤准，和匀，再研收入瓷瓶封固，泻气则不效，愈陈愈灵。临用时每药末一两外加麝香、冰片各六分同研匀，掺膏药上贴之。

杭城葵巷范安夫母，患偏对口，左右各生一疽，初起红肿疼痛。延陈姓医治之，始用寒凉之品。嗣因溃而无脓，重用皂角刺（溃后禁用），遂致凹陷、干枯，根脚四散，自发际漫延至肩，而且疮色青紫，周围现无数小疮，便闭脉洪（溃后忌洪），神昏欲睡。此因误治，阳变为阴，有内闭外脱之象。余用起陷大剂。范家惑陈医言，未服，隔日益剧。陈医束手，令祷于神，以冀祐病家。复来请余。曰："此证有朝不及夕之危，诊而不服药，于病何济？"病家云："此时不再惑矣。"余照前方益之。用金银花三两，当归、党参、生黄芪、蒲公英、鲜赤首乌各一两，白芥子、生甘草各三钱，制附子、肉桂各一钱，元参、白术各五钱，生熟谷芽各五钱煎汤代水，白茄蒂七个一剂而大便通（张景岳云：便结无胀意者，非实邪不可攻。且大肠居下流，最难独治，必须清肺气而滋肾水。重用元参、当归，所以通大便也。当归、黄芪活血益气，所以能起陷也，然非重用不效）。胃口醒，再剂而疮突脓稠。后乃减去附子、肉桂各五分，连服二十余剂。稍有损益，不外前方上掺八将丹。渐渐收口，新肉已长至九分。因亲串来，讲谈劳神，疮口忽肿胀，新肉转白色，胃口顿减。改服人参养荣汤，外以露蜂房炙透研末掺之（此药须预备，必退火，隔数月，方可用，是方得之走方医，专治对口久不收敛者，初时不宜用）。复以软绵作小枕，睡时垫于患处，俾内外之肉粘连一片。始终四十余日，已痊愈矣。

徐灵胎云：寒药误人，杀之于不觉知。为寒药所误，尚可挽回。若大热之药，又当酷暑，偶有不合，恶象立见，甚至七窍流血而死。若非见证明确，胸有把握，何敢率投。

以上出自《过氏近诊医案》

王旭高

刘。偏脑疽自右延及于左，三候有余。偏右穿溃脓少，偏左木肿未腐，头顶平塌，根脚散漫。此气虚不能引血化腐成脓，托毒外出，高年殊虑内陷。至舌苔白腻，大便闭结，在疡科指为火毒内闭，湿热上蕴，而用内疏黄连等法。阅倪先生方案，谓内夹杂气，邪伏膜原，引用达原、三消数剂，异想超出寻常。今大便已通，舌苔稍化，然右脉软弱，胃气残惫，疡不甚肿，色不甚红，深恐阳变为阴。大凡外疡起发脓腐，须赖元气承载。所谓元气者，卫外捍御之气、胃中冲和之气、三焦升降之气也。亏则脓腐不克依期，从此生变。故黄芪为外疡托毒之圣药，即兼别证，再参他方。古法有攻补兼施、补泻同用者。拙见欲托毒，必扶正。

生黄芪　当归　赤苓　陈皮　藿梗　法半夏　香附　谷芽

又：脑疽将四候，起发脓俱迟。欲问真消息，阴阳各半推。阳多方是吉，阴长便生危。顶不高兮根不束，皮不腐兮脓不足。凡此皆因气血衰，顺逆安危有结局。乃若疮流鲜血，即为变陷之端；况夫年逾六旬，尤宜加谨为要。兹当补托，佐以疏通。补其正而托其毒，疏其气而通其壅。俾胀满宽而加谷，期阳毒化而收功。聊以解嘲，非敢说梦。

黄芪　当归　制僵蚕　皂角刺　陈皮　川朴　赤苓　法半夏　香附

某。对口生疽，足根发疔，此二处皆属太阳膀胱之络。湿热内聚，风热外侵，勿得轻视。

羌活　防风　连翘　归尾　萆薢　乳香　没药　土贝母　银花　甘草梢　桑枝

刘。肾俞漫肿色白，脉虚微热，此肾俞发也。属三阴亏损，湿热入络，气血凝滞而生。最为淹缠。姑与消散法。

当归　防风　杜仲　秦艽　金狗脊　丹参　广皮　萆薢　独活　胡桃肉　桑枝

以上出自《王旭高临证医案》

马文植

某。肝脾郁结，气与痰滞，石疽坚肿，咽肿喉痹牙紧，颈酸项胀。厥少不和，经络壅塞，七情致伤之病，调治非易。脾胃又弱，便溏，食入则呕吐，慎防脾败。姑拟扶土和中，冀其纳谷为幸。

焦白冬术枳实二分同炒　佩兰　木香　枳壳　砂仁　陈皮　潞党参藿香炒　半夏　郁金　谷芽　炙甘草　茯苓　金橘叶

二诊：呕吐已止，饮食加增，石疽肿亦较退，似有转机，但牙紧未松，喉痹未舒，脉沉弦涩。阴伤木郁痰气凝痹于上，尚在险途，未为可恃。姑从原法治之。

党参　冬术　川芎　当归　半夏　砂仁　陈皮　枳壳　佩兰　广郁金　白芍　橘叶

三诊：石疽肿硬稍松，七情致伤之病，究难消散。因日来饮食加增，精神稍复。姑拟原方进治。

党参　当归　清半夏　佩兰　冬术　白芍　陈皮　炙草　川芎　茯苓　大贝　老姜　橘叶

四诊：日来精神饮食倍增，石疽坚硬肿胀亦见收束，是万亿之幸也。宜香贝养营汤主之。

党参　当归　白芍　陈皮　白术　川芎　茯苓　大贝　清半夏　香附　炙甘草　牡蛎　红枣　橘叶

五诊：羔热日见起色，宗前法进治。

生地　蒲黄炒　当归　陈皮　大贝　白芍　潞党参　川芎　茯苓　香附　清半夏　牡蛎　远志　金橘叶　红枣　姜

六诊：石疽肿势稍加，且作胀痛，肝火复升。宜和荣化坚，兼舒肝郁。

前方去生地、远志，加夏枯草。

七诊：石疽复肿，又复作吐，心胸懊恼。肝胃气逆，极虚之体，攻补两难，证在险途。姑拟香砂六君子汤加味主之。

当归　党参　冬术　佩兰　广皮　谷芽　木香　砂仁　清半夏　炙草　生姜　枣

水塔口，李左。背膊痰注，下午寒热。当化痰和荣。

当归　云苓　蚕沙　法半夏　赤芍　防风　白芥子　柴胡　桂枝　陈皮　陈酒

复诊：痰注已消，惟肩臂尚痛，仍化痰和荣。

当归　生黄芪　云苓　蚕沙　秦艽　羌活　法半夏　白芷　陈皮　赤芍　白芥子

维扬，陈左，三十五岁。痰之为病，缘脾胃气弱，水谷之精不归正化，变饮生痰，由胃旁流于胁，右肋作痛，时作时止，业已有年。气痰凝积，结为窠囊，于是攻注背之胃俞，漫肿作痛，成为痰注。外溃数月，脓多而肿不消，左旁皮现红紫之色，又将破头。神羸面色㿠白，短气乏力，动则作喘，足肿至膝。气血两虚，肺脾肾三脏皆亏。外羔内空过大，且通于胃腑，极难完固。拟调脾肾，兼养胃生阴之法，内腑安和，而外患可冀收口。

台参须一钱　西洋参一钱，米炒　苡米三钱　炒白芍一钱五分　煅牡蛎三钱　黑料豆三钱　肥玉竹三钱　杏仁泥二钱　当归一钱五分　炒于术一钱　云苓三钱　广皮八分，盐水炒　毛燕三钱，绢包　红枣三枚

二诊：原方去杏仁，加霍石斛三钱、佩兰一钱五分。

三诊：进养阴清托，虚阳渐平，呛咳胁痛亦减，似有转机。宗前法。

原方去佩兰、杏仁，加川贝一钱五分、百合五钱。

四诊：疮患脓已大减，精神渐复，脉犹带数，阴中之热未清，咳嗽咯痰不爽。仍培气血，以和肝肺。

原方去苡米，加米炒麦冬一钱五分、炙生地一钱五分。

五诊：叠进育阴清热，咳嗽短气、胁痛跗肿均已大减。内热不清，外疡脓色稠黄，脓乃血化，阴气大伤，小溲频数，气分亦弱。拟养阴清热为主，而益气佐之。

原方去麦冬、石斛，加金樱子（绢包）一钱五分，淮山药三钱、丹皮（炒）一钱五分、功劳子三钱。

六诊：原方去功劳子，加党参二钱、女贞子三钱、川杜仲二钱。

七诊：原方去女贞子，加沙苑三钱、法半夏一钱五分、海螵蛸一钱五分。

丸方：

琥珀二钱，研　象牙二钱，锉，焙研　黄蜜三钱　枯矾二钱　黄蜡三钱　朱砂一钱　人指甲一钱，砂拌炒　炙乳没各一钱

上药为细末，将蜜煎至金黄色，已熔化，再入上药搅匀为丸，如绿豆大，每服七粒，然后再加。

八诊：原方去法半夏，加别直参二钱、茯神二钱、五味十粒、桃肉二枚（过口）。

又膏方：熟地六两　归身三两　炒白芍二两　百合三两　五味一两　杜仲四两　别直参三两　黄肉四两二钱　淮山药二两　沙苑三两　于术三两　炙草六钱　黄芪三两　茯神三两　广皮一两五钱　桂圆肉三两　红枣四两　麦冬二两

上药煎汁三次，去渣，用冰糖四两收膏。

九诊：外患脓已大减，内膜未能完固，卧则脓水自流，是证本通于胃之脉络，极不易治。仍培气血，以补内膜。

大生地三钱　山萸肉一钱五分　百合三钱　炒白芍一钱五分　生黄芪三钱　象牙屑三钱，煅　杜仲三钱　当归一钱五分　麦冬一钱五分　别直参二钱　炙草二分　云苓二钱　黄丝绢一块

十诊：肺属金主气，最娇之脏。金寒则嗽，金热亦嗽。因咳而发外疡，未能完口，而咳又作，脾虚积饮生痰，肺气大伤，痰不易出，峻补从缓。暂宜养阴肃肺，兼化痰湿。

北沙参三钱　紫菀一钱五分　杏仁二钱　象贝二钱　女贞子三钱　大生地三钱　蒌皮三钱　款冬一钱五分　茯苓二钱　制半夏一钱五分　麦冬二钱　枇杷叶一钱五分　冰糖三钱

十一诊：饮邪咳嗽，冬时即发，业已有年。兼之溃疡日久，阴伤气弱，肾气不收，咳而作喘，下午为甚。痰稠而腻，咯不易出，痰实气虚最怕喘。急扶正化痰，兼纳肾气。

别直参二钱　潼沙苑三钱　广皮六分　海螵蛸三钱　甜杏仁二钱　生地炭三钱　上沉香二分，人乳磨　法半夏一钱五分　炙草三分　当归一钱五分　川杜仲三钱　山萸肉一钱五分　葡萄肉二枚，去皮，过口

某。毒发肝肾，透于太阳，色紫顶平，根不收束，脉至细弱无根，转侧不能轻便，腐而不化，按之板硬，毒甚正虚，凶多吉少。凡实证可攻可散可消，至于虚证，护托于十日之前，收功者多，及其毒势散，虽托亦无及矣。坐视不援，固非仁者之心，然马到临崖，收缰惟恐已晚。勉方以应主人之命，自问学浅，不胜重任，还祈速请高明诊治。

川芎二钱　当归一两　西洋参五钱　荆芥二钱　黄芪二两　银花二两　红花五分　甲片一钱　草节二钱　陈皮二钱　木香七分　赤苓三钱　羌活一钱　角刺三钱

复诊：昨投大剂护托透解之法，色转红活，略能高耸，根亦稍聚，脉数亦稍减，舌苔亦稍净，惟胸腹满闷如前，按之中空。此气火毒邪，盘踞于中，所云实者可攻可逐，虚者可托可解，邪正本不两立，正虚则邪进，正旺则邪退，内外一理，并非臆说。昔贤云：脉虚证虚，首尾必行补法。又曰：半月之后，脓少不腐、顶不高、根不束者，为极虚之证，治当大补，得全收敛之功，岂诳语乎？余非好奇好异，死读古书，不敢不遵古人之训，仍用前法。

川芎二钱　全当归一两　西洋参八钱　荆芥二钱　红花五分　上绵芪二两四钱　甲片一钱　生甘草一钱　广陈皮二钱　木香八分　厚杜仲三钱　川贝母一两　砂仁一钱　扁豆五钱　银花二两四钱　羌活一钱　角针三钱　炒谷芽一两五钱

刘巷，刘左。中发背偏右，已将半月，形长八寸，木硬，疮头平塌，尚未得脓，根盘散漫，发热口干，汗出渴饮，痰多作恶，舌苔腻黄。肝脾积热，痰浊聚于胃腑，防其内陷。急清热化毒和中，希疮根收束为要。

南沙参　酒芩　云苓　银花　绿豆　橘红　赤芍　枳壳　法半夏　连翘　川贝母　甘草　竹二青

二诊：原方去酒芩，加左金丸三分、当归。

三诊：发热哕恶已减，惟脓未来，疮头未起，根盘散漫不收，胸闷未舒，胃为浊阻。故谷食不旺，不能托毒，仍和中托里。

原方去绿豆、枳壳，加川朴八分、佛手五分、姜一片。

四诊：哕恶已愈，胸闷未舒，背疽脓出不畅，顽腐阻隔，内腐而外不溃。脾元弱，胃气不苏，仍和中托里。

原方去佛手、川朴、左金丸、竹二青，加南沙参、枳壳、瓜蒌仁、郁金。

某。肝气夹痰，凝滞蔽骨，发为痰疽。已溃一头，肿硬不消，又将破溃，脉来两尺弦数，血营已亏，阳明痰气不清。宜养营和胃，兼化痰软坚之治。

当归　清半夏　陈皮　茯苓　瓜蒌皮　郁金　大贝　牡蛎　苏梗　佛手　外敷海浮散。

二诊：蔽骨疽肿硬较松，脓亦较厚。仍宜和营化坚。

前方去苏梗，加泽兰、连翘、藕节。

以上出自《外科集腋》

余听鸿

余思肾俞发皆属虚证，实证则百无四五，或其人正气本实，或膏粱煎爆辛辣，饮食不节，瘀血积于肾经膜外，或有之，然余未见也。忆昔年在梁溪，遇王君者香邀余诊视，脉来虚数，咳嗽多痰，肾俞发平塌已溃两孔，脓稀黏腻，脂水淋漓，他医专以甘凉治肺止咳。余曰：水亏木旺，木叩金鸣，肾虚则水泛为痰，当先治肾。寒凉温补宜并用，一清相火，一通肾阳，坎离既济，阳随阴长，阴随阳生。以肾气丸加知、柏、猪脊髓为丸，每日三服，每服二三钱。另服甘温补剂，诫以屏劳绝欲，戒酒辛炙。至百日后，此痈肌肉已平，疮口已合，胃气甚旺。后竟宴客纵欲，豪饮无度，旧疮复发，红肿，疮口溃裂。经疡科服牛蒡、银花等寒凉之品，疮色更红高突，以致胃惫面红汗出，痢下腹痛而殁。肾俞发将及一年，服滋补而瘥，因其纵欲阴伤，龙雷外越。余未见龙雷之火而暴雨能制之者，服寒凉则虚阳更燔，戕脾胃生生之气，岂有不死者乎？

孟河巢姓，巨富也。疽发背，大如覆盘，长尺余，阔七八寸，延沙达周先生治其外，延费士源先生治其内。士源，吾师之祖也。时正酷暑，疡证已溃，治之匝月，去腐生肌，颇为顺手，疮沿渐平，尚有尺余嫩红肉如珊瑚样。费先生所投之剂，皆和胃利湿清暑，极平淡之方。沙先生谓士源曰：君主治内。巢某年近耳顺，气血已虚，当服补药。何以数十剂皆系清热利湿之品，肌肉安能生乎？费笑曰：君虽疡科名手，内科尚欠功候。患者早食莲子、红枣一碗，午食海参、煨肉一碗，胃气如此，其生肌长肉之功，胜于补剂多矣。况方书所载，膏粱厚味过度，湿热痰滞，壅阻聚热而成痈疽。《内经》云：膏粱之变，足生大疔是也。又兼时正长夏，暑热湿三气熏蒸，每日为之利湿清热，尚恐不及，若再服温补，聚湿聚热，必致胃呆气滞，热闭神昏，疮肉泛紫塌陷，功败垂成矣。沙先生深佩服之。共服药百余剂，未服一剂温补而痊。孟河沙达周先生，疡科名重一时，尚未讲究内科，几致误治。幸费先生执定主见，始克成功。所以习外科者，不可不习内科也。

以上出自《余听鸿医案》

沈祖复

西门桥下温姓，壮热面油，脉洪舌绛，右臂红肿作痛。外科章某曰："此流注也！"用温药桂枝、当归等。道生堂高君介绍先生诊视，已有一医用藤黄涂之，先生曰："此系热毒，名曰火炎疽，用解毒剂。"是时神识尚清，既而胸前又多一红肿处，复延章医，仍谓流注。先生以为不然，决其热毒内走，势必毒陷神昏而死。至下午果暴殂。

《医验随笔》

巢崇山

某。先出多骨，上面肿消而下面复肿，多骨又将出也，脉细弦，颊车微紧。宜通补气血，搜风败毒。

生黄芪 桔梗 甘草 苋麦冬 川石斛 大川芎 红枣 防风 大贝母 新会皮 僵蚕 当归 钩钩

二诊：补虚托毒，多骨已出，颊车微和，肿势亦消，脉小数，胃口颇佳。再从前法。

生黄芪 新会皮 赤芍 毛姜去毛 麦冬 甘草 大贝母 红枣 当归 防风 藿梗 丝瓜络 熟地黄 大川芎 炙僵蚕

《玉壶仙馆外科医案》

巢渭芳

杨金全，患偏对口，腐及两耳下，肌肉黑陷。层层剪开去腐之后，将有转机，不料收口到十之六七，因冒风发热，兼梦泄一次，以致头肿色暗，疮口晦滞不红，势甚危险。以荆防败毒散加和营药两剂而愈。

《巢渭芳医话》

陈莲舫

袁。骨瘤疽腐烂，见筋露骨。幼年并无因果，证属前冤，例在不治。

炙龟板　生白芍　黑料豆　桑椹子　北沙参　连翘　石决明　生甘草　女贞子　新会皮
肥玉竹　藕节

西安兄。痰疽发，眼细中空，要紧治病。疮之内膜，反不清楚，脉息弦细。治以疏化。

生首乌　生黄芪　元生地　川石斛　象贝母　连翘壳　黑料豆　石决明　新会皮　白茯苓
桑椹子　肥玉竹　稻穗

陈。期门痰，眼细如针，中空如斗，咳呛射脓，脓出无度，旧虚新感，白㾦又发密密，恐淹淹进怯。

西洋参　川石斛　左秦艽　左牡蛎　大丹参　新会皮　丝瓜络　桑椹子　黑料豆　银柴胡
生白芍　炒夏曲　生甘草　稻叶

金。涡肩疽，不红不肿，治以宣托。

煨葛根　白桔梗　小青皮　大力子　角针　飞滑石　生黄芪　炒赤芍　生甘草　炙甲片
当归尾　法半夏　丝瓜络　荷梗

罗。发背溃腐，关节之间能分界限，幸甚，脉迟，治以温托。

熟附子　潞党参　生黄芪　甘杞子　生甘草　广陈皮　鹿角霜　生白芍　小青皮　川石斛
白桔梗　角针

以上出自《莲舫秘旨》

王堉

商人某，不知姓名，亦西人，在质库为经纪。秋后疽发于背，延医治之未效也。一日其弟专车到门叩头迎余。问何病，则曰：背疽。余以医疡甚污秽，辞以不能外科，宜请专门名家治之。其弟曰：已请疡医数辈，俱曰阴证不能治，念兄弟零丁，千里投商于京，兼获利无多，倘有不测，骸骨亦难归里，请君一视以决之，必不可为，亦不怨也。余以情词哀切，至，则肺俞处，溃烂口如茶碗大，不红、不肿、不痛，肉色带青，流出黏黄水，非脓、非血。而病人昏昏欲睡，精神全无。余曰：疡医谓是阴证，良不谬。然转阴为阳，尚有方术，何竟无知之者？其弟急请之，余曰：此病余实不能动手，况此时外治亦无益，须建中提气，觉肿痛则有望矣。乃开补中益气汤，重用参芪，并加桂、附、干姜命服之。越二日，其弟又来曰：家兄疽已红肿，精神顿生，饮食小进，请施外治。余辞曰：外治则吾不能，宜仍请前外科家治之，彼能动手，必无虑矣。乃延前疡医敷药去腐，凡二日一洗涤，半月后疮合而愈。

《醉花窗医案》

袁焞

金平卿令堂，年逾五旬，体素胖，今年六月，疽发背。先由西医刘某医治多日，溃烂甚深而不能生长肌肉，遍身发生小疖，形如豆大，其痛异常，手臂动摇，腿亦颤动，不能起坐，彻夜不寐，西医见之却走，称为"不治之证"，并断其死期不能出一星期之外。金君闻之大恐，适予为其公子治喉证，乃邀以诊治。并云聊尽人子之职分而已。其意盖深以病势之危，恐终不能起耳。予诊其脉洪大不柔，左手寸部尤觉大硬，舌光赤无苔，亦无津液，盖高年阴液大亏，孤阳独炽，外证出脓后，津血益伤，加以西医治法，只知消毒防腐，而不知培养气血为根本之图，宜乎愈治愈坏，变证百出也。其时亦有夏君子两同诊，遂共商治法，用复脉汤去桂枝、姜、酒，加枣仁、茯神、黄芪、熟地、枸杞子、鸡子黄等药，加重其剂。黄芪、熟地、干地黄、党参、枣仁、茯神等，均用五钱，余药亦均用三四钱，鸡子黄一枚生冲和服。接服三剂，夜间稍稍能睡，背部患处亦稍见新肉，而脉息亦较软矣。接服至十剂，患处新肉日见增高，遍身小疖亦均出脓而消，舌色亦淡，饮食亦稍能进，手臂、两腿亦均不动摇矣。惟精神疲弱，时欲睡眠，脉息转虚滑，仍以原方减轻其剂，又服十剂，患处肌肉渐平，而腰以下又发一痛，出脓碗许，仍以前方培养气血，越数日，病人忽不能安寐，自欲奔走，几类发狂，舌仍光赤，盖脓出后阴液复亏，虚火复炽也。乃以原方去参、芪，重用干地黄、柏子仁、枣仁、麦冬加莲子心，两剂而安，复以培补气血之药，服至一月始瘥。

冯懋轩君令堂，年近六旬，今年六月患发背，由西医徐君医治，将及一月而溃烂不收，汗多头晕，大便溏泻，精神疲弱，西医以有内证，嘱延内科诊治。予诊其脉皆虚软无力，胸闷作恶，咳嗽心悸，头晕汗多，舌苔少。盖高年气血已亏，外证出脓血既多，饮食又多日不进，气血大虚，阴阳欲脱之候也。危险甚矣！乃以大补元煎，生脉散出入为方。潞党参、麦冬、枸杞各二钱，五味子三分，枣仁、山药、炒熟地炭各三钱，黄芪、陈皮、佛手各一钱，接服两剂，汗渐少，饮食稍进，但咳嗽心慌。原方去陈皮、佛手、黄芪、党参，加百合、茯神、柏子仁、西洋参、杏仁、贝母，又服三剂，精神较有起色，惟心虚呛咳，舌燥无津，左手心热，鼻孔亦觉有热气外喷。此高年阴液素亏，肝肺之津液俱涸，则燥从中生，必润以濡之，始能有济。乃复定一方，北沙参、麦冬各一钱五分，燕窝、百合、地骨皮、枣仁、柏子仁各二钱，牡蛎三钱，并嘱其另煨燕窝汤，日服二次，间以母鸡汤与饮。又念外证与内证有密切之关系，乃令其解去绷带，详为检视。据冯君言，自服煎药后，肌肉已日见增长，不似从前之迟迟无进步矣。然患处溃烂之地，仍长有三寸，宽二寸，皮能掀起，全无脓垢，而西医所用之药，则海碘仿一味而已。予谓外证此时宜速换生肌药，海碘仿只能杀菌防腐，却无生肌之力。外证一日不收口，则内证必受影响，盖内外虽殊，而关系脏腑气血则一。冯君韪之。遂与徐君婉商换药，而煎药服数剂后，咳呛燥热等证俱退。仍以原方接服半月，燕窝汤亦常服。于是精神饮食俱有起色，而外证亦渐痊矣。是病也，其始得力于参、芪、熟地，后得力于燕窝及诸清润之药。而惜乎今之业西医者，只知守他人之成法，而不肯取中国医书，以研究之也。

以上出自《丛桂草堂医案》

曹沧洲

某石。肝肾不足，郁火湿热下陷，发为翻花疽，延腐出血，痛不成寐，脉右大左细，此外证中之内证也，未易奏功。

玄武板四钱，水炙　细生地四钱　醋炒归身一钱半　带心连翘三钱　炒赤芍三钱　土贝四钱，去心
川牛膝一钱半　忍冬藤五钱　五加皮一钱半　丝瓜络一钱半　粉草薢三钱　远志炭七分，去心　合欢皮
三钱

某左。一诊：偏玉枕疽痛楚，红晕散漫，舌白脉数，头重，重证勿忽。

生鹿角一钱半　老苏梗一钱半　紫草一钱半　白当归三钱　广木香一钱　远志一钱　制蚕三钱　赤芍
三钱　角针七分　泽泻三钱　土贝四钱　半夏曲三钱　茄子蒂四钱　丝瓜络一钱半　合欢皮三钱

二诊：偏玉枕疽，势正鸱张，大肿且僵，红晕散漫，舌白，昨曾身热，脉细濡，重证勿忽。

苏梗　生芪皮　当归头　生鹿角　远志　紫草　赤芍　制蚕　角针　土贝　忍冬藤　泽泻
茄子蒂　合欢皮

三诊：偏玉枕疽十一日，偏左仍坚木，红晕不化，右边亦然，脉细数，舌白，胃呆，急宜
解开心胸。

生鹿角　生芪皮　苏梗　枳壳　当归头　紫草　木香　茯苓皮　赤芍　远志　制蚕　角针
半夏曲　土贝　合欢皮　茄子蒂　泽泻

四诊：偏玉枕疽，红晕未退，大脓化而未透，腐脱未尽，脉细，舌白，胃呆，正虚邪重
勿忽。

生鹿角　制香附　川石斛　生芪皮　川草薢　建曲　广木香　潞党参　赤芍　茯苓　茄子
蒂　全当归　土贝　泽泻　制蚕　合欢皮

某左。初诊：心肝郁火，挟湿热聚于督脉及太阳部分，由偏背疽散为搭手，界限未定，脓
泄不畅，腐肉未化，脉细数，气血不充，毒郁深沉，惟有补托攻毒一法，以冀毒从外达，逐渐
化腐化脓为幸。

潞党参三钱　赤芍一钱半　合欢皮四钱　制蚕四钱　茄子蒂十七只　生芪皮五钱　朱茯神五钱　土
贝五钱　角针一钱半　生谷芽五钱，包　炒谷芽五钱，包　白当归五钱　远志肉一钱，炒　广木香一钱半
紫草二钱

二诊：偏背疽转成搭手，气血不足，未能顶高根收，迭次攻托，脓泄尚能渐渐转多，界限
三面未定，腐肉液化不足，脉濡细带数，舌白腻，拟补托之中兼顾痰湿，内外兼治，以防别生
枝节。

潞党参三钱　朱茯神五钱　土贝五钱　白芷五分　茄子蒂十七只　生芪皮五钱　陈皮一钱　丝瓜络
一钱半　制蚕四钱　炒谷芽五钱　白当归五钱　制半夏一钱半　木香一钱　角针一钱半　川石斛四钱

三诊：疡腐十去八九，脓泄也渐转少，下面袋脓之肿尚有僵伏，此余毒不清也。舌垢渐化，
脉状软，病情从阴转阳，尚有火毒逗留，大便不下，时易口干，宜补气养阴以治本，疏运润肠
以治标，以冀日起有功。

潞党参四钱　生地炭五钱　炙鸡金三钱　生谷芽五钱　熟谷芽五钱，包　生西芪三钱　忍冬藤四钱
白当归四钱　火麻仁七钱　朱茯神五钱　熟地炭七钱　春砂仁四分，拌　合欢皮四钱　夜交藤四钱　鲜
霍斛七钱，打如泥　生牡蛎一两

四诊：疽腐全脱，脓泄日少，拟补气养营以助生肌，和阴泄热以解余毒，参入助运醒脾，
俾胃气来复，以冀早奏全功，脉状濡软，口易干，新肉易红，药后之外，尤宜悉心静养。

潞党参四钱　秋石三厘，拌　生地炭五钱　春砂末四分，拌　归身四钱　白芍三钱　左牡蛎一两，盐水煅　川石斛五钱　朱茯神五钱　合欢皮四钱　淮山药三钱，炒　炒丹皮一钱半　甘草节四分　忍冬藤四钱　生谷芽五钱，包　制冬术一钱半

以上出自《吴门曹氏三代医验集》

杜钟骏

扬州皮市街，马源兴老东马某，年六十外，病笃，棺衾悉具，冥镪已焚，托友来邀，一决死期远近。按其六脉，沉细欲绝，视其舌苔，厚腻而滑，头面赤肿庞然，两目俱合，俨然大头瘟也，不进汤水已数日矣。予曰：脉病相反是戴阳证，非大头瘟也。第不知何以致此，详询得病始末，索阅逐日方案，因悉先患脑疽，经京口某外科包治，溃脓之后，日进羚羊、生地、石膏清寒等剂，历四十余日，法未稍变，脓泄肿消之后，疮口渐合，尚有一孔，仅流清水。一日，忽寒热大作，某医曰：外证已愈，此系新感时邪，应请另延方脉治之。方脉某曰：此系春瘟，投以辛凉轻散，服后寒热未退而头面红肿。历更多医，皆曰大头瘟，迭进普济消毒饮、银翘散并生地、元参、麦冬、石膏、羚羊等剂，外敷大黄、靛青、井底泥等药，肿势益剧，危象毕现，奄奄待毙。谓其二子曰：尊翁之病，非大补气血不足以回垂绝之阳。爰订十全大补汤加干姜、附子等品，外以回阳玉龙膏敷之。惟时病家亲朋问病者纷集于厅室，见予之方莫不惊诧，以为头面红肿如火，反进大热大补之剂，速其死矣。予谓二子曰：他医有法可救则请从他医，如其束手则予法尚有一线生机之望，如不谓然，不用亦无妨也，请还我方，免贻口实。二子泣曰：决计服之，死亦无憾。予去后，二子聚亲友而谋之，咸曰：与其坐而待毙，不如仰药而亡。乃以一剂分两服进之，次日肿消一半，再进肿消大半，三剂面肿全消而脑疽疮口流脓矣，舌苔化而脉神起。是日日中忽发狂笑不止，议者以为药太补太热，毒气归心，病家亦以为疑，诘问所以，予亦莫名其故，沉思久之，忽悟《内经》有心气虚则恐，实则笑不休之文，因谓之曰：心阳久越在外，得桂附之大力追回，心气暴实，所以发笑。乃以朱砂、茯神、丹参、琥珀四味进之，一服笑止，仍以十全大补加减调理，未逾月而全瘳。

《药园医案》

丁泽周

唐左。天疽肿硬，位在左耳之后，证由情志抑郁，郁而生火，郁火挟血瘀凝结，营卫不从，颇虑毒不外泄，致有内陷之变。急与提托，冀其速溃速腐，得脓为佳。

银柴胡一钱　全当归二钱　京赤芍二钱　川象贝各二钱　陈广皮一钱　生草节八分　炙远志一钱　炙僵蚕三钱　炙甲片一钱五分　皂角针一钱五分　琥珀蜡矾丸开水化服一粒

二诊：前投提托透脓之剂，疮顶红肿高活，有溃脓之象，是属佳兆。惟恙从七情中来，务须恬憺虚无，心旷神怡，胜乞灵于药石也。

生黄芪三钱　全当归二钱　京赤芍二钱　紫丹参二钱　生草节八分　银柴胡八分　生香附一钱　皂角针一钱五分　川象贝各三钱　炙僵蚕三钱　笋尖三钱　琥珀蜡矾丸开水化服一粒

三诊：疽顶隆起，内脓渐化，旋理调护，可保无虑矣。

全当归二钱　京赤芍二钱　银柴胡八分　生草节八分　川象贝各三钱　炙僵蚕三钱　陈广皮一钱

半夏曲二钱　制首乌三钱　香白芷六分

　　柯左。脑旁属太阳，为寒水之府，其体冷，其质沉，其脉上贯巅顶，两旁顺流而下。花甲之年，气血已亏，加之体丰多湿，湿郁生痰，风寒侵于外，七情动于中，与痰湿互阻于太阳之络，营卫不从，疽遂成矣。所喜红肿高活，尚属佳象，起居调摄，尤当自慎。

　　生黄芪三钱　青防风一钱　生草节八分　苦桔梗一钱　陈广皮一钱　仙半夏二钱　大川芎八分　大贝母三钱　炙僵蚕三钱　羌活一钱　小金丹陈酒化服一粒　外用金箍散、金黄散、冲和膏，陈醋、白蜜调，炖温敷。

　　二诊：脑疽偏者较正者难治，前方连服三剂，根盘略收。疮顶高突，有溃脓之势。今证位虽偏，形势尚佳，所喜疮顶起发，胃纳健旺，人以胃气为本，有胃则生，书有明文。再拟消托兼施法。

　　生黄芪三钱　全当归二钱　京赤芍二钱　陈广皮一钱　仙半夏三钱　生草节八分　大贝母三钱　苦桔梗一钱　炙甲片一钱五分　皂角针一钱五分　笋尖三钱　炙僵蚕三钱　香白芷八分　外用金箍散、金黄散、冲和膏。

　　三诊：叠进提托之剂，得脓甚畅，四围根盘渐收，调养得宜，生机有庆。

　　生黄芪三钱　全当归二钱　京赤芍二钱　紫丹参二钱　陈广皮一钱　仙半夏三钱　云茯苓三钱　制首乌三钱　生草节八分　红枣二枚　外用九黄丹、海浮散、阳和膏。

　　钱左。脑疽三日，红肿寒热，外邪客于风府，蕴热上乘，邪热相搏，血瘀停凝。法当疏散。

　　荆芥穗一钱五分　青防风一钱　全当归二钱　京赤芍二钱　大贝母三钱　炙僵蚕三钱　羌活一钱　大川芎八分　香白芷八分

　　外用金箍散、冲和膏，陈醋、白蜜调，炖温敷。

　　二诊：投剂后，得大汗，热退肿减，再用和解。

　　全当归二钱　京赤芍二钱　大川芎八分　生草节八分　苦桔梗一钱　大贝母三钱　炙僵蚕三钱　晚蚕沙三钱，包　丝瓜络二钱　香白芷六分　万灵丹一粒，入煎　仍用金箍散、冲和膏。

　　郑左。肝疽生于左胁肋，漫肿而硬，按之疼痛，大如手掌。此气阴两亏，肝郁挟痰湿凝结，营卫不从，有酿脓之象。宜消托兼施，消未成之毒，托已成之脓也。如脓从外泄则吉，破膜则危。

　　生黄芪六钱　生草节八分　川象贝各二钱　皂角针一钱　全当归三钱　苦桔梗一钱　炙僵蚕三钱　陈广皮一钱　生赤芍三钱　银州柴胡一钱　炙甲片一钱

　　外用十将丹、平安散、阳和膏。

　　二诊：前投益气消托之剂，肝疽肿硬疼痛，较前大减，可望消散。惟神疲肢倦，形肉消瘦，脉象濡软，气血两亏，痰湿未能尽化。既见效机，仍守原意出入。

　　生黄芪六钱　云茯苓三钱　川象贝各二钱　杜赤豆一两　全当归三钱　生草节六分　紫丹参二钱　生苡仁四钱　生赤芍三钱　陈广皮一钱　鲜荷叶一角

　　何右。天疽匝月，色黑平塌，神糊脉细，汗多气急，阴阳两损，肝肾俱败，疡证中之七恶已见，虽华佗再世，亦当谢不敏也。勉方冀幸。

吉林参二钱　生黄芪六钱　血鹿片八分　生于术二钱　清炙草八分　云茯苓三钱　炮姜炭五分　川贝母三钱　大熟地四钱　五味子六分　左牡蛎四钱　半夏曲三钱

二诊：服药后，神清思食，脉象弦硬，此系孤阳反照，不足恃也。勉宗前法，以冀万一。原方加熟附片一钱。

宋左。中发背腐溃，得脓不多，大似覆碗，肉坚肿，疮顶深陷，临晚寒热不壮，纳谷减少，舌苔薄腻，脉象虚弦。背脊属督脉所主，脊旁为太阳之经，督阳已衰，太阳主寒水之化，痰湿蕴结，营血凝塞，此阴疽也，势勿轻视。急拟助督阳以托毒，和营卫而化湿，冀其疮顶高起，脓毒外泄，始能入于坦途。

生黄芪五钱　朱茯神三钱　陈广皮一钱　鹿角胶一钱五分　紫丹参三钱　仙半夏二钱　大贝母三钱
生草节五分　全当归三钱　红枣四枚　生熟谷芽各三钱

洗药方

全当归二钱　生草节六分　独活二钱　大川芎二钱　石菖蒲二钱　鲜猪脚爪劈碎，一枚煎汤洗之

外用九黄丹、海浮散、阳和膏。

二诊：中发背腐溃，得脓不多，大如覆碗，疮顶不起，四围肿硬色紫，纳食减少，舌苔薄腻，脉象濡滑。少阴阴阳本亏，痰湿蕴结太阳之络，营卫凝塞，肉腐为脓。前投助阳托毒和营化湿之剂，尚觉合度，仍守原意出入。

生黄芪六钱　朱茯神三钱　陈广皮一钱　春砂壳八分　生草节四分　紫丹参三钱　炙远志肉一钱
全当归三钱　生熟谷芽各三钱　鹿角胶三钱　仙半夏三钱　大贝母三钱　红枣四枚

三诊：中发背腐溃，腐肉渐脱，脓渐多，四围肿硬略减，舌苔薄腻，脉象虚弦而滑。少阴阴阳本亏，痰湿凝结太阳之络，营卫循序失常，仍拟助阳益气，化湿托毒，冀其正气充足，则脓自易外泄。

生黄芪六钱　朱茯神三钱　全当归三钱　生草节四分　紫丹参二钱　陈广皮一钱　春砂壳八分　炙远志肉一钱　炒赤芍一钱五分　仙半夏二钱　红枣四枚　鹿角霜二钱　大贝母三钱　生熟谷芽各三钱

外用九黄丹、呼脓丹、海浮散、阳和膏。

四诊：中发背腐肉渐脱，脓亦多，根脚肿硬亦收，苔薄腻，脉虚滑。少阴阴阳两亏，痰湿稽留太阳之络，营卫循序失常。饮食喜甜，中虚故也。再拟助阳益气，化湿托毒。佐入和胃之品。

生黄芪六钱　云茯苓三钱　全当归三钱　光杏仁三钱　紫丹参二钱　炙远志肉一钱　陈广皮一钱　红枣五枚　生草节四分　仙半夏三钱　春砂壳八分　鹿角霜二钱　川象贝各二钱　生熟谷芽各三钱

五诊：中发背腐肉渐脱，得脓亦多，根脚肿硬亦松，惟胃纳不旺，脉象左虚弦右濡滑。少阴阴阳两亏，蕴毒痰湿，稽留太阳之络，脾胃运化失其常度。再拟益气托毒和胃化湿。

生黄芪四钱　全当归二钱　仙半夏三钱　鹿角霜四钱　红枣五枚　紫丹参二钱　云茯苓三钱　陈广皮一钱　炙款冬一钱五分　生姜一片　生草节四分　炙远志肉一钱　春砂仁一钱　生熟谷芽各三钱

六诊：中发背腐肉已去其半，得脓亦多，根脚肿硬亦松，胃纳不旺，脉象左虚弦右濡滑。少阴阴阳两亏，蕴毒痰湿留恋，一时未易清彻。再拟益气托毒，和胃化痰。

生黄芪四钱　生草节四分　仙半夏一钱五分　紫丹参二钱　抱茯神三钱　陈广皮一钱　全当归二钱　鹿角霜三钱　生熟谷芽各三钱　杜赤豆五钱　红枣五枚

洗药方

全当归三钱　生草节三钱　石菖蒲一钱五分　猪脚爪一枚,劈碎　紫丹参三钱　生赤芍三钱　蜂房窠二钱　煎汤洗之。

外用：红肉：上补天丹、海浮散。腐肉：上桃花散、九黄丹。外贴阳和膏。

七诊：中发背腐肉已去其半，得脓亦多，四围根脚渐平，纳谷不旺，临晚足跗浮肿，牙龈虚浮，脉象左濡弦右濡滑。气血两亏，脾胃不健，余毒蕴湿未楚，再拟益气托毒，崇土化湿。

生黄芪四钱　抱茯神三钱　全当归二钱　紫丹参二钱　陈广皮一钱　冬瓜皮三钱　生白术一钱五分　生草节四分　焦谷芽三钱　红枣五枚

外用海浮散、九黄丹、补天丹、九仙丹、阳和膏。

八诊：中发背腐肉十去七八，四围根脚亦觉渐收，牙龈虚浮，临晚足跗微肿，脉象左虚弦不柔，右濡滑。气血两亏，浮火易升，脾弱清气下陷，余毒留恋。再拟益气托毒，崇土化湿。

生黄芪四钱　抱茯神三钱　淮山药三钱　冬瓜皮三钱　紫丹参三钱　全当归三钱　生白芍一钱　红枣五枚　生草节四分　陈皮一钱　生熟谷芽各三钱

外用海浮散、桃花散、九黄丹、补天丹、阳和膏。

九诊：中发背腐肉已去七八，根脚亦平，脓水亦少，惟纳谷不香，牙龈虚肿，面部虚浮，脉左虚弦右濡滑。气血两亏，津少上承，脾胃不健，运化失常。再拟益气托毒，理脾和胃。

生黄芪四钱　云茯苓三钱　大贝母三钱　冬瓜子三钱　紫丹参二钱　陈广皮一钱　佩兰梗一钱五分　红枣四枚　全当归二钱　生草节四分　生熟谷芽各三钱

外用桃花散、九黄丹、补天丹、阳和膏。

十诊：中发背腐肉已除，新肉已生，纳谷衰少，口舌糜点，牙龈肿痛，妨于咽纳，便溏似痢，苔腻布，脉象左虚弦右濡滑。此乃气阴两亏，无根之火易于上升，脾胃不运，湿浊留恋，人以胃气为本，再拟和胃运脾，宣化湿浊。

炒淮药三钱　炒扁豆衣三钱　佩兰梗一钱五分　藏青果一钱　云茯苓三钱　新会皮一钱五分　谷麦芽各三钱　干荷叶一角　野蔷薇花露二两　香稻叶露二两,二味后入

龙脑薄荷一支，剪碎泡汤，洗口舌糜腐处，再用珠黄散掺之。

十一诊：中发背腐肉已去七八，新肉已生，便溏似痢亦止，惟口舌糜点碎痛，牙龈虚浮，妨于咽饮，纳谷减少，苔薄腻，左脉弦象略缓，右部濡滑。此气阴两亏，虚火挟湿浊上浮，脾胃运化无权。人以胃气为本，再拟和胃清宣。

炒淮药三钱　川象贝各二钱　通草八分　佩兰梗一钱五分　云茯苓三钱　陈广皮一钱　炒谷麦芽各三钱　香稻叶露三两　蔷薇花露三两,二味后入

十二诊：中发背腐肉虽去七八，新肉生长迟迟。皆由正气亏虚，不能生长肌肉，口舌糜腐碎痛，牙龈腐烂，妨于咽饮，谷食衰少，苔粉腻，虚火挟湿浊上浮，脾胃生化无权，还虑正虚不支，致生变迁。再拟和胃清化。

真芦荟八分　甘中黄五分　赤茯苓三钱　京玄参一钱五分　胡黄连五分　活贯众三钱　川象贝各二钱　通草八分　生熟谷芽各三钱　蔷薇花露三两　香稻叶露三两,二味后入

以上出自《丁甘仁医医案》

宋先生。中发背腐肉已除，新肉已生，纳谷衰少，口舌糜点，牙龈肿痛，妨于咽饮，便溏如痢，苔腻布，脉象左濡弦右濡滑。此乃气阴两亏，无根之火易于上升，脾胃不运，湿浊留恋。人以胃气为本，再以和胃运脾，宣化湿浊，尚希明正。

炒淮山药三钱　云茯苓三钱　炒扁豆衣三钱　新会皮一钱　炒谷麦芽各三钱　佩兰梗一钱五分　藏青果一钱　干荷叶二角　野蔷薇露　香稻叶露各二两，二味后入　龙脑薄荷一支，剪碎泡汤洗口，舌糜烂处用珠黄散搽。

二诊：中发背腐肉已去八九，新肉已生，便溏如痢亦止，口舌糜点碎痛，牙龈虚浮，妨于咽饮，纳谷减少，苔薄腻，左脉弦象略缓，右部濡滑。此气阴两亏，挟湿浊上浮，脾胃运化无权。人以胃气为本，再宜和胃清宣。

炒淮山药三钱　云苓三钱　川象贝各二钱　陈皮一钱　通草八分　炒谷麦芽各三钱　佩兰梗一钱五分　野蔷薇花露三两　香稻叶露三两，二味后入

三诊：中发背腐肉虽去八九，新肉生长迟迟，皆由正气亏虚，不能生长肌肉。惟口舌糜腐碎痛，牙龈腐烂，妨于咽饮，谷食衰少，苔粉腻。虚火挟湿浊上浮，脾胃生气无权，还虑正气不返，致生变迁。再宜和胃清解。

真芦荟八分　京玄参一钱五分　甘中黄五分　川象贝各二钱　胡黄连五分　通草八分　赤苓三钱　活贯众三钱　生熟谷芽各三钱　野蔷薇花露三两　香稻叶露三两，二味后入

《丁甘仁晚年出诊医案》

葛左。脑疽腐溃，根脚虽收，腐肉未脱，气虚不能托毒外出，痰湿蕴结不化，宜益气和营，化湿托毒。

生黄芪六钱　全当归二钱　生草节六分　抱茯神三钱　炙远志一钱　苦桔梗一钱　大贝母三钱　炙僵蚕三钱　鹿角霜三钱　香白芷四分　紫丹参二钱　琥珀蜡矾丸一钱，吞服。

另用：全当归三钱，大川芎一钱五分，生草节一钱五分，石菖蒲一钱五分，鲜猪脚爪（劈碎）一枚，煎汤洗之。

外用九黄丹、补天丹、黑虎丹、阳和膏。

陈左。脑疽七天，顶虽溃未曾得脓，根脚肿硬疼痛，日晡寒热，湿邪凝结督阳之络，血凝毒滞。证势非轻，拟和营托毒。

生黄芪四钱　全当归二钱　生草节八分　苦桔梗一钱　川桂枝五分　京赤芍二钱　大贝母三钱　炙天虫三钱　陈广皮一钱　白茄蒂五枚

上黑虎丹，贴退消膏，敷用金箍散、冲和膏。

二诊：脑疽腐溃平坦，根脚散漫，肉色紫暗，气虚肝郁，挟痰湿蕴结督经，血凝毒滞。证势非轻，姑拟和营托毒。

生黄芪四钱　全当归二钱　紫丹参二钱　生草节六分　苦桔梗一钱　大贝母三钱　炙僵蚕三钱　鹿角霜三钱　陈广皮一钱　白茄蒂一钱

琥珀蜡矾丸一钱，吞服。

外用阳和膏、九黄丹、黑虎丹。

如意散、蟾皮、金箍散以红茶白蜜调敷。

寿左。上搭手腐去新生，口燥亦减，姑拟益气生新，调理脾胃。

生黄芪四钱　紫丹参二钱　生草节六分　抱茯神三钱　怀山药三钱　川石斛三钱　全当归二钱　川象贝各二钱　陈广皮一钱　丝瓜络三钱　红枣四枚

外用三妙膏、桃花散、海浮散。

罗左。股阴疽肿硬疼痛，日晡寒热，虑其增剧，姑拟祛瘀消解。

京赤芍二钱　荆芥穗钱半　青防风一钱　全当归二钱　泽兰叶钱半　杜红花八分　生草节六分　炙甲片一钱　嫩桑枝三钱　大贝母三钱　炙乳没各八分　炙僵蚕三钱

吴童。环跳疽又发，脓水不多，疮旁又肿，良由两天不足，痰湿瘀凝，营卫不从，拟阳和汤加减。

净麻黄三分，先煎去白沫　大熟地四钱　肉桂心四分　白芥子二钱，炒开　怀牛膝三钱　炮姜炭四分　陈广皮一钱　紫丹参二钱　鹿角胶三钱

二诊：流注破溃已久，内已成管，左髀部漫肿疼痛，证属缠绵，以丸代煎，缓图功效。

净麻黄二钱五分　大生地四两　怀牛膝一两五钱　炮姜炭五钱　肉桂心五钱　陈广皮一两　白芥子二两　鹿角胶二两　生草节一两　生黄芪二两

上药共研细末，加鹿角胶和透，炼蜜为丸。每早晚各服一钱五分。

吴左。鹤膝疽已久，漫肿疼痛，皮色不变，难于步履。两天本亏，风邪痰湿稽留络道，营卫闭塞不通，姑拟益气祛风，化湿通络。

生黄芪五钱　全当归二钱　西秦艽二钱　怀牛膝二钱　晚蚕沙三钱，包　海桐皮三钱　木防己二钱　陈木瓜二钱　白茄根二钱　川独活七分　生苡仁四钱　藏红花七分　油松节二钱，切片

贴阳和膏。

二诊：两天本亏，风邪痰湿稽留络道，营卫痹塞不通，左膝漫肿痹痛，不便步履，防成鹤膝，仍宜益气祛风，化湿通络。

生黄芪四钱　全当归三钱　怀牛膝二钱　西秦艽二钱　云茯苓三钱　生苡仁四钱　木防己二钱　广陈皮一钱　杜红花八分　虎胫骨二钱，炙酥　松节二钱，切片

陈右。甘疽成漏，脓水淋漓，气血两亏，不能托毒外出，证势缠绵，姑宜培养气血，拔管托毒。

生黄芪六钱　生潞党参三钱　生甘草六分　全当归二钱　紫丹参二钱　苦桔梗一钱　大贝母二钱　抱茯神三钱　象牙屑三钱，焙　红枣四枚

拔管以七仙条，须痛二刻钟即止，至第三日自出。

徐小。甘疽虽愈，根株未除，大腹微满，皆由两天不足，健运不能如常，再拟培养两天，加以伤风，佐入祛风化痰之品。

怀山药三钱　炙远志一钱　霜桑叶三钱　苦桔梗一钱　抱茯神三钱　嫩前胡钱半　光杏仁三钱　象贝母三钱　福橘络一钱　冬瓜子三钱　陈葫芦瓢三钱

潘左。中搭手破溃，得脓不多，四围肿硬疼痛，已见轻减，宜和营托毒。

生黄芪五钱　生草节八分　云茯苓三钱　全当归二钱　紫丹参二钱　生苡仁四钱　大贝母三钱　忍冬藤三钱　飞滑石三钱　丝瓜络二钱　杜赤豆一两

罗右。少腹疽已成，内已溃脓，肿红疼痛，湿热瘀凝，营卫不从，虑其增剧，姑拟和营托毒。

生黄芪四钱　紫丹参二钱　生草节八分　全当归二钱　京赤芍二钱　忍冬藤三钱　连翘壳三钱　大贝母三钱　通草八分　飞滑石三钱　泽兰叶钱半　丝瓜络二钱　杜赤豆一两

退消膏上黑虎丹、九黄丹。

张左。蜣螂疽漫肿疼痛，不能屈伸，肢节酸痛，脾弱生湿，湿郁生痰，稽留络道，宜理脾和胃，化湿通络。

生白术二钱　云茯苓三钱　陈广皮一钱　仙半夏二钱　紫丹参二钱　大贝母三钱　生赤芍二钱　炙枳壳一钱　杜红花八分　陈木瓜二钱　嫩桑枝四钱

小金丹一大粒，研细末化服。

顾小。病痰破溃，蜣螂疽漫肿疼痛，形寒潮热，大腹胀满，内外夹杂之证，非易图功。

生白术钱半　连皮苓四钱　炒怀药三钱　陈广皮一钱　大腹皮一钱　干蟾皮钱半，酒洗　炒香附二钱　鸡金炭钱半　使君肉三钱　陈葫芦瓢三钱　六君子丸三钱，包煎

谈左。蜣螂疽生于手指，漫肿疼痛，不能屈伸，脾弱生湿，湿郁生痰，稽留络道，营卫不从，宜理脾和胃，化湿通络。

生白术钱半　云茯苓三钱　仙半夏二钱　陈广皮一钱　炙枳壳一钱　生赤芍二钱　大贝母三钱　炙僵蚕三钱　风化硝五分，后入　嫩桑枝四钱　山慈菇片八分

钱左。痧后蕴毒留恋，挟痰瘀凝结，耳后发肿硬疼痛，耳内流脓，稍有咳嗽，宜清解消散而化痰瘀。

薄荷叶八分　熟牛蒡二钱　荆芥穗钱半　熟石膏二钱　生草节八分　苦桔梗一钱　忍冬藤三钱　连翘壳三钱　大贝母三钱　炙僵蚕三钱　生蒲黄三钱，包　杜红花八分　板蓝根钱半　万灵丹一大粒，化服。

童左。颊车疽虽溃，得脓不多，根脚肿硬疼痛，痰瘀凝结，营卫不从，姑拟和营托毒。

全当归二钱　京赤芍二钱　紫丹参二钱　生草节八分　苦桔梗一钱　忍冬藤三钱　炙僵蚕三钱　连翘壳三钱　大贝母三钱　山慈菇片八分　丝瓜络二钱　杜赤豆一两

张右。颊车疽成漏，脓水淋漓，宜益气和营，化管托毒。

生黄芪四钱　全当归二钱　生草节六分　抱茯神三钱　炙远志一钱　苦桔梗二钱　紫丹参二钱　大贝母三钱　陈广皮一钱　红枣四枚　象牙屑三钱，焙

宋左。肋疽漫肿疼痛，已有三月之久，内已酿脓，肝郁挟痰湿凝结，证势非轻，姑拟消托兼施。

生黄芪五钱　全当归二钱　生草节六分　抱茯神三钱　炙远志一钱　苦桔梗一钱　大贝母三钱　炙僵蚕三钱　炙甲片一钱　陈广皮一钱

外贴阳和膏。

此证针破后有似脓非脓之油腻者，是内隔膜已坏，不治也。

二诊：肋疽漫肿疼痛，已延三月之久，内有酿脓之象，宜益气托毒，健运太阴。

生黄芪四钱　紫丹参二钱　生草节八分　赤茯苓三钱　生白术二钱　陈广皮一钱　六神曲三钱　炒扁豆衣三钱　大贝母三钱　炒赤芍二钱　炒谷芽三钱　炒苡仁三钱　金香附钱半　干荷叶一角

以上出自《丁甘仁医案续编》

曹惕寅

金业公所韩介眉君，绍一病者，持函来诊，谓其贫病交迫，嘱为尽力治之。望其形色，虽不甚憔悴，惟疲惫不堪。询之知患对口疽。启视之，大骇，自脑至背漫肿而硬，其坚如石。针刺刀划，既不痛楚，又无血液。上半身板木强直，自觉如有重负。脉来沉细，舌苔白腻，面色㿠白。一派气血寒凝之象。问其曾服寒药否？答曰："曾请疡科医治，谓为湿热深重，非大苦大寒不足以荡涤之。起病迄今，四旬余矣。一诊之后，无力再医，乃至迁延。"余曰："君疾不医尚可，医则愈误病机。夫患疽之原，营气为湿热所阻，络气为之闭塞，非重剂温热，不能使气血流通，腐化毒解。今以寒剂治之，是南辕而北辙，徒增其害耳，致毒气不能外泄，转乎内而伤筋伤络，散漫不已。故表面一若粗厚肌肉，殊不知内中痛苦，非可言喻也。"因为处二方，一内服，一外敷。内用生芪皮、鹿角霜、全当归、制蚕、角针、茄蒂、菌脚、橘红、米仁、丝瓜络、泽泻。外用红花、王不留行、苏叶、当归、木瓜、木香煎汤热敷疮疡四围，及一切僵木处。复用红升黑虎膏及敷冲和散，并以刀法划破死肌。阅数日后，头项渐能转动，揭膏视之，热气上冲，臭秽不堪，渐知痛楚。仍如前法治之，历十余日始得顽肌全消，腐肉化尽，得显露光红新肉。掺以八宝生肌散，贴以清凉膏，佐以培养气血药品，如党参、熟地、归身、川贝、白芍、料豆衣、茯神、盐半夏、川断、楮芽。遂以此法完功。治疽之不可用凉药，实为一定不易之旨也。

林姓夫妇同患上搭手，均溃数头，根脚板木，形势巨大，按之无脓，并云已服小金丹、六神丸等。而仍窜发，两肩臂僵不能动，深以不验为憾。余曰："痈始伏硬块，由渐而大，高肿毒化，溃脓便愈，即时于法可消。疽之初起，仅为一脓窠，而内部已僵膜满布，营气阻遏，湿热凝聚。于法只可温托化湿、解毒和营，最忌香散。今尔等以治痈之法治疽，宜其毒气散漫，半体僵肿。"急用冲和散以紫苏、茄蒂煎汤，调和热敷四围，并贴黑虎膏，内服芪皮、苏梗、当归、制蚕、角针、紫茸、米仁、泽泻、茄蒂、香菌脚。药后疡势高肿，散漫之势亦定。即于前方去芪皮、角针、香菌脚、茄子蒂，加连翘、银花藤、赤芍。一二剂，均脓泄肌敛，平复如常。余如疔疮初起，亦同一脓窠，更不宜服香窜攻散之品，易使毒陷昏变，俗名走黄。惟疔宜寒凉，疽宜温通，斯大相悬殊处。至若治痈宜因势而变化之。初起僵硬宜温，渐次红肿宜凉，反是旨以治之，则危殆立见矣。

唐君省之太夫人年六旬余，患上搭疽。王君祥熙之太夫人亦六旬余，患对口疽。均属肿平软漫脓稀，为疮家恶候。且俱见纳少肢麻，神疲倦语等象。余以病者年高体乏，深恐正不胜病辞之。病者坚欲余诊，乃勉为之立方，苏梗三钱、制蚕三钱、角针一钱、芪皮四钱、当归三钱、赤芍三钱、米仁四钱、橘皮一钱、半夏三钱、茄蒂钱半、菌脚钱半。三剂之后，始转肿起坚硬脓稠。复以冲和散敷之，及黑虎膏贴之。又以恶苦不愿服药，乃专事外法，并用红花、当归、苏叶、木瓜敷之。未及半月，即得腐脱完口。

以上出自《翠竹山房诊暇录稿》

傅松元

顾哲甫者，六里桥榨油厂之主人也。一日邀余至其家，见其家人多拭泪，余问谁病？答云哲甫。导入其室，则哲甫扶坐在床，喘嗽不休，汗下如雨。左右云："左肩背高肿甚于右，肉色不变，亦不觉痛，惟咳嗽引起腋痛，不发热而食量大减，今六日矣。请外科医诊视云是流注，开三刀，皆鲜血，插降药三条，外贴膏药，服其药一剂，因刀口痛不可忍，即起膏药，抽去药条，但服药后，喘咳益甚，自汗不休，今日复请来诊。刀口已闭，肿处仍不痛，开方已持往肆中撮药，昨方诸亲友云恐误治，故请先生决之。"余见昨服之方为阳和汤，今喘逆将脱，势不可为，其家定欲开方。余曰："此为肺疽，病在内而形诸外，非流注也，昨服流注之方，安得不变喘脱？治恐无及矣，故从尔请试之，不识近地有薏苡之根乎？"曰有。余嘱令速取，迟恐不救。乃为书葶苈、苏子、光杏、贝母、沙参、桔梗、白前、通草、甜瓜子、鲜薏根一方，少顷前方之药至，观其方，乃用川乌、草乌各二钱。余大惊曰："此杀人之方也，若服之，可立而待毙。"明日复诊，知其服余方后，胸中格格不相安，旋即吐出痰涎一盆许，喘遂平，汗渐止，食已进，肩背之肿，亦复无形，惟稍有嗽，神倦脉弱。余曰："此邪去正虚，宜与沙参、麦冬、桑皮、薏苡、甜杏、橘白等理虚利肺之方。"三剂而安。

《医案摘奇》

俞道生

季刚。环跳疽，内容甚大，脓水源源，身中气血两端被其日渐消耗，而虚阳因之易动，里急咽红，相继发生，在所难免矣。脉虚细数，舌根尚黄，虚中挟有湿热，拟圣愈汤加减，参以化湿之品。

米炒党参9克　土炒白术4.5克　附子1.5克，同炒　大生地9克　云茯苓9克　白归身9克　真川牛膝9克　福泽泻6克　安桂0.9克，同炒　炒白芍4.5克　焦谷芽12克　左牡蛎15克　五花龙骨12克　核桃3枚

复诊：环跳疽，脓去颇多，气血大为消耗，无如血分湿热尚未廓清，挟虚阳以升腾，以致午后潮热，热则喉中窒塞不舒。盖上升之气，自肝而出，肝无营养，雷火浮越也。脉细数，重按无力，舌根浮黄，再拟调气养血，潜阳化湿，必得虚热肃清方无他变。

处方同前，除党参、白术、附子炒生地、归身、牛膝、安桂炒白芍、谷芽、胡桃，加直条参须（另炖冲入）3克、生晒于术4.5克、夜交藤9克、细白薇4.5克、淮山药9克、姜汁炒大生地9克、黑锡丹（吞下）2.4克。

三诊：环跳疽溃久不敛，脓水流注于尾骶之右偏肿痛，皮色如常，欲溃不溃，蔓延及于腰际，浮肿作痛，午后寒少热多，发有定候，脉虚细数，舌根浮黄，血分湿热流滞下焦，肾虚失于排泄，元亏正不胜邪，故缠绵至于若是也。再拟扶元养血助肾，以滤其毒质。

米炒党参9克　生有芪9克　白当归9克　白茯苓9克　炙狗脊9克　盐水炒淮牛膝9克　盐水炒泽泻9克　鹿角霜9克　淡苁蓉9克　功劳叶9克　酒炒丝瓜络3寸　东垣肾气丸4.5克，吞下

四诊：环跳疽孔大且深，一时骤难长敛，而脓水流注于尾臀之右偏，漫肿而平势，欲外溃，惟元气大亏，脓熏未透，非可以朝夕期也，脉仍虚细数，舌苔黄花脱，再拟扶元养血佐以托脓。

处方同前，除泽泻、鹿角霜、苁蓉、功劳叶、丝瓜络、肾气丸，加鹿角胶4.5克、牡蛎粉炒珠9克、稀莶草9克、炒川芎4.5克、川桂枝尖1.5克、生草节1.5克、鲜桑枝1尺许。

《俞道生医案》

贺季衡

孙女。井口疽自溃，疮口深大，时常寒热，胃呆食少，脉弦数，舌红。血热肝旺，兼胃有积热使然，完口不易。

当归二钱　大贝母四钱　粉丹皮二钱　生黄芪三钱　连翘二钱　京赤芍二钱　中生地五钱　炒苡仁五钱　蒲公英五钱　天花粉四钱　生甘草八分　红枣三个

李女。井口疽初起，左乳上高突有形，痛掣肩肘，脉弦细，舌红。风邪痰湿入络之候，溃后极难完口。

当归二钱　白芥子一钱五分，炒　块苓四钱　京赤芍二钱　刺蒺藜四钱　青防风八分　橘络八分　西秦艽一钱五分　海桐皮四钱　丝瓜络二钱，炙　炒竹茹一钱五分　荷叶筋一团

陆男。脑疽两候，虽已得脓，而疮顶平塌，界限不清，四围漫肿，两旁俱及耳根，迭经寒热，脉小数而滑，舌苔浮白。气虚痰盛，湿火凝结督阳之络而来，势属阴多阳少。亟为温补本元，以化湿毒。

潞党参三钱　生黄芪三钱　新会皮一钱　当归三钱　香白芷一钱五分　京赤芍三钱　炒白术二钱　炙甘草八分　姜半夏一钱五分　生姜两片　红枣三个

二诊：脑疽虽已得脓，而疮顶仍平塌，四围漫肿，并不甚痛，兼之寒热作恶，食少神疲，脉虚数，舌红苔白。气虚痰盛，不能化阴为阳。仍当温补化毒，兼运中阳。

潞党参三钱　炒白术二钱　上肉桂八分　新会皮一钱　当归三钱　生黄芪三钱　大砂仁八分　姜半夏一钱五分　白芷八分　京赤芍二钱　生姜两片　红枣三个

何男。下搭延已一月，根脚散漫，疮顶不高，频起蜂窠，脓出不畅，脉濡细而滑，舌左滑白。气血暗亏，内陷可虑。亟为温托，冀得厚脓乃吉。

生黄芪三钱　当归三钱　角针三钱　京赤芍二钱　川桂枝八分　淮牛膝一钱五分　炒白术二钱　大贝母三钱　甘草节八分　川黄柏一钱五分　生姜两片　红枣三个

李男。下搭初起，未成先溃形如粟米，四围赤脚，寒热迭作。势有腐溃之虑。

当归三钱　上银花五钱　京赤芍二钱　天花粉四钱　大贝母四钱　甘草节八分　粉丹皮二钱　净连翘二钱　生苡仁五钱　川黄柏一钱五分　万灵丹三钱，过口

以上出自《贺季衡医案》

张山雷

叶幼。环跳疽自溃，漫肿尚盛，脉数舌滑。先宜清化。

川独活 3克　全当归 4.5克　大腹皮 9克　炒川柏 4.5克　生鸡内金 4.5克　广藿梗 4.5克　生苡仁 6克　川断 6克　红花 3克　陈皮 4.5克

二诊：环跳久溃，腐化且巨。昨授清化，肿势稍减，脉细数，舌滑，本元亦薄，而未可遽与扶元。仍宗宣络行气。

川独活 4.5克　小青皮 4.5克　大腹皮 9克　川断肉 6克　炒建曲 4.5克　全当归 4.5克　怀牛膝 4.5克　生鸡内金 4.5克　广郁金 4.5克　焦苡仁 9克

叶妪。上搭手，内已有脓，恶腐甚盛，泛恶胸闷，脉涩舌腻。先拟开泄。

淡吴萸 0.3克　制半夏 4.5克　炒川芎 3克　西羌活 3克　桂枝 1.2克,同炒　大白芍 4.5克　全当归 6克　川断肉 9克　原红花 2.4克　制香附 6克　陈皮 4.5克　生鸡金 4.5克　砂仁壳 1.2克

包左。背疽大证愈后时或作痒，眠食已安，而肢节酸楚，足跟隐痛，脉弦舌清，明是气营尚亏，足三阴未复。

元地 15克　杞子 9克　黄肉 9克　归身 6克　潞党参 6克　沙参 9克　炙甘草 1.2克　黄芪 6克　陈皮 4.5克　茯苓 9克　枣仁 9克　木瓜 4.5克　木香 1.8克　砂仁 2粒

包左。背疽证虽不甚，形巨势高知痛，犹为顺候。但毒尚未聚，是宜温经提毒，须得脓见方妥。

川桂枝 3克　西羌活 4.5克　姜半夏 4.5克　炒川芎 4.5克　全当归 4.5克　川断肉 6克　原红花 4.5克　生延胡 4.5克　焦谷芽 4.5克　炙鳖甲 3克　广皮 4.5克　广木香 2.4克　壳砂仁 1.2克,打

樊左。耳疔外溃，变幻蔓生，耳下肿坚，将有石疽之累。从前药误，一至于此。姑再清肝活络、消肿散结软坚，尽力图维。尚不知果能全绩否也？

生杭芍 9克　怀牛膝 6克　全当归 4.5克　玄参 9克　贯众 12克　生延胡 6克　象贝 6克　法半夏 4.5克　川柏 4.5克　条芩 4.5克　雅连 1.2克　元明粉 2.1克　蒲公英 9克　女贞子 12克　红重楼 6克　生锦纹 1.8克　焦栀子 9克

张左。上石疽，本是阴虚阳浮，春升木动，宜乎近复加剧。脉左浮弦劲，舌滑少液。治法只宜养阴潜阳，为标本兼顾，庶乎带病延龄。

大元地 1.2克　炒山萸肉 9克　条子芩 4.5克　甘杞子 4.5克　北沙参 9克　川石斛 9克　白薇 9克　白前 6克　鲜竹茹 4.5克　陈皮 6克　大白芍 9克　晚蚕矢 9克　甘菊花 6克　生石决明 15克　生牡蛎 24克　生龟板 15克　生鳖甲 12克,四味同打先煎　羚角 1.2克,水磨冲

以上出自《张山雷专辑》

范文甫

王孩。环跳疽初起，右脚不能屈伸，恶寒发热，环跳穴处按痛，形体消削。

　　大生地12克　　当归9克　　川芎9克　　生白芍12克　　桃仁9克　　红花3克　　生黄芪12克　　怀牛膝9克

　　姜稽琴。上搭手破口，脓水出，薄而无气，口散漫不敛，疮形平塌，其色灰暗，面色苍白。元神虚损，湿亦未化。

　　地丁草30克　　当归9克　　生黄芪30克　　炒冬术9克　　党参9克　　大生地9克　　红花9克　　桃仁9克
甘草3克　　淡附子3克

　　外洗方：白芷9克　　蜂房9克　　苏木9克　　苍术9克　　赤芍9克　　归尾9克　　防风3克　　蚤休9克
川芎9克　　羌活9克　　猪肉皮30克

　　二诊：药后见效，疮色转润，疮口渐敛。

　　前方，外洗方。半月后当可收口。

以上出自《范文甫专辑》

曹颖甫

　　虞师舜臣尝曰："一二八之前，闸北有一老妇，其子服务于邮局。妇患脑疽病，周围蔓延，其径近尺许。启其所盖膏药，则热气蒸蒸上冒。头项不能转侧。余与余鸿孙先生会诊之，三日不见大效。四日诊时，天色已晚，见病者伏被中，不肯出。询其故，侍者曰，每日此时恶寒发热汗出。余乃悟此为啬啬恶寒，翕翕发热之桂枝汤证。即用桂枝五分，芍药一钱，加姜、草、枣轻剂投之。次日，病大减。遂逐日增加药量，至桂枝三钱，芍药五钱，余三味亦如之，不曾加他药。数日后，竟告全愈云。"

《经方实验录》

翟竹亭

　　西门内王姓小儿，五岁患手背发，屡治不愈。邀余诊视，见小儿手背筋骨尽露，所流俱是臭水，并无脓意，小儿体极瘦弱。伊母又云："大便日泻三四次不等，夜间疼痛不止。"余诊其脉，六脉皆虚细无力，此因久病失于调补。疮科又属破漏之证，如同居家，每日非用钱十串不能过活，若仅有进款五串，不止日贫，且有冻馁之虞。此儿之疮，三月内臭水淋漓，非虚乎？饮食减少，非虚乎？大便滑，非虚乎？由此思之，臭水无脓者，正见元气亏损，不能化毒之明证。今治法宜先服十全大补汤以壮气血，气血壮自然化毒变脓，外上红升丹，提脓拔毒。各外科书皆云，有脓则生，无脓则死，此千古不易之言。伊父母闻余论深以为然，遂服十全大补汤，五帖后，疼痛稍止，似乎有脓。又投五帖，泄泻不止，饮食大增，脓变稠黄，臭气已去，生机日多，脱去危险。此证自余治，始终四十二天，共服药三十帖而愈。倘若不从内治，全恃外治之法，恐终不免亡。常见有患疮者，连年不愈，外科家不问新旧虚实，满口谓毒气不尽，至于用药，轻者凉血解毒，重者硝黄乱投，犹言宜清内毒，竟使元气日消，毒气日盛，不死不休。如此而死者，不胜屈指，皆因不明《内经》虚实大论之误也。

　　城内耿顺德，年二十余。患玉枕疽，疮形甚恶，大如瓜蒌，疼似火烧，硬如铁石，半月后不溃，诊其脉皆虚细无力。此系督脉受寒湿凝结而成，久之寒化为热，阴变为阳，方能成脓。

目今之治，先服仙方活命饮，令其速溃，以免毒气蔓延。伊亦信服。三帖疮已半软，又投四帖，疮已熟矣。用刀取破，脓血各半碗许，上以红升丹，每日两次。共服药十帖而愈。

张显亭患中脘发，屡治不愈，二十余日。迎余诊治，见其疮头大如汤碗，焮肿似盘，疮口深有寸余，腐肉不脱，新肉不生，诊其脉洪盛有力。此系脾胃火毒结聚而生。当先服仙方活命饮三帖以解内毒，外上大金丹，化腐生肌。日有佳兆，三十日而愈。

城内土地阁街马姓妇，年近八十，患正对口，二十余日，请余往治。疮口大似茶杯，脓色稠黄，腐肉尚未脱尽。诊其脉洪而有力，问其饮食，喜凉恶热。伊子问曰："日夜疼痛不止，何也？"余云："《内经》曰'诸痛痒疮，皆属于心'。汝母年虽老，而禀赋甚厚，又属阳脏之人，以脉证并参，此证非大凉兼泻不愈。"遂用内疏黄连汤，服一帖大泻两次，内热已减，疼已稍止，脉洪而有力，比前略退。原方又投一帖，余证尽除，停药不服，外上大金丹，每日两次，以膏盖之。自诊起日近月余而愈。

内疏黄连汤

皂刺6克　防风10克　川羌活6克　白芷6克　穿山甲6克　连翘10克　当归10克　乳香10克　黄连6克　沉香3克　花粉10克　金银花12克　生地15克　川大黄15克　丹皮10克　栀子6克　甘草6克　水煎服。

李岗李姓妇，四十岁，患偏对口，月余，迎余往治。见肿势甚大，上至巅顶，下连至脊，坚硬如石，绝无溃意。告伊曰："正对口属督脉为阳，自下行上，易于肿溃；偏对口属膀胱为阴，由上行下，月余不溃者，纯阴无阳也。有人患此，先将生死置之度外，不误治法，亦有得生者。倘不得治法，服败毒之药，如冰上加霜，不知急令阴变为阳，未有不毙命者。"遂用黄芪托里汤加减，服五剂，疮根日收，焮肿日消，正疮渐长，又生大疼，时轻时重。原方又服五剂，浮肿消净，以指按之，遂按遂起，脓已收矣。用尖刀挑开，红白脓出两碗余，即时轻爽。外上红升丹，每日两次，又服黄芪汤七八剂，渐渐痊愈。外科一门，不明脏腑经络、阴阳表里、寒热虚实，全恃上药、膏药，有不误人命者，余不信也。

黄芪汤

当归12克　黄芪12克　白芷10克　川芎10克　金银花10克　茯苓10克　白术10克　乳香10克　没药6克　防风6克　油桂6克　炮姜6克　广陈皮10克　川羌活6克　炙甘草6克　水煎服。

关帝庙后张姓妇，五十岁。患背疽二十余日，迎余往治。但见疮口腐烂，其大如碗，臭气难近，脓水清稀，淋漓不止，日夜疼痛，饮食渐减，大便每日三四次。余告伊曰："此疮本非败证，因某医不分虚实，妄为攻伐，损伤真元，气血两亏，不能化毒为脓，业已犯着七恶，华佗复生，决无生理。"后闻说伊疮危时，大泻三天，周身尽肿而殁。

万春堂学徒孟生，十八岁，患中脘疽。某医误作痞块治之，服消积破块药十余剂，自觉食减气短，不敢再服，请余诊治。诊得关脉芤，按其胃脘，果有一块，大如碗许，无怪某医作痞块治也。余告伊曰："此证确属中脘疽无疑。速服托里之药，令疮头回转向外，方是吉兆。若以内破，再不得其治法，恐有烂胃腐肠之忧，悔之晚矣。"伊深信。遂开仙方活命饮加减。服五帖后，中脘穴上肿出一块，大如覆碗，又服五帖，高三寸余，按之大软，脓已熟矣。用尖刀刺破，红白脓交流不已，约五六碗许。上以红升丹，服气血双补之药，近三十帖，始终无变证，方获痊愈。

仙方活命饮加减

当归12克　金银花6克　连翘10克　皂刺6克　白芷10克　乳香10克　没药6克　陈皮10克　花粉10克　川贝母10克　防风10克　党参10克　炮姜6克　茯苓12克　粉葛根6克　甘草10克　水煎服。

邑人张文珍，年六十岁，患背疽。迎余时疮破半月矣，脓水清稀，饮食减少，四肢厥冷，腐肉不脱，新肉不生，大便滑泻，日夜三四次。看所服药，大概凉血解毒，不但无功，而且加重。此明系年老气血双亏，若不大补阴阳，培养根本，托毒外出，焉有生理？余用内托黄芪汤，服五帖，腐脱新生，泄泻已止。外上红灵药，以膏药盖之，每日两次。共服药十余帖，调理两月，方收口痊愈。

内托黄芪汤

炙黄芪15克　乳香10克　当归12克　党参10克　熟地12克　白术10克　炮姜10克　油桂6克　陈皮10克　川芎10克　茯苓10克　炙甘草10克　水煎服。

李自修，河北长垣人，年三十余，逃荒居杞，卖水为业。忽背上肿起一块，长尺余，宽八九寸，几乎一背尽满。迎余诊治，余告曰："此背疽也，又属阴证，近无愈期，非服药三十帖，变阴为阳，始可望愈。"伊不我信，又请某医，对伊曰："此因闪着，气血不和之证，作疮治误矣。可用醋流酒煎红花洗之当自愈。"洗十余日，毫无一效，日加重甚。日夜哭泣，无奈又迎余治，遂用大补回阳之剂，连服十剂，疮渐起长，疼痛稍减，红肿日甚，此变阳吉兆也。又服五帖，疮已熟矣。用刀刺破，脓出斗余，遂觉轻爽，转动如常，始终调理。二月有余，服药近三十帖，方获十全。方开于后。

党参12克　白术10克　云苓10克　炙甘草6克　油桂10克　黄芪15克　熟地15克　当归10克　川芎10克　白芍12克　附子10克　炮干姜10克　白芷10克　陈皮6克　山药10克　五味子6克　没药6克　乳香6克　金银花15克　连翘10克　水煎服。

以上出自《湖岳村叟医案》

梁月波

郭某某，男，62岁，天津人，经商。1946年7日11日初诊。背部患对心发，初起如粟粒大，红肿焮痛，并觉麻痒。曾经某医院外科手术治疗，术后疮面溃腐，肌肉腐烂如败絮，臭味难闻。疮内有蛆虫二十余条，向疮内深部攒入，奇痒不舒，疮面长约一尺二寸，宽约一尺。疮周漫肿，肤色紫暗。面色黄白，体质肥胖，气短，动则气喘，身感沉重，乏力，纳食减少，大便不畅。脉虚大无力，舌苔黄。

证属正虚毒散，毒邪陷里败逆之危证。急拟内疏黄连汤合补中益气汤加减。内疏黄连汤减薄荷、槟榔、木香、大黄，加党参15克、当归10克、生黄芪30克、白术10克、升麻1.5克、寸冬10克、陈皮10克、五味子9克、水煎饭后服。日一剂。外先用温汤洗净疮口，取新羊毫毛笔，蘸冰麝化毒散，撒于疮内腐肉上面，少许时，即见蛆虫由腐肉内向外滚落。待疮面蛆虫已净，再撒用轻乳生肌散于红润肌肉上。再敷生肌玉红膏用棉纸封固。另用拔毒架纸膏盖覆疮面。

每日疮面换药一次，五日后精神略增。脉虚略数，舌苔由黄转白。继续用上法治疗。

二诊：患者经治疗半月余，背疮腐肉渐脱落，疮内深处脓水增多，疮口周围肿消，腐肉处用冰麝化毒散加红粉少许，和匀撒于疮面腐肉，以化腐肌。余处仍予轻乳生肌散，并用生肌玉红膏外涂，棉纸封固。内服药如前法。

三诊：一月后，肿处尽消。疮内腐肉已脱，深约二寸余，新肉布满如榴。患者呼吸时疮内肌肉随之向内外摆动。此属将欲透膜之危象。患者经内服疏解毒热及补托之剂，精神渐复，气短、喘促已减，纳食增多。大便如常。脉虚略滑，舌质红苔白。外治用药如前，内服药于前方内倍党参、黄芪。

四诊：患者治疗两月余，精神已复原，发背腐肉已脱，新肉增多脓少，疮口渐收敛。外用生肌散调玉红膏外涂，棉纸封固。内服补中益气汤收功。共治疗四个月疮口愈合。

刘某某，男，60岁，河北省交河县人，农民。1943年10月21日初诊。患者面色晦暗，喜静、懒言、气短乏力、纳少、形寒体弱。脉沉细，舌苔白滑。脑后入发际，偏右侧患偏脑疽，因发病部位与口斜对，又名偏对口。其疽坚硬，根脚散漫，色暗平塌。脖项难转，背沉如石。证属阴寒客于经脉，气滞血凝而发。

急以托里排脓汤加减，方中减银花、连翘、浙贝以温经托里。外以五倍膏外敷，消肿软坚。

二诊：患者经治疗半月后，疮疽变软，渐溃。疮内肉色紫暗，逐渐成为黑腐状，疮流污水臭秽，疮口平塌，背沉木痛。脉沉弱，舌苔白。证势危重，仍用原方继服。急用"面灯灸法"（用湿面捏一略大于伤口之灯碗，覆于疮口，面灯碗内放入适量香油，不宜过多，以免油多外溢）以温经回阳，防毒内陷。油内放置灯心草数根，疮口周围用湿毛巾围敷，以防热油溢出烫伤。点着灯心。每灸至油尽为一壮，连灸二至三壮。初灸时若疮不痛为毒浅，若知痛为毒重，灸至不痛为度。灸后，用生肌散加红粉少许，撒于疮处，再用生肌玉红膏外敷，棉纸封固。

三诊：患者经治疗一个半月后，面色已转红润，纳食增多，背沉已减轻。疮内腐肉已脱，新肉红润。疮口由黑腐转为紫红色。脉滑细，舌苔白。此为由阴转阳证。内服药于前方减肉桂，加党参、黄芪各30克以增补气健脾之功。外用生肌散加珍珠（研粉）、麝香各少许，撒于疮口新肉处，再用生肌玉红膏外敷，棉纸封固，治疗三月余疮口收敛愈合。

刘某某，男，72岁，山东人，督军。1910年5月就诊。背部患上搭手。初起如粟粒大，微肿，略感焮痛，根大如掌，根脚散漫。曾经私立德、美医院外科住院治疗。手术后，疮流血水，肌肉渐腐臭，病势迅疾，诸药未效，乃请医治。

患者面色㿠白，两目无神，语声细微，身觉沉重，不能动转，略能进食，心烦，口渴，二便如常。脉细弱，舌淡苔白。背部右侧肩胛旁患上搭手，疮口直径约一尺六寸长，八寸宽。证属阴证，术后气血大伤，脾胃虚甚，毒滞于内，腐肌不化，难以败脓。急以黄芪内托散服之，以托里化腐排脓。外用生肌散加红粉少许，撒于疮面，以化腐外脱，促使新肉生长。再以生肌玉红膏外涂，棉纸封固。

二诊：治疗半月余，精神倍增，已能进食，觉较前有力，疮内腐肉已脱，新肉增长较慢，用生肌散加珍珠粉、麝香少许，研匀撒于疮内新肉处，余处换药如前。内服药，原方去川芎、皂刺，加白芍10克，改黄芪为30克，白术为15克继服，以增强益气内托之功。

三诊：病者面色已转红润，语言清晰，声音洪亮，两目转动有神，纳食如常，脉弦滑，舌苔白，以前法治疗三月余，新肉长平，疮口逐渐平复愈合。

以上出自《津门医粹》

张汝伟

鱼右，年五十二，宁波。玉枕疽，溃后肿不退，痛益剧，坚如石，脓水少，已两候矣。脉细弦，苔体白，此督脉有寒，毒不外透，久延防陷。用阳和汤合托里黄芪法。

鹿角霜　生绵芪　炒姜蚕　大贝母　炒赤芍　金银花各三钱　川桂枝四分　皂角刺　绿升麻　生甘草各一钱

本证始末：此余在南京路大庆里诊所之二房东的亲戚。汝本不治疡科，因熟人故，勉为书方。投剂后，坚块软，脓泄畅，敷以"去解"，不旬日而收功，亦快事也。

附录：去解方

陈黄升一两　石膏十两，尿浸　飞青黛五钱，研极细末，瓷瓶密贮，待用　此方黄升已陈三十年，石膏必用童便浸，一年后用，砻糠煨熟，伏去火性用，方能不痛而效宏。此药汝本贮存极多，"八·一三"常邑沦陷，俱遭灰烬，惜哉。

方义说明：治疡证，第一辨属阴属阳，阳宜清化，阴宜温托。本证坚硬不化，有水无脓，色白不红，均是虚寒之证。所处地位，是督脉所经之处，鹿角在所必用也。

《临证一得》

施今墨

张某某，男，25岁，腰及尾骶处酸楚不适，时日已久。两个月前于左臀部下方生一肿疡，渐破溃出脓，然疮面不红不痛。经某医院检查为腰椎结核所致，为寒性脓疡瘘道破溃。又经中医外科诊断为骨疽。本人畏行手术，遂来求诊。除上述症状外尚有食欲不振，气短乏力等证。苔薄白、舌质淡、脉沉细。

辨证立法：肾气虚损，气血留滞，阴毒结于内，遂成骨疽。病起于腰际，现于臀部下方破溃，阴毒流注所致也。肿疡不红不痛，六脉沉细均是阴证表现。拟培肾元，扶正气，由里托出治之。

处方：鹿角胶6克，另烊兑　紫河车6克　炙黄芪12克　当归身6克　酒生地6克　酒熟地6克　金狗脊15克　酒杭芍10克　功劳叶12克　白薏仁20克　炒远志10克　炙草节6克

二诊：服药十剂，气短乏力均感好转，脓疡破溃面积缩小，脓液亦减少，腰仍酸楚，食欲尚差。

处方：生鹿角20克，先煎　真虎骨10克，先煎　炙黄芪15克　当归身6克　金狗脊15克　野于术6克　焦内金10克　厚朴花6克　玫瑰花6克　白薏仁20克　功劳叶12克　威灵仙6克　盐地龙10克　炒远志10克　炙草节6克

三诊：前方服七剂，肿疡已消，破溃面缩小三分之二，流出少许黏液，食欲转佳，精神、

体力均好，腰腿仍酸楚不适。

处方：真虎骨 10 克，先煎　炙黄芪 30 克　鹿角霜 10 克　金狗脊 15 克　功劳叶 12 克　宣木瓜 10 克　炙草节 10 克　桂枝 3 克　杭白芍 10 克　汉防己 10 克　当归身 6 克　海桐皮 10 克　黑豆衣 12 克，热黄酒淋 3 次

四诊：服药十剂，溃疡已收口，腰腿酸楚减轻，食睡均佳，体力渐复。拟丸药收功。

处方：每日早服健步虎潜丸 1 丸，晚服虎骨木瓜丸 1 丸。连服一个月。

《施今墨临床经验集》

第二节　附骨疽

王孟英

一男子臂肿如腿，酸木而硬，医投消散如故。余与嶻峒丸二服，外敷解散之药于骱间，四面作脓而溃。此亦臂上附骨疽也。治不得法，即难收功。

《归砚录》

费伯雄

某。湿热瘀滞交阻，右腿外侧患成附骨疽，红硬肿痛，兼之浑身风疹，块垒作痒，寒热不解，恐防变剧。

银花四钱　连翘壳二钱　花粉二钱　赤芍一钱半　炒牛蒡三钱　当归一钱半　黄芩一钱　净蝉衣一钱　鸡苏散三钱，包　赤苓二钱　黑山栀三钱　木通一钱　茅根四钱　桑枝五钱

某。大腿附骨湿痰，溃脓之势渐轻，肿亦全退，惟胯内肿疼不松，痛甚如锥刺，恶寒发热，筋强不利，年逾五旬，营液有亏，湿热淹留不化，热痹之象。议先治标病。

参三七八分，切　秦艽二钱　草薢三钱　五加皮三钱　蚕沙三钱　防己二钱　羚羊片一钱半，先煎　防风一钱　生苡仁四钱　炙鳖甲一钱　酒炒独活五分　酒黄芩一钱　鳖血炒柴胡一钱　炒丝瓜络一钱半　怀牛膝一钱半　知母二钱，盐水炒　炙乳没各五分　当归三钱　夜交藤三钱，切　桑枝五钱

以上出自《费伯雄医案》

王旭高

陈。本体阴亏，四月间湿热成疡，溃脓而愈。愈后正虚，肝风升动，眩晕跌仆，以致腿股环跳受伤，漫肿色白，而生附骨痰疽。今二便阻塞，少腹胀满，将有肠痈之变。

忍冬藤　丹皮　桃仁　延胡索　鲜首乌　车前子　归身　牛膝　血珀五分，研末，药汁调下

某。环跳臀股之间，从前曾患外疡。今冹水伤筋，受水寒之气袭筋骨之中，臀股胯凹腓腨酸痛，大便燥结，小便不利，气坠尻酸。病在太阳、少阴二经，防发附骨阴疽。

六味地黄汤去山药，加细辛、麻仁、独活、川熟附。

另：东垣资肾丸二钱，开水送下。

渊按：辛、独二味，发少阴之寒从太阳而散，佐附子以温之，六味以补之泄之。

以上出自《王旭高临证医案》

巢崇山

某。为国计民生，忘及自己之身，询悉阅州试卷，质讯堂事，甚至夜以继日，虽汗出如洗，置之不问，而以事代食，憺然为饱，于是坎宫之阳越于上，离宫之阴坠于下。然而汗即湿也，阴类也，以阴附阴，无阳施化，先起奔豚，所谓奔豚者，肾之积也，积在少腹，上冲心胸，漉漉有声，犹不为意。迁延而至附骨疽生，数月而溃。溃阳筋，则弛张不能束骨；溃阴筋，则拘挛不能伸舒，此环跳挫突，不堪行坐之情形也。诊脉虚数，尺不耐按。下部畏冷，上不知寒，此阳气不能交会于阴之明征也。拙拟一法，益阴和阳，舒筋通络。然管窥之见，不足言医，是否有当，尚祈质之高明。

当归二钱　制首乌四钱　大茴香钱半　鹿茸粉五分　大熟地六钱　灵磁石三钱　胡芦巴二钱　川续断二钱　淡苁蓉二钱　龟腹甲六钱　桑寄生二钱　宣木瓜钱半　甜杞子二钱　怀牛膝二钱　扁金斛二钱　高丽参二钱

《玉壶仙馆外科医案》

丁泽周

钱左。腑气已通数次，脐腹胀势大减，口干不多饮，小溲不利，右髀部结块痹痛，痛引腿胯，不能步履，苔白，脉濡小而数，阴液本亏，肝失疏泄，湿热气滞互阻募原，一时未能清楚，痰湿邪风凝结络道，营卫不能流通，防成附骨流疽，内外夹杂之证，勿轻视之。宜化湿祛瘀，疏运分消。

连皮苓四钱　生熟苡仁各三钱　陈广皮一钱　大腹皮二钱　地枯萝三钱　枳实炭一钱　西秦艽二钱　木防己二钱　陈橘核三钱，打　益元散三钱，包　路路通钱半　冬瓜皮三钱　小活络丹一粒（研末冲服）。

《丁甘仁医案续编》

张山雷

杨左。气滞血凝，骸阳结块，形巨而坚，恐为附骨疽，脉弦涩不爽，舌尚不腻。宜和营运滞。

川独活4.5克　油当归6克　川断肉9克　桃仁泥12克　怀牛膝6克　藏红花1.2克　鸡血藤4.5克　大腹皮9克　带皮苓9克　苏方木4.5克　桑寄生6克

《张山雷专辑》

翟竹亭

西岭寺王之泰，年三十岁，患附骨疽。迎余诊疗，自膝以上，肿如冬瓜，日晡更甚，疼似刀刺，恸哭不止。余告曰："此是纯阴之证，急服大补回阳之药，阴变为阳，即是生机。"伊深信不疑，服十帖后，红肿明亮，阳证渐现。又服五帖，按之已软，大脓已成，用刀刺破，脓血出有斗余，即刻轻爽。又服大补药十余帖，外上红升丹，两月余痊愈，幸无残废，方开于后。

党参 15 克　茯苓 12 克　炙甘草 10 克　熟地 15 克　当归 10 克　川芎 10 克　白芍 10 克　白术 10 克　附子 6 克　川牛膝 6 克　肉桂 6 克　炙黄芪 15 克　金银花 12 克　乳香 10 克　陈皮 10 克　白芷 10 克　香附 10 克　水煎服。

《湖岳村叟医案》

梁月波

赵某某，男，25 岁，河北省交河县人，电车司机。1910 年 6 月初诊。患者右侧环跳穴处初觉肿胀疼痛，皮色如常，身体逐渐衰弱。半月余，痛势渐剧如刺。乃去天津东亚医院就医。经日籍外科医师检查，诊为骨髓炎，建议住院进行高位截肢，患者拒绝手术。乃来求医。患者身体瘦弱，乏力，右侧环跳穴处肿胀，筋骨剧痛。脉滑缓，舌苔白。证属寒湿阻络，气滞血凝，脉络瘀阻。

治法：内服内托羌活汤，减黄柏、连翘，加赤芍 10 克、红花 10 克。水煎食前服，以益气散湿，温经通络。外用活血消肿膏外敷，活瘀通络。

二诊：患者经治疗月余，体质仍虚弱，纳少、乏力，右侧环跳穴肿处微红，但痛势已减轻。脉缓滑，舌苔白。内服药，原方黄芪加至 30 克，肉桂加至 10 克，加牛膝 10 克继服，以增强益气温经通络之功。外用药如前法。

三诊：患者气短、乏力、纳少。患侧肿处肉腐渐溃脓，疮口逐渐扩大，长达一尺五寸，宽六寸。腐烂处深达骨质，脉缓，舌苔白。改服香贝养荣汤，去川芎、香附，加黄芪 30 克，肉桂 6 克，以温补、托里、排脓。疮内撒生肌散，腐肉处撒冰麝化毒散，以化腐外脱。月余后腐肉逐渐脱尽，脓逐渐减少，疮口新肉红润。于生肌散内加麝香、珍珠研粉各少许合匀撒于新肉处，外涂生肌玉红膏，疮口用棉纸封固。经治疗八个月余，患处疤痕表皮与骨部浅表愈合。曾两次去东亚医院复查，证明已康复。

《津门医粹》

第三节　流痰

王旭高

某。鼓槌多骨流痰，脓孔甚多，手掌及腕皆肿硬，而色紫不痛。已出过多骨，出骨之处已敛，而余外仍肿。此风毒湿热锢结手经。延来五月，收功不易。

当归　防风　苡仁　丹皮　连翘　广皮　生甘草　红花　桑枝

另蜣螂虫（炙）五钱，研末，掺。

赵。脾虚湿热入络，两手指节手腕皆木肿。此乃鼓槌流痰，不易速愈。

黄芪　白术　防风　秦艽　川贝母　当归　茯苓

以上出自《王旭高临证医案》

余听鸿

孟河巢沛三先生，治一横桥开肉铺者，身上流痰十余块，久溃不愈，色紫黑而肉僵硬，不知痛痒，无脓流水，肌肉皆削，胃气索然。患者曰："我戒口多时，胃气惫败，不知能稍食荤腥否。"沛三先生曰："思食胃气尚旺，肉鸭亦可食之。"患者曰："若能开荤，死亦瞑目。"看其病情，系多服寒凉，气血凝结所致。投以金匮肾气汤，月余，肌肉转红，渐软作痒。至两月后，先生再至横桥，有一人体肥貌丰，叩谢。先生茫然，几不识其人，问其原委，从开荤之后，胃日健旺，一方服六十余剂，疮平肌复矣。所以外证以胃气为本，胃以食所喜为补，若各物禁之，再以寒凉克伐戕胃，或温补壅塞助火，则殆矣。孟子云：尽信书，则不如无书。临证变通，方为上工。

壬午后余至琴川，有张姓，身上数十孔，大如钱，色暗肉僵，流水无腥秽味，不知痛痒，肌肉消瘦，人皆谓杨梅疮。余曰：寒凉凝结。出前医之方，俱苦参、黄柏、木通、翘、栀、芩、连、土茯苓等类。因戒口极净，胃气呆钝。余令其开荤，从先生金匮肾气法。十余剂后，服温通气血之品二十余剂痊。后遇类此者数证，莫不应手，皆食先生之德，故记于此，聊志感仰之意。

《余听鸿医案》

巢渭芳

桥头季某，渭外甥，七岁时患右足面蝼蛄串穿溃，延已五载，上下离开六寸许各一洞口，以银丝穿过，屑屑有声，知生朽骨矣。用药线穿开洞口，留中段连一寸不破，起出小圆骨一根，长四寸，如竹洞式半面，数日收功。

《巢渭芳医话》

陈莲舫

王。伏兔穴发为流痰，成非旦夕。若穿头溃脓，必致经年。

川独活　桑寄生　全当归　厚杜仲　五加皮　川萆薢　夏竹沥　白芥子　广陈皮　宣木瓜　紫丹参　青木香　丝瓜络

周。筋骨酸痛，此经壅空，虚痰从风转发为流痰。络脉抽搐，势在蒸脓。心悸头眩，腰楚，脉息细弦。属虚少邪多，内因病最淹缠也。

川独活　夏竹沥　杭甘菊　桑寄生　白归身　紫丹参　生白芍　左牡蛎　晚蚕沙　新会皮　厚杜仲　朱茯神　臭梧桐　丝瓜络

倪。气阻流痰，万万不可蒸脓。得能消散，幸之幸之。

旋覆梗　宣木瓜　独活　桑寄生　晚蚕沙　沉香屑　新绛屑　白茯苓　粉萆薢　冬瓜子　广陈皮　丝瓜络　大力子

以上出自《莲舫秘旨》

丁泽周

张右。据述病状，手臂、腿足酸痛，胸际一块突起，如栗子大。良由血不养筋，气火挟痰蕴结，势成流痰之象。况怀麟足月，舌质红绛，阴分素亏可知。书云：胎前宜清肝化痰，和营通络治之。然此恙决非旦夕所能图功，姑勉一方。

南沙参三钱　川石斛三钱　炒条芩一钱　川象贝各二钱　瓜蒌皮三钱　海蛤壳三钱　全当归二钱
西秦艽二钱　甜瓜子三钱　鲜竹茹二钱　丝瓜络二钱　嫩桑枝三钱　指迷茯苓丸六钱，包煎

陈海蜇皮二两，漂淡；大荸荠二两，二味煎汤代水。

《丁甘仁医案续编》

贺季衡

马男。腰俞痰肿硬，根脚散漫，并不甚痛，皮色渐赤，疮顶软，已具化脓之象，惟寒热缠绵，退而不楚，谵妄痰鸣，便闭近一旬，舌苔板腻满布，脉沉滑，右部不楚，且阳缩三日。此痰在络，而湿邪在中也。内外夹杂，证殊险要。

川根朴一钱　青蒿二钱　炒茅术二钱　大豆卷四钱　大杏仁三钱　炒枳实二钱　半夏曲二钱　新会皮一钱　炒苡仁五钱　大贝母四钱　正滑石五钱　炒竹茹一钱五分　桑枝四钱

朱男。龟背痰已久，脊骨高突，腰俞串溃两头，项核破溃，呛咳多痰，午后内热，脉数，舌黄。先天不足，痰热入于肺胃两经，极难着手。

南沙参四钱　大杏仁三钱　炒苡仁五钱　川石斛四钱　黑料豆四钱　炒谷芽四钱　元武版八钱，先煎
川贝母一钱五分　地骨皮四钱　净橘络八分　枇杷叶三钱，去毛炙　炒竹茹一钱五分

周男。伏兔痰漫肿色白，腿肉日削，足屈不伸，胃呆面黄，脉细数。脾肾两亏，寒邪痰湿乘虚入络所致。化脓可虑，亟为温化。

潞党参三钱　淮牛膝一钱五分　生黄芪三钱　炒茅术一钱五分　炒白术二钱　块苓四钱　炙甘草八分
白芥子一钱五分，炒　当归二钱　橘皮络各八分　桂枝尖八分　香独活一钱　生姜两片　红枣三个

二诊：取裁阳和汤法，伏兔痰漫肿及硬俱减，足屈渐伸，胃呆未复，间或鼻衄。两天本亏，不宜辛温破散。以原方略删温热，少参滋阴之品可也。

潞党参三钱　大熟地四钱　香独活一钱　白芥子一钱，炒　当归二钱　桂枝尖五分　生黄芪三钱
橘皮络各一钱　淮牛膝一钱五分　炒白术二钱　炙甘草八分　桑枝四钱　红枣三个

胡男。痰湿流阻太阴之络，右手小指骨肿突，皮无二色，屈伸不利，手背漫肿。一派蜣螂注之见象，加以向本脾虚其阳，肾虚其阴，立法最难两顾。

别直须一钱　白芥子一钱五分，炒　甘草节八分　威灵仙三钱　块苓四钱　伸筋草四钱　橘络八分
京赤芍二钱　大贝母四钱　炒白术二钱　炒竹茹一钱五分　荷叶筋一团

以上出自《贺季衡医案》

张山雷

吴左。肾俞流痰两月，已酿脓，脉细。

香附4.5克　杜仲4.5克　独活1.8克　当归6克　川断6克　狗脊9克　木瓜4.5克　鹿角霜6克　谷芽12克　甲片9克　川芎2.4克　陈皮3克　银柴胡2.4克　砂仁1粒

二诊：肾俞流痰，经四月而溃，后又四五阅月矣。不痛不肿，止有小孔时流清水，脉细弱，舌正红。是宜清养。

全当归6克　川芎1.2克　元地12克　鳖甲9克　羌活1.8克　独活1.8克　川断9克　杜仲6克　潞党4.5克　黄芪4.5克　白芍6克　橘红3克　砂仁1粒

《张山雷专辑》

范文甫

孙师母。素有痰嗽，近日来右腰间作痛，按之，右腰髎处有肿块。脉右寸关滑弦，尺部较弱，左三部皆较无力，面色滞而无光泽，方书以为有痰、有水之征。细察舌色少红润，此血虚也。西医谓"腰椎结核"，议剖解之，鄙意以为血少之病，再经剖解出血，似太危险。姑用丸药以涤其滞，后急急商补以扶其元。是否，请汪老翁再邀高明教正。

五十味大活络4粒。

《范文甫专辑》

第四节　流注

费伯雄

某。邪瘀阻络，致右肩及左腋下红硬作痛，寒热。流注之象，仍防起发，拟消解化邪。

当归枝二钱　生首乌五钱　甘草节一钱　赤芍一钱　银花四钱　炙甲片一钱，打　柴胡一钱　炙乳没各一钱半　陈皮一钱　防风一钱　桃仁泥三钱　乌药八分　皂角针一钱半　葱白头三个　桑枝五钱　茅根四钱　陈酒一两

复诊：肩膊流注，经治已松。仍宜原法。

嫩钩钩三钱，后下　知母二钱　生苡仁四钱　全当归二钱　晚蚕沙三钱，包　新红花一钱　秦艽二钱　川芎八分　海桐皮三钱　羚羊片三钱，先煎　姜黄八分　炙鳖甲四钱　防己三钱　防风一钱　广三七八分　鳖血炒柴胡一钱　夜交藤三钱，切　炙乳没各八分　丝瓜络八分　鲜石斛五钱

某，流注消者已平，溃者将敛，外患本可无虑。不意复兼疟发，寒热不退，以致腹左消而复起，板硬半腹，按之如石。今诊脉来细弦稍数，少阳邪滞交阻不化，势变内痈之险。拟方多酌明眼。

鳖血炒柴胡一钱　姜汁炒川朴一钱　云苓二钱　延胡索一钱　半夏曲二钱　陈皮一钱半　青皮一钱半　苏梗一钱　炙草一钱　焦白芍一钱半　酒芩一钱　煨草果六分　川楝子三钱，炒打　木香五分　檀香一钱　佛手一钱　生姜三片　茅根四钱

复诊：流注经治已松，发热亦减。仍宗原法。

当归二钱　生首乌四钱　炙甲片一钱　赤芍一钱　甘草节一钱　炒枳壳一钱　柴胡一钱　炙乳没各一钱　陈皮一钱　独活五分　桃仁泥一钱半　角针八分

某。流注三处溃脓，势将收口，惟腹旁一处，板硬殊大，消解不应。痰气凝结，脉细弦而数。肝脾两病，拟调肝和脾，佐以化痰理气。

当归二钱　苏梗二钱　川石斛三钱　赤白芍各一钱　广郁金二钱　茯苓二钱　柴胡一钱　炒枳壳一钱　桔梗一钱　大贝三钱　萎皮三钱　省头草一钱　佛手八分　茅根四钱　降香一钱

复诊：痰湿凝结已久，肿硬不消。投剂不效，改阳和汤，以观进退。

生麻黄四分　大熟地四钱，二味同捣　炮姜炭四分　香附二钱　白芥子三钱　炙甲片二钱　炙僵蚕四钱　大贝三钱　桔梗一钱

外用黄蜡烊化，摊青布上，加末药数味和入，再用烙铁放炭火中烧热，反复熨黄蜡，使熔化，觉热痛甚，停息片刻后，再熏熨之。

某。流注四块，发于太阳、少阳分野，硬肿作痛，寒热。消解之。

当归二钱　生首乌四钱　炙甲片一钱　赤芍一钱半　香独活一钱　炒枳壳一钱　柴胡一钱　炙乳没各一钱　大川芎八分　防风一钱　甘草节一钱　陈皮一钱　煨木香八分　桃仁泥一钱半

另用单方：川乌、草乌、生南星、生半夏，加胡椒共研末，烊膏摊贴。

以上出自《费伯雄医案》

过铸

无锡鹅子岸陆秉安，患流注，自腰至臀，板硬而紫，面白浮肿，时吐白痰，体瘦而重，不能转侧，苔黄纳少，脉细而数，两目无神，直视良久始转，常流稀脓，延及两年。近则左肩又发硬块，时觉酸痛，诸医金云不治。余曰：是证初起宜服阳和汤和二陈汤，兼服小金丹，即能消散，今误服寒剂，恶象叠见，势难挽回。既远道而来，不得不勉为图治。方用：生黄芪、当归、冬术（土炒）各五钱，茯苓（白芥子炒）、鹿角胶、橘红、续断各三钱，熟地一两，炮姜、麻黄、肉桂各五分，煎至八分，加陈酒两匙，再煎数滚服，日服小金丹一粒。五剂后已能起坐，尚觉腰痛，方加杜仲（盐水炒）四钱，制半夏三钱。连服十五剂，虽行走如常，而面色未转。旬日后忽觉少腹板痛，右足难伸。余曰：余毒未清，又生大肠痈矣。宜急治之，遂服：金银花三两，当归二两，地榆、麦冬、元参、苡仁各一两，甘草三钱，生黄芩二钱。三剂愈。或问余曰：患处烙手，前药何以用姜、桂？余曰：遍身如此，非烙手也，内热也，若误为烙手，再用寒剂，必不治矣。

《过氏近诊医案》

杜钟骏

同邑周瑞卿先生曰痒背患流注化脓而皮色不变，上至肩、下至腰肌内悉肿。某医以针在上游脊背当中刺两眼，下一眼出脓盈盆，肿为之退。次日复肿如初，脓出亦如初。其针眼小而深，脓聚下游左右腰眼之空处，每日出脓盆许，如是者四十余日。其人体素丰腴，以是惫不能支，

眠食俱废，举室惊惶无措，急而求予。视其出脓之处，在脊背之中，与腰眼蓄脓之处相距六七寸远，非挤则脓不能逆流而出，挤后则两腰眼之间杳然深陷。因思此非内服、外敷所能为力。思得一法，令其挤脓后，用旧绵垫实腰眼凹处，外用极薄木片加于旧绵之上，以带紧束其腰而扎之。次日，展视腰眼凹处，脓不复胀，脊上疮口但流脓水而已。于是，日日扎之，内服补托之方，未半月而竟收口。此得力于扎法，若徒恃内服、外敷，鲜克有济，脓流不断，势必泄尽一身之脂膏而死，外科全在手法，平时不可不研究也。

《药园医案》

丁泽周

史左。胸膺流注已成，漏管脓水淋漓，延今一载。气血两亏，不能生肌，虑入疮劳一途。八珍丸三两，每日用生黄芪三钱煎汤，吞服三钱。

戴左。风湿热稽留络道，血凝毒滞，右肘流注，漫肿疼痛，寒热不清。虑其增剧，姑拟疏散消解。

清水豆卷五钱　当归尾三钱　京赤芍三钱　杜红花八分　生草节八分　大贝母三钱　炙僵蚕三钱　忍冬藤三钱　连翘壳三钱　炙甲片钱半　嫩桑枝四钱　指迷茯苓丸八钱，包煎

以上出自《丁甘仁医案续编》

马小岩

陶右。大腿流注溃脓颇多，肿不肯退，自起迄今已数月矣。谷纳不旺，脉来细微，内热频频。考书曰：疡溃首重中土。因脾主肌肉，胃主束筋骨，流利关节者也。而刻下已现告困之机，即服药饵，犹恐未能祥微而奈何，患者尚然梦梦，希其不药而欲全痊，正是根不固而求木之长，德不厚而思国之安，岂可得耶？况年逾五旬，气营皆弱，刻届春令万物正萌动之时也。窃虑如舟入江心，难御风波之不测。姑拟扶土却邪，冀其敦阜来复，庶乎可起床席矣。

潞党参　炙甘草　川断肉　怀牛膝　白茯苓　东白芍　冬白术　当归身　怀山药　大红枣广陈皮

《青囊术》

傅松元

一日黄昏后，有张姓邀余往治，至则见病者年三十许，农人也。日中恶寒发热无汗，至日夕时，神烦志糊，切其脉细涩而数，是阳证见阴脉之凶候也。虽不渴不食，察其身难转侧。问其有痛处否？答云："痛虽无，但身不能动。"余曰："虽烦而未昏，惟阳证见阴脉，殊非伤寒。"使二人反其身，余以手按其背，摩挲而问曰："有木处者尔言之。"得膊、胁、股、髀五处，皆略高耸。余曰："此发流注，是外科病。"为其书仙方活命饮，加桂枝。嘱其家明日速请疡科诊治。后知其开刀十一处，卧床半年而愈。

《医案摘奇》

章成之

宋童。此古籍所谓流注，殆为骨结核之类，重证也。

生麻黄2.4克　白芥子6克　肉桂末1.2克，分2次吞　熟地15克　鹿角霜12克　炮姜炭3克　淮牛膝9克　独活6克　桑寄生12克　当归9克　威灵仙9克　粉草3克　小金丹1粒，化服

二诊：古人所谓阴证者，皮色不变而痛在经络骨节间，与痛风终日不休者不同，阴证转动则痛，用药当大补气血。

全当归12克　熟地24克　巴戟天9克　炮附片6克　生黄芪9克　补骨脂9克　鹿角霜9克　羌独活各5克　桑寄生12克　潞党参9克　小金丹1粒，化服

按：此属阴证，治宜温补。初诊用阳和汤加味，温阳通络，定痛解凝。二诊重用大补阴阳气血之剂，辅以小金丹、羌独活散结定痛。此类证候多迁延日久，体虚不足抗病，非强壮补益，难以奏效。

陈女。右膝膑肌肉隆起，按之痛，皮色不变，此证古人称为流注，骨结核之类也。面色憔悴，咳而咽痛，两脉细数，端倪露矣。

炙鳖甲24克，先煎　生熟地各12克　杜仲9克　左牡蛎30克，先煎　当归9克　淮牛膝9克　桑寄生12克　鹿角霜9克　小金丹1粒，化服　健步虎潜丸60克，分10次吞服

按：病入虚损之途，以培本为主。面色憔悴，咳而咽痛，两脉细数，为一派阴虚之象，故方中寓以育阴潜阳之意，且咸寒之鳖甲、牡蛎又有软坚散结之功。

以上出自《章次公医案》

第一百三十七章　疔

中神琴溪

柳马场绫小路南近江屋，三郎兵卫父，年七旬余，人中发疔，疔头紫黑，四边疱兴，唯觉痒而已，总身烦热，口苦咽干。其子来请曰："吾闻疔疮之为毒也猛剧，少壮之人，尚且可惧，况家翁春秋高，气力甚衰，唯恐其不堪。"先生乃诊之，脉迟，曰："郭志邃所谓脉证相反者痧也，翁之所患，亦痧而非疔也。今毒所酿，虽才在于寸步间，不速治之以砭石，则毒必陷攻其内，竟至以蔓衍，即祸不旋踵，窘迫如此，老少强弱何别焉？然则安危之机，在今日所任，唯砭石而已矣。他奇方毒药，非所能及。譬之犹蛞蝓之生于园也，其始生才在一枝一叶，速折其枝，剪其叶，则其灾一朝可除，不然则诜诜蕃息至举园死之。"三郎兵卫大悦，托治先生。乃以铍针十字截之，入二步而深血迸出，顷气宇爽然。翌亦刺血滴二合，三四日肿减，诸证尽退。

又：建仁寺街四条南道具屋，仁兵卫，行年四十有二，两眉间生一疮。有奇痒，往来寒热，其他食饮无所异，众医皆以为疔。先生脉之短涩，而参伍乱列。曰："是痧也，可速割去毒血矣。"因引前老人之病以证之，其人不可。明日复往喻之，犹有惮色，为言曰："然则先试延他医诊视之。"一医视之曰："形色不变，声音如常，非危证也。"乃贴膏药于疮上，于是愈不信先生。而其夜遽走人来叩门而请，曰："果如先生之言，今病者通面浑然㿠肿，呼吸塞迫，呻吟之声达四邻，众医皆辞去，唯仰先生辱临耳。"辞曰："毒既炽矣，余往亦莫奈之何。"使人复至，不得已，往见之。脉绝四肢厥，鼻内腐烂，脓血如涌，呼吸之气甚臭，曰："不可济。"竟不投药而归，讣寻至。

《生生堂治验》

费伯雄

某。手丫疔毒破溃，脓多，㿠胀殊甚，内兼寒热，食少。宜托毒佐清阳明。

净银花三钱　生草八分　云苓二钱　赤芍一钱半　花粉三钱　白芷一钱　柴胡一钱　大贝三钱　丹皮参各二钱　广皮一钱　省头草一钱　桑枝五钱　生熟谷芽各三钱　红枣三枚　灯心十尺

又验方：内服白菊花叶捣汁二两，同生甘草、银花、地丁草煎服。

再服消疔泻毒丸：西黄、明矾、巴豆肉、麝香或加蟾酥，再用绿豆粉为丸粟米大，成人吃两丸。

某。螺面疔毒，窜溃一指许，红肿连及手背，寒热，宜清解托毒。

金银花三钱　花粉三钱　生甘草八分　赤芍一钱　丹皮参各一钱半　陈皮一钱　柴胡一钱　白芷一钱　地丁草三钱　大贝三钱　角针八分　桑枝五钱　灯心十尺　茅根四钱

《费伯雄医案》

过铸

青浦陈君莲舫以医名，遇于运署，纵谈平日所治奇证。陈君云：曾见一人手指脱落，既而逐节脱落，至臂而死，究不知所患何证，治亦不效。嗣后访问，知其人捕鱼为业，该处乡风，厝棺破烂，将骨放坛中，埋于田畔。此人常敲碎坛骨为戏，良由阴谴所致。斯时门下士华梦玉亦在座，私问余曰："是非脱疽乎？"余曰："然。方书俱名脱疽，惟《东医宝鉴》则名之脱骨疔。孙真人云：在指则截之，在肉则割之。各方书皆云只有截法可治。余曾治愈数人，俱未用截法。初见其足趾或手指皮色殷紫而硬，或若熟红枣，或痛或不痛，在未发或已发时，类消渴者，即此证也。乘其未曾延开，用隔蒜灸（用大蒜头去皮切三分厚，放疮头，以艾壮于蒜上灸之。三壮换蒜，觉烫即易去）或神灯照（雄黄、朱砂、血竭、没药各一钱，麝香二分，共研末，绵纸裹药三分，作捻长七寸，麻油浸透，点火离疮半寸，自红晕外周围徐照，由外而内将捻猛向外提，引毒外出，不致内侵）。再用金钱花二斤煎浓汤，刻刻饮之，以解其毒。另用极大生甘草嚼烂厚敷，不可间断。再用金银花三两，当归二两，元参、生甘草各一两，连服十余剂。或兼服驱湿保脱汤（苡仁东壁土炒三两，茯苓二两，桂心一钱，白术，土炒一两，车前子五钱）。外用土蜂房末醋调敷亦效。是证起于足大趾者最重，余则较轻。若因房术、服丹石、热药而发者，宜加紫背天葵草。"华梦玉曰："吾师之说，谨闻命矣。一物不知，儒者之耻，况医关生死，不独可耻而已也。今后当潜心探索，多读书以扩见闻。"

泉唐樊学士稼轩，患太阳疔，失治多日，且误食猪肉，致四围绷急，肿连面目，挤之无脓、无血（疔证大忌）。余往视，曰："毒虽外驰，尚未内攻，再迟则不治矣，今则犹可为力也，然若畏痛，终难想法。"学士曰："我平生最不畏痛。"余曰："是则易矣。"遂于患处用拇食二指将肉摘起，以刀横刺（太阳穴不可直刺），细将恶血挤出（外科以手法为第一），血纸满地，观者骇然。余问曰："觉稍松乎？"曰："大松矣。"遂敷以药，并用大剂以解毒。越日往视，肿消大半。仍用手法挤之，内服宋人追疔夺命汤〔羌活、独活、黄连、赤芍、蝉蜕、僵蚕、脚莲、甘草节、草河车（一名重楼金线）、泽兰、金银花、细辛（或减半）、防风、青皮各一钱半，葱五根，生姜五片〕，三日后肿已全消。令门下士华梦玉往治之，旬余即痊（余治面疔，自始至收口，每不逾两旬）。

玉书氏曰：方书言病在上者，宜用轻剂，恐其犯人中、下焦也。是证毒重，若此倘泥在不用重剂之说，则杯水车薪，断难见效。明乎此方，可与言医。

己亥夏，余解饷事毕，返浙。行装未卸，泉唐朱侍郎敏生，因患疔甚重，邀余诊治。往视之，业已循衣摸床，脉乱如丝，不省人事。余曰："脱在顷刻，不可治矣。"其所患之证、部位，一切与学士同，若早治数日，亦无不愈。

以上出自《过氏近诊医案》

马文植

唐左。疔毒走黄，从足趾上及于膝，痛肿可畏，倘火毒攻冲入腹，药所难挽。兹以大剂日夜醋饮不辍，三日内得轻减，即有转机，如其加重，便成棘手。

地丁草一两　银花二两　连翘一两　川黄柏一钱　滑石三钱　赤苓四钱　川牛膝三钱　甘菊一两　甘草一钱　大贝母三钱　生矾二钱

复诊：此方两日四剂，而见大效。

原方加归尾二钱、苡仁五钱，共服八九剂而奏痊。

某。疔生于颧右，色紫板硬，面目浮肿，连及颈项，毒散如此，势在难挽。但坐视不援，究非仁者之心，况为其子者，心甚恳切，焉有不用方之理乎？所开方味，不合时宜，无怨即投，有疑勿服。

川芎二钱　银花二两　黄芪一两六钱　乳香二钱　当归二两　生甘草二钱　郁金一钱　生矾三钱

加鲜菊叶打汁一杯冲服。上药浓煎两碗，日尽饮之，初五一剂，初六一剂。

二诊：疮口流血而脓少，乃是气弱，肝脾失统失藏。拟疔毒清神汤加减，以托毒外出，血去者益气。

川芎二钱　当归一两　上黄芪二两　生甘草二钱　洋参五钱　金银花二两五钱　荆芥一钱　砂仁八分　炒丹皮二钱　净连翘二钱　红花四分　天花粉三钱　木香六分　炒谷芽五钱

加鲜菊叶汁一杯，冲服。

三诊：原方加皂角刺二钱、地丁草五钱。

四诊：数日毒邪幸未内陷，疔根已能渐去，但腐必脱尽无变，方可望有生机。目下全仗气血无亏，调理得宜，稍有不慎，极易生变。

陈皮二钱　鲜菊六钱　生熟谷芽各一两　乳香一钱　川芎二钱　炒丹皮二钱　红花五分　当归五钱　地丁草五钱　花粉三钱　洋参一两　炒荆芥一钱　甘草二钱　连翘二钱　银花一两五钱　砂仁一钱　黄芪二两　广木香六分　郁金一钱　扁豆八钱　大生地六钱

五诊：肿处渐平，腐肉日脱，神情清爽，大便坚固，竟有可生之机。但风寒饮食，须加意小心，倘有不慎生变，神丹莫挽。

川芎一钱　荆芥一钱　香砂仁一钱　丹皮二钱　郁金一钱　大生地八钱　红花五分　扁豆一两　炒白芍二钱　陈皮二钱　当归五钱　地丁草四钱　洋参一两　甘草一钱　连翘壳二钱　黄芪二两　木香八分　上银花二两　乳香一钱　鲜菊五钱　生熟谷芽各五钱，煎汤代水

以上出自《外科集腋》

沈祖复

先生邻家女仆阿梅手腕作痛，不能举物。先生细审其腕，见脉门有红丝一条，长二三寸，蜿蜒游行半臂。此红丝疔也，过肩胛不可治矣。用旧头绳扎止，以银针刺红丝两端，挤出紫血，内服黄连解毒汤而愈

一妇生手指疔。曾闻业师马征君云："疔初起，背上有红点，如蚊螫状，其数均奇，非五即七，须银针刺破，挑断其中之丝则疔可以不成。若过三五日，其毒走散，红点隐去，疔必成矣。"余依法寻得，刺之，果未成。周源按：此法已刊入《周氏集验方》中，甚详。

以上出自《医验随笔》

陈莲舫

吴。脾经之毒，谓之黄鼓疔。统臂腐烂，红晕依然未定，纳微，身灼，脉见沉细。毒陷走

散，可虑。

生黄芪　制川朴　山楂肉　小青皮　炒赤芍　新会皮　川羌活　大力子　飞滑石　生甘草　粉萆薢　炒防风　藕节　丝瓜络

《莲舫秘旨》

曹沧洲

某左。烂皮疔红肿紫滞，起病阳明，伏热与脾湿交炽，至为险重，最虑穿筋烂骨。

上川连五分，水炒　地丁草三钱　银花藤七钱　上穹术一钱半　丹皮三钱　淡芩炭三钱　鲜生地七钱　车前子三钱　赤芍三钱　土贝五钱，去心　丝瓜络三钱

某左。虎须疔肿坚根散，刺之僵木，此温毒心火为患也，防走黄勿忽。

上川连七分，水炒　花粉三钱　丹皮一钱半　甘中黄一钱　鲜生地一两　知母三钱　角针七分　银花四钱　大竹叶三钱　连翘三钱　蚤休三钱　浙菊三钱　地丁草四钱

某右。风火结翻唇疔，疔毒已散，肿硬色紫，壮热，心中烦热，脉数带弦，胸闷。猝变可虑。

暹犀角一钱　羚羊角三钱　上川连一钱　大青叶一钱半　蚤休三钱　马勃七分　银花五钱　甘中黄二钱　黑山栀三钱　土贝五钱　地丁草四钱　鲜生地一两　制军五钱　元明粉一钱半

某左。颧疔走黄已极，胸闷昏陷可危。

上川连七分　花粉三钱　蚤休三钱　石决明一两　鲜生地二两　知母三钱　银花五钱　土贝五钱　大竹叶三钱　连翘三钱　浙菊三钱　角针一钱　地丁草四钱

以上出自《吴门曹氏三代医验集》

杜钟骏

沈诗言金谷名家也，为吴赞臣中丞之幕友。右小腿里侧起紫疤，肿痛，殆即紫燕疔之类。请西医治之，以小刀挑破，泄其毒水，糁以药粉；次日，四围起黑，又以小刀刮之，流去血水，仍糁以药粉；又次日，疮口转大而四围之黑依旧复生。于是，日日刮之而黑色蔓延，迄无止境。未及一月，其口面长有六七寸，阔有二三寸，悉皆赤烂，毒水淋漓，痛无宁时，眠食俱废，四沿之黑，朝刮而夕又长焉。西医犹谓毒重，非锯去小腿不可，否则有性命之忧。渠甚恐，闻吴东升经我治愈，请吴为介邀予往诊。予曰：年届花甲，气血已衰，湿蕴成毒，有诸内必形诸外，正气不能胜毒，气非补无以化毒生肌，徒待刀割及药粉收功，犹扬汤而止沸，非徒无益而又害之。订方之顷，沈言：向有湿痰，不受滋补。予曰：有病则病受，无须深虑。渠怀疑不决，竟置而不服，仍延西医，见其烂处筋头发黑，以剪刀去之，血流不止，合宅惊惧，复来求予。予曰：毒藏于内，犹草之有根，不揣其本而齐其末，鲜有不误事者，欲予治此，非大补气血无从着手，前方不服，求我何益。合家齐曰：唯命是听，决不再疑。仍订托里消毒散，重用归、芪、银花、甘草，外以珠黄十宝丹调当归膏，摊于丹油膏上贴之。翌日，血止脓流，再进前法，腐

黑悉退，四沿起白边，新肉日长。遵守前法加减，一月而瘳。

《药园医案》

丁泽周

周左。口角疔顶如粟，根脚肿硬疼痛。湿火蕴结，血瘀毒滞，宜清解托毒。

甘菊花三钱　地丁草三钱　轻马勃八分　薄荷叶八分　生甘草六分　苦桔梗一钱　金银花三钱　连翘壳三钱　生赤芍二钱　大贝母三钱　炙僵蚕三钱　天花粉三钱　草河车三钱

外用太乙膏，上釜墨，膏用朱峰散、酥料。

李右。口角疔顶如粟，根脚肿痛。湿火蕴结，血凝毒滞，虑其增剧，急宜清疏消解。

薄荷叶八分　熟牛蒡二钱　地丁草三钱　生草节六分　生赤芍三钱　金银花五钱　连翘壳三钱　草河车三钱　炙僵蚕三钱

另：外科蟾酥丸，三粒，吞服。

陈左。阳明结火上升，血凝毒滞，人中疔顶如粟，四围肿硬焮痛。证势非轻，急宜清解托毒。

甘菊花八钱　地丁草五钱　薄荷叶八分　熟牛蒡二钱　生甘草节八分　苦桔梗一钱　金银花六钱　生赤芍二钱　连翘壳三钱　大贝母三钱　炙僵蚕三钱　草河车三钱　生绿豆衣三钱

外科蟾酥丸吞服三粒，泻毒丸五粒，另送，大便通后去之。

何右。阴虚体质，肝阳内炽，湿火入络，血凝毒滞，红丝疔起于左大指，连及手臂，肿红焮痛。虑其增剧，急宜清疏消解。

薄荷叶八分　熟牛蒡二钱　甘菊花三钱　地丁草三钱　生草节六分　金银花五钱　连翘壳三钱　大贝母三钱　天花粉三钱　朱茯神三钱　青龙齿三钱　草河车三钱　生绿豆一两

吴左。红丝疔直线已达肘弯，左手大指脂水淋漓。颇虑由外入内，蔓延走黄，急宜清火解毒。

甘菊花六钱　紫花地丁五钱　黄花地丁五钱　金银花八钱　连翘壳五钱　生草节六分　大贝母三钱　炙僵蚕三钱　生赤芍三钱　生绿豆一两

以上出自《丁甘仁医案续编》

贺季衡

庄男。足跟疔，脓出不畅，四围结硬，逐日寒热，脉沉数，舌心腻黄。湿火尚重，当清泄之。

归须二钱　川牛膝一钱五分　大贝母三钱　净连翘三钱　香独活二钱　紫花地丁五钱　上银花四钱　大豆卷四钱　京赤芍二钱　甘草节八分　半枝莲五钱　桑枝二钱

王女。右手疔毒肿痛，势将成脓，寒热迭作，脉弦滑，舌红。属在重身，姑为清降疏化。

当归二钱　上银花五钱　地丁草五钱　甘草节八分　京赤芍二钱　粉丹皮二钱　川黄连八分，酒炒　酒子芩一钱五分　南花粉四钱　云苓三钱　半枝莲五钱

朱男。托盘疔已溃，肿痛未减，脘闷作恶，脉数，舌红。当化毒排脓。

南花粉四钱　地丁草四钱　上银花五钱　京赤芍二钱　连翘三钱　藿香一钱五分　半夏曲二钱　生甘草五分　左金丸七分　桑枝四钱

张男。大指疔，溃而少脓，余硬未消，入夜痛甚，舌苔腻黄。湿火尚重，疏化为先。

上川连八分　净连翘三钱　京赤芍二钱　牛蒡子四钱，炒　生甘草八分　天花粉四钱　大贝母四钱　地丁草五钱　童木通一钱五分　蒲公英五钱　半枝莲五钱

马男。唇疔九日，唇上结硬，唇角已溃脓，左口角尚结硬，肋左亦红肿木硬，牙关开阖不利，幸无寒热头重之患，脉滑数。热毒结于肺胃而来，亟为清解泄化，祈其脓畅肿消。

紫花地丁四钱　人中黄一钱五分　上银花四钱　连翘三钱　炒僵蚕二钱　大力子四钱，炒　白桔梗一钱五分　京赤芍二钱　薄荷一钱　南花粉四钱　半枝莲五钱

二诊：唇疔脓出肿消，鼻左余硬尚未化尽，幸胃纳渐复。当再清胃热，以消余坚。

南花粉四钱　白芷片八分　连翘三钱　白桔梗一钱五分　京赤芍二钱　生甘草八分　大力子四钱，炒　乌玄参四钱　大贝母四钱　生竹茹一钱五分　灯心十茎

王男。左颧疔毒，溃而少脓，迭经寒热，脉滑数，舌黄。风邪湿热交结未透，疏化为先。

紫花地丁五钱　上银花五钱　净连翘三钱　乌玄参四钱　炒僵蚕二钱　白桔梗一钱五分　大贝母四钱　薄荷一钱　京赤芍二钱　生甘草八分　半枝莲五钱

以上出自《贺季衡医案》

张山雷

王左。湿热痰火，交结承浆，疡毒有水无脓。高年得此，甚非轻恙。脉小无神，胃纳锐减，舌浊垢，颈项红肿。治法姑先清化，倘得应手，方是转机。

炒苍术4.5克　九节菖蒲1.8克　广郁金4.5克　炒建曲4.5克　象贝母9克　蒲公英9克　贯众6克　银花9克　川黄连1.8克　制半夏4.5克　生远志9克

二诊：下颏痈疡，肿已大减。但旁有结核，尚是痰湿未净，脉右弦搏，舌尤浊腻。当须泄痰化浊。

炒苍术4.5克　九节菖蒲1.8克　生远志6克　象贝母9克　炒枳壳1.2克　广藿梗6克　佩兰叶4.5克　制半夏4.5克　西茵陈6克　新会皮4.5克　带壳紫蔻仁1.2克，杵

《张山雷专辑》

范文甫

陈仁寿。眼角疔，顶尖而根脚坚硬。

蒲公英30克　银花9克　苍耳子9克　皂刺6克　归须9克　黄菊花9克　桃仁9克　赤芍9克　紫花地丁15克

陈。虎须疔，误破走黄，头面甚肿，壮热脉数。

蒲公英30克　生大黄9克　黄菊花9克　金银花12克　地丁草30克　元明粉9克　苍耳子9克　皂刺9克

二诊：见效，肿略退。证有减轻，宗原法。

昨日方加生石膏30克、知母9克。

三诊：见瘥，疔毒已溃，脓稠黄，热退些。

赤芍9克　野菊花9克　皂刺9克　山慈菇9克　地丁草24克　苍耳子9克　半枝莲9克

四诊：邪热退，肿亦渐消，脓溃是好事。

生大黄9克　苍耳子9克　地丁草9克　黄连3克　黄白菊各9克　知母9克　赤芍9克　皂刺12克　川郁金3克　生甘草3克　雄黄3克

以上出自《范文甫专辑》

翟竹亭

邑北后屯张清芳之姊，年五十余。手小指生一疔，初起如米、色黄，此疔发脾经之湿热所生也。余言此证须用针刺疔上，以白降丹锭插入疔内，待至尽变黑色，内服黄连二花汤，速清解脾经之毒，或可得生，倘迟延不治，恐毒气走散胳膊，必尽成腐肉，悔之晚矣。伊云："如此小恙，何至危险？"谓余言之诈也。后十余日，又邀余往视，余决意不往，托余厚友，碍于人情遂往。至时，见一只胳膊肉脱大半，筋露骨存，面目浮肿，饮食大减，大便滑泻，奄奄待毙。余喟然曰："早听余言，焉有今日。"辞不治。伊子女叩求不已，此时余进退维难，告伊曰："此证纵治不敢保全。"伊云："生则大德难忘，死者不敢归咎。"遂用八珍汤加减，服四帖，外擦玉红膏，后黑色转红活，脓渐稠，疼痛稍止。又服十帖，病去六七，始终服二十余帖，调治月余方愈。

八珍汤加减

党参12克　白术10克　茯苓10克　炙甘草6克　当归10克　川芎6克　白芍10克　熟地12克　乳香10克　白芷6克　金银花15克　生地10克　花粉10克　防风10克　连翘10克　甘草3克　水煎服。

西关杨姓妇，二十岁。生一托腮疔，初得寒热大作，呕吐恶心，精神昏愦谵语。迎余往治，见其疔色红紫，以指按之，坚似钉尖，此真疔也。诊其脉，心、肝二部洪数有力，此因肝木太旺，木生心火。经云："诸痛痒疮，皆属于心。"又云可泻者泻其子。遂用犀角黄连汤加减服之，以泻内毒。先服一帖，大解一次，病无增减，再诊脉仍如故。大黄加至36克，大泻三次，寒热已去八九，精神清爽，疼痛尽消，从此消散乌有矣。

犀角黄连汤加减

真犀角6克　黄连10克　金银花30克　连翘15克　生地24克　木通6克　龙胆草6克　川大黄36克　丹皮12克　栀子10克　芒硝10克　黄柏10克　赤芍12克　当归12克　蒲公英10克　地榆12克　甘草6克　水煎服。

田陵寨李某，年六十余。患合谷疗，赴余家诊治。大似高粱籽，色黑如墨，硬似铁石，一手尽肿，上至尺泽穴，俱坚硬。告伊曰："此证手阳明大肠部位，因大肠久积火毒，尽归于此，必先服药，泻大肠火毒，外用三棱针，将皮疗正顶刺入五分深，再将白降丹锭插入疗内，用膏药盖之，三日外，连疗根尽都拔出，然后再上红升丹，方保无虑。"伊深信。服黄连解毒汤，三帖肿消完，上白降丹，三日之外，连疗根脱落一块，大如红枣。遂用红升丹每日两次，新肉渐生，饮食大进，二十日遂收全功。

黄连解毒汤

黄连6克　金银花15克　玄参12克　紫花地丁12克　蒲公英12克　连翘10克　栀子6克　丹皮10克　薄荷叶10克　没药6克　乳香10克　甘草6克　水煎服。

以上出自《湖岳村叟医案》

孔伯华

王男，六月十七日。右手食指疗疮剧痛，彻夜不眠已两天，心烦意乱，食不甘味，时时神志迷离，脉有伏象。治从三阴入手，以达其阳。

寻骨风三钱　炒常山三钱　高良姜二钱　生地榆三钱

王氏三黄丸二钱（分服）。

《孔伯华医集》

第一百三十八章　痰核瘰疬

李用粹

江右李太宰，讳日宣，有如夫人。自耳至胁忽结核成块，遍延疡科，均以瘰疬治之，反增发热体瘦，口燥唇干，饮食少进。迎家君往诊，脉左关芤而无力。此肝血枯竭不能荣养诸筋，故筋脉挛缩，有似瘰疬而实非也。若以败毒清火、消痰化坚之剂投之，则胃气转伤，变证百出矣。当滋养肝血，以濡润筋脉为要。方用四物汤加丹皮、玉竹、秦艽、麦冬等剂，不数服而痊。

《旧德堂医案》

郑重光

吴佩元兄狎妓酣饮，真阴亏，损其本质也。忽两胯结两核，但肿而不红不痛，疡科以鱼口治之。盖因其平素有外色，彼亦自疑，遂甘服五虎毒剂，下之不消，久而自散。缘此伤阴咳嗽，亦属他医所治。后两膝下忽又结两核，亦肿而不痛，就治于余。诊其脉细数无力，上咳嗽而下结核，此真阴虚竭，津枯血少，为火结核也。以《外科证治准绳·结核证》与彼视之，作下部疮疡，用六味地黄汤加沙参、贝母、归、芍、麦冬等十数剂，其核一夜全消。医治一月，嗽亦全止。隔年余，忽大吐血，其素相好之医，斥地黄汤为毒药，吐血者服地黄汤，百不一生，不日阴虚而日虚冷。先以桂枝、归、芍、细辛、木通、甘草、姜、枣、当归四逆汤治之，血不止；改用真武汤，又不止；再加干姜，乃血尽自止。遂归功于姜、附，用之经年，渐至喉痛失音，脏毒溃脓而犹不悟，延至喉烂、肛烂，百苦而殁。夫恣用苦寒，浪投辛热，不辨阴阳，皆非王道，病家医家，可不慎诸！

俞子浩兄令眷年近四十，艰嗣多郁，颈旁结一核，数年矣。后因丧子，其核渐大，内逼咽喉，妨碍饮食，有似外科失荣证。疡科作瘿瘤治，愈大愈坚，渐加发热、咳嗽，竟似失荣证矣。用逍遥散治之不效；又仿《外科正宗》，用益气养荣汤，内有参、芪，甫二剂，便喘不能卧。由是医药杂投，有用葶苈泻肺者，有用苏子降气者，渐致汗出泄泻，阳气下脱，六七日喘犹不止，已备终事。复商于余，诊脉细数，余沉思良久，其先结核，乃肝木部位，郁久化火，此火结之核，尚非失荣。误用黄芪，助其肝火，火灼肺金，因而大喘。先无他病，虽然喘久，断非气脱。盖乙癸同源，肾肝同治，补肾滋肝，引气下归。用六味地黄汤加归、芍、麦冬、五味子、牛膝。服四剂喘定，二十剂能平卧，后用六味地黄丸加沙参、元参、贝母、归、芍丸药三斤，并结核亦全消矣。

以上出自《素圃医案》

北山友松

大阪一妇人，年三十余，项下肿痛结一核，红如柿子。一医用人参败毒散，数日不效。请予治之，仍用前方加海带、昆布、山豆根、黄芩、黄连、瓜蒌仁五帖，而肿消热退。外用海带以下六味粗末，连钱草汁，和醋调贴。

《北山医案》

缪遵义

瘰疬之生，胆汁不足也，而木火因之上升。失血、咳嗽、鹜溏，所谓上传及肺，末传寒中也。滋则碍脾，燥则碍肺，兼顾方稳。

人参　霞天曲　莲肉　谷芽　淡菜　沙参　米仁　藕

《缪氏医案》

高锦庭

陈某某，幼年阴分不足，微感风湿，项间结核。是虚中挟实，用轻阳撒邪法。

象贝　连翘　夏枯草

二诊：穿溃后外邪虽息，本体弱而多火，当与调中清火为主。

生洋参　牡蛎　归身　白芍　决明　夏枯草

《谦益斋外科医案》

吴篪

皖臬富竹泉，右颈中间连生三核，肿痛处如杯大。余曰：六脉洪数，似成马刀侠瘿疽之象。外证非余所善，速延疡科医治，迟则核破可虞。廉访固求治之，遂令服真人活命饮，外敷金黄如意散，中核肿突破头，用草灰方搽之，贴以膏药。其小核以围药铁井栏箍之。并用败毒托补之剂，流出脓血十余碗，两月而安。

蒋，女十岁。项生数核如豆粒，按之则动而微痛，脉数弦滑。系肝胆经风热血燥，过食厚味，延及足阳明胃经蕴热，颈项结成痰核也。宜投二陈汤加夏枯草、黄芩、连翘、桔梗、牛蒡子、花粉、木香，间服八味逍遥散及归脾汤，俱加贝母、远志，以夏枯草煎汤代茶，外用大红膏，醋熬调敷患处。月余核小而软。后服此丸方，诸核全消。

生地四两　当归　赤芍　元参　茯苓　海藻　贝母　郁金各两半　连翘去心　白蔹各一两　远志去心　橘红各八钱

上为末，用夏枯草八两熬膏，杵为丸，桐子大，空心服三钱，以开水送下。

瑚氏患瘰疬，少寐，年余而溃，脓水淋漓，月经五六十日一至。误服通经丸，辗转无寐。午前恶寒，午后发热。余曰：由于忧思郁结，伤脾所致。即用归脾汤作丸。午前以六君子汤送下，午后以逍遥散送下，月余得寐。半载后经行如期，年余而疮亦痊。

以上出自《临证医案笔记》

何书田

郁火蒸痰，颈项结疬，最难消退，以证关六郁耳。

川连姜汁炒　羚羊角　法半夏　陈皮　瓜蒌皮　竹茹　山栀姜汁炒　石决明　牡丹皮　花粉　白蒺藜

郁热蒸痰成块，虚怯之根难脱矣。以清化为主。

柴胡　地骨皮　川贝　苡仁　橘红　青蒿　西洋参　杏仁　花粉　夏枯草

《簳山草堂医案》

王孟英

歙人吴茂林，患右颊肿痛，颏下结核，牙关仅能呷稀糜。外科称名不一，治若罔知。孟英投以天麻、僵蚕、羚羊（角）、石膏、省头草、升麻、当归、秦艽、花粉、黄芩等药，渐愈。

《王氏医案》

顾德华

蔡。脾经素亏，经事愆期，血不养肝，肝木挟痰，上循少阳经络，结为瘰疬成串，交节续增，自颈下连于季肋，约有二三十枚，曾经溃过，时有寒热，乃虚劳根柢也。仿逍遥、归脾合而加减。

羚羊角一钱五分　广郁金三分　川贝母一钱　归身一钱五分　制冬术一钱　制首乌四钱　生芪皮一钱五分　白芍一钱五分　左牡蛎五钱　鲜竹茹一钱五分　枣仁三钱　云苓三钱　鲜稻叶三钱　元眼肉五枚

又诊：日来病串痛缓，核俱流动，癸水逾期未至，五心焦热，头目眩晕。培太阴脾土，畅少阳木火以治。

绵黄芪一钱五分　杭甘菊一钱　川贝母二钱　归身一钱五分　制冬术一钱五分　白蒺藜一钱五分　杞子二钱　白芍一钱五分　枣仁三钱　云苓三钱　鲜稻叶三钱

《花韵楼医案》

张大曦

恼怒恺郁，内火自生。火能燥痰，则气结痰凝，火性上炎，则痰随之上窜，结核成患于左项，安保右项之不发？壮年朴实之体，而得斯疾，谅亦偏于性情之固执也。倘能暂抛诵读，专以舒闷畅怀为事，则病痰之消，犹可计日而待。盖不若自戕本元致水亏火旺，而燥痰成串也。设听其在络内四窜，久延必至于溃，则终身之累矣，后悔莫及。聊赠数言，然乎否乎？

旋覆花一钱五分　橘络一钱　白芥子七分　杏仁三钱　苏子一钱　海藻一钱五分　昆布一钱五分　丹皮一钱五分　竹茹一钱五分　香附一钱五分

再诊：通络化痰、理气开郁之方，已投七服，左项痰核软而可推，余络未窜，脉仍弦数，大便五日不行。内火犹炽，再议化痰通络之法。

海藻一钱五分　鳖甲五钱　黑栀二钱　昆布一钱五分　丹皮一钱五分　旋覆花一钱五分　蒌皮一钱五分　炙甲片七分　白芥子七分　竹沥一两

三诊：前方五服，痰核已消三粒，所剩四粒亦软而小，其势不至四窜矣。脉弦小软，大便已畅。再拟消痰，以冀速除。然方药虽效，亦半藉怡养功夫耳。

橘核—钱　川楝子—钱　炙山甲七分　土贝母三钱　昆布—钱　丹皮—钱五分　旋覆花—钱　海浮石三钱　黑栀—钱五分　竹沥—两

诒按：此案三方，药力不甚结实，而用意颇玲珑，在应酬方中，可云完善。

《柳选四家医案》

曹存心

上海李。少阳之脉行身之侧，痰核结于颈旁，延及腋下。想是湿生痰，痰生热，流落少阳部分而不能化达也。痰核所成，非一朝夕，谅非汤药所能速效者。惟其不能速效，所患湿热即从少阳胆经袭入厥阴肝部。瘰不成瘰，瘰则惊惕，甚至口燥舌黄，溺赤便坚，病热有加无已。良以胆附于腑，病还之于脏也。肝脏属木，其性最刚，非有水以涵之，每来横逆。此间阳常有余，阴常不足之体，更有易升无降，竟可彻夜不眠，为现在所苦，急须医治，然后再论缓调。拟许学士知母法。

石决明　洋参　大生地　龙齿　当归身　犀角　朱茯神　枣仁　柏子仁　沉香

《延陵弟子纪要》

费伯雄

某。七情不和，痰气郁结，左肩结核，延今数载，近来疼肿，入夜寒热，酿脓之象。怀孕四月。拟逍遥散加减，和肝脾以调气血。

全当归二钱　茯苓二钱　大川芎—钱　广皮—钱　炙草五分　酒白芍—钱　佩兰叶—钱　老苏梗三钱　柴胡—钱　象贝三钱　制香附二钱　广郁金二钱　生姜—片　降香—钱　炙鳖甲五钱　片姜黄—钱　防风—钱　广三七八分，切　鳖血炒柴胡—钱　夜交藤三钱，切　炙乳没各六分　丝瓜络八分　酒炒桑枝五钱

某。湿瘀凝滞，胯下结核硬痛。宜化瘀通络。

当归尾—钱半　炒延胡索三钱　乌药—钱半　青皮—钱　泽泻二钱　桃仁泥五分　大贝三钱　银花三钱　川牛膝二钱　川草薢三钱　桑枝五钱　陈酒—两，冲

原注：一剂而愈。

某。阳明风热上乘，内挟气滞，发热不解，胸痞不食，头颅四围痰核肿破，已经一候。急宜祛风化痰，导滞达邪。

粉葛根—钱半　连翘壳—钱半　枳壳—钱　炒牛蒡三钱　象贝二钱　淡黄芩—钱　青防风—钱　银花二钱　淡昆布—钱半　川连三分　淡海藻—钱半　苏薄荷—钱　钩藤二钱，后入　茅根五钱，去壳　银花露—两　薄荷露—两，冲

以上出自《费伯雄医案》

张乃修

张左。盘颈瘰痰已久，兹则内热连绵，时见咯血，胸膺酸痛，日来腹痛便泄。脉细弦而数。

阴虚木旺，虚火上炎，木乘土位。虚损情形，何易言治。

金石斛四钱　黑豆衣三钱　淡秋石一钱　炒木瓜皮一钱五分　女贞子三钱　炙黑草五分　侧柏炭二钱　炒白芍一钱五分　大天冬二钱　海蛤粉三钱

二诊：酸甘制木，以养脾阴，腹痛便泄已止。然虚火上炎，血虽未来，而咽痛音闪。脉数细弦。脏阴皆损，何易言治。

大生地三钱　大天冬二钱　生熟草各二分　杭白芍一钱五分，酒炒　大熟地二钱　大麦冬一钱　女贞子三钱，酒炒　海蛤粉三钱，包　川贝母二钱

毛燕汤代水煎。

三诊：音声已升，咽痛亦止，而中脘犹复作痛。脉象细弦，舌质纹裂。病痰既久，气血并亏，不能制伏肝木，致强肝克土乘脾则腹痛便泄，犯胃则脘痛呕吐。急者先治之。

香附二钱　金铃子一钱五分　半夏曲一钱五分，盐水炒　茯苓三钱　白芍二钱，土炒　白蒺藜三钱　橘白一钱，盐水炒　盐水炒竹茹一钱　左金丸五分，先服

四诊：痛泄已止，脘痛亦减，而右肋犹复作痛。肝木克土之余，肝风入络。再标本兼顾。

阿胶珠二钱　醋炒香附二钱　柏子霜三钱　炒木瓜皮一钱　生草三分　白茯苓三钱　橘叶一钱五分　金铃子一钱五分　酒炒白芍一钱五分

五诊：便泄既止，脘痛亦定，而右胸膺常觉作痛，舌苔纹裂。痰病既久，阴伤则肝风入络。还恐损而难复。

阿胶珠二钱　白茯苓三钱　川贝母二钱　真新绛五分　海蛤粉三钱　柏子霜三钱　旋覆花三钱　酒炒白芍一钱五分　青葱管三茎

六诊：脘痛便泄，原属肝阳克犯脾胃。红炉泼水，则烈焰飞腾，所以两进柔药，火冲咽痛，随药而来。然火之有余，阴之不足也。再参辛燥之品，以反佐之。

阿胶珠二钱　粉丹皮二钱　海蛤粉三钱　柏子霜三钱　白茯苓三钱　女贞子三钱，酒炒　白芍一钱五分，酒炒　制半夏一钱五分　大天冬一钱五分

七诊：胸膺作痛稍轻，不自觉热，而脉形带数，阴伤火炽。然痰核随处结聚，恐其流窜。再熄少阳木火，参以化痰而和肝络。

炙生地四钱　海蛤粉三钱　桑叶一钱　炒白薇一钱五分　白茯苓三钱　柏子霜三钱　丹皮二钱　女贞子三钱　川贝母三钱

八诊：脉象稍缓，舌红苔腻。左胸膺作痛，牵引背肋，络隧不和。再宣通化痰和中。

川贝母二钱　当归一钱五分，酒炒　白茯苓三钱　粉丹皮二钱　桑叶一钱　海蛤粉三钱　制香附一钱五分　川断肉三钱　盐水炙橘红一钱　生熟谷芽各一钱

唐左。气血两亏，肝火挟痰，窜入少阳、阳明之络。颈项结核坚硬，按之不移。脉虚弦滑。恐虚痰不化，而延入损途。

桑叶　海藻　制半夏　川贝母　郁金　茯苓　丹皮　桔梗　生香附　炒枳壳

雪羹汤煎。

二诊：痰核软，加生于术。

以上出自《张聿青医案》

王旭高

某。心火与湿热交结而成痰核。上则舌下，中则脘间，下则阴头，皆结小核如棉子。此皆火郁之所致。

川连二钱，酒炒　陈皮一两，盐水炒　甘遂三钱，面包煨，去心　半夏一两五钱　茯苓二两　泽泻一两　蛤壳二两，研粉　红芽大戟三钱，洗淡，炒

上药共研细末，水泛为丸。每朝一钱，开水送下。

渊按：直捣其巢，非胆识兼优不能。然虚者未可漫试。

某。疟久阴伤，项发痰核，头倾不举，腹中有块。年逾二八，天癸未通。虑延劳损。

大生地　制首乌　茯苓　丹皮　怀山药　软柴胡　白芍　当归　陈皮　十大功劳

陆。本原不足，兼挟风温。发热，颈间结核成痰。二十余日，不红，不肿，不消散，亦不作脓，属半虚半实。慎柔方有良法，用四君子加牛蒡子，世所未知，余曾验过。

四君子加牛蒡子、象贝母、桑叶。

渊按：四君补虚，佐蒡、贝以消风痰，桑叶清肺通络。从补虚中想出祛邪之法，心思灵敏。

又：昨用慎柔方，是托散法。服下若汗出热退，则数剂可消。若汗不出，仍发热，则数剂成脓，且易溃敛。

前方加钩钩。

又：三岁孩童，但哺乳汁，不进谷食，脾胃虚弱可知。颈结痰核而有寒热，必挟风温，属半虚半实。今将一月，热退复热，其块不消，不作脓，大便溏，脾胃不足，气血两虚。

党参　冬术　陈皮　荆芥　黄芪　归身　防风　葛根　砂仁　桑叶

《王旭高临证医案》

柳宝诒

李。项右结核，右肩漫肿，时剧时减。郁痰挟木火循少阳之经阻结不化。脉象细数小弦，阴气先虚，未便攻伐。拟方用丸剂缓缓治之。

细生地　元参　丹皮　黑山栀　橘核络各，炒打　郁金　牡蛎生研，水飞　昆布　海藻　夏枯草　象贝　茯苓　黄芪　麦冬　生甘草　白芍　刺蒺藜

上药可生研者生研，余亦略烘勿过性，各取净末，米汤泛丸，青黛为衣。每晨空心服，淡盐汤送下。

田。痰核数年，有继长增高之势。此证起由木火升窜，顽痰随之而结于络膜之间，日渐增积，如沙碛然，药力攻化，最难得效。脉象不甚结实。正气不充，宜以养正清化之剂调其本原，佐以消痰软坚之法，冀其渐化，猛法攻消，非所宜也。

北沙参　丹皮　黑山栀　海藻　昆布　左牡蛎　夏枯草　橘络　法半夏　郁金　白芍　刺蒺藜　竹二青

二诊：痰核久而不化，再议扶土化痰，清泄木火，丸方佐之，煎方所未逮。

北沙参　于术　茯苓　党参　法半夏　瓦楞子　橘络　郁金　丹皮　白芍　刺蒺藜　生甘草　上药研末，用竹沥入姜汁泛丸。空心盐汤下。

季。右半体经络不和，腋下痰核成串，肌黄内热，营络与中气交病。病起产后，营气阻窒。当与养营和络，缓缓通调。

全当归　川芎炭　秦艽　川独活　桑寄生　枳壳　象贝　半夏　郁金　刺蒺藜　丝瓜络去油乳香，研末炒　竹二青　首乌藤

池。痰核结于会厌两旁，此必挟少阳木火浮越于上。凡六阴经脉，皆上至于颈，痰火窜入阴络，亦至此而止，病之所以易结而难散也。拟方软坚化痰，专清阴络之火，用丸剂缓缓调之。

炒当归　白芍酒炒　大生地炒　炒丹皮　元参　牡蛎　于术　茯苓　广郁金风化硝化水拌炒　刺蒺藜　橘红　夜交藤　黑山栀　昆布　夏枯草　上药为末，用竹沥、姜汁、蜜水泛丸。

以上出自《柳宝诒医案》

马文植

某。郁怒伤肝，思虑伤脾，痰气郁结，颈右马刀疬硬坚，头半掣痛。证势非轻，宜养荣清肝化痰，更宜屏去尘情，勿怒勿劳为要。

当归　香附　茯苓　川芎　白蒺藜　白芍　半夏　大贝　牡蛎　杭菊　僵蚕　陈皮

复诊：马刀疬为疡科恶候，连投解郁清肝，头痛已平，目能启视，似有转机，但午后微恶寒热，痰疬坚肿如故，木郁不达。宜逍遥散合化坚汤主之。

当归　白芍　半夏　香附　白蒺藜　柴胡　陈皮　大贝　牡蛎　橘叶

某。阴亏痰热上升，下颏痰核肿大如李，发际兼有白屑。风湿相乘，养阴散结。

南沙参　竹茹　牛蒡子　僵蚕　橘红　法半夏　夏枯草　海藻　大贝　葶苈　连翘　甘草　海蜇

复诊：服后恙情大有好转，原方加当归、蛤粉。

某。左三部脉细如丝，右寸关弦滑，颐颔之左结块如桃，不红不痛。此属虚痰，不可专用攻坚克伐之品，拟金水六君加理气行痰为治，非比实证可以速效，还宜保养为嘱。

大熟地一两　半夏二钱　广陈皮二钱　白茯苓二钱　草节一钱　白芥子二钱，炒　焦僵蚕一钱　当归二钱　煅牡蛎五钱　炒牛蒡二钱　姜汁一匙

复诊：胃口虽能多进薄粥，大便亦能坚固，脉亦不似前之细数无根，而颔颐之下，结核已消。不明医理者，似若目有起色，殊不知呼吸气短，乃元海无根，非比肺家实喘，往往有顷刻变生而脱绝者，况无大剂人参在此急救，焉能挽回元气于无何有之乡？勉商观音梦授散合参麦散，以纳在上之虚气；都气丸作汤，以摄在下之脱气。倘或应手，还有可生之机，否则别无良法。

炒党参一两　麦冬一钱，元米炒　五味子八分，炒　青盐三分　核桃夹膜一钱

接服方：熟地一两半　淮山药八钱　丹皮一钱，炒　茯苓一钱　怀牛膝二钱　黄肉二钱，炒　泽泻一钱，盐水炒　五味子一钱　青铅一两

某。脉见细数，着手即空，右手无力，内热不已，肝肾阴亏，无形之火上升，有形之痰凝聚，颈侧两旁结核累累，按之无形，乃虚痰也，非实证可用攻消。且拟育阴制阳，养营软坚一方，投后以观效否再酌。但脾虚证重，急宜静养，课读且停，切嘱切嘱。

银柴胡五分　炒白芍二钱　当归三钱　大熟地六钱　淮山药五钱　丹皮二钱　泽泻一钱　京玄参二钱　广皮一钱　石决明五钱　煅牡蛎八钱　川贝一钱　生甘草一钱　茯苓二钱　竹油十匙

二诊：自投育阴制阳，养营软坚法，热势虽减，胃口略起，颈侧病块亦稍平，方非不对，惟左三部脉象仍如前细数，右三部未见有力，不特阴亏，气分亦虚，当急为培补。所谓阴根于阳，阳根于阴也，且补阴阴不能骤生，补气则无形能生有形也。但炎热之令将至，阴亏气弱之体，须要极其小心调养，炎威固不可受，风寒亦不可感，至于饮食，一切腥腻、生冷、面食、发物，切勿入口，因虚体极易受邪，为此叮咛告诫，若不遵守，往往变生，慎之慎之。

原方去当归、石决明。

三诊：大势已退，带回此方多服。

上绵芪六钱　冬术一钱　白茯苓二钱　西党参三钱　银花一钱　炒白芍一钱　甘草节一钱　当归二钱　扁豆四钱　煅牡蛎八钱　建莲三钱

以上出自《外科集腋》

余听鸿

常熟某，素性诚实俭朴，完姻数载，起马刀失荣，从耳后项左侧胀硬如臂，溃破脓水淋漓，咳嗽吐血，便溏，大肉皆削，皆谓不治。余曰：白发在堂，褓褓在抱，若弃而不治，于心何安？然贫病相连，窘不能服药，孙真人谓一不治也。有其内姊丈某解囊助药资，余璧诊金，尽心调理。服甘温调脾，大便坚硬，咳甚痰多。即用甘凉清润，金土同调，咳减，便仍溏。更番金土而治。如斯者三月，脾胃渐旺，大便稍坚，纳增咳减。后以归脾法加疏通气血之品，再以和荣散坚丸兼服。卧床载余，项颈溃烂亦敛，坚硬全消，起复如故。倘医知难而退，亲戚不肯解囊，亦不治之证。所以为医当尽心，为亲戚当尽力，绝证亦可勉力挽回。

琴川东乡周姓农妇，早寡无嗣。有田面四亩，夫兄争之不休，忧郁而胁脘作痛，项颈两旁，起核坚硬，就诊于余。余曰：忧愁则气闭不行，思虑则气结，忿怒则肝火上犯，久则生失荣马刀，难治之证也。幸经水仍来，虽少未绝，犹可挽回。余劝其将田面让于夫兄，纺织亦可度日。惟贫病相连，无资服药。余劝其无事行坐念佛，可解愁绪，而绝忿急之念，使肝气条达，虚火不升，而可苟延岁月。以鲜芋艿切片晒干二斤，川贝母二两，姜半夏三两，共为细末，用淡海藻二两，昆布三两，煎汁泛丸，临卧用雪羹汤淡海蜇三钱，大荸荠五钱，煎汁送下三钱，再用归脾汤原方倍木香加柴胡、白芍，三天服一剂。经三月余，项块渐消而软，胁痛已止，信水依时，诸恙霍然。若不劝其让产、念佛，终日扰攘不休，未必不死于郁证也。

以上出自《余听鸿医案》

巢崇山

某。项侧结块，退而未尽，足骱作痛，傍晚身热。治宜兼顾。

淡豉　山栀　桑叶　滑石　薄荷　丹皮　钩钩　续断　当归　秦艽　牛膝　蒺藜　赤苓　小胡麻

二诊：昨投清热化湿，疏邪和络，身热已退，足骱作痛亦减，惟项侧结核如昨。

当归　钩钩　牛膝　丹皮　薄荷　僵蚕　山栀　杏仁　青蛤壳　小胡麻　白蒺藜　甘草节　大贝母　赤苓　秦艽

《玉壶仙馆外科医案》

陈莲舫

赵。肛漏流滋，病串绕项，酸痛，势欲蒸脓，病情牵连太多，腰酸背痛，头蒙，鼻衄，潮热有汗。恐由虚进怯。

桑椹子　夏枯草　北沙参　左牡蛎　生白芍　银柴胡　光杏仁　新会皮　黑料豆　女贞子　厚杜仲　香青蒿　毛燕窝　磨冲象牙

陆。瘰疬肺脾，暑湿挟风扇烁，绕项支蔓，脉见细弦。拟釜底抽薪。

生川军　炒防风　净蝉衣　生甘草　飞滑石　豨莶草　大力子　焦茅术　侧柏叶　荷叶

李。重台病，内热阴亏，脉弦。治以清养。

夏枯草　天虫　光杏仁　小青皮　生甘草　广陈皮　大力子　瓜蒌仁　淡昆布　淡海藻　海浮石　左牡蛎　川贝母　丝瓜络

周。病串高肿，将欲溃破，旧虚新邪，寒热不解，腹痛彻上彻下，脉沉弦。恐其发厥。

厚川朴　左金丸　大腹皮　芸曲　鸡内金　橘皮　生米仁　川楝子　真獭肝　香青蒿　鲜佛手　云茯苓　荷叶

以上出自《莲舫秘旨》

邵兰荪

瘰疬已溃，脉弦左数，舌心空，候热乍寒，经闭，证属重极。逍遥散加减治之。

酒炒柴胡七分　白芍一钱五分　香附一钱五分　生地三钱　当归一钱五分　茯神四钱　川贝二钱　绿萼梅一钱五分　丹皮三钱　生牡蛎四钱　昆布一钱　三帖。

《邵氏医案》

陈学三

王。串疬破久不敛，经止五月，渐热，脉数。此乃血海空虚。丹溪谓瘰疬属胆有余火，而且气多血少，妇人见此尤甚。若月事以时下，寒热不作，方可无虞。否则变为潮热，其证危矣。今拟滋养厥阴，以冀热通经来为幸。

　　鸡血炒丹参　竺黄　茺蔚子　银柴胡　沉香　白矾　浮石

《陈学三医案》

王仲奇

　　程姑，新马路休南渡，七月初六日。血热液燥，宗脉不清，颈项结核已久，近见穿溃；经事或行或止，色则或紫或淡；鼻窍有疮，目赤，涕从鼻腭间出，带有血膜；脉弦数。液燥血热业已酿毒，且累及脑也，亟宜清化。

　　石决明四钱，煅，先煎　粉丹皮钱半，炒　夏枯草三钱　冬桑叶钱半　甘菊花钱半　忍冬藤三钱　野料豆三钱　瓜蒌衣三钱　玄参二钱　海蛤粉三钱，包　红月季两支　丝瓜藤根一钱，烧存性，研冲

　　二诊：七月十三日。鼻疮目赤均已渐见向愈，涕与血膜从鼻腭间出亦瘥，颈项结核已溃，未溃者皆觉稍消，脉弦数。仍以清血化毒，荣络安脑。

　　石决明五钱，煅，先煎　粉丹皮钱半，炒　夏枯草三钱　冬桑叶钱半　甘菊花钱半　忍冬藤三钱　金钗斛二钱　瓜蒌衣三钱　玄参二钱　海蛤粉三钱，包　凌霄花二钱　红月季两支　丝瓜藤根一钱，烧存性，研冲

　　方右，宁波路，九月朔。尾骶之下，魄门之后，曾痛肿外溃，血脓甚多，据云已经完口，惟小有坚硬，然坚硬如块再溃亦意中事。经行失常，将行之际两胁掣痛，少腹作酸难过，脉弦涩。治以养血濡肝，兼调奇经。

　　石决明四钱，煅，先煎　当归身二钱，蒸　白芍二钱，炒　丹参二钱　白蒺藜三钱　茺蔚子二钱，炒　粉丹皮钱半，炒　忍冬藤三钱　茯神三钱　新绛一钱二分　月季花三朵

　　二诊：九月十四日。魄门之后，尾骶之下，痛肿外溃，业已完口，惟尚有硬块，日来亦觉小瘥。此番经行两胁掣痛、少腹作酸较愈，经后常有白淫滑出，脉弦涩。血虚肝热，脉海失固之过。

　　龟板五钱，炙酥先煎　石决明五钱，煅，先煎　左牡蛎四钱，煅，先煎　当归身二钱，蒸　白蒺藜三钱　川杜仲三钱　续断二钱，炒　杭白芍二钱，炒　合欢皮四钱　茯神三钱　月季花三朵　白鸡冠花一钱

　　夏，百老汇路，八月朔。左耳后颈间有结核，右鼠蹊亦有核，眠食如常，脉细而弦。为病仅痰气之结，然作治也简，若待其巨而图之，亦已晚矣。

　　紫贝齿三钱，煅，先煎　左牡蛎三钱，煅，先煎　石决明四钱，煅，先煎　龟板六钱，炙焦黄，先煎　忍冬藤三钱　络石藤三钱　新绛钱半　象贝母三钱　夏枯草三钱　茯神三钱　橘核钱半，炒　海蜇头五钱，洗净

　　二诊：八月初六日。左耳后颈间暨右鼠蹊之结肿皆已稍消，惟涸浊濡滞腺中，急切难以输出，虽消亦不易尽。守原意为之可矣。

　　紫贝齿三钱，煅，先煎　左牡蛎三钱，煅，先煎　石决明四钱，煅，先煎　龟板六钱，炙焦黄，先煎　忍冬藤三钱　络石藤三钱　新绛钱半　象贝母三钱　夏枯草三钱　茯神三钱　穿山甲二钱，炙　海蜇头五钱，洗净　西珀屑四分，研细末蜜丸吞

　　三诊：八月十一日。左耳后颈间暨右鼠蹊结肿已消未尽，涸浊濡滞腺中未消，日来腭间微

肿。守原意清热凉血。

紫贝齿三钱，煅，先煎　左牡蛎三钱，煅，先煎　石决明四钱，煅，先煎　龟板六钱，炙焦黄，先煎　忍冬藤三钱　生地黄五钱　野料豆三钱　玄参二钱　知母钱半，炒　象贝母二钱　茯神三钱　紫荆皮三钱

四诊：八月廿一日。左耳后颈间暨右鼠蹊结肿虽消而未净尽，腭间时有微肿已数年矣。再以舒络清血，用清萌薬。

紫贝齿三钱，煅，先煎　左牡蛎三钱，煅，先煎　石决明四钱，煅，先煎　龟板六钱，炙焦黄，先煎　忍冬藤三钱　络石藤三钱　干地龙二钱　夏枯草三钱　象贝母二钱　紫荆皮三钱　新绛钱半　橘核钱半，炒

五诊：左耳后颈间暨右鼠蹊结肿消未净尽，腭间微肿业已救平，惟声音未能清亮宣扬。喉咙为声音之路，乃少阴肾脉所循，此层务宜注意，且须自慎，否则怕有失音喉癣之患。

龟板六钱，炙焦黄，先煎　石决明四钱，煅，先煎　海蛤粉三钱，包　甘草一钱　象贝母二钱　金钗斛二钱　野料豆三钱　南沙参三钱　忍冬藤三钱　干苇茎三钱　玄参三钱

以上出自《王仲奇医案》

丁泽周

朱右。瘰疬窜发，未溃者肿硬疼痛，已溃者脓水不多。经停半载，寒热食减。肝脾肾三者并亏，难治之证也。肝藏血，脾统血，肾藏精，三经精血大亏，血脉干涩，经水不通，经不通则气不行，气不行则瘰疬成矣。当补益三阴，怡养性情。

吉林参须一钱五分　银柴胡一钱　大生地四钱　炙鳖甲三钱　地骨皮三钱　生牡蛎六钱　广橘红一钱　云茯苓三钱　生于术一钱五分　京玄参二钱　夏枯草二钱　川象贝各四钱　红枣四枚

二诊：寒热已退，纳谷略增，项间累累成串，彼没此起，此敛彼溃，三阴精血不足，损证之根萌也。还宜填补三阴，怡养性情，庶溃易敛而肿易消矣。

吉林参须一钱五分　云茯苓三钱　生于术一钱五分　清炙草八分　广橘白一钱　仙半夏二钱　厚杜仲三钱　川断肉三钱　大生地四钱　玄武版四钱　川象贝各四钱　生牡蛎四钱　红枣四枚

《丁甘仁医案》

何童。病痰肿硬，两天不足，痰瘀凝结，证势缠绵。姑拟崇土化痰而通络道。

全当归二钱　京赤芍二钱　银柴胡一钱　生草节六分　苦桔梗一钱　生香附二钱　川象贝各二钱　炙僵蚕三钱　淡昆布钱半　藏红花五分　小金丹一大粒，化服。

陈海蜇皮二两，漂淡，煎汤代水。

魏小。咽痛蒂坠，颏下结核，咳嗽涕多，肝胆火升，痰瘀凝结络道，风热外乘，防成病痰。姑拟清疏消解。

薄荷叶八分　净蝉衣八分　生甘草六分　轻马勃八分　京元参钱半　嫩前胡钱半　苦桔梗一钱　光杏仁三钱　连翘壳三钱　大贝母三钱　炙僵蚕三钱　藏青果一钱　京赤芍二钱　鲜竹叶三十张　竹茹钱半

刘小姐。伏温愈后，咳嗽未止，纳少形瘦，白㾦已回，大腿结核酸痛，左脉细弱，右脉濡滑。肺胃之阴已伤，痰热留恋，营卫循序失常，宜养正和胃，化痰通络。

南沙参三钱　川象贝各二钱　瓜蒌皮三钱　抱茯神三钱　炙远志一钱　怀山药三钱　甜光杏三钱

生苡仁四钱　　冬瓜子三钱　　浮小麦四钱　　北秫米三钱，包　　嫩桑枝三钱

谢右。痧后阴虚，肝火挟痰热，蕴结络道，风邪外乘，项颈结核，乍有寒热。虑其增剧，姑拟疏散消解。

薄荷叶八分　　熟牛蒡二钱　　荆芥穗一钱　　京赤芍二钱　　生草节五分　　苦桔梗一钱　　连翘壳三钱　　大贝母三钱　　炙僵蚕三钱　　山慈菇片八分　　鲜竹茹钱半　　清水豆卷四钱

吕左。疝气屡发，马刀疬肿硬不消，形寒纳少，苔腻，脉弦滑。肝失疏泄，痰瘀凝结，缠绵之证，宜泄肝渗湿，化痰通络。

金铃子一钱　　延胡索一钱　　生赤芍二钱　　陈橘核四钱　　福泽泻钱半　　荔枝核五枚，炙　　赤茯苓三钱　　大贝母三钱　　炙僵蚕三钱　　山慈菇片八分　　清水豆卷五钱　　枸橘一枚，打

以上出自《丁甘仁医案续编》

曹惕寅

王枢密巷周氏早寡，抚孤子至十八岁，辛苦备尝。忽子右腿胯结核，高肿巨大如瘤，能俯不能仰，伛偻而行。凡一切消散攻穿之剂，靡不遍尝，而外疡滋大之势与日俱进。其母忧之，乞诊于予。予曰："此非外因之证，全由阴虚肝亢而起，火盛生痰，络气为湿热痹阻。宜令其善自珍爱。"其母坚谓小儿禀性诚直，绝无外好。余乃默询其子，乃知为手淫所误。噫！敲骨吸髓，莫此为甚！乃详为戒劝，冀其遵循。进以党参、生地、天冬、川贝、白芍、料豆衣、竹沥、制半夏、橘络、丝瓜络、首乌藤、楮芽，外敷冲和玉烛，以水红花子、王不留行、土贝、木瓜、苏叶、桑枝煎汤调敷药满拓之。越十余日，面色转活，饮食便溺俱能复常。伏核十去七八，俯仰亦得自然。康复历七阅月。卒以不能永断恶习，竟至药石无效而死。以英隽之质，而惑于诱言，致召丧身之祸，良可哀也。故余每于诊治少年子弟在十七八岁者，必以保身立命为戒，更复晓以利害。所谓身体发肤受之父母，不敢毁伤之义，尽寓于此矣。

《翠竹山房诊暇录稿》

赵文魁

四月初七日，赵文魁请得端康皇贵妃脉息：左关弦数，右寸关滑而近数。气道郁遏，血脉欠和，以致湿热流注。右腿起有结核，微肿作痒，胸闷口渴，身肢酸倦。今拟用开郁和脉化湿之法调理。

中生地四钱　　赤芍三钱　　炒没药三钱　　瓜蒌根六钱　　溏瓜蒌八钱，捣　　连翘四钱　　法半夏三钱　　浙贝母四钱，研　　青皮子三钱，研　　郁金三钱，研　　川黄柏三钱　　橘红络各二钱　　引用羚羊角面八分，先煎，怀牛膝三钱。

按：因气郁不畅，血脉欠和，脉络不利，而致湿热流注。故有右腿起结核、微肿作痒、胸闷口渴、身肢酸倦等证。治当以开郁活血和脉，清热化湿理气之法。方中青皮子、郁金、生地、赤芍、没药开郁活血调肝；连翘、黄柏、浙贝、瓜蒌根清热化痰消肿；半夏、橘红络、溏瓜蒌通络，与诸药相伍，共奏散结消肿之功。引用羚羊角清肝热，怀牛膝活血脉，性降能引诸药下

行，二药为引，功在清热调肝，散结消肿，使药到病除。

《赵文魁医案选》

张山雷

王左。素体丰伟，痰涎不免，项后结核亦是痰凝。前日溃后脓毒未净，收口太速，余块尚存。夜间咳嗽，痰浓滑，脉弦，舌苔薄白。宜宣络顺气，消化和肝。

瓜蒌皮6克　象贝母9克　生紫菀9克　黄射干4.5克　丝瓜络4.5克　鲜竹茹4.5克　薄橘红2.4克　苦桔梗4.5克　柔白前9克　全当归4.5克　川断肉6克　生远志肉6克　橘络1.2克

林左。稚阴未充，孤阳偏旺，内热酿痰，气升为咳，入络结核，脉数，舌尚楚楚。自述咳多于午后，阴分火炎是其明证，胃纳未减。宜滋阴养液、宣络化痰。

大元地12克　大白芍9克　象贝母6克　旱莲草6克　女贞子9克　生紫菀9克　广橘红络各2.4克　京玄参6克　壳砂仁1.2克　昆布4.5克　海藻4.5克　陈胆星2.4克　大麦冬6克　银州柴胡2.1克　丝瓜络4.5克

二诊：稚阴未充，偏阳独旺，午后潮热，热则干咳，胃纳甚旺，亦是火气有余，挟痰瘀结少阳之络，则瘰块累累。此非养阴涵阳，并以化痰宣络，久服不为功，不可求速效者。

大生地9克　山萸肉6克　生白芍9克　女贞子12克　地骨皮4.5克　肥知母6克　大天冬6克　川柏皮4.5克　象贝母6克　夏枯草4.5克　昆布6克　壳砂仁1.2克，打　生紫菀9克　竹茹4.5克　旱莲草6克　生牡蛎15克　生打代赭石6克

三诊：阴虚潮热干咳久延，两项侧瘰疡累累，纳谷兼人，脉小且数。此先天本薄，甚非轻恙。治法毓阴涵阳，然非多服难效。

大生地12克　生白芍6克　象贝母6克　玄参6克　竹茹4.5克　沙苑蒺藜12克　银柴胡3克　淡鳖甲12克　青蒿珠2.4克　紫菀6克　大麦冬6克　知母6克　天冬4.5克　条芩4.5克

以上出自《张山雷专辑》

范文甫

晋祥兄。颈项疬核成串。

海藻9克　昆布9克　皂刺12克　象贝9克　姜半夏9克　淡附子3克　生牡蛎24克　茯苓9克

二诊：前方加丹皮9克。

《范文甫专辑》

周镇

王右，役于妓院。素体阴虚肝旺，颈患痰核，牙宣脘胀。以清肝解郁，泄热化痰，如元参、丹皮、黑山栀、甘菊、僵蚕、橘叶、蛤壳、海浮石、木蝴蝶、香附、川贝母、淡海藻、鲜藕等。如鼓应桴，瘰疬渐消，余恙亦泯。

《周小农医案》

方公溥

曹女。七月十七日诊：肝气郁结，痰阻左颈，结核累累。病属瘰疬，急与舒肝散结软坚。

白芍药9克　洗海藻9克　川贝母9克　全当归9克　香白芷4.5克　小青皮4.5克　瓜蒌皮9克
煅牡蛎9克　洗昆布9克　天花粉9克　仙半夏6克　制乳没各3克

七月十九日复诊：进舒肝散结软坚，瘰疬已见缩小，脉象渐平。药既应手，再宗原意化裁。

处方同前，除白芍，加软柴胡3克、京元参9克，改乳没各4.5克、煅牡蛎9克。

七月二十一日三诊：瘰疬渐消，脉象渐和，再与理气化痰。

处方同前，除柴胡、花粉，加夏枯草9克、炒竹茹6克、制香附9克。

《方公溥医案》

孔伯华

蒋女童，九月十四日。肝气挟痰，入于经络，项发结核，停经数月，脉滑而数大，左关较盛。当咸软内消之。

生牡蛎三钱，先煎　玄参心三钱　夏枯草三钱　桑寄生五钱　川贝母三钱　旋覆花一钱　鲜竹茹五钱
枯黄芩二钱　代赭石一钱　鲜茅根两　知母三钱　怀牛膝一钱　藕两，切片

陈女童，六月初九日。证转后，已渐有生长象，体质亦较丰，第近日肝热较盛，项间旧有结核因之而发肿痛，脉大而数。当降肝热，兼内消之。

生石决明八钱　蒲公英五钱　栀子炭三钱　板蓝根四钱　酒龙胆草三钱　制乳香五分　制没药五分
地骨皮四钱　川黄柏三钱　忍冬花五钱　薄荷叶一钱　怀牛膝三钱　全栝楼八钱　鲜荷叶一个　忍冬藤
五钱　六神丸三十粒（分吞）

某男，正月三十日。肝家阳邪上犯清明，头部偏痛，经注射后，右项筋络遂生结瘰，大便秘，脉象数实，宜清平凉化。

青竹茹六钱　蝉衣二钱　旋覆花三钱，布包　地骨皮三钱　鲜芦根两　杏仁三钱　代赭石三钱　板
蓝根四钱　黛蛤粉两　僵蚕三钱　薄荷叶钱半　川贝母三钱　枇杷叶四钱　川郁金三钱　全瓜蒌八钱
川牛膝三钱　蒲公英三钱　生石膏六钱　桑寄生六钱

刘妇，正月初九日。脾湿痰盛，肝家气郁，注于经络，项下发结核，渐致肿大，舌苔白腻，脉象弦滑而数，左关较盛。拟咸软豁痰柔肝。

石决明八钱，生研，先煎　旋覆花三钱，布包　法半夏二钱　夏枯草三钱　生牡蛎三钱　代赭石三钱
广陈皮二钱　川贝母三钱　白蒺藜三钱　天竺黄二钱　玄参心三钱　板蓝根四钱　竹茹四钱　知母三钱
犀黄丸六分（分吞）　百效膏外贴。

以上出自《孔伯华医集》

章成之

孙女。平素喉间多痰，左颈有小核，但不咳。最近三日痰多，夜间有倏忽无定之热。

大贝母9克　玉桔梗3克　冬桑叶9克　粉前胡9克　夏枯草9克　海藻9克　炙僵蚕9克　冬瓜子9克　甘草2.4克

胡幼。患马刀挟瘿，历时已久，面色苍然，两颧发赤。调治失当，损怯之根萌也。
冬虫夏草30克　焙紫河车1具　炙鳖甲30克　水獭肝30克　淮山药30克　鹿衔草30克　京元参30克　川贝母180克　煅牡蛎60克　淡海藻30克　淡昆布30克　夏枯草30克
上药研末，和蜜为丸，如梧子大，每早晚服十五粒，淡盐汤下。

蔡幼。马刀挟瘿，起于痧后，损之前驱，潮热、盗汗，更能使病势进展。
全当归6克　地骨皮9克　仙鹤草9克　夏枯草6克　秦艽5克　醋炒柴胡2.4克　瘪桃干5克　昆布5克　海澡5克

沈弟。此方专为瘰疬而设，肛门作痒，当另治之。
全当归9克　黄芪9克　炙鳖甲15克　海藻12克　昆布9克　夏枯草9克　麦芽9克　芋艿丸9克
另：芫花、甘遂各60克，煎汤洗肛门。

钱男。排便有黏液，不重要；重要者，瘰疬不能收敛。
昆布90克　京元参120克　夏枯草90克　海藻90克　贝母90克　冬虫夏草90克　獭肝1具　脱力草150克　功劳叶150克　左牡蛎120克
上药共研细末，水泛为丸，日服三次，每次一钱。

戴男。此种失音，属金破不鸣，何况再见鼻衄，颈间结核累累，非轻证也。
北沙参6克　麦冬9克　五味子5克　阿胶珠9克　蜜炙兜铃9克　蜜炙牛蒡9克　肥玉竹9克　生侧柏叶30克　冬瓜子15克　白茅根1扎　仙鹤草12克

袁幼。瘰疬如串珠，药后已能稳定，不再滋长，便溏亦减。
左牡蛎15克　浙贝母15克　生黄芪15克　京元参15克　昆布30克　上肉桂15克　海藻30克　小蓟15克　淮山药30克
为末，作丸如梧子大，早晚各服十粒。
二诊：瘰疬行将消退，便溏已止，深为可喜，仍当注意营养。
煅牡蛎15克　生黄芪9克　淮山药9克　夏枯草6克　昆布6克　海藻6克　炙鳖甲9克　京元参9克　白术6克

方幼。服强壮剂，瘰疬十去七八，前方重其制，为丸常服。
京元参60克　煅牡蛎90克　白归身60克　象贝母60克　炙鳖甲90克　淡苁蓉30克　仙鹤草60克　淮牛膝60克　夏枯草60克　獭肝1具,焙
上药共研细末，炼蜜为丸，如梧子大，每饭后各服6克。

王男。半年前曾患马刀挟瘿，尚未消失，复又痰中带红。今伤风匝月不除，两脉细数，实

有大患潜伏。病者以肩胛胸背痛为苦。有不少损证，初起即以此为前驱。

远志肉5克　杭白芍9克　秦艽5克　蒸百部9克　炙鳖甲24克　旋覆花9克，包　牡蛎24克　延胡索9克　芋艿丸9克，分2次吞

张男。颈腋胯部皆生大小之核，推之可移，措置得当，亦能弭大患于无形。

生黄芪15克　杜仲9克　苁蓉9克　玄参12克　党参12克　甘杞子9克　全当归9克　煅牡蛎30克　淮山药15克　炙鳖甲24克　天麦冬各9克　五味子9克　淮牛膝9克　菟丝子9克　象贝母9克　大熟地24克　虎骨胶24克　阿胶30克

以上出自《章次公医案》

张汝伟

王先容，女，年廿三，住愚园路六百一十一弄廿三号。肝郁气滞，思虑过度，环颈瘰疬，半隐半现，些微抽痛，将届一年，幸未溃穿，脉弦细。尚可消散，但急需摆脱思虑为要，出软坚化痰、解郁理气之方治之。

九制香附二钱　淡昆布　淡海藻　蒲公英　半贝丸包　越鞠丸各三钱，包　广郁金　佩兰叶香橼皮　丝瓜络各钱半　玫瑰花二朵

另用毛小鼠一窠，洗净，剁烂，作馄饨馅，包馄饨食之。

本证始末：王姓为伟诊病家多年，此次携女来治。询及起病之因，缘恺郁而起，故用药如是，嘱另服单方，隔一月余，觅到，照服，方共服廿余剂。其明年，乃父陪夫人来诊。云吾女之瘰疬，已完全消除矣，甚感单方之有效云。

《临证一得》

冉雪峰

武昌周某，患瘰疬有年，累累成串，时重时轻，不以为意，后瘰疬大发，突尔肿硬逾恒，大如瘿瘤，头部为之倾斜，乃急返武昌延予诊治。其脉弦劲，口渴烦躁，不安寐。嘱须静养，戒酒，节饮食，再商疗法。拟方，归尾三钱，鳖甲六钱，昆布、海藻（烧灰酒拌）各五钱，大黄、郁金、牛膝各三钱，龙胆草、胡黄连各一钱五分，土茯苓四钱，芒硝四钱。以水四杯，煮取一杯，去渣，溶入芒硝，分温二服，二剂，大便二次，肿硬消三之一。复诊，减大黄、芒硝之半，续服二剂，肿硬消三之二。再复诊，原方去大黄、芒硝，加茯神、枣仁各四钱，续服四剂，肿硬大消，仅存瘰疬旧痕而已。后再宗前方去龙胆草、胡黄连，加栀子、丹皮各三钱，每日一剂，服一星期，并拟丸剂常服：当归尾、杭白芍各一两，石决明二两，昆布、海藻（烧灰）各二两，郁金、牛膝各一两，甘松一两，胡黄连、大黄各五钱，法丸如梧子大，每服一钱至二钱，日二次，清酒下。约二月后，原有瘰疬亦全消。此病其来也暴，其去也速，无足异。所可异者，突发瘿瘤暴疾既消，旧有瘰疬痼疾亦消，实为意外收获。

《冉雪峰医案》

陆观虎

宋某某，女，45岁。

辨证：瘰疬。

病因：气痰滞络。

证候：颈瘰，胸闷，发热脸红，身懒，头重，腿痛。脉细。舌质红，苔浮黄而干。

治法：橄榄核9克　陈皮6克　嫩桑枝30克　射干5克　杭白芍9克　宣木瓜9克　杭菊花9克　丝瓜络5克　蒲公英9克　制半夏6克　黛蛤散9克，包

方解：嫩桑枝、木瓜、丝瓜络、蒲公英通经活血，止痛祛热消肿。陈皮、杭白芍、杭菊花开胃健脾，活血调气，理血散风，止痛。黛蛤散、制半夏清热解毒，降逆和胃，化湿，消除痰热郁结。橄榄核、射干清火解毒，活血消痰，以消堵闷。

成某某，女，41岁。

辨证：瘰疬。

病因：气痰郁结。

证候：右颈结核，右胁腋均痛。脉细弦。舌质红。

治法：疏气软坚。

处方：夏枯草9克　大贝母9克　炙乳没各3克　苏梗5克　炒赤芍6克　蒲公英9克　广木香2克　炙僵蚕9克　佛手2克　紫花地丁5克　代代花2克

方解：苏梗、木香、佛手、代代花理气止痛，平肝散结。炒赤芍、蒲公英、炙乳没、炙僵蚕软坚活血，散结消肿。夏枯草治瘰疬，散郁结，祛血热。大贝母、紫花地丁清热解毒，散结消肿，以消结核。

苏某某，女，26岁。

辨证：瘰疬。

病因：平素肺虚，湿毒郁结。

证候：颈腮臂瘰疬成串，咳嗽咽痒夜甚，肤热，目眩头痛，白带多。脉细濡。舌质红，苔浮黄。

治法：润肺化痰，利湿解毒。

处方：连翘6克　大贝母6克　益元散9克　净银花6克　炒赤芍5克　扁豆衣9克　夏枯草9克　焦苡米12克　猪赤苓9克　枇杷叶9无　川通草2克。

方解：连翘、净银花清热解毒。夏枯草、大贝母、赤芍散结化郁，清热消痰。益元散宁心清热利水。扁豆衣除湿升清。猪赤苓、焦苡米、川通草利便行水、化湿清热。枇杷叶润肺止嗽化痰。

冯某某，女，27岁。

辨证：瘰疬。

病因：心肺虚损。

证候：右腋瘰疬成串，心跳吐血，便秘溲少。脉细濡。舌质红，苔微白腻。

治法：养心润肺，止血利便。

处方：朱茯神15克　川贝母6克　火麻仁9克　远志肉5克　炙乳没各6克　山楂炭9克　夏枯草9克　僵蚕9克　仙鹤草9克　全瓜蒌18克　更衣丸3克,包吞服

方解：朱茯神、远志养心益气，益智利窍，补精强志。川贝母润肺，止咳嗽，散结，消痰除热。乳没活瘀散结，消肿止痛。山楂炭消食磨积，化瘀。僵蚕散风化瘀，行滞化痰。夏枯草化痰消瘰疬。仙鹤草止血，治劳伤吐血。全瓜蒌、火麻仁、更衣丸宽胸润肠利便。

赵某某，男，24岁。

辨证：瘰疬。

病因：湿痰互滞。

证候：颈部瘰疬，皮肤发痒，纳食泛恶。脉细弦。舌红，苔黄。

治法：利湿化痰。

处方：夏枯草9克　白茅根9克　川通草3克　冬瓜皮9克　山慈菇6克　橘叶6克　茯苓皮6克　蒲公英6克　益元散9克,包煎　大贝母6克　赤芍6克

方解：夏枯草、山慈菇化痰散结，治瘿瘤瘰疬。茅根、通草、冬瓜皮、益元散清热利湿。蒲公英清热解毒止痒。橘叶行气开郁，散毒消肿。大贝母、赤芍凉血散结化瘀。

二诊：颈部瘰疬痛，皮肤仍痒，纳食泛恶已减。脉细弦。舌质红有刺。

处方：前方去茅根、蒲公英、益元散、橘叶、通草，加萆薢9克、焦稻芽12克、栀子皮6克、竹茹9克、小金丹（冲服）1.5克。

方解：萆薢、栀子皮清热利湿。焦稻芽、竹茹健胃化痰。小金丹消肿散结以治瘰疬。

三诊：颈部瘰疬仍痛。肤痒渐轻。纳食泛恶已止。脉细弦。舌质红，苔微黄。

处方：前方去焦稻芽、竹茹、山慈菇、粉萆薢，加猪赤苓各6克、泽泻6克、粉丹皮6克、蒲公英9克。

方解：因纳食泛恶已止，但瘰疬仍痛，并有肤痒，故减去焦稻芽、竹茹等药，而加猪赤苓、泽泻、蒲公英等以利尿渗湿解毒。

四诊：颈部瘰疬仍痛，皮肤起脓疱，仍痒，脉细弦。舌质红，苔微黄。

处方：因痛痒未消又起脓疱，故前方去粉丹皮，加紫花地丁9克、山慈菇9克。

五诊：颈部瘰疬仍痛，皮肤脓疱痒减。脉细弦。舌红，苔黄。

处方：前方去栀子皮、泽泻、猪赤苓、赤芍、大贝母，加蒲公英9克、制乳没各3克、青陈皮各3克、制僵蚕9克、白茅根30克。

方解：因肤痒减轻，瘰疬仍痛而加入僵蚕、青陈皮理气消肿化痰。加入白茅根、乳香、没药、蒲公英清热解毒、活血消肿、化痰止痛。

六诊：颈部瘰疬已消，仍有阵痛，肤痒已止，肿疱亦收。脉细弦。舌质红，有刺微黄。

处方：前方去茯苓皮、青陈皮、蒲公英、紫花地丁、白茅根，加益元散9克、栀子皮6克、土贝母6克、赤芍6克、橘叶6克。

七诊：颈部瘰疬见消，阵痛渐轻。脉细弦。舌质红，苔浮白。

处方：前方去小金丹、栀子皮、冬瓜皮，加紫花地丁9克、黛蛤散、炒竹茹。

八诊：颈部瘰疬已消、痛止。脉弦细。舌苔浮黄。

处方：前方去橘叶、益元散、黛蛤散，加连翘6克、银花6克、丝瓜络6克。

九诊：颈部瘰疬已消，湿痰已化。脉细。舌红有刺。

处方：夏枯草9克　通草3克　蒲公英9克　竹茹9克　土贝母9克　黛蛤散9克　橘叶6克　赤芍6克　山慈菇9克　陈皮6克　半夏6克

共研细末，炼蜜为丸如梧桐子大，每服5克，睡前温开水送服。

方解：夏枯草、山慈菇、蒲公英消散瘰疬。通草、陈皮、半夏利湿化痰。赤芍、土贝母活血凉血散结。黛蛤散、橘叶化痰消瘰清热。

秦某某，女，46岁。

辨证：瘰疬。

病因：气郁血瘀。

证候：气瘰滞络，全身发酸，无力，颈筋紧束，发冷。月水方见二天。头胀。脉细弦而濡。舌质红，苔浮黄。

治法：解郁化瘀。

处方：苏梗5克　僵蚕6克　荷梗5克　广木香2克　丝瓜络5克　通草2克　益元散6克,包煎　夏枯草5克　赤芍6克　大贝母5克　益母草9克　延胡索5克　山慈菇5克

方解：苏梗、广木香、荷梗行气散郁，和中止痛。僵蚕、赤芍活血化瘀。丝瓜络化瘀。通草、益元散通气利小便，宁心清热利湿。大贝母、夏枯草、山慈菇散结清热化痰。延胡索、益母草调经养血化瘀。

二诊：气瘰见化，颈筋仍紧，全身酸懒，无力，气短，少腹作痛，冷退，腹胀已减。月水已净。脉细。舌红，苔白。

处方：原方去延胡索、益母草、苏梗、荷梗，加橘叶5克、乳没各5克。

方解：橘叶散痛消肿，化核止痛。乳香、没药活血调气，止痛散结，消肿化瘀。

董某某，女，48岁。

辨证：瘰疬。

病因：肝郁痰滞。

证候：颈核作痛，左眼痛，头晕气短。脉细弦。舌红，苔黄。

治法：理气化痰。

处方：夏枯草9克　土贝母5克　代代花3克　嫩射干3克　炒赤芍5克　佛手花3克　山慈菇3克　青陈皮各6克　杭菊花5克　橄榄核7个　小金丹3克,分2次冲服

方解：夏枯草、小金丹、炒赤芍活血破瘀，散结祛热，以消瘰疬。陈皮、代代花、佛手、杭菊花开胃顺气，开郁止痛，以祛头晕眼痛。射干、土贝母清热散结消肿。山慈菇、橄榄核清热理气，止痛消肿。

张某某，女，58岁。

辨证：瘰疬。

病因：肺气素虚，湿痰滞络。

证候：颈部瘰疬，经久不化，咳嗽痰多腿痛。脉细濡。舌质红，苔薄白。

治法：顺气化痰，除湿散结。

处方：冬瓜子9克　大贝母9克　甘草2克　炒竹茹6克　炒赤芍6克　制半夏9克　黛蛤散9克　夏枯草9克　广陈皮5克　云茯苓9克　桑枝15克　木瓜9克

方解：云茯苓、制半夏、陈皮、甘草除湿化痰，利气和中。桑枝、木瓜通经活络，利湿止痛。炒赤芍、夏枯草清热散结，消瘰化瘀。冬瓜子、大贝母、黛蛤散、竹茹止咳化痰下气，散结止逆，清热润肺。

以上出自《陆观虎医案》

第一百三十九章 乳房疾病

第一节 乳痈

吴篪

李氏缘怒后两乳肿痛，寒热头疼，脉浮弦紧。此肝经气滞，兼感风邪而然。即服人参败毒散三剂，表证已退。更服小柴胡加芎、归、远志、枳壳、蒲公英，数帖乃痊。

刘氏产后左乳肿痛，肉色焮赤，憎寒壮热，头痛烦渴。诊两关浮大弦数，此属胆胃二腑热毒，气血壅滞而成乳痈也。即用人参败毒散以解表清热，更以神效瓜蒌散及八味逍遥散，连服二十余剂，其肿消痛止。

蔡氏右乳痛肿如桃，内热晡热，胸膈不利，食少汗多，形体消瘦。余曰：脉息细微，此缘治痛过服苦寒之剂，故致肝脾受伤，气血亏损之极。亟用十全大补汤加远志、贝母以冀渐痊。外用隔蒜灸之，以木香饼熨之。间服八珍及补中益气汤，调理半年，气血复而痛止痈消。

以上出自《临证医案笔记》

抱灵居士

德妇，产后右乳胀成痈，溃汁不敛，恶寒，心慌，头昏，偏身风包痒，脉濡，两关细数。以四物汤去生地，加芪、神、草、荆、防、姜虫、蝉蜕、生姜二剂；以归脾汤去木香，加白芍、生姜、荆、防、蝉退、僵蚕三剂，头昏愈，风包好；以养荣汤加枣仁、防风三剂，疮敛而愈。数月后头昏胸痞，风包，发热，脉滑数，以二陈汤加柴胡、栀子、桔梗、僵蚕、枣仁三剂而愈。

《李氏医案》

费伯雄

某。外吹乳痈，红肿疼痛，发热恶寒，恐难全消。急宜清散。

蒲公英四钱　银花三钱　甘草节一钱　赤芍一钱半　山楂三钱　贝母三钱　细木通一钱　制乳没各一钱　生麦芽三钱　当归二钱　防风一钱　连翘一钱半　白芷一钱　荷房一个　茅根四钱　陈酒一两

某。怀孕九月，内吹乳痈，肿硬色红，寒热，恐难全散。

全枝归二钱　银花三钱　青陈皮各一钱　甘草节一钱　全瓜蒌三钱　连翘二钱　制香附一钱　炙乳没各六分　炙甲片一钱　柴胡一钱　赤芍一钱　淡黄芩一钱　蒲公英三钱　葱白三个　茅根四钱　陈酒

一两

某。乳痈溃烂，疮口渐收，脓亦大减，寒热亦轻，惟胃口未醒，纳谷欠香。宜以托毒，兼和阳明。

全枝归二钱　丹皮参各二钱　川石斛二钱　赤白芍各一钱　银花三钱　茯苓二钱　柴胡一钱　生甘草八分　陈皮一钱　香白芷一钱　省头草　焦山楂三钱　生熟谷芽各三钱　红枣三个　灯心十尺

复诊：加蒲公英、全瓜蒌、橘核络。

某。产后乳痈溃脓，气血亏，邪连任督，腰脊骨节俱疼，睡即盗汗。宜养营血，益卫气。

炙绵芪三钱　金毛脊四钱，切　乌药二钱　刘寄奴三钱　川断三钱　炙草五分　白芍一钱半，酒炒炒杜仲三钱　当归二钱　羌独活各一钱　丹参二钱　核桃一枚　桑枝三钱

以上出自《费伯雄医案》

沈登阶

正月二十二日，凡不乳妇人害乳，名曰"干奶子"。初起结核如棋子，渐大如鸡蛋，有名曰乳癖、乳栗、乳节，乳患之名有十余种，但外科重在消散。然乳生此证，皆因肝火太旺，气血凝滞而成。先宜疏肝解郁消核，不至破烂，方为正治法门。今右乳周围漫肿，乳头下而及近胸近夹肢处已破烂，五六块淌水，疮口努肉翻出，其漫肿坚硬如石，乳头缩入不见，大非所宜。况乳头属足厥阴肝，乳房属足阳明胃。经言：妇人之乳，男子之肾，皆性命之根也。奈何远道而来，不得不代为拟方，以疏肝解郁为法。

银花一两　公英一两　熟附片一钱　天花粉　木通　通草　柴胡　茯苓　栀子仁　白芥子　鲜橘叶三十片，如无橘叶用青皮

元寿丹。

龟盖一个，烧存性，研末蜜丸。

三肾膏。

鲜忍冬藤五斤　蒲公英五斤　夏枯草五斤

煮取汁，白蜜收膏。

早起，服三肾膏三钱；午后，服煎方二次；睡时，服元寿丹三钱。

二十三日，二十日纳薄物，睡倒不能起坐，破处淌黄水，乳不知痛，舌中作痛而干燥难忍，疮口五处翻出，若不知痛，乳岩必成，神仙无法。

二十四日，右乳中忽作大痛，重坠难忍，一刻不得宁，下午近胸处破头，淌黏黄水，夜间痛止安眠。按：乳有十二穰，今已窜七穰。如十二穰概行窜到，坚硬如石不软，即是乳岩也。

服药照前。

二十五日，右眼红肿羞明，浑身四肢发出鲜红脓窠，稠密痒极难忍，乳中不痛，自觉重坠稍松去一二分，饮食加增矣。遂将原方减半。

银花五钱　公英五钱　附子五分　花粉　木通　通草　柴胡　茯苓　山栀　白芥子　鲜金橘叶

二十六日，舌上灰黄厚苔退清，乳亦不痛，精神渐能振作，饮食又能加添。

服药照前。

二十七日，乳头伸出，疮口努肉平复，能起床行走，自觉乳之重坠又松，上面未窜之五穰，可以不致再窜而破烂矣。

二十八日至三十日，眼赤渐退，饮食眠睡如常，乳之上面漫肿坚硬处，似乎有些松动，乳之左右及下面，仍坚硬如石，毫无消动，破处时流黄水，惟乳按之不痛耳。

服膏丸照前。

三月初一日，饮食、眠睡皆如平昔，惟乳之破烂，只流黄水而毫无痛苦，添方易服。

鲜银花藤　生嫩黄芪　潞党参　真于术　茜草　白芥子　全当归

膏丸照服。

初二日至初五日，乳上坚硬渐消，疮口溃烂处，黏水渐干，只有一处淌水。

初六日至初十日，疮口全行收功，乳之左右上下，坚硬如石，已消软一半，无须贴膏药。回忆如此险证，不过两旬，竟能转危为安，真属万幸。十一日回府，煎药即行停止，其丸药、膏滋药，吃至乳中核消再停。至遍身脓窠，热毒尽自愈，不必医治也。

《青霞医案》

刘子维

曾某之室，乳肿不通，无乳，寒热均作，牙龈肿。

银花一两　蒲公英八钱　生地三钱　生首乌八钱　生白芍五钱　通草三钱　白芷二钱　香附三钱　干姜三钱　黄芩一钱　薄荷二钱　栀子三钱　生姜二钱

三付，一付即愈。

李俊注：此乳痈也。乳房与牙龈属阳明，乳头属厥阴，二经之气血郁，故二经之属肿而不通，寒闭于外，热生于内，故作寒热。凡痈肿莫不由风寒壅遏，血凝气滞，热聚肉腐而成，而性情嗜好之偏，以致气血不和，内窍不扃，风寒易袭，又其主因也。《刺节篇》曰：虚邪中人，搏于脉中，血泣不行，发为痈肿，此外因也；《生气通天论篇》曰：营气不从，逆于肉理，乃生痈肿，则不尽外因矣。此证热已聚而肉未腐，急治之，犹可消患于始萌也。

阳明之气血不通于乳房与牙龈而为痈肿，其害犹轻；厥阴之气血不通于乳窍而生内变，其害则大。盖木之性喜畅恶郁，郁则无不鼓动以逞者。《六微旨大论篇》曰：成败倚伏生乎动，动而不已则变作，诚可惧也！惟白芍能泻肝肠之有余，以治其鼓动之标；惟首乌能补肝阴之不足，以治其鼓动之本。鼓动已，则血气平，而正气不至与邪同化矣。

《别录》载：何首乌外主瘰疬，消痈肿；内长筋骨，益精髓。故昔人解其能为阳之开，而治气血之结；又能为阴之合，而治气血之劣。言虽是，而尚有当申补者，盖首乌苦涩之性，实禀柔静之德，故有是效耳。夫人心惟危，易动难静，肝为之母，如响应声，故心有一念之浮动不平，而肝气即随之。浮动则窍开而邪入；不平则气怫而血壅。养生家惩忿窒欲以保其元气，明于此也。夫静而行仁者，肝之先天也；刚而喜动者，肝之后天也，未有肝气和而周身之气血不和者。何首乌入肝，柔以济刚，静以制动，以复其先天，则凡因气血浮动不平而生之疾，自可随气血之平静而复其初，非首乌博赅众长而能行气血之结也。《至真要大论篇》曰：阴阳之气，清静则生化。首乌之能长筋骨益精髓者，乃肝肾由清静而自行生化之功，非首乌之能锐于补也。是则首乌之消痈肿乃在内安其本，不在外攘其标，而寒热之偏与气血之结，势必有待于他山之助也，审矣。

金银花、蒲公英清热散结，为解疮毒、消乳痈圣药，均宜重用。惟心恶热，惟火克金，栀、芩泻心肺气分之热，生地清心肝血分之热。惟阳宜通，惟表宜和，白芷、薄荷开泄肌表，生姜、干姜宣通肺胃，合之香附理气血，通草通乳汁，共成治平之功，此皆首乌所不能治而必集众药之长以为力者也。

五脏之情，中上宜清，中下宜温，诸凉药可以泻心肺之热者，即可以伤脾胃之阳，故用能通能守之干姜以为反佐，而资健运。盖阴之不可无阳，犹阳之不可无阴也。

病有宜热而佐之以寒者，保中上之清肃也；有宜寒而佐之以热者，保中下之氤氲也；有宜升而佐之以降者，降浊以镇下也；有宜降而佐之以升者，升清以清上也；有宜开而佐之以合者，阴宜守也；有宜合而佐之以开者，阳宜通也。此皆从者反治之义也。

《圣余医案诠解》

巢崇山

某。乳块向下，傍夜寒热，胃呆便闭，脉小数，脓尚未成。仍当疏散。

春柴胡　生香附　连翘　酒芩　瓜蒌仁　炙乳没　大力子　皂角针　赤芍　甘草节　大贝母　橘叶

二诊：昨投疏散，寒热渐轻，乳肿仍然，脉小数，舌黄腻。宿乳停囊，阳明结热。再以消散。

柴胡　牛蒡　赤芍　土贝母　枯芩　连翘　银花　青橘叶　全瓜蒌　天花粉　炙甲片　蒲公英　制香附　甘草

《玉壶仙馆外科医案》

陈莲舫

丁。乳痈，起因毒邪走散。左臂漫肿无头，非疔也，谓之无名中毒。肿痛走窜，尚无界限，寒热发厥，十中图一，治以疏和。

全当归　飞滑石　生甘草　宣木瓜　汉防己　川羌活　小青皮　广木香　新会皮　炒赤芍　厚杜仲　丝瓜络

《莲舫秘旨》

丁泽周

林右。乳痈根株未除，肝火湿热未清，宜和荣托毒。

全当归二钱　京赤芍二钱　紫丹参二钱　生草节八分　大贝母三钱　全瓜蒌三钱，打　忍冬藤三钱　连翘壳三钱　蒲公英三钱　青橘叶钱半　丝瓜络二钱

《丁甘仁医案续编》

贺季衡

刘女。左乳赤肿作痛，已将化脓，且根脚散漫，寒热迭作，脉沉数，舌红。肝阳及热毒俱

重，宣泄为宜。

全瓜蒌六钱　大贝母四钱　京赤芍二钱　连翘二钱　细木通一钱五分　柴胡一钱　黑山栀二钱　粉丹皮一钱五分　生甘草八分　当归二钱　蒲公英五钱

二诊：乳痈自溃，脓出颇多，疮口腐肉尚未吐出，幸寒热已清。当再清肝化坚，以消余硬。

当归二钱　全瓜蒌五钱　大贝母四钱　京赤芍二钱　粉丹皮二钱　黑山栀二钱　炙甲片三钱　白蒺藜四钱　甘草节八分　金香附一钱五分　蒲公英五钱　红枣三个

三诊：乳痈已将完口，余硬亦无多，腐肉亦将尽，脉细数，舌红。荣阴暗亏，养血清肝可也。

南沙参四钱　大麦冬二钱　大白芍二钱　白蒺藜四钱　大贝母四钱　粉丹皮一钱五分　炙甘草八分　红枣三个　金香附一钱五分　云神四钱　瓜蒌三钱　蒲公英五钱

　　任女。左乳结硬作痛，皮外无色，按之甚热，不时潋痛，脉弦细，舌红中黄。木郁生火，化脓可虑。亟为疏泄。

当归二钱　柴胡一钱　全瓜蒌四钱　京赤芍二钱　大贝母三钱　金香附二钱　川郁金二钱　白蒺藜三钱　细青皮一钱　炙甘草八分　蒲公英三钱

二诊：左乳结硬更大，按之热，逐日寒热不清，脉弦数，舌红中黄。肝家气火尚旺，势有化脓之虑。

全瓜蒌四钱　柴胡一钱　黑山栀一钱五分　粉丹皮一钱五分　归须二钱　甘草节八分　大贝母三钱　京赤芍二钱　细青皮一钱　炒麦芽四钱　蒲公英五钱

另：青龙丸一粒，开水化服。

　　宋女。产后乳痈完口太早，又复赤肿作痛，热如火燎，势将复行溃脓，寒热不清，头痛，便血，脉弦数，舌红苔黄。火象显然，拟瓜蒌散加味。

柴胡一钱，醋炒　京赤芍二钱　黑山栀二钱　当归二钱　苏梗一钱五分　全瓜蒌六钱　大贝母四钱　川郁金二钱　炙甘草八分　细木通一钱五分　旋覆花一钱五分，包　蒲公英五钱

另：用武八将平安膏药，青敷九成，冲和一层，外敷。

二诊：产后乳痈自溃，脓出颇多，寒热亦退，惟余硬未消，脉弦细，舌红。肝家气火未平，仍以瓜蒌散主之。

当归二钱　京赤芍二钱　大贝母四钱　蒲公英五钱　金香附一钱五分　黑山栀二钱　炙甘草八分　云苓三钱　细青皮一钱　全瓜蒌六钱　白蒺藜四钱　红枣三个

　　林男。乳痈肿痛屡发，此次必须溃脓，因以赤肿色充，脓已将成，四围尚硬，脉弦细，舌黄。当清肝排脓。

当归二钱　京赤芍二钱　大贝母四钱　连翘二钱　生甘草八分　全瓜蒌六钱　黑山栀二钱　细青皮一钱　云苓三钱　夏枯草三钱　蒲公英五钱

　　潘女。左乳窜溃三头，久不完口，四周余硬未消，脉弦细，舌红。当清肝化坚为事。

中生地五钱　当归二钱　白蒺藜四钱　陈橘核三钱　炙甘草八分　粉丹皮二钱　赤白芍各二钱　细青皮一钱　生黄芪三钱　云苓三钱　蒲公英五钱　红枣三个

以上出自《贺季衡医案》

范文甫

桂如媳。新产乳痛，红肿热痛。此阳明积热，挟乳汁壅积乳络之故也。舌红，苔黄而焦，脉弦而数。

生大黄9克　蒲公英30克　花粉9克　象贝9克　皂刺9克　银花9克　知母9克

二诊：昨日下后，热减，肿亦减。

王不留行9克　生大黄9克　蒲公英30克　花粉9克　象贝9克　皂刺9克　银花9克　沉香末0.9克，吞

《范文甫专辑》

方公溥

吴女。肝气不舒，右乳肿硬，焮红乍痛，寒热乍发，头痛，筋掣，两便不利，脉数，舌苔白腻。急拟疏肝活血，散结解毒。

全当归12克　全瓜蒌18克，连皮打　制乳没各4.5克　小青皮4.5克　生甘草3克　金银花9克　软柴胡1.5克　香白芷4.5克　福橘叶12克

另酒药五枚研细，酒炒布包熨之，日二三次。

复诊：右乳硬块肿痛较平，寒热渐解，头痛筋掣亦有转机，药既奏效，再与前法出入。

处方同前，除生甘草、香白芷，加赤芍药9克、光桃仁9克。

《方公溥医案》

孔伯华

赵妇，六月十二日。初因乳聚，经络不畅而发乳疮，经医施行右乳手术后，近则左部又发红肿作痛，身烧，大便秘，脉滑数。宜清柔达络。

生石膏六钱　旋覆花四钱　代赭石四钱　桑寄生六钱　知母三钱　黄柏三钱　瓜蒌两　乌药三钱　石决明八钱　紫花地丁四钱　黄花地丁四钱　威灵仙三钱　滑石块四钱　枯黄芩三钱　生山甲三钱　忍冬花四钱　忍冬藤四钱　地骨皮三钱　川牛膝三钱　莲子心三钱　酒川军一分　荷叶一个　藕两　犀黄丸二钱（分吞）

二诊：六月十四日。加梅花点舌丹二粒（和入汤药内），万应膏一帖。

三诊：六月十六日。石决明改两、酒川军改四分，加小川连八分。

四诊：六月十八日。去枯黄芩，石膏改为八钱，加辛夷三钱。

王妇，九月二十三日。乳痈割后，余毒未净，昼心中发热，时作咳嗽，血虚有热，病情夹杂，脉仍弦数，治宜清肝解毒。

生地炭八钱　竹茹二钱　甘草节三钱　金银花四钱　连翘三钱　甘菊花二钱　生栀子三钱　蒲公英四钱　酒黄芩二钱　赤芍药三钱　丹皮二钱　白当归四钱　土茯苓五钱　土贝母三钱

以上出自《孔伯华医集》

丁叔度

患者某某，女，34 岁。左乳病痈，痛不可忍，溃流脓血，脉浮壮热，以散风清热活瘀药治之。病家欲求速效，复延他医诊治，半月后复邀丁氏往诊，见病人仰卧床上，面如白纸，旁有鲜血半盆，系由乳痈疮口流出，因自家用刀割乳疮，割破血管血流不止。遂用金伤止血法，以汉三七粉按于出血处，待血浸透药粉后，如前再用药按于患处，用水洗去一切脓血，见疮口如半月状一寸宽、二寸长，乳与脓并流，经用三七粉后约半个多小时血止，乃为之内服补血托里药。

处方：熟地　白芍　制乳没　炙罂粟壳　川芎　阿胶　水煎服。

外用化腐生肌药。共治一个月，疮口平，无其他不适而痊愈。

患者马某某，女。25 岁。妊娠九个月，湿热气滞，右乳肿胀坚硬，皮色微红，口干舌燥，头眩，脉滑数。

处方：银花15克　黄连4.5克　橘叶6克　青连翘9克　全瓜蒌12克　竹茹9克　浙贝9克　蒲公英9克　炒山栀9克　桔梗4.5克　枳壳3克　粉甘草4.5克

连服三剂，右乳肿胀消退，坚硬明显变软，再服两剂加黄芩9克，痊愈。

以上出自《津门医粹》

冉雪峰

江静英，女。患乳痈，自按西医法治疗，肿硬化脓，此隅未愈，彼隅又发，辗转蔓延，月余不收口，脓血潴积，不易排出，浸渍日久，组织似将变质，初起不大注意，厥后颇觉痛苦，乃改请中医治疗，诊其脉弦劲，查其体坚实。按：痈脓，普通已溃或久败多用温托，此病人脉实证实，无须用阳和汤等温托，拟方清热化毒，活血消痰，方用：银花、连翘各三钱，土牛膝、土茯苓各四钱，蒲公英、败酱各三钱，薏苡仁、瓜瓣各四钱，土木香、川郁金各三钱，鲜苇茎八钱，十一味，水五杯同煎，取一杯半，分温二服，外治以消炎溶液浸纱布条塞入疮口。三日肿消，五日脓尽，内服剂如前，外治改用生肌白玉膏，十日收口，平复如故。

再予早年治环阳鹦鹉洲胡姓患乳痈者，与江病类似，然治江病内服剂系清化，治胡病内服剂系温托（系用当归内补建中汤，黄芪五物汤）。所以然者，江体坚实，胡体薄弱，各适其应，以平为期，可见治病不必拘于一法。

《冉雪峰医案》

施今墨

杨某某，女，34 岁。产后9个月，仍在哺乳时期，两日前忽觉右乳房红肿胀痛，局部灼热，周身寒热，大便干燥，食欲不佳。舌苔微黄。脉象数而弦。

辨证立法：哺乳9个月，已非乳腺阻滞所致，良由毒邪外侵，内热积郁而发。邪热相乘，来势甚急，当以清热解毒，调和气血，以消炎肿。

处方：山甲珠10克　炒枳壳5克　酒川芎5克　酒当归6克　山慈菇10克　青连翘10克　制乳没

10 克　川郁金 10 克　苦桔梗 5 克　忍冬藤 6 克　杭白芍 10 克，柴胡 5 克同炒　全瓜蒌 18 克，薤白头 10 克同打
忍冬花 6 克　粉甘草 3 克

二诊：进药三剂，寒热止，炎肿消减，自觉肿胀轻松，按之尚痛，大便甚畅，食欲增加。
再按原意加减。

处方：白杏仁 6 克　酒当归 10 克　山慈菇 10 克　全瓜蒌 18 克，薤白头 10 克同打　杭白芍 10 克，柴胡 5
克同炒　旋覆花 6 克，代赭石 12 克同布包　山甲珠 10 克　制乳没 10 克　酒川芎 5 克　炒枳壳 5 克　苦桔梗
5 克　粉甘草 3 克

以上共服三剂，肿胀全消，已能正常哺乳。

李某某，女，26 岁。初产二十天，右乳房红肿胀硬，疼痛拒按。身觉寒热不适，病已四天。
大便微干，小溲黄。舌苔薄白。脉象数。

辨证立法：热毒聚结，气血壅滞，乳汁潴留，络道瘀阻，毒热蕴积成痈。主以清热消毒，
宣通络道。

处方：蒲公英 24 克　金银花 15 克　青连翘 10 克　全瓜蒌 24 克　制乳没各 10 克　当归尾 6 克　香
白芷 5 克　山慈菇 10 克　萱草根 10 克　青橘叶 10 克　王不留 10 克

二诊：服药三剂，痛肿大为缓解，寒热已退，原方加贝母 10 克再服两剂。后于来诊他病
时，得知二次服药后完全消肿。

以上出自《施今墨临床经验集》

第二节　乳疬

赖松兰

乳疬坚硬肿痛，脉形左弦右濡。此由营虚气滞，气郁化热，热甚生风，游溢腠理，遍体致
发痒㿗。其乳房属胃，乳头属肝，肝木侮土，是以营气不从，逆于肉理，此疬之所由成也。鄙
意和阳明之营，泄厥阴之肝，营气相和，诸恙可痊矣。

黄芪　当归　细生地　东白芍　瓦楞子　全瓜蒌　枸橘李　制香附　真毛菇　路路通　丝
瓜络　用青橘叶三片泡汤磨伽楠香。

丸方：全瓜蒌　蒲公英　真毛菇　净漏芦　连翘壳　全当归　东白芍　制香附　香白芷
象贝母　滴乳香　明没药　广郁金　沉香屑　炒青皮　粉甘草　夏枯花　橘叶

《赖松兰医案》

丁泽周

王右。肝不条达，胃热瘀凝，左乳生疬，肿硬疼痛。虑其增剧，急宜祛瘀消解。

当归尾三钱　赤芍药三钱　银柴胡一钱　青陈皮各一钱　全瓜蒌三钱　生草节八分　忍冬藤三钱
连翘壳三钱　炙甲片一钱　蒲公英三钱，包　青橘叶钱半　丝瓜络二钱

张右。外吹乳疬，初起结块疼痛，肝郁挟痰瘀凝结，营卫不从，宜解郁化痰。

全当归二钱　京赤芍二钱　银柴胡一钱　青陈皮各一钱　全瓜蒌四钱，打　生香附钱半　大贝母三钱　炙姜蚕三钱　蒲公英三钱　生草节八分

贴硇砂膏。

以上出自《丁甘仁医案续编》

翟竹亭

北郭外王庄赵清彦之妻，年近五十。患乳疽。初得乳中结一核，大如枣许，百治无效，至半载一乳俱硬。请某医，云："疮坚硬尚熟也。"日夜疼痛不止，无奈迎余诊治。余以指捏之，外坚而内软，问伊疼之日数，伊云："大痛月余矣。"余曰："痛甚者内中必是腐血，决无脓。若用刀刺破，放出败血，疼可立止，此是开门逐贼之治，亦免再坏良肉。服补养气血疏肝之剂，可图渐愈，难求速好。"患者乐治。遂用尖刀刺至软处，约二寸许，黑色败血流有二碗余，疼痛轻七八分，外上红升丹，新肉日生，精神日强，饮食日增。共服药近二十余帖而愈。方开于后。

党参10克　白术10克　茯苓10克　炙甘草6克　当归6克　川芎6克　白芍10克　香附10克　青皮10克　郁金6克　广木香6克　丹参10克　连翘10克　红花3克　陈皮6克　金银花10克　小柴胡12克　水煎服。

杨大庄周姓妇，年二十余，生一乳疽，先往西医院调治。他医云："业已腐坏，非割下别无良法。"患者闻此，任死不治，就治于余。诊其脉弦细劲硬，此因郁怒伤肝，思虑伤脾，肝脾两亏，必服内治药，外上红升丹，约月余方可收功。遂用健脾疏肝之药，服五帖后，腐肉尽脱，新肉日生，上药每日两次，又服药十帖，已轻四五。共服药二十余帖，始终近五十天痊愈，且无分毫残废。方用于后。

党参12克　茯苓10克　白术10克　炙甘草6克　当归10克　川芎10克　生地10克　白芍10克　柴胡15克　丹皮10克　红花3克　金银花10克　瓜蒌皮10克　连翘10克　桔梗6克　水煎服。

邑北窦贵寨曹长贵余仁侄也，其妻患乳疽。赴他医调治月余无效，迎余往诊。见一乳烂去一半，脓水交流，其色紫黑，骨瘦似柴，言语低微，面色焦黄，诊其脉濡弱虚细。告伊曰："乳者属肝脾胃三经。此证因郁怒伤肝，思虑伤脾，肝脾气郁，结于乳房，血为之不行，结而为患。"此证非从内治弗愈，先后服药疏肝健脾以绝根株，患处上大金丹，提脓拔毒，化腐生新，经曰"治病必求其本"即此谓也。遂用八珍汤加减，服五帖，脓渐稠，新肉渐长，饮食日增。共服十五帖，月余痊愈。此证倘不服药，专用外治，舍本不问，吉凶不可知也。

八珍汤加减

党参12克　茯苓12克　白术10克　当归10克　川芎6克　白芍10克　熟地10克　穿山甲6克　瓜蒌皮6克　青皮6克　白芷6克　乳香10克　香附10克　金银花10克　清半夏10克　甘草6克　水煎服。

以上出自《湖岳村叟医案》

第三节　乳中结核

张千里

杭州王平居，嗜酒，湿凝阳郁为病，去秋四肢疼痹，两足及左臂为甚，乃是湿蒸气滞，足太阴、阳明脉络不宣也，继则鼻衄，《难经》所谓阳络伤则血外溢，阴络伤则血内溢，热泄气通，自然络痹较衰矣，今春左乳结核，时咳痰稠，体疲脉濡，舌黄目昏，耳钝亦湿邪上蒙耳。然络病宜清，腑病宜通，时值夏令，收效难速，拟用和阳化湿，清气宣络缓图之。

潞党参二钱　法半夏一钱　木防己一钱五分　赤豆衣三钱　竹茹七分　新会皮一钱五分　生冬术一钱　川黄柏一钱五分　粉丹皮一钱五分　云苓二钱　炙甘草四钱　米仁三钱　建泽泻一钱五分

《千里医案》

吴篪

周介峀室人，产后乳内生核，肉色如故，五心发热，肢体倦瘦。诊两关弦数而滑。乃肝脾二脏郁热，气血壅滞而然。速服瓜蒌散，用瓜蒌一个，乳香二钱，以酒煎先治之。外用南星为末，以温汤调涂甚效。继用八味逍遥散及归脾汤，乳核日消，后服此丸遂愈。

熟地四两　蒲公英　当归各二两　白芍　贝母　橘叶　泽兰　女贞子　茯苓各两半　远志五钱　川芎八钱　青皮七钱，醋炒　夏枯草一两　为末，蜜炼为丸。

《临证医案笔记》

何书田

营虚，肝络不和，乳中结核。治以滋肝兼通络化痰法。

制首乌　牡丹皮　瓜蒌仁　川郁金　青皮　茯苓　全当归　石决明　化橘红　白蒺藜　蒲公英

《簳山草堂医案》

王孟英

仲秋偶觉左乳微疼，按之更甚，始知有坚核如小豆大，外微肿，即取外科药围涂，而以纸盖之，迨药干，揭之甚痛，余不能忍。且金云必破而不易收功，以其在乳盘之内也。余不畏死，而惧不能受此楚毒，因往求吕君慎庵视之。曰无虑也，扫榻款留。日以葱白寸许，嵌入梅花点舌丹一粒，旋覆花三钱煎汤下；外用洄溪束毒围围之，亦以纸盖之，而药干则自然脱落，略无黏肉伐毛之苦，此玉精炭之妙用也。凡十二日，核渐消尽。深佩吕君之德，谨录之以识其手眼之不可及，而方药之效验，俾后人亦有所征信也。

《归砚录》

顾德华

尤。乳房结痞，大小不一，起经四载，屡发酸胀，痛楚则更坚大，胸膈梗痛如束，脉弦舌红。一派肝郁，结于阳明部分也。有关格之根柢，怡养为佳。

制首乌四钱　乌药一钱　青皮三分　归身一钱五分　川贝母三钱　广郁金三分　橘络一钱五分　白芍一钱五分　瓜蒌皮三钱　杞子二钱　左金丸五分

又诊：乳病痛缓胀松，胸脘亦舒。脉证合参，究系营虚肝郁也。

制首乌四钱　川贝母二钱　枣仁三钱　归身一钱五分　元参一钱五分　枸杞三钱　柿霜三钱　东白芍一钱五分，生炒各半　广郁金四分

《花韵楼医案》

费伯雄

某。乳病僵强，延绵三月，刻今疼痛，急宜消散。

川贝母三两　醋煅牡蛎六两　京玄参二两　橘皮核各一两　酒炒白芍一两　全当归二两　川郁金二两　夏枯穗二两　香附二两　醋炒青皮一两

上药研末，加青橘叶二两煎水泛丸。

《费伯雄医案》

马文植

屯村，张。肝胃气火郁结，左乳房结核硬如杯大，内热胸闷，月事不调。拟养阴清气化坚。

北沙参　连翘　僵蚕　橘叶　全瓜蒌　青皮　法半夏　夏枯草　象贝　当归　赤芍　郁金

二诊：乳核见松，发热头眩胸闷亦减。原法。

沙参　丹皮　当归　白芍　贝母　瓜蒌　香附　连翘　甘草　法半夏　青皮　郁金　橘叶

《外科集腋》

陈莲舫

伯平兄。乳癖渐小，脘痛，盗汗，脉象濡细。再和肝脾。

吉林须　远志肉　制丹参　川杜仲　佛手花　真毛菇　广陈皮　生白芍　抱茯神　炒归身　旋覆花　绿萼梅　代代花　丝瓜络

《莲舫秘旨》

贺季衡

朱男。两乳结核已久，比增入夜发热，不汗而解，热时则乳核酸痛，幸饮食如常，脉细数，舌红。水亏木旺，肝家气火上升。先当滋阴清热。

南沙参四钱　地骨皮四钱　炙甘草五分　青蒿一钱五分　大贝母四钱　川石斛四钱　炙鳖甲八钱，先

煎　大白芍二钱　粉丹皮二钱　云苓三钱　炒竹茹一钱五分　青荷叶一角

眭女。右乳结硬十余年，日来抽掣作痛，夜热口渴，头目眩痛，脉弦数，舌苔浮黄。肝家气火内灼，慎防腐溃翻花。拟逍遥散加味。

当归二钱　大白芍二钱　白蒺藜四钱　黑山栀二钱　川郁金二钱　大贝母四钱　细青皮一钱，醋炒　生石决一两，先煎　醋炒柴胡一钱　杭菊炭二钱　夏枯草三钱　金橘叶卅片

江女。左乳结核年余，或大或小，或作痛，幸推之可移，非乳岩也。脉弦数而滑，舌红无苔。肝家气火郁结，与阳明宿痰相搏而来。势无速效，先当清肝化坚。

当归二钱　赤白芍各二钱　全瓜蒌六钱　白蒺藜四钱　大贝母三钱　川郁金二钱　生牡蛎六钱，先煎　金香附二钱　细青皮一钱　夏枯草三钱金橘叶卅片

丸方：清肝化痰，以消结核。

大生地四两　柴胡六钱　当归二两　赤白芍各二两　陈橘核三两　白蒺藜三两　大贝母三两　全瓜蒌六两　蒲公英三两　黑山栀一两五钱　牡蛎四两　炙甘草五钱　金香附一两五钱　金橘叶一两五钱

上为末，夏枯草四两，煎汤泛丸。每服三钱，开水下。

另：龙泉粉二钱　金香附五钱　大贝母一两　山慈菇一两

上味研取细末，加麝香五分，和匀，用醋加蜜水调敷。

江女。乳癖三年，日以益大，比增色紫作痛，已将化脓，四围余硬之根脚尚大，脉细左弦，舌红中剥。阴血暗亏，肝家气火内蕴，与宿痰相搏而成。溃后最防流血翻花，亟为清肝化坚。

当归二钱　大白芍二钱　大贝母四钱　白蒺藜四钱　川郁金二钱　煅牡蛎五钱，先煎　细青皮一钱　黑山栀二钱　醋炒柴胡一钱　炙甘草八分　粉丹皮二钱　夏枯草三钱

另：八味逍遥丸三两，每服三钱，开水下。

另：龙泉粉二两，大贝母一两，荆三棱五钱，蓬莪术五钱，麝香一分，研末醋调敷。

以上出自《贺季衡医案》

张山雷

陈右。乳癖兼有湿热，皮肤痒搔，牵引腋下，脉滑，舌不腻，胃纳不爽。先以和血化湿。

全当归6克　白鲜皮9克　藿梗4.5克　茵陈6克　玄参6克　丹皮3克　半夏4.5克　橘叶4.5克　沉香曲4.5克　木香1.5克　丹参6克　山栀6克

《张山雷专辑》

第四节　其他

吴篪

王氏。左乳患疮经年，溃烂脓清，赤汁滴沥，脉弦细数。此由恼怒气血郁结，医药迟误，致成疮如岩穴，法在难治，幸年轻，质赋尚壮，宜服归脾汤加丹皮、炒山栀。常以药水葱汤熨

洗，搽以茅草灰药，间以神效瓜蒌散，八味逍遥散、日渐见效。嗣用八珍、十全大补等汤，调理年余，计用人参二斤，竟获全愈。

《临证医案笔记》

王孟英

斜桥苏氏妇，年二十四岁，患乳肿如悬瓠，溃处日流水，医治二百余日，略不见效。冬初求治于余，视其面色青瘦，微嗽唇红，音朗不嘶，寒热暮甚，日进粥两盏、饭半盏。所服之药，洋参、鳖甲、丹皮之类。皆谓疮劳已成，不过苟延时日也。余知其因循误药致此，以纸捻入药于疮孔，嘱到家自为抽换。妇云：胃气不佳，求赐一方。余曰：汝误药至此，尚不悟耶？停药五日，胃自苏矣。又问究成劳否？余绐之曰：后五日来，当赠汝妙药，决不成劳也。忻然而去。越五日来曰：奇哉，到家方暮，觉乳胀，抽去药线，出清脓碗许，是夜寒热顿减；近来抽换，日得清脓杯许，今不复如前肿硬矣。饭已可进两盏，固求赐方。余曰：煎剂费事，余有合就丸药，日服数钱可也。持去后，越旬复来曰：自服妙药，胃气胜于平时，惟脓水未净，月事未行，求一通经方。余见其肌肉丰润，两颊红晕，经已将至。若不与药，而另求内科通经，反恐误事，仍以前丸与之。后即全愈受孕。其实两次所用之药，皆饭焦磨末，少加橘皮而丸也。余治六七年不愈之乳证，用药线刀针愈者，不胜仆数。即如此妇，若不插药，脓何由出？寒热何由止？胃气何由复？岂但疮劳而已，殆无生理矣！设不停药，肠胃津液被伐，必致绝粒。尝谓汉唐方士以金石杀人，赖高贤救止，而草木延年补益诸说，牢不可破，真医道没而枉死者多矣。窃怪今之医生劝人服药，吾不知其居心何为？或问：断为死证而得不死，何也？曰：医之所谓死证，彼自有死之之法耳。断为死证而竟死，昧者必诧其术之神，而医者亦诩其断之准，而自鸣得意。悲夫，业医者知此有几人哉？

细君上年病后，以清养药熬膏，服至岁杪，已康复胜常。孟春十八日，分娩亦快健。七日后，余即游武林，继返硖川，由梅溪而游嘉秀，至清明归，为展墓也。知其左乳裂疼，乳房亦痒，搔即水出，起已月余，初谓外恙不足虑，令取疡科善药敷之。余复鼓棹游梅泾而至携李，又浮海游崇沙，迨归已届端阳矣。见其右目胞坍而甚赤，询厥乳患，左加甚而更及于右，诸药久敷，皆无偶效，且兼气冲痰嗽，口渴肤糙，盖津液悉从外患而耗也。察其脉滑而数，良由肺胃热炽使然。遂授元参、石膏、知、翘、甘、苡、蒌、栀、菖、菊、蛤壳、银花等，二十余剂而各恙并瘳。既而余游吴越间者月余，归见其遍身暑疬，形瘦少餐，食后神疲，二便不畅，脉则弦涩不调。与元参、丝瓜络、栀、连、菖、橘、蒌、菀、薇、苏，四帖而经月之病若失，亦因气郁热壅也。可见治病必探其源，勿徒遏其流，而故人管君荣棠尝谓外证不宜服药，盖为服不得其当，及信书太过、泥用成方者言耳。若宣气清血之法，原不禁也。

以上出自《归砚录》

方公溥

卢女。十一月二十七日诊：分娩期近，乳泄无度，神疲乏力，腰部酸楚，脉象细滑，舌淡苔薄。亟宜固摄培元，以免生端。

软绵芪9克　炒当归9克　白芍药9克　淡子芩4.5克　桑寄生9克　熟地黄9克　制川芎4.5克 云茯苓9克　大冬术9克　炙甘草3克　炒厚杜仲9克　别直参4.5克，另外兑入

十一月二十九日复诊：乳涌较减，腰楚渐平，头痛眩晕。再进前法参以养血和肝之品。

处方同前，除别直参、杜仲、绵芪。加潞党参9克、石决明12克、嫩钩尖9克、蔓荆子9克。

三诊：乳涌已止，腰楚亦平，头痛眩晕好转，喉咙入夜哽痛。再从前意出入。

处方同前，除蔓荆子、嫩钩尖，加炙绵芪9克、京元参9克。

《方公溥医案》

第一百四十章　肛肠疾病

第一节　痔疮

北山友松

布施氏，年六十余。素患痔疾，庚申秋月，燥令大行，大便结硬，数至圊而不能便。日久下迫广肠，僻裂努出，其痔如榴花然。外科敷药，虽收复发，后用针灸涂抹油膏，因大便时，清血随滴，而痔依旧翻出，肛边生疮，痒而复痛。一医内服外敷，亦不见效。一日登圊，忽下清血不止，事急，请予诊视。予至则倒于寝矣。诊之两手俱绝，不及问候来历，令急煎人参五钱许，煎成缓缓灌入口中。少顷，其脉应指如蛛丝然，再三灌之，乃醒人事，而能认得人矣。又撮补中益气汤，如《脾胃论》之方之数复升当归如黄芪之目，人参同之，再加酒芍药，充当归之数，九味共作一帖，水二盅，煎一盅，作三次温服。仍间服独参汤。次早诊之，脉洪而软弱。予告其妻子仆从曰："久痔失血，脉当小缓，今反之者，难复其本欤，别请良医可也。"妻子苦求曰："家翁识先生久矣，一旦闻辞药之言，势必再绝。望先生怜之。"予不得已再与前法调理三日，病者言行如常，只苦下疾临圊翻出，血丝点滴不绝，且素好清洁，每圊后以温水净洗，而水为之色变，使婢拭干。一任外科敷贴焉，不知外科妄贪速效，以砒、矾、硝、乌枯痔杂药搽擦月余，临圊虽宽，肛门腐坏，肌肉难生。每敷药之时，其气臭如屁者，从魄门冲出，恍如燃薪吹火之势焉。予闻之谓其妻孥曰："令家翁餐之谷肉果菜有数，魄门冲泄之气无限，魄门即肛门也。大肠与肺为表里，肺藏魄而主气，肛门失守，则气陷而神去，故曰魄门矣。此虽出外科之妄，或由天命之尽耶，未可知也，吾欲使翁预知何如？"妻子闻知失色，含悲而已。他日因收官债而有喜色时，予论及石崇豪富，范丹穷苦，甘罗早贵，吕望晚荣，颜子短命，老彭高寿，六人总归天乎命乎人乎？渠笑云："儒不云乎死生有命，富贵在天？"予带笑曰："翁若天命有尽何如？"翁笑曰："全身葬在某寺足矣，某尝与寺僧有约矣。"良久曰："但官债未白，使某过冬收拾官债，付与儿曹，则世事亦足矣，岂贪耄耋之限乎？"予于是褒其有超人之见，微笑而别。时十月望也。后易外科付贴稠黏膏药欲保下吹之气之泄少矣，于是每日撮人参养荣汤三钱半，外增新罗参一钱为一帖。其或见他证，如伤食，如感冒，如劳心，如劳动，则易药处治。别煎人参膏以参末调和为丸，每服一钱许，日三，前后计用人参九斤许。及过残腊，朔风匝地，严寒逼人，一如常时，饮啖自若，应酬礼宜，不知怠倦，其收放结算，有家人管理焉。新正启贺停药三日，自觉起居不便，四体无力，口失滋味，目不欲开，言不欲发，心神懒惰，乃云："先生尝云人参开胃消食，久服延年，谅不虚也。我停服人参三日，便成死态也如此，惜乎不早知此神草，临死服之，亦能延我百日之残喘耳。"予闻之曰："为神农氏左袒者，其在翁乎。"病者欢喜，依前服之。数日后，其神气又复常耳。延至仲春之望，忽尔小便不通，自觉便道内无急胀之苦，外无点滴之水，唯溜入广肠随大便而出焉。此乃外科毒药急攻，蓄毒于内，蚀于溺道而致然也。后又腐坏及臀，以至不救焉。前是冬初，与翁谈及生死有份之事，翁愿过冬收债为足焉，故藉大力神草，而补难补下脱之气，假摇光紫气，而延莫延有限之时者，实缘不期然而然之奇物也，详记之，以遗子弟作榜样云。

壮男患内痔，直肠肿痛，脓汁不干。

当归　桃仁　枳壳　苦参　白芷　地榆　红花　甘草节　兼用苦参丸每服十丸。

四旬余男，患内痔，结粪疼痛不已，夜甚。脉左弦尺弦实，右浮弦五动余。

当归尾　赤芍药　川芎　荆芥　地榆　枳壳　槐花　酒黄连　生地黄　防风　乳香　没药桃仁　甘草节

以上出自《北山医案》

陈念祖

患肠痔有年，脱肛便血，时复举发，脉象细数，阴血早已耗伤。面黄乏神，脾气又见困弱。近复加以腹鸣不和，则脾阳亦且损及矣。一切苦寒之剂非所宜用，今仿东垣黑地黄丸法。

熟地黄六钱，炒　黄芪三钱，炙　人参二钱　五味子一钱，炒　茅术一钱五分，米泔浸炒　阿胶一钱五分炮姜五分　荷叶蒂二个

《南雅堂医案》

何书田

肺热移于大肠，以致痔漏大痛下血；且虚阳上升，咳呛久而不止；脉形尢软。阴亏之候，未易愈也。

西洋参　麦冬肉　甜杏仁　川贝母　知母　花粉　龟板　牡丹皮　川石斛　槐米炭　柿饼

痔漏吐红，脉细小而胃不开。棘手之候也。

龟板　洋参　麦冬　川斛　茯苓　橘白　牡丹皮　沙参　知母　山药　牡蛎

以上出自《簳山草堂医案》

林佩琴

某。便燥出血，痔核肿痛。参东垣润燥通幽二汤，用熟地、生地、桃仁、麻仁、红花、当归（酒润）、杏仁、甘草、枳壳，蜜丸。此入血分润燥结，服效。

某。痔血延久不痊，便后血色鲜紫，虽似肠胃远血，然恐肠尽肛头旧损所渗，沿便之一线而来，尾臀不禁，沧海易枯，无怪面色萎悴也。治用凉以润之，黑以止之，固以摄之。槐米（炒）、柿饼（煅）、乌梅（蒸烂）、侧柏叶（捣汁）、地榆（炒）、百草霜、熟地（杵膏），加炼蜜丸，服效。

以上出自《类证治裁》

曹存心

痔疾、下痢、脏毒，三者皆属下焦湿热为患。

地榆散合三奇散芪、防、枳壳。加广木香。

诒按：立方精到。拟再增银花、丹皮。

《柳选四家医案》

费伯雄

痔疮初起，肿胀疼痛。

上绵芪三钱　淡黄芩一钱半　青防风一钱　赤芍一钱半　炙黑草梢一钱　生地三钱　丹皮二钱　金银花三钱　苍术一钱　当归尾二钱　刺猬皮一钱　枳壳一钱　炒槐米三钱　泽泻二钱

单方：夏枯草、玄参、煅牡蛎、苦参等份为丸。

《费伯雄医案》

杨毓斌

张辛甫内子，妊娠四月。肠风内痔下血如注，肢体倦怠，神气困惫，纳谷不香，喉间秽浊之气冲触口鼻。此肝脾下降，金气失调，以致水腑之气不清，腐臭之气上犯。正所谓清阳不升，浊阴不降故也。其原总由血病累气。当先治血，加升清调金之品，仍是治风先治血之旨。

何首乌　蛤粉炒阿胶　炙芪　乌梅炭　赤石脂　牡蛎　生白芍　地榆炭　茯苓　醋炒柴胡　荷叶灰　黄土和百劳水煎。

方三服，下血愈，食香，神完。惟口中秽浊之气未除，易方数服愈。

前方去赤石脂、地榆炭、荷叶灰，加入泽兰、紫苏、砂仁、大麦糖，荷叶盖煎。

《治验论案》

温载之

友人虞仲卿与余比邻。于秋初患痔，肿痛异常。医用泻火润燥之剂，服之不效。连更数医，均谓肠胃热毒下注肛门。用通利之品，其痛尤甚。身卧床褥，号呼彻夜。余闻而临之，问："其证系热毒，何以泻火全不应效，究竟病从何起？"渠云："向有此痔所发，均服凉药而愈。此次因天热贪凉而发，服药不效，胀痛难当。"请余诊治。审其六脉洪数，惟两寸微紧。此名两感之证，因贪凉而起。里热表寒，仅清其里，未解其表，是以不效。闻之深为折服，求余主方。即用防风通圣散表里双解。一剂知，二剂已。

《温病浅说温氏医案》

陈菊生

痔证有七：一曰牡痔，二曰特痔，三曰脉痔，四曰肛痔，五曰血痔，六曰酒痔，七曰气痔。有藏肛门内者，有突出于外者，各审所因治之可已。辛卯，应试都门，镇江葛某患痔颇剧，每便一次，肛门肿痛异常，必呻吟半日许，头面臂腕，遍发疮斑，人误认气虚下坠，用补中益气方，病加剧，问治于余。余切其脉，六部数大，知是湿热蕴结，久久不化，酿而为毒，即肠痔、酒痔之类，非急为荡涤不可，用大承气去川朴，加穿山甲、连翘、银花、生草为主，二剂，痛轻，又二剂，疮斑渐退，后合滋清法治之，月余而愈。惟愈后，当戒酒远色，少劳茹淡方妙，若不守禁忌，后必复泛，久而不瘥，将变为漏。慎之！戒之！

《诊余举隅录》

张乃修

尹左。肛门痔坠，脘痞不舒，食入腹满。此痰湿有余，湿压腑气。不易图治也。

焦白术　赤白苓　防风根　猪苓　泽泻　砂仁　制半夏　上广皮　煨葛根　制香附　生熟米仁

二诊：肠痔下坠，肛门作痛。苟非湿热有余，则气坠何致作痛？然卧着之后，肛仍不收，中气亦未必实。拟汤丸并进，上下分治。

野于术　川黄柏姜汁炒　泽泻　赤白苓　生米仁　制半夏　苍术麻油炒黄　猪苓　补中益气丸三钱，开水晚服

右。痔坠便血。肝火湿热下注于肠。不宜急切图功。

黄柏炭二钱　炒槐米二钱　炒丹皮二钱　地榆炭二钱　川连炭三分　火麻仁一钱五分　龟甲心七钱，先煎　荆芥炭一钱五分　润肠丸一钱五分

二诊：痔坠下血大减。再凉血宽肠。

白术炭　煨天麻　白蒺藜　钩钩　煅石决明　茯苓神　丹皮炭　火麻仁　泽泻

郑左。大便之后，血遂注下。湿热结于大肠，肠痔情形也。

苍术一钱，麻油炒黄　荆芥炭一钱　茯苓三钱　当归炭二钱　炒防风一钱　泽泻一钱五分　川连炭五分　黄芩一钱五分　黄柏炭三钱　白术一钱　陈大红鸡冠花三钱，炙

二诊：血下稍止。再大苦泄热，使直透肠中。

黄柏炭　秦艽　炒槐花　炒丹皮　台白术　川连炭　泽泻　猪茯苓　防风炭　炒荆芥

邵左。肺痛之后，湿热下趋大肠，每至大便痔坠下血。日来胃钝少纳，中脘不舒。脉象微滑，舌苔黏腻。似不在阴虚之极、阴络损伤之例。良以湿热伤营，营络不固。非苦温不足以胜湿，非大苦不足以泄热而入肠中也。

泽泻一钱五分　丹皮炭二钱　炒槐花二钱　防风炭一钱　于术钱半，炒　苍术八分，麻油炒黄　黄柏炭三钱　白茯苓三钱　红鸡冠花三钱

二诊：培土燥湿泄热，下血稍减。若是阴虚而阴络不固，断不能如此和平也。前法再进一步。

苍术一钱二分　防风炭一钱　黄柏炭三钱　丹皮炭二钱　荆芥炭一钱　当归炭一钱五分　土炒于术二钱　大红鸡冠花三钱　脏连丸二钱

三诊：血色渐淡，大肠湿热稍清，而脾阳不能固摄之象也。再温脏清腑。

苍于术各一钱五分　丹皮炭一钱五分　川连炭四分　黄柏炭三钱　炮姜炭六分　云苓三钱　防风炭一钱　生薏仁四钱　泽泻一钱五分　大红鸡冠花三钱

四诊：温脏清腑，肠红大退。的是大肠湿热有余，而脾土真阳不足。非大苦不足以泄肠中之湿，非大温不足以复脾脏之阳气也。

川连炭三分　黄柏炭二钱　焦茅术一钱五分　丹皮炭二钱　茯苓三钱　炮姜炭五分　泽泻一钱五分　炒于术一钱五分　大红鸡冠花三钱

五诊：血已止住。然血去阴伤，诸虚杂出。既节其流，再开其源。

朱茯神三钱　女贞子三钱　柏子仁三钱　当归炭二钱　白芍一钱五分　旱莲草二钱　池菊花二钱　黑稆豆衣三钱　黑地黄丸三钱

六诊：肠红之后，气觉上逆。再导湿热下行，而引入膀胱。

冬瓜子　光杏仁　生米仁　通草　滑石　云茯苓　白蒺藜　池菊花　青芦尖

七诊：阳气上逆不平，面色浮黄，筋脉跳跃。此由血去阴伤，不能涵养。再培土养肝。

生于术　白茯苓　白蒺藜　黑豆衣　冬瓜子　生米仁　晚蚕沙　海蛤壳　炒竹茹

八诊：神情稍振，面色浮黄稍退。再培土养肝，仍参理湿。

于术　黑豆衣　女贞子　茯苓　生薏仁　泽泻　蚕沙　海蛤壳　炒竹茹　白蒺藜　生山药

迟左。便血仍然不止，其血滴沥而下。风湿热郁于大肠，肠痔情形。前法再进一筹。

荆芥炭一钱　黄柏炭三钱　丹皮炭二钱　防风根一钱　细生地四钱　柏叶炭三钱　地榆炭三钱　木耳炭二钱　炒槐花二钱　泽泻一钱五分　当归炭一钱五分　赤白苓各二钱

二诊：加川连炭、血余炭、二妙丸。

左。痔坠便血身热。风邪在表，湿热在腑。

冬桑叶一钱　炒槐花二钱　川连炭五分　秦艽一钱五分　防风一钱　丹皮炭二钱　川柏炭三钱　荆芥炭一钱　炒枳壳一钱　皂荚子一钱五分，蜜炙

二诊：便血已止，肛门灼热，湿热不楚也。

川柏　炒槐角　秦艽　泽泻　地榆炭　黄芩炭　蜜炙皂角子

以上出自《张聿青医案》

余听鸿

《内经》云：因而饱食，筋脉横解，房室劳伤，肠澼为痔。风热不散，谷气流溢，传于下部，故令肛门肿满，结如梅李核，甚者变而为瘘也。五脏切宜保养，勿令受邪，既成痔漏，当调饮食，寡欲节劳，皆可带病延年。余三十岁时，肛侧外如李，溃脓后深寸余，插药条逐日有脓，中按有孔，如豆大而深，余掺以海浮散，膏药盖之，内服调和气血之药，一月痊愈如故。后逢房室劳碌，即作胀流水，余即寡欲节劳，今已十五六年未发矣。

《余听鸿医案》

沈祖复

某姓妇素有外痔，一日病暑热起伏，先生将伏邪治愈后，而痔发更甚，痛如刀割，卧床不

起。视其痔，大如茄，色灰黑，势将翻花。昼夜呼号，其家人欲抬入医院剖割而不果。先生开黄柏、龙胆草、淡芩、槐花、升麻苦寒之品，服数剂，见效；再加制军、犀角、苦参、火麻仁、郁李仁，又服数剂；外用熊胆、冰片、蚌水、猪胆汁、西牛黄调敷，肿胀消而痛止。后用补中益气法，十余剂而收缩如常矣。至今数年未发。

《医验随笔》

凌奂

倪（二月）。阴虚湿火下注，肛门血痔，更衣见红，由来已久。即《内经》所谓阴络伤则血内溢是也。脉象弦数。拟宗丹溪槐角法。

炒槐米　黑荆芥　丹皮炒黑　赤苓　地榆炭　女贞子　净银花炒焦　泽泻　炒枳壳　东白芍　米仁　车前草

血不止加柿饼炭。

内、外痔俱同法，漏管者加象牙屑。

《凌临灵方》

王堉

商友梁某，素有痔，兼好鸦片，发则痛不能起，且有隐疾，未尝告人。一日痔发，不可忍，延一南医治之。梁素弱，面目消瘦，饮食不思，南医以为虚也。用桂、附补之，二日而腹膨如鼓，烦闷不安，因而痔益增痛。急延余往视之，脉细数而有力。余曰：阴亏血热，且增烦躁，故痔作。鸦片最燥肺，肺主气，气燥而血亦不润矣。再以桂、附火之，无怪其增痛也。

昔人虽谓痔有虚实，而未有不由湿热内蕴者，先清其热，则痛止。遂用槐花散加归、芍而进之，夜半痛少止。次日又往，则进以归芍地黄汤，十日而愈。他日告余曰：不惟病愈，痔亦愈。余曰：痔何能去？特血润则不痛矣。须薄滋味，谨嗜欲，节劳逸，方可渐望其去。否则，发作无时。目中所见，固少因痔而死者，亦少治之痊愈者。梁首肯。后余以内艰归家。越三年余，梁来信云，本年痔发特甚，惟服君前药少止，然成长命债矣。

《醉花窗医案》

费承祖

扬州张勤甫。痔疮肿痛，下血淋漓，内热口渴。诊脉细数。湿热销灼营阴，血多下溢。治必清化湿热。

炒槐米三钱　地榆炭二钱　牡丹皮二钱　鲜生地八钱　赤芍一钱半　麦门冬三钱　川石斛三钱　天花粉三钱　冬桑叶一钱半　冬瓜子四钱　鲜竹茹一钱半

连进五剂，下血即止，痔疮肿痛皆消，内热口渴亦退。惟精神未振，纳谷未旺，此湿热清而胃阴虚也。照前方去槐米、地榆、生地、赤芍、桑叶，加西洋参一钱、杭白芍一钱半、白茯苓二钱、川贝母三钱、广陈皮一钱。又服五剂，即康复如初。

《费绳甫医话医案》

张山雷

吴左。湿热下注，肛痔便坚，脉来甚弦，六部一律，舌根黄腻颇厚。治宜清泄燥金。

知母6克　川柏4.5克　怀牛膝6克　西茵陈15克　玄明粉4.5克　槐花米6克　柏子仁9克　白鲜皮9克　粉草薢9克　生苡仁9克　玄参6克　银花12克　北丹皮4.5克

《张山雷专辑》

范文甫

久禾师母。舌淡脉弱，痔疮翻花。

黄芪30克　白术9克　陈皮3克　升麻6克　柴胡6克　当归9克　党参12克　甘草3克

唐晋泉。痔疮，湿热下趋，结而蕴酿，以致不得流通。

生甘草梢30克　生大黄9克

张培生。酗酒，湿热郁积于肠间，下趋则痔疮便血。

生地榆30克　生白芍15克　穿山甲6克　茯苓30克　米仁30克　怀山药30克

以上出自《范文甫专辑》

魏长春

冯献庭君夫人，年约三十余岁。五月九日诊。

病名：肠热痔血。

原因：初患痔疾便血，恶寒发热，前医认为伤寒，屡进表散增剧。

证候：外痔剧痛，便血发热。

诊断：脉数，舌绛苔黄。肠热湿火，下注为痔，病属外疡，而根于内，法宜内外并治。

疗法：外敷用铜绿二钱，冰片二分，研细塞于肛门，内服清火润肠方。

炳按：苦参子最妙最灵。

处方：槐角三钱　油当归三钱　升麻一钱　苦参子廿粒，去壳吞　生白芍五钱　瓜蒌仁五钱　火麻仁四钱　生大黄二钱　龟板胶八钱，另烊冲

次诊：五月十一日。痔疾已差，热减。仿麻仁丸法润之。

次方：生大黄四钱　生白芍五钱　火麻仁五钱　瓜蒌仁五钱　油当归三钱　蜜炙枳实二钱　苦杏仁四钱　槐米四钱　黄芩三钱　桔梗三钱

三诊：五月十三日。痔痛已愈，便实，脉缓，舌红。湿火未尽，用润肠治痔法。

三方：槐米四钱　生大黄四钱　元明粉三钱　枳实二钱　防风一钱　瓜蒌仁五钱　咸苁蓉四钱，酒洗　桔梗三钱

效果：服后，便畅热清，病愈。

炳按：痔血乃肠热液燥，故便多不畅，宜增润肠液，硝黄消攻耗液，尚须斟酌体禀用之，惟脏连丸可久服。

《慈溪魏氏验案类编初集》

章成之

倪男。作慢性痢治，其血量虽少，而总是不能根除。原来出血之因在痔，痔不能愈，血当不能止。

油当归 12 克　棉花子 12 克　桑椹子 24 克　仙鹤草 18 克　黑芝麻 15 克　制首乌 9 克　炙草 6 克

《章次公医案》

陆观虎

张某某，男，43 岁。

辨证：痔瘘。

病因：湿痰下注，阴虚火炽。

证候：痔瘘有脓，脘胀腹痛。头痛，咳嗽，喉梗。下肢酸痛。脉细滑。舌质红，苔白。

治法：清火化痰，利湿消痔。

处方：冬瓜子 6 克　宣木瓜 9 克　广陈皮炭 6 克　猪赤苓各 6 克　云茯苓 9 克　嫩桑枝 15 克　杭甘菊 6 克　焦苡米 9 克　丝瓜络 6 克　生枇杷叶 6 克　大腹皮 6 克　细青皮 3 克　槐角丸 9 克，冲吞服

方解：冬瓜子、生枇杷叶润肺止咳，化痰下气。云茯苓、猪赤苓、焦苡米健脾利湿。丝瓜络、木瓜、桑枝通经络，化湿止痛。杭甘菊清热散风。广陈皮炭、细青皮宽胸化痰，和胃伐肝除腹胀。大腹皮消胀行水。槐角丸清热润便，凉血止血。

二诊：痔瘘脓减，头痛已减，脘胀酸痛已止，腿痛已减，下肢无力，微咳。脉细。舌质红，苔浮黄。

处方：去云茯苓、丝瓜络、槐角丸、细青皮，加地榆炭 6 克、炒赤芍 6 克、蒲公英 6 克、槐花炭 6 克。

重在活血散瘀，清热解毒消肿以治肠风便脓血。

三诊：痔漏脓止，腿痛已止，力增。仍有咳嗽。脉细。舌质红，苔浮黄。

处方：去蒲公英，加炒青蒿 6 克。

以治阴虚热毒，再服八剂咳嗽亦止。

王某某，男，31 岁。

辨证：痔瘘。

病因：胃肠湿热搏结。

证候：肛门痔坠有血，小腹作痛，大便稀。脉细弦。舌质红，苔薄黄。

治法：清热，止血，利湿。

处方：地榆炭 9 克　大腹皮 9 克　淡姜炭 3 克　槐花炭 3 克　炒赤芍 9 克　鲜荷梗 6 克　炒萸连 6 克　藕节炭 9 克　炒扁豆衣 9 克　云茯苓 6 克　焦苡米 9 克

方解：地榆炭、藕节炭、槐花炭清热止血。腹皮消胀利水。姜炭祛寒止腹痛。赤芍活血。鲜荷梗升清通气。炒黄连祛寒止便稀。焦苡米、云茯苓、扁豆衣健脾利湿。

马某某，女，24 岁。

辨证：痔瘘。

病因：大肠热盛，湿热相搏。

证候：痔血经久，脘痛作堵，心悸，头晕，牙龈腐烂。脉细。舌红，苔黄。

治法：清热，健脾，止血。

处方：佛手花 3 克　代代花 3 克　连翘 6 克　炒赤芍 6 克　槐花炭 9 克　净银花 6 克　侧柏炭 6 克　炒萸连 3 克　地榆炭 6 克　炒枣仁 6 克　保和丸 9 克，包冲

方解：佛手花、代代花理气舒郁治脘痛作堵。保和丸消食利湿，宽胸健胃。银花、连翘、赤芍清热解毒。槐花炭、地榆炭、侧柏炭止血化湿清热。炒萸连祛寒火。炒枣仁宁心安神以止心悸。

　　齐某某，男，30 岁。

辨证：痔瘘（内痔）。

病因：肺肾虚损，虚热相搏于大肠。

证候：内痔，肛门肿痛，流血少腹作痛，耳鸣，心悸，咳嗽，自汗。脉沉细而弦。舌质红，苔微黄。

治法：润肺固肾，清热止血。

处方：煨益智 9 克　左牡蛎 16 克　大生地 9 克　杭白芍 9 克，炒　生枇杷叶 6 克　润元参 9 克　净槐米 9 克　大麦冬 9 克　浮小麦 9 克　地榆炭 9 克　川杜仲 9 克　槐角丸 9 克，包冲服　十灰散 9 克，包冲

方解：杜仲、益智、牡蛎固涩以壮腰肾。生地、麦冬、元参清热润肺生津以止咳嗽。杭白芍敛阴平肝。枇杷叶润肺止咳。槐米、地榆炭、槐角丸清热止血解毒。浮小麦养心止汗。十灰散凉血止血。

　　邱某某，男，41 岁。

辨证：痔瘘（内痔）。

病因：肺肾虚损，虚热结肠。

证候：内痔肿痛，咳嗽痰白，喉痛。小便艰涩，多汗，疲乏。脘部胀痛，小腹下坠。左肩痛不能上举。脉细数。舌质红，苔微黄。

治法：滋肾润肺，利湿消肿。

处方：冬瓜子 9 克　黑豆衣 扁豆衣各 9 克　炙枇杷叶 9 克　桑枝 15 克　通草 3 克　胖大海 3 个　广陈皮炭 6 克　女贞子 6 克　浮小麦 15 克　杜仲 9 克　山楂炭 6 克　紫丹参 9 克　净槐米 9 克

方解：冬瓜子、枇杷叶润肺止咳。扁豆衣、黑豆衣、桑枝健脾利湿益肾。通草利湿。胖大海利咽、润喉、止喉痛。广陈皮炭、山楂炭理气助消化。浮小麦养心退热止汗。女贞子、杜仲壮腰肾、滋补肾阴。丹参、槐米消痔肿，清血分之热。

二诊：内痔仍痛，咳嗽，白痰，喉痛减轻，出汗减少，脘胀痛止，少腹坠轻，右肩痛亦轻，脉细数。舌质红，苔微黄。

处方：前方去胖大海、紫丹参、山楂炭、川通草，加远志肉 6 克、金灯笼 3 克、荷梗 6 克。

　　杨某某，女，49 岁。

辨证：痔疮。

病因：湿热下注，心肾不交。

证候：痔疮作痛，便燥失眠，脉细。舌质红，苔薄白。

治法：清热化湿，消痔安神。

处方：地榆炭9克　槐花炭9克　槐角丸9克,冲吞　远志6克　夜交藤6克　朱茯神9克　合欢皮9克　蒲公英9克　猪赤苓各6克　炒赤芍6克　朱砂安神丸9克,冲服。

方解：地榆炭、槐花炭、槐角丸化湿热，通大便，消痔，治肠风便血。夜交藤、朱茯神、远志肉、合欢皮、朱砂安神丸补心安神定志以治失眠。赤芍破瘀活血。猪赤苓益心利水渗湿。

林某某，女，34岁。

辨证：痔疮。

病因：湿热下注，肝阳上亢。

证候：痔疮作痛，夜眠不安，烦躁，头胀。脉细弦。舌质红，苔浮黄。

治法：清热利湿，平肝安神。

处方：朱茯神6克　陈皮6克　制半夏6克　净槐米9克　地榆炭9克　大贝母6克　石决明12克　夜交藤9克　蒲公英9克　珍珠母9克

方解：朱茯神、夜交藤补心安神定志以治失眠。陈皮、制半夏、大贝母理气和中，利湿散结，清热化痰。杭甘菊清风热。净槐米、地榆炭除血热，治肠风痔血。珍珠母、石决明平肝除风热，镇心坠痰以治头胀。

张某某，女，34岁。

辨证：痔疮。

病因：湿热郁结，下注肛门。

证候：痔痛，大便干燥，头晕，疲倦，右臂微痛。脉细数。舌质红，苔黄腻。

治法：清利湿热。

处方：云茯苓9克　猪赤苓各6克　焦稻芽9克　焦苡米9克　杭甘菊6克　海桐皮6克　槐角丸9克,同煎　当归6克　酒桑枝9克　丝瓜络6克　大小蓟各6克

方解：云茯苓、猪赤苓、焦苡米渗湿宁心，利水以化湿热。当归、大小蓟养血，润肠止痛，破瘀生新。桑枝、丝瓜络通经活络，散风利关节。海桐皮祛风除湿。杭甘菊清热去头风。焦稻芽消食导滞开胃。槐角丸化湿热疗痔疮。

以上出自《陆观虎医案》

第二节　脱肛

中神琴溪

智音院一沙弥，患脱肛，起居太苦。有事于伏见某寺充其役也，欲速收之，诸治无验。乃来告其状，且曰："期逼，来日不速收之，竟不能从事此役，子幸有奇术乎？"先生曰："盖有之。尝闻某家有婴儿，患脱肛不堪步行。欲收之，百法无验。冬日使家僮负之出游，僮无慧也，涉水转踬，堕儿于水中。己懵然出水振衣拭面，而不顾儿。儿则泣于水中，路人见乃救之，叱

僮令背之归。家人大骇，且骂僮，省儿所患，脱肛既收，后不复发云。由是观之，冷水岂脱肛之良药乎？上人其试之。"沙弥曰诺。乃盛水盘中，灌之者数四，果有效，来谢曰："幸奉教，而宿疴顿愈，伏见役得卒事云。"

《生生堂治验》

王孟英

高若舟之庶母，患脱肛。孟英脉之，弦而滑，溲涩苔黄。曰：虽属高年，非虚证也。清其湿热而瘥。

《王氏医案》

费伯雄

某。肝气已平，脾土渐健，腰痛亦已，胸闷噫气，均已轻减，惟血亏未复，湿痰未净，脱肛苔灰。尚宜养血柔肝，健脾化痰。

新会皮一钱　制半夏一钱　茯苓二钱　远志肉五分　炒枣仁三钱　别直参八分　归身二钱　金毛脊四钱，去毛　木香五分　砂仁一钱　合欢皮二钱　龙眼肉二枚　桑枝一尺

某。营血久亏，脾有积湿，泄利脱肛，证势非轻。姑拟扶土和荣治之。

当归二钱　枳壳一钱　青陈皮各一钱　木香五分　砂仁一钱　乌药一钱　车前子三钱　荷叶炭五分　荞饼四钱

二诊：经治后，泄利已瘥，惟木乘土位，运化失职，故足肿到膝，湿热未清，以致水谷之气，化湿而停，渐成水肿。宜补火生土，利湿化浊。

真潞党参三钱　连皮苓四钱　砂仁一钱　生熟苡仁各三钱　白芍一钱　制附片五分　甘草梢五分　冬瓜子皮各三钱　青皮一钱　木香五分　大腹皮二钱　姜皮五分

某。肠红日久，以致肛门脱下，不能收纳。治宜药液熏洗。

当归四钱　枳壳三钱　升麻二钱　甘草一钱

上药煎汤去渣，置清洁盛器中，乘热熏洗四五次，即效。

以上出自《费伯雄医案》

魏树春

丹徒杨云甫，便秘带血，脱肛肿痛，已历年余，时作时止。前医不知为大肠蕴热，而谓为气虚下陷，误进补中益气汤而脱肛肿痛益甚。乃求治于予，予用黄连解毒汤加槐花、柏叶，肿痛脱肛均愈。再进五仁法，而大便如常，此后遂永不复发。

《清代名医医话精华》

许恩普

陈紫蓬太守在京投供五年，与余契交，患脱肛肿痛。时医均为痔疮治之，肿疼逾甚。延余

诊视，脉沉虚，年逾六旬，知为脱肛便血。急则治标，先以螺汁合梅片敷之减疼；内服滋阴清提补药，顿缩；外用椅垫，日晒大热，轮换坐之；又以开水频洗，数日而愈。

《许氏医案》

陈菊生

春分以后，地气动而湿胜；秋分以后，天气肃而燥胜。秋燥致病，气分先受，治肺为急，人皆知之，然肺与大肠相表里，其为金也则一，燥从下受，往往大肠液涸，证转为危。辛卯秋，入都应试毕，吾友史怡之遣人持节，邀余往诊。脉象细数，舌微有黄苔而干，大肠燥结，便后脱肛，人见形容瘦弱，以脱肛为气虚，进以补中益气汤加味，遂至异常疼痛，日夜呻吟，安寐既不能，饮食尤少进。余思瘦人多火，此证系伏火为患，现届秋月燥令，燥火二气相并，庚金受灼殊甚，又服补气之剂，火得补而益炽，病安得不剧，因用地冬润肠膏二剂，大便润，疼痛平，能安睡矣。再用生地黄煎，去竹沥、姜汁三剂，诸恙大减，饮食如恒。后又服滋养药十余服而愈。论脱肛一证，小儿气血未壮，老人气血已衰，或产育及久痢用力过多，每患此疾。《难经》云：大肠与肺相表里，肺脏蕴热则闭，虚则脱。须升举而补之。盖缘气虚不能约束故也。后人宗其议，遇脱肛证，不问何因，率用补中益气汤为主方，岂知治者愈是，病者愈苦。证情百出，安能以一法绳乎？如此证，燥火烁金，非清润不可，若一于升补，邪愈实，血愈枯，后恐变不可测。昔人于《大肠燥结门》有"气血耗竭，呕逆不食，便如羊矢"之戒。岂无所见而云然哉！

《诊余举隅录》

刘子维

王恒之弟，大肠下坠十余日未收，作痛，如大便即不了，又下血，食少，神微。

黄芪三两　首乌五钱　甘葛三钱　白芍一两　沙参八钱　桔梗二钱　五味三钱　白术五钱　苦参三钱　苡仁五钱　制附片五钱　香附三钱

三付，服二付肠收一半，胃口亦利，服毕全收。

李俊注：此脱肛也。地无凭也，天以大气举之。《六微旨大论篇》曰：天枢以上，天之气也；天枢以下，地之气也。凡天枢以下有崩坠之失者，皆由天枢以上之气不举，如此证是也。然五行之理，木泄金收，坠而不收，则木令之有余可知，木有余则土不足，故食少而神微也。

薛立斋曰：脱肛属大肠，气血虚而兼湿热，缘湿为阴邪，阳虚者，无不生湿，而酒家尤甚，湿郁生热，遂为湿热，热伤阴络，则血内溢，内溢则下血，此证脱肛而兼下血，是阳虚为本而湿热为标也。

虚者，补之；陷者，举之。黄芪、参、术大补天枢以上之气，以为举陷之君；桔梗升肺，甘葛升胃，以为举陷之佐；脱者收之，五味子酸以收脱，使升而获上者，不至溜而复下，此皆下病上取之义也。然安良者，必戢暴；扶弱者，必抑强，否则用力虽多，成功则寡，非其治也。故用白芍平肝阳之不静，首乌敛肝阴之不守，俾木气归原，不复下迫，肾气受益，封藏有度，则脾肺诸药各展其长而无碍矣。

白术、附片苦温辛热，以治阳虚生湿之本。苦参、苡仁苦寒甘淡，以治湿郁生热之标。附子剽悍之性，能鼓阳气上升，凡中气下陷而阳虚者，合之参、芪举陷尤速也。

黄芪、白芍为此方调和金木之主药，故重用，又以香附疏达血气者，合中有开也。

肝气下迫而合有余者，宜平肝而治之以开；肝气下迫而开有余者，宜平肝而治之以合，金木相争之为病虽多，苟能察其胜负所在，而调之使平，无不愈者。此证肝气下迫而开有余，故除补中举陷外，于木则平之，于金则合之也。

第二方遗失，第三方如后：莲子五十个　白芍五钱　牡蛎五钱　玉竹三钱　米合五钱　枣皮二钱　广皮二钱　沙参五钱　官桂二钱　百部三钱　大腹皮三钱　生姜皮五钱　大枣三枚

此方服毕，事事如前，病家极为称赞。

第三方以内守为主，补虚为辅；第一方以举陷为主，内守为辅；第二方补虚与内守并重可知也。兹因第二方遗失，义已不全，姑录存之。

《圣余医案诠解》

余听鸿

吴门某绅子，患脱肛载余，出二寸，不能收，痛苦万状，百药不效。就诊华墅姜姓医，将锈铁三斤，浓煎沸汤，置便桶内熏洗之，再将活吸铁石二两，煎浓汁饮之，其肛渐渐吸之而上。再服升提补托之品，调理月余而痊。所以为医者，读书之余，又须广其见闻，此法可为巧夺天工矣。

《余听鸿医案》

丁泽周

李左。脱肛坠胀，燥粪结于直肠，气虚阴亏，肠中宿垢不得下达，胃呆纳少，宜理脾通胃，升清降浊。

全当归三钱　炙升麻六分　淡苁蓉三钱　苦桔梗三钱　广陈皮一钱　炒谷麦芽各三钱　炙枳壳一钱　全瓜蒌三钱，切　郁李仁三钱　火麻仁四钱　白通草八分

《丁甘仁医案续编》

傅松元

吴人大便必用便桶，坐桶如坐马上，故便桶又称马桶。有蒋木匠者，因屙坐桶，努力下挣，屎未出而肠已坠，肛门急痛，气不相续，汗淋如雨，恶心如呕，正在危急。即请邻医周某诊，周问因何至此？其妇具以告。周按其脉，若有若无，一身冷汗，以为因便而呕又汗，竟以霍乱吐泻治之，方用附子、干姜、藿香、厚朴、半夏、陈皮、茅术、泽泻等药，嘱令速煎与服，迟则不救等语。蒋妇急煎与服，进一口，木匠即作恶吐出，瞑目闭口，不复言语。其妇大为慌张，急遣邻人邀余往。见木匠闭目卧床，身清微汗脉濡，因问病原，妇又具告之。余问所下之粪若何？云粪未出也。问所呕何物？云但恶心而未呕，顷所呕者，乃周先生之药水一口耳。问冷汗何时始起？云在马桶上，见其大汗身冷色变，故抱之于床。余曰："此因用力太过而肛坠，粪在

直肠未出，致气不相续而暴脱，故冷汗如浴也。"病者闻言曰："是也。"余为之用保元汤，加麻仁、蒌仁一剂，汗止神清气复。第二剂，前方下更衣丸一钱五分，粪出而愈。

《医案摘奇》

范文甫

洪岳福翁。八十外老翁，中气不足，食钝，大便不通，脱肛。

黄芪30克　党参12克　白术9克　甘草3克　当归9克　陈皮3克　柴胡6克　升麻6克　生姜3克　红枣6枚　咸苁蓉9克

沈兆其。素患脱肛，自汗出，脉弱舌淡，便血因脱肛所致，脱肛因气虚所致。

黄芪30克　防风6克　白术9克　血余炭9克　地榆12克

二诊：血已止，轻可不少。

白术9克　黄芪30克　陈皮3克　升麻6克　柴胡6克　党参9克　当归9克　甘草3克

以上出自《范文甫专辑》

张汝伟

柴庆瑞（女），年三十七，平湖，住斜徐路。努力伤气，脾肾两亏，湿热下注，肛门脱下，前阴亦脱出，白带淋漓，腰酸。脉弦细。宜升以举上，化湿以降逆。

太子参一钱　煨升麻一钱　细柴胡一钱　粉归身　炒白芍　制女贞　潼沙苑　乌贼骨　桑螵蛸各三钱　制香附二钱　生决明一两，先煎　生牡蛎八钱，先煎

复方，肛门前阴俱收进，腰酸较减，白带仍多。前方去升麻、柴胡、石决明，加椿根皮、粉萆薢、炒苡仁各三钱。

本证始末：此人诊两次，即全愈。白带亦微，未能净尽，不再诊视，不过前后二阴并脱之事，甚少。大约由于饮酒入房，非法过度所致。其立方治法，亦病罕前例，伟处方，用升阳益胃，合宜阴治带之法，竟能见效，此亦心领神会而思得其治法也。

《临证一得》

陆观虎

齐某某，男，30岁。

辨证：脱肛（心肺虚）。

病因：心肺两虚，湿热下注。

证候：脱肛不收，疼痛有血，咳嗽心慌。脉虚。舌红，苔白。

治法：润肺益气，养心渗湿。

处方：地榆炭9克　槐花炭9克　荆芥炭3克　葛根炭3克　焦苡米12克　大贝母6克　陈皮6克　荷梗6克　柏子仁6克　炒枣仁6克　炙枇杷叶9克

方解：地榆炭、槐花炭、荆芥炭止血散瘀，凉血清热。葛根炭、荷梗升阳生津，止渴润肺，

散郁通气。焦苡米补肺清热，健脾渗湿。大贝母、枇杷叶润肺散郁，清痰止咳。陈皮调中快膈，降气，消痰，止咳。柏子养心，益血宁神。炒枣仁宁心除烦，止渴醒脾。

　　杨某某，男，58 岁。
　　辨证：脱肛。
　　病因：素有痔疮，气虚下陷。
　　证候：肛坠不收，痔痛有血，脘中不舒，脐部有块，纳少。脉沉弱。舌质红，苔薄黄。
　　治法：升阳补气，佐以健脾化痔。
　　处方：地榆炭9克　净槐米9克　焦稻芽15克　山楂炭9克　六曲炭9克　炒赤芍9克　猪苓6克　陈皮4克　蒲公英9克　云茯苓6克　补中益气丸9克，冲服
　　方解：地榆炭止血消瘀，治脏毒。净槐米敛大肠，治痔血。蒲公英化毒消肿。焦稻芽、山楂炭、六曲炭、陈皮和胃健脾，消食磨积，消滞散结。炒赤芍散瘀血消肿。云茯苓、猪苓渗湿益气，宁心行水，泄滞。补中益气丸升阳补气。

以上出自《陆观虎医案》

施今墨

　　桂某某，男，41 岁。前年曾患痢疾，因之脱肛，迄今已有两年。大便经常每日二次，溏泻兼有黏液脓样物，每便必脱肛，疼痛，时常出血。腹胀闷，不思食。舌苔黄垢，脉象沉数。
　　辨证立法：积热于肠，久痢未愈，苔黄脉数职是之征。清阳不升，浊阴不降，中气日虚，脱肛证现。宜分清浊，除肠热。后议补中气治脱肛。
　　处方：青皮炭5克　苍术炭6克　血余炭6克，禹余粮10克同布包　广皮炭5克　白术炭6克　椿根炭10克　炒槐米10克　吴萸5克，黄连5克同炒　葛根炭10克　炒地榆10克　焦薏仁20克　条芩炭10克　紫厚朴5克　炙草梢3克　苦参10克
　　二诊：服药四剂，大见功效，大便一日一次，已无脓样溏便，胀闷消，食欲增。脱肛未效，拟补中益气汤治之。
　　处方：醋柴胡5克　黑升麻3克　杭白芍10克　黑芥穗3克　血余炭10克，禹余粮10克同布包　箭黄芪12克　米党参10克　野于术6克　炒槐米10克　广陈皮3克　炒地榆10克　吴萸2克，黄连3克同炒　炙草梢3克　椿根皮炭10克　当归身5克　焦薏仁20克
　　三诊：服药六剂，大便每日一次，服药期间脱肛只现二次，疼痛大减，食欲增强，拟用丸药巩固。
　　处方：每日早服七宝妙灵丹1瓶，晚服补中益气丸10克。

《施今墨临床经验集》

<h2 align="center">第三节　肛痈</h2>

陈莲舫

　　朱。脏毒，即肛头生疮。

炒槐米　川楝子　块滑石　粉草薢　金银花　黑地榆　生白芍　焦米仁　侧柏叶　生甘草

孙葆甫兄。向有痔患，属三阴内虚，阳明湿热壅滞。现在肛后起块，又恐成痈，痈与痔同类异名。最虑咳呛复发，有上下失血之变。脉息细弦，治以和养。

珠儿参　桑椹子　黑料豆　生白芍　川石斛　生牡蛎　生甘草　女贞子　紫丹参　炒槐米
炙龟板　丝瓜络　醋摩一笔消冲。

嘉善，闻福林兄。肛痈蒸脓已溃，最防结管，治以清化。

石决明　炒槐米　野料豆　生白芍　连翘心　川石斛　炙龟板　象牙屑　桑椹子　黑地榆
粉丹皮　生甘草　藕节

黄。吐血咳嗽，肛痈流滋，土语天穿地漏，有药又复否数进劳。

珠儿参　黑料豆　川贝母　薄橘红　生甘草　甜杏仁　女贞子　川石斛　毛燕窝　生白芍
白茯苓　生藕　象牙屑　枇杷叶

以上出自《莲舫秘旨》

丁泽周

郑左。肛痈初起，肿红焮痛，日晡寒热。阴虚质体，营卫不从，湿热凝瘀，宜清疏消解。

清水豆卷四钱　黑山栀二钱　当归尾二钱　京赤芍二钱　生草节八分　金银花三钱　连翘壳三钱
大贝母三钱　通草八分　飞滑石三钱　泽兰叶钱半　丝瓜络二钱　杜赤豆一两

吕左。肛痈双发，破溃得脓不多，四围肿红疼痛，纳少苔腻。湿热蕴结下焦，营卫不从，证属缠绵，姑拟和营托毒而化蕴湿。

全当归二钱　京赤芍二钱　紫丹参二钱　忍冬藤二钱　茯苓皮三钱　通草八分　大贝母三钱　生苡
仁四钱　丝瓜络二钱　杜赤豆一两　佩兰梗钱半
退消膏，上黑虎丹、呼脓丹、九黄丹。

以上出自《丁甘仁医案续编》

张山雷

胡左。肛门起核，是阴虚湿热下注，不易速愈。脉右关尺弦搏，所谓肺与大肠相表里也，舌滑。先以养阴而参升举。

炒贡潞6克　绿升麻1.5克　山萸肉6克　大白芍6克　丹皮4.5克　川柏皮4.5克　生西芪6克
生桑白皮6克　熟女贞子9克　大生地12克　带壳春砂仁1.2克，打　生延胡4.5克　玄参6克

二诊：肛门疡，是真阴不足而湿热下注，颇不易痊。前授滋阴佐升清化湿，其势已减，姑仍踵步。

炒贡潞党4.5克　绿升麻1.5克　生西芪4.5克　川柏皮4.5克　槐花心6克　生苡仁9克　白茯苓
9克　带壳砂仁1.2克，打　广藿梗4.5克　焦山栀9克　炒山萸肉4.5克　西茵陈6克　陈皮4.5克

三诊：肛疡已平，脓水无多，胃纳已佳，余无他苦。脉犹弦搏，阴中有火，舌色甚清，是宜填阴，兼清余焰。

砂仁末 1.2 克，同打大生地 12 克　山萸肉 6 克　川柏皮 6 克　西茵陈 6 克　甘杞子 6 克　生苡仁 9 克　潼蒺藜 9 克　女贞子 12 克　旱莲草 9 克　福泽泻 4.5 克　生鳖甲 12 克　生牡蛎 18 克

《张山雷专辑》

第四节　肛瘘

何书田

阴虚成怯，肛漏流水。火令正旺，难期全愈。

西洋参　中生地　牡丹皮　麦冬肉　淮山药　炙龟板　沙苑子　制女贞　煅牡蛎　白茯苓

肛漏流脓，已逾五载，结块作痛，愈溃愈大，阴虚极矣，难许全愈。

西党参　炙龟板　制女贞　金石斛　白茯苓　炒阿胶　牡丹皮　煅牡蛎　淮山药　湘莲肉

以上出自《簳山草堂医案》

余听鸿

毗陵曹青岩先生，讳禾，著有《医学读书志》三卷，上始轩歧伊尹，由汉唐直至国朝，读书数百家，皆有评论。余读其书，深服先生无书不读，博学多闻，为医道中出类拔萃者也。阳湖赵惠甫，先生之老友也。言及幼时痔漏，治之无效，问先生。先生曰：前有一典中司帐者，肛漏有数十孔，穿肛穿臀，更穿及股髀，百药不效，求治于余，亦不能治。过数月，忽见典伙行走如常。问用何药，笑而不答。遍访其中使役之人，知是用水菖蒲根一味，逐日煎水熏洗而愈。赵公试之果验。因秘方不可湮没，故录之以俟后之试者。又一人用竹茹做椅垫，夏天坐之，亦验。又有一方，余屡试之亦验，用向东杨树根四两，白蜡一两，五倍子一两，槐花一两，生石膏末一两，胡桃壳四两，煎汤熏洗，亦效。但成漏管则无用耳。

《余听鸿医案》

巢渭芳

六州，姚某。脉来虚大无力，感暑夹湿，发热神烦，肛有脏毒成漏，已有十载，腺脆之体，苔白口渴，酷饮不畅，右腹角及腿缝高肿绵软，历求数医罔效。邀余就诊，曰：遗毒也。又因房事太过，瘀浊注经是否？病者涕答曰：是耳。恳请从速挽救！爰为拟方，先达暑热。继以清中淡化透毒为要。生石膏、银花、藿香叶、角针、生苡仁、六一散、连翘、通草、大贝母、怀牛膝（盐水炒）、西洋参、芦根尖，服二剂稍退，改清托，一月收功。

《巢渭芳医话》

陈莲舫

祥翁。肛漏已成，穿头不一，眼细中窒，不脓则胀，出脓则安，真阴内亏。阳明湿热多从

下注，脉见细弦，治以清养。

珠儿参　象牙屑　黑地榆　川石斛　黑川柏　大丹参　忍冬藤　炙龟板　石决明　炒槐米　柔白薇　肥知母　橘红　藕节

《莲舫秘旨》

第五节　交肠

中神琴溪

一妇人，年可三十，有奇疾。后窍闭塞不通，大便却从前阴泄，如是旬许而腰腹阵痛，大烦闷，燥屎始通，前阴所出亦自止。嗣后周而又发，盖患之十余年，医药百端，无不为矣。容貌日羸，神气甚乏。师诊之，其脉数而无力，始按其脐下，有黏屎即从前阴出，再按有一块应手，师问曰："月事不行者几年？"曰："十有余年矣。"先与大黄牡丹汤，缓缓下之，佐以龙门丸泻之者，月一次，自是前后阴口得其所居。数旬自谓曰："妾有牡痔，方临厕也，疾痛不可忍。"师视之，肛旁有如指头者，以药线截而治之，仍服前方一周年许，块亦自消。

《生生堂治验》

曹存心

大小便易位而出，名曰交肠。骤然气乱于中，多属暴病。此证乃久病，良由瘀血内阻，新血不生，肠胃之气无所附而失治，故所食之水谷，悉从前阴而出。所谓幽门者，不司泌别清浊，而辟为坦途，比之交肠证，有似是而实非者。此时论治，主以化瘀润肠，必大肠之故道复通，乃可拨乱者而返之正。

旋覆花　新绛　葱管　归须　首乌　柏子仁　荠菜花

另旧纱帽一只炙灰，每服一钱五分酒下。

原注：纱帽者发漆胶黏而成，其亦取通瘀之意耶。

诒按：论证用药，均有巧思，特未知效否何如？忆喻西昌《寓意草》中所载姜宜人交肠病，与此相似。特病原有虚实之异耳，学者当参观之。

《柳选四家医案》

张大曦

大小便易位而出，证名交肠。当得之大怒大饱之后，气火错乱，升降失常，以致清浊混淆，水滓不按常道而行，久则难治。

明矾七分，敲如绿豆大，用腐衣五层包扎，淡盐汤送下。日三服，三日九服可愈。

诒按：立方简当。

《柳选四家医案》

魏树春

宝应华少臣夫人，产后清浊混淆，大小便易位而出，病名交肠，言大小肠交之谓也。其家以新产体虚，不便出外就诊，特遣人询方于予。予用五苓散，令服三钱，温酒调下，使清浊分利，则二便自可如常。后月余致礼来谢矣。

《清代名医医话精华》

何长治

左。下血后，致发白浊，溺粪，茎痛，脉细软而数。此系气屏络伤，传为交肠之候。当从理气和中。

生黄芪二钱　炒归身钱半　肥知母钱半　川黄柏钱半　炒枳壳钱半　焦冬术钱半　白茯苓三钱　远志肉钱半　车前子钱半　甘草梢五分　煨木香五分　藕节四枚

《何鸿舫医案》

吴鞠通

穆氏。前阴出粪，病名交肠，湿热之故。以其人喜饮黄酒，大食猪肉之所致也。与五苓散法：五苓散加黄柏、黄连、龙胆草，数帖而愈。告以切戒猪肉、黄酒，伊遵戒半年，饮食精神大好，已复元矣。八月节开肉，后又开酒，病复发，不可为矣。

《吴鞠通医案》

第六节　其他

北山友松

中年男，常患小腹弦缩，饮食不甘，过则屎结尿数，觉口中粗淡。本年八月肛门肿痛，脓汁不断，脉弦弱数。

人参　白术　当归尾　陈皮　柴胡　没药　桃仁　槐花　白芷　甘草节　川芎　益智　地榆　黄芪

《北山医案》

许豫和

仰村赵氏子，初生，肛门之外，有皮连着其孔曲入卵根之下，食乳、粪溏，则能曲出。周岁后，能谷食，粪坚不能曲出，痛胀，啼叫，请予治。予曰："内无病，不必服药，以刀割开外皮，粪自下矣。"因请外科割之，遂愈。

《橡村治验》

费伯雄

某。内肛门湿烂，经治肿硬渐松，寒热亦减。仍宜前法。

当归尾四钱　甘草节一钱　桃仁泥一钱半　赤芍一钱半　炙甲片一钱　陈皮一钱　银花三钱　独活五

分 柴胡一钱 炙乳没各一钱半 黄柏三钱 角针八分 桑枝一两 泽兰一两，煎汤代水 陈酒一两

某。通肛毒浸淫痒痛，遍身结核，皆因余毒未楚，随气血而行走也。尚宜和营清化之。

忍冬藤 连翘 赤芍 生草 大贝 草薢 花粉 苡仁 桔梗 山栀 枳壳 桑枝

以上出自《费伯雄医案》

张乃修

李左。咳嗽渐定，肛门痛胀，虚火郁于大肠也。

炒槐花 淡芩 象贝母 冬瓜子 粉丹皮 炒杏仁 甘草 天花粉 枇杷叶膏三钱

二诊：肛门痛胀大减，每至清晨，气冲欲咳，日间则干呛无痰。阴分日亏，还恐传损。

生地炭四钱 粉丹皮二钱 象贝母二钱 甜杏仁三钱 甘草三分 炒槐花二钱 青蛤散三钱 冬瓜子三钱 枇杷叶三钱，蜜炙 都气丸三钱，先服

《张聿青医案》

江泽之

湿郁化热，袭入奇经，故季腹下及两腿胯，渗入大肠，肛门裂痛，后坠苦不可言。胸中懊憹，谷食懒进，烦热熏蒸前面，赤白带下味兼腥秽，痛甚肢冷，脉象沉弦。再延防胃气大伤，致生枝节。

丝瓜络 甜瓜子 茯苓 瓜蒌皮 旋覆花 天仙藤 皂角子 橘皮络 半夏粉 煨芍根 松子仁 涤饮散 甘草 郁李仁 木防己

《江泽之医案》

丁泽周

杨左。肛门坠胀疼痛，时轻时剧，大便或溏，皆由气虚肾亏，清阳不升。宜益气滋肾，升清化湿。

生黄芪四钱 潞党参三钱 炙升麻六分 生首乌三钱 蜜炙防己八分 生甘草六分 广陈皮一钱 净槐米三钱，包 炒枳壳八分 苦桔梗二钱 全当归二钱 大白芍二钱 干柿饼三钱

杨右。气虚血亏，肝胃不和，肛门坠胀，欲解不得，胸闷纳少，甚则泛恶，舌苔薄腻。宜益气生津，和胃畅中。

生黄芪三钱 青防风一钱 蜜炙枳壳一钱 苦桔梗一钱 云茯苓三钱 仙半夏二钱 广陈皮一钱 春砂壳八分 白蔻壳八分 炒谷麦芽各二钱 佩兰梗钱半 通草八分 佛手八分

以上出自《丁甘仁医案续编》

第一百四十一章 小便异常

第一节 石淋、砂淋

林佩琴

眭。劳力伤阴，脉右弦左大，腹痛溺涩出粉，此为砂淋。海金沙六分、杜牛膝一钱、当归尾八分、薏仁三钱、灯心八分、赤苓二钱、小茴香（盐水炒）八分。数服涩痛止，去前三味，加杞子、沙苑子、益智子（俱炒）、钗斛、怀牛膝（酒蒸），数服甚适。此温通之剂，能节劳则淋可不发。

《类证治裁》

费伯雄

某。营血不足，肝木太旺，上犯肺胃，下克脾土，积湿下注，致成石淋。宜养阴运脾，兼以分利。

天门冬　细生地　云茯苓　车前子　女贞子　南沙参　川萆薢　柏子仁　川通草　生苡仁　全当归　怀牛膝

《费伯雄医案》

潘名熊

明经乡周韶石叔令昆，年将三十，石淋阻塞溺窍，点滴不通，以至腹胀如鼓，痛楚不堪，卧床不起。危急之际，延余治。脉呆钝不甚应指（气不升降，转旋失职故也）。余用京柿炭一个（连霜蒂煅），朱砂三钱（二味方得自杨滘马虞阶孝廉，谓凡小便不通皆合，用粥水送下。余用治血淋屡效，今又仿之以治石淋），芒硝三钱，同研末；用杜牛膝五钱（时药店无，以鲜土牛膝一两代），怀牛膝、川滑石、黄柏、桃仁、韭白各三钱，甘草梢、石菖蒲各七分，煎汤送下。服后出石一条，长约一寸，大如粗箸，小便频出，床地俱湿，腹胀顿消而愈。

黄阁乡张某，年七十余，患石淋，小便点滴而出，痛甚，少腹胀，气微喘，能食。医用清利法罔效，求余治。左尺弦大，直上左关。余用大补阴丸合滋肾丸治，龟板一两，地黄五钱，知母、黄柏各三钱，肉桂六分。张畏桂性热，减其半。服后小便稍通，腹胀略减，而痛不除，再求治，余谓必须佐桂六分乃效。信服之，小便大利，出石数粒如橘核大，遂愈。

以上出自《评琴书屋医略》

王仲奇

郑，三洋泾桥，八月十二日。精溺异出同门，肾伤，精道血管进裂，血从溺管出，中有砂石，阴道及胯间不舒，四肢筋骨疼痛。下元已衰，衰际岂宜如此？及早清心摄养，少思寡欲可也。

龟板六钱，炙，先煎　石决明四钱，煅，先煎　紫贝齿三钱，煅，先煎　左牡蛎三钱，煅，先煎　仙鹤草三钱　旱莲草三钱　女贞子三钱　淮牛膝二钱，炒　潼沙苑三钱　甘草梢钱半　白蒺藜三钱　忍冬藤三钱　川草薢三钱　仙遗粮四钱　川黄柏一钱二分，炒　茯苓三钱

二诊：十月廿六日。精败为浊，色黄，渗泄不已，腿肢内外发瘰瘙痒，近日面亦微浮。肾脏精气有伤，排泄分泌亦为之不力。脉弦数。守原意损益。

紫贝齿三钱，煅，先煎　石决明四钱，煅，先煎　龟板六钱，炙焦黄，先煎　川黄柏一钱，炒　榆白皮三钱　甘草梢钱半　地肤子二钱　白蒺藜三钱　川草薢三钱　仙遗粮五钱　野料豆三钱　甜桔梗一钱二分　威喜丸三钱，吞

《王仲奇医案》

陆观虎

刘某某，男，16岁。

辨证：石淋。

病因：膀胱蓄热。

证候：小便作淋，艰涩中断，时有溲痛，其痛连及腹背难忍。尿有时带血，混物有如砂石。脉细弦。舌质红，苔浮白。

治法：利尿涤石，清热利湿。

处方：瞿麦9克　黄柏6克　牛膝9克　萹蓄9克　赤芍9克　猪赤苓各9克　海金沙9克　粉草薢9克　甘草梢3克　琥珀末3克　飞滑石9克。

方解：以海金沙散（海金沙、滑石、甘草）为主，佐以瞿麦、黄柏利小便治热淋；萹蓄、草薢分清别浊，去湿固下元；琥珀末活血祛瘀，利水通淋；牛膝引药下行，固肾，壮腰膝；赤芍、赤苓、猪苓活血凉血，清热利水以治淋浊。

《陆观虎医案》

施今墨

葛某某，男，八年前患肾结石曾动手术取出结石一块，如蚕豆大，近一年来又生结石，血尿，色鲜，X光照片有两块结石，已下行入输尿管中，现证小便量少，腰疼，食睡正常，大便每日一次。舌苔薄白而腻，脉濡数。

辨证立法：湿热久郁，尿中浊物结化成石，热结膀胱，遂有血尿，然其炎热之源则由于肾阴虚也。拟清热利尿、滋肾消石法为治。

处方：旱莲草30克　金钱草30克　车前子10克　车前草10克　云苓块12克　海浮石10克，布包　瓦楞子20克　海金沙10克，布包　滑石块20克　陈阿胶10克，另炖兑服　淡苁蓉15克　炒地榆12克

甘枸杞 15 克　建泽泻 10 克　甘草梢 6 克　淡猪苓 10 克

二诊：服药七剂，小便较前为多，溺出如细砂物甚伙，腰仍痛。仍遵前法治之。

处方：风化硝 30 克　瓦楞子 30 克　旱莲草 60 克　海浮石 30 克　滑石块 60 克　淡猪苓 30 克　红苏木 60 克　建泽泻 30 克　淡苁蓉 60 克　枸杞 60 克　山萸肉 30 克　菟丝子 60 克　陈阿胶 60 克　炒地榆 60 克　云茯苓 30 克　老紫草 30 克　瞿麦穗 30 克　海金沙 30 克　川续断 30 克　川杜仲 30 克　车前子 30 克　炙草梢 30 克

共研细末，金樱子膏 600 克，合为小丸，每日早、午、晚各服 6 克。每日以金钱草 120 克，煮水代茶饮。

三诊：前方已服八十日，现余少许。经 X 光检查结石更趋下行，体积亦小，每次小便均有细砂物，腰部时痛，有时少腹亦疼，体力活动多时或有血尿。

处方：上肉桂 30 克　瓦楞子 30 克　风化硝 60 克　盔沉香 15 克　肥知母 30 克　青皮 15 克　旱莲草 60 克　淡苁蓉 60 克　滑石块 60 克　建泽泻 30 克　荜澄茄 15 克　白檀香 15 克　海金沙 30 克　没药 30 克　陈阿胶 60 克　云苓块 60 克　海浮石 30 克　鱼枕骨 30 克　山萸肉 30 克　台乌药 30 克　菟丝子 60 克　老紫草 30 克　炙草梢 30 克

共研细末，蜜丸，每丸重 10 克，早晚各服一丸。

《施今墨临床经验集》

第二节　膏淋

任贤斗

邓正黄，病膏淋涩痛，服草药及清凉利水之药，而膏止尿清，神气亦爽，但小解时茎中涩痛，全然不减。夫尿已清，膏已止，火必去矣，火既去，涩痛亦当全愈，而不愈者何也？以淋证火热之去，必由茎中，故茎中被热侵久而涩痛不止也。药宜直达茎中而解热郁，庶几有效，细思惟蚯蚓性凉达下，善解肾囊及茎中之毒，令取蚯蚓数条，擂烂，用水酒烧滚，泡蚯蚓一时久，至黄昏时，去渣温服一碗，次早茎中之痛顿失。

《瞻山医案》

林佩琴

族某。膏淋溺面浮油，有时便中推出髓条，此积劳损伤肾阴所致。宿恙经年，近又兼病阴疟，真元日惫，饮食无味，益肾必先补脾。潞参、茯神、山药、生白术、薏仁、杜仲、芡实、莲子（俱炒）、何首乌、沙苑子，十数服全愈。

《类证治裁》

李铎

一男子，年三十余。小便日数十次，如稠米泔，色白，神思恍惚，形容憔悴，食减足软，隔一旬、二旬，必遗精一次。余仿汪石山法，进桑螵蛸散，一月而愈。

桑螵蛸　远志　菖蒲　当归　人参　茯神　龟甲　龙骨

各等份，为末，每服二三钱，夜卧参汤调下。

此方能安神魂，补心气，定心志，治健忘，小便数，梦遗精滑，功效若神。

《医案偶存》

姚龙光

耿璧翁夫人，年四旬，自颇知医，初春患病，历夏徂冬，叠经名手医治，即孟河、费马诸名家亦皆亲往就诊，服药百余剂，病日加重，冬月下旬，已回家待毙矣。后闻吾名而来就治，曰：始只食少体倦，腹胀溺涩，白带时下，现白带如注，小便极难，努挣许久，只有点滴，混浊如膏，小腹坠痛，几欲自尽，腹不知饥，口不能食，每日早晨神气稍清，至午则疲惫不能动作，医药备尝，百无一应，吾已自知不起，而罪实难受，不如早去为妙，请诊视而示我死期耳。吾见其肌消气弱，目钝无神，诊其脉，六部俱微，惟两尺略滑，余曰：病久神伤，因误治而致此，幸脉证相符，非死候也。彼曰：吾不畏死，先生毋诳我。余曰：吾非行道者流，不求名，不求利，欲赚尔何为？贵恙本脾虚湿重，故溺涩腹胀，医见小便不利，为用五苓利湿，讵知脾阳不健，湿气壅遏，愈服淡渗之剂，脾阳愈伤，壅遏愈甚，浊气下流，清气亦因之下陷，医虽屡更药，仍一辙，故愈治而病愈重也。又或因饮食日减，肢体倦怠，认为脾虚，用参、术等味，讵知脾湿已重，参、术不能补脾，反来助湿，是脾愈困而湿愈生，腹胀便秘恶食愈甚也，今清气下陷，浊气下壅，痰湿下流，故白物淫淫而下，小便艰涩坠痛，中虚而有阻滞，则心肾不交，故不寐肢冷，先为升清化浊，后为交通心肾，须至木气得令，春温升发之时，方得全愈。用川厚朴、枳壳、陈皮、半夏、牡蛎、苦参、破故纸、升麻、柴胡、柏树东行根皮、煅白螺蛳壳，煎服，连进六剂，果坠痛减，小便通，为易方常服，又开丸方补心肾，令日日间服，至三月果愈。

《崇实堂医案》

柳宝诒

潘。湿浊下注，而为膏淋。其病蓄积于膀胱。脉象虚细软弱。内火不甚重，而气弱则无力疏运。拟于清利之中，兼助膀胱之气，俾得通利为要。

粉萆薢　车前子　海金沙包　甘草梢　牡蛎　春砂仁　赤苓　乌药　牛膝梢　菟丝子　远志炭　泽泻　淡竹叶　莲子

《柳宝诒医案》

巢渭芳

太平洲，某童，十二岁。脉来弦数无力，面黄内热，淋下膏丝二月有余。已经多医，治以凉攻补塞，以致胸闷食少，茎中微痛。宜以清肺化湿。川萆薢、桑皮、炒黄柏、橘红、乌药、生苡仁、通草、茯苓、牛膝。数剂即效。

《巢渭芳医话》

王仲奇

潘右。蒲柏路，六月廿六日。小溲白如膏液，亦膏淋之属，但不胀痛，精神疲倦，腰酸乏力，且有脱肛，莫非虚象，脉濡滑而弦。治以补摄可也。

左牡蛎三钱，煅，先煎　龙骨三钱，煅，先煎　潞党参三钱　大有芪三钱　淮山药三钱　潼沙苑三钱　益智仁一钱　菟丝饼三钱　远志肉一钱，炙　续断二钱，炒　茯苓三钱

二诊：七月初四日。小溲白如膏液，原膏淋之属，脱肛较愈，腰酸、神疲仍如曩昔，脉濡弦。仍以补摄可也。

左牡蛎三钱，煅，先煎　龙骨三钱，煅，先煎　潞党参三钱　大有芪三钱　潼沙苑三钱　远志肉一钱，炙　桑螵蛸二钱，炒　甘枸杞二钱，炒　续断二钱，炒　益智仁一钱　川杜仲三钱，炒　菟丝饼三钱

《王仲奇医案》

陆观虎

朱某某，男，46岁。

辨证：膏淋。

病因：肾元虚冷，不能分清去浊。

证候：溲淋其状如米泔或如膏脂，经一年。并有腰酸，咳嗽。脉细弦。舌质红，苔薄黄。

治法：补肾化气，分清去浊。

处方：茯神9克　狗脊9克　知母9克　牛膝6克　远志6克　益智仁6克　扁豆9克　苡米12克　女贞子6克　绿豆衣9克　杜仲9克　川续断9克　乌药6克　黑豆衣9克

方解：知母滋阴清膀胱热；牛膝益肾壮腰；益智仁固肾涩精；女贞子、杜仲、川续断、狗脊补益肝肾，分清浊以治腰酸及小便不清；茯神宁心，通膀胱利窍；远志通肾气，上达于心利九窍；乌药顺气治膀胱冷气；黑豆衣补肾利水；苡米、绿豆衣健脾利湿；扁豆衣通利三焦。

共诊五次，守方三十剂证愈。

《陆观虎医案》

第三节　癃闭

程从周

吴季伟之令岳母，年近四旬，体质素弱，孀居多年。患小便不通数日矣，小腹急坠而胀疼。初医用五苓分利之药，非惟便不能通，而转增胀急。乃逆予脉之，六部缓而无力，色白而黄，此中气不足，七情内伤，升降之气不能如常，乃虚闭也。经云：膀胱者，州都之官，津液藏焉，气化则能出矣。今元气大虚，不能行运化之机，其便故闭。即如少年气旺，一便即行。老年气衰，久而不出，且了而不了，便后余滴，皆气虚之过也。药用参、芪、归、芍、苓、术以补中，甘草、香附、陈皮以理气，一剂即通，数剂而愈。

《程茂先医案》

任贤斗

王道和，病挟虚伤寒，小便闭塞全无点滴，小腹微胀，前医用发表之药，兼四苓利水，病加沉重，精神愈困，小便仍然不能。余曰：此病正气大虚。夫精神困倦，肺脾虚也；小便闭塞，肾气虚也。经云膀胱者州都之官，气化则能出矣。发表之药乃克伐之性，中虚何能堪此，是邪气未攻及而胃气愈遭其困矣，四苓散乃利水之剂，利性伤气，则州都之气愈被其戕矣。中气伤则外邪愈进，肾气愈亏而小水愈不化矣。治此之法，只宜峻补，待正气已健，邪气不攻自溃，肾阳已壮，水得气化而自通矣。即与大剂六味回阳饮，峻补三焦之元气，服至二日，精神颇畅，大汗出而外邪解矣，小水亦略通，服至五日，小水大利，小腹豁然，而精神举动尚未健，服至旬余，始气爽神强而大安。

六味回阳饮

人参　附片　干姜　枸杞　当归　甘草

《瞻山医案》

陈念祖

淋闭点滴，茎痛，腹中坚满，乃隧道不通，未可概认为虚证。盖遗由精窍，淋由溺窍，异源同流，须分别治之。且盛夏暑热熏蒸，足趾时患湿痒，下焦湿热内蕴，腑气阻遏不行，致有胀满之虑。拟先治膀胱，为利湿泻热之计。

白术二钱　猪苓二钱　白茯苓二钱　泽泻三钱　桂枝木五分

水同煎服。

《南雅堂医案》

李炳

唐朴存孝廉，病暑不溲，利之、清之皆不效，势危笃。翁治以蝉蜕，即溲。

病由暑气塞于上焦。上焦如雾，非风不驱，蝉性轻清，暑愈酷而愈鸣。用之为清风之吹也。

《李翁医记》

齐秉慧

曾治梁世琦因病后服附、桂热药太多，消烁肺气，小便不通。医家又用四物汤加厚朴，猪苓、泽泻，则胀满加剧，凑上胸膈，膀胱胀满，喘促不宁，告急求治。余曰："足下是有余之证，乃附子热药之误也。"用芩、连、知、柏、桔梗、栀子、茯苓、甘草、去白陈皮水煎，调沉、木二香末子，服一剂而小便行通如常。继服六味地黄汤加麦冬四剂而安。

曾治汪多才，年七十有六，患小便滴沥，醉胀异常。医用破血之剂，胸膈膨胀，人事皆昏晕，喘促无宁。余曰："此非血蓄膀胱，何用破血为哉，医误之矣。仲景有云：小便不利者为无血也。病在气分，不当用血分之药，此是蓄尿过满，胀翻出窍，以致尿不得出，名为癃闭。"吾用白蔻宣畅胸膈，砂仁、半夏醒脾开胃，肉桂化气，桔梗开提，生姜升散，令服是剂。且以手上拂其肚脐，使膀胱之气能转运，斯窍自顺，而尿如涌矣。少顷果自言松了大半，而便下行，转瞬又行，则安然熟睡，睡起又行，腹消如故。即于前方中加参、苓、芪、术数剂而安。

曾治吴盐商患小便不能，余以加减禹功散，用去白陈皮、桔梗、赤茯苓、泽泻、白术、木通、条芩、黑山栀、法夏各三钱，升麻、砂仁、甘草各六分，水煎服。少时以鸡翎探痰，吐之而通。此方妙在兼用吐法，譬如滴水之器，闭其上窍则涩，拨之则水流通泄矣。余用此方活人亦多，敢告同志。

曾治黄学畬小便闭塞。医用凉药过多而不通，是元气虚而不能输化。余用补中益气汤，加泽泻、肉桂化气而通。继服六味地黄丸，加麦冬一年而体健。又治一人小便淋漓不通，予以六味丸料，倍茯苓、泽泻而通。

又治一人体肿喘嗽，小便不通。与之补中益气汤，兼服金匮肾气丸而安。

曾治老农田子有患小便不通，小腹胀满。经云：此证宜急治，缓则杀人。余用连根葱白一斤，捣烂炒热，入寸香三分，以布裹分作两处，更换熨脐下即通。遂煎服六味地黄丸料，二剂而安。

曾治骆欣患伤寒小便不通，余以皮硝少许水煎化，用新青布蘸水搭脐上，并小便上，顷刻立通。诸药不应，此可治之，男女同法。

曾治一人患前后不通，胀满闷乱，余以甘遂末水调敷脐下，以甘草节煎汤饮之。小水来如涌泉，少顷大便亦通矣。

曾治一人患证如前，关格胀满，命在须臾，又居穷乡，无处觅药。余令以独蒜烧熟，去皮微捣，绵裹纳下部，冷即易之，立通。

曾治一人患二便不通，余用苦瓜蒂五钱，川乌、草乌、牙皂、北辛各三钱，胡椒一钱，麝香三分为末，吹入肛门，立通。

歌曰：二便秘结甚难医，急炒盐末塞满脐，蒜片复盐堆艾熨，利便良方少人知。已上诸案，余系记用古方，屡试屡效，救危亡于顷刻，但要身体强壮者，方可用之。若富贵之人，多因内虚所致，尤须斟酌，用开提之法，或补中，或八味，斯为至善，不可鲁莽从事，以致有误人性命也。

《齐有堂医案》

黄凯钧

徐，二八。自述患疟两发，入河洗澡，下日疟愈，即患小溲不通，腹坚如石，隆起如阜，两腿光肿，气短神呆，已经七日，危急难挨，莫过乎此。前医投承气更衣汤丸，大便微通，小便涓滴而已。诊脉弦而有力，明系疟邪结，膀胱之气亦为不化。盖足少阳病及足太阳，治宜泄少阳、开太阳。

柴胡一钱　黄芩一钱五分　青皮一钱　橘皮一钱　茯苓一钱五分　猪苓一钱　泽泻一钱五分　荷梗七寸

傍晚服下，至更余腹中有声，预教以灯心搐鼻，连喷数嚏，小水如注，到天明连更五回，约有斗许，秽浊难闻，其病如失。此方妙在重用柴胡。

《肘后偶钞》

李文荣

大侄筱村小溲不通已至三日，腹膨急，胀至不能忍。先有某医连进通利，不通愈甚。急觅予诊，予见其肺脉独大而数，知其宿来嗜饮，因问："连日饮何酒？"筱村曰："近因酒贵，常饮烧酒。三日前有小集，饮烧酒，且甚多。"予曰："是矣！"时端阳节后，急令买大枇杷二斤，恣意啖食。另变补中益气方法，去党参、黄芪、白术、当归，唯用陈皮一钱，甘草梢八分，醋炒柴胡五分，蜜炙升麻三分，而加天冬三钱，麦冬三钱，北沙参三钱，车前草一棵与服。一时许，小溲大行一大杯而愈。伊急遽中不暇问故，予亦未言。后至松江华亭县，刑席邵瓣莲有沉疴，甚奇，每发，当脐腹痛非常，而先必溲闭。百医罔效，必小溲自通，而腹痛乃止。其证少时即有，至四十外更甚。适当举发，延余一诊。其脉肺部独大而数，与筱村侄同。予问："素嗜烟酒否？"曰："皆有之，而水烟尤朝夕不断。"予曰："是矣！"即以与筱村侄方，去升、柴，加黄芩、知母与服。服后小溲大行，腹痛亦止。伊问予："病如何？何药之灵也？"予曰："肺为气之主，又为水之上源。《内经》云：膀胱为州都之官，津液藏焉，气化则能出矣。有属中气者，中气不足，小溲便为之变；有属肾气者，肾与膀胱相表里是也。而其实气化之权肺实主之，肺在人身，主乎天气，天气清明而下降，肺气清肃而下行。上源行乎所不得不行，下流自有所不得而止。而有所不行者，虚也，热也，虚则气不足以行，热则气反逆而上，肺气不行则诸气不行。通则不痛，痛则不通，今溲不通而腹乃痛。肺脉独大而数，证经三十年，此先天肺热，后天烟酒，积热日伤肺阴，肺失清肃之令，故病易发而亦渐重也。以后将此方常服，且戒烟酒，可望不发。"瓣莲饮服，请将所论书一通，并药方裱糊收藏。连服廿剂，后果不发。治筱村法至松江始畅发其义。盖尝观诸禽鸟，有肺者有尿，无肺者无尿，知肺之关乎小溲者多矣！筱村侄用升、柴，而邵兄不用升、柴，加黄芩、知母者，何也？筱村曾服利药而溲更不通，气乃更结，非加升、柴以提其气转不能通。如酒壶然，壶嘴不通，揭其盖自通也。邵瓣莲未服利药，而热久而重，故不用升、柴而加黄芩、知母也。虽然，勿谓癃闭之尽在清肺也！吾乡钱光斗之弟妇张氏产育用力太过，正气大伤，三日小溲不通。予用补中益气汤全方，姜、枣引，加冬葵子三钱，一服而通。写真华秋岩内怀孕六七月，偶因下阶，一跌坐地，腹中坠胀，小溲不通半日，即延予诊。予知胎气震压膀胱，亦用大剂补中益气，姜、枣引，一服而通。此皆用温补升提，治在中气，而不在肺气也。其冬葵子或用或不用者，一则癃闭三日，以葵子引经通之；一则仅半日许，提其气而溲自行，毋烦通利也。后又有丹徒县署吴晴椒明府所请钱席胡晴麓，恙已愈后，大解数日未行，急欲其解，以便加餐。一日登厕，数次力努，干结不出。是日晚登净桶，约一更许，极力努挣，大便不来而小便反闭。次日自用车前、泽泻等药通利之，而仍不通，腹加胀。又次日，延予，予曰："大肠、膀胱相隔一间，分道而行，本不相碍。今因直肠有燥粪阻塞，努力太过，前无出路，后有来者，广肠之粪，皆集于此，直肠胀满，挤后膀胱，小溲无路可出，此非膀胱自病，虽多方通利，终不得通，徒增胀满耳。予有一法，不知肯用否？"众问："何法？"予曰："止有下法耳！下其大便，小便自通。"时署中官亲朋友来问病者甚多，予在房中倡议，而房外窃议者皆不以为然，以为小便不通，反通大便，殊难相信。且病者年已六十有四，又值病后，连日怕胀又不敢多进饮食，如何能受下剂？众口难调，予亦辞去。第三日又来敦请，晴麓本与予金兰契好，万不能辞。至则胀已至胸，盖又杂进单方，如促织、草帽圈之类，有入无出，直至胀不能动。予曰："在书，大便不通有四五十日无妨者，而小便不通，五日必死。今已三日，再延二日，神仙不治。此证下或不死，不下必死，诸君奈何必欲置之死地耶？"时晴椒先生以为不可下，众皆和之，予言至此，众不复言。而其如君独奋然曰："三日以来，愈治愈坏，今日竟请立方，虽死不怨。"予索纸开方：西党参五钱，炙黄芪三钱，于术三钱，当归身三钱，陈皮一钱，炙草一钱，炒柴胡一钱，炙升麻六分，煨姜二片，大枣二枚。众皆诧意，曰："先生说，要用下法，何开此补中益气汤？"予笑曰："诸公勿急，尚有加味。"爰加生大黄三钱，元明粉三钱。因告众曰："大便阻塞小便，固非用下不可；然此证有三虚：年高，一虚也；久病，二虚也；连日不敢纳谷，三虚也。此三虚者诸公曾言之，予岂不知之？故是证非下不可，而非用补以用下不可。古人黄龙汤用参以用下，玉烛散用四物以用下。今用大剂补中益气，然后用硝、黄以推荡之，大解行而膀胱路宽，小解亦自畅行。二便俱行，而正气不陷，相辅之道也。不然，予岂孟浪用下者哉！众乃爽然，制药与服。一时许，大便畅行，小便随至，源源不绝，几半净桶，腹中畅快，病乃若失。以上五证皆小溲不通，四用东垣补中益气，而变化不同，法则仿古，用则因心。《易》云："神而明之，存乎其人。"岂不信哉！

《仿寓意草》

张千里

新胜卜，湿热之邪混杂三阳，迄今旬日，虽壮热神昏，身痛等证俱退，而邪势留经入腑，膀胱气痹，少腹高突拒按，小溲淋沥，大便闭结，所谓邪犯太阳之本，已成胞痹矣，脉来弦滑。宜急宣通少腑，以防湿浊阴邪上逆喘脱。

猪苓一钱五分　生冬术一钱五分　泽泻一钱五分　木防己一钱五分　茯苓一钱五分　小川连三分　桂枝三分　飞滑石三钱　木通一钱　车前子二钱

姚光祖按：此五苓加味，若势急，可先用葱白熨法及罨脐法，颇获捷效。

又：大小便虽俱通，然宿矢未尽，胞痹未平，舌黄，脉右弦实。仍宜通利，犹在险途。

照前方去木通、滑石、车前，加煨大黄二钱，枳壳八分，桃仁十粒，薤白一钱。

《千里医案》

王孟英

管君芝山拉余治其表嫂吴媪，年五十五岁。上年仲夏患瘰二十余日，愈后小溲迄未通畅，已成痼疾。今秋分后，溺闭不行，医疗旬余，温如姜、桂、乌药，凉如栀、芩、黄柏，利如木通、滑石，皆不效，甚有用益智等以涩之者，渐至腰腹皆胀而拒按，胸高腿肿，不饥不食，大便不通，小溲略滴几点，热痛异常，舌绛无津，渴喜沸饮，而不敢多啜以增胀满，呻吟待毙。脉软而微，乃阴虚气化无权也。以沙参、熟地、连、蒌、苓、泽、麦冬、紫菀、牛膝、车前，加附子一钱，桂心五分，煎成冷服，一周时溺出桶许，而大便随行，进粥得眠，口苦而喜凉饮，即去附、桂、连、蒌、菀、膝，加知、柏、芍药、砂仁，数服而起。缘境窘不复调理，痼疾闻犹存也。

《归砚录》

东垣云："中年以后，已行降令，清阳易陷，升举为宜。"吾师赵菊斋者，年逾花甲，偶因奔走之劳，肛翻患痔，小溲不行。医者拟用补中益气汤及肾气丸等法。孟英按其脉软滑而数，苔色腻滞。曰：此平昔善饮，湿热内蕴，奔走过劳，邪乃下注，想由其强忍肛坠之势，以致膀胱气阻，溲涩不通，既非真火无权，亦拒清阳下陷。师闻而叹曰：论证如见肺肝，虽我自言，无此明切也。方以车前、通草、乌药、玄胡、栀子、橘核、金铃子、泽泻、海金沙，调膀胱之气化而渗水。服之，溲即渐行。改用防风、地榆、丹皮、银花、荆芥、槐蕊、石斛、黄连、当归，清血分之热而导湿，肛痔亦平。设不辨证而服升提温补之方，则气愈窒塞，浊亦上行，况在高年，告危极易。

《王氏医案》

方南薰

桃源熊维周先生令嗣德瑛，病小便秘结，少腹胀满，先生素知医，自以导赤散、五苓散服之，未效，继以附子理中汤服之，病势略减。先生只一子，求愈甚切，敦请他人投以知柏八味汤，遂至腹痛莫解，寝食不安。切得六脉沉迟，两手更甚，予曰："此蓄尿癃闭证也。"医诗云：蓄尿定然少腹满，若是蓄热乃松宽，尿若蓄多胀愈甚，五苓下利转觉难。《内经》云：膀胱者，州都之官，津液藏焉，气化则能出矣。此证元气下陷，阳不化阴所致，因用洋参以补气，小茴以暖气，肉桂以化气，砂仁、白蔻以醒脾胃，单取桔梗为君以升提，如壶吸盖，揭开即通。服下片晌，果即通利，但大便闭结，阴分尚亏，又宜宗张介宾之论：不可过用附子以劫阴也。

书云：小便不利者，治其标。今用升提即愈，得非治本之力耶？

《尚友堂医案》

蒋宝素

上闭下不通，气升水自降。宜东垣补中益气汤。

人参　生黄芪　冬白术　炙甘草　当归身　陈橘皮　春柴胡　绿升麻　生姜　大枣肉

两进补中益气，升清降浊，癃闭已通，节制已行，金令直到州都，气液化归常度。是方本非通利。盖小便利与不利，中气为之斡旋。真阴本亏，再以景岳补阴益气煎，以善其后。

大生地　人参　怀山药　炙甘草　当归身　陈橘皮　柴胡根　绿升麻

《问斋医案》

费伯雄

某。气分不通，小便癃闭证。

丹参二钱　青陈皮各一钱　柏子仁二钱　石竹花三钱　木通一钱，酒炒　川草薢三钱　通草五分　赤苓三钱　苡仁四钱，煎汤代水　露风草一撮　通关滋肾丸三钱

某。肠胃不和，湿热下注，小便不通。治宜分利。

统车前三钱　甘草梢五分　蝼蛄三钱　当归三钱　赤苓三钱　生苡仁四钱　薄荷一钱　木通一钱，酒炒　川牛膝二钱　草薢三钱　瞿麦三钱

另用单方：用食盐放锅内炒白，再用大蒜二个，生山栀三钱，捣烂敷脐。

以上出自《费伯雄医案》

王燕昌

一妇，年五十余岁，秋月小便闭结，脐下胀痛，不能坐卧，三日夜矣。其脉左关沉结，右尺沉弱，右关沉濡。乃肝热、脾湿瘀而闭也。用小柴胡加桂枝木、茯苓、车前子，一剂；外用麝香少许，涂于脐下，膏药盖之。不时水利而愈。

《王氏医存》

吴达

壬午小春既望，夜将半，顾容斋先生命舆邀诊。至则所诊者，乃金陵吕秋樵孝廉也。秋翁患淋沥，医云湿热下注，方有生地八钱，畏未敢服，因自服五苓去桂加制军之方，小溲点滴不通，至晚胀急愈甚，坐立不安，不得已绕屋而行，足不停趾，因延予治。诊其脉尺大寸小，濡涩不调，用胆草、苓皮、猪苓、车前、苡、斛、黄柏、生草，佐以桂枝、防风、羌活、柴胡、杏仁、陈皮，以姜皮、枇杷叶为引。诘朝秋翁乘舆自来，小便通调，淋浊亦止。易以渗湿达木之方，调理而安。

《医学求是》

许恩普

癸巳，孙来山尚书小姐因寒癃闭二日，腹胀如鼓。李山农方伯知医，曾治尚书湿病而愈。兹治小姐不效，素信余医，代为荐诊。少阳脉弦，知为虚痞。拟以柴胡半夏茯苓汤加减，汗解溺畅，遂愈。

《许氏医案》

张乃修

唐左。小溲淋痛，闭癃不爽，甚至涓滴不通。脉细而沉候弦硬。此湿热蕴结膀胱。恐至癃闭。

滑石块　甘草梢　泽泻　瞿麦　磨湘军三分　黑山栀　车前子　萹蓄　滋肾通关丸盐汤送下

二诊：涩痛大退，而尿管气坠难忍，无形之热稍化，而有形之湿压滞腑气。再标本并顾。

炙黄芪三钱　于术一钱五分　党参三钱　炙升麻七分　炙柴胡七分　甘草三分

西血珀五分，上沉香二分，生湘军一钱五分，三味研细末，用茯苓五钱，煎浓汁作丸，微烘令干，药汁送下。

师云：此湿与气并坠，又以身之火与热、与湿、与气交注膀胱，药难突围而入，未有不为气湿火热恋住者。用三味外，复以升、柴提之，如滴水器开其上而下自注也。清儒附志。

三诊：呕吐以提其气，泄泻以泄其湿，滞坠顿退，而仍闭癃不爽。膀胱之气不化，还难许治。

桔梗　赤白苓　猪苓　冬葵子　车前子　木通　甘草梢　泽泻　滋肾通关丸

四诊：闭癃已通，而尿管时仍作痛，小溲亦时通时阻。膀胱湿热未清。再为疏利。

木通　萹蓄　甘草梢　车前子　磨湘军三分　瞿麦　滑石　黑山栀　牛膝梢　泽泻

五诊：小便时通时阻，总由膀胱蕴结未清。再为分利，而参苦辛开通。

黑山栀　木猪苓　甘草梢　车前子　牛膝梢　福泽泻　茯苓　萹蓄　冬葵子　滋肾通关丸

六诊：癃淋之证，本由湿热蕴结而来，不为清利，而以针导，湿热依然蕴结，元气陡伤，辗转而致成损，奈何。

上安桂后入　川黄柏盐水炒　肥知母　滑石　泽泻　车前子　细木通　萹蓄　甘草梢　黑山栀

西人用银针针进尺许，尿血俱出，随后复闭，邪不得楚，元气转伤矣。正蒙志。

《张聿青医案》

黄述宁

李书彝令正，患小便不通，投八正散不效，询知头痛鼻塞，因用前胡、防风、半夏、细辛之剂不效，午刻复召，诊其脉，左寸关沉弦而细，右寸微洪，及验舌，色白如粉刺，始知厥阴家，寒与气凝，而昨昔之制军，尚欠斟酌也。方用干姜、吴萸、桂枝、细辛、郁金、元胡、通草、麝香、沉香。虽夜间稍通，而腹大气逆，呕吐恶心，辗转烦躁，举室惊慌。次早诊其脉，右寸浮洪而数，左寸关沉细如无，因以左金丸服之，呕止，因连进二钱四分，至晚通利如注。

《黄谵翁医案》

刘子维

王某之父，小便不通，胃不食，小腹胀痛，神气少，舌苔黑，口渴，饮茶十分困难。

云苓五钱　桔梗二钱　上桂三钱　连翘五钱　通草三钱　银花八钱　知母二钱　干姜五钱　甘草梢五钱　黄柏二钱　益智仁三钱　生白芍二两

三付，服一付小便通，三付诸病去。

李俊注：此癃闭也。《灵兰秘典论篇》曰：膀胱者，州都之官，津液藏焉，气化则能出矣。此决渎气化之在下者。《经脉别论》曰：脾气散精，上归于肺，通调水道，下输膀胱。此决渎气化之在上者。故小便者，天水气化之合也，有一失职，均可致不利。此证寒水不化，停蓄胞中，少腹胀痛，下失职矣；火炎金热，化源涸绝，口渴饮多，上失职矣。上下均失，此其所以不通也。

脾为胃使，肾为胃关，胃不利者，脾不能为胃行气，肾不能为胃降浊也。黑为水之色，舌乃心之苗，舌苔黑者，土不制水，水来克火也。气逆脉满则神不安，十分困难者，肝正苦急，郁而不泄也。夫心为君火而司知觉，当行尿时，知觉之所至，即心火之所至，各官无不翕然从之。是小便虽为膀胱与肺之职，而司输送者，则心也，若火炎金热，知觉至而火与金皆不至，未见其能通调。人皆知天交于水则小便出，抑知心交于肾，又为天水相交之前导乎？此证之困难也，口渴也，癃闭也，皆水火不交之明征，未有心火不降而天气得以交者也。薛立斋曰：人之溺尿，赖心肾二气为之输送，洵不诬也。《口问》曰：中气不足，溲便为之变。《经脉》曰：肝所生病，遗尿闭癃。故治小便不利者，宜详察病机所在何脏，有失而调之使平，不可拘，拘责之膀胱与肺也。

李东垣曰：口不渴而癃闭者，病在下焦血分，得之粱积热损伤肾水，无阴则阳无以化也。夫肾为水火之脏，司开合而行化于下，小便不通者，有合无开而化不行也。惟阳主开，惟肉桂能入下焦血分，化肾气以速其开，阳无阴不化，故又配以知、柏之辛苦寒以速其化，此滋肾丸寒热并用之义也。东垣治王善夫一案，腹坚如石，腿裂出水而舌苔不黑，盖气有余便是火，胀甚者，热亦甚，故重用知、柏。此证少腹胀痛，虽不无热，而舌苔黑色，则又为寒，故用滋肾丸而变更其轻重之配合。肺为水之上源，王善夫病虽下剧上轻，然未有治水而不治肺者。知母色白味辛，能清肺金气分，源清而流自远也。至东垣下焦血分宜阴中阴药之说殊未可全信，即以滋肾丸而论，曷尝不及上焦气分哉？此为偏治下焦血分。

口渴而癃闭者，病在上焦气分，宜气薄渗淡之药，以清水之上源，知母味厚，究非肺经专药，故用连翘清心火以导天气。银花、通草清肺热，肃肺气下行以通膀胱。桔梗则升提肺气，开上窍以资下达，犹之滴水器。然上窍开则下窍自利也，此为专治上焦气分。

黑者，寒水之色也，寒水之气能越土上凌而侮所不胜，不但水寒，而土亦寒矣。故用干姜、益智温中厚土，摄水归元而堤防之；茯苓则以伐肾邪，与干姜、益智相辅而行者也。五脏之情，各随所喜，此之谓矣。此为治卑监之土，应崇其堤。

《生气通天论篇》曰：苍天之气，清净则志意治，顺之则阳气固，失之则内闭九窍，外壅肌肉。夫苍天之气，生气也。在人身为肝阳之气，禀受于天者也。顺之得天者全，故志意治而阳气固；逆之则得天者削，故五行之气皆逆而内闭外壅。此证上下不通，十分困难，正浊气膜胀，阳强欲绝之时也。故重用白芍平之，甘草缓之，以强内守而安志意，倘失此不治，一旦溃围而出，阴阳相离，腠理发泄则无及矣。甘草用梢者，并取其泻火达茎，以利小便，一举而两得之也，此为治太过之木不安于位。

《脏气法时论篇》曰：肝欲散，急食辛以散之，用辛补之，酸泻之。夫肝欲散者，木喜条达也；辛补者，阳虚也；酸泻者，阳强也。然《金匮要略》曰：肝之病，补用酸，与经言能勿悖乎？盖从阳则谓之泻，从阴则谓之补，当阳强时，苟不用白芍之苦酸寒以泻之，则不能保其垂绝之阴，以为阳之守，得不谓之补乎？若有补无泻之酸温，则宜于阳虚不敛，又非阳强所宜矣。阳虚辛补治在肝肾，阳郁辛通则无界畔。人生无处无生气，即无处无肝气。阳郁宜辛者，乃欲使生阳之气流行于五脏、六腑、十二经脉而不滞。如此方桔梗上开，肉桂下化，干姜、益智运脾胃，茯苓、通草利水道，皆足以疏达肝气，非必从肝而散之也。不惟此也，且须从肝而守之，俾郁遏之阳，随各经辛药之开，但条畅于内，而不消亡于外，而为上工，否则辛能散之，即能亡之，能勿虑乎？凡病除治其偏盛偏虚外，微用通药以畅其机者，皆散之意。若疏肝不离生气发源之厥阴，疏肝之药不离升阳劫阴之柴胡、川芎，则刻舟求剑矣，非《内经》立言之意也。若夫肺以酸为补者，当在收令不及、开泄太过之候，此证失之过合，惟宜治之以开，即参、芪之固，亦所不可，况酸收乎？

《圣余医案诠解》

余听鸿

常熟西乡大市桥宗福湖，小便不通，延医治之，不外五苓、导赤、通草、滑石之类，无效。已十三日未能小便，少腹高硬作痛，汗出气促，少腹按之石硬。余进通关法，加地黄，重用肉桂，一剂而通。溲仍未畅，少腹两旁仍硬，脐下中间三指阔已软。余曰：此阳气未得运化也。进以济生肾气汤大剂，少腹以葱姜水熏洗，三日溲畅如前。《内经》云：膀胱为州都之官，气化则能出矣。若专于利水，而不挟以温药，则愈利愈塞矣。

常熟大河镇李姓妇，孀居有年，年四十余。素体丰肥，前为争产事，以致成讼，郁怒伤肝，后即少腹膨胀，左侧更甚，小便三日不通。某医进以五苓、导赤等法，俱无效，就余寓诊。余曰：此乃肝气郁结，气滞不化，厥阴之脉绕于阴器，系于廷孔，专于利水无益，疏肝理气，自然可通，立方用川楝子三钱，青皮二钱，广木香五分，香附二钱，郁金二钱，橘皮钱半，官桂五分，葱管三尺，浓汁送下通关丸三钱。一剂即通。明日来寓，更方而去。所以治病先求法外之法，不利其水而水自通，专于利水而水不行，此中自有精义存焉，非浅学所能领略也。

以上出自《余听鸿医案》

张锡纯

辽宁石某某，年三十二岁，于仲冬得小便不通证。

病因：晚饭之后，食梨一颗，至夜站岗又受寒过甚，遂致小便不通。

证候：病初得时，先入西医院治疗。西医治以引溺管小便通出，有顷小便复存蓄若干，西医又纳以橡皮引溺管，使久在其中有尿即通出。乃初虽稍利，继则小便仍不出，遂求为诊治。其脉弦细沉微，不足四至，自言下焦疼甚且凉甚，知其小便因受寒而凝滞也，斯当以温热之药通之。

处方：野党参五钱 椒目五钱，炒捣 怀牛膝五钱 乌附子三钱 广肉桂三钱 当归三钱 干姜二钱 小茴香二钱 生明没药二钱 威灵仙二钱 甘草二钱

共煎一大盅，温服。

方解：方中之义，人参、灵仙并用，可治气虚小便不通。椒目与桂、附、干姜并用，可治因寒小便不通。又佐以当归、牛膝、茴香、没药、甘草诸药，或润而滑之，或引而下之，或辛香以透窍，或温通以开瘀，或和中以止疼，众药相济为功，自当随手奏效也。

效果：将药煎服一剂，小便通下，服至三剂，腹疼觉凉全愈，脉已复常。俾停服汤药，日用生硫黄钱许研细，分作两次服，以善其后。

说明：诸家本草，皆谓硫黄之性能使大便润小便长，用于此证，其暖而能通之性适与此证相宜也。

《医学衷中参西录》

赖松兰

癃闭，溲溺不爽，少腹屏痛，总属湿邪阻气，气化失宣也，以和中分利治之。

生川军 海金沙 黑山栀 萹蓄草 瞿麦 车前 滑石 草梢 片木通 明血珀 荸荠

《赖松兰医案》

王堉

甲寅春，余内阁供职时，以军饷浩繁，开钱铢例赠附生，并准捐教，以京铢二贯抵银一两。砚友宋懋之，名敏德。以附生入都捐训导，一切余为经纪，宋甚德之，上兑后，宋日邀余游观。一日归来，宋忽小便不出，兼腹痛。疑是感寒，忌生冷者数日，病仍不减。乃邀余治。诊其六脉俱弦，两尺尤甚。乃曰：此蓄水也，利之可愈。投以五苓散加木通四钱，两刻许，小便泉涌，腹颇舒泰。越日再诊，左尺平，而右尺仍弦。乃曰：小肠之水已除，大肠之水尚在。不去之，恐召湿作泻，又以胃苓汤去肉桂，加砂仁等进。服药后，宋寓居客店西藏睡，劳不自觉，天明始醒，而被褥粪秽黏染殆遍，急呼人渜涤之。觉腹中馁甚，自此食量兼人，颇称壮健。归来至家，已选安邑校官矣。安乃广文极优之席，到任后寄谢余曰，既蒙除去宿疾，又蒙经理得此官。感激之忱，铭于肌骨。而宋赋性鄙琐特甚，余见时尚酬应，余则寅友亲戚较锱铢如性命，不数年竟以大计失官。所积金，往来蒲洛作馌贾，兹闻以疫疾，殁于茅津渡。所获赀财，皆为他人赚去。贪鄙悭吝之骨，安能富厚终哉！因忆其病，故并志之。

《醉花窗医案》

费承祖

巢嵩生，孟河小南门外人，小便不通，肚腹胀痛。他医用大承气汤攻之，而溲仍不通，胀痛更甚。诊脉沉细弦软。此阑门湿阻，气化不行，非比阳明由实，可投攻下。

酒炒木通二钱　酒炒黄连三分　茯苓二钱　广皮一钱

煎服一剂，顷刻小溲畅行，腹肚胀痛皆消而愈。

《费绳甫医话医案》

吴鞠通

保，女，十八岁。怒郁，少腹胀大如斗，小便涓滴全无，已三日矣，急不可忍，仰卧不能转侧起立。与开阴络。

降香末三钱　香附三钱　广郁金二钱　龙胆草三钱　琥珀五分　两头尖三钱　归横须三钱　韭白汁三匙，冲　麝香五厘，同研冲　小青皮五钱　煮三杯，分三次服，一帖而通，二帖而畅。

《吴鞠通医案》

徐锦

白茆新市钱延诊案云：酒湿素盛，膀胱气痹，小溲点滴，淋沥作痛，老年病癃，治颇费手。五苓散去术，加川朴、二陈，别作滋肾丸。

再诊：仿东垣法以升举之，补中益气汤加芍，小水顿通。

《心太平轩医案》

金子久

两足酸楚，不便行动，起于十月初旬；少腹高突，小便癃闭，发于本月中旬；大便将旬始得更衣，小溲点滴不获通行，当脐之下少腹之上，有形横突日益增大。水道一日不通，气道一日不畅，渐至气入于络，胸膺胁肋俱胀，形寒形热，忽来忽去，舌质糙黄，脉象弦紧。三焦决渎失司，膀胱气化失职，升降交阻，津液互伤，急当通其气道，参以和其水道。

上瑶桂　制甲片　桃仁　牛膝　丝瓜络　知母　海蜇　川黄柏　车前草　木通　蟋蟀　地栗　金铃子

二诊：十月初头发现两足酸楚，本月中旬又加小溲闭滞，此三焦失决渎之司，而六腑失传输之职。近来大便亦不畅下，小溲又见涓滴，水道日窒，气道日塞，旧湿从何而去，新湿乘机而来，通泄愈滞，升降愈阻，少腹高如阜，按之坚如石，流行之气留于经络，胸膺胁肋皆见胀满，脉息弦细，舌质灰燥。治法通腑通络，藉此和气利水。

川萆薢　瑶桂　川芎　川柏　控涎丸　牛膝　海蜇　车前子　甲片　桃仁　知母　两头尖　红花染丝瓜络

三诊：大肠传导失司，大便二日一行，小肠受盛失职，小溲不循常度，有时频多，有时涓滴，当脐之下，少腹之上，忽而有形，忽而无迹。惊蛰将届，春阳萌动，肝木由此怒张，胃气竟受戕侮，夜寐不多，胃纳颇少，身半以上经络掣胀，身半以下经络酸楚。病缠已将三月，肝肾精营两伤，六脉弦细，舌质净白。猛剂妨碍气血，断不可施，缓剂宣通经络，似为妥当。

归须　桃仁　炒知母　茯神　枣仁　红花染丝瓜络　瑶桂　瓜蒌　黄柏　芽谷　盐水炒牛膝　海蜇　大地栗

《金子久专辑》

曹惕寅

苏州皋桥铜匠王姓，壬子夏间陡患癃闭。凡一切通利之剂，靡不尽服，而病不稍减，腰酸腹胀，筋绽气闷，历至七日，始求治于余。适以诊者猬集，强欲速诊，并以危词耸听。余仓促间屏息凝思，势果可危，急使嗅卧龙丹取嚏，连得数嚏，溲下如注。王某悦其病之若失，观众咸惊余智之急，技之神，一时发为疑议。殊不知此理出于日用之间，譬如壶茗满盛，口气闭塞，点滴不利，揭其盖，则所出如注，亦丹溪所谓将欲降之，必先升之之意，又曰气升则水自降。

《翠竹山房诊暇录稿》

孔继菼

姻戚孟聚五，亚圣裔，以贡生守选在家。年逾六旬，艰于小便，其证似淋非淋，每欲溲则气窜而下，腰背先疼，甚则鼓结于腰臀之间如鸡鸭卵，小便点滴，移时不尽，或溺未下而大便已出，忽溏忽水，总不能禁。遍用治淋之药皆不效，病数年矣。丁巳冬，遇予于从弟斗南家，遂求诊视。视毕，为立案曰：两尺浮细而近于弦，肝脉也。见于尺部，是为子乘母位；见于浮分，则督脉俱病矣。经曰：足厥阴肝之经病为腰疼、俯仰不利，为遗尿，为闭癃。又曰：督脉为病，不得前后。以脉证参之，此证之治，当责之厥阴与督脉二经。且厥阴之脉绕阴器，入少腹；督脉起关元，抵阴循茎，合纂绕臀，挟脊而上，正当今之病处，故须于二经求之。夫肝主疏泄，督总诸阳，肝气郁则疏泄之职弱矣，阳气闭则痹而不得通矣。此证疏肝经之气，当先养肝家之血；宣督脉之阳，必先开督脉之闭，寻常利小便诸药无当也。案出，聚翁阅一过，未及细谈，即促立方，且求速效。予曰：数年之病，责效旦夕，势所不能。且此病细微曲折，非可以大开大合、直行直治，姑依方用药，将来犹有变化，不可求急也。曰：服或不愈，何处寻君？予仍与翁期之斗南家。孟去，斗南问予曰：聚翁之病，向来无此治法，今始改弦易辙，得效亦未可知，顾何以知其肝气之郁在气分，而先养其阴何也？曰：木喜条达，气偏乎阳，非血不足以隶之。经所谓软弱招招，如揭长竿末梢，此肝之平脉，见于本宫者然也。今弦在尺部，下陷肾中；细而不长，肝气已促；浮而不软，肝血不荫。气短血少，而借母气以自养，如贫儿浪子盗窃父母之衣粮，老年衰竭之肾气，岂堪供其挹取乎？夫肾，膀胱之源也。源本不旺，又被肝气吸引而上，无余气以输膀胱，故气化日窘。若不疏肝之气，肾气何以下通？若不养肝之阴，肝气何以不郁？治病必求其本，正谓此也。抑尤有合者，聚翁生于富贵，安享豪华，年来家计中落，不无经营。经曰：谋虑不决则伤肝。肝伤而血燥，其气将日郁而日甚。养阴以舒之，斯为正治，何待复言？曰：阳气闭何以痹而不通？而又责之督脉，何也？曰：人之一身，内为阴，外为阳；腹为阴，背为阳。督脉从腹而行于背，又在皮肤至浅之处，阳中之阳也。夫阴主闭而阳主通，其运行周流，本无停机，缘风寒湿三气合邪，客于脉中，阳气乃阻闭而不宣矣，聚久则结而为痹。聚翁之腰背窜疼，鼓结如卵，即督脉之痹。督脉痹而阳气不能内达，因而为肠痹，因而为胞痹，小便从此愈艰矣。聚翁此证，肠痹与胞痹俱见，而治归于督脉者，病成而变，内邪由外邪酿成，治从其源也。曰：何以见为肠痹、胞痹？曰：经云：肠痹者，数饮而出不得，中气喘争，时发飧泄；胞痹者，少腹膀胱按之内痛，若沃以汤，涩于小便，上为清涕。聚翁之病有一不与此合者乎？夫聚翁痹在督脉，本应大小便俱艰，缘已病痹而气化阻，日饮之水不能渗入膀胱，转从幽门直注而下，故心欲溲而大便已溏。其膀胱一腑气不下达，及致太阳之经气逆行而上，烁及髓海，故适间之来，鼻中清涕源源，拭之不干也。吾为悬内照之鉴，此二证只从督脉求根蒂。督为诸阳之总司，而手足两太阳又外萦督脉者也。督脉通则阳气内达于胞宫，肠与胞自可复其传化之职。惟肝家犹须养血，不得纯用阳药耳。斗南曰：善。后当再延之。及后予再至斗南家，延之来诊，以事冗不获至。予益知聚翁受病之由，而恨前言未尽使闻也。

《孔氏医案》

贺季衡

吕男。阴气不足，传送无权，二便艰结，小水点滴不爽，胃纳不充，脉沉滑小数，间或喘逆。肺肾本亏，当清养肺肾，以资气化。

北沙参四钱　淮牛膝一钱五分　海蛤粉四钱　泽泻一钱五分　黑大豆四钱　潼沙苑四钱　云苓神各三钱　菟丝子四钱　车前子四钱,盐水炒　大麦冬二钱　连心莲子十粒

胡男。始而淋浊，止之太早，余浊留于肠腑，通降无权，于是癃闭，二便不通，脉弦数，舌苔浮白。拟通泄为先。

清宁丸三钱,开水另服　正滑石五钱　甘草梢八分　冬葵子四钱　淮膝梢一钱五分　细木通一钱五分　云苓四钱　净车前四钱　泽泻一钱五分　黑山栀二钱　蟋蟀七对

钱男。高年小溲勤数作痛，间或带浊，大腑燥结，脉沉细如丝，舌光如镜。血液已耗，虚而生燥，气化不及也。癃闭可虑。

油当归二钱　大白芍二钱　泽泻一钱五分　冬葵子四钱　台乌药一钱　淮牛膝一钱五分　清阿胶二钱　猪茯苓各三钱　大麦冬二钱　川草薢四钱　滋肾丸三钱，开水另下

二诊：大腑已通，小溲带浊亦止，惟赤色及痛如故，入夜尤勤短，脉沉细小数，舌光无苔。高年血虚生燥，气化不及使然。

北沙参四钱　淮牛膝一钱五分　泽泻一钱五分　细木通一钱五分　清阿胶二钱　猪茯苓各三钱　甘草梢八分　大白芍二钱　肥知母一钱五分　大麦冬二钱　淡秋石八分　灯心二十茎

潘男。猝然水道不通，气从下坠，右少腹急胀，如欲大便状，脉弦数右浮，舌黄边红。阴气不足，湿火下注肠腑也。

大麦冬二钱　淮牛膝一钱五分　小茴香一钱，盐水炒　泽泻一钱五分　瞿麦四钱　正滑石五钱　川楝子一钱五分　赤苓四钱　车前子四钱　滋肾丸三钱，开水先下

另：豆豉四钱，食盐少许，青葱一握开水泡，杵烂成饼，再入前味同杵，涂于关元穴，外帛束之。

二诊：进通阳理气，分化湿浊，水道已通，气从下坠亦减，脉之浮弦亦就平，惟溲时腰俞尚或酸楚，溺管尚或痛。肾气久亏可知，法当通阳益气，兼培下元。

白归身二钱　川杜仲四钱　泽泻一钱五分　小茴香八分，盐水炒　淮牛膝一钱五分　川黄柏一钱五分，盐水炒　鹿角霜二钱　云苓三钱　大生地五钱，秋石四分化水炒　净车前四钱，盐水炒　滋肾丸三钱，入煎

三诊：两进通阳化浊，小便癃闭已通，腰酸溺管痛已减，惟仍咳不已，脉尚数，舌心浮黄。阳气虽通，阴气未复也。仿知柏地黄丸用意。

大生地五钱　川黄柏一钱五分，盐水炒　肥知母一钱五分　泽泻一钱五分　粉丹皮一钱五分　云苓三钱　大麦冬二钱　川石斛四钱　乌玄参四钱　料豆衣四钱　连心莲子十粒

膏方：育阴益肾，以滋水源。

大生地五两　肥玉竹五两　川杜仲五两　女贞子四两　北沙参四两　云苓四两　大麦冬三两　川石斛四两　川黄柏一两五钱　肥知母一两五钱　黑料豆四两

上味煎汁，文火熬糊，入白蜜十两收膏。每服一匙，开水下。

服膏以来，热清阴复，水道已通，惟气分尚亏，劳则气怯，又当阴气两治。

大生地六两　炙黄芪三两　淮牛膝一两五钱　北沙参四两　女贞子四两　川杜仲四两　泽泻一两五钱，盐水炒　云苓三两　肥玉竹四两　黑料豆四两　潼沙苑三两　大麦冬二两　连心莲子五两

上味煎取浓汁，文火熬糊，入白蜜十四两收膏。每服一匙，开水化服。

王男。小溲不通，点滴不爽，且作痛，少腹急胀，脉细数，舌红边绛。心移热于小肠之见象也。

大麦冬二钱，连心　冬葵子四钱　黑山栀二钱　泽泻二钱　正滑石五钱　细木通一钱五分　白知母二钱　云苓四钱　车前子四钱　甘草梢八分　灯心二十茎　蟋蟀七对

盛女。室女二便不通，少腹急胀，气从下坠，头肢麻痹，脉沉细，舌白。湿浊结于肠腑，气失通调，癃闭可虑。

当归二钱　淮牛膝一钱五分　猪茯苓各三钱　上肉桂五分，去皮，切　冬葵子四钱　小茴香一钱，盐水炒　台乌药一钱　泽泻一钱五分　川楝子一钱五分　炒枳壳一钱五分　瞿麦四钱　蟋蟀七对

另：荠菜花五钱，青葱一握，紫苏五钱，煎汤熏洗。

俞男。梦泄已久，败精与湿热相搏，水道不利，溺管痛，或带血丝，脉弦细，舌苔浮黄。延有癃闭之害。

大生地五钱　淮膝炭一钱五分　泽泻一钱五分　台乌药一钱　川楝子一钱五分　甘草梢八分　瞿麦四钱　大麦冬二钱　黑山栀二钱　川黄柏一钱五分，盐水炒　赤苓四钱　灯心十茎

另：滋肾丸三钱，开水送下。

以上出自《贺季衡医案》

周镇

苏国祥之尊翁，年已八旬。向来参、芪温补，大便不畅，润之则通。乙未四月下旬，小溲忽秘。西医外治已通，复秘，少腹高起二寸，疑外疡也。疡科以敷药涂治，不减。五月初二日乃延余诊。脉弦右濡，苔白底㿠。是高年运输失职，因事动气，水为之阻，恐其上冲而致喘变。厚朴、陈皮、薏仁、金铃子、鼠矢、乌药、二苓、泽泻、归身、苁蓉、甜杏仁、火麻仁、莱菔子、粟壳。另西血珀五分，麝香三厘，蝼蛄二对，黑丑三分，研末，砂仁汤下。外治用田螺、车前子、蒜肉、葱头、皮硝，打和烘热，敷脐上。又用葱斤许，切炒，布包，隔衣熨少腹，热盐亦可。

初三日复诊：已得小便，黄而不畅，略有矢气，五日未便，大腹之坚略软，中央尚高，湿为气阻显然。惟高年血液亦亏，故大便必三四日方解。膀胱气化不行，益以肠燥，证情夹杂，再拟通气化浊润肠。厚朴、半夏、陈皮、甜杏仁、紫菀、乌药、金铃子、鼠矢、苁蓉、归身、松子、莱菔子、莪术、玄明粉。另沉香四分，黑丑四分，血珀四分，蝼蛄一对，川贝母五分，研末，竹沥调服。溲通不畅，便解干燥，大腹之高满即退。辍药旬日，少腹之满复起。十五日延诊：脉弦不敛，苔白根腻。此高年肾液不充，膀胱不利。如偏分利，阴液更亏，姑拟增液理气以通积水。大麦冬、大生地、元参、归身、鲜苁蓉、杞子、紫菀、蔻仁、牛膝、车前子、云苓、黑芝麻、鼠矢。另肥知母、黄柏、交趾桂，研末，米饮糊丸，烘干，空腹服。另嘱食菠菜、麻酱润肠之品。服后二便旋通，饮食起居如常。越三月，饱餐后忽然作满，形如食厥，不及治而逝。

《周小农医案》

陆观虎

杨某某，女，36岁。

辨证：癃闭。

病因：肾阴阳俱虚。

证候：心悸气短，下午发热，溲灼热难排，少腹坠胀。脉细。舌质红。

治法：补肾、清热、宁心、利溲。

处方：朱连翘6克　朱通草3克　海金沙9克　茯神6克　朱灯心3克　青蒿6克　远志3克　萹蓄6克　益元散9克　瞿麦9克　扁豆衣6克　金匮肾气丸9克，包另服

方解：朱连翘、远志、朱通草、茯神、朱灯心草安神以止心悸，利水道；海金沙、萹蓄、瞿麦、益元散、扁豆衣利小便以治少腹坠胀；青蒿治阴虚午后发热；金匮肾气丸补肾以治肾虚。

宫某某，男，43 岁。

辨证：癃闭。

病因：脾虚不能制水，水不下行。

证候：脘堵纳少，小溲不通，腹胀大而硬，腿足浮肿。脉细数。舌质红，苔浮白微黄。

治法：健脾行气利水。

处方：焦麦芽24克　大腹皮9克　砂仁末3克　茯苓皮9克　沉香曲9克　香橼皮6克　冬瓜皮9克　鸡内金9克　猪赤苓各9克　文竹3克　车前子9克,包

方解：大腹皮、茯苓皮、冬瓜皮、猪赤苓、文竹、车前子行气利水道消肿，砂仁末、沉香曲、香橼皮、鸡内金、焦稻芽健脾胃行气助运化以治脘堵、纳少。

李某某，男，38 岁。

辨证：癃闭。

病因：肝气郁结。

证候：少腹作痛，脘跳窜及臂部，小便排出费力，气乏无力。脉弦细。舌质红，苔薄黄。

治法：疏肝补肾，调中利水。

处方：焦于术6克　萹蓄9克　杜仲炭9克　远志肉6克　焦苡米6克　猪赤苓各9克　瞿麦9克　丝瓜络6克　车前子9克　云茯苓9克　甘草梢9克　代代花3克　佛手3克

方解：萹蓄、苡米、猪赤苓、瞿麦、瓜络、车前子、草梢利水道，通小便；杜仲炭固肾去乏力；于白术、云茯苓调中气安心神；代代花、佛手花宽中疏肝气。

杨某某，女，40 岁。

辨证：癃闭。

病因：湿热滞于膀胱，气化失司。

证候：小便频数，色黄量小，少腹紧迫，两腿酸困，月水不准。脉细弦。舌红，苔白。

治法：固脬气，通水道。

处方：瞿麦9克　猪赤苓各6克　泽泻6克　萹蓄9克　木瓜9克　生山药9克　通草3克　桑枝15克　益母草9克　益智仁6克　乌药6克

方解：瞿麦、猪赤苓、泽泻、萹蓄、通草泻膀胱湿热，利水通小便；生山药、益智仁、乌药三味即缩泉丸，用以止小便频数；木瓜与桑枝舒筋活络以治腿酸困；益母草活血调经。

崔某某，女，29 岁。

辨证：癃闭。

病因：热结膀胱。

证候：少腹作痛，下坠，小溲迫痛不利。口角疱疹，得食作吐。脉细数。舌红，苔黄布刺。

治法：顺气、平肝、清热。

处方：鲜佩兰6克　陈皮6克　佛手3克　苏梗6克　大腹皮6克　代代花3克　炒萸连3克　杭

芍9克　蒲公英9克　连翘9克　净银花6克

方解：佩兰、陈皮、佛手、苏梗、代代花、大腹皮芳香开胃，散郁顺气，故能止腹痛下坠，止吐，利小便，因气行则水行；杭芍平肝清热止腹痛；连翘、银花、蒲公英清热解毒散热结；炒萸连清泻肝火，少腹坠痛自止。

张某某，男，41岁。

辨证：癃闭。

病因：湿热郁结于膀胱，水不下行。

证候：小便淋漓，排出不畅，尿痛，脘堵。脉细弦。舌质红，苔薄黄。

治法：清热健脾，利湿通窍。

处方：瞿麦9克　萹蓄9克　炒赤芍9克　建曲炭9克　山楂炭6克　猪赤苓各6克　云茯苓6克　陈皮6克　通草3克　焦苡米12克　益元散9克，鲜荷叶包刺孔

方解：瞿麦、赤芍、萹蓄、猪赤苓、云茯苓、通草、苡米、益元散清膀胱郁结之湿热，利水通小便；建曲、山楂炭、陈皮健胃燥脾以去脘胀，宽中顺气，气化则小便自利。

以上出自《陆观虎医案》

施今墨

秦某某，男，66岁。尿意频频而排尿甚难，有时尿闭，须导尿始能排出，病已八年之久，经医院检查为前列腺肥大，需动手术，希望中医治疗。舌苔正常，脉象濡数。

辨证立法：心肾不交，水火无制，清阳不升，浊阴不降，致成小便淋漓涩痛，而尿意频频。治宜升阳、利尿、调和水火为法。

处方：炙升麻3克　嫩桂枝5克　盐黄柏6克　炒吴萸2克　鱼枕骨25克　滑石块25克　盐知母6克　海金沙10克，海浮石10克同布包　台乌药6克　炙草梢3克　赤茯苓10克　赤小豆20克　车前草10克　旱莲草10克　蟋蟀7枚

二诊：前方服二剂效果甚好，小便已非点滴淋漓，排尿顺利，但仍频数，要求常服方。

处方：炙升麻3克　嫩桂枝5克　盐知母6克　盐黄柏6克　海金沙6克　海浮石6克，布包　鱼枕骨25克　滑石块25克　赤茯苓10克　赤小豆20克　冬瓜子12克　冬葵子12克　车前草10克　旱莲草10克　炒吴萸6克　醋炒川楝子6克　台乌药6克　炙草梢3克　蝼蛄1枚　蟋蟀7枚

每星期服三剂。

《施今墨临床经验集》

第一百四十二章　男科疾病

第一节　不育

王燕昌

一商人，年三十余岁，无嗣。其脉两尺俱弱，水火俱亏也；右寸滑，右关细，腹疼时作，肺虚有痰，脾胃弱也；左寸关平，肝、心尚未病也。用八味地黄丸加干姜、白术、鹿茸、五味子、白芍使服。妻、妾亦问证制方。后数年，商来谢曰：共生九胎矣，今存三男二女。

《王氏医存》

第二节　阳痿

倪复贞

福莆清海林公，叶相国内戚也。叶府席间谭及云阳痿久矣，方士多用起阳药投之，更痿甚，不知当用何药。余按得命门脉既虚弱，胃脉复弱甚。因思经云男子前阴谓之宗筋，宗筋属阳明，胃经阳明实而宗筋坚，能束骨而利机关矣。胃为水谷之海，六腑之大源，能容谷二斗，容水一斗五升，今之一大茶盏耳。饮食多则阳旺，饮食少则阳痿，今公食少且泻，安得不痿乎？治法但补命门真火，开胃健脾，使饮食日渐加倍，阳自起矣。公悦，遂用补骨脂为君，人参、白术为臣，白茯苓、干山药为佐，石斛、泽泻为使。交子时服，一二剂而起，三四剂而旺。《内经》云：诸痿生于肺热。肺金体燥，居上焦，肺虚则热，宜子母相生，脾乃肺之母也。余不用清肺热，但补下焦真火者，俾火生土，土生金，寻源之意也。

《两都医案》

齐秉慧

曾治江西徐茂松患阳痿，来寓谓余曰："愚贸叙郡，以勤劳颇获蝇头利。三十方娶，未数月而阳忽痿，饮食无味，精神衰减，松虽不肖，亦知不孝有三，无后为大。如此景况，命恐不保，焉望嗣乎？敢求先生怜治。"余遂与之酌一方，芪、术各五钱，姜、桂、附、半各二钱，砂、蔻、吴萸、川椒各一钱。服一剂。阳物出而不举。又服一剂，举而不坚。改用干熟地一两，白术五钱，山萸、杜仲、枸杞各四钱，远志、巴戟、苁蓉、茯神各三钱。熬汁冲香甜肉桂末一钱，服一剂而阳起，三剂而阳强矣。此方用热药于补水之中，则火起而不愁炎烧之祸。自然煮汤可饮，煮米可食，断不主焦釜沸干，或虞暴碎也。继服强阳壮精丹，用干熟地、嫩北芪各一斤，当归、白术各八两，巴戟天八两，麦冬、柏子仁、覆盆子、枸杞子、虎胫骨、嫩鹿茸、附子、肉桂各四两，白蜜为丸。服一料而阳强势举，饮食健旺，步履如旧，连生二子。

《齐有堂医案》

费伯雄

某。三旬以内而阳事不举，此先天禀弱，心肾失交，非老年阳衰之比。宜填充髓海，交合心肾。

熟地四钱　雄羊肾一对　甘杞子三钱　远志二钱　补骨脂一钱　白茯苓二钱　青盐五分　粉丹皮二钱　广郁金三钱　陈皮一钱　黑山栀三钱　猪脊髓一条　鹿御草三钱

《费伯雄医案》

王燕昌

一贵胄，三十岁，阳痿，大便或泄或止。医用八味加鹿茸、故纸、韭子、枸杞子、巴戟天等药不效，且遗精。诊其六脉沉细，右关濡弱，左关、两尺俱有力。问得酒色过度，湿热伤其脾、肾，故右关濡弱而阳痿、便滑；用药增其湿热，故左关、两尺俱有力而遗精也。用四君子加杜仲、牡蛎、泽泻、山药、麦冬、知母，十剂诸证俱已。原方去知母，加黄芪、白芍为丸，而愈。

《王氏医存》

张乃修

庄左。命门相火，为生身之本，真阳亏损则火衰，湿痰郁遏，火不用事，则火亦衰。脉滑而大。痰多阳痿，火之式微，湿之有余也。取舍之间，自有明辨。

冬术炭二钱　制半夏一钱五分　生米仁四钱　炒蒌皮三钱　广皮一钱　泽泻一钱五分　赤白苓各二钱　川萆薢二钱　杏仁泥三钱　姜汁炒竹茹一钱

二诊：流化湿邪，相火得展，而腹笥膨满。还是湿郁气滞。再调气泄湿。

冬术炭　大腹皮　生薏仁　枳实炭　制香附　赤猪苓　泽泻　广皮　木香　砂仁　焦麦芽

左。体丰多湿，加以大病之后，余蕴未清，以致湿邪流行入络，髀关及左腿膝作酸，麻木不仁，艰于步履，腰背作痛，卧着尤甚。湿邪久困，则相火为之郁遏，阳道不举。脉象濡滑，苔白微黄，质腻。皆由络隧之中，为湿所阻，则无形之气，有形之血，不能宣畅流布。而历来所服之药，皆是补滞之品，未免为敌树帜，名曰中湿，非久药不为功。

汉防己一钱五分, 酒炒　川萆薢三钱　左秦艽一钱五分　上广皮一钱　制半夏二钱　威灵仙一钱五分, 酒炒　焦苍术一钱五分　川桂枝五分　生米仁五钱　川独活一钱五分　泽泻一钱五分　桑枝一两五钱, 酒炒, 煎汤代水

二诊：祛湿和络，脉象稍觉流畅，相火有燃动之机。足见湿邪抑遏，虽有真阳，无从发露。药既应手，再扩充以进。

焦苍术一钱五分　川萆薢二钱　汉防己一钱五分, 酒炒　威灵仙一钱五分　赤白苓各二钱　制半夏二钱　泽泻一钱五分　独活一钱　木猪苓二钱　新会皮一钱　川桂枝五分　白僵蚕一钱五分　生薏仁四钱　红花

三分，酒炒

以上出自《张聿青医案》

施今墨

张某某，男，36岁。素患神经衰弱已十年之久，头晕神虚，自觉眼冒黑花，虽曾治疗，时轻时重。近一年来，又感腰酸楚，阴囊冷，早泄、阳痿屡治未效。面色青白，精神疲怠。舌苔薄白，脉沉细无力。

辨证立法：神经衰弱患之日久，常有阳痿、早泄症状产生，盖肾者生成之本，元气之根，精神所舍，肾气足则志有余，若肾阳虚，则现阳痿、早泄。腰为肾府，故现腰酸楚，肾寒则阴囊冷。治之以温肾、补阳、壮髓之剂，病属慢性，宜服丸药。

处方：海马1具　紫河车60克　紫贝齿30克　牡蛎30克　石决明60克　阳起石30克　龙骨60克　仙茅60克　桑叶60克　蛇床子30克　刺猬皮30克　巴戟天60克　砂仁5克　益智仁15克　菟丝子60克　海参60克　阿胶30克　鹿角胶30克　淫羊藿60克　附片30克　于术30克　吉林参30克　金樱子90克

共研细末，怀山药300克打糊为丸如小梧桐子大，每日早晚各服10克，白开水送下。

二诊：服丸药一料，共服七十日。头晕、眼冒黑花、阳痿、早泄诸证均见好，面色红润，精神焕发，工作效率增强，要求再配丸药服用。

处方：鹿茸片30克　紫河车60克　龙骨60克　珍珠母60克　蛇床子30克　刺猬皮30克　海参60克　砂仁15克　益智仁15克　仙灵脾60克　鹿衔草60克　仙茅60克　菟丝子60克　五味子30克　覆盆子30克　大熟地60克　巴戟天30克　阳起石30克　阿胶60克　白蒺藜60克　甘枸杞60克　车前子30克　山萸肉60克　炙甘草30克

共研细末，怀山药600克打糊为丸，如小梧桐子大，每日早晚各服6克，本方可服一百四十日，服药期间注意节欲，并应练习体操或练太极拳，以助气血活畅。

《施今墨临床经验集》

第三节　遗精

秦昌遇

一人患遗精，闻妇人声即泄，瘠甚欲死。以远志为君，莲须、石莲为臣，龙齿、茯神、沙蒺藜、牡蛎为佐。丸服稍止，然终不断，于前方加鳔胶一味，不终剂即愈。

《医验大成》

程从周

程延甫年二十五岁，修长而白皙，常有梦遗之患。今年五月终旬，盖因酒多，又兼劳碌，小便赤涩，隐隐作疼，似淋而非淋也。医以为淋浊，竟用通利之剂，一剂而精遗，再剂而精滑矣。且连日叠用枝、芩、滑石、槟榔、乌药，无剂无之，盖未知其何所取用。乃一日梦遗之后，复以寒凉杂进，以致小腹胀疼，大小便皆为阻滞，胀痛殊急，不能反侧。予脉之，曰："此中气大虚，清气下陷，皆苦寒降下之所致也。而槟榔坠气为害更多。"予乃用补中益气汤，升提其气，而胀自宽，加肉桂以散其寒，而痛自止，服之果然奏效，数剂而痊。但此证若非早用温补，则为寒凉所误，变证蜂起，而延甫或亦未知其病之轻重也。

《程茂先医案》

沈璠

汪周拔二令郎，年二十二岁，新婚之后，乃祖督课颇严，馆于别业，经年不入帏房，肝火抑郁而不舒，扰其精房而成梦遗。马元仪以补肾涩精之药治之，甚至厥逆不醒，谓其为虚欲脱，竟以参、芪、鹿茸、河车等药补之，日甚一日，肌肉消瘦，卧床不起，已经一载，于是延余诊视。时八月下旬，见其饮食少进，嗳气而大便燥结，五六日一解，语言默默，小便黄赤。诊其脉息，沉细带数，察其形，唇口、面色皆红，肌肉虽瘦，润泽而不枯，夜间坐而不卧，无倦怠之意，日间只食薄粥二盏，按其胸腹，板硬不和软。此因补药太过，壅塞肠胃，气道不行，不能宣通，正所谓大赢有实也。因投以二陈加莱菔子、山栀、枳壳、香附、厚朴，冲元明粉服之。三剂后，大便去结粪三五块，胸次稍宽，语言稍出，又进滚痰丸三钱，又去结粪五六块，再服前煎方五六帖，大便去黏腻而黑色者不计，间与滚痰丸及清火理气之药，如得通泰，自是可进稀粥六七碗，然亦不觉大饥。又以保和丸加黄连，早晚服之。两月后可进干饭。余往还两月，而门人蔡沧文居其家，常为调理，至冬至后，步履如常，居宿于内，新春到舍奉谢，酬以千金，此康熙四十八年之事，其人号严天，至今无恙。今元仪谓是渠调治而安，欺妄无耻，即此一案，可知其无不说谎，无一可信，而犹谬自著述，附会于他人之书尾，真鬼蜮也。雍正八年，海上沈璠，时年七十有八。

《沈氏医案》

任贤斗

聂连拔，梦遗，四五夜一次，或六七夜一次，服养气收涩之药而遗反甚，一夜一次，或一夜两次，色淡神疲，脉略洪大。其色淡神疲似属气虚，故宜养气，第脉之洪大必内有伏火，火乱神室，致妄梦遗精。是神疲色淡者，因精之去，精去因于妄梦，妄梦因于火乱神室也。前服养气涩精，皆是助火之物，致梦愈动而精无夜宁。与二阴煎，一剂即减，五剂全安。第梦遗愈后，精神仍疲，此因精去之多而然，乃与小营煎，二十余剂而始健。

二阴煎

生地　麦冬　枣仁　玄参　黄连　茯苓　木通　甘草　灯心

小营煎

熟地　当归　枸杞　白芍　淮山　甘草

或问曰：精去过多何不用左归饮以补精？曰：精因火动之病，补精切防助火，若左归饮内有枣皮敛火，梦必复作，小营煎补精，无敛火之物，又有白芍养阴泻火，其功实妙于左归饮。

《瞻山医案》

缪遵义

脉右尺举按少力，左关弦，肝火易动，动则主疏泄，精泄不固，有自来矣。右尺主肾中之阳，脉象不鼓，一由真阳不足，一由心火不降。不降则不交，少阴之枢窒矣。从两经论治，方合病机。

制于术　菟丝饼　麦冬　川斛　远志炭　沙蒺藜　杜仲　巴戟肉　黄甘菊　丹皮炭　米仁

莲蕊

素患精虚遗泄，今春始发潮热，半夜方止。初则扪之而热，后则热及骨髓矣。此系肾虚，复感冬寒，以感轻，故发亦不甚耳。

炒熟地　桂枝　生牡蛎　龙骨　茯神　白芍　煨姜　炙草　淮小麦　南枣肉

以上出自《缪氏医案》

陈念祖

病由忧郁而起，肝火亢盛。始则小便浑浊，渐至遗精，经年未瘥。现春木司令，其势益张；是以少腹气逆上攻，心烦脘闷，口苦色苍脉弦，皆木火亢烈之明征。虚火妄动，坎离不交，阴精乃暗走外泄矣。宜制木壮水，冀可平复，方列后。

生地黄三钱　川连八分，炒　赤茯苓二钱　肥知母一钱五分　炒黄柏一钱五分　黑山栀二钱　沙参二钱　延胡索一钱　龟板二钱　川楝子一钱　芡实二钱

上药水同煎服。另吞当归龙荟丸一钱，开水送服。

诊得右脉三部俱见弦滑，左尺细，寸关微弱，舌苔白色。以脉合证，是肾阴下亏，湿热内淫，相火挟而上蒙清窍。是以头眩耳鸣，下则遗精，肛门作痒出水。法宜滋养肾阴，调和胃土，并分利膀胱以化湿热而清相火，冀可有效。

大生地四钱，炒　淮山药三钱　赤茯苓三钱　粉丹皮二钱　麦门冬二钱　川草薢二钱　龟板三钱　制半夏二钱　黄柏一钱五分　知母一钱五分　左牡蛎三钱　泽泻二钱

色白脉小，频患梦遗。阴精久已失守，入春阳动不藏，诸气皆升。头面常热，心悸汗出跗肿，动即气促，夜寐不安，五志烦扰。乃肾气摄纳无权，阳不潜伏。宜取厚味以填阴，重质以镇神，并甘以缓之，酸以收之，久持冀可有效。

熟地黄三钱　清龙骨二钱　淮山药二钱　白茯神二钱　人参一钱五分　枸杞子一钱五分，炒　炒牛膝一钱　五味子七分

诊得左尺脉浮不和，肾气虚损可知，关部独大弦数，舌苔黄燥，肝经湿热，郁火又盛。火动必摇其精，故时有梦遗之患。肾主收藏，虚则宜补；肝主疏泄，实则宜泻。斯为一定成法。

人参二钱　天门冬二钱　黄柏二钱　炙甘草七分　大生地三钱　缩砂仁八分　黑山栀二钱　柴胡一钱　龙胆草一钱五分

水同煎服。

以上出自《南雅堂医案》

程文囿

萃翁公郎，禀质向亏，诵读烦劳，心神伤耗。初病浮火上升，继则阳强不秘，精时自下，诊脉虚细无力。方定六味地黄汤，除茯苓、泽泻，加麦冬、五味、远志、枣仁、牡蛎、芡实。期以功成百日。服药数剂未应，更医病状依然。复召诊视，予曰："此水火失济象也，岂能速效。"仍用前方，再加龙骨、蒺藜、桑螵蛸、莲蕊须，合乎滑者涩之之意。守服两旬，虚阳渐敛，精下日减，但病久形羸食少，究由脾胃有亏。经云：肾者主水，受五脏六腑之精而藏之。是精藏于肾，非生于肾也。譬诸钱粮虽贮库中，然非库中自出。须补脾胃化源，欲于前方内参入脾药，嫌其杂而不专，乃从脾肾分治之法。早用参苓白术散，晚间仍进前药，服之益效。续拟丸方，调养而瘳。

《杏轩医案》

齐秉慧

曾治魏孝廉发热遗精，或小便不禁。诊其脉，右寸浮大，右关微弦，左寸关俱沉微，两尺俱迟而芤。余曰："此劳伤脾肾，俱属亏损。"遂与补中益气汤合六味地黄丸料，煎服十剂顿愈。劝令多服补中益气汤，以滋化源，兼服六味地黄丸，壮水为主，至今不发。

又治王孝廉劳则遗精，牙龈肿痛。余即以补中益气汤加茯苓、半夏、白芍，并服六味地黄丸渐愈。更以十全大补汤，而元气大复。

又治俞万顺梦遗白浊，口干作渴，大便燥结，午后发热。余以补中益气汤，加白芍、玄参，兼服八味丸而瘳。

曾治雷监生患茎中痛，小便作痒出白津。余用逍遥散加半夏、茯苓、山栀、泽泻、木通、龙胆草，煎服二剂而痊。继服六味地黄丸壮水，永不再发。

曾治李文龙便血精滑，或尿血发热，或小便不禁。余曰：足下肾经亏损已极，遂以补中益气汤，合六味地黄丸料，滋其化源而愈。

又治汤孝廉遇劳遗精，申酉二时大热，其齿痛不可忍。余曰：此脾肾虚热，先煎补中益气汤，送六味地黄丸，更服人参养营而瘳。

曾治春桥茂才魏表弟，禀性刚直，为人厚道。素患中气不足，遗精唾血。愚于庚午春诊之，右寸脉大于五部，惟左尺沉迟而芤。余曰：足下之恙，乃浊气下降，清阳不升，中州郁滞，脾失健运，黄庭衰败，不能摄血。兼以肾气涣散，或观书久坐，或作文用心，每劳必遗精。缘因茯苓、陈皮疏泄太过，一味滋阴，以至阴愈长而阳愈亏矣。春桥曰："分经用药，阳生阴长，既闻命矣。敢问治之当何法？"余曰："明乎哉问也！乃用黄芪、白术大补中气，益智、故纸收摄肾气，砂仁、半夏醒脾开胃，干姜、白蔻宣畅胸膈，使中州气旺，转运有权，肾气收藏。胸中之气，肃然下行。再加煎当归、茯神、远志、枣仁安神，益智、麦冬甘寒润燥金而清水源，五味子酸温泻丙丁而补庚金。更以鹿鞭大补肾阳，芪、术、参、茸温补黄庭，益其气而举其陷，则肾自固而精自守。再服龟鹿地黄丸，壮水之主，大补精血，可保长年矣。"彼见余议病精确，依法调理而安。明年冬以书谢我曰：三折妙手，俾得远近回春；万应仙方，普动亲疏诵德。弟不知何修而得遇此矣，沐恩愚表弟，奇逢顿首。

甲戌冬，又因惊闻戚友家难。不忍坐视，代为忧郁，前证复作。偶因外寒，邪中章门，痛如刀插，人即昏晕，倒卧床褥。乃兄仓皇，急延予诊。按之六脉已伏，惟右寸浮大，乍有乍无。细察其候，脱证已具八九，刻不容缓，乃与逍遥散舒肝气，归脾汤解郁结，合煎一剂而苏。明早复诊，脉出如常矣。以理脾涤饮，加草蔻一钱，煎服二剂而安。春桥复问余曰："章门结块，痛似刀插，又兼麻木，人即昏晕，而脉即伏，果为何证？"余曰："窘乎哉问也。其理莫措，静而筹之。"明日方得其解。麻乃血虚，木乃湿痰，皆脾肾经寒所致。缘君平日戆直善怒，怒则未有不伤心、肝、脾三经者也。理脾涤饮，乃对证之方，兼服归脾汤解郁结，生脾血；补中益气汤壮脾胃，生发诸经；龟鹿地黄丸以滋补肾肝，汤丸并进，自必永寿。丙子秋又书曰：弟自幼至壮，多病床褥，父母常忧不寿。庚午春，天以兄台赐弟，一饮妙剂回生。不独弟蒙深恩，即堂上白发亦暗自怡颜，以为弟身强壮，可以读书稍慰于万一耳。沐恩愚表弟顿首禀谢。

曾医优生雷大壮，赋性端方，为人诚厚，素患遗精。缘由先天不足，中气大虚，幸自调养，究之治未得法。丙戌之秋，病卧床褥，脱证已具，举室仓皇。乃弟求诊，按之六脉沉微，右寸脉大而空，左尺迟细而乜。察其色，询其状，肾气涣散，屁无休息，尤兼下利不能收固，心慌之极，自知其不可为矣。余哂曰："不妨。观子面白唇红，声音清亮，目睛尚慧，生气勃勃，雷氏尚有福庇也。纵病虽重，吾药可解，子何忧哉？"乃与黄芪、白术大补中气，砂仁、半夏醒脾崇土，胡巴、故纸收固肾气，怀山、芡实、莲子兜塞大肠，涩以固脱，大剂多服，使精生神足，肾气收藏，元气自复。兼服龟鹿地黄丸，加牛膝、虎胶，壮水生津，强筋壮骨，如法调理，果逾月而安。

曾治同庚廪生三兰香，素好勤学，四鼓犹未卧。忽自汗梦遗，瞑目即泄，乃翁求治。予曰："此因勤劳，三阴受伤。"遂与补中益气汤合六味地黄汤，煎服四剂而梦遗少，精神稍舒。乃依仲景法，用芡实八两，怀山、生枣仁各十两，建莲子心中棣芽五钱焙干，和前药为末，米汤打为丸，梧子大，滚水送五钱，日二服。此方平淡之中有至理存焉。盖心一动而精即遗，乃心虚之故，而玉关不闭也。方中山药补肾而生精，芡实生精而去湿，生枣仁清心而益心包之火，莲子心尤能清心而气下通于肾，使心肾相交，闭玉关之圣药。谁知莲子之妙，全在心。俗医弃置不敢用，良由所见不广耳。妙哉斯论，乃载在大乘莲花经内，医道所以须通竺典。生枣仁正安其不睡，始能不泄，妙在与山药同用，又安其能睡而不泄。

治梦遗成劳者，每小便桶内起泡盈桶，此肾水衰涸也。以红鸡冠花为末，用温酒调服三钱而愈。

余尝闻士子读书辛劳，最宜节欲。盖劳心而妄想，又不节欲，则相火必动，动则肾水日耗，水耗则火炽，火炽则肺金受伤，而变为劳。轻则盗汗自汗，梦遗精滑；重则咳嗽唾痰，吐血衄血。体壮者幸遇明医，扶之即起，体弱者治之尤难。一遇庸医误投寒凉，轻者重，而重者死矣，冤哉！慧洄杏林五十年来，深知读书之苦心，洞鉴得病之情由。

《齐有堂医案》

王九峰

肾受五脏六腑之精而藏之，源源能来，用宜有节。精固则生化出于自然，脏腑皆赖其营养，精亏则五内互相克制，诸病之所由生也。素本先天不足，童年后为遗泄所戕，继之心虚白浊，加之过劳神思，以致心肾不交，精关不固，精不化气，气不归精，渐成赢疾。经以精食气，形食味，味归气，气归精。欲补无形之气，须益有形之精；欲补有形之精，须益无形之气，形气有无之象也。今拟气味俱厚之品，味厚补坎，气厚填离，冀其坎离相济，心肾交通，方克有济。

熟地　麦冬　杞子　黄柏　五味子　河车冬术　覆盆子　菟丝子　洋参　丹参　枣仁　沉香　龟板胶　黄鱼胶　蜜为丸。

《王九峰医案》

顾金寿

唐璞齐。两脉沉涩，尺尤少力，见色流精，不能健举，年近四旬，子女信杳。此先天不足，更兼操劳过耗，精气不固。法宜丸药培补。

丸方：何首乌八两，竹刀刮去皮，赤白各半，黑豆同蒸九次　白茯苓四两，人乳拌晒　牛膝二两，酒浸，同首乌第七次，蒸至第九次　归身四两，酒洗　枸杞子四两，酒浸　菟丝子四两，酒浸蒸　破故纸二两，黑芝麻炒　川续断二两，盐水炒　车前子二两　蒸五味二两，去核　白蒺藜二两，去刺　芡实四两

上药治末，用羊腰子十个，猪脊髓十条，煮烂捣丸，如桐子大，每空心淡盐开水送四钱。

再每逢入房之期，先用鹿阴蒸熟切片，陈酒送四五钱，饮勿过醉。

问：种子俱用温药壮阳，前此调治，亦遵古法，竟如石投大海，今用美髯丹加减而效，且得生男何也？曰：种子过用壮阳燥剂，是房中术，非毓麟法也。男子当壮年不能遂欲，固由先天精气不充，亦因心相两火虚而易动肾水，又无所熬恋，故易于疏泄，徒壮相火，肾水被劫，气愈不能坚固矣。譬之灯火不明，添油乎？加火乎？此间自有至理，必须温养水中之火，加以血肉有情者填补精髓，俾精充生气，气固聚精，自无不效之理。经云：不足者补之。此类是也。《易》云：男女媾精，万物化生，本属自然妙理。试观禽兽交合有时暨男女私情暗合，无不一发即中，非精充情动之验欤。若居平不知保养，交合不按经期，徒求助于金石，取快一时，吾恐去生已远，尚安望生生不已耶。悲夫。

《吴门治验录》

吴篪

祥。据述十五岁完娶后，得梦遗精滑，嗣当差劳役，即头目眩晕，腰疼足酸，夜间睡着即遗。余按脉虚弦数，尺部尤旺。缘知识太早，气血未充，耗损真阴，以致虚火上炎，精气滑脱而然。经曰：阴精所奉其人寿，阳精所降其人夭。凡少年初省人事，精道未实者，以惜精净心为要着。古云：苟知惜命先须惜精；苟欲惜精先须净心是也。即服知柏地黄丸加远志、莲须、杜仲、蔡胶，以冀渐愈。

《临证医案笔记》

何书田

气阴两亏，脱肛精滑。舍补无策。

大熟地　炒归身　西潞党　淮山药　炙甘草　炒黄肉　炙五味　制于术　白茯苓　炙升麻

劳伤结痞，阴虚滑泄，证关肝肾两经。年少患此，不易愈也。

中生地　沙苑子　肥知母　淮山药　生牡蛎　炙龟板　牡丹皮　炒黄柏　白茯苓　芡实

真水亏，相火炽，精关不固，梦泄频作，脉弦细而数。当从少阴补纳。
大熟地　沙苑子　炒萸肉　五味　淮山药　茯苓　炙龟板　麦冬肉　煅牡蛎　芡实　湘莲肉

固阴敛精为主治。
西党参　炙龟板　丹皮　茯神　煅牡蛎　龙齿　大生地　山萸肉　知母　柏子霜　金樱子　山药

坎离不交，滑泄久缠，阴亏火炽。夜卧不安，日间时有精溢，脉散数而不摄。全属阴亏之象，难许调治获痊也。
炒熟地　牡丹皮　山萸肉　白茯神　山药　炙龟板　紫石英　五味子　酸枣仁　龙骨

阴亏，水不制火，心跳神摇，梦寐遗滑；小便短数，有时不禁；脉形振宕不定。此手足少阴两亏之验，非浅恙也。宜静养勿烦为嘱。
炒黄连　原生地　白茯神　酸枣仁　牡丹皮　炒黄柏　炙龟板　远志肉　龙骨　灯心草

君火过甚，相火引之而动，则不时梦泄矣，至咳痰带红。此属下焦火炎所致。急宜静养，勿烦为嘱。
原生地　牡丹皮　川贝母　淮山药　芡实　炙龟板　麦冬肉　肥知母　白茯苓　橘白

少阴君火不静，相火因之而动，则滑泄不已；六脉沉微，头晕神困，非小恙也。暂拟清泄一法。
川黄连米炒　炒知母盐水拌　沙苑子　山药　茯神　苡仁　牡丹皮　炒黄柏盐水拌　柏子霜　牡蛎　芡实

清泄龙雷之火，则头晕遗泄可止矣。
川黄连　石决明　小生地　肥知母　广橘白　黑山栀　牡丹皮　料豆皮　福泽泻

以上出自《颛山草堂医案》

王孟英

一少年，骤然遗精，数日后，形肉大脱。连服滋阴涩精之药，如石投水。孟英与桂枝汤加（高丽）参、（黄）芪、龙（骨）、牡（蛎），服下即效，匝月而瘳。

屠某，患梦遗，久治不愈。耳出脓水，目泪难开，肩胁胸背酸疼，微有寒热，食减神疲。孟英察脉，左弦数，右虚软，以三才（汤）、封髓（丹）加龙（骨）、牡（蛎）、黄芪、丹（皮）、（山）栀、菊（花），旬日而瘳。

以上出自《王氏医案》

林佩琴

吕。少年未室，每十日一梦泄。积久疲乏，面少神采，素服滋阴敛涩等药，不效。改服镇心安神等剂，亦不效。予谓肝肾脉虚，非相火为害，但精关久滑，气少固摄耳。询之，果有时无梦亦泄，遂重用参、芪，佐以五味、茯神、山药、莲子、菟丝、芡实、杞子（俱炒）。滑泄竟止。更用丸剂，加鱼鳔（炒研）而固。

幼侄。宵读神劳即梦泄，夜热易饥，左关脉搏按。丹溪云：主闭藏者肾，司疏泄者肝，二脏皆有相火。而其系上属于心，心君火也，感物而动，君火动则相火随之，虽不交会，精亦暗流矣。又隐庵谓：肾炎阴虚则精不藏，肝之阳强则气不固，故梦而精脱也。先用六味汤加减，熟地、山药、茯神、丹皮、远志、潞参、麦冬、芡实、莲心、石斛。数服而效，后加龙骨、白芍、五味，炼蜜为丸，服愈。此补肝肾参养心之剂。君火安则神魂敛而龙雷不扰矣。

刘。试场受惊，心惕精走于下。延为怔忡悸恐，心君虚不主令，相代其权，乃至有梦无梦皆遗，腰膝酸软乏力。诊左寸沉数，左关尺沉细如丝，右尺微弦。此心营损极，神不摄精。宜补养心神，固纳肾真。经言：怵惕思虑则伤神，神伤则恐惧流淫不止。又云：恐惧不解则伤精，精伤则骨酸痿厥，精时自下。大抵怵惕伤心，恐惧伤肾，心肾失交，精关不固。必精生神、神摄精，乃能却病。且情志之病，尤在静养善调，勿希速效。潞参、熟地、茯神各三钱，龙骨、山药各二钱，枣仁、远志、当归各钱半，金樱子一钱，五味子、柏子仁各六分，莲子十粒。二服甚适。诊左寸绵绵不绝，惟尺泽空，精腑少藏耳。若滋填精室，旬日内漏卮勿泄，尺脉可起。又夜半易饥便滑，前方去当归、柏子仁、熟地、山药焙用，加鱼鳔三钱、菟丝饼二钱。十服神安精固，惟骨节时酸，胁肉时瞤，坐卧恍惚，如在波浪中。此病后神未复元，虚阳浮越也。宜招集散亡，封固管钥，更用潜阳填髓丸：熟地八两，湖莲、芡实（俱炒）、线胶、淡菜、茯神、山药各四两，五味一两，龟板、远志、麦冬（朱砂拌炒）各二两，猪脊髓（熬）为丸。又经云：精不足补之以味。午用猪心肾、海参煨食，晨用牛乳同糯米煮食，调理数月渐安。

族某。梦泄。宿疴腰痛，新兼脘痛，脉弦细。此伤精候也。妙香散去黄芪、麝、辰砂，加砂仁、马料豆（炒），服效。

某。无梦而遗，劳心辄泄，乃心肾失交证。用茯神丸参六味。人参、熟地、茯神、远志、当归、山药、莲须、枣仁、五味、龙骨、莲实。糊丸服。数料全愈。

吉。己巳同会试前数日，同寓约观梨园，座中遗泄如注。归寓后寒热咳嗽吐痰，此阴虚兼外感也。令服补中汤，寒热退，但脉虚而沉细欲绝，断为肾损难治。粗毕场事，神愈疲乏，劳热喘促，痰嗽食减，乃脾肺虚而气不归源也。必用人参乃定。彼吝费，一友赠高丽参二钱，予谓代用效减，自须全投，书人参养荣汤去熟地与桂，加茯神、山药、莲实。彼又将高丽参二钱分作四服。予哂之，服后喘热减，饮食颇加。又两服，改用潞参，而效更减矣。

以上出自《类证治裁》

方南薰

应和齐长子益恭，年方弱冠，精从梦泄，人神困倦，肌肉清瘦。辛丑秋，延余诊治，六脉细弱，右手更甚，余曰："强壮之年，得此脉证，总由先后二天不足，气虚脾弱，下元不固而精自梦遗。"方用益气补脾、固肾涩精三十余剂，乃获全愈。

酒炒黄芪三钱　米炒党参二钱　土炒白术二钱　淮山药二钱　山茱萸一钱二分　破故纸二钱　益智仁一钱,去壳　芡实米二钱　菟丝饼二钱　煅牡蛎一钱　远志肉一钱,去心　炒枣仁八分　桑螵蛸一钱五分
加金樱膏三匙煎服。

《尚友堂医案》

曹存心

气虚不能摄精，精虚不能化气，所进饮食，徒增痰湿。

六君子汤加菟丝饼、炮姜炭、韭菜子。

原注：纯从脾脏气虚立案。

诒按：按语简洁老当，方亦周到。

曾经失血，现在遗精，精血暗伤，当脐之动气攻筑，漫无愈期，肢体从此脱力，语言从此轻微，饮食从此减少，无怪乎脉息芤而无神也。病情如此，虚已甚矣。而舌苔腻浊，中宫又有湿邪，治须兼理。

杞子　熟地　芡实　楂炭　石莲子　当归　茯苓　金樱子　莲须

另清暑益气汤去术、泻、草。

原注：此九龙丹也。吴鹤皋云：主治精浊。

再诊：前方小效，小变其制。

九龙丹加于术、半夏、茯苓、陈皮、五倍子，煎送威喜丸。

诒按：阴虚而挟湿邪，最难用药，须看其两面照顾处。

梦中遗泄，久而无梦亦遗，加以溺后漏精，近日无精，而小水之淋漓而下者，亦如漏精之状。始而气虚不能摄精，继而精虚不能化气。

三才封髓丹加蛤粉、芡实、金樱子。

诒按：此肾中精气两损之证，再合肾气聚精等法，较似精密。

金本制木，今木火太旺，反侮肺金，肺金尚受其克，则其吸取肾水，疏泄肾精，更属易易。此梦泄、咳嗽之所由来也。

三才封髓丹加白芍、龙胆草。

再诊：接来札，知所言梦遗者，有梦而遗者也，比之无梦者，大有分别。无梦为虚，有梦为实。就左脉弦数而论，弦主肝，数主热，热伏肝家，动而不静，势必摇精。盖肾之封藏不固，由肝之疏泄太过耳。

三才封髓丹加牡蛎、龙胆草、青盐。

三诊：迭进封髓秘元，而仍不主蛰。细诊脉息，左关独见沉弦且数。肝经之疏泄显然。

萆薢分清饮（菖、薢、草、乌药、益智、青盐。）去菖，合三才封髓丹加龙胆草。

四诊：病已大减，仍守前法。

前方加白芍。

原注：病得萆薢、瞿麦而大减，是湿重于火也。

诒按：首案遗泄咳嗽并提，方凡四易，而未曾有一味顾及咳嗽，想以肝火为本，治其本而标病可置之耳。

肾者主蛰，封藏之本，精之处也。精之所以能安其处者，全在肾气充足，封藏乃不失其职；虚者反是，增出胫酸、体倦、口苦、耳鸣、便坚等证，亦势所必然。然左尺之脉浮而不静，固由肾气下虚；而关部独弦独大独数，舌苔黄燥，厥阴肝脏又有湿热助其相火，火动乎中，必摇其精，所谓肝主疏泄也。虚则补之，未始不美；而实则泻之，亦此证最要之义。

天冬　生地　党参　黄柏　炙草　砂仁　龙胆草　山栀　柴胡

诒按：此三才封髓丹加胆、栀、柴胡，方与案若合符节。

再诊：大便畅行，口中干苦亦愈，左关之脉大者亦小。惟弦数仍然，尺亦未静。可以前方增损。

三才封髓丹加茯神、龙胆草、柏子仁。

三诊：久积之湿热，下从大便而泄。然久病之体，脾肾元气内亏，又不宜再泻，当以守中法。

异功散加白芍、荷叶蒂、秫米。

四诊：大便已和，脉形弦数，数为有火，弦主乎肝。肝经既有伏火，不但顺乘阳明，而且容易摇精。精虽四日未动，究须小心。

三才封髓丹加陈皮、白芍。

另猪肚丸（苦参、白术、牡蛎、猪肚）。

原注：此证拈定左关独大、独弦、独数，所以重用胆草、黑栀，直折其肝家郁火，俾湿热之邪从大便而出。

以上出自《柳选四家医案》

费伯雄

某。无梦而遗，心肾亏也。宜交通心肾。

莲子　杜仲　川断　茯神　山药　生地　女贞　牡蛎　龙骨　芡实　广皮

外用方：

固精丹：五倍子炙研末，以掺膏药中，贴肚脐上，二三日一换，久之即愈。

某。肾开窍于二阴，肾水久亏，精关不固，不时遗精，小溲频数，木失水涵，肝阳上升，脾土受制，积湿化热，脐中流水，口燥痰多。再以滋肾柔肝，健脾化湿。

潼沙苑三钱　生石决四钱　牡丹皮二钱　冬青子二钱　云苓二钱　淮山药三钱　黑料豆三钱　西洋参一钱半　象贝三钱　瓜蒌仁三钱　新会皮一钱　莲子十粒　川石斛三钱　五加皮三钱　玫瑰花三朵　桑

枝一尺

外用灶心土研末，加冰片少许掺之。

某。阴虚阳旺，精宫不固。宜育阴制阳。

花龙骨二钱，煅　左牡蛎四钱，煅　茯苓二钱　淮山药三钱　潼沙苑三钱　丹皮二钱　剪芡实三钱
女贞二钱　陈皮一钱　生地三钱　莲子十粒，去心　鱼鳔五钱　金樱子膏五钱

某。肾水久亏，肝阳入客下焦，鼓其精房，以致精宫不固，时有梦遗。姑拟壮水柔肝，兼
以摄纳。

天麦冬各二钱　南沙参四钱　茯苓二钱　淮山药三钱　牡蛎四钱　花龙骨三钱　剪芡实三钱　女贞
子二钱　杜仲三钱　潼白蒺藜各三钱　川断三钱　丹皮二钱　莲子十粒　广皮白一钱

以上出自《费伯雄医案》

李铎

陈某，年二十余，经年梦泄，食减气馁，足软无力，脉关尺细弱。此肾气虚损兼之下陷。
仿升提肾气以归元法。

潞党　冬术　升麻　陈皮　远志　智仁　枸杞　龙骨　云神　飞朱砂　芡实　甘草　建莲
肉　红枣肉同煎。

此证因过服清心滋水寒凉之药，以致肾气下陷，梦泄愈甚。余用举陷养心安神之法，弥月
而愈。

潘某，年逾四十，体虚气怯，面色㿠白，脉细弱，间五六日必梦泄一次。《灵枢》曰：厥气
客于阴器则梦接内，然必淫邪相感，而心气虚也。屡投温补固涩诸方，皆无效。鄙意宜益气养
心，安神驱邪以治其本，此隔一隔二法也。

人参　黄芪　茯神　当归　鹿角屑酥黄　龙齿　远志　枣仁　麦冬朱砂染　甘草　姜枣水煎
服，三十帖而安。

间必梦泄，似属精随火动，观此治，则《灵》《素》诸书诚不可不读。寿山

辛亥治一人，病遗精三月。脉虚大无力，饮食无味，神气衰惫，服王荆公妙香散不应，用
补中益气汤，兼送封髓丹，二十余帖寻愈。

江某，年壮形盛，梦遗，脉洪身热，服涩药而反甚，连遗数夜则茎痛，此明是心火旺甚。
盖心火一动，而相火随之，兼之身热茎痛，显是心移热于小肠，用导赤散加黄连泻其心火，坎
离丸制其相火，连服旬日，遗次颇减，后以黄连清心饮十余剂而瘳。

是即其身热。至夜茎痛辨出心火。寿山

傅木客，嗜酒好色，得遗精病，自服滋阴降火之剂及清心莲子饮，皆罔效。更医用莲须、
金樱、龙骨、牡蛎止涩之类，遗愈甚，求诊于余。脉得浮濡无力，两尺犹弱，不任寻按。知嗜

欲之人，肾气已亏，关元不禁，当补肾中之阳，兼佐固精之类，谨调一月而痊。

老山参　鹿茸　菟丝子　益智　桑螵蛸　茯神　鹿角霜

酒色伤肾，不越补阳一法。

以上出自《医案偶存》

徐守愚

新昌舒倬甫乃郎舒生涤心，年二十，诵读之余，兼有文字之劳，每致坎离顺用。自三月间，忽然心跳不宁，汗出足冷，竟夜不寐，昼日行走，其跳更甚。夜卧稍睡即梦女接而精乃泄，午后身热，至次日天明始止。如是者月余，乃邀余诊，脉左关短涩，右关弦大，两尺紧小，其面色㿠白，两颧微红，肌肉瘦削而饮食如故，应可无虞。余曰："正以此为患耳。"倬甫未明其旨，余据脉而论曰："其左关短涩者，肝气郁而不升也；右关弦大而饮食如故者，肝阳犯胃，食入即消也。而肝与肾同源，肝病未有不及肾者，则于尺脉紧小知其肾脏虚寒，而坎中一点真阳孤飞于上，所以心跳诸证因之叠起，治宜阴阳互进，使坎离交媾。为是舍金匮二加龙骨汤，其无别法。"至是倬甫乃明告余曰："小儿之证，以前医方，有用六味加远志、枣仁者；有用归脾加熟地者；有用天王补心丹、左金丸者。虽不见功，亦无大害，至近日医生杨某认为外感湿热未尽，用米仁、厚朴、苍术、茯苓、薄荷、黄芩等味，服后而病上加病，遂至斯疾。今先生所议深得病情，投药谅无不效。"于是昼服二加龙骨汤，晚服半夏秫米汤，乃得终夜酣睡，身温气和。留余调治三日而病减六七，继嘱伊以参归建中汤为主，兼服桂枝真武汤而还。越旬日复诊，倬甫欣然曰："小儿诸证皆愈，惟梦遗或三四日一次，或五六日一次，未能断根。"余曰："此患不除，恐成怯证，是不可无权宜之计，金樱子膏多服有效。"倬甫乃自煎数斤，每日与服二两，其方仍用二加龙骨汤，兼进理中汤，静摄数月，而梦遗乃绝。前哲云："精遗勿涩。"观此似治之以涩矣，然而不可以为训。

《医案梦记》

杨毓斌

万茂才去疾，恙由相火过炽，神魂失敛，以致颠倒梦乱，精不能守。精者，肾所藏。精伤即肾伤。腰为肾府，髓本精生。府治则腰健，髓充则骨温。今腰膝酸痛，两腿无力，畏寒，精伤髓虚故也。乙木主疏泄，而不虑太过者，以得癸水，温养生机调畅耳。今水病不能养木，木失养则怒；而愈欲疏泄，遂致风生火动，下陷无所制，加以存养不密，欲不遗泄得乎？所以然者，乙癸同源，未有水病而木不病者，理相因也。木郁则邪火旺；火无水制，则邪热上干，于是痰嗽、目涩赤痛、颐红，怯损之象生矣。夫惊怯者，肝胆虚也；烦梦者，心神扰也；思虑者，土湿而脾郁不升也；猜疑者，肾虚而志不定也；劳力多汗者，汗为心液，实肾所主，强力伤肾，火无水济，因之心阳外越也。抑闻之，不见可欲，则心不乱。梦中所主之心，心之神也；所见之形，肝之魂也；所泄之精，肾之精也。心为君火，肝肾属相火，君火动，相火必随之而动。必当清心寡欲，勿劳筋力，役形神，静养数月，调以药饵，庶几精足神完。若徒恃药力，不自搏节，虽诊治得法，亦得不偿失，何论固涩杂投，寒暖妄进，补水壮火，纷纷者庸有济乎？证经年余不瘥，岂容轻忽，愿熟复此论，严为防闲，务使天君泰然，调摄如约，则长生妙谛，近在目前矣。金针直度，有道审之。

附方：龙骨　牡蛎　炙草　远志　茯神　枣仁　白芍　五味子　炙芪　竹叶　莲子心　炒黄柏

此证经年半，历试多医，罔效；就予商治。予见受病已深，先立论以戒之，并嘱眠食起居必告无讳，然后随时治以活法。奈不能寡欲，出入半年始治愈。附方特其一斑。

《治验论案》

陈匊生

肾阴虚则精不藏，肝阳强则气易泄，故遗精惟肾肝为多。然亦有不在肝肾，而在心、肺、脾、胃之不足者，又未可执一论。庚寅冬，余至济南，有黄姓某，五十余岁，精关不固，先遗后滑，病经一年，神疲气弱，委顿不堪，频服六味丸不效，来延余诊。脉象两尺细数，寸关虚大，知是阳气下陷，不能摄精，以补中益气汤加麦冬、五味，固摄而愈。乙未，余寓上海，宁波沈某二十余岁，形瘦色赤，咳嗽吐红，黎明梦遗，患已两年，医药不应，问治于余。余诊之，六脉滑数，左尺尤盛，知是阴虚有火，用六味丸去山萸，加元参、黄柏、车前。十剂，火平；又十剂，阴复。仍前法进以参、芪，调养而愈。此二证也，前系脾阳虚，后系肝阴虚，皆不足证也。然一阴一阳，判若霄壤，如当升补而反滋阴，元气愈陷；如当滋清而反补涩，相火愈强，不辨所因，谬然施治，病必加剧，又况郁滞积热与一切痰火为病，每致不梦而遗，尤非聚精、固精等丸，所能奏效乎？总恃临诊者，有辨虚实，审阴阳之权耳。

《诊余举隅录》

张乃修

王左。肾为阴，主藏精，肝为阳，主疏泄，肾之阴虚则精不藏，肝之阳强则气不固。久病气阴皆虚，精不能藏，不时滑泄。少阴为开合之枢，枢病则开合失度，往来寒热。肾主骨，骨髓空虚，腰酸足软。大便艰难，以脏阴愈亏，则腑阳愈燥也。脉虚形虚，虚损之证，何易言治。且先固摄其下，以节其流。

炒熟地三钱　煅牡蛎四钱　菟丝子三钱,盐水炒　潼沙苑三钱　厚杜仲三钱　煅龙骨三钱　补骨脂三钱,盐水炒　生山药三钱　奎党参三钱　剪芡实三钱　甘杞子三钱　莲子肉三钱

二诊：摄肾固精，精气稍固，饮食略为馨旺。但精髓空虚，开合失度，脏阳不足以济燥金，倏寒倏热，大便旬日不行，阳升筋掣，脉形虚大。前法参滋润养脏。

生地三钱,姜汁炒　杞子三钱　炙熟地二钱　龙骨五钱,煅　补骨脂三钱　鲜苁蓉八钱　潼沙苑三钱,盐水炒　天麦冬各一钱五分　金樱子三钱,去核　萸肉三钱　火麻仁三钱　莲须一钱

三诊：滋肾固精养脏，大便颇通，滑泄之期稍远，胃纳略觉馨旺。脉神较振。药既应手，无用更章。

生熟地各二钱　龙骨三钱,煅　萸肉二钱　牡蛎五钱,煅　归身一钱五分　台参须一钱,另煎冲　苁蓉二钱　杜仲三钱　杞子三钱　山药四钱　潼沙苑三钱,盐水炒　莲须一钱

四诊：遗泄渐疏，大便艰难较润，往来寒热亦定。从效方再展一筹。

大熟地五钱　人参须一钱,另煎冲　酒炒归身二钱　干苁蓉三钱　生于术二钱　沙苑子三钱,盐水炒

炒枣仁三钱,打　朱茯神三钱　甘杞子三钱　山萸肉二钱　煅龙骨三钱　煅牡蛎五钱

五诊：脉虽细弱，渐觉有神，形色亦渐华泽。然遗泄有时仍作。还是肾气不固。再为固补。

大兼条参一钱,另煎冲　茯神三钱　潼沙苑三钱,盐水炒　大熟地五钱　生于术一钱　干苁蓉三钱　补骨脂三钱　煅牡蛎五钱　煅龙骨三钱　菟丝子三钱,盐水炒　湘莲肉三钱　淮山药三钱

六诊：饭食坚硬，损伤脾土，食入时觉胀满。虚损之证，全凭上药温养，脾土不运，安能峻补。从此宜慎食物。

于术二钱,土炒　真建曲二钱　奎党参二钱　砂仁四分,后入　陈皮一钱　连皮苓三钱　南楂炭三钱　焦枳实四分　焦麦芽二钱

七诊：胀满已舒，舒则嗳噫。阳明既虚，客气上逆也。

奎党参三钱　旋覆花一钱五分,包　橘皮一钱　茯苓三钱　姜渣六分　代赭石三钱　制半夏一钱五分　炒竹茹一钱　黑大枣二枚

八诊：脾胃气弱，旬日之后，健运不复。拟六君出入。

小兼条参一钱,另煎冲　半夏曲一钱五分,炒　茯苓三钱　砂仁壳五分　土炒于术一钱　广陈皮一钱　广木香二分　生熟甘草各二分　生熟谷芽各一钱五分

九诊：脾胃稍得健运。脾土以阳为用，前法再参温补下焦。

奎党参二钱　白茯苓三钱　菟丝子三钱　炒山药三钱　甘杞子三钱　生于术一钱五分　补骨脂三钱　砂仁末四分,后入　生熟谷芽各一钱

十诊：中焦受气，受谷气也。少火生气，以蒸变于下，气生于上也。中州运化呆钝。良由蒸变无力，谷难化气。再益阴中之阳，以助少火之蒸化。

台参须一钱,另煎冲　生于术二钱　破故纸三钱,盐水炒　甘杞子三钱　菟丝子三钱,盐水炒　煨益智八分　潼沙苑三钱,盐水炒　湘莲肉三钱　茯神三钱

《张聿青医案》

王旭高

华。病由丧子忧怒抑郁，肝火亢甚，小溲淋浊，渐至遗精，一载有余，日无虚度。今年新正，左少腹睾丸气上攻胸，心神狂乱，龈血目青，皆肝火亢盛莫制也。经云：肾主闭藏，肝司疏泄。二脏皆有相火，其系上属于心。心为君火，君不制相，相火妄动，虽不交会，亦暗流走泄矣。当制肝之亢，益肾之虚，宗越人东实西虚、泻南补北例。

川连　焦山栀　延胡索　鲜生地　赤苓　沙参　川楝子　知母　黄柏　龟板　芡实

另当归龙荟丸一钱，开水送下。

附丸方：

川连盐水炒　苦参　白术米泔浸,晒　牡蛎

共研末，用雄猪肚一枚，将药末纳入肚中，以线扎好，用水酒各半煎烂，将酒药末共捣，如嫌烂，加建莲粉拌干作丸。每朝三钱，开水送下。

陈。遗精无梦，不特阴虚，阳亦衰矣；干咳无痰，不特肺虚，胃亦弱矣。补精纳气，温煦真阳，治其肾也；补土生金，清肃高源，治其肺也。若夫救本之图，在于息心无妄。无妄二字所赅者广，心君镇定，自无震撼之虞。

　　大熟地　党参　五味子　枸杞子　茯神　菟丝子　龙骨　沙苑子　怀山药　牡蛎　龟板　丹皮　杜仲　芡实

　　薛。左尺极细，寸关微而似数，右三部俱弦滑。下有遗精暗疾，肛门痒而出水；上则头眩耳鸣，舌苔粉白。以脉合证，肾阴下亏，湿热相火下淫上混，清窍为之蒙闭。法当补肾之阴而清相火，清金和胃，分利膀胱以化湿热。

　　萆薢　大生地_{蛤粉炒}　知母　泽泻　龟板　麦冬　黄柏　赤苓　半夏　丹皮　牡蛎　怀山药

　　又丸方：大生地_{砂仁、陈酒拌蒸}　冬术_{土炒}　黄连_{盐水炒}　苦参　天麻　怀山药　丹皮_{盐水炒}　川芎　芡实　龟板_{酥炙}　牡蛎_煅　泽泻_{盐水炒}　黄柏_{盐水炒}　知母_{盐水炒}　半夏　萆薢_{盐水炒}　赤苓　麦冬_{元米炒}

　　上药为末，用建莲粉四两，神曲四两，煮糊捣丸。

　　渊按：此方治肾虚湿热遗精极妙，然须胃纳尚旺者。若谷食式微，连、柏等苦寒宜斟酌。

　　顾。遗精无梦为肾虚，咳嗽寒热乃风邪，腹胀纳少兼肝气。此三者当先何治？曰：咳嗽盗汗出，不宜治肺；肝气横，不宜伐肝；然则治其肾乎？

　　六味丸去泽泻，加陈皮、白芍、沉香、牡蛎、芡实、湘莲肉。

　　又：遗精属肾，不寐属心。心火刑金则咳，心阳下陷则遗。阴虚则盗汗，肝虚则结瘕。法当交济坎离。

　　大生地　远志　芡实　茯苓　白芍　党参　龙齿　枣仁　怀山药　龟板　六神曲　麦冬　牡蛎　五味子　丹皮　建莲肉

以上出自《王旭高临证医案》

柳宝诒

　　沈。寐则阳气内藏。阳厥于外，则四肢若木；阳聚于内，则惊惕遗泄。病属阴阳两乖，而肝病为多。宜养阴潜阳，镇肝安胃。

　　太子参　丹参　元参　生地　青龙齿　左牡蛎　远志　茯神　枣仁_{川连炒}　丹皮　蒺藜　夜交藤　竹茹

　　另：磁朱丸_{磁石、朱砂、神曲}　孔圣枕中丹_{龟板、龙齿、远志}

　　两样和匀，每服三钱，临卧竹叶灯心汤送下。

　　二诊：肝阴不足，则肝阳浮扰，夜寐不安。其实阳失阴涵而不能静，非阳气之有余也。泻肝之药，亦非所宜。脉象软细而数，不能鼓指，即肝阳亦有疲损之象；盗汗痉掣，多梦遗泄，阴弱而阳不内藏。当用养阴潜摄法，缓缓调理。

　　洋参　麦冬　生地　黄肉_{盐水炒}　白芍　丹皮　枣仁　白薇　圆眼肉　竹茹

　　另：孔圣枕中丹、天王补心丹和匀，每服三钱，临卧开水下。

　　杨。遗泄多年，腰膝酸软，脉象细弱。此由肾气不摄，相火暗动，法当兼与固摄。

　　大熟地_{炒炭}　砂仁_{盐水炒}　潼沙苑　杜仲_{盐水炒}　菟丝子　杞子　丹皮炭　金樱子_{盐水炒}　牡蛎_煅　黄柏_{盐水炒}　茯神　建莲

另：金锁固精丸、三才封髓丹。

戴。泄泻宜健脾，遗泄宜补肾，此一定之成法也。但细审病情，口疮足瘰，舌苔黄腻，脉象带数，胃口能纳不化，此必脾脏有蕴湿蒸郁，外及于胃，故久泄不止，内外相结，故遗泄时作。用药之法，当就脾脏清泄湿热，遽投补剂，转恐助邪。

于术　小茅术　黄柏_{酒炒}　砂仁_{盐水炒}　茵陈　广陈皮　苡仁　生甘草　豆卷　枳实　炙鸡金
荷叶

另：刘松石猪肚丸。

方。遗泄无梦而发。肾水失蛰藏之职，肝火乏疏泄之权。潜肝纳肾，本乙癸同源之正治。惟右脉弦数，似脾脏兼有湿热，亦当兼顾。

淡天冬　大生地_炒　金樱子_{盐水炒}　菟丝子_{盐水炒}　茯苓　丹皮炭　怀山药　左牡蛎_{盐水煅}　潼沙苑　黄柏_{盐水炒}　莲须

另：刘松石猪肚丸盐花汤送下。

二诊：前方潜肝纳肾，遗泄暂止。前人谓无梦而泄者，属肾气不摄；而由乎湿热下注者，亦复不少。右脉浮弦，左脉细弱，即脾湿不化。拟方以培土摄肾为主。

党参　于术_{土炒}　茯苓　山药　黄柏_{盐水炒}　春砂仁　丹皮　炙甘草　潼沙苑_{盐水炒}　菟丝子_{盐水炒}　制女贞　白芍　大生地　莲须　上药为末，用金樱子膏四两，化水泛丸，空心盐汤送下。

柯。肝木郁于上，则胸痹头晕；肝火注于下，则遗泄时作。左脉弦长。治以疏木为主，佐以清金固肾。

白芍　洋参　生地　川柏　砂仁　炙甘草　苡仁　丹皮　牡蛎　麦冬　旋覆花　刺蒺藜
莲子_{勿去心}

另：三才封髓丹。

薛。疟邪恋于肝胆，郁化为热，木火升腾于上，则气逆嘈搅；下注于肾，则遗溺梦泄。病久伤阴，足痿无力。法当养阴清肝，参以泄降化湿。

淡天冬　大生地　北沙参　川柏　砂仁　炙甘草　左牡蛎_{盐水煅}　陈木瓜　丹皮　黑山栀
黑稆豆衣　制女贞子　墨旱莲草　茅根肉

盛。梦泄之证主乎肾，实生于肝。以肝火一动，必求疏泄故也。惊惕心烦，少寐多梦，肝阴虚而肝阳浮也。近日忽作吐红，或见血丝血点，肝胆之火，游溢经络，上乘心肺。腰脊肢体酸痛无力，而总偏于左半，乃阴气不足之故。拟方养阴泄肝，兼佐填补肾阴之法。

西洋参　生熟地黄_各　天冬　丹皮炭　黑山栀　牡蛎　黄柏_{盐水炒}　春砂仁　白芍　制马料
豆　杜仲_{盐水炒}

煎汁滤收，加清阿胶、白蜜收膏。

尤。本患心脾不营。今诊脉肝部独见浮动，右手弦数。肝脏相火内烁，恐其梦泄剧发。用清肝法。

大生地　白芍　丹皮　黑山栀　牡蛎　淮山药　茯苓　砂仁　川柏　炙甘草　北沙参　莲子

　　向。遗泄暂止，左关及右尺尚欠软静。仍与清肝摄肾。

天冬　生地　白芍　川柏　砂仁　炙甘草　牡蛎　金樱子　远志炭　茯神　刺蒺藜　野料豆　莲子

　　伍。脉象虚数带弦，内热咳嗽，咽痛遗泄时作。当先清阴彻热。

青蒿　豆豉　淡黄芩　西洋参　生地　白芍　丹皮　白薇　蛤壳　牡蛎　鳖甲生打　茅根　青果

　　柳。中气不足，湿痰易蒙。脉象左手弦数，时有梦遗。此木火为湿所阻，不能疏越而陷注耳。黄坤载氏谓："土湿水寒，则木气不柔，郁陷生火。"与此证病机恰合，即仿其意立法。

党参　于术　茯苓　干姜　盐半夏　陈皮　丹皮　白芍　川柏　牡蛎　竹二青

　　二诊：湿痰中阻，相火不得疏越。中焦多痰，下焦遗泄。拟用六君子法，佐以清摄肾气之品，作丸药缓调之。

党参　于术　茯苓　炙甘草　盐半夏　广陈皮　淮山药　川柏炙　砂仁　刺蒺藜　丹皮　熟地　芡实　菟丝子　甘杞子　湘莲　上药为末，金樱子膏、白蜜和丸，每空心盐汤下。

　　刘。脉象左手弦数，晚热神倦。阴虚而热恋于营，木火下注，遗泄时作，虚热上浮，咳血兼见。当以养阴清热为主，佐以固摄肾气。

淡天冬　大生地　北沙参　青蒿　白薇　丹皮炙　炙甘草　春砂仁　左牡蛎生打　莲子　枇杷叶　川黄柏炙黑

　　华。遗泄时发，左关脉弦数不静。肝阳与相火交动，若遽与止涩，恐内动之火，不能下泄，而转上炎，此非计之得也。与疏泄兼固摄法。

东白芍　刺蒺藜　黑山栀　丹皮　牡蛎　茯神　川柏炙　砂仁　炙甘草　淮山药　车前子　泽泻　莲须　银杏肉

　　姜。阴气内损，肝阳不藏。遗泄频作，脉象左手偏弦，而舌苔黄浊，胃纳不多。当此暑湿司令，勿宜滋腻。先与清暑息肝，稍兼固摄之意。

淡天冬　北沙参　川石斛　白芍　丹皮　广陈皮　川柏炙　砂仁　炙甘草　淮山药　牡蛎　莲须

　　庄。梦遗不止，右尺脉独弦。相火不藏。用清肝合封髓法。

大生地　淡天冬　粉丹皮　川柏炙　砂仁　炙甘草　茯神　牡蛎　金樱子　莲肉

以上出自《柳宝诒医案》

马文植

萧。心主血而藏神，肾属水而藏精。久病遗泄，肾水不足，则肝火沸腾。神不内守，闻声惊惕，汗出涔涔，津液蒸变为痰，肺气不展，胸膺窒塞，咽干，喉际作痛，鼻有秽气，痰凝为粒，咯之不爽，肺燥气伤。拟养心益肾，润肺化痰。

北沙参　白薇　玄参　蛤粉　石斛　全瓜蒌　玄精石　麦冬　贝母　竹茹　丹皮　枇杷叶　毛燕

复诊：滋水养心润肺，内热自汗较减，痰亦较少，浮阳渐敛。惟肾阴久亏，复之不易，肺气不舒，胸膺尤痛，口舌仍干。还宜养肺润燥清金。

沙参　贝母　生地　天麦冬　白薇　女贞子　玄参　丹皮　石斛　玄精石　毛燕　枇杷叶

《马培之医案》

余听鸿

老吴市陆少云，遗精三四日一次，已有三年，养阴固摄俱罔效。余诊之，脉细肢倦，神疲形寒。曰：初起之遗，在相火不静。日久之遗，在气虚不固。而龙骨、牡蛎之固摄，但能固其精，未能固其气，治其病当固其气于无形之中。进以韭菜子二钱，杞子二钱，菟丝子三钱，党参三钱，于术二钱，鹿角霜五钱，桑螵蛸三钱，黄芪三钱，仙灵脾钱半，巴戟肉二钱，炙草一钱，红枣五枚，煨姜两片。服三剂，觉身体轻健，四肢渐温，胃气亦旺。服至十剂，则遗精已止矣。

《余听鸿医案》

赖松兰

遗泄又兼淋浊，久而不已，两足痿弱，步履艰难，右目筋赤，视物羞明，脉见濡细，右见细数。此系肝肾阴亏，虚阳上浮所致，欲降虚阳，先滋其阴，夏至伊尔，又恐加剧。

佛兰参　夜交藤　生地　白芍　龟板　鳖甲　桑椹子　青葙子　密蒙花　蕤仁霜　牡蛎

《赖松兰医案》

邵兰荪

渔庄，沈。阴火已敛，脉虚细，心肾不交则遗精，舌白稍润。宜补心丹加减。五月十九日。

丹参三钱　生地三钱　金樱子三钱　生牡蛎四钱　茯神四钱　远志肉八分　怀药三钱　柏子仁三钱　西洋参一钱　炒枣仁三钱　新会皮钱半

清煎四帖。

又：精遗未除，脉细劲，舌微白，大便难，有血。宜补益润肠。五月廿八日。

太子参一钱　龟板四钱　麻子仁三钱　新会皮钱半　茯神四钱　丹皮三钱　金樱子三钱　生牡蛎四钱　生地三钱　远志肉八分　稽豆衣三钱

清煎四帖。

史介生评：《内经》云：神气舍心，精神毕具。又曰：心者生之本，神之舍也。今以肾液未能上承于心，而心不藏神，心神一动，肾精遗泄，故治以补心丹加减，藉滋肾液而安心神。但其阴液已虚，未能腴润于大肠，肠中宿垢因致秘结不通，传导之官失其常度，故次方于滋阴潜阳之中，参用麻仁、生地以润肠通便，俾得肾液渐充，则自通畅而精固神安。

《邵兰荪医案》

何长治

左。肾虚，精关不固，大便时精浊自遗；胃虚，气逆不降，易于恶心，脉虚小。脾肾两亏矣。

沙苑子三钱　淮山药三钱　茯苓三钱　姜半夏钱半　益智钱半　菟丝饼三钱　黄柏钱半　陈皮八分
莲子肉三钱

《何鸿舫医案》

王仲奇

戴，爱多亚路，二月廿五日。肾主精髓，其华在发，其充在骨。遗精滑泄，头眩肢清，腹疼体酸，发毛堕落，不但肾亏也已。脉弦涩。姑从两少阴论治。

龟板八钱，炙，先煎　石决明四钱，煅，先煎　潼沙苑三钱　续断三钱，炒　茯神三钱　金钗斛二钱
旱莲草三钱　冬青子三钱　桑椹子三钱　野料豆三钱　紫地丁三钱

二诊：三月二日。肾者主蛰，封藏之本，精之处也，其华在发，其充在骨。遗精滑泄，发堕，头眩肢清，左睾丸偏肿，脉濡弦。守原意以治。

龟板八钱，炙，先煎　石决明四钱，煅，先煎　潼沙苑三钱　金钗斛三钱　南烛子二钱　野料豆三钱
冬青子二钱　桑椹子三钱　续断二钱，炒　柏子仁三钱，杵　紫地丁三钱　甘菊花钱半

三诊：三月八日。左睾丸偏肿见消，发堕亦定，惟左腿髀仍觉酸痛，间有遗泄，头微眩，脉弦滑。守原意为之。

龟板八钱，炙，先煎　石决明四钱，煅，先煎　续断三钱，炒　潼沙苑三钱　茯神三钱　金钗斛二钱　野料豆三钱　冬青子三钱　海桐皮三钱　石南叶二钱　夜交藤四钱　柏子仁三钱，杵　十大功劳二钱

四诊：三月十五日。左睾丸偏肿见消，发堕亦定，便溺较利，惟会阴之间尚酸痛欠适，势力一挺则胀，左腿髀作酸，头眩，脉濡弦。仍以原意为之。

龟板八钱，炙，先煎　石决明四钱，煅，先煎　血余炭六分，包　川黄柏钱半，炒　卷柏钱半，炒　丹参二钱　潼沙苑三钱　金钗斛二钱　夜交藤四钱　茯神三钱　柏子仁三钱，杵　石南叶二钱

五诊：三月廿日。左睾丸偏肿既消，发堕亦定，会阴之间已较爽适，惟日前又有遗泄，背脊腰尻疼痛，脉弦涩。仍以强肾益髓可也。

龟板八钱，炙，先煎　石决明四钱，煅，先煎　血余炭六分，包　川黄柏钱半，炒　鹿衔草三钱　白蒺藜三钱　川萆薢三钱　川杜仲三钱，炒　续断二钱，炒　石南叶二钱　茯神三钱　十大功劳二钱　金钗斛三钱

六诊：三月廿六日。左睾丸偏肿既消，发堕亦定，会阴之间已较爽适，惟精泄之后，肾亏

髓减，背膂腰尻疼痛，头眩，脉濡弦。仍以强肾封髓可也。

龟板八钱，炙，先煎　大熟地六钱，炒炭　血余炭六分，包　川黄柏钱半，炒　潼沙苑三钱　菟丝饼三钱　苏芡实三钱　金樱子三钱　茯神三钱　十大功劳三钱　川杜仲三钱，炒　续断二钱，炒

徐，北火车站，七月七日。未婚媾而遗泄频仍，甚至无日无之，精气大耗，以致头眩耳鸣，寝有盗汗，咳嗽曾经失血，形瘦体酸，脉濡弦数。病机渐入损怯，务宜自爱，但舌苔黄浊厚腻，饮食宜慎，以防沾染时病也。

左牡蛎三钱，煅，先煎　白蒺藜三钱　淮山药三钱　川石斛二钱　北沙参二钱　百部八分，蒸　款冬花一钱，炙　川黄柏一钱，炒　甘草一钱，炙　苏芡实三钱　野茯苓三钱

二诊：七月十一日。数日来精泄较固，又感时邪，兼伤食滞，腹痛便泻，汗出如雨淋漓，脉弦，舌苔黄厚而糙。治以宣化，仍宜谨慎为妙。

藿香八分　佩兰三钱　陈枳壳钱半，炒　白豆蔻六分　法半夏钱半　橘红衣一钱　猪苓二钱　野茯苓三钱　通草一钱　陈六神曲三钱，炒

三诊：七月十三日。腹痛便泻，身热有汗，此属时邪兼滞，但黄糙厚苔较化，病机可冀渐减。日来又有遗泄，然固精之剂未可泛投也。

藿香一钱　佩兰三钱　陈枳壳钱半，炒　条芩一钱，炒　猪苓二钱　野茯苓三钱　法半夏钱半　白豆蔻六分　青蒿二钱　通草一钱　陈六神曲三钱，炒

四诊：七月廿三日。时邪兼滞已清，然未婚媾而遗泄，精滑体虚，头眩耳鸣，寝则盗汗，脉弦数。心、肝、肾兼治。

白龙骨三钱，煅，先煎　左牡蛎三钱，煅，先煎　桑螵蛸二钱，炒　菟丝饼三钱　潼沙苑三钱　苏芡实三钱　金樱子三钱　川黄柏一钱，炒　茯苓三钱　莲须八分　夜交藤三钱

五诊：八月朔。精泄较稀，寝汗亦戢，惟髓虚难复，骨酸乏力，仍从原意治。

白龙骨三钱，煅，先煎　左牡蛎三钱，煅，先煎　桑螵蛸三钱，炒　川杜仲三钱，炒　潼沙苑三钱　骨碎补二钱　菟丝饼三钱　夜交藤三钱　苏芡实二钱　金樱子三钱　续断二钱，炒　川黄柏一钱，炒

左。关元肾命不固，火难归窟，时或遗泄，眼帘泛绿色，而视则昏眊，胸坎及脐腹偶或作痛，脉亦细弱少神。皆元阳虚弱之候，治以咸温固命火，命火既固，阴翳潜消矣。

淡苁蓉漂去鳞　锁阳　菟丝子　全当归　淮牛膝蒸　潼沙苑　覆盆子　金樱子　巴戟天　上肉桂　沉香前二味同研末泛丸吞　兔肝炙干研末冲　砂仁

二诊：补纳元阳，益精明目。

淡苁蓉漂去鳞　川杜仲炒　潼沙苑　菟丝子粉　淮牛膝酒蒸　锁阳　巴戟天　全当归　甘枸杞　乌沉香　金钗斛　兔肝炙干　龟板漂净炙　牡蛎煅　石决明

上药研为细末，用金樱膏捣为丸，每早空腹淡盐水送下四钱。

三诊：前方尚获安适，率由旧章可也。

淡苁蓉漂去鳞　川杜仲炒　潼沙苑　菟丝子粉　鳇鱼鳔胶蒸，切碎，蛤粉炒珠　石决明煅　巴戟天　淮牛膝酒蒸　全当归　杭白芍酒炒　益智仁　补骨脂炒　于术蒸透　甘枸杞　金钗斛　谷精草　兔肝焙干

上药研为末，用金樱膏捣为丸，每早空腹以淡盐水送下二钱。

以上出自《王仲奇医案》

陈莲舫

费干卿。禀质气虚，则生痰多病。阴虚则生热生风，梦泄至滑不持，心气为伤，而至肾关不固。心与肾既失相济，肝阳转动，少寐，痉厥，胁痛，肢酸，无所不主。脉滑数，左甚于右，两尺尚不上游。龙相失潜不至，有升少降，惟痰热内风，调补不能不兼顾，否则峻补而不得祛病也，复方候政。

吉林须　抱茯神　生白芍　鱼线胶　白莲须　宋半夏　姜竹茹　原生地　大丹参　元龟板　覆盆子　夜交藤　新会皮　龙眼肉金箔滚

复诊：少年肾关不固，诸恙蜂起。肾不交心，心悸少寐；肾不涵肝，手足抽搐。心与肝皆由肾真内亏，生风挟痰，迁移不定。脉两尺濡软，右滑左弦大。拟用养心柔肝，参以息风化痰。至牝脏之药，只需轻淡固摄。

吉林须　炒夏曲　抱茯神　桑椹子　白蒺藜　白莲须　川石斛　陈秫米　酸枣仁　生白芍　潼蒺藜　广陈皮　龙眼肉包川连

宋。阴虚于下为遗泄，阳冒于上为鼻衄。上下失扭，致中气不振，纳减溏稀，脉息濡细，须多为调摄。

生黄芪　白茅花　抱茯神　黑料豆　广橘红　焦米仁　野于术　白莲须　制丹参　生白芍　炒夏曲　荷蒂　红枣

王。遗泄，属气不摄精，以致气怯腰楚，治以和养。脉息芤濡，调补非旦夕为功。

吉林须　川石斛　川杜仲　沙苑子　抱茯神　法半夏　焦米仁　西绵芪　生白芍　枸杞子　桑椹子　鱼线膏　新会皮

吴。阴虚湿热，心肾不交，遗泄有梦。心虚于肾，治以清养。

北沙参　川石斛　抱茯神　覆盆子　白茯苓　川杜仲　西绵芪　黑料豆　夜交藤　白莲须　白苡米　广陈皮

七帖后，沙参换西洋参。

上洋，陈。遗泄肾虚，肾不涵肝则旺，肾为胃关，致胃弱，少腹鸣响，胸脘满闷，嗳气纳少，大便渐燥，脉息细弦。拟调肝而和脾胃。

左金丸　生白芍　炒夏曲　白茯苓　川杜仲　白莲须　真獭肝　小青皮　新会皮　抱茯神　生当归　乌沉香　竹二青

海盐，高。遗泄无梦，潮热有汗，遂至头眩心悸，气怯神疲。最为关系者，防咳嗽成劳。左脉细数。阴虚热炽，治以清养。

北沙参　川石斛　柔白薇　白茯苓　沙苑子　广陈皮　银柴胡　生白芍　黑料豆　粉蛤壳　淮山药　枇杷叶

复方：吉林须　北沙参　冬虫夏草　抱茯神　黑料豆　淡秋石　毛燕窝　淮山药　花龙骨　生白芍　橘红　伽楠香　枇杷叶

陆。遗泄阴亏，有梦无梦，一心一肾，治宜潜育。

炙升麻　北沙参　抱茯神　白莲须　夜交藤　生白芍　生绵芪　川石斛　大丹参　花龙骨　左牡蛎　新会皮　金樱膏

张。梦泄频频，精管受伤，因虚生热，小溲急而带痛，茎头作痒，治以清养。

西绵芪　炙龟板　抱茯神　川杜仲　左牡蛎　生白芍　北沙参　鱼线胶　苍龙齿　沙苑子　覆盆子　广陈皮　金樱膏

吴。遗泄阴伤，腹膨痞攻，气虚于中，致气不摄精，脉息濡滑，治宜兼顾。

生绵芪　抱茯神　统当归　沙苑子　生白芍　炒苡米　荷蒂　炙升麻　花龙骨　远志肉　桑寄生　黑料豆　新会皮　红枣

以上出自《莲舫秘旨》

王堉

黄庚垣先生，江西人，以捐饷奉特旨议叙举人加藩司衔并赏花翎，补西安粮道。道缺甚优，兼家赀优厚，而观察性尚清廉，接下以宽，故属下皆颂之。年五十许，曾患遗精病。观察侍妾数人，幕友有善医者，以为许多姬妾，必致虚损。用三才封髓丹补之，而观察又讲颐养，日食燕窝、东参以调之，然遗精如故。幕友以为已成虚劳，不可救药。

一日午后无事，忽召余至署，且命便服，余急趋命，观察便衣而出，揖而延之上座，余惊问故，观察曰：患遗精数年矣，曾服汤药百余付，丸药数斤，而毫无效。余问饮食何如？观察曰：虽不能多，然尚非不能食者。老夫子以我为虚劳，故不敢多食也。问咳嗽气少，发热自汗乎？曰否。乃告之曰：既无此数者，恐有余证，非不足证也。观察惊曰：遗精尚有实证乎？余对曰：大人未窥医书，兼脾胃虚弱，不特医者不敢以实论，即大人亦自疑其虚也。岂知遗精之由有数端，相火太旺，夜梦失遗，阳必壮健，宜滋之；饮食厚味，湿热内淫，则迫而失精，宜消导之；久旷气充，精满而溢，宜疏泄之。此外，中气下陷，清阳不升，则亦遗；色欲过度，心肾不交，则亦遗。又有恐惧暴怒，精窍滑而不涩，皆能致遗。若或坐或卧，无故遗精，则为虚极之证，最为危险。俗医不细求其故，不分虚寒实热，见遗精者，则曰色欲过度也；又曰年少好淫也。致病者，多受不白之冤，而治之多不效。遂归咎于病之不可治，不亦惑乎。

观察蹶然起曰：闻君讲解，无不确当晓畅，心为之开，然则我之遗精绝非虚证，请一视之。乃诊其脉，缓而坚，右关尤甚。告之曰：大人之病，所谓湿热内淫是也。胸膈常患闷滞，大便颇形后重，当消导之。进以震亨渗湿汤。观察阅方内有黄连恐不宜，且厚朴、苍术恐伤胃气。告曰：胃苓汤是湿热要药。平胃散者，培卑监而使之平，非削平之谓也，前辈言之甚明，此方用黄连、川芎素亦疑之，细思其理，苦能燥湿，用黄连而焦炒之，用其苦非用其凉也。湿热能瘀血，用川芎以行之，震亨此方，具有深意。大人成见在胸，一误岂容再误，他人必谓此方非治遗之药，岂知治病必求其本，本治而末不治者，未之有也。请放心照服四付，常服香砂六君丸以调之，不但精不遗，即饮食亦当倍也。观察如言服之，五日后，约晚饭，至则告曰：前闻君言甚有理，而心窃疑之，今服君药，遗已止，果觉精神增健，食量亦佳，并阳事亦壮。非君妙达精微，几乎冤我，可见医道无方，在究其理而变通之耳。后余诸蒙奖许，即内艰而归，犹寄函问讯者数四。

《醉花窗医案》

费承祖

南汇沈仲明，遗精心悸，肌肉暴瘦。脉来沉细。肾阴久虚，封藏不固，中气更亏，不能摄精。

别直参三钱　黄芪三钱　甘草五分　大生地三钱　潼沙苑三钱　白芍一钱五分　牡蛎四钱　麦冬三钱
莲子十粒

连服三十剂，遗精止而肌肉丰。

通州魏仲宣，遗精心悸，腰痛腿酸，肌热心痛，口干胸闷。此心肾俱亏，而兼邪热灼津，治必先生津泄邪，俟邪清而后培养心肾。

石斛三钱　天花粉三钱　甘草五分　豆豉三钱　黑山栀一钱五分　冬瓜子四钱　生谷芽四钱　广皮
白五分　鲜竹茹一钱　冬桑叶一钱　荷叶一角

进两剂，热退脘舒，头痛口干皆止。邪热已清，当培补心肾。

西洋参一钱　大麦冬三钱　杜仲三钱　白芍一钱五分　女贞子三钱　川石斛三钱　广皮一钱　大生
地三钱　黑料豆三钱　龙眼肉十枚　荷叶一角

续服十剂而愈。

福建高君镜心，病阳缩囊冷，小溲带浊，遗精腰痛，腿软头痛，内热不寐，饮食少进，手冷出汗。脉极弦细。肾阴久虚，封藏不固；肝阳上亢，销烁津液；阴伤及气，中无砥柱。治宜益肾清肝，培养中气。

吉林参五分　西洋参一钱五分　杜仲三钱　川续断二钱　女贞子三钱　白芍一钱五分　甘草五分　麦
冬三钱　石斛三钱　陈皮一钱　冬瓜子四钱　云茯神二钱　生熟谷芽各四钱　银杏肉十粒　珍珠粉一分，
过服

连服二十剂而愈。

南京金君利生，患腿足软弱无力，行动时常倾跌，遗精音喑，内热食少，心悸耳鸣。精虚及气，中难提挈，下失封藏。脉来细弱。平日利湿太过，精气皆伤，治当益气固精。

潞党参四钱　西洋参一钱　绵黄芪七钱　甘草五分　杜仲三钱　女贞子三钱　白芍一钱五分　柏子
仁二钱　黑料豆三钱　瓜蒌皮二钱　石斛三钱　陈皮一钱　竹茹一钱　荷叶一角

服三十剂而愈。

以上出自《费绳甫医话医案》

曹沧州

某左。肝肾不足，易于梦遗，气短，耳失聪，脉软弦。此属内损为病，未易奏功。

台参须五分　川石斛三钱　杜仲三钱　金樱子膏四钱　橘白一钱　南沙参三钱　川断三钱　线鱼胶

一钱半，蛤粉炒　盐半夏一钱半　玄参一钱半　沙苑子三钱　炒谷芽五钱，包

某左。五志之动，皆属于阳之有余便是火，火甚烁阴，形瘦，纳减，走泄，无梦多而有梦少。病系肝肾为主，非培不可。

潞党参三钱　细生地四钱　杜仲三钱　上西芪一钱半　丹皮一钱半　川断三钱，盐水炒　南沙参三钱　远志一钱半，去心　沙苑子三钱　线鱼胶一钱半　金樱子膏二钱，冲

某左。肾关不固，有梦无不走，当泄火固本并进之。

北沙参　乌贼骨　生石决明　知母　制首乌　白莲须　广郁金　沙苑子　朱连翘　金铃子　川柏

某左。无梦而遗，肾家关键不固也，脉弦。宜滋阴分立方。

细生地　左牡蛎　茯神　甘草梢　川柏　金樱子　远志炭　炒丹皮　知母　白莲须　川石斛

以上出自《吴门曹氏三代医验集》

丁泽周

张左。旧有鼻渊病痰，迩来遗泄频频，头眩眼花。阴虚精关不固，肝阳易于上升，今宜益肾固精，柔肝化痰。

左牡蛎四钱　花龙骨三钱　明天冬二钱　小生地三钱　朱茯神三钱　春砂壳八分　黄柏炭一钱　金樱子三钱　黑稽豆衣三钱　炒杭菊钱半　潼蒺藜三钱　嫩钩钩三钱，后入　白莲须钱半

王左。梦遗渐减，清晨痰有腥味。肾阴亏耗，肺有燥邪，宜益肾固精，清肺化痰。

南沙参三钱　川贝母二钱　瓜蒌皮二钱　抱茯神三钱　怀山药三钱　潼蒺藜三钱　左牡蛎四钱　花龙骨三钱　剪芡实三钱　熟女贞三钱　冬瓜子三钱　白莲须钱半　三才封髓丹五钱，包

叶左。心肾阴亏，肝火内炽，精宫不固，遗泄频频，左手臂酸楚。投剂合度，仍宜育阴固摄，和营通络。

大生地四钱　明天冬二钱　潞党参二钱　朱茯神三钱　黄柏炭一钱　春砂壳五分　左牡蛎四钱　花龙骨三钱　剪芡实三钱　潼蒺藜三钱　紫丹参二钱　西秦艽钱半　白莲须钱半　夜交藤四钱

刘左。胸脘胀闷，食入难化，甚则泛唾白沫，且有头眩，不时遗泄。脾肾两亏，精关不固，湿痰逗留中焦，宜和中化饮而摄精关。

生白术二钱　云茯苓三钱　仙半夏钱半　陈广皮一钱　带壳砂仁八分　潼白蒺藜各钱半　黑稽豆衣三钱　煅牡蛎三钱　花龙骨三钱　炙远志一钱　沉香曲三钱，包　白莲须钱半　佛手八分

另：五倍子一两，生晒研细粉，每用二分，用津唾做丸，每晚塞脐中，外以无药膏盖之，每晚换一次，以一月为度。

吴左。肾阴不足，肝火内炽，屡屡遗泄、多梦，头眩神疲，脉象弦小而数。拟三才封髓丹合金锁固精意。

明天冬三钱　大生地三钱　潞党参二钱　抱茯神三钱　左牡蛎四钱　花龙骨三钱　春砂壳八分　黄柏炭一钱　潼蒺藜三钱　剪芡实三钱　白莲须钱半

以上出自《丁甘仁医案续编》

陈在山

杨遇春，四十。素有滑精之患，脉来左手弦迟，右手缓大，一片是肾阳枯竭，下元寒盛之病，更因肝肾失和，阴阳不交而然，拟以补阳助肾之剂。

巴戟　牡蛎　韭子炒　苁蓉　台乌　附子　芡实炒　丝子　车前　覆盆　淫羊藿炙　野术　官桂　生姜

服前方平和，觉腹内虚寒转动，再增以培阳之品。

桂枝　韭子炒　苁蓉　乌药　茴香　牡蛎煅　芡实　巴戟　车前　茅术　炮姜　青皮　附子　丝子　覆盆　荔枝

第三方加补气之药。

人参　炙芪　牡蛎　巴戟　焦术　丝子　贡桂　附子　龙骨　炮姜　南茴　苁蓉　茯神　远志　炙草　故纸

《云深处医案》

病者：李春阳，二十一岁，奉天牛庄城住。

病名：心肾不交。

原因：读书用功，劳神伤血，嗜欲纵淫，损精耗气，遂致气血两虚，阴阳失和。

证候：四肢无力，骨节酸软，气促自汗出，食减胸下闷，后又患遗精、少眠、潮热、心烦等证。

诊断：脉来左手弦细而芤，重按若有若无；右手沉而微数，轻取不应手，皆不足之脉也。按细微之脉虽属虚，而虚脉之中兼弦兼数，故有宜补不宜补之证在焉，兹一一而晰明之。盖心属火为阳，手少阴经所司，在卦为离，两阳藏一阴，故为阳中之阴，能化人身之阴血。肾属水为阴，足少阴经所司，在卦为坎，两阴含一阳，故为阴中之阳，能运人身之阳气。且人之生也，必赖气血以生活，今病心肾不交，气血不足，初以劳神伤血，伤涸阳中一点真阴，阴虚血固不宁，致心火沸腾，不得下炎于肾，故阴虚而心烦潮热也。继则损精耗气，耗散阴中一点真阳，阳虚气何以敛，致肾水泛溢，不得上滋于心，故阳虚而气促自汗也。余证皆以二者之虚，而累及真元之为患也。此证虽虚，不可峻补，恐犯气滞血凝之忌法，当收摄心阴，以敛肾阳。俾阴阳和而心肾交，水火既济而气血自宁矣。

疗法：用莲须、生牡蛎、金樱子、芡实、粉龙骨、焦枣仁等药，皆有收摄之功，更能交通心肾。茯神安心，枸杞助肾，元肉养心营而益智，山药补肾气以涩精，寸冬益阴，续断通阳。此方之大义，理肾之中更兼益脾，宁心之外亦属柔肝，再加东洋参性缓之味，养脏生津助气。

处方：莲须四钱　生牡蛎三钱　金樱子三钱　焦枣仁三钱　芡实三钱　粉甘草二钱　云茯神三钱　龙眼肉五钱　寸冬四钱　粉龙骨二钱　淮山药四钱　枸杞果三钱

又方：东洋参三钱　茯神四钱　寸冬三钱　续断三钱　粉龙骨二钱　金樱子三钱　枸杞四钱芡实三钱　粉草三钱　生牡蛎三钱

结果：服前方十余帖，汗止心宁热退，又服后方十余帖，气足精收，眠食大效，再后去龙骨、金樱子，加焦术、陈皮助脾等药，服三剂，霍然而愈矣。

《医学杂俎》

曹惕寅

常熟某医，以求嗣续故，屡服温热补剂。遂起舌痛遗泄，就商于余。即拟一补益肝肾之方，如熟地、龟板、党参、归身、杜仲、川断、沙苑、菟丝、聚精丸等，连服三剂，舌痛精泄均愈。彼又私于方内加茸、附煎服，前病又作，并致尿后见血，忧惧交并，复来索方，俱以实情见告。余乃为之详说种子方之原理，解其疑虑。男子以气为主，气充则精足，精足则神完。就君之证，一派阴竭阳亢之象，而失冲和之用。为补牢之谋，当先从填补精髓入手，否则徒使烈火炽张耳。经言：独阴不生，独阳不长，阴阳和而万物生。今君计不出此，宜其败也。

《翠竹山房诊暇录稿》

孔继菼

潘开瑞次子，年甫十七，久病虚弱，将成怯证，父兄不以为意，适予在夏阳，病人自来求诊。诊毕，为立案曰：六脉细数，阴阳俱属不足，左三部更细于右，血分之亏较气分为尤甚。少年何以得此？此岂少年所宜有之脉哉？然此脉已见，不容不借资于药饵。先天不足，补以后天，此亦人事所宜尔。而补养之中亦有数戒，犯之则适以增病，此又不可不知也。一戒参、术太燥。夫补气之品莫粹于参、术，然必阴能配阳，方可借之以滋气。此病真阴已亏，方恐发热，骤投参、术，是助阳而使之亢也。阳能骤长，阴则岂能顿生？朱丹溪曰：气有余便是热。此其不可犯者一也。一戒归、地太重。夫补血之药，莫善于归、地，然必气能载血，方可借之以滋阴。此病脾阳不宣，方恐作胀，过用归、地，是阻气而使之滞也。气不能运，血又岂能自滋？张景岳曰：气不足便是寒。此其不可犯者二也。且以少年见遗精之证，封蛰之本不固，此非真元失养，必系邪火炽盛，则培补之中，滋肾阴先虑其助相火。平时有阴缩之疾，宗筋之润不周，此非暴寒内乘，必系热灼筋短，则调治之法，补脾阳尤患其燥肝阴。兼之小便前曾癃闭，近复见血，足少阴、太阳两经固属亏少真阴，实亦伏有邪阳。经所谓胞移热于膀胱，则癃闭溺血者，此也。此其证为尤甚，若不驱除，久必为累。若肆行清凉，势必伤其脏腑，元阳不运，少腹之疼立现，小便之闭难通矣。此其不可犯者三也、四也、五也。具此五戒，何施而可？惟于补之一法中分为六法：始用清补，中用侧补，末用平补、温补，此前后之三法也；上焦主以清，中焦主以和，下焦兼主以清和，此药中之三法也。神明于法之中，变而通之。阴阳不足，听之先天；奠鳌立极，归之人事，乌有少年男子气血方长不日健而日壮者？虽然，此病必有所由起，其渐积至此之故，惟局中人自知之，惩其前而毖于后，乃可与语药饵之功矣。夫病未形而其端已兆，知而不言是谓不仁，言之未免骇听，然已如此，犹幸咳嗽未作，泄泻未见，肌肉亦未甚损，及早图之，犹可挽回。请更质之高明，试问予言，其果谬焉？否耶？

赵氏之戚王氏亦以其子来就诊，年十六七，与赵氏之子相若也，而瘦弱甚于赵。大热大渴，滑精溏泄，亦阴虚证也。诊其脉，甚数而滑，右关尤甚。予谓王曰：汝子病甚剧，必养阴以清热，须药甚多，汝家贫，不能办也，吾以伤寒法治之。第先清其热，热退阴亦易生，效捷而药少矣。亲友笑曰：此又奇闻。几见有弱证作伤寒治者乎。予曰：借用一法，未尝不可，此有至理，诸君固未察也。夫阴虚至于泄泻，不治之证也。而此子之泻，由于饮多，饮多由于大渴，大渴由于胃热而火盛。夫胃家之火，阳火也，阳火炽张，渴泻方亟，而骤投以养阴之药，药随泻下，为功几何？吾以清热之药治之，下咽之后，未尝不泻，然药下而热亦随之俱下矣。第恐苦寒伤胃，势不宜频，故借伤寒之白虎汤，重用以清胃家之热，即佐伤寒之猪苓汤，分利小便，护持肾阴，此于清热之中，已具养阴之义。渴泻得解之后，滑精一证，未必不因此而少止，可谓一举而两得也。且此子脉来虽数，而按之滑盛，尚未知今日之热果阴虚也，亦第阳火盛耶？俟渴泻止后，再为诊视，若果阴虚，用补犹未晚也。书方与之。服三剂，渴泻俱止，热亦大减。惟滑精一证，以其父伴宿，时时呼之，未及作，未知其真止否也。再诊，其脉数减，而滑盛俱退，沉部亦弱矣。曰：此子果系阴虚，非补不可。疏方用芍药地黄汤，加苡仁、芡实，又服四剂，热减十七八，精神亦健。其父吝于资，不复与市药矣。曰：赵病七剂而愈，今亦七剂矣，病已退，久必自愈，无以药为也。其子遂不复健，逾岁，予见之，面犹黄色。问其故，滑精之证犹在也。而赵氏子则竟愈，今黝然肥丈夫矣。

以上出自《孔氏医案》

贺季衡

步男。劳心作文，猝受惊恐。惊伤心，恐伤肾，且惊则气火上升，心肾遂失交通之妙用，精关不键，无故自遗，延今已久，溲后沥精，溺管作响，两足痿乏，脉沉弦细数，舌苔浮白。延有痿躄之虑，且防增咳。

大生地五钱，蛤粉炒　淮牛膝一钱五分，盐水炒　鱼腺胶二钱　煅牡蛎五钱，先煎　淮山药三钱，炒　川黄柏一钱五分，盐水炒　云神四钱　煅龙骨五钱，先煎　炙小草一钱五分　女贞子四钱　莲子五粒

另：知柏地黄丸三两，虎潜丸三两，和匀，早晚各三钱，开水送服。

二诊：溲后沥精虽减，而澄之仍如糊，且有如油浮于上者，溺管响，间或出气，或觉自遗，舌苔左畔已宣，右畔尚浊，左脉沉弦细数，右手濡数带滑。心肾暗伤，心阳上亢，暗吸肾阴，精宫得热而妄动故。

大熟地五钱，蛤粉炒　云神四钱　煅牡蛎五钱，先煎　女贞子四钱　煅龙骨五钱，先煎　炙小草一钱五分　鱼腺胶二钱　大白芍二钱　川黄柏一钱五分，盐水炒　莲子五粒，连心

三诊：日来溲后沥精日少，澄之如糊亦减，惟浮面仍带油光，坐则溺管出气，甚则有响声，或觉无知自遗状，脉之数象向安，舌苔已化。精宫之腐浊淘汰渐清，而肾元之精气未固也。

大熟地五钱　大麦冬二钱　女贞子四钱　云神四钱　潼沙苑四钱　煅牡蛎五钱，先煎　川黄柏一钱五分，盐水炒　小茴香五分，盐水炒　淡苁蓉四钱　大白芍二钱　桑螵蛸三钱

四诊：进清摄法颇合病机，溲后溺精及溲面油光俱减，溺管出气亦止，惟仍有响声，足部若电气内窜，舌苔发黄。心肾两亏，阴不敛阳之候。仍守原方出入。

大熟地五钱，秋石炒　大麦冬二钱　菟丝子四钱　川黄柏一钱五分，盐水炒　潼沙苑四钱　大白芍二钱　淮牛膝一钱五分，盐水炒　小茴香五分，盐水炒　煅牡蛎五钱，先煎　云神四钱　炙小草一钱五分　桑螵蛸

三钱

吴男。始由梦泄，误进鹿角胶，鼓动肾阳，精关不键，滑泄无度，头空耳鸣，腰脊痛，足腑酸，少寐多梦，便结，声嘶，多言则气不接续，脉弦大，舌红中剥。阴愈亏而阳愈旺，心肾不交，上下交病。最难速效。

大熟地五钱，盐水炒　甘杞子二钱，盐水炒　北沙参四钱　潼白蒺藜各四钱　云神四钱　煅牡蛎八钱，先煎　淮牛膝一钱五分，盐水炒　炙小草一钱五分　净萸肉一钱五分，盐水炒　川黄柏一钱五分，盐水炒　莲须四钱

另：知柏地黄丸三两，每服三钱，淡盐汤下。

王男。操劳过度，心肾之阴暗亏，肝阳易于疏泄，溺管时欲沥精之状，劳则尤甚，五心烦热，脉弦细，舌红。当滋水抑木，以交心肾。

北沙参四钱　川黄柏一钱五分，盐水炒　远志苗一钱五分　大白芍二钱　大生地五钱，蛤粉二钱拌炒　黑料豆四钱　潼沙苑四钱，盐水炒　煅牡蛎五钱，先煎　大麦冬二钱　女贞子四钱　粉丹皮一钱五分　莲子五粒

以上出自《贺季衡医案》

范文甫

文永祥。遗精频频，甚则滑精，夜寐不宁，耳鸣腰酸，小腹时或作胀，胃纳不佳，脸色兼黄，舌红脉虚。肾阴亏耗，阳气亦衰，先以壮水扶土，然后填补之。

党参9克　白术9克　甘草1.8克　茯神1.2克　菟丝饼12克　怀山药9克　金樱子12克　萸肉9克　胡桃4只　制首乌12克　芡实9克　龙骨12克

《范文甫专辑》

沈绍九

耳鸣，腰疼，遗精，失眠，舌质红，脉细弱，左尺尤甚。乃肾阴不足所致，应予益阴，佐以固涩。

生熟地各三钱　山茱萸一钱　山药三钱　炒泽泻二钱　丹皮二钱　茯神三钱　炒枣仁三钱　菟丝子四钱　枸杞三钱　龟板四钱　龙骨四钱

《沈绍九医话》

汪逢春

杨左，二十三岁，八月二十九日。

遗泄时作，心悸头晕，左脉细弦滑，右部细弱无力。青年禀质不足，相火有余。拟以养阴固泄，佐以安神之味。

粉丹皮钱五，盐水炒　朱茯神四钱　绿心黑大豆五钱　盐川柏钱五　远志肉钱五，川连七分同炒　首乌藤一两　生牡蛎五钱，先煎　桑螵蛸二钱　金狗脊四钱，去毛

孔圣枕中丹五钱，布包。

二诊：九月之日。

药后遗泄四日未发，头晕心悸减而不已，两脉细弦且弱。青年肾亏，再以泄其有余，补其不足。

粉丹皮钱五，盐水炒　远志肉钱五，炒　川续断三钱，盐水炒　盐川柏钱五　抱茯神四钱，朱砂拌　首乌藤一两　盐川连七分　生牡蛎一两，先煎　绿心黑大豆五钱　孔圣枕中丹五钱，布包

《泊庐医案》

周镇

柳剑南，甘露医家。先天不足，有遗精肝阳等证。甲子夏，为拟息风化湿健脾丸剂，遗泄数日一发者，减至每月二次。案云：阴亏阳旺，头痛耳鸣，甚则颊胀筋惕，健忘心悸。脏阴不足，肝阳上扰，更有遗精溲黄，清泄相火乃验。治本之法，育阴潜阳，丸方常服，并忌烦劳动风发物。大生地（蛤粉炒）、山药、茯苓神、磁石、牡蛎、鳔胶、丹皮、泽泻、滁菊、龟板、阿胶、砂仁、白芍、枣仁、远志、莲子、黄柏、薏仁，研，用桑椹膏温水化，泛丸如黄豆大，晒极干。每晨、下午、卧前各服四钱。交冬为定膏方。

案云：遗精虽减，肝阳犹僭，烦心则头耳喉痛颊胀，面部烘热，络隧蠕动，牵制热痛，静养则定。经云肝主筋，又云风善行而数变。动则阳升，一定之理。气血皆虚，风火入络，络隧之中，液耗失养。惟脾运不健，嗳气腹膨，遗泄频数，小溲色黄，湿热相火亦炽。夏秋健脾理湿，尚属相安，交冬湿浊退化，用药不滋其水，则风火终不得熄。拟上下分治，膏丸并进，膏则着重肝阳，丸则专治遗精。生玉竹、山药、党参、于术、茯苓、远志、砂仁、扁豆、莲肉、薏仁、泽泻、二冬、石斛、首乌、白芍、功劳、黄菊、天麻、女贞、黛蛤、丹皮、金铃子、柏子、枣仁、木瓜、磁石、生地、龟甲、珍珠母、稆豆、龙齿、牡蛎、鳖甲、淡菜、猪脊髓，水煎三次，去渣滤净，加阿胶、桑椹膏、炼白蜜、冰糖收。每服开水冲服一调羹。

荣叔廉，年廿岁时在上福新总公司。肾阴素虚，有梦遗疾。平居痰多兼黑，头晕健忘，四肢无力，阴虚火升，梦扰寐汗，胸膺或痛，目糊睛白红丝，面多痱瘰，肛痔足痒，小溲色黄，肠鸣便薄。脉软微弦，苔白多湿。肺病虚热，肝火易僭，挟痰挟湿。治虚碍实，用药不易，通盘兼筹，循用复方。细生地（蒲黄拌炒）、丹皮、山药、猪茯苓、泽泻、二冬、二至、黑木耳、百合、百部、獭肝、北沙参、于术、绵芪、薏仁、地肤、川断、车前、首乌、黑豆、小麦、珍珠母、白及、银花、远志、石英、菟丝、丹参、兜铃、紫菀、黛蛤、柿霜、花粉、鳔胶、茧谷炭、艾、楝、预知、海藻、海粉、夜明砂、功劳叶、柏子、广木香、百草霜、益智仁，研末，用枇杷叶膏、龟板膏、阿胶、猪脊髓煮捣，丸如桐子大。晨晚餐前各服三钱。

以上出自《周小农医案》

方公溥

周男。5 月 28 日诊：相火妄动，精关不固，梦泄频频，头晕，心悸，神困疲倦，脉弦微数，尺弱。法当潜相火，固精关。

花龙骨9克　生牡蛎12克　熟地黄9克　缩砂仁4.5克，打　大淮药9克　山萸肉9克　黄柏皮6克

赤茯苓9克　肥知母9克　天麦冬9克　建泽泻9克　粉丹皮4.5克

6月3日复诊：头昏眩晕，心悸频频，神疲乏力，相火妄动，梦泄仍多，再从前法出入。

处方同前，除天麦冬、熟地，加生地9克，金锁固精丸24克，分二次服，晨空腹用淡盐汤下，晚用开水送服。

《方公溥医案》

翟竹亭

西门内赵姓，年十九，患梦遗，无隔宿。三月后面黄肌瘦，虚汗似雨，短气喘促，骨蒸潮热，饮食减少。涩精之药，服过无数，殊觉罔效。迎余往疗，诊得心脉虚数，肝脉又洪。此乃肝火过旺，心火上炎，不能下降，肾水亏极，难于上潮，成坎离不交之象。某医不明阴阳之理，若使坎离交济于肾宫，有何梦遗不除也？自制一方，名曰阴阳两交汤。四日服二帖，又遗两次。原方又服四帖，更轻。共服十帖，遗精已痊愈，以上诸虚证全瘳。

阴阳两交汤

熟地30克　山药24克　山萸肉9克　茯苓15克　泽泻9克　丹皮9克　知母6克　黄柏6克　炙远志6克　黄连4克　麦冬9克　炒枣仁9克　茯神9克　菖蒲9克　龙齿12克　甘草6克　水煎服。

《湖岳村叟医案》

孔伯华

于男，八月初九日。肝肾俱热，又兼气郁，每遇激怒，遂致少腹脘次发热，精关不固，时作滑精，昼犯亦不自禁，脉左关尺大，治以清平滋摄。

生牡蛎五钱，布包先煎　盐炒芡实米三钱　盐橘核四钱　盐知母三钱　旋覆花三钱，布包　生赭石三钱　生石决明八钱，先煎　朱莲心二钱　焦枣仁三钱　盐菟丝三钱　合欢花四钱　桑寄生六钱　朱茯苓三钱　朱茯神三钱　砂仁米三钱，盐水炒　藕两　川郁金二钱，生白矾水浸　盐黄柏三钱

二诊：八月十二日。加盐水炒胡桃仁一枚，黑芝麻三钱。

三诊：八月十六日。药后遗精渐少，头目眩晕，前方牡蛎改六钱，加磁朱丸四钱、杭滁菊三钱，石决明改为两。

四诊：八月十九日。服前方药后，遗精止，脘闷纳差，时有恶心，前方再加厚朴花三钱，青竹茹四钱。

《孔伯华医集》

张汝伟

张左，年二十二，吴淞。遗泄多年，腰酸目花，失眠善忘，心跳气息，胸痞背痛，无一不全，而固阴壮水，益肾宁心，止涩填补，柔肝泄相之药，无一不服，而遗终不止，且加甚焉，甚至每夜一遗，或一夜数遗，恐怕万分。诊脉右关濡数，左尺微弦，苔布白而中心略剥，号属肝旺肾亏，实由心脾不交，宜用归脾丸合天王补心丹意，以补心脾治之。

生绵芪　炙淮药　北沙参　山萸肉　云茯苓　炒枣仁　湘莲肉　剪芡实各三钱　远志肉炙

天麦冬各钱半　炙甘草一钱　北五味六分

二诊：据述上方，连服六剂，心跳已平，气急亦减，余证均较为轻微，遗精延长至五天未遗。自有此病，服药以来，未有如此方之奇效，今再从原意，复入固精益肾，以通奇经之法。

生熟地　北沙参　绵黄芪　菟丝子　茯苓神　炒枣仁　淮山药　桑螵蛸　京元参各三钱　白莲须　淡天冬各钱半　左牡蛎一两，先煎

本证始末：此人是吴淞铁路工程处铜匠，因"一·二八"之役，惊恐伤心，心虚则脾亦伤，子病及母，以致君火失明，相火失位，而精关遂滑，所以徒然泄火止涩，固精补肾无效也。服镇心和脾之剂，母子相得，故第一方仅服六剂，即能见效，第二方服二十余剂，每剂服二日，调治二月，二年宿恙，竟告痊瘳，冬令来书膏方，面容肥硕，判若两人矣。

方义说明：上列用药意义，在原案及本证始末条，已见一斑，不过遗精之证，是青年普遍病，寻常稍有遗精，亦不是重大证，寻常方案，亦不采集。今选此方，一以示遗精为非病者固不妥，二以示治病之宜活泼泼地，贵乎随机应变耳。

《临证一得》

冉雪峰

湖北王某，素弱多病，频年患遗精，时愈时发，工作如常，不以为意。初每三五日一遗，继则每日必遗，最后不敢寐，寐而眼闭即遗，虽欲制止而不能，色夭不泽，困惫不支，甚至不能步履，经月不出卧室，即在室内起立，亦须靠桌靠椅，延予商治。诊其脉微细小弱而兼虚弦虚数，皮肉消脱，眼胞微肿，指头冷，少腹急结，恶寒甚，躁烦。予曰：下损及中，阴竭阳厥，下元败坏，真机几息，诚难为力。观前此历年所服方药均系遵照舌法，固肾宁心，滋培秘摄并进，原无不合，乃似效不效，终至危急若斯，无已，惟贞下起元，大力冲动，拟借用桂枝乌头煎，彼为大气一转，其结乃散，此为大气一转，厥阳斯敷。方用：乌头一两，水二杯半，煮取半杯，去滓，纳白蜜二两，再煮，令水尽，以桂枝汤一杯溶解之，初服半剂，越六时不知，余半剂尽服之，讵夜半三时许，吐两次，面如妆朱，昏顿不语，予曰：勿讶，金匮桂枝乌头煎方注云：其知者如醉状，得吐为中病，若药不瞑眩，厥疾弗瘳。稍待，俟清醒再诊。明晨往诊，厥回神清，手足温，自觉两臂两胯较有力，有能起行意，病即从此转关，续以二加龙骨牡蛎汤、炙甘草汤等加桑螵蛸、覆盆子、菟丝子、补骨脂，随病机出入调摄全愈。病者三月后，曾步行约三十里，欣慰曷似。

《冉雪峰医案》

陆观虎

杨某某，男，24岁。

辨证：遗精。

病因：脾胃湿热留伏，下于精藏，而致精关不固。

证候：小便后遗精，腿酸腰痛，自汗，咽间有痰。脉滑大。舌质红，苔薄黄。

治法：利湿清热，化痰固精。

处方：茯苓6克　大贝母6克　杜仲炭9克　焦苡米9克　陈皮6克　桑枝30克　冬瓜子6克　莲

须6克　木瓜9克　粉丹皮4克　黛蛤散9克

方解：茯苓、苡米、丹皮祛脾胃湿热。贝母、陈皮、冬瓜子、黛蛤散清热化痰。木瓜、桑枝利湿，舒筋活络。杜仲固腰肾以治腿酸腰痛。莲须固肾涩精。

穆某某，男，20岁。

辨证：遗精。

病因：肝气郁结，房劳过度而致精关不固。

证候：小便带精，脘闷，腹中不舒，头时晕。脉细弦。舌质红，苔薄白。

治法：疏理肝气，益肾固精。

处方：苏梗4克　莲须6克　金樱子4克　生龙骨9克　陈皮6克　木香2克　芡实12克　黑豆衣12克　杭甘菊6克　锁阳6克　知柏地黄丸9克

方解：苏梗顺气。陈皮调中理气。木香疏肝气，散郁结以治脘闷，腹中不舒。莲须、金樱子、芡实、黑豆衣、锁阳、生龙骨益肾固精，以止小便带精。杭甘菊平肝降火。知柏地黄丸治虚火上炎，头晕遗精，肾气不足。

王某某，男，24岁。

辨证：遗精。

病因：色欲不遂，耳闻目见，其精即出，又因时常手淫而致精关不固，肾气不足。

证候：遗精腰酸，小便频数。脉细。舌质红，苔薄黄。

治法：固肾气，涩淫精。

处方：金樱子9克　生山药6克　锁阳6克　白莲须9克　杜仲9克　益智仁9克　芡实9克　粉甘草2克　海金沙6克　女贞子9克　朱通草2克

方解：金樱子固精秘气，治遗精。锁阳补肾益精。莲须固精止遗。益智仁缩小便，补心肾之不足，能涩精。女贞子益肝肾固精。生山药补阴益肾。杜仲补肾治腰酸，小便余沥。粉甘草调和诸药，补三焦元气。海金沙除小肠、膀胱湿热，治茎痛。通草利小便。芡实固肾益精，治小便不禁，滑精。

陈某某，男，25岁。

辨证：遗精。

病因：积思不遂，肝肾两亏。

证候：遗滑四年，寐少头晕痛，胁痛，打嗝，腿痛，臂痛，口干，自汗。脉细弦。舌质红有刺，边有齿痕，苔白。

治法：平肝益肾，固精。

处方：桑枝9克　生龙骨9克　沙苑子9克　莲须9克　牡蛎9克　丝瓜络5克　滁菊6克　女贞子6克　浮小麦9克　锁阳6克　金樱子6克

方解：滁菊平肝除热，以止头晕痛。桑枝、丝瓜络利关节，通经活络，以治腿臂痛。生龙骨、生牡蛎敛汗治遗精。浮小麦止汗。金樱子、锁阳、沙苑子、莲须、女贞子益肾固精，以止精滑。

虞某某，男，39岁。

辨证：遗精。

病因：素有肺痨，思虑伤脾。

证候：遗滑，右胁作痛，咳嗽，多思致夜眠不安，腿凉。脉细。舌红，苔黄。

治法：补肾固精，润肺止咳。

处方：冬瓜子9克　大贝母6克　夜交藤9克　丝瓜络6克　锁阳9克　茯神9克　芡实9克　忍冬藤9克　莲须9克　桔梗6克　枇杷叶6克　黑豆衣9克

方解：冬瓜子、大贝母、枇杷叶、桔梗润肺化痰止咳。丝瓜络活络，化痰散热。忍冬藤解毒，以治胁痛。夜交藤、茯神安神宁心，以治不眠。黑豆衣、锁阳、芡实、莲须益肾固精，镇心，以治遗精。

王某某，男，48岁。

辨证：遗精。

病因：色欲过度，精窍虚滑。

证候：遗精经久，脸肿，心悸，便稀，胸时作痛，头晕，脘堵，溲黄不利，腰酸。脉细濡。舌质红，苔薄黄。

治法：养心神，益肾固精。

处方：朱茯神9克　枣仁9克　芡实9克　远志6克　白芍9克　黑豆衣9克　夜交藤15克　莲须9克　冬瓜皮9克　合欢皮9克　扁豆衣9克

方解：朱茯神、枣仁、远志、夜交藤、合欢皮养心安神，定惊悸。芡实、黑豆衣、莲须益肾固精。杭芍敛阴利小便。扁豆衣、冬瓜皮健脾利湿以止便稀。

申某某，男，53岁。

辨证：遗精。

病因：心肾两亏，脾虚失运，肠胃不和。

证候：小便流精经久，大便干燥，舌干纳少。脉细弦。舌质红，苔薄黄。

治法：益肾固精，健脾开胃，兼泻心火。

处方：莲须9克　芡实9克　黑豆衣9克　焦稻芽9克　全瓜蒌9克　陈皮6克　川连2克　白芍9克　锁阳6克　粉丹皮6克　栀子9克

方解：莲须、芡实、黑豆衣、锁阳益肾固精，以治流精。焦稻芽、陈皮健脾开胃，以进饮食。全瓜蒌清热润便燥。白芍和血敛阴，利小便。川连泻心火，益肝胆。栀子清三焦郁火。丹皮入心肾，凉血生血。

二诊：服药五剂后，小便流精未止，两耳流水，纳食已增，大便亦顺。仍有脉细，舌质红，苔薄黄。心肾仍亏，脾虚见复，肠胃见和。仍按前方去瓜蒌、陈皮、杭白芍，加熟女贞子9克、金樱子9克益肝肾固精，以治遗滑；炒赤芍6克、蒲公英9克以泻肝火，散邪行血，化热毒，以止两耳流水。

许某某，男，45岁。

辨证：遗精。

病因：心肾两亏，兼有湿热。

证候：梦遗乏力，心神不稳，头热。脉细滑。舌红，苔黄。

治法：安心神，益肾兼利湿热。

处方：朱茯神9克　杭白芍9克　扁豆衣9克　远志肉6克　女贞子9克　黑豆衣9克　焦苡米12克　旱莲草9克　猪赤苓各9克　石决明12克　白莲须9克

方解：朱茯神、远志安心神，以定心神不稳。扁豆衣、苡米、猪赤苓健胃利湿热。女贞子益肝肾。黑豆衣补肾镇心。旱莲草补肾，白莲须益血，固精以止梦遗。杭白芍、石决明敛阴清相火以治头热。

赵某某，男，23岁。

辨证：遗精。

病因：色欲不遂而致精泄自遗。

证候：遗精气短，头热，脸部起瘰。脉细弦。舌质红，苔薄黄。

治法：益肾涩精，兼补心神，清虚火。

处方：茯神9克　莲须9克　扁豆衣9克　远志6克　芡实9克　黑豆衣9克　杭甘菊9克　白芍9克　益元散9克　冬瓜皮9克　锁阳3克

方解：茯神、远志、扁豆衣、杭芍以补心神不足。莲须、芡实、黑豆衣、锁阳益肾涩精。杭甘菊、益元散清虚火去头热。冬瓜皮利二便，散热毒，以治脸部起瘰。

袁某某，男，26岁。

辨证：遗精。

病因：湿热扰动，肠胃不和，肾虚。

证候：梦后遗精，纳少，胸脘满，溲浊而赤，大便色黑，少腹作痛。脉细。舌质红，苔薄黄。

治法：利湿热，和肠胃，补肾固精。

处方：焦稻芽9克　苏梗6克　荷梗6克　瓜蒌皮9克　茯苓9克　锁阳9克　莲须6克　黑豆衣9克　山楂炭6克　焦苡米12克　猪赤苓各6克

方解：焦稻芽和胃补中，利小便，去湿热。苏梗顺气，利大小肠。荷梗通气。山楂炭行气，化瘀消食，和苏梗等以治纳少腹痛，胸闷脘胀。瓜蒌皮清上焦热。茯苓通心肾泻热。苡米益胃健脾渗湿。猪赤苓补心脾。猪苓入肾行水。黑豆衣治遗精，补肾水以制火。锁阳补肾益精。莲须清下焦湿热，治胸脘闷、舌苔黄以止梦遗。

以上出自《陆观虎医案》

叶熙春

徐，男，三十六岁。上海。火有君相，相火为用，随君而动，心火下移，相火随之而炽。火动水不能静，神摇精荡，或有梦而遗泄，或无梦而滑渗。玉关频启，精神暗耗，腰脊时酸，足跗软弱。精亏髓空，记忆健忘；阳不入阴，时患失眠之累；胃不充旺，躯体难丰；脉来虚缓少神，两尺欠静。为今之计，滋阴而扶阳，濡血而生精，兼养胃气以培中土，俾阴平阳秘，精神乃治。

燕根 60 克　黄肉 60 克　扁豆衣 90 克　蛤壳 120 克　米炒上潞参 90 克　甘菊 90 克　炒女贞子 90 克　熟地 120 克　怀山药 90 克　茯神 90 克　生珍珠母 300 克　盐水炒大生地 120 克　龙齿 120 克　生左牡蛎 90 克　芡实 90 克　白术 60 克　麦冬 90 克　丹皮 60 克　桑螵蛸 120 克　当归 90 克　柏子仁 90 克　潼蒺藜 90 克　炙草梢 30 克　制川断 90 克　炙新会皮 45 克　川柏 45 克　夜交藤 120 克　杭芍 60 克　生炒杜仲各 45 克　莲须 120 克　龙眼肉 150 克　白果肉　莲子　红枣仁各 120 克　阿胶 90 克　金樱子膏 60 克，另炖烊化，收膏入　冰糖 480 克，收膏入

《叶熙春专辑》

施今墨

费某某，男，22 岁。六年前曾染手淫恶习，年幼无知，斲伤过甚，嗣后时感头晕目眩，记忆逐渐减退，体力日衰，去年毅然戒除恶习，又现遗精，经常每周一次，甚则二三日一次，时有梦，时无梦，饮食二便尚属正常。

辨证立法：斲伤肾精，亏损之至，固摄无力，遗泄频频，汤剂难补，丸药图治。法当补肾填精。

处方：紫贝齿 30 克　生龙骨 30 克　刺猬皮 60 克　金樱子 30 克　生熟地各 30 克　莲须 30 克　五味子 15 克　五倍子 15 克　白蒺藜 30 克　益智仁 15 克　春砂仁 15 克　巴戟天 30 克　石决明 30 克　怀山药 60 克　左牡蛎 30 克　炒远志 30 克　朱茯神 30 克　炙甘草 30 克　杭白芍 30 克

共研细末，蜜小丸，每日早晚各服 10 克。

二诊：丸药共服六十日，头晕、目眩较好，遗精几乎每周必有一次，体力仍感虚弱。

处方：菟丝子 60 克　覆盆子 30 克　上肉桂 15 克　盔沉香 15 克　沙苑子 30 克　鹿角胶 30 克　生龙骨 60 克　炙黄芪 60 克　金樱子 60 克　春砂仁 15 克　巴戟天 30 克　酒川芎 15 克　于白术 30 克　酒杭芍 30 克　炒远志 30 克　左牡蛎 60 克　野台参 30 克　甘枸杞 60 克　白莲须 30 克　刺猬皮 60 克　益智仁 15 克　紫河车 30 克　广陈皮 15 克　山萸肉 30 克

共研细末，怀山药 500 克打糊为小丸，每日早晚各服 10 克。

三诊：前方已服二个多月，近日将即服完，精神体力均较前为好，遗精次数减少，一个月二三次，但不能受异性任何刺激，如与女友出游，即觉尿道流出液体，看画报，读小说均有上述感觉，大便干燥，时现尿频。

处方：淡苁蓉 60 克　火麻仁 60 克　生龙骨 60 克　韭菜子 30 克，炒　菟丝子 60 克　刺猬皮 60 克　胡桃肉 60 克　盔沉香 15 克　覆盆子 30 克　春砂仁 15 克　益智仁 15 克　怀山药 15 克　巴戟天 30 克　白莲须 30 克　山萸肉 30 克　紫河车 60 克　石莲肉 60 克　左牡蛎 60 克　炒远志 30 克　大熟地 60 克　朱茯神 60 克　粉丹皮 30 克　炙甘草 30 克

共研细末，金樱子膏 600 克合为丸，如小梧桐子大，每日早晚各服 10 克。

四诊：丸药已服三个月，近将服完，服药期间，只遗精两次，精神体力更见旺健，唯欲念易动耳。

处方：刺猬皮 60 克　石莲肉 60 克　韭菜子 30 克　白莲须 60 克　旱莲草 60 克　女贞子 30 克　益智仁 15 克　春砂仁 15 克　车前子 60 克　菟丝子 60 克　山萸肉 30 克　生龙骨 60 克　金樱子 30 克　粉丹皮 30 克　川黄柏 30 克　天门冬 30 克　麦门冬 30 克　大熟地 60 克

共研细末，蜜小丸，每日早晚各服 10 克。

王某某，男，32 岁。早婚又少节制以致体力日弱，周身酸楚，记忆力减退，遗精早泄均现。舌苔薄白，六脉细弱。

辨证立法：早婚纵欲，肾精消耗过多，阴阳两亏，证现遗精早泄，体质日衰。肾生髓，脑为髓海，肾亏之极，脑力不足，故有记忆减退之象，法当补肾之阴阳。

处方：川续断 10 克　川杜仲 10 克　鹿角胶 10 克，另炖兑服　紫河车 10 克　砂仁 5 克　大熟地 10 克　益智仁 5 克　破故纸 10 克　山萸肉 10 克　金狗脊 15 克　甘枸杞 20 克　淮山药 25 克，炒　炙甘草 3 克　五倍子 5 克　五味子 5 克

二诊：服药甚平妥遂连服十剂之多，服药期间，无遗精现象，周身酸软大为好转。

处方：前方加盐知母 6 克，盐黄柏 6 克，生龙骨 10 克，生牡蛎 10 克，再服十剂。

三诊：服药后情况甚好，二十日来无遗精，早泄现象亦有所好转，拟予丸方常服。

处方：紫河车 30 克　鹿角胶 30 克　山萸肉 30 克　覆盆子 30 克　破故纸 30 克　甘枸杞 30 克，炒　益智仁 15 克　春砂仁 15 克　金狗脊 60 克　川杜仲 30 克　五味子 15 克　五倍子 15 克　酒杭芍 60 克　老桂枝 30 克　功劳叶 30 克　桑螵蛸 30 克　蛇床子 15 克　大熟地 30 克　炒远志 30 克　节菖蒲 15 克　胡桃肉 60 克　桑椹子 30 克

共研细末，金樱子膏 180 克，再加炼蜜 300 克，合为小丸，每日早晚各服 10 克，白开水送。

邸某某，男，24 岁。患神经衰弱已数年，头痛不能看书，睡眠不实，多梦。近半年来腰酸、易倦、经常遗泄。舌苔正常，六脉软大微数。

辨证立法：肾为精气都会关司之所，相火听命于心，神有所思，君火不降；智有所劳，肾阴不升，心失其命，肾失其守。故多梦而常遗泄，腰为肾府，肾亏则腰酸，脉象软大是属虚损之象，拟抑相火以敛阳，补心阴以滋肾，宜服丸药缓图。

处方：刺猬皮 30 克，煅　白蒺藜 60 克　珍珠母 30 克　生牡蛎 30 克　石莲肉 30 克　炒远志 30 克　柏子仁 30 克　生龙骨 30 克　制首乌 30 克　龙眼肉 30 克　桑螵蛸 30 克　川杜仲 30 克　紫贝齿 30 克　五味子 15 克　五倍子 15 克　肥知母 30 克　金樱子 120 克　黄柏皮 30 克　粉丹皮 30 克　益智仁 15 克　缩砂仁 15 克　鹿角胶 30 克，另烊兑入　酸枣仁 30 克　朱茯神 30 克　炙甘草 30 克

共研细末，蜜丸如小梧桐子大，早晚各服 10 克，白开水送服。

二诊：服丸药三个月，诸证均见好转，但遗精尚未痊愈。再用丸方，以收全功。

处方：黄菊花 30 克　刺猬皮 60 克　生龙骨 60 克　石决明 60 克　白蒺藜 60 克　石莲肉 30 克　生牡蛎 30 克　炒远志 30 克　五味子 15 克　五倍子 15 克　制首乌 30 克　枸杞子 60 克　桑螵蛸 30 克　酸枣仁 60 克　紫贝齿 30 克　缩砂仁 15 克　益智仁 160 克　朱茯神 30 克　鹿角胶 30 克，另烊兑入　川黄柏 30 克　节菖蒲 30 克　粉丹皮 30 克　白莲须 30 克　肥知母 30 克　炙甘草 30 克

共研细末，金樱子膏 480 克，炼蜜 420 克合为丸，如小梧桐子大，每日早晚各服 10 克白开水送下。

马某某，男，20 岁。病将一年，初起时自感情欲易动，见异性阴茎即勃起，深以为苦，逐渐尿道经常流黏性物，努力排便时亦由尿道滴出黏液，腰酸无力势成漏精，切迫求治。舌苔正常，六脉细数。

辨证立法：相火妄动，欲念时起，见色即遗，无力固摄，拟抑相火，固肾精为治。

处方：桑寄生 25 克　砂仁 5 克　金狗脊 15 克　盐知母 6 克　白蒺藜 10 克　炒丹参 10 克　盐黄柏 6 克　沙蒺藜 10 克　炒丹皮 10 克　石莲肉 20 克　五味子 10 克　生熟地各 6 克　芡实米 15 克　五倍子 10 克　金樱子 10 克

二诊：服药四剂，腰酸见效，漏精也少，近来心情稳定，欲念减少，非如前时常觉心猿意马之状。

处方：前方加莲须 10 克，益智仁 10 克，再服数剂。

三诊：服药六剂，自觉心神安稳，杂念全消。漏精间或有之，拟用丸方巩固。

处方：二诊方加三倍量，共研细末，金樱子膏 600 克，合药为丸，如小梧桐子大，早晚各服 10 克，白开水送。

以上出自《施今墨临床经验集》

第四节　阳强

齐秉慧

曾治邑门陈患强阳不倒，延求诊治，按之右尺洪大而紧，余脉如常。视之满面红光，全无滞气，乃是肾中真阳之火飞越耳。遂与元参三两，麦冬三两，煎好取汁一大碗，入油桂末七分，调药水服。此方妙在用玄参最重，以泄肾中浮游之火，尤妙在用桂末少许，以引其入宅，而招散其沸腾之火。同气相火，火自回舍。况麦冬能助肺金清肃之气下行，以生肾水，水足而火自得其养矣。此不求倒而自倒也。他日亦可重整戈矛，再图欢合耳。

《齐有堂医案》

第五节　阴缩

李铎

吴壬波上舍，年三十余，体丰面白，性和气平，向年曾患阳缩，心常恐惧，今虽无恙，属诊脉立案，为预防之计，亦卫生之道也。诊得尺寸脉皆虚濡，关脉大而微紧，是为真阳衰乏、内寒凝结之象。据述每一用心思索，必冷精自遗；遇道途稍险，则惕然畏怖；稍将息失宜及犯房事，则头晕目眩。此皆属阳虚痼冷之为病矣，最防阳脱，亟宜及早图治。立法温补下元，健养心脾，祛阴寒固真阳，使阳气得复，阴寒自除，而斯疾必愈。

人参　于术　炒姜　鹿茸　附子　丁香　肉桂　骨脂　远志　白蔻　洋硫黄久制　炙草

此回阳返本法，能治阳脱阴痿及急阴证，手足冷指甲青、少腹痛囊缩等证，屡有神效。

按：痼冷者，谓痼久而冷也。痼者固也，冷者寒之甚也。人之禀受不同，亦或将理失宜，遂致偏废而成痼冷之证。其病多由真阳虚弱，胃气不实，复啖生冷冰雪诸寒之物，或坐卧阴冷久湿之地，侵夺阳气，以致脏腑久痼而冷。其为病也，或手足厥冷，或腹中久痛溏泄无度，或腰腿久痛如坐水中，或阴痿不举、冷精自遗，或外肾抽缩、面黑脱阳，或久呕逆不进饮食，或自汗战栗、大腑洞泻，或小便频数、余沥不禁，此皆痼冷之为病也。

邓坊王某，年三十五。客于津市，归里数月，患缩阳证。初则间常有之，近则频缩，惊恐不置，服大剂回阳固脱及黑锡丹，皆不能愈。闻余在荷岭陈善人家诊病，飞与延治，甫入门闻急极，即入房诊视，见一妇人用口咬住阴茎，龌龊殊苦，令出房，无须尔尔，即以艾炷灸气海（在脐下一寸五分）、关元（在脐下二寸），左右各灸七次，进挺生丸五钱。应手而愈，随服回阳法十余剂，自后不复发也。

凡缩阳证，多由真阳虚弱，色欲过度而致。然亦有因大吐大泻之后，四肢逆冷，大汗淋漓，元气不足，人事不省，外肾缩入者。或伤寒新瘥，误与女人交接，其证小腹紧痛，阳物缩而上升，面黑气喘，手足厥冷，冷汗自出者，皆为脱阳，须臾不救，倘或医药不便，急用葱熨法，更灸气海、关元二穴，然后可服黑锡丹及加味理中汤、痼阳汤。

以上出自《医案偶存》

朱增藉

李同朝病囊缩，治经月余不效，延余治。脉沉迟，此乃阴寒直中厥阴。阅所服方，皆纯阴滋补之剂，愈助其阴，则阴邪愈肆，宜乎病日臻也。余主大剂芪附理中汤，而其父沉吟终日不进。余诘曰："令郎病尚可治，宜速服药，何迟疑乃尔。"曰："前医某，初主方时，戒芪、术恐其提升，戒姜、附恐其燥烈，服之则愈缩不救。今先生正用其所戒，而分又极重，与某言大背，是以不敢。"余曰："此说甚谬，夫阴寒直中阴经，得大剂姜、附以挽回阳气，芪、术以鼓荡中气，则大气盘旋，囊缩之证自愈。"伊疑释，即进一服，次日松戥夹，而囊信不缩。乃叹服吾用药之果，续进十余服，体全复。吁！医某不知思求经旨，省疾问病，务在口给，往往用药之下，多行震惊之术。如斯病不得吾力信其说，不死于病而死于药，反叹天命之短也。庸流之害，可畏也哉！

王怀四壮年力田，染病旬日。忽舌焦囊缩，延余治。诊得脉沉数，咽干，小便黄赤，大便燥结。以脉证审之，是厥阴大承气急下之证，然未经历练，迟疑不敢。默思厥阴乃极阴之脏，而得极阳之证，非极阴之物，不足以制极阳之邪。取井底泥涂之，其囊即不缩入，速与大承气下其结粪，二服而愈。后与族兄克邻，谈及此病，兄抵掌曰："吾在中湘时，因客感后亦患斯证，服温补剂，几濒于危，幸一老医进大承气汤而愈，与先生所治之证相同。甚矣！医道之不可不讲也。"余曰："囊缩一证，在伤寒疫病，则有热有寒，而在杂病，则有寒无热，全在临证谛审，否则杀人在反掌间耳。"

以上出自《疫证治例》

马文植

某。勉强摇精，致阳缩囊纵，不但形弱伛偻，肛门、脐窍皆为收引，咽喉牵绊似垂，食物渐渐减少，由精血之伤有形，最难自复。少阴、厥阴脉循喉咙，开窍二阴，既遭损伤，其气不及充注于八脉，见证皆拘束之状。上年进柔剂阳药，服后头巅经脉皆胀，耳窍愈鸣，想脏阴宜静可藏，试以乘舆身怖，必加局促不安，宜乎升阳动药之灵矣。夫少阴内脏，原有温蒸诸法，厥阴相火内寄，恶暖喜冷。潜阳坚阴，仿丹溪法，仍候高明定议。

玄武板　黄柏　知母　柏子仁　阿胶　远志肉　生地　茯苓

调入盐秋石，食前逾时服。

《马培之医案》

沈明生

丁又铭，食后动怒，复受风邪，恶寒发热，连日委顿，咸谓停食感冒耳。师曰：寒以时而来，热得汗而解，脉弦且数，虽素未患疟，疟从此开。已而果然。于是用清脾饮加减，寒热渐轻，但茎卵日缩回，类阳痿，又铭以为忧。师曰：无虑也，此非伤寒厥阴之危证，亦非阳衰者，此乃阳明热极不润宗筋，正所谓诸痿生于肺热，热极反兼寒化之象，若以虚而补之，是揠苗之助矣！于是议用栀、芩等剂，火清而茎卵如故，疟亦不复作，病邪日去。所未脱然者，唯便秘日久，然不胀、不疼，腹无所苦，师以为病疟者，必多汗，多则津液耗而肠胃燥涸矣。饮食渐进，参、芪滋补使气血充溢，其便自至，可弗治也。遂立一调补之方而退。越两日，忽一友探望，知疾久未平，请于其尊人，愿效图治，诊毕云：邪气正实，安得用补转助燥结，及今下之尚可为也。即进承气汤一服，又铭意虽犹豫，然重违父命，勉强下咽，服半日许，腹中毫不为动，茎卵忽又缩入，惶迫之甚，复延师以告，师为解释、慰藉，仍用调补三四日后，计服参二两，始获畅。解得宿垢甚多，诸证悉遣。因于是证得三益焉，于其初也，知疟可验于受邪之始；于其中也，知痿不尽由阳事之虚泊；其末也，知便秘有服参、术乃通，不可据成迹。而信手攻下，若下非其时，虽硝、黄亦不能荡涤，徒令真元耗损，在《灵》《素》固有明训，而时人但知，坚者削之，不详于塞因塞用耳！

《鹤圃堂治验》

<h2 style="text-align:center">第六节　白淫</h2>

黄凯钧

顾，二五。从前吐血，近起白淫，出于溺后，脉数而小，两尺尤微，自述逢劳更甚。补摄并施。

党参　黄芪　熟地　黄肉　山药　五味子　湘连　芡实

一服止，改丸料，吐血亦瘳。

《肘后偶钞》

<h2 style="text-align:center">第七节　精浊、血精</h2>

曹存心

白浊久而不痊，以致肾失封藏，梦遗更甚，少寐少纳，面痿脉小。

九龙丹合天王补心丹，另猪肚丸。

原注：膏淋有便浊、精浊两种。便浊是胃中湿热渗入膀胱，与肾绝无相干；精浊牵丝黏腻，

不溺亦有，是肾虚淫火易动，精离其位，渐渍而出，治宜滋肾清心、健脾固脱。九龙丹方中杞、地、归滋阴以制阳。樱、莲、芡涩以固脱。石莲子苦寒清心，心清则火不炽。白茯苓甘平益土，以制肾邪。尤妙在山楂一味，能消阴分之障。

《柳选四家医案》

张乃修

陈左。肾气不能收摄，临圊辄带精浊。宜补气固肾。

党参三钱　杞子三钱　潼沙苑三钱，盐水炒　淮山药三钱　茯神三钱　杜仲三钱　菟丝子三钱，盐水炒　制首乌四钱　建莲三钱　金樱子三钱

二诊：神情稍振，每至临圊辄有精浊带出。肾气虚而不振也。

党参二钱　云茯苓三钱　淮山药三钱　金樱子二钱　建莲三钱　于术二钱　潼沙苑三钱　煅牡蛎四钱　菟丝子三钱

三诊：固肾气而益脾胃，脉证相安。前法扩充之。

炙上芪三钱　制首乌三钱　西潞党三钱　土炒于术三钱　炙黑草三分　原杜仲三钱　炒山药三钱　潼沙苑三钱　金樱子三钱　肥玉竹三钱

膏方。每至小便辄有精浊遗出。此精病，非浊也，肾虚不摄可知。脾胃多湿，气虚不运可知。拟补气以健脾胃，益肾以摄阴精。

炙绵芪四两　山药三两，炒　制首乌六两　炙黑草五钱　厚杜仲三两　奎党参六两　扁豆子三两　于术二两，炒　剪芡实三两　肥玉竹三两　白茯苓三两　炒萸肉二两　大生地八两，姜汁炒　潼沙苑四两，盐水炒　甘杞子三两　巴戟肉二两　大熟地六两，砂仁炙　补骨脂三两，盐水炒　干苁蓉三两　西洋参二两　白归身二两，酒炒　杭白芍二两，酒炒　金樱子四两，去核　菟丝子三两，盐水炒　天麦冬各二两　清阿胶三两　龟板胶三两　鹿角胶二两　绵鱼胶二两，以上四味，酒化收膏

陈左。败精失道，精浊久而不止。兹则旧咳复发，每至寅卯，气辄上升，不能着卧，痰色有时灰黑。脉形濡细。肾水不足于下，痰热凭凌于上。尚可抵御，难望霍全。

玉竹三钱　阿胶二钱　川贝母二钱　云茯苓三钱　菟丝子三钱，盐水炒　潼沙苑三钱　海蛤粉三钱　白果三枚，打　都气丸三钱，开水送下

二诊：每至寅卯，气辄上升，不能着卧。脉象细弦。肾虚冲阳挟痰上逆，并有精浊。法宜兼顾。

细生地四钱　女贞子三钱，盐水炒　炒萸肉三钱　青蛤散三钱，包　川贝母二钱　潼沙苑三钱，盐水炒　厚杜仲三钱　白芍一钱五分　白果三枚，打　都气丸三钱，先服

三诊：咳嗽气逆，寅卯为甚，痰多盈盂，精浊绵下。肾虚不能固摄，前法进一步治。

大生地四钱　玉竹三钱　菟丝子三钱，盐水炒　萸肉二钱　补骨脂三钱　奎党参三钱　川贝二钱　潼沙苑三钱，盐水炒　山药三钱　厚杜仲三钱

四诊：精浊稍减，咳嗽稍松。的属肾虚不能收摄。效方扩充。

大生地四钱　炒山药三钱　菟丝子三钱，盐水炒　潼沙苑三钱，盐水炒　炒萸肉三钱　巴戟肉三钱　补骨脂三钱，盐水炒　厚杜仲三钱　胡桃一枚，蜜炙打烂入煎

以上出自《张聿青医案》

王旭高

高。脉细固属阴虚，若下垂尺泽，是相火下淫，故精血下流，小溲便数，溺窍疼痛，大便干结也。补养肾阴，兼清相火为法。

大生地　龟板　黄柏　大黄_{酒炒}　木通　小蓟炭　阿胶_{蒲黄炒}　焦山栀　甘草梢　知母　茯苓　元明粉　车前子　牛膝

丁。水窍精窍，异路同门，二窍不并开。水窍开则湿热常泄，相火常宁，精窍常闭。若水窍为败精瘀浊阻塞不通，则湿热不泄。病已二载，颇服滋补，使湿热败浊漫无出路，致下焦浊气上攻及胃，时时嗳气，腹中不和，二便不爽，失下行为顺之理。诊脉细肢寒，肾阳与胃阳不布。法宜通阳渗湿，益肾化浊。

破故纸　韭菜子　茯苓　萆薢　小茴香　菟丝子

又：证势仍然，前方加减。

照前方加桂枝、白芍、龙齿、牡蛎。

又：杂药乱投，诸病不除，中气早戕，故腹中不和，大便不畅。至于本病清浊淆混，亦脾虚湿热所致。

萆薢　益智仁　半夏　陈皮　党参　黄柏　石菖蒲　乌药　砂仁

又：九窍不和，肠胃病也。胃以下行为顺，肠以传导为职。肠胃失司，则嗳气，肠鸣，头眩，大便难，小溲浑浊，肛门溺窍皆痒。

白术　苦参　茯苓　陈皮　香附　泽泻　六神曲　桃仁　火麻仁　槟榔　青皮　茵陈草

又：湿热浊邪，混入清气之中，无路可出，外则肌肤生瘰，如粟且痒；上则头眩；下则溺窍后阴俱痒，精浊时流，大便艰涩。三焦俱受其邪，虚实混淆之病也。疏泄浊邪从下而出，复入交济坎离，虚实同治。

朝服控涎丹十四粒，陈皮汤送下。暮服磁朱丸三钱，沙苑子汤下。

渊按：借控涎丹以泻中焦湿热痰浊，磁朱丸以交济坎离，可谓善于腾挪。

须。精浊连年不断，兼有血块淋漓。肝肾大虚，八脉无以固摄，湿热混乱不清。舌苔白腻。法当脾肾双补，固摄下焦。

怀山药　茯苓　菟丝子　阿胶_{赤石脂炒}　血余炭　五味子　杜仲　沙苑子　金樱子　莲须　旱莲草

渊按：肝肾八脉之虚，由湿浊混淆，精血频下。若不先清湿热以宁相火，徒事补肾固精，所谓不清其源而欲塞其流，能乎否乎？

以上出自《王旭高临证医案》

第八节　子痈、囊痈

费伯雄

某。子痈已溃，脓尚未清，红肿仍未全退，内兼身热，小溲短痛，便溏作坠，中气不足，湿热不化。清托之中，佐以升提。

丹皮参各二钱　软柴胡一钱　肥泽泻二钱　赤芍一钱　生草五分　炒苡仁四钱　赤苓二钱　花粉三钱　银花三钱　川升麻四分　陈橘核三钱，煨　葛根二钱　木香五分　车前子三钱　灯心十尺

另用苏叶、菊花煎水外洗。

《费伯雄医案》

柳宝诒

周。时病囊疡之后，营热不化，内结于络，则块痛如肠痈；下注于足，则痹痛如鹤膝。总之，营虚络阻，内热留恋，用药通补两碍。脉象虚数而急，舌红无苔，兼有阴损之象。方以养阴为主，佐以通络泄邪。

大生地炒　全当归酒炒　赤白芍各酒炒　川怀牛膝各酒炒　炒丹皮　嫩白薇　独活酒炒　秦艽酒炒　金铃子酒炒　延胡醋炒　宣木瓜酒洗　紫丹参　淡天冬　茅根肉

《柳宝诒医案》

陈莲舫

硖石，某。血疝变痈，痈复变漏。肾囊起瘰有脓，时平时发，脉息细弦。阴虚湿郁，湿复随气下陷，治以和养。

珠儿参　川石斛　黑川柏　川楝子　生白芍　陈皮　黑料豆　桑椹子　白苡米　小青皮　白茯苓　丝瓜络

金泽，陈。血疝将成囊痈，赤肿疼痛，势防溃头，脉息细弦。治以清解。

左金丹　黑川柏　粉萆薢　黑牵牛　川楝子　陈皮　小青皮　肥知母　嫩滑石　白茯苓　大力子

以上出自《莲舫秘旨》

贺季衡

和尚。子痈赤肿及痛俱减，赤色亦消。属在淋浊之后，下元湿热未清，仍以清利分化。

当归尾二钱　川楝子二钱　京赤芍二钱　淮牛膝二钱　川黄柏一钱五分　潼木通一钱五分　甘草梢八分　泽泻二钱　大贝母四钱　陈橘核四钱，炙　枸橘梨一个

《贺季衡医案》

第九节　阴囊肿痛

王孟英

庆云圃观察令郎，陡患偏坠，医与茴香、胡芦巴、乌药、荔核等剂，遂疼不可忍。因浼赵棠村醴尹邀孟英视之。按其脉肤，甚热，曰：非疝也。睾丸肿痛，必偏于右，此湿热时邪也。

设以疝治，则必成痈。乃按湿热时邪治之，果覆杯而痛减，三服而便行热退。因食羊肉，肿痛复作。再与清解，嘱慎口腹而瘳。

胡蔚堂，年近古稀，患囊肿，小溲赤短，寒热如疟。孟英曰：非外感也，乃久蕴之湿热下流，气机尚未宣泄，予五苓散合滋肾丸加楝实、栀子、木通，两剂后，囊间出腥黏黄水甚多，小溲渐行，寒热亦去，继与知柏八味去山药、萸肉，加栀子、楝实、芍药、苡仁等，久服而愈。

以上出自《王氏医案》

费伯雄

某。水湿相搏，杂以沉寒，久寒化热，阴子肿痛，肝肾两亏，气虚阴虚。当养阴理气，参以化湿清热。

金铃子三钱　马蔺花二钱　姜夏曲二钱　小茴香四分　胡芦巴三钱　昆布三钱　海藻一钱五分　无灰白酒一两入煎。

《费伯雄医案》

张乃修

顾左。囊肿较退，睾丸仍然肿硬。还是湿压气坠，气湿不行。再运脾渗湿，而温元脏。

连皮苓五钱　吴萸四分，盐水炒　木猪苓二钱　大腹皮二钱　楂炭二钱　广木香五分　炒橘核三钱，研　炒小茴五分　炒枳壳一钱　冬瓜子五钱　炙于蟾四钱

二诊：睾丸作痛殊甚，又复身热。湿热内阻，营卫不宣，恐变外证。

青陈皮　萆薢　延胡索　枳壳　大腹皮　炒橘核　香附　金铃子　泽泻　猪苓

《张聿青医案》

何长治

左。囊肿足肿，得小便而舒，咳呛，气逆不降，脉细数无力。关劳心肺液久枯，调理非易也。

潞党参钱半　五味子三分　煅瓦楞壳三钱　辰茯神三钱　橘核三钱　制于术钱半　款冬花钱半　炒白苏子钱半　佛手柑八分　炙草四分　水炒竹茹钱半　沉香片七分

《何鸿舫医案》

王仲奇

张，窦乐安路，十一月廿八日。遗泄精浊未能输化，左睾丸偏肿，前曾作痛，间有寒热，足肢微麻，脉弦。治以通泄。

紫贝齿三钱，煅，先煎　石决明四钱，煅，先煎　败龟板六钱，炙，先煎　粉丹皮炒钱半　淮牛膝二钱，炒　忍冬藤三钱　橘络钱半　山楂核三钱，炒　当归须二钱　红花八分　山甲珠二钱　青皮一钱，炒　茯苓三钱

二诊：腊月初三日。左睾丸偏肿见消，痛亦较愈，惟腰痛腿酸无力，脉濡弦。仍守原意，参以强肾。

紫贝齿三钱，煅，先煎　石决明四钱，煅，先煎　龟板六钱，炙焦黄，先煎　淮牛膝三钱，炒　忍冬藤三钱　续断二钱，炒　红花八分　全瓜蒌三钱　当归须二钱　茯苓三钱　粉丹皮钱半，炒　白蒺藜三钱　十大功劳叶三钱

三诊：嘉平十二日。左睾丸肿消未尽，精浊亦稍有未弭，行动则觉胻酸。以固精强肾，化浊分清制丸。

龟板三两，炙焦黄　紫贝齿一两，煅　石决明两半，煅　左牡蛎一两，煅　粉丹皮一两，炒　川黄柏一两，炒　川草薢两半　西珀屑三钱　法半夏一两　茯苓三两　猪苓两半　淮牛膝一两，炒　白蒺藜二两　瞿麦一两　全当归一两　山甲珠一两

上药研为细末，炼为丸，每早晚以开水送下三钱。

《王仲奇医案》

曹沧洲

某左。腰酸，少腹胀，睾丸肿大，胸闷恶心，脉濡。宜疏泄厥少，宣畅痰湿。

制香附一钱半　黑山栀二钱　橘红一钱　车前子四钱，包　川楝子一钱半　枸橘三钱　法半夏一钱半　泽泻三钱　延胡索一钱半，醋炒　枳壳一钱半　楂炭二钱　丝瓜络二钱　橘核五钱

焙药方：苏叶一两　两头尖五钱　胡芦巴四钱　荔枝核五钱　小茴香五钱　水煎熏之。

《吴门曹氏三代医验集》

章成之

毛男。副睾丸炎由湿热所酿成。

黄柏6克　粉丹皮9克　冬葵子9克　土牛膝12克　泽泻9克　大小蓟各9克　桃仁泥9克　荔枝核12克　生侧柏叶30克，煎汤代水

另：银花12克、生山栀9克，代茶。

二诊：睾丸炎除局部疗法外，清凉解毒，通利二便。

银花12克　大小蓟各9克　丹皮9克　蚤休5克　土牛膝9克　桃仁12克　夏枯草9克　菊花9克　蒲公英9克　粉草薢9克　车前子叶各9克　甘草梢5克　生熟绵纹各6克　元明粉12克，分2次冲入

三诊：睾丸炎虽未消尽，但已不如前之焮红胀大。

土茯苓24克　凤尾草12克　生山栀9克　马鞭草12克　黄柏5克　银花15克　蒲公英9克　小蓟9克　蚤休5克　山慈菇3克，切片

四诊：治睾丸炎不外通利二便，消炎尚是次要。

郁李仁9克，打　小蓟12克　马鞭草9克　丹皮9克　冬葵子9克　桃仁泥12克　苦参片5克　黄柏3克　甘草3克

《章次公医案》

第一百四十三章　肿瘤

何书田

性情拘执，郁火蒸痰，右乳成块，大如覆杯，脉弦细而数。久恐延为乳岩之候，不易消去也。拟方，候外科名家酌之。

羚羊片　冬桑叶　川贝母　郁金　山栀　夏枯草　石决明　牡丹皮　瓜蒌仁　橘络　蒲公英汁

又方：生香附　冬桑叶　甘菊花　夏枯草　鲜荷叶　鲜首乌　牡丹皮　七味蒸露代茶，每日服二次。

《簳山草堂医案》

浅田惟常

一妇乳岩肿起颇难治。一夜梦友人来告曰：直当归生姜羊肉汤，余从其言用之。大托脓血，因兼用阏逢丸、梅肉丸等全愈（羊肉吾邦乏用，今代用牛肉）。

《先哲医话》

王旭高

许。肾岩翻花，在法不治。怡情安养，带疾延年。

鲜首乌　马料豆　银花　生甘草　朝服六味丸三钱，淡盐花汤送。

《王旭高临证医案》

马文植

某。气虚生痰，阴虚则热，气火夹痰，交并络中，乳岩坚肿，痛如虫咬。此阳化内风，动扰不宁，每遇阴晦之日，胸闷不畅，阴液枯燥。宜养阴清气化痰，缓缓图之。

天冬　羚羊　夜合花　橘叶　郁金　海蜇　蒌仁　茯苓　川贝母　泽兰　连翘　荸荠

复诊：乳核掣痛已减，肝火未清，脉尚弦数。仍以前法。

白芍　全瓜蒌　当归　丹皮　夏枯草　连翘　北沙参　大贝　黑栀　泽兰　橘叶　合欢花

泾县，查。下焦积湿积热不清，致成肾岩，僵硬翻花，幸未出血，溺管不硬，尚可挽回。拟方速治乃佳，万勿轻视也。

川黄柏一钱五分, 盐水炒　泽泻二钱　小生地三钱　生甘草八分　龟板八钱　赤芍一钱五分　丹皮三钱　知母一钱五分　萆薢二钱　风化硝四分

以上出自《外科集腋》

沈祖复

东河头巷曹君年已花甲，气体丰腴。据云小便龟头翻花，小溲艰难，或云肾岩，或云徽疮，数年不效。后至医院将玉茎齐根割去，愈后回家，一二日左腿横痃大发，蔓延肿胀，且多脂水；肾囊下突生一梗，长约寸许，粗如小指头，尖而微红。延先生诊视，曰："此刀割之后，湿毒未清，攻入海底之上，一时恐难消散。"重用黄柏、泽泻及赤猪苓、龙胆草、生薏仁、丹皮、淡芩、银花、甘草等。讵料二三剂后，其梗全消，横痃亦愈。

《医验随笔》

赖松兰

乳岩紫色渐退，滋水甚多，心悸得宁，眩晕脉数。总属气郁伤肝，肝不藏血，营气不从，逆于肉理。乳房属胃，乳头属肝，再以清肝兼顾胃阴。

西洋参　石决明　炒白芍　抱茯神　柏子仁　扁豆皮　怀山药　真毛菇　乌辣草　青橘叶　全瓜蒌

《赖松兰医案》

何长治

左。操劳之体，营液素亏。自去年九月起，寒热后，左耳根遽发胀块，至今实如瘿瘤下坠，不痒不痛；手臂常觉发麻，且酸；近更咳痰黏腻，舌干红，胃纳亦少；诊脉左部浮数，右部细弱，重按不克应指；难于熟寐。夫耳根属足厥阴之络，心液亏，肝必失所养，浮热时升，营液皆提及于上，娇脏亦经受烁，故致咳呛痰逆，所谓火日甚，阴精皆为之耗，虽属外证，总系内伤。鄙拟养营和络，扶滋化之源，以觇进止。病久未易见功，炎夏更宜加注意焉。管见如何，候裁夺之。

生黄芪钱半　湖丹皮钱半　肥玉竹二钱　白茯神三钱　煅龙齿三钱　生草四分　中生地三钱　当归身钱半　赤茯苓三钱　酸枣仁三钱　海藻四钱　姜汁炒竹茹钱半

《何鸿舫医案》

丁泽周

徐左。失营证破溃翻花，血水淋漓，内热口干，纳谷减少，阴分亏耗，肝郁挟痰瘀凝结，胃气不和，脉象细弱，已入不治之条，勉拟香贝养营汤加减。

川贝母三钱　生香附钱半　全当归二钱　大白芍二钱　紫丹参二钱　银柴胡一钱　川石斛三钱　粉丹皮钱半　广橘白一钱　生熟谷芽各三钱　藕节一两

马齿苋加平胬丹作饼贴之，一日一换。

《丁甘仁医案续编》

曹惕寅

苏州某姓幼女，背发一瘤，上下左右，流走无定，按之作酸，似寒似热，约五旬余，纳少面䏱，余均如常。父母以其病久，拟以本元不足治之。忽来诊，见其腮外贴两膏，肌肉微肿，项背筋络俯仰转动，均不便利。据云，此瘤起于腮肿消灭之后，于此可征前列各证无非外邪欲求出路之象。爰令揭去两膏，外用牛蒡、防风、苏叶、僵蚕、土贝、桑枝煎汤，用布绞焐两腮及背瘤。内服牛蒡、白夕利、赤芍、杏仁、土贝、丝瓜络、制蚕、马勃、莱菔子、泽泻、桑枝，照服三剂，竟得全解，转动如常。时毒风痰为流行病，风邪与内积痰浊痹络为病，泄风化痰为的要之治。风性剽悍，可散而不可抑；痰性黏腻，可化而不可凝。风挟痰而愈暴，痰得风而走窜。故风痰虽形诸外，而其致病之由，实通于内也。误治之，变证迭出，如喉闭、疝气或壮热不已。临证者可不慎乎？

洞庭东山叶姓，年七十余，早年乳伏一核，逐渐滋大。商之疡医，先后服六神丸、小金丹等，均不获效。始则坚中带软，继则顶色现红，溃处见血，硬处似石，疮口既深且大，遇盛怒或懊丧则血溢如注。平时只浸润不敛，随其情志而见轻重。乳岩本肝郁证也。总由营阴素亏，心肝不潜，非寻常外疡理治之法所可奏功。因令常服潞党参、熟地黄、归身、白芍、洋参、天冬、川贝、橘络、石斛、茯神、合欢皮、夜交藤、料豆衣、糯稻根须，外用白膏药、八宝生肌散和珍粉掺之。强为图维，历延七载，溃口得收至如银杏大，后以感受时疹而终。

以上出自《翠竹山房诊暇录稿》

贺季衡

周男。乳岩发于左，坚硬如石，日以益大，间或作痛，乳头流脂，皮外无色，脉弦细，舌白。肝家气火与宿痰相搏于胃络，气脉不能所致。最防破溃翻花。

生石决一两，先煎　全瓜蒌六钱　大白芍二钱　大贝母四钱　川郁金二钱　白蒺藜四钱　细青皮一钱　生牡蛎八钱，先煎　当归二钱　黑山栀二钱　蒲公英五钱　夏枯草二钱

二诊：清肝家之气火，化络中之痰浊，合为丸剂，以消乳岩之坚硬，防其破溃翻花。

大生地五两　淡海藻二两　煅牡蛎五两　黑山栀二两　当归二两　大贝母三两　全瓜蒌五两　细青皮一两五钱　赤白芍各一两　白蒺藜三两　淡昆布二两　川郁金二两　蒲公英四两　金橘皮一两五钱　云苓三两

上为末，夏枯草四两、旋覆花一两五钱包，煎汤加蜜水法丸。

另：龙泉粉二两，晒干　荆三棱五钱　蓬莪术五钱　大贝母五钱

上研末，每次加麝香一分和匀，醋敷，或加蜜少许，涂于白洋布上贴之。

另：赤石脂一钱　川黄柏五分　熟石膏一钱　广黄尖二分　轻粉三分　梅片一分　飞滑石一钱　寒水石一钱，煅

上味研极细末，后入梅片和匀，涂乳头，外以鸡蛋皮贴之。

《贺季衡医案》

翟竹亭

邑东南程寨王姓妇，六十余岁。头后风府穴上，生一疙瘩，大似瓜蒌，十一年不痛不痒，捏之甚软，未请余三月前，忽然大疼不止，疼过即痒，余详看再三，告伊曰："此证内中绝非脓

血，古有发瘤之证，是否或未可知。"余先针患处。约寸许，虚若无物，方用剪开一口，有五六分，露出短发蓬蓬，用针挑出一团，大如桃许，其别无他物。外上玉红膏，内服十全大补汤五六帖，半月完全收功。此证四十年来仅遇其一也。

余友杜海亭令正，因郁怒思虑，左乳中结一核。初得大似核桃，二月后大如碗许，渐疼甚，坚硬无比。请余调治，余曰："此疮名为乳岩，患此证者实属难治，倘是他人，定然辞去，交属至厚，尽我之技，以投知己。"此疮近无生脓之理，仍当令其消散为要。先用火针刺之，十日一次，将乳针透，内服开郁活血、攻坚破锐之药，每天一服，无令间断，至少三十帖，或可消散，纵不能消完，亦可转重为轻。三月初间治起，至四月半共针五次，服药三十余帖，竟消于无有矣。方开于后。

当归15克　川芎12克　白芍12克　瓜蒌皮10克　穿山甲6克　皂刺10克　白芥子6克　红花6克　丹皮10克　乳香10克　香附12克　青皮10克　半夏10克　小柴胡15克　郁金6克　防风10克　白芷10克　花粉6克　甘草6克　水煎服。

邑东岗李姓小童，八九岁。头上生一肉瘤，大似核桃，根如指粗，不痛不痒，有时误触动则流血不止。余再三详看，患处无赤脉，必非血瘤。遂用药线将本根扎紧，每日紧线一次，七八天后，患根尽成腐黑烂肉，如瓜熟蒂落。后上玉红膏，收口痊愈。

以上出自《湖岳村叟医案》

刘民叔

夫子既于一九四六年治愈今静安寺长老持松胃病以后，一时佛教界前来求治者甚众。近有上海市嵩山区淡水路圣仙禅寺惠宗长老者，久病胃癌至一九五一年六月三日突然溃裂，上呕血，下泄血。至六月八日出医院，昏迷沉睡，不省人事。由持松老法师暨胡厚甫、陈子和、刘瞻明、李玉良四居士电请夫子往救，夫子即偕唐书麟往焉。诊察甫毕，而医院所派输血五人亦随至。夫子曰："病革，输血无益，而仅有害焉。不可。"持师曰："何谓也？"夫子曰："大凡血去多而内病者，可以输血，如伤折金创产妇之属，此以元气未夺者宜也。而元气已夺内病又甚者，不可以输血。何者，外血输入体内，必赖身中元气为运行。今脉微欲绝，元气将脱；兼之身面浮肿，水气内甚。若再输入外血，则此若断若续之元气为之运行能载而与之俱运否？且今不事全体治疗，徒见失血而输血。病既未除，益其血必复失之。往复为之，血不能益，仅损其气，势必不至耗尽元气不止。是何异赍寇资敌者乎？今此垂亡之元气，必当保留以行药力，不则殆矣。宜速与云南白药先行救急，庶服药三日，来苏可庆也。"乃遣去输血者。后果如夫子言。钱士良医师之太夫人为惠宗法师之皈依弟子，侍于侧，言及输血事。惠师戚然曰："每输一次血，其痛苦有非言语所能形容者。"

附持师等四人笺示经过："（上略）惠宗大师初病入院之经过，就鄙人等亲知亲见，一缕述之。溯自六月三日惠师以周甲之龄，忽患呕血。当时来势甚猛，虑有不测。急召救护车送入虹桥疗养院，住一〇一室。经内科西医诊断为胃癌出血，极端危险。住院凡六日。除注射止血剂外，前后共输血五次，但随输随吐，终不能止。延至第六日势益危殆。西医云：开刀则心脏太弱，恐不能堪；不开刀亦无法挽救，数小时内即有生命危险。同人相顾愕然，不得已，与回寺中。鉴以西医既已束手，不若改延中医。乃决议求治于我公，亦最后作万一之想耳（下略）。"

初诊：一九五一年六月八日。心腹内崩，血溢于上，并注于下。昏昏沉沉，不能与人言。面浮足肿，唇淡舌浊。脉微欲绝。肢缓不收。方用：黄附块一两　干姜五钱　甘草二钱　灶心土三钱　干地黄五钱　阿胶二钱　白及三钱　花蕊石一两　另用：云南白药急救，每三十分钟服一分。

二诊：九日。血渐止。方用：黄附块一两　干姜五钱　甘草二钱　灶心土三钱　干地黄五钱　阿胶四钱　党参五钱　花蕊石一两　另用：云南白药每三十分钟服五厘。

三诊：十日。血全止。方用：黄附块一两　干姜五钱　甘草二钱　灶心土三钱　干地黄五钱　阿胶四钱　潞党参五钱　花蕊石一两　另用：云南白药每三十分钟服五厘。

四诊：十一日。言而微，移时乃复言。能啜薄粥少许。方用：黄附块一两　干地黄五钱　灶心土五钱　干姜五钱　甘草二钱　阿胶四钱　潞党参五钱　茯苓五钱　阳起石五钱　另用：云南白药每四十分钟服五厘。

五诊：十二日。舌上浊苔渐化。方用：黄附块一两　干姜五钱　甘草二钱　干地黄五钱　阿胶四钱　潞党参五钱　阳起石五钱　茅山苍术二钱　肉桂一钱　另用：云南白药每五十分钟服五厘。

六诊：十三日。大便仍黑。能啜厚粥。声渐壮，能续言。方用：黄附块一两　干姜五钱　甘草二钱　干地黄五钱　阿胶四钱　潞党参五钱　阳起石五钱　茅山苍术二钱　肉桂一钱　防己一钱　茯苓皮一两　另用：云南白药每六十分钟服五厘。

七诊：十四日。面浮渐消，足肿亦减。舌上浊苔化去一半。方用：黄附块一两　干姜五钱　甘草二钱　干地黄五钱　阿胶四钱　潞党参五钱　黄芪五钱　茅山苍术二钱　肉桂一钱　防己二钱　茯苓皮一两　另用：云南白药每六十分钟服五厘。

八诊：十六日。胸脘安和。舌上无浊苔。面浮足肿都消。大便色黄，仅觉秘结不滑。方用：黄附块一两　干姜五钱　甘草二钱　干地黄五钱　阿胶四钱　潞党参五钱　黄芪五钱　茅山苍术二钱　肉桂一钱　另用：云南白药每九十分钟服五厘。

九诊：十八日。移居树荫楼间。足可屈伸，尚难行步。宜啜粥，勿吃饭。方用：黄附块一两　干姜五钱　甘草二钱　干地黄四钱　潞党参五钱　茯苓五钱　橘皮三钱　生白术五钱　肉桂一钱　鸡内金三钱　另用：云南白药每九十分钟服五厘。

十诊：二十日。随时饥饿，欲倍饮食。方用：黄附块一两　干姜三钱　甘草二钱　潞党参五钱　茯苓五钱　橘皮三钱　半夏三钱　生白术五钱　肉桂一钱　另用：云南白药每一百二十分钟服五厘。

十一诊：二十三日。宜闭窗，勿贪凉当风。节饮食。方用：黄附块一两　干姜三钱　甘草二钱　茯苓五钱　橘皮三钱　半夏三钱　孔公蘖五钱　肉桂一钱　厚朴一钱　另用：云南白药每一百二十分钟服五厘。

十二诊：二十六日。舌上水津四溢，不能自摄。胸满肠鸣自汗。方用：黄附块一两　干姜三钱　甘草二钱　茯苓五钱　半夏四钱　泽泻四钱　砂仁五钱　蔻仁五钱　孔公蘖五钱　肉桂一钱　另用：云南白药每一百二十分钟服五厘。

十三诊：二十八日。水湿渐化，舌津不溢。方用：黄附块一两　干姜三钱　甘草二钱　茯苓五钱　泽泻四钱　砂仁五钱　蔻仁五钱　孔公蘖五钱　肉桂一钱　另用：云南白药每一百二十分钟服五厘。

十四诊：三十日。胸不满，肠和。汗止。方用：黄附块一两　干姜三钱　甘草二钱　茯苓五钱　桂枝三钱　砂仁五钱　蔻仁五钱　生白术五钱　孔公蘖五钱　另用：云南白药每一百二十分钟服五厘。

十五诊：七月二日。面目微浮。方用：黄附块一两　生姜皮五钱　茯苓皮五钱　五加皮五钱　橘皮三钱　桂枝三钱　甘草二钱　杏仁三钱　孔公孽五钱　砂仁三钱　蔻仁三钱

十六诊：五日。出寝门，扶杖走于廊下，健步可期。方用：黄附块一两　茯苓五钱　桂枝三钱　生白术五钱　孔公孽五钱　砂仁三钱　蔻仁三钱　甘草二钱

十七诊：八日。方用：黄附块一两　茯苓五钱　桂枝三钱　生白术五钱　孔公孽五钱　砂仁三钱　蔻仁三钱　藿香三钱　薏苡仁五钱　甘草二钱

十八诊：十一日。方用：黄附块一两　茯苓五钱　桂枝三钱　生白术五钱　砂仁三钱　蔻仁三钱　薏苡仁五钱　藿香三钱　芡实五钱　甘草二钱

十九诊：十四日。方用：黄附块一两　茯苓五钱　桂枝三钱　生白术五钱　砂仁三钱　蔻仁三钱　薏苡仁五钱　芡实五钱　莲子肉五钱　甘草二钱

二十诊：十日。调理于今，安全康复。方用：黄附块一两　茯苓五钱　桂枝三钱　生白术五钱　砂仁三钱　蔻仁三钱　黄芪五钱　潞党参五钱　甘草二钱　葡萄干五钱　大红枣十枚

《鲁楼医案》

杨达夫

徐某某，男，51岁。患者1959年初发现阴茎包皮内有乳头状肿瘤，肿物活体组织检查为"鳞状上皮癌Ⅰ级，尚无明显浸润"。至同年二月，冠状沟上面、下面及右侧皆有肿瘤长出。呈乳头状。西医建议半切除，患者不同意。当时龟头流臭水，疼痛不堪触及，经用土茯苓、金银花、紫草根、龙胆草、夏枯草、贯众煎水送服犀黄丸，每日3克，嗣后又服连翘败毒丸，并以苦参汤冲洗，外搽消癌散，数月后溃烂处日渐愈合，不流臭水。至同年底身体日渐强壮。至1961年秋季每月复诊，不断服前药，溃烂基本愈合。1967年7月随访，病人健在。

宋某某，男，35岁。患者自1954年开始经常上腹不适，1956年发生泄泻、腹痛。1958年10月咽干，声音嘶哑。同年11月间发现颈部淋巴结逐渐胀大，全消化道检查未见异常。1958年10月21日和同年11月17日二次颈淋巴腺活体组织检查，诊断为"转移癌"。1959年1月10日，胸部X光检查，"符合两肺转移癌"。最后确诊为"肺癌、淋巴结转移"。自1958年10月始，经辨证论治以海藻散坚丸、黄芪建中汤、地榆槐角丸、参苓白术散、四神丸、化核丸、海螵蛸雄黄粉出入加减为方治疗半年，病情逐渐好转，声音嘶哑消失，左侧颈部淋巴腺肿块消减，食欲增进，精神体力亦佳，惟大便仍有时稀，伴腹痛，每日大便2～3次。于1959年5月恢复半日工作，1960年做轻工作，后间断治疗至1962年，1967年7月随访，病人仍健在，正常工作。

以上出自《津门医粹》

冉雪峰

武昌某氏，有女年十一二，姿质秀丽，但嘴唇偏左上端，有指大一长块，硬化凸起，其色青紫，嘴为之尖，殊不雅观，病虽不重，已历五六年，以为奇恒瘤疾，中西方药不效，乃来我处求治。问之不痛不痒，但微感麻痹，欠灵活，说话吃饭均感不便，予想到徐洄溪医案，有恶风一条，与此类似，特彼在面间，此在唇上。徐法系用破气破血，软坚变质，以毒攻毒，诸暴

悍药如蜈蚣、全蝎之类，内搽外敷，因仿其意，用：当归三钱，炒甲珠三个，蜈蚣一条，全蝎一个，红花三钱，薄荷一钱五分，三七、甘松、雄黄、硝石各一钱，为细末，酒调敷患处，日换药二次，若痛或肿起，即停敷来诊；内服药用：当归、白芍各三钱，秦艽二钱五分，薄荷八分，没药三钱，琥珀、甘松各一钱，同煎，日服一剂。第一日平平，无若何反应；二日患处微感痒痛，不时掣动；三日唇部肿起，查阅患处情况，风毒瘀滞，似已推动，但恐胶结未全活动，必留残余，又未便再敷日前重剂，因改用散瘀软膏，再敷二日，诊察颜色较好，开始收效。再改用消肿药膏外敷，内服银翘散加活血通络之品，一星期肿消，硬处已消大半，停药，一月后肿硬消尽，惟留残余黑影，三月后恢复如常人。

《冉雪峰医案》

施今墨

丁某某，女，19岁。去年九月间左颈部生一瘤，发展甚速。虽经治疗亦未能控制，近日已破溃出少量血。经山东医学院病理科检查诊断为：颈淋巴腺瘤。饮食二便尚属正常，经期不规则。舌苔薄白，脉象沉涩。

辨证立法：肿瘤已见破溃，并无化脓现象，仍从消肿化坚法治之。

处方：皂角刺6克，去尖　生鹿角20克　山慈菇10克　炮甲珠10克　海藻10克　昆布10克　夏枯草15克　川郁金10克　大力子6克　青连翘10克　忍冬花10克　苦桔梗5克　小蓟10克　忍冬藤10克　三七末3克，分2次冲服

二诊：前方服六剂，肿瘤见轻，拟回山东，希予常服方。

处方：前方去生鹿角、青连翘。加川贝母10克，桃仁6克，炒丹皮10克，浙贝母10克，杏仁6克，炒丹参10克，酒元参12克。

三诊：两个月前，带回常服方，在山东除服药外兼用理疗，肿瘤已消减十分之八，情况良好，嘱照二诊方再服，至肿瘤全消为度。

《施今墨临床经验集》

第一百四十四章 其他外科疾病

第一节 疝

程从周

吴子余年近三旬，形色苍实。秋后，患疝气，疼之不已。诸医皆以茴香、茱萸辛热散寒之品，服之而痛益甚，小便淋漓。予脉之，知其湿热太盛，郁久而成。乃剂以苦寒渗湿之品。用姜汁、炒山栀、盐酒炒黄柏为君，当归、川芎、山楂为臣，茯苓、泽泻、车前为佐，青皮、陈皮、生甘草梢为引，一剂而痛除，两剂小便利，数剂而痊愈。或曰："夫疝证皆因受寒而起，药方俱系温暖。且七疝之中，未闻有热疝，乃今用寒凉而愈者，何也？"予曰："医无定体，药不执方。子余饮酒御内，下焦湿热太盛，久郁而然。故茴香辛热之药不能中病，予故变例而用寒凉，效如桴鼓。若以七疝为拘，寒凉是禁，真乃执中无权之辈也，而医云乎哉！"

郑长富年近四旬，面色苍黄，旧有癞疝。今年二月，经商同关纳钞，忍饥一日，复受春寒之气，因而右肾子坠下胀疼，不能立，立则痛愈甚。易数医不愈，诣予求治。予思此必过饥伤脾，脾虚则中气下陷，是以不能立，立则痛甚者，皆中气下陷之所为也。经云：高者抑之，下者举之，其治此病之法欤？乃朝与橘核丸酒下，日与补中益气汤倍升麻，加减数剂胀痛随愈。

以上出自《程茂先医案》

郑重光

崔魏子病疝一月，清肝理气，消坚攻劫，无不备尝，最后招予。诊其脉，细濡如绵，惟有三至，羸瘦不堪，色枯貌悴，卧床不起，疝坠于囊，全不知痛，时值秋暑，畏寒服棉。予曰："虚寒极矣。元气下陷，须温而举之。"用人参、黄芪、肉桂、附子、当归、升麻、甘草、姜、枣为引，温肾升阳五七日，疝方渐收起坐，温补而愈。越三年，又疝痛牵引胸背，胃中亦隐隐而痛，历医多人。有疏肝者，有理气者，有用安息诸香者，渐至阳虚自汗，惊悸不眠，较前病更甚，病两月矣。自惭不便请浼人求治。诊其脉细涩不堪，乃气血两亏，津枯髓减，肝肾病也。经曰：诸阳受气于胸中，转行于背，此气虚胸背痛也。又经曰：肝虚则令人胸痛引背，下则两胁肤满。此血虚之胸背痛也。肝虚不藏魂，故不寐；气虚不能冲，故自汗；脉又细涩，此伤精亡血之证。以熟地黄、当归、枸杞、山茱萸、枣仁补肾滋肝，以肉桂、破故纸引气归肾，加人参、黄芪以益卫气，初服病知渐减，多服寻愈，两月方瘳。前医执痛无补法，岂定论乎？

《素圃医案》

王三尊

缪姓体素健，六脉纯阳，膏粱喜饮，素多痰火。年五十，得寒疝证，今已十余载矣。偶触微邪自发，有一年数发者，有一月数发者。发则寒热往来，脉愈大而痰愈甚，渴饮，疝肿痛，或牵引腰痛。予每以小柴胡汤加青皮、槟榔、花粉一帖，汗出渴止而愈。今岁复发，适予他往，医等惟清痰火，不兼解表降气。以年老再娶，腰痛以为肾虚，加以补肾之药。数帖后经络愈滞，腰痛不能伸展。予还视之，仍治以平日所用之药，但因日久外邪已散，少用柴胡，只取入肝，不取解表；加威灵仙一钱，豁痰散结，腰痛遂减大半，余证俱减。然此药不敢再服，只得以平和药调之，两月始愈。愈后诘予以理。予曰："夫易于外感者表虚，腰痛属肾虚，年老属虚，晚年再娶属虚，久病属虚，时发属虚，膏粱善饮多虚，七者谁不知之。至于似虚而实实，则又不易明矣。盖人之元气，充塞乎一身，周流无间。若有一处之结，则必有一处之不充矣。小肠、膀胱太阳经，主一身之表，故外感先从此经见证。既有疝结膀胱之内，则气自不充乎膀胱之外，故最易外感也。此虽表虚，内结而致，非真虚证也。邪既感乎膀胱之外，则膀胱之内疝气愈结而痛。内外勾结不散，且久积之疝，寒变为火。兼以表热，则中宫痰火相引愈炽，故膀胱愈大，痰愈多而渴饮。若不用小柴胡汤以解表，花粉以化痰热，青皮、槟榔降气下痰而兼下破疝结，何能得愈乎？邪感太阳而用柴胡入肝者何？书云：疝乃受病于肝，而见病于肾。此肾字，当作小肠、膀胱经言。故取柴胡入肝透胆而治其本，则膀胱之邪不攻自解矣。其腰痛乃膀胱经本证，为风寒把持而然。痰袭于腰，亦致腰痛。足下腰疼，须知二证皆有，岂可补乎？古方治腰痛，以威灵仙煨猪腰食之。今屡妄补其肾，予又何复辅以猪肾哉。日久之病而一帖顿愈大半者以此，足下其知之乎？"

《医权初编》

周南

服部武右卫门，六十一岁。素有疝气，胃有积滞，饮食或腻滞、或作胀，大便酸臭，时时作泄。盖已有年，此食郁证也，而非脾胃虚也。若用止泄药而郁益甚矣。脉弦滑，宜用越鞠方，倍神曲以治食郁，加木香、川楝以治疝气。服三剂当效。彼初服一剂，去大便甚多，即骇而不再服。越数日，腹中觉和，犹疑是泻药而不敢服，复来询其故。明谕前所多去者，乃积垢也，终剂当愈。服之，果然腹中大快，疝亦平。复十剂而饮食增，不复作泄矣。

萨州仕官桦山休太夫，二十七岁。形长瘦弱，面色青黄憔悴，腹中有块，有疝，痛引小腹、阴囊，夜不可卧，卧则欲呕，时吐酸水。原其致此之由，因鼻生息肉，误多服寒剂，且食冷物，病或日甚也。但寒证与数脉不合，当论其数则为虚，非为热也。自十三岁病至于今，痰饮壅塞脾肺之道而不可卧，此证不解，不可为矣，宜急治之。方以桔梗开肺气，苍术升脾气，香附解诸郁，白芥子为右胁之引经，茯苓以伐肾邪，茴香以温肾气，乌药以理下焦之气，甘草和中。三剂而脉缓，乃加木香、附子，六剂而安卧，块与疝皆宽。改用香砂六君子汤去人参，块虽减而仍有痛。加人参一钱，鳖甲煅末一钱，二剂大便去黑粪而块痛止，连服六剂而取去其秽物或青或绿或黑不一。宿积既去，而块之形迹潜消，面色亦稍转也。

以上出自《其慎集》

任贤斗

吉黄伟，病疝，脐下左旁痛甚，乍痛乍止，痛时如刀刺，喜按不作胀，腿膝无力，脉濡五至，饮食精神如常。不作胀，无湿邪也；脉濡者，阳虚也；喜按者，亦虚也；肝主筋，肝虚则筋弱，故腿膝无力也；乍痛乍止者，正气虚不能主持，致虚气往来也；痛如刀刺者，寒甚也，寒甚亦阳虚之所致，即气不足便是寒也。此属肝经本病，与他脏无涉，治宜补肝化气，并助筋骨之阳，与暖肝煎加杜仲、故纸、附片，十余剂疝痛全愈，腿膝亦健。

王宗书，小腹痛胀，彼自投小茴、川楝、橘核不效，即用八正散攻之。余适至，察其色淡神疲，脉细三至，轻按痛甚，重按不痛。余曰：色淡神疲脉迟者，皆阳虚也，脉细者，中湿也，寒湿贼阳之疝，岂宜大黄，如雪上加霜乎，即用火唧筒连打两筒，其痛如失。此证寒湿不盛，故火唧筒取效，不药而愈。第痛止后精神倦怠，小腹似胀非胀，此因本人精气衰弱，复遭耗气之药，故神疲脉迟，小腹不快，速宜峻补下焦，以保其后，与熟地、附片、吴萸、肉桂，数剂而痊。

以上出自《瞻山医案》

北山友松

五旬男，平素用心太过，仕官朝夕无暇。常犯疝证，小腹冰冷，及腰脊。或觉腹内如转索，或肚腹如絮柔，痰支心下，脚腿酸弱。脉沉细无力，或细动似弦。

十全大补汤去肉桂、白术，加附子、羌活、防风、制半夏、干姜、陈皮、杜仲、牛膝。

高田氏，患气郁。腹围作聚，少食，白浊。脉左右俱涩，五动一止，或三动一止。医为恶候，予曰："是。然医书言疝之变证，恶候百出。"

初用方：行气香苏散加青皮、山楂子、木香，或去三味，加茴香、青木香、三棱、莪术、木通。

次用方：三和散。

觉脐上下气动，脉三十动一止，二十五动一止。

终用方：人参　干姜　肉桂各一钱　甘草　黄柏　知母各五分

以上出自《北山医案》

永富凤

有一壮夫病梅毒七年，两脚拘挛不起，易医三十余人不愈，漫尔废汤药。余偶至其地，亲故来请就诊，气韵食饮如常，其脉迟缓，腹无他病，唯其脐下有一癖筑筑。余曰："是疝也。攻毒频年，为药所胁，沉结而不解。"与附子粳米汤三十日，徐徐脚伸，时余将去，书方与之曰："服之无怠。"尔后一年，便船言，经二百日而复旧。

《海游杂记》

陈念祖

疝证自《素问》而下，诸家多以为寒。然是病之起亦有始时湿热在经，迨郁遏日久，又复感触外寒致湿热内郁而作痛，是岂得专属为寒？况宿疝有年，脉象沉紧兼大，每遇劳动即发，病系挟虚可知。久病必虚，兹拟温补主之，并佐疏导，斯为虚实兼施之法。

人参—钱五分　炒白术三钱　吴茱萸二钱　枳壳—钱　桃仁—钱，去皮尖　山楂肉二钱，炒　黑山栀二钱　荔枝核二钱，煅

厥阴肝脉络于阴器，上入少腹，故七疝之病其证难见于肾，其实则本乎肝。今阴囊睾丸肿硬如石，不知痛痒，是名癫疝。七疝中此即其一，拟用济生橘核法。

橘核三钱　川楝子三钱　厚朴—钱　木通—钱　枳实—钱，炒　木香—钱　海藻三钱　昆布三钱　海带二钱　桃仁—钱五分　延胡索—钱　桂心八分

经云：任脉为病，男子内结七疝。又曰：足厥阴肝病，丈夫癫疝。今睾丸控痛，囊冷结硬如石，脉沉而紧，是即七疝中所谓寒疝是也。拟主以二陈，并用温通佐之。

制半夏二钱　白茯苓二钱　陈皮—钱，去白　甘草五分　炒白术二钱　猪苓二钱　泽泻—钱　小茴香—钱五分　木通—钱五分　金铃子—钱　桂枝八分　干姜八分　泡附子五分

水同煎服。

以上出自《南雅堂医案》

李炳

李艾堂病疝，医温之，不应。翁诊曰：阴痈也。用半夏汤通之愈。

《李翁医记》

许璇

杭垣后市街施医局金少爷，号有常，患狐疝偏坠，立刻睾丸下坠，卧则上入少腹，阴囊赤肿而痛，延余诊之，脉左弦大，右虚濡。余曰："阳明湿热郁蒸，厥阴风木内旋，故有此证。盖阳明、厥阴皆主宗筋，其脉皆循阴器，抵少腹。治当先用化湿疏气，乃从陈修园先生法，以二陈汤加木香、川楝、橘核、车前子、小茴香等，服三剂而稍安，复灸冲任而愈。

宁城应家胡同何世全，与施采成为邻。采成，余契友也，辛巳冬余邀友就同前酒楼小饮，而施亦在座。其子登楼云："何某刻患急病，即请诊视。"余皆入其室，但闻其声长吁，问其致病之由，自言午尚无恙，至未刻少腹稍有胀急，申即暴发，阴囊肿大，如升如斗，坚硬如石，痛苦欲绝。上吐下泻，脉细而弦。阴茎入腹，囊底一孔如脐。为立理中汤，加生附子三钱，至二更服下。余就宿于施友家，盖恐病情有变，杂药乱投，反致危殆。谓其子曰："若尔父病稍有变动，即来告我。"至三更后，其子来告曰："父病已好大半。"余大喜，持灯速往。病者曰："我因久坐尻酸，移动觉如气泄，胀痛顿失。"视之，阴囊已小大半，而皮起皱纹，阴茎伸出其

半。次日肿硬全消，平复如故，但觉精神困乏，后因境迫，不服药而愈。渠竟称为华佗再生云。

以上出自《清代名医医话精华》

张千里

平望，李。证情错杂，历久迭发不已，多属寒疝宿饮二者为病。据述自幼有证，疝攻于下必致饮聚于中，盖疝为厥阴之气频扰于胃，则水谷皆易酿为痰浊，二者迭为宾主，冲逆于上则眩晕耳鸣，咳呕，络脉阻痹等证皆至矣，脉弦滑搏指，且曾失血，刚药难投，则取效不免难速。

蛤壳　海石粉　陈皮　竹茹　枳实　白蒺藜　茯苓　荸荠　白芍　左牡蛎　米仁　海蛇

湖州妇，肝阳郁勃，动必犯胃，久则胃气大伤，全失中和之用，以致肝之郁勃者，聚而为疝，胃之停蓄者，聚而为饮，疝动于下则饮溢于中，所以居常胃气不振，时有厥气攻逆，自下而上，懊忱痞满，必呕吐酸绿之浊饮，而后中通，便溺渐行，此所谓寒疝宿饮互为其病也。病经数年，宜缓以图之，若得怡神舒郁，或可渐愈也。

茯苓三钱　生冬术一钱五分　吴萸三分　干姜三分　桂枝三分　小川连三分　枳实五分　生姜三分白芍一钱五分　炙甘草四分　法半夏一钱　竹茹一钱

姚光祖按：此乃苓桂术甘及温胆汤、戊己丸合成，正如淮阴将兵，多多益善。

又：寒疝宿饮盘踞于中，久而不和阳明，大失中和之用，今阳渐通降，屡次所下黑黄干坚之矢，既多且畅，则肠腑之蓄积者得以渐去，肠通然后胃和，此真数年来病之大转机也。盖饮疝互扰，皆在阳明，下流壅塞，则上流何能受盛传导，盆满必上溢，此理之易明者也。今宜专与养胃以充，复其受盛传导之职，机不可失，正在此时。至于痔瘘溺少，皆属阳明为病，可一贯也。

党参三钱　宋半夏一钱　黑芝麻三钱　麦冬一钱五分　陈皮一钱五分　火麻仁二钱　刀豆子三钱　杏仁二钱　茯苓三钱　白蒺藜二钱　粳米一合　柿饼半枚

又：病缠三四年，至今秋才得肠腑通润，燥结渐来，继以溏润，然后胃脉不至上逆，呕吐止而饮食进，可见阳明之病，以通为补也。今秋深燥令，痔必稍愈，仍宜柔阳明，以期渐渐充复。

潞党参三钱　陈皮一钱五分　驴皮胶二钱　枣仁二钱　法半夏一钱　茯苓二钱　生甘草四分　柿饼半枚　金石斛三钱　麦冬一钱五分　秫米二钱　荷叶一角

嘉兴，曹。腹痛无定时，亦无定所，攻鸣有声而无形，得暖与矢气则稍舒，经久不已，脉沉而涩。此属厥阴气郁，而为冲疝也，宜柔养其体，疏调其用，久久自可渐愈。

大熟地三钱　归身二钱　小茴香一钱　火麻仁二钱　紫石英三钱　白芍一钱五分　金铃子两枚　炙甘草四分　胡芦巴一钱　橘核二钱　青皮八分

又：冲气自左上逆，扰于脘腹胸胁，或呕或痛，作止不常，已经年许，脉左弦，舌黄，时有寒热者，即厥阴之为病，病苦寒热也。此属肝阳郁结，聚为冲疝，宜滋养肝阴，以调其气。

归须一钱五分　小茴香一钱五分　茯苓三钱　吴茱萸三分　韭白两枚　白芍一钱五分　元胡索一钱五分青皮八分　荔枝核两枚　陈皮一钱五分　川楝子两枚　橘核二钱　海藻二钱

以上出自《千里医案》

吴簇

相国戴可亭,述廿余年来,临卧必服人乳一茶碗,如出差则服参乳丸。所以体质尚健而少疾病,皆人乳润补之效。自文端侄亡后,心结作恶,精力日衰,供职已觉难支。近忽小腹阴囊时有疼痛,遇劳受寒其疼更甚。余曰:脉虚迟细,左关独弦而急,由于年高命火阳衰,气血虚寒,木郁邪甚,致成寒疝。凡疝病不离乎肝,又不越乎寒。以肝脉络于阴器也。当进暖肝煎加吴萸、干姜以祛肝肾阴寒,使气疏郁解,其痛自止。遂服之,甚效。后用右归丸加人参、小茴香、肉苁蓉、吴茱萸而安。

定侍卫述:自幼随任长沙,得疝气已十余年,嗣则阴囊肿坠,渐大如斗。虽不痒不痛,而当差骑射不便。余曰:肝脉弦急,大抵此证,始得之地气卑湿,先受寒湿,并犯生冷,以致邪聚阴分。及其病郁既久,则积而成热,火因邪聚,湿热相资,渐至顽肿不仁,而成癫疝。即用三层茴香丸以利湿理气,可期不至再大,然非戒酒色厚味不能速效。

第一料:大茴香拌盐五钱,炒和盐秤　　川楝子去核,炒沙参　木香各一两

上为细末水煎,米糊为丸,桐子大,每服三钱,空心淡盐汤下,日三服,才完便接第二料。

照前方,加荜茇一两、槟榔五钱。

共前药六味,重五两,为末,糊丸,服法如前。未愈服第三料。

照前方加白茯苓四两、制附子一两。

共前八味,重十两,糊丸,服法同前,但每服三钱,虽三十年之久,大如栲栳者皆可根除。

胡,肾子肿痛,小腹胀满,大便秘结,小水黄赤不利,烦热作渴,按脉数滑大。乃湿热火邪聚于阴分,而为热疝也。即服加味通心饮自愈。

木通　栀子仁　黄芩　瞿麦　连翘　川楝子　枳壳　甘草等份

长流水二盅,灯心廿根,车前草五茎,煎八分温服。

以上出自《临证医案笔记》

何书田

厥阴气下坠,睾丸胀大而痛,小便不利。治宜温通。

川桂木　制香附　煨木香　沉香汁　川楝子　川郁金　新会皮　荔枝核

下元虚寒,疝气时作。暂用温宣之法。

川桂木　炮姜炭　炒白芍　新会皮　炒橘核　川楝子　制香附　炒归须　小茴香

复诊:诸疝属寒,偏于左,则治在肝肾。急宜保养为要。

炒白芍　菟丝子　枸杞子　炙甘草　小茴香　炮姜炭　补骨脂　焦白术　制香附　荔枝核

下元气亏挟寒,而结疝不消,兼患齿衄;脉形虚弦。当用温补之剂。然须保重是嘱。

制附子　炙龟板　山萸肉　菟丝子　山药　茯苓　鹿角霜　炒熟地　五味子　枸杞子　小茴炒

下元寒湿，气滞积久而结为狐疝，形如茄子，不易消去也。惟有温补一法而已。

制附子　炒白芍　补骨脂　制白术　小茴香　赤肉桂　菟丝子　枸杞子　炒怀膝　荔枝核

肝肾本气不充，少腹结痞作胀，连及睾丸，兼有偏左头汗之患。真阴大亏矣。

制附子　大熟地　补骨脂　五味子　炙甘草　肉桂心　山萸肉　枸杞子　白术炭　荔枝核
小茴香炒

以上出自《籁山草堂医案》

王孟英

金元章，年逾七旬，久患疝厥。每病于冬，以为寒也。服热药而暂愈，终不能霍然。孟英诊曰：脾胃虽寒，肝阳内盛，徒服刚烈，焉能中肯？以（人）参、（白）术、枸杞、苁蓉、当归、茴香、菟丝、鹿角霜、桂枝、茯苓、楝实、黄连、吴萸、橘核等药为方，服之。今数年无恙矣。

《王氏医案》

林佩琴

王。腹左偏坠，睾丸肿痛，寝息略定，乃举重劳力所致。盖肝脉络阴器，络虚努挣，气穿入囊，延久则成筋疝。古人治疝，必用辛香流动之品。以肝得疏泄，其痛乃缓，服药兼宜节劳。香附（盐制）、升麻、小茴香、橘核、延胡（酒焙）、丝瓜筋、薏米，长流水煎二服愈。

吕。因劳偏坠，脉软弱，少年宿疴，补以升之。潞参三钱，鹿角霜、炙黄芪、当归、杜仲、熟地、杞子（焙）各二钱，升麻六分，橘核（酒炒）、续断各钱半，姜、枣煎。十服效。

李。疝病不离乎肝。然经谓任脉为病，男子内结七疝，女子带下瘕聚，皆奇经主之。宿病不理，奇脉病结不解，今触寒辄发，动气有声，痛引睾丸。宜导滞通络，仿茴香丸。小茴、橘核、胡芦巴、延胡（俱酒炒）、当归、鹿角胶，和丸，酒下效。

赵。疝发自下，冲上猝痛，下引睾丸，此七疝中冲疝也。经言督脉生病，从少腹上冲心，而痛不得前后为冲疝。用山栀、川楝子（去核酒炒）、荔枝核、橘核、延胡（俱酒焙）、当归、赤苓、降香。夫暴疝多寒，久疝多热，导热疏滞，肿痛自已。

王。由吞酸传为少腹偏坠，囊肿丸痛。夫酸为肝郁，气注下为疝，皆湿热之邪。经云：邪客于足厥阴之络，令人卒疝暴痛，以肝脉络阴器也。子和治疝，用金铃子散，泄肝导逆，与此颇符。用吴茱萸、川楝子、橘核、茯苓、青皮、延胡、青葱管、木通，数服而安。

以上出自《类证治裁》

曹存心

脾宜升主健，胃宜降主和。此病气升而呕，胃不降也；疝气下坠，脾不升也。而所以升降不调者，由脾虚下陷，湿痰中结，而冲逆于胃脘也。理其中阳，则上下自调。

六君子汤加干姜、青皮、小茴香、萆薢、九香虫。

诒按：此因呕吐有上逆之势，故不用补中，而变法治之。

又按：此证若用乌梅丸，则上下均在治中，缘痛呕、疝气均由肝病故也。

再诊：治中胃痛已和，疝气仍然下坠。拟于补脾之外，佐以补肾，使其火土合德，则阳旺于中，而生气勃然，不升自升矣。

香砂六君丸合金匮肾气丸。

诒按：此证从肝经着意，似较灵动，专补脾肾，犹恐涉于呆实。

狐疝，卧则入腹，立即出也。补中益气汤。

另金匮肾气丸合小安肾丸香附、川乌、茴香、椒目、川楝、熟地。

原注：疝气一证，论其本末，有不由气虚而湿浊随之下陷者，故以补中益气汤为主方，俾脾之清气得以上升，则小肠、膀胱之浊气自然下降。又有挟劳倦外感而发者，方中柴胡借用亦妙，寒加温药，湿火甚加知、柏。

诒按：此因下坠过甚，故用补中以升清气，其实亦非治疝正法也。

狐疝，原属肝经之湿，随气下陷，脾阳必衰。而今夏多食冷物，阳气又被所遏，苔白不干，指冷脉小，右睾丸胀大，当以温散。

大顺散（干姜、肉桂、杏仁、甘草）加当归、木香、荔枝核。

诒按：此因生冷伤中，故用大顺，亦非治疝正法。

以上出自《柳选四家医案》

费伯雄

某。肝肾阴亏，寒湿下凝，疝气作痛。宜培肝肾而化湿浊。

制首乌四钱　赤白苓各二钱　焦白术一钱　胡芦巴三钱　当归二钱　青皮一钱　乌药二钱　荜澄茄一钱　小茴香一钱　金铃子三钱　炒橘核二钱　荔枝核两粒，炙研

某。木不条达，气湿下凝，疝气肿胀。投药合度，理气清化。

柴胡梢五分　炙升麻三分　金铃子三钱　延胡索三钱　川石斛三钱　小茴香一钱　陈橘核三钱，炒赤芍一钱五分　赤苓二钱　山栀三钱　萆薢三钱　枸橘三钱

以上出自《费伯雄医案》

李铎

江某，年逾四十，形肥好内，久患狐疝，昼出囊中，夜卧入腹。据述病原由五年前，远馆山寺，适天气骤变，衣被单薄，勉强耐寒，旋因劳役入房，遂成此患。初起疝坠微痛，时肿时

消，甚不介意，延至近年来愈发愈勤，每发时行动维艰，数月来心悸不寐，百药不效，求治于余。初以二陈加茯神、枣仁、吴萸、炒小茴、桂枝、金铃子、生姜煎服，十帖夜寐甚安，疝如故。按：《难经》云：任脉为病，男子内结七疝，皆积寒于小肠间所致也。非大热之剂不能愈，为制沉香桂附丸，以沉香、附子、川乌（炮去皮脐）、良姜、川楝、木香、吴萸、官桂、半夏、茯神、甘草各一两，醋丸，如梧子大，每服五六十丸，空心食前、热米饮汤送下，日二服，忌食冷物。间服天台乌药散，以乌药、木香、小茴香，良姜、青皮各五钱，槟榔二个，川楝十个，巴豆五十粒，微打破，同川楝用麸炒黑色，去麸为末，每服一钱，温酒调下，温利之数月，睾丸肿渐消而愈，后不复发。

附录：江少微自患狐疝，用八味地黄丸而痛止，继服打老儿丸而愈。时年五十余，此衰弱之躯，正气旺而邪无所容矣。予以此法治二人良验。

《医案偶存》

魏树春

西城赵某，秋季因受外邪，引动疝气旧患。寒热似疟，右睾坠大，牵引少腹而痛，凡解表及治疝之药均遍尝不效。特远道求诊于予。予用柴桂各半汤，加川楝、茴、木香、吴萸，以和解少阳兼散寒行气，服二帖，寒热即退，疝痛亦轻，再服补中益气汤加味，而疝全除。按：前方见《温病条辨》，凡寒热似疟而又疝痛者，用此无不应验，是不可以不记。

《清代名医医话精华》

杨毓斌

妹丈句级莽病疝气，杂治十余日不效。尤谬者指为子痈，外用敷药，内用消散化毒之剂。予往省视，少腹向右筋结而粗，牵引睾丸赤肿痛甚，下及大腿上廉，不能转侧，时觉热气冲上，气逆郁结不舒，脉沉弱弦而迟，舌苔白腻，不思食，八日未更衣。语曰：此《内经》所谓冲疝证也，参验色脉，乃寒湿着里，肝气下陷怫郁，以致脾阳内困；寒则伤营，湿邪下袭，伏遏筋络，故狼狈如此。论疝证，本任脉与厥、少二阴为病。自以温经散寒为法。此更当先降冲开郁，以阳明、太阴为主。以阳明主宗筋，太阴土温则湿消而木调，余从末治。拟方两服，痛定、结散、饮食渐香。加温经和阳化湿而愈。

姜半夏三钱　醋炒当归三钱　生楂肉三钱　姜汁炒川朴一钱　米泔浸茅苍术一钱五分　甘草梢一钱　茯苓二钱　炒小青皮

后加吴茱萸、桂枝、炒小茴、杭白芍。

《治验论案》

陈菊生

《内经》云：任脉为病，男子内结七疝，冲疝、狐疝、癞疝、㿗疝、溃疝、水疝、厥疝是也。又有偏坠、膀胱气、小肠气，其病亦与疝等。或因寒积，或因湿热，或为气，或为血，或为虚，或为实，治之者，明辨无讹，可矣。乙未，余寓上海，有宁波孙某患疝证，据述腰以下牵引作痛，丸囊皆肿，午前轻，午后重，病经四年，屡治不效。余切其脉，虚数细弱，知是下焦湿浊未能早除，留恋四年，真元受损已极，非大为补正，更佐温化不可。用十全大补汤加川楝子、橘核、吴萸为方，数十服而愈。丙申春，王君舒仲患左丸偏坠，有筋作痛，牵连及腰，脉来沉数，尺较有力，知是湿热蕴伏下焦，非急为清化不可。余用大力军汤加川黄柏、制僵蚕为方，十数服而愈。庚寅夏初，余客天津，杨艺芳观察之族侄某，病小腹痛，牵引睾丸，转侧呻吟，势不可忍，并时冗吐逆等证，医与温补药，不效，饮食少进，夜寐不安，病情尤剧，来延余诊。脉象迟缓而涩，余思温补颇是，而不见效，缘桂、附不得干姜不热也，仍前方加干姜五分，服后，吐逆即平，惟少腹及肾丸痛如故，而脉象颇数。盖前此火为寒郁，今则寒从火化，治有先清而后温者，亦有先温而后清者，阳以济阴，阴以济阳，调剂焉底于平而已。用地黄汤去山萸，加川连、黑栀，数服而愈。以上三证，一则温而补之，一则清而导之，一则始温补而终清理之，均应手而效。可知疝证虽小，不能执一法相绳也。

《诊余举隅录》

张乃修

荣左。由睾丸痛胀，而致从上攻冲，直抵中脘，痛不可忍。恶心呕吐，忽寒忽热，大便不行，小溲浑赤。舌红苔白。湿热流入厥阴，而冲脉隶于肝，又属阳明，起于气街，而布散胸中，所以肝病不退，冲脉之气，挟湿热之气，上冲犯胃，的属冲疝重证。拟苦辛酸合方。

川雅连五分，炒　淡干姜三分　川楝子三钱　制香附二钱　延胡索二钱　盐水炒陈皮一钱　淡芩一钱五分，酒炒　杭白芍三钱，酒炒　白茯苓三钱　生薏仁三钱　姜汁炒黑山栀三钱　泽泻一钱五分

二诊：苦辛酸合方，呕吐稍减，痛势略缓。然腹中时觉攻撑，愈撑愈痛，痛处以热物摩熨，其势即缓，而热汤入口，其痛即甚，吐出均系痰涎。脉左部细弦，右部沉郁。肝经之气，横扰充斥，标热本寒。与甘仁先生同议温脏而泄气火之郁，化痰而降胃腑之气。逸山先生意见相同。录方以备商用。

川雅连五分　淡吴萸三分，川连同炒　制香附二钱　黑山栀三钱　金铃子三钱　广皮二钱　熟附片三分　制半夏一钱五分　延胡索一钱五分　白茯苓三钱　白蛎螺壳二钱　粉丹皮二钱　上沉香二分　黑丑三分，二味研细末，先调服

三诊：苦降辛通，痛势渐轻，大便虽行未畅，呕恶不止，吐出之物，气甚酸秽。右脉沉郁稍起，渐见滑象。肝木之纵横肆扰，虽得略平，而厥气逆冲，胃土不降，气即为火，痰即为浊，酿成酸秽之味，逆从上出。与逸山、甘仁两兄同议清泄郁结，降浊镇逆。

黑山栀三钱　制半夏三钱　块辰砂三钱　鲜竹茹三钱　炙紫菀肉二钱　香豆豉二钱　茯苓五钱　柿蒂四个　郁金一钱五分　旋覆花二钱，绢包　金铃子二钱　鲜枇杷叶一两，去毛绢包煎汤代水

四诊：痛势大减，略能安寐，大便不行，仍然恶心呕吐，吐出不堪秽臭，胃中窒闷异常，面色晦浊，目有红光。脉左弦右滑。良由疝气上冲，胃之下口，即小肠上口，火腑之气，不克下行，转从上逆，令糟粕从胃底翻出，胃浊不降，痰聚胸中，肝阳上逆，面晦目红不寐，宜确种种现象矣。夫大肠居小肠之下，与肺相表里。兹与逸山、甘仁两先生同议，控逐胸中之结聚，使肺气下通于大肠，肠痹得开，则火腑之气，或从下行，冀糟粕亦转旋顺下。未识能如愿否。

制半夏三钱　块辰砂四钱　细木通一钱五分　炙紫菀肉四钱　旋覆花二钱　白茯苓五钱　姜汁炒山栀三钱　鲜竹茹三钱　柿蒂五个　控涎丹八分，开水先调服

五诊：攻逐胸中结聚之痰，使肺气下通于大肠，大肠居然开通，屡次畅下，糟粕之逆出于胃者，亦从下行，呕吐臭秽已定，胸中窒闷亦开，疝气痛胀大减，渐能安谷，脉数转缓。出险履夷，诚为幸事。再拟调和中气，疏泄肝木，分化湿热，以善其后，同逸山、甘仁两兄商用。

制半夏一钱五分　鲜竹茹一钱　干橘叶一钱五分　泽泻二钱　生薏仁三钱　白茯苓三钱　金铃子一钱五分　荔枝核三钱　猪苓二钱　炒谷芽二钱

《张聿青医案》

王旭高

王。肝经久有湿热，伏于下焦经络之中。疝气交春而发，夏甚秋衰，至冬而平。发时每有寒热，是属湿火无疑，断非寒疝可比。去冬迄今患疟，兼以咳嗽，舌底红裂而苔黄揩，此疟邪湿热伤阴之象。法以养阴化痰、和胃泄肝为治。

制首乌　鳖甲　陈皮　杏仁　桃仁　川楝子　青皮　延胡　川贝　沙参　红枣　生姜

周。中气不足，湿热下注厥阴之络，胯凹肾囊之间，每逢劳碌必发疝气攻痛，兼有寒热。前用搜络方法，未获效验。今用补中益气汤加搜络清里之药。

补中益气汤去黄芪、炙草，加黄柏、茴香、全蝎、吴茱萸、黑山栀、川楝子、橘核、丝瓜络。

又药酒方：

枸杞子　沙苑子　茴香　仙茅　川楝子　熟地　菟丝子　吴茱萸　杜仲　巴戟肉　党参

烧酒十斤浸，夏五冬十日饮，勿醉。

吴。子和论七疝，都隶于肝。近因远行劳倦，奔走伤筋，元气下陷，其疝益大。盖筋者，肝之合也。睾丸者，筋之所聚也。大凡治疝不越辛温苦泄，然劳碌气陷者，苦泄则气益陷。今先举其陷下之气，稍佐辛温，是亦标本兼治之法。

补中益气汤加茯苓、茴香、延胡、全蝎、木香。

又丸方：

党参　白术　茯苓　吴茱萸　乌药　木香　小茴香　当归　枸杞子　川楝子　淡苁蓉

上药研末，用荔枝半斤，去壳煮烂，取肉捣烂，另将核炙脆，研末，连前药末共捣成丸。朝暮用盐花汤送下三钱。

疝本属寒，久则化热。其热为标，其寒为本。当标本兼治。

金铃子散加木香、乌药、吴茱萸、橘核、小茴香、车前子、川黄柏、枸杞子、胡芦巴。

秦。湿热素盛，下注小肠厥阴之络，囊肿，胯筋胀痛，小有寒热已经匝月。拟泄肝络，兼通小肠。

金铃子散加柴胡、青皮、穿山甲、全蝎、龙胆草、枳壳、山楂肉、黑山栀、沉香、吴茱萸、橘核。

某。先天不足，肾气虚寒，膀胱失化，肾囊胀大，疝气上攻，呕吐不止。防其发厥。

肉桂　金铃子　乌药　巴戟肉　胡芦巴　半夏　吴茱萸　泽泻　小茴香　荔枝核

又末药方：

棉子肉四两，炒小茴香（盐水炒）二两，糯米（炒黄）半升。

共研末，砂糖调服。

渊按：水盛凌土之象，须崇土御水为主。

朱。腹满，面黄，足肿。近因厔水受寒，又加疝痛。脾虚有湿，肾虚有寒。防其疝气上攻，大腹益满。

平胃散去甘草，加茯苓、小茴香、神曲、吴茱萸。

以上出自《王旭高临证医案》

柳宝诒

于。疝气上逆于肺，喘促胸板，呃逆肢厥，病情颇深。舌色光红，阴液亦枯。病重正虚，殊难着手，姑与疏降法，得松为幸。

旋覆花　西洋参　代赭石醋煅　姜半夏　前胡　淡干姜川连煎汁，炒　生甘草　广郁金　延胡索醋炒　金铃子酒炒　长牛膝吴萸煎汁，炒　公丁香　柿蒂　竹茹姜汁炒

杜。左少腹掣及睾丸。寒湿中于厥阴之络，此筋疝证也。防其上冲而厥。

川楝子酒炒　延胡索醋炒　橘络核各，炒　青皮　小茴香盐水炒　桂枝　白芍土炒　长牛膝吴萸煎汁，拌炒　当归酒炒　赤苓　木瓜酒炒　荔枝核炒

施。囊肿痛坠，病属㿗疝。治当温调气分，疏利湿热。

金铃子酒炒　吴萸盐水炒　小青皮醋炒　苏梗　黄柏酒炒　黑山栀　小茴香盐水炒　茯苓块　生甘草　荷梗　茅术炭　川郁金

陆。疝气偏坠，少腹胀硬。湿热下注膀胱，上及于脘。法宜疏泄。

金铃子酒炒　延胡索　长牛膝吴萸煎汁，拌炒　青皮醋炒　归须炒　丹参　小茴香　橘核炒，打　桂枝　乌药　胡桃肉　荔枝核

另：胡芦巴丸，淡盐汤送下。

张。木气不平，挟湿热之邪结为疝气，甚则撑痛气升，上及于脘。脉象弦细。治当疏泄肝邪。

金铃子肉酒炒　延胡索醋炒　青皮醋炒　青广木香各　长牛膝炭吴萸煎汁，拌炒　赤白芍各，酒炒　归身尾各，小茴香煎汁，拌炒　橘络核各打，炒　紫苏梗　海南槟榔　白茯苓　陈木瓜酒炒

方。内热久恋，咳痰曾经带红。脉象虚细，热恋阴伤。少腹块撑作痛，疝气并发，势必兼疗。姑与养阴疏肝。

南北沙参各 小生地 赤白芍各 归身 川百合 丹皮 白薇 金铃子 延胡索醋炒 小青皮醋炒 橘核 长牛膝炭吴萸煎汁，拌炒 枇杷叶

丁。寒气袭于厥阴之络，少腹胀痛，上及于脘，甚则作呕，脉象迟弦而细，舌苔厚浊。法当苦泄温通。

金铃子肉酒炒 延胡索酒炒 青广木香各 淡干姜盐水炒 牛膝炭吴萸煎汁，拌炒 细川连姜汁炒 乌药 枳实生切 木瓜酒炒 制半夏 橘络核各，炒，打

苏。疝气偏左，胀痛而不下坠，左脉弦硬。肝火与寒湿相搏，结于经络。治当疏泄厥阴。

金铃子肉 延胡索 小青皮 吴萸川连煎汁，炒黑 青木香 白芍 桂枝 归须 橘核络各 小茴香 黑山栀 茯苓 胡芦巴 荔枝核

金。由淋浊转为疝痛。湿热郁于阴分，蒸动伏邪。肢麻少汗，脉数，苔白底红。当疏透伏邪，而兼清化。

豆豉鲜生地同打 丹皮炭 紫苏细梗 黑山赤苓 川楝子 延胡索醋炒 青皮 乌药 橘络核各，炒，打 车前子 茅根肉 淡竹叶

二诊：疝痛得减，转作泄泻，病机自顺。舌苔浊厚，郁热甚重。胃气泄则外托无力，恐邪机外达不爽耳。

豆卷 葛根 淡黄芩酒炒 川连 枳实生切 苡米姜汁炒 广陈皮 半夏 广郁金 生甘草 干菖蒲根 荷叶

童。疝痛偏左，上引少腹。邪在厥阴，当与苦辛疏化。

金铃子肉 延胡索 青皮 细川连吴萸煎汁，炒 青木香 桂枝 白芍 小茴香 木瓜 牛膝 橘核络各 黑山栀 茯苓 苏叶 荔枝核

以上出自《柳宝诒医案》

马文植

广东，某。肝足厥阴之脉，循阴器而络睾丸。气虚湿寒下袭，狐疝坠痛。拟益气养营，温泄厥阴。

生黄芪 升麻醋炒 焦白术 炙草 泽泻 当归 白芍 肉桂 炒小茴 法半夏 云苓 潞党参

二诊：昨进益气温下，狐疝坠痛已减。原方进步治之。

原方加巴戟天、青皮。

三诊：气疝坠胀已减其半，而痰嗽又发，二者皆寒湿为患，湿痰随气升降也。仍以昨法参以肃肺。

生黄芪 潞党参 焦白术 白芍 茴香 肉桂 白前 炙草 云苓 橘红 半夏 破故纸 青皮 杏仁 姜 枣

四诊：气疝较平，夜半痰嗽未能尽止，积饮未清，用苓桂术甘加味。

　　茯苓　白术　党参　黄芪　青皮　小茴　杏仁　甘草　白芍　姜　破故纸　苏子　肉桂
制半夏

　　五诊：益气温下，诸证均减，饮亦渐化。前方进治。

　　云苓　白芍　旋覆花　白术　肉桂　苏子　半夏　红枣　青皮　白芥子　破故纸　炙草
小茴　党参　煨姜　炙芪

　　六诊：益气温下，颇合法度，痰嗽已止，气疝坠胀已减其半。从前法治。

　　原方去青皮，加杞子。

　　七诊：气疝已愈六七，咳嗽止，惟湿热未清，痰即火之湿也。火原不足，脾乏健运。仍温
养下焦，三阴并治。

　　原方去旋覆花，加当归。

　　丸方：别直参三两　上黄芪三两　胡芦巴一两五钱　杜仲二两　茯苓三两　上桂六钱　破故纸一两二
钱　炙冬花一两五钱　杞子二两　苏子二两　制半夏二两五钱　炒小茴一两二钱　白芍一两五钱　炙草六钱
广木香六钱　当归一两五钱　杏仁二两　陈皮一两

　　上药为末，生姜二两、红枣四两，煮烂为丸，每服三钱。

　　八诊：痰嗽已止，气疝又微坠胀，中气又弱，肝肾尚少固摄。以调中温摄下元。

　　炙黄芪　潞党参　陈皮　肉桂　炙草　煨姜　杜仲　炒小茴　红枣　制半夏　杞子　焦白
术　白芍　破故纸　当归

　　九诊：经治以来，疝平喘止，坠气亦好，小溲长而色赤，气化已行，湿邪下达，均属佳兆。
仍以原方进治。

　　潞党参三钱　甘杞子一钱五分　木瓜一钱　炒小茴一钱　杜仲三钱，盐水炒　炙芪三钱　肉桂四分
茯苓三钱　红枣二枚　炙草四分　当归一钱五分　新会皮一钱　法半夏一钱五分　破故纸一钱，盐水炒　白
术一钱五分　白芍一钱五分　煨姜二片

《马培之医案》

刘子维

　　张锡之肾子肿如鹅蛋大，行路下坠颇痛。

　　白术八钱　怀药五钱　益智仁三钱　黄柏一钱半，盐水炒　玄参五钱　橘核三钱　荔枝核八钱　白芍
四钱　知母二钱　上桂二钱　沙蒺藜五钱　首乌五钱　甘草二钱　灯心三钱

　　五付，服二付痊愈。

　　李俊注：此疝气也。原批云：此因肝脾不足，亦是脾之不生。土为四象主，而其机在木，
伊木之心火肆，而真阴受病，真阳亦渐少，奈何不生病？治须培其根，必要真火去生真水，而
真阳乃可克阴火，即真水可以养肝阴，医理如此，宜究之。谨按：脾为后天生化之源，出五味
以溉四象。故以后天论，则肝脾不足，亦是脾之不生也。然肝为先天生化之源，土在后天，虽
为四象主，而以先天论，则其生机实不离木，故曰其机在木。心为火脏，肾为水脏，而火之精
谓之真火，亦即真阴；水之精谓之真水，亦即真阳，此乃先天真气，不可太分。伊木之心火肆
而真阴受病，故真阳亦渐少也。阴火者，水中之火，即相火也，相火之所以能蛰藏于下，而发
为氤氲之气，以奉生身者，赖有真水以率之也。若真水不足，则阴火妄动，木先失养而灾害至
矣。《热病论篇》曰：邪之所凑，其气必虚。木既失养则正虚，邪凑安得不为肿痛而下坠乎？

以后天气化言之，此本肝脾不足，水火不交之病。盖厥阴之脉，绕阴器，疝气不离厥阴肝经。肝既不和，则水升火降之机乱，脾土无所禀气，乃必然之势也。原批谓其伊木之心火肆而真阴受病，真阳亦渐少，是其病乃由心火有余，心阴不足，以致伤及肝阴，为之原耳。

《太阴阳明论篇》曰：土者，生万物而法天地。夫脾为后天主，水火之交，在此不足则斡运失职。水火不交，生化不出，故补以白术、怀药、甘草建立水火交媾之地。《生气通天论篇》曰：苍天之气，清静则志意治，顺之则阳气固。夫苍天之气在人身即肝气也，水火交媾之机，在此人不幸，而苍天之气逆，则莫要于和肝，故以白芍平之、沙蒺藜、首乌温之、养之，以抵于和而转其机，合之灯心引火下行，肉桂化水上行以任交媾之使，则南北气化无间而大功成矣。张某之病要真火去生真水，而后真阳乃可克阴火，即真水可以养肝阴。夫真火生真水、真水养肝阴者，乃后天火降水升如常，而先天真火、真水不至为后天乱气蔽隔，自复其生化克制之妙也。人生在后天，即不离后天气化，未有后天气化不和，以致先天气化不和，而不由后天以返先天者也。真阳渐少，则阴火渐炽，而肾水亦虚，故用知、柏泻阴火之炽，玄参补肾水之虚，以降之、宅之。阴火妄动则地气寒，肾囊肿痛则地气窒，故用沙蒺藜温肝肾以助阳气，益智仁温脾肾以开郁结，而荔枝核、橘核则专入肝、肾、膀胱，消肿止痛，以治疝气之用也。

五脏皆有先天真气以率后天凡气，故气从以顺，各从其欲，皆得所愿。所谓先天真气者，即前所云心属火而有真火，肾属水而有真水也。他脏仿此。然真气虽有五实，皆真阴真阳之化分也。《易》曰：太极生两仪，两仪生四象，而当未化分之时，即真阴真阳，亦非二也。人能恃之以静，由分而合，而复还太极，谓之道矣。此案以先天真气论病，医者不知，无须深求。但于后天水升火降之理而精研之，亦未尝不与先天气化暗合，盖逆生虽异，而和合于中则无异也。

《圣余医案诠解》

沈祖复

钱少和世丈。

子痈与疝气有别，实则异名同类。经云：男子任脉为病，内结七疝。巢元方立"癥瘕"之名，瘕者内裹脓血是也，癥者小便不通之谓也。左睾丸属肝，脉象弦急，气逆口干，高年恐其痛厥。现在小溲三日不利，肾子胀痛，外皮红肿，湿热下注也。姑先通调水道，水道不通，湿热愈形阻滞矣。

赤芍、车前子、滑石、石决明、黄柏、龙胆草、甘草梢、竹茹、川楝、橘核、通草、薏仁、萆薢。

《医验随笔》

方耕霞

陆。少腹癖块举发，痛及肩窝，甚至呕酸不纳，其势颇剧，此即《难经》冲疝之类也。夫少腹厥阴部分，呕为阳明之病，病由郁结伤肝，肝邪横逆，土不能御，以致于此。今姑温胃降逆，辛通解郁，庶几木土免其残贼。

肉桂　香附　茯苓　小茴香　炒归身　车前　乌药　良姜　青陈皮　左金丸　半夏冲入炒盐一捻。

再诊：痛极几乎发厥，得药即止。可谓应病矣。脉尚微细，胃尚不饥，是木邪未平，土气不苏也。平肝即所以醒胃，毋庸双管齐下。

肉桂　香附　归身　茯苓　陈皮　半夏　砂仁　杜仲　车前　乌药　吴萸　两头尖

《倚云轩医话医案集》

张锡纯

天津陈某某，年三十八岁，得大气下陷兼疝气证。

病因：初因劳心过度，浸觉气分不舒，后又因出外办事劳碌过甚，遂觉呼吸短气，犹不以为意也。继又患疝气下坠作疼，始来寓求为诊治。

证候：呼吸之际，常觉气短似难上达，劳动时则益甚。夜间卧睡一点钟许，即觉气分不舒，披衣起坐移时将气调匀，然后能再睡。至其疝气之坠疼，恒觉与气分有关，每当呼吸不利时，则疝气之坠疼必益甚。其脉关前沉而无力，右部尤甚，至数稍迟。

诊断：即此证脉参之，其呼吸之短气，疝气之下坠，实皆因胸中大气下陷也。此气一陷则肺脏之翕辟失其斡旋，是以呼吸短气；三焦之气化失其统摄，是以疝气下坠。斯当各升补其下陷之大气，俾仍还其本位，则呼吸之短气、疝气之坠疼自皆不难愈矣。

处方：生箭芪六钱　天花粉六钱　当归三钱　荔枝核三钱　生明没药三钱　生五灵脂三钱　柴胡钱半　升麻钱半　小茴香一钱，炒捣

共煎汤一大盅，温饮下。

复诊：将药连服三剂，短气之病已大见愈，惟与人谈话多时，仍觉短气。其疝气已上升，有时下坠亦不作疼，脉象亦大有起色。此药已对证，而服药之功候未到也。爰即原方略为加减，俾再服之。

处方：生箭芪六钱　天花粉六钱　净萸肉四钱　当归三钱　荔枝核三钱　生明没药三钱　生五灵脂三钱　柴胡钱半　升麻钱半　广砂仁一钱，捣碎

共煎一大盅温服。

效果：将药连服四剂，呼吸已不短气，然仍自觉气分不足，疝气亦大轻减，犹未全消。遂即原方去萸肉，将柴胡、升麻皆改用一钱，又加党参、天冬各三钱，俾多服数剂以善其后。

《医学衷中参西录》

赖松兰

阴癫屏痛已松，泄溺频数亦愈，惟腰酸带下，里热脉数，阴虚湿阻，再以和阴摄下为治。

炒于术　云茯神　甘草　柴胡　炒归身　炒白芍　淮山药　煨益智　沙苑子　桑螵蛸　乌贼骨　台乌药

厥阴气滞，木失条达，是以睾丸偏坠，少腹为之屏痛，乃狐疝也。拟疏肝理气法。

川楝子　小茴香　淡吴萸　制川朴　橘核　新会皮　焦楂核　广木香　沉香曲　砂仁壳
官桂

以上出自《赖松兰医案》

陈莲舫

沈。疝气牵引腰腹，治以温养。

安肉桂　全当归　菟丝子　川楝子　制香附　广陈皮　潞党参　川杜仲　鹿角霜　生白芍
小青皮

《莲舫秘旨》

何长治

左。腹胀便溏，胸次痞闷，右疝偏大。肝脾同病也。

桂枝五分　白术二钱　泽泻钱半　橘核三钱　茯苓三钱　茴香五分　山楂炭三钱　猪苓二钱　青皮钱
半　白芍钱半

左。疝痛睾丸肿，遇劳则发，痛必于寅卯间；鹜泄经久；脉浮数。宜从厥阴疏化。

焦冬术　归尾　炒小茴香　吴萸　山栀　草薢　广木香　酒炒白芍　白苓　楂炭　黑姜
青皮　酒炒枸橘李　砂仁壳

以上出自《何鸿舫医案》

王仲奇

梁，芜湖，三月九日。小肠疝气，前曾在左，业经治愈，今发则偏善右边，胀痛作坠，脉
弦滑。年逾七旬，恐非服药可瘥。

锁阳二钱　油当归三钱　巴戟天二钱　补骨脂二钱，炒　川楝子钱半，煨　益智仁一钱　胡芦巴钱半
橘核炒二钱　九香虫一钱，炒　青皮钱半，炒　萆薢一钱　沉香曲钱半，炒

二诊：三月十二日。小肠疝气，前发在左，既经见瘥，今复发则偏着右边，日来虽未胀痛
作坠，而有形未消，脉缓弦滑。年逾七旬，究难疗治。

锁阳三钱　油当归三钱　补骨脂二钱，炒　巴戟天二钱　胡芦巴钱半　益智仁一钱　川楝子钱半，煨
小茴六分，炒　萆薢钱半　升麻六分，炙　青皮钱半，炒　宣木瓜六分

三诊：三月十六日。疝气日来较瘥，已不胀痛作坠，行动努力则现，卧下则隐，脉濡弦。
仍守原意为之。

锁阳三钱　油当归三钱　补骨脂二钱，炒　益智仁一钱　胡芦巴二钱　巴戟天二钱　小茴八分，炒
肉桂子八分　升麻一钱，炙　川楝子钱半，煨　九香虫一钱，炒　川椒四分，炒黄去闭口

四诊：三月十九日。疝气年前在左，业经见愈，今发在右，日来已不胀痛作坠，惟行动努
力则现，安卧则隐，脉弦滑。仍以温下可也。

锁阳三钱　油当归三钱　川楝子钱半，煨　小茴八分，炒　胡芦巴二钱　巴戟天二钱　益智仁一钱

肉桂子八分　　泡吴萸六分　　青皮钱半，炒　　补骨脂二钱，炒　　台乌药钱半

《王仲奇医案》

王堉

常少张炳堂同乡，甲寅得疝病，肾囊重坠，膀胱时作痛楚，适入值圆明园，出城门路砌以石，长数十里，行者车倾侧，车中人四肢竭力支持，多以为苦。炳翁一往返，疝痛甚，肾囊欲肿。延医视之，仓促不暇细诘病状。因曰：肾囊肿多是湿热下陷，利水清火痛自除。炳翁于岐黄素愦愦，急服其药，痛增甚，腰胁不可屈伸。乃命余视，诊其脉象沉迟，季肋丸丸，直上直下。乃曰：此寒疝也。病由肝气凝结，胁下如柱，非温血养胁不可，利水清火，不增其何为。乃为合茴香丸一料送之，服未一两而痛减。适有盛京视学之命，炳翁即束装出关。冬季来函，则曰：药已服完，疝不再发，余犹以温养告之云。

《醉花窗医案》

袁焯

郭某年六十余，腊月间患疝病。外肾根部，肿硬如鸡卵，疼痛非常，恶寒不热，口干，舌光无苔而色不红。盖寒疝也。其坚硬如鸡卵者，寒邪搏结，得温则消散也。乃以乌头桂枝汤：蜜炙乌头三钱，桂枝、白芍各二钱，甘草一钱，加党参二钱，干姜八分，小茴香、当归各三钱，木香一钱。作煎剂，服后至夜间痛始定，肿硬亦消，口干亦止。翌日以原方用羊肉汤煎药，并令其食煨羊肉而痊。

《丛桂草堂医案》

曹沧洲

某左。疝气偏大久不消，温痰隐伏，不易见功。

苏梗三钱　　胡芦巴一钱半　　川楝子一钱半　　川断三钱　　制香附三钱　　两头尖三钱　　延胡索一钱半　　丝瓜络一钱半　　广木香二钱　　淡吴萸三钱　　枸橘二钱　　荔枝核四钱　　橘核丸三钱

某左。湿热下走肝肾，营络内痹，睾丸偏大作胀，腰酸，脉微弦。当疏泄厥少。

苏梗一钱半　　川楝子三钱，小茴香七分同炒　　猪苓一钱半　　楂炭一钱半　　四制香附一钱半　　延胡索一钱半，醋炒　　泽泻一钱半　　白蒺藜四钱　　青皮炭一钱半　　两头尖三钱，包　　丝瓜络一钱半　　橘核四钱　　荔枝核四钱，打

以上出自《吴门曹氏三代医验集》

曹南笙

某左。立冬前一日，寒战后热属厥阴，食蟹咸寒沉坠，浮肿囊大，溲溺甚少，至晚肿胀愈加。显然阳微浊聚，治从气分开泄冷湿。

桂枝　　吴萸　　川楝子　　茯苓　　生牡蛎　　泽泻　　青皮汁十匙

某左。初诊：久有疝证，十年来寒热劳形，则右胸胁中一股气坠，直走少腹，凡大小便用力皆然，面赤亮，痰多，食腥腻更令病加。此湿热久壅隧中，缓攻为宜。

控涎丹四分，间日服。

二诊：脉沉、痰多，手骱赤疮，宿疝在下，右胁气坠少腹，前用控涎丹逐痹未应，想久聚湿热沉痼，非皮膜经脉之壅，用浚川丸四十粒匀二服，间日一进，先通腑聚，然后再议。

三诊：通腑宣壅，枯痰既下，其疝仍聚于右，且盛于寒天冬月，卧安必有声自消，行走劳动必有形，直坠阴囊。久病急攻无效，议辛甘化风方法，古人以疝为肝病，十居八九。

当归　鹿角　桂枝　肉桂　小茴　川芎　炙草　茯苓　生姜

羊肉胶丸。

某左。病自肾囊，渐踞少腹之左，夫厥阴之脉绕乎阴器，操持谋虑，都主伤肝，肝气结聚，变幻形象而痛，病名曰疝。疝分有七，暴疝多寒，久疝多热，泄气痛缓，宣通可以却病，只因下焦乃清远之乡，气热湿郁概可知矣。

川连　小茴　黑山栀　橘核　川楝子　青木香　郁李仁　冬葵子

某左。老年久疝，因嗔怒而肿大热痛，肝失疏泄，火腑湿热，蕴结不通，温补升阳固谬，盖肝性主刚，湿闭反从燥化，龙胆苦坚不应，议柔苦制热，反佐辛热以开血中郁痹。

东垣滋肾丸。

某左。脉右弦左涩，当脐痛连少腹，已属凝聚有形，呕吐黄浊，大便欲解不通，若患处漉漉有声，痛势稍减，惟外著体不转移，其痛更加。此属肝气疝瘕，辛香流气，所称通则不痛耳。

桃仁　橘核　金铃子　炒延胡　韭白汁　两头尖　小茴　青皮

此通泄厥阴气血方也，痛甚于下，浊结有形，非辛香无以入络，非秽浊无以直走至阴之域。

以上出自《吴门曹氏三代医验集》

丁泽周

李左。湿火挟厥气下注，劳动过度，偏疝坠胀疼痛，口干内热，小溲浑浊，纳谷不香，胸脘闷胀，脉弦数，苔腻而黄。脾胃清气不能上升，小肠、膀胱浊气不得下降，肝气失于疏泄，脾虚生湿，湿郁生痰，痰火瘀凝，清不升而浊不降，然皆素体气虚之所致也。姑拟健脾胃，清湿火，俾清气自升，浊气得降。

炒白术二钱　赤茯苓三钱　陈广皮一钱　陈橘核一钱五分　炒知母二钱　炒黄芪三钱　粉草薢三钱　荔枝核三钱　软柴胡五分　酒炒黄柏一钱　小茴香五分　清炙草五分

又诊：前进健脾胃，清湿火，偏疝略收，疼痛渐止，胸闷不舒，清气有上升之象，浊气有下降之势。拟原方更进一筹。

原方去柴胡，加金铃子一钱五分、延胡索五分。

黄左。劳倦奔走，元气下陷，睾丸坠胀，不能行动，胸脘不舒。肝主筋，睾丸为筋之所聚。

先建其中气，俾得元气上升，睾丸自能不坠。

炙黄芪三钱　炙升麻一钱　小茴香五分　炒潞党三钱　柴胡梢五分　陈广皮一钱五分　炒白术三钱　清炙草五分　广木香五分　橘核丸三钱，吞服

又诊：坠痛已止，举动亦便。前进补中益气汤，甚为合度，仍守原法治之。

炙黄芪三钱　云苓三钱　炙升麻六分　炒潞党三钱　细青皮一钱五分　金铃子一钱五分　清炙草五分　荔枝核三钱　延胡索五分　佛手柑八分

以上出自《丁甘仁医案》

赵左。厥阴之脉，循阴器而络睾丸，厥气失于疏泄，右胯痃癖，时作胀痛，卧则入腹，势成狐疝。缠绵之证，难于痊愈，姑拟疏泄厥气。

全当归二钱　炒赤芍二钱　柴胡梢七分　金铃子二钱　陈橘核四钱　小茴香八分　细青皮一钱　紫丹参二钱　胡芦巴钱半　枸橘一枚，打　丝瓜络二钱

蒋左。狐疝卧则入腹，坐则出腹，惊骇伤肝，厥气下注，缠绵之证。宜泄肝理气。

全当归二钱　京赤芍钱半　金铃子二钱　小茴香八分　陈橘核四钱　柴胡梢七分　胡芦巴钱半　路路通钱半　丝瓜络二钱　枸橘一枚，打　荔枝核五枚，炙

孙左。偏疝坠胀疼痛，小溲淡黄，腑行燥结。宜泄肝理气，淡渗湿热。

全当归二钱　京赤芍二钱　柴胡梢八分　全瓜蒌三钱　黑山栀二钱　金铃子三钱　延胡索一钱　丝瓜络二钱　陈橘核四钱　通草八分　路路通二钱　陈木瓜二钱　枸橘一枚，打　荔枝核五枚，炙

以上出自《丁甘仁医案续编》

陈在山

唐述德，脉来沉缓，询其素有疝气之证，常觉腹痛，今则左目骤然昏花，不红无翳。此肾寒肝郁之证，宜舒散利气之剂。

香附　南茴　茅术　皮苓　潞参　厚朴　甘草　薏米　缩砂　木香　乌药　山药　当归　澄茄　生姜

唐述德服前方，诸证皆效，惟疝气一证如故，专拟破气暖肾法。

南茴　青皮　木香　山药　芡实　香附　醋芍　厚朴　汾草　橘核　荔枝　皮蔻　皮苓　玉实　元胡　生姜

唐述德服药二十余剂，似觉病体全愈，惟胸中稍有不舒，亦无关紧要，乃余寒未净之故，再服汤药一剂，后服丸饵，可保全愈。

青皮　南茴　砂仁　木香　紫朴　蛇床　韭子　故纸　人参　荔枝　澄茄　附子　车前　官桂　橘核　生姜

丸药方：人参　茅术　紫朴　青皮　南茴　官桂　台乌　韭子　蛇子　澄茄　木香　元胡　醋芍　汾草　砂仁　玉实　车前　香附　皮苓　枳壳　槟片　橘核　荔枝　山药　故纸　良姜　巴戟　共末蜜小丸。

《云深处医案》

曹惕寅

近邻顾某以余向好济人之急，谓其友年逾六旬，家有老妻，寡女寡媳，并两孙女，向业拍丝。忽患疝气，睾丸胀大，囊亦肿坠。彼以一家六口，嗷嗷待哺，故不愿停其业，仍逐日工作，忍痛强事。乃致睾囊巨大如升，仍然讳而不宣。孰知努力气坠，囊竟豁然开裂，血出如注，旋即晕倒，血出七昼夜。面无人色，四肢僵冷，舌苔光红，脉细如丝，不言不语，神迷昏睡，特来商治于余。余深悯其家贫如洗，病又险重，姑尽力救之。内服党参、生地、沙参、天冬、牡蛎、白芍、风斛、糯稻根须、丝瓜络（鸭血拌炒）、料豆衣，并于方后签字，俾其免费撮药。外用翠凤消坚菜油调敷肿处。出血处用八宝生肌散、白膏药。如法调养半月，竟得复原工作。该病者感余至深，以活伊一人，则一家生命寓焉。余费仅数十元，亦云小惠，惟尽心力而为之，得有成效，于我心至足乐也。

疝之病受于厥阴，而源于任脉，肝脉环阴器而入少腹，任脉同足厥阴并行腹里。故男子内结七疝之证，未有不系于肝、任二脉也。昔人论之详矣。然余于沪上所诊之郑海翔君，彼自谓疝气，少腹并不胀滞，睾囊亦未肿坠，惟自觉睾丸下落，似酸似痛，不可言喻。病前既无醉酒房劳，亦未狂奔急走。治以疏和之法，用苏梗、香附、川楝、乌药、青皮、橘核、荔核、丝瓜络、米仁、两头尖、路路通、小茴香等，并用苏叶、川楝子、延胡、香附酒炒焙之。数剂后绝无应响。据云伊向无此患。因询以君之疾莫非起于便艰努力之后乎？前药无效，姑于焙药内加升麻五钱。一宿病势十愈六七。盖升麻轻宣，足升滞气于至阴之分，再佐诸辛温之品，气散血行，血气融和，其病自瘥。故治病之旨，以能见病治病为务，处方尤以能运用心灵为贵。竭其诚，明其机，其得之矣。未可拘执成见也。

以上出自《翠竹山房诊暇录稿》

傅松元

疝气之证，属于酒客湿热者居多，或因劳而发，或感寒而发。感寒者，身不甚热，但寒邪与湿热相并，下坠气街，与睾丸进结不散，胀痛欲死。因劳者，劳火与湿热相并，身心热，热甚则多汗如脱。其胀痛而有变化者，为狐疝，多发于右丸，俗谓昆仑气。前人皆视为寒湿，而以温通利湿法治之，然多不应。有南京人张小亭者，素患狐疝，忽作痛甚剧，身热汗多如脱。余亦以温通利气为治，小亭见方药与前医所用者相类，亟谓余曰："方非不佳，但我已黏汗三身，剧痛不止，如无他策，必不支持。"言犹未已，渐有发厥之象。余急用蜘蛛散法，以大蜘蛛一枚，肉桂三分，为末调服。服下片刻即腹中盘旋作响，登时痛止汗收，其病若失。

《医案摘奇》

贺季衡

周男。双疝，两睾丸坠大已久，不时作痛，痛减则腹胀作痛，气喘不已，脉小数，舌白。寒湿结于肝肾之络，阳气不通而来。最难速效。

当归二钱　大白芍二钱，吴黄三分拌炒　上肉桂五分，去皮切　广木香八分　炒茅术一钱五分　炒白术二钱　青陈皮各一钱　台乌药一钱五分　云苓三钱　炒苡仁五分　旋覆花一钱五分，包　荔枝核三钱，炙

生姜一片

二诊：双疝，两睾丸坠虽减，而仍不时作痛，连及少腹腰部，脉沉细而滑，舌苔腐白。寒湿久积肝肾之络，气运不和。最难速效。

白归身二钱　川杜仲四钱　大白芍二钱，吴萸三分拌炒　上肉桂五分　小茴香一钱，盐水炒　台乌药一钱　炒茅术一钱五分　炒白术二钱　炙甘草八分　陈橘核三钱，炙　川椒五分　淮牛膝一钱五分　胡芦巴三钱　红枣三个

丸方：疏肝益肾，理气化浊。

炒茅术一两五钱　炒白术二两　小茴香一两五钱　白归身二两　上肉桂五钱　川杜仲三两　大白芍二两，吴萸三钱拌炒　淮牛膝一两五钱　胡芦巴三两　炙甘草五钱　川楝子一两五钱　川椒五钱　泽泻一两五钱　潼白蒺藜各二两　陈橘核三两，炙

江男。偏疝发后，气分已虚，余湿未尽，少腹急胀，气从下陷，脘下不畅，痰多食少，日形消瘦，脉虚数而细，舌苔糙白。肾虚肝逆，调中化浊为先。

潞党参二钱，姜汁炒　焦白术二钱　淮牛膝一钱五分　大砂仁八分　大白芍二钱，吴萸三分拌炒　炙甘草五分　小茴香八分，盐水炒　云苓三钱　泽泻二钱　青木香八分　补中益气丸三钱，包

二诊：两进调中化浊，少腹胀、气从下陷已退，腑通未爽，脘次不畅，胃纳未复，间或口泛甜味，脉弦细。肠胃湿浊初清，肝气横逆未和也。

旋覆花一钱五分，包　焦白术二钱　大白芍二钱　黄郁金二钱　姜半夏一钱五分　新会皮一钱　沉香曲一钱五分　炒枳壳一钱五分　白蒺藜四钱　焦谷芽四钱　冬瓜子四钱　佛手八分

三诊：少腹急胀及气从下陷先退，口泛甜味继消，腑通未爽，胃纳初增，胸次尚仄满，得噫则松，脉细滑，舌白。当再通阳化浊，以运中枢。

厚朴花八分　干薤白四钱，杵　焦白术二钱　大砂仁八分　姜半夏一钱五分　云苓三钱　贡沉香五分　新会皮一钱　焦谷芽四钱　炒枳壳二钱生姜一片　佛手八分

四诊：日来大腑复通，少腹胀、口泛甜味俱退，胃纳渐复，而胸宇尚有不适状，脉弦滑无力，舌红苔白。当培土调中。

潞党参二钱，姜汁炒　焦白术二钱　大砂仁八分　陈橘皮一钱　沉香曲一钱五分　焦谷芽四钱　炒苡仁五钱　姜半夏一钱五分　炒枳壳二钱　旋覆花一钱五分，包　生姜一片　佛手八分

王男。冲疝延久，由右少腹上冲心而痛，漉漉有声，痰涎上泛，食入或作噫，便结，小溲勤数，脉虚弦，两尺濡细，舌红而光。心肾两亏，肝气横梗，冲气因之上逆也。拔根不易。

当归二钱　小茴香五分，炒　大白芍三钱，吴萸五分拌炒　胡芦巴三钱　淮牛膝一钱五分　川杜仲四钱　青木香七分　潼白蒺藜各三钱　台乌药二钱　上肉桂五分，去皮切　川楝子二钱，醋炒　云苓三钱　荔枝核三钱，炙打

二诊：冲疝痛势虽减，痛时由少腹上冲心而痛，坐卧不安，食少胃呆，气鸣则散，或作噫，痰涎上泛，或便结溲勤，切脉虚数而细，重取少力，舌红无苔。病起忧劳抑郁，心肾虽亏，肝木多郁，冲气因之上逆也。

潞党参三钱　炒白术二钱　潼白蒺藜各三钱　川楝子二钱　小茴香五分，盐水炒　上肉桂五分　云苓三钱　大白芍二钱，沉香二分拌炒　台乌药二钱　旋覆花一钱五分，包　荔枝核三钱，炙打

另：补中益气丸三两，每日三钱，开水下。

朱男。癫疝延久，睾丸日以益大，阳具紧缩，水道不利，脉沉滑，舌苔浮黄。肝肾两亏，湿热下注之候。速效难求。

当归二钱　川楝子二钱　胡芦巴三钱　川黄柏二钱　川桂枝八分　炒苡仁六钱　云苓三钱　炒茅术二钱　炒白术三钱　淮牛膝一钱五分　泽泻二钱　枸橘梨一个

二诊：通阳化浊，以治癫疝。

当归一两五钱　淮牛膝一两五钱　熟附片一两上肉桂五钱　胡芦巴一两五钱　川椒五钱　炒茅术一两五钱　炒白术二两　淡苁蓉一两　云苓三两　青木香六钱　炙甘草五钱　泽泻二两　川楝子二两　青陈皮各一两

上为末，蜜水泛丸。

潘男。狐疝延久，日来萌发益甚，腰俞酸楚，咳则尤甚，痰无多，头目或眩痛，幸胃纳尚充，切脉左手弦滑鼓指，舌苔黄腻。水亏木旺，痰湿乘虚下注，气运不和之候。调肃和理为先。

南沙参四钱　白苏子二钱，炒　川杜仲四钱　炒苡仁五钱　淮牛膝一钱五分　旋覆花一钱五分，包　青木香五分　净橘络一钱　净橘核三钱　白归身二钱　云苓三钱　丝瓜络二钱，连子炙　桑寄生三钱

二诊：今日舌苔满腻已化，左脉弦数亦减，而滑如故，狐疝不时堕胀，则腰脊酸楚，不能久坐。肝肾之阴气久亏，痰湿乘虚下注也。姑为培补肝肾，理气通络。

白归身三钱　鹿角霜二钱　川杜仲四钱　炙黄芪三钱　淮牛膝二钱　金狗脊五钱　桑寄生三钱　左秦艽二钱　净橘络一钱　云苓三钱　猪脊筋一尺，破开洗　红枣三个

王男。气疝又复举发两月有余，睾丸或大或小，气逆于上，则胸腹胀满，矢气则退，二便不利，饮食减少，脉沉细而滑，舌苔黄腻。湿随气陷，调化为先。

当归二钱　大白芍二钱，吴萸三分拌炒　川楝子二钱　青木香一钱五分　胡芦巴三钱　小茴香八分，盐水炒　陈橘皮一钱　陈橘络八分　云苓三钱　泽泻二钱　炒苡仁五钱　台乌药一钱五分　荔枝核三钱，炙打

二诊：气疝，睾丸或大或小及气逆则胸腹胀满俱减，两胁当胀，不耐久坐，二便已利，胃纳未复，脉弦滑，舌苔尚黄腻。余湿未清，而随气陷也。

当归二钱　大白芍二钱，沉香二分炒　焦白术二钱　小茴香八分，盐水炒　台乌药一钱五分　白蒺藜四钱　炙黄芪二钱　青木香一钱五分　川杜仲三钱　淮牛膝一钱五分　桑寄生二钱　红枣三个

另：补中益气丸三两，每日三钱，开水下。

章男。筋疝年余，发则少腹筋梗，痛掣睾丸，小水点滴不爽，寒热迭作，脉沉滑，舌白。向日好饮，寒湿下注，郁而化热，交结厥少之络，拔根不易。

当归二钱　柴胡一钱　大白芍二钱，吴萸五分拌炒　川楝子一钱五分　云苓三钱　青木香一钱五分　泽泻二钱　宣木瓜三钱　淮牛膝一钱五分　甘草梢八分　丝瓜络二钱，炙　生姜两片

另：补中益气丸三两，每日三钱，开水下。

邵男。寒疝年余，愈发愈勤，偶尔蔬食则随发，腹左痞硬，气逆攻窜，甚则阴茎吊痛，呕吐酸水黏涎，四末厥冷，矢气则散，脉沉细而滑，舌根腐白。肾虚肝旺，寒气久客厥少之络，肠胃不和而来，铲根不易。

当归二钱　大白芍二钱，吴萸五分拌炒　川楝子二钱，醋炒　青木香八分　青陈皮各一钱　台乌药一钱

五分　炒茅术三钱　上桂心五分　小茴香一钱　姜半夏一钱五分　云苓三钱　川椒五分　生姜两片

二诊：寒疝发时之势大减，惟仍不能疏食，脾肾真阳已衰，寒气久客不祛，肠胃不和，拟丸方图治。

潞党参二两,姜汁炒　炒茅术二两　炒白术二两　上桂心五钱　姜半夏一两五钱　炮姜五钱　鹿角霜二两　大白芍二两,吴萸五钱拌炒　云苓二两　胡芦巴一两五钱　青陈皮各一两　川楝子一两,醋炒　炙甘草五钱　青木香六钱　川椒五钱

上为末，煨姜二两，红枣五两，煎汤泛丸。

以上出自《贺季衡医案》

沈绍九

足厥阴之经脉循少腹络阴器，湿热下注肝经，阻碍气机通畅，以致少腹痛引睾丸，小便短黄，脉弦数，治以疏肝理气，佐以清热祛湿。

薄荷梗一钱　吴茱萸六分　川黄连一钱　广木香一钱　橘子核三钱　金铃炭一钱五分　木通一钱　栀子二钱　茯苓三钱　肉桂五分

《沈绍九医话》

刘云湖

病者：龙行之君，年五十六，与愚同年。

病因：据云因喜打牌夜坐，为寒气所袭，遂病疝气痛证。

证候：其痛在少腹右侧，隐痛牵引右睾丸，亦觉烦闷，略为胀大，如此三年不绝，时愈时发，发时则较剧数日。

诊断：愚诊六脉沉弦无力，此内虚为寒气所袭也。

疗法：与加减逍遥散主之。

处方：淡苁蓉、补骨脂各三钱，杭白芍、当归、小茴、川仲各二钱，北柴胡、广橘核、正桂楠各一钱五分，炙草、桂圆肉各一钱。

效果：服五剂全安。

理论：疝病亦腹痛类也，其痛在膈下。《素问》黄帝曰，诊得心脉而急为何？岐伯曰，病名心疝，少腹当有形也。又方书三阳急为瘕，三阴急为疝。男子有七疝：寒、水、筋、血、气、狐、癫是也。由是推之，疝类甚多，大要不外肝肾筋气之病。叶香岩云，男子结疝，在《内经》则曰冲任为病。又曰：寒入厥阴之脉，结为气疝，痛则胀升，气消绝无踪迹。今龙君之少腹右侧隐隐作痛，两三年来，时愈时发，发时右侧气胀牵引右睾丸。夫少腹右侧，据新生理之研究，为肝体部位（国医向以肝居于左，殊属错误）。今隐隐作痛，正合叶氏寒入厥阴之脉等语。况晚年下元已亏，而寒气易为袭入也。彼云因打牌夜坐而得，恐不尽然，是必房事劳顿之后，而寒气因之乘隙也。

方论：此方以升气化温养下元为主。凡寒气之郁，郁在肾肝，若不用以升发，则气结而不散，故以柴胡升厥阴之郁气，使气不内聚。再以归、芍和之，苁蓉、故纸、川仲、炙草、桂圆肉以温养之，小茴、橘核以化之。其重要在桂楠一味，大破阴寒凝聚，且充式微之真阳，直如

亚夫之师从天而降也。

《临床实验录》

周镇

董家麟乡绂直隶，为江苏水警无锡三区巡官。丁巳二月患淋浊，自服药止后，寒热，小腹痛，睾丸肿大色红。他医未应，痛楚难制，昼夜不安。余诊脉弦数，苔黄糙。是肝火湿热阻塞而为热疝，恐成囊痈。即疏山栀、川楝、玄胡、橘核、海藻、昆布、黄柏、鼠矢、萆薢、通草、薏苡、楂炭，以忍冬藤一两，煎汤代水。另当归龙荟丸，先服。得汗痛止，惟睾丸红肿未退，原方增损。嘱用鲜地骨、生姜皮捣烂，绢包外擦，渐消。此阴虚木火旺挟湿热之证。

《周小农医案》

方公溥

吴男。5月30日诊，疝气缠绵日久，膺胁闷满，右少腹疼痛颇甚，睾丸肿大，脉象沉弦，舌苔白腻。病根已深，急宜疏肝理气。

川楝子9克　小木通3克　台乌药9克　福橘叶核各9克　广木香4.5克　小青皮4.5克　小茴香4.5克　荔枝核9克　山楂核9克　赤茯苓9克

6月2日复诊：投以疏肝理气，证势大有转机，药既见效，再进一步调之。

处方同前，加白芍药9克。

9月9日复诊：进疏肝理法，疝气坠痛大见轻减，再进一步调之。

《方公溥医案》

孔伯华

冀男，十月初十日。肝郁脾湿发为气疝已久，左半下腹中坚胀，脉弦滑、盛于左关，但六脉皆有濡象，拟渗化调气，兼育阴分。

生牡蛎四钱　金铃子三钱　旋覆花二钱,布包　代赭石二钱　盐橘核四钱　元胡三钱　山楂核四钱云茯苓三钱　荔枝核三钱　生枳实钱半　泽泻二钱　车前子三钱　大腹绒二钱

徐男，九月十八日。肝气郁滞，迫湿邪下行入络，发为狐疝，业经数月，脉关中弦滑、两尺细伏，当柔肝渗化，以通膀胱。

连皮苓五钱　槟榔炭一钱　代赭石钱半　炒秫米五钱　小茴香钱半　川楝子二钱　盐炒橘核五钱旋覆花钱半　大腹绒钱半　苏子霜钱半　升麻二分　车前子三钱　佛手片钱五分　山楂核五钱　荔枝核三钱　法半夏三钱　川柴胡三分

以上出自《孔伯华医集》

章成之

潘男。此古人所称之疝气痛，牵及睾丸故也。致此之由，仍在痢后。古人以痢后健脾。健

脾者，恢复肠之蠕动能力，使痉挛者恢复弛缓；而有气体蓄积者，则排泄之。

炮附块 4.5 克　补骨脂 9 克　制香附 9 克　杭白芍 9 克　鸡内金 12 克　全当归 12 克　生白术 9 克　晚蚕沙 15 克，包　炮姜炭 6 克　粉甘草 6 克

二诊：其便已能自行通畅，而腹之瘕块牵引睾丸掣痛者如故，自觉两睾皆痛而坠，则不同于偏疝。仍守和营行气、健脾升提之法。

全当归 12 克　绿升麻 4.5 克　小茴香 9 克　淡吴萸 2.5 克　橘核皮各 6 克　潞党参 9 克　台乌药 9 克　荔枝核 12 克　焦白术 9 克　川楝子 9 克　延胡索 9 克

赵男。古人之所谓疝，一是肠脱；二是睾丸炎。今右胯青筋隆起，肠脱也。内服药无非恢复局部肌肉之紧张力，但其效甚缓。

生黄芪 6 克　春柴胡 2.2 克　川楝子 9 克　升麻 2.2 克　小青皮 6 克　台乌药 6 克　全当归 6 克　荔枝核 12 克　炙乳没各 2.5 克　粉甘草 2.5 克

另：炙地鳖虫 3 克，蝎尾 1.5 克，共研末，分 4 次吞。

以上出自《章次公医案》

张汝伟

余玉莲，年五十九，黔县，狐疝一年余。立则有形，走则胀痛，坐则缩小，眠则无踪。高年肝郁气滞，服疏肝流气之法，胀痛减已七八，有形之时亦少，惟左脉结代未除，每三至而一停，五至而一顿，三五不调。正在春令，何以滋生？拟生脉、复脉二方并用，以固其根蒂，勿以脉病人不病而忽视之也。

吉林参须一钱　锦黄芪　生淮药　炒枣仁　茯苓神　生白芍各三钱　制熟地　灵磁石各四钱，同打　大麦二钱　五味子　炙甘草各八分，同打　津红枣三个

二诊：前方连服十二剂，狐疝已无形踪，脉代能延长至十六七至一停，或廿一二至一顿，可知老年根本之漓散，得气血两补之功效已见，再从前方之意加减之。

前方去枣仁、麦冬、五味子三味，加山萸肉、补骨脂、甘枸杞、厚杜仲各三钱。

本证始末：余君是沪南大东门街隆盛牛皮号经理，曾为之诊治过六次。以上两方是第四、第五两次所诊之方，第五诊方，亦服十剂，其后再来复诊，脉已平和，神气飞扬矣。

方义说明：经言七疝，冲、狐、厥、癫、瘕、癀、癃是也。又云，肝所生病，为狐疝，言卧则入腹，立则入囊是也，实则七疝均不离乎肝，而此证立方，注重肺脾，第二方如山萸能补肝之气外，骨脂、枸杞则补肾，此合《金匮》治肝必先补脾之意，水能养木，是又肝虚必先滋肾，经文隔三之论治，合之以实验试用，洵不诬也。

《临证一得》

陆观虎

于某某，男，60 岁。

辨证：疝气（肺疝）。

病因：肺肾两虚，湿痰下注。

证候：咳嗽作喘，时日已久。右侧睾丸坠痛。脉弦细。舌红，苔黄。

治法：理气化痰，佐以温下行气。

处方：冬瓜子9克 荔枝核9克 苏梗9克 苏子9克 橘红9克 炒银杏6克 海浮石9克 川通草3克 制枇杷叶9克 小茴香6克 橘核丸9克

方解：苏梗、苏子、海浮石、橘红散寒下气宽中，定喘消痰。冬瓜子、制枇杷叶消痰止咳。荔枝核、小茴香、橘核丸暖下元祛寒气，行气活血软坚。川通草引热下行而利小便。

二诊：咳嗽止，右睾丸坠痛已轻。脉细数。舌质红，苔薄黄。

处方：按前方去苏子、海浮石，加炒竹茹、制半夏各6克，以降逆化痰止咳。

杨某某，男，22岁。

病因：湿热蕴结。

辨证：疝气（癞疝）。

证候：发热，发冷，喉间有痰。阴囊肿大，少腹作痛，痰多，不思饮食。脉细数。舌红，苔黄。

治法：散风清热，理气化湿。

处方：连翘6克 通草3克 山楂炭9克 银花6克 橘核9克 荷梗6克 桑叶6克 炒赤芍6克 蒲公英9克 白蒺藜9克 大贝母6克 薄荷3克 焦苡米6克

方解：银花、连翘、桑叶、薄荷清热散风解毒。白蒺藜平肝散风。蒲公英清热散结消肿。大贝母、赤芍、焦苡米、通草清热利湿，祛痰散结。荷梗升清通气。山楂炭理气消积。橘核理气散结止痛。

许某某，男，41岁。

辨证：疝气（癞疝）。

病因：湿热下注，风寒外束。

证候：左睾痛坠，全身酸痛，疲乏，头晕作痛。脉弦滑。舌根苔黄腻中裂。

治法：清热化湿，散风祛寒。

处方：云茯苓9克 丝瓜络6克 陈皮丝6克 焦苡米12克 忍冬藤9克 制半夏6克 桑枝9克 秦艽6克 杭甘菊4克 橘核丸9克，包

方解：陈皮利气。茯苓、半夏除湿化痰。秦艽、桑枝、丝瓜络、忍冬藤散风通经活络利湿。杭菊、枯芩清热散风。焦苡米利湿健脾和胃。橘核丸行气活血，软坚祛寒。服三剂证消。

张某某，男，63岁。

辨证：疝气（癞疝）。

病因：肝郁乘脾，湿热下注。

证候：右侧阴囊、睾丸肿痛，少腹攻痛，口干，纳少，作吐。脉虚大。舌质红，苔黄。

治法：平肝健脾，清热化湿。

处方：炒萸连3克 萹蓄9克 益元散9克，包煎 杭白芍6克 焦稻芽12克 猪赤苓各9克 瞿麦9克 川通草3克 伏龙肝30克 大腹皮9克 川石斛6克

方解：炒萸连清泻肝火，行气解郁。杭白芍伐肝安脾。瞿麦、萹蓄利小便除湿热。川通草

利湿引热下行。大腹皮下气行水。川石斛清热而益阴。焦稻芽健脾消食。益元散宁心清热利水。猪赤苓利湿热。伏龙肝降逆止呕。

王某某，男，20 岁。

辨证：疝气（厥疝）。

病因：因怒，肝郁气滞，寒邪客之。

证候：左侧睾丸坠痛肿大，脉细弦。舌质红，苔白。

治法：祛寒理气，舒肝解郁。

处方：苏梗 6 克　小茴香 9 克　炒赤芍 6 克　木香 3 克　炒橘核 9 克　青陈皮各 3 克　川楝子 6 克　炒荔枝核 9 克　橘核丸 9 克，包煎　代代花 3 克　佛手 3 克

方解：本方以苏梗、木香理气和中止痛，炒赤芍、青陈皮活血破结，理气开郁。佛手、代代花疏肝理气解郁。小茴香、炒橘核、炒荔枝核、橘核丸、川楝子行气活血止痛，软坚破瘀，治寒疝。

王某某，男，26 岁。

辨证：疝气（厥疝）。

病因：肝气素郁，寒气内盛。

证候：左睾猝然肿大而痛数日。脉弦。舌红，苔薄白。

治法：理气散寒。

处方：苏梗 6 克　荔枝核 6 克　猪赤苓各 6 克　木香 3 克　台乌药 6 克　通草 3 克　小茴香 6 克　橘核 6 克　金铃子 6 克　香附 6 克　橘核丸 9 克

方解：苏梗、木香理气散寒止痛。金铃子、香附、乌药暖下元，行气治寒疝。小茴香、荔枝核、橘核、橘核丸暖肝肾，散寒止痛，解郁。猪赤苓、通草益脾助阳行水渗湿，引热下行。

二诊：服前方后左囊睾丸肿大见小。脉弦细，苔薄白。原方去台乌药、金铃子、香附，加淡姜炭 3 克、大腹皮 9 克散寒止痛，消肿利水。又服 3 剂证消。

张某某，男，26 岁。

辨证：疝气（狐疝）。

病因：下元虚冷。

证候：右髋少腹引睾丸肿痛，腰痛下坠，大便次数多。囊肿时隐时现。脉细弦。舌质红，苔薄白。

治法：温通理气，散寒解郁。

处方：苏梗 6 克　焦建曲 12 克　胡芦巴 6 克　木香 6 克　淡姜炭 6 克　扁豆衣 9 克　淡吴萸 3 克　橘核 12 克，杵炒　炒小茴 6 克　荔枝核 9 克　制香附 6 克，杵炒　酒延胡索 6 克　山楂炭 9 克

方解：苏梗、木香理气散寒止痛。吴茱萸行气解郁。橘核、荔枝核理气散寒消肿。焦建曲、扁豆衣、山楂炭导滞消食，健脾行水。淡姜炭、炒小茴香温下元，散寒止痛。制香附、酒延胡行气血散郁止痛。胡芦巴暖丹田，壮元阳，治虚冷疝瘕。服三剂而瘥。

任某某，男，34岁。

辨证：疝气（狐疝）。

病因：下元虚冷。

证候：右侧少腹痛引及睾囊肿痛，卧时则证减疝入腹中，立时则下注囊中。痛连腰尻。脉细。舌质红，苔薄白。

治法：温中理气散寒。

处方：苏梗6克　炒橘核9克　大腹皮6克　广木香3克　荔枝核9克，炒　代代花3克　吴茱萸3克　小茴香9克　佛手3克　淡姜炭3克　橘核丸9克，包煎

方解：苏梗、木香理气散寒，止痛。佛手、代代花疏肝理气开郁。大腹皮消胀利水。淡姜炭温经散寒燥湿。炒橘核、荔枝核、小茴香、橘核丸温通理气，散寒疗疝气。淡吴茱萸温中下气解郁，逐风寒治狐疝。

白某某，男，46岁。

辨证：疝气（冲疝）。

病因：素有疝气，遇寒即发。

证候：右睾丸肿痛，打呃，脘堵，腹痛。脉细弦。舌质红，苔微白。

治法：散寒疏气。

处方：苏梗6克　广木香3克　焦稻芽15克　山楂炭6克　建曲炭9克　大腹皮9克　川楝子6克　炒橘核6克　荔枝核9克　炒小茴香9克　炒橘核丸9克，包冲服

方解：苏梗散寒以温通而治痛。焦稻芽、山楂炭、建曲炭、大腹皮和胃补中，调肠胃、利小便。川楝子舒肝行气以治疝痛。荔枝核、橘核散滞气，辟寒邪，止痛，治睾丸肿痛。小茴香暖丹田，疗小肠冷积。橘核丸（橘核、川楝子、海藻、海带、昆布、核仁、桂心、厚朴、枳实、延胡索、木通、木香）行气血，导湿祛寒散结，行木软坚。

刘某某，男，30岁。

辨证：疝气（冲疝）。

病因：寒气郁结上攻。

证候：少腹抽痛，疝气上冲，腹鸣攻痛，足跟痛，羔经三年。脉细弦。舌质红，苔薄黄。

治法：祛寒暖下，理气化郁。

处方：苏梗6克　小茴香9克　杜仲炭8克　广木香3克　炒橘核9克　制香附6克　云茯苓9克　荔枝核9克　橘核丸9克　沉香曲6克　肉桂丸3克，包冲吞　吴萸6克　川楝子9克

方解：苏梗、木香理气和中，祛寒止痛。云茯苓宁心助阳渗湿。沉香曲、小茴香、制香附开肝郁，温中散寒下气。炒橘核、荔枝核、橘核丸温下元散结而理气治疝。杜仲炭、肉桂丸强腰膝助肾，以止腰痛、足跟痛。吴茱萸行气解郁，治厥气上逆攻痛。川楝子疏肝理气治心腹痛，为治疝要药。

二诊：少腹遇寒仍抽痛，气冲已轻，腹鸣攻痛亦轻，腰痛、足跟痛均减，二便不畅。脉细弦。舌质红，苔薄黄。

处方：按原方去橘核、沉香曲，加车前子6克、火麻仁9克。

方解：车前子渗湿利溲。火麻仁润肠通便。

三诊：少腹抽痛、腹鸣攻痛均减，气冲、腰痛、足跟痛均止。脉细。舌质红，苔微黄。

以上出自《陆观虎医案》

赵海仙

七疝统属于肝，肝木络于阴器。曾患疝气，已延数年，时愈时发。岁末因劳发疝。疝发受风，肿自下起，渐至高原。咳逆气短。舌苔浮白。脉象左大于右。证情若此，恐成肺胀。当法开太阳之表，获效乃吉。

麻黄三分　杭白芍二钱　制半夏二钱　杏仁一钱五分　粉甘草五分　北细辛三分　淡干姜五分，五味子同杵　川桂枝一钱　建泽泻一钱　鲜枇杷叶三片，去毛布包

次日复诊：去麻黄，加川朴八分、赤茯苓三钱、熟附片一钱、十枣丸五分、九宝丹一粒。

《寿石轩医案》

施今墨

韦某某，男，17岁。左阴囊肿大已八日，按之作痛，卧时可以回缩，站立行动则下坠增大。经同仁医院诊断为腹疝，本人不欲手术，求诊中医治疗。舌苔正常，六脉沉弦。

辨证立法：疝气多属虚寒，盖寒主收引，引抽作痛，虚则气陷故下坠也。脉沉为里，弦则肝气不行，宜于补中益气汤加减治之。

处方：北柴胡5克　炙升麻3克　盐橘核6克　杭白芍10克　炙甘草3克　盐荔枝6克　米党参6克　炙黄芪12克　野于术5克　陈广皮6克　酒当归10克　川楝子10克，醋炒　醋元胡10克　台乌药6克　醋青皮5克

二诊：服药八剂，左阴囊已不下坠，亦未作痛，希予丸方巩固，以防再发。

处方：每日早晚服补中益气丸各10克，午服茴香橘核丸6克，连服20日。

《施今墨临床经验集》

第二节　脱疽

高锦庭

张某某，脱疽一证，古人谓五败之所。五败云何？内由五脏，外则筋骨血肉皮是也。偏中十年之体，亏损可知，所赖者饮食如常，药饵纳补。兹乃痛楚日增，势必伤胃纳减，为可虑耳。

八珍汤。

二诊：诸疮痛痒，皆属心火。心为主血之脏，营阴素耗者，不能灌溉络脉，痛之所由来也。左脉似嫌太旺，痛来夜卧不安，须用归脾加减。幸勿性躁，性躁则阴火生。

黑归脾汤加黄柏、川连炒枣仁。

三诊：疽疡黑腐，五指皆脱，足跗新肉亦见渐有敛意。当此气血重伤之后，自须营卫兼顾，俾得阴阳交泰。但草木之功，仅能以偏补偏，欲求恒久安和，须赖息心静养。所谓静能息火，

静则阴生也。慎之。

大补阴汤　黄芪　党参

《谦益斋外科医案》

王旭高

吴。足大指属厥阴肝经，太阴脾经由此起。今足大指干烂，乃肝经血枯，脾经湿热也。延及数月，防成脱疽。兼上唇麻木，亦脾虚风动。殊非易治。

萆薢　当归　牛膝　枸杞子　苡仁　丹参　川断　茯苓　桑枝

《王旭高临证医案》

第三节　臁疮

王堉

臁疮外证，极为缠绵。幼时尝见患此者，脓臭浸淫，经年溃烂。治之法亦颇多，而奏效殊非易事。

辛亥岁，家君曾患此病。洗敷百施，时发时愈。继有县之西堡村多福寺僧，名钟灵者，祖传外科数世矣，极有把握，乃请治之。钟灵来视，则曰，此臁疮也，最畏散药、膏药。若用膏散，必致增盛。生豆腐最好。但切薄片，用暖水泡过，日日更易，不半月必愈矣。家父如言贴之，果克期而愈。

后余亦因磕伤发溃，渐致成此疮，亦用豆腐贴之，口渐敛而痛时作，又有邻人教以黄蜡熔化去尽烟，加松香末少许，摊竹纸上贴之，果痛止而愈。

以不紧要之药，治最缠绵之病，功如反掌。乃药病贵相投，不在贵贱也。故志之。

《醉花窗医案》

丁泽周

朱先生。始由腰痛起见，继则形瘦骨立，内热口燥，神志不宁，谵语郑声，舌质红，苔糙黄无津，脉象细数无神。臁疮腐烂，气虚阴液枯竭，神不守舍。经云："九候虽调，形肉已脱难治"，况脉象细数无神乎？颇虑气血涣散，阴阳脱离之兆，勉拟益气生津，敛阳安神，尽人力以冀天眷，尚希明正。

吉林人参钱半，另煎汁冲　煅牡蛎四钱　花龙骨三钱　朱茯神三钱　生黄芪三钱　川石斛三钱　川象贝各二钱　炙远志一钱　北秫米三钱，包　浮小麦四钱

《丁甘仁医案续编》

张山雷

胡左，高年宿恙，臁疮无水而痒，是血虚也，不宜理湿。

大生地9克　生龟板12克　生鳖甲9克　川柏3克，炒　炒茅术2.4克　丹皮6克，炒　焦栀子4.5克

白鲜皮9克　　全当归4.5克　　银花4.5克　　焦米仁9克

《张山雷专辑》

第四节　破伤风

郑重光

　　贡姓武弁，年二十余，取耳时为同辈所戏，竟以铜挖刺通耳底，流血不止。延外科治耳，初不以为楚，仍行走街衢如常，旬日即头痛。又延内科治之益甚。迎余往治，则头痛如破，身体僵直，烦躁面赤，脉弦而紧，仰卧于床，口流脓血。余沉思良久，以为此必破伤风也。检前所服之药，皆石膏、栀子、芩、连，作火头痛治。病人云："口吐脓血，不是喉出，不知从何而来？"予曰："此的系破伤风也。脑中脓血，流入鼻内窍而渗于口中，非由咯吐而出也。破脑伤风颈强已属不治，此幸未柔汗厥冷。"用小续命汤重加桂枝、附子、干姜，去黄芩。一剂微汗，头痛减半，两剂颈柔，十数剂后，耳内结疤，脑涎亦不流，但其耳褒然无闻矣。

　　吴瞻大兄冬月足背生疮，久溃不敛，一医者令用刀去顽皮，不无新伤。春日苦寒，跣足就医，又敷以冷膏，随即作痒，更乘舆河畔，迎面大风，遂遍身麻痒，面肿唇紫，舌强语涩，俨似中风。先医未辨何证，杂用风火痰药，服后呕哕不止。余至，诊脉则弦紧，面赤舌紫，手冷多汗，乃肝经风病，定属患处刀伤，为风寒所袭，又兼冷膏外敷，证类破伤风，不宜缓纵。急用桂枝、赤芍、独活、细辛、附子、苍术、天麻、半夏、生姜，日投三剂，夜半患足方温，又二剂，微汗身轻，疮方知痛，如斯八剂乃愈。若非急治，缓则传里，不易医矣。

以上出自《素圃医案》

王燕昌

　　伤口忽微青肿，捺之内如酵发之面，乃破伤风也。在头为重，须速发汗，避风数日，若迟而见牙关不利，胸中有痰，则死矣。阳盛者发狂，阴盛者发迷。
　　按：咸丰十年，豫省祥藩宪颧疮破伤风，头项皆肿，医误作大头瘟，夕服大黄，至半夜卒。一士取弓伤右眉，稍皮破，未血，五日后青肿，牙关不利。失治，数日危。
　　一村佣，二十余岁，因斗伤皮三日，头肿，逾墙上屋。用四物加天麻、南星、荆芥、防风，捉而灌之，厚被取汗愈。又学子十九岁，与同学戏，误伤右肩鱼尾，皮破未血，不肯避风，三日后青肿渐甚，牙关紧闭，服药亦未成汗，痰甚，心烦，几日成危证。彼此皆破伤风，一发狂，一不发狂。盖彼得汗愈，此无汗不愈，故凡伤肿须汗也。

以上出自《王氏医存》

翟竹亭

　　高阳周凤书之子，三岁余，与他儿戏耍，木棍误触头面，破皮出血甚多。六七日后，渐觉口噤，言语謇涩。又二日，两手握固而难伸，角弓反张，饮食难进。邀余往治，六脉浮紧，此为破伤风也。余曰："此证最为凶险，十中不过愈其四五。"周曰："此证虽凶，情属父子，人事不忍不尽。乞先生念余年四十余，惟有此子，万一痊愈，没齿难忘。"怜其恳切，遂制一方，名曰逐风丹。全蝎1条，麝香0.3克，艾叶3克，蓖麻子2个，天麻5克，羌活6克，防风6克，荆芥5克，当归5克。共为细末，香油调抹患处，每日十余次，内服活血除风汤。外抹内服。二日口渐开能言，诸证皆轻，五日共服四帖，竟获十全。

活血除风汤

当归10克　黄芪10克　羌活6克　川芎6克　防风10克　生白芍10克　荆芥10克　全蝎2条　白芷6克　天麻5克　秦艽6克　生地10克　甘草6克　水煎服。

《湖岳村叟医案》

第五节　毒蛇咬伤

余听鸿

后汉华元化刮骨疗毒，传为千古绝技。吾孟河马氏之刀针手法，素有家传。余见马日初前辈，治一小童，年十五岁，因割草为土灰蛇咬伤手背，漫肿干瘪，皮皱肉黑，臭不可近，黑色渐近尺泽。踵门求治。先生曰：肌肉已死，治亦无益，若再延下，黑至肩腋，毒攻入心，必死无疑，不如去之。先用参一两，煎汤与服，待半日许，饮以麻药，用红带两条，一扎上白肉处，一扎下黑肉处，俱扎紧，中空一寸，乃黑白交界之处，以锋刃将肉割开，上止血丹，割至露骨寸许，骨亦青黑，即用锉将骨四围锉断，取下其手，以止血生肌药敷之，包以玉红膏，调理一月，其肉长复。此等手法，较之古人，亦无愧色，疡科中有几人能望其项背哉。

《余听鸿医案》

第六节　烫伤

袁焯

安雷川君令媛，两岁，冬月间因佣妇不慎，将沸水泼于其腿，溃烂如手掌大，啼哭不休。初延西医治之，不能定痛，乃邀予诊。予用"藤黄膏"涂之，旋即止痛。未及两星期而长肉收口矣。

附"藤黄膏"方：

藤黄一两　黄蜡一两　麻油八两

先将藤黄敲碎，置入麻油内，慢火煎之。俟藤黄枯焦，其汁尽出，即离火，滤去渣，将黄蜡置油中熔化，和匀成膏。置冷地出火毒，专治汤火伤。止痛生肌，效验无匹。用时将膏涂患处，以油纸盖之，外加布包扎，每日换一二次。

《丛桂草堂医案》

第七节　金伤

李用粹

周浦顾公鼎暮夜遭劫，左半身自头至足计伤三十七刀，流血几干，筋骨断折。百日以来脓血淋沥，肉腐皮黑，痛苦不堪，不能转侧。专科俱用滋阴养血，止痛生肌，反凝滞胃口，左寸关部位，刀伤沥沥，脓水迸流，大都虚微不堪寻按耳。盖虚为阴伤，微为阳弱，阴阳失职，荣卫空虚，气血衰残，肌肉溃烂。《灵枢》云：卫气者，所以温分肉，而充皮毛，肥腠理，而司开合。故疮口不收，皆由卫气散失不能收敛耳。即有流脓宿血内藏其穴，能使阳和，生动火气。周流自然，脓收疮敛，长肉生肌旬月之间，可许步履如初，观者咸骇予言为迂，为此危重，不过苟延时日，安得无恙，如果回春，则先生非李乃吕先生也。遂力担承用养营汤大剂，服二十帖疮口尽敛，饮食亦进。至百帖即能起坐，复用药酒及还少丹出入加减，四五月后可以倚杖行步。越明年便能却杖，迄今荣壮胜常，此亦偶然不可多得。

《旧德堂医案》

王燕昌

一命妇，夜被盗刀破十七创，右乳分裂。邓姓医者，以玉真散搽之，大效，并无痛楚。忽一日伤口皆痛，问之乃月信至也。用四物加小柴胡，疼止。计四十日，伤全愈。盖金疮苟无致命，皆易愈也。

明都统偕胜帅逐匪于马头桥，被匪扎伤左臂，落马获救。治用玉真散，月余而愈。

以上出自《王氏医存》

第一百四十五章 皮肤病

第一节 湿疮

费伯雄

某。风湿热兼浸两耳，疮痍破津，延蔓全身，更发痦癗。宜清热消风。

荆芥穗一钱　淡黄芩一钱　六一散三钱，包　炒牛蒡子三钱　生首乌四钱，切　赤苓二钱　净蝉衣一钱　嫩苦参一钱　丹皮二钱　赤芍一钱　青防风一钱　桑叶十张

《费伯雄医案》

过铸

同邑殷君春乔馆于杭。余见其行走伛偻，询其患何证，曰四弯风也。询其服何药，曰服阳和汤，数十剂迄无效。余曰："阳和汤非治风药也。四弯风本于肝阴亏损，虽有伏痰，非白芥子一味所能治。且姜、桂之性热而燥，多服则血液被劫，宜乎手足曲而废也。"余有亲串亦患四弯风，延洋医治不效。又延无锡大德桥治风医治之（大德桥医以治风名，未见其治愈一人），用刀刮刺出血甚多，筋无血养，遂致手弯曲而色转紫。殷来浙求治。余曰："是非内外并治不可。若仅内治，徐氏有云：即使见效，只愈其半耳。"遂用生黄芪、甘杞子各四两，当归五两，鲜赤首乌八两，豨莶草、川楝子、白芥子、苍耳子、制半夏、白术各二两，防风、侧柏叶各一两，秦艽、萆薢各八钱研末，用酒炒，桑枝六两煎汤泛丸，日服四钱，桑枝汤送下。再用杏仁一两，硝六钱，白附子、南星、大贝母各五钱，轻粉三钱为末，以大枫子油捣和，日擦数次。不可间。又觅到结于树巅之蜂房，大如栲栳，取其外皮如槟榔片者，间日煎洗。两旬后手能伸直，稠水无而色转白，半载后始愈，愈后复发，再用前药服，擦至断根为止。

《过氏近诊医案》

丁泽周

黄右。血虚生热生风，脾弱生湿，纽扣风焮红起粟作痒。治风先治血，血行风自灭也。

京赤芍二钱　白通草八分　苦参片钱半　肥玉竹三钱　肥知母三钱　鸡苏散三钱，包　甘菊花三钱　黑芝麻三钱　小生地三钱　粉丹皮二钱　天花粉三钱　茯苓皮四钱

《丁甘仁医案续编》

章成之

舒幼。湿疹一身皆是，痒不可耐，口糜。凡皮肤病，用药清其肠胃一也；局部保持清洁

二也。

　　苦参 3克　　地肤子 3克　　苍术 3克　　黄柏 3克　　牛膝 5克　　苡仁 18克　　萆薢 6克　　冬瓜子皮各 6克　银花 6克　　山栀皮 9克

　　按：先生认为，风疹、湿疹一类皮肤病，在稚子多因胃肠不洁引起。此案用四妙散加苦参、地肤子、银花、栀皮等清热利湿。

　　卢幼。皮肤有湿疹者，如有热而小溲短，慎防一身浮肿。

　　连翘 9克　　黄芩 5克　　荠菜花 9克　　嫩白薇 5克　　金银花 9克　　绿豆衣 9克　　苦参 5克　　冬葵子 6克

　　按：病理学告诉我们，凡化脓性皮肤病等由链球菌感染引起的疾患，多能产生变态反应，而发生急性肾小球肾炎。先生的提示，对临床医生有所助益。

以上出自《章次公医案》

冉雪峰

　　汉口蒋某，重庆人，在汉患浸淫疮。初起发现在心胸部分，渐浸淫至四肢、周身、头面，破皮流浊液，医治无效，剧则不寐不食，神志时或恍惚，外观情势颇急，初以为疮疥不置意，继乃大惧。时在抗日战争期间，日寇侵犯已逾南京，乃乘由汉直航重庆客轮入川，适予亦为轮客之一，病人闻予在轮，因请诊视。予曰勿恐，浸淫疮由四肢走向心胸者不治，由心胸走向四肢者可治，因热毒较重，蒸化变质。内服解毒撤热、消炎散结，稀释酷厉中药汤剂治之。方用：银花、连翘各三钱，栀子二钱五分，黄柏、丹皮各三钱，蒲公英四钱，土茯苓六钱，土木香、土牛膝各三钱，大黄一钱，日服汤药一剂，三日生疮处水干结疤，又三日疤渐剥落，由汉至重庆，历程不过十日，比到重庆，疮疤全落，欢欣曷似。

《冉雪峰医案》

陆观虎

　　李某某，女，42岁。

　　辨证：皮湿。

　　病因：湿热流皮，痰滞气逆。

　　证候：肤痒起瘰，咳嗽痰多，作喘，不闻香臭，鼻塞一年。月水未净，量少。脉细弦。舌质红，苔浮黄。

　　治法：利湿清热，化痰，佐以调经。

　　处方：前胡 5克　　大贝母 6克　　海浮石 9克　　白前 5克　　炒赤芍 9克　　玄胡索 9克　　冬瓜子皮各 9克　苏子 5克　　益母草 9克　　生枇杷叶 6克　　焦苡米 12克　　茯苓皮 6克　　焦稻芽 15克。

　　方解：前胡、白前降火消痰止喘，降气止嗽。苏子、海浮石下气定喘止嗽。焦苡米、焦稻芽健脾宽中。茯苓皮、冬瓜子皮渗湿消肿，止咳化痰。大贝母、炒赤芍、生枇杷叶散结化郁，宣肺化痰止嗽。玄胡索、益母草行血中气滞，气中血滞，治月经不调。

　　曹某某，女，40岁。

辨证：皮湿。

病因：湿热流皮，风火郁结。

证候：皮肤发痒，起瘰，喉痛。脉细数。舌质红，苔黄白腻。

治法：散风热利湿。

处方：连翘6克　大贝母9克　蒲公英9克　金银花9克　炒赤芍6克　生甘草2克　紫花地丁5克　炒栀子5克　金灯笼5克　粉丹皮5克　鲜茅根30克

方解：连翘、金银花清热解毒散风。蒲公英、紫花地丁清热解毒，消瘰止痒。大贝母、炒赤芍、粉丹皮散结化瘀，清热化痰。栀子清三焦郁火。鲜茅根除伏热，消瘀血，利小便。金灯笼、生甘草清咽解毒止痛。

以上出自《陆观虎医案》

第二节　黄水疮

王三尊

次亡儿生数月，面患黄水疮。脂流处即害，遍治外科药不痊。予思解毒散瘀者，莫如大黄与紫花地丁。以二物煎浓汁，新笔蘸扫之，旋干旋扫，应手而愈。

《医权初编》

第三节　天疱疮

许豫和

张笠江兄子，七岁，发天泡疮，大如棋子，天寒发不透，数日而收。医用清凉解毒药，面目浮肿，肚腹膨胀，请予治。诊其脉沉细，身寒，四肢冷。予曰："此风湿未解，结为肿胀。当以阳药化之。"用五苓加防风、生姜。四剂，愈。

天疱疮，大如白豆，或如棋子，皮薄，一包清水，擦破，水惹处即成疮。此脾肺二家风湿。用平胃散加防风、腹皮、木通以治湿。外以新棉拭去毒水，三妙散干扑之，则易愈。若与丹疹同法，用表散之药，表气益虚，必至延蔓无已也。

《橡村治验》

第四节　杨梅疮

郑重光

瓜镇胡宅之内眷，隔幕诊脉，两尺弦数，左关单弦，独异他部，默不言病，似俗考医者。余因脉言病，谓两尺弦数，定为下部之痛，数则为热，必有血证，但不知为何病。彼家然后直告，谓一月前小便淋秘而痛，因其夫常宿青楼，疑为梅毒。疡医以斑蝥毒剂下之，致血大下而痛愈甚，经数医杂治，而病不减。非敢试医，因亵病不能直陈耳。余遂以脉辨证，弦者肝病，数者火证，少腹乃肝部，妇人肝经，内络廷孔者，尿孔之端也。郁怒生肝火，火循经而结于廷孔，所以初病小便淋秘而痛。误行攻劫，以致益甚。因属隐疾，不便明言，以逍遥散去白术，加生地黄、炒山栀、龙胆、木通，连进二剂，次日痛减。因复再招，遂以阴疮证书对问其夫，合病则治，否则当别延医也。其夫云的是此病，即以前方服十余剂，痛止。减去胆草、木通，加丹皮、白术、香附，十数剂而愈。

《素圃医案》

周南

三元弥平次，中年之人，病久体弱，杨梅毒疮满于头面咽喉，先延外科疗治，久之耳鸣目盲，筋骨挛痛，外证毒势充斥内，又虚证蜂起。高氏致书属治，但余不长外科，仅为代庖之计，诊其脉沉细无力，此因治毒不顾其本元，以致变病百出，今当用且战且守之法，一日攻毒，两日调养气血。如此五日一大利，三日一小利；五日一大汗，三日一小汗。半月后疮痂渐脱，月余耳目之力亦觉稍复，诊其脉亦和缓，大毒已去，筋骨已利，但左手不能举高，左耳常鸣，目尚昏花。此皆虚候，惟宜大补精血，略兼解毒，连进数剂，得效甚捷。即以四物与六味相间，作汤作丸而成功。

山口清右卫门，年二十六岁。曾患毒疮，鼻破咽伤。今左咽常痛，咯咽不利。因服土茯苓甚多，四肢常冷，大便难，脉迟涩，寒在太阴、少阴矣。宜调养荣卫而兼导火之药。方以归、地调荣，芪、甘养卫，牛膝佐附子以导火下行，少加桔梗、银花为舟楫，使由上而下。六剂而咽利气顺，肢暖脉和，乃去附子而加麦冬、玄参、花粉，又五剂而咽鼻大利，又服六味地黄丸三十日而安。按：土茯苓《本单》谓其"健脾胃，祛风湿，治筋骨拘挛"，杨梅疮毒何以多服土茯苓反肢冷便难、脉涩，竟将成虚寒之证？似书所载，其功效大不相同，更见有多服以至筋骨挛痛，不能行动者。谅甘淡平之药必不有损于气血，然服至百斤，疮毒未愈，鲜不为害，疑信之际尚俟参究。

田中肋右卫门之母，四十五岁。形体清弱，脉小急疾，患毒疮三年，常服土茯苓，时发时愈，月事渐少。今毒聚于喉，鼻咽亦介介然，如衣领紧抠之状，咽如梅核，左右鼻中常塞，语音不清，鼻梁肿高，左颔肿硬，两肩筋骨疼痛，不思饮食，药饵无效。此因传染毒气，服寒凉以伤正气，所以血虚经少，内热脉数也。其毒之聚于上焦者，皆在肺之部分，肺主气，气中之毒流连不解者，以所服攻毒之药多峻剂，徒伤脾气肝血，所以食减筋痛也。治之当于健脾养血之中加轻清芬芳之品，以解毒清火，庶或有当。方以逍遥散以治血虚内热，亦取其苓、术以健脾，加甘、桔以开肺道，桑白皮、金银花以解毒。服旬日痛减肿消，又旬日脉亦和缓，但沉细无力，久病体虚，脉固宜然。咽喉时或不利，仍以甘桔汤加玄参、麦冬、花粉滋养肺金，匝月而安。

以上出自《其慎集》

北山友松

一男患疳疮，逾年不愈。状如残烛，睑肿溃脓。脉弱散而似滑，或弱数。

初用方：黄芪尾　人参各三钱　甘草节五分　当归　白芷　皂角刺各二钱

次用方：黄芪六钱　当归二钱　川芎　柴胡　生地黄　芍药　甘草节各二分　白芷二钱

终用方：人参败毒散去人参，加金银花、防风、薏苡仁、连翘、黄柏、皂角刺、木瓜、木通。

户田氏患鱼口，愈而结块，手足时发红点。脉实。

防风通圣散去芒硝、石膏，加黄柏、木通、牛膝、红花，再去四味，倍防风，加大力子、蝉退。

林氏患疮毒下疳，愈后肢体弱，两腿紧痛，缺盆肩井左右发数十块，或溃或愈，脉动而弱。

初用方：十六味流气饮加木瓜。

次用方：疏经活血汤。

次用方：四物汤加黄柏、木瓜、槟榔子、苍术。

次用方：同方加黄芪、防风、杜仲、羌活、人参、牛膝、甘草、附子、黄柏、槟榔子、没药。

终用方：当归拈痛汤加附子、细辛、干姜、防风、茯苓、山茱萸。

以上出自《北山医案》

永富凤

有一男子病梅毒，两胫挛痛，不可行步，颔下肿起如梅核大，中气郁结，饮食不进，虚羸日甚一日，医与滋补之药数百日，益不可，其脉沉微，其腹皮逼脊，按其心下，则到底痞硬。盖其肚里固有痼癖，为梅毒所胁，上逼入胸，乃与家方解毒，用大黄仅二分，微利日二行。数日后，心下见动物，腹气渐复，食饮有味，于是增大黄，每日四五分，快利日三四行，益利而益健。经四十余日，颔下核消，肌肤生肉，日行一二里，经百余日复旧。

长门府一男子患下疳，修治不顺，如愈如不愈，荏苒经数月。秋间浴温泉，二十日毒气大发，骨节如刺，偏身肿胀，不能起作，遥遽还家。过十余旬，经三医师之手不治。其兄在赤关就余谋，于是舟楫一日，往问其疾。男子不出一室百余日，脉数气促，夜夜不睡，目光荧然，常怀悲愁，发乱面肿，溃烂如桃花新发，诊其腹脉，则脓汁涂手。乃作再造散六十钱、三黄汤二十帖与之，曰："后十日间须服尽。"十日后，一人来乞药，且曰秽物日下六七行。又经十日往再诊，病形半退，癙瘵徐安。谓余曰："今兹七月十六日，为亡父大祥忌，期已不远，得躬自办供养之事，非分之幸也，速治之术亦有之乎？"余曰有。乃作五宝丹，如法服之，二剂得愈。既而至祭期，拜僧封宾，陈佛馂，供香火，一一无缺。事竣延余，喜甚。余曰："吾子勿太甚悦，五宝丹可散毒，不可尽毒。今之得愈非全愈也，散耳，偏身犹尚多毒，不日而再发。"不信。修养有间，居三十日，果然再发。于是遽服前方，从秋至冬，连延越春夏，渐得克平，而疮根坚硬者未散。余曰："是余毒未尽也，宜益服前方。"服又一年，凡三十余月而痊愈。鸣呼！梅湿浸润之毒，难急除如此！

一男子病梅毒，愈后十岁，膝下腐烂透骨，有时出骨片如柿核者，动作悉废。又三年，按其腹脉，坚实而无他异，乃与轻粉丸一剂，七日而服尽，咽喉肿满，日吐涎沫三四合，齿龈断续，出黑血九日，后隔日进备急丸三分或五分，以取峻泻，每与数十行。经二十日，腐肉复旧，杖而步行。经三十日，日啖倍常，就耕稼如十余年前。

有一歌姬患肿毒，左肘肿起如馒头，偏身肉脱，脉数气急，咳嗽潮热，一与传尸相符。审问其病状，比年来骨节疼痛，腰背冷，月事不下，盖得之梅毒壅于经脉，干血攻中也。乃与湿漆丸一钱。十余日，大便下臭秽物，偏身发紫疹，阴门突出，痒痛不可堪，而脉数气急减半。于是作泻心汤与湿漆丸并进三十日，觉肌肤肉生，咳嗽潮热徐徐而退，约二月许而愈。

以上出自《漫游杂记》

中神琴溪

僧某，年三十余，患咳嗽潮热，声音哑，肌肤无润，有疮痕数点在颈头及手足。曰："三年前发便毒时，未十日而自收，卒罹此患矣。"先生脉之，沉而细数，曰："毒积于里深矣，今非轻粉、朱砂辈以攻之，命不逾岁。"僧素畏其猛剂，又有他医禁之，不听于先生。居月余又招，先生问之，又告如初。如此者三四，遂可之。即与七宝丸二十钱，如法服之。反不腐烂，而吐出如黄水者日升许。十余日，而瞑眩稍止。时天行疫疠，更感之即死。

一男子，年二十有七，患梅毒。来视之，总身鬶黑而处处坎起，皮肤之间，隐然含疹，耳蝉鸣不能听，眼中赤，而隐涩不开，咳嗽吭吭，声为之哑，其脉虚细。即与大剂浮萍加川芎汤，门人问曰："此汤是发越表毒之剂耳，而斯人耳目既失用，按其腹有沉结，岂非里毒倍于表者耶？而今先生攻毒于表之轻者，而遗其里者何也？"曰："何其嚣嚣，我有所见，当解疑于效验。"居一二日，果来报曰："服药后，才觉恶心呕血块之大如鸡子者，后又泄泻紫黑血，目始清凉，脉亦甚和。"更用熏药，月余全差。

一男子年六十余，患梅疮，来请治于先生。先生诊之曰："毒甚深矣，今不以轻粉、朱砂辈治之，则后必悔。"其人惮而辞。后半年余，又来请，即诊之，其毒殆结瘤，先生为言曰："毒非发于耳目，则必发于口鼻四肢，不急除之，恐为废人。"又不肯。比及三年，总身麻痹烦疼，不能转侧，目盲耳聋。其族来谢罪，且谓渠前不用先生教，故今果如此，死无日矣。不忍坐视其死，渠纵令不治，一蒙辱先生之治，死且无恨。万一得开生路，何惠如之，恳请不已。先生谓之曰："今百倍于初所见，非一旦以其最峻者攻之，则病势不可挠屈。"乃与七宝丸八钱四分，朝六分，暮六分。服之七日，咽喉大肿，齿龈断切，吐出紫黑血及涎沫约二斗许。凡二十有七日，始得起。由是诸证稍退，但目未明，更与风流汤，期年复常。

富小路松原南某氏妻，年二十有三。初其未嫁也，家道严肃，而女亦谨慎。既嫁后一岁，身体疼痛，痛处无定，召师诊之。有梅毒之情，师异之。乃顾见其主人，额有疮痕，大如钱。随熟视之，面目及手足梅候备焉，因之所传染。即与龙门丸三十丸，取泻数行。而某氏未服师术，因谋之他医，医曰："嗟呼！如此殆速其死耳，况琴溪氏丸散之峻烈，譬犹发火炮于腹内也。"某氏大惧，而谢罢。托之其医，医缓补逾月，屈伸不随，病势弥留。有某氏之好友信先生者，苦谕之，彼服其言，再趋师门，叩头谢罪曰："向者蒙先生之庇也，未几为俗医所间沮，遂令病毒滋蔓，若此今甚悔之，幸得蒙再顾先生之惠也。"恳请甚切也，因诊之，腰下至左膝肿起，按之痛，曰："此处既酿脓。"便命熟生某行熨法。法详方函。且敷膏，凡五日脓全成，乃割放取其毒脓数日，约三升余，仍与浮萍汤兼龙门丸，每服十三丸，数日里毒悉尽，眉宇方舒。

一少年传梅。惭父母闻之，且为世人所笑也，深秘之不言，因一友私买药治之。居一年，其毒入骨节，头痛身疼，犹托以为他病。已而两眼生翳，左不视物，于是因其家奴始告诸父母。父母闻大骇且惧，速轿之来请治。先生诊之曰："毒今已痼于上部矣，非熏之以轻粉、水银，恐失明。"病者有惮色，先生谕之以无害，强与其药，五日使人报曰："口中腐烂，涎沫流漓，发热重语，总身含斑。"先生往视之，谓曰："毋忧，此斑得尽发，而热亦自止。"与浮萍汤。越五日，又迓先生，先生往视之，其斑大发，热益炽，加之以微喘，其脉浮洪，先生叹曰："此虽病毒拔于外，而精气不续于内，吾误虚实而投药，予罪不知所谢也。"三日赴死。

釜坐椹木街北石野长右卫门之家保，年三十余，患梅毒日久矣。自肛门至阴囊，其间溃作巨孔，腐脓淋漓。食饮颇禁，形体悴羸，而烦热盗汗等诸证日笃，治理百端，功皆不就。偶闻先生一代名医也，急延视之。其脉数而暗带力，曰可治矣。与风流汤兼龙门丸，每日服三十丸。百余日，毒尽除。唯以胸中彭满，饮食犹未进。先生谓病夫曰："今疾既已矣，而独所以食之不进者，无他。佳味珍馐常不撤枕边，而饱厌其气之所致也。请屏之绝食三日，以开胞内。"病者慎守教，一日半饥不自堪，乃就食，则觉菜羹当肉味云。

一娼妇，患梅毒解后，独阴门腐烂，入其内者深二寸许。诸贴膏插药辄溺洗濯之，遂不能就其效。先生治以巴豆、轻粉，亦延月无寸效。因作坐药，兼用之复故。

坐药方：轻粉。

上一味作红假囊如食指大，长可二寸者，充药其内寸余，而以线扎住之，深蓄之阴内。三日外以汤熨小腹及腰以下而后换。

一男子，患梅疮，初多服轻粉而无效。尔后唯气上焰，头大重，时时昏冒而不能步，耳蝉鸣，舌强不能言，精神为之散乱，大便或秘或自利。先生脉之紧数，其腹拘急，曰："此轻粉之所祟乎？夫轻粉之于梅可谓神药，虽然，由是误生命者，亦不可胜数。此无他，在其剂之过不及耳。"即服黄连解毒汤兼江秋散，以去粉毒。

一少年，得梅毒。骨节烦疼，屈伸不便。先生诊视之曰："毒未结，今尚可以攻之。"其人未服，更就他医治之。处三年而咽喉腐烂，鼻准崩颓，而缺骨如小豆大者，往往自口出，臭气不可近，声泄于鼻。于是来谢罪，且请治。脉力大衰，其口鼻四边毒最猛烈。即七宝丸二钱一分，如法服之。口烂环唇反肿，腻痰绵绵流出，或紫血黏胶，口中则以指括去之。已而水谷不下，其间三十余日，而始得啜粥。犹不至死者，盖以药气之养其精欤，不可解也。于是更与骥骢丸十五粒，三日一次，或五日一次。二旬余，毒全除。先生问其人曰："所吐涎沫几何也？"曰约可入斗云。

一男岁二十，患下疳疮，其毒遂上攻左耳，聩聋，咽喉腐烂，喉外自发疮。嗣后咽中肿痛，米粒不能下久矣，唯待死耳。先生省之，且使门弟子诊之，谓曰："二三子以何等之方治之？"皆曰七宝丸或龙门丸。先生笑曰："不。尔等既泥于我规则焉，正以杀人而已。古谚曰，欲投鼠而忌器。斯人也，而有斯病，犹鼠之近器，岂可不追？然而粮道已绝，胃气惫者久矣。二三子之言，虽当乎损其器，亦如之何？"先与半夏苦酒汤，衔而饮之，明日使人来曰："咽痛如忘，肿亦随消。"居旬余，其腹颇当毒矣，因与桃仁解毒汤，行熏法，后以龙门丸下之，一二月耳亦有闻。

一娼妇二十岁，患梅，先生诊之。脉沉涩，而非全无力。颜色青黄，肌肉消瘦，咳唾白沫。额有一疮，其口流脓，滴滴然。阴门亦腐烂崩塌，臭气掩鼻。自谓曰："贱妾始所请医药，皆如应而不应。羁迟数年，荏苒至此。病最奇，胸中郁闷，饮食减少，今愿委治于公，生死唯命。"先生即与凉膈散，并以七宝丸三分服之。居二三日，口为之将腐烂，因以龙门丸三十许丸下之。如此者十数次，口遂不烂，疾亦渐渐而愈。

以上出自《生生堂治验》

王孟英

吴芸阁，因壮年时患梅疮，过服寒凉之药，疮虽愈，阳气伤残，虚寒病起，改投温补如金液丹、大造丸之类，始得获安。奈医者昧于药味为补偏救弊而设，漫无节制，率以为常，驯致血溢于上，便泻于下，食少痰多，喘逆碍卧，两足不能屈伸。童某犹云寒湿为患，进以苓姜术桂汤多剂，势益剧，且溲渐少而色绿如胆汁，医皆不明其故。延孟英诊之，脉弦硬无情。曰：从前寒药戕阳，今则热药竭阴矣。胃中津液，皆灼烁以为痰，五脏咸失所养，而见证如上，水源欲绝，小溲自然渐少，木火内焚，乃露东方之色，与章虚谷之所治暑结厥阴，用来复丹攻其邪从溺出而见深碧之色者相同，然彼实此虚，判分天壤，恐和缓再来，亦难为力矣，寻果殁。

《王氏医案》

费伯雄

某。湿火炽盛，广疮。

人中黄八分　炙冬花三钱　大杏仁三钱　大贝母三钱　粉丹皮一钱半　大力子二钱　夏枯草二钱半　马勃六分　瓜蒌皮三钱　土茯苓二两　金银花二钱　天花粉三钱　淡竹叶二十张

常服加减八珍化毒丹：

大濂珠二钱　真牛黄二钱　真琥珀二钱　大梅片二钱　飞朱砂一钱　真川贝三钱　人中白研极细末二钱

上药共研末，加白飞面四钱，水糊为丸。

某，下疳溃烂，服五剂。

丹皮三钱　银花四钱　生军三钱　玄明粉二钱　枳实一钱半　生甘草梢一钱半　大贝四钱　麦冬三钱　白鲜皮四钱　山栀三钱　连翘三钱　黄柏三钱

原注：凡杨梅结毒疮，可服少量三仙丹，继服利湿通便解毒数剂，再用扶胃清化药善后。

泻下解毒方：

川军　玄明粉　升麻　琥珀屑　蛤粉　银花粉　青果

以上自出《费伯雄医案》

李铎

上舍徐某，年五旬，脉息浮濡，时疮遍发未罢，肢体虚浮，是营卫不和，气血凝涩，兼受梅毒不洁之气而致。盖时疮之证，原有二因，乃气精而化也，气化者由传染而生，精化者由欲染而来。据按斯疮，显属气化之证，议调营和血，清热解毒，归灵内托散意，忌投丹药及峻攻之剂戕败胃气，变生结毒，便难速愈。

洋参　土茯苓　茅山术　白芍　当归身尾　生地　黄连　银花　胡麻　白鲜皮　浙贝母　草节

此方服七日，使内毒将尽，再用点药，忌鸡、鹅、羊肉、房事，继服二苓化毒汤，白茯苓、土茯苓、金银花各四钱，当归身尾二钱，紫草一钱，甘草节一钱，水酒各半煮，半月而愈。后以此法屡效。

附点药方

杏仁一钱，去皮去油取霜　胆矾　轻粉　明雄各八分　共研匀，搽疮上。

《医案偶存》

王燕昌

一武弁，年二十余岁，患杨梅疮月余，捺其肌肤，起指而色白，缓缓乃复红。此气血凝滞尚浅也。用旧方虾蟆一个（去肠杂），金银花一两，独蒜十余枚，水煎烂服，取汗。次日疮发全身，三日后结痂，七日痂落全愈。

按：杨梅痱如痱也，杨梅痘如痘也，杨梅结毒，毒聚成大颗烂也。詹珍圃得一方，用麻黄一钱，经霜紫背浮萍五钱，鳖鱼一个，重五六两，去肠杂，同麻黄、浮萍共入罐，加水煮极烂食之，七日全愈，且不致肛疼。其法最妙。近刊《新选验方》用水银、枯白矾、皂矾，口津调之，手中揉治，亦妙。

杨梅初起，必口角生白核而烂，掌心似鹅掌癣，久则掌心与肘皆生厚癣如皱。若见此据，定是此疮。

《王氏医存》

马文植

海安，王左。袖口疳腐烂已停，新肌渐生，惟头昏耳鸣，夜不安寐，心阳肝火俱旺，口干喜饮。还宜养阴清心肝之热。

南沙参三钱　天麦冬各一钱五分　丹皮二钱　羚羊片一钱　黄柏一钱五分　玄参二钱五分　花粉二钱　甘草四分　川胡连各三分　茯神二钱五分　知母二钱五分　蔗浆一杯，冲外上银青散、甘石散加牛黄。

复诊：疳痈渐见收敛，夜寐亦甜，惟耳尚鸣，头尚昏，毛际疮疹作痒，湿热未尽。还宜清解。

南沙参二钱　天麦冬各二钱　羚羊一钱　丹皮一钱五分　黄柏一钱　玄参一钱五分　甘草四分　花粉二钱　胡连一钱五分　泽泻一钱五分　龙胆草二钱　蔗浆一杯

常州，汪左。袖口疳内外俱肿，由小溲淋浊而起，延今百日，或酸或痒。当清肝渗湿热并进。

川胡连　草薢　泽泻　甘草　云苓　丹皮　黄柏盐水炒　知母盐水炒　车前子　木通　飞滑石

二诊：袖口疳酸痒俱减，肿亦较消。宗前法治。

原方加黑山栀、连翘。

三诊：肿势渐退，惟袖口破碎，余毒未清。仍宜前法进治。

熟军　龙胆草　丹皮　黄柏　荆芥　泽泻　土茯苓　粉草　胡黄连　赤芍　小生地　肥皂子　皂角子

江阴，王右。四肢疮毒，缠绵已久。值春生之令，藉毒上攻，头痛额骨胀肿，时恶寒热，防其结毒。急为清透。

当归　防风　丹皮　荆芥　僵蚕　玄参　粉草　赤芍　黑料豆　连翘　蝉衣　仙遗粮　菊花

二诊：头额胀痛已减，疮毒未平。尚宜清透。

原方去蝉衣、黑料豆，加龟板、丹参、北沙参。

三诊：疮毒缠绵已久，正气又弱。当扶正达邪。

川芎　陈皮　当归　黑料豆　大贝　茯苓　首乌　忍冬藤　法半夏　红枣　土茯苓　木瓜　党参　甘草

四诊：颜骨肿胀渐平，而痛未止，四肢骨节亦疼，毒邪走窜经络，正气极弱。还宜固本达邪。

川芎　法半夏　党参　银花　蚕沙　当归　木瓜　白芷　陈皮　稆豆　乌贼骨　桑枝　红枣　土茯苓　大贝

五诊：头颜肿痛已减。宗前法治。

原方去广皮，加秦艽。

六诊：正气渐复，毒邪渐解。宗前法进步治之。

党参　白术　当归　川芎　银花　白芷　陈皮　大贝　法半夏　黑料豆　土茯苓　桑枝　红枣

以上出自《外科集腋》

沈祖复

光绪庚子，先生与凌君伯升明经赴沪，寓大东轮船局。一日晚，鲍君郎州以包车迎先生至棋盘街妓寮诊病。有妓头痛如劈，顷刻无停，呼号万状，甚至昏眩倾仆。诸医用平肝息风不效。

先生诊其脉洪，舌绛，曰："此非肝阳，是毒火上炎也！下部阴处必碎烂无疑。"始则隐讳，继以实情相告。因嘱其女佣以骨簪卷棉花拭去其腐肉，用西黄、熊胆、猪胆汁调糊，少加冰片灌入。服方用犀角、鲜生地、银花、龙胆草、黄柏、生粉草、仙遗粮，大剂，一帖而头眩止，再帖而头痛若失矣。

一妓云肛门作痛，自觉发碎。诊之见肛门两边白腐如大拇指，先生曰："此泻毒未尽，留毒于肛旁，是名蝴蝶梅也。"用大黄、犀角、川连、黄柏等服之，外糁银青散，数日而愈。

以上出自《医验随笔》

巢崇山

某。火湿下趋，淋浊溺管痛，下疳肿碎，茎皮燃赤，而火毒上攻，咽喉痛，龈肉肿，苔黄，脉小数。用龙胆泻肝汤治之。

龙胆草　细木通　黑山　芦根　薄荷　川连　枯芩　竹叶　牛蒡　玄参　制军　桔梗　知母　甘草梢

二诊：涤肠解毒，腑气已松，下疳退而未尽，脉小数，苔黄。仍守前法加减。

生军　肥知母　玄明粉　玄参心　人中黄　桔梗　鲜生地　连翘心　银花　天花粉　枯芩　滑石

《玉壶仙馆外科医案》

赖松兰

下疳腐烂，久而不已，余毒上蒸，头面致发赤㿔，此棉花疮也。姑以凉泄解毒。

鲜生地　鲜首乌　炒丹皮　白鲜皮　金银花　黑山栀　连翘　滑石　草梢　川连　紫草

《赖松兰医案》

杜钟骏

辛亥革命后，予蛰居沪上，以三指禅消遣。吴赞臣中丞廷斌，亦流寓沪渎，曾患久咳失音，经予治愈，遂相往来。一日造予而请曰：予侄东升病势危笃，现在医院，西医断为不起，且云：如在医院，可延两礼拜，如出院则一礼拜必死。先生高明，敢请到院一决。予辞以未便。吴公强之。往诊时，躺卧榻上，眼胞、鼻梁、颧骨悉肿而腐黑，满涂西药，模糊不可辨识，眼、鼻、上腭、牙龈处处流出秽脓，按其脉，细而带数，来去有神，乃告之曰：以见证论，万无生理；以脉神论，万无死理，鄙见如是，公自酌之。并询从前有无花柳传染，东升誓云：平生无二色。予慰之曰：不必辩论花柳有无，第此证实秽毒所致，感受传染之因姑不必究，中国医书论外证，大纲最要关键，以毒胜元气者死，元气胜毒者生。今脉神如常，两礼拜内决其无意外之变。即日移归本寓，为订托里消毒散，重用参、芪，佐以结毒紫金丹，汤丸并进，外以猪蹄汤洗之，以去秽毒；又以生肌玉红膏调珠黄散，摊于膏药之上贴之，两三日来，秽水转为稠脓，下眼胞及颧骨、鼻梁两处，腐黑之肉随脓腐脱，溃烂之处，窅然而深，望之生骇，仅余印堂至鼻梁一条宽皮未经腐坏。又两三日，腐烂凹处现出若石榴子之新肉，四围之肿日渐消退，当此之际，右肩连臂及缺盆卒发大痛，按之肿硬。予为之喜曰：面上之毒已移至肩臂矣，由险要移至不关重要之处，性命足保无虞。未久，肩臂肿处变软，知已成脓，以穿山甲、皂角刺加入前方，越日自溃，脓出盈碗，肿消痛释，旋亦渐渐收口，面上溃烂之处业已长平，其未腐一条宽皮与新生之肉隔而不黏，直至百日，其口始完。此病自始至终，俱用托里消毒、归灵内托及归脾、八珍加黄芪、仙遗粮、金银花等出入加减，竟收全功。西医善用刀割，而对于面部肉薄骨多之处，亦无所施其伎俩，且西医重有形而略无形，对于此证，宜其束手。

镇江钱店伙诸姓者，因狎邪游，传染秽毒。病之始起，身发热，肾囊痒，流水，以衣揩之，衣湿十余件而水不止，心烦口渴，起而索饮，黑夜摸索间跌地，腕腿皆伤，次晨大肿。渡江来邗，延予至舟中诊视，肾囊之皮全变黑色，眼赤如鸠，且有血出。秽毒淫火，势若燎原。次日囊皮脱而睾丸亦腐。予辞以不治，他医亦不敢着手，复来恳予，且云：如肯下药，死亦无憾。惟时两肾子腐烂，仅余一窝，行将尽矣。予亦从未见如此恶证，迫于彼母之固求，以犀角地黄汤加银花、甘草、土茯苓大剂投之，另以土茯苓汤调服五宝丹，外以珠黄十宝丹和生肌玉红膏摊于银皮纸上，裹于下部，以帛覆之。越日，水止烂定，热退烦平，迭进前法，内服外敷，溃烂之肾子由一窝而渐生新肉，状如石榴子。下部甫定，手腕大腿两处肿痛大作，手腕溃处脓出一碗，大腿溃处脓出两碗，肿痛方定。以溃疡论理，应补托化毒，而参、芪皆不受，稍用些微则烦热不安。日以凉血败毒之品如犀角、地黄、银花、甘草、龟板、石决明、土茯苓等损益为治，经一月而囊与肾子居然生长完全，实非始念所及，腕腿溃脓之处亦将收口。咽喉忽腐烂，左右两边白如棉絮，堆砌口中，臭秽逼人，汤水不下，内蕴秽毒复冲肺胃，为之骇然。气血亏耗之余，恐无生理，力辞再三，转就著名喉科施治，以毒重无法可施却之。彼母又来求予，且云：一息尚存，不甘坐毙。即不起，断不归咎。仍以大剂犀角、羚羊、生地、元参、麦冬、银花、甘草、结毒紫金丹、五宝丹相间而进，以箸裹绵，蘸银花甘草汤轻轻揩洗去其喉中白腐，吹以锡类散。两三日后，腐烂渐退、汤水渐入，复用清肺养阴及六味地黄逐秽败毒之品调理而愈。此证险恶迭出，卒以病家信任不移，克奏全功，亦幸矣。

以上出自《药园医案》

丁泽周

徐左。湿热瘀凝，营卫不和，横痃肿硬疼痛，日晡寒热，宜消托兼施，消未成之毒，托已成之脓也。

生黄芪三钱　青防风一钱　当归尾三钱　京赤芍二钱　生草节八分　忍冬藤三钱　连翘壳三钱　杜红花八分　大贝母三钱　炙僵蚕三钱　炙甲片一钱　泽兰叶钱半　黑白丑各八分

姚左。横痃溃后，得脓渐多，四围肿硬渐消，宜和营托毒。

全当归二钱　紫丹参二钱　生草节六分　赤茯苓三钱　炒赤芍二钱　福泽泻钱半　大贝母三钱　炙僵蚕三钱　生黄芪三钱　香白芷五分　陈广皮一钱　丝瓜络二钱

以上出自《丁甘仁医案续编》

江少萱

花柳染毒，毒由溺窍而入，用药施治，亦必从溺窍而出。毒轻尚为易治，惟棉花疮一证，遍身头面俱有，在中法用泻药以驱毒，西法用放针以洗毒。若施于壮实之人则可，倘施于虚弱之人，贻害匪浅。余治王清吉花柳染毒，毒已上行，头面小点，背脊大如天疱，红赤非常，中药不效，西药放针亦不见功，求诊于余。脉息细缓，遂用生黄芪三钱，当归二钱，银花三钱，连翘三钱，荆芥二钱，防风一钱半，苦参二钱，黄柏二钱，蒺藜三钱，粉草二钱。先以土茯苓二两，水五碗，先煎土茯苓至三碗去渣，后入诸药煎一碗服。连进四剂，红色转青。再进四剂，青色稍退，疮疱收小。又进四剂，遍身疮毒尽解，体气无伤，健旺如常。又治李玉官两膝疮毒，此消彼发，数年不愈，脉息微细。余用此方加入附子一钱，亦服十二剂全愈。

《奇病实验》

傅松元

海口上顾春泉，船户也。秋月邀余治，切其脉，弦数而带涩滞。问其有痹痛否？云肢节酸疼，致步履不便。启衣示余，浑身紫黑块，如钱大者五六十枚，形如杨梅。余曰："此杨梅疮也，予以大价买之，是有专科，非我之能治也。"顾自称家寒力薄，所以特请施治。余曰："试一为之，若不应，速求他医。"乃为其书荆芥、当归、银花、乳香、制军、土茯苓、皂荚子、甘草，加胰脂油，每服四两，土茯苓每服一两，吃服五剂。后六年，余至其宅，问一人云："前年此地有生杨梅疮者，后如何？"其人曰："即我是也，向求先生医治，服先生方五剂而疮如失，今六年矣。"余云："竟未请他医治乎？"顾云："若请他医，恐至今未必脱体也。"

《医案摘奇》

张山雷

胡左。湿火下注，小溲闭塞，下疳肿而且腐，为日已久。其势甚盛，急宜清理。

土茯苓30克　鲜生地9克　丹皮4.5克　茵陈9克　大腹皮9克　生紫草9克　车前子6克　胡连2.4克　黄连4.5克　紫花地丁9克　粉萆薢9克　银花9克

吴左。湿热下注，股阴结核，形巨痛炽，势已酿脓，脉数细小，正气已亏，舌浊腻异常。先宜清化。

炒茅术6克　当归尾6克　川柏皮6克　桃仁泥12克　九菖蒲1.8克　炒枳壳1.5克　独活3克　川黄连1.5克　红花4.5克　土茯苓12克　粉萆薢9克　西茵陈6克

二诊：湿热阻下，股阴形块作痛，势且酿脓，脉涩小，舌根腻，仍宜清化。

炒茅术4.5克　土茯苓12克　当归肉4.5克　延胡索6克　大腹皮9克　桃仁泥6克　独活3克　怀牛膝4.5克　原红花3克　川断肉9克　生苡米9克

以上出自《张山雷专辑》

范文甫

张。本属横痃，破口多日，去年十月起，脱血至今，精神疲惫，脉九候失调，面色少血，脱气虚，姑尽人力而已。

淡附子3克　西党参3克　生白术9克　归尾9克　生白芍9克　黄芪30克　陈皮3克　姜半夏9克　炙甘草3克

二诊：前方去半夏，加茯苓9克、杞子12克、地龙9克、熟地30克、土黄芪45克。

三诊：稍见效，脓汁稀薄，可用洗方。

前方去附子、地龙，加蒙自桂3克、五味子3克、生黄芪54克。

又洗方：蜂房9克　紫河车9克　猪肉皮30克　白芷9克　清甘草9克　川芎9克　羌活9克　苍术9克

《范文甫专辑》

冉雪峰

重庆贺某，在解放以前，沾染梅毒，久经汞制剂治疗，筋经死坏，两腿不适，膝盖肿硬独大，膝委中凹处，筋经卷曲，瘀血死津，因之足腿不能伸直，右腿为甚，似短寸许，痿躄不能步履，嗒然若丧，急归故里，似已无恢复健康希望，遂来我处诊治。初来时，手撑木棍，行时以肩代足，吊脚踊窜，不另用人扶持，即不能进堂屋（四川堂屋门限高尺余），查如前状。处方，内服：归尾四钱，地龙三钱，怀牛膝四钱，灵脂、蒲黄各三钱，桑寄生、山萸肉、地骨皮各三钱，土木鳖（醋拌）、三七、没药、甘松各一钱，日一剂，分二次服。外熏洗剂用：鲜橘刺二两（此物万县多有），土牛膝二两，红花、桃仁各三钱，乳香、没药各三钱，酸枣皮、木瓜各四钱，木鳖（酒拌）、甘松各二钱，罐煮去盖，取气熏蒸，上覆旧被，俟温洗涤，乘势按摩引跻，推拿摇扯，日二作。二星期膝部略软，换方一次，内服剂减去木鳖，熏洗剂如前。三星期腿渐能伸，四星期复诊时已丢去木棍一支，疗效优异，熏洗改为三日一作，内服剂减去灵脂、蒲黄，原归尾、山萸、地骨皮、牛膝各加为五钱。又一月，腿全伸，勉可步履，自始至终未出百日，竟全愈。

《冉雪峰医案》

第五节　疥疮

永富凤

一男子病疥疮，以散药摩擦，数日而愈。后作药汤浴，浴后中风，发寒热，毒气内攻，满身暴胀，两便绝不下，气急脉数，不能移一步，请余。余谓家人曰："斯证死不回踵，非急攻之剂则难争锋。"与备急丸五分，快利三行。其明作东洋先生赤小豆汤，服三大碗，又利二行。其明又与备急丸，利十余行，毒气渐减，疮痕发脓，续与前方，二十余日而全愈。

《漫游杂记》

费伯雄

某。湿热浸脾，始发疮疥，继则足肿。治宜清化。

生地三钱　丹皮二钱　赤芍一钱　蝉衣一钱　木通一钱　泽泻一钱半　猪苓二钱　防己二钱　忍冬藤三钱　六一散三钱，包　川牛膝二钱　连翘二钱　生苡仁四钱　绿豆衣三钱

又搽药：火纸卷硫黄末，浸菜油于灯盏火上烧，滴下油，搽擦极效。

《费伯雄医案》

王燕昌

一国学，五十余岁，患脓疥。医用红砒、枫子、胡桃、枯矾、硫黄、猪油等药，彼不知忌，而误搽肾囊，疼甚，二日而囊烂落，致肾子双悬，黏疼欲死，求救。用紫苏为细末，渗于肾子及烂处，外用油纸作笼护之，数日而愈。此方可略加制乳香。凡治疥癣等药，皆宜净护肾囊。盖一身之外，惟此壳无筋，烂即脱落矣。

《王氏医存》

<h1 align="center">第六节　麻风</h1>

费伯雄

某。游面风眉发尽脱，项疼。宜真丹加减。

生地三钱　菟丝子三钱　桑叶三钱　玄参三钱　川石斛三钱　黑芝麻四钱　沙参四钱　地骨皮五钱　女贞子四钱　甘菊花三钱　刺蒺藜四钱　羌独活各六分　鲜柏叶五钱　桑枝五钱　红枣五枚

洗方：羌活二钱　蕲艾五钱　松毛一两　角刺三钱　侧柏叶一两

又搽药：皂角、鹿角、松毛各一两，烧灰存性研末，姜汁、大枫子油调搽。

某。血虚不能荣润肌肤，阳明湿热浸淫。恙始手足，继之游及遍身，幸而未上头面，皮肤瘙痒，似如虫行，已成蛇皮风癞，业已有年，不易速瘥。治宜养血活血为主，佐以祛风胜湿，以和阳明，经谓治风先治血，血行风自灭。惟恒心服药可效，否则难治。

归身二钱　白芍二钱　生地三钱　党参三钱　菊花二钱　蝉衣一钱　丹皮二钱　玉竹三钱　苦参二钱　秦艽二钱　车前子三钱　天麻一钱　羚羊片一钱　浮萍草二钱　川芎八分　独活二钱　桃仁泥一钱　槐枝三钱

又丸方：丹参二钱　川怀牛膝各二钱　赤苓三钱　生熟苡仁各三钱　焦茅术一钱　黄柏二钱　地肤子三钱　大胡麻三钱　桑枝三钱　梧桐花三钱　豨莶草三钱　五加皮三钱　大枫子一钱　海风藤三钱　防风己各三钱　老鱼鳞三钱

某。足底漏底之风毒，窜溃烂久不愈。

用独瓣大蒜贴患处，再用艾火炙，煅牡蛎研末掺之。

某。大麻风肢麻肌木，伸缩不利。

大胡麻三钱　桑枝一两　紫背浮萍二钱　大生地六钱　桃仁三钱　白鲜皮三钱　甲片三钱　制川乌一钱　胆星一钱

以上出自《费伯雄医案》

马文植

高淳，陈左。阴虚，湿热下注，右足麻木，掌趾穿破，足胫破损，左手指麻木，筋脉不舒，气血不能周流。夜分气升呛咳，寝汗淋漓，阴虚肺虚，气不外卫。拟标本兼治。

北沙参　当归　杏仁　浮小麦　黑料豆　苡仁　胡麻　红枣　甘草　茯苓　黄柏　生地　桑枝

二诊：麻风有年，阴分已亏，兼受寒邪，呛咳，腰骨吊痛。先为治肺。

《外科集腋》

陈莲舫

钱。癞皮风，肺脾湿毒外游肌肤，治以宣解。

焦茅术　豨莶草　大力子　藕皮　绿豆衣　焦山栀　元生地　川连　苦参　侧柏叶　生甘草　新会皮　金银花

用直，某。大麻风，脚底已漏，肢麻面胖，有方兴未艾之势。

元生地　川桂枝　梧桐花　晚蚕沙　宣木瓜　陈皮　川杜仲　白附子　海风藤　炙虎胫　桑梗　威灵仙

烧香山，沈。将起大麻风，足裂眼歪，险重之至。

焦茅术　川桂枝　香独活　宣木瓜　木防己　炙虎胫　全当归　元生地　五加皮　粉草薢　天仙藤　广陈皮　丝瓜络

倪。大麻风，勉力敷衍。

香独活　西绵芪　粉草薢　桑寄生　全当归　大力子　侧柏叶　左秦艽　青木香　宣木瓜　川杜仲　元生地　新会皮　丝瓜络

沈。将起大麻风，足裂，眼歪，险重之至。

焦茅术　五加皮　川桂枝　木防己　粉草薢　元生地　香独活　炙虎胫　天仙藤　宣木瓜　广陈皮　全当归　丝瓜络

以上出自《莲舫秘旨》

丁泽周

章幼。风湿热蕴袭肌肤之间，血凝毒滞，遍体湿瘰如水痘状，肌肉麻木，久成麻风。治风先治血，血行风自灭也。

净蝉衣八分　粉丹皮二钱　紫丹参二钱　京赤芍二钱　黑荆芥一钱　杜红花八分　茯苓皮四钱　通草八分　苦参片钱半　六一散三钱，包　全当归二钱　白鲜皮钱半　黑芝麻三钱

《丁甘仁医案续编》

章成之

朱男。两手指尖麻，面色不华，此属于营养方面事。左睾丸往日曾有性病。

全当归9克　黑大豆12克　粉萆薢9克　粉丹皮9克　五加皮9克　秦艽9克　豨莶草15克　杜赤豆30克

二诊：据其往日之经过，颇类麻风。仲景诊王仲宣四十当眉落，亦是斯证。厥后唐初四杰之卢照邻，因此证而终身不治。故诊治之宜早！今予下方：

苍耳子90克　大枫子60克　蜈蚣连头足五条　全蝎6克　雄黄15克　绿豆衣150克　蕲蛇四条　海藻90克　昆布90克

上药共为细末，如梧子大，每次二十粒。

《章次公医案》

第七节　痒风

中神琴溪

一妇人，举身发痒，搔掏不禁，不须更措爪。岁余肌肤为之甲错，百医不能治。先生与之浮萍加大黄汤，兼龙门丸一钱，酒服泻数行，痒乃止。

《生生堂治验》

何书田

血去则发热生风，肤痒所由作也。

生地　丹皮　苡仁　白薇　豨莶草　阿胶　归身　茯苓　黄芩　十大功劳

《簳山草堂医案》

费伯雄

某。脾有湿热，肌肤作痒。宜祛风利湿。

当归二钱　茯苓二钱　生熟苡仁各三钱　黄柏三钱　五加皮三钱　地肤子三钱　豨莶草三钱　梧桐花一钱　苦参片一钱　川牛膝二钱　统车前子三钱　焦茅术一钱　秦艽一钱　白花蛇二钱　桑枝三钱　槐枝一尺　蛇床子二钱

《费伯雄医案》

张士骧

郭炳堂如君，二十余岁，体素强。忽然脚心痒不可忍，心里烦躁不堪，自欲投海悬梁。诊其脉，惟左手尺寸略见洪数，此外又不见别病。遍查方书，不识病名。惟忆经云，诸痛痒疮皆属于火。知其为火无疑。脚心为涌泉穴，属少阴，想必系肾火下泄为痒，上浮而为烦躁也。欲用知柏八味，则不宜于心；欲用犀角地黄，则恐其引热入荣而为斑疹。遂单用元参一味，取其直入少阴，用至一两五钱。服后一点钟之，其痒止，烦躁已退。越日身有微热，再用参、知母、黄连、黄芩，一服而安愈。后某以为神奇，殊不知证本变幻无穷，总不离于六经，分经治证，万无一失。因忆及孟英案中治阴虚火炎，面赤如饮酒，用一味元参汤亦即此意耳。

《雪雅堂医案》

刘子维

某，周身发痒不止，现有红点，痒已极。

沙参五钱　干姜三钱　白术五钱　薄荷八分　土茯苓五钱　黄芪八钱　制附片五钱　艾叶三钱　官桂三钱　牡蛎二两　生粉菖一钱　生姜五钱　生白芍五两

五付服毕愈。

李俊注：此虚痒也。原批云：此人素不足，宜回阳收纳为要，如作风疹治之，则误矣。按：风疹似疹而痒不已，本属邪实，此证则由正虚，故不同治。《刺本篇》曰：淫气往来，行则为痒。夫淫气者，以邪实言之，则为郁，而不泄之气。以正虚言之，则为壅，而不运之气。故皆妄行于肌肉、皮肤而为痒也。

《生气通天论篇》曰：苍天之气，清静则志意治，失之则内闭九窍，外壅肌肉。又曰：营气不从，逆于肉理，乃生痈肿。夫五方五色，东方在色为苍，在脏为肝。苍天之气，即东方生气。人体受气于天，天气清静则志意治，而气血从，虽弱者亦能却病。否则乱而无纪，未有不随体质之偏，而为有余、不足之病者。五脏治乱之机在肝，此人之体素不足，复逆苍天清净之气，故卫气不运，壅于肌肉，营气不从，逆于肉理，而为形似风疹之虚痒，与痈肿之虚实虽异，而因则无异也。

人身有外卫之气，有内守之气。外卫之气，宜运行不息；内守之气，宜深藏不露。本相辅而行，如纸鸢之有系也。苟或失之，则不运不藏，倚伏为害，如此证是已。周身发虚痒者，乃皮肤、肌肉外卫之气不归治节，壅而不行也。夫既外卫之气不归治节，壅而不行，则阴阳有离决之势，其脉之浮大而空可必，故不可作风疹治，而偏用内清、外散、下引之剂也。《阴阳别论篇》曰：阳气破散，阴气乃消亡。夫阴阳之义如影随形。内弛者，外必壅；外散者，内必绝。而将欲破散者，则必鼓壅。此证之阳，已鼓壅于皮肤、肌肉矣，可不畏哉？

《脏气法时论篇》曰：肝苦急。《本藏篇》曰：志意和，则精神专直，魂魄不散。夫人身以神为主，形病而神不病者，虽剧无害；神病而形不病者，虽轻亦危。此证发痒，以至奇痒，其肝之苦急，志意之骚乱可知，是形神俱病也。苟不有以定之，则精神魂魄将日以散而不收矣。故重用白芍平肝敛阴，并用牡蛎纳肾潜阳，如泊舟之下锤石，以资镇定而免漂没，此为治命。附、桂、姜、术、参、芪补火生土，补土生金则阳虚补阳也，生姜上开，艾叶下散，则静守之气宜藏，而运行之气宜通也。薄荷、甘、葛升散阳邪，土茯苓降泄阴邪，则为皮肤病通治法，不因回阳收纳而废也，此为治病。命病双调，则正固而邪去矣。

虽然卫气外壅而用参、芪，得无犯盛盛之戒乎？不知虚胀宜补虚，壅亦宜补。《五脏生成篇》曰：诸气皆属于肺，盖统气者，肺也。虚则不统而逆满生，补之则治节如初，而胀壅自已。《至真要大论篇》所谓塞因塞用是也。惟下虚不可用黄芪，否则升气于表而里愈虚。此证内气不藏，固不宜用，而外气不运，则在所必用。权衡至当，惟有强其内守而用之，乃无所失，此白芍、牡蛎之所以特重也。

《圣余医案诠解》

方耕霞

邱。肺风外走，肝热内盛，为游风瘙痒，走及头面四肢，以熄风凉血。

鲜生地　赤芍　归尾　泽泻　桑叶　稽豆衣　连翘　黄芩　黄柏　丹皮　茅根

《倚云轩医案医话集》

第八节　白屑风

李铎

临邑黄姓妇，年二十余，头上生白屑风，初起发内微痒，久则渐生白屑，瘙痒非常，头发脱落，皮肤光亮，白屑叠叠成片，抓脱见血，过夜又生，乌云之髻十去其八。此皆起于产后及经后，热体当风，风热所化，以致血虚不能随气荣养肌肤，故毛发根空。诊两手脉缓而弱，始以祛风换肌丸方，十服如故，继以神应养真丹二十帖，并以润肌膏搽之而愈。

神应养真丹

熟地　当归　川芎　白芍　天麻　苦参　羌活　真茅术　胡麻　菖蒲　木瓜　菊花　甘荸

润肌膏

麻油八两　奶酥油八两　全当归一两　紫草五钱　黄蜡一两　洋水片五分，不用亦可　零陵香五钱，后入煎

上药依分秤足，先将奶酥油熬出去渣，和麻油浸药二三日同煎，药枯去渣，滤清，加黄蜡化尽，倾入瓷罐收贮，擦搽头上，能长新发。

按：发者血之余，血盛则发润，血衰则发衰，血热则发黄，血败则发白，血枯则发落。然发落亦有由厚味成热，湿痰在上而熏蒸，发根之血渐枯而脱者，及火炎血燥而落者，有风气盛则血燥而枯者，有虚损之疾，一损肺，皮槁毛落者。治宜审究其由，按其病之虚实立法可也。

病皆起于经后产后，必是血枯所致，此虽不常概见，而据理设法，治无不宜。寿山

《医案偶存》

第九节　瘾疹

凤实夫

冯左。脉象细涩，营气交虚，肌肤风块发无定处，瘙痒如针刺状。此由肝风绕络，宜养血熄风。

制首乌五钱　明天麻一钱，煨　白菊花钱半，焙　白归身二钱，酒炒　白蒺藜二钱，炒去刺　桑叶钱半，蜜炙　白芍二钱，酒炒　僵蚕五分，炒　粉甘草五分　黑芝麻五钱

复诊：经云血虚必热，热必生风，风生燥，遂令肤内发痒，搔之细颗垒起。今风块虽退，而肝脏内风未熄，尚有绕络无处不到之地。是以眼耳口鼻诸窍悉燥痒，脉缓左虚，转以养血熄

风之剂，多进自安。

制首乌一两　煨天麻钱半　炒僵蚕七分　白归身四钱　白蒺藜三钱　蝉衣五分，去翅足　白芍三钱，酒炒　白菊钱半，焙　桑叶蜜炙　生甘草各一钱　黑芝麻一钱

《凤氏医案》

朱增藉

门人族芳斋染病，延余治。诊之脉微而浮，腹大痛。述日前浑身不和风疹，疹隐则腹痛甚。余知渗邪传布太阴，出则风疹，入则腹疼，法宜提邪外出，则腹痛自愈。主以桂枝汤加人参、防风，服一剂风疹出，而腹痛顿止。奈余毒留恋不出，喉舌麻木，心慌内乱，片刻难耐，即以银花甘草煎汤与之。药方入口，如醍醐灌顶，沁人心脾，喉舌内腑安然。信乎银花、甘草，外科书称为化毒神品。此吾芦根方中选用二物之所由来也。

《疫证治例》

沈祖复

师母张夫人素来阴虚，每交冬令，喜用脚炉，春时易生温病。一日遍体奇痒，渐发无数之块，大者如盘，小者如碗不等，肿而微红，攻于头面则目红，攻于胸肺则气逆神糊。瘙痒不止，几欲挖去其肉；日夜不寐，呼号三日，困苦莫可言状。他医惊而却走。先生以为非风疹，乃疙瘩瘟也。热毒蕴于营分，外发肌肤，防其毒陷心包则大险。重用犀角、鲜生地、鲜大青、银花、连翘、黑山栀、丹皮、牛蒡子、人中黄、绿豆、茅根等，服三四剂而块渐小渐减，痒亦渐止。调理六七剂而愈。

《医验随笔》

陈莲舫

陆。治风块屡发，脉见浮弦。

冬桑叶　炙豨莶　川石斛　焦山栀　粉草薢　益元散　蝉衣　黄防风　光杏仁　焦米仁　连皮苓　广陈皮

许。浑身瘰痒，游风根必须调复。

黄防风　左秦艽　杭甘菊　焦茅术　粉草薢　炒当归　制豨莶　净蝉衣　大力子　焦山栀　焦米仁　广陈皮

陶。游风支蔓，治以清解。

焦茅术　焦山栀　制豨莶　粉草薢　焦米仁　广陈皮　制川军　大力子　净苦参　嫩滑石　生甘草　侧柏叶

李。游风遍体，肺脾风湿外游，营阴受烁，脉细滑，治以清解。

焦茅术　黑山栀　光杏仁　元生地　蝉衣　广陈皮　生甘草　炒防风　飞滑石　绿豆衣　侧柏叶　白鲜皮　金银藤

以上出自《莲舫秘旨》

何长治

左。风邪外袭，身发风块，面浮，脉数。法以散风。

荆芥钱半　大力钱半　僵蚕二钱　前胡钱半　薄荷八分　桑叶钱半　生草五分　桔梗一钱　蝉衣四只

《何鸿舫医案》

张山雷

某左。血分蕴热，肌表瘰烂痒搔，上身为甚，此游火游风之类。脉带弦劲，舌滑，治宜清热息风。

焦栀皮6克　炒丹皮4.5克　炒川柏6克　鲜生地12克　肥知母6克　玄参12克　瓜蒌壳6克　银花9克　白茶菊4.5克　粉草薢9克　茵陈9克　赤苓9克　象贝9克　蚕沙12克

《张山雷专辑》

朱应征

胡左。燥金用事，热伏于内，肺胃火结，风动痰甚，两脉均滑而有力。清解利水之品主之。

酒黄芩　鲜芦根　杭菊花　焦栀皮　赤茯苓　辛夷　净连翘　桑叶　赤芍　稽豆皮　甘草梢　淮木通

复诊：风淫于内，其行最速，发于皮肤之间，为点为痒，俗称风疮。实是血热生风，流行乎肌肉，宜清风泻热为合。

蜜全蝎　洗腹绒　皂角刺　净蝉衣　桑白皮　伏龙肝　赤茯苓　莲心炭　荠菜花　蜜僵蚕　茯苓皮　天麦冬

三诊：肺主皮毛，郁则作嚏，肝不藏血，睡眠欠适，两脉弦滑，左关为甚。亟宜平肝宁肺，以清风调血，疾日除矣。

石决明　蜜全蝎　蜜远志　辛夷　杭白菊　青防风　桑白皮　明天麻　桑椹子　霜桑叶　北沙参　茯苓神　夜交藤

四诊：肝风已熄，六脉平和，而固有之嚏证亦复较减，仍宜稍事清滋，再接服散剂，以治嚏之根源。

菟丝子　赤白芍　夜交藤　车前子　茯苓　炒枣仁　桑寄生　茯神　广橘络　枇杷膏

又散剂。诸痒出于肝，皆由虫之作用，鼻痒则嚏，职是故也，以沙参保至气，辛夷专行肺经，全蝎祛风，草果散太阴独胜之寒，风靖虫自伏矣。

北沙参　草果　辛夷　全蝎　共研细末，以桂木煎水兑服。

余于丁卯年曾创一方，治愈叔丹陈夫人久年嚏证，方用别直参、辛夷、草果、僵蚕研细末，以桂圆十枚煎水冲服，一料断根，与此证相仿佛，而叔母年齿较高，故用药稍异，其功效则同也。

《淞滨实验录》

刘云湖

病者：孙镇王小三之子，年十五。

病因：患发痧。

证候：遍身起疹，扪之糙手，痒彻入心，心烦闷乱。

诊断：脉浮数，此风毒也。

疗法：与荆防败毒散加减之。

处方：土茯苓、刺蒺藜、白扁豆、老连翘、淮木通各三钱，二花二钱五分，广郁金、芥穗各二钱，防风、牛蒡子各一钱五分，蝉蜕、粉草各一钱，灯心三只。

效果：二剂而安。

理论：风疹与温疹不同，温疹乃热由肺胃而发，多发热而渴，病由内以达于外也。风疹乃风中挟毒，浸于皮肤，滞于血络，毒向内攻，血液循环受滞碍，所以痒彻于心，心烦闷乱，病由外以入于内也。不急治，亦能使风毒攻心，能致人于死。

夫风中何以挟毒，毒又何至令人发疹。要知风乃空中动气，四时皆有风，四时皆有不正之气，其中或挟有菌毒，或挟有污秽，即谓之毒，风为媒介，浸入人身，由毛窍而入，达于血管，阻塞血液流行，是以滞碍而起墩。由渐而致于大血管大动脉管，影响心瓣膜之循环，故烦而闷乱，痒者，毒害为之也。《内经》云，诸疮痛痒，皆属心火，火即毒之互词也，是以知风毒之为害矣。

方论：荆防败毒败，驱表邪风毒之剂也。此证本风邪由表而入，亦当使之从表而出，故以芥穗、防风、牛蒡子、蝉蜕托里散风。痒彻入心，毒欲内攻，故以郁金开胸，蒺藜疏络，土苓、二花、连翘、甘草以解毒，白扁豆以奠安胃气。因外表不了，尚有余邪，故以木通、灯心引之从下窍而出也。此方专用轻药外托，因毒在肌肤也，不用寒凉以内胜，因无大热也，若用重剂或甘苦寒，则引毒内入矣。治病者须识疹疫有表里寒热之分，庶用药不误矣。

《临床实验录》

周镇

吴妇，三十二岁。丁丑四月，患凛热咳嗽，寒时毛窍起粟，旬余，来诊。痰不爽利，独能食饭。风邪内袭肺胃。制僵蚕、前胡、杏仁、荆芥、瓜瓣、薄荷、瓜蒌、火麻仁、牛蒡、象贝母、黑山栀、金铃子、黄芩、茅根、梨肉、蜜、宁嗽丸等。六剂。得汗，热嗽均止，腿膝发风疹。仍不避风，且食腥鱼，风毒即隐。

复诊：辍药十日，受热又发，咳逆痰多，脉数。邪未退清。生薏、瓜瓣、兜铃、黄芩、紫菀、金铃子、木蝴蝶、丹皮、杏仁、前胡、象贝母、荆芥、茅苇茎、竹茹、青蛤散、半贝丸、宁嗽丸。服后即发风疹甚畅，但烦懊不舒。再清解血络之风，冀减轻肺间蕴热。桑、翘、僵蚕、蝉衣、绿豆衣、豆豉、郁金、薄荷（鲜生地洗同打）、黑山栀、地肤子、前胡、牛蒡、茅苇茎、玳瑁、葛根、荆芥、宁嗽丸研末冲。二剂，风疹已透，咳多，气逆恶心。再清余蕴。竹茹、前胡、象贝、牛蒡、桑叶、黄芩、紫菀、木蝴蝶、金铃子、丹皮、旋覆、代赭、火麻仁、茅苇茎、款冬、白蜜、宁嗽丸。循愈。

邹士生之妇，西园弄。幼有风疹，不时常发。前寓沪就诊，以和营泄风之剂，迟至半年方作。近岁不服药，每月必发，腹痛寒热，或旬余不愈。丙辰春来诊，述用绿豆所制索粉，腹痛略减。头痛，恶风，脉数右盛。风邪袭于血分，枢机窒而不通。疏苍耳子、枫果、牛蒡、郁金、连翘、绿豆衣、银花、鸡苏散、白僵蚕、蝉衣、防风、归须、红花、豆卷。另服玉枢丹少许。二剂大减。复诊：增损原方，再剂，热退疹化。余谓营气窒痹，风邪易袭，嫠妇肝郁，必须丸药久服以缓调之。为定全当归、赤白芍、柴胡、黄芩、银花、菖蒲、丹皮、山栀、生地、川芎、绿豆衣、蒺藜、羌独活、僵蚕、蝉衣、乳香，六神曲糊丸。每日饭后服二三钱。许其可以不甚举发，即发亦可以减少时间即平耳。

以上出自《周小农医案》

孔伯华

郭，男童，八月十九日。脾湿肝热两盛，汗出当风，遂致周身发风包作痒，脉大而滑数，右寸较盛，邪在皮毛，当凉化疏解。

生石膏六钱，研，先煎　麻黄梢二厘　桃仁泥钱半　全蝉衣五分　地肤子三钱　蒲公英三钱　知母三钱　通草一钱　枯黄芩二钱　栀子炭三钱　龙胆草钱半　滑石块三钱　鲜茅根八钱　杏仁泥三钱　牛黄抱龙丸一粒（分化）

《孔伯华医集》

章成之

孙女。连日夜间发热，每热必风疹，痒不可耐。凡风疹发于稚孩，多属胃肠病，以往曾七日一更衣。此其候也。

海南片12克　桃仁9克　草决明12克　蒲公英18克　当归12克　丹皮9克　赤芍9克　茅根30克

《章次公医案》

张汝伟

陈凤英（女），年四十，苏北，住富民路富民村四弄四号。寒邪外袭，食滞内蕴，大腹绞痛，大便不通，上则吐逆不止，此滞阻在胃，而未入于肠，外发风疹块，密密层层，瘙痒难熬，真是痛痒两难熬，内外两有病。脉细弦滑，苔白根微黄。拟先内后外，用化滞温中，理气安胃，先平上逆之气，呕止便通为要。

上肉桂二分，研末　沉香片二分，研末，二味用藕粉糊为丸，药汁吞服　淡吴萸六分，同　川连一钱，炒焦枳实二钱　带子腹皮　地枯萝　车前子包　焦六曲　焦楂肉　生白芍　全瓜蒌各三钱　元明粉钱半

二诊：进前方后，呕吐止，腹痛定，大便通，肠中之粪行后，胃中之滞动，而脘中胀痛

矣。本不头痛而头亦痛，风疹之风，与先受之寒，从阳明太阳外透，宜从阳明论治，用栀豉加味。

大豆卷　淡豆豉　焦枳实　焦六曲　全瓜蒌　大腹皮各二钱　元明粉钱半，后入　台乌药　清防风　广郁金　炒广皮各钱半　苏薄荷八分　姜竹茹钱半

三诊：热退，脘中痛止，大便又通，溲少而赤，风疹亦稀。宜轻疏清营治之。

炒赤芍二钱　炒川芎一钱　地肤子三钱　炒防风钱半　粉草薢　车前子包　益元散包　赤茯苓各五钱　山栀仁　炒丹皮各钱半　丝瓜络　生苡仁各三钱

本证始末：此方刘姓之劳动大姐，体质尚健，受邪较深，故三易方而诸证退。方亦由重而转轻也。

方义说明：第一方，注重止呕。因为必呕止而气乃可平，肉桂、沉香、藕粉为丸，温中散寒，降逆和胃以止呕，左金平肝止痛，余化滞通小便。第二方，采取外感治法，转入正途。第三方，治风疹余波，以化湿清热疏风为主，一步轻一步，合治病规程。

《临证一得》

陆观虎

孙某某，男，44岁。

辨证：风疹块。

病因：湿热郁积，外感风邪。

证候：风疹块，发痒身痛，发冷发热。脉滑数。舌红布刺，苔黄白。

治法：祛风解表，清热利湿。

处方：桑叶6克　土贝母6克　通草2克，后下　薄荷2克，后下　赤芍6克　丝瓜络3克　紫草茸3克　忍冬藤9克　蒲公英9克　茯苓9克　冬瓜皮9克

方解：桑叶、薄荷、忍冬藤祛风解表，清热解毒以除发冷发热。蒲公英清毒热消肿。赤芍散邪行滞止痒。紫草茸凉血活血利窍。土贝母泻火散郁消痰。丝瓜络除风化痰，通经络，行血脉。通草通络利湿。冬瓜皮、茯苓皮利湿行水，消肿除胀，散毒以治风疹块发痒。

徐某某，男，55岁。

辨证：风疹块。

病因：湿热郁积，积食受风。

证候：风疹块发痒，时隐时现，时日已久。脉浮数。舌质红，苔黄腻。

治法：散风清热，利湿化食。

处方：白蒺藜9克，去刺炒　山楂炭9克　猪苓6克　赤苓6克　杭甘菊9克　建曲炭9克　鲜芦根30克，去节　冬瓜皮9克　炒赤芍9克　蒲公英9克　茯苓皮9克　薄荷2克，后下

方解：白蒺藜、杭甘菊、苏薄荷散风清热解表。蒲公英、赤芍、芦根清热消肿，活血解毒以止痒。山楂炭、建曲炭磨积开郁以消食。猪赤苓、冬瓜皮、茯苓皮利湿清热，消肿解毒。

二诊：风疹块见退，仍痒，左臂酸痛。脉细弦。舌质红，苔薄黄。

处方：前方去山楂炭、建曲炭、苏薄荷、白蒺藜、杭甘菊，加青黛5克、连翘9克、金银花

9 克、嫩桑枝（洗）30 克、宣木瓜 9 克、丝瓜络（炙）5 克。

方解：银花、连翘清热解毒散风。丝瓜络、嫩桑枝通经活络，除风解毒。宣木瓜祛风行水，利筋骨去湿热。

以上出自《陆观虎医案》

叶熙春

孙，男，三十五岁。六月。杭州。初起形寒，继而身热，稍有数声咳嗽，渴不喜饮，纳食不佳，遍身骨节酸楚。昨现风斑，隐于肌肤，痒而喜搔，面颊微肿，脉象浮数，舌苔薄白。风湿相并，郁于肌表，邪已化热。治拟清热宣肺，透表行湿。

麻黄 5 克　白杏仁 9 克，杵　浙贝母 9 克　蝉衣 5 克　苡仁 12 克　白蒺藜 9 克　地肤子 12 克　白鲜皮 9 克　生甘草 5 克　炙陈皮 8 克　秦艽 6 克

二诊：前方服后，汗出身热已解，咳嗽差减，斑块续现，脉象濡缓，苔薄白。前方已效，原法出入。

麻黄 3 克　白杏仁 9 克，杵　生甘草 4 克　生苡仁 12 克　白鲜皮 9 克　紫荆树皮 9 克　地肤子 12 克　秦艽 6 克　白蒺藜 9 克　丝瓜络 15 克　蝉衣 5 克

三诊：斑块渐消，瘙痒亦差，咳嗽无几，肢节酸痛减轻，脉浮苔白。再清余邪。

炒枇杷叶 12 克　白杏仁 9 克，杵　生苡仁 12 克　地肤子 9 克，包　白鲜皮 9 克　炒橘红 5 克　浙贝母 9 克　冬瓜子皮各 9 克　前胡 6 克　白蒺藜 9 克　秦艽 5 克　生甘草 3 克

钱，男，十七岁。八月。寒湿内蕴，外挟风邪，形寒肢冷，身热头疼，疹发全身，隐见无常，皮肤作痒，腰背酸楚，脘闷食减，腹内阵痛，口不渴饮，便艰溲清，脉浮弦，舌苔薄白。先拟疏风散寒，佐以宽胸化湿。

桂枝尖 2.4 克　粉葛根 5 克　鹿角霜 5 克　制苍术 5 克　带皮苓 12 克　五加皮 12 克　白鲜皮 9 克　蝉衣 4 克　白蒺藜 9 克　瓜蒌皮 9 克　浙贝母 9 克　紫背浮萍 5 克

二诊：前方服二剂后，形寒身热已减，疹发未透，风湿尚未尽达，是以脘闷未宽，纳谷不馨，腹中仍有隐痛，头目尚感昏眩，小溲短少，舌苔白，脉浮缓。原法加减再进。

制苍术 6 克　藿香梗 6 克　蝉衣 4 克　炒秦艽 6 克　白鲜皮 9 克　焦苡米 12 克　制川朴 2.4 克　焦山楂 9 克　佩兰 9 克　炒刺蒺藜 9 克

丁，女，三十八岁。二月。嘉兴。湿热内蕴，风邪外袭，形寒身热，数日未退。始则胸脘满闷，腰背骨节酸痛，继而遍体风斑作痒，口渴喜饮，胃纳不振，溲赤便秘，舌苔黄腻，脉象浮数。先拟解肌清热化湿。

粉葛根 5 克　紫背浮萍 8 克　蝉衣 5 克　秦艽 6 克　白蒺藜 9 克　白鲜皮 9 克　生苡仁 12 克　青蒿梗 6 克　飞滑石 12 克，包　带皮苓 12 克　川石斛 9 克　淡竹叶 8 克

二诊：前方服后，风斑续透，胸脘满闷得宽，骨节酸痛减轻，渴饮已差，二便通利，饮食得增。唯肺不肃降，又增咳嗽，咽痒痰多，舌苔黄腻转薄，脉象浮数。再拟肺胃同治。

桔梗 5 克　炒牛蒡子 6 克　清炙前胡 8 克　象贝 9 克　粉葛根 6 克　白蒺藜 9 克　蝉衣 5 克　天花粉 6 克　生甘草 1.5 克　白鲜皮 9 克　干芦根 18 克

三诊：形寒身热已瘥，风斑渐退，而肺气未宣，咳嗽日夜不宁，咳甚胸背刺痛，舌苔薄黄，脉滑。清宣肺气继之。

炒牛蒡子9克　泡射干4克　苦杏仁9克，杵　炒枇杷叶12克　清炙前胡8克　清炙冬花9克　蝉衣5克　炒甜葶苈子6克，杵包　盐水炒橘红6克　白蒺藜9克

以上出自《叶熙春专辑》

施今墨

张某某，女，19岁。遍身易起红色瘙疹，时发时愈，已有七八年之久。平时消化不良，大便干燥，有时呕吐，腹部胀痛，喜食酸味。近日上述胃肠症状又现，并伴发瘙疹。舌苔垢腻，六脉滑数。

辨证立法：平素饮食无节，胃肠消化不良。积滞生热，郁久入于血分，外感风邪，即发瘙疹。治宜消导胃肠积滞，并疏风、清热法。

处方：炒谷芽10克　青皮炭5克　炒麦芽10克　广皮炭5克　炒半夏曲10克　旋覆花6克同布包
莱菔子6克　醋柴胡5克　炒皂角子10克，晚蚕沙10克同布包　莱菔缨6克　杭白芍6克　焦山楂10克
酒当归6克　黑芥穗6克　炒防风5克　蝉退5克　宣木瓜10克　乌梅炭5克

二诊：服药六剂，瘙疹全消，大便通畅，食欲增进，消化力好转。嘱留此方，再发瘙疹，即连服数剂。

赵某某，女，42岁。突于昨夜，全身瘙痒，遍起红疹，逐渐连及成片，一夜未能安睡，晨起发现颜面、手足均肿，皮肤自觉灼热，头晕、腰，小便深黄。舌苔薄黄，脉浮数。

辨证立法：血热受风，遍身瘙疹，素蕴湿邪，随风而发，故作浮肿，急用清血热、疏风邪法治之。

处方：北防风5克　黑芥穗6克　淡豆豉12克　桑寄生20克　赤白芍各10克　北细辛1.5克　嫩桑枝20克　炒山栀5克　绿升麻1.5克　蝉退5克　甘草梢5克　北柴胡3克　川桂枝1.5克　东白薇6克　川当归6克　川黄柏6克　沙蒺藜10克　白蒺藜10克　黄地丁10克　紫地丁10克

二诊：服药四剂，疹痒全消，惟感腰酸，四肢关节疼痛，头晕，小便短。风热已消，湿气未净，再进通络利湿剂为治。

处方：川桂枝3克　桑寄生20克　生熟地各6克　北柴胡3克　嫩桑枝20克　杭白芍10克　春砂仁5克　北细辛1.5克　片姜黄10克　金狗脊15克　川黄柏6克　川续断6克　车前草12克　川草薢10克　川杜仲6克　旱莲草12克　川石苇10克　宣木瓜10克　酒川芎5克　炙草节6克

以上出自《施今墨临床经验集》

第十节　斑

周南

权平，壮年之人。六脉洪滑，而又非外感，必有大毒将发之兆也。曰：曾患便毒，既溃且愈，今复筋骨不利。视其遍身隐隐于皮肤中者，大小斑痕如锦，但未透出于外。宜先下之以逐

其在内之毒，次汗之以散其在外之毒，即有疮发势必轻矣。以三黄汤加朴硝二剂，利三四次，体不觉倦，斑痕已消一半。乃以荆防败毒散连进三剂，取微汗，表虽疏解，脉尚带洪。再进通利之剂微下之，脉既和平。乃以清凉解毒和平之药日尽一大剂，二旬日而竟潜消。忽而腮下肿起，恐成结毒，又下一次，仍以和解，一月痊愈。此全不用土茯苓，以汗下驱其毒，使无留余，不遗后患。倘以芩、连、大黄为苦寒而不敢服，或以荆、防为发毒而不欲服，甘心止遏，其害可胜道哉？世之患毒者，慎毋因循而不攻发之早也。

《其慎集》

北山友松

寺本氏，肌体壮热，发斑有汗，不食，面赤，眩晕，足弱。

玄参升麻汤倍白芍药。

《北山医案》

王孟英

胡季权令郎珍官，右颧偶发紫斑一块，当时季冬。孟英与：犀角、石膏凉解之药，二三帖后，始发热，斑渐透。犀角服至二十余帖始撤去。又素有目疾，余热复从目发，令以石膏药久服，居然渐愈。且能食肌充，略无他患，闻者莫不异之。

《王氏医案》

陈莲舫

朱。紫云风斑点未除，治以和养。

制豨莶　五加皮　粉萆薢　川郁金　川杜仲　全当归　侧柏叶　黄防风　左秦艽　焦米仁　黑料豆　沙蒺藜　生白芍

《莲舫秘旨》

第十一节　癣

中神琴溪

一男子，年五十，腰间发二三顽癣。尝药之者数次，差而复发，毒遂蔓延，周总身暖，辄发痒抓爬不止，来请治于先生。乃诊之，曰："外药以拔之，内药以发之，则已。夫二三顽癣，其毒犹不可除。徒以托诸外药，恐陷攻骨髓，况今患至此乎。"即与浮萍加大黄汤，兼漆漆丸，每服五分，日一服，寻作敷药用之。顽癣为之怒发，其密不容发，所爪脓血如泥。十余日，尽结痂。因浸巾热汤，以拭之，于是痂落。至翌年腰间复发余毒，刺取黑血，数日竟愈。又双目赤痛，不能开。即使病者袒视其背，风府穴上，有瘿如桃核大，色紫黑，病者曰："自五六日前发起如此。"曰："此郁也。"即刲之出脓血，双眼痛遂止。

敷药方

巴豆十钱，去皮　蓖麻子五钱，去皮　干姜二钱　大风子三钱

上四味末之，和轻粉一钱，渍酒作泥。

《生生堂治验》

费伯雄

某。四肢颈项顽癣瘙痒。

生南星一钱　生半夏一钱　川槿皮三钱　炒白芥子二钱　番木鳖二钱　枯矾一钱　月黄二钱　皮硝二钱　冰片四分　斑蝥三只，去头、足、翅

用法：患处碎烂痛，用清水调搽；若不痛，用镇江好醋调搽。日三四次，搽两月可除根。

又顽癣搽方：

蜜陀僧　吴萸　胡椒　川连

研末，玉红膏调搽。

《费伯雄医案》

汪廷元

江南耀兄，予同寓友也。体质壮实，性豪饮，素多湿热。五月间，小腹发出红癣成片，向予索淋洗方。与蛇床子、荆芥、苦参、独活、白鲜皮等。伊云："夜来痒甚，不能安卧，奈何？"予令加明矾少许。一日晚间饮酒回店，少腹痛引睾丸，浑身麻木，肢冷如冰，辗转床席，呻吟欲死，寸口沉伏。予察其病原，决其湿热内闭，热极生寒。剂以苍术、柴胡、黄柏、栀子、青皮、金铃子、木香、猪苓、滑石。初饮，呕出不纳。夜半，饮下一服，立刻痛止，安睡已刻方寝。次日，人遂如常，惟小便短涩。前方去木香，加海金沙、龙胆草，病既愈。始知其欲求速效，竟将明矾二三两一块，入水中擦洗取快，其癣即没。又席上多饮烧酒，致有此奇痛耳。又云："吾昨痛时，阳事全缩，今始如旧。"予乃谓之曰："兄病疑难，易至错误。若请他医来，乍见如此脉证，必谓寒入厥阴，至于厥逆而囊缩，非吴茱萸四逆辈不可。人亦劝服此药，以为至当不易。倘示以予方，且惊畏而色沮，而孰知正有大谬不然者乎？故求其有无，责其盛虚，病机诚未易审也。"

《广陵医案摘录》

方耕霞

唐。酒湿生热，热郁生风，发为遍体风癣。谢绝杜康，方可言治。

川柏　灵仙　山栀　茅术　独活　葛根　秦艽　苡米　鸡距子　白鲜皮　丝瓜络

《倚云轩医案医话集》

赖松兰

鹅掌风燥烈不堪，脉涩，涩属血虚，虚则风动，眩晕腰酸带下，月事止而复来，乃肝脾失统，冲任暗损故也。

炒阿胶　北艾炭　生地　归身　白芍　大川芎　绵杜仲　女贞实　旱莲草　鸟不宿　络石藤

《赖松兰医案》

陈莲舫

朱。鹅掌风，治以清解。

焦茅术　焦山栀　制豨莶　粉草薢　金银藤　元生地　侧柏叶　广陈皮　嫩滑石　生甘草

《莲舫秘旨》

张山雷

郑右。禀体多湿，脚癣年发，兼以肌肤瘙痒，则血分热也。脉右手重按颇弦，舌尚不腻，宜清热理湿。

炒茅术3克　川柏皮4.5克　茵陈9克　白鲜皮9克　丹皮4.5克　山栀皮9克　大腹皮9克　赤苓9克　生苡仁9克　银花9克　怀牛膝6克

《张山雷专辑》

朱南山

有一周姓病人，患湿癣，兼有身热，奇痒难忍，入夜盖棉被后，瘙痒更甚，常致不能安眠，痛苦万分。先君处以清热渗湿汤（鲜生地二两，淡竹叶四钱，焦山栀四钱，川柏皮一钱五分，茯苓皮三钱，冬瓜皮三钱，五加皮三钱，连翘二钱，野菊花三钱，赤芍二钱，板蓝根五钱，芦根二尺，灯心五扎），数剂而愈。

《近代中医流派经验选集》

第十二节　脱发

焦循

欧阳制美，无故忽须眉萎落。医投细辛等药，十剂不效，且及于发，将秃矣。遍求医，莫能治。翁曰：此风淫于皮肤间也。令炼松脂，和粥食之，两月而须发皆长。至今犹服松脂也。

《李翁医记》

孙采邻

时象明侧室年近三旬，头发脱落。头为阳之首，发乃血之余。头皮何以痒，血以热而风生也；发根何以腐，血以热而湿蒸也；血何以热，血虚故也；血虚何以发脱，或因新沐当风，或因头汗湿郁，邪气袭虚，而真阳不能固济也。再请验之于脉，左关弦浮，卜肝风之上扰；右关濡数，知脾湿之上蒸；左尺沉涩而虚，益见肾阴之不能上达。况经事不调，后期而至，其为血虚也何疑？

大生地六两，不切。先用当归三两，川芎一两五钱，白芍一两五钱，陈酒煎浓汁。去渣，煮生地，候发松时取出。先晒后蒸，九次为度。余汁留入药用。生首乌四两。先用马料豆四两，水煮浓汁。去豆，入首乌煮熟，切片。先晒后蒸，九次为度。余汁留入药用。羊脑一具，用荷叶包裹，蒸熟。去荷叶，捣入药。羊脑须用生羊脑。晚蚕沙二两，用真黑芝麻二两同炒同研。生香附四两。一用醋浸两日，捣碎焙研；一用陈酒浸两日，捣碎焙研；一用米泔浸两日，捣碎焙研；一用盐水浸两日，捣碎焙研。鲜旱莲草捣汁，煎膏三两。

元武胶三两，熔化　鹿角胶一两五钱，熔化　白蒺藜二两，酒炒　血余五两　建莲肉四两，去心炒

上为细末。量用西党参、炙黄芪等份，煎膏，代蜜为丸，如桐子大。每服五钱，清晨滚水送下。

《竹亭医案》

孔伯华

马男，闰月初八日。血虚而燥，发脱颇甚，口渴喜饮，阳明亦盛，脉弦数而大，左部尤甚。治当清滋凉化。

生石膏八钱，研，先煎　地骨皮三钱　龙胆草二钱　鲜地黄五钱　炙升麻一分　忍冬花五钱　忍冬藤五钱　鲜荷叶一个　杭菊花三钱　石决明六钱，生研先煎

桑麻丸四钱（分二次吞下）。

陈男，七日二十七日。血分虚燥，发忽暴落，新者色白，足证血不能上泽。脉细数，当养血清热，使之上泽。

大生地三钱　玄参心三钱　升麻一钱　川柴胡二钱　忍冬藤五钱　稆豆衣三钱　丹皮一钱　川黄柏二钱　桑寄生五钱　鸡血藤三钱　知母三钱　杭白芍三钱　辛夷一钱　鲜荷叶一个　当归四钱　生侧柏叶三钱

桑麻丸二钱（分两次吞）。

以上出自《孔伯华医集》

第十三节　丹毒

许豫和

族孙女，周岁，壮热啼吵，下身赤肿，医作风热治不退。予曰："此赤游丹毒也。"丹毒近腹即防入肾。病家误用敷药，热甚腹胀，急以荆、防、羌活疏其表；赤芍、枳壳、木通清其里。更于腿臀红肿处，砭去恶血。乃去羌活，加炒黄柏。二剂，丹渐退。

张诏苍兄次子，出胎四十日，壮热、目斜、左足红肿。服疏散惊风，一剂。次日，热不退，足肿至膝，色红紫，丹毒上攻也。改用生地、丹皮、赤芍、黄柏、栀仁、木通、料豆、

甘草，一剂。红紫处砭出恶血，热稍松。次日，肿至囊腹。书云：入腹、入肾者不救，险矣。询其去血甚少，复令以芦荻草，劙去恶血甚多。仍服前剂，热退肿消。尝见服疏散药，外用敷药者多死。血热为患，当服凉血药，砭去恶血，所以得痊。且此证胎毒所发，无表邪，何用疏散？

以上出自《橡村治验》

李铎

苏林生，年七岁，遍身红点，赤如丹砂，又如蚊迹。发前两夜发热作寒，状类伤寒，今则寒热皆退，惟口牙出血，小水短赤，此名丹毒，用升麻防风汤。

升麻　防风　山栀　元参　荆芥　丹皮　牛蒡子　葛根　木通　甘草

引加灯心，水煎服，二帖全愈。

按：赤游丹毒皆由心火内壅，热与血搏，或起于手足，或发于头面胸背，游移上下，其热如火，痛不可言，赤如丹砂，故名丹毒。凡自腹出四肢者易治，自四肢入腹者难治。治丹之法，先用辛凉解表，使毒渐消，方可搽敷，若先不解表，遽用搽敷，必逼毒入腹，以致不救。小儿一岁以外者易治，未周岁者难治。

《医案偶存》

丁泽周

金左。湿火下注，营卫不从，左腿足流火肿红焮痛，不便步履，寒热晚甚。姑拟清疏消解。

清水豆卷八钱　荆芥穗钱半　京赤芍二钱　当归尾三钱　茯苓皮三钱　通草八分　六一散三钱，包金银花三钱　连翘壳三钱　大贝母二钱　丝瓜络二钱　桃仁泥钱半　杜赤豆一两

流火药冷粥汤调敷。

篮小。咳嗽气逆，咯痰不爽，呒乳呕吐，赤游丹发于面部，肿红色紫，胎火上升，痰热逗留肺胃，生甫月余，犹小舟之重载也。

净蝉衣八分　象贝母二钱　炒银花二钱　胖大海二枚　赤茯苓二钱　连翘壳二钱　生赤芍一钱　嫩钩钩二钱，后入　炙兜铃八分　薄橘红五分　炒竹茹一钱　淡竹沥五钱，冲服　真猴枣粉一分，冲服

以上出自《丁甘仁医案续编》

李柽平

幼童，年五岁，忘其姓名住址。

病名：赤游风。

原因：偶感外邪，前医皆作痧证治，用开药表药不愈。

证候：两臂两腿发瘖瘤而色红，浮肿焮热，痒而兼痛。

诊断：脉现浮缓，遂断为赤游风，非痧也。由脾肺燥热而兼表虚，腠理不密，风邪袭入，

怫郁日久，与热相搏，滞于血分，故色赤。

疗法：针药并用。先针刺百会（在前顶后一寸五分，适当头之正中）及委中（当膝腘窝之正中）二穴，寻按爪弹，俾气散而风解；继以四物汤活血止痛，加荆、防、蝉、独、柴、薄、桑皮等散风解热。

处方：细生地三钱　全当归二钱　赤芍一钱　川芎一钱　荆芥钱半　防风钱半　苏薄荷一钱　生桑皮一钱　蝉蜕一钱　川柴胡七分　独活七分

效果：服一剂，病稍减轻。次日复刺一次，又进一剂，至三日而痊。总使气血调和，针功收效。西医之刺神经，中医之刺经穴，名虽殊而实则一也。

廉按：赤游风惟小儿最多，皆由胎毒内郁，风热感触而发。其治法针刺与药物互用，自然奏功更速，手到病除。然针与药其功相等，药之治病，一服不愈，必须再服，再服不尽，继以三服，针亦犹是，观此案而益信矣。

《全国名医验案类编》

周镇

周左，慧山，石工。甲寅九月病流火，两足红肿。或专用水浸海蛇皮敷贴，足胫冷遏，湿火内闭，转筋而痛，胀坠不能行走。脉濡数，苔白。即疏薏仁、茵陈、防己、茯猪苓、泽泻、归尾、海桐皮、松节油、白茄根、丝瓜络、蚕沙、炙乳香、路路通。外用蚕沙、木瓜、樟脑、红花，煮酒揩之。一二次，痛定胀消。

《周小农医案》

翟竹亭

北关江姓一小儿，甫六月，胎毒未去，偶然大啼不止，乳食减少。迎余往视，见小儿手背红点如豆，余命宽衣细看，左腿膝上红如云片，此是赤游丹毒。古云："此证起于四肢，入于腹者死。"急用二花解毒汤，以免后患。一剂即效。二剂痊愈。

二花解毒汤

金银花5克　荆芥4克　防风5克　生地5克　当归5克　紫草3克　连翘6克　木通2克　玄参5克　知母4克　乳香2克　甘草3克　水煎服。

《湖岳村叟医案》

孔伯华

王妇，九月十三日。血分湿热，遏于皮肤，发为游丹，两关脉大而滑数，心脉亦盛，兼有邪扰心包络，夜不能寐，舌赤苔白，治当从血分清化之。

云苓块四钱　嫩白芷钱　防风钱　栀子炭三钱　地肤子三钱　蒲公英四钱　知母三钱　忍冬藤四钱　芥穗炭二钱　朱莲心钱半　滑石块四钱　川黄柏二钱　地骨皮三钱　桑叶三钱　薄荷叶钱半　首乌藤两　桑皮三钱　六神丸三十粒（分吞）

《孔伯华医集》

第十四节　缠腰火丹

过铸

　　张某患抱腰火丹，起疱处两头将接。余曰："再迟一二日，丹毒将内攻，则昏愦不治矣。"当令其将疱挑破，挤去毒水，用龙胆草研末，以柿漆调涂一周，时其头即焦，五日已愈。

《过氏近诊医案》

第十五节　疣

中神琴溪

　　一老婆有奇疾，每见人面，皆有疣赘。更医治之也不可胜数，然无寸效。先生诊之，脉弦急，心下满，服之三圣散八分，令吐后，与柴胡加龙骨牡蛎汤，自是不复发，时年七十许。

《生生堂治验》

第十六节　其他

何书田

　　阴亏血热，头面红瘰，频发不止，骨热脉数。本元虚怯所致。
　　小生地　地骨皮　知母　赤茯苓　白薇　牡丹皮　淡黄芩　银花　生甘草　夏枯草

　　营阴蕴热，屡发红瘰，痒甚，搔爬不已，脉细数有力。当从血分清理。
　　小生地　羚羊片　丹皮　秦艽肉　淡黄芩　白薇　鲜首乌　生茅术　归身　生苡仁　豨莶草

　　年高，血虚风燥，时发红瘰，大便艰涩。当用滋营润液法。
　　鲜首乌　炒阿胶　生归身　白茯苓　秦艽肉　炙龟板　牡丹皮　柏子仁　炒怀膝　豨莶草

　　曾患血崩，现在周体发瘰，痒而出水。此血燥生风也，治难速效。
　　小生地　牡丹皮　炒黄柏　苦参　白薇　忍冬藤　白归身　生茅术　生苡仁　秦艽　豨莶

以上出自《簳山草堂医案》

王孟英

　　余郡一人，项边忽痒，渐起白痕一条，相延渐欲至喉，痒不可忍。群医莫识。一方士以刀轻开其痕，出白虱甚多而愈。曰：此虱瘤之类。凡皮内作痒，或起痕，或高起，皆其证也。

《归砚录》

陆某，操酒业，极窘，又遭颠沛，久而患一异疾，形消善痒，虱从皮肤而出，搔之蠕蠕，医治莫效。孟英诊曰：悲哀劳苦，阳气受伤，曲蘖浸淫，乃从虫化。与补气药加杉木、桑枝而愈。

《王氏医案》

沈祖复

陈妇寄居寺后门王姓宅后，年六十余，遍体肌肉生虱，不觉痛痒，每日席上不知凡计。先生诊之曰："此系湿热酿成，又年高气弱，正气不能化湿，湿蕴生虱；况脉细苔腻，非易治也。"用人参须、薏仁、百部、雷丸、茅术等品，外用苦参、百部、黄柏、豨莶，浓煎洗浴，其虱乃减。

《医验随笔》

何长治

左。劳力伤筋，又经毒水，致两腿常发痒块，出水，脉细数。营分受伤，须忌生冷为妙。

生黄芪二钱　炒归尾钱半　生白芍钱半　秦艽钱半　广木香五分　炒青皮钱半　煅牡蛎三钱　鹿角霜钱半　川断肉三钱　山萸肉钱半　广陈皮八分　炙甘草四分　五加皮钱半　川桂木五分　煨姜四分

《何鸿舫医案》

丁泽周

李左。遍体水瘰，头面尤甚，形寒内热，风湿热蕴袭脾肺两经，缠绵之证。宜清营祛风而化湿热，以丸代煎，缓图功效。

净蝉衣五钱　荆芥穗五钱　小生地二两，炒　京赤芍一两五钱，炒　粉丹皮一两　茯苓皮一两五钱，烘　六一散一两五钱　小胡麻一两五钱，炒　制苍术五钱　苦参片八钱，炒　肥玉竹一两五钱，炒　紫丹参一两，炒　白鲜皮一两，炒　杜红花四钱　绿豆衣一两五钱　象贝母一两五钱，去心

上药各研末，加冬瓜皮四两，煎汤泛丸。每早服三钱，午后半饥时服一钱五分，开水送下。

罗左。风湿热蕴于脾肺两经，肌肤红瘰作痒，宜祛风清营，而化湿热。

净蝉衣八分　粉丹皮钱半　生赤芍二钱　肥知母钱半　茯苓皮三钱　通草八分　六一散三钱，包　制苍术钱半　苦参片二钱　肥玉竹三钱　生苡仁四钱　冬瓜子三钱　绿豆衣三钱

以上出自《丁甘仁医案续编》

孔继菼

妇人某，不知其姓氏，诣予求治。舒臂就诊，见其手腕皆似疮似癣，赤而微突，着指强涩，

几无隙处。问遍身皆然乎？曰：下身微少，胸腹肩背成一片矣。问痒乎？曰：痒甚。然不敢重抓，重则疼，且易破。予曰：此风之为也。经曰：劳汗当风，寒薄为皶，郁乃痤。又曰：脉风成为疠。夫同一风也，中于卫则为皶，中于营则为疠。皶，即今之所谓粉刺也。惟其发于卫分，色从气化，故破而出白。疠即今之所谓癞也，惟其结于营分，色从血化，故聚而为赤。此证自以疏风为主，而用活血透表之药，从营分驱去风邪，当必不误。欲立方，又踌思曰：此虽外证，根蒂深矣。观其皮肤之间，鳞次甲比，已从营分突出卫分，坚结固护，如蟹匡螺壳，然岂寻常风药所能破其藩篱。然风药太重，加以峻烈，其性既轻而上浮，其势又剽而难制，营卫受其鼓荡，势必不静，倘从鼻口溢出，是治病而益其病也。奈何？既而曰：得之矣，药何常顾用之何如耳。乃仍用荆、薄、羌、防等驱风，和之以归、芍，托之以参、芪，引之以红花、姜黄，剂不甚重，而水必倍加，煎汤必盈二三升，连口服下，使汤液充肠满腹，药力借水力以行，势必内盈外溢，透出肌表。桂枝汤之必啜热粥，五苓散之多饮暖水，皆此意也，何以猛药为哉？其人如法服之，果数剂而愈。后数月，又遇一妇，与此证同，即用前法，亦寻愈。

《孔氏医案》

刘世祯

余昔在长沙开设博爱医院时，小西门外有烟草公司经理，因病请余出诊，适公司内有一日本人在座，年约三十岁，能说中国话，谈及渠亦该公司股东，在中国多年，患遍身发小红疹子，初起色红，由红变黑，摩之如刺，不痛不痒，饮食如常，不过觉遍身皮肤紧束不适。曾往日本医院诊治，用刀刮去黑刺，并不出血，虽敷洗兼施，过十余日又长成如故。刀刮数次，不能断根，亦未发作他病，问余有治法否？余曰中国医治病，以平脉为主，不平脉即无从着手。遂请余诊之。脉浮弦，系小柴胡桂枝证，即主柴胡桂枝汤加升麻、鳖甲治之。并立医案云：据余所见，系小邪舍于皮毛之内，肌肉之外，小络之中，与大经络脏腑不相关，无寒热杂合，故不痛不痒，若服此方生效，或发生变动，当能治愈；若服数剂无影响，则甘谢未等数语。该日本人亦会中国文字，阅后欣然致谢。初服二剂，疹子由黑渐红；继服三剂，由红生痒；又服三剂，痒止，红色渐隐于皮内。复诊时，脉浮弦尽退，略大而涩，知为血虚、水亏，用干地、阿胶、百合等味治之，服五剂全愈。该公司经理及日本人联名盛宴款余，并谓中国医学之脉法神妙莫测云。据此可知，虽有怪病，不须奇药，即外科病亦可平脉内治也。

《医理探源》

王文选

王某某，40岁，农民。1959年5月10日初诊。

自诉近来连日煮食灰条等野菜，前天早起突然发现面目、手背浮肿，日甚一日。皮肤发痒，眼睑肿甚难睁，疼如火灼针刺，遇风、遇太阳痒痛更甚。肿处紫斑大小不一。头时昏，身体消瘦，精神倦怠，气息微弱，小便清利，大便时秘时泻。脉浮细无力，舌淡白。病乃脾虚，中气虚弱。拟补中益气汤加减，使脾健运而败毒。处方：

黄芪4.5克　党参4.5克　白术3克　当归3克　升麻1.5克　柴胡1.5克　羌活3克　防风3克　茯神3克　远志4.5克　白芷3克　桔梗3克　甘草1.5克　益母草3克

二剂，水煎食后服。

5月13日二诊：灼痛发痒减轻，上方加减。方药：黄芪4.5克　党参4.5克　白术3克　当归3克　升麻1.5克　柴胡1.5克　防风3克　白芷3克　桂枝3克　二花3克　赤芍3克　益母草3克

二剂，水煎食后服。

5月16日三诊：面目浮肿已散，手背微肿，紫斑大部消退，手背肿处仍有灼痛，脉缓。投以补中益气丸，日服三次，每次9克。服一周而病愈。唯紫斑散肿处皮肤干燥，身体虚弱，用饮食补养调理。

赵某某，男，22岁，干部。1958年7月22日初诊。

患者因感冒曾服西药（不详），第二日全身发痒，出丘疹，扪之若粟，累累碍手，色赤，发热，全身酸痛，微有咳嗽，脉数，舌红而燥。病系暑月外感，内郁不解，加之服西药过敏，致而病证加重；邪火炽盛，伤于血分，故全身出疹发痒。治宜败毒解表清里。处方：

荆芥4.5克　防风4.5克　柴胡3克　连翘1.5克　山栀4.5克　黄连1.5克　羌活4.5克　二花4.5克　白芷4.5克　甘草1.5克　桔梗4.5克　泽兰3克

二剂，水煎食后服。

7月24日二诊：病证无进退，因时值暑令，暑能伤气，火易伤阴，故去连、芷、桔，加益气养阴之品。方药：

黄芪4.5克　沙参6克　柴胡3克　荆芥3克　防风4.5克　连翘4.5克　山栀4.5克　二花3克　甘草1.5克　羌活3克　泽兰3克　二剂，水煎食后服。

7月26日三诊：不发烧，身痛除，疹色暗，仍发痒，胃纳差，脉象缓，舌苔淡。加和中药。方药：

白术4.5克　茯苓4.5克　荆芥6克　防风6克　桔梗4.5克　细辛3克　山栀3克　厚朴4.5克　白芷3克　羌活4.5克　沙参6克　陈皮4.5克　甘草1.5克　苏叶1.5克　二剂。

7月28日四诊：各证均平，唯四肢发痒，疹色暗而尚有。以补脾肺益气加解毒除风，彻底治愈以免遗留后患，经常有皮肤瘙痒之证。方药：

黄芪4.5克　沙参6克　升麻3克　柴胡3克　二花4.5克　甘草1.5克　防风4.5克　羌活4.5克　荆芥4.5克　黄连3克　泽兰3克　白鲜皮4.5克　三剂，隔日服之。

以上出自《中医医案医话集锦》

赵海仙

肺管郁热，脾阳湿困，血燥生风。于是面生红瘰，间有赤虫（赤虫名曰尸虫）。药力难达，非缓图不可。

生地黄三钱　杏仁泥三钱　使君子三枚　苦桔梗一钱五分　大小胡麻各三钱　白蒺藜一钱五分，去刺净蝉肚七只　地肤子二钱　白僵蚕一钱五分　雷丸一钱　粉甘草五分　大防风一钱五分　赤茯苓三钱　荷叶筋三钱

《寿石轩医案》

第一百四十六章 骨折

第一节 上肢骨折

巢渭芳

吴巧生责打小女，右半臂击断，外反欲脱，痛叫声震屋瓦，四围用血竭、生草、山奈、赤芍、防风、白芷、当归、川草乌、乳香、没药、红花、白及、芙蓉叶，为末，醋调敷，外以红布包裹，再用夹板紧扎，两旬而痊。另服韭菜汁，以痛止为度。

卜家村某童，因患痢证，登途泄痢时，适小车过去，为轮碾断右腿，亦以此法而痊。

《巢渭芳医话》

陆银华

洪某某，男，17岁，门诊号30070。

初诊：1964年11月6日。

被自行车撞倒，身体向左侧倾跌，左手撑地，当即左前臂疼痛剧烈、瘀肿、畸形，不能旋转。

摸诊：桡尺骨中段明显压痛，可摸到突起的骨折端，有骨擦音。

印象：左桡尺骨双骨折，位置不良。

X线透视确诊：左侧桡尺骨中段双骨折，远端向内向后移位，对位对线不良。

处理：

1. 徒手整复，纠正畸形，整复后X线复查报告：左侧桡尺中段双骨折，对位对线尚可，两骨间距离大致正常。

2. 外敷四黄消肿药膏。

3. 小夹板夹缚固定。

4. 屈肘90°，手心向上，悬吊胸前。

5. 内服以活血消瘀退肿止痛为主。

处方：归尾、赤芍、泽兰、桃仁、茜草、申姜各9克，川芎、红花各3克，生地12克，二剂。

二诊：11月8日。

瘀肿颇剧，外形尚平整。

处理：

1. 换药用四黄消肿药膏。

2. 内服原方三剂。

三诊：11月11日。

瘀肿已退，但未尽，疼痛已除。

处理：

1. 换药用四黄消肿药膏。

2. 内服原方三剂。

四诊：11月14日。

瘀肿基本已消，手能握拳，但不够灵活，局部很痒。

处理：

1. 改用桃花散外敷。

2. 内服以活血消肿、舒筋活络为法。

处方：当归、杭白芍、川断、秦艽、五加皮、茜草、申姜各9克，红花3克，淮生地12克，三剂。

五诊：11月19日。

局部自觉症状俱减，但夜汗浃背。

处理：

1. 换药用桃花散。

2. 内服以活血补气为主。

处方：生黄芪18克，当归、赤芍、龙骨各9克，桃仁、五味子各6克，川芎、红花各3克，浮小麦12克，五剂。

六诊~九诊：11月23日~12月7日。

先后用桃花散换药四次，肿痛尽除，外观尚平整。

十诊：12月25日。

前臂有麻木感，握拳欠灵。

处理：

1. 继续用红油膏外敷。

2. 内服以舒筋活络之剂。

处方：川羌活、秦艽、五加皮、宣木瓜、海风藤、川断、丹参、桑枝各9克，防风6克，细辛1.8克，五剂。

十一诊：1965年1月14日。

局部症状俱除。前臂旋转功能全复，无遗后患。X线透视报告：左桡尺骨双骨折，对位对线良好，周围有浓密骨痂生长。

解除夹板，结束治疗。嘱服参茸丸一瓶，以巩固疗效。

王某某，男，12岁，天童公社勤勇大队，门诊号：51511。初诊：1965年7月9日。昨从约一公尺高墙头倒塌而跌下，左手撑地，当即左前臂上部疼痛剧烈，向掌侧弯曲畸形，局部瘀肿。

摸诊：在桡尺骨上段骨折处明显可摸，向掌背高突移位，左桡骨小头突出。

印象：左桡尺骨中上段双骨折，合并左桡骨小头脱臼。

X线透视报告：左桡尺骨中上段双骨折，明显向掌侧凸出成角，桡骨小头脱位。

处理：

1. 徒手整复，整复后 X 线透视复查：左桡尺双骨折，桡骨小头脱位整复后位置良好。

2. 小夹板夹缚固定。

3. 手心向上屈肘90°，悬吊胸前。

4. 内服破瘀退肿止痛之剂。

处方：归尾、赤芍、泽兰、茜草、桃仁、申姜、川断各6克，川芎、土红花各3克，细生地12克。二剂。

二诊：7月11日。

瘀肿始退，外形平整，手握拳如常。

处理：

1. 外敷用四黄消肿药膏。

2. 内服原方三剂。

三诊~五诊：7月13日~7月23日。

先后用桃花散换药三次。瘀肿全消，疼痛亦除，外形平整。X线透视复查：左桡尺骨中段骨折，对位对线良好。

处理：

改用损伤膏药外敷。

六诊：7月30日。

前臂旋转功能复全，可以提重拿物，外形平整。

处理：

1. 外敷损伤膏药。

2. 解除夹板。

结束治疗。

方某某，男，16岁，门诊号37554。初诊：1965年1月10日。十八天前跌仆，左手掌撑地。当时左肘即感剧痛，左肘不能伸屈动弹，动则疼痛尤剧，局部瘀肿。曾经当地医生复位三次症状未见减轻，反而瘀肿益甚，疼痛不堪。摸诊：左肱骨下端向后移位畸形。X光片透视：左肱骨髁间骨折，远端向背侧移位。

诊断：左肱骨髁间陈旧性骨折。

治疗：

1. 用插棍拉拔复位。X线透视见复位良好。

2. 外敷四黄膏。嘱每三天换药一次。

3. 夹板夹缚固定。

4. 内服破血消瘀退肿之剂。

处方：归尾、赤芍、泽兰各6克，桃仁、茜草、川断、申姜各9克，生地12克，川芎、乳香、没药各3克，红花2.4克。

5. 嘱握拳锻炼。

二诊：1月16日。

肿痛俱瘥，X线透视见位置仍好。

处理：

1. 继续换药、固定。

2. 内服活血消瘀、舒筋活络为主。

处方：当归 6 克，赤芍、茜草、申姜、川断、秦艽、五加皮各 9 克，川芎、红花各 3 克，生地 12 克。

三诊：1 月 29 日。

瘀肿全消，尽力屈肘时略有疼痛。

处理：继续换药，内服参茸丸，每日二次，每次一丸，继续功能锻炼。

四诊：2 月 9 日。

患手已能摸及同侧肩峰。

处理：内服益气养血舒筋之剂。

处方：党参、白术各 9 克，茯苓、当归、白芍、秦艽、五加皮 6 克，甘草、川芎、红花各 3 克。

半月后复查见功能基本恢复，嘱回家调养。

汪某某，女，15 岁。门诊号：66182。初诊：1965 年 10 月 5 日。走路不慎滑跌，右手撑地，右手腕上疼痛剧烈，右手腕不能活动，呈曲型餐叉型畸形，瘀肿顿焮。

摸诊：右桡骨末端压痛尖锐，有高突错位。

印象：右桡骨末端骨折。

X 线透视报告：右桡骨末端骨折（部分骨骺分离），远段骨块、骨骺明显向背移位。

处理：

1. 徒手整复，纠正畸形，整复后 X 线透视复查报告：右桡骨末端骨折，整复后位置尚好。

2. 外敷四黄消肿膏。

3. 小夹板夹缚固定。

4. 手心向上屈肘 90°，悬吊胸前。

二诊：10 月 7 日。

瘀肿颇甚，外形尚平整，患手握拳不利。

处理：

1. 外敷四黄消肿膏。

2. 内服以破血消瘀退肿止痛之剂。

处方：归尾、赤芍、桃仁、泽兰、申姜、川断各 9 克，川芎、土红花各 3 克，细生地 12 克，三剂。

3. 嘱练握拳功能。

三诊：10 月 12 日。

瘀肿虽始退，但尚甚，患手握拳仍不利。

处理：

1. 用四黄消肿膏外敷。

2. 内服原方三剂。

3. 嘱继续加强握拳活动。

四诊：10 月 20 日。

瘀肿显退，患手握拳活利，外形平整。

处理：

继续以四黄消肿药膏外敷。

五诊：10 月 23 日。

瘀肿基本已退，握拳自如，瘀去筋舒。

处理：

改用桃花散外敷。

六诊～九诊：10 月 26 日～11 月 15 日。

先后换药四次，用桃花散，肿痛尽消，握拳、旋转如常，功能基本已复。

处理：

1. 解除夹板。

2. 外贴损伤膏药。

3. 嘱继续练手腕功能。

结束治疗。

以上出自《陆银华治伤经验》

第二节　下肢骨折

周镇

严君，年五十六岁。丙午八月廿八日由沪南乘车，在金利源码头车侧跌伤左环跳骨，遍足俱痛。回邀石晓山诊治，幸未脱骱。即用手术活络舒筋，并扶立以验骨缝合否。商拟归尾、牛膝、寄生、杜仲、细生地、乳、没、地鳖虫、赤芍、狗脊、川芎、桑枝、丝瓜络、桃仁。服药，伤处痛未减，足剧痛。外用韭菜、葱煨熨痛处。廿九日餐前，服嶙峒丸半粒。少时，用晚膳毕，觉凛寒恶心汗冷，呕痰两大碗，内有粉红兼紫黑之血瘀少许，并无粒米及药末，呕止汗定。噫！有如此痰涎而未跌中，抑亦天幸。当日原方加琥珀末另冲。三十日，于廿八日方中加黑大豆、落得打。酌定菜肴笋衣、腐衣、青鱼、火腿、胡桃。初四日来，伤处骨缝未联，伸缩要透，如不动弹，下去要麻木。当定云苓、杞子、杜仲、归身、山药、牛膝、川断、蒺藜、秦艽、寄生、舒筋草、桑枝、大生地、首乌、狗脊，出入为方，并用再造丸半粒酒服为引。嗣后腿足酸定，软痿无力。加入参、芪、阿胶大剂膏滋，并食鹿筋。将养三月，行动如常。以停顿数旬之恙，伤药服之则不寐更甚，且曾引用附子，亦因不宜剔去。中间足痿无力，实照痿证拟药。嗣逢节令，伤处作痛，伤膏未应，悬拟枫香脂、虎骨、乳香、没药四味，入膏贴之而愈。调补既久，后无足弱之患。

《周小农医案》

陆银华

钱某某，男，61 岁，门诊号：33831。初诊：1964 年 12 月 3 日。行走不慎滑倒，右膝着地，膝盖撞着石块疼痛剧烈，不能站起，半小时后疼痛减轻，但步履疼痛颇甚，即来所诊治，瘀肿未娴，畸形明显，膝盖呈开口状。

摸诊：髌骨一分为二，两断端之间可放一食指，屈膝更甚。

印象：右髌骨骨折。

处理：

1. 徒手将分离断端揿兜平拢。

2. 趁瘀肿未娴即用扎带法固定。

3. 外敷四黄消肿药膏。

4. 内服活血消瘀退肿止痛之剂：

处方：归尾、赤芍、泽兰、桃仁、茜草、申姜各9克，川芎、土红花各3克，生地12克，乳香4.5克，没药6克，三剂。

二诊：12月8日。

瘀肿颇甚，疼痛尚轻，断骨距离缩小。

处理：

1. 改用兜法。

2. 外敷四黄消肿药膏。

3. 内服原方三剂。

三诊～十诊：12月12日～1965年1月19日。

备用四黄消肿药膏换药一次，并用兜法继续固定。

十一诊：1月15日。

自觉症状全消，断骨已接续。

X线透视复查：左侧髌骨陈旧性骨折，已有愈合现象，位置好。

处理：

1. 解除兜法、夹板。

2. 外贴损伤膏药一只。

3. 练屈膝活动功能。

4. 嘱下地步履。

陈某某，女，70岁，门诊号65377。初诊：1965年9月26日。数小时前右腿扭跌，患肢被身子压着，当即小腿剧痛，不能站立行动。患腿远端成角畸形，压痛尖锐，可摸得骨擦音。X线透视见右胫腓骨下端骨折，远端向前移位。

诊断：右胫腓骨下端骨折。

治疗：

1. 手法整复，纠正畸形。

2. 外敷三黄消肿药膏，嘱其隔二天换一次药。

3. 小夹板夹缚固定。

4. 内服活血退肿、舒筋活络之剂。

处方：当归、赤芍、秦艽、五加皮、茜草、川牛膝、申姜、桃仁各9克，川芎、红花各3克，生地12克。

二诊：10月4日。

瘀肿始退，疼痛已除，继续换药，原方续服。

三诊：10 月 17 日。

局部瘀肿已消退，无明显畸形，患处改敷损伤膏药，嘱其适当功能锻炼。

四诊：11 月 11 日。

患者已能下地行走，无明显疼痛，X 光片示骨折端对位对线良好，骨折线已模糊，解除夹板，敷贴损伤膏药，嘱其回家调养。

朱某某，女，40 岁，门诊号 24092。初诊：1965 年 9 月 12 日。昨夜行走不慎跌仆，左小腿扭蹩被身体压住，当即疼痛颇剧，不能起立行动，小腿下段高凸不平，触摸时胫腓骨下段可摸得骨折端，闻及骨擦音。

诊断：左胫腓骨下段双骨折。

治疗：

1. 徒手整复，纠正畸形。

2. 外敷三黄消肿药膏，嘱其隔二天换药一次。

3. 小夹板固定。

4. 内服消肿活血止痛之剂。

处方：当归、赤芍、泽兰、茜草、申姜、桃仁各 9 克，川芎、红花各 3 克，生地 12 克。

二诊：10 月 26 日。

患肢肿胀，疼痛已消退减轻，并可轻轻移动。

处理：

1. 换贴损伤膏药，并继续固定。

2. 内服调补气血舒筋之剂。

处方：八珍汤加秦艽、五加皮、川牛膝各 9 克，红花 3 克。

三诊：11 月 4 日。

患肢疼痛肿胀全愈，已能下地行走。X 光片示：骨折端对位对线良好。周围有浓密骨痂生成。

处理：去除夹板，敷贴损伤膏药。

以上出自《陆银华治伤经验》

第三节　躯干骨骨折

陆银华

林某某，男，51 岁，门诊号 44965。初诊：一九六四年一月八日。四天前从一丈余高处窗口坠落，左胸挫伤，当即局部肿胀，疼痛剧烈，胸胁胀闷，呼吸不畅，咳嗽，转侧时疼痛加剧，前二天曾咳血数次，现痰中时有血丝。检查：左胸第七八肋压痛明显，并可闻及骨擦音。治拟止血行血为先。

参三七 6 克，藕节炭 30 克，陈皮 6 克，茜草、赤芍、丹皮炭、杏仁、浙贝、白茅根各 9 克。二帖。

二诊：一月十日。前方服后，痰红已除，胸痛依存，尚可闻及骨擦音。治拟理气行血。

归尾、赤芍、香附、元胡、苏梗、郁金各9克，木香、枳壳、砂仁各3克，青皮6克，参三七2.4克。三帖。

三诊：一月十四日。胸痛虽减仍剧，胃纳不馨，神疲乏力，原方再进三帖。

四诊：一月二十八日。诸证迭减，原方服十剂。

五诊：二月一日。诸证已除，治拟八珍汤加肉桂调理以善其后。

翁某某，男，64岁，门诊号24469。初诊：一九六四年九月十五日。船碰船而跌仆，右胸胁撞于船边上。伤有三天，胸胁疼痛颇剧，胸闷咳嗽痰多，呼吸不畅，经胸透确诊为右第七肋骨中段骨折，治拟活血止痛。

参三七3克，研吞。一帖。

二诊：九月十六日。胸痛有增无减，咳嗽频数，痰多气逆，呼吸不畅，转侧时可闻及骨擦音。损伤后气血阻滞，肺失清肃下降之令，治拟肃肺化痰。

大力子、杏仁、浙贝、苏子霜、白芥子、旋覆花、郁金、元胡各9克，橘红络各4.5克，通草、枳壳各3克。二帖。

三诊：九月十八日。进剂后咳嗽见减，呼吸亦畅，胸痛仍存，转侧不利，胃纳不馨，脉细滑，苔白，原方继服三帖。

四诊：九月二十一日。咳痰显减，胸痛未除，气滞血瘀未化，治拟理气行血。

归尾、赤芍、木香、香附、元胡、苏梗、郁金、杏仁各9克，枳壳、砂仁各3克，小青皮6克，陈皮4.5克。三帖。

五诊：九月二十四日。胸痛显减，骨擦音已消失，原方增删共进十七帖，于十月二日，诸恙已痊而结束治疗。

以上出自《陆银华治伤经验》

第一百四十七章　关节脱位

王孟英

一富翁倾跌伤臂，髃脱，护痛不许人动摇，人皆技窭。汤令患者向隅立，卒取冷水泼其顶。患者陡作寒噤，即乘势将臂一把，骨随入髃，愈矣。

一人因跌而脊骨脱髃者，下节错向内，无可着手。汤令其家密备栲栳一只，中安棉絮，置于旁，扶患者环柱走，走乏，卒推置栲栳间，上身直而下身弯环，所脱脊骨稍凸出，遂以按入而愈。愚谓此等手法心思，非凡庸所及，苟能触类而通，则自无难题矣。

以上出自《归砚录》

章成之

朱女。右臀从高处下坠，其骨脱臼，日久未能愈合，伤处作痛，不利于行。深虑骨骼腐蚀，转成骨痨。内服剂无非营养强壮之药。

全当归9克　杜仲9克　川续断9克　补骨脂9克　鹿角霜12克　落得打9克　炙乳没各3克　小金丹1粒，化服

另：龙骨18克　虎骨30克　乌贼骨18克

三味炙研细末，每次和入饮食中少许。或用：川草乌各12克、藏红花9克、毛姜1.2克，煎汤熏洗患处。

《章次公医案》

陆银华

崔某某，男，38岁，初诊：1964年2月11日。十一天前不慎跌仆，左手撑地，当即左肩部疼痛颇剧，局部畸形，近三天疼痛虽有好转，然畸形、功能障碍依然。

检查：左肩方形，关节部位空虚，手臂不能靠胸，腋窝部可摸到肱骨头。

诊断：左肩关节上脱位。

治疗：

1. 多人抬杆复位法，复位后畸形消失。

2. 外敷四黄膏，患臂屈肘，紧贴胸壁固定。

3. 内服活血化瘀之剂。

归尾、赤芍、桃仁、泽兰、茜草、申姜各9克，生地12克，川芎、土红花、乳香、没药各3克。三剂。

二诊：2月15日。

疼痛已除，功能未复，治拟活血舒筋。

当归、白芍、秦艽、五加皮、申姜各9克，生地12克，川芎、土红花、乳香、没药各3克，红枣7枚。三剂。

外贴伤膏。

随访：功能良好、无后遗症。

何某某，男，25岁。初诊：3月6日。一小时前骑自行车翻倒，左手撑地，当即肘部疼痛颇剧，局部肿胀。

检查：肘关节微屈，如鹅颈状畸形，尺骨鹰嘴向后方突出，三点骨标志改变，肘关节屈伸功能障碍。X线透视诊为左肘关节后脱位。

治疗：

1. 手法复位，复位后畸形消失，疼痛减轻。

2. 外敷四黄散。

3. 内服活血化瘀、消肿止痛之剂。

当归尾、赤芍、桃仁、泽兰、申姜、茜草各9克，生地12克，川芎、红花、乳香、没药各3克。三剂。

二诊：3月8日。

疼痛已减，但肿胀未退，原方再服三剂。局部换药。

三诊：3月24日。

疼痛、瘀肿全除，唯屈伸尚有牵掣不利，治宜活血舒筋通络。

当归、川断、秦艽、五加皮、丹参、申姜各9克，生地、白芍各12克，红花3克，红枣7枚。三剂。

四诊：4月4日。

功能已复，局部伸屈时略有牵痛。

治疗：外贴伤膏一张，嘱其回乡调养。

孙某某，男，34岁，初诊：5月12日。右肩负重压伤，当即听到"咯咯"声之后，肩部疼痛，肿胀，右臂不能活动，即来所门诊。

检查：右肩方形，右臂外展畸形，腋窝下可摸及肱骨头。

诊断：右肩关节下脱位。

治疗：

1. 手法复位（多人抬杆法）。复位后畸形消失，疼痛顿减。

2. 外敷四黄膏，固定。

3. 内服活血化瘀之剂。

归尾、赤芍、桃仁、泽兰、茜草各9克，生地15克，川芎、红花、乳香、没药各3克。三剂。

二诊：5月24日。

右臂功能已复，唯尚有酸痛，治拟舒筋活络。

川羌活、秦艽、五加皮、海风藤、木瓜、川断、丹参、桑枝各9克，防风6克，细辛1.8

克。三剂。

随访：功能恢复良好。

乐某某，男，31岁。初诊：昨日手拉车翻倒，压着左臀部，当即伤处疼痛，左腿不能伸直，不能坐起。

检查：患肢缩短、内收，左膝紧贴右大腿上，左髋部突出，压痛明显。

诊断：左髋关节后脱位。

治疗：

1. 手法复位，复位后畸形消失，疼痛减轻。

2. 外敷四黄散。

3. 内服活血化瘀、消肿止痛之剂。

归尾、赤芍、桃仁、泽兰、茜草、申姜、川牛膝各9克，生地12克，川芎、红花、乳香、没药各3克。三剂。

二诊：瘀肿疼痛均除，已能站立步履，唯髋关节牵掣不利，拟舒筋活络。

川羌活、秦艽、木瓜、海风藤、川断、五加皮、川牛膝各9克，防风6克，细辛1.8克。三剂。

药后功能恢复正常。

张某某，男，31岁。初诊：1963年1月24日。四天前因修木船，被木船反落压着右臀部，当即疼痛颇剧，不能起坐动弹。

检查：右髋部肿胀、压痛，有明显骨性突起，患肢短缩、内收、内旋、不能伸直，右膝触贴于左大腿上。

诊断：右髋关节后脱位。

治疗：

1. 手法复位。复位后畸形消失，疼痛即减。

2. 外敷四黄散。

3. 内服：当归、赤芍、泽兰、川断、川牛膝各9克，乳香、没药、桃仁各6克，红花3克，三剂。

二诊：1月28日。

疼痛已减，但瘀肿未退。

治疗：

1. 内服：当归、赤白芍、秦艽、五加皮、桃仁、生地、泽兰、苏木、川牛膝、丹参各9克，红花3克。三剂。

2. 外敷四黄散。

三诊：1月31日。

瘀肿始退，患肢已能活动，原方加川断、申姜各9克，没药、乳香各3克。续服三剂。

四诊：2月3日。

肿痛基本已除，无明显不适感。原方去泽兰、苏木，外贴损伤膏药，嘱其回家调养。

以上出自《陆银华治伤经验》

第一百四十八章　软组织损伤

第一节　下肢软组织损伤

费伯雄

某。右腿跌伤已久，迄今作痛，每遇阴雨节令殆甚。宜养营卫，兼利节络。

潞党参　云茯苓　焦白术　怀牛膝　炙生地　川断肉　川独活　杭白芍　广木香　金毛脊
当归身　杜红花　嫩桑枝　生姜　红枣

《费伯雄医案》

丁泽周

高右。伤筋起见，变为缩脚阴痰，顶虽溃，未尝得脓，根脚肿硬疼痛，痛引少腹，小溲不利，腑行燥结，身热晚甚，口有甜味，舌苔薄腻，脉象濡滑。蕴湿缩瘀，凝结厥阴之络，营卫不从，证属缠绵。姑拟益气托毒，化湿通络。

生黄芪三钱　茯苓皮三钱　炙甲片一钱　清水豆卷四钱　当归尾三钱　福泽泻一钱五分　泽兰叶一钱五分　光杏仁三钱　桃仁泥一钱五分　赤芍药二钱　通草八分　象贝母三钱　苏木一钱五分　陈广皮一钱

外用九黄丹、阳和膏，并用金箍散、冲和膏，敷其四周。

二诊：伤筋起见，变为缩脚阴痰，肿硬疼痛，连及少腹，咳嗽则痛更甚，小溲不利，身热晚甚，舌苔薄腻。蕴湿凝结厥阴之络，营卫不从，缠绵之证。再拟和营去瘀，化湿通络。

清水豆卷四钱　藏红花八分　福泽泻一钱五分　通草八分　当归尾三钱　桃仁泥一钱五分　黑白丑各八分　泽兰叶一钱五分　生赤芍三钱　连皮苓四钱　炙甲片八分　大贝母三钱　苏木一钱五分　醒消丸一钱，吞服

三诊：缩脚阴痰，肿硬疼痛，上及少腹，下及腿侧，皮色不变，右足屈而不伸，寒热晚甚，舌苔薄腻，脉弦小而迟。寒湿痰瘀，凝结厥阴之络，营卫不从，缠绵之证也。今拟阳和汤加减，温化消解，冀望转阴为阳，始能出险入夷。

净麻黄三分　大熟地四钱，二味同捣　肉桂心五分　生草节一钱　炮姜炭五分　银柴胡一钱　白芥子三钱，炒研　鹿角胶二钱，陈酒化冲服　醒消丸一钱，吞服

《丁甘仁医案》

周镇

任品衡，木业。其室患有崩者屡，经或一月两汛。丙午秋，以车上跌伤足踝，遂至杖而后行。诊脉虚弦，苔薄白。自以骭脱足废，惟欲调经耳。余谓络虚亦常蹙而无力，拟膏方予之。即服一料，弃杖而步，毫无足疾之象。其膏方如下：党参、绵芪、于术、茯苓、山药、扁豆花、

玉竹、首乌、龙骨、柏子、赤石脂、牛角鳃、黄丝绵、乌贼骨、淮小麦、绿萼梅、合欢皮、杜仲、川断、川牛膝、木瓜、归身、白芍、狗脊、寄生、络石藤、香附等，用阿胶、龟板胶、霞天胶三种收膏。

《周小农医案》

陆银华

王某某，女，24 岁，农民。初诊：1965 年 4 月 12 日从一丈高处跳下，左踝关节扭蹩伤已五月，踝部肿痛不除，午后肿胀加剧，晚上休息后肿胀减退，压之凹陷，疼痛重滞，X 光摄片未见骨质病变。经中西医多方治疗，肿痛不退，脉细涩，苔白。治拟补气温阳，健脾利湿。

生黄芪 30 克，西党参、生米仁各 15 克，柴胡、升麻、川草薢、炒白术、当归各 9 克，艾叶、陈皮、甘草各 6 克。七剂。

二诊：1965 年 4 月 20 日。

进剂后踝部肿痛有所减轻，但午后或久行后肿胀尚明显，治循原法。原方去川桂枝、柴胡，加川椒目、细辛各 3 克。七剂。

三诊：1965 年 4 月 28 日。

踝部肿胀明显减轻，重滞已除，原方连服 14 剂，熏洗每日 1 次。治疗 1 个月，踝部肿痛已除，功能全复，结束治疗。

《陆银华治伤经验》

第二节　头部软组织损伤

过铸

孙太尊之侄女，跌伤头顶，积瘀不散，以致头顶突起，下至眉际，高肿寸许，按之绵软。余曰："此瘀血凝滞也。愈凝愈肿，若肿至项肩，则棘手矣。"当令门下士王海涛以刀刺其发际，用手推之，流出紫黑血盂许，肿顿消。隔日结痂复肿，较前则稍平。于是仍用前法，血出微带红色，连刺三次，已见鲜血。用止血散以止其血，并将刺开处之皮用手捏紧，良久即收口，内外并治十余日，平复如故矣。当其初刺之时，即有医力言不可，幸王海涛已为孙府治愈数人，信之甚笃，否则误事非浅。煎剂之方用：

当归首　黄芪各五钱　桃仁泥　白芍各三钱　五加皮　骨碎补　金毛狗脊去毛　陈皮各二钱　乳香一钱，去油　川芎　苏木各钱半

煎至八分加酒两匙，再煎数滚服。

《过氏近诊医案》

第三节　躯干部软组织损伤

中神琴溪

宽政戊午秋，大佛寺灾。其材巨丽嵌诡，一朝忽为灰烬，于是都下观者接踵。醒井街丹马

屋喜兵卫者，年已七十余，亦往睹之。路有一大树，蜂房系焉。儿辈戏以竿挑之，翁不知之，暂息其下。怒蜂群聚，欲争螫。嚣嚣乎耳边，翁骇欲走，伛偻盘旋，转蹶遂仆。腰腿扑，膝盖伤，足不能立，宛然唯吊天。路人扶之，徐得归家。其夜浑身烦疼，腰痛殊剧烈，喊声闻四邻，遽请先生诊之。脉迟，身热如烧，痰喘哮哮，舌黄苔，谷食不下，唯欲冷水。即与大承气汤，欲兼饮麻甘汤，预谕其瞑眩，皆恐不敢。先生曰："然则此疾不可极。"辞去。居三日，病势弥笃。复来谢前过，乞再诊，先生辞。于是亲戚交恳请不止，因与前方，兼麻甘汤一帖（重三钱）。不省人事者，亥至辰。翌日往诊之，脉徐和，痛楚减半。其夜亦与前方，瞑眩如初。凡与大承气汤者，三十帖，瞿铄不异旧。

《生生堂治验》

过铸

陈姓孩与群孩相扑，受伤，久则背脊高凸，腰肉消瘦。其父恐生外疡，求治于余。余曰："此系奇督损伤，血气不和，后日必生外疡。溃而不敛，则不治矣。"余见数孩背脊突出，后生外疡，不敛而夭。令其用鲜猴姜（即骨碎补）蘸首乌末，拌龟尿，日擦患处数次。内服鹿角霜、龟背脊谷（龟板无用）、当归、狗脊、杞子、骨碎补、杜仲、黄芪、冬术、地鳖虫、核桃肉、猪脊髓等品。服二十余剂，大效。后去黄芪、当归、地鳖虫，加续断、鹿角胶、羊肾、青盐少许，又服数十剂而愈。龟尿，以镜照之即尿。

余任于潜，有客民与汤姓斗殴，跌于缸上，磕伤脐下气海穴，口噤不言（伤以闭口者为最重）。当用陈酒及童便调回生丹（制透砒霜、硇砂、乳香、半夏、黄丹各五分，巴豆肉、雄黄、天南星、硼砂各一钱，斑蝥拣大十五只，去头足翅微炒，麝香一分，研细用蟾酥酒化为丸，麻子大，朱砂为衣，每服十五丸）灌之不效，初尚纳药，继则不受，如是者两昼夜。有某者，于邑伤科推为巨擘，灌以药，悉流出。某曰：是不治矣。遂辞去。余所有治伤之方，用尽皆无验，嗣思一法：以陈土砖敲碎炒热，洒以绍酒，再炒，再洒数次，用稀布包作数包，在脐下及各处运转，冷则换之。良久，觉喉中转动，腹中作响，再以十宝丹敷脐下，稍能进米汤，复投以理气活血之品而痊。

世俗每以童便与人吃，本童即有面黄之说，其离身之物，与本人何妨？余每遇验伤事，预令自己小孩尿就以待，未见有一黄面者。志此以破群疑。

以上出自《过氏近诊医案》

孙采邻

门人金书山，丁亥季秋滑精之后，偶因举手取物，闪腰。当时不觉，至晚间，忽然尾骶骨板滞酸疼，牵引腰胯骨不能举立，惟曲腰弯膝稍可步行。次日侵晨，肩舆牵方，余以后方一剂，霍然而愈。

大熟地五钱　独活一钱半　穞豆皮三钱　杜仲三钱,炒　全当归一钱半　木瓜一钱半

上药六味，用陈酒、河水各一盏和匀煎药，煎至一半，去渣，再煎滚，听用。取雄蟹一只，如茶杯口大者，洗净捣烂。即将煎滚药汤乘热冲入蟹内，盖少顷带热饮汤。服毕以被遮卧约两

时之久，起身步行，病若失矣。

《竹亭医案》

萧伯章

毛某，年十几岁，一日肩舆至余馆，形色瘦暗，须扶掖乃能行。问之则曰：患每晚发热，汗出，左乳下痛，夜不能寐，卧病学舍已三月矣。医者皆谓虚劳，治愈剧，未审有方救济否？脉之弦结，舌苔淡白，即令解衣，视乳下皮色如常，又不觉冷热，以手按之则愈痛。余曰："痛处是否受伤？"曰："未也，惟三年前与同学戏，为其推压案角，正着乳下，此觉痛，以药敷治而愈，至今年则未受何伤。"余曰："病根在此，瘀血内伏，不发痈即成痨，迄今图之，保无他虑。"授小柴胡加归、芍、桃仁、红花、荆芥炭、元胡、青皮，嘱其服药后，以大便下尽黑粪为度，逾一月，以书来谢，曰："药完三剂，下黑粪甚多，病如失矣。"

《通园医案》

周镇

冯女，住夹城。癸亥六月初一日诊：病因在厂工作，被伴推跌，右胁撞铜管上，越数日寒热。余按脉涩，断为瘀血发热，肝叶受伤。初用旋覆、红花、归须、香附、枳壳、橘络、秦艽、刘寄奴、五灵脂、鸡血藤、枫果、合欢皮、桃仁。服药数剂，寒热即减。停药数日，寒热又作，右胁复热。前方去旋覆、香附、枳壳，加落得打、乳香、没药、蟅虫、两头尖，研，作丸，晒，每服三钱。交秋杪，热净痛止。交冬出嫁，姑恶得郁病，迁延数月失治。

吴士宝，小渲。己未四月下旬诊：夜热已经二月有余，左胁宿伤引痛。左脉弦数，苔薄。木火郁陷，络气窒痹，宜为调理。郁金、当归须、柴胡、丹皮、白芍、黑山栀、秦艽、竹茹、金沸草、新绛、橘络、功劳子、刘寄奴、青葱管。服三剂，热减其七，胁痛大减，腹中有形稍软，胃不馨，便秘七日一行。原方去竹茹、旋覆，加单桃仁、瓜蒌、小温中丸。三诊：夜热大减，胁左作痛大好，惟便艰纳少。肝热阴亏，胃虚有湿，宜调治本源。首乌、制料豆、鳖甲、金铃子、功劳子、玉竹、白芍、当归须、瓜蒌、黄精、扁豆、秦艽、谷芽、薏仁、六味地黄丸。效。

以上出自《周小农医案》

陆银华

王某某，47岁，男，工人。初诊：1964年10月6日。疲劳在先，腰脊督脉不固，用劲不慎，而致闪腰，腰痛顿时甚剧，屈伸转侧腰部刺痛难忍，难以起坐，站立不稳，直不起腰，步履艰难，双手紧扶患部，小腹觉胀，腰部无固定的压痛点，病发二天，脉细而涩，苔白，治拟疏运理气和络为先。

方药：制香附、当归、炙地龙、泽兰、元胡、川断、赤白芍各10克，沉香粉（分吞）、大茴香各3克，台乌药、木香各5克。五剂。

二诊：10月12日。

进药后腰痛、小腹胀滞明显减轻，已能挺腰行走，唯感起坐少力，督脉之气不足，治拟标本兼顾。

方药：补骨脂、桑寄生、巴戟天、刘寄奴、川断、制香附、元胡各10克，炙地龙、厚杜仲各9克，沉香曲6克，小茴香3克。五剂。

三诊：10月18日。

腰腹部胀痛基本消除，腰部有下垂感，不克久坐，脉来细软。腰为肾之府，督为肾之路，拟充养督肾以壮关节。

方药：炒党参、熟地各15克，补骨脂、淮山药各12克，生黄芪、菟丝子、巴戟肉、当归、刘寄奴、狗脊各10克，龟鹿二仙胶6克。5剂。

沈某某，男，50岁，门诊号37121。一九六五年一月六日。三天前平地跌仆，左胸胁撞伤，局部疼痛如针刺，胸胁胀满不舒，咳嗽，转侧时疼痛尤剧，苔白，脉弦。治拟理气行血。

归尾、赤芍、香附、元胡、苏梗、郁金各9克，木香、枳壳、砂仁、乳香各3克，小青皮6克。三帖。

二诊：一月九日。前药服后，胸痛已减，昨晚思病心切，心情抑郁，晨起胸痛又剧，心烦口苦，寒热往来，胃脘不适，胃纳不佳，苔白薄，舌边尖红，脉弦数。治拟疏肝解郁。

柴胡4.5克，枳实、茯苓各9克，白芍12克，甘草3克，陈皮6克。二帖。

三诊：一月十二日。寒热已除，胃纳转佳，唯胸胁患处尚有轻微疼痛，拟理气行血再进。

当归、赤芍、香附、元胡、苏梗、郁金各9克，木香、枳壳、砂仁各3克，青皮、乳香各6克。三帖。

史某某，男，44岁，门诊号43731。初诊：一九六五年三月五日。右胸胁被硬物挫伤已近一周，初起时疼痛不明显，工作如常。三四天后疼痛逐渐增剧，胸闷胁胀，呼吸、转侧时板滞不利，牵掣作痛，局部无明显压痛，苔白，脉平。此乃瘀血阻于胸廓，气机壅滞不行，治拟理气行血。

归尾9克，赤芍、苏梗、香附、元胡、郁金各9克，木香、枳壳、砂仁各3克，青皮6克。二帖。

二诊：三月十日。进剂后，胸胁疼痛明显减轻，胸闷得舒，胁胀已除，唯转侧时略感牵掣作痛，舌脉如前，原方再服三帖。

三诊：三月十四日。诸证已除，唯局部略有疼痛，痛点不移，外贴伤膏，以求痊愈。

以上出自《陆银华治伤经验》

第四节　海底损伤

陆银华

严某某，男，31岁，门诊号42049。跌仆，分腿着地，会阴部触及硬物而致伤，睾囊瘀肿疼痛，步履牵及睾丸而掣痛，已有十天，二便如常。拟活血化瘀，理气散结。

参三七（分吞）、枳实各 6 克，归尾、赤芍、橘核、小青皮、桃仁、荔枝核、郁金、生元胡、车前子各 9 克，小茴香、木香各 3 克。四剂而愈。

朱某某，男，34 岁，输精管结扎已有四十余天，睾囊胀痛不适，痛连下肢。拟理气散结，活血止痛。

小青皮、荔枝核、橘核、小茴香、川楝子、生元胡、赤芍各 9 克，木香 3 克，郁金 6 克。二剂而愈。

陆某某，男，61 岁，陈婆渡后三小队。一九六四年八月六日初诊：昨日撞骑硬物，伤及海底，患处及睾囊瘀肿疼痛，小便点滴不利，尿时涩痛，血尿鲜红，今晨起伤处灼痛，全身发热，心烦口苦，小便灼热，玉茎刺痛，舌红苔黄腻，脉数无力。治拟化瘀通淋，清热解毒。

红花、小茴香各 3 克，木通、石韦、瞿麦、甘草梢、生元胡、桃仁各 6 克，车前子、川牛膝、连翘、赤芍各 9 克。一帖。

八月七日二诊：进剂后小便清长，血尿亦淡。身热、涩痛已减，患处瘀肿未消，疼痛仍存，治宗原法。

赤芍、车前子各 9 克，元胡、桃仁、木通、石韦、瞿麦、海金沙各 6 克，红花 3 克，灯心 1 束。二帖。

八月九日三诊：身热已退，小便淡红未除，玉茎涩痛，阴囊重胀欲垂，口渴舌红，脉细稍数。热毒虽解，血瘀未消，治拟凉血止血，化瘀通淋。

赤芍、木通、车前子、瞿麦、海金沙各 9 克，石韦、王不留行、地萹蓄各 6 克，参三七（分吞）3 克，生地 15 克。一帖。

八月十日四诊：肿痛已减，睾囊垂胀未除，尿血如前，治守前法。

赤芍、车前子、海金沙各 9 克，木通、石韦、瞿麦、王不留行、地萹蓄各 6 克，小生地 15 克。一帖。

八月十三日五诊：昨日下午，因劳累血尿又增，便出半碗。拟凉血止血，利水通淋。

参三七（分吞）、西琥珀（分吞）各 3 克，赤芍、瞿麦各 6 克，木通、车前子、石韦各 9 克，生地 12 克。二帖。

八月十六日六诊：进剂后血尿全止，小溲清长，睾囊重垂未见减轻，全身乏力，面色㿠白，脉弱无力。拟益气升阳。

焦冬术、党参、当归各 9 克，陈皮、升麻、柴胡、甘草各 3 克，生黄芪 12 克。三帖。

八月十九日七诊：重垂疼痛显减，余证俱除，原方继服三帖而获全功。

某某某，男，28 岁，门诊号 21107。八月二十一日初诊：上午不慎跌仆，尿道基底部撞于石块上面致脉络损破。局部瘀肿疼痛，活动时疼痛加剧，尿时刺痛，鲜血淋沥，小便不利。拟活血凉血，利水通淋。

当归尾、赤芍、生元胡、海金沙、车前子、石韦、猪苓、泽泻、瞿麦各 9 克，枳壳 3 克，生地 12 克，木通 6 克。二帖。

八月二十三日二诊：前方进剂一帖，尿血即止，二帖后刺痛已除，活动如常，唯局部略有肿胀压痛。治拟活血化瘀，利水通淋。

归尾、车前子、瞿麦、石韦、海金沙、王不留行各9克，红花、木通各3克，生地12克，桃仁6克。三剂痊愈。

陶某某，男，39岁，门诊号32198。一九六四年十一月十九日初诊：二天前不慎从一米高处坠落，跨伤海底，局部肿胀，皮色青紫，疼痛难忍，步履艰难，小溲见红，玉茎涩痛如刺。治宜活血化瘀，通淋止血。

归尾、赤芍、生元胡、川郁金、车前子、猪苓、海金沙各9克，参三七（分吞）、木通、石韦各6克。二帖。

十一月二十一日二诊：进剂后肿痛顿减，步履如常，尿血基本已止，玉茎涩痛仍在，原法加王不留行9克，三剂后诸恙全除。

以上出自《陆银华治伤经验》

第一百四十九章　内伤

第一节　脑震荡

陆银华

　　高某某，男，五岁，宁波。一九六四年十二月十八日初诊：患儿于三日前不慎从楼上跌下，惊叫一声后即昏迷约 2 分钟，苏醒后，两手不自主地抽搐，无呕恶，神志昏糊，翌日呕吐两次，潮热，头部左侧有血肿，左下腹压痛，经某医院诊断为颅脑损伤，邀余会诊。

　　琥珀、石菖蒲各 3 克，化龙齿 9 克，辰砂 1.8 克，姜竹茹、藿香梗、甘菊花、冬桑叶各 6 克，砂仁、公丁香各 2.4 克。一帖。

　　十二月十九日二诊：神志转清，呕吐亦止，血肿渐消，头痛尚存。前方去石菖蒲、竹茹、砂仁、丁香，加丹参 6 克，荆芥穗 4.5 克。一帖。

　　十二月二十日三诊：精神如常，无其他不适，不需再服药，嘱回家调养。

　　张某某，男，九岁，奉化。一九六二年五月四日初诊：患儿被小汽车撞伤，左太阳穴处有破口合并右侧肋骨骨折。醒后复昏迷，面色苍白，瞳孔缩小，血压下降，小便不解，病情危笃。西医认为内脏出血可疑，要剖腹探查。瞳神缩小，必有震脑，未剖腹前，先拟镇神平脑、芳香开窍为治，以图化险为幸。

　　琥珀、参三七各 4.5 克，辰砂 3 克，天竺黄、川郁金各 6 克。一帖。

　　五月五日二诊：进药后昏迷已醒，小便亦通，一般情况均有明显好转，食欲始复，再循原意出入。

　　参三七、西琥珀各 4.5 克，辰砂 2.4 克，龙齿、丹参各 9 克，明天麻、苏梗、荆芥穗、冬桑叶、甘菊花各 6 克，灯心 1 束。一帖。

　　五月六日三诊：症状继续减轻，神志完全清楚，精神亦振，能坐起吃饭，无不适感。

　　琥珀 4.5 克，龙齿、冬桑叶、荆芥穗各 6 克，辰砂 2.4 克，明天麻、甘菊花、丹参各 9 克，薄荷 3 克，灯心 1 束。二帖。

　　随访：情况良好。无后遗症。

　　徐某某，男，十一岁，宁波。一九六三年八月十二日初诊：今晨因抱小孩旋转游戏，骤然摔倒，左额着地，当即昏厥数分钟，恶心呕吐二次，左额瘀肿，并有右胁疼痛，头晕颇剧，神疲嗜睡，脉滑，苔白。

　　参三七、公丁香各 2.4 克，琥珀、苏梗各 3 克，化龙齿、菊花、冬桑叶各 9 克，辰砂 1.8 克，姜竹茹 6 克。二帖。

　　次日其父来告，药后诸羔如失，结束治疗。

　　林某某，男，45 岁，北京铁道部。初诊：一九六三年一月二十八日。一年前骑马跌仆，当时昏迷半小时左右，诊断为脑震荡。经治后其他症状已愈，但后遗头痛，时隐时现，缠绵不绝，遇劳加剧，时有通宵达旦不眠或入寐乱梦纷纭。经多方治疗不效，精神不振，枕部瘀血块未化，口苦，脉弦，苔白。治拟平肝潜阳。

　　珍珠母、龙骨、龙齿各 15 克，白芍、秦艽、麦冬、冬桑叶、柏子仁、酸枣仁、远志各 9 克，当归 12 克，川牛膝 24 克。三帖。

　　三月一日二诊：头痛减轻，但寐劣如旧，继服原方三帖。

　　三月五日三诊：感头胀不适，睡眠仍不宁，伴有畏寒阵热。

　　柴胡、甘草、陈皮各 3 克，白芍 10 克，枳实 6 克，茯神 12 克。二帖。

　　三月七日四诊：诸证已减，唯夜寐不宁，耳鸣，精神不振。

　　黄芪 30 克，党参、白术、当归、茯神各 12 克，甘杞子、酸枣仁、远志、龙眼肉各 9 克，甘草 3 克，红枣 7 枚。三帖。

　　三月十日五诊：精神转佳，但睡眠始终没有改善，证属血府有瘀。

　　生地、赤芍、桃仁、红花、川牛膝各 10 克，当归 12 克，甘草、枳壳、桔梗、川芎各 3 克，柴胡 6 克。三帖。

　　三月十四日六诊：药后夜寐转佳，每夜能睡五六个小时，梦亦少，原方继服。七帖。

　　三月二十二日七诊：血府逐瘀汤连服十帖，夜寐已宁，不服镇静剂亦能安眠六七个小时，唯四肢乏力。用归脾汤加别直参 3 克。七帖而获全功。

　　陈某某，男，40 岁，余姚。一九六四年一月三十日初诊：在一月前，被木头击伤头顶部，当即昏迷片刻，后遗头痛头晕不除，精神软弱，夜寐不宁，乱梦纷纭，双目视物模糊，苔薄白而燥，脉沉细。

　　生黄芪 30 克，甘杞子、党参、麦冬各 15 克，当归、杭白芍各 15 克，白蒺藜、枣仁、白术各 9 克，炙远志、陈萸肉各 6 克，甘草 5 克，藁本 10 克。五帖。

　　二月三日二诊：方药中肯，诸恙显减，精神转振，头晕头痛已减，惟双目视物模糊依然，眼燥，苔白裂纹。治拟滋肾涵窍。

　　茯苓、太子参、甘杞子、淡苁蓉、麦冬、天冬各 9 克，熟地、生地各 18 克。五帖。

以上出自《陆银华治伤经验》

第二节　脑挫伤

陆银华

　　汪某某，女性，七岁，奉化尚田公社。一九六三年十月二十八日初诊：据诉大门倒下，击伤后脑，至今已十六天。当时昏迷不省人事约一小时，右耳衄血颇多，急送县人民医院抢救而苏醒。伤后第五天，口鼻、耳道又流血，随后又昏迷。经急救后，神志仍昏迷不醒，转送市某医院救治，仍不见好转，求治于余。证见神志昏沉不清，面色苍白、无神色，唇色青，烦躁不宁，面部肌肉及四肢不时抽搐痉挛。抽搐时右眼向左牵斜，两目呈明显的斗鸡眼，颈项强直，牙关紧闭，上肢不能活动，不知握物，不会语言，呼吸浅微短促。烦躁时则发出尖利的噪音，入夜尤剧。右耳有水流出如涕。但在抽搐间歇时，汤匙拿到嘴边能开口吞咽。脉浮滑，重按虚软。此乃神乱气越，肝风乘虚内动的伤脑险证，治非易易，喜其胃气未败，尚有一线生机。治拟镇心安神，平肝息风，祛瘀通络。虑药物庞杂，故拟二方分上下午服。

方一：天竺黄 5 克，双钩藤、甘菊花、冬桑叶、龙齿、丹参各 10 克，辰砂 1.5 克（上午服）。

方二：琥珀、川芎、桃仁、红花、参三七各 3 克，当归、赤芍各 9 克，地龙 6 克（下午服）。一帖。

十月二十九日二诊：药后稍有变动，上半夜较安，下半夜仍烦躁，阵发性抽搐。颜面向左牵斜，上肢拘挛，但抽搐次数已减（现已二十分钟抽搐一次而无力），两目仍成斗鸡眼，但较前减轻。神仍昏糊，面色苍白，唇青，脉浮滑，重按虚软。《素问·至真要大论篇》中说："病发而不足，标而本之，先治其标，后治其本。"伤脑神乱为本，气越肝风乘虚内动为标，先治其标，首当扶正。

生黄芪 120 克，西党参、焦冬术各 12 克，甘草 3 克，酸枣仁、甘杞子、补骨脂、陈萸肉各 6 克，当归 9 克，胡桃 1 只（打）。一帖。

十一月二日三诊：神识渐清，面色转华，唇色泛红，抽搐不减，耳内流水不止，精神始振，右侧肢体瘫软，难以握物，步履不稳，两目尚成斗鸡眼，再拟补元气、祛瘀通络为治。

生黄芪 120 克，西党参 15 克，当归、赤芍各 10 克，川芎 3 克，地龙、酸枣仁、桃仁各 6 克，红花 2 克。二帖。

十一月五日四诊：诸恙迭减，精神振，二便调，胃纳馨，能说话，手可动，脚能行，脉有神。斗鸡眼好转而未愈，伴有头痛、头晕，再拟镇心安神以治其本。

西琥珀 3 克，化龙齿、朱茯神、甘菊花、冬桑叶、赤芍、丹参、小草、远志、酸枣仁各 10 克，石菖蒲、荆芥穗各 5 克。二帖。

十一月十九日五诊：头痛头晕已减，语言流利，步履如常，手能握物，上举活动自如，唯右手伸指稍不活络，握物少力。右眼略有向左侧牵斜，再拟补正祛瘀通络为治。

生黄芪 60 克，当归、赤芍各 9 克，川芎、地龙、桃仁各 6 克，红花 3 克，西党参 12 克。六帖。

一九六四年一月二十日六诊：诸恙基本已除，精神轩昂，形体丰满，灵敏如同伤前，口眼已正，右手已能握筷但少力，治宗原意，原方去党参，续服六帖，结束治疗。

钱某某，男，三十四岁，鄞县横溪梅林公社金山大队。一九六四年十二月十四日初诊：七天前晚上七时许，失足坠入一丈深的坑内。当即昏迷约半小时左右，至今尚昏糊不清。右耳道内出血，呕恶不止，声音嘶哑，口舌糜烂。以往每逢气交之时，咳嗽多痰。先拟镇心平脑、开窍化痰为治。

西琥珀、天竺黄、石菖蒲各 6 克，化龙齿 15 克，辰砂 3 克，川贝母、甘菊花、冬桑叶、藿香梗、淡竹茹各 9 克。一帖。

十二月十五日二诊：神志渐见清醒，已觉头痛较剧，耳鸣音哑，口舌糜烂，未见明显好转，舌苔黄燥，脉虚大，证属肝阴不足，虚阳上越，治拟养阴平肝。

珍珠母、化龙齿、龙骨各 15 克，当归、杭白芍、冬桑叶、秦艽、柏子仁各 12 克，麦冬 18 克，川牛膝 24 克。一帖。

十二月十六日三诊：诸证迭减，原方加天竺黄、川贝母各9克。二帖。

十二月十八日四诊：神色转佳，头痛亦瘥，声音恢复正常，口舌糜烂也有好转，有少咳稠痰，起床仰头动作，则头晕较显，时有恶心，脉弦，苔腻。

陈皮5克，茯苓12克，姜半夏9克，甘草3克。二帖。

十二月二十四日五诊：诸证基本已除，唯时有心悸，夜寐欠宁。

西琥珀、辰砂各3克，化龙齿15克，甘菊花、冬桑叶、酸枣仁、远志、小草各9克，茯神12克，灯心1束。一帖。

续服归肝汤加小草五帖，嘱出院回家调养。

胡某某，男，三十二岁，镇海郭巨。一九六五年四月十四日初诊：五日前傍晚拉载重手拉车不慎，从高约十米处的山岭上坠入溪坑，当即昏迷不省人事。许久才被人发现而送当地卫生所救治，注射强心剂后叫喊一声，继续昏迷，烦躁不安，恶心呕吐，吐出食物和血液颇多，病情危笃，转送医院抢救。入院四天经各方抢救，诸羔有增无减，呼吸喘促，面色㿠白，危在旦夕。即行气管切开术，排出大量黏液和血液，并给予氧气，虽肺腑得舒而伤脑之证严重，乃邀会诊。证见神昏颇深，四肢狂动，烦躁不宁，瞳神缩小，对光反射迟钝，喉间痰声如曳锯，牙关紧闭，右上肢瘫痪，脉来尚和缓而有神。虽治非易易，但仍有生生之机，先拟镇神平脑、豁痰开窍为治。

西琥珀（分冲）6克，化龙齿15克，辰砂3克，冬桑叶、甘菊花、石菖蒲、天竺黄、川贝母、藿香梗、淡豆豉各10克，真金箔1张。一帖。

四月十五日二诊：烦躁狂动略缓，余证未见明显起色，治循原意加减，前方加丹参10克，石菖蒲减至6克，一帖。

四月十六日三诊：伤脑险证，一时药难见功，证如抽蕉剥茧，层出不穷，神昏未醒，呃逆频作，烦躁颤动又剧，多汗。治拟安神、敛汗、降逆平呃。

西琥珀、石菖蒲各3克，化龙齿、枣仁、远志、茯神、柏子仁、川贝母、丹参、柿蒂、浮小麦各10克，天竺黄、公丁香各6克，龙骨、生牡蛎各15克。一帖。

四月十七日四诊：昨投镇神平呃之剂，未见进退，呃逆频作依然。证属血瘀，治拟祛血府之瘀，方以血府逐瘀汤加味，另辟一途，以观后效。

柴胡、甘草、枳壳、橘红各3克，赤芍、红花、当归、生地、川牛膝、姜炒竹茹各9克，桃仁12克，桔梗、川芎各5克，公丁香、柿蒂各6克。一帖。

四月十八日五诊：进药一剂，呃逆顿平，烦躁颤动亦除，神志渐清，始知头痛，夜寐欠安，治拟镇心平肝法。

珍珠母、化龙齿、龙骨各15克，当归、杭白芍、麦冬、冬桑叶、秦艽、柏子仁各12克，川牛膝24克。二帖。

四月二十日六诊：神昏已清，已能进食，头痛亦瘥，唯头晕目糊，情绪忧郁，悲伤欲哭，再以镇心安神为治。

西琥珀6克，龙齿、冬桑叶、甘菊花、朱茯神、枣仁、远志、甘草、丹参各10克，朱灯心1束。一帖。

四月二十二日七诊：迭进安神之剂，诸羔日减，但右上肢瘫痪如旧，脉缓少力。治拟益气祛瘀，通经活络。

生黄芪120克，归尾、赤芍、桃仁、地龙各9克，红花、川芎各3克。一帖。

四月二十三日八诊：精神忧郁，瘀血挟痰浊蒙蔽心窍，痴笑悲哭，入夜烦躁不宁，殴打爱人，起床外奔。此为癫狂燃发，投以癫狂梦醒汤主治。

柴胡、赤芍、木通、香附、制半夏、大腹皮、桑白皮各10克，苏子12克，青陈皮各5克，甘草15克，桃仁24克。一帖。

四月二十四日九诊：投药见功，癫狂已平，夜能安寐。原方续服，以固前功。

甘草15克，苏子12克，桃仁24克，柴胡、赤芍、木通、香附、制半夏、大腹皮、桑白皮各10克，青陈皮各6克。一帖。

四月二十五日十诊：病情日见好转，神色得复，胃纳亦馨，唯右上肢瘫痪未复。再以补阳还五汤治之。

生黄芪120克，归尾、赤芍、桃仁各10克，红花、川芎各3克，广地龙5克。一帖。

四月二十六日十一诊：癫狂又发，悲伤痛哭，语无伦次，再投癫狂梦醒汤。

柴胡、赤芍、香附、木通、大腹皮、桑白皮、制半夏、枣仁、远志、小草各10克，茯神、苏子各12克，青陈皮各9克，甘草15克，桃仁24克。一帖。

四月二十七日十二诊：癫狂又平，神志全清，回话切题，尚觉头昏，治拟安神定志为主。

西琥珀6克，辰砂3克，龙齿、茯神、枣仁、远志、小草、甘菊花、冬桑叶各9克，灯心1束。一帖。

四月二十八日十三诊：头晕已平，右上肢瘫痪依然，四肢乏力，此乃气虚血瘀所致，治宗原议。

生黄芪60克，归尾、赤芍、广地龙各6克，桃仁24克，红花5克，川芎3克。一帖。

四月二十九日十四诊：右上肢瘫痪渐复，手指也能活动，数日未更衣，再循原意加减。

生黄芪120克，当归15克，赤芍、桃仁各9克，红花、川芎各3克，广地龙6克，大生地、蜂蜜各30克。二帖。

四月三十日十五诊：右上肢已能活动，但握力未复，头痛头晕又作，夜寐不佳，腑气仍不通，治用镇心平肝。

珍珠母、龙骨各15克，龙齿10克，当归、杭白芍、麦冬、冬桑叶、柏子仁、秦艽各12克，川牛膝24克，蜂蜜60克。二帖。

五月二日十六诊：头痛头晕得减，胃纳也佳，能起床步履，但忧郁悲哭又作，再投癫狂梦醒汤防癫证发作。

柴胡、赤芍、木通、香附、陈皮、大腹皮、桑白皮、制半夏、酸枣仁、远志、小草各10克，苏子、朱茯神各12克，桃仁24克。一帖。

五月三日十七诊：情志已复，近时有潮热，脉弦、苔白，治拟四逆散加味。

柴胡、枳实各6克，杭白芍、茯苓各12克，甘草3克，陈皮5克。二帖。

五月五日十八诊：潮热已退，近日小溲不畅，并有涩痛尿频，点滴不净，此乃气虚不能通调水道所致，治以黄芪甘草汤。

生黄芪60克，生甘草24克。一帖。

五月六日十九诊：药后小溲已见通畅，尿频已减，唯腑气不通，右胸部疼痛，咳痰不爽。治拟开肺气通腑气。

大力子、白芥子、杏仁、前胡、浙贝各9克，苏子、杭白芍、生麻仁、郁李仁、瓜蒌仁、柏子仁各12克，桃仁15克，枳壳3克。一帖。

五月七日二十诊：诸恙悉平，二便亦调，唯感四肢软弱无力，视物模糊，以调补肝肾而获全功。

移山参、白茯苓、天冬、甘杞子各10克，麦冬、大生地各12克，大熟地18克，肉苁蓉24克。六帖。

王某某，女，64岁，宁波。初诊：一九六三年十二月三十一日。二十多天前，不慎从2公尺多高的楼梯上坠跌，立即不省人事约2小时，大小便失禁，当地医院诊断为轻度脑挫伤。后遗头痛、头昏、目眩，夜寐不宁，颈项牵强，难以转侧，脉细濡，舌光剥、质红。拟以安神定志、滋阴增液为治。

麦冬、珍珠母、化龙齿各15克，冬桑叶、甘菊花各10克，西琥珀3克，荆芥穗3克，明天麻6克，灯心1束。二帖。

一月二日二诊：药已建功，症状显著减轻，颈项牵强亦有缓解，夜寐尚宁，精神转佳，唯头痛较甚，舌虽光剥，但有津液，治循原意。

麦冬18克，琥珀4.5克，化龙齿、冬桑叶、酸枣仁、丹参、茯神、远志各9克，小草6克。二帖。

一月四日三诊：精神已振，头晕得减，颈项牵强已除，大便秘结，头痛依然。以镇心平肝、滋阴润下为治。

珍珠母、化龙齿、龙骨各15克，冬桑叶、甘菊花、秦艽、当归、白芍各6克，川牛膝、麦冬各18克，柏子仁12克。三帖。

施某某，男，30岁，奉化溪口。初诊：一九六四年五月十一日。半月前因扛重物不慎跌仆，重物压在右颞部，当时昏迷约二小时，右耳出血颇多，恶心呕吐，吐出有血块及食物。苏醒后昏糊不清，通宵不寐，头痛头晕剧烈，右瞳孔缩小，伴有血点，苔白腻，脉浮数，心神不安，惊悸，咳嗽，腰痛连腿。上述症状至今未好转。

西琥珀、石菖蒲各3克，化龙齿、甘菊花、冬桑叶、赤芍各9克，辰砂3克，荆芥穗6克，参三七（分吞）6克。二帖。

五月十四日二诊：进剂后转危为安，神糊已清，已能安寐，头痛头晕亦减，但头尚有胀痛，耳鸣耳聋，苔薄白，脉缓有神。治拟养心神、清脑行血开窍。

荆芥穗5克，蔓荆子、冬桑叶、赤芍、丹参、酸枣仁、茯神、柏子仁、龙齿、磁石、石决明各10克，甘菊花15克，石菖蒲6克。二帖。

五月十六日三诊：症状日益减轻，头晕已除，精神渐振，唯头有胀感，耳鸣重听，视力不足。治拟还精汤加味，并嘱回家调养。

移山参、石菖蒲各6克，茯苓、甘杞子、苁蓉、甘菊花、茯神各9克，天冬、麦冬、熟地、生地各12克。

以上出自《陆银华治伤经验》

第三节　肾挫伤

陆银华

俞某某，男，13岁，门诊号37840。一九六五年一月十三日初诊：六日前腰部被石块击伤，顿即疼痛颇剧，小便带血，点滴不利，小腹胀痛不适。曾在当地卫生所诊治，上述症状未见减轻，大便三日未解，日晡发热。检查腰部有瘀肿，压之疼痛，苔厚，脉洪大。先拟润肠通便。

瓜蒌仁、郁李仁、杏仁、柏子仁、火麻仁、桃仁、生香附、生枳实、生元胡各9克。一帖。

一月十四日二诊：进剂后大便已通，小腹胀痛已除，尿血亦止，精神转佳，腰痛瘀肿未退，治拟理气行血。

当归、赤芍、香附、元胡、砂仁、郁金各9克，木香、枳壳各3克，青皮、苏梗各6克。二帖。

一月十六日三诊：诸恙日益减轻，腹胀已消，小溲清长，原方继服五剂，结束治疗。

邬某某，男，44岁，门诊号41416。一九六四年八月四日初诊：昨日汽油桶爆炸，碎片飞击腰部，挫伤肾脏，血尿鲜红，小便不利，解便时小腹疼痛颇剧，腰部少腹胀痛难以转侧步履。治以止痛利尿，活血为先。

参三七（分吞）、西琥珀（分冲）各3克，赤芍、车前子、猪苓、泽泻、王不留行各9克，木通、瞿麦、石韦各6克。一帖。

八月五日二诊：进剂后四五小时，小便自利，疼痛亦减，小腹胀痛见瘥，血尿亦止，腰痛酸胀仍存。拟活血化瘀，补肾壮腰。

大生地、茯苓、泽泻、当归、杜仲、赤白芍、川断、补骨脂、郁金各9克，丹皮6克。五帖。

八月十日二诊：诸恙均减，可以参加轻便劳动，唯下蹲时腰部尚感疼痛，原方再进三帖而愈。

以上出自《陆银华治伤经验》

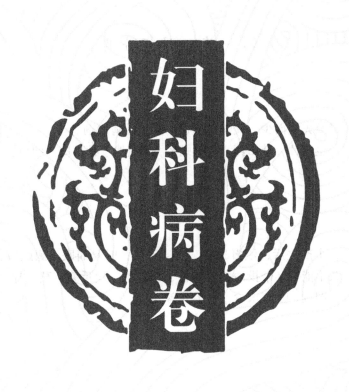

妇科病卷

第一百五十章　月经病

第一节　月经先期

何书田

产后营阴失养，经至先期而少。此奇经病也，家用滋清之剂。

炒阿胶　全当归　生杜仲　淮山药　桑螵蛸炙　炒生地　牡丹皮　沙苑子　煅牡蛎　赤茯苓

《簳山草堂医案》

王孟英

枫泾程笙伯令正，半产之后，汛事先期，淋漓不断，时且痛胀，龈衄减少，苦渴苔黄，脉弦而数。频服补剂，久不能瘳。余投沙参、龟板、制香附、丝瓜络、茹、楝、菖、蒿、栀、薇、柏、藕十余剂。次月经即调，复来求诊，与柔养善其后。

《归砚录》

林佩琴

李氏。月来兼旬再至，小腹痛胀，面黄食减，手足心热，口微渴，脉虚促。此脾肝肾阴亏损证也，延成劳热则难治。暂用阿胶四物汤：潞参、熟地（砂仁末炒）各三钱，当归、白芍（酒炒）各二钱，川芎八分，阿胶（水煨）二钱，麦冬、山栀、续断俱炒各钱半，香附（童便炒）二钱。四服诸证俱减。改用八珍汤去白术，仍加阿胶、麦冬，脉较和，食较进。后专用潞参五钱，龙眼肉二钱，煎服，味甘生液。又用归脾丸加白芍、香附常服，经始调。

《类证治裁》

顾德华

周。心脾两亏，经行先期，心悸寐少，舌心光剥，脉息细数，气分亦怯，养血毋庸重滋。

人参须五分　牡蛎一两　天冬一钱五分　大白芍三钱　大麦冬二钱　龙齿三钱　杜仲四钱　生甘草四分　柏子仁三钱　五味子九粒　青蒿二钱　生谷芽五钱　炒枣仁三钱

又诊：叠进养血安神，颇合病机，诸恙皆轻。拟守前法。

生洋参一钱五分　龙齿五钱　柏子仁三钱　生白芍二钱　大麦冬二钱　钩钩三钱　枣仁三钱　生甘草三分　青蒿一钱　谷芽三钱　鲜藕节一两　白荷花露一两

《花韵楼医案》

费伯雄

某。心脾有亏，肝胆郁热，化火入血，经行先期而至，预作头晕，气撑胸闷，懒倦减食，皆属肝胆不和。宜和营平肝。

川楝子三钱　当归二钱　郁金二钱　炙草五分　川断三钱　茯苓二钱　小胡麻二钱　蒺藜四钱　赤芍二钱　丹皮二钱　藕三片

《费伯雄医案》

张乃修

龚右。每至将寐，辄觉震瘛，头昏作胀，时易汗出，中脘胀满。肝风鸱张，木强土弱。拟养血熄肝，参以凉营。盖经愈前则血愈虚也。

阿胶三钱　丹皮二钱　大生地四钱　黄芩一钱五分，酒炒　女贞子三钱，酒炒　朱茯神三钱　白芍一钱五分，酒炒　香附二钱　金铃子一钱五分　橘叶二钱　黑豆衣三钱　生决明六钱

二诊：咽中如阻，中脘不舒，筋脉跳动，甚至欲厥，经一月再行。营血久亏，风阳震动。再育阴以涵肝木。

阿胶珠二钱　天冬三钱　豆蔻花四分　潼沙苑三钱，盐水炒　丹皮二钱　大生地四钱　干橘叶一钱五分　炒白芍一钱五分　煅牡蛎三钱　生山药三钱　茯苓神各二钱　淮小麦五钱

三诊：每至气冲，中脘胀满，按之作痛，甚则汗出。冲气逆上，拟镇坠滋养柔和。

代赭石四钱，煅　炙鳖甲四钱　生熟草各二分　金铃子一钱五分　火麻仁三钱　煅牡蛎五钱　淮小麦五钱　橘皮一钱　糯稻根四钱　白芍一钱五分，酒炒　大南枣四枚

四诊：火从上升，则泞泞汗出，头面为甚，足心烙热，经不及期，左肩臂酸痛。冲阳逆上，皆由阴虚木失滋涵。

阿胶珠三钱　柏子霜三钱　炙甘草四分　地骨皮二钱　旱莲草三钱　煅牡蛎五钱　生白芍一钱五分　乌贼骨三钱　淮小麦五钱　南枣三枚　女贞子三钱，酒炒　糯稻根五钱

五诊：经事一月再期。肝阴愈虚，肝气愈旺，头昏作胀，寐则头汗泞泞，心中震瘛，胸膺作胀，咽中如阻，肩臂作酸。宜滋肾养肝，参以凉营。

大生地十两　粉丹皮二两　生牡蛎八两　大天冬三两　黑豆衣三两　朱茯神三两　奎党参四两　白归身二两　旱莲草三两　炙鳖甲十两　炒枣仁二两　肥玉竹三两　炒木瓜二两　制首乌五两　炒萸肉二两　火麻仁三两　柏子霜三两　甘杞子二两　干橘叶二两　香附二两，醋炒　杭白芍三两，酒炒　生熟草各三钱　淡黄芩一两五钱　女贞子三两，酒炒

加阿胶四两，龟板胶三两，鹿角胶一两，熔化收膏，每晨服一调羹。

《张聿青医案》

王旭高

奚。肝为藏血之脏，脾为生血之源。肝气郁则营血失藏，脾气弱则生源不足。腹中结瘕，肝气所结也。经事先期，肝血失藏也。饮食少纳，脾气弱也。便后带血，脾失统也。气弱血虚，宜乎不孕矣。调补肝脾，则冲任充足，自然有孕。

西党参　大熟地　冬术人乳拌　白芍　香附醋炒　杜仲盐水炒　茯神辰砂拌　菟丝子　归身　木香　川断　艾叶炭　阿胶米粉炒　乌贼骨

丁。经事参前而色淡，淡则为虚，参前属热，是血虚而有热也。

四物汤加香附、阿胶、党参、冬术、丹皮、炮姜炭、玫瑰花。

渊按：佐炮姜以行四物之滞，非温经也。可谓得旨。

以上出自《王旭高临证医案》

柳宝诒

牛。每值小溲淋闭，必因经水先期而起。此必有瘀热流注膀胱，偶因劳动，肝肾之火内炎，与膀胱瘀热相合，有升无降，故上则呕恶不止，下则点滴不能，此病发之情形也。刻下病势暂平，而仍觉气陷溲浊。膀胱之瘀热犹恋，将来势必复发。拟方疏利瘀热，清调肝肾，务使瘀热得清，病根乃拔。

小生地　赤白茯苓　猪苓　血余炭　飞滑石红花同研　泽兰　甘草梢　川柏　淡竹叶　大蓟炭　牛膝　丹皮炭　木通

王。寒热早晚间作，胀闷呕恶，邪由少阳阳明而发。病已经旬，汗出不多，舌尖将干，经水先期而来，热之内蕴者已重。便溏不爽，胃气下流。法当表里两解。

葛根　淡芩　川连姜汁炒　青蒿　豆卷　苏叶　槟榔　青皮　郁金　黑山栀　丹皮　竹二青

二诊：内蕴之热，尚未畅达。脉象弦而不畅，胀呕仍作。拟清少阳而通阳明，仍兼表里两解之意。

川连　半夏　广皮　茯苓　枳实　郁金　青皮　淡芩　滑石　蔻仁　苏叶　青蒿　竹茹　茅根

三诊：阴分邪热未清，太阴之气，因而不化，胸脘浮满。于清阴中，兼和脾胃。

青蒿　丹皮　白薇　银花　荆芥　滑石薄荷同研　大腹皮　茯苓皮　广皮　砂仁壳　通草　薄荷叶露　香稻叶露冲服

四诊：阴分留热未清，便溏减而未止。清热和中两法，均宜轻用。

藿梗　广皮　六神曲　茯苓皮　奎砂仁　青蒿　白扁豆　银花炭　丹皮炭　益元散　香稻叶露冲服

以上出自《柳宝诒医案》

陈莲舫

蒋。肝脾不协，营虚气痹，久产未复，腹膨结瘕，致奇经无从禀隶，每每超前，腰腹俱酸且痛，脉象细涩。体禀气亏，营阴亦为不足。拟调气和营，兼和八脉。

吉林须　抱茯神　沙苑子　菟丝子　炒夏曲　玉蝴蝶　制香附　花龙骨　川杜仲　淡乌贼　广陈皮　生白芍　红月季

上海，某。心脾两虚，肝气失调，致奇经不得禀隶，月事愆度超前，而复绵延，渐至腹痛足肿，脉见濡细。属气亏于营，补气为主，和营次之。

吉林须　抱茯神　沙苑子　制女贞　桑寄生　广陈皮　阿胶珠　花龙骨　川杜仲　焦艾绒法半夏　荷蒂　红枣

以上出自《莲舫秘旨》

何长治

右。肝郁气滞，致胁胀腰楚，寒热，经事趱前，脉弦。法以疏肝清营，佐以理气。

乌贼骨三钱　白芍钱半　丹皮钱半　香附三钱　泽泻钱半　茜草钱半　川芎八分　山栀钱半　川断三钱　青皮钱半

《何鸿舫医案》

王仲奇

赵右，老靶子路，七月廿七日。流产胞脉暗损，经常趱前，色或黄或紫而为日多，腰疼少腹痛，头眩体酸，脉弦涩。以温煦调养之。

紫石英三钱，煅，先煎　龟板五钱，炙黄，先煎　全当归三钱　白芍二钱，炒　丹参二钱　泽兰三钱川杜仲三钱　续断二钱，炒　海桐皮三钱　白蒺藜三钱　菟丝饼三钱　陈艾叶八分，炒

二诊：七月晦。经仍超前，惟色较正，非若前之黄紫相杂，腰疼少腹痛业已获愈，脉弦涩。胞脉因流产暗伤，以温煦调养之。

紫石英三钱，煅，先煎　龟板五钱，炙黄，先煎　全当归三钱　白芍二钱，炒　白蒺藜三钱　续断二钱，炒　川杜仲三钱　菟丝饼三钱　甘枸杞二钱，炒　条芩一钱二分，酒炒　海桐皮三钱　陈艾叶八分，炒

杜右，龙吉里，七月初六日。经事趱前，数月来色紫黑，将行之际掌跗灼热，头眩胸闷，腰酸肢麻，脉弦。治以调营可也。

石决明四钱，煅，先煎　粉丹皮钱半，炒　丹参二钱　茺蔚子二钱，炒　全当归二钱　杭白芍二钱，炒条芩一钱二分，酒炒　白蒺藜三钱　续断二钱，炒　桑寄生二钱　海桐皮三钱　乌贼骨三钱，炙黄　红月季花两朵

二诊：七月十一日。经事已净，热亦获愈，惟营热肝亢，耳鸣目花，腰酸肢麻，带频色黄，胸闷，心烦善怒。仍以清肝调营可也。

石决明四钱，煅，先煎　左牡蛎三钱，煅，先煎　丹参二钱　茺蔚子二钱，炒　白芍二钱，炒　白蒺藜三钱　甘菊花钱半　金钗斛二钱　当归身二钱，蒸　续断二钱，炒　茯苓三钱　绿萼梅八分　红月季花两朵

以上出自《王仲奇医案》

金子久

肝肾二脏不振，奇经八脉不固，月事早期，来如崩漏，甚而有块，净后带下，少腹作痛，腰脊亦痛。木乘于中，屡患脘痛，当用固摄下元八脉，参入两和肝胃。

菟丝子　芡实　牛膝　白芍　茺蔚子　归身　丹参　丹皮　栀子　杜仲　牡蛎　海螵蛸

《金子久专辑》

丁泽周

杨右。血虚有热，脾弱积湿下注，经事超前，行而甚多，纳少便溏，腿足浮肿，朝轻暮重。宜养血调经，崇土化痰。

白归身二钱，盐炒　大白芍二钱　连皮苓四钱　生白术三钱　陈广皮二钱　大腹皮二钱　陈木瓜二钱　川牛膝二钱　汉防己二钱　冬瓜皮四钱　生熟苡仁各五钱

汪右。肺阴已伤，燥邪痰热留恋，咳嗽已久，时轻时剧，经事超前，血室有热也。宜清肺化痰而调奇经。

霜桑叶三钱　光杏仁三钱　川象贝各二钱　瓜蒌皮三钱　抱茯神三钱　炙远志一钱　嫩白薇钱半　丹皮炭钱半　冬瓜子三钱　鲜藕二两　枇杷叶膏三钱，冲服

黄右。经事超前，淋漓不止，腑行燥结，冲任亏损，血室有热也。拟芩荆四物汤加减。

炒荆芥一钱　炒条芩一钱　白归身二钱　生白芍二钱　生地黄三钱，炒　阿胶珠钱半　侧柏炭二钱　川石斛三钱　抱茯神三钱　莲蓬炭三钱　藕节炭三枚　贯众炭三钱

汪右。血虚有热，带脉不固，经行超前，腰酸带下，肢节酸楚，宜养血清热，崇土束带。

全当归二钱　大白芍二钱　生地炭三钱　抱茯神三钱　炒丹皮钱半　嫩白薇钱半　厚杜仲三钱　乌贼骨三钱　西秦艽二钱　生白术钱半　陈广皮一钱　焦谷芽三钱

张右。血室有热，经事超前，行而不多，带下绵绵。宜清营祛瘀，而化湿热。

小生地二钱　粉丹皮钱半　生赤芍钱半　赤茯苓三钱　生苡仁四钱　乌贼骨三钱　侧柏叶钱半　紫丹参二钱　茺蔚子三钱　藕节两枚　青橘叶钱半

《丁甘仁医案续编》

贺季衡

李女。冲为血海，任主胞胎，二脉隶乎肝肾。阴亏血少，虚而生热，肝火易升，土受木制，阳明不和，以致胸膺不命，巅顶掣痛，肝热则血无归，冲任之气亦复不摄，经事先期，色紫。平素谷食不旺，夫胃为五脏六腑之海，经脉之大源，一身气皆赖乎此。血为心之主，心荣大亏，少寐易惊，经谓诸痛发心脾二经者是也。拟从心脾二经立法调治。

白归身二钱　生白术二钱，芝麻拌炒　淮山药三钱，炒　川断肉四钱　柏子仁四钱　合欢皮四钱　煅龙齿五钱，先煎　大白芍二钱　佩兰一钱五分　陈橘皮一钱　红枣三个

常服方：培养心脾，以调冲任。

潞党参三钱　炒于术一钱五分　潼沙苑四钱，盐水炒　白归身二钱　炒枣仁四钱　柏子仁四钱　川杜仲三钱　川续断三钱　云神三钱　紫石英三钱，煅　红枣三个

刘女。湿热窜入血分，血不归经，屡次便血，间或脱肛，月事先期且多，胸胁气痛，或咽痒，呛咳多痰，两足若痿软，则不能安卧，心中筑筑，午后腹胀，舌苔不时黄腻满布，左脉浮弦，右手沉数。血热肝旺，藏守无权，暴崩可虑。先当清肝肃肺，以安血络。

大生地五钱，炙炭　当归二钱，土炒　阿胶二钱　蒲黄八分，炒　淮牛膝一钱五分　云苓神各三钱　南沙参四钱　川贝母一钱五分　炒苡仁五钱　大白芍二钱　地榆炭四钱　橘红八分，盐水炒　冬瓜子四钱　藕二两，切

袁女。女性以肝为先天，肝藏血，肝旺则气火内灼，藏守无权，血不安乡，于是月事先期，延绵时日不净，少腹或胀痛，血色不正，或内热，或肢冷，口渴，舌红，胃呆便结。一派热象，最忌增咳。先当柔肝调经，而安血络。

当归二钱　紫丹参一钱五分　川郁金二钱　佩兰一钱五分　云苓三钱　炙甘草五分　大白芍二钱，桂枝三分拌炒　大生地四钱，炙松　金香附一钱五分，醋炒　炒谷芽四钱　金橘皮四个　红枣三个

另：八味逍遥丸二两，四物丸一两，和匀，每服三钱，开水下。

姚女。月事先期，甚则一月两至，且延绵时日，赤白带淋漓，腰痛，少腹胀，加以久咳，痰难出，入夜内热，脉弦滑而数，舌苔苍黄。血虚肝旺，湿热乘入血分，冲带不调。先当清肝保肺，凉血化湿。

大生地五钱，炙　煅牡蛎八钱，先煎　乌贼骨四钱，炙　大白芍二钱　白归身二钱　北沙参三钱　清阿胶二钱，蒲黄五分拌炒珠　白蒺藜四钱　丹皮一钱五分，炒黑　冬桑叶一钱五分　炒苡仁五钱　莲房二钱，炙

另：乌鸡白凤丸四粒，每以一粒去壳陈酒化，开水过口。

以上出自《贺季衡医案》

方公溥

余女。月事先期，经带紫瘀，入夜寒热交作，脉象沉滞，先与凉血调经。

白当归9克　地骨皮9克　香青蒿9克　云茯苓9克　生甘草3克　制香附9克　白芍药9克　盐黄柏6克　大生地9克　生牡蛎15克，打碎　软柴胡3克　黑荆芥9克

复诊：进凉血调经，入夜寒热已解。头眩，腹胀减而未痊，再进一步治之。

盐水炒全当归9克　白芍药9克　制香附9克　盐水炒黄柏皮6克　炙鳖甲9克　炒荆芥9克　大生地9克　瓜蒌皮9克　麦门冬9克　生甘草3克　紫丹参9克　黑芝麻9克　地薰草4.5克

注：地薰草系柴胡之别名。

三诊：月事已净，腹痛已平，唯左少腹胀结旧恙未痊，再拟益气补血。

白当归9克　蛤粉炒东阿胶9克　熟地黄9克　白芍药9克　制川芎4.5克　制香附9克　荆芥炭6克　新会皮4.5克　宋半夏9克　云茯苓9克　清炙草3克　香谷芽9克　别直参3克，另炖服

华女。天癸先期而下，少腹疼痛，腰部酸楚，胸次闷闷，经量较多色带紫暗，脉滑数，舌苔薄黄，姑拟凉血调经。

粉丹皮6克　地骨皮9克　炒栀子9克　制香附9克　生白芍9克　白当归9克　香青蒿9克　盐

黄柏6克　炒延胡9克　炒荆芥9克　云茯苓9克

复诊：进凉血调经法，腹痛腰酸，已见好转，经行已按时而下，色泽亦见正常，证势已大有转机，药既应手，再从前意化裁调之。

处方同前，加益母草9克。

吴女。湿热内阻，月事超前，带下颇多，腹痛频频，法当清经化湿，理气止痛。

生白芍9克　盐水炒黄柏9克　粉丹皮6克　地骨皮9克　云茯苓9克　全当归9克　益母草9克　延胡索9克　香青蒿9克　制香附9克　荆芥炭9克

复诊：月事已净，带下黏白尚多，腹痛减而未痊，再拟清理之方。

处方同前，除香附、丹皮、地骨皮、青蒿、当归、延胡、益母草，加炒淮山药9克、生甘草3克、车前子9克、新会皮4.5克，象贝母9克、光杏仁9克、软柴胡3克、全福花（包）9克、瓜蒌皮9克。

三诊：腹痛已止，带下尚多，咳嗽痰黏。再与理肺束带。

冬桑叶9克　粉前胡6克　光杏仁9克　象山贝9克　云茯苓9克　白芍药9克　瓜蒌皮9克　生甘草3克　炒淮山药9克　黄柏皮4.5克　南芡实12克　新会皮4.5克　全福花9克,包

以上出自《方公溥医案》

孔伯华

高女，十月十一日。肝家抑郁，水不涵木，三焦为水所蓄，不得右侧卧，经不当期两至，舌赤糙，小溲短黄，脉滑弦而数大，治当解郁，抑肝以畅三焦。

石决明两,生研,先煎　旋覆花钱半,布包　血余炭钱半　知母三钱　黛蛤粉两,包,先煎　生赭石钱半　郁李仁二钱　川黄柏三钱　川郁金三钱,生白矾水浸　盐橘核四钱　朱莲心一钱　乌药二钱　益元散四钱,包　藕两,切片

丁妇，十月十二日。阴虚血燥，肝家阳盛，经事先期，行不自已，脉弦数兼滑，左关较盛，宜滋柔摄化。

生牡蛎八钱　血余炭三钱　川草薢四钱　知母三钱　石决明六钱　生侧柏叶三钱　莲子心二钱　川黄柏三钱　赤小豆六钱　炒丹皮钱半　元胡三钱　橘核三钱　生滑石块四钱　旋覆花钱半　生赭石钱半　藕两,切片

以上出自《孔伯华医集》

章成之

朱女。经先期，淋沥半月，其量多，其色或鲜或紫。此证起于产后，已历数年。腹不痛而腰脊酸，加凝固血液与收缩子宫之属。

益母草12克　生茜草9克　仙鹤草12克　熟地15克　大川芎6克　藏红花4.5克　苎麻根12克　桑寄生12克

另：乌贼骨18克研末，分三次吞。

王女。经先期而量多，一来复，仍色鲜不净。面容与脉皆不足。古人有肝脾不能藏统之说。

当归6克　阿胶珠12克　潞党参9克　五味子4.5克　川芎6克　熟地12克　炮姜炭3克　川断肉9克　桑寄生12克　茯神12克　震灵丹6克，分2次吞

陈女。据现代研究，经先期者反量多，多属于卵巢黄体之变化，治之以脏器疗法。今两脉细数，所谓阴虚火旺，血热妄行。

生熟地各12克　苎麻根12克　仙鹤草18克　女贞子9克　旱莲草12克　潼沙苑9克　杭白芍9克　黑山栀9克　黑大豆24克　柏子仁12克，打，包

董女。经行先期而少腹胀，色淡如赤豆水，手足不温。先期属血热之说不可泥。

淡吴萸4.5克　山萸肉9克　阿胶珠15克　菟丝子9克　巴戟9克　制香附9克　补骨脂9克　艾叶9克　台乌药9克　清炙草3克

以上出自《章次公医案》

叶熙春

孟，女，二十一岁。三月。上海。肝郁气滞，冲任失调，经来超前，量少色褐，乳房作胀，少腹疼痛，腰脊酸楚，五心烦热，脉弦小数，口苦苔黄。治拟养血疏肝调经，丹栀逍遥散加减。

炙当归9克　炒赤芍9克　柴胡3克　茯苓12克　丹皮6克　黑山栀9克　炙青皮5克　川郁金6克　甘草2.4克　四制香附8克　薄荷纯梗5克

二诊：此届经来，瘀滞减少，量亦较多，乳胀腹痛，不若前甚，脉象弦滑。再拟疏肝调经。

炙当归9克　丹参9克　赤白芍各6克　柴胡2.4克　炙青皮5克　丹皮6克　川郁金6克　制香附5克　益母草9克　路路通6克　炙甘草2.4克

《叶熙春专辑》

第二节　月经后期

王孟英

壬寅春，邵小墀室，患汛愆。释医诊以为妊，广服保胎药，渐至腹胀跗肿，气逆碍卧，饮食不进。入夏延孟英视之，曰：血虚气滞，误补成胀也。先以黄连、厚朴、山楂、鸡内金、橘皮、大腹皮、枳实、茯苓、栀子、楝实、杏仁、紫菀、旋覆等药，稍佐参、术服之，气机旋运，胀去食安。渐入滋阴养血之治，数月经行而愈。

张养之侄女，患汛愆，而饮食渐减。于某予通经药，服之尤恶谷。请孟英诊之，脉缓滑，曰：此痰气凝滞，经隧不宣，病由安坐不劳，法以豁痰流气，勿投血药，经自流通。于某闻而笑曰：其人从不吐痰，血有病而妄治其气，胀病可立待也。及服孟英药，果渐吐痰，而病遂愈，养之大为折服。予谓世人头痛治头，脚痛疗脚，偶中而愈，贪为己功，误药而亡，冤将奚白？此《寓意草》之所以首列议病之训也。孟英深得力于喻氏，故其议病，迥出凡流，安知见识之

超，总由读书而得，虽然人存政举，未易言也。

以上出自《王氏医案》

林佩琴

何氏。肝郁失畅，循经则头项作胀，乘脾则痰浊化酸，入络则肌肉刺痛，腋下湿，经信愆期，左关沉弦。治在疏肝，佐以渗湿。厚朴、香附、郁金、白芍、茯苓、金橘皮、山栀、钩藤、当归须。三四服诸证减，自述平昔肠鸣，必倾泻乃爽。亦木气乘土之咎，且肥人虑虚其阳。前方去郁金、山栀，加制半夏、炒白术、薏米、炙草。经亦调。

殷氏。年少脉匀，主无病，尺中虚，必月信后期，溺后白淫，非不孕之体。据述经前不痛，但迟，后色淡，平时白带耳。治宜补气以培营之源，摄下以固肾之滑。用秘元煎：人参、茯苓、白术、炙草、枣仁、山药、芡实，加当归、白芍、杜仲、何首乌，服之可孕。

族女。脘胀嗳腐，经迟腹痛，间发寒热。按：东垣云，胃为卫之本，脾乃营之源，脾胃阳衰，纳运不旺，致胀满瘀停，宜乎营卫失度，冲任不调矣。仿《内经》浊气在上则生䐜胀之例，以通阳降浊。二陈汤去甘草，加白蔻壳、韭子、益智子（俱炒）、小茴香、谷芽、神曲（俱炒）、香附（姜汁制）、煨姜。数服诸证皆平。

以上出自《类证治裁》

抱灵居士

金泗女。子午五心热，饱胀作呃，头昏心慌，大便五六日一行，经期十四日未至，以四七汤加香砂作呕；以枳壳小柴胡汤、小承气汤俱不应；以凉膈散去硝，合四物汤四剂，泻绛恭，热昏好，一日一便，食进；以四物汤加丹皮、地骨皮、栀子二剂，便秘头昏；以凉膈散去硝三剂好；以四物汤加丹、栀二剂，头昏、恶寒发热；以小柴胡汤不应；以败毒散三剂而愈。头间或昏，便或秘，以丸药一料，泽兰、全归、云神、丹皮、香附、丹参、栀子、川芎、牛膝、白芍、白芷、炙草炼蜜为丸，不终剂而经行。

《李氏医案》

李铎

傅氏，年二十余，左关弦数，右脉洪滑，医者以为妊，用补剂养胎，致汛愆两月，色紫而少。据述天癸素属过期，每临期先两日必腹痛，牵及两腿骨，痛不能举步，平日口多燥渴，喜饮食物，乃血实气滞之候。书云：阳太过则先期而至，阴不足则后期而来。是以经候愆期，总由阴阳盛衰而致也。夫过期紫黑者，血热也；将行而痛者，气滞也。故《内经》云：百病皆生于气。盖人身血随气行，气一壅滞则血热气郁，故月事不调，心腹作痛也。治宜凉血调气，仿加味逍遥法，兼进越鞠丸。

当归　白芍　柴胡　茯苓　丹皮　山栀　元胡　泽兰　益母草　吴萸炒黄连

又：三日，另与一逐瘀通经之法，二三剂。

归须　桂心　元胡　牛膝　蒲黄　灵芝　卷柏　母草

又：连进逐瘀通经法，心腹腿痛如失，经水亦行，足证通瘀之功。盖气滞积瘀，与日生新血相搏，故作痛也。今瘀血既去，必当补生新血，便能对经孕育矣。

熟地　当归　川芎　柏子仁　白芍　龟鹿胶　丹参　甘草

经病误作妊象，用补养剂，则血愈实而气愈滞，久则必有干血成痨之累。用凉血调气、逐瘀通经主治甚合。寿山

熊姓妇，年二十五，形体丰软，脉象迟细，毕姻九载不孕，经事后期，此阳虚血寒之质。古人谓：血寒经必后期而至。然血何以知其寒也？以其阳气不足，则寒从中生，而生化失职，是即所谓寒也。且血寒则凝滞，故经来必先腹痛也。大凡阳气不足，血寒经迟者，色多不鲜而暗黑，又非热也。治宜温经，舍姜、桂、附子不用，而以泛泛四物、逍遥调经生血，率循常法，非其治也。再论常苦头痛眩晕，是痰厥之患。按：头为诸阳之首，其为阳虚，又属显然体肥多痰，痰厥是脾阳不运，寒痰停阻于中，而上厥也，诸宗古圣之旨，非杜撰耳。

半夏　附子　干姜　桂心　吴萸　云苓　香附　橘红

此方服十剂，接服温经汤一月，必有大效。

温经汤

半夏　吴萸　文党　麦冬　桂心　当归　白芍　丹皮　阿胶　甘草　生姜　大枣

血寒则经水后期，气滞亦经水后期，能于脉象兼证上辨得的确，试不致误。寿山

周氏，年十九，两寸脉数，肝脉弦，脾脉细迟，两尺沉细而弱。证见骨蒸潮热，日晡而发，五心烦热，咳嗽痰血，气逆喘急，头目昏重，经候愆期，鼻红舌黄，口渴咽干。属血虚肝燥、火盛克金之所致也。盖肺有郁热则咳嗽，甚则逼血上行，故吐衄咳血。又肺受害之本也。治宜养血平肝、清金泻火，拟方以候高明裁之。

当归　白芍　柴胡　香附　丹皮　知母　贝母　炒芩　薄荷　甘草

又：日晡潮热已退，各候渐减，足证清燥养血平肝之验，肝脉瘥平，余脉仍是火旺克金之象，知病源已深，非易奏效也。一切辛热动火之品，生冷凝痰之物，概不可进。拟生脉合逍遥散，日服一剂，庶内保清金而渐平火亢。

洋参　麦冬　枯芩　柴胡　白芍　当归　阿胶　桑叶　甘草　白茅根

又：据述食鱼又发咳血，实为不节饮食之故。经曰：多食鱼令人瘅中，况为火亢金燥之病，犯之恶得不剧也。脉虽略平，证虽略减而精神倦怠，咳嗽头晕，以及左胁微痛，经候愆期，仍是肝气不调、内燥未清之故，务宜慎口息气，静养心神，庶使肝气调畅，木不侮金，脾关清运，土不壅火，否则肝病而经不调，经不调而诸证蜂起矣。拟方仍从清降佐以辛平。

杏仁　郁金　枳壳　香附　白芍　黄芩　知母　贝母　茜草　侧柏炭

又：进清降法甚效，咳红已除，惟咳嗽心烦，掌心灼灼，议喻氏清燥救肺汤。

经霜桑叶　杏仁　麦冬　石膏　阿胶　高丽参　麻仁　甘草　枇杷叶　水一碗煎六分，食远服。

又：廿六日，拟补阴退阳、养血调经之剂，以善其后。

当归　生地黄　川芎　茺蔚子　石斛　龟板　丹皮　白芍　沙参　甘草

相病有识，始焉平肝舒郁，继则清金润燥，周围打算处处不失，然后拟以调经一法，非同草率者比。寿山

余氏，年廿一，寸脉微弱而涩，两关带弦，月经或二三月一行，或月余一行，极无常候。舌赤唇红，口臭喉腥，嗽痰常带红，明是阴虚肝燥之故。夫血属阴，阴虚则生内热，阴主水，水亏则不能涵木，木火乘肺则嗽痰带血，口臭喉腥也。兹先与逍遥散，以木郁达之。逍遥去术，加生地、麦冬、川贝母、黄芩。

又：连进加味逍遥法，嗽痰带红已止，四肢麻木已解，木喜条达之征，且经候愆期多由气结血虚所致，法宜益阴补土，兼调其气。

沙参　冬术　茯苓　熟地　白芍　当归　丹参　木香　鹿胶　甘草

以上出自《医案偶存》

杨毓斌

王姓妇，骨蒸盗汗，时作寒热，小腹结块，时时隐痛，月信过期不调，饮食颇健。证逾两年，杂治不效，叩治于予。

按：此必内有瘀血结伏，诸证皆由于此瘀，其他可不治而愈。但为患已久，峻猛之剂恐不能受，且饮食虽健，而人殊瘦损。用扶正化瘀法，为丸方以授之，尽丸两料，寻愈。

丸方：连皮、生炙黄芪各一两　怀山药一两　白术五钱　甘草五钱　牡蛎一两　当归尾五钱　海螵蛸一两　鳖甲八钱　霜桑叶五钱　浮小麦八钱　粉丹皮八钱　地骨皮八钱　杭白芍五钱　桂心三钱　延胡索三钱　茜草五钱　桃仁一两

《治验论案》

张乃修

钱右。经事愆期，腹痛脐下滞坠，按之尤痛。冲脉气滞。姑为宣通。

熟地炭三钱　赤白芍各一钱，酒炒　制香附二钱，打　台乌药一钱五分　南楂炭三钱　全当归二钱　川芎一钱　降香片七分　上瑶桂四分，泛丸

二诊：少腹作痛未止，经事未行。再宣通气血。

制香附二钱　乌药一钱五分　川桂木五分　茺蔚子三钱　小茴香五分　延胡索一钱五分，酒炒　缩砂仁五分　泽兰叶二钱　降香片七分　楂炭三钱

三诊：经来而仍未畅，少腹仍然作痛。营气阻滞。再为宣通。

全当归二钱，酒炒　乌药一钱五分　炒小茴香五分　炮姜五分　川芎一钱　川桂枝三分　香附二钱　紫丹参二钱　茺蔚子三钱　益母草六钱

胡右。十二经之血，注于冲脉，从冲脉而下者，谓之月经。冲为肝之隶脉，情怀抑郁，木土失和，中脘作痛。冲脉之气，因而阻滞，经事数月方行，面色浮黄。唇白舌淡无华，脉象细涩。气血皆滞，当为宣通。

川桂枝五分　制香附二钱　炒枳壳一钱　紫丹参二钱　单桃仁二钱　白芍一钱五分，酒炒　全当归二

钱，酒炒　砂仁末五分　茺蔚子三钱　香橼皮一钱

二诊：宣通营滞，脉细稍起，经事未来，脘腹作痛。久病营血必滞。仍为宣通。

川桂枝五分　单桃仁二钱　制香附二钱　紫丹参二钱　川断肉三钱　延胡索一钱五分，酒炒　台乌药一钱五分　炒赤芍一钱五分　茺蔚子三钱　归身二钱　川芎一钱

以上出自《张聿青医案》

王旭高

张。形壮，面色紫黑，经事或数月或数十日而后来，来亦色淡不多。今经行后少腹攻痛，痛在左则左股酸而无力，痛在右亦如之。兼有淋带如膏，此瘀凝化浊，冲任失调也。通络泄浊治之。

五灵脂　香附　丹参　金铃子　延胡　当归尾　冬葵子　吴茱萸　旋覆花　新绛　青葱管

《王旭高临证医案》

柳宝诒

武。肝主血，肝病则不特气室，而血络亦不调畅矣。经迟，胀闷腹痛，皆由乎此。木郁化火，内耗胃阴，或嘈或胀，或作头眩，悉属风木之化。当气营两调，参以泄木安胃。

青皮醋炒　川郁金醋炒　炒当归　白芍土炒　丹参　制香附　刺蒺藜　黑山栀姜汁炒　广陈皮　砂仁　左金丸包　乌药　陈佛手

于。癸水迟期，色带黄紫，是肝木不调，营气阻室之病。时复冒眩，乃木郁化风，挟瘀结之火，上窜于厥阴之路也。纳谷作呕，胃为木克，不能清降也。病在肝脏，木气不达，非旦夕可效。先与和营泄木，佐以化瘀清风。

归尾　白芍　桂枝　瓦楞子　川雅连吴萸煎汁拌炒　紫丹参　川广郁金各　制半夏　小青皮　刺蒺藜　丹皮　稽豆衣　夜交藤　竹茹

以上出自《柳宝诒医案》

方耕霞

刘。从肝胃不和而为经事愆期，为寒热往来，无非木邪侮土所致。先从平肝和胃着手。

柴胡　于术　归身　白芍　茯苓　肉桂　醋炒延胡　香附　砂仁　炙黄芪

《倚云轩医话医案集》

陈莲舫

刘。两足浮肿，晡作寒热，头痛呕吐，当脘有时作痛，皆产虚未复，属升降不调，致表里偏痹。月事退后，五旬未至，奇经亦有所伤。治以和养。

吉林须　红藤膏　抱茯神　法半夏　木防己　厚朴花　银柴胡　全当归　川杜仲　新会皮　焦米仁　姜竹茹

角直，顾。结瘕攻动，且胀且痛，形黄肢倦，渐至肝脾统藏失职，月事愆期太远，治宜兼顾。

北柴胡　沉香曲　西洋参　川杜仲　炒当归　制丹参　制香附　鲜佛手　九香虫　川郁金　生白芍　新会皮　枇杷叶

朱。气虚扶湿，产后足跗肿。肿久未退，且有脘痛，痛甚为厥，致心脾两虚，肝失所养，奇经遂失禀隶，月事愆期不准，脉息细涩，关部浮弦，拟用温养。

吉林须　制香附　全当归　川杜仲　抱茯神　炒夏曲　野于术　白蒺藜　生白芍　沙苑子　白茯苓　广陈皮　红月季花

钱。产育太早，营阴受伤，心肝两经失养，心悸少寐，头眩腰酸。奇经遂失禀隶，愆期不育，脉象细涩，久防怔忡，治以和养。

西洋参　绿萼梅　抱茯神　法半夏　川杜仲　生白芍　细香附　玉蝴蝶　苍龙齿　陈秫米　合欢皮　新会皮　姜竹茹

丁。奇经内亏，月事愆期而未育，渐至头眩气逆，肢腰酸痛，脉象细涩，属营亏气痹，治以和养。

西洋参　沙苑子　黑料豆　川石斛　乌沉香　陈阿胶　川杜仲　制女贞　生白芍　杭菊花_{酒炒}

周浦，金。肝气侮中，吞酸吐沫，渐至奇经失隶，愆期太过，三五月一至，腰酸心悸，淋漓数日，甚至寒热频来，治以和养。

红藤膏　绿萼梅　抱茯神　炒归身　法半夏　川郁金　制香附　佛手花　远志肉　川杜仲　广陈皮　姜竹茹　檀香

复方：月事愆期，三五月或半载一至，至则淋漓数日，冲海不固，诸经又失会归，脉息濡细，治以和养。

阿胶珠　抱茯神　炒归身　沙苑子　姜半夏　桑椹子　代代花　制香附　制丹参　生白芍　川杜仲　新会皮　北柴胡_{鳖血炒}　竹茹

海宁，某。先期属热，后期者往往属虚。惟愈虚愈热，月事退后，两月三月不定，腹腰略有酸痛，将尽又有块下。诸经营亏，气痹不能会聚冲海，致虚则愆后，热则凝结成瘀。脉右浮濡，属体偏气虚；左脉细涩，属营分不充。大致肝气失调，心脾不得荣养，久则病及奇经。拟清营调气，以理心肝脾，而八脉不治自治。

西洋参　抱茯神　炒归身　红藤膏　川杜仲　柔白薇　野于术　远志肉　生白芍　淡乌贼　菟丝子　泽兰叶　代代花

复方：吉林须_{人乳拌}　抱茯神　全当归　元生地　厚杜仲　宋半夏　姜竹茹　西绵芪　制丹参　生白芍　制女贞　沙苑子　橘叶　红枣

许。三阴素禀不足，致八脉无从统隶，期退于后，腰痛带下。营阴既虚，必至气痹，当脘胀满，脉息濡细，治以和养。

　　吉林须　白蒺藜　全当归　阿胶珠　沙苑子　新会皮　制香附　绿萼梅　大丹参　淡乌贼　川杜仲　红月季花

　　王。经愆带多，八脉受伤非浅。渐至腰脊如折，潮热，头蒙目花，心悸神疲，脉见濡细，纳微脘胀。如此食少病多，必至有虚成损、有损成劳之势，治以固养。

　　吉林须　金石斛　抱茯神　淡乌贼　川杜仲　佛手花　西砂仁　鸡血藤膏　生白芍　花龙骨　潼蒺藜　金狗脊　新会皮　代代花

以上出自《莲舫秘旨》

邵兰荪

　　癸涩趱迟，带注，腹痛有癥，左脉涩，右沉弦，中脘胀闷，背掣，姑拟顺气、利中、平肝。

　　乌药一钱五分　鸡内金三钱　青皮八分　化龙骨三钱　沉香五分，冲　木蝴蝶四分　广郁金三钱，原杵　绿萼梅一钱五分　川楝子三钱　炒谷芽四钱　厚朴一钱　四帖。

《邵氏医案》

王仲奇

　　朱右，北火车站，八月初一日，连年产育，营血大亏，悲伤忧愁，气分郁结，是以头眩耳鸣，肢酸乏力，面黄肤黄唇淡，殊少津泽，胸脘痞闷而痛，脉濡弦。治以养血调营，参以舒气宣郁。但宜怡悦逸乐，庶几有治。

　　当归二钱，蒸　白芍二钱，炒　金钗斛二钱　白蒺藜三钱　茯苓三钱　丹参二钱　黄郁金钱半　绿萼梅八分　甘菊花钱半　旋覆花二钱，布包　甘甘枸杞二钱，炒　代代花七朵

　　二诊：八月十四日。悲愁损神，产育耗血，遂致体弱不振，头眩悗闷，抑郁不乐，脘腹间作痛，食难运化，大便近日溏泻，经事愆期，脉濡弦。更从心脾治。

　　于术钱半，蒸　白芍二钱，炒　益智仁一钱　茯苓三钱　白蒺藜三钱　续断三钱，炒　金钗斛二钱　橘红衣一钱　丹参二钱　陈六神曲三钱，炒　代代花七朵

　　三诊：八月廿一日。经事已行，便溏转实，忧愁郁闷较舒，少腹环脐作痛，脉濡弦，仍从心脾调治，稍佐舒肝。

　　于术钱半，蒸　白芍二钱，炒　益智仁一钱　茯苓三钱　白蒺藜三钱　续断二钱，炒　丹参二钱　绿萼梅八分　广木香六分　肉果一钱，煨　陈六神曲三钱，炒　代代花七朵

　　四诊：九月朔。经行已净，精神较爽，唇舌亦转红润，日来腹又作痛，大便仍溏，脉濡弦。仍从心脾治，参以疏肝可也。

　　于术一钱二分，炒　陈六神曲三钱，炒　广木香六分　益智仁一钱　肉果一钱，煨　法半夏钱半　白芍二钱，炒　佛手柑一钱　青防风一钱，炙　佩兰三钱　茯苓三钱

　　顾右，昆山，五月廿一日。胞脉为病，肠回失舒，恶露瘀黑有块，缠绵日多，少腹胀痛作坠，左边益甚，左腿肢酸麻，腰俞作酸，淋溲作胀不爽，头痛，山根眉棱亦胀，脉弦。治以舒

肠调荣，冀弭隐患。

柴胡钱半，炙　茯苓三钱　生于术二钱　全当归三钱，炒炭　白芍二钱，炒焦　香白芷三钱　海桐皮三钱　络石藤三钱　白蔹三钱　柏子仁三钱，杵　续断二钱，炒　五灵脂二钱，炒去砂石　乌贼骨三钱，炙黄　凌霄花二钱

二诊：六月十日。肠回较舒，少腹胀痛作坠稍愈，垒块敉平，腰脊得伸，左腿肢酸麻较瘥，右腿肢酸痛又起，月事过期不来，山根眉棱仍然酸胀，纳食则胸脘痞闷，不食又作嘈难受，脉濡弦。仍取阳明，用调奇恒可矣。

柴胡钱半，炙　茯苓三钱　生于术二钱　全当归三钱　白芍二钱，炒　白蒺藜三钱　海桐皮三钱　鹿衔草三钱　络石藤三钱　白蔹三钱　柏子仁三钱，杵　凌霄花二钱　乌贼骨三钱，炙黄

三诊：六月廿四日。肠回较舒，垒块敉平，少腹胀痛作坠较瘥，眉棱酸胀亦愈；惟经事五十日未至，右腿髀疼痛，脊脊难伸，脉弦滑。脑、髓、骨、脉同为奇恒之腑也，小溲绯红，喉干咽燥，亦与胞脉有关。仍取阳明，以调奇恒。

柏子仁三钱，杵　茯苓三钱　金钗斛三钱　潼沙苑三钱　鹿衔草三钱　鸡血藤二钱　续断二钱，炒　瓜蒌根三钱　海桐皮三钱　白蔹三钱　石南叶二钱　十大功劳二钱　乌贼骨三钱，炙黄

以上出自《王仲奇医案》

曹南笙

某右。十三年不孕育，其中幻病非一，病人述经期迟至，来期预先三日，周身筋骨脉络，牵掣酸楚，不得舒展。凡女人月水诸络之血，必汇集血海而下。血海者即冲脉也，男子藏精，女子系胞，不孕、经不调，冲脉病也。腹为阴，阴虚生热，肢背为阳，阳虚生寒，皆产后不复之虚损，肝血阴虚，木火内寄，古人温养下焦必佐凉肝坚阴，勿执经后期为气滞，乱投破气刚药。

河车胶　生地　枸杞　沙苑　生杜仲　白薇　山楂　黄柏　白花益　母草

《吴门曹氏三代医验集》

金子久

汛事愆期，带下无常，关系均在八脉，八脉隶于肝肾，欲调八脉，须养肝肾。

熟地　川芎　杞子　鹿角霜　当归　党参　杜仲　龟板　白芍　冬术　苁蓉　牡蛎　香附　绵黄芪

冲任积受寒湿，气街欠通，腹笥为之作痛。气郁及营，月事为之愆期。近加形寒身热，发作无序，似非外感，良由营卫失和所致。诊得左右弦涩，法当两和肝脾，双调营卫。

白归身　白芍　软柴胡　川芎　制香附　牛膝　炒枳壳　冬术　桂枝　茺蔚子　小茴　煨老姜　红枣

以上出自《金子久专辑》

丁泽周

沈右。脉象左弦右涩，舌质红绛，苔薄黄。见证气升呕吐，屡次举发，内热口干，经事愆

期，行而不多，夜不安寐，此抑郁伤肝，肝气横逆，脾胃受制，中焦所生之血，既无以养心，又不能下注冲任也。经云："二阳之病发心脾，有不得隐曲，一传为风消，再传为息贲也。"肝为刚脏，非柔不克，胃以通为补，当宜柔肝通胃、养血调经。

生白芍二钱　紫丹参三钱　银柴胡一钱　茯神三钱　仙半夏二钱　左牡蛎三钱　左金丸七分，包　川石斛三钱　炒枣仁三钱　青龙齿三钱　茺蔚子三钱　广橘白一钱　生熟谷芽各三钱

　　刘右。血虚受寒，肝脾气滞，经事愆期，腰腹痛，腿足酸楚，舌苔薄腻，脉弦小而紧。宜温营理气，而调奇经。

全当归二钱　茺蔚子三钱　怀牛膝二钱　杜红花八分　紫丹参二钱　广艾绒八分　云茯苓三钱　青橘叶钱半　制香附钱半　春砂壳八分　绛通草八分

　　郭右。胸闷纳少，腹痛便溏，脾胃不和，经事愆期，脉象濡迟。宜疏邪和中，祛瘀通经。

炒黑荆芥一钱　紫苏梗钱半　清水豆卷四钱　紫丹参二钱　赤茯苓三钱　炒扁豆衣三钱　陈广皮一钱　炒苡仁三钱　炒谷芽三钱　焦楂炭三钱　春砂壳八分　茺蔚子二钱　干荷叶一角

《丁甘仁医案续编》

贺季衡

　　舒女。屡惯半产，冲带两伤，血不荣肝，气火交迫，经事愆期，少腹筋梗作痛，牵及乳部，不时内热，食少脘仄，带下淋漓，头眩腰酸，脉弦细小数，舌红苔黄。虚而生热，当养血和肝，以调冲带。

当归二钱　大丹参一钱五分　乌贼骨四钱，炙　大白芍二钱　白蒺藜四钱　大川芎八分　大生地五钱　云神四钱　粉丹皮二钱　茺蔚子四钱　川楝子一钱五分　金橘皮三个　红枣三个

　　顾女。迭经小产五次，冲带二脉暗伤，任脉复损，少腹筋梗作痛，月事后期，色淡如水，内热轧牙，脉弦细而数，舌红无苔。血愈少而肝木愈旺，先当养荣清肝，再调八脉。

白归身二钱　大丹参一钱五分　川杜仲四钱　女贞子四钱　大生地五钱，藏红花五分合炒　旱莲草四钱　大白芍二钱，吴萸三分拌炒　细青皮一钱，醋炒　川楝子一钱五分，醋炒　炙甘草八分　桑寄生三钱　红枣三个

　　另：益母八珍丸三两，每服三钱，开水下。

　　吴女。月事后期已久，刻下已年余不行，腹胀作痛，惟腰俞酸楚，五年不育，脉滑舌白。痰浊久羁下焦，冲任不调也，非血虚经闭可比。

当归二钱　大白芍二钱，吴萸五分拌炒　金香附一钱五分，醋炒　五灵脂三钱，醋炒　青陈皮各一钱　川断肉四钱　云苓三钱　法半夏一钱五分　藏红花五分　延胡索一钱五分，酒炒　川楝子一钱五分，醋炒　佛手花八分

　　另：四制香附丸二两，二陈丸一两，和匀，每服三钱，开水下。

以上出自《贺季衡医案》

张山雷

某右。汛期已届，姅尚未行，腹胀满闷，饱嗳恶心，脉涩且小，舌滑无苔。是宜泄降和肝。

炮姜炭1.8克　广郁金4.5克　制半夏4.5克　姜炒竹茹4.5克　桃仁泥6克　生延胡6克　生楂肉6克　泽兰9克　益母草9克　厚朴花4.5克　天台乌药4.5克　大腹皮6克　小青皮4.5克　淡吴萸0.6克

包右。二三月间汛事阻隔，本月已如常而至，虽有泛恶，纳食无味，脉亦滑利，挟痰也恒如是。舌有腻苔。姑先和调肝胃，未可轻以妊论。

淡吴萸20粒　川黄连0.5克　宋半夏4.5克　乌药4.5克　益智仁3克　川椒红10粒　广木香1.8克　陈橘红3克　炒鲜竹茹4.5克　紫苏叶0.6克　带壳砂仁2粒，打　象贝母4.5克

孙右。痰热未楚，咳嗽减而未净，姅事逾期，腹笥稍膜胀，此气火上行，致令经尚未行。舌根黄腻，脉则左弦。是宜柔肝泄降，化滞通经。

生延胡6克　四花青皮4.5克　制半夏6克，打　当归尾4.5克　生打光桃仁9克　泽兰叶6克　生楂肉6克　生紫菀9克　杜兜铃4.5克　炒荆芥4.5克　茺蔚子9克　瓜蒌皮6克

二诊：经事未净，腹胀已蠲，胃纳已醒，鼻流浊涕，脉左弦搏，舌心薄黄，是肺肝郁热。再以毓阴培本，清肺治标。

炒萸肉4.5克　甘杞子6克　厚杜仲6克　象贝母9克　杜兜铃3克　生桑白皮6克　霜桑叶6克　鲜竹茹4.5克　炒荆芥4.5克　泽兰叶6克　生紫菀12克　天台乌药4.5克

以上出自《张山雷专辑》

沈绍九

经行后期，十余日不净，胃痛，腰疼，畏寒肢冷，舌苔白，脉沉迟。迟则为寒，沉为在里，由于素禀阳虚，寒湿阻滞气血运行，不通则痛，法当温中通阳，佐以补下。

制附片三钱，先煎　茯苓三钱　西砂仁二钱　荜茇二钱　高良姜一钱　制香附二钱　当归三钱　艾炭一钱五分　补骨脂四钱　炒杜仲四钱

《沈绍九医话》

曹颖甫

王右。无表证，脉缓，月事后期而少，时时微恶寒，背部为甚，纳谷减，此为血运迟滞，胃肠虚弱故也，宜桂枝汤以和之。

川桂枝三钱　大白芍三钱，酒炒　炙甘草三钱　生姜三片　大枣十二枚

顾右。产后，月事每四十日一行，饭后则心下胀痛，日来行经，腹及少腹俱痛，痛必大下，下后忽然中止，或至明日午后再痛，痛则经水又来，又中止，至明日却又来又去，两脉俱弦，此为肝胆乘脾脏之虚，宜小建中加柴芩。

桂枝三钱　生白芍五钱　炙草二钱　软柴胡三钱　酒芩一钱　台乌药钱半　生姜五片　红枣十二枚

饴糖三两

拙巢注：一剂痛止，经停，病家因连服二剂，全愈。

以上出自《经方实验录》

方公溥

蔡女。月事后期而下，腹痛，腰酸，头昏眩晕，法当温经养血行滞。

全当归9克 制香附9克 白芍药9克 大川芎6克 熟地黄9克 生甘草3克 淮牛膝9克 桑寄生9克 益母章9克 淡桂枝4.5克 紫丹参9克 台乌药9克 炒延胡9克

复诊：月事后期，腰痛、腹痛，乳胀。经量仍少，再进一步治之。

处方同前，除熟地、生草、桂枝、寄生。加单桃仁9克、杜红花4.5克、厚杜仲9克、炙甘草3克。

三诊：月事后期，经少难净，头眩，腹痛，乳胀均有好转，药既应手，再与调治。

处方同前，除杜仲，加益智仁9克。

四诊：月事逾期而下，头昏眩晕，腰部酸楚，再进理血调经。

白当归9克 白芍药9克 益母草9克 熟地黄9克 制川芎4.5克 荆芥炭9克 炒厚杜仲9克 炒川续断9克 桑寄生9克 制香附9克 炒蕲艾绒4.5克

五诊：进理血调经，头昏眩晕，腰酸较瘥，经行已止，再与调理之方。

处方同前，加新会皮4.5克。

六诊：诸恙渐平，腰酸未复，再进养血固肾强腰。

白当归9克 白芍药9克 桑寄生9克 炒厚杜仲12克 炙甘草3克 炒淮山药9克 炒川续断9克 熟地黄9克 山萸肉9克 淮牛膝9克 制狗脊9克

《方公溥医案》

翟竹亭

腊梅庄卞凤魁妇，年三十有二。患泄泻三年余，每日夜三四次不等。由此经水三五月一行，面黄肌瘦，短气无力，十指甲均秕，奄奄卧床。迎余诊视，诊得脾脉虚极，肝脉细急，此因泻伤脾肾，肝木为贼，耗肾水而克脾土。男精女血，乃五谷之宝秀。饮食既减，血从何生，所以经水三五月一行也。看某医方，作经水不调治之，用破血开郁诸方，经水仍旧，泄泻更甚。余曰：洁古谓决干河求长流何得也。余用景岳先生左右归饮加减治之，服五帖稍效，二十余帖痊愈。待三月之后，经度如常矣。

左右归饮加减

熟地18克 山药12克 茯苓10克 山茱萸6克 白术10克 破故纸10克 当归身10克 附子6克 油桂6克 炮姜6克 芡实12克 砂仁6克 白芍10克 辽五味子6克 炙甘草10克 水煎服。

《湖岳村叟医案》

孔伯华

苏妇，六月六日。脾湿气郁，业经日久，经来腹痛，且愆期至，胸膺闷损，时作疼痛，脉象弦滑而数，亟宜清柔渗湿。

石决明六钱　川萆薢四钱　制香附三钱　生橘核四钱　台乌药三钱　旋覆花四钱, 布包　代赭石四钱　佛手片二钱　生知母三钱　生黄柏三钱　炒枳壳三钱　元胡三钱　川郁金三钱　川厚朴二钱　川牛膝三钱　荷叶一个　藕两　制乳香钱　制没药钱

张妇，九月二十五日。痛经已久，针后渐至轻缓，而癸水愆期，色黑而少，气血失调，复有湿邪之象，脉弦数兼滑，治宜调经渗化，兼柔肝经。

鸡血藤膏三钱, 黄酒蒸化去渣兑服　连皮苓三钱　生石决明二钱　川芎钱半　炒苡仁一钱　川郁金二钱　桃仁钱半　炒丝瓜络一钱　旋覆花一钱　代赭石一钱　陈皮钱半　制稽豆衣三钱　乌药二钱　酒丹皮二钱　当归三钱

以上出自《孔伯华医集》

章成之

赵女。经后期，将行先下白物，既行其色淡，平居渐渐然有寒意。古人之概念，为虚寒之象。

肉豆蔻9克　炮附片6克　炮姜炭4.5克　白芍9克　补骨脂9克　北细辛3克　川桂枝4.5克　黄芪9克　青防风9克　炙甘草3克

二诊：药后凛寒大定。平素经多后期，每月递减。距离经期不远，以此方催其早行。

全当归9克　山萸肉9克　北细辛3克　制香附9克　丹皮9克　大川芎6克　补骨脂9克　官桂皮4.5克　炮姜炭3克　两头尖9克, 包

丁女。经过期旬日，不见腰酸腹胀，即无攻之征候。登高则呼吸为之不均匀，而心动悸，脉虽不细，但甚数。凡此皆一派虚象。

全当归12克　潞党参9克　白术9克　云苓9克　阿胶珠15克　熟地黄18克　白芍6克　炙甘草3克　川芎6克　杞子9克

二诊：经已见，腹痛则其色淡，腹不痛则色正常，而其腹胀殊甚。

全当归9克　制香附9克　青皮9克　破故纸9克　大川芎6克　吴萸4.5克　延胡9克　肉豆蔻9克　炮姜炭4.5克

方女。脉有弦意，此种脉主怫逆恚怒。经行后期，将行乳房作胀，少腹尤甚，今经将行。

醋炒柴胡4.5克　杭白芍9克　丹皮9克　薄荷4.5克　全当归9克　生白术9克　赤苓9克　延胡9克　泽兰9克　生姜2片

二诊：经已见，所苦如故，必待经净而后已。

当归9克　延胡9克　小茴香9克　旋覆花9克, 包　川芎6克　泽兰叶9克　炒丹皮9克　粉甘草3克

三诊：凡经行乳房作胀者，此与经之多少无绝对关系；其少腹之胀，如经量增多则稍舒，药后其量仍少。

全当归9克　泽兰叶9克　卷柏9克　土牛膝12克　大川芎6克　粉丹皮15克　苏木6克　桃仁泥

12克　香附9克

　　杨女。经愆期，甚则二三月一行。此番闭止，将及三月；行而量少色淡，腰部酸楚特甚。此证法当温补。

　　当归9克　川芎4.5克　粉丹皮9克　吴萸2.4克　肉桂末1.2克，分两次冲入　紫丹参9克　山萸肉9克　金毛脊9克　胡芦巴6克　炙乳没各2.4克

　　吴女。经过期不潮，辄有胃症状，如消化不良，吞酸甚。今拟散剂调治。

　　苍术12克　陈皮6克　杭白芍9克　厚朴3克　当归12克　柴胡9克　云茯苓18克　薄荷6克　生白术15克　粉甘草3克　大黄䗪虫丸18克

　　共研细末，饭后吞服4.5克。

　　朱女。每月经多后期，将行每觉倦怠食减，既行色紫量多，少腹痛。今经期已届而来就诊。

　　全当归9克　川芎6克　上肉桂末1.2克，分2次吞　制香附9克　淡吴萸2.4克　丹皮9克　山楂肉12克

　　二诊：投温经汤加减，经水届期而至，色转鲜红，精神亦较前为佳，唯少腹痛依然阵作。予前法再进。

　　全当归9克　川芎9克　上肉桂1.2克，冲　郁金9克　制香附9克　白芍9克　山楂肉9克　丹皮9克　绿萼梅2.4克　艾叶9克

　　王女。平素经多后期，但其量多，上月后期如故，而其量少。今又过期旬日以上，量较多而俄顷即止，自后头眩，饮食不消。考经不正常，恒能引起胃证候。

　　香附9克　苍术9克　薤白头12克　黑山栀9克　谷麦芽各9克　川芎6克　枳实9克　沉香曲9克　山楂肉15克

　　张女。主证在神经衰弱，易恚怒，多齿痛，皆其候也。虽最近数月，经后期旬日，其色淡而量少；比日正值经行，不但量少，其色且黑，少腹胀满不舒。此当攻补兼施之法。

　　当归9克　熟地15克　淮牛膝9克　泽兰叶9克　五灵脂12克　紫丹参9克　炒丹皮9克　卷柏9克　桃仁泥9克　制香附9克　炮姜炭3克　川芎4.5克

　　罗女。经事不以时下，多能影响胃障碍，今拟加味越鞠丸予之。

　　当归9克　川芎5.4克　苍术9克　制香附9克　神曲12克　黑山栀9克　陈皮6克　山楂12克　厚朴2.1克，后下　苏梗6克

　　陈女。经后期已历多年，频年以体弱而更甚，既行腰酸特甚，腹亦胀，其量少，约五日而净。此卵巢实质病，可攻，但必复入营养药。

　　全当归9克　泽兰叶9克　熟地18克　粉丹皮9克　制香附9克　杜仲9克　菟丝子9克　淮牛膝9克　独活6克　桑寄生12克

　　二诊：大致经先期量多；后期者量反少。上者卵巢黄体疾患，下者卵巢实质疾患。今少腹

酸楚则经下少许，盖卵子无力分裂，催经药即使无力转为有力耳。

全当归12克　粉丹皮9克　紫丹参9克　淡吴萸4.5克　桃仁泥12克　泽兰叶9克　淮牛膝12克　延胡9克　大川芎6克　苏木4.5克　阿胶24克，烊冲　潞党参9克　炙草3克　红枣5枚

王女。属于内分泌患者之经后期，植物性药，本无大效。仲景多用动物虫类。

熟地黄18克　杭白芍9克　醋炒柴胡9克　泽兰9克　全当归12克　大川芎6克　川桂枝4.5克　粉丹皮9克

另立丸方于下：

地鳖虫15克，连头足翅　藏红花6克　晚蚕沙12克　虻虫9克，连头足翅　两头尖15克　当归30克　五灵脂15克　炙鳖甲24克　鸡血藤24克

上药共研细末，蜜泛为丸，如桐子大，每服二十粒，日二次。

胡女。经过期不至，少腹隐痛，得温罨则雷鸣，此寒与气相搏。

台乌药9克　制香附9克　海南片9克　川楝子6克　官桂皮6克　淡吴萸2.4克　半硫丸4.5克　五灵脂9克　薤白头9克　佛手片6克

陈女。经居将及五十日，少腹胀痛，渐然恶寒，予桂枝茯苓丸；苔白，食入则胀，复入平胃散。

川桂枝4.5克，后下　粉丹皮9克　赤芍9克　云苓9克　桃仁9克　生苍术6克　川朴2.4克，后下　陈皮6克　粉草3克

二诊：药后腹胀瘥减，而胸胁攻筑作痛。古人有治血先治气之说。

制香附9克　苏梗9克　旋覆花9克，包　青皮6克　川楝子9克　香甘松9克　刺蒺藜9克　沉香曲9克　佛手6克　延胡索9克　娑罗子9克

柴女。经停将及两月，色脉皆现虚象，曾经两足肿，其肿在停经以后。通经药不可孟浪，寓养血于健脾之中。

黄芪皮9克　潞党参9克　生白术9克　云苓12克　黑大豆18克　木瓜9克　杏仁泥9克　生熟苡仁各12克　杭芍9克　大枣9枚　熟地黄12克，砂仁2.4克拌　连皮生姜2.4克

王女。经恒二月一行，有三月一行者，且无所苦，头眩、目花而已。据其目光少神，可以测知内分泌之障碍。古人以肾开窍于目，亦有理由。

生熟地各9克　淮牛膝9克　潼蒺藜9克　女贞子9克　穞豆衣12克　菟丝子9克　仙鹤草12克　苎麻根12克　桑麻丸9克，分2次吞

以上出自《章次公医案》

冉雪峰

苏联医学专家某女同志，任某医院内科主任，体颇丰健，自近年患经事愆期以来，常三个月来经血一次，头脑晕闷，心膈微痛感，上下肢时或麻痹，不安寐，自为治疗，一切状况均好，

惟经事仍不准期。遂来中医研究院门诊部诊察，一则实地研究我国医学，二则商讨治疗问题。予诊得脉劲数中带滞涩象，劲则阴伤，数则为热（前此经色过赤，即是血热象征），滞涩为热壅气滞，经隧痹阻（此即血分有热，经事不提前而反趱后原因），惟其血热，所以有头晕、胸痹、腹胀、不安寐等现象，惟其热壅，所以有肢节麻痹，颜面烘热等现象。拟方养血宁心，通络导滞，半调半疏，亦清亦和，药用：全当归、杭白芍各五钱，云茯神四钱，酸枣仁三钱，威灵仙、玄胡索、刺蒺藜、泽兰叶、青木香各三钱，甘草一钱。次月，经事趱近（前为三月始至，此为四十日即至），量数、潮期比较正常，头晕、胸痹、腹胀、不安寐轻减，但仍存在。拟方：全当归、杭白芍、去皮茯神各四钱，川芎、泽兰叶、生蒲黄、玄胡索、牡丹皮、金铃子各三钱，甘草一钱。再下月，经事按期一月而至，头晕、胸痹、腹胀、不安寐等证逐渐向愈，拟方：全当归、杭白芍各四钱，川芎荩三钱，云茯神、酸枣仁各四钱，玄胡索、金铃子、泽兰叶、桑寄生各三钱，甘草一钱，缓调。后回国时，来我处辞谢，并赠影印名人画像数张，情意恳挚。便中复诊，为拟归脾丸缓调善后。查调经为妇科常有证，特普通经事不调多虚证，此为实证，经趱后多寒证，此为热证，治疗共历三月，第二月即效著，第三月向愈，颇顺利效速。

《冉雪峰医案》

叶熙春

王，女，四十一岁。十一月。杭州。生育过多，又复流产，阴血耗伤，冲任攸亏，经来愆期，色淡量少，平时带淋甚多，头晕目眩，心悸寐劣，腰酸足软，不耐步履之劳。旧冬服膏滋方后，今春以来，诸恙悉减，经水已能按期，惟量不多。近因劳累，腰酸复甚，头晕乏力，脉细，苔薄白。冬令调补，当予滋阴养血，填补肝肾，使肾气充沛，冲任得养，诸证自可向愈。

炙当归120克　制川断120克　制女贞子90克　炙甘菊45克　炒香玉竹90克　炙川芎45克　草决明60克　米炒怀山药90克　炒丹参120克　鸡血藤120克　天麻45克　米炒上潞参180克　生地黄180克　秦艽60克　川郁金45克，打　米炒白术90克　大熟地180克　千年健90克　炙青皮45克　潼蒺藜90克　制首乌90克　煨狗脊150克　夏枯草60克　炒杜仲90克　炒白芍60克　炙甘草45克　炙陈皮90克　龙眼肉、红枣、白果肉各120克　阿胶180克　霞天胶120克，另炖烊，收膏入　冰糖500克，收膏入

陆，女，三十岁。十月。杭州。去岁血崩，气血俱虚，经行愆期，色淡量少，拖延时日，头昏心悸，腰楚跗软，面色少华，舌淡红，苔淡白，脉涩无力。证属冲任两伤，治当调摄奇经。

大熟地24克　炙当归9克　炒阿胶珠12克　炒枣仁9克　制远志6克　炙黄芪9克　炒柏子仁6克　炒白芍9克　猪心血炒丹参9克　炒川断9克　炙川芎1.5克

二诊：前方服后，头昏心悸，腰酸均减；但寐况欠佳，纳食乏味。续以心脾两顾。

米炒上潞参9克　炒冬术6克　炙当归9克　炒枣仁12克　制远志6克　炙黄芪9克　清炙甘草2.4克　广木香5克　炒杜仲9克　潼蒺藜9克　炒川断9克　炒阿胶珠12克

三诊：寐况好转，面色较前红润，经汛将临，腰酸又甚，脉缓滑，苔白薄。原法出入。

炒上潞参9克　丹参12克　炙当归9克　茯苓12克　炒菟丝子9克　制川断9克　炒枣仁12克　炒白芍12克　炙川芎2.4克　大熟地12克　炒杜仲12克

四诊：此届经来如期，色量正常，脉缓，苔白薄。再拟养血调经。

炙当归9克　炒丹参12克　益母草9克　炒白芍9克　炙川芎3克　炒菟丝子9克　炒杜仲12克

炒阿胶珠9克　炒白术5克　新会皮5克

　　沈，女，三十三岁。八月。杭州。前次月经愆期五月方来，此届又逾期未行，小腹胀痛，昨见鼻衄，量多色红，颜面烘热，头痛而胀，神烦寐劣，大便燥结，舌白薄黄，脉象滑数。此血热逆行故也。

　　丹皮9克　赤白芍各6克　益母草12克　泽兰9克　炒杵桃仁8克　生卷柏9克　川牛膝8克　杜红花5克　全当归9克　茅根30克　川芎5克

　　二诊：前方服后，衄止寐安，月经未行，少腹胀痛如故。上行之血已有下达之渐，原方仍可续进。

　　全当归9克　泽兰9克　生卷柏9克　炒桃仁5克　益母草12克　川牛膝5克　赤芍9克　杜红花5克　丹参9克　凌霄花9克　陈茅根30克

　　三诊：月经已行，色鲜量少，小腹胀痛已除。再拟气血两顾，以调冲任。

　　米炒上潞参9克　炒晒白术5克　云茯苓9克　炙当归9克　炒白芍9克　大生地12克　清炙甘草2.4克　陈皮5克　阿胶珠9克

　　程，女，二十六岁。二月。上海。经水每每逾期而来，色淡量少，少腹冷痛，得温则舒，四肢不暖，面色苍白，脉来涩迟。证属冲任虚寒，气滞血阻，仿长沙法。

　　炙桂枝5克　炒白芍9克　酒炒当归12克　炒川芎5克　炙甘草5克　炙艾叶5克,包　酒炒丹参15克　桂心2.4克,研粉,泛和丸,吞　制香附9克　郁金5克　制川断9克　炮姜5克　红枣5只

　　二诊：前方服后，腹痛减轻，肢冷转暖，脉象迟缓，苔薄白。前方既效，仍守原法出入。

　　炙桂枝5克　炒白芍9克　酒炒当归12克　酒炒丹参15克　炙川芎5克　炙艾叶5克,包　制香附9克　郁金5克　制川断9克　炮姜5克　益母草9克　桂心2.1克,研粉,泛和丸,吞

　　三诊：两进温通行血，胞宫寒凝，得暖而散，腹痛若瘥，脉缓苔白。再拟益气养血。

　　炙当归9克　炙川芎5克　炒杭芍6克　郁金9克　制川断9克　炙桂枝3克　炙甘草6克　炙黄芪9克　砂仁2.4克,拌　熟地18克　米炒上潞参9克　制香附9克　红枣5只

　　冯，女，四十三岁。七月。乌镇。情志抑郁，肝失疏泄，月经数月一转，量少色紫，年余于兹，自觉少腹有块不时攻痛，面色暗滞，肌肤甲错，舌紫，脉象弦涩。气滞血瘀，任脉为病，治拟疏肝理气，活血行瘀。

　　抵当丸6克,分2次吞　丹参15克　生苡仁15克　泽泻6克　小青皮5克　云茯苓15克　广木香2.4克,拌炒白芍5克　制香附6克　小茴2.4克,拌炒当归9克　郁金5克　白术5克　桑海螵蛸各9克

　　二诊：前方服后，少腹攻痛不若前甚，而月经仍然未行，脉象弦涩，舌紫。仍守原法出入。

　　抵当丸6克,分2次吞　丹参15克　木香2.4克,拌炒白芍5克　炒川芎5克　炒金铃子6克　郁金5克　小茴2.4克,拌炒当归9克　炒白术5克　杜红花2.4克　小青皮5克　制香附6克　桑海螵蛸各9克

　　三诊：昨日月经来临，量多色紫，夹有血块，少腹之痛已除，肌肤甲错如前。再拟养血调经。

　　炒当归9克　炙川芎3克　炒丹参15克　炒白芍9克　益母草9克　藏红花3克　云茯苓12克　郁金6克　炒川楝子9克　青皮5克　制香附6克

以上出自《叶熙春专辑》

第三节　月经先后不定期

王孟英

褚芹香女校书，患汛愆寒热，医以为损，辄投温补。驯致腹胀不饥，带淋便闭，溲涩而痛。孟英诊脉，弦劲而数。乃热伏厥阴，误治而肺亦壅塞也。与清肃开上之剂，吞当归龙荟丸，两服，寒热不作而知饥。旬日后，诸恙悉安。

吴馥斋令姊，禀质素弱，幼时，凤山诊之，许其不秀。癸巳失其怙恃，情怀悒悒，汛事渐愆，寝食皆废，肌瘦吞酸，势极可畏。孟英以高丽参、盐水炒黄连、甘草、小麦、红枣、百合、茯苓、白芍、旋覆花、新绛、牡蛎等药治之，各恙渐已。继以（高丽）参、（当）归、（熟）地滋阴，康强竟胜于昔。

以上出自《王氏医案》

费伯雄

某。经乱腰腹酸痛，气撑胸阻，乳房掣痛，过期则寒热气滞。肝胆失和，郁热不化。拟逍遥散平肝理气。

当归二钱　白芍一钱半　制香附二钱　丹参二钱　沉香一钱半　炙草五分　青蒿二钱　茯苓二钱　薄荷一钱　乌药一钱半　郁金二钱　柴胡四分　佛手五分　橘饼　桑枝

《费伯雄医案》

张乃修

沈右。阴虚气弱，脾不运旋，封藏不固。每至冬令，辄易感风，大便或结或溏，经事愆期，不时带下。脉濡细，苔薄白。拟气阴并调。

党参三钱　茯苓三钱　炒山药三钱　白芍一钱五分，酒炒　炒扁豆三钱，研　潼沙苑三钱，盐水炒　于术一钱　炒木瓜皮二钱　菟丝子三钱，盐水炒　杞子三钱

六味地黄丸晨服一钱五分。

二诊：脾虚则大便或结或溏，肾虚则封藏不固。收藏之令，辄易感冒咳嗽，经不应期，时为带下。脉象濡细。气阴并调，从前法扩充。

炒萸肉一钱五分　大熟地四钱，砂仁炙　杭白芍一钱五分，酒炒　橘白一钱　奎党参三钱　炒于术二钱　生山药三钱　炙甘草三分　茯苓三钱　潼沙苑三钱，盐水炒

三诊：脾虚则不运，肾虚则不藏，脾不运则大便溏，肾不藏则封固不密。每至冬令，易召外感，而为喘咳，经事遂不应期，带脉从而不固。宜从脾胃并调。

炙绵芪三两　炒萸肉一两　炒山药二两　奎党参四两　远志肉五钱　炒扁豆二两　川断肉二两　炒于术二两　白茯苓三两　炙黑草五钱　制首乌四两　菟丝子二两　破故纸二两　巴戟肉二两　甘杞子二两　制香附一两五钱　潼沙苑三两，盐水炒　广皮一两　大熟地四两，砂仁炙　制半夏一两五钱　粉归身一

两五钱，酒炒　杜仲三两　杭白芍一两五钱，酒炒　紫丹参一两五钱　泽泻一两　大生地四两，姜汁炙　炒枣仁一两，研

清阿胶三两，鹿角胶二两，龟板胶二两，以上胶熔化收膏，晨服七八钱。

《张聿青医案》

王旭高

张。营血不足，经事愆期。肝气有余，瘀凝停滞。心荡头眩，腹鸣胀满，是其征也。胀满能食，病在肝而不在脾。拟舒肝化瘀、和营养阴法。

金铃子　吴茱萸　当归　延胡索　陈皮　沙苑子　茯苓　香附　大麦芽　青皮

《王旭高临证医案》

陈莲舫

蒋。产后虚弱，经事愆期，腰酸腹痛，治以和养。

制香附　红藤膏　炒当归　川杜仲　补骨脂　广陈皮　杭甘菊　沙苑子　生白芍　菟丝子　焦艾绒　沉香曲　檀香

张。奇经内亏，期愆色淡。诸经之营，难于汇聚冲海，以致腰腹痛胀。盖下虚每为上实，遂为两目痛痒发干，口内碎痛种种。经不调则百病丛集，或肢热背寒，或背热肢寒，逢劳则又觉头眩脘泛。大约营卫不和，气虚血为偏也。序案代扎，附以方，请鉴政。

吉林须　红藤膏　元生地　抱茯神辰砂拌　煅牡蛎　金石斛　制香附　全当归　生白芍　远志肉　川杜仲　广橘红

马。奇经失养，月事不准，腰酸股痛，并无色泽，心悸头眩，诸虚皆由八脉而来，治以和养。

阿胶珠　抱茯神　全当归　沙苑子　陈艾绒　制丹参　制香附　花龙骨　生白芍　川杜仲　淡乌贼　新会皮　红月季

以上出自《莲舫秘旨》

吴鞠通

丁亥闰五月初四日，池氏。前因中下焦有寒，服霹雳散已效，惟月事总不应期。经云："二阳之病发心脾，女子不月。"二阳者，阳明也。阳明阳气受伤，肝来克土，故常吐白沫，胃虚而肝乘之，故时发呕逆。现在受病。确与经文相合。议与和胃益胃，和则不呕，肝不来克，纳食旺，自然生血，经所谓："中焦受气取汁，变化而赤，是为血。"又谓："营出中焦，阳气充满，则血无阻滞。"此等调经法，世人绝不知之。

姜半夏五钱　薏仁五钱　生香附三钱　云苓块三钱　广皮三钱　降香末三钱　生姜五大片　煮成三杯，分三次服。以至不呕不吐沫纳食旺为度。

《吴鞠通医案》

金子久

肝肾营虚气滞，月事不以时下，奇经冲任少摄，带下频频不止，肾为胃关，肾虚关窒，腰酸脘胀，纳谷呆钝，脉象弦数，当益乙癸之虚，兼调八脉之滞。

小茴　当归　桂枝　白芍　防风　炒绵芪　柴胡　茺蔚子　杞子　冬术　云茯苓　杜仲　佛手　青皮　砂壳

《金子久专辑》

丁泽周

乔右。经事超前落后，腹痛隐隐，多年不育，冲任亏损，肝脾不和，宜养血调经。

潞党参二钱　云茯苓三钱　生白术二钱　清炙草六分　全当归二钱　大白芍二钱　大熟地三钱　抚川芎八分　紫丹参二钱　茺蔚子三钱　月季花八分　红枣五枚

妇科八珍丸六两，间日服三钱。

朱右。营阴不足，肝阳上升，冲任不调，经行腹痛，或前或后，头眩眼花。宜养血柔肝，理气调经。

生白芍三钱　黑穞豆衣三钱　川石斛三钱　生石决六钱　朱茯神三钱　炒杭菊钱半　薄荷炭八分　茺蔚子三钱　紫丹参二钱　生香附钱半　炒怀膝二钱　嫩钩钩三钱，后入　青橘叶钱半

以上出自《丁甘仁医案续编》

贺季衡

孙女。荣卫不调，积湿化水，水与气搏，腹部膨胀，不时水声漉漉，搅扰不安，月事或先或后，切脉沉弦而滑，舌苔腐而黄。业经一年，难收速效，调畅为先。

当归二钱　大丹参一钱五分　旋覆花一钱五分，包　白蒺藜四钱　大白芍二钱　沉香曲一钱五分　泽泻一钱五分　云苓三钱　台乌药一钱　大腹皮四钱　降香片八分　香橼皮一钱五分

另：沉香顺气丸二两，每服二钱，开水下。

张女。气血凝滞，肝胃不和，气逆善噫，月事不调，或先或后，少腹痛，或作胀，白带多，头眩肢困，脉弦细，舌红。得于小产后，冲带二脉已伤，先当和理。

当归二钱　大丹参二钱　大白芍二钱，吴萸五分拌炒　金香附一钱五分，醋炒　白蒺藜四钱　大川芎八分　云神四钱　茺蔚子三钱　大生地五钱，红花四分炒　乌贼骨四钱，炙　佛手花八分　红枣三个

以上出自《贺季衡医案》

张山雷

某右。信阻三月，后则行期无定，瘀晦杂至，腹中结块，上逆为吐。脉细，舌光红。

川楝子9克　姜皮6克　椒红10粒　川连1.5克　吴萸10粒　代赭石9克　竹茹6克　石决明15克

五灵脂 6 克　延胡 3 克　半夏 3 克　郁金 3 克　乌药 4.5 克　鳖甲煎丸 2.4 克

某右。阴血不充，肝胃浮阳易动，月事前后不定，临期厥阴络脉似有形块，腰痛耳鸣，齿龈肿胀，见证虽多，血虚则一以贯之。药当汛水之后，清养柔肝和胃为先。

北沙参 9 克　炒萸肉 9 克　金铃子 9 克　广木香 2.4 克　青橘叶 1 片　甘杞子 6 克　砂仁壳 1.2 克
生厚牡蛎 18 克　天仙藤 18 克　鸡血藤 4.5 克　原支金斛 6 克　晚蚕沙 9 克　炒白芍 4.5 克

以上出自《张山雷专辑》

陈筱宝

诸炳鑫太太，结婚七八年不育，经行无定期，或多或少，日渐瘠瘦。先君审知其夫狎邪，不务正业，认为因于情志怫逆，肝气郁结，以求嗣方（当归、川芎、香附、红花、丹参、牛膝、艾叶、川断、益母草、月季花、赤砂糖）试探，三剂始觉腹中略有动，乃用调气疏肝法嘱连续进服二月，一面劝其改变环境，使情志舒畅，同时赠予八制香附丸（八制香附、当归、熟地、白芍、川芎、红花、川连、半夏、秦艽、丹皮、青皮）久服。逾年经调，怀孕生子。

《近代中医流派经验选集》

孔伯华

石女，四月初四日。劳损伤湿，经无定期，时或并月而下，兼有瘀块，周身经络亦为湿郁，渐有周身关节痛楚之患，脉弦滑不和，亟宜渗化达络，兼事和血为法。

生牡蛎四钱，布包先煎　桑寄生六钱　生海蛤八钱，布包先煎　川牛膝三钱　威灵仙三钱　生滑石块四钱　代赭石三钱　元胡三钱　旋覆花三钱，布包　杜仲炭三钱　土炒台乌药三钱　焦麦芽三钱　生知母三钱　生黄柏三钱　生橘核四钱　赤小豆五钱，布包

犀黄丸八分，分二次冲服，二剂。

《孔伯华医集》

王文选

周某某，20 岁，干部。1957 年 7 月 9 日初诊。

患者结婚一年多，月经不调，时长时短，经量极少，经色鲜红；经期常觉头痛，小腹胀痛，胃脘沉滞。曾服药多剂，经期仍不准，面色红，体清癯，脉弦舌滑。此脾肝郁滞之证，宜益脾解郁之法施治。处方：

茯神 4.5 克　沙参 6 克　青皮 4.5 克　香附 4.5 克　厚朴 4.5 克　山栀 3 克　羌活 3 克　白芷 3 克　升麻 1.5 克　柴胡 3 克　甘草 1.5 克　益母草 6 克　泽兰叶 3 克

7 月 12 日二诊：服药二剂，头昏痛略减，增芪术加重益气健脾。方药：

白术 4.5 克　茯神 3 克　升麻 3 克　柴胡 3 克　沙参 6 克　青皮 4.5 克　香附 3 克　厚朴 4.5 克　山栀 3 克　黄芪 4.5 克　羌活 3 克　白芷 3 克　甘草 1.5 克　苏叶 3 克　二剂。

7 月 20 日三诊：服药后第二日月经来潮，量比前月略多，少腹痛甚微，经行已四日即将净；

胃沉滞，体乏，脉沉舌淡白。此乃气血虚弱，肝郁滞仍未解，仿益母八珍汤加减。方药：

黄芪 4.5 克 沙参 9 克 白术 4.5 克 茯神 4.5 克 当归 4.5 克 白芍 4.5 克 川芎 3 克 山栀 3 克 羌活 3 克 香附 3 克 甘草 1.5 克 益母草 3 克 三剂。

7 月 24 日四诊：各证均减，唯胸闷时胀，噫气，脉沉。此是肝郁不解之故，再疏解之，去补益之品。方药：

青皮 4.5 克 香附 3 克 厚朴 4.5 克 山栀 3 克 羌活 4.5 克 白芷 3 克 柴胡 3 克 升麻 1.5 克 甘草 3 克 荆芥 3 克 防风 3 克 苏叶 3 克 二剂。

8 月 20 日五诊：时隔一月，今天月经已来，量比前多，脉沉舌正常。按三诊方，服三剂。

9 月 18 日六诊：又过一月，今日月经适潮，头略痛，小腹微觉不适，脉弦，舌白淡，期已准，经量比前增多，色暗。于十日前妇检，子宫小后倾，余皆阴性，又按三诊方，服三剂。

9 月 25 日七诊：经已净二天。用逍遥散以益母草、香附、羌活各等份量，煎水冲服，每次 9 克，每日二次，连服半月。并嘱至下月经过后，又照上法服逍遥散半月。如此连服二次。第二年春节来告，已怀孕一月。

赵某某，20 岁，干部。1958 年 7 月 14 日初诊。

自诉月经适来，量少色黑有块，小腹胀甚于痛。经欲来潮即头昏头痛，面色暗淡不华，胃纳不佳，体质一般，平时心悸失眠，经期加重，易怒。追溯以往，14 岁初潮以后，到现在一直愆期不定，经量多少不一，脉象紧，舌滑。病乃肝脾不和，拟疏肝健脾，兼以养心。处方：

白术 6 克 川朴 4.5 克 茯神 4.5 克 远志 4.5 克 柴胡 1.5 克 沙参 4.5 克 青皮 3 克 羌活 3 克 香附 3 克 山栀 3 克 续断 4.5 克 甘草 1.5 克 当归 4.5

7 月 20 日二诊：服药三剂，月经余沥未净，脉缓。方药：

当归 4.5 克 川芎 4.5 克 茯苓 6 克 柴胡 3 克 沙参 6 克 羌活 3 克 白芷 3 克 青皮 4.5 克 香附 4.5 克 厚朴 4.5 克 甘草 1.5 克 二剂。

7 月 26 日三诊：月经已净三天，服归脾丸十日，每日二次，每次 9 克；续服丹栀逍遥散十五天，每日二次，每次 9 克，益母草、羌活各等份量煎水冲服。嗣后月经正常，十月怀孕，第二年 6 月下旬产一男婴。

贾某某，40 岁，农民。1956 年 7 月 11 日初诊。

自诉从 38 岁生第三胎后，去年夏月经来潮，长则四十多日，短则十八九日，量多色红，时达十天左右。平时自汗不止，周身麻木，倦怠，面色不华，肌肉软绵，时时噫气、气短，脉虚，舌淡红而燥。此为产多乳众，平日劳累，经血过多，脾虚。当从缓治之，用补中益气汤化裁施治。处方：

黄芪 6 克 沙参 9 克 白术 4.5 克 当归 4.5 克 川芎 4 克 升麻 3 克 柴胡 3 克 青皮 4.5 克 香附 4.5 克 茯苓 3 克 白芷 3 克 桂枝 1.5 克 甘草 1.5 克

7 月 17 日二诊：服药四剂，各证减轻，以补中益气丸早晚各服 1 丸（9 克），服十日。继服归脾丸十日，早晚各 1 丸（9 克），开水冲服。精神转佳，月经正常。

马某某，21 岁，农民。1957 年 7 月 19 日初诊。

患者今年元月，月经将来，因怒气数日，致使月经淋漓日久。以后遂月经时前时后，经期小腹痛，腰痛而酸困，精神正常，性情急躁，善言声高，脉象弦，尺脉沉，舌滑。患者得病于忿怒，兼之年青性急躁。证属肝气不舒，当调肝为主。拟用下方，每于经期服三剂，间日一剂。连服三个月后，月经正常，怀孕。处方：

升麻 1.5 克　柴胡 3 克　青皮 4.6 克　香附 4.5 克　山栀 3 克　羌活 4.5 克　白芷 3 克　细辛 3 克　茯苓 4.5 克　甘草 1.5 克

以上出自《中医医案医话集锦》

叶熙春

杨，女，二十八岁。十一月。杭州。骨小肉瘦，气阴两虚，冲任不足，经来参差不齐，或受气迫血而先期，或因气涩而愆时，婚已五载，未曾生育。今夏至秋，每至日晡时多潮热，入夜更甚，且多盗汗。盖汗为心液，汗多心气失敛，乃致悸惕不宁，头昏寐劣。蒸热过久，营血暗耗，形体渐趋羸弱，前时迭经调治，症状有所好转，月汛虽按期而来，惟量少色淡，净后尚多带下。脉来细涩带数，舌红而干。际此隆冬投补，自当益其气血，调其偏胜，以期阴平阳秘，健康有待。

盐水炒大生地 180 克　砂仁 15 克拌炒　大熟地 150 克　米炒上潞参 135 克　生黄芪 90 克　米炒麦冬 90 克　杭芍 75 克　原支怀药 90 克，打　炒冬术 60 克　生牡蛎 180 克　盐水炒萸肉 60 克　甘菊 45 克　炒女贞子 90 克　炙当归 75 克　杜仲 90 克　新会白 90 克　青龙齿 105 克，杵　枣仁 120 克，杵　地骨皮 90 克　夏枯草 60 克　珍珠母 150 克，杵　红绿萼梅各 30 克　忍冬藤 90 克　原干扁斛 105 克　紫石英 120 克，杵　西藏红花 30 克　石决明 150 克，杵　制川断肉 75 克　八月札 60 克　甘草梢 30 克　丹皮 60 克　沙苑蒺藜 90 克　天麻 45 克　月季花 30 克　稆豆衣 90 克　白果肉、莲子、红枣、胡桃肉各 120 克　阿胶 180 克　鳖甲胶 75 克，同阿胶炖烊，收膏　冰糖 450 克，收膏入

《叶熙春专辑》

第四节　经期延长

抱灵居士

赵氏，手指麻木，身腰胀痛，子午发热，背恶寒，五心热，口干，腹胀，经行淋沥不断，脉浮濡。以八味逍遥散，热退；以二陈汤加黄连、丹、栀一剂，经止。二十日发热，身腰股胀痛，以逍遥散合四物汤加香附二剂，热胀止，经来二日止；以四乌散加元胡一剂，经来些少，又加桃、红一剂，经来些少，夜微热，头昏，肢节痛；以八味逍遥散加香附，病减；以六味加归、芍二剂，热退。至四十日，五心热，夜热口干，白带，胸胁饱胀，经不至，脉沉涩，以四乌散加法夏、云苓二剂而孕已成矣。

《李氏医案》

张乃修

朱右。经来淋沥不止，少腹酸痛，偏右痞块攻筑，血色紫殷。冲脉气滞。宜调冲任而宣

气滞。

阿胶珠三钱　川芎一钱五分　炙艾叶七分　制香附二钱　川断肉三钱　生地炭三钱　酒炒白芍一钱五分　干橘叶一钱五分　酒炒当归二钱　公丁香三分

二诊：淋沥仍然不止，中脘痞闷，少腹酸坠。冲气不和，冲脉不固。拟和营平木。

乌贼骨三钱　鸡血藤膏三钱，冲　阿胶珠二钱　土炒白芍一钱五分　橘皮一钱　茜草炭一钱五分　干橘叶一钱五分　半夏曲一钱五分，盐水炒　制香附二钱　左金丸五分，二次服

《张聿青医案》

王旭高

王。经来半月不止，有紫血块，少腹疼痛，气坠阴门，诊脉沉涩，下午恶寒。阳陷入阴，营虚失守。法以升阳收摄其阴。

党参　熟地　黄芪　升麻　归身　阿胶蒲黄炒　冬术　白芍　柴胡　淡芩　血余炭

《王旭高临证医案》

陈莲舫

昆，姚。奇经内亏，早通而期愆，色淡，脉弦，头疼，营阴内亏，气痹不宣，治以和养。

西洋参　红藤膏　炒当归　川杜仲　淮牛膝　广陈皮　制香附　抱茯神　生白芍　沙苑子　佛手花　代代花

《莲舫秘旨》

王仲奇

陈右，城内，五月十一日。产后未满百日，胞脉失固，经来七日未住，腰俞作酸，右足肢清厥，头眩胸闷欲呕，耳窍失聪，脉濡弦。治以舒气调营，蔓延亦殊可虑。

左牡蛎三钱，煅，先煎　香白薇二钱，炒　全当归三钱　续断二钱，炒　金钗斛三钱　条芩钱半，炒　薄橘红一钱　绿萼梅八分　旋覆花二钱，包　丹参二钱　茯苓三钱

二诊：五月十四日。产后未满百日，胞脉失固，虚不肯复，经来旬日未住，耳窍较聪，夜眠欠安，腰俞作酸，右足肢清厥，头眩胸闷，食欲不启，乍寒乍热，汗出甚多，脉濡滑而弦。守原意出入之。

左牡蛎三钱，煅，先煎　香白薇二钱，炒　全当归三钱　续断二钱，炒　金钗斛三钱　川桂枝钱半　白芍二钱，炒　条芩钱半，炒　茯苓三钱　绿萼梅八分　鸡冠花钱半　乌贼骨三钱，炙黄

三诊：五月十八日。产后未满百日，经来越旬日方净，带淋缠绵，头眩腰酸，乍寒乍热，右足肢清厥，面浮胸闷，耳窍失聪，夜寐不安，食难消受，脉濡弦。病涉精神，未易疗治。

左牡蛎三钱，煅，先煎　香白薇二钱，炒　全当归三钱　续断二钱，炒　白蒺藜三钱　橘红衣一钱　绿萼梅八分　茯苓三钱　远志肉一钱，炙　乌贼骨三钱，炙黄　川槿皮二钱　鸡冠花钱半

四诊（佚）。

五诊：六月廿二日。带淋色黄已稍见减，夜眠较安，神疲力乏，腹胀有垒块起伏，身热肢

清，口苦溺黄，脉濡滑而弦。仍取阳明，兼清少阳。

柏子仁三钱, 杵　泽兰三钱　茯苓三钱　香白薇二钱, 炒　陈枳壳钱半, 炒　法半夏钱半　条芩钱半, 炒　白蔹三钱　无花果三钱　川槿皮二钱　鸡冠花钱半　乌贼骨三钱, 炙黄

郑右，大庆里，七月廿三日。上年产后失调，营卫循行易愆常度，筋骨宗脉少所营养，时寒热多汗，头眩，腰痛体酸，胸宇气闷，经事往常三日即止，今来将旬日，面黄，脉弦。亦防崩漏。

当归二钱, 蒸　白芍二钱, 炒　续断二钱, 炒　白蒺藜三钱　金钗斛二钱　甘菊花钱半　淮芪三钱　茯神三钱　甘甘枸杞二钱, 炒　地榆三钱, 炒　橘红衣一钱

二诊：七月廿七日。经事已净，形色较强，带下频多，胸闷较愈，头眩，腰酸，背痛。上年产后失调，脉海奇经有亏，以温煦调之。

左牡蛎三钱, 煅, 先煎　甘甘枸杞二钱, 炒　淮芪三钱　归身二钱, 蒸　杭白芍二钱, 炒　川杜仲三钱　续断二钱, 炒　白蒺藜三钱　茯神三钱　夜交藤三钱　女贞子三钱　乌贼骨三钱, 炙黄

以上出自《王仲奇医案》

叶熙春

王，女，三十六岁。十月。上海。每次经来，色鲜量多，拖延时日，面色萎黄，心悸不宁，纳少便溏，脉象细小，舌苔白薄。心脾两亏，主统无权，拟补益心脾。

米炒上潞参9克　清炙黄芪9克　炒晒白术6克　炒归身5克　炙甘草2.4克　炒杵枣仁9克　制远志6克　炮姜1.5克　炒阿胶珠9克　砂仁1.5克, 拌炒大熟地12克　煨广木香6克　龙眼连核5只

二诊：前方连服十剂，经漏即止，胃纳亦增，接服归脾丸，以善其后。

《叶熙春专辑》

施今墨

臧某某，女，20岁。十六岁初潮，经期尚准，半年以来经行虽按期，但时间逐渐延长。每来一周多始完，最近两个月竟淋漓不止，头晕目眩，心悸气短，胸闷胀，食不香，腰酸神疲，二便睡眠正常。舌苔薄白，脉象沉细有力。

辨证立法：素日体弱，又复早婚，气血未充，是以经行时间延长，脾胃不健，食欲减退，后天补给不足，肝气郁结，头晕目眩，胸闷胀满。气不摄血，冲任失固，渐趋淋漓。拟助气摄血、扶脾健中、舒肝解郁之法。

处方：黑升麻3克　生牡蛎10克, 生龙齿10克同打同布包　五倍子3克, 五味子3克同捣　黑芥穗6克　白蒺藜10克　沙蒺藜10克　生熟地各6克, 砂仁3克同捣　杭白芍10克, 柴胡5克同炒　鹿角胶6克, 另熔兑服　阿胶珠10克　山萸炭15克　茅根炭15克　米党参6克　厚朴花6克　玫瑰花6克　柏叶炭10克　莲房炭10克　炒建曲10克

二诊：服药两剂，月经显著减少，但仍未断，心跳气短，头晕依旧，食不香，胸胀闷，脉象如前，仍按上方加减。

处方：黑升麻3克　川杜仲10克, 炒炭　黑芥穗6克　川续断10克　生牡蛎10克, 生龙齿10克同打同

布包 阿胶珠 10 克 生熟地 各 6 克，砂仁 5 克同捣 杭白芍 10 克，醋柴胡 5 克同炒 山萸炭 15 克 厚朴花 6 克 莱菔子 6 克，炒 仙鹤草 12 克，炒 玫瑰花 6 克 莱菔英 6 克，炒 茅根炭 15 克 谷麦芽 各 10 克 酒黄连 3 克 沙蒺藜 10 克 炒远志 6 克 酒黄芩 6 克 白蒺藜 10 克

三诊：服药三剂月经已止，食欲转佳，胸腹闷胀已愈，惟仍头晕目眩，心悸气短，下午感觉烦热，脉象不似从前之沉细。气血已亏，来复需时，改服丸剂以善后。

处方：每日早、午各服人参归脾丸 1 丸，夜晚服玉液金丹 1 丸。共服三十日。

《施今墨临床经验集》

第五节　月经过多

王孟英

王西翁令孙芝生茂才室，久患汛行太速，头痛神疲，形瘦内烦，渴喜热饮，纳食滞膈，络胀少眠，脉至软滑虚弦，腿酸而有赤块甚痛，乃阴亏水不涵木，风阳内炽，气郁痰凝。议宣养清潜互用法：沙参六钱，鳖甲八钱，首乌三钱，茯神、菊花各二钱，栀炭、竹茹、桑叶各一钱五分，白薇、黄柏、丝瓜络各一钱，以藕二两，十大功劳一两，煮汤煎药；外用葱白杵烂，蜜调，涂腿上赤块。仲冬复视，烦减能眠，汛行较缓，头疼腿块均已渐瘥，乃与通补柔潜之剂。后信来知其服甚效。

《归砚录》

张乃修

解右。产后血虚气滞，腹时胀满，每至经来，血行甚多。气为血帅，宜调其气。

当归 二钱 炒枣仁 二钱 黑豆衣 三钱 厚杜仲 三钱 茜草灰 一钱五分 潼沙苑 三钱 池菊花 一钱五分 乌贼骨 三钱 藿香正气丸 三钱，先服 茯神 三钱

二诊：此次经来未至过多，然腹中尚觉胀满，有时气冲至脘。还是冲气未平，缓商调补。

制香附 三钱 土炒白芍 一钱五分 炒枳壳 一钱 广皮 一钱 茯神 三钱 炒枣仁 三钱 金铃子 三钱 砂仁壳 五分 四制香附丸 二钱，清晨服 木瓜皮 一钱，炒

三诊：一阳将复，肝阳不平，腹满中脘作痛，头昏眩晕，平日经事过多。皆肝经气火有余。再熄肝木。

川楝子 一钱五分 土炒白芍 一钱五分 黑豆衣 三钱 黑山栀 一钱五分 制香附 二钱 菊花 一钱五分 橘皮 一钱 炒枳壳 一钱 干荷叶边 三钱 女贞子 三钱

《张聿青医案》

王旭高

曹。经事来多去少，似崩非崩，是血虚有热也。所谓天暑地热，则经水沸溢。用白薇汤加阿胶主之。

女贞子 白薇 阿胶 蛤粉炒 淡芩炭 醋炒 黄柏 沙苑子 盐水炒 白芍 莲心 归身炭 旱

莲草

《王旭高临证医案》

张士骧

念五年正月晦日，余由家到烟台。越十日接家函，知余走之次日，三姜经行颇多，如注者两点钟之久。又复因怒，腹痛甚重，天癸回歇。卢姓医进以活血行气解郁之剂，经脉复来些许。又来白色者，两日而腹痛终未见轻，窜胁痛甚，似有如鸡卵大一物。又泻完谷不化两日，进以鸦片烟得止。余十八日返里，胁痛愈。又大腹脐之两旁，腹皮高突，脐两边痛不可忍，日夜不止，食物更剧。唇白口淡，舌无苔，夜出虚汗，腹满坚硬。两手脉沉，弗起，右关沉紧坚牢。乃太阴寒实所结重证，所以此时服理中、建中等不中也。大便两三日一行，余仿吴鞠通法，进天台乌药散二钱加巴豆霜一分。药进，辛苦万分，矢气无数。次日下大浊秽如黄白油者半罐，胀满略消，坚亦略软。又进以炒白术五钱，川附子五钱，丽参四钱，干姜四钱，草果二钱，丁香三钱，炙草一钱，厚朴二钱，木香钱半。服三剂，又下白色坚球三四枚，腹胀消去八成，痛亦稍愈。仍然按之坚，食物尚痛，痛在全腹，不专在脐两旁矣，腹时悸。又服三剂，大便仍有白色浊秽。又因怒郁犯肝气窜痛，右关仍紧，左关沉弦而涩滞。经期将届。又进理中加丁香、附子、肉桂、归身、柴胡、香附、白芍、青皮服之。照旧，惟肝气不痛矣。而腹痛虽轻，依然坚硬，行走伛偻。右关虽略有神，沉取仍坚紧。经期已届，两尺紧，肝脉涩。乃进以全当归五钱，川芎三钱，焦白术三钱，阿胶四钱，川续断四钱，香附三钱，桃仁三钱，五灵脂二钱，牛膝三钱，附子三钱，肉桂二钱，苏木钱半。两剂病无增减，惟月信已来，多寡照常。又进以丽参四钱，生白术二钱，苍术二钱，干姜三钱，附子三钱，炙草一钱，归身四钱，公丁香二钱，二剂减丁香一钱，加陈皮一钱，茯苓三钱。再方丽参四钱，生白术五钱，炙草一钱，干姜二钱，附子二钱，草果三钱，槟榔二钱。服二剂，病均见效。惟气虚，劳动气喘心跳，四肢无力，终日喜睡。当是脾虚不振也。

高丽参二钱　炒白芍三钱　青龙骨四钱　炙甘草钱半　炙黄芪五钱　桂枝尖二钱　真饴糖三钱　当归身三钱　酸枣仁三钱　煨姜三片　大枣三枚

服五剂，诸恙均痊，接服归脾丸。

小眼角时常流泪，夜间赤涩作痒，流泪左右更移，两关弦细。阳明空虚，肝阳上扰。调补肝胃。

当归身三钱　炒白芍三钱　炙甘草一钱　川杞子五钱　云茯神三钱　桂枝尖一钱　柏子仁三钱　炙黄芪四钱　羚羊角一钱　桂圆肉三钱

肾虚湿蕴，时常流浊，利湿伤阴，补肾固湿，脉束沉细而弦。治必用金石之品，直达至阴之地，方能益肾除湿。

珍珠一钱　雄黄五分　梅冰片五分　牛黄五分　琥珀二钱　象贝母二钱　朱砂一钱　青黛五分　生地汁八两　飞罗面五钱　人中白末一钱

《雪雅堂医案》

王仲奇

王右，海盐，七月廿六日。经来日多，奎涌有块，带淋缠绵，头眩耳鸣，胸闷腰酸，腹胀痛，有垒块起伏，时有寒热，间有牙宣，脉濡弦，奇恒有亏，防崩漏。

左牡蛎三钱，煅，先煎　香白薇二钱，炒　白蒺藜三钱　绿萼梅八分　续断二钱，炒　丹参二钱　全当归三钱　白芍二钱，炒　五灵脂二钱，炒去砂石　乌贼骨三钱，炙　白薇三钱　鸡冠花钱半

二诊：七月廿九日。胞脉为病，肠回失舒，经来垒涌有块，带淋缠绵，腹胀痛有垒块起伏，头眩耳鸣腰酸，间有牙宣，脉濡滞而弦。治以舒气调营，用防崩漏。

柏子仁三钱，杵　川楝子钱半，煨　刘寄奴二钱　全当归三钱　白芍二钱，炒　白蒺藜三钱　续断二钱，炒　白薇三钱　乌骨三钱，炙　五灵脂二钱，炒去砂石　茜根二钱，炒　凌霄花二钱　鸡冠花钱半

三诊：八月九日。腹痛见愈，少腹膨胀未消，垒块亦未消弭；头眩耳鸣较安；经常愆期，带淋缠绵，脉濡弦。仍以舒气调经，用防崩漏。

柏子仁杵，三钱　川楝子钱半，煨　刘寄奴钱半　青皮钱半，炒　制川朴钱半　台乌药钱半　缩砂仁钱半　泽兰三钱　五灵脂二钱，炒去砂石　乌贼骨三钱，炙　红花八分　白薇三钱　鸡冠花钱半

《王仲奇医案》

方公溥

郭女。经行太多，频频心悸，腹痛、腰楚，时见咯血，脉象浮弦，舌苔微黄，姑拟凉血调经止血。

生白芍12克　大生地9克　炒丹皮9克　荆芥炭6克　生甘草3克　侧柏炭9克　丝瓜络9克　生竹茹9克　炒大蓟9克　炒藕节五枚　干荷叶1角

复诊：咯血已止，月事尚多，腹痛、腰楚如前，头眩心悸，再从前法出入。

炒当归9克　白芍药9克　荆芥炭6克　熟地黄12克　朱茯神12克　炒酸枣仁12克　炒侧柏9克　炒大蓟9克　黑蕲艾4.5克　炒藕节5枚　海蛤粉9克　东阿胶9克，另烊，分2次冲入　童便半杯，分2次冲入

三诊：月事已净，腹痛亦平，微有咳嗽，再从前意调理。处方同前，除大蓟、侧柏，加炙冬花9克，炙紫菀9克。

《方公溥医案》

孔伯华

卜妇，六月初六日。血虚肝旺，以致经水较多，脾湿亦重，经络失畅，腰腿酸疼，腹胀，脉盛两关，亟宜育阴渗化。

石决明八钱　旋覆花三钱　代赭石三钱　威灵仙四钱　知母三钱　云苓皮四钱　桑寄生八钱　炒乌药三钱　杜仲炭三钱　橘核四钱　宣木瓜三钱　生牡蛎两　大腹绒三钱　川牛膝四钱　莲子心二钱

《孔伯华医集》

章成之

朱女。行经量多如冲，面色不华，头眩。即当固摄，先治其急。

大熟地15克　阿胶9克，烊冲　金毛脊9克　川断9克　瞿麦9克　苎麻根12克　仙鹤草15克　党参9克　黄芪9克　陈棕12克

二诊：前方不能止，经之大下如冲，予加味胶红饮。

生阿胶 9 克　藏红花 6 克　全当归 9 克　瞿麦 9 克　冬瓜子 9 克　仙鹤草 15 克　乌贼骨 60 克　威喜丸 15 克，包煎

三诊：经多如血冲，以胶红饮而暂止。

大熟地 12 克　金毛脊 9 克　川断 9 克　仙鹤草 15 克　乌贼骨 30 克　元武板 15 克　威喜丸 15 克，入煎

《章次公医案》

施今墨

龙某某，女，53 岁。年逾五旬，经水未断，反而淋漓不绝，量不多，有白带，全身酸软，头晕腰疼，患者不能服汤药，要求以丸药治之。舌苔薄白，六脉细弱。

辨证立法：更年之期，月经断绝实属正常，反而淋漓不绝者，本体素虚，气血不足，统摄无力也。拟调理冲任，补其本元治之。

处方：每日早服人参归脾丸 10 克，午服紫河车粉 3 克，晚服强心丹 12 粒。

二诊：服药十日后，诸证均减，血已少，白带不多，头晕心跳好转，精神亦佳，仍以丸药治之。

处方：每日早服参茸卫生丸 1 丸，午服强心丹 12 粒，晚服玉液金丹 1 丸。

三诊：服丸药二十日经水已止，白带微量，腰痛头晕均大见好，精神较佳，两胁有时窜痛，心跳气短较前好转。

处方：每日早服逍遥丸 6 克，午服强心丹 8 粒，晚服参苓白术丸 10 克。

四诊：前诊三次，共服药二个月，诸证皆失，要求巩固疗效，防止再发。

处方：每日早服紫河车粉 3 克，晚服参茸卫生丸 1 丸。

《施今墨临床经验集》

第六节　月经过少

王旭高

李。妇人之病，首重调经。经事初起不来，状如怀子。以后来而略少，但腹渐大，三载有余。尚疑有孕，岂非痴人说梦耶？《内经》谓肠覃、石瘕皆腹大如怀子，石瘕则月事不来，肠覃则月事仍来，而提其要曰：皆生于女子，可导而下。夫岂徒有虚文而无斯证哉！余曾见过下红白垢污如猪油粉皮样者无数，调理得宜，亦有愈者。藉曰不然，则天下尽有高才博学之医，就有道而正焉，无烦余之多赘也。

大黄䗪虫丸每朝三十粒，炒大麦芽泡汤送下。

《王旭高临证医案》

柳宝诒

熊。养血托邪，疏通奇经，两法迭用，咳热均减；惟少腹滞痛转甚，经速而少，此下焦瘀

热内阻，奇络不能疏畅之故。脉象细数带弦，虚中夹实，但与滋养，恐难愈病。仍拟于清养中，佐以疏导。

当归　白芍土炒　小生地炒　川芎炭　炒丹皮　延胡索醋炒　金铃子酒炒　长牛膝红花酒煎拌炒　乌药　沉香片　青广木香各　川断肉炒　白薇　佛手

《柳宝诒医案》

王仲奇

许姑，绍兴，八月晦。任脉既通之后，经行而经隧不畅，时有逆流倒行之患，如是者有两年之久；旧冬经行渐少，今春三月鼻衄既止，胞脉亦闭，嗣渐黄瘦，咳嗽痰多，间有寒热，渐成干血之证。脉尚柔和，及早补救可也。

海蛤粉三钱，包　香白薇二钱，炒　粉丹皮钱半，炒　霜桑叶二钱　紫菀钱半　款冬花钱半，炙　百部八分，蒸　丹参二钱　茜根钱半，炒　西藏红花四分　生苡仁三钱　红月季花三朵

二诊：九月初八日。咳嗽已瘥强半，胃气仍未蠕动，日前经来几点，即胞脉欲通之征，脉来柔缓。形色不夺，及早补救可免干血也。

丹参二钱　西藏红花四分　茜根钱半，炒　茺蔚子二钱，炒　泽兰三钱　金钗斛二钱　冬桑叶二钱　粉丹皮钱半，炒　紫菀钱半　百部八分，蒸　款冬花钱半，炙　玫瑰花两朵　月季花三朵

三诊：九月十七日。旬日前经来几点，嗣后又未复再见，胃气未大蠕动，咳嗽乍疏乍数，头眩腑酸，脉来柔缓不亢。治以调营和胃，干血之患或可幸免也。

丹参二钱　西藏红花四分　茜根钱半，炒　杏仁三钱，去皮尖　款冬花钱半，炙　紫菀钱半　玉苏子二钱　百部八分，蒸　金钗斛二钱　生苡仁三钱　泽兰三钱　茺蔚子二钱，炒　月季花三朵

四诊：九月廿七日。咳嗽较愈，形色较强，头脑仍眩，隧道未通，胞脉仍闭，自初旬来几点后未尝再来，脉来柔缓。再以调营温经。

丹参二钱　泽兰三钱　茺蔚子二钱，炒　桑白皮一钱二分，炙　杏仁三钱，去皮尖　玉苏子二钱　紫菀钱半　款冬花钱半，炙　橘红衣一钱　续断二钱，炒　茜根钱半，炒　红月季花三钱

五诊：十月初七日。前月初旬经来几点，现已逾月，未尝复来，头眩，体酸，乏力，然咳嗽已瘳，脉缓，苔净。干血之患可冀幸免，仍以调营温经可也。

丹参二钱　泽兰三钱　茺蔚子二钱，炒　续断二钱，炒　茜根钱半，炒　全当归三钱　红花八分　橘红衣一钱　干地龙钱半　淮牛膝二钱，炒　粉丹皮钱半，炒　红月季花三朵

《王仲奇医案》

金子久

丰腴之体，脂膏充满，子宫满塞，故难孕育，询知月事准期，来而甚少，脉象滑大，病关八脉，治当温养下元，以涵奇经。

炙绵芪　党参　熟冬术　广皮　茺蔚子　杜仲　鹿角霜　白芍　潼蒺藜　归身　刺猬皮　菟丝子

《金子久专辑》

丁泽周

沈右。气升呕吐，止发不常，口干内热，经事愆期，行而不多，夜不安寐，舌质红，苔薄黄。脉象左弦右涩，弦为肝旺，涩为血少。良由中怀抑塞，木郁不达，郁极化火，火性炎上，上冲则为呕吐，经所谓诸逆冲上，皆属于火是也。肝胆同宫，肝郁则清净之府岂能无动，挟胆火以上升，则气升呕逆，尤为必有之象。口干内热，可以类推矣。治肝之病，知肝传脾。肝气横逆，不得舒泄，顺乘中土，脾胃受制。胃者，二阳也。经云：二阳之病发心脾，有不得隐曲，女子不月。以心生血，脾统血，肝藏血，而细推营血之化源，实由二阳所出。经云：饮食入胃，游溢精气，上输于脾。又云：中焦受气取汁，变化而赤，是谓血。又云：营出中焦。木克土虚，中焦失其变化之功能，所生之血日少，上既不能奉生于心脾，下又无以泽灌乎冲任，经来愆期而少，已有不月之渐，一传再传，便有风消息贲之变，蚁穴溃堤，积羽折轴，岂能无虚。先哲云：肝为刚脏，非柔养不克，胃为阳土，非清通不和。拟进养血柔肝、和胃通经之法，不治心脾，而治肝胃，穷源返本之谋也。第是证属七情，人非太上，尤当怡养和悦，庶使药达病所，即奏肤功，不致缠绵为要耳。

生白芍二钱 朱茯神三钱 仙半夏一钱五分 川石斛二钱 炒枣仁三钱 代赭石二钱，煅 旋覆花一钱五分，包 银柴胡一钱 青龙齿三钱 广橘白一钱 茺蔚子三钱 丹参二钱 鲜竹茹一钱五分 生熟谷芽各三钱 左金丸七分，包

二诊：气升呕吐未发，夜寐不安，经事行而不多，苔灰黄，按脉弦细而涩。皆由营血亏耗，肝失条达，脾失健运，胃失和降为病。昨投养血柔肝，和胃降逆，助以调经之剂，尚觉获效。仍拟逍遥合覆赭二陈加减，但得木土不争，则诸恙可愈。

白归身二钱 朱茯神三钱 炒枣仁三钱 炒竹茹一钱五分 生白芍二钱 仙半夏一钱五分 青龙齿三钱 广橘白一钱五分 银柴胡八分 北秫米三钱，包 代赭石三钱，煅 茺蔚子三钱 川石斛三钱 旋覆花一钱五分，包 青橘叶一钱五分

《丁甘仁医案》

孔继菼

予治金明府之病既获效，明府曰：小妾有经脉之病，遍用活血理气及养血之药，皆不效，并请一诊。予曰：闭乎？曰：仅而未闭，但甚少且滞。予曰：若然，必甚瘦损。曰：不瘦，犹大胖也。予甚疑，乃入诊。见腕肉充盛，而脉则浑如无有，推寻良久，依稀可辨，乃缓脉也。予曰：此为湿证，非经病也。向曾有人言及否？公曰：从未。君何以辨之？予曰：辨之以脉，然必有外证。亦曾有饮多便少、腿足肿胀、身体沉重及呕吐痰水等证乎？公曰：湿痰是常吐，日饮甚少，小便甚少，然常作渴，苦口干，不闻湿也。大便亦干燥难出，不独小便短也，医皆谓火气熏灼所致。至腿足向来不闻肿胀，身体则沉重，转侧不能，发亦不能自理，渠自疑为胖所累，吾亦谓然，岂此为湿病乎？果系湿病，亦尚可愈乎？予曰：何不可愈？然非数月不能也，亦必须大药。缘此病中之已久，内脏腑，外皮肤，上下顶踵，无非湿气盘踞，岂寻常小剂所能窥犯。公惊曰：大药云何？予曰：药多煎多，每剂分三服，服必一碗，日尽一剂。公笑曰：此渠所能。乃出家人，进方纸。公叱曰：持去！易大纸来。予曰：大纸何为？公曰：君言用大药。予笑曰：大药不须大纸也。噫！公凡事聪察，而于此道冒昧若此，向来朝凉暮热，任医颠倒，

何所不至哉？予将立方，转念此证非公所解，若不辨明，疑团必不能释，用药亦将不顺。乃为书案曰：此病六脉沉缓，缓为湿脉，医之所知，而向来不作湿治者，一误于经少而行滞，再误于口干而作渴、大便燥涩；而又问证不详，研理不精，不思饮多便少，水从何消？肢体重滞，病自何来？此治之所以日谬，而病之所以日深也。夫平人之常，饮多便亦多，饮少便亦少，其中虽有阴脏、阳脏，消水、不消水之殊，而出入多寡之数，必不至甚相悬绝。以水入于胃，精气输肺家，浊者转膀胱，不容留，亦必不能留也。若饮多便少，腹中必有停留矣，试问此停留之水，终归何所？此不偏结于一处，为痰饮，为悬饮，必将入渗于经络，为溢饮，为支饮。夫痰饮、悬饮，犹属聚而不散，溢饮、支饮，则将散而不聚，其势无所不达矣，此湿病所由成也。湿病成，则经血因之而病矣。所以然者，妇女之经，皆有余之血也。湿气充乎周身，气血皆从湿化，其余之血，能有几何？痰涎锢蔽，经隧阻碍，其下行安得不滞？此时不从湿立治，而日用活血补血之药，血药润腻，适以增湿，湿日增而血日少，其行亦日滞，调经之卒于无功，而反以重病者，此也。由是湿病日重，湿证亦愈多矣。呕水、吐痰，湿也；口干作渴，亦湿之为；溏泄不尽，湿也；大便燥涩，亦湿之为，何也？上焦之津液，由胃而上行者也。下焦之泽液，由胃而下注者也。水气由胃渗入经络，日渗日顺，则胃中之津液亦皆随之而渗入，上无以润胸喉，口安得不干？渴安得不作？下无以润大、小肠，粪安得不燥？便安得不涩？故此二证者，形同于燥，因出于湿，阴极似阳，理之固然。医不察此，以为火热熏灼之所致，其亦不达于理矣。且独不思肢体重滞之何以致此乎？今天下肥人不少，富贵或偏于安逸，贫贱不废其勤劳，若尽身不能转，腰股重坠而难运，发不能理，臂腕强直而难屈，则富贵几无生趣，贫贱全无生理矣，有是说乎？故肢体之重滞，非胖之累也，正湿之害也。盖由痰液充塞，气运不灵，血流不畅，膜胀阻碍，以至此极。是明明一身之内，不容气血之运用，全被湿气所把持，腿足虽不肿胀，而湿邪久已注满，较之肿胀之外现者，同一累也，非湿盛之极，何以至此？以故为今之计，但当以全力祛湿，更不以余药调经，湿不除，经固不可调。湿果除，经亦不待调也。盖此证若是经病，六年之内，久已发热，久已瘦损，今日不知何如矣，惟病在湿，而不在经，是以湿气外溢，而甚似乎胖，经行内阻，而不至于绝。但使湿邪尽去，脉道无梗，气流血畅，有何不调？经调，而其余诸证，无不克期就痊也。病有治本而末自痊，此之谓也。案出，公阅良久，曰：君谈理明晰，有原有委，予虽不解此事，阅之亦觉爽然。急请方。乃书：用生白术四两，制半夏二两，枳实、橘皮、萆薢、泽泻各两半，服一剂。次日，公曰：病大愈矣。予曰：何以见之？曰：向者转身以人，登阶以人，梳发以人，今皆自能之，非愈乎？予曰：此不为愈。俟小便大利，溺倍于饮，斯为愈耳。逾十日，复招予往，则病退十之七八，脉大利矣。予惊曰：何愈之速？向期数月，今毋庸矣。问之，盖不惟小便利，大便亦利，下痰甚多，干渴诸证俱退矣。乃半减前药，加茯苓、芡实一二味，服十余剂，湿气遂竭，经行亦顺。

《孔氏医案》

周镇

荣某氏，辛亥夏仲腹中气滞，少腹痛，左膀有形，经来甚少如无，体灼内热。审系血虚气郁，虚而有瘀。拟方当归、白芍、丹参、远志、鳖甲、香附、生地、香橼、乳香、功劳子、预知子，研细。每服三钱，空腹服。至半月，腹痛大定；经来如墨且多，轰热陡退，胃口大馨。然头眩、目花、带下，虚象大著。转服四物、六味、杜仲、龟板以养肝肾，即觉有孕。此可证病因虚者必先顾正，若虚而因悲郁，气滞而血瘀少，以至体灼轰热，即宜通宣，亦一效也。

《周小农医案》

方公溥

徐女。四月十六日诊：经行量少而不畅行，少腹胀满殊甚，经色紫暗而瘀块，脉弦涩，治以理气舒肝，宽胀行瘀。

广木香 4.5 克　制香附 9 克　炒延胡 9 克　元红花 4.5 克　大川芎 4.5 克　全当归 9 克　光桃仁 9 克　赤芍药 9 克　新会皮 4.5 克　台乌药 9 克　粉丹皮 6 克

四月十九日复诊：经行较畅，经色紫暗，少腹胀满减而未痊，再进一步调理。处方同前，除赤芍、红花，加制厚朴 4.5 克、炒枳壳 4.5 克。

《方公溥医案》

冉雪峰

陈兰，女，泰国人，往岁曾患甲状腺功能亢进，有心跳、眼珠突出、易倦等证象，经手术后，症状转好，不久又出现容易疲倦、食欲不振及眼眶浮肿、皮肤干燥、月事减少、色黑等证。在某医院治疗，认为甲状腺大部切除，功能低减，治以甲状腺制剂（轻量）。谓宜久服，半年余转来中医研究院门诊部诊治。查询如上经过，此病前为甲状腺功能亢进，后为甲状腺功能减退，根据现有证象为基础，调摄整个机体为斡旋，润液育阴，凉营沃燥，随病机出入加减于其间。初拟方系人参养荣丸和五子衍宗丸加昆布、海藻、桑螵蛸等，似效不效。继拟方：当归、白芍、川芎各三钱，茯神四钱，枣仁三钱，元胡索、丹皮、茅根、泽兰叶各三钱，生谷芽四钱，煎服。二星有效，四星期效著，心跳胸痹未发，手不颤，各证大半转好（前药中，或加栀子、地骨皮、山萸肉、牡蛎及威灵仙、元胡索等）。继续拟方，宗前法，加重培育扶正，又四星期，一般状况甚佳，基础代谢率由"－15至－20"升为"－2"。病已向愈，体重增加，自觉无不适。末后拟方，仍守前法，轻其制而减其量，半清半调，隔日服一剂，阅四月无变化，即偶有不适或附带他病，随治随愈，时值夏热，赴青岛避暑，病大体已愈，为拟调摄方：人参归脾丸一斤，每服一钱至二钱，日二次。秋凉回京，尚来诊一次，一般良好，嘱仍服归脾丸缓调善后。

《冉雪峰医案》

第七节　月经不调

北山友松

井上氏女，年十八，患血块冲动，面青口干，发脱，经不调。众医不效，请予治。用香附、乌药、蔓荆子、白芷、沉香、菊花、川芎、黄芩、桔梗、黄连为散，以小柴胡汤去人参加青皮煎汤送下，日二服。数日后，病证减半，发不脱矣。再用四制香附加桃仁、红花、莪术、三棱、枳壳、槟榔为丸，以四物汤送下，诸证如失。仍用小柴胡汤加减全效。

《北山医案》

陈念祖

月事不调，头晕，胸脘胀满，心腹隐隐作痛，脉形两寸浮数，左关弦。乃阴虚内热，肝郁血滞所致。宜养血舒气，佐以解郁平肝。

当归身三钱，酒炒　大熟地三钱　炒白芍二钱　川芎一钱　阿胶二钱　黄芩二钱　郁金一钱　制香附八分　泽兰叶二钱　粉丹皮二钱　艾叶七分，炒

《南雅堂医案》

黄凯钧

俞女，十九，患月信不调，不时气逆冲胸，迷闷呕吐，甚至神昏发厥，脉大而涩，证似木乘土。因脉不合证，视其面色，并无忧怒之形，缘询病起几时，自述前岁饮井水停经，旋起腹胀，后经通而气冲之病作矣。予既得其情，即处一方，以温经、逐瘀、利气三法并施。

炮姜八分　归尾二钱，酒润　艾叶一钱五分　大黄三钱，酒润迟入　枳实一钱五分　延胡索一钱五分　香附二钱　橘皮一钱　桃仁二钱　红花一钱

时适行经之期，服两剂，所下瘀块甚多，胸宽腹和，不知病之去向矣；惟觉形软，诊其脉无涩大之象，三载沉疴，应手取效，下法不可不知。改调补气血方，母女不胜欣悦而返。

《肘后偶钞》

何书田

癸水不调，时欲腹痛，纳食脘次不舒，脉形弦细而数。此肝络不和，气郁、血郁为患也。急切不能奏效，以疏郁调营主治。

制香附　煨木香　白归身　炒黄芩　川楝子　小郁金　新会皮　炒白芍　牡丹皮　鲜橘叶

《簳山草堂医案》

王孟英

张养之令正，饮食如常而肌肤消瘦，汛事如期而紫淡不恒，两腓发热而别处仍和，面色青黄而隐隐有黑气。俨似虚寒，多药不效。始延孟英诊之，脉似虚细，而沉分略形弦滑。曰：此阳明有余，少阴不足，土燥水涸。仲圣有急下存阴之法，然彼外感也，有余之邪，可以直泄，此内伤也，无形之热，宜以甘寒，义虽同而药则异，赠以西洋参、生地、生白芍、生石膏、知（母）、（黄）柏、（茯）苓、栀（子）、麦冬、花粉、楝实、丹皮、（麦）门冬、木通诸品，服至数斤，黑气退而肌渐充，腓热去而经亦调矣。

《王氏医案》

费伯雄

某。经停两月，诊脉虽滑，而痰饮亦为滑。更兼乳儿之期，经本无常，是以难定弄璋。刻下寒热咳嗽，胸阻气呛，倦怠无力。急宜疏解平肝。

苏梗二钱　炒枳壳一钱　杏仁三钱　乌药二钱　茯苓三钱　姜半夏一钱半　神曲三钱　生草五分　郁金二钱　桔梗一钱　青陈皮各一钱　竹茹二钱

复诊：加沉香曲一钱半、南沙参三钱、丹皮二钱，去苏梗。

《费伯雄医案》

李铎

聂姓妇，年三旬，寸脉浮数，左关带弦，两尺细涩，面目浮黄、咳嗽痰鸣，气逆头眩，经候不调，证属血虚肝燥。书云：肝病则血病，血病则经不调，经不调则诸证蜂起矣。治宜平肝清肺，仿木郁达之之义。

当归　白芍　白术　柴胡　川贝母　丹参　茯苓　薄荷　桑叶　甘草　兼服九制香附丸。

又　连进加味逍遥之剂，嗽痰稍减，诸证亦渐缓，显是肝气逆行，内风乘肺之征。治以舒肝，故火散而肺宁也。惟久嗽损中州，脾失输化之职，以致食减神倦，气逆不舒，肺无所资，久嗽仍是难愈。且停乳不月，足见真阴亏损，合之脾肾两脉濡弱，自当从脾肾子母相生主治，勿用见嗽治嗽泥法。议八珍汤加减，并宜薄味节气，静养心神。

北沙参　冬术　云苓　木香　熟地　当归　鹿角胶　陈皮　炙草　晚间服六味丸五钱，五味子汤下。

徐姓妇，年二十余，腹内患一气块，不时上攻，或痛而有声，吞酸痞满，常发寒热，月经不调，小溲频数，面色青黄，年余服药无效。余诊之，两关弦实，此肝脾气滞，兼有郁恼，用归芍六君加柴胡、木香水煎，吞左金丸一钱。四剂气稍舒，痛亦减，即与归脾汤下龙荟丸二钱，月余而诸证退，痞块消，再与调中益气加茯苓、牡丹皮，俾中气旺而月经自调。若再失治，成痨成鼓，难免后忧。

是即脉之弦实处究出病源，故诸证自除。寿山

以上出自《医案偶存》

杨毓斌

某氏妇。方书谓：经多为热，经多妄行亦为热。医家率用滋阴凉血之品，由是久而变成骨蒸、怯损、痨嗽者比比矣，而不知此证多因土湿卑监，不能堤防所致。盖脾主统血，脾病则血无所统故也。前贤谓：血得温则归经；又谓：运之者，其阳和乎。斯言诚得治血调经三昧。尊恙兼证，时觉虚烦，两腿板肿；时胀时痛；脉右寸关来盛去悠，显露芤革之象，右尺沉弦而微，左三部虚弱。阴血固伤，阳气亦殊欠振运，病已多日，姑仿归脾汤意加减，以消息之，三剂后果验。原方出入十余帖，遂瘳。附存初方：

炙黄芪　炙野白术　醋炒当归身　盐水炒陈皮　水炙甘草　首乌藤　宣木瓜　川续断　煨木香　白茯苓　生谷芽

沈姑。胃弱纳谷不香，腰痛，溏泄，天癸不调，延经半载，叩治。

为拟温养脾肾，和肝调经，制方四五服，竟全瘳。

当归身四钱　生白芍三钱　真阿胶三钱　糯米炒杜仲二钱　盐水炒补骨脂二钱　山茱萸二钱　潞党参三钱　乌贼骨三钱　怀山药三钱　茯苓三钱　炮姜二钱　煨木香一钱　炙甘草二钱　生姜一钱　饴糖三钱

以上出自《治验论案》

陈莲舫

王。经事不调数日，必发盗汗，脘胀，神疲头蒙，脉数，营亏气痹，治以和养。

鸡血藤膏　白蒺藜　抱茯神　大丹参　厚朴花　代代花　生白芍　杭甘菊　远志肉　柔白薇　焦米仁

《莲舫秘旨》

王堉

越数月，余送堂儿府试，与观察日日见面。谈及其如君云，癸水不调，脐腹常疼，精神委顿，饮食不思，偶受孕，三四月辄坠。前在峥，曾服药无数，兹又请教授齐老师治之，又请府幕钱老夫子治之，病仍不愈。皆以为痨矣，请一决之。如君出则荆钗布裙、寒素依然，向余展拜，余答之。诊其脉则六脉俱虚，而无数象，右关尤甚。告观察曰，此乃脾虚土衰之证，故精神少，饮食滞。至月事不调，怀孕辄坠，则中气不能健固之故。极可治，但须积日累月，非旦夕可愈之病也。若迟延不治，则久而泄泻，或久而咳嗽发热，面赤恶寒，真痨证矣。余先进以六君子汤加益智、干姜、芡实，命服八剂后，服资生健脾丸。观察问，丸药服几斤？余曰，多多益善。

后余归介，观察解帐归峥。二年后，在会垣见其长子，问前病状，则曰：迩来体甚壮硕，去年冬，竟举一女，家父犹时时道及而铭感焉。

《醉花窗医案》

金子久

先天不足而水亏，相火有余而金燥，不独此也。下焦冲海亦亏，月事为此不正，遂使逆而上行。或有咳呛，每至傍晚，烦冒冷热，喉间自觉梗痛，蒂丁已见下坠，右手脉象，独见弦数，右手寸脉，颇形虚数。法当壮水以涵木，参用潜火以清金。

淮牛膝　茺蔚子　旋覆花　橘红　枇杷叶　粉丹皮　白茅根　冬桑叶　玄参　蛤壳　冬虫夏草　藕节

《金子久专辑》

张山雷

历右。产后年余，汛水见过两次，淡黄不赤，寒热往来，畏风日久，五心烦热，夜央少寐，脉数舌淡无苔，神萎色衰。昨议补养，诸恙皆减，胃纳知味。

党参4.5克　黄芪4.5克　白术4.5克　桑螵蛸9克　乌贼骨9克　杜仲9克　炮姜2.4克　木香3克

青陈皮各2.4克   乌药6克   归身4.5克   白芍6克   砂仁2.4克   杞子4.5克   银柴胡4.5克

《张山雷专辑》

方公溥

潘女。月事失调，经行不爽，头昏眩晕，心悸频频，脉弦郁，法当养血调经。

全当归9克   大川芎6克   白芍药9克   制香附9克   熟地黄9克   益母草9克   光桃仁9克   生甘草3克   元红花4.5克   朱茯神12克   柏子仁9克。

复诊：经行较爽，心跳亦轻，头眩未痊，再进一步调理。

处方同前，除茯神、益母草、乌药，加生绵芪9克、关沙苑9克、嫩钩尖9克，生草为炙甘草3克。

《方公溥医案》

孔伯华

刘妇，十二月十三日。湿热郁阻，经水失调，带下黄而多，经色黑，少腹酸痛，舌苔黄腻，呕逆泛酸，脾家湿象较盛，脉滑弦而数，宜调经化湿郁。

石决明六钱   炒秫米三钱   元胡三钱   桑寄生五钱   白蒺藜二钱   土炒乌药三钱   旋覆花二钱   代赭石二钱   炒丹皮钱半   云苓皮四钱   赤小豆四钱,布包   川萆薢三钱   川黄柏三钱   益元散四钱   盐橘核三钱   川牛膝三钱   藕两

《孔伯华医集》

第八节　痛经

周南

沟口长左卫门妻，三十岁。脉沉数而涩；左侧不可卧，卧则气升；右半头痛，鼻中涕结成硬条；时时带下，临经两乳胀痛，小腹痛引腰，月事不调且少，色如烂鱼肠。此肝气有余，肝血不足，冲任虚而有火也。治法当以去瘀为先，方用柴胡、青皮以疏肝，芎、归以养血，丹皮佐之，玄胡、乌药、桃仁、大黄去瘀行滞，官桂、红花佐之。三剂而左侧可卧，八剂而经水大行，瘀积垢污尽去，痛胀全除，脉已大而不涩三日。方止经血已多，通体松快，经后以补中益气调养之剂。即继调经丸药，次月不用通经，自顺流而下矣。

《其慎集》

缪遵义

经行速而为日多，冲不摄也；寒热发而腹中痛，营气虚也。病关八脉，阳维、督脉、冲、任皆及也。法以调奇经为主，使河津渐充流于经脉，病可渐愈矣。

熟地炭   羊尾骨炙   艾炭   阿胶   杞子炭   沙蒺藜   杜仲   炙螵蛸   丝吐灰   白薇

《缪氏医案》

中神琴溪

　　新街二条南山下总左卫门之妻，年四十余，每月事下，必先腹痛，与桂枝茯苓丸加大黄汤，继又用坐药数日，前阴出血块数个，大者类鸡卵，小者如兔屎，月余乃已。

　　近江屋某妻，月事不顺，小便数，大便常秘涩。一日腹大痛，其痛筑漱不堪，急走人迓先生。至则昏倒气绝，四肢微冷，按其腹磊磊如囊沙石状。即作茴香煎烫其腹上，呼吸顿复。又烫之，大便大通，诸证渐渐退。至夜半复腹痛下蓄血及块物，而后腹和，脉为之动，与桂枝茯苓丸数帖康复。

　　茴香煎方：茴香十钱　　樟脑五钱

　　上二味，和烧酒三升，煮取二升，去滓，浸巾以烫患处，冷则换之。

以上出自《生生堂治验》

何书田

　　经不应月，临时腹痛，此肝郁络滞也。恐难于孕育。

　　炒艾绒　　焦茅术　　炒归身　　炒丹参　　茺蔚子　　制香附　　川郁金　　炒白芍　　川楝子　　陈皮

　　温经疏肝主之。

　　陈阿胶　　炒白芍　　制香附　　牡丹皮　　茺蔚子　　炒艾绒　　炒归须　　广陈皮　　川楝子

　　肝郁气滞，临经腰楚。治以温疏之法。

　　炒阿胶　　当归　　枸杞子　　紫丹参　　怀牛膝　　炒艾绒　　炒白芍　　炒杜仲　　制香附　　茺蔚子　　桑寄生

　　偏产后，临经腹痛，兼下血块。此奇经八脉病也。治宜温养冲任、通调癸水主治。

　　炒艾绒　　炒当归　　枸杞子　　川楝子　　炒怀膝　　上肉桂　　炒白芍　　制香附　　紫丹参　　紫石英

以上出自《簳山草堂医案》

王孟英

　　赵听樵令妹，每汛至则腹胀呕吐，腰脊酸痛，两腿肿痛，筋掣脘痛，甚至痉厥，多药不效。孟英以金铃子散合左金（丸）加"二陈"（橘皮、半夏）、竹茹、枳实、桂（枝）、茯（苓），数剂而愈。续用苁蓉、菟丝、淫羊（藿）、杜仲、桑椹、木瓜、续断、香附、（当）归、（白）芍、茴（香）、楝（实）调之，汛至如期，略无痛苦。初冬适杨子朴，寻即受孕。

　　里中张君雪沂令正，三十七岁。于乙巳年患经行腹痛，医进胶艾汤多剂，痛乃日盛，而加以呕吐，迄今十载，诸药备尝，迩年经至益频，痛势益剧，满床乱滚，声彻比邻。乞余诊之，脉弦滑而数。曰：巅痛、口渴乎？带多、腰痛乎？汛色紫黑乎？病者惊以为神，惨容为之一展。

余谓雪沂曰：此证不但温燥腻补不可用，即四物汤亦在禁例。宜乎遍访女科，而竟无一效也。与芩、连、栀、胆、茹、柏、蒿、薇、乌贼、茅根、藕为剂，服至下月经行，即不吐，痛亦大减。此等药服逾半载，各恙悉蠲。

以上出自《归砚录》

林佩琴

肖氏。经前腹痛，经水淋沥，胀满食减，脉虚小。系冲任血滞，而主治宜在脾。用香附（姜制）、砂仁、茯苓、白术、炙草、当归、白芍（桂木炒）、木香、延胡（酒炒）、杜仲（姜汁炒）、续断，神曲糊丸。姜汤下，一料宿疴愈而获孕。

徐氏。积年痛经，属血中气滞。用调经饮：当归、牛膝、制香附、茯苓、山楂肉，加乌药、小茴香。痛止后，因夹虚迟早不调，用芎归六君子汤加益母膏、白芍、香附、红枣而经调。

以上出自《类证治裁》

方南薰

周鸣春女腹痛昏绝，诸方不效，余曰："此撞经证也。"凡女人腹痛几死，多由经期初至，即犯房劳，以致血海停瘀。余用生韭汁盛壶中，从鼻灌入，良久方苏。后以失笑散重加桃仁、红花大剂，经通而愈。

《尚友堂医案》

顾德华

尤。临经旬日前，腹痛不已，入夜交寅卯时更觉痛极难堪。肝郁血分也，拟疏其痰气，养其营血，可许得痊。

旋覆花一钱五分　广郁金三分　甘枸子一钱五分　白芍一钱五分　老苏梗一钱　瓦楞子三钱　杜仲三钱　青皮五分　归身三钱　枣仁三钱

又诊：叠进养血化痰法，是月月事如期，病势大减，眠食并适，仍守前意。

旋覆花三钱　老苏梗一钱　小茴香三分　川断二钱　白蒺藜三钱　广郁金五分　炒丹皮一钱五分　真橘络一钱五分　归身三钱　小青皮一钱

又诊：癸水甫净，养心脾，佐调奇脉。

炒枯熟地三钱　广郁金三分　川贝母三钱　归身一钱五分　紫石英三钱　怀牛膝一钱五分　老苏梗一钱五分　白芍一钱五分　炒枣仁三钱　橘白五分

又诊：日来脉情和缓，营卫气血流通。拟培养奇经八脉，佐理肝脾。

熟地炭二钱，砂仁末拌　川杜仲三钱　川贝母三钱　云苓三钱　白蒺藜一钱五分　净归身一钱五分　炒枣仁三钱　青皮七分　苡仁三钱　炙橘白一钱

又诊：气为血帅，气顺则营血循序。叠进和肝运脾，诸恙皆安。仍守前法，一冀其临经痛止为妙。

又诊：痛经止后，怀麟三月矣。微见呕痰纳少，虽属恶阻余波，即是肝胃不和也。

制首乌　川断　冬术　白芍　厚杜仲　山药　黄芩　生甘草　川贝母　砂仁　枣仁　橘白

加川石斛汤泛丸。

《花韵楼医案》

张大曦

痛经数年，不得孕育。经来三日前必腹痛，腹中有块凝滞，状似癥瘕、伏梁之类。纳减运迟，形瘦神羸。调经诸法，医者岂曰无知？数载之中，服药无间，何以漠然不应？询知闺阁之时无是病，既嫁之后有是疾，痛之来源，良有以也。是证考古却无，曾见于《济阴纲目》中，姑勿道其名目，宗其意而立方。不必平时服，俟其痛而进之，经至即止，下期再服。

荆三棱—钱　莪术—钱　延胡—钱五分　香附—钱五分　制军—钱　归身—钱五分　丹皮—钱五分　川芎四分　桃仁二钱　枳实七分

再诊：前方于第二期经前三剂。经来紫黑，下有似胎非胎一块，弥月不复痛而经至矣。盖是证亦系凝结于胞中者，今既下矣，复何虑乎。

白芍—钱五分　石斛三钱　川芎五分　醋炒柴胡三分　橘白—钱　白术—钱五分　归身—钱五分　丹皮—钱五分　谷芽—两

《柳选四家医案》

费伯雄

某。气血凝滞，宜和营调畅。

当归二钱　丹参二钱　小胡麻二钱　香附二钱　乌药二钱　佩兰叶—钱　郁金二钱　木香五分　砂仁—钱　茯苓二钱　怀牛膝二钱　川断三钱　柏子仁二钱　姜—片　荞饼三钱　降香—钱

二诊：营分不调，佐以温理。

前方加川朴一钱、半夏一钱、艾绒一钱。

某。寒入血室，行经作痛。宜调荣理气。

当归　丹参　香附　小胡麻　广木香　砂仁　乌药　新会皮　青皮　佩兰　川朴　肉桂　姜

二诊：加延胡、赤芍、郁金、沉香曲、枳壳。

以上出自《费伯雄医案》

黄堂

丽，四十岁。经后络空受伤，两胁抽掣，痛及少腹，则下注淋漓，或兼腰楚，脉形细涩，两旬不愈，以致眩晕少寐，此虚则风生咎征。

阿胶　沙苑子　茜草　枣仁　香附　丝棉灰　茯苓　乌贼骨　白芍　杜仲　莲房炭

二诊：证象稍安，惟耳鸣眩晕，脘痛嘈杂，则经血自下。此阳明脉络空虚，营出中焦显然。

人参　阿胶　乌贼骨　生地　白芍　藕肉　茯苓　枣仁　柏子仁　归身　黄牛角鰓

三诊：前方有效，惟腹及腰痛则仍然，经漏，大便气坠不爽，明是奇经摄固无权。仍以前法加减。

人参　茯苓　阿胶　沙苑子　白芍　藕　熟地　杜仲　牡蛎　归身　黄牛角鰓

《黄氏纪效新书》

张乃修

王右。屡次滑胎，兹则经事先期，色紫不泽，临行痛楚。姑宣畅营卫。

全当归二钱，酒炒　白蒺藜三钱　紫丹参二钱　杭白芍一钱五分，酒炒　橘络一钱，红花汤炒　蕲艾炭四分　炒川断三钱　菟丝子三钱，盐水炒　炒牛膝三钱　制香附二钱

二诊：气血不固，屡屡滑胎。治法唯有调气养营，作日就月将之计。

大熟地砂仁拌，炙成炭　泽泻一钱五分　细子芩一钱五分，酒炒　橘皮一钱　白芍一钱五分，酒炒　萸肉炭一钱五分　茯苓神各四钱　炒山药三钱　生熟谷芽三钱　粉丹皮二钱　制香附二钱

朱右。经来淋沥，少腹作痛。脉弦尺涩。冲气不调，则冲脉不固矣。

制香附　生熟蒲黄各四分　砂仁　当归灰　茯神　乌贼骨　茜草炭　磨苏梗　广皮　台乌药

二诊：调气和营，未尝止血而止痛也，然淋沥已定。可见血为气之配，气和则妄行者循经而不乱矣。前法再参养营。

磨苏梗　杭白芍　首乌　当归　广皮　香附　炒枣仁　砂仁　茯神

以上出自《张聿青医案》

王旭高

朱。痛而经来，肝气横也。经事参前，血分热也。色黑有瘀，和而化之可也。

金铃子　延胡索　香附　当归　丹皮　山楂肉　泽兰叶　白芍　木香　茯苓　砂仁

徐。经行后奔走急路，冷粥疗饥，少腹疼痛连腰胁，兼及前阴。此肝肾受伤，又被寒侵而热郁也。经云：远行则阳气内伐，热舍于肾。冷粥入胃，则热郁不得伸，故痛也。遵寒热错杂例，兼腹痛治法。

川连酒炒　炮姜炭　桂枝　白芍吴萸三分煎汁，炒　木通　全当归　香附　山楂炭　焦山栀　旋覆花　新绛屑

王。经后少腹痛连腰股，肛门气坠，大便不通，小便赤涩热痛。拟宣肝经之郁热，通络脉之凝涩。

柴胡　川楝子　焦山栀　郁李仁　延胡索　新绛　旋覆花　归尾　龙胆草　青葱管

渊按：此经未尽而行房过度所致，乃经血乘虚入络，冲任之脉受伤也。

以上出自《王旭高临证医案》

柳宝诒

钱。邪瘀留结于奇脉，致下焦经络阻窒不舒。经来掣引撑痛，连及腰脊。此病在经络，与寻常块痛有间。病历多年，营血日耗，肝火转炽。仅与温通，犹恐不合病机，拟于温通奇脉之中，投以养血清肝之品，用缓法治之。

金铃子_{酒炒}　归尾_{茴香炒拌}　白芍　橘核络各　川断_炒　长牛膝_{吴萸煎汁拌炒}　小生地_炒　丹皮炭　稆豆衣　刺蒺藜　炙乳香　降香片

祝。经来腹痛头晕。肝气不和，郁化于上，则为风阳；阻窒于下，则为奇脉不和。脉象虚细。营血本欠充畅，而气复阻之；血虚易于生风，而气复激之。拟方养营以熄风，和气以调经，气血两调，冀得渐效。

当归_{酒炒}　白芍_{酒炒}　丹参　川断_{酒炒}　制香附　乌药　长牛膝_{吴萸煎汁，拌炒，去吴萸}　石决明　大生地_{炒炭}　滁菊花　宣木瓜_{酒炒炭}　夜交藤　稆豆衣　竹二青

以上出自《柳宝诒医案》

马文植

某。营卫不调，气机不畅。宜培养宣化法。

乌贼骨_{三钱}　焦白术_{一钱}　砂仁壳_{一钱}　杜仲_{三钱}　茜草_{二钱}　当归_{二钱}　川断_{三钱}　陈皮_{一钱}　木香_{八分}　川芎_{八分}　补骨脂_{一钱}　福曲_{二钱}　焦谷芽_{三钱}　生姜_{一片}　红枣_{三枚}

二诊：前投四乌贼一芦茹法，服后下瘀血颇畅，痛止，带下尚甚，六脉均起，尺部微弱。系营卫皆亏之候，调之当可嗣育也。

西党参_{三钱}　制冬术_{一钱五分}　炙升麻_{三分}　陈皮_{一钱}　炙草_{五分}　酒炒独活_{一钱}　柴胡_{六分}　川断_{三钱}　补骨脂_{一钱}　炙芪_{三钱}　当归_{二钱}　姜_{一片}　红枣_{二枚}

《马培之医案》

邵兰荪

先腹痛而后经，气滞为多。脉涩右沉弦，头晕腰酸，姑活血理气调经。

当归_{二钱}　香附_{三钱}　延胡_{三钱}　乌药_{二钱}　川芎_{一钱}　丹参_{三钱}　生牡蛎_{四钱}　佩兰叶_{一钱五分}　杜仲_{三钱}　茺蔚子_{三钱}　鸡血藤_{三钱}　七帖。

《邵氏医案》

王苏民

王庶人夫人，肢体羸弱，肝脾大伤，八脉皆病，临经周身筋痛，头痛腰痛，咽阻脘痞，腹胀便利，干哕食少，舌心赤，苔积如粉，脉细如丝，恙久防败。

膏方

土炒秦归身_{三两}　蛤粉炒阿胶珠_{一两}　川续断_{一两七钱}　土炒大白芍_{三两}　土炒冬白术_{二两}　炙

甘草四钱　鸡血藤膏三两　抚芎四钱　粉丹皮一两　茯苓三两　延胡索一两七钱　金橘叶五十片　淮山药一两七钱　青皮络一两七钱　川郁金一两七钱　南沙参三两　绿萼梅花七钱　川楝子一两七钱　共熬浓汁，用文冰一两收膏，每晚服三钱。

《王苏民先生脉案》

曹沧州

某右。血分不充，气失流畅，癸水先期，每至小腹作痛，痛甚有作寒之状，脉濡，胃纳式微，带下腰痛。三阴内乏，累及奇经，拟先从调气养血。

全当归一钱半　台乌药一钱半　川断三钱　陈皮一钱　四制香附一钱半　延胡索一钱半　杜仲一钱半　鸡血藤膏一钱半　丹参三钱　抱木茯神四钱　宋半夏一钱半　广郁金一钱半　生谷芽五钱，绢包

某右。经不多，胸闷口干，少腹痛，脉弦细，拟气营两治。

川桂木四分　枳壳一钱半　丹参三钱　赤芍三钱　淡吴萸二分，盐水炒　五灵脂一钱半，醋炒　杜仲三钱，盐水炒　白蒺藜三钱，去刺　台乌药一钱半　延胡索一钱半，醋炒　川断三钱，盐水炒　川石斛三钱　陈佛手一钱半

某右。痛经色紫，少腹胀滞，当气冲兼治。

四制香附一钱半　丹参一钱半　六曲四钱　月月红五朵　延胡索一钱半　泽兰三钱　乌药一钱　丹皮一钱半　苏梗一钱　茺蔚子三钱　金铃子三钱

某右。经前腹痛，曾经昏晕似厥，脉状带滑，宜和气营，参以涤痰平肝之品。

全当归　制香附　白金丸　石决明　紫贝齿　赤芍　台乌药　制南星　灵磁石　丹参　泽兰　宋半夏　青礞石

以上出自《吴门曹氏三代医验集》

曹南笙

某右。酸涩入里，气血呆钝，痛自心胸，胀及少腹，昔经行三日，今日犹未已，为凝涩所致痛胀，读《内经》遗意，以辛胜酸主治，但辛气最易入表，当求其宣络者宜之。

韭白汁　桃仁　延胡索　小茴　归须　川楝子

某右。初诊：夏令寒热经阻，少腹痛胀，血结洞泻不爽，乃内伤气血不和兼有时令湿邪。

茯苓皮　大腹皮　生益智　厚朴　蓬莪术　青皮子

二诊：服五剂后气已略平。

葱白丸。

生蕲艾、红枣，煎汤送丸。

以上出自《吴门曹氏三代医验集》

丁泽周

徐右。经云：暴痛属寒，久痛属热，暴痛在经，久痛在络。少腹痛阵作，痛甚有汗，已延匝月。形寒纳少，咳嗽泛恶，胸闷不舒，口干引饮，肝热瘀阻，气滞不流，阴伤津少上承，肺虚痰热留恋，舌质红绛，脉细如丝，虚羸太极，恐难完璧。

金铃子二钱　旋覆花一钱五分，包　朱茯神三钱　赤白芍各一钱五分　全瓜蒌四钱，切　光杏仁三钱　真新绛八分　川象贝各二钱　焦楂炭三钱　银柴胡八分　失笑散三钱，包　青橘叶一钱五分　炒山栀一钱五分

二诊：少腹痛已舒，泛恶渐止，有汗甚多，四肢逆冷，形瘦骨立，口渴欲饮。肝郁化热，热深厥深，阴伤津少上承，肺虚痰热留恋，舌质光，脉细依然。颇虑阴不敛阳，阳不藏阴，致有厥脱之变。皆由虚羸太极，不任攻补使然。

川石斛三钱　朱茯神三钱　川象贝各二钱　花龙骨四钱　乌梅炭八分　炒山栀一钱五分　大白芍二钱　浮小麦四钱　生白术一钱五分　银柴胡八分　紫丹参二钱　生熟谷芽各三钱　清炙枇杷叶三钱，去毛、包　柿霜八分

三诊：厥复汗收，胃纳渐进，佳兆也。形瘦骨立，脉细如丝，舌红而绛，咳嗽泛恶。木郁化火，肝病传脾，阴伤津少上承，肺虚痰热留恋。《难经》云：从所不胜来者为贼邪。虽见转机，未足恃也。

前方去朱茯神、紫丹参、柿霜，加生甘草五分、陈木瓜二钱。

《丁甘仁医案》

江亦田

腰痛，经闭不解，痛起时适经至，来而不爽。今复如痞攻之状，脉沉濡，便泄瘀滞。肝横脾弱，不可轻视。拟温通中以调肝为则。

炮姜四分　炙草　桂枝　白芍　冬术炭　煨益智七分　泽兰叶　香附　楂炭

转方去白芍，加新会皮，减去炙草下。

《江氏方存》

陈在山

戴士富之内人，回教人，经来色黑，腹痛腰酸，脉见弦细，两尺若失，系下虚经寒之征也，拟用平肝健脾，调经法治之。

醋柴胡　茯神　广皮　香附　木香　酒归　炙草　元胡　焦术　山药炒　川朴　故纸　杜仲炒　生地炒　砂仁　川断

第二方：香附　木香　丹参　缩砂　酒归　焦术　山药　川朴　茴香　皮苓　杜仲　枳壳　柴胡　川断　生姜

第三方：丹参　薄荷　香附　川芎　广皮　山药　枳壳　当归　甘草　焦术　生地　皮苓　薏米　川朴　灯心

《云深处医案》

贺季衡

张女。经来腹痛，少腹胀，血块磊磊，寒热呕吐，脉沉涩，舌苔浮黄。血瘀气滞、肝胃失和之候。

当归二钱　五灵脂二钱，醋炒　金香附一钱五分　白蒺藜四钱　大白芍二钱，吴萸五分拌炒　大丹参二钱　延胡索一钱五分　柴胡八分，醋炒　川郁金二钱　川楝子一钱五分，醋炒　炮姜八分　陈艾绒八分　红枣三个

费女。屡惯小产，每值三月而堕，腹痛，经行时尤甚，寒热干呕，头目眩痛，两足酸楚，脉弦细，舌苔白滑。冲带二脉已伤，荣卫失和，肝气横梗而来。势无速效。

当归二钱　大丹参二钱　大白芍二钱，吴萸五分拌炒　金香附一钱五分　大川芎八分　佩兰二钱　炮姜八分　炙甘草八分　白蒺藜四钱　川楝子一钱五分，醋炒　延胡索一钱五分　佛手八分　生姜一片

经行时腹痛甚，原方加五灵脂二钱；若有寒热，加柴胡八分。

另：八味逍遥丸、四制香附丸各二两，和匀，每服三钱，开水下。

谈女。室女经来，必寒热交作，少腹胀痛，平素易于吐食，或带血丝，头眩，胃呆，脉弦细左数，舌红无苔。血热气滞，肝胃不和而来，法当调畅。

当归二钱　大丹参一钱五分　醋炒柴胡一钱　川楝子醋炒　金香附一钱五分　粉丹皮一钱五分　大生地五钱，炙　炙甘草八分　乌梅炭一钱　大白芍二钱　白蒺藜四钱　藕二两　红枣三个

虞女。经事不调已久，或三月一来，或五月一至，腹胀作痛，少腹尤甚，不时头痛，易于呛咳，脉弦细，舌红无苔。此血虚生热，荣卫不和，加以肝失条达，气火易于升腾，故其十年不育者，即坐斯弊也。

当归二钱　大丹参一钱五分　乌贼骨四钱，炙　大白芍二钱，吴萸三分拌炒　南沙参四钱　粉丹皮一钱五分　云神四钱　白蒺藜四钱　佩泽兰各二钱　冬瓜子四钱　金橘皮三个　藕二两，切片

姜女。月事先期，色黑且少，腹痛作胀，状如怀子，入夜痛甚，两足为之屈曲不伸，胃呆作恶，便结不通，脉弦细而数，舌红中黄。热结血分，肝胃失和也。

当归二钱　大白芍二钱，吴萸五分拌炒　宣木瓜一钱五分　刺蒺藜四钱　五灵脂二钱，醋炒　大丹参一钱五分　川楝子一钱五分，醋炒　延胡索一钱五分　金香附一钱五分，醋炒　细青皮一钱　五香丸三钱，开水另服

二诊：药后便结已通，少腹痛亦减，惟痛时两足尚屈曲不伸，胃呆作恶，月事先期，色黑且少，脉弦细，舌红中黄。热结血分，肝气横逆而来，当守原意更进。

当归二钱　炙乌梅一钱五分　延胡索一钱五分　金香附一钱五分，醋炒　淮牛膝一钱五分　大白芍二钱，吴萸五分拌炒　川楝子一钱五分，醋炒　白蒺藜四钱　五灵脂二钱，醋炒　宣木瓜一钱五分　细青皮一钱，醋炒　五香丸二钱，开水另下

任女。结缡六载，未兆梦兰，经前腹痛，腹右及腰部酸楚抽掣，月事先期，淡而且少，脘仄胃呆，内热如蒸，心烦口渴，脉弦数，右关尺兼涩，舌红中黄。气瘀凝滞，荣卫失和，冲任不调所致。速效难求。

当归二钱　丹参一钱五分　五灵脂三钱，醋炒　炮姜八分　大生地五钱，红花五分拌炒　川楝子一钱五分，醋炒　金香附一钱五分，醋炒　淮牛膝一钱五分，酒炒　大白芍二钱，吴萸五分拌炒　延胡索一钱五分　云苓三钱　陈艾绒八分　红枣三个

以上出自《贺季衡医案》

张山雷

朱右。肝肾阴虚，临经腰痛。曾投滋填培本，功效已彰，月事亦准。脉左细右兼弦滑，舌仍白滑，法宜踵步，毋事改辙。

大生地9克　山萸肉6克　淮山药6克　甘杞子6克　归尾4.5克　川续断6克　大白芍9克　炒杜仲9克　广木香1.5克　茯神6克　枣仁9克　天台乌药4.5克　小青皮4.5克　带壳春砂仁2粒，杵冲

某右。营阴不充，肝木偏旺，带脉不摄，只是疏泄太过之咎。临信腹痛头疼，但少安寐，心跳，脉甚弦劲，木焰肆恣何？莫非阴不涵阳？加以灼液凝痰，逗留隧络，项间结块，三五杂见，舌滑不腻，阴亏阳扰之病情如绘。经年宿恙，不易旬日见功。幸胃纳粗安，拟于平日进以毓阴潜阳、宣络化痰之剂。经事来临，则另拟方药治之。

大元地12克　砂仁末1.8克，同打　净萸肉6克　生打牡蛎9克　生石决明9克　炒竹茹6克　紫背天葵6克　甘杞子4.5克　炙桑螵蛸4.5克　生白芍4.5克　新会皮3克　润元参4.5克　制半夏3克　杏仁泥3克　淡昆布4.5克　台乌药4.5克

又预定经事将临，腹痛头疼时暂服方，拟以疏肝顺气、潜降和血立法。

台乌药4.5克　楂肉6克　泽兰叶3克　生石决明10.5克　光桃仁3克　生延胡4.5克　小青皮2.4克　广木香2.1克　藏红花3克　炒黑香附4.5克　炒白芍6克　鸡血藤4.5克　全当归3克

又预定经事将临时第二方，拟以和肝清养，参以调经主治。

炒白芍4.5克　茺蔚子3克　全当归3克　制半夏2.4克　甘杞子6克　泽兰叶3克　生打牡蛎9克　广木香2.4克　台乌药4.5克　藏红花3克　净萸肉6克　炒杜仲6克　焦楂肉9克

冯右。脾虚欠运，湿阻碍化，神阙黄水自滋，时见淡红，经临腹痛，纳减泛恶，潮热进退，脉涩不爽，舌则㿠白。兹当姅见，先以和肝顺气。

炮姜炭1.2克　台乌药4.5克　制半夏4.5克　广郁金4.5克　茅术炭3克　茺蔚子6克　生楂肉6克　泽兰叶6克　制香附4.5克　生延胡4.5克　广藿梗4.5克　干佩兰4.5克　西茵陈9克　淡吴萸0.9克，同炒川黄连0.6克

二诊：脾虚积湿，神阙流黄浊之水，汛前则发，汛后则减。脉涩舌红，后根稍腻，再以扶土化湿。

苍白术各4.5克　西茵陈9克　炒车前6克　天台乌药4.5克　四花青皮4.5克　生鸡内金4.5克　汉防己6克　粉萆薢6克　制香附6克　生苡仁9克　干佩兰4.5克　带壳春砂仁1.2克

以上出自《张山雷专辑》

范文甫

周右。行经腹痛，经量很少，淋漓不畅，舌质紫暗，少腹有瘀，经阻使然。

小茴香 3 克　炮姜 3 克　官桂 3 克　元胡 9 克　五灵脂 9 克　没药 6 克　川芎 6 克　当归 9 克　蒲黄 6 克

张姑娘。经来腹痛，量少色淡，手足不温，舌淡，脉沉。

桂枝 6 克　白芍 15 克　甘草 3 克　生姜 3 克　大枣 6 克　饴糖 30 克　当归 9 克　川芎 9 克

以上出自《范文甫专辑》

沈绍九

经期小腹胀痛，腰腿酸疼，脉沉弦。由于气血失调，不通则痛，证属痛经，应予调理肝脾。

薄荷一钱　柴胡二钱　白术三钱　云茯苓三钱　当归三钱　川芎一钱　炒白芍三钱　制香附二钱　陈皮一钱五分　炒续断四钱　补骨脂四钱　炒杜仲四钱　煨生姜三片

血虚挟瘀，气机阻滞，导致经行不畅，小腹胀痛拒按，腰疼，宜予和血理气，佐以行瘀温肾。

当归三钱　炒白芍三钱　川芎一钱　木香一钱五分　制香附三钱　三棱一钱　莪术一钱　茜草二钱　炮干姜二钱　补骨脂四钱　杜仲四钱

以上出自《沈绍九医话》

曹颖甫

宗嫂。月事将行，必先腹痛，脉左三部虚，此血亏也，宜当归建中汤。

全当归四钱　川桂枝三钱　赤白芍各三钱　生甘草钱半　生姜三片　红枣七枚　饴糖二两，冲服

按：当归建中汤，即桂枝汤加味也。姑以本方为例，甘草之不足，故加饴糖。白芍之不足，故加赤芍。桂枝之不足，故加当归。本经表桂枝治上气咳逆，表当归治咳逆上气，然则其差也仅矣。我今用简笔法，略发其义于此，而贻其详畀读者。

《经方实验录》

周镇

查右，中桥，年三十余。因其夫为店友作保，需赔千金，大忿。由庚申中秋节起，经行腹痛，图治未痊。十月经来且多，腹痛攻撑至脘，身热苔黄。医谓经瘀未尽，药方玄胡、吴萸、芦巴温热之剂。便闭，用大黄者已数剂。东延西治，费资三十金，如石投水。吸烟痛减，腹即胀急。十一月来诊：脉伏不见，苔黄而干，身热口渴，形瘦而长。是肝火内郁，气闭，血脉亦痹，二便亦闭。拟桑叶、丹皮、柴胡、归须、白芍、黑山栀、旋覆、橘叶络、川连、石斛、枸橘李、金铃子、玄胡、茅根。另伽楠香、龙涎香、鸡肉金、黑丑等为末服。二便俱畅，苔黄口渴渐减，腹痛亦轻。原方出入七剂，脉渐起而愈。先是，陈仲贤之室腹痛攻撑，乡医狃于经后，用干姜、吴萸、瑶桂等温热之剂，其痛更甚；便秘，亦用大黄直攻，无效。来诊，脉亦伏匿，苔白。木火旺，厥气滞络，亦室痹也。予逍遥散、旋覆花汤、化肝煎、金铃子散出入。另伽楠、

藏红花等末服。数剂痛止，脉亦起。查右病即陈家所指引云。

《周小农医案》

方公溥

陈女。七月十日诊：经行腹痛，经量少而色暗，夹有血瘀，胸闷不舒，头脑眩晕，体倦神疲，食欲呆钝。脉弦，法当理气活血、调经止痛。

全当归9克　赤芍药9克　制川芎4.5克　制香附9克　炙甘草3克　小青皮4.5克　元红花4.5克　光桃仁9克　淮牛膝9克　炒枳壳4.5克　嫩钩尖9克　广木香9克

复诊：进活血理气、调经止痛，经行较爽，腹痛轻减，头眩已轻，胸闷未平，再从原意化裁之。

处方同前，除钩尖、荆芥。加紫苏梗9克，制川朴4.5克。

吴女。十月，二十日诊：临经腹痛，腹胀，经色紫暗而有瘀块，行经不畅，腰部酸楚，体倦力乏，脉弦细，舌质淡，苔薄白。治以理气活血，调经止痛。

全当归9克　制川芎4.5克　赤芍药9克　单桃仁9克　炒延胡9克　制香附9克　杜红花4.5克　益母草9克　生甘草3克　广木香4克　淮牛膝9克　川续断9克

十月二十二日复诊：腹痛腹胀已见减轻，经行较畅，色带紫瘀，眼涩，腰酸，体倦，纳呆，再从前法出入。

处方同前，除桃仁、牛膝，加紫丹参9克，滁菊花9克，石决明12克，改赤芍药为白芍药9克。

十月二十五日三诊：腹痛已止，月事已净，头脑眩晕，脘次作痛，腰酸未平，仍宗原意出入，参以平肝和胃之品。

处方同前，除延胡、益母草、红花、当归。加宋半夏6克、新会皮4.5克、嫩钩尖9克、明天麻9克、桑寄生9克

十月二十八日四诊：进平肝和胃法，胃脘疼痛已见好转，腰酸亦见减轻，食欲未健，头晕未平，再进调理之方。

处方同前，除寄生，加香谷芽9克。

辜女。少腹酸痛，腰部酸楚，纳后呆滞，带下频频。法拟舒肝理气，束带强腰。

白芍药9壳　煨木香3克　云茯苓9克　炒麦芽10.5克　桑寄生9克　福橘核9克　金铃子9克　厚杜仲9克　炒淮山药9克　新会皮4.5克　软柴胡3克　煅牡蛎15克

复诊：脘胀较舒，小便较利，少腹酸坠作痛未瘥，再从前法出入。

处方同前，除木香、橘核、陈皮。加全当归9克，制香附9克，绿升麻3克，菟丝子9克。

三诊：少腹下坠较平，疼痛未减，带下颇多，再宗原意化裁之。

处方同前，除菟丝子、麦芽、香附、桑寄生、绿升麻，加生甘草3克、炒延胡9克、小青皮4.5克、广木香3克、福橘核4.5克。

四诊：少腹坠痛见轻减，带下未瘥，再从原意出入。

处方同前，除橘核，加桑寄生9克。

五诊：右少腹疼痛未痊，小便不利，仍从原议出入。

处方同前，除寄生、茯苓、山药、牡蛎、杜仲。加小木通 4.5 克、淡吴萸 3 克、淡桂枝 4.5 克、北细辛 1.5 克、生姜 3 片。

六诊：右少腹疼痛已觉减轻，脉象亦有转机，药既应手，仍宗原意化裁之。

处方同前，加重桂枝 6 克、吴萸 4.5 克。

七诊：少腹疼痛已减八九，饭后腹胀未平，经行紫瘀，头眩，腰楚，再与调理之方。

处方同前，除金铃子、生姜。加制香附 9 克、炒延胡 9 克、福橘叶 9 克。

八诊：经行渐淡，胀满减轻，食欲较增，腰酸未痊，再进一步调理。

处方同前，除细辛、木通。加炒延胡 9 克、台乌药 9 克。

九诊：月事已净，腰酸渐平，右少腹尚有时微痛，再与调理之方。

处方同前，除川芎、香附。加小茴香 3 克、老生姜 4.5 克。

以上出自《方公溥医案》

翟竹亭

邑西南罗庄李姓幼妇，二十余岁。遭逢不偶，姑悍夫拙，终日诟诅，渐渐经水不调。每逢行经三日之前，先发寒热，腹疼非常，经水虽下，其色深紫，瘀而成块，七八天后，经水方净。归宁，请余诊治，诊得脾脉虚弱，肝脉沉滞而弦。此因郁怒伤肝，木旺克土。经曰"肝藏血"。经水将行，先发寒热者，肝病确然可知。腹疼者是经水欲下，而肝气不肯疏泄，譬如客欲去而主欲留，不免有牵掣之势。所以每逢经行七八日方净者，即此理也。倘肝气一疏，脾气自旺，饮食日增，何有经水不调之病哉！余用小柴胡汤合四物汤加减，服八帖痊愈，越一年又生一子。方开于后。

小柴胡 30 克，酒炒　党参 10 克　半夏 10 克　当归 12 克　川芎 10 克　白芍 15 克，酒炒　怀生地 12 克　香附 12 克，酒炒　陈皮 10 克　生姜 5 片　红枣 5 枚，去核　水煎服。

《湖岳村叟医案》

陆正斋

钱右。

5 月 6 日诊：经至少腹剧痛，时下血块，块下痛减，状如腐肉，舌有紫点。

五灵脂 3 克　全当归 6 克　京赤芍 6 克　抚川芎 3 克　桃仁泥 6 克　红花 3 克　粉丹皮 6 克　金铃子 6 克　延胡索 6 克　制香附 6 克　香橼皮 3 克　玫瑰花 2 克

5 月 28 日二诊：月经将至，慎防再发，原方减玫瑰花，加茺蔚子 6 克。

顾某某　女　35 岁

经至腹痛两年，头晕，易急躁，脘闷，嗳气，乳房发胀，纳食不香，口苦，带下。

软白薇 5 克　赤白芍各 5 克　炒山栀 5 克　丹皮参各 5 克　全当归 5 克　制香附 6 克　云茯苓 10 克　炒黄芩 6 克　泽泻 10 克　茺蔚子 10 克　佛手片 2 克　玫瑰花 2 克　粉甘草 2 克

二诊：头晕轻，脘闷，乳房胀痛亦减，少腹隐隐作痛。

当归4.5克　紫丹参7.5克　炒白芍6克　制香附7.5克　延胡索3克　山楂肉10克　芜蔚子6克　青广皮各3克　神曲10克　老苏梗4.5克　香橼皮3克

三诊：行经两天，色鲜，腹微胀。

香苏梗4.5克　广橘皮3克　香附米6克　全当归6克　芜蔚子6克　炒白芍6克　云茯苓10克　炒枳壳3克　台乌药3克　香橼皮3克

赵某某　女　23岁

经前少腹痛，量少，心烦，夜寐不实，手足心热，大便干结。

大黄4克　粉丹皮6克　细青蒿6克　全当归5克　白薇芍各5克　红花3克　金铃子6克　玄胡索10克　玫瑰花2克

李右

经前少腹牵及腰部胀痛，月汛愆期十余天，量少色暗，血块少量，得热则舒。

当归6克　炒白芍6克　紫丹参6克　油肉桂3克　生姜3克　西川芎3克　炙甘草2克　艾叶2片

陆姑娘

经至少腹痛颇剧，腰背亦掣痛，纳差，大便偏稀。

老苏梗5克　炒白芍6克　制香附6克　川桂枝2克　小茴香2克　云茯苓10克　川芎2克　香橼皮3克　神曲10克　粉甘草2克

葛某某　女　35岁

经至色紫有块，脘腹胀痛，干呕，嗳气，纳少。

醋柴胡3克　全当归6克　炒白芍6克　云茯苓10克　苏薄荷2克　香附米6克　姜半夏6克　陈皮6克　神曲10克　生姜2片

以上出自《陆正斋医疗经验》

章成之

郑女。经后期二日而来，将行，少腹沉坠，且隐隐作痛，既行，坠与痛皆消失，而小溲频。夫经与溲在生理并无绝对关系，今如此，亦虚故也。

党参9克　绿升麻3克　杜仲9克　五味子4.5克　白芍6克　补骨脂9克　旋覆花9克，包　罂粟壳9克　乌药6克　甘草3克

唐女。上月经行因郁怒而阻，回下黄水数日。此番经逾旬日而行，将行少腹酸胀，腰酸如折；始则淋漓，继则大血块色黑，腰酸所苦如故。原来经之生理虽在卵巢，亦受神经系之支配。古人调经多用疏肝，即此理也。

醋炒柴胡6克　小茴香6克　香甘松6克　大川芎6克　延胡9克　旋覆花9克，包　川楝子9克　失笑散12克，包　香橼皮6克　炒丹皮9克　肉桂末1.8克，分3次吞　半硫丸6克，分2次吞

二诊：经已净，少腹左侧作痛，其脐下按之痛更甚，此输卵管炎之象。带下多而黏。

生侧柏叶 30 克，煎汤代水　白芍 9 克　生麻黄 3 克　樗皮 9 克　白薇 9 克　羌活 4.5 克　杏仁泥 12 克　延胡索 9 克　失笑散 12 克，包　粉甘草 3 克

沈女。经先期，如在旬日左右，是病态；仅二三日，无碍也。八年来，梦熊无征。其主因正在后：面色萎黄，一也；经将行，先腰酸腹痛，二也；带下频频，则头眩目暗，三也。今经将行。

全当归 9 克　破故纸 9 克　熟地黄 18 克　肉豆蔻 9 克　肉桂末 1.2 克，分吞　淡吴萸 4.5 克　大川芎 6 克　厚杜仲 9 克　丹皮 4.5 克　炮姜炭 3 克

黄女。病者所述，经后期居多半。其经之将行，少腹痛。其痛处不类常人之痛经，自觉从少腹左侧有筋脉斜走入于少腹，隐隐作痛，数年来均如此。既然经色不正常，且经净后再行，赤白相间，少腹不痛而胀，此卵巢、子宫皆病者。少腹痛时，自觉冷感。

生侧柏叶 15 克　炒丹皮 9 克　苦参片 6 克　小茴香 6 克　杭白芍 9 克　川黄柏 4.5 克　苍术 9 克　萆薢 9 克　炮姜炭 3 克　肉桂 1.5 克，研末分吞　粉草薢 9 克

杨女。距离上次经行仅有半月，少腹痛，侧卧则痛更甚，脉有数意。数者，表示某处有炎症。

樗皮 12 克　黄柏 9 克　生茜草 9 克　侧柏叶 9 克　苦参片 6 克　象贝母 9 克　云茯苓 9 克　琥珀 3 克，研冲

孙女。以古人之概念，经之色黑而有块者，以为下焦虚寒，多用温药。此类药，刺激卵巢功能一也；流畅血液循环，二也；强壮体力，尚其余事。

淡吴萸 6 克　炮姜炭 4.5 克　仙灵脾 9 克　炒丹皮 12 克　生艾叶 4.5 克　肉桂末 1.5 克　破故纸 9 克　大川芎 6 克　党参 9 克　当归 9 克　制香附 9 克　炙甘草 3 克　来复丹 6 克，分 2 次吞

马女。在哺乳期，经居五十余日，少腹痛而沉坠，得按则减，此可通之。头痛脉数，外邪未尽也。

醋炒柴胡 9 克　当归 9 克　丹皮 12 克　泽兰叶 9 克　荆芥 6 克　薄荷 4.5 克，后下　赤芍 9 克　丹参 9 克　土牛膝 12 克

戴女。五年前，因经停三月，用攻剂，大下如冲；冲止，体弱而行经量少，色黑，将行腹隐痛。今行经第二日，以温经汤调之。

当归 9 克　杭白芍 6 克　肉桂末 1.5 克，分吞　丹皮 6 克　吴茱萸 4.5 克　阿胶珠 12 克　炮姜炭 4.5 克　潞党参 9 克　川芎 4.5 克　姜半夏 6 克　炒麦冬 6 克　清炙草 3 克

宋右。麻黄之治痛经，以子宫痉挛为当，如炎证则无效。病者经后凝痛，在腹之右侧，按之亦痛。

生麻黄 2.4 克　旋覆花 9 克，包　六轴子 1.5 克　丹皮 9 克　制香附 9 克　粉甘草 3 克　延胡索 9 克　羌活 6 克　香甘松 6 克　桃仁泥 15 克

胡女。经净后之痛，多属实质上变化，如内膜炎、附件炎等。有炎症，多有热。当归芍药散。

当归9克　泽泻9克　生苍术9克　大川芎4.5克　炙乳没各4.5克　杭芍9克　柴胡6克　延胡索9克　粉甘草3克

吴女。经不以时下，有一月再见者，有四五十日一行者，但行必痛，其痛与经相终始。

全当归9克　粉丹皮9克　官桂皮6克　失笑散12克　大川芎6克　延胡索12克　小茴香4.5克　桃仁泥12克

陈女。经已行而少腹依然胀痛者，属诸瘀凝，故其色紫黑。凡瘀滞亦有虚实之分，虚者以温运为主，实者以攻瘀为主。今患者喜热按，两脉无力，当着重温运。

淡吴萸4.5克　姜半夏9克　白芍9克　党参9克　全当归9克　阿胶珠15克　川芎4.5克　丹皮9克　肉桂末2.4克，分3次吞　清炙草3克

郑女。经将行，腹必痛，痛甚剧，量多更痛。

炮附块4.5克　全当归9克　川断肉9克　金毛脊9克　菟丝子9克　生艾叶9克　延胡索9克　生麻黄4.5克　全蝎3克

共研细末，每服3克，日服三次。

蔡女。正值经行，骤逢怫逆，从此经少而少腹胀痛。古人谓木不条达，正对此等证候而言。

全当归9克　白芍9克　丹参9克　柴胡9克　云苓12克　薄荷尖3克，后下　甘草2.1克　生姜3片

另：五灵脂、香附、莪术、肉桂各6克。研末，每服1.5克。

沈女。前人以经后腹痛拒按属诸瘀滞，行气攻瘀，无非使局部之瘀血得以通行。今经已净，因痛而再见淡红水。

丹皮炭9克　桃仁泥12克　藏红花2.4克　丹参9克　茜草9克　苏木6克　乳没各4.5克　延胡9克　炒条芩4.5克　失笑散12克，包

杨女。经行时受寒，少腹绞痛殊甚，按之硬，是内有所积，脉弦苔白。当温通之。

生麻黄3克　莪术9克　五灵脂9克　炮干姜3克　桃仁泥12克　台乌9克　延胡9克　小茴香3克　肉桂末1.8克，分2次吞

另：白芷、川草乌各6克，共研细末，葱汁、蜜糖调敷患者痛处。

李女。经将行，腹先痛，经色紫黑，量少。

川芎9克　丹皮9克　延胡9克　丹参9克　艾叶9克　当归9克　桃仁泥12克　香附9克　泽兰9克　失笑散9克，分2次吞

以上出自《章次公医案》

王文选

周某某，25 岁，1959 年 9 月 9 日初诊。

自诉每逢经前，少腹疼痛下坠；两股内侧抽痛，腹痛时剧时缓，经量较多，有块，曾服药多剂不效。妇检宫颈一度糜烂，平时白带多，已经二胎，已停三年。现在腹痛，脉紧舌淡。身体一般，面色微青。证系气滞血瘀，当从肝治。处方：

升麻 1.5 克　柴胡 3 克　青皮 4.5 克　香附 4.5 克　羌活 4.5 克　白芷 4.5 克　山栀 3 克　桂枝 1.5 克　苏叶 3 克　甘草 3 克　灵脂 3 克　泽兰 3 克　益母草 6 克

9 月 16 日二诊：服药二剂后痛减，第二天行经，血块增多，血量同前，已六天仍未净；体乏头痛，脉缓。从脾治，以补中益气汤加益肾之品。方药：

黄芪 6 克　当归 3 克　白术 4.5 克　党参 6 克　升麻 1.5 克　柴胡 3 克　炙草 1.5 克　远志 4.5 克　羌活 3 克　续断 4.5 克　卷柏 3 克　杜仲 3 克　桂枝 3 克　白芷 3 克　百草霜 6 克

9 月 20 日三诊：服药二剂，月经已净 2 天，以丹栀逍遥散服一周。以后每月经前腹痛，即服初诊方二至三剂。经净后，再服丹栀逍遥散半月。如此治疗三个月，痛经已止。

《中医医案医话集锦》

冉雪峰

朝鲜崔某，女性，患痛经，谓当行经时腰腹痛。调经为妇科常见病，经事不调，百病丛生，瘕瘵、风消、息贲多缘于此，最易见、常见者，莫若带下。带下不是带有秽浊，乃秽浊由带脉而下。病者行经时，腰腹痛，量多，有黑块，头晕，心慌，食思不振，此八脉不固，下元空虚，而内有瘀滞，兼往岁曾患咯血、消化性溃疡，病原下而兼中，故腰腹痛，胃有时附带亦痛。带下较多，饮食精汁不化气血而化秽浊，精神安得不委顿？诊脉虚数，虚为血伤，数则为热，舌尖色赤，为热郁象征，皮肤炕灼，为血虚象征，病理甚为昭显。拟方养血清血，固肾宁心，滋润涵濡，芳香醒豁，药用：全当归、杭白芍各三钱，云茯神四钱，炒杜仲三钱，炒山栀一钱五分，牡丹皮、地骨皮、大浙贝、桑螵蛸、青木香各三钱，薏苡仁五钱，甘草一钱，煎服（此方平时调理）。复诊经事方至，药用：全当归、杭白芍、川芎各三钱，云茯神四钱，元胡索、生蒲黄、威灵仙、制香附、青木香各三钱，甘草一钱，煎服（此方系行经时半调半疏）。上二方，前之一方可常服，亦可稍停不服，有标邪或他病时，酌量加减；后之一方限于经来时服，三剂或五剂，亦可酌量病机加减。准上规划，治之三月，经不过多，较前有节度，腹痛亦缓，不似前次剧痛，带下时少时多，不似前次经常多。治之五月，带下显著减少，行经时或无腹痛感，神志渐佳，一般均好。曾因公回国，数月复来，据述病无变化，经事一度正常，不腹痛，但消化不良，有时食后上腹痛（此与经痛另为一证）。予谓经痛虽妇科常有证，要为慢性病，只能培之育之，补之固之，导之宜之，使自宜之，优游以俟之，非若客感标邪，可用大药强制攻除，急切图功。宜增用前法，守服前方，时方青年，身体逐渐成长，附带杂证当亦可逐渐消失。

《冉雪峰医案》

叶熙春

陈女，三十四岁。十月。于潜。每届经来淋漓不畅，色紫而暗，夹有血块，小腹胀痛，痛甚拒按，手足心内热，五月于兹，舌紫绛，脉细滞。气滞瘀阻，失笑散加味。

酒炒蒲黄5克　酒制玄胡6克　青蒿梗6克　泽兰9克　五灵脂15克　青皮5克　赤白芍各5克
生鳖甲21克　酒炒当归12克　生山楂12克　酒炒柴胡5克　盐水炒川楝子9克

二诊：经行畅通，痛胀显减，手足心热亦除。治用原方去失笑散、青蒿、鳖甲，加郁金、四制香附续服。

《叶熙春专辑》

施今墨

郝某某，女，16岁。去岁天癸初行量甚少，经来腹痛，食欲减退，两胁窜痛，情志不舒，时生烦躁，形体瘦弱，面色少华。舌苔腻，脉细缓。

辨证立法：情志不舒，两胁窜痛，均属肝郁，肝为藏血之脏，脾为生血之源，肝病传脾，血亏不得荣养经脉，冲脉为血海，血不充则经水少而腹痛。拟调冲任、理肝脾法。

处方：醋柴胡5克　春砂仁5克　酒川芎5克　杭白芍10克　生熟地各6克　酒当归10克　醋蕲艾5克　阿胶珠10克　炒枳壳5克　香附米6克　酒元胡6克　炙甘草3克　厚朴花5克　月季花5克
紫苏梗5克　玫瑰花5克　代代花5克　苦桔梗5克

二诊：服药三剂，食欲增，精神好，两胁已不窜痛，月经尚未及期，未知经来腹痛是否有效，嘱于经前三日再服前方，以资观察。

三诊：每届经前均服前方三剂，已用过四个月，均获效，月经量较前多，血色鲜，经期准，及期腰腹不觉酸痛，精神好，食欲强，面色转为红润，拟用丸方巩固。

处方：每届经前一周，早晚各服艾附暖宫丸1丸。

武某某，女，16岁。十三周岁月经初潮，三年间只来五次，每次腹痛甚剧，量少色黑，别无他证。舌苔正常，脉象沉迟。

辨证立法：《诸病源候论》云："妇人月水来腹疼痛者由劳伤血气，以致体虚，受风冷之气，客于胞络，损冲任之脉"。故脉象沉迟，经来腹痛，治以调冲散寒湿为宜。

处方：盐橘核10克　砂仁5克　桂枝3克　盐荔核10克　生熟地各6克　柴胡3克　蕲艾叶6克
醋香附10克　杭白芍10克　酒当归10克　阿胶珠10克　酒川芎5克　益母草12克　台乌药6克　酒
元胡10克　炙甘草3克　川楝子6克

二诊：服药六剂，适届经期，竟然未痛，遂嘱每于经前一周即服此方数剂。

以上出自《施今墨临床经验集》

第九节　经闭

李用粹

茸城朱公亮令嫒，血枯经闭已年余矣，大肉去半，饮食减少，日晡寒热，至夜半微汗而解。予诊其脉，两手细数，证属难疗。《素问》曰：二阳之病发心脾，有不得隐曲，女子不月。夫心统各经之血，脾为诸阴之首，二经乃子母之脏，其气恒相通也。病则二脏之气乘涩，荣血无以资生，故地道之不行，由心脾之气不充也。张洁古师弟首重《内经》，一以调荣培土为主，而薛新甫将逍遥、归脾二方为用，使气血旺而经自通，若不培补其源，反以消坚破硬，苦寒伤胃，通道癸水为捷径，殊不知愈攻则虚，而愈闭其生生之源。从此剥削殆尽，直至风消贲闭，虽有神丹，难为治矣。不信予言，专行通道，竟至不起。

《旧德堂医案》

永富凤

一妇人三十余岁，月事断不来，年年肥大，腰带数围。一月一二次发头痛，药食并吐，医与抵当丸、漆漆丸数百帖，血不来。余诊之，其腹脉坚实，唯心下硬塞，推之难彻底。乃以瓜蒂末一钱大吐一日。其翌按心下，硬塞减半，又作抵当汤与之数日，大便溏泻，日五六次。后十日而再与瓜蒂五分，又与抵当汤如前，肚腹剧痛，代用以丸，日三五分。三十余日而经水来如常，头痛渐渐而退。

《漫游杂记》

缪遵义

诊脉小而弱，经阻四月，脉不见滑象，未可即以妊断，但体质素虚之人，往往脉形有不见滑利者，以气血不充故也。治法不妨为子莫执中之说，则于本体有益无损，可无畸重畸轻之弊。

苏梗汁　陈皮　金柑皮　藕　归身　砂仁　炒锅巴

经闭半年，腹肿未消，脾虚，肝乘中焦，营气失职，经何由而至？今又客邪侵肺，咳嗽间作，宜兼理之。

当归　白薇　丹参　丹皮　川贝　桔梗　楂炭　生麦芽

以上出自《缪氏医案》

陈念祖

经闭已久，脉上出鱼际，此情怀失旷，郁而成热，少火化为壮火。形瘦食减，久嗽，已具损象。奈何？急养心脾营血，舒肝胆郁结，图尚未迟。然必俟通经纳谷，始佳。

柴胡一钱　当归身二钱　炒白芍二钱　炙甘草五分　炒白术二钱　白茯苓二钱　粉丹皮一钱五分　钩藤一钱五分　陈皮五分　太枣二枚

经水百日不至，脐下瘕聚有形，逆气上冲，胸脘痞闷，咽喉不利，后攻背部胀痛，口渴引饮不止，食入胀闷尤甚，小便通利如常，大便不爽。由情志抑郁，肝胆木火内炽，气血瘀滞不行，冲任奇脉内损为病。拟用苦辛清降一法。

芦荟一钱　山楂肉三钱　山栀一钱五分,炒黑　胡黄连八分　鸡内金五钱,瓦上焙
水煎服，另化回生丹半丸。

久咳不已，发热汗出，食减腹痛便溏，脉弱无力，经阻，近半年。虑其内损成劳，治之匪易。若再以寒凉清肺治嗽，徒然克伐生气，势必增剧。今与以建中汤法，必须经行纳谷，方可进图。

桂枝五分　当归身一钱五分　生白芍一钱五分　炙甘草五分　饴糖二钱　大枣十二枚，去核

以上出自《南雅堂医案》

程文囿

病逾四载，起初呕吐，渐致经期不行，温清攻下遍投无验，医乃视为痨瘵，弃而不治。诊脉不数，亦无风消、息贲、寒热、咳嗽兼证，似与痨瘵有间。果真损怯已成，病入膏肓，焉能久延岁月乎？经云：治病必求其本。又云：先病为本，后病为标。恙由呕吐而起，自当以呕吐为病之本也。苟能止其呕吐，则仓廪得藏，生生有赖，气血周流，诸证不治而自安矣。考诸方书，论吐证非止一途。斯病既非真寒，又非实火，所以温清俱不投机。至于下法，乃治伤寒暴急之方，施于内伤久病，殊属悖谬。询其饮食下嗌，停注膈间，不肯下行，旋即呕出，冲逆不平，时时嗳噫。所以然者，乃肝为受病之源，胃为传病之所。胃宜降则和。肝气横逆，阻胃之降，致失其和而为患也。夫脾为湿土，胃为燥土，六君、异功，止可健运脾阳。今病在胃，而不在脾，湿燥异歧，不容笼统而论矣。再按：肝为将军之官，脏刚性急，木喜条达，最嫌抑郁。古人治肝病，辛散，酸收，甘缓，与夫补水生木，培土御木，方法多端，非仅伐之、泻之而已。治宜安胃制肝，厥阴、阳明两调。王道无近功，戒怒舒怀，以佐药力为要。

《杏轩医案》

齐秉慧

曾治龚云从之妇，经信两月未行，医用胶艾四物汤加红花二十余剂，则芒刺满生舌苔，腹膨作泄。人事困倦，身重恶寒，云从来寓求治。予曰：饮食减少，腹膨作泄，属太阴。人事困倦，身重恶寒，属少阴。苔刺干黑，太阳虚不能熏腾津液之所致也。方用芪、术、姜、附、砂仁、桂、苓、故纸，服六剂，而身发大热。吾知其泄旦夕必可止，再三剂其泄止矣。身热渐微，而腹中又觉大热，惟大恐附子太过。予曰："里阳来复，佳兆也，积阴可化，经当自通。"又十余剂，而人事康复，饮食加健，膨胀俱消，舌苔尽退，经信行通如故。

《齐有堂医案》

王九峰

左脉弦出寸口。志意隐曲不伸，郁损心阴。阴虚血少，血不养肝营脾，脾伤不能为胃行其泽液。胃不能容受水谷而化精微，精血日衰，脉络得之枯涩。经闭半载有余，腹中虚胀作痛，容色萎黄，饮食减少。经言二阳之病发心脾，有不得隐曲，女子不月是也。其传为风消，再传为息贲者，不治。

四君子汤加归身、远志、枣仁、柏子仁、香附、阿胶、桂圆肉、泽泻。

复诊：曾经服药五剂，病势似有转机，因循急治，停药月余，遂至䐃肉全消，喘鸣肩息。证本隐情曲意，郁损心脾，病传于胃，所谓二阳之病，发自心脾是也。心为生血之源，胃为水谷

之海，脾为生化之源，海竭源枯，化机衰惫，经血枯闭，气郁化火之疾。风热消灼肌肉，故瘦削如风驰之速；金伤灼气，气无依附，故喘息如流水之奔，即经旨风消息贲之忌。仓扁复生，无如之何。勉拟一方。

生地　洋参　麦冬　当归　泽泻　柏子　霜茯苓　阿胶

《王九峰医案》

吴篪

官詹秦易堂云：女儿自幼性傲多病。出阁后月信杳然。夜热盗汗，形气羸弱，饮食日减。余曰：脉弦细数，乃思虑过度，血虚肝燥。盖忧愁则伤心而血逆气滞，神色先散，故月水先闭，阻隔不通也。宜服八味逍遥散，加牡蛎、贝母，先抑肝气，兼以解郁行经。服数剂甚效，改用加味柏子仁丸，服之而愈。

京卿查小山述，大女经水久已不通，迩来骨蒸发热，饮食少思，百治罔效。予云：脉大弦数，由于阴虚血燥，胞络火盛。因过服温补阳药以致火炎水竭，真阴消烁，故血枯经闭使然。即用清骨散先清肌骨劳热，再论活血调经之法，遂服十剂，甚效。易以八味逍遥散及调卫养荣汤、泽兰汤，逐日随证更方。调治两月，诸证悉退。惟经水不通，遂为定此丸方，服之未及三月，不惟血活经行，而体气饮食俱胜常矣。

柏子仁　牛膝　卷柏　泽兰叶　续断　熟地黄　归尾　赤芍　阿胶　丹参　延胡索　刘寄奴　红花

炒研为末，用益母膏炼蜜为丸桐子大，每空心服三五钱，开水送下。

佟氏经水不行，腰酸腹疼，带浊频下，瘦弱不孕，饮食不甘，脉沉迟细，系气血虚寒，肝郁气滞，冲任经伤，不能滋养百骸，以致劳怯经闭不行。当投毓麟珠加补骨脂、肉桂、沉香，温补下元，益气养血。使雪消则春水自来，血盈则经脉自至，而诸疾悉瘳矣。

以上出自《临证医案笔记》

何书田

产后数月，营分失调，神倦经阻。久防肿满，以和脾调营主治。
炒阿胶　炒归身　川断肉　制香附　丹参　炒艾绒　炒白芍　生杜仲　广陈皮　炙乌贼骨

产后疟疾，肝肾两亏，经阻数载，以致少腹作痛。久之，恐其结癥成臌。以温养奇经主治。
炒阿胶　炒归身　枸杞子　川芎　炒怀膝　炒艾绒　炒白芍　紫丹参　陈皮　上肉桂

哀感内伤，经阻腹痛，满甚则呕吐作酸，脉弦而紧，防成臌胀。以疏理营络为主。
上肉桂　制香附　法半夏　炒归尾　炒怀膝　炒艾绒　川郁金　广陈皮　紫丹参　茺蔚子

经阻腹胀，肝郁络滞也。不易治。

炒白芍　焦茅术　川芎　炒青皮　炒怀膝　归须　制香附　川郁金　陈皮　茯苓皮　冬瓜皮

以上出自《簳山草堂医案》

王孟英

管君幼斋令正，汛停七月，至仲秋经行不多，腹乃微胀，继则胸闷不饥，身有寒热。吕某以桂枝、黄连等药进，而痞闷转加，二便不行，口糜而渴，得饮即吐，夜不能寐，五内如焚。余诊之，脉弦而细，面赤足冷，神惫不支。是营阴素亏，气机多郁，郁久生热，辛燥忌投。授沙参、葳、蕤、栀、茹、旋、苑、冬瓜子、枇杷叶，二剂而燥矢行，胸腹舒，知饥，吐止，继以宣养而瘥。其汛停良由血不足，非有血不行而阻也。

盛泽王西泉丈仲郎巽斋刑部夫人，年未四旬，而十八年前诞子之后，汛即不行，医以为虚，频年温补，略无小效。董味青茂才嘱就余诊。脉弦滑而体甚丰，乃气郁生热，热烁津液以成痰，痰复阻其气道，不能化血以流行，以致行度愆期，腹形胀痛，肢背不舒，骨疼寐惕，渴不欲饮，间或吐酸，二便不宣，苔黄口苦，皆风阳浮动，治节横斜之故也。与沙参、蛤粉各四钱，丝瓜络、石菖蒲各一钱，紫菀、仙夏、旋覆、蒺藜各一钱五分，茯苓三钱，丹参二钱，黄连四分，海蛇二两，凫茈一两，服十余剂，来转方云：胀痛躅而腹背皆舒，夜寐安而二便亦畅，酸水不吐，痰出已松，是肝已渐柔，惟食少无味，骨节酸疼右甚，乃阳明虚无以束骨利机关也。拟通养法：参须、石菖蒲各一钱，茯神、络石各三钱，薏苡四钱，仙夏、竹茹各一钱五分，木瓜八分，姜汁炒黄连三分，十大功劳一两。仲冬招余往游复视，则诸恙皆安，惟右腿尚疼耳。即于通养方内加黄柏、仙灵脾，服之遂愈。

钱塘张君簏伯令郎韵梅茂才之室，自去年夏间娩后，虽不自乳，经亦未行。方疑其劳也，四月间患感，医进升散药，遂腹膨气逆，肢痉欲厥，或又疑其娠也。延余诊之，脉弦巅痛，乃营虚肝郁，微挟客邪，误投提表耳。以清解轻宣之品数剂而愈，继参养荣，月事亦至，人皆诧为神治，其实非大病也。

以上出自《归砚录》

林佩琴

束氏。经阻疑孕，胸痞呕酸，寒热胫冷，食减便难，两部沉弦。乃气逆浊踞，非恶阻病，宜和肝泄浊。吴萸、香附（盐水炒）、茯苓、厚朴、半夏（俱姜汁炒）、橘白、苏梗、枳壳、煨姜。三服前证渐平。

陈氏。性偏不育，脉沉涩，气急痰闷，经闭三钱。当先调畅肝郁，三因七气汤：半、朴、苓、苏，加当归、香附、郁金、合欢、玫瑰二花煎。随用平调肝肾。甘杞子、沙苑子、补骨脂、牛膝、当归、制首乌、益母霜，意取温行，不十服经行矣。

以上出自《类证治裁》

抱灵居士

一女笄期，春月吐血咳嗽，至秋经闭，夜热恶寒，白带，盗汗冷，脉浮数。以茯苓补心汤二剂，热退，咳减，胁痛，头昏心慌，口渴；以八味逍遥散加知、贝、麦冬、骨皮三剂，热退汗止，渴减，咳甚。脐上痛，为血滞；足夜肿，为血坠。以四物合小柴胡汤加香附、栀子、元胡、双皮一剂，咳减，胁痛止，头昏除，腹下痛，脉弦数；以前方去栀、芩，加桃红、牛膝、韭汁、酒三剂，白物大下而不变红，胁腹腰俱痛，脉弦数，此血热有瘀也，宜玉烛下之，或代抵当汤，或以药峻厉阻之。以四物汤加知、柏、元胡、香附平剂，大黄、牵牛、桃、红、归、芍、滑、青未散，两进而脐腰痛止，则血停不动矣，咳甚则火又上炎矣。虽用清热和血、润肺理气之品，不过养虎为患，岂能回生哉？

一妇，经闭，发热、心悸，干呕作泻，吐白沫多于平日，以败毒散、正气饮不应；以二陈汤加荆芥、防风、枳实、竹茹、柿蒂、桑半夏用三钱二剂，呕止，热悸在；以小青龙汤一剂，两耳气冲；以前方加白术、丁香不纳药，询之，乃行经后饮冷茶一碗，经行一日止，心悸，发热，泻黑尿，脉浮滑，以百顺丸三钱，泻三次黑尿；以小柴胡汤加生地、全归、桃仁、丹皮一剂，小腹微痛，此蓄血证也；以生地、赤芍、桃仁、红花、香附、肉桂、茯苓、枳壳、归尾、甘草、干姜、酒为引一剂，大汗热退；三剂，两月经行而愈。

以上出自《李氏医案》

蒋宝素

经闭三月，血结成癥，下离天枢寸许，正当冲脉上冲之道，是以跳跃如梭，攻痛如咬，自按有头足，凝生血鳖。肝乘脾位食减，木击金鸣为咳。中虚营卫不和，寒热往来如疟，从日晡至寅初，汗出而退。脾伤血不化，赤白带淋漓。脉象空弦，虚劳渐著。第情志郁结之病，必得心境开舒，方能有效。

大生地　当归身　小川芎　大白芍　五灵脂　生蒲黄　怀牛膝　茜草根

昨暮进药，三更腹痛，四更经行，淡红而少，五更紫色而多，小腹胀坠而痛，停瘀未尽。依方进步。

大生地　当归身　小川芎　大白芍　五灵脂　生蒲黄　怀牛膝　茜草根　蛙青皮　延胡索

经通，瘀紫之血迤逦而行，诸证俱解。小腹犹疼，瘀尚未尽，癥势稍减，跳动如初。盖所下之血，乃子宫停瘀瘕结，盘踞肠胃之外，膜原之间，无能骤下。瘕本不动，跳动者，正当冲脉上冲之道故也。幸借冲脉上升之气，可以逐渐消磨。若癥踞脉络幽潜之处，则终身之累矣。交加散主之。

大生地　老生姜

等份，捣汁互炒为末。茶调服三钱。

《问斋医案》

何平子

经阻腹胀，清窍不利，以调气渗湿，自然腹松。

瓜蒌皮　青皮　梗苏梗　厚朴　车前子　法半夏　细香附　黑山栀　赤苓　冬瓜子　淡姜皮

接方：白归身　川石斛　茯苓　炮姜　泽泻　炒白芍　细香附　川楝子　于术　焦谷芽

复：月事已通，腹胀亦愈。现在气血两虚，法当温补。

焦于术　茯苓　白芍　车前　菟丝子　上肉桂　香附　腹皮　泽泻　冬瓜子　煨姜

月事停止，少腹胀及脚肿，脉来细软。属中焦寒湿所阻。温通分理治。

茅术　于术　统归　块苓　炮姜　防己　香附　猪苓　艾绒　冬瓜子　橘叶

复诊：西党　茅术　于术　茯苓　肉桂　统归　红花　香附　焦谷芽　荷蒂　橘叶

经停半载，腹胀浮肿，气郁挟温也。分理破瘀治。

归须　元胡索　青皮　桃仁　瓜蒌皮　苏木　细香附　赤苓　法夏　泽泻

又方：全归　香附　苏梗　赤苓　川郁金　泽泻　木香　茺蔚　冬瓜子　紫石英　橘叶

复诊：瓜蒌皮　单桃仁　归须　元胡索　淮膝炭　炒厚朴　细香附　瓦楞子　大腹皮　元明粉

以上出自《壶春丹房医案》

王廷俊

喻嘉言《寓意草》载，杨季登女经闭，汗出如蒸笼气水，先生治愈，谓此证可治处，全在汗出，以汗出则表里通达，不致逼热内燔，使其阴烁尽而死也。方用当归龙荟汤，数服后，变汤为丸，缓缓调理，汗敛经通而愈。学医时阅之。喜其一点灵光，炯炯纸上。悬壶后，每遇此证，必究其源，绝不敢以通套药，模棱了事，误人性命。道光三十年庚戌，大邑县青霞镇卢晋山之女，抱病延诊，二日始至其处。晤晋山，见其修洁有静气，询之，学而未成，一巾不及焉。谈吐之余，彼此浃洽，乃询令嫒何病，远道招诊。曰："闭经三月，医谓成劳，待其死而不忍。敦请先生，冀出奇制胜，或有疗也。""几何岁？"曰："十五岁。""起病何状？"曰："小女十四经通，今年时令不时，忽发寒热，本地医投十神汤，得大汗病解，三四日复作，以为复感，又饮神术散，是夜大渴。更医，谓脉微细，且发汗后宜补气血，由是忽轻忽重，似疟非疟，寒热总不脱体，而月事竟不来矣。因循至今，奄奄一息。惟尚思食，不即死耳。"引予内室诊脉，沉数有力，面询发寒热否？心里发烦，心下硬痛否？口苦咽干否？腹痛便闭否？咳嗽呕吐否？女云："心口下一块抵住胀痛，思食而不敢食，食即欲吐，勉强忍住，大腹即痛，发寒发热，终日不休，咳嗽近日才有，痰咳不出。"予思沉数有力，为实热当下，合之外证，一大柴胡汤可愈。乃服补药，究竟补者何药，不可不阅其方。出，令将此三月来所服方，备出予观。观之，左右不离八珍、六味、五福饮、七福饮、决津煎、养营煎，张景岳新方中，庸滥伎俩。予笑曰："可惜此人全副精神，一腔心血，皆为《景岳全书》所蔽，而以误己者误人也。然犹幸其胆量尚小，未用桂附，燥干津液，或可一救。"濡墨伸纸，即以大柴胡汤与之。晋山哑然，谓："前已表过，又经三月，体气羸弱，柴胡散其外，大黄攻其内，恐病久不耐，阴阳两脱奈何？"予婉告曰："十神、神术两方，燥劫伤阴，所以汗出而寒热不解。后医知脉细弱为虚，而不知由骤伤津液所致，一味呆补，营卫不和，初感之时邪，终无由去，现在少阳、阳明实证未罢，不乘此时，元气未溃，表里两解，一鼓荡涤净尽，再为稽迟，将外而经气，内而脏腑，久久壅闭。迨至脾阴干槁，附隶于阳明之冲任亦枯，阳明以下行为顺，愈枯愈逆。愈逆愈枯，经之源头既绝，则万万无生路矣。此时人虽瘦削，而肌肤尚润，可见胃阴尚存，以柴胡启发清气，而开少阳门户，少阳一开，枢转有力，则上下升降，一齐灵活，又得枳实之形圆臭香者，直达三焦，大黄之逐瘀涤热者，推陈致新，一举而三善备，病必减去八九，继为清补，即可望痊，何惧之有？"晋山观予言之娓娓，似非毫无把握者，撮药与服。是夜子正敲门，告予，谓服药后，心下硬块，滚入腹中，大痛几阵，大解两次，遍体津注而睡，睡亦安适。予曰："燥结既去，宿热必挟粪水大下，阳退阴进，月信亦可望通，可喜之至。"次日续服两煎，果如言寒热顿减，自谓倦极思卧，甚不欲食。晋山恐其胃败，予又告曰："前之食者，胃之阳气有余，食之究亦不安，今不食者，脾之阴气不足，不食可免膜胀，且睡而安适，则阴亦易长，此中消息，非久于医者不知也。停药以俟化机，有我在此，必不致误乃事。"伊复促诊，沉数尽去，脉甚缓小，令无惊醒，反侧数次，醒后精神清爽，进粥二盏。次日，晋山欣欣喜色，谓月信已动，予诊其脉如昨。改用麦门冬汤，连服四剂，月信大至，初下紫黑，自云觉其大热，渐次调适，六日乃毕。留予小住半月，所服不过栀子豆豉炙草汤、白芍甘草汤而已，而体已元复，眠食如常，临别务求丸方，与炙甘草汤，令煎作膏服之，而去。是役也，病之外象，全似虚劳，所幸脉得沉数，实为外邪未解之候，若易沉数有力，为细数无神，则阴气枯涸，百不一生，卢扁束手矣。生死之机，辨于毫忽，医道岂真易为乎哉！

大柴胡汤

柴胡八钱　枳实四钱　生姜五钱　黄芩三钱　白芍三钱　大黄二钱　法夏三钱　大枣十二枚

陈古愚曰：凡太阳之气，逆而内干，必藉少阳之枢，转而外出者，仲景名为柴胡证，但小柴胡证，心烦或心下悸，重在于胁下苦满；而大柴胡证，不在胁下，而在心下，曰"心下结"，郁郁微烦，曰"心下痞硬"，以此为别。小柴胡证曰"喜呕"，曰"胸中烦而不呕"；而大柴胡不独呕，而且呕吐，不独喜呕，而且呕不止，又以此为别。所以然者，太阳之气，不从枢外出，反从枢内入，干于心主之分，视小柴胡证颇深也。方用芍药、黄芩、枳实、大黄者，以病势内入，必取苦泄之品，以解在内之烦急也。又取柴胡、半夏，以启一阴一阳之气，生姜、大枣，以宣中焦之气，盖病势虽已内入，而病情仍欲外达，故制此汤，还藉少阳之枢而外出，非若承气之上承热气也。汪切庵谓加减小柴胡、小承气为一方，未免以流俗见测之也。

　　方解为太阳病未解，便传入阳明，大便不通，热实心烦，或寒热往来者说法，予治此证，即从心下硬痛，寒热往来悟入。不用小柴胡而用大柴胡者，以其脉沉数有力，知有实热，非黄芩一味泻里热所能了也。三阳以少阳为门户，三阴以少阴为门户，柴胡为转枢大药，得之则一开而无不开，一阖一辟谓之变，往来不穷谓之通，人身中经隧血脉，流行不息，今寒气入而稽迟之，热气入而燔灼之，津液受伤，脾不能升，胃不能降，以致胆气热郁，挟心肺之阳而上亢，心烦、口苦、咽干、肌肤灼热之证作矣。肝气寒郁，逼膀胱之水而下凝，振战鼓栗，手足寒冷之证作矣。不于此批郄导窾，而妄投补剂，必蹈壅满增气之弊，有升无降，月事焉能以时下？后医之呆滞，怀前医之燥劫，厥罪均也。予用大柴胡汤，看似峻厉，其实表里上下，一齐开解，外邪净而内自安也。麦门冬汤，女科要药，陈徽庵讲解最明，另录于后。

麦门冬汤

麦门冬四钱，不去心　法夏二钱　大枣二枚　炙甘草一钱　粳米二钱五分　西洋参三钱

陈徽庵曰：此方可治妇女返经上逆吐衄等证。盖以此方专入阳明，阳明之脉，以下行为顺，

上行为逆，冲任之脉，隶于阳明，三经主血，故以此方为正治之法。若去粳米加蜂蜜八钱，取百花之精华，以补既亡之胃阴，更为周到，观此则知燥烈劫阴，月经不行，以此治之，无余蕴也。

《寿芝医案》

黄堂

陆，三十岁。孕育既多，营阴必亏，而舌苔腻浊嗳酸，腹痛溏泄。脾元乏运，由是生化无权，经旨营出中焦，当宗此议。

归芍六君汤加丹皮、砂仁、十大功劳叶。

二诊：前议调中法，诸恙皆减，且喜经通，最为佳处。惟寒热未已，营卫之虚，难骤复也。

潞党参　归身　半夏曲　丹皮　于术　桂枝拌炒白芍　白薇　白砂仁　白茯苓　广皮　十大功劳叶

三诊：经通，诸恙俱减，惟内热未清，舌苔未化，渴而不欲饮。阴虚之中，而胃家挟湿也。

西洋参　于术　金石斛　丹皮　砂仁　制半夏　橘红　茯苓　薏仁

《黄氏纪效新书》

王燕昌

一妓，年二十三岁，经闭六年矣。左关沉，结块疼甚也；左尺沉微，白带多也；右关弱细，食少也；右尺虚大，相火盛也。用四君子、桂、附、炮姜、丹参、当归、萸肉、牛膝、制鳖甲，大剂，二服疼止，能食。原方用酒炒丹参五钱，炮姜二钱，连服四剂而经通。原方去牛膝、肉桂，因其经既通，不再引下，不再疏泄，加牡蛎三钱，龙骨二钱，四剂白带止。又去龙骨、附子，加首乌五钱，杜仲三钱，十剂后块消。又去鳖甲，加黄芪二钱，十剂后全愈，经又行矣。

《王氏医存》

杨毓斌

陶谨之冢妇，两年来叠见经阻，刻又停经三月，向右半头面耳，下至颈臂时觉烧热蒸蒸。医用苦寒泄火，清血热及通经化瘀之品不验。予按脉微弱，欠神，杳无血热之征。当属冲任虚而失调，以致少阳胆火不靖，肝胃之恙杂见。冲为血海，隶于胃而附于肝者，既非瘀热为患，恣用苦寒破血，未免诛伐无辜，致蹈虚虚之失。自以温养为宜，从冲任奇经，调气活血消息之。证见经年，难期骤效。先用煎剂，觉有验，继以丸缓调，寻愈。

汤药方：醋炒当归身三钱　桂心三分　牡蛎四钱　乌贼骨四钱　朱茯神三钱　紫丹参二钱　黄芪二钱　生甘草一钱五分　小香附二钱，人乳炒　生姜一片　饴糖三钱

丸方：炙黄芪三两　当归身一两　乌贼骨一两五钱　蛤粉炒阿胶二两　紫丹参一两五钱　酒洗白薇一两　茜草六钱　桂心二钱　香附二两　朱拌茯神二两　炙甘草一两　牡蛎三两　龙骨二两　煨生姜二钱　大麦糖为丸。

杨月秋茂才尊阃。产后断乳经阻两年余。枯脊羸瘘，稍一劳烦便不能支。一日，月秋从友处识予，固请往诊。适卧病有日矣，色枯，神馁，气夺息微，身热，颐红，语不出声，脉如游丝，危若朝露。予曰：病若斯夫人，而知不可为矣，惟有大建中气，冀其来复再议。用黄芪建中汤加牡蛎、倍加黄芪。明日往，神气稍振，语声倾耳可辨。前方进退消息之，不十日竟全愈。惟年甫逾笄，血虚经断，羸若衰柳，终非寿征。调治经年，眠食加健。值隆冬，为立膏方如下，以调其经。明年春，药尽两料，经水两下，方幸功成。逾两月，复病经月，虽诊治获瘥，而天癸又断，停药静养半年，无恙。未几病寒热，治愈。越半月，绕脐痛甚，不思食，延医诊数日无效，仍恳予治。为立方如下，愈。更立膏方以善其后。按经治未有如此难且久者。三年中随证补救，虽应手取效，而血海终枯，本实先拨药饵，无能为役也。附方特千虑之一得，故志之。

调经治验方：鹿角胶一两　乌贼骨三两　紫石英八钱　干姜五钱　桃仁五钱　元胡索五钱　桂心二钱　炙黄芪二两　醋炒归身八钱　白术一两　炙草五钱　大枣十枚　白蜜六两

环脐痛治验方：当归身四钱　生白芍三钱　阿胶三钱　茯苓三钱　糯米炒杜仲二钱　乌贼骨三钱　炮姜二钱　炙草二钱　山茱萸二钱　土炒党参三钱　山药三钱　煨木香一钱　盐水炒补骨脂二钱　生姜二钱　饴糖五钱

姚嫂郑宜人。据述：素本血虚肝旺，偶因闪跌，初亦不甚痛楚，逾半月，右腿自体枢以下至足拘挛痛甚，不能移动，窜肿时起时消。医经十二人，凡烧针、围药、汤丸，内外杂治七十余日，更加痛楚，夜不能寝，饮食日减，牙战心烦，身重经阻，三月有奇，每汗至颈而还。

按：舌上滑底粗，面色青淡，脉结微毛，乃久痛入络，伤气耗营，治节之令不行，筋脉凝结，不能流通所致。误作外证治，烧针、围药重伤筋络血脉，未易复矣。握少阳阳明，先调其筋脉，有效再议。时己丑四月二十八日初诊。

当归　红花　桑寄生　首乌藤　白芍　山茱萸　苡仁　茯神　炙甘草　谷芽　饴糖

二十九日，脉左滑右弦，寸上鱼际尺弱，防厥逆之变。

前方去当归、山茱萸，加牡蛎、陈皮、芪皮。

三十日，汗下透至胸，痛减，卧较安。

生芪皮　桂枝　白芍　炙草　桑枝　红花　茯苓　陈皮　首乌藤　谷芽

汗透下至小腹，大便难。阴液不足。

芪皮　白芍　当归　炙草　红花　茯神　菟丝饼　阿胶　知母　苁蓉

初二日，经水大来，饮食有加。是拨转气血流通之效。

当归身　阿胶　炙草　桂枝　炮姜炭　桑寄生　菟丝饼　炙黄芪　鳖血炒柴胡　谷芽　饴糖

初三日，据述，昨早服药后，一日痛大减，心神较畅。至晚因洗濯劳动，感风湿气，入夜半后，忽壮热、神昏、语乱、人事不省。按脉弦数而浮，重按全软，舌苔薄白，中分适当。经至血行过多，心肝之阳易扰。《金匮》云：妇人经至，中风发热，昼则明了，暮则谵语，此为热入血室。今昼并不能明了，大暑伤气，湿动风生火扰。颇防猝变，治以先清心体为要。

竹叶卷心二钱　朱砂伴茯神三钱　酒洗白薇一钱五分　龙骨二钱　蛤粉炒阿胶二钱　鳖血炒柴胡一钱　炒枯芩一钱五分　炙草一钱

初四日，神识清，烦闷，右脚跟热痛，小便短赤。脉左参伍不调，右弦细。阳气下陷于阴，佐以开提通调。

竹叶卷心　瓜蒌根　黄郁金　砂茯神　酒洗白薇　牡蛎　龙齿　杏仁　柏子仁　木通　生草

诸证俱平，惟痰多胸闷，苔白，不思食，立方两服愈。

姜汁炒竹茹　姜半夏　朱茯神　炒贝母　陈皮　炙草　焦谷芽

十六日，喉齿间觉有浮热，右腿动则仍痛。因事触恼气逆，腹膨食不香。

菊花　霍斛　刀豆子　砂仁　炙草　白芍　当归

二十二日，大便难，右腿腹痛。

前方去砂仁、陈皮，加生地、续断、胡麻。

二十六日诸恙全愈，请立膏方，以调养之。乃健旺逾常，惟右腿稍跛，系前烧针所伤，然不为患矣。

膏方：炙芪　炙草　归身　炒杜仲　桑寄生　黑芝麻　苁蓉　丹参　陈皮　木瓜　须谷芽　饴糖

《治验论案》

温载之

友人张雨亭室人，年三十余，偶患经闭，腹起痞块。医用顺气通经之药不效。愈形困惫，痛楚难堪，势甚危殆。延余诊视。审其两关脉沉迟。证必由寒而起，以致血凝，非利气药所能愈。渠云："实因前日母故正值天癸欲来之期，一媪云热血喷丧于家不利，可服冷水以止之。殊室人无知，竟从其教。再三究诘，今方吐实。君曰是寒，果然不谬。"余闻之，哑然而笑，曰："真奇谈也。天地间宁有是理乎？"妇女忌讳实多，不知妄作。观此，轻信单方者均可引以为戒。余遂用驱寒逐瘀之品，经通块消，三剂而愈。

《温病浅说温氏医案》

陈虬

乐司房石友室人，经停三月，小腹胀大。杭城医者投以试胎药，腹中辄动，于是诸医皆注意养胎，而胀满日加，遂渐不思食矣。时予适应试在省，慕名求医。诊脉，两尺迟涩，左寸关弦长，上出鱼际，右关沉结无神，沉思良久而告之曰："《阴阳别论》曰：阴搏阳别，谓之有子。王启玄注，阴，谓尺中也；搏，谓搏触于手也。尺脉搏击，与寸脉殊别，阳气挺然，则为有妊之兆。《平人气象篇》曰少阴脉动甚者，妊子也。虽各家解少阴为心脉，而全元起古注原作足少阴解。今两足迟涩，法为虚寒血少，其非胎脉灼然无疑。但每投试胎药，何以辄验？此事正自费解，向所以狐疑不决者，端为此耳。近思巢氏《诸病源候论》，称癥瘕之病，不动者直名为癥，若病虽有结瘕，而可推移者，名为癥瘕。按：癥瘕之起，皆因气血凝阻，而试胎之药，不外破气活血，故每投辄应。既知确非胎脉，则据脉论证，当系忧思损脾，郁怒伤肝所致，未悉果否？"曰："身唯一子，垂长而殀，忧思容或有之，若郁怒则无也。"予以左关弦出鱼际，显有别故，今既证无确据，向未草率疏方，乃弃笔而回。迨予归寓，则一老妪已在寓许久矣，曰："先生真名医也。五月乐师爷新置一妾，乐奶奶在家已嚷吵百余遭，病当由此。"因乞施剂，遂授以大剂逍遥散，四服而弦脉少减。乃再以当归四钱、川芎二钱、白芍三钱、牛膝二钱、桃仁五钱、肉桂三分、川连五分、醋炒锦纹四钱，下瘀血如猪肝色，而反腹痛异常。盖瘀血方行也，仍取原方半剂，而加青皮五分，以下尽瘀血为度。于是胃开思食，非复从前之胀满，命服归脾汤十五剂，而望后旋报信水来矣。

《蛰庐诊录》

陈菊生

女子二七而天癸至，天一所生，自然之水也，随气流行，一月一见，其行有常，故名曰"经"。经至于闭，失其常矣。其病有外因六气而成者，有内伤七情而成者。乙未，上海有陈姓闺媛，天癸数月不至，迭饮通经之剂，以致形瘦食少，咳嗽吐红，心中烦懊，夜寐不安。冬初，来速余诊，切其脉，滑而疾，盖是年六月酷热异常，人感其气，蕴久不化，真阴销灼，阳气上蒸，血亦随之，有升无降，经由是闭。余用羚膏清血汤，二剂，证减；再用羚地益血汤，二剂，证平。后参调经方意治之，天癸即至。丙申春，上海有刘姓妇，血闭不行，恶寒发热，五心烦躁，口苦舌干，面色青黄，病情颇重，来延余诊。切其脉，缓而大，审是经行时过食生冷所致，以逍遥饮、紫金丸意合为一方，数剂即愈。按：此二证，一系火邪外感，一系生冷内伤，随证治之，病去而经自来，以是知专事通经无济也。且女子与妇人异，妇人与师尼异，师尼与娼妓异：随人而治，因证而施，庶乎可耳！

《诊余举隅录》

张乃修

奚右。由脘痛而致腹中胀满，得泄则松。肝脾不和，气湿不运。气为血帅，月事因而不行。以调气为先。

制香附二钱　砂仁五分　丹参二钱　苏木一钱五分　枳壳一钱　茯苓三钱　鲜佛手一钱　上广皮一钱　木香三分　降香五分

二诊：腹满较舒，中脘窒痛。再从肝脾胃主治。月事不来，且勿过问。

制香附二钱　陈皮一钱　金铃子一钱五分，切　前胡一钱　鲜佛手一钱　缩砂仁五分　延胡索一钱五分，酒炒　光杏仁三钱，打　紫丹参二钱　苏梗二钱

陈右。久痛久呕，中脘板硬，月事两月不来。此必有形之滞，郁阻胃中。拟宣通气血。

延胡索一钱五分，酒炒　瓦楞子四钱，煅　炒赤芍一钱　台乌药一钱五分　楂肉二钱　土鳖虫三枚，去头足炙　单桃仁三钱，去皮尖打　归须二钱，酒炒　降香片五分

二诊：宣通营卫，大便解出凝而色红，脘痛势减，板硬较软，呕吐未发。再为宣通。

五灵脂三钱，酒炒　制香附二钱　炒枳壳一钱　焦麦芽三钱　陈皮一钱　薤白头二钱　延胡索一钱五分，酒炒　砂仁末五分　土鳖虫二枚，去头足　广郁金一钱五分

三诊：宣通营滞，大解带黑，脘痛呕吐俱减。然咽中觉哽阻，中脘仍然坚硬。脉象弦紧。效方扩充，再望应手。

上桂心五分　炒桃仁三钱　薤白头二钱　干漆三分，炒烟尽　橘红一钱　土鳖虫三枚　延胡索一钱五分，酒炒　制半夏一钱五分　湘军八分，酒炒

董右。少腹作痛，经事不行，脉形不爽，面部丹赤成片，不时发露。营气不宣。宜为宣通。

全当归二钱，酒炒　台乌药一钱五分　延胡索一钱五分，酒炒　制香附二钱　杭白芍一钱，酒炒　茺蔚子三钱　炒桃仁三钱，去皮尖打　降香片七分　楂炭三钱

二诊：经停少腹作痛。营气滞而不宣。当通和奇脉。

川桂枝四分　当归钱，酒炒　制香附二钱　乌药一钱五分　茺蔚子三钱　泽兰二钱　延胡索一钱五分，酒炒　川芎一钱　炒赤芍一钱五分　楂炭三钱

三诊：宣通营滞，而理气机，腹仍作痛。血中气滞，气行则血行，故曰调经以理气为先也。

制香附三钱　紫丹参二钱　台乌药一钱五分　川芎一钱　炒枳壳一钱　全当归三钱，酒炒　延胡索一钱五分，酒炒　鸡血藤膏一钱五分　桂枝四分　白芍一钱五分，酒炒　红花七分，酒炒

四诊：血虚气滞，经阻不行，面发痦瘟，腹中疗痛。宣通气滞，以望经行，再商调理。

当归二钱，酒炒　牛膝三钱　卷柏二钱　丹参二钱　苏梗三钱　红花一钱，酒炒　川芎一钱　炒川断三钱　泽兰二钱　香附二钱　鸡血藤膏一钱五分　杏仁三钱

《张聿青医案》

王旭高

陆。营虚发热，瘀阻经停。心中若嘈，饮食厌纳，时吐酸水，是脾胃不足而夹痰饮者也。夫心生血，脾统血，肝藏血，胃为气血之总司。调治之方，以和脾胃为第一。脾胃健则营血自生，停饮自运，瘀凝自化。

半夏　陈皮　川连吴萸炒　茯神辰砂拌　桃仁　旋覆花　新绛　丹参　野蔷薇花　白扁豆

孙。经期一载不来，大便时常秘结，每月胸中不舒数日，此肝血虚而胃气不和也。理气之方，不在平肝而在养血；和胃之法，不在破气而在补气。气血充而肝胃自和矣。

西党参　熟地砂仁拌　枣仁　陈皮　归身　制半夏　丹参　于术人乳拌炒　茯苓　白芍　沙苑子　橘饼　谷芽

又：肝肾素亏，气郁，胃气不舒，脾阴不足。饮食知味而不能多进，经事不来，二便时常不利，肩膝酸疼，舌苔或黄或白，此有湿热夹杂其中。补养气血之方虽稳当，然无理气化浊之品，未能奏效。今拟一方，以观验否。

制首乌　怀山药　枣仁　牛膝　焦山栀　柏子仁　茅术炭　陈皮　半夏　建莲肉

常服苡仁、红枣煮食。

陈。经行作呕，血虚肝旺也。呕止而腹中结块，经事四五月不来，当脐跳动，疑为有孕。恐其不然，想由瘀凝气聚与痰涎互结成块耳。《内经》肠覃、石瘕二证，状如怀子，病根皆在乎血。虽不敢大攻，当气血兼理，仿妇科正元散法。

党参　白术　川芎　茯苓　陈皮　半夏　当归　砂仁　木香　枳壳　香附

有无孕，最难辨别。此证断乎非孕。服此二十余帖，至八九月而经始行。

某。经停，少腹痛，小溲淋塞有血缕。此肝火与瘀凝交阻，当通而导之。

龙胆草　小蓟炭　车前子　丹皮　桃仁　大黄酒炒　冬葵子　海金沙　延胡　焦山栀

徐。咽干干咳，全由津液之亏；内热经停，已见虚劳之候。设欲生津降火以养其阴，而饮食减少者适以伤脾。计惟调其中气，俾饮食增而津液旺，以复其真阴之不足。盖津液生成于水谷，水谷转输于脾胃，舍此别无良法也。

白扁豆　茯苓　白芍　玉竹　炙甘草　怀山药　苡仁　金石斛　玫瑰花　枇杷叶

陆。惊恐饥饱劳碌，内伤气血。血凝气滞，经停不来，已及八月。内热食少，虑成干血劳损。

肉桂一钱二分　桃仁二钱三分　川断一钱　麝香五厘　当归二钱五分　大黄一钱三分，醋炒　砂仁四分　牛膝三钱，酒炒　乳香五分，去油　没药一钱　五灵脂钱半，醋炒

共研细末，分五服。每日一服，陈酒送下。

渊按：此调经散加减法，颇得古人遗意，元气可支者用之。

以上出自《王旭高临证医案》

姚龙光

殷春台夫人产后失调，迁延年余，服药罔效，时时畏寒，咳嗽痰清，肢体倦怠，夜不欲寐，口不欲食，神疲不离枕席，时吐白沫，胸中闷塞，经水久闭，诊其脉两寸弦紧搏指，两尺俱微弱，舌本淡紫，苔白厚而干。余曰：此上实下虚之候也。上实者，脾中之痰湿壅于上焦，下虚者，阴中之真阳虚于下焦，惟下焦真阳不足，不能蒸水上潮，肺气无权，脾湿又将窍隧阻塞，故舌干而白沫时吐，血不能生，气不能利，故经闭而倦怠也，为用丸剂清上，膏剂补下，以白术、炙草、枳壳、橘红、贝母、桑白皮等，水叠丸，食后服之，以肉苁蓉、枸杞、杜仲、鹿角胶、鹿角霜等熬膏，空心服之，一月余，颇见安好，忽又延毕医诊视，服滋阴降火两帖，反觉沉困，因仍服吾之丸剂、膏剂，八月余，经水始通，诸证皆瘳，饮食渐加，吾嘱令多服为是。

阶翁夫人逾二年又生一女，产后经水止，乳汁甚多，二年断乳，经仍不行，乳间结核而痛，间又吐血，血色鲜红，幸不甚多，余因内人病故，由鄂返里，至蒋宅有事，其姑邀予为诊，余告以脉象不佳，宜善调摄，且切勿断乳为要，至季冬，病者卧床不起矣，复请予诊，见其干咳无痰，汗多不敛，下午潮热，饮食不思，脉则弦数而疾，私谓其姑曰：法在不治，其在来年春分前后乎。果殁于来年春分前三日。盖此人体弱性傲，肝木本旺，产后乳多，非血气有余，乃肝脾两经之血为肝火鼓而上行，逼化为乳，循厥阴经至乳间而出血，虽暗伤而肝木转遂其疏泄之性，故经不行而反无病，及断乳后，其肝木上冲如故也，逼血化乳如故也，而乳窍已闭，欲泄不得，故乳中结核胀痛矣，其未化为乳之血，肝火逼而上出，故吐而见诸口矣。血久上行，便成熟路，以化乳上出为顺，转以化经下行为逆，故欲经行必不可得矣。医者不察，以乳痈常法治之，木火愈旺，金气伤则干咳无痰，土气败则饮食不思，血不化乳，乃化为汗，则上身大汗淋漓，脉又弦疾劲强，是胃气将绝，阳越于上，阴竭于下矣。有阳无阴，有升无降，《内经》曰：出入废则神机化灭，升降息则气立孤危。卯月木气发生，下无真阴以济之，何以为生身之本乎？故必死于春分前后也。在断乳胀痛时，脉弦数尚未搏指，舌鲜红尚有薄苔，若用苦剂敛其血以入内，而下通于冲脉，则经自行，血自止，乳核自消，再以和平养阴之剂，植其根本，肝自柔和，何至及此乎？医者能不认证乎？

以上出自《崇实堂医案》

柳宝诒

花。经甫至即停，其停也无因，并无瘀阻见证。一载以来，并无疾苦，此属血少而停，自无疑义。近日渐有午后寒热，入夜愈重，脉象虽数，而与劳热之虚数有异。窃思经候久愆，营气之流行必滞，冬寒因而内着，得春气而邪气外发；又苦营阴先馁，不能鼓托而达，以致缠绵不已，无汗，经月不愈。若任其留恋，转恐阴气日耗，本非损证，而延成损证者，亦往往有之。兹拟养阴和营，透邪清热，必先使邪机尽达，乃可续用养阴，以善其后。

大生地_{酒炙} 当归_{酒炒} 苏叶 制香附 丹参 青蒿 炒丹皮 嫩白薇 广陈皮 秦芄 鳖甲 茅根肉 益母草

穆。经停数载，少腹胀硬而痛，上及于脘，其为血积无疑。甚则青筋脐突，冲气上逆。幸得通瘀之剂，胀势稍松。但所行者，仅得黄水，未见瘀积，则病根未拔，胀必复剧。惟久病未可急攻，拟改用缓法，再与疏泄。

归尾 白芍_{酒炒} 延胡索_{醋炒} 广木香 乌药 桃仁泥 长牛膝_{红花酒炙拌炒} 京三棱_{酒炒} 蓬莪术_{醋炒} 丹皮_炒 川芎炭 川断 香橼皮

另：大黄䗪虫丸。

须。少阳木火之气，上窜经络则齿痛；内犯中土则脘胀；下阻冲任则经停。阴血虚则木火甚，气机窒则营络阻。病绪纷纭，顾此失彼。姑先上清木火，佐以和肝畅营。

制香附 炒丹皮 黑山栀 滁菊花 川连_{吴萸煎汁拌炒} 广木香 青皮_{醋炒} 沉香 姜半夏_{醋炒} 乌药 夏枯草 竹茹

佐。先患五更泄泻，是脾肾阳虚之病。近日胀满，甚于脐下，朝宽暮急，亦属阳气被困、转输无力所致。上脘与少腹，时有块撑。肝气乘虚内扰，致腑气不得通降。大便秘结不爽，迟至半月有余，而无燥象，其非实热阻结可知。经停数月，而脉象弱细微数。既非妊象，亦无瘀阻确证，乃肝脾不营，冲任血少而然。病情纷错，大旨在脾肾虚寒，肝经血少气滞。姑与温养脾肾，疏达肝木，以举其大纲，其余诸病，只可随时兼治，不能一一缕及也。

参须 于术 白芍_{桂枝煎汁拌炒} 当归身_炒 肉苁蓉_{漂淡} 长牛膝_{吴萸煎汁拌炒} 小青皮_{醋炒} 金铃子_{酒炒} 川郁金_{醋炒} 茯苓皮 陈香橼皮

另：桂心制白附等份，二味为细末，泛为丸。每次三分，药汁下。

伍。内热较前得减，而月信杳然，少腹渐觉块痛。病蒂在于营分，非通畅不能为功。

当归 桃仁 丹参 延胡索_{醋炒} 川芎炭 山楂炭 橘核 炙甘草 胡桃肉 大黄_{红花酒拌透，烘干，炒微黑}

宗。经停内热，由乎营气虚损。下焦本无瘀热，与血痹致损者不同。血生于肝脾，而统摄于冲任。今脉象虽见虚数，幸纳谷尚佳，营血之源未竭。拟与滋养肝脾，通调奇脉。

洋参_{元米拌炒} 黄芪 炒当归 大生地_炒 枣仁 茯神 春砂仁 煨木香 菟丝子_{酒炒} 川断_炒 川怀牛膝_{各酒炒} 丹皮 白薇 木瓜_{酒炒} 龙眼肉

干。肝气挟痰浊犯胃，则脘搅呕恶；挟风火上扰，则眩晕耳鸣。本属脏气偏胜之病，况癸信久羁，肝营不畅，又宜兼顾为稳。

羚羊角　炒丹皮　黑山栀　刺蒺藜　杭菊花　煨天麻　东白芍　枳实　长牛膝炒　苡米　广陈皮　石决明　茺蔚子　竹茹

以上出自《柳宝诒医案》

余听鸿

常熟旱北门吴姓女，十九岁，经停四月余，饮食如常，脉亦不涩，肌肉不削，不内热，不咳嗽。其父母恐停经而成干血。余曰：饮食如常，肌肉不削，少腹胀硬，此乃水寒与血互相胶结于血室之中，若不趁其正气旺时攻之，待至日久，正虚难以再攻，即以瞿麦、桃仁、红花之类，罔效。再以归尾、红花、肉桂、山棱、莪术、延胡、五灵、炮姜、桃仁等品，服百余剂，不效。自六月至十月，少腹渐硬，诸药不效。至十二月，余适回孟河度岁，请某姓妇科，服以四物等汤，恐其血虚，经不能济，先养其血，少腹更硬。又延某医治之，曰：被余某破血太甚，急宜补之。进以四君、补中益气之类，少腹仍然。二月，余回琴，仍邀余诊。少腹胀硬，令其母扪之，其冷如冰，痛不可言，肢冷面青。余曰：水与血互结血室，下之亦死，不下亦死。既是血虚，岂有服山棱、莪术、归尾、桃仁等百余剂而不死者耶。余即进桃核承气汤，大黄四钱，桂枝一钱，炙草一钱，芒硝二钱，桃仁三钱，陈酒和水煎，分三次服。初次服下，小便中即下黄腻水，连服三次，连下三次，腹痛稍缓，神气极疲，少腹稍软。明晨，余恐其过下气脱，即进以活血理气之品，血仍不下，腹痛更甚。再进以桃仁承气汤，送下抵当丸，不料腹痛欲厥，即以艾叶煎汤，洗熨少腹，下黄腻水更多，又下紫血块数枚，而痛即止。两月后，信水如常，至九月出阁，强健如昔。余读《金匮》仲圣有瘀血在少腹，或水与血结于血室，大黄甘遂汤、下瘀血汤、抵当汤，皆非大黄不可，因大黄是血分之下药也。此证若不遵古训而不用大黄，虽山棱、莪术千剂，亦徒然耳。所以仲景之书不可不读也。

《余听鸿医案》

方耕霞

郭。经停脉数，舌碎口疮，心脾之蕴热也。防涉痨损。
细生地　薄荷叶　盐水炒柴胡　丹皮　五灵脂　川芎　归尾　蒲黄　左金丸　香附　赤芍
再诊：口疮略好，脉仍数疾、腹痛，厥阴之气滞血凝矣。不易治。
原方加山栀、青皮、木香，去蒲黄、左金丸。

《倚云轩医话医案集》

张锡纯

天津陈氏女，年十七岁，经通忽又半载不至。
病因：项侧生有瘰疬，服药疗治，过于咸寒，致伤脾胃，饮食减少，遂至经闭。
证候：午前微觉寒凉，日加申时，又复潮热，然不甚剧。黎明时或微出汗，咳嗽有痰，夜间路甚，然仍无妨于安眠。饮食消化不良，较寻常减半。心中恒觉发热思食凉物，大便干燥，三四日一行。其脉左部弦而微硬，右部脉亦近弦，而重诊无力，一息搏逾五至。

诊断：此因饮食减少，生血不足以至经闭也。其午前觉凉者，其气分亦有不足，不能乘阳气上升之时而宣布也。至其晚间之觉热，则显为血虚之象。至于心中发热，是因阴虚生内热也。其热上升伤肺易生咳嗽，胃中消化不良易生痰涎，此咳嗽又多痰也。其大便燥结者，因脾胃伤损失传送之力，血虚阴亏又不能润其肠也。左脉弦而兼硬者，心血虚损不能润肝滋肾也。右脉弦而无力者，肺之津液胃之酸汁皆亏，又兼肺胃之气分皆不足也。拟治以资生通脉汤，复即原方略为加减，俾与证相宜。

处方：白术三钱，炒　生怀山药八钱　大甘枸杞六钱　龙眼肉五钱　生怀地黄五钱　玄参四钱　生杭芍四钱　生赭石四钱，轧细　当归四钱　桃仁二钱　红花钱半　甘草二钱　共煎汤一大盅，温服。

复诊：将药连服二十余剂（随时略有加减），饮食增多，身形健壮，诸病皆愈。惟月信犹未通，宜再注意通其月信。

处方：生水蛭一两，轧为细末　生怀山药半斤，轧为细末

每用山药末七钱，凉水调和煮作茶汤，加红蔗糖融化，令其适口，以之送服水蛭末六分，一日再服，当点心用之，久则月信必通。

效果：按方服过旬日，月信果能下，从此经血调和无病。

方解：水蛭，《神农本草经》原无炙用之文，而后世本草谓若不炙即用之，得水即活，殊为荒唐之言。尝试用此药，先用炙者无效，后改用生者，见效甚速。其性并不猛烈，惟稍有刺激性。屡服恐于胃不宜，用山药煮粥送服，此即《金匮》硝石矾石散送以大麦粥之义也。且山药饶有补益之力，又为寻常服食之品，以其粥送水蛭，既可防其开破伤正，且又善于调和胃腑也。

天津杨氏女，年十五岁，先患月闭，继又染温疹靥急。

病因：自十四岁月信已通，后因肝气不舒，致月信半载不至，继又感发温疹，初见点即靥。

证候：初因月信久闭，已发热瘦弱，懒于饮食，恒倦卧终日不起。继受温疹，寒热往来，其寒时觉体热减轻，至热时，较从前之热增加数倍，又加以疹初见点即靥，其毒热内攻。心中烦躁怔忡，剧时精神昏愦，恒作谵语，舌苔白而中主已黄，毫无津液。大便数日未行，其脉觉寒时似近闭塞，觉热时又似洪大而重按不实，一息五至强。

诊断：此证因阴分亏损将成痨瘵，又兼外感内侵，病连少阳，是以寒热往来，又加以疹毒之热，不能外透而内攻，是以烦躁怔忡，神昏谵语，此乃内伤外感两剧之证也。宜用大剂滋其真阴清其毒热，更佐以托疹透表之品当能奏效。

处方：生石膏一两，捣细　野台参三钱　玄参一两　生怀山药一两　大甘枸杞六钱　知母四钱　连翘三钱　蝉退二钱　茵陈二钱　僵蚕钱半　鲜芦根四钱

共煎汤三盅，分三次温饮下。嘱其服一剂热不退时，可即原方再服，若服至大便通下且微溏时，即宜停药勿服。

复诊：将药煎服两剂，大热始退，不复寒热往来，疹未表出而心已不烦躁怔忡。知其毒由内消，当不变生他故。大便通下一次亦未见溏，再诊其脉已近和平，惟至数仍数，和其外感已愈十之八九，而真阴犹未复也。拟再滋补其真阴，培养其血脉，俾其真阴充足，血脉调和，月信自然通顺而不愆期矣。

处方：生怀山药一两　大甘枸杞一两　玄参五钱　地骨皮五钱　龙眼肉五钱　北沙参五钱　生杭

苟三钱　生鸡内金钱半，黄色的捣　甘草二钱

共煎汤一大盅，温服。

三诊：将药连服四剂，饮食增加，精神较前振作，自觉诸病皆无，惟腹中间有疼时，此月信欲通而未能即通也。再诊其脉已和平四至矣。知方中凉药宜减，再少加活血化瘀之品。

处方：生怀山药一两　大甘枸杞一两　龙眼肉六钱　当归五钱　玄参三钱　地骨皮三钱　生杭芍三钱　生鸡内金钱半，黄色的捣　土鳖虫五个，大者捣　甘草钱半　生姜三片

共煎汤一大盅，温服。

效果：此药连服十剂，腹已不疼，身形已渐胖壮，惟月信仍未至，俾停药静候。旬日后月信遂见，因将原方略为加减，再服数剂以善其后。

或问：方书治温疹之方，未见有用参者。开首之方原以治温疹为急务，即有内伤亦当从缓治之，而方中用野台参者其义何居？答曰：《伤寒论》用白虎汤之例，汗吐下后加人参，以其虚也；渴者加人参，以其气虚不能助津液上潮也。今此证当久病内亏之余，不但其血分虚损，其气分亦必虚损。若但知用白虎汤以清其热，不知加参以助之，而热转不清，且更有病转加剧之时观白虎加人参以山药代粳米汤后附载医案可知。此证之用人参，实欲其热之速退也。且此证疹癗之急，亦气分不足之故。用参助石膏以清外感之热，即借其力以托疹毒外出，更可借之以补从前之虚劳。是此方中之用参，诚为内伤外感兼顾之要药也。

或问：凡病见寒热往来者，多系病兼少阳，是以治之者恒用柴胡以和解之。今方中未用柴胡，而寒热往来亦愈何也？答曰：柴胡虽能和解少阳，而其升提之力甚大。此证根本已虚，实不任柴胡之升提。方中茵陈其性凉而能散，最能宣通少阳之郁热，可为柴胡之代用品。实为少阳病兼虚者无上之妙药也。况又有芦根亦少阳药，更可与之相助为理乎？此所以不用柴胡亦能愈其寒热往来也。

以上出自《医学衷中参西录》

陈莲舫

张。经阻不行，脘胀，舌剥，营亏气痹，治以和养。

西洋参　炒香附　佛手花　抱茯神　沙苑子　川石斛　淮小麦　银柴胡　广陈皮　绿萼梅　制丹参　川杜仲　生白芍　红月季

《莲舫秘旨》

邵兰荪

西庄，俞。潮热不清，右脉涩，左关沉弦，大便忽泻，经停，腹中有瘕，脐下痛较缓，气转至咽，舌微黄。宜清热、养胃、和肝。

银柴胡一钱　扁豆衣三钱　制香附三钱　乌药钱半　地骨皮三钱　茯苓四钱　杜仲三钱　绿萼梅钱半　青蒿梗钱半　丹参三钱　广木香七分　清煎五帖。

又：寒热较差，胃纳已和，右脉虚，左弦细，经停，腹中有瘕，脐下偶痛。肝木抑郁，仍宜逍遥散加减。十一月初四日。

柴胡八分　当归钱半　青木香五分　木蝴蝶四分　炒白芍钱半　制香附二钱　杜仲三钱　川楝子钱

半　茯苓四钱　生地三钱　炒青皮八分

清煎四帖。

史介生评：肝郁不畅，血气凝滞，以致脐下偶痛，而经停成瘕，然大便作泻，又是肝阳侮脾之候。治以理气疏肝，健脾清热，而寒热较差，胃气稍和。次以泄肝热而解肝郁，逍遥散为对证之方，因其既和气血，又佐柴胡以微升，藉引少阳之生气。如是治疗，俾郁勃之气由此可以条畅。

安昌，徐妇。膈气作吐，脉左沉弦，右弦滑，经停五月，舌薄白，根稍厚。此肝逆肺胃，宜厥阴阳明同治。五月十七日。

仙半夏钱半　炒谷芽四钱　新会皮钱半　藿梗二钱，吴萸五分拌炒　川连七分　苏梗钱半　绿萼梅钱半　猬皮一钱　川朴一钱　木蝴蝶四分　蔻壳钱半

清煎。

又：膈气较差，脘中稍和，脉两手切来弦滑，经停五月，舌根微黄。仍遵前法加减为妥。六月二十日。

猬皮一钱　广藿香钱半　乌药钱半　川楝子钱半　苏梗钱半　蔻壳钱半　木蝴蝶四分　绿萼梅钱半　钗斛三钱　炒谷芽四钱　新会皮钱半

清煎三帖。

史介生评：肝郁气逆，胃液被劫，势成隔证，故以厥阴阳明同治。但脉滑经停而兼呕吐，虽属肝胃不和，似乎妊娠之象，且治法并未通经活血，惟用和胃理气，但案中未曾叙明孕育，鄙见难以臆断。然蔻壳劫津，究宜慎用。

以上出自《邵兰荪医案》

俞世球

绍兴王杰臣君夫人膏滋方医案。初诊：脉如悬丝，由本质虚寒。年前经来颇多，嗣渐短少，厥后则经年不至，且白带淋漓，其色或黄或白，当脐胀痛，两耳时鸣。肝无血养，肠液亦亏，致大便闭塞，数日方解，解时胀痛。若徒伐肝，必伤其气，当为柔肝润肺并养心肝两脏之血，自然肺畅肝平。其呃逆亦由肝阳上升之见证。拟用逍遥散，以银柴胡易北柴胡，以茯神易茯苓，去白术，加龙骨、山药、松子仁、新会皮、更衣丸。

二诊，加肉苁蓉、沉香曲。三四诊，去更衣丸，加地骨皮、火麻仁、女贞子。五诊，加纹党参、西洋参（米合炒），又加牡蛎粉、粉丹皮、鸡头肉。即脉转大，大便逐日轮解，白带全止，胃口亦开，两耳木鸣，肝阳亦静，食入不胀。夜能睡，心不跳，神气太和。至夜亦不发热，各证俱痊。此已拔出虚门矣。惟经尚未行，佐以益母胜金丹法，是为合方。若能宽怀静养，俾血足经自行，无不天降石麟，预贺预贺。

纹党参二两，去芦蜜炙　地骨皮一两，酒蒸　薏苡仁一两，炒　西洋参一两四钱，去芦米炒　白芍药一两五钱，酒炒　牡蛎粉一两五钱，煅，有左纹者佳　陈阿胶四两，蛤粉炒珠后入　净蚕沙一两，洗净　甘枸杞一两，勿见火　银柴胡九钱，醋炒　肉苁蓉一两五钱，酒洗四次　香附末六钱，姜酒醋制　当归身三两，酒浸　抱茯神一两，去木，辰砂拌　粉甘草四钱，蜜炙　真龙骨一两二钱，酥　粉丹皮九钱　益母膏二两五钱，后入　女贞子一两九钱，盐水炒　大生地一两，酒洗　淮牛膝五钱，酒炒　鸡头肉一两，焙　茺蔚子一两，盐酒炒　大熟

地八钱，砂仁末拌　紫丹参一两四钱，酒浸　广化红八钱，去白　于潜术四钱，蒸　淮山药二两，焙　川芎八钱，酒洗

以上依方炮制后再熬膏，其阿胶珠、益母膏，候各药将收膏时，再将二味合入，不必再熬。用瓷罐收好，退火一二日。每早空心炖热，服下四钱。如经来停服，经净仍可服完。

《摘录经验医案》

王堉

里中钮某之妻，体素壮，忽患月事不至。始以为胎。久而腹痛，又以为虚，补之益甚。留连数月，腹大如鼓，饮食不思。迎余治之。诊其脉，两关坚劲。问发渴乎？曰，前半日多渴，后半日方可。余曰，此胃热血结也。寻常必患胃热，发则胸膈如烧，甚则发咳，痰必稠。病者曰，良是。先以三黄四物汤破之，二服后下紫块十余，腹少减。又以两地地黄汤加山栀、连翘、通草，叠进之。逾月而潮至，然前后尚不齐也。命常服归芍地黄汤，数月后，如期血至，久而受孕矣。

妇人经闭一证，其因多端，而各有虚实之分。审其实而攻之，察其虚而补之。偶一不慎，致祸尤速。

友人王福友之妻，少以贫寒致痞疾，适王数年，面黄肌瘦，月事不至，至或淡少，久而腹痛增胀。延医视之，见其形证，皆以为虚，补之不应，而王固粗质，亦任之。半年腹大如鼓，见食辄吐，渐至不起，乃邀余治，诊其六脉坚大而迟，知为寒凝食积。问曰：胃中按之有坚块否？病者曰然。告曰，此自幼生冷风寒伤胃气，故甚则增痛，且四肢发厥，盖虚人实证也。不温胃以散其结，则气凝而血必闭，无怪补之增剧。乃以五积散投之，两服而腹稍舒。又以香砂平胃散合乌药散并用之。有邻人素看医书，见方诧曰，病属经闭，治当行血，乃用消食之剂，无乃非法。余曰，君自不信，看药后效验何如。王命其妻服之，越两日而下秽物，腹膈顿舒。又命常服香砂养胃丸，廿日余而月事至矣。

邻人请其故，告曰：人身之气血，相须而行。若置气而理血，断无效验。且人以胃气为主，乃一身生化之源，而胃经多气多血，气舒则血行；气结则血滞；气热则血凝；气寒则血少。前人调经诸方，理血无非理气也。今王某之妻，气为寒食凝滞，故血亦不行，非血本亏也。若用四物等类血药多凉性，转于胃气有碍而愈不行。今以祛寒消食之品投之，气温则行，食消则通。气行而通，血不通者，未之有也。闻者首肯再三，凡有疑，辄质问焉。

又邻人李寿昌之妻，年四十余，忽患经闭，其夫素务农，日用颇窘，兼无酒德，醉后辄加诟厉，妻久而郁结，遂成病。适夏间阴雨，李忽踏泥而至。问何为？曰，家人病甚，拟请诊视。余问何病？则曰：经闭数月矣，此时腹中胀痛，饮食不下，人皆以为蛊。请一视之，果不可治，亦听之矣。问身体肿否？曰，不肿。乃曰，不肿则非蛊也。问痛多乎？胀多乎？对曰：痛有止时，胀则时时如此，几乎大便不利。余曰，此气滞碍血也，无须诊脉，但服药三四付，则病愈。李曰：不如一诊，较为稳当。余曰：此病显而易见，何在诊脉，尔无非愿病愈，但能病愈，何必诊也。乃处以本事琥珀散，命服四付。李持而去，余亦忘之。至中秋晚餐无事，余巡行田珑间，李忽携镰自禾黍中出而叩首，余惊问何故？对曰，内人服君药一服，即胸膈雷鸣下气而胀

减，再服之，病全失矣。余以其病已愈，不必再服，至今月事不愆，饮食壮健，真仙方也。以农忙未得叩谢，兹遇君敢申意也。余笑而扶之起。说麻问稷，日暝而归。

相国之长媳，子禾之夫人也。性颇暴，而相国家法甚严，郁而腹胀，月事不至者两度，众以为孕，置而不问。且子禾未获嗣，转为服保胎药，则胀而增痛。一日子禾公退，偕与往视，诊其左关弦急，乃肝热郁血。以逍遥散合左金丸处之，子禾恐其是胎，疑不欲服，余曰，必非胎，若胎则两月何至如是，请放心服之，勿为成见所误。乃服二帖，腹减气顺，惟月事不至。继以加味乌药汤，两日而潮来，身爽然矣，至是每病必延余，虽婢仆乳媪染微恙，皆施治矣。

以上出自《醉花窗医案》

费承祖

佚名，营血久虚，肝阳上亢，消灼胃阴，胃失降令，胸脘不舒，内热口干，甚则头眩。居经不行，已三阅月，脉来沉弦而滑。治宜养血清肝，兼和胃气。

北沙参五钱　生甘草五分　云茯苓三钱　女贞子三钱　陈皮白五分　冬瓜子四钱　川贝母三钱　川石斛三钱　大麦冬二钱　钩藤钩一钱五分　生谷芽四钱　熟谷芽四钱

二诊：肝阳升腾之势渐平，胃气下降。内热口干，较前已减。惟呛咳头眩，卧难着右。居经不行，已三阅月。肺阴久虚，清肃无权。脉弦略退，细数未改。宜宗前法进治。

北沙参三钱　生白芍一钱五分　生甘草一钱五分　白茯苓四钱　生淮药三钱　黑料豆三钱　生杜仲三钱　川贝母三钱　川石斛三钱　陈皮白三钱　冬瓜子四钱　生谷芽四钱　炒谷芽四钱　莲子十粒

南京黄君仲贤之室，患呛咳气喘，内热汗多，时常咯血，精神委顿，四肢软弱无力，行动需人扶持。居经不行，已经半载。予诊其脉细弱。此气液皆虚，阴血不注冲任，肝阳上灼肺阴，气失清肃，渐成干血痨证。治必培阴养气液，兼清肝益肺。月事能通，方有转机。

吉林参须五分　西洋参一钱五分　女贞子三钱　生杜仲三钱　蛤蚧尾三分　白芍一钱半　川贝三钱　天花粉三钱　川石斛三钱　广皮白五分　毛燕三钱，绢包煎汤

连服十剂，经血即行。再照方加大生地二钱、麦冬三钱。咳嗽止而饮食增，内热清而精神振。不过月余全安。

《费绳甫医话医案》

吴鞠通

杨室女，二十一岁。经停一年，腹有癥瘕，寒热往来，食少，肝阳郁勃下陷，木来克土。先与提少阳生发之气。

姜半夏五钱　桂枝三钱　全当归二钱　焦白芍三钱　青蒿一钱　白蔻仁二钱　生薏仁五钱　广皮二钱　黄芩炭二钱　煮三杯，分三次服。服三四帖，而寒热尽退。

再与天台乌药散，每日早晚各服一钱；驱脏中之浊阴，即所以通下焦之阳气，不惟通下焦之阳，亦且大通胃阳，胃阳得开而健食，健食而生血，所谓受气谓谷气取汁（取胃汁），变化而赤，是为血。此血也，心主之，脾统之，肝藏之，由脉下注冲脉，在男子上潮于唇，生须髭，

在女子下泄为经。故此方服二十余日，而瘕散经通矣。盖巴豆多用则杀人，少用则和胃。此方中用巴豆之气，而不用其质，少之又少，既能祛下焦之浊阴，又能通胃中之真阳，以胃虽受浊而最恶浊，驱阴正所以护阳，通阳正所以驱浊，一笔文字，而两面俱醒，此其所以见效若神也。

《吴鞠通医案》

曹沧洲

某右。产育之后，经居半年，肝气攻心，痛甚则厥，易于寒热火升，脉细弦，理之不易。

旋覆花　丹参　当归　沉香片　瓦楞粉　五灵脂醋焙　赤芍　川石斛　代赭石　延胡索醋炒　川楝子　朱茯神　真水獭肝七分，研温酒调服

《吴门曹氏三代医验集》

丁泽周

宋右。恙由抑郁起见，情志不适，气阻血瘀，土受木克，胃乏生化，无血以下注冲任，经闭一载，纳少形瘦，临晚寒热，咳嗽痰沫甚多，脉象左虚弦，右濡涩，经所谓二阳之病发心脾，有不得隐曲，女子不月，其传为风消，再传为息贲，若加气促，则不治矣。姑拟逍遥合归脾、大黄䗪虫丸，复方图治。

全当归三钱　大白芍二钱　银柴胡一钱　炒潞党二钱　米炒于术一钱五分　清炙草五分　炙远志一钱　紫丹参二钱　茺蔚子三钱　川贝母二钱　甜光杏三钱　北秫米三钱，包

大黄䗪虫丸一钱每日吞服，以经通为度。

复诊：临晚寒热，虽则轻减，而咳嗽依然。经闭纳少，舌光无苔，脉左弦右涩，此血室干枯，木火刑金，脾胃生化无权。还须怡情适怀，以助药力。今拟培土生金，养血通经，然亦非旦夕所能图功者也。

蛤粉炒阿胶二钱　茯神三钱　淮山药三钱　川贝二钱　甜光杏三钱　紫丹参二钱　茺蔚子三钱　全当归三钱　怀牛膝二钱　广艾绒六分　西藏红花八分　北秫米三钱，包　大黄䗪虫丸一钱，吞服

《丁甘仁医案》

吴右。脐腹胀渐减，胸脘胀依然，屡屡作痛，食入难化，头晕目花，血亏肝气横逆，犯胃克脾，浊气凝聚，经闭四月，气不通则血不行也。恙根已深，非易图治，再宜养血泄肝，健运分消。

全当归二钱　炒赤白芍各钱半　紫丹参三钱　春砂壳八分　连皮苓四钱　陈广皮一钱　大腹皮二钱　茺蔚子三钱　瓜蒌皮三钱　薤白头一钱　仙半夏二钱　炒谷麦芽各三钱　陈葫芦瓢三钱　嫩钩钩三钱，后入

徐右。类疟后脾胃两伤，无血以下注冲任，经闭三月，面色萎黄，屡屡头痛，脉象弦细，虑成干血痨重证。宜培养中土，以生营血。

炒党参二钱　云茯苓三钱　清炙草五分　全当归二钱　怀牛膝二钱　紫丹参二钱　广艾绒八分　绛通草八分　生于术二钱　大白芍二钱　茺蔚子二钱　藏红花八分　月季花八分

妇科八珍丸六两，每早服三钱，米饮汤送下。

葛右。产后冲任亏损，脾弱不运，经事六载不行，形瘦便溏，脉象弦细，舌苔白腻，已成干血痨重证。姑拟培养中土，而调冲任。

炒潞党参一钱　熟附块八分　炮姜炭五分　清炙草四分　米炒于术二钱　云茯苓三钱　陈广皮一钱　大砂仁八分　范志曲三钱　炙粟壳三钱　紫丹参二钱　炒谷麦芽各三钱　灶心黄土四钱，荷叶包煎

二诊：腹痛便溏渐见轻减，形瘦纳少，经事六载不行，头眩神疲，脉象细弱，冲任亏损，脾胃不运，干血痨重证。再宜培养中土，而调奇经。

炒潞党参钱半　熟附块八分　炮姜炭五分　清炙草四分　云茯苓三钱　米炒冬术二钱　炒怀药三钱　带壳砂仁八分　陈广皮一钱　炙粟壳三钱　紫丹参二钱　范志曲二钱　焦谷芽三钱　焦苡仁三钱　干荷叶一角

三诊：腹胀满，便溏泄，纳少形瘦，经闭六载，呕恶带血，脉象弦细，脾土败坏，肝木来侮。证脉参合，已入不治之条，勉方冀幸。

炒潞党参三钱　炮姜炭五分　怀山药三钱　米炒于术钱半　云茯苓三钱　炒谷芽三钱　带壳砂仁八分　炒苡仁三钱　陈广皮一钱　炙粟壳三钱　范志曲三钱　清炙草五分　乌梅炭五分　干荷叶一角　金匮肾气丸五钱，包煎

许右。咳嗽音声不扬，形瘦经闭，盗汗颧红，脉象细数，腑行溏薄，肺、脾、肾三阴俱亏，无血以下注冲任也。已成损怯，恐难完璧，仍宜培土生金，和营通经。

蛤粉炒阿胶二钱　左牡蛎四钱　花龙骨二钱　川象贝各二钱　怀山药三钱　云茯苓三钱　紫丹参二钱　茺蔚子三钱　米炒于术钱半　炮姜炭三分　诃子皮二钱　御米壳二钱　浮小麦四钱

王右。冲任亏损，肝胃不和，经闭五月，纳少泛恶，形瘦神疲，此干血痨证也。宜培养气血，和胃平肝。

潞党参二钱　云茯苓三钱　生白术二钱　陈广皮一钱　紫丹参二钱　炒谷麦芽各三钱　茺蔚子三钱　全当归二钱　大白芍二钱　佛手八分

妇科八珍丸三两，间日服三钱。

戴右。血虚脾弱，宿瘀留恋，经事数月不行，腹痛便溏，形瘦潮热，脉象弦细。势成干血痨之重证，姑拟扶土养血，祛瘀通经。

炒潞党参二钱　生白术三钱　云茯苓三钱　紫丹参二钱　炮姜炭五分　清炙草六分　茺蔚子三钱　煨木香八分　延胡索一钱　焦楂炭三钱　杜红花八分　炒怀药三钱　干荷叶一角　红枣五枚

陈右。新寒引动厥气，经行中止，血为气滞，少腹作痛拒按，日晡寒热，稍有咳嗽，姑拟疏邪理气，祛瘀生新。

紫丹参二钱　炒赤芍二钱　金铃子二钱　延胡索一钱　云茯苓三钱　制香附钱半　春砂壳八分　生蒲黄三钱，包　五灵脂钱半　绛通草八分　光杏仁三钱　象贝母三钱　青橘叶钱半　两头尖钱半，酒浸包

二诊：少腹痛较减，腰脊酸痛，日晡寒热，稍有咳嗽，新寒外束，肝失疏泄，宿瘀交阻，不通则痛，再宜疏邪理气，祛瘀生新。

炒黑荆芥一钱　金铃子二钱　延胡索一钱　赤茯苓三钱　春砂壳八分　制香附钱半　紫丹参二钱　生蒲黄三钱，包　五灵脂钱半　藏红花八分　光杏仁三钱　象贝母三钱　绛通草八分　两头尖酒浸包，

钱半

刘右。头眩眼花，时轻时剧，经闭十月，内热口干。冲任亏损，肝阳易于升腾，姑宜养阴柔肝，和营通经。

阿胶珠二钱　生白芍二钱　熟女贞子三钱　左牡蛎四钱　川石斛三钱　黑芝麻三钱　朱茯神三钱　炒枣仁三钱　月季花八分　潼蒺藜三钱　紫丹参二钱　茺蔚子三钱　怀牛膝二钱

妇科八珍丸六两，每日服四钱。

章右。右胁下痞块渐消，经事两月不行，胸闷脘胀，肝胃不和。宿瘀留恋，再宜泄肝理气，和营通经。

全当归二钱　紫丹参二钱　金香附钱半　云茯苓三钱　茺蔚子三钱　广艾炭六分　藏红花八分　怀牛膝二钱　桃仁泥钱半　月季花八分　青橘叶钱半

王右。肝失疏泄，湿热宿瘀留恋下焦，膀胱宣化失司，少腹作痛，经阻二月，小溲不利。宜泄肝理气，滋肾通关。

银柴胡一钱　炒赤芍二钱　金铃子二钱　延胡索一钱　赤茯苓三钱　制香附钱半　春砂壳八分　细青皮一钱　茺蔚子三钱　紫丹参二钱　绛通草八分　炒谷麦芽各三钱　滋肾通关丸三钱，包

以上出自《丁甘仁医案续编》

萧琢如

病者：族侄孀媳陈氏，年近四十岁。

病名：寒燥阴结。

原因：先患大便不利，医者予玉竹、麻仁、牛膝等药，驯致小溲难涩，久之月事亦不通，身微热，已五阅月，更数医，率用滋润破气及行血之品。一日雇舆至余馆所迎诊。

证候：大腹满胀，胸膈时痞时宽，饮食减少，困倦嗜卧。

诊断：脉沉迟而涩，舌苔湿滑而暗。心念疾本阴寒，今因误药，由气分而累及血分，气血交病，药当气血并治，方能有济。继悟气为血帅，气行则血行，毋庸多惹葛藤，倘气治而血不和，转方调血，正自易易。

疗法：单从气分斩关夺隘，疏方用大剂通脉四逆汤冷服，嘱其每日必服二剂，并用半硫丸二两，分作七日，每早食前淡姜汤送下，许以服完即愈而去。

处方：黑附块八钱　川干姜五钱　炙甘草三钱　清童便两酒盅，冲

半硫丸方：半夏一两，汤洗七次，焙干，为细末　硫黄一两，明净好者，研令极细，用柳木槌子杀过

上以生姜自然汁同熬入干蒸饼末，搅和匀，入臼内杵数百下，丸如梧子大，每服十五丸至二十丸，无灰温酒或生姜汤任下，妇人醋汤下，俱空心服。

效果：嗣后不十日，遣丁来云，药完而疾愈，请善后方。即授通脉四逆加人参，令其守服十余剂。后余以他事至其家，云后方仅服十剂，即平复如常矣。族侄媳愈后，隔数日，即有邵阳周某妻，年才三十，病证大抵相同，但为日不多，药误亦少，势较轻，即上方减轻分量，授之而愈。厥后上证验案甚多，以无甚出入，不复赘云。

廉按：此案方法，与前案大同小异，惟用量较为轻减，其效力终在半硫。盖硫黄热而不燥，能疏利大肠，半夏辛下气，温开郁，三焦通而大便自利矣。惟修制此丸，必须用倭硫黄。吴鞠通曰：硫黄有三种，土黄、水黄、石黄也。入药必须用产于石者，土黄土纹，水黄直丝，色皆滞暗而臭，惟石硫黄方棱石纹，而有宝光不臭，谓之黄矾，其形大势如矾。按：硫黄感日之精，聚土之液，相结而成，生于艮土者佳，艮土者少土也，其色晶莹，其气清而毒小，生于坤土者恶，坤土者老土也，秽浊之所归也，其色板滞，其气浊而毒不堪入药，只可作火药用。石黄产于外洋，来自舶上，入莱菔内煮六时则毒去。观此，则石黄即析出毒质之纯硫黄，俗称松花硫黄，即日医所谓金硫黄也。

《全国名医验案类编》

陈在山

金妇三十，据说胀满不食，经不来行，延他医调治，用调经药治之，不效，问治于余。余曰：此脾胃虚寒所致，先以香砂六君子汤加三消饮二剂，病觉大愈，稍有心悸之证，再去三消，加四物、远志、枣仁、节蒲等药，一剂痊愈。

朱李氏，因去春产后，满月后经血即断，至秋又增吐血之证，觉两胁疼痛，今春咳嗽甚重，恶食烦渴，四肢无力，头眩目昏，六脉全虚，细弦少神，都缘血虚气不通畅之所致也，用调补兼施法。

香附　广皮　木香　当归　紫朴　甘草　皮苓　丹参　醋芍　橘红　杏仁　花粉　生地寄奴　节蒲

第二方：白术　木香　醋柴　香附　当归　紫朴　丹参　醋芍　郁金　汾草　节蒲　茯神薏苡　山药　泽兰

第三方：西参　茯神　贡术　木香　紫朴　香附　炙草　熟地　当归　酒芍　山药　枳壳橘皮　薏米　灯心

第四方：茯神　远志　当归　白术　酒芍　芡实　薏米　山药　汾草　节蒲　枣仁　郁金香附　丹参　广皮　大枣

第五方：西参　炙芪　茯神　枣仁　芡实　炙草　酒芍　熟地　当归　白术　香附　薏米山药　广皮　紫朴　大枣

服以上数方，每用两剂，自觉诸证皆效，惟四肢虚软无力，余再酌拟丸药一料。

人参　贡术　当归　酒芍　熟地　厚朴　茯神　枣仁　炙芪　炙草　山药　莲子　芡实香附　木香　郁金　仁米　丹参　陈皮　共末，蜜丸，三钱重。

张秀峰之内人，自说产后月经不来行，忽然感受风寒，周身骨节酸痛，多饮少食，六脉沉缓，舌苔淡黄而厚，询其素有腿痛之疾，脾湿血寒等病，早已成矣。今可舍现在之外感，仍从旧证治之，先用温通法，拟服数剂，效后再议补血。

茅术　皮苓　泽兰　木香　缩砂　车前　厚朴　甘草　坤草　薏米　川断　香附　广皮生姜

服前方，颇见功效，周身疼解，惟午后头项微觉疼痛，舌生红刺，此湿邪外散之故也，仍用前方加减进之。

西参　茅术　皮苓　甘草　川芎　香附　泽兰　坤草　薄荷　菊花　川断　生地　广皮　木香

又拟加减逍遥散，服数付，必获全愈。

当归　茯神　枣仁　焦术　薄荷　节蒲　菊花　汾草　丹参　川芎　青皮　柴胡　香附　醋芍　生地　灯心

以上出自《云深处医案》

邵杏泉

病后天癸不行，腹中膨胀，防成血鼓。

鸡金散　白芍　川断　丹参　归身　杜仲　泽兰　延胡索

《三折肱医案》

俞道生

叶女。经水停行，蕴蓄为患，内留于脾、膀胱、二肠之间，外滞于经络肌表之分，败血尽变为水，泛滥妄行，肚腹胀大，呆滞，泛逆，病势之危已可概见矣。脉左细涩，右弦紧，舌苔黄腻，口燥而干，盖肝脾肾气血凝滞已甚，排泄之功用失常，津液不得上承也。考《金匮》肿胀一证，本有血分水分之分，则血行可知气亦病也，勉拟调气通瘀佐以行水之品，观其动静。

川桂枝1.8克　桃仁泥9克　制锦纹9克　制川朴4.5克　生蒲黄4.5克　五灵脂9克　炒泽兰9克　西麻黄1.5克　带皮苓9克　酒炒淮牛膝6克　炒归尾9克　炒车前9克　引真西珀末1.2克，冲服。

复诊：经水停瘀为患，肿胀因之发生，两足亦然，按之坚急，盖血滞则气不通行，气阻则血化为水，内则充塞于脏腑膀胱，外则泛滥于肌腠经络也，按脉弦涩，弦为水饮之充盈，涩乃气血之凝注，舌苔黄腻而有灰影，水流湿，湿气上熏于胃，胃气不得下行，泛逆，纳呆职是故也。昨进调气通瘀行水之剂，病情颇有效机，再宗原方进步。未识然否留候，请方家匡正。

西麻黄1.5克　酒炒东白芍4.5克　炒桃仁9克　炙䗪虫9克　淡附子4.5克　川桂枝2.1克　炒泽兰9克　生蒲黄4.5克　元红花4.5克　炒归尾9克　酒炒淮牛膝9克　京三棱2.4克　引带壳砂仁（后入）3克，炒车前9克。

三诊：肿胀业经渐退，腹中气响甚喧，可知内蕴之气血得有流行之势，惟病情来势甚猛，非一朝一夕所能铲除尽净断根截株者也。营卫不和，微寒微热，脉左细软右弦大，舌苔仍黄腻，浊气上熏于胃，胃中亦未肃清，嗳气纳呆，职此之由也。前方既妥，毋庸更张，依方进步再投，必得经水通行，庶几病根拔出，方保万全。

处方同前，除桂枝、蒲黄、红花、归尾、带壳砂仁、车前，加安桂丸（吞下）1.5克、小茴香1.5克同炒白归身9克、延胡索4.5克、茺蔚子12克、大川芎4.5克　云茯苓12克、桃仁（用酒炒）9克。

《俞道生医案》

孔继菼

经曰：二阳之病发心脾，有不得隐曲，女子不月。夫不月者，经闭也。二阳者，阳明也，胃之经也。病起于胃，发于心脾，而经因以闭，可知病源不在血分。有识者于此，可以得师矣。姻戚李君某之室，病经闭发热，块结满腹，日服攻坚破块之药，病日以剧，饮食不进，形体肉削，殆将不起矣。予诊其脉，细涩无力，证系积血，无可疑者，幸脉来不数，犹尚可为。疏方用六君子合当归、芍药、红花、鳖甲、元胡、青皮与之，再进而饮食进。五剂而经血通，块减大半，余悉柔和。乃翁喜曰：此病治经数月，三棱、莪术、大黄不能动，君之方，吾以为无益也，何神如是？予曰：此非神。治法应尔，君自不察耳。夫人之气血，非坏然不动之物也。其留而为积，结而为块者，固经隧有阻碍之处，亦生息有不续之机。若使留者未结，生者已来，其冲激鼓荡，先有涣然冰消之势，安得如盂如拳，结聚满腹哉！然虽形证如此，亦非本来病势之自致，所以然者，积之始起，气滞而后血凝，及其久也，血凝而气复散。以气本属阳，性复善动，不能凝然长伏也，是所积者，离气之死血耳。夫天下有死血满腹，而人不即死者乎？夫又有抱病之人，形神俱羸，犹能日生余血，渐盈渐结，充然腹者乎？必不然矣。吾以理断此证，又复参之于脉，以其细涩无力，知有积亦不多。所以坚大如此者，药致之耳。夫久闭之血积，如瓦砾泥块然，非有新血滋润涤荡于其间，虽以正气领之亦不动，而欲以独行之药力劫之使下，必不得之数也。故大黄、莪术等物，频服未能破其血，余力先以伤其气。气为药逼，涣散无归，窜入积血之窟，复与败血相搏，则胶结固护，病乃石坚而铁硬，腹亦箕张而盆鼓矣。吾以活血理气之药，从容宣导，勿令气血再伤，而重借六君之中和，养其脾胃，胃气一复，饮食自进。由此而气有所生，血有所化，渐积渐充，渐通渐治，而已结之滞气，自与正气相合，久积之死血，亦随新血以动。故攻之而愈坚者，夺其流通之源，其势逆也；导之而自下者，授以领载之资，其机顺也。逆其势者难为力，顺其机者易为功，凡事皆然，病亦如是，何神之有哉！李君称善，复求诊视。乃于煎剂外，疏丸药一方，服未尽而病瘥。次年，遂生子矣。

从妹适于郭，以病召予，适不获暇，阅月往视。问其病，曰：连月以来，大患发热，昼轻夜重，下身尤甚，腿足如蒸，左胁偏下有块，时觉膜胀，饮食减少，腰腿无力。诊其脉，不数不涩亦不和，右关微弦而劲。视所服方，则皆清热和血破滞之品。予曰：此非发热证，何为遽用此药？妹夫争曰：现在发热，何言非也？左胁有块，非积血而何？吾家以此病死者二人矣。予曰：君家死者，以不药死乎，抑用药不瘥而后死乎？曰：用药多矣，皆以不瘥死。予曰：用药不瘥，君知其死于病乎，死于药乎？使病皆如此，而日用骨蒸虚劳之治，鲜有不死者矣。吾为君言其故。夫块有气积、血积、痰积、水积种种之不同，热有外感、内伤、阴虚、阳陷纷纷之各异。此证虽云有块，而脉来不涩，则不得指为血积矣。且血积之起，亦必有因，非经行不顺、经闭不通，则产后败血稽留之故。今吾妹产后年余无病，迩来方觉有块，其非败血可知。甥男方在食乳，冲任例不下通，其非经病可知，何所依据而必指块为血积乎？块非血积之块，热亦自非阴虚之热，其所以昼轻夜重者，脾胃有受伤之处，阳气下陷于阴中也。夫脾胃之脉弦而劲，此非肝气乘脾，即是寒邪伤胃。脾胃伤而饮食减，中焦失健运之权，而下陷之阳气随阴气而同时并动，此所以过午则热，入夜尤热，而腿足下体之热亦复倍重于上身也。此证久而失治，自当转于阴虚发热之一途，目下犹系阳陷之热，阴分未为甚虚也。曰：左胁之块，究系何物？予曰：以脉觇之，则气病耳。脉来不和，气分未尝不郁，而又无停痰、积水、积血之脉，不属之气，则将何属？夫左为肝部，肝之气最不平者也，过怒则病，过燥则病，血不足以濡润则亦病。今脾胃受伤，饮食日减，气之输于上者少，血之生于心者亦少矣。血少则肝不濡，燥气内动，结为硬块，肝之难调，往往如是。今但温中和胃，少加理气之药以治之，可必效也。清热养阴之物，不宜于虚寒之脾胃，用之何为？遂以补中益气汤，参用附子、桂心、芍药、白蔻、砂仁之属，增减调治，未及一月而瘳。

族剪桐公之女，予姊妹行也。病经闭发热，饮食不下，强进少许，亦苦不快，甚则噫醋吞酸，积有日也，肌肉困以大损。予时自滕赴曲阜，枉道过其居，为其兄病也。比至，族婶杜孺人呼令出见，并求诊视，为道其病甚详。问所服药，大都补益之品。予诊视之，见六脉沉细欲绝，而右关隐隐犹带涩结之象。予曰：此为停滞积食病也，正在胃中，非泻不可。杜孺人疑曰：积食病乎？何以发热？予曰：内伤饮食，本应发热，而此证之热，非但饮食伤也。以脉觇之，久已病及阴分矣。夫胃中氤氲冲和之气，人之所以生也，气血津液，胥由此化。胃为食伤，本气先失其和，而饮食减少，谷精不继，又无以化气而生血，则血之亏有日矣。血亏则内无以养脏腑，中无以润筋脉，外无以溉皮肤，风消、息贲、索泽、急挛等证，往往由此而起。发热，其先见者也，其又何疑？曰：何以经闭？予曰：此亦血亏为之也。经虽应月有常，实皆妇女有余之血。故血之旺者，或一月而再经；血不足，或数月而一经，非病也，实有余不足之分耳。不足之极，而后发热，热盛伤阴，血愈不足，荣身且苦弗给，岂复更有余血溢于冲任，入于胞宫，而下注为经水乎？是其由来，亦胃伤食少之所致，标病也，非病之本。若系本病，则年来遏闭之经血，久以结为癥瘕，而其热亦日增月盛，不知作何景象矣，容能至今日乎？杜孺人犹未释然。予曰：无疑也。由经病而发热，以致热盛经闭，而后渐不能食者，病在血分。由食少而经少，以致发热经闭，而益大不能食者，病在胃家。妹之病究属何先？曰：是也。其始心腹疼闷，不思饮食，厌厌数月，诸证乃作。由今思之，必有停滞。然病久矣，向来皆补，敢议泻乎？泻或不支，将奈何？予曰：向来皆补，何以至今犹病？可见补之失治也，何所惮而不敢泻？且补与泻亦顾其当否何如耳，原不拘乎病之久近。补不当而助热增滞，补反是泻。泻之当而邪退正复，泻即是补。故补而及于病者误矣，泻不及于病者失矣。吾观妹肌肉虽不丰，而神色不败，行立如常，可以用泻，毋庸疑者。若果泻而不支，再补抑又何妨？遂以枳、术、香砂、大黄、橘皮等攻消之药服之。一剂未泻，而胸膈顿宽，饮食大进矣。喜求再诊，脉亦顿起有神。连用数剂，泻下积滞一二升。视之，皆生李也，形色犹鲜，距食时已期年矣。自是，病遂如失，经亦自通。

姻妻王姓之女，出阁半载而经不至，发热食减，以为妊也。逾三月，经忽见，阅月复闭，热亦日盛，精神颓败。其母少寡，止此女，忧惧甚，求予诊视，并决病之吉凶。予视其脉，寸大而尺小，往来不畅，两手皆然，曰：此气病也，勿忧勿躁，心宽则病减矣。其母急问吉凶。予曰：无关生死，有何吉凶之可说。其母曰：发热经闭，妇女大证也。且日止一餐，餐止稀粥碗许，多则欲呕欲吐矣。倘病久不愈，可无恐乎？予曰：病有标本。凡此诸证，俱非本病，更有急于此者，君家特未知耳。其母惊问何病，予曰：其胸膈闷否、膜否？常苦烦热阂阂不清否？曰：是则然矣。予曰：是其所以病也。夫人身之气，虽升降出入，周流无间，然清常居上，浊常居下，有三焦以为之部署，有脏腑以为之管领，必不混乱杂揉，合为一处。故经曰：清气在下，则生飧泄；浊气在上，则生䐜胀。清浊之不可倒置，犹高下之不可易位也。今脉来上大下小，而自关以上，浑然壅郁，则知下部浊阴之气，皆升腾而上填于胸膈矣。夫胸膈清阳之分，心肺之所居也。心为生血之主，肺为司气之官，浊阴填之，心肺俱病，则气之运者不运，而膜闷日亟；血之生者不生，而真阴日亏矣。此饮食不进，经闭发热诸证之所由来也。虽然，此时此证，虽勉强饮食，阴血日生，亦不免于经闭而发热。所以然者，血与气相附而不相离者也。气顺则血亦顺，气逆则血亦逆。以此证之气壅上膈，若使内有余血，非激而为吐衄，则停而为癥为结。吐衄则血从上逆，不复下注而为经。癥结则血与气搏，益将郁闭而增热。故经闭发热之证，气病者，类皆不免。如此证之经闭发热，犹是血少阴亏之故，顺而常者也。其余诸证，更是标中之标，无足道者矣。匪气之急，而顾他证，此病何以能愈？曰：由是言之，病本决在气分矣。顾气何以病，遂遽重如此？予曰：此则非予之所能知矣。以理论之，大约郁怒忧思之故。夫情之为病，于气者六，而莫甚于怒，其次则忧思。经曰：怒则气上，谓肝气应心，怒则肝之气上奔也。思则气结，谓脾气应心，思则脾之气内结也。脾气结则不能食，肝气上则胸胁胀，参之此证，合乎否乎？且夫小女子之性情，好为不平者也，亦多不知自爱，偶遇怫情之事，则蕴怒蓄憾，隐而不言；遭非义之忤，则积忿萦思，势不复解。甚且私叹其生命之不时，甚且自废其饮食，直至郁结已成，且膜且胀且烦闷，则亦知为切身之灾，然而饮食已真不能下，而经闭发热等证，无不丛起而并见矣。此予所得于阅历，亦习闻而习见者，非真以为此证之起，亦如是也。毋抑小同大异，微有相类者乎？其母熟知女病，因积怒废食而得，大以予言为神，恳求坐治。予用理气药，而仍以和胃健脾之药主之，一剂大效，十余剂，诸证全瘳。

　　予在王牖民家时，牖民之子妇病，以乃翁之病方剧，未遑理也。牖民病瘳，乃延诊。问何病？得自几时？证形若何？曰：因惊闭经，逾数月矣。日渐发热，饮食减少，头晕心跳，腰腿无力，予乃入诊。见腕肉充盛，而六脉沉弱，无数象。疑曰：此证不应脉弱，此脉不应发热，又形体甚充，不似有如此脉证之人，何也？岂脉为病痼，病有别因乎？乃疏方用活血之药，少加大黄以开之。次日，晕不能起，脉更弱矣。予曰：此先天不足，脉证俱是真弱，不当从形体论，昨日大黄误也。乃用活血之药，加六君子为主治，而参至一两，服四五剂，饮食健进，神气俱爽；七八剂，热止，诸证俱退。至十剂，经血大下，淋漓数日，病全瘳矣。乃伯某翁喜曰：吾素不信医药，据此翁媳二病，乃知草木根皮，真能起死。然此证之用参，何也？予曰：此证数月之前，因惊闭经，两月之前，复殇一男。经曰：惊则气乱，恐则气下，悲则气消。惊恐与悲哀交侵，而正气日耗，不能载血以行矣，此所以非参不可也。虽然，此亦确有可凭，使其脉少带数象，或微有滞机，猝投参、术，便属孟浪。吾前日见其腕肉充盛，曾疑脉证不真，乃用大黄，而弱愈甚，乃知此证之弱，本乎先天，重以后因，固不当与他证同治也。盖凡内因发热之证，多属阴虚，而此证之发热，其虚不在阴，而在阳，迹其饮食减少，头晕心跳，腰腿无力，何尝不似阴阳两亏？然阴主形，阳主气，从古及今，未有血亏而肌肉不减者。此证形体充盛，则发热之故，断断不可归之阴虚，而又别无偏盛之邪阳，何者？无面赤、口干、膜胀、喘满之证，无浮数、洪大充盛有余之脉也。然则此证之热，不归之阳虚则无属矣。夫阳虚生外寒，阴虚生内热，阴阳之定理，轩岐之明训也。阳既虚矣，其现证宜皮寒、肢冷、多凉、少温，何得反而为热？不知天地之阴阳互根，人身之气血交资，血既不亏，气未有虚至已甚者，其所以虚者，因恐而乱，因惊而下，因悲而消，更或因思而结，乃至郁于血中，而运行之权不伸。夫人之一身，血主濡之，气主煦之者也。气郁而不能运，而其阳煦之本性，始骏骏乎蒸腾于肉腠，浮溢于肌表，而发热之证作矣。若使其气沛然充足，何至郁而不宣如此哉？因虚而郁，因郁而热，故此证之热，确乎以阳虚为断，本是而立治法，则所以清热，所以通经者，举不外是矣。盖他证之清热，先养其阴，此证之清热，先宣其阳；他证之通经，先利其气，此证之通经，未助其气。以经之闭，由于气滞，气之滞，本于不足也。然则此证虽有惊恐悲思之众因，而真气不足，得自本来，溯流穷源，止此昆仑一脉。吾借六君子之中和，大补脾胃中宫之阳，而芎、归以和其血，枳、橘以开其滞，参之晕、悸诸证无不合，衡之沉、弱之脉恰相符，虽不必清热通经，而所以清热通经者，莫捷于此矣。此所以十剂而获全效也。若拘拘于参、术助热之见，而改用清凉则失之远矣，岂从脉断证、随证立治之理也哉？是证也，自后遂不药，越月，乃孕。孕后复病，胎病也，家人不察，以为经复闭，延医调治，恣用破块通经之药，卒坠其胎，男也，孕七月矣。胎下而命亦殒。牖民悔恨，以为未逢高手，遂受庸医之害。嗟乎！胎未三月，不现于脉，况此妇禀赋本弱，自受孕之后，即服通利之药，其胎形必不充，胎脉必不旺，迨至将坠未坠之时，料胎脉尽变为病脉，即高明遇之，亦难辨其为胎，况庸庸者乎？然则业医者其慎哉！

胡俊亭女病，俊亭馆于外，不及内顾。乃翁鲁玉闻予在其邻舍，延往诊视。问系何病？曰：癥瘕发热经闭，二年余矣。问饮食何如？曰：现苦膜胀，自胸迄小腹，两胁尤甚，饮食晨进少许，不能多也。过午必发热，热则呕吐痰水，连食俱出。问嗽乎？曰：嗽甚，呕因嗽起。问二便何如？曰：前曾大泻数日，今止矣，小便甚无多也。予偕姻亲赵君往视。既诊脉，谓赵君曰：此病有假，出议之。出谓鲁玉曰：令孙女病，非真癥瘕也，必先有块，而后经闭。曰：然。腹中块积年余，然后经闭。问今腿足肿乎？曰：自足而上，迄胸腹皆肿。问头面肿乎？曰：目窠下微肿，余则否，然两颧皆红。问膜胀自几时？曰：久矣，日甚一日，以至于今，尚可治否？予曰：可治。然作癥瘕发热治，不可也。因为案曰：此证发热、咳嗽，经闭有块，极似阴虚痨瘵证。然六脉不细不涩，沉数而滑，过指流利。夫滑非癥瘕之脉，痰饮之脉也。且癥瘕之起，必由于血气之阻留，血不阻，不能有积，积不久，不能成块。故经闭而后成积，积成而后块现。发热颧红，应有之证也，何有于肿胀？咳嗽、食减，应有之证也，何有于呕吐？即呕矣，呕食呕血，犹属应有，痰水自何而来？日日呕痰呕水，何得如许之多？由此参之，即无滑脉，此证亦当别观，况明明有滑脉可据乎？经曰：腹满膜胀，支膈胠胁，下厥上冒，过在足太阴、阳明。故知此证本始于停饮，饮停不去，则熏蒸而为痰，痰饮日盛，与气相搏，旧者坚结内着，新者散布四出，于是外溢皮肤而为肿，内阻血隧而经闭，此先有块而后经闭之由也。然则此证也，痰饮为本，经闭为标。发热，经闭所致也；咳嗽，热所熏也；颧红，热所蒸也，皆标病也。呕吐，痰饮上溢也；胸腹胀痛，痰饮多而不能容也；其呕必于过午者，痰饮阴邪，故时交阴分，随阴气而冲激内动，又其出由于胃，故必俟阳明用事之时也，皆本病也。《金匮》论妇女之病，有水分，有血分。此病因痰饮而闭经，正属水分，故当先祛痰饮，痰饮一减，膜胀自除，呕吐自止，饮食亦自进，此目下之效也。俟痰饮全消，隧道无阻，经将不药而自通。设或不通，再用清热之药，鲜不愈矣。病有标本，治有先后，谓不可与寻常发热证同治者，此也。案出，鲁玉疑未决。予曰：愚见如此，亦不敢必以为是，不立方可也。赵君力赞，乃请方。既见重用大黄，又疑不决。予曰：无妨。今晚一服，当下痰水数次。明日，胀膜减，呕吐止，饮食进，发热亦轻，此所谓目前之效，可旋至而立见也。次日，果然。欲再服，予曰：法当攻补互用，但此证形气不甚弱，无需乎补，补反增热，间日一用可也。及再用，而予适北旋，越二十日，再往前处，问其证，已大重矣。盖更方用养阴药，助湿生痰故也。再请往视，谆辞不得已，复与调理，复前效，而已止药不用矣。噫！主病者本不在意，予故为之谆谆辨证，多乎哉？

以上出自《孔氏医案》

贺季衡

姜女。经期落后已久，甚则二三月一行，出阁之后，更八阅月不行，腹中既不胀痛，又无痞硬，饮食如恒，形体日丰，脉弦滑，舌苔白腻。一派痰阻气运，冲脉不行之象。于生育最有关系。亟为化痰理气、和血调经。

当归二钱　大丹参二钱　生香附一钱五分　法半夏一钱五分　乌贼骨四钱，炙　块苓四钱　大白芍二钱　延胡索一钱五分　淮牛膝一钱五分　橘皮络各一钱　川郁金二钱　降香片八分

李女。经居五年，不时腹痛，心悬，内热，脘闷，头眩，不时恶寒，脉弦细，舌光。血虚气滞，营卫不和。先以调畅为事，非血瘀经闭者比也。

当归二钱　大丹参一钱五分　大生地五钱，红花五分拌炒　金香附一钱五分　大白芍二钱　白蒺藜四钱　大川芎八分　云神四钱　女贞子三钱　粉丹皮一钱五分　金橘皮三个　红枣三个

焦女。经居六年，每值春秋两季，前阴必肿痛，不得移动，自溃流血及黑污而后退，内热脘痞，舌质光绛，脉弦滑。肝阳挟湿热下注冲海而来，此证诚少见之候。拟龙胆泻肝法。

龙胆草二钱　细木通一钱五分　淮牛膝一钱五分　当归二钱　柴胡梢八分　泽泻一钱五分　川楝子一钱五分　生甘草八分　粉丹皮一钱五分　中生地五钱　赤苓四钱　藕二两

二诊：进龙胆泻肝汤，前阴肿痛及流脓血虽减，而发时反勤，二便不利。据述经居六年，每年必发数次。结瘀积湿，久结下焦，冲脉不通，假此而泄也。证属仅见。

生军五钱，后入　中生地六钱　当归二钱　淮牛膝一钱五分　桃仁二钱，杵　黑山栀二钱　延胡索一钱五分　赤芍二钱　川楝子一钱五分　赤苓四钱　粉丹皮一钱五分

王女。经居年半，腹大有形，状如怀子，不时攻痛，溲后沥浊，咽梗呕吐，头昏眩晕，脉滑，舌苔腐腻。湿痰气瘀，互结不化之候。速效难求。

当归二钱　金香附二钱　青陈皮各一钱　延胡索二钱　大白芍二钱，吴萸三分拌炒　大丹参二钱　乌贼骨四钱，炙　云苓三钱　川郁金二钱　炮姜八分　陈艾绒八分　佛手八分

改方：加白蒺藜四钱。

另：菩提丸二十粒，每服五粒，开水下。

二诊：药后下利痰浊颇多，经居年半遂通，腹大如怀子已十去其六，溲后沥浊亦少，惟腹痛不已，咽梗或呕吐，脉弦滑，舌苔腐腻。气瘀初化，肝胃未和之候。

当归二钱　大丹参二钱　青陈皮各一钱　金香附二钱　白蒺藜四钱　黑山栀二钱　姜半夏一钱五分　乌贼骨四钱，炙　大白芍二钱，吴萸五分拌炒　云神四钱　冬瓜子四钱　佛手八分

另：二陈丸、四物丸各二两，和匀，每服三钱，开水下。

李女。始而停经六月，即猝然崩血甚多，既止后，又年余不行，腹大有形，状如怀子，按之痞硬，脉沉数，舌苔黄腻满布。湿热窜入血分可知，非血枯经闭可比。

当归二钱　大丹参二钱　川郁金二钱　中生地五钱，红花五分合炒　炒茅术一钱五分　小青皮一钱　赤苓四钱　大白芍二钱　桃仁泥二钱　马鞭草一钱五分

另：菩提丸二十四粒，每服六粒，开水下。

黄女。经居年余，并无腹痛结瘕等患，惟食少或作胀，右腿麻痹，足底火燎。痰多难出，或眩晕，夜分多梦，脉沉滑，舌苔腐腻。此痰热阻络，荣卫无以流行，际此秋令，不宜增咳。

当归二钱　大丹参二钱　大白芍二钱　粉丹皮二钱　云神四钱　净橘络八分　淮牛膝一钱五分　茺蔚子三钱　藏红花五分　刺蒺藜四钱　月季花七朵　红枣三个

顾女。去冬丧失所天，怨哀郁结，气血凝滞不行，经居半载有余，右少腹结瘕，日以益大，按之痛，甚则攻窜呕吐，寒热头痛，脉弦细，舌黄。气郁化火，柔调为先。

当归二钱　大白芍二钱　左金丸八分　川郁金二钱　金香附一钱五分　大丹参二钱　川楝子二钱，醋炒　延胡索一钱五分　小青皮一钱，醋炒　旋覆花一钱五分，包　刺蒺藜四钱　佛手花八分

另：八味逍遥丸二两，四制香附丸一两，和匀。每服三钱，开水下。

周女。年已三十有三，水源一经未通，而每月必腹痛，腹左痞硬，食少作恶，或吐痰水，脉弦细，舌白。荣卫不调，斯为得天地之偏者，收效不易。

当归二钱　大丹参二钱　炮姜五分　上肉桂五分　大白芍二钱，吴萸五分拌炒　金香附一钱五分　醋炒青皮一钱　姜半夏一钱五分　旋覆花一钱五分，包　刺蒺藜四钱　佛手八分　红枣三个

另：四制香附丸三两，每服三钱，开水下。

二诊：年已三十有三，地道一经未通，而每月必腹痛者数年，少腹痞硬，脘闷作恶，口碎，舌白转黄，脉弦数。冲带不通，斯得天地之偏者。刻下当疏肝和胃，以调荣卫。

左金丸八分　大白芍二钱　当归二钱　大丹参二钱　白蒺藜四钱　细青皮一钱　五灵脂三钱，醋炒　川楝子一钱五分，醋炒　云苓三钱　延胡索一钱五分　月季花四朵

以上出自《贺季衡医案》

张山雷

王右。阴虚潮热，延经半年，骨节烦疼，汛阻已久，脉弦且数，舌根黄腻。姑先和营活血。

生延胡6克　制半夏4.5克　当归尾4.5克　制香附6克　西赤芍4.5克　地骨皮6克　川断肉6克　炒杜仲6克　广藿梗4.5克　茺蔚子9克　炒川柏4.5克　大丹参6克　广郁金4.5克　生鳖甲15克　生牡蛎18克，两物先煎

二诊：阴虚潮热，汛事久稽，天柱萎冥，骨酸疲惫，脉细，而沉则弦搏，舌亦不腻。昨授和营退热，稍知一二，法宜踵步，不易近功。

苏木屑4.5克　当归尾4.5克　生延胡6克　地骨皮6克　大元地6克　砂仁末1.2克，同打　山萸肉6克　川断9克　桂枝1.2克，同炒　大白芍9克　生鳖甲12克　台乌药4.5克　广郁金4.5克　四花青皮4.5克　生鸡内金4.5克　生牡蛎6克

三诊：阴虚潮热，经事久居，两拟和荣，其势稍减，脉弦，舌润色正，带脉不固。再以固摄养阴。

砂仁末1.2克，同打　大元地9克　广藿梗4.5克　生鸡金4.5克　地骨皮6克　甘杞子4.5克　生延胡9克　制女贞9克　旱莲草6克　大白芍6克　生山萸肉6克　生紫草9克　生鳖甲12克　生牡蛎12克，二物先煎

四诊：阴液久虚，信事久阻，带脉不摄，脉小涩。前授和营摄纳，未始不应，舌尚不腻，且能引饮，近因灸法，夜热弥加，所谓火气虽微，内攻有力。阴虚得此，其效见矣！姑再滋潜，请质明哲。

大白芍6克　山萸肉9克　生延胡6克　苏方木6克　生鸡内金6克　青蒿子4.5克　银柴胡4.5克　地骨皮6克　茺蔚子9克　熟女贞12克　旱莲草9克　台乌药4.5克　另生苍龙齿6克，生打牡蛎24克，生鳖甲15克，三物先煎。

周右。向已居经及期，今又四月不行，时见泛恶而脉则两尺甚弱。仍是真阴不足于下，肝胆气浮于上，舌色尚和，姑再潜阳纳气。

大白芍4.5克　宋半夏6克　炒竹茹4.5克　旋覆花9克　四花青皮4.5克　制香附6克　炒杜仲9克　乌梅肉炭2枚　金毛狗脊6克，去毛　潼蒺藜9克　玫瑰花6克

二诊：居经四月余，腰膂有胀坠之势，漾漾泛恶，心中懊憹，脉两尺极细，无非阴虚阳浮，未可攻破。舌色㿠白，屡授涵阳和阴，尚属相安，姑仍踵步。

大白芍4.5克　炒萸肉4.5克　制半夏4.5克　广郁金4.5克　姜竹茹4.5克　炒杜仲6克　淡吴萸14粒，同炒　川黄连0.6克　炮姜炭1.2克　金毛狗脊6克　甘杞子6克　生延胡4.5克　茺蔚子9克

以上出自《张山雷专辑》

魏长春

许妇，年二十一岁。三月二十三日诊。

病名：虚寒经停带下。

原因：体寒宫冷，风寒内袭。

证候：少腹气下注，带多腰酸，腹痛畏寒，经停四十余日。

诊断：脉迟软，舌淡红。子宫寒冷证也。盖肺感寒则流涕，肠受寒则下利，子宫受寒则流带，同一病理。惟所受之地不同，故所发之病亦异也。

疗法：温暖子宫。

处方：西归身三钱　炒白芍三钱　川芎一钱　阳春砂五分　白术三钱　香附三钱　杜仲三钱　芡实三钱　吴茱萸五分　艾叶一钱

次诊：三月廿七日。腹痛止，畏寒罢，脉软缓，舌淡红，苔薄黄。下元不足，带下未断，用温养子宫法。

次方：西归身三钱　生白芍三钱　川芎一钱　大生地四钱　阳春砂五分，冲　杜仲三钱　川断三钱　陈皮一钱　木瓜一钱　制首乌三钱　艾叶一钱

三诊：四月二日。脉软，舌淡，胫酸带下，虚寒之证，再进温养。

三方：西归身三钱　川芎二钱　大熟地八钱　白芍三钱　阳春砂五分，冲　杜仲三钱　艾叶一钱　白术三钱　炙甘草一钱　吴茱萸一钱　阿胶三钱　龙骨四钱　淡附子一钱

效果：服药后，经水通调，胃强带止。

炳按：子宫寒，带下经断，用紫石英八钱、鹿角霜三钱、醋炒艾叶六分、菟丝子三钱、丹参二钱、炒白芍三钱、海螵蛸三钱、阳春砂二颗、炒臭椿皮三钱、炒杜仲三钱，服三四帖，带止，经来，病自愈。

魏庆增之妻俞氏，年约三十余岁。九月三日诊。

病名：停经似孕。

原因：经停十月，腹大微胀，病者自拟为孕，初则惮于服药，嗣因时届足月，绝无分娩之象。始悟为病，乃进城求治。

证候：经停十月，腹大微胀，按之坚硬，起居如常。

诊断：脉象沉弦，舌红。证系寒气夹瘀经闭，非妊娠也。

疗法：宗仲景法，用桂枝茯苓丸作汤。

处方：桂枝一钱　生白芍四钱　桃仁三钱　丹皮三钱　茯苓四钱

次诊：九月十七日。服桂枝茯苓丸方三剂，经行五日颇多，腹胀逐消。脉弦滑，舌红。用温暖子宫法。

次方：当归三钱　白芍三钱　川芎三钱　香附三钱　茯神四钱　艾叶一钱　小茴香二钱　大生地三钱　淮牛膝三钱　桃仁三钱　杜红花三钱　吴茱萸三钱

效果：服后身健，嗣后经水调畅。

炳按：停经腹胀，当通瘀活血以行经，得经水畅行，瘀滞尽去，胀无不退矣。

以上出自《慈溪魏氏验案类编初集》

沈绍九

某妇，年三十余岁，平时月经正常，因肝气抑郁引起经闭，随即吐血，吐血后胃痛甚剧，舌苔薄白而润，脉象沉弦。治以调肝解郁温胃之剂。方用：丹参、当归、砂仁、炒白芍、黑豆、薄荷、柴胡、广陈皮、甘草、煨生姜。

此人因肝气抑郁气血不调，导致经闭，胃为多气、多血之腑，肝病及胃，发生吐血，故以逍遥散加减，调肝解郁为主，并兼治阳明，不必急于止血通经。以丹参、归、芍和血，薄荷、柴胡舒肝解郁，广陈皮、砂仁、煨生姜温胃，而去白术之守补。

再诊：胃痛减轻，吐血亦止。原方去砂仁加蔻壳，又服数剂，月经来潮，吐血胃痛皆愈。

《沈绍九医话》

曹颖甫

王女士。初诊：经停九月，咳呛四月，屡医未效。按诊脉象虚数，舌苔薄腻，每日上午盗汗淋漓，头晕，心悸，胸闷，胁痛，腹痛喜按，食少喜呕，夜寐不安，咳则并多涎沫。证延已久，自属缠绵。拟先治其盗汗，得效再议。

川桂枝一钱　大白芍二钱　生甘草八分　生姜一片　红枣四枚　粽子糖四枚　全当归二钱　花龙骨四钱，先煎　煅牡蛎四钱，先煎

二诊：三进轻剂当归建中汤加龙骨、牡蛎，盗汗已除十之三四，腹痛大减，恶风已罢，胸

中舒适，脉数由百四十次减为百二十次，由起伏不定转为调匀有序，大便较畅，咳嗽亦较稀，头晕心悸略瘥。前方尚合，惟量究嫌轻。今加重与之，俟盗汗悉除，续谋通经。

炙黄芪三钱　川桂枝钱半　肉桂心二分　炙甘草钱半　大白芍三钱　全当归四钱　生姜二片　红枣八枚　粽子糖六枚　龙骨六钱，先煎　牡蛎八钱，先煎

《经方实验录》

陈筱宝

何立三太太，形体壮实而经停三月，某医投破血行经药不应，反觉腹中胀满，就诊于先君，视其面色，枯索无泽，问其生活情况，知其操劳过甚，诊脉细弱无力，认为积劳内损，虽外形壮硕，所谓外强中干之质，不宜峻攻，以损元气，改以香草汤（香附子、益母草、鸡血藤、当归、泽兰叶、大川芎、柏子仁、红糖）投之。服三剂后，腹部胀满得除；再服三剂，月经遂行。

陈桂春太太，病伤寒之后，越半年而经水不至，手足烦热，肌肤枯索。一日经忽来临不多而有瘀块，医者以为必有停瘀，方用桃仁、红花、当归等药，五六剂后，经水仍不至，见胸腹胀满，认定瘀不下，更加京三棱、蓬莪术，病者遂见潮热、心悸、不寐等等。先君诊之，谓此犯虚虚之戒，化源告竭，恣意通利之法，无怪病日增重。乃予回天大补膏（人参、茯苓、当归、白芍、生熟地、陈阿胶、知母、红花、山药、玄参、丹皮、龟板胶、牛羊乳、人乳、柿霜、梨汁、天门冬、银柴胡、鳖甲胶、八制香附），嘱每日进服。二月后诸恙渐瘥，三月后经行正常，病全愈。

谢毓英小姐，年届标梅，经停三月，日渐尪羸，手足掌心烦热，胃纳衰败，心悸失眠。医者咸认为劳损已成，议用补益。先君诊视，目眶熏黑；抚其肌肤，枯索而燥。告之曰："凡少女正如好花初放，面容必有光彩，肌肤亦必润泽。今色泽适得其反，此即《金匮》所谓肌肤甲错，两目暗黑之征。是正气内伤，血瘀凝积，宜缓中补虚，和血化瘀。"以四物汤合乌贼骨丸投之。二月后经行，病渐向愈。

以上出自《近代中医流派经验选集》

周镇

孙某之室，小渲。丙辰五月停经，至秋中，腹痛，面白无华。脉细濡，苔白。初就南城孙诊，指为损证。时已不食不饥，服药未应，来诊。脉果细沉，苔白，面白无泽，俨似虚怯。惟询有气忿，否则流涕。直认细沉之脉是气闭之由，气滞则血亦滞，经阻不为无因。知乳子二岁，食少乳不足。因嘱旷怀勿戚，不致成干血劳。初拟苏梗、半夏、厚朴花、茯苓、金铃子、玄胡、香附、乌药、沉香曲、扁豆衣、麦芽、合欢皮、橘叶络、鸡内金。三剂，知饥，稍进食，腹痛减，脉稍振。原方加减，胃已大馨，续拟全当归、川芎、丹参、赤白芍、红花、桃仁、玄胡、金铃子、炙乳香、没药、娑罗子、路路通、郁金、鸡血藤。腹痛大定，经仍不汛，前方增损为丸，嘱其日服。至九月中，经果通行。

荣女，大孙巷。丙辰九月，经停数月，宿有吐血，咳嗽痰多，脉右大不敛，舌红。经血不循常度。肺有蕴热，常年鼻塞，亦属一征。宜静摄，忌五辛。疏叭杏、象贝母、山栀仁、紫菀、郁金、白归身、赤芍、抚芎、香附、青蛤散、泽兰、茺蔚子、玄胡。一剂经行，乃与射干、瓜蒌、苍耳子、枫果、郁金、甜杏、香附、乌药、茺蔚子、金铃子、玄胡等。咳与鼻塞均得平减，续予调理而安。

杨妇，己卯十二月四日诊：经阻四月，腹痛攻撑，胃口不馨，左脉现弦数。肝火化气留阻，宜为疏达。柴胡六分，全当归三钱，丹皮二钱，白芍三钱，香附三钱，乌药三钱，甘松一钱，婆罗子五钱，旋覆花三钱，代赭四钱，苏梗子二钱，郁金三钱，玄胡三钱，陈香橼三钱，鸡内金五钱。左金丸八分，开水下。三剂，经即通行。

许成衣，西里人。其女十八岁，甲寅二月停经，延至七月中旬，其父来延诊。余审系久病，非一二剂可已，即嘱来诊。其现恶寒热不扬，咳嗽腹痛，便溏食少。察其面色淡白带青，毫无红色，脉濡，苔白。是血虚经停，伏邪身热，不节荤腻，旁证悉起。其父谆谆以攻积血为嘱。乃晓之曰："近病热咳便溏，似有损证之象，实系血亏，徒榨糠秕无益。且不察其发蜕乎！鬓发已秃，其血已涸，发名血余，其义自见。然现证如是，亦非可急顾血虚而以四物腻滑等相授。"爰拟银胡、黑山栀、青蒿、茯苓、象川贝母、金沸草、枇杷叶、范志曲、扁豆花、车前子、楂炭、乌药、银花炭等。数剂，寒热、咳嗽、便溏渐减。伏热既祛，续予健脾醒胃，并理气滞，以裕生化气血之源，如冬白术、黄精、云苓、玉竹、扁豆、范志曲、生谷芽、远志、木香、白芍、红枣等。胃纳渐旺，数剂全馨，面转红活。又欲通经，且告或传藏红花等法。余谓血不甚余，毋早通经。仍宜治其生化之源，如日食童鸡，亦一法也。渠遂恪从食疗法。腊底春初，授以复方：琼玉膏、益母膏，熔入阿胶、鸡血藤膏，而以当归、红花煎汤冲服，以为补方。直至乙卯春月，经事始自然通行。

以上出自《周小农医案》

方公溥

王女。居经二月，头眩，呕逆，胸闷，纳呆，伤寒初愈，余邪未清，微有寒热，先拟清理化湿，养血调经。

鲜藿香9克　赤茯苓9克　制半夏6克　生白芍9克　新会皮4.5克　香青蒿9克　粉丹皮6克　川黄柏6克　焦山栀9克　春柴胡4.5克　盐水洗白当归9克　六一散12克，包

复诊：寒热已清，少腹酸坠，经行不畅，有瘀块，脉弦数，舌苔薄黄，再进清经凉血。

炒延胡9克　制香附9克　粉丹皮4.5克　赤茯苓9克　白芍药9克　地骨皮9克　盐黄柏6克　大生地9克　炒栀子9克　香青蒿9克　盐水洗白当归9克

三诊：月事渐净，少腹酸坠渐平，腰部酸楚，再从前法出入。

处方同前，除延胡、栀子，加淮牛膝9克、桑寄生9克、厚杜仲9克。

四诊：天癸已净，腰腹酸坠亦平，头脑微见眩晕，再与平肝潜阳。

白芍药9克　杭菊花9克　生甘草3克　石决明12克，打　川天麻9克　嫩钩尖9克　炒天虫9克　冬桑叶9克　炒白夕利9克　大生地9克　生牡蛎12克，打　云茯神9克

五诊：投以平肝潜阳之剂，头昏眩晕好转，而头脑作胀，药既应手，再从前议出入。

处方同前，除桑叶、天虫，加制川芎 4.5 克、制香附 9 克。

六诊：诸恙渐平，精神亦好，再与调理之方。

处方同前，除川芎，加霜桑叶 9 克。

《方公溥医案》

翟竹亭

邑西林庄林姓女，十八岁。因气郁经闭五月余，少腹时疼，身发寒热，午后尤甚，鼻孔不时流血。余诊得肝脉沉弦，他脉平和，用开郁和血之剂，四帖痊愈。

丹皮 10 克　郁金 12 克　茜草 12 克　生地 10 克　三棱 12 克　莪术 6 克　五灵脂 10 克　通血香 10 克　玄胡 6 克　甘草 6 克

水煎服。

《湖岳村叟医案》

陆正斋

祝某某，女，30 岁。

一诊：婚后八年未育，体丰、胸闷，咳嗽多痰，纳谷不香，带下频频，苔腻。痰湿素盛，胞宫受阻。

冬瓜子 10 克　莱菔子 10 克　白芥子 10 克，炒　苏子梗各 6 克　光杏仁 10 克　法半夏 6 克，杵　化橘红 6 克　粉甘草 3 克

二诊：咳嗽减，痰未净，经仍未通，时腹胀。

原方加：川厚朴 6 克、泽兰 6 克。

三诊：诸恙减，经未至，少腹隐痛。

原方减杏仁，加：香附 6 克、茺蔚子 6 克。

四诊：昨日经至，量少色淡，夹有紫块，腹部冷痛，方转温通。

当归 10 克　香附 6 克　姜半夏 6 克　陈皮 6 克　小茴香 2 克　川桂枝 3 克　茺蔚子 10 克　焦山楂 10 克　陈艾叶 2 片

王某某，女，19 岁。

停经半载，时有低热，咳嗽、痰中带血，体瘦神倦，慎防成痨。

前胡 5 克，水炙　当归 4.5 克　白薇 6 克　杏仁 6 克　炒山栀 6 克　丹皮 6 克　广橘红络各 6 克　炙甘草 1.5 克　藕节 4 克，洗　慈菇芽 5 克，洗拍

以上出自《陆正斋医疗经验》

孔伯华

吴女，七月十八日。情怀悒郁已久，冲任两脉不相和，汛事愆期，近又数月不至，形体渐

瘦，腹中满胀，食少，两颧较赤，足肢微有浮肿。周行之气血不通已久，络脉阻塞，血海渐涸，干血之象已露，幸未延误，脉沉弦而细，姑拟逐瘀生新之法以图之。

生鳖甲三钱，先煎　地骨皮三钱　生麦芽四钱　炒黑丑七分　炒白丑七分　川郁金四钱　鸡血藤五钱　生川牛膝四钱　大腹绒二钱　桃仁泥三钱　炒粉丹皮三钱　焦栀子三钱　生海蛤两，先煎　生珍珠母两半，研，先煎　醋制香附二钱　汉防己四钱　元胡三钱　煨广木香七分　旋覆花钱五分，布包　代赭石二钱　落水沉香五分，研细粉分两次随汤药冲服

大黄䗪虫丸一粒（煎入药内），二剂。

二诊：七月二十二日。前方药服后，瘀象较为松动，但经道未通，天癸尚不能复，日来腹中微有潮热，体惫之象较前好转，脉象较数，再以前方稍加清润之品。原方去防己、桃仁，加酒当归四钱、真川芎钱、粉甘草钱、冬葵子三钱。二剂。

三诊：七月二十五日。太冲脉渐充，络脉闭塞之象骤通，是以经水畅至，腹中顿畅，谷化之机亦渐开，纳食颇香，腹胀仍未消除，阴液正气被伤日久，再进滋养之品。

生鳖甲三钱，先煎　金毛狗脊三钱　杭芍药三钱　山萸肉二钱　杜仲炭二钱　生左牡蛎五钱，布包先煎　天冬二钱　麦冬二钱　大熟地四钱　桑寄生六钱　全当归三钱　云茯苓三钱　地骨皮三钱　炒粉丹皮二钱　大腹绒二钱　甘草一钱　白术钱五分　桃仁泥三钱　大枣三枚　三剂。

李女，三月二十三日。经闭十四月未通，服药未效，近有膪胀意，口渴喜饮，兼有鼻衄，又不似逆行势，腰腿痛楚颇剧，脉弦涩而实，姑予重剂通经。

石决明两，生研，先煎　生鳖甲五钱，先煎　生石膏六钱，研，先煎　元胡四钱　川牛膝四钱　旋覆花四钱，布包　生赭石五钱　大腹绒二钱　北细辛钱五分　川郁金四钱　桑寄生两　威灵仙四钱　制乳香二钱　制没药二钱　杏仁泥三钱　桃仁泥三钱　鸡内金四钱　生黄柏三钱　生知母三钱

水煎兑无灰黄酒一杯。

落水沉香五分（研细末分二次冲）。

大黄䗪虫丸一粒（分二次化）。

二诊：三月二十五日。一剂药后，血遂攻破而潮，腹中骤爽，据云血色淡，黑块壅下，伴白色黏质，脉候实象已退，尺位仍弦，予丸方调治。

按原方量加一倍，去黄酒，䗪虫丸改为五粒，同研细末，炼蜜为丸，早晚各服二钱，以穞豆五钱煎汤分送。

邱女，八月十八日。阴分不足，肝家失养，湿乘虚入，夜不能寐，经月四阅月未下，周身麻痹，气机也为湿郁而胸脘阻痛，脉弦滑而数，当滋阴化湿，以交心肾，兼调气机。

生牡蛎四钱，布包先煎　莲子心一钱　旋覆花钱五分，布包　代赭石钱五分　大腹绒钱五分　桑寄生五钱　杭芍药三钱　台乌药三钱　竹茹四钱　首乌藤一两　磁朱丸三钱，布包先煎　丝瓜络一钱　穞豆衣六钱，布包煎　鲜藕一两　车前子三钱，布包煎　合欢花四钱　玫瑰花二钱　二剂。

二诊：八月二十一日。晋服前方药，证象略转，第阴分久亏，肝家失养，故气逆阻痛尚不能止，周身麻痹较轻，气血虚滞尚未畅调，闭经无动意，再依前方稍事增减。

生牡蛎五钱，布包先煎　鸡血藤五钱　生鳖甲三钱，先煎　杭芍药四钱　台乌药三钱　大腹绒钱五分　威灵仙三钱　磁朱丸三钱，布包　川楝子四钱　血余炭钱五分　杜仲炭二钱　旋覆花二钱，布包　代赭石二钱　六曲三钱　煨肉豆蔻钱五分　厚朴七分　生甘草五分　炒枳壳二钱　桑寄生八钱　鲜藕一两

二剂。

程女，五月初八日。血因气结，肝湿亦盛，经停四月，腹部胀痛，兼有痞块拒按，大便滑下，日晡口渴，气机不畅，舌苔白腻，脉弦滑而数，治宜通经化瘀，兼利湿调气之品。

生海蛤两，布包先煎　生鳖甲钱五分，先煎　石决明两，生研，先煎　川牛膝四钱　鸡血藤四钱　花蕊石四钱　代赭石三钱　生橘核四钱　旋覆花三钱，布包　川草薢五钱　炒黑丑一钱　炒白丑一钱　台乌药三钱　桃仁泥二钱　生知母三钱　小川连一钱　干䗪虫二枚　焦麦芽三钱　焦稻芽三钱

兑黄酒一杯随汤药冲服。二剂。

二诊：五月十一日。服药后腹部胀痛减轻，午后发烧亦不似前盛，精神好转，带下颇多，腰肢及小腹有酸楚下坠之感，取脉弦实，瘀血渐活动，再宗原方加减以逐之。

原方加广木香七分（煨）、大腹绒钱五分、红鸡冠花三钱、白鸡冠花三钱，二剂。

三诊：五月十四日，瘀血已下，量颇多，而腹部仍未舒畅，腿肢酸软无力，湿热已下移矣，饮纳二便皆正常，脉弦而有力，气分仍未和也，再变通前方治之。

石决明两，生研，先煎　川楝子四钱，打　醋炒小麦皮三钱　全当归三钱　桑寄生六钱　鸡血藤五钱　煨广木香七分　大腹皮二钱　焦谷芽四钱　焦稻芽四钱　炒黑丑二钱　炒白丑二钱　小木通四钱　生橘核四钱　台乌药三钱　焦栀子四钱　川牛膝四钱　生滑石块五钱　桃仁泥三钱　焦槟榔钱五分　旋覆花三钱，布包　代赭石四钱　川芎钱五分　落水沉香四分，研细粉分两次冲　犀黄丸一钱，研细粉二次冲服　二剂。

四诊：五月十七日。腹中痞块已消，按之甚平软，胀痛已止，血下减少。仍挟血带，多透明质黏。舌苔白薄，脉弦滑有力，余皆正常。再进调中滋益之品。

生牡蛎五钱，布包先煎　云茯苓四钱　生鳖甲钱五分　陈皮一钱　珍珠母两半，生研，先煎　全当归四钱　桑寄生五钱　台党参七分　法半夏二钱　土炒白芍钱五分　乌药三钱　川草薢四钱　益智仁三钱　代赭石二钱　制看附二钱　旋覆花钱半，布包　地黄二钱　何首乌三钱　炒焦稻芽四钱

以上出自《孔伯华医集》

章成之

李女。经闭一年有半，形质不消瘦而丰腴，当攻之。

全当归12克　泽兰叶12克　益母草12克　生茜草12克　蓬莪术9克　土牛膝12克　京三棱9克　两头尖12克，包　海南片9克　黑丑9克　大黄䗪虫丸12克，分2次吞

二诊：经闭既无虚劳嫌疑，前方重其制。

全当归15克　土牛膝12克　大川芎9克　丹皮12克　蓬莪术12克　制黑丑9克　王不留行9克　紫丹参12克　抵当丸9克

朱女。室女之停经：一则由于内分泌障碍；二则营养不如所需；三则神经系之变化。而第三者为最普遍，《内经》所谓"二阳之病"。

当归12克　云苓9克　白术15克　薄荷6克，后下　白芍9克　柴胡9克　生姜2片　甘草3克

大黄䗪虫丸12克，分二次吞服。

二诊：室女停经，萎黄病、子宫结核、内分泌障碍病，皆可从望、切两诊得之，惟神经系之变化，则少迹象可寻。

生白术9克　黄芪9克　茯神9克　酸枣仁9克　广木香2.4克　潞党参9克　当归9克　远志3克　龙眼肉9克　粉甘草3克　生姜2片　大枣4枚

陈女。室女停经，多能引起胃障碍，古人用平胃散通经，即是此理。

春柴胡6克　陈皮6克　官桂皮6克　制香附9克　小青皮6克　生艾叶4.5克　淡吴萸4.5克　薤白头9克　小茴香6克　台乌药6克

另：平胃丸60克，分十次吞服。

刘女。连续三次流产。此番经停四旬余，带下频，孕之与否，不能肯定。但头目晕眩，不能支持，四肢麻，胸次窒闷不得息。经西医诊断为心脏病。以其脉之表现，确实不误。心脏病者，如怀孕，确有危险。

当归9克　制香附9克　怀牛膝12克　紫丹参9克　粉甘草4.5克　川芎9克　吴茱萸4.5克　赤白芍各9克　藏红花6克

二诊：四药而经见，但头目为之眩晕。心脏病患者，原忌猛攻；不攻之，又难达通经之目的。

当归9克　淮牛膝15克　萸肉9克　肉桂0.9克　制首乌12克　党参12克　杜仲9克　泽兰9克　桃仁15克　藏红花9克　炙甘草3克

三诊：经虽见，其色为桃红而质黏，但淋沥不得充分排泄。以其两脉之不鼓指，虽见腹胀，仍忌猛攻。

当归15克　黑丑6克　山萸肉9克　熟地15克　炮附块6克　炙甘草4.5克　香附9克　三棱9克　巴戟9克　川芎9克　炮姜炭4.5克

钱女。季春流产后，血大下如崩，曾经晕厥，虽未濒于危殆，以此血液亏耗，难以恢复。夏天经曾一见，迄于今兹。征以面容之惨淡，心之动悸，攻是无益。

全当归9克　阿胶珠15克　枸杞子9克　潞党参12克　山萸肉9克　熟地黄18克　旱莲草9克　抱木神12克　谷麦芽各9克

另：两仪膏24克，每服一匙，日二次，开水冲服。

陆女。冲为血海，任主胞胎。经事久闭，冲任失职也。以汤剂调治之。

当归9克　金毛脊9克　大川芎6克　巴戟天9克　菟丝子9克　杜仲9克　淮牛膝12克　川续断9克　肉桂末3克，分2次吞　吴茱萸4.5克　炮姜炭3克　炙草4.5克

吴女。舌中抽剥，无胃病便是营养不良；头之眩，经之停，倦怠无力，良有以也。

黄芪15克　党参15克　当归9克　熟地12克　杭白芍9克　天麻6克　沙苑12克　菟丝子12克　稽豆衣15克

以上出自《章次公医案》

张汝伟

姚崇英（女），年三十五，南汇，住龙华陆家堰六十号。肝郁气滞，湿热中阻，营血凝聚，

经停四月，少腹结块作痛，腰脊腿足酸楚，脉弦细而濡。此痃癖之渐，初起宜疏肝流气、通瘀止痛治之。

北柴胡　龙胆草各一钱　炒赤芍二钱　炒归尾　细生地　粉萆薢　制香附各三钱　川楝子　炒延胡　佩泽兰　炙乳没各钱半

二诊：进龙胆泻肝合四物加味法后，经事微来点滴，大便下出如涕，小溲则短少而黄，少腹结块作痛略减，再与通瘀止痛、柔肝泻热法治之。

粉归须三钱，炒　小茴香一钱，炒　延胡索二钱，打　广木香五分，打　细生地　藏红花　单桃仁各三钱　细柴胡一钱　赤白芍各二钱　佩泽兰各钱半　制乳没各钱半　更衣丸一钱，吞

三诊：连进数剂，经事有欲行之势，少腹之块，化如弓弦状，上升至胁，下注至腿，时痛时止，但偏于左，右面不痛。此肝气入络，积瘀成块，犹之男子的疝。前法已经见效，兹进一步，经通即愈，块亦自消化于无形也。

醋炒柴胡　川楝子各钱半　荔枝核　川萆薢　威灵仙　桑寄生　生熟香附　炒赤芍　茺蔚子　当归须各三钱　小茴香一钱　酒独活二钱　娑罗子三钱　白螺蛳壳三钱

本证始末：此证，月经素不准确，上次患倒经，经伟治愈后，经停四月，受气后发生此证。服第三方后，经事畅行，痃块消散而愈。

方义说明：女子之病，不离乎肝，三方用药，亦不离乎肝。上行下掣，知有消散之可能。倘用手术，亦无何物之可割。方药之义，不再一一写出，审证之法，已尽见于按语之中。

《临证一得》

叶熙春

盛，女，二十岁。七月。东岳。室女经停三月未转，少腹冷痛，四肢不暖，脉来紧细。寒客胞宫，冲任失调，治当温通奇经。

紫石英12克　桂心1.8克，研粉，泛丸，吞　三角胡麻9克　桃仁6克　当归尾6克　红花5克　酒炒白芍8克　卷柏9克　四制香附6克　川芎5克　炙地鳖虫12克　泽兰9克　盐水炒牛膝9克

二诊：前方服后，腹痛减轻，脉见弦滑。寒气得温而散，瘀滞有下达之渐。仍守原法出入。

炒石英12克　桃仁9克　三角胡麻9克　卷柏9克　酒炒蓬术8克　泽兰9克　酒炒川牛膝9克　制香附6克　路路通9克

三诊：经泛已转，色量亦属正常。再拟调经继之。

炙当归9克　川芎5克　炒白芍12克　泽兰6克　杜红花5克　路路通9克　制香附6克　酒炒牛膝9克　益母草9克

汤，女，三十二岁。五月。上海。情志抑郁，肝失疏泄，经停年余，饮食日减，头晕目眩，腰楚胻软，脘腹而且痛，脉来细涩，舌苔白薄。气机失调，冲任不和，治拟疏肝调经。

炒娑罗子9克　制玄胡6克　三角胡麻9克　炙当归9克　炒小茴2.4克，包　炒川芎5克　杭白芍8克　泽兰9克　炒金铃子9克　酒炒丹参9克　决明子12克　四制香附5克　青陈皮各5克

二诊：前方服后，脘腹痛减，纳食见增，而头目晕眩如故，腰酸虽减未除，脉细苔薄。仍

守原法出入。

沙婆罗子9克　炙当归9克　三角胡麻9克　制玄胡6克　酒炒丹参12克　炙川芎5克　制牛膝9克　炒赤芍9克　四制香附6克　泽兰6克　青陈皮各5克

三诊：前方连续服十剂后，脘腹之痛已止，月经昨日已临，但量少色淡，脉转缓滑。再拟养血调经。

炒当归9克　酒炒丹参12克　炙川芎5克　炒赤芍9克　泽兰6克　炒小茴香2.4克　制川断9克　炒婆罗子9克　制续断9克　四制香附8克　煅石决明12克　炒川楝子9克

以上出自《叶熙春专辑》

施今墨

褚某某，女，30岁。既往月经基本正常，无任何特殊症状，去夏以来，发现月经延期，量少，且开始周身不适，食欲减退，腰腿酸楚，去年九月最后一次经行之后，至今十个月迄未再来，但无发热、咳嗽、消瘦等现象。近来则感头晕，腰酸不思饮食，经仍不至而求诊。舌苔白而微腻，脉象弦涩。

辨证立法：经云："月事不以时者，责之冲任。"冲为血海，隶于阳明，阳明属胃，饮食入胃，游溢精气而化为血；营出中焦，中焦失其变化功能，所生之血日少，上既不能奉生于心脾，下又无以泽冲任，是以经血无从而来。经谓："二阳之病发心脾"，拟以和胃健脾、养血通经之法。

处方：川杜仲10克　生熟地各6克, 砂仁5克同捣　杭白芍10克, 柴胡5克同炒　川续断10克　沙蒺藜10克　白蒺藜10克　酒川芎5克　苦丁茶5克　鹿角胶6克, 另熔兑服　野于术6克　酒当归10克　金狗脊12克　酒丹参10克　绿萼梅6克　谷麦芽各10克　炙甘草3克

二诊：服药三剂，诸证如前，原意疏方继服。

处方：全当归10克　左金丸6克, 布包　生熟地各6克, 砂仁5克同捣　旋覆花3克, 真新绛5克同布包　酒丹参10克　酒川芎5克　鹿角胶6克, 另熔兑服　阿胶珠10克　野于术6克　谷麦芽各10克　赤白芍10克, 柴胡5克同炒　茺蔚子6克　绿萼梅6克　广陈皮6克　淮牛膝10克　炙甘草3克

上药嘱服六剂，并于每晚临睡时服玉液金丹1丸，共服十五天。

三诊：患者照嘱服完汤药六剂、丸药十五天，四日前，月经来潮，量不多，色黑，脉象转趋流利尚带弦意，再本原方加减。

处方：沙蒺藜10克　桑寄枝12克　白蒺藜10克　桑寄生12克　细辛1.5克, 砂仁5克同打　生熟地各6克　赤芍6克　酒当归10克　柴胡3克, 桂枝3克同炒　白芍6克　油松节10克　酒川芎5克　蕲艾叶5克　阿胶珠5克　山楂炭10克　炙草节6克　旋覆花6克, 新绛6克同布包　鸡血藤15克

四诊：上次经行五天而止，三诊处方共服四剂，月事再延两月又来一次，血量仍少，四天而止，食欲已好，困倦酸楚之感大减，脉象沉而有力。恙延已久，拟服丸药，益气生血，以使阳生阴长。

处方：酒丹参30克　粉丹皮30克　泽兰叶30克　茜草根30克　益母草120克, 酒洗　茺蔚子30克, 酒炒　南红花30克　沙苑子30克　金毛脊30克　功劳叶30克　酒当归30克　生熟地各30克, 酒炒　白蒺藜30克　酒川芎30克　酒川军30克　鹿角霜30克　炒枳实30克　野于术30克　海沉香15克　春砂仁15克　炙甘草30克

上药共为细末，加炼蜜，为小丸，每日早晚各服 10 克，白开水送服。

谢某某，女，22 岁。月经一年未至，日形消瘦，精神疲怠，读书过目即忘。下腹坠痛、腰酸、微有白带，形体瘦弱，面色滞晦。舌质暗红，六脉沉涩。

辨证立法：六脉沉涩，舌质暗红，闭经将近一年，是有瘀血之象。但形体瘦弱，不宜峻攻，拟先活血通经，后再调养，使气血充盈，月事即可以时而下。

处方：两头尖 10 克　凌霄花 6 克　茜草根 6 克　芜蔚子 6 克，酒炒　酒元胡 6 克　酒当归 6 克　酒川芎 5 克　酒丹参 15 克　蕲艾叶 5 克　炙甘草 3 克

二诊：服药四剂，在第二剂时即稍见红，以后则下黑紫色血，且有块，下腹坠痛及腰酸均见好。

处方：每日早晚各服八宝坤顺丸 1 丸。连服一个月。

张某某，女，23 岁。平素行经错后，本年初因家事不顺，心情郁郁，由二月至今五个月经水未来，腰背疼痛，食少，头晕，日渐消瘦，睡眠及二便尚属正常。舌苔薄白质暗，六脉沉涩而细。

辨证立法：情志不舒，气滞血瘀，月经五月未至，应以舒肝活血法治之。

处方：柴胡 5 克　砂仁 5 克　玫瑰花 5 克　赤白芍各 6 克　生熟地各 6 克　厚朴花 5 克　益母草 12 克，酒洗　酒川芎 5 克　酒当归 10 克　佛手花 6 克　佩兰叶 10 克　炒丹皮 6 克　月季花 6 克　泽兰叶 10 克　炒丹参 6 克　白蒺藜 10 克　沙蒺藜 10 克　炙甘草 3 克

二诊：服药四剂，腰背疼痛减轻，食欲好转，惟月经仍未来。

前方加桂枝 3 克，细辛 1.5 克再服四剂。

三诊：前方服四剂，月经已见，量少色暗，少腹坠痛，拟用丸方调理。

处方：每日早服八宝坤顺丸 1 丸，晚服玉液金丹 1 丸。

以上出自《施今墨临床经验集》

第十节　崩漏

程从周

吕君锡令正年十八时，经事五日一行，或十日一行，抑且过多，淋漓不断，五六日方止。平素性躁，君锡以前证告予，余曰："何不为其调治？"曰："荆室于归未久，不肯服药，且畏其姑嫜，煎饮不便。"予曰："丸药侵晨私服，其谁曰不可？"彼乃喜托予制药。予思此证，虽未见脉，详其所云，乃是怒动肝火，复伤其脾。且肝主藏血，又主风，风动则木扬，故血不能潜藏。盖脾主摄血，虽具坤静之德，而有乾健之运，脾气既亏，不能束摄运行，因而流注血海。血海充溢，亦不能如期而下矣，理宜健脾疏肝，清热养血，仍复升举其阳，使气血各守其乡。又何患经之不信矣？遂用参、术、芎、归、升麻、柴胡、子芩、白芍、生地、香附、甘草、黑蒲黄、玄胡索、陈皮、青皮之剂，蜜丸空腹吞之。服药五日经即止。后越二十日方行。次月至二十八日方行。第三月经事不行，而且孕矣。后十月足乃产一女。

《程茂先医案》

李用粹

大场张公享内正，年逾四旬，伤子悲悯，崩涌如泉。用四物、胶艾或增棕榈、棉灰毫不可遏。医颇明义理，谓阳生阴长，无阳则阴不能生。用补中益气以调脾培本，势虽稍缓，然半载以来，仍数日一崩，大如拳块，彻夜不卧，胸膈胀满，势甚危殆。邀予诊视，面色青黄，唇爪失泽，四肢麻木，遍体酸疼，六脉芤虚，时或见涩，此病久生郁，大虚挟寒之象。夫脾喜歌乐，而恶忧思，喜温燥而恶寒湿。若投胶艾止涩之剂，则隧道壅塞，而郁结作矣。若专用升、柴提举之法，则元气衰耗，而生发无由也。乃以归脾汤加益智、炮姜大剂，与服四帖而势缓，便能夜寐，胸膈顿宽，饮食增进，调理两月，天癸始正。记前后服人参十六斤，贫者奈何？

攜李孝廉沈天生夫人。血崩不止，势如涌泉。医谓血热则行，血寒则止。四物加芩、柏等剂，两昼夜不减，延家君往治。诊其脉息，安静全无病象，肌体清癯，原非壮实，知为脾胃气虚，不能摄血。苦寒杂进，反以潜消阳气，须用甘温之品，以回生长之令。乃以补中益气汤加阿胶、炮姜大补脾元，升举阳气。二剂而崩止，以后调理渐安。

《旧德堂医案》

郑重光

萧我容翁令眷，年近四十，戊辰夏月，胸胁胀满，吐血涎血片，两三日一发，饮食衰少而经水时或大行不止，有似崩漏。初真州时道，皆以凉血滋阴为主，以致脾胃益虚，竟不能食，来扬就医。脉之细濡不任寻按，有时忽大，此思虑伤心，脾血不归经，非真阴虚损。丹溪云："胃虚则血出上窍，脾虚不裹血，则血下崩。"此非血热妄行之证，用人参、白术、茯苓、炮黑姜、香附温补中宫，用当归、白芍、枣仁、丹皮以和营血，重用人参。服一月，吐血先止，下血暂少。后脾胃得温而胀减，再加黄芪、元眼肉，合归脾汤以收功。

吴翰臣兄令眷，予族之女也。清明夜，门首看城隍会，甫入堂，忽昏仆于地，不能言语，抬上床一刻，即大吐，口出妄言，谓城隍夫人需侍者，已得三人，令其入庙服役，语毕，仍闭目昏睡。其家惊畏，暮夜迎余，自门首至寝所，皆烧冥资，观其色无青黑鬼气，切其脉两手相同，至止不乱，但虚大无力。余询其声变否，家人对以如常，此殊不似中恶之证也。又问："前有病否？"家人云："经水行有半月未止，数日前，即燃灯通夜不熄，翰臣外出，要人作伴，似有畏惧之状。"盖邪之所凑，其气必虚。因脱血心虚，夜看城隍会，见扮鬼形，心怖而神乱矣，即成中恶，亦因其虚也。以人参五钱，桂心一钱，银一锭煎熟灌下，又将渣再煎灌下，片刻即醒，问其前事，全然不知，惟记门首看会，不知何由在床，但称心慌手麻而已，随用归脾汤数服，经止病愈。

以上出自《素圃医案》

永富凤

有一妇人经水五十余而不断，其至也，每月十四五日，血下三倍寻常之人，面目黧黑，肌肤甲错，晕眩日发四五次，不能数步，彻夜不眠，呻吟声闻于四邻，其脉沉细，其腹空胀，心下及肚腹各有一块坚如石，盖败血凝结，震荡鲜血也。余一诊曰："腹力虚竭，积块不可攻，与滋润之方观其动静而已。"家有二子，恳请不已。乃作当归建中汤，日服二帖，经五十余日，无他异，唯觉晕眩仅减。又数日，其左足发毒肿，一日三五次暴热来去。家人惊请他医，他医诊为气疾，与三黄汤。二日许，晕眩大发，卒厥欲死，于是遑遽再请余。余曰："病不可攻而攻，故有斯变。斯人斯病，除当归建中汤，别无一方可进也。"服建中汤数百日，身觉滋润，徐徐可艾炷。于是再作建中汤与之。居半年，晕眩不发，日行数百步，血来减前。于是灸脊际，日三四穴，渐增至五六穴，凡三十有七穴，每月轮次，终则始，与建中汤。如是一年许而血来减半，面目肌肤生津液。又经一年，徒步涉山河，能得游后筑善导寺而还。

《漫游杂记》

陈念祖

肌躯昔盛今瘦，胃纳日渐减少，饮食无味；夜热汗出，四肢常冷；腹鸣气短，下则频频泄气，大便久溏；腰腿酸软乏力；近复经漏不止，白带甚多。此阳明脉络已空，冲任二脉俱被损伤，血去液耗络热，内风旋转未已。延及虑其增剧。

黄芪三钱　左牡蛎四钱　人参二钱　淮小麦三钱　白茯神三钱　苦参二钱

据称经漏八年之久，冲任二脉俱病，阴液久已耗伤。每届夏秋之交病必增剧，入冬稍愈。心常震荡，腹中热，腰膝两跗亦然，皆血去阴伤所致。昔贤所谓暴崩宜温，久崩宜清，故遵之。

生地黄二两　人参二两　阿胶二两　白茯神二两　天门冬一两五钱　柏子仁一两五钱　酸枣仁一两五钱　白芍一两五钱　知母一两　人乳粉二两

上药为末，炼蜜丸如梧桐子大。每服三钱，开水送下，早晚两服。

以上出自《南雅堂医案》

一妇人患崩，昼夜十数次，每次去血升余，用止血药，血愈甚，卧床月余，羸瘦食少，面青爪黑，气促痰喘，请予诊治。诊得心脉平和，肝脉弦大时一结，肺脉沉而大且有力，脾胃脉沉涩，两尺沉而无力，予曰："此气郁证也。"询之，果未病数日前，进午餐，因小婢忤意，发怒遂构此疾。随以四神散与之，香附一钱、乌药一钱、苏梗五分、甘草三分、抚芎三分、白芷五分，加当归二分、白术三分、神曲三分，水煎服。服药半盅，未及一时，顿觉神爽，诸病减半，举家欣跃，予曰："未也。明日子时分，指甲变桃红色方可救。"至期，甲色果红。予复诊之，左三部如前，肺脉微起，脾胃虽沉缓而不涩，二尺照旧。予谓其家曰："午时血当大崩，毋得惊惶，以骇病者。"至期，果然下紫黑血块，寸许大者数枚，自此遂止。后用壮真五和丸，香附醋炒二两，乌药三两，汉防己五钱，归身二两，白芍酒炒二两，熟地酒煮烂四两，续断四两，甘草五钱，秦艽一两，藿香一两，白茯神一两，山药二两，砂仁五钱，蜜丸服。调理月余痊愈。次年六月，生一子。

《陈修园医案》

齐秉慧

曾治友人周大有之妾，性多欲。忽暴崩不止，昏晕床褥。适余在渝回，彼知请诊。按其脉小无力，乍有乍无，乃血脱之象。大有曰："敝妾还可治否？"予曰："幸脉小身凉，可有救危。乃与安崩汤，用黄芪、白术各一两，另用人参二钱煎汤，调三七末三钱冲服，可反危为安也。夫血崩之后，惟气独存，不补气而单补血，缓不济事。今亟固其欲脱之气，佐之三七末三钱，以涩其血，真气固而血自不脱也。"果服一剂而崩止。吾意男女好色，均皆所同。遂与补中益气汤合六味地黄汤，大剂煎饮十余剂顿愈。又与六味地黄丸加龟胶、鹿茸、鹿鞭三味，配服一料而元气大复。

曾治李符山之妻，午膳后，闻夫舟覆，怒气填胸。忽患血崩，四肢作逆，痰涎上涌。促骑求诊，按之六脉沉小，惟左关尺细数无伦。乃与逍遥散，加黑山栀、黑侧柏、黑姜炭各三钱，炒黑马通（即干马粪，收贮经年者佳）五钱，桔梗、枳壳、半夏各二钱，白蔻一钱，为细末调药水，服一剂。吐出痰涎碗许，神志稍清，明晨进稀粥一碗。惟左乳胁胀痛，寒热往来，欲呕不呕，四肢困倦。予曰："此肝火炽盛，中州不运。"遂与六君子汤加柴胡、栀仁、芥穗而诸证顿退，惟血崩时下。其夫归家谢曰："拙荆恐肝火未息，先生用凉血之药可乎？"予曰："不可。此乃心、肝、脾三经血弱气虚，宜服补中益气汤，补脾土，脾统血也。"连服四剂而崩止。乃与鹿茸鞭加于六味地黄丸内，兼服前汤，而元气复，明年四十八双生。

以上出自《齐有堂医案》

黄凯钧

沈氏，二八，小产后一月，血崩不止。

党参二钱　蒸于术一钱五分　枸杞二钱　白芍一钱五分，酒炒　山药二钱，炒　菟丝子饼二钱　杜仲一钱五分，盐水炒　荆芥灰一钱　炙草三分

服两剂即愈，此方治挟虚崩漏多效。

《肘后偶钞》

王九峰

经以阴虚阳搏谓之崩，阴络伤则血下溢。夫精血乃水谷之精气，调和于五脏，洒陈于六腑。源流而来，生化于心，统摄于脾，藏受于肝，宣布于肺，施泄于肾，灌溉于一身，所在皆是。上为乳汁，下为月水，上以应月，月以三旬而一盈，以三旬而一至，像月满则亏也，亏极则病。阴亏无以化阳，阳盛搏阴络，阴伤则血妄行，血去则气随以散，气散则不能摄血，必致气血两亡，阴阳离决。年逾四旬，素患崩漏，数载以来，屡发不已，至今益甚。其色或紫或鲜，腹无胀满，非停瘀可比。血去后必继之以呕吐，中虚可知。其至心烦意乱，不知所从，动作云为，异乎平素，下损已著。岐伯曰：人年四十，阴气自半矣。当阴气减半之年，值数崩亡血之后，阴液愈亏，不得滋营，必乘土位，胃气不能容受水谷，脾虚不能运化精微，以致呕吐。肾阴无以配阳，胞络之火入心为笑。《内经》：神有余则笑不休，言常人也。《难经》：入心为笑，则病

气也。脉来软数而空，有喘汗痉厥之虑。阴阳本不相离，气血宜为流贯，血随气引，气赖血补。不补其气，无以摄血；不补其血，无以化气。无阳则阴无以生，无阴则阳无以化。爰以甘温壮肾水以镇阳光，使阳从阴化，佐以酸涩。敛肺气以摄营血，使阴为阳生，气血各守其乡，阴平阳秘，精神乃治。

熟地　山药　萸肉　人参　三七　冬术　五味　麦冬　黄芪　龙骨　牡蛎　海螵蛸　水泛丸。

《王九峰医案》

吴篪

滕氏说血崩年余，兼患心气疼痛，诸药不应。余曰：面色黄瘦，脉虚细涩，盖心主血，去血过多，心无所养，以致作痛。即投十全大补汤，专用甘温以养营气。遂服十剂，小效。以原方加北五味，人参倍之。服药两月而获全愈。

《临证医案笔记》

何书田

年逾五旬，经漏不止，崩证间作，兼有带下，显系肝肾八脉俱亏。皆多劳多郁所积而来，不易全愈。

大熟地　枸杞子　炙甘草　山药　远志肉　炒归身　鹿角霜　紫石英　茯神　棕榈灰　杜仲　乌贼骨　桑螵蛸

带下血崩，奇经内损所致。治在肝肾，兼须节劳戒气为嘱。

炒阿胶　沙苑子　炒杜仲　紫石英　山药　茯苓　炙龟板　全当归　川断肉　煅牡蛎　桑螵蛸

以上出自《簳山草堂医案》

王孟英

郎氏妇崩后淋带，五内如焚，溲热口干，不饥脘闷，腰疼肌削，卧榻呻吟，头晕耳鸣，夜不能寐，脉来细数，少腹不舒。滋补杂投，皆不见效。余以沙参、菖蒲、斛、柏、薇、苓、蛤壳、冬瓜子、藕、十大功劳先为清展，服五剂，热退渴和，脘舒安谷，且能起坐，夜亦能眠，其气机已调畅矣，参入潜阳养血而瘥。

周光远妻，因悲郁而患崩漏，面黄腹胀，寝食皆废。孟英用龟板、海螵蛸、女贞、旱莲、贝母、柏叶、青蒿、白薇、小麦、茯苓、藕肉、莲子心而康。

以上出自《王氏医案》

林佩琴

杭氏。崩漏日久，近添腹痛。医疑孀居气悒失调，用失笑散破血中气滞，加阿胶、归、芍熄风和营。究竟腹痛未止，淋沥益加，血如豆汁。晡时神倦火升，阴络既伤，奇脉不固，虚阳易炎，左部虚不受按，右部浮大少力。治宜固摄冲任，兼镇虚阳。赤石脂二钱，五味五分，龙骨（煅）、丹皮各钱二分，杜仲（盐水炒）、熟地（砂仁蒸）、白芍、山药（俱炒）各二钱，钗石斛、茯神各三钱，莲子十五粒，鸡血藤膏二钱，四服淋痛已止。去石脂、龙骨，加杞子（焙）一钱五分，龟甲心（炙）三钱，虚火亦除。冲任为奇经，崩久不止，必固奇经之药，鸡血藤膏用以引入阴络也。

贡氏。小水闭涩，服导赤散加归尾、赤芍、赤苓、牛膝，得利。尺脉犹坚搏，知必经闭血瘀为患，逾旬寒热腹痛，暴崩紫黑成块，继而鲜红如注，后则淡红如水，或红白相间，淋沥匝月不止，头晕脘痞，粥饮不入，神惫肢冷，脉细欲绝。此阳衰不能摄阴，滑而将脱也。急用四逆散加半夏、砂仁、茯神，脉证乃定，后用大补汤而安。

邹氏。五旬外暴崩成块，晕厥而苏，脉虚芤。此虚风扰动阴络也。用阿胶三钱，水煨服，血止。仍用熟地、茯神、白芍、荆芥（醋炒黑）、续断、杞子、甘草（炙黑）、乌梅，取甘酸化阴熄风之旨，寻愈。

王氏。七七之期，经断半载，忽又崩淋不已，虽血海亏虚，但宜续、杜摄血，兼艾、附调气足矣。医辄以棕灰、黑蒲黄止涩，乃至小腹胀满硬痛拒按，头疼脘痞，热渴心烦，小水短涩，脉左弦右数，此络瘀阻痹攻痛。宜主理瘀，佐通络，乃奇经治法，非失笑散决泽煎之比。五灵脂、郁金汁各八分，牛膝、瓜蒌、橘络各钱半，延胡、桃仁、赤芍、木通各一钱，当归须、降香末各二钱，三服瘀行腹软。但口干微渴，头仍不清，必由液虚风动。改用阿胶、甘菊（炒）、麦冬、石斛、荆芥（醋炒）、枣仁、茯神、白芍、莲子、龙眼肉，血止，诸证亦退。又下白带，为气虚陷。用党参、玉竹、茯苓、续断、杜仲（盐水炒）、生地炭、芡实、杞子（俱焙），三服全愈。

魏氏。经阻暴崩，疑为胎漏，按脉无孕象，乃聚瘀日久致患，曾经调治得安。今暑湿令行，头晕呕恶，晡后骨蒸，痞不成瘕，忽又暴崩，脉虚疾。证属内因，必由阳明脉亏，木火乘侮，是以贯膈犯巅，震及血海，血海一空，则骨骺生热。治宜和阳安胃，佐以镇络。嫩桑叶、甘菊（炒）、天麻、白芍、钗斛、枣仁、茯神、牡蛎（煅研）、海螵蛸（醋炙）、橘红、半夏曲（炒）、续断，数服诸证悉平。惟左关尺芤弱，乃肝肾阴伤。用熟地、萸肉、山药、白芍（俱炒）、茯苓、杜仲（盐水炒）、海螵蛸、鳖甲（俱炙）、阿胶（烊），数十服行痊。又接服鸡血藤膏而经固。

包氏。经闭疑胎，血下每谓胎漏，忽然崩注，杂下脂膜甚多，身热头晕，面赤心烦，咳呕绿沫。上咳则下漏，呕作晕频，汤饮不纳，急用煨姜汁止呕，咳逆定，神渐苏。脉虚小而数，沉候如无，两尺空空，显非胎象。良由起居不时，生冷失节，气血阻滞，一时暴下阴虚，阳失依附，变化内风，眩冒呕逆，如风翔浪翻，当知阴虚阳搏，崩漏乃成。血海空乏，虚阳升逆，乃气不摄血之咎，况阴从阳长，宜宗立斋、景岳两先生治法，敛阳以摄阴。用洋参（焙）、茯神、白芍（炒）各三钱，炮姜一钱，五味五分，制半夏、焦白术、甘草（炙黑）、续断、杜仲

（盐水炒）各二钱，二服漏止热退。稍恶寒，阳气尚虚，前剂加制川附五分，遂愈。

许氏。中年血脱，延为带浊，必冲任脉虚。夫冲为血海，任主担受，而冲脉隶于阳明，阳明先衰，胃纳不旺，致血海不固，但任失司，此淋漏根由也。近则食后脘腹不爽，或嗳腐宵胀，必由脾肾阳虚。治法摄阴先在益阳，以崇生气，以纳谷味。且脉来左右缓弱，温通为宜。制附子三分，益智仁（煨）八分，沙苑子、白芍、归身、制半夏各二钱，破故纸、杞子（俱焙）、乌贼骨（醋炙）、续断（酒炒）各一钱半，胡桃肉二枚，煨姜三钱，三服漏止食进，去附子、故纸、半夏，加芡实、杜仲、菟丝子（俱炒），又数服乃固。

王氏。崩漏成带，至小溲如淋如涕，髀骨痛，腰膝酸。从未饵药，势必沥枯髓液，延成不治。近又春温气泄，身热食少，口渴颊红，液涸阳升，脉右弦左弱，急摄阴固下。熟地（炒）、阿胶（烊）、石斛各二钱，洋参三钱，麦冬、茯神、赤石脂各钱半，白芍、杜仲（青盐炒）、甘杞子、续断各三钱，加莲、枣煎。数服证渐减，去石脂再服。又去阿胶，加芡实、山药（俱炒）各三钱，又数十服得效。

吴氏。胎漏半产已匝月，崩带未止。用补气摄血之剂，犹淋沥不断，延至怔忡不安，腰腿酸痛，《脉诀》所谓崩中日久为白带漏下多时骨髓枯也。急须摄固奇经，仿徐之才涩以止脱意，用金锁匙丹。龙骨（煅研）、牡蛎（醋研）、茯神、远志（炒）、赤石脂（研）、杞子（酒焙），加杜仲、枣仁（俱炒）、乌梅，一服漏止，怔忡亦减。又加减前方而安。

谢氏。天癸当断之年屡患崩漏，近兼利血白带，头震耳鸣，项麻面赤。证由任带两亏，火升风扇，致心神浮越，怔悸不安。治以镇阳摄阴，务使阳下交阴，阴上恋阳，震麻暂已。再血海存贮，阴络不伤，下元重振，专在静摄。勿以操持扰动厥阳，则宵瘙汗泄渐安矣。熟地、山药、五味（焙）、杞子（焙）、龟板、龙骨、阿胶、牡蛎（煅研）、杜仲（盐水炒）、龙眼肉，数服甚适。去龙骨、牡蛎、杜仲，加羚羊角、丹皮、白芍、茯神、莲子、芡实、续断等熬膏，即用阿胶收，小麦煎汤和服。渐愈。

以上出自《类证治裁》

顾德华

汪。小产之后，血崩月余，音低气怯，寐少咽干，面目浮肿，干呛阵作。良由血去过多，一派虚象猬集矣。古人以血崩为之崩中。中者，即脾胃也。前方纯用滋纳固涩，久服不效，何以尚不悟其理耶？盖肝主藏血，脾主摄血，脾失统血之司，血从内渗不已，由于滋之涩之，凝滞络中。所以时或淋漓若净，忽又瘀块如掌大者络绎而下，自觉心神无依，肢冷泄汗。经云：阴阳互根，如环无端。阴从下渗，阳从上冒，其中枢纽，能无虑其不续耶？急进归脾法以为砥柱中流之计。

大有党参三钱　九制于术一钱　新会皮七分　丹皮炭一钱五分　大有黄芪二钱　大熟地炭五钱　地榆炭三钱　元眼肉三钱　归身一钱　白芍一钱五分　枣仁三钱　用藕肉二两，湘莲肉五钱，煎汤代水。

又诊：前进血脱益气法，兼清营分。虚火崩决之阵顿止，胸脘乃觉舒和，略思纳谷，可知从前谬执黄芪闭气之误。然肝肾空乏，八脉交虚，最虑腹膨漏带，干呛寒热，此四者崩后极易见之，不可不为预防。

人参须一钱五分　大有芪一钱五分　陈阿胶二钱　地榆皮三钱　西党参三钱　制于术一钱五分　炒丹皮一钱五分　枣仁三钱　白芍一钱五分　云苓三钱　元眼肉三钱　湘莲肉四钱

又诊：崩止三日，神脉皆振，头晕轰热，时仍有之。必得营阴恢复，风阳游行之象，方可全熄耳。

人参一钱　制冬术一钱五分　陈阿胶二钱　牡蛎五钱　枣仁三钱　黄芪二钱　西党参三钱　熟地炭四钱　川贝三钱　白芍一钱五分　鲜藕肉一两

又诊：肝风渐定，诸证较平，夜寐渐安。惟面色指爪㿠白不堪，胃气虽醒，脾少健运，知饥不任油腻。须得屏除烦劳，静养百日，气血充复可期也。

人参须一钱五分　制于术一钱五分　甘枸子三钱　炒枣仁三钱　绵黄芪三钱　炙甘草四分　陈阿胶二钱　炙陈皮七分　元眼肉三钱　大黑枣二枚　建莲三钱

又诊：日来精神大胜于前，唇渐转红，眠食颇佳，阳明血液日长矣。

党参三钱　炒枣仁三钱　炒米仁三钱　九制于术一钱五分　黄芪二钱　炒白芍一钱五分　炙陈皮五分　炙黑甘草三分　陈阿胶二钱，蛤粉炒　元眼肉三钱　大黑枣两枚

谢。思虑伤脾，郁怒伤肝。血崩之下，气营大虚，彻夜不寐，神不自持，触事惊疑，此乃怔忡疑虑之证，并非癫痫类也。脉证合参，脾脏气血大伤。脾为营之源，虽云心主生血，然血不自生，须得脾气运液，中焦取汁，变化而成。心虚而不知补脾，绝其生血之源矣。且大便亦溏，胆怯异常，显属不足之证，切勿执定痰火有余也。

大生地　炒白芍　炒枣仁　云苓　制冬术　广郁金　元眼肉　麦冬　莲肉　川贝

又诊：脉象细而带弦，微见虚数。血崩本属气虚下陷，血去阴液亦亏，心中悸惕，惊疑无主。寻源求本之计，宜补立中气为先，倘专清痰火，必有延成痼疾者也。

党参　制冬术　大麦冬　归身　黄芪　炙黑草　血余炭　白芍　云苓　枣仁　川贝母　加龙眼肉、大黑枣。

又诊：日来脉象，颇形起色，元气渐振，故恐惧忧疑之象，已可支持。肝郁日畅，寡有恼怒，诚佳机也，心脾血液未充，尚须怡养为佳。

制洋参　云茯神　五味子　川贝　制冬术　左牡蛎　元眼肉　苡仁　枣仁　生甘草　加金橘脯、野蔷薇露，临卧服白金丸三分。

又诊：不寐阳升，脾气下陷，风阳游行无定，肾志少液，当引阳潜藏之法。

党参　大熟地　左牡蛎　白芍　黄芪　制附子　池菊瓣　枣仁　橘白　炙草　川石斛　元眼肉　加鸡子黄。

又诊：大便得实，肾液藏而脾气运矣。神情渐复，惟或感心事，肝阳犹易扰及包络，亦由心营血气未能充足耳。

党参　元参心　远志炭　炒枣仁　黄芪　川贝母　大熟地　柏子仁　山药　炙甘草　龙眼肉

又诊：行动步履有力，眠食亦均匀适中。中气虽复，血虚犹少营养，血不养肝，肝经郁火，欲达未达。现值暑令，当于补剂之中，参入清畅之品，秋凉肃降时，可冀无恙，仿许学士法加减。

　　大生地　党参　赤芍　川贝　乌犀尖　云苓　玳瑁　山药　麦冬　橘白　加囫囵鸡子黄、白荷花露。

　　俞。经居三月之余，骤然腹痛，酸坠不已，曾经小产。手厥阴经络受伤，脉胎已至脱根，气从下陷，深恐血崩之虑。仿东垣法。

　　人参三钱　柴胡二分　新会皮五分　云苓二钱　黄芪二钱　枣仁三钱　春砂仁五分　炙草三分　冬术一钱五分

　　又诊：昨进补中益气汤，酸坠之势虽缓，而瘀下如崩，肢冷发痉。幸元气尚属扶住，未知厥脱，然胎尚未下，须防气陷血脱，浊瘀下泛。

　　人参须七分　老苏梗一钱五分　炮姜炭四分　陈皮五分　炒冬术一钱五分　春砂仁三分　枣仁三分　茯苓三钱　归身一钱五分　胎产金丹半粒

　　又诊：血崩止之后，自觉胎元跃跃如常而动。肝升烦热，寅卯更衣，感冒寒邪，形冷发搐，郁木内扰，悲从中来，骤然哭泣，面色泛㿠，神志模糊，脉细无神。此属血去胎伤，又失于调养，胎殒腹中，浊向上蒙，至危至险候也。

　　人参须一钱　大腹皮一钱五分　陈皮七分　老苏梗一钱　炮姜炭一钱　江枳壳一钱　砂仁五分　赤苓三钱　广郁金五分　胎产金丹半粒

　　又诊：药后得寐，神志渐清，面㿠略转，少腹酸楚，急坠极甚，如欲大便而便闭。盖小产胎殒，重于大产，或有气衰血热，或因内外感触，损其根柢。漏红之后，本当调养气血，听其自然，但血去已多，胎涸难于下行，不得已，用平胃法，宜佐保本为要。

　　人参须七分　元武版五钱　大腹绒三钱　炙陈皮五分　炮姜炭一钱　元明粉七分　江枳壳二钱五分　焦白芍一钱五分　老苏梗一钱五分　归身一钱五分

　　又诊：昨投平胃散加元明以下瘀浊，佛手散温通气血。刻间腹中酸坠异常，秽水下行极多，即觉舒和，因知人立方之神妙也。但瘀浊尚有未净，胞衣或有留顿，亦宜留意虚阳上冒，慎调至嘱。

　　熟地炭四钱　炮姜五分　陈皮七分　归身一钱　炒于术二钱　丹皮三钱　云苓二钱　白芍一钱　炒枣仁三钱　青皮五分　谷芽三钱　益母草煎汤代水。

　　又诊：瘀露下而黑色，停瘀留顿未化，胃纳渐安，寐亦稳帖，神脉皆涉和平。但恐有胎元未化，仍宜留意也。

　　熟地炭四钱　川石斛三钱　煨枣仁三钱　川贝母二钱　生冬术一钱五分　白蒺藜三钱　净归身一钱五分　粉丹皮一钱五分　西琥珀五分　陈皮一钱　云苓三钱　桃仁七粒

　　又诊：益阴通瘀之下，夜寐得安，脉息稍静，正气渐醒，今晨瘀中虽下茄蒂之象，此即胞胎之根柢也。前日或指停经，或指崩漏，定可剖析分明而无惑矣，仍守昨法。

　　熟地炭四钱　怀牛膝一钱五分　川贝二钱　炒冬术一钱五分　紫石英三钱　枣仁三钱　白芍一钱五分　旋覆花三钱　西琥珀五分　益母膏三钱

　　又诊：小产后，肝肾阴虚，虚阳易升，逆胃为汗泄气急，脉见芤数。阳衰已复，阴血尚难速长，眠食何安，自可日臻佳境，百日内务宜慎养。

　　生洋参一钱五分　制首乌四钱　川贝母二钱　归身一钱五分　生冬术一钱五分　金石斛三钱　茺蔚子三钱　白芍一钱五分　西琥珀五分　枣仁三钱　茯苓三钱　小红枣三枚

　　又诊：日来色㿠已转，脉惟右寸关尚弦数，由于盗汗自汗互伤营液，故易于心悸也。今瘀已净，可以补中，寓以收摄法矣。

党参三钱　熟地炭四钱　甘枸子一钱五分　炒白芍一钱五分　炒冬术一钱五分　五味子三分　炒枣仁三钱　生甘草三分　炒竹茹一钱五分　菟丝子三钱　炒香谷芽三钱

以上出自《花韵楼医案》

张大曦

经停三月，骤然崩冲，阅五月而又若漏卮。询系暴崩属虚，虚阳无附，额汗头震，闻声惊惕，多语神烦，脉微虚软。势将二气脱离，其危至速。拟回阳摄阴法，急安其气血。

附子五分　鹿角霜一钱五分　杞子炭一钱　熟地七钱　五味七粒　白芍一钱五分　人参一钱　龟板一两　天冬一钱五分　山药三钱

诒按：证情已急，须得重剂，方可挽回。方中选药甚合，特嫌分量太轻耳。

再诊：脱象既除，经漏较稀，脉犹濡细，神思尚怯。气血乍得依附，再宗暴崩属虚之例，拟温补法。

人参一钱　熟地一两　枸杞一钱五分　鹿角胶一钱五分　杜仲三钱　巴戟一钱五分　白芍一钱五分　归身一钱五分　阿胶一钱五分　天冬一钱五分

《柳选四家医案》

费伯雄

某。经停两月忽行，淋漓旬余不止，胸阻作恶，乳肿腹痛。宜黑逍遥散加减。

潞党三钱　当归二钱　川楝子三钱，炒　炙生地三钱　柴胡八分，炒　丹皮二钱　川芎八分　乌药二钱　青皮一钱　赤白芍各一钱半　炒冬术一钱　炒荷叶一钱　金橘脯三枚　藕节三枚

某。心生血，肝藏血，脾统血。今肝不能藏，脾不能统，是以荣血妄下行趋，崩漏不止。宜养血柔肝，补土收纳。

当归二钱　川断三钱　真潞党三钱　炮姜炭八分　茯苓二钱　金毛脊三钱　砂仁一钱　炒枣仁三钱　木香五分　陈皮一钱　莲子十粒　甜冬术一钱，炒　杜仲三钱　红枣三钱

某。崩漏已久，荣血大亏，气色痿疲，纳少头眩，入夜潮热，势已成损。法宗经旨，久崩久漏，宜清宜通。

生地　丹皮　知母　白芍　茜草　甘草　丹参　侧柏　牡蛎　橘络　生石决

另补中益气丸。

某。心生血，肝藏血，脾统血，郁怒伤肝，思虑伤脾，肝脾气郁化火，火旺血动，则肝不能藏，脾不能统，是以荣血下趋，崩漏不止。阴血既已下流，心失荣养，以致悸惕不宁，夜寐不酣。脉来虚弦而数，舌无苔而尖绛。姑拟养血柔肝，扶土摄纳。

归身　白芍　茯神　柏子仁　炒枣仁　乌贼骨　丹皮　阿胶　杜肿　川断　陈皮　莲蓬炭　牡蛎　棕炭

某。寒热久延，经水淋漓，腰腹腿酸，头眩胸闷，两关俱弦。黑逍遥散。

炒柴胡八分　炒薄荷二钱　炙生地三钱　香独活一钱　炙草五分　毛脊四钱　赤白芍各一钱半　丹皮二钱　橘红八分　酒炒川断三钱　当归二钱　桑枝三钱　核桃二枚

以上出自《费伯雄医家》

李铎

吴姓妇，年近四十，崩漏三年。诊色脉俱夺，面浮胕肿，肌乏华色，饮食日减，精神困惫，气逆上冲，腰如束带，肠鸣出声，耳鸣作嘘，两年来医药无功，乃冲任督带交病。阅诸医用药，都是参、地、芪、术，呆守补法，宜乎不效，是未达奇经之理。古人谓暴崩暴漏，宜温宜补，久漏久崩，宜清宜通。又考《内经》于胸胁支满妨食，时时前后血，特制乌贼丸咸味就下，通以济涩，更以秽浊气味为之引导，同气相求，圣语昭然。当宗是论立法，议早进通阴潜阳方，晚服乌贼丸。

龟板　鹿角霜　鹿角胶　阿胶　牡蛎　柏子霜　琐阳　苁蓉　紫石英　续断

乌贼丸：乌贼骨半斤　鹿角霜四两　茜草二两，即蔄茹卵廿枚　和鲍鱼汁泛丸。

又：进潜阳通阴颇验，显是奇经内损，足征前案非诬，正与先哲云暴崩宜温涩，久漏宜宣通若合符节矣。盖久漏久崩则血去阴耗，是以宜清宜通，故饵补阳不应，况乎芪、术固守中焦，不能入奇经，无病用之诚是好药，藉以调病，焉克有济。且肠鸣声出溺孔，上噫气，下泄气，皆属挟热之象。然证固属虚，当有阳虚阴虚之别，书曰阴虚生内热也，又《素问》诸病有声，皆属于热，足见阴虚挟热无疑。但非可清可降之比，当从柔润清补兼施之法。

龟胶　驴胶　洋参　天冬　茯神　龙骨　桑螵蛸　旱莲　女贞　棕榈炭　仍服乌贼丸。

崩漏经年，内阴必损，损则热生，故古人云宜清宜通兼济，以扶阴祛热，拟法极是，医专用芪、术呆补阳药，于病不合，于理亦背。寿山

一老妇，年六十余，患血崩不止，脉数形瘦，唇红口燥，舌干心烦，胸满便结。询知因家难悲哀过甚，以致心闷气急，肺布叶举而上焦不通，热气在中，血不禁而下崩。此正《内经》所谓阴虚阳搏谓之崩，实非虚损之证，是以杂投补剂，固经止血不效。余用子和法，以四物合凉膈散四帖，后服四物加香附、炒黑黄柏，十余剂而愈。

按：经漏、崩、淋，并由精窍出，惟溺血从溺窍而下，妇女虽自知，然赧于细述，医者不知分别，往往误治，更有因病泛悠，而冲脉之血改从大肠而下者，人亦但知为便血也，临证均须细审。

以上出自《医案偶存》

凤实夫

施右。经停三月，骤然崩冲，越五日而犹若漏厄。询系暴崩属虚，虚阳无附。额汗头震，闻声惊惕，多语神烦，脉微虚软。势将二气脱离，其危且速。拟以回阳摄阴法急奠安其气血。

人参一钱，另煎　制附子五分　鹿角霜二钱　熟地七钱　生白芍二钱　元武板一两，炙　天冬钱半　怀山药三钱　杞子炭钱半　五味子七粒

复诊：脱象既除，经漏较稀，脉犹濡细，神思尚怯。气血乍得依附，再宗暴崩属虚之例，拟以温补。

人参一钱，另煎　巴戟肉钱半　鹿角胶钱半，烊入　熟地一两　杞子炭钱半　清阿胶钱半，烊入　天冬钱半　炒杜仲三钱　炒白芍二钱　醋炒归身炭钱半

《凤氏医案》

黄堂

陆，四十岁。经漏四十余日，脉海空亏，怔忡阴吹。《金匮》云，胃气下泄也。更兼呕吐不止，脉虚扎弦，风木来乘，变端有不可测者。姑宗妙香意，参辛香两和肝胃法，冀呕止再商。

党参　益智仁　茯苓　龙齿　姜渣　乌梅　枣仁　紫石英

二诊：衃血频下，而漏得止，余恙亦稍安适，所患阴吹，于未小便时仍然，脉虚扎弦。冲任空匮，本宜补摄，而呕伤胃气，滋腻难投，姑以扶胃安神法。

西洋参　归身　乌贼骨　丹皮　砂仁　紫丹参　白芍　白薇　茯苓　谷芽

三诊：诸恙向安，惟少腹微痛，阴吹未除。

原方去茯苓、白薇，加制香附。

《黄氏纪效新书》

张畹香

六脉全扎，妇人崩漏。兹小产后，血分大虚，故有此脉。冷气上冲，丹溪曰：凡自觉冷者，非真冷也，此属肝气之逆。

大生地六钱　当归三钱　炙鳖甲四钱　炙龟板四钱　怀山药四钱　煅牡蛎四钱　阳春砂八分，冲　川续断三钱　新会皮八分　建石斛三钱

六脉已起，胃口亦开，是病已净尽。若论补法，则惟凉滋肺胃，是热病之后路。

大生地八钱　炒白芍三钱　麦冬三钱　北沙参五钱　怀山药四钱　茯苓三钱　象贝三钱　新会皮八分　建石斛三钱　生苡仁四钱　干荷叶一角

《张畹香医案》

温载之

凡妇人血崩之证，多得之于中年之后。皆由生产过多，气不能统以致月事妄行，遂成崩证。盖由阳虚气弱之故。患此证者，脉必沉细，身必恶寒。予内子年逾四十、生产十余胎，于庚辰季秋倏患血崩，日数十行。先用收涩之剂，不效。及五灵脂散、棕灰散俱不灵。势甚危笃，已见脱兆。因检查陈修园先生《女科要旨》，后载武叔卿鹿茸丸一方，论颇精详，仿而加减之。用鹿茸末五钱，分三次兑服，高丽参五钱，制附片一两，干姜五钱，肉桂五钱，研末分三次兑服，陈艾四钱，当归三钱，续断三钱，另用灶心土四两，水煎。药方内有赤石脂、禹余粮，去而不用者，防其坠也。一服即效，次服血止。真起死回生方也。后用归脾丸剂加鹿茸作丸补剂而愈。

《温病浅说温氏医案》

戚云门

许公安令媳，脉数弦芤，肝肾真阴内损，阴虚阳搏，血动下溢淋漓，固当滋益肾阴，引血归肝，但肝病必然乘脾，又当佐以植土。又脉缓弱，火渐降，血自得引归经，但汗多食减色夺，此阴虚阳无所附也。急宜补气以通血，勿徒见血投凉。

《龙砂八家医案》

陈匊生

非时下血，淋沥不止，谓之漏下；忽然暴下，若山崩然，谓之崩中。其证有虚实之分，实者易治，虚者难治，虚中有实者尤难治。丙申冬，余客天津，刘君伟齐之侄妇，月水淋漓不尽，已经数月，并见胸腹胀闷等证，余诊之，脉数，右盛于左，知是温邪内蕴，血不归经所致，用芩栀二物汤、槐榆清血汤加减治之，两旬而愈，愈后，匝月即孕。盖经所谓：阴阳和而后万物生也。此实证易治之一证也。癸巳春，余客都门，水部主政周君涤峰之室，病血崩，每阅五日，必崩一次，崩后第一日，腹中稍宽，后又逐日胀满，至五日必复崩如故，缠延两月，夜寐不安，饮食尤微，面舌、唇口并手指，俱痿白无色，医投补气摄血一剂，病势如剧，来速余诊，脉象虚微，惟按左尺，细数有力，余思此证，系温邪袭入血室，血得热而妄行，以致浑身之血，不能归经，久则血尽，气亦脱矣。人第知血脱益气，不知气有余即是火，不去其火，但补其气，非惟关门捉贼，抑且助纣为虐，何以望愈？因用桃仁承气汤加味，嘱仅服一剂，服后，泻两次，腹中快甚，病者以其效也，又服一剂，仍泻两次，明日再诊，六脉虚微已甚，改用大补气血之剂，并加桂附，调养而痊。盖此证正气虽虚，阴分深处，尚有邪热未净，所谓虚中有实证也，非用下夺法，邪不得去，正无可扶，先泻后补，实常法耳。然药味太峻，不宜多服，接服二剂，未免过矣。幸速温补，始能复元，不然，转而为危，谁执其咎，且不惟硝、黄峻药，不可或过，即寻常之味，亦以适病为宜。盖虚怯之人，陈皮多用数分，即嫌耗气，甘草多用数分，即嫌满中；藿香多用数分，亦嫌其热，白芍多用数分，亦嫌其寒，而况寒于白芍，热于藿香，满中甚于甘草，耗气甚于陈皮者乎？是不可以不谨。

《诊余举隅录》

张乃修

张右。漏经不止，成块成片而下，迩则胸脘不舒，涩涌作恶，气撑腹满。脉细，关部弦劲。此由阴血失营，致厥气冲侮胃土。恐虚中生变，不可不慎。

广皮　制半夏　茯苓　旋覆花　煅赭石　金铃子　金石斛　砂仁　盐水炒竹茹　左金丸

又：调气镇逆，而和肝胃之阴，作恶较定，复下血块，气撑胸满，由此而松。良以冲为血海，其脉从气街夹脐上行，而散于胸中，冲瘀既行，则胸中之气自展。特口中黏腻，津液悉成涎沫，不能下咽，频吐之余，喉舌转燥，舌边白糜星布，脉虚左大，右关无情。胃阴耗残之甚，恐虚火挟浊上蒸，而糜腐大布，所谓虚中生变者，即此而是。

西洋参　麦冬　赤苓神　制半夏　橘皮　乌贼骨　茜草炭　赭石　竹茹　枇杷叶

又：昨进降胃之逆，和胃之阴，口腻恶心顿减。其为胃阴耗残，略见一斑。脉象较敛，舌糜已化。药既应手，宜再扩充。

前方去赭石，加细子芩、北沙参、金石斛。

席右。经事一月数至，至则如涌。营热之甚，恐致血崩。

大生地　当归灰　制香附　丹皮炭　细子芩　乌贼骨　老苏梗　元参　鲜藕煎汤代水

二诊：经不及期，色鲜甚多，头胀作痛。风热袭入营分也。

细子芩　炒防风　当归灰　丹皮炭　茯神　制香附　生地炭　旱莲草　炙乌贼骨

以上出自《张聿青医案》

王旭高

何。漏下淋沥不断，少腹板痛，微寒微热，口渴不欲饮。此有瘀血着于脐下，拟化瘀生新法。

小生地　当归　丹参　桃仁泥　泽泻　延胡　旋覆花　柴胡　大黄炭酒炒　地鳖虫酒浸

又：漏下淋漓，少腹板痛。化瘀和营，未能奏效。食少无力，微寒微热。治在肝脾，缓之调之。

柴胡　当归　丹参　茯苓　泽泻　赤芍　白术　香附　地鳖虫　山楂炭

陆。营分有热，则经至而淋漓；卫分有寒，则脉小而迟缓。脾为营之本，胃为卫之源。经至而舌苔反布，胸无痞闷，是胃阳虚而无气以化浊也。拟醒胃阳以摄脾阴为法。

归芍六君子加神曲。

又：经行过多，血气两衰，肝肾失固，丽翁所论包括尽矣。然治病之道，有相机从事之权。夫舌白多痰，胃有浊也。咽干色红，阴虚而火浮也。脉细迟缓，中气不足也。考古人肾虚有痰浊者，金水六君煎；气虚而上有浮火者，生脉四君子。合而参之，似觉不可擅易，还祈哂政。

大熟地　半夏　五味子　归身炭　陈皮　于术　茯苓　麦冬　人参　谷芽　建莲肉

又：肝肾与脾胃同治，经漏仍然不止。左脉稍觉有力，原得归、地之功；右脉更觉细微，脾气虚衰不振。许学士谓补肾不如补脾，盖谓脾胃虚者言之。今心跳食少，心脾不足可知。经血如漏卮不息，冲任不得不固；腹中微痛，气虚且滞，不得不补，不得不通。仿黑归脾法。

熟地炭　黄芪炒焦　茯神　枣仁　白芍　广木香　归身炭　冬术　人参　陈皮　炙草

渊按：既云固冲任，而无固冲任之药。仍用归脾，恐漏仍不止。古人治崩漏急证，自有专方，如血余、棕炭、百草霜、倒挂尘等，殊有效验。且脉小迟缓，其漏未必属热，或脾肾阳虚，不能固摄其血，尤非固而兼温不效，未可见血即以为热也。

以上出自《王旭高临证医案》

柳宝诒

归。崩漏不止，腹胀色浮。肝脾两病，失藏统之职，血不归经，转为瘀滞，而木燥生风，兼见眩晕。或通或涩，均属碍手，姑与通摄法。

归身炭　白芍　石决明　丹参　乌贼骨　茜草根　茯神　稽豆衣　炒丹参　于术　煨木香

荷叶炭　龙眼肉

二诊：血漏不已，而腹满肢浮，无非血不统于脾土所致。再与归脾法，佐以清肝。

于术炒　当归土炒　白芍土炒　茜草炭　乌贼骨　砂仁炒　炙鸡金　石决明　煨木香　稽豆衣　刺蒺藜　丹皮炭　夜交藤　荷叶炭

孟。崩漏屡发而多，兼有瘀块。而经之来，仍如期不爽。此平日曲蘗之性，助其肝火冲扰，营血不能归经，遂使崩久致虚，延成剧候。

大生地炒　归身　白芍　炒丹皮　黑山栀　滁菊花炒　石决明　茜草炭　阿胶蒲黄粉拌炒　侧柏炭　陈棕炭　藕节炭

黄。肝气不和，营络因之窒塞。癸期迟速不匀，停阻两月，忽作崩漏，血色鲜瘀杂下，少腹时痛，兼旬不止。血去阴伤，渐增内热，舌红脉数，两关带弦。理宜疏肝和络，滋养营血。所嫌肝气横逆，上自肺胃，下及少腹，气之所在，无所不窒，不独下焦营络，宜通不宜塞也。而肝失所养，风阳浮扰，又标病中之最要者。刻下肝血宜养，络血宜通，于养阴和络中，参用疏肝畅气之法，必得血随气运，则诸恙乃就绪，无治丝而纷之虑矣。

大生地炒　白芍　炒当归　丹参　制香附　炒丹皮　石决明　乌贼骨　茜草炭　橘络　川断　鸡血藤膏　枇杷叶　藕节

二诊：瘀块畅行，营血得以疏运，本属至顺之境。惟少腹尚觉撑痛，余瘀未净，而正气先伤，恐其不克支持，自宜以扶助本原为要。今早形寒发热，其来势似挟新凉，与寻常虚热不同。扶正以固本，畅气以和营，此两层必须并重，而表热一层，亦须顾及为稳。

洋参　参须　大生地炙　炒当归　延胡醋炒　乌药　金铃子酒炒　茜草根炭　沉香磨　青蒿　鲜藕煎汤代水

加减：如少腹不痛，去延胡、金铃子、乌药、沉香，加丹参；鲜血不止，去当归，加童便、赤芍、阿胶（蒲黄炒）、丹皮、枣仁；寒热止，去青蒿；胃纳不佳，加霍石斛、春砂仁、扁豆、宣木瓜。

昌。病情繁变，大略是血虚气滞，木燥火浮所致。刻下心悸不寐，头晕呕恶，是风阳扰胃也；而少腹块痛，经漏紫而不畅，营虚热恋。最易延成阴损之候，切宜小心静养。

大生地炒　白芍　枣仁川连煎汁拌炒　滁菊花　西洋参元米炒　刺蒺藜　石决明　丹参　丹皮炒　延胡索醋炒　乌药　金铃子　归身炒黑　佛手片　竹茹

以上出自《柳宝诒医案》

张士骧

王敬翁夫人，平时肝胃虚寒，每病厥寒上逆，头巅疼痛，呕吐不止，脉迟虚。大进吴萸汤加减，二剂即愈。此次暴崩如注，身寒战栗，头痛筋掣，吐泻并至，腿与尾脊刺痛欲裂，脉沉两关紧甚。寒邪伤及血分，应以血脱益气法主之，参入温中之品。

炒白术一两　高丽参三钱　鹿角霜四钱　炙黄芪八钱　炮干姜二钱　川附片二钱　全当归四钱　阿胶珠三钱　血余炭四钱　炙甘草二钱　艾叶炭五钱　伏龙肝一两

再诊：脉滑大数急，右关迟紧，各证略减。因去血过多，仍以前意加以养血之品。

生白术五钱　阿胶珠四钱　熟地炭五钱　炒白芍四钱　米党参八钱　炮姜炭二钱　牡丹皮钱半　炙黄芪五钱　乌梅炭一钱　炙甘草二钱　淡吴萸六分　血余炭三钱

再诊：各证递减，呕止，周身筋痛，尾膂刺痛，脉已静，紧形犹存。当于血中补气，参入温寒之品。

生白术五钱　米党参八钱　炮姜炭钱半　炒白芍四钱　炙甘草钱半　乌梅炭一钱　阿胶珠四钱　炙黄芪五钱　血余炭三钱　茯苓片三钱　当归身四钱　大枣肉三枚

又：炮吴萸二钱　米党参八钱　当归身三钱　半夏三钱　炒白术四钱　阿胶珠三钱　炙甘草钱半　干姜二钱　蕲艾叶二钱　焦白芍三钱　代赭石四钱

再诊：脉沉紧，无神，腰与尾膂刺痛欲裂，心空无主炭炭，温补督冲为要。

川附子三钱　炒杞子五钱　黑归身三钱　川杜仲四钱　破故纸二钱　炙黄芪五钱　鹿角霜三钱　巴戟天三钱　高丽参三钱　鹿茸末一钱

《雪雅堂医案》

马文植

安徽，瞿右。四十岁。脉沉细带涩，肝脾两伤，波及奇经。腹痛，经事淋沥成块，腰痛带多，头晕，谷食不馨，防成崩漏。当调气养营，以固奇经。

党参二钱　白术一钱五分　白芍一钱五分　炙草三分　黑料豆三钱　茯神三钱　枣仁二钱　淮山药二钱　川断一钱五分　炙生地三钱　广木香三分　红枣五枚

二诊：调养肝脾，以固奇经，恙已减轻。宗前法治。

黄芪　党参　白芍　生姜　当归　枣仁　木香　红枣　川断　杜仲　生冬术　炙草　茯神

三诊：漏下已止，惟腰酸带多，头目眩晕，心悸少寐。心脾不足，血少肝虚。益气养营，以固奇经。

归身　潞党参　炙黄芪　煅龙齿　杜仲　炒白芍　煨姜　枣仁　茯神　木香　冬术　炙草　炙生地

丸方：加大熟地、菟丝子、乌贼骨，去生地、煨姜、龙齿。

北沙上，王右。败血有年，时作时止，脉虚软，面无华色。当养血归脾。

当归一钱五分　党参一钱五分，藿香炒　大砂仁六分，打　川芎八分　炮姜炭五分　丹参一钱五分　焦白术一钱，土炒　香附炭一钱五分　白芍一钱五分　上肉桂三分，炙，研，冲　木香四分　艾绒一钱，醋炒　红枣五枚

二诊：脾土较充，脉数亦平。仍从前意加减。

炙黄芪三钱　上肉桂三分，研，冲　党参一钱五分，藿香四分炒　香附炭一钱五分　当归二钱五分　炮姜炭八分　艾绒一钱，醋炒　大白芍一钱五分　砂仁四分　白术一钱　川芎八分　杜仲二钱　红枣三枚

以上出自《马培之医案》

刘子维

某之室，年三十余，于岁前三日经净，今正月初一日复来，即十余日不止，左脉有力。往

常经期大约二十六七日一至。

  紫草三钱 秦归二钱 泡参三钱 地骨皮二钱 杭芍三钱 黄芩一钱,酒炒 甘草三分

  二付。

  李俊注：此经漏也。月事不时而至，谓之经漏，经漏者，血崩之渐也。宿昔皆先期至者，血分素有热也。冬尽春来，由寒生温，寒温相搏，郁而生热，则血分较往时尤热，故离经妄行而为经漏。正月建寅，肝木渐旺，至而太过，则满于经，故左脉有力也。本旺宜平，故平以白芍；血热宜凉，故凉以紫草、地骨皮；寒温相搏而生热，热宜凉而寒宜散，故散以当归；五行消长之序，木旺则金衰，金愈衰则木愈旺，故用酒芩、泡参，清金益肺以生水养木；四时皆不离土，故微用甘草以相中也。

  服毕血止，惟右胁窜痛，又方正月下旬。

  秦归三钱 泡参三钱 杭芍四钱 苡仁三钱 木通二钱 甘草五分

  一付全愈。

  李俊注：肝脉布胁，助脾之用在右，右胁窜痛者，木旺克土也。白芍平肝之有余，当归散寒活血，木通行经络以止痛，泡参益气生血，苡仁健脾除湿，甘草和中则补土生金以胜木也。

  《至真要大论》曰：风气大来，木之胜也，土湿受邪，脾病生焉。夫木有余则土不足而生湿，本方之用苡仁、木通者，此也。然白术为补脾燥湿要药，援《金匮要略》肝病当先实脾之例，正中窾要，而竟不用者，盖病之本由于血热，血热则燥胜，白术温燥，利于脾则不利于肝，故仅用苡仁平淡之品以为治，而免顾此失彼也。前后两方皆平淡无奇，惟上工能以平淡无奇之药治大病。孙子曰：善用兵者，无赫赫之功，此之谓矣。

《圣余医案诠解》

赵廷玉

  崩漏夹外感寒热，恶浊行之不已，胸寒痰多，木郁亦重，形体消瘦损怯之象，防生枝节，拟方斟酌服。

  蒲黄炒阿胶三钱 紫丹参三钱 焦谷芽三钱 小青皮钱半 全当归三钱 抚川芎钱半 黄郁金钱半 省头草钱半 白茯苓三钱 广陈皮钱半 大白芍三钱 益母花三钱 沉香片四分,水炒 鲜金橘叶七片

《医案》

方耕霞

  王。营虚气弱，冲任失固，经事淋漓，腰酸带下，头目晕眩，肝肾两伤，脾不能统，延防崩漏，宜肝、脾、肾三脏并治，兼摄奇经。

  土炒当归钱半 苏梗钱半,盐水炒 生甘草三分 紫丹参钱半,盐水炒 乌贼骨三钱 煅牡蛎七钱,先煎 赤白芍各钱半,土炒 黑料豆三钱 云茯苓三钱 沉香曲三钱,包 大砂仁一钱,盐水炒 青陈皮各一钱 震灵丹钱半,包 潼白蒺藜各三钱,盐水炒 薄荷梗五分,后下

  何。胞门虚冷，督脉不固，带浊频漏不已，脉细弱，拟温下元以摄之。

  补骨脂甜桃肉炒 川断 菟丝子 杜仲 鹿角霜 益智仁 大茴香 杞子 五味 覆盆子

牡蛎　龙骨

任。气虚营热，木火易张，肺经受刑，为咳嗽经事淋漓。拟凉营益气，佐以调固奇经。

细生地　黄芪　牡蛎　萎皮　百合　升麻　南北沙参　茜草炭　浮麦　风白芍　桑叶　川贝　红枣　冲入鲜藕汁一杯。

二诊：经漏已止，咳嗽亦松，再养血清肺。

熟地　当归　风白芍　川续断　黄芪　乌贼骨　牡蛎　川贝　前胡　桑皮　砂仁

三诊：带止咳瘥，议益气以生血。

四物汤加黄芪、艾绒、蒲黄炒阿胶、陈皮川续断、砂仁。

屈。寒热往来而见灰腻湿伴之苔，湿遏热伏于太阴阳明耳。汗多不解，恶露淋沥，脉浮虚数，小产既伤其血，汗出复夺其营，病涉虚虚，但一候有余，伏邪未化，更属正虚邪实，殊难措手。

黄芪桂枝汤去炙草，合小柴胡汤去参、枣，加茯神、竹茹。

二诊：昨晓寒热来时瘀露又大行，几至气逆昏厥。今冷热未作，口渴较减，舌苔较化，伏邪已有化机。但左脉空大，正气营液虚极，若再寒战汗出，恐有厥脱之变。拟方同承之先生酌议。

黄芪桂枝汤合小柴胡汤加阿胶、陈皮、竹茹。

三诊：伏邪解后，漏止胃醒，颇为佳象。惟白带未净，少腹作痛，乃小产元虚，气不固摄，八脉失护所致，再养血益气以摄之。

熟地　白芍　艾绒　归身　小茴　黄芪防风炒　阿胶　炮姜　黄柏炭　炙草　牡蛎

程。由脾不统血而为癸事淋漓，致血舍空虚，手足麻木，腰如束带，胸中嘈杂，阴血既亏，蹻维督带，俱不用事。病关八脉，未能急于建功。

制首乌　白芍　冬术　鹿角霜　朱麦冬　风归须　升麻　杞子　朱茯神　天麻　枣仁　木香

顾。肝脾两伤，脾伤则气陷，为癸事淋漓。肝伤则气逆，为脘腹作痛。病延日久，脉细而弦，由肝脾而及冲任矣。舌苔光剥，乃阴亏，进以腻补恐伤胃气。今先平其肝逆，举其陷气，使木气条达，土气和煦。苟能谷食日增，虽不补阴补血，自能潜滋默长。

于术　炙草　吴萸　肉桂　炒白芍　归身　柴胡　砂仁　鹿角霜　艾绒　川断肉　防风

以上出自《倚云轩医话医案集》

张锡纯

天津徐姓妇，年十八岁，得血崩证。

病因：家庭不和，激动肝火，因致下血不止。

证候：初时下血甚多，屡经医治，月余血虽见少，而终不能止。脉象濡弱，而搏近五至。呼吸短气，自觉当呼气外出之时，稍须努力，不能顺呼吸之自然。过午潮热，然不甚剧。

诊断：此胸中大气下陷，其阴分兼亏损也。为其大气下陷，所以呼气努力，下血不止，为其阴分亏损，所以过午潮热。宜补其大气，滋其真阴，而兼用升举固涩之品方能治愈。

处方：生箭芪一两　白术五钱，炒　大生地一两　龙骨一两，煅捣　牡蛎一两，煅捣　天花粉六钱　苦参四钱　黄柏四钱　柴胡三钱　海螵蛸三钱，去甲　甘草二钱

西药麦角中者一个，掺乳糖五分，共研细，将中药煎汤两大盅，分两次服，麦角末亦分两次送服。

效果：煎服一剂，其血顿止，分毫皆无，短气与潮热皆愈。再为开调补气血之剂，俾服数剂以善其后。

《医学衷中参西录》

巢渭芳

夏墅，某右，二十六岁。崩漏屡作，面黄带红，并不腰痛，脉来弦滑无力，此乃肝虚湿痰阻经。宜调肝化湿法。以藿梗、炒白芍、炒黑杜仲、法半夏、杭甘菊炭、大丹参、炮黑姜、制香附、茯苓、橘红、佩兰、川续断、红枣等治之而痊。

小河，王右，三十五岁。崩下，因多服化湿药，以致胃脘疼痛，血仍不止，食物不多，服此方效。炮姜、归身、五味子、香砂仁、炙草、川断、炒白芍、川杜仲、黄芪、丹参、延胡索、枸杞子、南枣。

王右，四十四岁。血崩已久，前曾经治愈。近来气虚血弱，温摄兼酸缓微甘法进治，以白归身、川杜仲、五味子、卷柏炭、鹿角胶、茯苓、川续断、炙黑草、大白芍、大丹参、生黄芪、炒防风、龙眼肉，三剂已效。

以上出自《巢渭芳医话》

陈莲舫

海宁，蒋。肝脾统藏失司，连年转月，如崩如漏。春夏交崩而尤甚，遂至肢体浮肿，头眩心悸，肢节俱酸。腹痞减而仍留，带下不断赤，脉细涩。营阴过伤，气无依附。防气不归原，拟用温养。

吉林须　抱茯神　大生地蒲黄炒炭　菟丝子　沉香屑　炒夏曲　侧柏叶　安肉桂　花龙骨　生白芍　川杜仲　北五味　广陈皮　红枣

复方：台参须　抱茯神　丹参炭　血余炭　柔白薇　炒夏曲　侧柏叶　生于术　花龙骨　归身炭　生白芍　沙苑子　广陈皮　红枣

朱奶奶。妇科以肝为先天。肝气偏旺，肝营不摄，牵引心脾两经，如崩如漏，绵延月余，腹角作痛，于下更多。渐至头眩心悸，腰腿酸软，脉息濡细。治以和养，接以摄纳。

安肉桂　吉林须　元生地　抱茯神　川杜仲　炒侧柏　制香附　陈阿胶　生白芍　花龙骨　沙苑子　广陈皮　红枣

复方：红藤膏　吉林须　西洋参　抱茯神　川杜仲　陈棕炭　制香附　陈阿胶　生白芍川楝子炒　花龙骨　沙苑子　小蓟炭　荷蒂

蒋。崩漏受伤，致营虚气痹，腹间结瘕，攻动痛胀，遂至上实下虚，头眩耳鸣，肢腰酸冷。上下不协，中焦乃为胀满作痛。脉息沉弦，拟用调气和营。

制香附　广橘叶　大丹参　川石斛　九香虫　洋佩兰　绿萼梅　小青皮　抱茯神　川杜仲　生白芍

复方：吉林须　制香附　旋覆梗　抱茯神　川杜仲　柔白薇　新会皮　红藤膏　真獭肝　丝瓜络　远志肉　沙苑子　生白芍　伽楠香

角直，某。脘腹攻痛，腰脊酸疼，痛甚似经似带，淋漓不断，治以和养。

制香附　全当归　抱茯神　沙苑子　新会皮　生白芍　九香虫　花龙骨　川杜仲　侧柏叶

角直，某。崩止仍漏，劳顿即甚，致心脾失养，肝阳转旺，遂至头眩颧红，腰脊酸楚。营愈亏则气偏独用，当脘胀满，腹痞上升。再以和养。

吉林须　真獭肝　玉蝴蝶　制香附　抱茯神　川杜仲　柔白薇　阿胶珠　绿萼梅　代代花　广橘叶　花龙骨　生白芍　乌沉香　丝瓜络

初夫人。偏产后，月事参差淋漓太多。近复如漏绵延，腰酸，色㿠，多食则每为飧泄。脉息细涩，左弦。拟和心脾，而兼厥阴。

吉林须　抱茯神　补骨脂　川杜仲　陈棕炭　煨木香　佛手花　阿胶珠　花龙骨　淡吴萸　艾绒炭　炒侧柏　生白芍　南枣

青浦，宋小姐。心脾两虚未复，肝气转旺。得食胀满，两足浮肿，脉象细弦。八脉亦失充养，以致气无以摄，营无以补，再从固养。

吉林须　抱茯神　元生地蒲黄同打　川杜仲　炒夏曲　细香附秋石炒　炒侧柏　炒于术　白芍　花龙骨　炮姜炭　新会皮　绿萼梅　红枣

复方：月事淋漓已止，脘胀足肿亦渐减轻。再培心脾，而和肝气。

吉林参　抱茯神　元生地　川杜仲　法半夏　制香附　炒侧柏　野于术　陈阿胶　生白芍　菟丝子　新会皮　炮姜炭　红枣

以上出自《莲舫秘旨》

邵兰荪

崩漏后，腹满气滞作痛，脉清数，腿跗浮肿不退，宜和营卫为主。

当归二钱　豨莶草三钱　西琥珀八分　炒白芍一钱五分　广木香六分　炒车前三钱　抱木茯神四钱　五加皮三钱　冬瓜子三钱　九香虫一钱　佛手花八分　四帖。

《邵氏医案》

何长治

右。咳呛多痰，骨蒸，经漏。肺肝同病也。

生地三钱　归身二钱　苏梗钱半　山药三钱　酒炒黄芩钱半　甘草四分　川贝二钱　茯苓三钱　冬瓜子三钱

右。崩漏后，右臀发瘘已久，近溃出水如豆渣，兼黄水，脉细数无力。系郁思伤肝，瘀凝结毒也。拟和肝理气为先。

当归身二钱　抚芎劳八分　香乌药钱半　赤茯苓三钱　炒山栀钱半　生甘草四分　酒炒白芍钱半　炒青皮钱半　广木香五分　香附炭三钱　广陈皮八分　酒炒细桑枝三钱　海藻四钱

以上出自《何鸿舫医案》

王仲奇

孙右，汉口，六月廿二日。冲为血海，女子系胞即系于此。结缡十一载，未尝孕育，经事缠绵日多，少腹胀坠，或一月而两至，头脑眩晕，脉来弦涩。恐崩漏之渐，治以镇摄。

龟板六钱，炙枯黄先煎　石决明四钱，煅，先煎　续断二钱，炒　白蒺藜三钱　金钗斛二钱　条芩一钱二分，酒炒　白芍二钱，酒炒　贯众钱半，炒　海桐皮三钱　凌霄花二钱　山茶花两朵　红月季花三朵　红鸡冠花一钱二分

二诊：七月初六日。胞脉为病，经事缠绵日多，前以镇摄即止，睡眠亦颇安逸；惟头眩，目珠胀，少腹时仍作坠，肌肤中隐有青黄色。仍守原意，参用调营，为防崩漏。

紫贝齿三钱，煅，先煎　石决明四钱，煅，先煎　龟板六钱，炙焦黄先煎　条芩一钱二分，酒炒　当归头三钱，炒　杭白芍二钱，炒　金钗斛三钱　续断二钱，炒　白蒺藜三钱　卷柏钱半，炒　地榆三钱，炒　红鸡冠花钱半

三诊：七月十一日。经水适来，少腹酸胀作坠，往常来甚频而淋沥日多，胞脉为病，冲海失摄；头眩目珠胀，冲海通脑海故也；肌肤及面容色黄，则血虚之过。

左牡蛎三钱，煅，先煎　石决明四钱，煅，先煎　龟板六钱，炙焦黄先煎　禹余粮三钱，制，先煎　白蒺藜三钱　白芍三钱，炒　续断二钱，炒　地榆二钱，炒　卷柏钱半，炒　阿胶珠二钱　条芩钱半，酒炒　甘甘枸杞二钱，炒　红鸡冠花一钱二分

四诊：七月廿七日。上月经行颇爽，少腹痛瘥，惟既净以后复见淋沥少许始已，头眩、目珠胀向安，形色亦稍充旺，脉濡滑。仍以调营，固奇恒之腑可也。

紫贝齿三钱，煅，先煎　石决明四钱，煅，先煎　龟板六钱，炙焦黄先煎　青防风一钱，炙　淮芪二钱　续断二钱，炒　白蒺藜三钱　白芍二钱，炒　地榆三钱，炒　卷柏钱半，炒　条芩酒炒，一钱　红鸡冠花一钱二分　山茶花三朵

方右，霞飞路，七月廿三日。上月经行浃旬方净，现来两来复未弭，初起坌涌色深有块，日来则淋沥色黄，气殊恶浊，少腹坠胀。子脏为病，消弭隐患于未然，斯为上策。

禹余粮三钱，制，先煎　紫贝齿三钱，煅，先煎　条芩钱半，酒炒　白薇三钱　贯众二钱，炒　白蒺藜三钱　凌霄花三钱　忍冬藤三钱　卷柏钱半，炒　乌贼骨三钱，炙黄　海桐皮三钱　红白鸡冠花各一钱

二诊：七月卅日。恶露已弭，少腹胀坠获舒，隐患可冀潜消。仍守原意为之，以期除恶务尽。

禹余粮三钱，制，先煎　紫贝齿三钱，煅，先煎　石决明四钱，煅，先煎　龟板六钱，炙黄先煎　白蔹三钱　条芩一钱，酒炒　忍冬藤三钱　海桐皮三钱　乌贼骨三钱，炙黄刮去皮　凌霄花二钱　红白鸡冠花各一钱　白芍二钱，炒

张右，周家咀路，七月廿一日。经来四十余日，或淋沥缠绵，或坌涌而至，是为崩漏；但少腹有所膨胀而痛，乍起乍伏，痛剧欲坠，便溺不爽，腰酸心悸，脉弦涩而数。不仅气结血耗，脉海弗固，殊防隐疾也。

龟板六钱，炙焦黄先煎　石决明四钱，煅，先煎　地榆三钱，炒　卷柏钱半，炒　贯众钱半，炒　忍冬藤二钱　络石藤三钱　续断二钱，炒　凌霄花三钱　茯苓三钱　粉丹皮钱半，炒　乌贼骨三钱，炙黄　红鸡冠花一钱二分　震灵丹二钱，吞

二诊：八月初六日。恶露红已见净，白仍未弭，少腹膨胀有癖，卧则扪之可得，便溺不利，脉弦滑；日来感受伤风，咳嗽痰多。仍以原意消弭隐患，参以化风豁痰。

法半夏钱半　生苡仁三钱　玉苏子二钱　桑白皮钱半，炙　杏仁三钱，去皮尖杵　紫菀钱半　茯苓三钱　青皮一钱二分，炒　厚朴花钱半　凌霄花三钱　白蔹三钱　卷柏钱半，炒　乌贼骨三钱，炙黄　白鸡冠花一钱二分

三诊：八月十七日。恶露弭已三日，小溲较畅，少腹膨胀气癖亦瘥，精神稍振；仍有咳嗽，胃纳未强。守原意变通之。

白蒺藜三钱　茯苓三钱　贯众钱半，炒　杏仁三钱，去皮尖杵　橘红衣一钱　紫菀钱半　忍冬藤三钱　绿萼梅八分　卷柏一钱，炒　乌贼骨三钱，炙黄　凌霄花二钱　白鸡冠花一钱二分

帅右，候家浜。一月中经来三转，淋沥继续弗爽，乍寒乍热，夜难安寐，入寐多梦，腹乍痛，大便不调，脉濡弦。心藏神，主血属营，营行脉中，脾为营之源，心神失宁，脾运呆钝，营弱不共卫气谐和。姑以《本事方》意。

青龙齿煅，先煎　香白薇炒　青藕　全当归　柴胡炙　生于术　茯苓　丹参　远志肉炙　橘红衣　绿萼梅　鸡冠花　乌贼骨炙黄

二诊：恶露已断，大便欲解弗爽，少腹两旁暨腰胁作痛且胀，偏左较甚，胸闷欠适，时或嗳噫，夜寐多梦弗宁，或有汗出，脉濡滑而弦。仍以心脾两治，参以疏肝。

青龙齿煅，先煎　远志肉炙　茯苓　全当归　白芍炒　柴胡炙　生于术　香白薇炒　续断炒　绿萼梅　白蒺藜　鸡冠花　乌贼骨炙黄

于女士，爱麦虞根路。流产之后胞脉损伤，久未平复，恶露忽行忽止，劳顿吃力较甚，神思失宁，胃纳弗旺，喜麦恶谷，脉濡滑。且以调营镇摄。

左牡蛎煅，先煎　龙骨煅，先煎　茯苓　生于术　当归头　白芍炒焦　菟丝饼　白蔹　刺猬皮炙　乌贼骨炙黄　鸡冠花　椿樗白皮　赤石脂煅，先煎　震灵丹分吞

二诊：胞脉已固，恶露获止，惟四肢仍酸软乏力；缘流产奇恒有亏，精血难复；脉濡滑微弦。仍以原法出入。

左牡蛎煅，先煎　赤石脂煅，先煎　生于术　当归头　白芍炒焦　菟丝饼　潼沙苑　淡苁蓉　甘

甘枸杞 续断 茯苓 乌贼骨_{炙黄} 鸡冠花

胡右，建平，二月廿九日。去夏坐蓐之后，曾作血晕，久不吮乳，胞脉仍闭，当脐动跃，按之以手抗力甚大，日前忽漏下盈盘，今尚未净，面浮，肌肤萎黄，耳鸣头眩，脉空弦。此子脏病，涉及心脾也。从崩漏治法，以防晕厥。

紫石英_{四钱，煅，先煎} 代赭石_{三钱，煅，先煎} 灵磁石_{三钱，制，先煎} 龟板_{六钱，炙黄先煎} 续断二钱，炒 地榆_{三钱，炒} 贯众_{钱半，炒} 当归_{三钱，炒炭} 白蒺藜_{三钱} 茯苓_{六钱} 乌贼骨_{三钱，炙黄} 震灵丹二钱，吞

二诊：三月二日。当脐动跃，按之以手反抗力稍平，头眩耳鸣、面浮、肌肤萎黄较愈，惟漏下未止，昨仍奎涌而至，腰酸，稍有咳嗽。仍从崩漏治法，摄冲海以养心脾。

紫石英_{四钱，煅，先煎} 左牡蛎_{三钱，煅，先煎} 龟板_{六钱，炙焦黄先煎} 当归_{三钱，炒炭} 贯众_{二钱，炒} 地榆_{三钱，炒} 续断二钱，炒 条芩_{一钱二分，酒炒} 白蒺藜_{三钱} 海桐皮_{三钱} 紫菀_{钱半} 乌贼骨_{三钱，炙} 红鸡冠花_{一钱二分} 震灵丹二钱，吞

三诊：三月初四日。脐间动跃虽未静息，然不似前之刚劲强硬；头眩耳鸣、面浮、肌肤萎黄较瘥；漏下未住，腰酸，忽而形寒，忽而温热。盖血去多，营卫不相谐也。再以镇摄冲海，养心脾，调营卫。

紫石英_{三钱，煅，先煎} 左牡蛎_{三钱，煅，先煎} 淮芪_{三钱} 当归_{二钱，炒炭} 白芍_{三钱，炒} 白蒺藜_{三钱} 地榆_{三钱，炒} 续断二钱，炒 海桐皮_{三钱} 条芩_{一钱二分，酒炒} 甘甘枸杞_{二钱} 乌贼骨_{三钱，炙黄} 红鸡冠花_{一钱二分} 震灵丹二钱，吞

四诊：三月廿七日。证药相安，腰酸耳鸣见愈，脐间筑筑而动稍减然未平息，有时气升，胸脘作胀，未食则思，既食则厌，虽食欲较前增加，而轻微之寒热日作未止。是皆崩漏之后，冲海之镇摄、营卫之循行尚未恢复也。仍拟摄冲海，养心脾，调营卫。

左牡蛎_{煅，先煎，三钱} 鳖甲_{三钱，炙，先煎} 淮芪_{三钱} 当归_{二钱，炒炭} 白芍_{二钱，炒} 青蒿_{三钱} 香白薇_{二钱，炒} 法半夏_{钱半} 茯苓_{三钱} 白蒺藜_{三钱} 橘红衣_{一钱} 条芩_{一钱，酒炒} 乌贼骨_{三钱，炙黄}

舒右，山西路。胞脉损伤，奇恒失藏，恶露淋沥缠绵月余不住，紫黑红黄杂见，且有瘀块，腰俞尾骶作酸，少腹关元作痛，头疼心悸，脉弦涩而濡。治以清泄镇摄互施。

左牡蛎_{煅，先煎} 龙骨_{煅，先煎} 赤石脂_{煅，先煎} 大有芪 当归头 刺猬皮_炙 柴胡_炙 升麻_炙 香白芷 白蔹 乌贼骨_{炙黄} 凌霄花 鸡冠花木莲_{烧炭研末冲}

二诊：恶露淋沥缠绵业已见止，惟少腹关元间仍作痛，尾骶腰俞作酸，头眩心悸，脉软弦。仍守原意，冀弭隐患。

左牡蛎_{煅，先煎} 龙骨_{煅，先煎} 赤石脂_{煅，先煎} 大有芪 当归头 川杜仲_炒 续断_炒 菟丝饼 益智仁 茯苓 白蔹 刺猬皮_炙 椿樗白皮 乌贼骨_{炙黄}

阮右，九亩地。胞脉为病，恶露始初奎涌有块，既而淋沥缠绵，将近四十日弗住，少腹胀痛有癥结，脉弦。从崩漏治法。

左牡蛎_{煅，先煎} 全当归 白芍_{炒焦} 柴胡_炙 条芩_炒 生于术 茯苓 续断_炒 香白芷 白蔹 刺猬皮_炙 乌贼骨_炙 红白鸡冠花

二诊：恶露淋沥缠绵，紫黑红黄杂见，今已获止，惟少腹癥结未消，有时胀痛，头眩腨酸，

脉濡弦。守原意出入。

赤石脂制，先煎　当归头　白芍炒焦　柴胡炙　生于术　制川朴　条芩酒炒　远志肉炙　茯苓　白蒺藜　香白芷　白薇　五灵脂炒去砂石　凌霄花

吴右，贝勒路，九月廿六日。经行淋沥缠绵月余不住，今见坌涌而至，有瘀块甚多，始为漏下，延为崩中；少腹痛，头眩，腰疼腿酸，脉弦涩而数。子脏内伤，恐成隐疾。

龟板六钱，炙焦黄先煎　禹余粮三钱，制，先煎　贯众二钱，炒　地榆三钱，炒　条芩钱半，炒　续断二钱，炒　川芎八分，炒　当归二钱，炒　阿胶珠三钱　乌贼骨三钱，炙黄　陈艾叶八分，炒　红白鸡冠花各一钱二分

二诊：十月初七日。崩漏缠绵四十余日，前已稍减，时断时续；日来则又坌涌而至，腰疼腿酸，头脑昏闷不清，惟少腹痛较愈，脉弦涩。再以清泄固摄互施，防弭隐患。

紫贝齿三钱，煅，先煎　左牡蛎三钱，煅，先煎　禹余粮三钱，制，先煎　条芩钱半，炒　贯众二钱，炒　地榆二钱，炒　旱莲草三钱　白薇三钱　续断二钱，炒　刘寄奴钱半　凌霄花三钱　红白鸡冠花各一钱　乌贼骨三钱，炙黄　震灵丹二钱，吞

三诊：十月十四日。崩漏两月，进清泄固摄互施，业已见弭，头痛、腰疼、腿酸获愈，已得安寐，脉来濡涩。守原意出入可也。

左牡蛎三钱，煅，先煎　龙骨三钱，煅，先煎　禹余粮三钱，制，先煎　桑螵蛸二钱，炒　淮芪三钱　旱莲草三钱　冬青子三钱　菟丝饼二钱　续断二钱，炒　潼沙苑三钱　白芍二钱，酒炒　条芩一钱二分，酒炒　红白鸡冠花各钱半　震灵丹钱半，吞

四诊：十月廿六日。崩漏已愈，带淋未住，不能劳事，脉濡弦。冲任脉海未固，再以补摄。

石决明四钱，煅，先煎　左牡蛎三钱，煅，先煎　甘甘枸杞二钱，炒　杭白芍二钱，酒炒　制首乌四钱　川杜仲三钱　续断二钱，炒　菟丝饼二钱　潼沙苑三钱　冬青子三钱　淮芪二钱　金钗斛二钱　白鸡冠花钱半

杨右，高昌庙，九月廿四日。崩漏缠绵三月，有瘀块而秽恶，少腹胀痛，腰酸时欲作坠，便溺不爽，头眩胻酸，面黄肌黄，脉弦涩。子脏已伤，隐患难消弭也。

贯众二钱，炒　地榆三钱，炒　刘寄奴钱半　续断二钱，炒　忍冬藤三钱　络石藤三钱　条芩钱半，酒炒　茯苓三钱　白薇三钱　乌贼骨三钱，炙　红白鸡冠花各一钱二分　凌霄花三钱　震灵丹二钱，吞

二诊：九月廿七日。崩漏缠绵三月，有瘀块而秽恶，前与清通镇摄，恶露已弭，少腹仍然胀痛，腰酸时欲作坠，数大便而不爽，头眩肢酸，面黄肌瘦，脉弦涩。子脏久伤，隐患难消弭也。

禹余粮三钱，制，先煎　条芩一钱二分，酒炒　贯众二钱，炒　续断二钱，炒　全当归三钱　茯苓三钱　白薇三钱　陈枳壳钱半，炒　杏仁三钱，去皮尖　乌贼骨三钱，炙黄　凌霄花三钱　红白鸡冠花各一钱

三诊：十月十九日。崩漏瘀块业已见弭，面黄肌黄稍有津泽；少腹胀痛，腰酸作坠，便溺仍不爽适，纳食胸脘闷痛，脉弦涩。隐疾之萌蘖未除，宜慎毋忽。

刘寄奴钱半　凌霄花三钱　白薇三钱　杏仁三钱，去皮尖　条芩一钱二分，酒炒　厚朴花钱半　陈枳壳钱半，炒　茯苓三钱　青皮一钱，炒　续断炒，二钱　台乌药钱半　乌贼骨三钱，炙黄　白鸡冠花一钱

四诊：十月廿三日。恶露瘀块弭经已久，便溺已畅，腰酸略减，四肢仍酸，头痛容黄，纳食胸脘依然胀闷，脉弦。守原意出入。

刘寄奴钱半　凌霄花一钱　续断二钱，炒　佛手柑一钱　泽兰三钱　白蒺藜三钱　马鞭草二钱　蒲公英三钱　厚朴花一钱　青皮一钱二分，炒　乌贼骨三钱，炙黄　陈枳壳钱半，炒　白鸡冠花一钱二分

陈右，广西路，嘉平初七日。经来时断时续已经匝月，头眩，脉濡弦涩。夜寐太迟，营血内耗，脉海失固，防崩漏。

龟板六钱，炙黄先煎　石决明四钱，煅，先煎　左牡蛎三钱，煅，先煎　禹余粮三钱，制，先煎　地榆三钱，炒　贯众二钱，炒　续断二钱，炒　白芍二钱，炒　白蒺藜三钱　海桐皮三钱　条芩一钱二分，酒炒　乌贼骨三钱，炙黄　红鸡冠花钱半

二诊：十二月十二日。胞脉既固，时断时续缠绵匝月之经水得以见止，带下仍多，脉濡弦。守原意调其奇经可矣。

龟板六钱，炙黄先煎　石决明四钱，煅，先煎　左牡蛎三钱，煅，先煎　甘甘枸杞二钱，炒　白芍二钱，炒　续断二钱，炒　潼沙苑三钱　丹参二钱　野茯苓三钱　乌贼骨三钱，炙　白鸡冠花一钱

汪右。三月经停不行，四月忽壅涌如崩漏，头眩目花，筋骸酸痛，心悸脉数，夜寐不安，治以调摄冲海。但素有水肿之患，今足肢尚微肿，亦宜兼顾也。

龟板五钱，炙焦黄先煎　石决明四钱，煅，先煎　生牡蛎三钱，先煎　茯苓三钱　丹参二钱　白蒺藜二钱　续断二钱，炒　金钗斛二钱　桑寄生二钱　丝瓜络三钱　条芩一钱，炒　夜交藤三钱

二诊：调摄冲海，以和络血，络血通行，方免跗肿之患，冲海镇摄，庶无崩漏之虞。

紫石英一两二钱，煅醋淬　牡蛎两半，煅　禹余粮二两，制　乌贼骨二两，炙黄刮去皮　全当归两半　白芍两半，炒　续断二两，炒　于术一两，蒸　茯苓二两　川桂枝六钱　白蒺藜二两　丹参两半　桑寄生两半　条芩八钱，炒　海桐皮两半

上药研末，用益母草二两熬水法丸，每早晚以开水送下二钱。

以上出自《王仲奇医案》

刘奶奶。初诊：九月四日。

胞脉损伤，恶露淋漓缠绵，或时断时续，或崩涌而下，紫黑红黄杂见，头痛目眩，时有心悸，已三阅月之久。脉濡弦涩。治以镇摄，冀弭隐患。

生于术二钱　当归头三钱，炒炭　煅牡蛎四钱　赤石脂二钱，包　草河车二钱　茯苓三钱　炒焦白芍二钱　白蒺藜三钱　白敛三钱　炙刺猬二钱　乌贼骨三钱　鸡冠花一钱五分　震灵丹三钱　桂圆肉七枚，同包煎

复诊：九月七日。

冲任之脉，并起胞中，胞脉损伤，冲少镇摄，恶露淋漓缠绵，紫黑红黄杂见，已三阅月之久。时有心悸，寐觉喉舌干燥，腰胯作酸。脉濡弦。前以镇摄颇安，守原意出入之。

煅牡蛎四钱　炙龟板八钱　白蒺藜三钱　煅龙骨四钱　金钗斛三钱　天花粉三钱　赤石脂三钱，包　白敛三钱　草河车二钱　乌贼骨三钱　鸡冠花一钱五分　震灵丹三钱　桂圆肉七枚，同包煎

三诊：九月十日。

胞脉稍固，奇恒较藏，恶露淋漓缠绵，紫黑红黄杂见，经三阅月之久，日来将净未净，似带非带，喉舌作干较瘥，惟心胸曾觉嵌下欠适。脉濡滑而弦。守原意为之可矣。

煅牡蛎四钱　炙龟板八钱　白蒺藜三钱　煅龙骨四钱　金钗斛三钱　炙远志肉一钱　白敛三钱　凌

霄花二钱　生地黄五钱　草河车二钱　乌贼骨三钱　鸡冠花一钱五分　震灵丹二钱　桂圆肉七枚，同包煎

四诊：九月十五日。

冲为血海，阳明隶属。冲海失摄，肠胃腑气又复失和，恶露淋漓缠绵，经三阅月之久，日前已渐见水，昨今又较见多；且腹笥欠适，便溺觉热，胸宇气闷，时欲泛呕，脉濡弦，肛有痔患。治当两顾。

白蒺藜三钱　生于术二钱　炙远志肉一钱　茯苓三钱　制川朴一钱二分　炒条芩一钱五分　炒陈枳壳一钱五分　凌霄花二钱　白蔹三钱　草河车二钱　乌贼骨三钱　鸡冠花一钱五分　木莲一钱，烧炭研末冲

五诊：九月廿五日。

恶露已戢，肠急失舒，腑气不通，大便里急，欲下不下，殊觉吃力；且肛有痔患，尤感觉不快，时或眩晕。脉弦滑而濡。治以通腑利便，参以清脑可也。

柏子仁四钱　油当归三钱　瓜蒌仁四钱　炒麻仁四钱　冬葵子四钱　杏仁三钱　玉苏子二钱　炒陈枳壳一钱五分　无花果三钱　紫菀一钱五分　玄明粉三钱，冲　白蜜三钱，冲

以上出自《近代中医流派经验选集》

孙采邻

海盐张铁珊乃室，道光丙戌十二月二十四日诊。经停两月余，忽于是月十七，经行三日，至二十日，骤然大崩，以致神倦乏力，食少汗多，怕明喜暗。服药后经水仍频出不止，于是始告治于余。余至，适前医周半池兄诊完疏方，用人参、黄芪、于术、熟地、龟板、鹿角霜、牛角鳃、枣仁、棕灰、龙齿、牡蛎、阿胶、续断、杜仲等。观其方意，却是固气统血之法，第熟地、阿胶辈，可以从缓。一嫌其腻，又嫌其食饮未贪者，恐不利于脾胃也。余于方中去此二味，加丹参三钱，血余炭五分冲，五味子三分临服，冲入童便一酒杯。佐此四味，取其安神定志，亦固纳止崩之一助耳。

二诊：进昨议方，崩血渐减。因欲贪食，稍啖荤味，便泄随至，脉象细软。滋腻之剂究宜缓投，宜以益气扶脾，希其坤土得令，庶几无妨。用党参、山药、芡实、茯苓、益智仁、煨木香、炙草、陈皮、南枣等。煎服三四剂，漏下已停，而便泄仍日四五次，皆缘脾土之不足耳。拟异功法，加建莲、芡实、砂仁、归、芍、陈皮、南枣等。治之服两帖，便溏日一次，再二帖而止矣。

《竹亭医案》

王埻

邻人刘锡庆之姊，年近五旬，忽患血崩，村医用发灰、地榆类涩之而不效。经月余，来邀余治，见其面白如灰，气息仅属，甚不堪。视其脉则沉细迟弱，凡虚象无所不有。乃曰，此病危如朝露，过半月，恐不救也。又贫寒难事药饵，急欲辞归，其婿忽止之曰：岳母病如可愈，药钱我任之，万一不救，则不必矣。余感其义，乃告之曰：君热肠如是，余当竭力，虽无旦夕效，然性命或无碍也。投以大剂六味回阳饮，二日而精神起，然崩则如故。其婿来曰，命似可救，而血崩不止。余曰，君无虑，止血崩实易事，但岳母阴阳两虚，不固其气，血崩难止。今有回阳饮以作其气，再用提补，靡不效矣。又投人参养荣丸，加柴胡、升麻以提之，又加芡实、

龙骨以涩之，凡五进而血止，因命专服人参养荣丸，两月后，偕其婿来敛衽拜谢。就内人取针线数事而去。越数日精心密缕，封而呈焉。并云贫无可酬，聊以手指答救命之恩云耳。

戊午秋，张七兄亲家之夫人，继室也。年未四旬，得血崩疾。其家富甲一乡，因距城颇远，恐有仓猝病，医药不便，乃设药肆于家。而乡中贫苦者，辄造而请视疾。故亦时时观医书。以夫人病崩，自用血余散止之不效。更一医，又以为热，用寒凉清之，转益甚。乃嘱张侥求余治，余以路远辞，而张哀恳至再，不得已，随之去。入而视之，见病者面如石灰，唇指皆白，知为血虚之极。乃诊其脉，则微弱特甚。乃曰，此中气下陷，脾虚不能摄血，故崩不止。再服寒凉恐血脱也。此时不宜峻补，但提其中气，气能统血，则崩自止。涩之、截之皆非法。因为开补中益气汤，宋似嫌其平平无奇。乃告之曰，君曾读医书，不闻士材先生之言乎，其云："补气有行血之功，补血无行气之理"。二语极为明确。可见血随气行，气升则血升，气降则血降。若不摄其气而徒止其血，所谓扬汤止沸也。今升其气，使摄血而不下降，然后再用圣愈、养荣之类补其虚，气血相调，并可受孕，治病犹余事耳。宋豁然悟，首肯者数四。更为开大剂圣愈汤，告曰，服补中汤不四帖血当止，后以圣愈汤继之，如恐其烦，可易汤以丸。余去矣，不必再视也。归不数日，时将春夏之交，宋遣人担过牡丹二本。并道病已痊愈。再三申谢。余受而栽于盆，培植灌溉，以吾乡水土杂盐卤，其性极恶。除石榴、葡萄而外，凡花果皆不宜此水，宋所送之牡丹，来时正含苞欲吐，余遣人灌溉，不数日，苞萎而枝渐枯，拔而弃之，增惜焉尔。

以上出自《醉花窗医案》

袁焯

李姓妇年逾四旬，素患血崩证。遇劳则发，思虑恼怒亦发。每发时，予皆以养阴止血之法奏效。壬子正月，病大剧，下血成斗。头晕心悸，奄奄一息，两脉虚弱，面色无华。盖失血过多，势将脱矣。因师魏柳洲治宋申甫室人之法，用熟地黄八钱，枸杞子五钱，阿胶四钱，枣仁四钱，潞党参三钱。作一煎剂，一日服尽。服后心悸稍定，血下亦稍缓。接服三剂而血止。复以此方加麦冬、柏子仁等作膏剂，常服而痊。

叶姓妇年二十余，因事烦劳过度，经水淋漓不止，头晕，心悸，咽痛，脉息虚小，舌红无苔，此劳神太过，阴虚血热妄行。热上升则咽痛。其头晕心悸者，血虚而心无血养，脑筋衰弱也。先宜养血调经以止血。方用干地黄四钱，元参、阿胶、枣仁、牡蛎、麦冬、白芍各三钱，炒熟地炭二钱，香橼皮一钱五分。接服两剂，经水已止，惟咽痛头晕，饮食不多，舌红无苔，左脉较小。前方加鳖甲三钱，珍珠母五钱，桑叶三分，枸杞子、女贞子各二钱。接服四剂痊愈。

以上出自《丛桂草堂医案》

吴鞠通

丁亥二月十二日，阮氏，三十七岁。六脉俱细，左兼弦紧，下焦虚寒，八脉不固，阳气不摄之病，岂纯阴所能静守！虽暂用固涩，不旋踵而仍复崩溃。古谓初崩宜温，现在且用温经，将来非峻补八脉不可，以兼有带证故也。

鹿角霜五钱　艾炭三钱　小茴香三钱，黄酒炒　真阿胶四钱　全归二钱　干姜炭三钱　煮二杯，分二次服。二帖。

十四日：《金匮》谓："脉双弦者寒也"，又谓："大则为虚，弦则为减，女子半产漏下，主以小建中"。其意盖以中焦阳气为要，令营卫调和，胃旺自能生血。前以崩漏而用温下焦之阳，现在虽止，脉仍弦紧，阳未复也；况又自汗，纳食不旺。今日仍宗前法，兼与建中，以卫阳虚故也。

鹿角霜三钱　桂枝二钱　黑杞子二钱　焦白芍四钱　全归三钱　真阿胶二钱　艾炭二钱　炙甘草一钱，加黄酒湿透，炒半黑　小茴香三钱　川草薢三钱　煮三杯，分三次服。服此方四肢畏寒解，纳食旺。

十六日：崩带脉弦，左手更紧，四肢畏寒，纳食不旺，皆误用阴药之故。昨与温补下焦，兼用建中调中焦，现在四肢畏寒解，纳食稍旺，左脉之紧亦解，崩止而带未除。与通补八脉法。

鹿角霜五钱　草薢四钱　小茴香三钱　云苓块三钱　全归三钱　紫石英三钱，生研　炙龟板四钱　杞子三钱，炒黑　生姜炭一钱　煮三杯，分三次服。

十九日：于前方内去生姜炭，加桑螵蛸三钱。

廿二日：崩止而带未除，于前方内加人参、海螵蛸、鲍鱼。

二十三日：八脉虚寒，脉弦紧，与通补奇经丸。

鹿角胶四两　黄毛鹿茸十二两，加黄酒湿透，炒黑　小茴香六两　鹿角霜四两　云苓六两　补骨脂六两　生牡蛎六两　杞子六两，炒黑　肉苁蓉四两　炙龟板八两　草薢六两　菟丝子四两　高丽参四两　全归六两　紫石英四两，生研水飞　上为细末，老蜜丸，如小梧子大。每服二钱，日三服；若服三钱，早晚各一次。

乙酉八月十九日，余氏，二十三岁。无论半产与暴崩，六脉沉软而细如伏，阳虚体质，产后漏经半年，经止后一年有余，忽来如崩，又疑半产。一以温经为要。

阿胶四钱，去渣后化入　小茴香四钱，炒炭　干姜炭三钱　艾四钱　全当归二钱　炙甘草二钱　煮两大茶杯，分二次服。

二十三日：经停年余始行，故多若暴崩，脉沉细若伏，少腹痛甚，故用胶艾汤温经。兹又感受燥金寒温，面肿胸痛而泄，少腹痛拒按，舌上白苔满布。仍与温法，去守补之阿胶、甘草。

艾叶炭五钱　炮姜五钱　小茴香三钱，炒炭　姜半夏五钱　云苓五钱　淡吴萸三钱　生薏仁五钱　全归二钱　川椒炭三钱　降香末三钱　煮三杯，分三次服。

二十七日：经色全然不赤，面肿已消，似当用补？但六脉滑甚，舌苔较前虽薄，仍然纯白，腹中按之则胀，少腹仍痛，湿邪之归下焦者未消。仍与温经行湿。

艾叶炭五钱　薏仁五钱　车前子五钱　姜半夏五钱　白通草一钱　炮姜三钱　大腹皮三钱　云苓皮五钱　厚朴二钱　小茴香三钱，炒炭　广皮二钱　益母膏二钱　煮三杯，分三次服。

九月初一日：停经一年有余，经通后舌白滑，五日前面肿腹痛，带下特甚。其为带脉之寒湿下注无疑。

艾叶炭五钱　薏仁五钱　车前子三钱　小茴香五钱，炒炭　草薢五钱　白通草一钱　姜半夏三钱　全归三钱　益母膏二钱　大腹皮三钱　炮姜三钱　煮三杯，分三次服。

十六日：湿多成五泄，兼之口糜。与五苓散法加薏仁、木通。

猪苓五钱　云苓皮五钱　桂枝一钱　泽泻五钱　苍术炭一钱　木通二钱　薏仁五钱　煮三杯，分三次服。服二帖全愈。

十一月十四日：带证已少，不时举发；经不调，六脉阳微之极，皆产后受伤，虚不肯复之故。治在八脉，非通补奇经丸不可。且与汤剂行湿而温经，体厚脉细易肿者湿多，此方不妨多服。

云苓皮六钱　全归三钱　紫石英三钱　川萆薢六钱　艾叶炭三钱　莲子五钱，去心，连皮　炒杞子三钱　小茴香三钱　芡实五钱　煮三杯，分三次服。

通补奇经丸方：带下本系八脉虚寒之病，久带则下焦愈虚，古人所以有漏卮之喻也。一以通补八脉为要。此证阳虚兼湿，一用熟地、萸肉阴柔之品，断无生理。

鹿角胶四两　鹿茸八两　沙蒺藜四两　肉苁蓉六两　小茴香六两，炒炭　人参四两　补骨脂四两　川萆薢六两　当归六两　炙龟板四两　乌贼骨四两　桑螵蛸六两　生牡蛎六两　杜仲炭二两　紫石英二两，生研　枸杞子四两　上为细末，益母膏和丸，如小梧子大。每服三钱，早晚各服一次，不知午刻加一次。暂戒猪肉，永戒生冷，若不能戒，不必服药。间服震灵丸四五十丸。

丙戌正月初六日：大凡胞宫累及阳明者，治在胞宫；阳明累及胞宫者，治在阳明。此证兼而有之。病起产后，漏经半年，胞宫之损可知。体厚湿重易肿，纳食不旺，阳明之虚又可知矣。当兼治之。每日空心服奇经丸三钱，以补胞宫；午间、晚间各服汤药一碗，汤药以理阳明为主。

姜半夏六钱　云苓六钱　益智仁三钱　川萆薢六钱　广皮四钱　川椒炭三钱　生薏仁八钱　生姜三钱　水八碗，煮取两碗，午服一碗，临卧服一碗。纳食渐旺，形体稍瘦，则不必服；食减不瘦，则再服。

以上出自《吴鞠通医案》

曹沧洲

某右。腰酸带下经漏，便溏，牙疳肿腐，病绪杂出，当治新急。

青蒿子一钱半　白蒺藜四钱　怀山药三钱　杜仲三钱　桑叶一钱半　石决明一两　茯苓四钱　金樱子三钱　川石斛四钱　飞中白一钱半　扁豆衣三钱　六曲三钱　焦麦芽五钱，绢包

某右。正月间小产大脱血，旋下红血带，经又大至，今每来多而超前，腹胀骨酸，块从少腹上冲，声如以石激水，块攻血下，少寐心悸，晨咳，脘膈胁刺，其胀不一，善移，此皆肝不敛血，乘脾犯胃，病愈沉则块愈盛，血崩虚情，皆属可虑。

水炙鳖甲心五钱　陈清阿胶一钱半，蛤粉炒珠　生白芍三钱　牛角腮炭一钱半　煅牡蛎一两　朱茯神四钱　怀山药三钱，炒焦杵　川楝子一钱半，炒　枯芩炭一钱半　炒枣仁三钱　厚杜仲三钱，盐水炒　藕节炭五钱　生熟谷芽五钱，布包

某右。带脉久陷，气营并乏，崩漏带下互缠，遂致气不化湿，湿郁蒸热，少腹满而痛，牵连腿膝，面浮色㿠，脉虚细而数，近又咳嗽，夜易不寐火升，正气日损，病根日深，延恐喘汗，理之竟非易易。

西洋参　盐半夏　杜仲　甘草梢　丝瓜络　生地炭　败酱草　川断　知母　藕节　生蛤壳　川楝子　淡竹叶　白薇

某右。气不化水，水下血亦随之而来，今午冲晕，较上次为剧，当时恶心嗳气，呵欠并作，

左手足时麻且冷，惊惕，手振，脉不敛静。

熟地炭　左牡蛎　紫石英　陈棕炭　制首乌　辰茯神　杜仲　白芍　苍龙齿　香枣仁　台乌药　漂白术

某右。初诊：心痛如饥，口吐腻涎浊沫，值经来甚多，因惊动肝，阳化内风欲厥之象，治以咸苦，佐以微辛，使入阴和阳。

阿胶　牡蛎　川楝子　小川连　川芎　当归

二诊：和阳固阴诸病大减，因经漏阴伤，阳易浮越，心忪悸，肢末痛，内风未息，药以甘柔，使胃汁日充则砥柱中流矣。

人参　阿胶　麦冬　生白芍　炙甘草　茯神

某右。初诊：经漏三年，色脉俱夺，面浮跗肿，纳谷日减，便坚不爽，脊膂腰髀酸楚如堕，入夏形神日羸，夫经水系诸血贮于血海而下，其不致崩厥淋漓者，任脉为之担任，带脉为之约束，刚维跷脉之拥护，督脉以总督其统摄。今但以冲脉之动而血下，诸脉皆失其司，证固是虚，饵补汤不应者，未达奇经之理耳。《内经》于胸胁支满妨食，时时前后血，特制乌贼丸咸味就下通以济涩，更以秽浊气味为之导引，同气相需。后贤谓久漏久崩宜清宜通，正与圣经相符。夏月大气泄越，脾胃主令，岁气天和保之最要，议早进通阴以理奇经，午余天热气泄必加烦倦，随用清暑益气之剂以顺天气，俟秋半收肃令行，可望其藏聚气交而奇脉渐固，此久损难复，非可体试以速功者。

早上汤药议用通阴潜阳法。

龟甲心　鹿角霜　真阿胶　柏子霜　生牡蛎　锁阳

另煎人参汤入滤清药，内蒸五十沸。

鹿性阳入督脉，龟体阴走任脉，阿胶得济水沉伏，味咸色黑、熄肝风养肾水，柏子芳香滑润，养血理燥，牡蛎去湿消肿咸固下。仲景云："病人腰以下肿者，牡蛎泽泻汤，锁阳固下焦之阳气。"乃治八脉之大意。

乌贼骨丸：

乌贼骨四分，芦茹一分，米醋炙，去甲，另研水飞。

上为细末，用雀卵量捣为丸，每服三钱，药前先饮淡鲍鱼汤一小杯为导引。

二诊：进前法潜阳颇效，但左耳鸣盛，肠中亦鸣，肝阳内风升动未息，减刚用柔。

龟甲心　真阿胶　柏子霜　天冬　女贞实　旱莲草

另煎人参汤入清药内，再煮五十沸。

三诊：两进柔润清补颇投，询知病由乎悲哀烦劳，调理向愈。继因目病，服苦辛寒散太过，遂经漏淋带，年前七八日始净，今则两旬而止，此奇脉内乏，前议非诬，据述周身累现瘾疹痞垒，瘙痒不宁，想脂液久渗，阴不内营，阳气浮越，卫怯少固，客气外乘，凡六淫客邪无有不从热化，《内经》以疮痍诸病皆属于火，然内证为急，正不必以肌腠见病为治，两三日间又将值经期，拟进固脉实下，佐以东垣泻阴火意，经至之先用此方。

龟甲心　真阿胶　人参　桑螵蛸　生白龙骨　旱莲草　茯神　知母

某右。崩漏两年，先有带下，始而半月发病。今夏季每交申酉其漏必至，思下午为阳中之阴，阴虚阳动，冲脉任脉皆动，下无堤防约束。夫奇经肝肾主司为多，而冲脉隶于阳明，阳明久虚，脉不固摄，有开无合矣，但以涩剂苟安旦夕，未及按经论病，毫无一效。

　　海螵蛸　鲍鱼　茜草　生菟丝子　石壳　广莲肉

　　接服乌贼鱼骨丸。

　　某右。经漏十二年，五液皆涸，冲任不用，冬令稍安，夏季病加必摇动，腹中热，腰膝胻骨皆热。此皆枯槁日著，古谓暴崩宜温，久崩宜清，以血去阴耗耳。

　　人参　生地　天冬　人乳粉　柏子仁　茯神　枣仁　白芍　知母　阿胶　蜜丸。

以上出自《吴门曹氏三代医验集》

金子久

　　妇人以肝为先天，肝藏血而脾统之。肝有宿热，则肝阳偏强，藏失其职，则疏泄太过，经水来时不能摄止，且脾脏有湿，阴分日亏，而带下不止矣。益以悲愁交集，抑郁不舒，肝木失条达之性，而心神亦耗。心肾失交，不能主血，此崩漏所以日盛也。腰痛腿酸，眩晕耳鸣，胃纯口苦，面浮腹痛，动辄气喘。脉左关独弦，余部濡细。拟治当以柔肝凉血为主，而以养心滋肾辅之。

　　生地炭　乌贼骨　柏子仁　炒白芍　炙龟板　丹皮　黑茜根　龙齿　九孔石决明　佩兰叶　生谷芽　焦山栀　黑地榆　左金丸　茯苓　砂仁　棕榈炭

　　先由白带，继而赤带，益以经水淋漓，甚而色紫成块，少腹抽痛，牵及经络，形寒头痛，脘满食少，脉象弦芤，舌苔腻白。病在奇经八脉，兼挟寒湿阻遏，治法益气血之虚，参用通气血之滞。

　　丹参　白芍　牛膝　新绛　丹皮　茺蔚子　驴皮胶　海螵蛸　紫石英　法半夏　橘络　甘草

　　二诊：肝肾阴虚，冲任失固，自白带而转赤带，由经漏而致成块，血去气无所附，气逆乘于络脉，少腹掣痛，面目浮肿，冷热头晕，耳鸣盗汗，脉象弦芤而滑，舌苔薄腻而白。脾胃为湿所困，治法缓投滋腻。

　　旋覆花　归须　白蒺藜　杜仲　丹参　炒白芍　新绛　甘草　茯苓皮　海螵蛸　丹皮　枳壳　炒白术

　　肝脾肾脏阴虚，奇经八脉交亏，下焦固摄失权，腹痛漏红带下，左脉关部弦涩，右部虚大。当用滋填三阴足经，参入固纳下元，以充冲任。

　　茜草根　炙龟板　白芍　海螵蛸　粉丹皮　大生地　紫丹参　枣仁　甘杞子　淮牛膝　腺鱼胶

以上出自《金子久专辑》

丁泽周

　　王右。经事淋沥太多，有似崩漏之状，脉象弦细。冲任亏损，血不归经，宜胶艾四物合三甲饮加减。

阿胶珠三钱　广绒炭八分　白归身二钱　大白芍二钱　抱茯神三钱　生地炭三钱　活贯众炭三钱
左牡蛎四钱　花龙骨三钱　炙鳖甲三钱　陈棕炭三钱　莲蓬炭三钱　藕节炭三枚

曹右。肝虚不能藏血，脾虚不能统血，经行太多，似有崩漏之象，腰酸骨楚，头眩少寐，脉象细弱。拟归脾汤合胶姜饮加减。

潞党参二钱　生黄芪三钱　白归身二钱　陈广皮一钱　朱茯神三钱　炒枣仁三钱　生白术二钱　厚杜仲三钱　阿胶珠三钱　炮姜炭六分　大白芍二钱　活贯众炭三钱　红枣四枚　藕节炭三枚

余右。冲任亏损，血不归经，经事淋沥，行而太多，有似崩漏之状，目白红赤，肝火升腾。姑拟调摄奇经而清肝火。

阿胶珠三钱，蒲黄四分同炒　白归身二钱　大白芍二钱　左牡蛎四钱　抱茯神三钱　荆芥炭一钱　花龙骨三钱　象贝母三钱　滁菊花二钱　青葙子钱半　陈棕炭三钱　血余炭三钱，包　藕节炭二枚　活贯众炭三钱

二诊：经行太过，似有崩漏之象，头眩心悸，胸闷纳少，脉象左弦、右细，舌苔白腻。此冲任亏损，血不归经，肝气肝阳上升，胃失降和。仍宜养血柔肝，调摄奇经。

生白芍二钱　白归身二钱　阿胶珠二钱　朱茯神三钱　左牡蛎四钱　花龙骨三钱　黑穞豆衣三钱　潼蒺藜三钱　厚杜仲三钱　活贯众炭三钱　广橘皮一钱　生熟谷芽各三钱　藕节炭二枚　嫩钩钩三钱，后入

三诊：目白红赤已见轻减，崩漏虽减，未能尽止，冲任亏损，血不归经，仍宜调摄奇经，而清肝热。

清阿胶三钱，蒲黄炭同炒　白归身二钱　大白芍二钱　抱茯神三钱　左牡蛎四钱　花龙骨三钱　厚杜仲三钱　陈棕炭三钱　血余炭钱半，包　乌贼骨三钱　贯众炭三钱　嫩白薇钱半　藕节炭三枚

陶右。经事淋沥不止，腰酸头眩，冲任亏损，血不归经，肝阳易于上升，兼之咳嗽。宜调摄奇经，清肺化痰。

阿胶珠三钱　左牡蛎四钱　花龙骨三钱　黑穞豆衣三钱　抱茯神三钱　厚杜仲三钱　炒杭菊三钱　冬瓜子三钱　冬桑叶二钱　光杏仁二钱　象贝母三钱　贯众炭三钱　藕节炭三枚

方右。产后冲任亏损，经事淋沥不止，腰酸腹痛，脉象细弱。宜调摄冲任，而潜浮阳。

吉林参须一钱　抱茯神三钱　米炒白术二钱　清炙草六分　白归身二钱　大白芍二钱　生地炭三钱　厚杜仲三钱　川断肉三钱　阿胶珠二钱　春砂壳八分　乌贼骨三钱　藕节炭二枚

奚右。经事淋漓，头眩眼花，脉象细数。冲任亏损，血不归经，姑宜胶艾四物汤加减。

阿胶珠三钱　侧柏炭钱半　生白芍二钱　白归身二钱　朱茯神三钱　生地炭三钱　花龙骨三钱　左牡蛎四钱　黑穞豆衣三钱　贯众炭三钱　藕节炭二枚

以上出自《丁甘仁医案续编》

陈在山

张慎堂内人，脉来沉缓而弦，独两尺微弱至甚，必是怒伤肝脾，又不能统血归源矣。较夏

令之脉尤为难治，只可勉拟一方服之，有效再为斟酌。

人参　炙芪　当归　枣仁　远志蜜　茯神　杜仲炭　枸杞　熟地　贡术　棕炭　牡蛎煅　莲须　炙草　元眼肉　大枣

内慎堂服前方二剂，未能见其大功，脉来两尺稍有升腾之象，脱血亦必轻些，小效而已，再遵前方加减治之。

何首乌　人参　炙芪　苁蓉　茯神　远志蜜　枣仁炒　芡实炒　山药炒　牡蛎　杜仲炭　香附炒　炙草　焦术　当归

内慎堂服前方，病已见功，因怒又致经血复脱，六脉甚来微弱。只缘伤血过多，肾气必然不固，再用涩精秘气之品，多服则佳。

茯神　远志蜜　莲肉　山药炒　芡实炒　人参　炙芪　焦术　炙草　龙骨　牡蛎　当归　杜仲炭　芥穗炭　熟地炭　元眼肉

张子声之内人，患漏血之证，脉来虚数无力，腰酸头晕，精神不足，四肢软，减食，以归脾汤加减治之。

人参　蜜芪　远志　艾炭　龙骨　元眼肉　焦术　芡实　炙草　当归　地榆炭　枣仁　灯心　大枣

第二方去元肉、枣仁，加酒芍、熟地，前后服五剂，全愈。

以上出自《云深处医案》

傅松元

东北乡吴姓妇，年三十许，自正月血崩后，漏不止，至十二月初，始邀余诊。谓自春至冬，计大崩六次，至漏下则未尝有一日净，凡昆山、太仓、嘉定、娄塘、茜泾、刘河有名妇科，遍诊无效。余切其脉，沉细紧急如刀刃，唇舌熟白，肌色㿠然，小溲热痛，大便燥结，惟粥饭尚可每餐一碗。余思崩漏日久，失血已多，理当色白声萎而脉尪弱，今声音洪亮，脉细紧急，便燥溲痛，非火而何？阴血日少，相火日炽。治宜泻火凉血，火去则阴不沸溢，乃用龙胆泻肝汤，加芦荟、地榆、知母、黄柏两剂，而大便润，小便不痛。继以生地、归、芍、地榆、龟板、知母、川檗及血余、蒲黄等炭，又二剂而漏渐减。再以前方去黄柏、血余，加阿胶、丝绵炭，四剂而漏止，便调，食增。又与人参、黄芪、当归、地黄、龟板、阿胶、知母、续断、地榆、首乌等六剂，适因年关节近而药止。卅年后复遇之，据云，自此即未再发也。

《医案摘奇》

孔继菼

赵仁趾夫人，年四十余。暴崩失血，三日不止，呼救于予。予问其因，虚耶？劳耶？气耶？火耶？其有所伤而损耶？赵君曰：损则无，其余数者似皆有之，难以确指也。问：何不早治？曰：医欲用十灰散，以未得棕，尚在寻觅。予曰：固哉！灰虽有十，迫急之时，得一则用一，得二则用二，至十备其九，亦云全矣。乌有因一味不备，而令人忍死以待者。此无他。殆恐服不效，而又别无他法，故为此藏拙之计耳。目下病势何如？曰：现在时下时止。其下也，周身经络处处作响，自四肢宛转而内，渐达于胸膈，渐下于胁腹，渐及于脐下，则血大下矣。下已，周身又响。予曰：此脏腑血尽，转而挹之外体，外体又尽，转而挹之四肢，至四肢之血尽，则更无余矣。此时必心热烦躁，气逆而喘，头面一阵大汗，阳从上脱，不可复挽矣。及其未脱也，当重用养阴敛气之药，但资十灰无益也。十灰仅能止血，不能复阴，阴已将尽，无以续之，则危矣。归与医商，时不可缓。赵君急归，则医已潜踪去矣。于是，飞舆延予。予至，则病人头汗津津，心中烦热，兼之呕逆，势危甚。入诊其脉，浮数无根，谓赵君曰：此惟人参可救，乡僻安从得此？重用党参，合诸养阴之品，可也。乃用党参、生地、白芍各一两，麦冬、萸肉、黄芩、元参各六钱，阿胶四钱，石斛五钱，五味子钱半，煎汤二升，加十灰散二钱服之。服后稍寝，头汗渐止，呕逆不作，复以稀粥服之，遂熟睡。次日，更进一剂，连啜稀粥数次，心中始不复热，脉之浮者渐沉，数者渐退矣。乃少减前药，去萸肉、黄芩，加山药、芡实，嘱令日进一剂，而续续分服，必与稀粥更迭间进。赵君请问其故，予曰：君不知乎？食以养阳。夫阴阳互根者也，大失血后，固属阴亏，然血去而气亦随之，阳亦几于无余矣。此证重用阴药以养阴，即当并用阳药以养阳。养阴之味，地黄、芍药之属，足以胜任矣。养阳之味，止一薄劣无力之党参，其堪恃乎？舍党参而他求，性味又不相宜，不得已借资于粥，不过奏功稍缓，其实为用无弊。所以然者，粥之气味，粹然精醇，易食易消，能升能降，与胃中清和之气最相得者也。胃有谷力，正气不馁，药之入于胃中者，各自从容散布于各经。是参力不及之处，而谷精以为之续，则阳生阴化，血之复也可望矣。曰：古人养血，皆用四物，兹何以不用芎、归？又去萸肉、黄芩，而用山药、芡实，何也？予曰：芎、归诚能养血，然性动而气温，其行之阴也，滞者可使之流，静者能使之动。夫惟阴血不静，乃至崩而大下，又可以流走窜动之品，助其动而引之下乎？去萸肉者，已有芍药，恐酸敛之太过也。去黄芩者，已有元参，恐苦寒之伤胃也。用山药、芡实，正与用党参、稀粥同义。然党参合稀粥，生发胃气，宣通之意多，恐阴药之滞腻不行也。山药合芡实，填补胃气，固涩之意多，恐阴药之沉滑作泻也。夫病至危迫之时，治法亦极为逼仄，岂一意孤行，遂能安全无弊乎哉？赵君称善。予将归，复嘱之曰：此病全在保养，慎勿妄动，起坐行立即能，亦勿遽耳。目下血止不下，仅有得生之意而已，可保无虞则未也。更历一载不犯，则气血重固，乃更生之日矣。复指其幼子曰：当为此子，善觑其母。盖赵君之于室家，多有不甚平处，故因以规之云。

《孔氏医案》

贺季衡

卜女。漏红三月，或带黄水，脘闷作恶，面黄厌食，日晡潮热，口渴，舌苔糙黄满布，脉沉细无力。血虚湿热乘之，血不安位，肝脾失调，冲任无以约束也。

大生地五钱，炙炭　乌贼骨三钱　炮姜炭五分　乌梅炭一钱　旱莲草三钱　大白芍二钱　香附炭一钱五分，醋炒　煅牡蛎五钱，先煎　当归二钱　阿胶珠二钱，蒲黄五分拌炒　莲房二钱，炙

另：乌贼骨丸一两，每服二钱，开水下。

二诊：今日潮热未来，脘次尚不畅，腻痰上泛则作呕，加之漏红三月，或带黄水，今又化为赤白带，淋漓且多，脉仍沉细无力，重取小数，舌苔仍糙黄满布。阴血久亏，湿热乘虚袭入血分所致，未宜滋补，清养分渗为先。

当归二钱　香白薇三钱　地骨皮三钱　大白芍二钱，桂枝三分拌炒　银柴胡一钱　炙鳖甲八钱，先煎

粉丹皮一钱五分　青蒿一钱五分　炙甘草七分　云苓三钱　青荷叶一角　炒竹茹一钱五分

三诊：日来潮热已清，赤白带淋漓亦少，惟又复漏红，或带黄水，脘仄不畅，黏痰上泛则作恶，胃纳不甘，切脉沉细少力，舌苔满布已宣。血分之湿热初清，肝胃未和，阴土日伤之候。刻当和胃清肝，以涤余热。

南沙参三钱　川石斛三钱　地骨皮四钱　粉丹皮二钱　乌贼骨四钱，炙　香白薇四钱　当归二钱　大白芍二钱　焦谷芽四钱　陈橘白一钱　云苓三钱　金橘皮四个

四诊：经治来，潮热大清，赤白带及漏红亦已，惟黄水尚多，脘仄胃呆，黏痰上泛则作恶，脉沉细而滑，舌苔已化，舌心尚腻。阴分之热虽清，冲带湿浊未净，肝胃未和也。

潞党参三钱　当归二钱　乌贼骨四钱，炙　大白芍二钱　焦白术三钱　粉丹皮一钱五分　川石斛三钱　陈橘白一钱　云苓三钱　焦谷芽四钱　干荷叶一角　红枣三个

张女。年甫十三，月事初行，血块磊磊，入夜尤甚，月余不已，脉弦数鼓指，舌苔腐白。冲海积热不清，不宜入延。

当归二钱　大丹参一钱五分　大生地五钱，炙炭　京赤芍一钱五分　蒲黄炭一钱五分　香附炭一钱五分　阿胶珠二钱　粉丹皮一钱五分　荆芥炭一钱　炙甘草八分　旱莲草三钱　血余炭一钱五分　红枣三个

二诊：月事淋漓已止。腹中尚或作痛，舌白口干。年甫十三，患此证者亦仅见。当再和荣调经，以善其后。

大生地五钱，炙炭　当归二钱　川郁金二钱　大丹参一钱五分，炒　金香附一钱五分，炙炭　白蒺藜四钱　炒丹皮一钱五分　炙甘草五分　荆芥炭一钱　大白芍二钱　莲房三钱，炙　红枣三个

另：四物丸三两，每服三钱，开水下。

朱女。始而经居五月，刻下猝然崩漏如注，血块磊磊，腹大虽减，右畔尚结痞有形，按之痛，外痔肿突作痛，两足肿，日来又增左半头痛，脉虚弦右芤，舌苔腐白满布。积瘀未清，肝阳暴升，风湿乘袭也，证殊夹杂。

荆芥炭一钱　大生地五钱，炙炭　大川芎一钱五分　大白芍二钱　当归二钱　大丹参一钱五分　白蒺藜四钱　川楝子一钱五分，醋炒　清阿胶二钱，蒲黄六分拌炒珠　香附炭一钱五分　荷蒂四个

改方：加炮姜五分。

二诊：经治来漏红虽少，秽水如鱼肠者尚多，前阴坠胀已退，逐日寒热将清，头痛十去其七，舌苔亦化，脉转虚滑小数。湿瘀日化，营卫未和，腰前痛，下元暗亏矣。不宜生枝。

当归二钱　大川芎一钱　大白芍二钱　白蒺藜四钱　川断肉四钱　云苓神各三钱　乌贼骨四钱，炙　大丹参一钱五分　厚杜仲五钱　焦白术二钱　佛手八分　红枣三个

陈女。荣阴久亏，肝乏藏守之职，血不归经，不时崩漏，或杂血块，少腹痛，心悬头昏，脉弦细而数，舌质光绛。当清荣柔肝，调其冲任。

大生地六钱，炙炭　当归二钱　大白芍二钱　阿胶珠二钱　血余炭一钱五分　云神四钱　五灵脂二钱，醋炒　炙甘草七分　旱莲草四钱　煅牡蛎六钱，先煎　香附炭一钱五分　莲房三钱，炙

程女。崩漏已久，八脉皆伤，气从下陷，肛坠，尾臀胀，便结，不寐，少腹急胀，脉沉滑细数，舌红苔白。业经已久，势无速效可图。

淡苁蓉三钱　当归二钱　大生地五钱，炙炭　旱莲草三钱　鹿角霜三钱　大白芍二钱，吴萸三分拌炒　炙黄芪三钱　炮姜炭五分　大丹参一钱五分　炙甘草八分　香附炭一钱五分　紫石英三钱

另：补中益气丸二两，黑归脾丸二两，和匀。每服三钱，开水下。

彭女。漏红数年，或多或少，血块磊磊，或带下，少腹坠痛，脘闷冷涩上泛，脉沉细，舌红根白。冲带两伤，年已四旬有六，暴崩可虑。

当归三钱　大白芍二钱，吴萸三分拌炒　香附炭一钱五分　炮姜炭八分　大丹参一钱五分　大生地炭五钱　五灵脂二钱，醋炒　炙甘草八分　旱莲草四钱　云神四钱　血余炭一钱五分　红枣三个

另：黑归脾丸二两，每服三钱，开水下。

以上出自《贺季衡医案》

赵文魁

褚右，46岁。

癸事淋漓不止，发已半载有余，面色萎黄，指爪无华，左寸关细小且滑，按之弦而急躁，右脉弦小略数，舌红口干，心烦，夜不安寐。全是失血过多，冲任失和，肝气横逆，厥阴失和。养血育阴以治其本，升和疏化少佐止红。辛辣宜忌，切不可恼怒动气，防其成崩。

醋柴胡一钱　醋升麻一钱　当归二钱　白芍四钱　细生地四钱　清阿胶三钱，烊化　黄芩二钱半　生牡蛎四钱

按：患者癸事淋漓不止，病延半年有余，失血过多，阴亏血少，冲任不固。血不上荣则面色萎黄。肝藏血司血海，冲脉附于肝肾，失血过多，血海空虚则肝血亦虚。肝血为魂之所寄，肝血虚则无以制肝阳，肝阳上亢，魂不守舍，而见心烦，夜寐不安。肝阳上亢，肝气横逆，又可扰动气机，使血不循常道而外溢，加重出血。肝主筋，其华在爪，肝血不足则爪指无华。左寸关脉细小而滑，说明心肝阴血不足而有热，按之弦而急躁，说明肝阳偏亢。右脉弦小略数，舌红口干，均为血虚阳旺之征。综观本案，以阴亏血少、冲任不和为本，以肝阳偏亢、厥阴失调为标。治当养血育阴、调理冲任以治其本，抑肝潜阳、升和止血以治其标。

方中当归甘辛而温，补血和血，调经止痛。白芍甘苦酸而气寒，入厥阴肝经，味酸则能柔肝止痛，敛阴止血，味苦则能降泻，平抑肝火，味甘则补血养阴，故崩中漏下、心烦不寐、月经不调等证，白芍为必用之品。阿胶甘平，为血肉有情之物，能补血养阴而润燥，且因胶质黏腻，能凝固血络，故又善于止血。生地甘苦且寒，能滋阴养血，清热凉血止血。柴胡辛苦且微寒，性升散而疏泄，"为肝之所喜"，疏肝解郁以防肝气横逆。柴胡与白芍相配，柴胡理肝之用，白芍补肝之体，一散一敛，一补一泻，刚柔相济，以复肝木曲直升降和条达之性。冲任不固，血液下泄日久，清阳亦随之下陷，出血愈发难止，故用升麻配柴胡，升阳举陷，又可清热解毒，流通气机，且能防止生地、阿胶等滋腻碍胃，醋制者，既能引药入肝，又可防其升散太过。生牡蛎咸涩而微寒，育阴潜阳以平肝气之横逆，收敛固涩以止血液之淋漓。诸药合用，使阴血充足，肝气条达，冲任调和，则漏下难疾可望向愈。

辛辣之品可以动火助热，恼怒恚恨可使肝气逆乱，肝阳鸥张，均可使气血运行逆乱，迫血妄行，恐有成崩之虞，慎之戒之！

《赵文魁医案选》

张山雷

王右。崩后血虚，投摄纳补中，带脉渐固、纳谷渐醒。惟脉尚见弦，头空欲眩，仍是阴不涵阳之征。舌滑无苔，色稍绛，仍须一路滋填，果能静养，可许康复。

炒贡潞党 6 克　炒净萸肉 6 克　桑螵蛸 4.5 克，炙　炒杜仲 6 克　甘杞子 6 克　生白芍 9 克　生芪皮 9 克　佛手花 3 克　绿萼梅 2.1 克　生牡蛎 9 克　生鳖甲 9 克　乌药 4.5 克　大元地 6 克　砂仁末 1.5 克，同打

郑右。冲任不摄，经漏绵延，所失不少，真阴伤矣。腰酸脊痛，脉细软，体伟年弱，治宜固摄。

炒潞党 4.5 克　制于术 4.5 克　生打牡蛎 15 克　炙桑螵蛸 4.5 克　血余炭 4.5 克　生延胡 4.5 克　炒厚杜仲 6 克　蕲艾叶 1.2 克　广木香 1.8 克　带壳春砂仁 4 粒

二诊：经漏日久，昨议补中固摄，仍是鲜瘀杂下。脉细弦涩，舌滑无苔。阴虚本质，虚阳不摄，且有干咳，宜摄纳固护奇经。

西洋参 4.5 克，另熬调冲　甘杞子 6 克　苍龙齿 6 克　生牡蛎 4 克　炙乌贼骨 6 克　炙桑螵蛸 6 克　炒山萸肉 6 克　生杜仲 6 克　大生地 12 克　石榴皮炭 6 克　侧柏炭 6 克　小蓟炭 9 克　丹皮炭 7.5 克　带壳春砂仁 1.2 克，杵

以上出自《张山雷专辑》

范文甫

戴师母。苦血崩。
西党参 30 克　生于术 24 克　炙甘草 6 克　炮姜炭 6 克　淡附子 9 克　真阿胶 9 克　童便 1 杯
二诊：原方淡附子易厚附子，加桑叶 9 克。

陈师母。苦血崩，量多色淡，面色无华，舌淡脉细，尺脉尤甚。
厚附子 9 克　西党参 30 克　生冬术 12 克　姜炭 6 克　炙甘草 9 克　真阿胶 9 克　黄芪 9 克
二诊：厚附子 9 克　西党参 30 克　生冬术 12 克　姜炭 9 克　炙甘草 9 克　真阿胶 9 克　桑叶 9 克
三诊：血崩已止，气血两亏。
厚附子 9 克　归身 9 克　茯苓 9 克　党参 30 克　川芎 6 克　炙甘草 3 克　炒冬术 12 克　黄芪 30 克　真阿胶 9 克

冯右。血崩为日已久，淋漓不净，色淡质薄，面色㿠白，舌淡，脉细滑，血虚已极。
白术 9 克　党参 9 克　黄芪 30 克　当归 9 克　甘草 3 克　茯神 9 克　远志 3 克　木香 3 克　大枣 6 枚　龙眼肉 9 克　侧柏炭 9 克
二诊：崩漏止。体倦，面虚浮肿，脉细。
当归 9 克　桂枝 3 克　白芍 12 克　炙甘草 6 克　生姜 3 克　大枣 6 枚　饴糖 30 克

以上出自《范文甫专辑》

魏长春

刘阿毛之母，年四十五岁。二月十五日诊。

病名：春温血崩。

原因：平素积劳，冬伤于寒，至春发为温病。

证候：形寒内热，耳聋神昏谵语，咳嗽气促，痰黏，二便稀少，纳钝渴饮。

诊断：脉象沉数，舌红。证系伏气温病。

疗法：用沈尧封六神汤加减，透热化痰，佐以紫雪丹，芳香开窍。

处方：紫雪丹三分，灌　旋覆花三钱，包煎　茯神四钱　鲜竹叶三钱　鲜石菖蒲二钱　益元散五钱
制半夏三钱　淡竹沥一两，冲　黄郁金三钱　象贝母三钱

炳按：半夏太燥宜去之，甩白薇四钱，再加淡豆豉二钱、鲜生地四钱，合透营热。

次诊：二月十六日。咳逆痰黏，渴饮，神识稍清，二便不畅，寐安，纳钝。脉滑，右尺泽
滑数，舌苔黄色。热痰蒙蔽，肺炎叶举。用麻杏石甘汤加味清下之。

次方：礞石滚痰丸四钱，吞　朱茯神四钱　竹茹三钱　制半夏三钱　苦杏仁四钱　全瓜蒌四钱　炙
麻黄一钱　生石膏八钱　浙贝母三钱　炙甘草一钱　旋覆花三钱，包煎

三诊：二月十七日。便下二次，伏热外扬，目赤颧红，咳痰不爽，气平，神识清楚，胃呆，
渴饮，微有寒热。脉滑数，舌苔黄腻。体温一百零二度（编者注：38.9℃）。治用人参白虎汤加
减合凉膈去硝黄，清降痰火。

三方：鲜淡竹叶三钱　连翘三钱　薄荷一钱　黄芩三钱　焦山栀三钱　炙甘草一钱　生石膏一两
知母四钱　玄参八钱　天花粉八钱　鲜生地八钱

四诊：二月十八日。便下一次，身热已减，体温一百度（编者注：37.8℃），神昏渴饮。脉
数，舌红润苔黄。肺热未清，证防变端。

四方：桑叶三钱　枇杷叶五片，去毛　玄参八钱　原麦冬四钱　炙甘草一钱　苦杏仁三钱　生石膏
一两　鲜生地八钱　天花粉八钱　万氏牛黄清心丸一粒，去壳研吞

五诊：二月十九日。昨夜陡然崩血，汗出淋漓，肢冷面白，气喘促。脉沉细，舌干燥。证
象剧变，厥脱堪虞，亟拟纳气敛汗镇逆法，以希转机。

炳按：热伏营分血分，治以清气分之热，以致营血热极，逼而下溢，为大崩。凡伏热多在
营血，苟能早用清透营分伏热之药，或无此崩也。

五方：化龙骨八钱　煅牡蛎八钱　原麦冬四钱　五味子一钱　高丽参二钱　陈山萸肉一两

六诊：二月二十日。崩止汗敛，肢温神清，胃呆，呕逆不渴。脉缓，舌苔黄白灰，杂色满
铺。用调营和胃法治之。

六方：当归二钱　生白芍三钱　炙甘草一钱　钗石斛一钱五分　原麦冬三钱　制半夏三钱　乌梅肉
一钱　陈山萸肉四钱　紫石英四钱　冰糖一两

七诊：二月廿一日。面色萎白，口渴思饮，时欲呕吐。脉滑，舌红中灰。用养胃镇逆法。
旋覆代赭汤合千金生脉散加减。

七方：原麦冬三钱　五味子三分　北沙参三钱　金石斛二钱　旋覆花三钱，包煎　代赭石四钱　炙
甘草一钱　制半夏三钱

效果：服药后病痊。惟记忆力弱，令服天王补心丸渐愈。

炳按：营分早有伏热，若早用生地、豆豉等，透营之药，营热外透，不致逼血妄行，而为

崩下也。

杨阿金之妻，年四十三岁。七月二十六日诊。

病名：湿温挟崩漏。

原因：湿温热炽，下逼血室。

证候：壮热口渴有汗，寒热往来，经水崩漏颇多，淋漓不绝，呕吐不纳，便闭六日未解除。

诊断：脉弦数，舌红苔黄黏。湿温热逼血室，血液妄行，下溢而为崩漏证也。

疗法：用大柴胡汤合桃仁承气汤，清解少阳阳明。

处方：柴胡二钱　黄芩三钱　制半夏三钱　炙甘草一钱　生姜一钱　红枣四个　赤芍三钱　元明粉三钱　桃仁三钱　枳壳一钱　醋炒大黄三钱　天花粉三钱

炳按：生姜、红枣宜易荆芥炭一钱五分、海螵蛸三钱，大黄、元明粉宜减半。

次诊：七月廿七日。昨服药后，便下六次，身热稍减，经来未断，胸满气逆呕吐。脉细，舌红糙苔黄。用葛根芩连汤加味，清透伏邪。

次方：葛根三钱　川连一钱　黄芩三钱　炙甘草一钱　益元散五钱　天花粉三钱　白薇三钱　青蒿三钱　银花三钱　淡豆豉三钱，同打　鲜生地五钱

三诊：七月廿八日。脉细涩，舌中剥边苔黄腻。胸闷气逆呕吐，经漏未止，寒热晡发甚剧。拟清血分伏湿。

三方：鲜藿香二钱　川朴五分　制半夏三钱　带皮苓四钱　丹皮炭三钱　陈棕炭三钱　侧柏炭三钱　淡豆豉三钱　荆芥炭一钱　升麻炭二钱　益元散五钱　黄芩炭三钱

四诊：七月廿九日。脉软缓，舌红中剥，苔黄腻。吐止气平，崩漏渐少，寒热减轻，便下赤色，咽干。用清热止崩法。

四方：白头翁三钱　北秦皮三钱　川连八分　茯苓三钱　白芍炭三钱　川柏炭三钱　丹皮炭三钱　陈棕炭三钱　侧柏炭三钱　黄芩炭三钱　升麻炭二钱　银花炭三钱

五诊：八月一日。脉弦涩，舌红绛无苔。寒热已退，腹痛泄泻，咽干寐安。用钱氏白术散去藿香，参入育阴止崩。

五方：葛根三钱　广木香五分　西党参三钱　炒于术三钱　茯苓三钱　炙甘草一钱　焦白芍三钱　银花炭三钱　熟地炭三钱　阿胶三钱　煅牡蛎五钱

六诊：八月三日。脉缓，舌红中剥，边苔薄。腹痛崩漏未已，呕吐痰涎，用胶艾汤合左金丸加味。

六方：当归三钱　白芍三钱　川芎八分　竹茹三钱　大熟地炭四钱　阳春砂五分　艾叶一钱　茯神三钱　阿胶三钱　煅牡蛎四钱　吴茱萸二分　川连三分　乌梅一钱

七诊：八月五日。吐止崩愈，腹痛未已。脉弦清，舌红润。胃苏病瘥，进调和肝胃方。

七方：乌梅安胃丸三钱，吞　丹皮二钱　桑叶三钱　橘皮一钱　竹茹三钱　西党参二钱　制半夏二钱　泽泻二钱　白芍三钱　炙甘草一钱　陈棕炭三钱

效果：服药后，腹痛止，病愈。

炳按：经崩不止，多血中有热，必清血热，兼化瘀清络热之法，则热退崩止，自然瘥矣。

以上出自《慈溪魏氏验案类编初集》

沈绍九

经行无定期，量多质清，血色淡红，十余日不净，气短心悸，体倦乏力，舌体胖，脉虚大。此脾虚不能统血，冲任不固所致，议益气摄血，兼固冲任。

别直参三钱，先煎　白术三钱　炙黄芪五钱　茯苓三钱　炙甘草一钱　炒枣仁三钱　当归三钱　炒白芍三钱　炒黑豆四钱　炮干姜一钱　乌贼骨五钱　茜草根炭三钱

《沈绍九医话》

范宜斋

杨某妻，52岁。住岐山县麦禾营公社朱家坬大队。1965年4月15日就诊。自诉：经停已三年有余，今年3月24日因家事不和，与儿媳争吵，遂致经水来潮，量甚多。曾住入某地段医院，诊断为功能性子宫出血，因疗效不佳，又转入某县医院诊治，经过17天住院治疗，血量虽减而始终不净，院方恐为癌性病变，嘱其家属赴外地进一步检查，以免贻误病情。来宝鸡后，患者本人坚决要服中药，遂商治于余。根据经色淡，淋漓不断，形体消瘦，面色萎黄，食欲不振，倦怠无力，睡眠不稳，头晕眼花，心神恍惚。舌苔白，脉虚软。综观脉证，显系由崩漏而致心脾血虚之证，遂处以下方。

地锦草一两半　棕炭一两　茜草四钱　棉籽炭一两　醪糟粕子半斤　红糖二两　先将前四味连煎两次去渣，共取药汁两大碗半，再将醪糟粕子、红糖下入，用文火熬至两大碗，分两天四次空心喝完。

一剂而止，并嘱其购服归脾丸一月，以巩固疗效。

《宝鸡市老中医经验选编》

朱南山

有姜姓者年四十二岁，生八胎，末次用人工流产手术后，月经初尚正常，四个月后忽然行经过多，形成崩漏，持续五六个月，淋漓不断，形瘦心跳，腰酸失眠，心中懊憹，复刮宫二次，崩量更多。西医认为必须切除子宫，方能止血，患者不愿，转请中医治疗，服补气益血止涩药多剂，未见功效，乃来先君处求治。所述症状，如头晕眼花、腰酸肢软、精神疲倦，多属虚象，惟按其小腹则隐隐作痛，切其脉则虚细而涩。先君认为久病且流血过多，固属虚亏，但其中尚有残余瘀滞未化，因此新血不能归经，所以前服补养固涩剂未能见效，关键即在虚中有实。遂处将军斩关汤方（熟军炭一钱，巴戟天三钱，仙鹤草六钱，茯神三钱，蒲黄炒阿胶三钱，黄芪一钱五分，炒当归三钱，白术一钱五分，生熟地各三钱，焦谷芽三钱，另用藏红花三分，三七末三分，红茶汁送服），甫服一剂，崩即停止；再经调理，恢复健康。

陈东升太太，经水淋漓，经二月不已，审其病从盛怒而得，证见头晕、胸闷、泛恶，自服人参五钱许，胸闷窒塞更甚，两目昏黑，视物都作蓝色。先君曰："此肝木亢旺于上，冲任亏虚下也。"以黑蒲黄散〔蒲黄（炒黑）、棕皮（炒黄）、川芎、丹皮、香附（醋炒）、白芍、阿胶、当归、地榆（炒炭）、熟地、荆芥、血余炭〕加龙胆草、芦荟各五分治之，

三剂获痊。

以上出自《近代中医流派经验选集》

汪逢春

李右，三十五岁，十二月十二日。

经行一月有余，迄今不止，面黄无华，两脉细弦而滑，心跳不安，胸闷气滞。病由肝气太盛，冲犯络分。拟以先和厥太二阴，补涩之剂，宜乎暂缓。

逍遥丸四钱，布包　枯子芩钱五　抱茯神四钱　干荷叶三钱　杭白芍五钱，青皮一钱同炒　玫瑰花一钱　合欢皮三钱　陈棕炭三钱　淡吴萸钱五，川连七分同炒　制半夏三钱，粉草钱五同炒　橘子络钱五　藕节炭三钱　鲜柠檬皮三钱　生熟麦谷芽各三钱　香砂壳一钱

二诊：十二月十四日。

经行已止，胸闷亦舒，腹胀且瘦，阵阵作痛，带下如注，两脉弦滑。再以和肝运脾，兼治八脉。

逍遥丸四钱，布包　炮姜炭一钱　首乌藤一两　延胡索钱五　杭白芍五钱，青皮一钱同炒　淡附片钱五，秋石一钱同拌　抱茯神四钱　七制香附三钱　淡吴萸钱五，川连七分同炒　乌贼骨四钱，洗净　金狗脊五钱　合欢皮三钱

新鲜紫河车三分，去毛，研细末，以小胶管装好，匀两次送下。

《泊庐医案》

周镇

朱寅生室人，崩经数年，不时举发。今且血崩，头晕，心悸，少寐，腰酸，汗多，胃钝，便溏不固，面黄失华。心脾冲任均虚。兹宗匮药丸法，缮固血室，兼顾中州。生地（蛤粉炒）四两，首乌四两，阿胶三两，血余灰一两五钱，白及二两，海参（开水浸，糖盐擦净炙）四两，乌梅二两，杜仲四两，茜草二两，川断二两，黑木耳二两，乌贼骨二两，牛角䚡二两，丝茧壳（炙炭）二两，鳔胶三两，醋炒五灵脂二两，墓头回三两，干河车（研末，水泛如秫米，晒）二具，别直参二两，于术三两，炒枣仁二两，麦冬二两，龙骨二两，石莲二两，香附二两，北箭芪三两，菟丝二两，鹿角二两，百草霜二两，杞子三两，五味一两，牡蛎二两，禹余粮二两，潼蒺藜二两，研末，先用炼蜜水洒湿前丸，将后药泛上。晒。早晚各服四钱。崩愈。

荆妇荣氏，自丁巳冬大病复原之后，起居如常。乃庚申夏经来饮冷，后即经少，自谓体虚应少，不之异也。辛酉停经三月，至五月初二日经至而少腹痛气滞。服红花、桃仁、归尾。初三日经下如崩，紫色成块似猪肝状。知其积瘀下行，然恐变脱。初进香附、茜草、归身、党参、升麻、醋炒白芍、续断、血余灰、茺蔚子、合欢皮、狗脊、震灵丹。初四日夜续崩更多，夜不能寐，其势防脱。初五日早诊：脉象散弱，神情倦怠。急备人参汤，并定风固脱之龟甲、牡蛎、枣仁、阿胶、山萸肉、白芍、乌贼骨、龙骨、香附、党参、干地炭、丹皮炭。已购未煎，已初忽气散阳飞，腹痛，上呕下泄，肢厥，冷汗自出，瞬即口鼻气冷，舌冷目暗，面色如灰，脉急止歇。赶于五分钟内进以参汤。将已配之药去干地、丹皮炭，加制附子、桂枝、伏龙肝、淮小

麦、炒麦冬、鸡内金等，煎而急进。吐泻冷汗旋止，身渐温，脉渐出，惟肢尚厥。下午续进芪皮、龙、牡、龟甲、山萸肉、白芍、香附、当归炭、党参、炒麦冬、枣仁、淮小麦、川断肉、乌贼骨、熟地炭、合欢皮之类。肢温，神转振，遂得起九死于一生，险哉！以后瘀仍续行，日进人参，阿胶、白芍、当归炭，扶其正气，久而方瘳。

蒋大妻，住胡埭，四十余岁。素多气恼，以夫有外遇也。旧曾血崩。戊寅三月四日诊：经停二月方通，滞而不爽。自服黄糖烧酒，崩血不止，防其下脱。潞党参一两，山萸肉一两，生于术三钱，当归头（醋炒）三钱，炒枣仁四钱，生地炭四钱，地榆炭三钱，茜草炭四钱，醋炒五灵脂四钱，鳔胶三钱，川断五钱，狗脊五钱，丝吐灰四钱，蒲黄炭二钱，制香附二钱。至九日复诊：述知大崩时药尚未进，冷汗晕脱，险甚。药中自加芪、仲，崩渐减。又变便溏，肢寒，仍欲晕跌，腹痛未止。脉虚，舌淡白，口苦。兹又阳虚欲脱，中兼肝气呛咳，再为补救。生于术五钱，炮黑姜三分，熟附片钱半，山萸肉一两，川断五钱，生鹿角四钱，炒枣仁四钱，五味子二钱，款冬花四钱，龟板一两，制香附三钱，百草霜五钱，煨木香钱半，乌梅炭二钱，罂粟壳一两。服二剂即泻，而漏血未楚，自服芪、参、仲、膝等。至四月二日又大崩，服参六元不止，来诊。仍投效方出入，并嘱制丸常服。

张麟祥，小渲。其妻生育多，营血虚，历久少寐。丁巳十一月中旬，血崩鲜红兼紫黑，头晕腰，脉弦虚大。询知血去过多，神乏力疲，须防下脱。拟潞党参、于术、远志、生地、白芍、醋炒当归身、枣仁、棕榈炭、茜草炭、侧柏炭、血余炭、百草霜、川断、桂圆肉，以金马兰一味，煎汤代水。另研牛角鳃冲服。一剂，血崩顿止，续予调摄愈。

某氏妇，小产后将近三月，漏下不止。又自服尤渡泻药，大下如崩，盖苏木、大黄锉散云。头晕目花，心悸，子宫下坠。气血大亏，速宜调补。党参、黄芪、于术、当归、醋炙升麻、醋炙柴胡、茯神、枣仁、地榆炭、生地炭、阿胶（蛤粉炒）、侧柏炭、鳔胶。另牛角鳃二钱，煅研细末，空腹开水下。数剂愈。

赵瑞九，住娄巷。其妻即聿师之女，年约四旬外，丙子夏，崩漏将及二月，延诊。面唇萎黄无血色，脉虚带弦，苔薄黄。腹中有气攻撑，血去气无归宿。余拟滋血止崩，敛肝潜阳法。嘱服三剂，二剂而血已止。方为当归头（醋炒）、白芍、生地炭、龙骨、牡蛎、山萸肉、金铃子、川断肉、狗脊、女贞、旱莲、白薇、丝吐灰、鳔胶而已。习俗遇久崩，每用蕲艾、炮姜等，与血去阴伤忌燥之例相抵触。又拘定血脱益气而用参，不知参为硫矾栽培，辽医亦云性亦燥烈也。

邱壬泉妻，血崩至漏一百五十日，脉虚神惫，气力衰弱，治以固下补奇经法。当归头（醋炒）、生地炭、白芍、鳔胶、丝吐灰、地榆、川断、龟甲、狗脊、绵芪、白术、茜草炭、炒枣仁。另黑木耳、牛角鳃煅，研末，开水冲服。数剂，漏血已止。嘱其必服丸方以善其后，渠以力乏辞。越半月，经来如崩，又来治愈。代拟丸方，案：久病崩漏，一再反复，心悸无力，脉虚不振，诚恐每月行经过多，不能复原。潞党参三两，绵芪三两，白术二两，枣仁二两，鳔胶（蛤粉炒）四两，乌贼骨二两，龟甲心三两，白及四两，女贞二两，菟丝三两，广木香一两，熟地六两，山萸肉六两，川断三两，黄精三两，杜仲三两，河车二具，禹余粮二两，旱莲草二两，百草霜三两，血余灰三两，牛角鰓三两，茧壳炭二两，茜草灰二两，狗脊三两，当归头二两，地榆炭二两，莲蓬壳二两，研末，用桑椹膏八两，鸡血藤膏四两，熔开水泛丸，晒。早晚各服四钱。

以上出自《周小农医案》

翟竹亭

余友索文萃令正，因郁怒伤肝，天癸四月不行。一日忽大下死血成块者十余枚，立刻昏倒于地，四肢厥冷，目闭口开，急迎余往治。诊得六脉极细欲脱。张洁古云："血脱者补气"。急用炙黄芪30克，当归10克，白术15克，茯苓12克，油桂10克，乌梅5个，炮姜12克，川芎10克，白芍12克，熟地18克，山萸肉10克。水煎服。一帖神清，二帖血止，四帖痊愈。

彭庄宗得玉妻，年三十余。二月经行，于坑边洗衣，此时天气尚寒，及归寒热似疟，天癸停止，亦无痛苦。又二月余，经水暴来，一时许，昏晕数次。某医用十灰散加收涩之药，两剂而止。经血虽住，少腹苦疼，饮食不进，身发寒热，夜间谵语。迎余治疗诊得六脉沉涩，少腹拒按，此瘀血不尽，补益之害。张景岳先生云："实其实而死者"即此类也。余用攻血汤服一帖，瘀血下两碗许，诸证少轻，腹疼如故。原方又投一帖，又下死血，如桃李者四五枚。共服二帖，诸证皆痊。

攻血汤

当归尾15克　川芎10克　生地12克　赤芍10克　川牛膝10克　桃仁12克　红花6克　三棱6克　莪术6克　丹皮10克　五灵脂10克　生蒲黄10克　栀子6克　香附6克　甘草6克　水煎服。

东关王明升妻，因经水适来，夫妇闹气，大怒之后，天癸遂停，由此腹疼，亦不甚重。至五月急下败血臭物，如梅杏者二十余块，立时昏晕欲绝，急迎余疗。诊得六脉如丝，余知气随血奔。时珍曰："血脱补气"。遂用黄芪补血汤：炙黄芪180克，当归30克。日连二剂，病去四五，后改十全大补，服八帖方收全功。

以上出自《湖岳村叟医案》

陆正斋

王女。

一诊：月经初潮，量多如涌，色鲜红，头昏神倦，内热口干，形体消瘦。气阴未充，血热妄行。治宜益气养阴，凉血固经。

大麦冬6克，米炒　软白薇6克　炒白芍6克　炒黄芩5克　炒丹皮5克　阿胶10克，蛤粉炒　云茯神10克　侧柏炭5克　乌贼骨10克　左牡蛎12克　炙甘草5克　栀子炭5克

二诊：经量减少，头昏内热减轻，惟心悸自汗少寐，原方减乌贼骨、栀子炭，加酸枣仁6克、莲心2克、白茅根12克。

三诊：崩漏止，诸恙减。

六味地黄丸、养血归脾丸间服。

冯华珍。

一诊：跌仆后小产，经治获愈。此次经来涌行之后，淋沥旬余不净，时淡时浑，多少不等，头昏，乏力，腰酸，腹隐痛。下元不足，冲任不固。法拟固摄奇经。

左牡蛎15克　全当归10克　阿胶10克,蒲黄炒　乌贼骨10克　云茯神10克　侧柏炭10克　广橘皮3各　红枣4克　陈棕炭3克,研末和服　炒川断10克

二诊：传红虽少，血中夹有小紫块，质稠，腹时痛，脉濡细，似有旧瘀不去，新血不生之象。古人云"不行不止，不塞不流"。改用胶艾四物汤加味。

阿胶10克,蒲黄炒,烊化和服　全当归6克　赤白芍各6克　益母草10克　紫丹参10克　熟枣仁6克　茜草根10克　大枣3枚

杨右。

漏下淋漓不净多日，腰膝软酸无力，舌淡苔净，脉细。冲任不固，血不归经，当究奇经。

阿胶10克,蛤粉炒　乌贼骨10克　炒白芍6克　炒枣仁6克　陈棕炭6克　煅龙牡各12克　覆盆子10克　鹿角霜10克　川续断10克　桑寄生10克　炙甘草3克

以上出自《陆正斋医疗经验》

孔伯华

薛妇，九月十六日。阴虚血燥，肝热脾湿，迫血下行，淋漓不绝，杂有血块，曾服补涩之品，津液较伤，口干，脉细数而伏。宜滋摄育阴。

生牡蛎六钱　赤小豆六钱　石斛四钱　桑寄生六钱　石决明八钱　炒湖丹皮三钱　天花粉三钱　盐黄柏三钱　盐知母三钱　白蒺藜三钱　旋覆花二钱　代赭石二钱　血余炭三钱　芡实米三钱　地骨皮三钱　干藕节七枚　川草薢四钱　莲子心二钱　耳环石斛二钱,另煎兑

二诊：九月二十二日。证象渐转，加减前方。

生牡蛎八钱　石决明两　血余炭四钱　旋覆花三钱　代赭石三钱　桑寄生八钱　赤小豆两,布包　川草薢四钱　蒲公英三钱　湖丹皮钱半　白蒺藜三钱　天花粉三钱　盐橘核三钱　芡实米三钱,盐水炒　莲子心二钱　钗石斛四钱,先煎　炒谷芽三钱　炒稻芽三钱　干藕节七枚,带须　耳环石斛二钱,另煎兑

犀黄丸六分（分吞）。

杨妇，十月十四日。经血淋漓，三月不已，遂致崩下，血块颇多，脉数大尚不甚弦。盖湿热素重，乘血分而迫之下行也，当清滋摄止之。

生龙齿四钱　生牡蛎五钱,布包先煎　血余炭三钱　醋柴胡三钱　龙胆草炭三钱　鲜石斛五钱,劈先煎　蒲黄炭三钱　白茅根两　炙升麻二钱　侧柏炭三钱　煨广木香钱　芡实米三钱,盐水炒　泽兰叶三钱　莲房一个

二诊：十月十八日。崩已较止，带下尚多，近两日又为邪袭而发寒热，脉大而伏数。当先以标解之。

鲜石斛四钱,劈先煎　薄荷钱二分　地骨皮三钱　冬桑叶三钱　白茅根两　杏仁三钱,去皮尖　杭菊

花三钱　枯黄芩三钱　生侧柏叶三钱　苏梗一钱　栀子炭三钱　知母三钱　干藕节五枚

梁妇，八月初五日。血分湿热，肝家阳盛，迫血下行，不能自已，晋前方药后尚未能止，脉仍弦滑。再依法加减之。

生龙齿四钱　生牡蛎六钱　血余炭三钱　生石决明两　川柴胡三分　赤小豆六钱　川草薢四钱　旋覆花二钱　代赭石二钱　炒湖丹皮钱　台乌药三钱　盐知母三钱　盐黄柏三钱　鲜茅根两　蒲黄炭三钱　藕两，带节须　芡实米三钱

犀黄丸四分（分吞）。

何女，三月十九日。据述经水不常，往往一二月淋漓不断，胁痛气短，腰胀且酸，体倦怠，胃纳板顿，食后发恶，脉弦不匀。法当调理脾经，兼和肝气。

当归身四钱　川芎二钱　桑寄生五钱　炒五灵脂三钱　血余炭三钱　炒栀子三钱　赤芍药二钱　细生地四钱　元胡二钱　阿胶珠三钱　艾炭二钱　甘草一钱　生藕节三钱

二诊：三月二十三日。服前方药两剂，经水已止，停药后又淋漓如故，而头痛心烦，胁痛腹胀，肢体酸软。此乃肝脾两虚，肾精又亏，不易治也，脉见弦虚，依前方加减再进。

桑寄生五钱　当归须五钱　川芎二钱　赤芍药四钱　细生地四钱　炒灵脂三钱　木瓜三钱　云苓块四钱　盐泽泻三钱　炒栀子三钱　四制香附二钱　甘草一钱　生藕节三枚

以上出自《孔伯华医集》

丁叔度

患者张某某，女，19岁，已婚。小产后漏血，两个月未止，腹痛，腰酸，四肢无力，小溲疼痛，脉弦数。

处方：生地炭15克　当归9克　炒蕲艾4.5克　棕榈炭6克　杜仲6克　炒阿胶9克　丹参6克　元胡6克　炮姜1.5克　甘草4.5克　山药9克　黄芩4.5克　生芪9克　生姜1.5克　乌梅1.5克

服上方后漏血大减，腹痛已愈。

二诊处方：生地炭15克　归身12克　蕲艾6克　川杜仲6克　续断6克　阿胶9克　茯苓9克　白术6克　砂仁2.1克　甘草4.5克　山药12克　生芪12克　生姜15克　乌梅1.5克

服此药两剂后，漏血已止。又连服三剂，诸证悉退而痊愈。

《津门医粹》

章成之

张女。经曾停止三月有余，因登楼闪动而下血块，从此淋沥不净，四月有余。

熟地12克　炒当归6克　阿胶珠12克　金毛脊9克　仙鹤草15克　苎麻根12克　藏红花6克　川断9克　震灵丹6克，分2次吞

二诊：漏红止，腰酸，上膈隐痛，入夜微有惊惕，皆贫血使然也。

熟地12克　川断9克　党参9克　枸杞9克　酸枣仁9克　黄芪皮12克　龙眼肉9克　菟丝子12克　仙鹤草15克

姚女。经淋沥三周之久，曾三度量多如冲，其色鲜红。此为子宫出血，非一般月经可比。

阿胶 30 克，烊冲　干地黄 18 克　小蓟炭 12 克　山萸肉 9 克　炒黑蒲黄 12 克　牛角鳃炭 9 克　仙鹤草 12 克　川断 9 克　金毛脊 9 克　陈棕炭 9 克　苎麻根 12 克

二诊：崩漏之量较前大减，而总不能根除，脉不整调。其人平素有心悸之疾，是血少使然。

阿胶 24 克，烊冲　熟地 24 克　杜仲 9 克　金毛脊 9 克　桑寄生 9 克　炒黑蒲黄 9 克　山萸肉 9 克　五味子 4.5 克　金樱子 9 克　震灵丹 9 克，分 2 次吞

李女。正常月经是生理性出血，崩漏是病理性出血。病者面色㿠白，爪甲无华，舌淡脉细。古籍以为脾不统血，当气血两补。

黄芪 18 克　党参 9 克　熟地 18 克　旱莲草 9 克　升麻 3 克　炮附块 9 克　炮姜炭 2.4 克　杜仲 9 克　牛角鳃炭 9 克　煅乌贼骨 24 克　苎麻根 24 克　阿胶 30 克，烊冲　仙鹤草 15 克

周女。往日经过期不至，恒见崩中。今腹胀而腰酸，攻之不可，调整卵巢功能，斯可矣。

全当归 9 克　补骨脂 9 克　炮姜炭 3 克　官桂皮 4.5 克　大川芎 6 克　巴戟天 9 克　淡吴萸 4.5 克　升麻 4.5 克　清炙草 4.5 克　来复丹 6 克，分 2 次吞

二诊：强壮剂只能间接恢复卵巢功能，假使经之须通者，则其力缓。往日经后时，大崩，攻补兼施可矣。桃仁承气加参归法。

党参 9 克　川桂枝 3 克　生枳实 9 克　制川朴 3 克　全当归 9 克　桃仁泥 12 克　生川军 6 克

姚女。一月经三见，小腹胀，胀甚量益多。据其色脉，胶艾汤不相当。

炒丹皮 9 克　生地 12 克　小蓟 15 克　旱莲草 15 克　生茜草 9 克　地榆炭 9 克　冬青子 9 克　炒银花 12 克　藕节炭 4 只　黑荆芥 6 克　川黄柏 3 克　夏枯草 9 克

二诊：服药后，经色仍鲜，腹胀，量多亦如故，今易其法。

阿胶珠 12 克　益母草 9 克　小蓟 12 克　瞿麦 9 克　生蒲黄 9 克　生艾叶 6 克　生茜草 9 克　干地黄 12 克　黑荆芥 6 克

夏女。经淋沥，增加血液凝固之药无效。再拟通涩并进之法。

益母草 12 克　川芎 6 克　藏红花 6 克　桃仁 9 克　乌贼骨 18 克，研细末分吞　瞿麦 9 克　罂粟壳 12 克　五味子 4.5 克　仙鹤草 12 克

二诊：药后经淋沥已净，神疲色萎。气血不足，调补之可矣。

潞党参 9 克　全当归 6 克　熟地 9 克　陈阿胶 9 克　绵黄芪 9 克　仙鹤草 12 克　五味子 3 克　炙甘草 4.5 克

陈女。去年流产后，腹部较平素胀大，且有沉坠感。近来经淋沥不净，当予收缩子宫之属。

益母草 12 克　制香附 9 克　五味子 4 克　川芎 9 克　山萸肉 9 克　瞿麦穗 9 克　生艾叶 4.5 克　苏木 4.5 克　台乌药 9 克　失笑散 9 克，分吞

吴女。行经量多如冲，经历八日，量虽减少，但淋沥不易尽，腰痛如折，良以为苦。今拟收缩子宫与增加血液凝固合剂。

藏红花 3 克　瞿麦穗 12 克　杜仲 9 克　大川芎 6 克　益母草 9 克　川断肉 9 克　熟地 18 克　金樱子 9 克　生阿胶 15 克　藕节 5 只　震灵丹 6 克，分 2 次吞服

张女。经曾停二月。既至，淋沥不易净，迄今一月有余，腹痛则其量更加。此证据其舌、脉，当用补涩；但痛，又当和瘀。二者并用可矣。

益母草 9 克　瞿麦穗 9 克　仙鹤草 18 克　大川芎 6 克　干地黄 12 克　生阿胶 24 克，烊冲　五味子 3 克　金樱子 9 克　陈棕炭 30 克，煎汤代水

周女。虽静卧，亦有少量之经淋沥。治此证之条件有五，而麻醉亦能止血，镇静其血管，使血行不致过速之意。

罂粟壳 12 克　诃子肉 9 克　五味子 4.5 克　阿胶 24 克　牛角䚡 12 克　熟地 18 克　苎麻根 12 克　炮附片 6 克　延胡索 9 克　香甘松 9 克

二诊：进药三剂，经淋沥者，静卧则止，起行复见，量仍少。药见其效，仍守原意。

罂粟壳 9 克　五味子 4.5 克　阿胶 18 克　熟地 18 克　苎麻根 9 克　牛角䚡 12 克　炮附片 6 克　仙鹤草 15 克

三诊：淋沥已净，稍感心悸、神疲，夜不安寐，予归脾丸以调之。

盛女。经净后，淋沥迄今二十余日，腰为之酸，酸甚量亦频。古人于此，一用固涩法；一用祛瘀法。其揆一也。

益母草 9 克　藏红花 6 克　肉桂末 1.5 克，吞　炮姜炭 4.5 克　瞿麦穗 12 克　小蓟 12 克　大川芎 6 克　生艾叶 4.5 克　仙鹤草 12 克　桑椹子 12 克　震灵丹 6 克，分 2 次吞

二诊：生理之经行，与病理之出血连续不断，只能经量多而褐者，知为经行；色鲜而淋沥者，为漏下。今经行之第二日。

熟地黄 24 克　阿胶珠 18 克　荆芥穗 6 克　川断 9 克　厚杜仲 9 克　瞿麦穗 12 克　桑寄生 12 克　小蓟 9 克　乌贼骨 24 克　十灰丸 12 克，分 2 次吞

石女。病较重之时证后，而经见淋沥不易净，为时已及两旬，腹部微痛，痛则下。此宜古人久漏当攻之法。

藏红花 9 克　桃仁泥 12 克　黑荆芥 6 克　瞿麦 9 克　大川芎 4.5 克　延胡索 9 克　益母草 9 克　生蒲黄 9 克，包　赤白芍各 6 克　来复丹 6 克，吞

二诊：以通为止，经淋沥者量已少，亦不感腰酸、腹胀，此可固摄之。

绵杜仲 12 克　熟地黄 15 克　生黄芪 9 克　升麻 4.5 克　乌贼骨 30 克　金毛脊 9 克　阿胶珠 18 克　川继肉 9 克　核桃肉 9 克

另：常服二仪膏。

徐女。经淋沥五十余日，精神食量称是，疲劳则量多，腹痛亦然。

益母草 12 克　大川芎 6 克　仙鹤草 15 克　藏红花 6 克　瞿麦穗 12 克　苎麻根 12 克

二诊：药后经量反多，多后逐渐减少，此必然者。

熟地 12 克　阿胶 12 克　金毛脊 9 克　瞿麦 12 克　川断 9 克　苎麻根 12 克　仙鹤草 30 克　乌贼骨 30

克 月季花2.4克 震灵丹9克，分吞

以上出自《章次公医案》

张汝伟

陶月娟，年四十四，余杭，住余姚路一七六弄286号。肝肾两亏，湿热下注，经漏不止，已达一月有余。腰脊酸楚，胃呆少纳。脉濡弦，苔薄白腻。拟止漏养营，兼化湿热治之。

紫丹参 细生地 炒白芍 原杜仲 川续断 制女贞各三钱 炒川芎一钱 丹皮炭二钱 炮姜炭五分 煅牡蛎八钱，先煎 赤石脂四钱

二诊：服前方二剂。漏下已净，胃气略醒，湿热未除、白带淋漓，腰仍酸楚。苔白脉濡，再宜化湿而益肝肾。

厚杜仲 川续断 桑寄生 乌贼骨 椿根皮 炒苡仁 炒泽泻 威喜丸各三钱，包 酒炒桑枝五钱 炒赤芍二钱 煅牡蛎一两，先煎

三诊：带下已减六七，腰酸亦愈，前方增损。

前方去桑枝、威喜丸、椿根皮，加炒潞党、生淮药、朱茯神各三钱。

本证始末：此证由漏而带，非常严重。三方共服十二剂，能得全愈。

《临证一得》

王文选

张某某，48岁，农民。1960年10月初诊。

患者月经落后十日而来，至第五天突然血崩如注，一日内曾服补涩之药二剂未止，时多时少。诊时精神困倦，心情恐慌，时有微恶寒，思睡，发渴，脉沉紧，舌苔滑质淡红，唇燥。按年龄病情为天癸将绝之兆。脉证合参，拟以升清阳、疏风热之法。

处方：荆芥4.5克 防风4.5克 升麻1.5克 柴胡1.5克 黄连3克 茯神4.5克 白芷3克 续断4.5克 羌活3克 沙参4.5克 黄芪3克 甘草1.5克 百草霜6克，冲服

第二日二诊：服药二剂后，当晚血陆续而止，脉缓舌淡。此为风热已解。鉴于大失血身体虚弱，气血双补继服八珍汤，每隔日服一剂，服十天。再改服六味地黄丸半月，每天二次，每次1丸（9克）。于十二月初，来潮一次后，遂经绝。

茹某某，27岁，农民。1957年7月1日初诊。

患者半年来，月经淋漓不止，多少不定，时有紫块，胁满，少腹痛下坠，腰困酸，面色萎黄，精神萎靡不振，食欲尚佳，气短。曾服药多剂不效，故请诊治。脉象弦而无力，舌质淡红苔白不润。病为脾肝肾俱虚，冲任不固。先以益气补脾，佐以补肝肾，兼以收敛，固冲任。

处方：白术4.5克 茯神4.5克 升麻3克 柴胡3克 青皮4.5克 黄芪4.5克 沙参6克 黑姜3克 茜草3克 胡莲1.5克 甘草1.5克 续断4.5克 杜仲4.5克 乌梅4.5克

7月19日二诊：服药二剂，经血大为减少，再以逍遥散加味治之。

方药：白术4.5克 柴胡3克 白芍4.5克 茯苓3克 薄荷2克 陈皮3克 当归3克 山药6克

炙草 3 克　续断 4.5 克　生姜 3 克。三剂。

7 月 24 日三诊：经血已止，以圣愈汤服四剂，再服逍遥丸 120 克，日服二次，每次 9 克，开水冲服。嘱以后月经来时，服补中益气汤三剂。如此调理二个月经周期，腊月专程来告，病已痊愈。

任某某，30 岁，农民。1957 年 8 月 5 日初诊。

自诉劳累过度，经来不去，淋漓不止，业经半年之久。虽曾治疗，休息亦少，效果甚微。近来疲倦不堪，常欲静卧，有时少腹痛，腰酸痛，腹痛时即流血增多。脉象虚带弦，舌质微青，面色㿠白，唇干。此乃脾虚不摄，冲任不固之证。拟用补中益气汤加减治疗。

处方：黄芪 4.5 克　沙参 6 克　党参 6 克　白术 4.5 克　当归 4.5 克　川芎 4.5 克　升麻 1.5 克　柴胡 3 克　杜仲 6 克　续断 4.5 克　炙草 1.5 克　香附 4.5 克　青皮 4.5 克　桂枝 3 克

8 月 12 日二诊：服第二剂时血减少，服第三剂后血已止。以补中益气丸，早晚各服 1 丸（9 克），用乌梅、巴戟、菟丝子各等分量煎汤冲服。连服一周。

8 月 25 日三诊：近来自觉不倦，脉缓舌淡。八珍汤加减服之半月，告诫经期避免劳累，忌房事。事隔半年，患者告诉，自服药后病愈，现身体健康。

徐某某，30 岁。1956 年 7 月 19 日初诊。

患者病已三月，月经来而不去，止则二三日，时多时少，淋漓不断，小腹下坠，头昏目花，体乏无力，畏冷，口干，脉缓舌淡白。此系中气不固所致。拟升提中气，兼调肝法。

处方：白术 4.5 克　茯神 4.5 克　远志 6 克　茜草 3 克　沙参 4.5 克　羌活 3 克　白芷 3 克　续断 4.5 克　升麻 3 克　柴胡 3 克　白芍 3 克　青皮 3 克　知母 3 克　甘草 1.5 克　鸡冠花 6 克

三剂，水煎食后服。

7 月 25 日二诊：服第三剂药时，血已止，自觉身体有力。恐其反复，继续调治。以归脾丸、六味地黄丸各 1 丸，日服二次，服至一月，再未复发。

以上出自《中医医案医话集锦》

冉雪峰

武昌张某之媳，患血崩，邀往诊视。见病者一身尽肿，喘逆上气，在床头迭厚被坐靠，不得卧，血崩，前后逾半年，剧时每日多至一二碗，或半痰盂，脉微弱兼带慢而时有结止象，色夭不泽，唇色惨白，指头冷，皮肤亦减冷沁，近月已晕厥数次，因所服方系六味重用熟地加凉血、止血、利小便、消肿之品。予曰：上竭下厥，阴阳离绝，八脉不固，肾阳式微。因拟：黄芪一两，当归二钱，芍药三钱，桂枝一钱五分，附子三钱，蒲黄（炒半黑）三钱，甘草一钱。时病人母亲在座，曰：小女从未服桂附等药，气喘用黄芪，血崩用蒲黄，是何深意？予曰：此病气不统血，气血两不维系，当归合黄芪为当归补血汤，乃补气以摄血，桂枝协芍药则暖营建中，桂枝协附子则化气温下，固护真元。此病服阴柔药太多，阴气用事，经隧滋滞凝沍，血不归经。用蒲黄者，在本药性能是以止血者行血，而本方意义则是以行血者止血，合之为补气摄血，温固八脉，以升为降，以通为止。药煎好，迟迟未敢服，入暮，又晕厥一次，无已，乃以予药姑试。初服二调羹，越二时许，无恙，再服二调羹，又越二时，气喘略平，因将余药大半蛊服下。夜半，病者曰：我倦甚，可将靠被撤去，令我稍平，睡下后，熟眠一小时，月来未平卧者，居然平卧，未熟眠者，居然熟眠，醒后气渐平，崩渐少。翌日复诊，原方桂枝加为三钱，芍药加为六钱，去蒲黄，加桑螵蛸三钱，鹿角霜一钱，一星期气平崩止，后以当归内补建中汤、复脉汤等收功全愈。

宦某之爱人，体素薄弱，经事不调，赤白带下，饮食精汁不变气血而化秽浊，由来者久，近年加剧。崩漏频频，暴下如注，色黑成块，肌肉瘦削，皮肤反浮肿，足腿面部肿尤显著，色夭不泽，唇口惨白，喘气矢气，四末清冷，脊膂腰髎酸楚，俨近下痨。抗日战争时期，住重庆某医院治疗，时历半载，所费不资，后虽小愈，尚不了了。胜利后回汉，病又复作，鉴于前此迁延，心殊惧惧，来我处商治。问：中医能疗此病乎？答：带下崩漏，乃妇科常有病，不过此病延久，病重，渐近痨瘵，五液俱涸，八脉不固，精竭髓枯，下元败坏，阴病及阳，气不统血，不仅虚证，且为虚证之甚者，中法当可治愈。诊脉沉迟细弱，血脱气泄，阴阳俱竭，诸虚百不足，拟方重味填补，升固八脉，不刚不腻，半调半摄。方用：当归四钱，杭芍四钱，茯神五钱，杜仲三钱，鹿角霜三钱，桑螵蛸三钱，蒲黄（炒半黑）三钱，广木香一钱，升麻一钱五分，甘草一钱。三剂略安，精神较好。二诊，去蒲黄加蕲艾炭三钱，又三剂，崩减，气渐平调。三诊，加炮姜炭一钱，侧柏炭三钱，四剂崩止。四诊，去姜炭、艾炭、鹿角霜、升麻，加枸杞子、覆盆子、女贞子各三钱，守服二星期，漏下亦愈。治疗历程共计不过一月，后以复脉汤加桑螵蛸、龟胶、鹿胶、紫河车，膏剂收功。此病养血不用芎、地，补气不用参、术，温下不用桂、附，固涩不用赤石脂、禹余粮，均值得探索。盖参、术呆滞，芎、地滋腻，桂、附刚烈，二石顽钝，要非奇经之妥善治法。妇科此证甚多，学者注意。

以上出自《冉雪峰医案》

叶熙春

王，女，三十八岁。七月。富阳。经行半月未止，量多色殷，午后潮热，掌心如灼，心悸头晕，夜寐不安，口干心烦，足跟隐痛，脉来虚数，舌红中有裂纹。肝肾之阴不足，虚火内扰，冲任失固，治拟固经汤化裁。

炒白芍9克　黄柏炭3克　醋炙香附6克　炙樗皮9克　炙龟板15克　炒黄芩6克　侧柏炭9克　地榆炭9克　仙鹤草30克　生地炭15克　地骨皮12克

二诊：经漏已止，心悸头晕减轻，夜寐较安。治以前方去侧柏、地榆、仙鹤草，加旱莲草、女贞子，续服六剂。

师，女，十二岁。九月。上海。年未二七，经汛已临，量多色鲜，延已五旬未净，面容少华，午后有虚潮之热，唇色淡红。冲任已损，有入怯途之虑，亟拟固摄奇经。

熟地炭18克　黄肉5克　煅龙骨12克　清炙黄芪9克　炒白芍9克　炒阿胶珠12克　炙侧柏叶9克　艾叶炭6克　旱莲草15克　陈棕炭9克　煅牡蛎30克　小蓟炭9克

二诊：前方服后，经漏顿止，而潮热未清，脉虚无力。血去阴伤，再拟滋养肝肾，以隶八脉。

熟地炭18克　阿胶珠12克　炒白芍9克　炙侧柏叶9克　旱莲草15克　清炙黄芪9克　小蓟炭9

克　黄芩炭 5 克　制女贞子 9 克

以上出自《叶熙春专辑》

施今墨

余某某，女，31 岁。经期不准，常有淋漓不断之象，此次月经已二十日不止，仍呈淋漓之状，血色淡，且有异味，腰腹时作酸痛，心跳、头昏、身倦、睡眠不稳，阴道时常出血，性交时亦出血，前由市立医院检查为子宫颈息肉，建议手术，患者愿求中医治疗。舌苔薄白，脉象缓弦。

辨证立法：阴道常有出血现象，且性交亦见出血，必属阴道子宫局部疾患，并非月经问题可知，但长久失血，气血两虚，病情将日就缠绵。综观脉证，冲任亏损，不能藏血，血去则阴伤，先贤谓暴崩宜补，久漏宜清，因有未尽之宿瘀潴留于冲任之处，宜去瘀生新，养阴清热。

处方：贯众炭 6 克　陈阿胶 6 克，另熔，分 2 次兑服　龟板胶 6 克，另熔，分 2 次兑服　老棕炭 10 克　黑升麻 5 克　生地炭 12 克　黑芥穗 10 克　熟地炭 12 克　杭白芍 10 克，柴胡 5 克同炒　茅苍术 6 克　川黄柏 6 克　黑山栀 6 克　川杜仲 10 克　川续断 10 克　熟女贞 12 克

二诊：服药三剂，血已减少，惟稀液异味分泌仍多，脉弦转平，前方加煅刺猬皮 6 克再服三剂。

三诊：前方服二剂之后，感觉腹部不适，旋于阴道中脱出如拇指大之暗红色软质肉块，但未见出血增多，仅有血性稀薄分泌物，精神紧张，身倦无力，食眠仍不佳，脱出之组织已送医院做病理检查，嘱仍将第三剂服完，俟检查结果再行复诊。

四诊：一周后携来检查结果，脱落物为子宫息肉，未见癌细胞，经妇科细检，宫颈正常，未再发现息肉。患者体力已弱，拟进调气理血之剂，并嘱注意调摄。

处方：杭白芍 10 克，柴胡 5 克同炒　生熟地各 6 克，酒炒　陈阿胶 10 克，另熔，分 2 次兑服　酒当归 10 克　酒川芎 5 克　粉丹皮 10 克　熟女贞 12 克　朱茯神 10 克　朱寸冬 10 克　玫瑰花 6 克　代代花 6 克

五诊：患者服前方四剂后，精神体力均见好转，食眠俱佳，阴道血液及异味分泌完全停止，脉象平稳。本元日复，冲任渐充，嘱其注意调摄，可不服药矣。

高某某，女，47 岁。近一年来，经期不准，忽前忽后，忽多忽少。本月来潮二十余日未净，量多且有血块，背痛腰酸，头晕耳鸣，心跳气短，食欲不振。四肢无力。舌苔薄白，脉象虚弱。

辨证立法：时届更年之期，忽呈崩下之证，血气大伤，统摄无力。血不达于四肢则酸软倦怠；上不荣于头脑则头晕耳鸣；心血不足则气短心跳。肝不藏血，脾不统血，经期延绵二十余日。心肝脾皆为掌管阴血之脏，治此三脏，当可恢复。

处方：野党参 10 克　野于术 6 克　炙甘草 5 克　炒远志 10 克　土杭芍 10 克　柏子仁 10 克　山萸炭 15 克　莲房炭 12 克　鹿角胶 10 克　川续断 6 克　沙蒺藜 10 克　春砂仁 5 克　川杜仲 6 克　白蒺藜 10 克　生熟地各 10 克　五味子 6 克　五倍子 6 克

二诊：前方服四剂，血已减少，精神好转，食欲增，酸楚减，睡眠甚安，心跳头昏显著减轻，仍有少量血块。

原方去莲房炭，加玫瑰花、月季花各 5 克，再服四剂。

三诊：血已止，症状除，但昨日突然眩晕，恶心，检血压为 80/60 毫米汞柱。遂又觉心跳，仍是血不上荣之证，拟补虚养血法。

处方：党参 10 克　当归身 6 克　明天麻 5 克　白薇 6 克　鹿角胶 6 克　阿胶珠 10 克　远志 6 克　沙蒺藜 10 克　生龙骨 10 克　狗脊 15 克　白蒺藜 10 克　生牡蛎 10 克　菖蒲 5 克　野于术 5 克

董某某，女，22 岁。平素月经尚属正常，十日前因事急怒，又届经期，竟然暴下如注，十日未净，少腹时痛，别无其他症状。脉象大而软。

辨证立法：急怒伤肝，肝为藏血之脏，适届经期，遂致暴下如注，急拟舒肝理血法治之。

处方：鹿角胶 10 克，另烊化兑服　砂仁 3 克　醋柴胡 5 克　阿胶珠 10 克　生熟地各 6 克　杭白芍 10 克　酒川芎 5 克　当归身 6 克　醋蕲艾 6 克　白蒺藜 12 克　炒远志 10 克　炙甘草 3 克

二诊：连服六剂，服至第三剂时血量大为减少，现证只余带下粉色，嘱再服二剂，即可停药。

靳某某，女，29 岁。三年前由于过劳，适届经期，遂致淋漓不断。时少时多，日无间断，色黑紫有血块。腰腿酸楚，少腹坠痛，头晕气短，倦怠无力，经协和医院检查诊断为子宫黏膜下肌瘤，本人不愿手术，故求诊中医设法。舌质淡并有齿痕，六脉沉迟而弱。

辨证立法：月经淋漓不断，业已三年，气血双损，虚寒为祟，血色黑紫有块，非热结之瘀，实系出血缓慢，稽留时久，凝结所致。察其脉沉迟而弱，舌质淡红，均非热证可知，拟升阳补中固涩为治。

处方：米党参 10 克　干姜炭 3 克　蕲艾炭 10 克　苍术炭 6 克　川续断 10 克　黑升麻 5 克　白术炭 6 克　川杜仲 10 克　黑芥穗 5 克　生地炭 15 克　五味子 5 克　熟地炭 15 克　赤石脂 10 克，血余炭 10 克同布包　五倍子 5 克　山萸炭 18 克　鹿角胶 10 克　陈阿胶 10 克　紫厚朴 5 克　炙甘草 3 克

二诊：服药十剂，此间曾血止，为三年来未有之现象，而后血又再来，量甚少，色亦转淡红，头晕渐好，仍觉倦怠。

前方照服，另用仙鹤草 60 克，荷叶 30 克，红鸡冠花炭 60 克，伏龙肝 90 克，煮汤澄清代水煎药。

三诊：又服十剂，出血大为减少，有时如红带，气短心跳，头晕均效，精神亦转佳，腰腿酸楚减轻，拟用丸方巩固。

处方：每日早服定坤丹 1 丸，晚服玉液金丹 1 丸。

以上出自《施今墨临床经验集》

第十一节　经行感邪

北山友松

十七岁女子，初九日发热，初十日见痘，是夜经水适行，二十一日酉时痘发遍身。满面根窝不润，咽喉干渴，肌体尚热，脉浮滑数。用当归、芍药、川芎、葛根、牛蒡子、连翘、木香、生地黄等剂。四物补其血，则红点能润，又理经水。葛根解其肌，则脉自能和，兼行阳明。牛

蒡、连翘化痘毒，以治十二经之火。香可以去秽，故用木香而净其经水之污。轻可以治实，故佐葛根而治其肌表之壅，又木香能行血药之滞，芍药善敛轻发之气。

《北山医案》

黄述宁

杨姓妇人，感冒时邪，适当经到，去血甚多，血没于初，七日服他医之药，自顶至足，大汗淋漓，神昏谵语，直视摇头，肉瞤筋惕。予按：经水当期而到，因客热动血，大损其荣，与不当期而到，及方到而忽止，列于血室条者，大有间别。其客邪混于三焦者，固已随血而去，乃因荣液亏虚，阴阳未复，此时若给以浆粥，兼进和荣养血之剂，一二日可愈，医者不察，仍用时邪通套之剂，以致汗出不止，复伤其卫。《内经》谓"血夺忌汗"之是矣，乃投以枣仁三钱，佐以麦冬、五味、远志、归、地之品，二服人事俱清，瞤惕皆止。询其年三十六岁，幸体强血富，而获效耳。

《黄澹翁医案》

第十二节　经行发热

黄堂

翁，女，五十三岁，八脉交虚，恙久阴阳偏胜，正值经行，水愈亏而阳愈亢，热势转甚，腰楚怯弱，良有以也。年逾五旬，冲任八脉交虚，脉形尤数，宜育阴和阳。

金石斛　女贞子　白芍　茯神　大枣　细生地　旱莲草　牡蛎　杜仲　湖藕

复诊：前方颇适，但久虚不复为之损，幸胃纳稍振，所谓精生于谷，亦有生长之机，望其一阴来复如何？

三才汤加茯神、牡蛎、川石斛、女贞子、枣仁、白芍、玫瑰露、藕肉。

《黄氏纪效新书》

魏长春

冯尚高之女，年十六岁。住和尚桥。

病名：经期潮热。

原因：血热气郁，每月经水届期，身必发热。

证候：潮热，腹痛便闭。夜梦不宁，兹值经来，身热更盛。

诊断：脉弦，舌红。血热瘀留，子宫炎之证也。

疗法：清热疏滞破瘀。

处方：柴胡二钱　薄荷一钱　丹皮二钱　焦山栀三钱　赤苓三钱　元明粉三钱　白薇三钱　桃仁三钱　杜红花三钱　制大黄三钱　竹茹三钱

效果：服药后，得泻，经行痛止，热退病痊。

炳按：此证若体强者，用此方效更速。若怯弱者，易丹栀逍遥散，服四五帖亦效，即逍遥散，加焦山栀、丹皮。

《慈溪魏氏验案类编初集》

方公溥

刘女。七月五日诊：月事将净，寒热微见，咳嗽缠绵，法当清经理肺。

白当归9克　粉丹皮4.5克　地骨皮9克　白芍药9克　大生地9克　云茯苓9克　炙甘草4.5克　仙半夏4.5克　川贝母9克，去心　炙冬花9克　香青蒿9克　枇杷叶9克，去毛，包

七月七日复诊：经净热解，带下颇多，咳嗽未愈，再与理肺束带。

处方同前，除粉丹皮、生地、枇杷叶、青蒿、加炙紫菀9克、淮山药9克、左牡蛎15克、花龙骨15克。

七月二十八日又诊：月事将近，寒热乍发，胸闷，气逆，咳嗽痰阻，法当理肺调经。

全当归9克　香青蒿9克　白芍药9克　冬桑叶9克　紫菀肉9克　生甘草3克　瓜蒌皮9克　象山贝9克　广橘络9克　全福花9克，包　光杏仁9克　枇杷叶9克，去毛，包

《方公溥医案》

第十三节　经行头身痛

费伯雄

某。男以肾为先天，女以肝为先天。盖缘肝为血海，又当冲脉，故尤为女科所重。营血久亏，肝气偏胜，冲脉受伤，每遇行经，尻胯作痛。抱恙日久，不易速瘳。急宜养血柔肝，和中解郁。

全当归　杭白芍　茺蔚子　大丹参　玫瑰花　制香附　黄郁金　台乌药　云茯苓　冬白术　怀牛膝　蕲艾绒　合欢皮　降香片　荞饼

《费伯雄医案》

陈菊生

经来作痛，有腹痛，有遍身痛，有小腹痛，有经前痛，有经后痛，有经未尽作痛，有经已尽作痛，有吊阴痛，有小便痛，其形不一，所因亦殊。壬辰，余寓都门，有王姓妇，经来月迟一月，遍身疼痛，形色不鲜，恶寒喜暖，证情颇重，来延余诊。切其脉，虚而迟，知是阴血素亏，复感寒邪所致。用当归、川芎、乌药、白芷、干姜、川椒、陈皮、柴胡、炙草、白术为方，数剂，经来渐早，痛势亦轻，后去川椒，加熟地、白芍，调治而愈。乙未，上海有李姓妇，每月经水先期而至，淋漓不尽，腹中攻痛不堪，余诊之，脉数舌绛，知是性躁多气伤肝，而动冲任之脉，合九味四物汤、滋阴丸意为方，数剂，经来少缓，痛势亦平，后仍前方加减，调治而痊。或问："经水者，阴血也。妇人以血为主，而中气多郁，郁斯滞，滞斯痛，始治宜耗气益血。"余曰："不然，当随时论证耳。夫气为血配，气热则血热，气寒则血寒，气升则血升，气降则血降，气行则血行，气滞则血滞。果系郁火，气盛于血，不妨用香附散、肝气散与木香、

枳壳、槟榔之类，行气开郁，若夫气乱须调，气冷须温，气虚须补。男女一般。阳生则阴自长，气耗则血亦涸耳。岂可专耗其气哉！"

《诊余举隅录》

魏长春

陆吉人君夫人，年二十一岁。五月二十五日诊。

病名：寒客胞中。

原因：经来之后，血府空虚，风寒客之，遂患寒热，头痛肢酸，病已二旬。前医杂进凉药，风寒被遏内闭。

证候：肢冷足痹，不能行动，结胸腹满，胃呆，耳聋沉眠，神识日清夜昏。

诊断：脉弦软，舌淡红。脉证合参，是寒客胞中，即樊星环先生，所谓寒入血室证也。

疗法：用当归四逆汤加减，温通血海寒闭，藉以外达少阳。

处方：当归三钱　桂枝一钱　赤芍三钱　炙甘草一钱　北细辛三分　通草一钱　荆芥二钱　丹皮二钱　朱茯神四钱　杜红花二钱　鲜桑枝一尺

次诊：五月廿六日。神识清楚，沉迷已醒，胸胁满闷亦舒，耳聋稍聪，四肢未知，畏寒不渴，便闭。脉象迟缓，舌色红润，血海被寒所袭，不能温养肢体，故肢厥畏寒也。再拟温养血分。

次方：当归四钱　桂枝一钱　生白芍三钱　炙甘草一钱　荆芥一钱　防风一钱　秦艽二钱　丹参三钱　朱茯神四钱　川芎一钱　鲜石菖蒲一钱　明天麻一钱　杜红花二钱　鲜桑枝一尺

三诊：五月廿七日。血得温养，神清肢暖，便闭不渴。脉象迟软，舌淡红润。迟脉为寒，软脉属虚。血因寒凝，肠滞便闭。当和活血行滞润肠法。

三方：当归四钱　生白芍三钱　桂枝一钱　广地龙二钱　炙甘草一钱　丝瓜络二钱　橘红络各一钱半　川贝二钱　秦艽三钱　防风一钱　杜红花三钱　桃仁三钱　柏子仁三钱　朱茯神四钱

四诊：五月廿九日。大便解后，四肢和暖，稍得行动，身倦乏力。左脉滑，右脉缓，舌红。按厥阴中风，脉微浮为欲愈。今左脉滑，即属浮象。右脉缓，为脾胃失和，营卫渐调。真气未复，腠理不实，还宜善自颐养，尚防变端。

四方：西归身三钱　生白芍四钱　川芎一钱　黄菊花三钱　钩藤三钱　柏子仁三钱　橘红一钱　明天麻一钱　秦艽二钱　桑叶二钱　茯神四钱　丹皮二钱　丹参三钱

效果：服药后病愈。

炳按：经后血府空虚，风寒客之，乘虚袭入，仍宜温通血脉，宣行滞气，俾寒气行，诸疾自失。

《慈溪魏氏验案类编初集》

章成之

戴女。每值经之将行，身心总感不快，头痛，脘闷乳胀，此证古人称为木不条达。其实神经过敏者，受经期影响每作此状。此方为疏肝理气而设，亦调畅其神经之意

醋柴胡3克　白芍9克　川芎4.5克　明天麻3克　延胡索9克　川楝子9克　老苏梗6克　制香附

6克　香甘松3克　旋覆花9克，包　香橼皮9克

《章次公医案》

第十四节　经行风疹

邵杏泉

血分颇热，风湿相搏，每逢天癸来前发有风疹。治以养血祛风化湿。

细生地　丹皮　陈皮　桑叶　茅术　归身　赤芍　半夏　黑芝麻三钱

二诊：天癸将来之候，风疹复发，舌白黄厚，风邪挟痰为患。

茅术　知母　细地　丹皮　牛蒡　黄柏　地肤子三钱　桑叶　赤芍　橘红

《三折肱医案》

第十五节　逆经

郭右陶

沈弘先内人经期发热。鼻血如注，昏迷沉重，肚腹作胀。延余诊之，脉伏，余曰："兼痧而经逆者也。"弘先善放痧，刺腿弯二针，出紫黑毒血，不愈。余用桃仁、红花、独活、细辛、山楂、香附、青皮，加童便饮之，经行，调理而愈。

《痧胀玉衡》

何书田

癸水自幼未通，鼻衄时作，兼有癥癖。此倒经之候也。若论治法，惟有温养肝肾而已。

上肉桂　炒熟地　山萸肉　枸杞　怀膝　紫石英　炒艾绒　炙龟板　全当归　丹参　乌贼骨炙

《簳山草堂医案》

林佩琴

沈氏。按月倒经，血出鼻口。此由肝火上迫，不循常道。宜抑肝火，导归冲任，可使下行，此即搏跃过颡之理。拟四物汤去川芎，其当归用醋制，加生熟山栀各二钱，丹皮二钱，黄芩、枳壳各钱二分，降香、甘草各一钱，郁金五分。每月经前服四剂，后得转逆为顺。

《类证治裁》

陈虬

永嘉贾楚玉尊政，黄漱兰先生令爱也，孕十四月而不产。永瑞医者日从事于养胎诸剂，而胎终不长不产，因乞予以卜产期。脉之两手均见浮洪，唯左手关稍弱，审其胎前并无弄胎试月

诸候，唯恶心至今未除，心颇疑之，因自勘曰："以为胎耶，何孕已逾年，屡服补剂，而胎终不长？以为病耶，岂有经停年余，而起居食息，步履色泽毫无病状者？"继而思之，孕二三月而呕吐恶心者，盖胚胎初结，血难骤下，故壅而上僭也。迨四五月，则血渐下行荫胎，而恶心愈矣。今十四月而此候尚在，血逆已甚，况脉又浮洪，于法当病倒经。问向有齿血鼻衄否？皆答以无。忽忆喻江西治杨季登二女案，因再问曰："比来身常得汗否？"曰："汗虽常有，但不甚沾濡，不以为意也。"予作而起曰："得之矣！此病结瘕而患逆经，医不细察病情，故往往悖谬，请竟其说，以解众疑。"按《病源候论》，称癥瘕之病，不动者直名曰瘕，即此病也，故虽十四月，而不动不长，内病瘕而外无病状者，经自行也。凡妇人病，经犹未止，病虽甚可治。今经不行，非果经停也，经逆行旁溢，人自不察耳，盖汗出于心，而心实主血，汗血本属一家，故伤寒家每指血为红汗，若知平时所沁之汗即血，血即是经，则此病不过逆经结瘕，无他故也。盖妇人终身病瘕，而一切如常者，比比皆是，又何独疑于此之经停十四月，而无病状哉？方以木通二钱、莲子（带心）七枚、正阿胶钱八分、生白芍钱五分、白及末八分、麻黄根七分、浮小麦钱五分，清心敛肺、养血止汗之品，先收其汗，十剂而汗果止。继以当归钱二分、杞子三钱、阿胶二钱、龟胶二钱、生灵脂（杵细）八分、桃仁二钱、新绛七条，养肝滋肾、活血通经之剂，以通其经，十五剂而月事果来。命将本方分半守服，二十剂，按期而经水又来，于是群疑始释。翌日，予制一破积消瘕之方，令其合丸守服，渠家见皆攻伐猛烈之品，畏不敢服，宁甘带病延年。盖血足经行，瘕已无几，故渠惧攻中止。仆尝谓认证之诀，当于反正疑似处辨别明白，自解自难，久之自有一种真正道理，横飞跃出，焕然于心目之间，特非多读书，多临证者，亦断不能有此境耳。吁！安得潜心医学者，与之参究其间哉！

《蛰庐诊录》

柳宝诒

庞。营气不畅，肝火上行，血从清道而溢，脉弦数内热，少腹痛，此倒经病也。当畅气调营、疏泄木火。

金铃子酒炒　延胡索醋炒　广木香　炒归尾　桃仁泥　长牛膝红花煎汁拌炒　炒丹皮　黑山栀　鲜生地薄荷同打　丹参　青皮　茅根肉

《柳宝诒医案》

方耕霞

丁。当癸事之期而吐血。厥阴之气逆行也。姑降逆通营以平肝木。勿加咳嗽，尚易图治。

蒲黄炒阿胶　旋覆花　沉香汁　血珀　醋炒五灵脂　风归尾　姜山栀　香附　韭汁炒大黄　代赭石　风丹皮

再诊：肝气逆行而吐血，须顺降通营，不可以寒凉遏之。盖木性喜升，愈遏愈逆，其势然也。前方既合，姑且守之。

前方去五灵脂，加醋炒黑大豆、白芍。

归。逢癸事至必鼻衄，俗所谓倒经也，脉右尺独大，厥阳之火挟君火上乘，拟熄之降之。

细生地　归身　延胡　香附　砂仁　韭汁炒大黄　陈皮　丹皮　白术　炙草

以上出自《倚云轩医话医案集》

邵兰荪

经停两月，脉沉涩，咳血气促，脘中空闷。此属倒经，宜清降为主。

苏子一钱五分，杵　光杏仁三钱　桑叶三钱　紫菀二钱　川贝二钱　白薇一钱五分　栀子三钱　炒知母一钱五分　侧柏炭三钱　降香五分　丹皮一钱五分　引鲜荷叶一角　二帖

《邵氏医案》

曹南笙

某右。冲年天癸未至，春阳升动寒热衄血，平昔溺后腰痛，耳目甚聪明，先天质薄，阴本难充易亏，最多倒经之虑。

乌骨鸡　生地　白生芍　茯神　天冬　知母　牛膝　茺蔚子　女贞子　阿胶

上药除阿胶用水煎汁，乌鸡去毛翅，另以童便一碗、青蒿汁四碗、醇酒两碗、米醋一碗同煮，再加入煎药汁收膏，入阿胶收炖，暖服五钱。

《吴门曹氏三代医验集》

贺季衡

朱女。倒经数年，每月由左鼻而出，腹中先痛，间吐食物酸水，脉弦细，舌红。当从肝胃两治。

当归二钱　大丹参二钱　川郁金二钱，炒炭　延胡索一钱五分　川楝子一钱五分　白蒺藜四钱　大白芍二钱，吴萸三分拌炒　大生地五钱　生香附一钱五分　新红花八分

马女。血热，肝失条达，痰气又薄结于中，每值经行，必先鼻衄，遍体痛，两乳痛，少腹结胀，脐突，或音嘶，或胁下痛，脉弦滑，舌苔浮黄。业经数年，难图速效。

当归二钱　大丹参一钱五分　川郁金二钱　青陈皮各一钱　大白芍二钱　川楝子一钱五分，醋炒　旋覆花一钱五分，包　川断肉四钱　白蒺藜四钱　柴胡一钱，醋炒　云苓三钱　金橘叶廿片　红枣三个

华女。倒经由鼻口而出，按月以行，血块磊磊，少腹胀满，脘闷厌食，左耳流脂，脉弦细，舌红中黄。肝家气火上升，冲脉不通所致。当清肝泄热，导血下行。

鲜生地八钱　桃仁泥一钱五分　藏红花五分　大丹参二钱　粉丹皮一钱五分　郁金炭二钱　淮牛膝一钱五分　黑山栀二钱　京赤芍二钱　当归二钱　藕二两　佛手八分

另：八味逍遥丸二两，四物丸二两，和匀。每服三钱，开水下。

以上出自《贺季衡医案》

张山雷

胡右。及笄年岁，汛事未行，忽尔衄血大涌，渐以面浮足肿，全体俱膨。此血络不疏，挟

水汹涌，本非轻恙。再授泄水化瘀，病机稍转，身肿已减，脉弦沉涩，舌不腻，宜踵前意，无事更张。

生延胡6克　全当归4.5克　台乌药4.5克　生紫菀6克　杏仁9克，打　炒车前9克　五加皮9克　茜草6克　小蓟6克　路路通6克　木蝴蝶3克　杜兜铃4.5克　楂肉炭二钱

另冬瓜皮240克、杉木片30克、丝通草15克，三物先煎代水。

二诊：衄后足肿面浮，是肝肾阴亏，而肺亦失展布之职。脉左弦搏，舌不甚腻，证非易疗，姑再宣肺金以通水道。

杜兜铃4.5克　生桑白皮12克　条子芩6克　肥知母4.5克　生延胡6克　生楂肉6克　生研代赭石12克，包煎　五加皮9克　路路通6克　广郁金6克　干地鳖虫3枚

另兰田三七2.4克，研细末，分二次药汁吞；冬瓜皮15克、大腹皮15克、丝通草四钱，三物煎汤代水。

《张山雷专辑》

魏长春

陈友富之妻，年十六岁。八月二十七日诊。

病名：伏暑倒经。

原因：伏暑内蕴，新凉外束。

证候：恶寒发热无汗，便闭三日，鼻衄呕吐，经水先期而至。

诊断：脉象滑数，舌红苔薄黄。伏暑热炽，迫血妄行也。

疗法：清热凉血通腑，凉膈散合桃仁承气汤加减。

处方：鲜淡竹叶三钱　薄荷一钱　连翘三钱　黄芩三钱　焦山栀三钱　生大黄四钱　元明粉四钱　桃红三钱　生甘草一钱　鲜生地八钱　银花三钱

次诊：八月廿八日。昨服药后，下酱类六七次，经水仍行。微有寒热，咳嗽牵引腹痛，微汗，胃呆，口干。脉象滑数，舌红润，苔薄黄。用柴胡白虎汤合青蒿鳖甲汤加减，便厥阴伏热，外达少阳。

次方：柴胡二钱　黄芩三钱　西党参三钱　炙甘草一钱　制半夏三钱　生石膏八钱　知母四钱　鲜生地八钱　银花三钱　青蒿三钱　炙鳖甲八钱

效果：服后热退病瘥。

炳按：前证伏暑热升，倒经鼻衄，清暑降气，凉血逐瘀，故诸证即平。

董姑娘，年十四岁。四月二十五日诊。

病名：倒经吐血。

原因：学校读书，体操跑跳受伤，冲气上逆。

证候：咳嗽潮热，经来极少，上逆吐血衄血。

诊断：脉弦滑数，舌红。冲脉上逆咯血，病名倒经。

疗法：清热降冲破瘀。

处方：参三七一钱，研吞　鲜生地八钱　天花粉八钱　赤芍三钱　丹皮炭三钱　大黄炭三钱　玄参八钱　益母草三钱

次诊：四月廿六日。得泻热从下降。吐血衄血皆止，经来稍多。脉滑舌红，咳嗽未已。仍拟和营降逆法。

次方：参三七一钱　女贞子三钱　旱莲草三钱　赤芍三钱　丹参三钱　益母草三钱　茯神三钱　米仁八钱　瓜蒌皮三钱　苦杏仁三钱

三诊：四月廿八日。咳嗽未止，经水仍来，脉滑舌红。拟清肺凉血法。

三方：桑白皮三钱　枇杷叶五片，去毛　生甘草一钱　杜百合三钱　白芍三钱　瓜蒌皮三钱　白茅根三钱　女贞子三钱　旱莲草三钱　苦杏仁三钱

效果：服后咳嗽止，胃苏病痊。

炳按：此证初治，用丹栀逍遥散亦极效，倒经即下行。

以上出自《慈溪魏氏验案类编初集》

汪逢春

王女士，十四岁，二月二十六日

年已二七，癸事未通，每月必见鼻衄，流血甚多。衄血不至，则一身疼痛。病属倒经。亟以通利百脉，调达冲任。

鲜金斛一两，先煎　赤芍药钱五　真郁金二钱　藕节廿个　鲜生地一两，苦楝子钱五同炒　真归须三钱　四制香附三钱　苏子霜钱五　怀生膝三钱　焦山栀二钱　粉丹皮钱五　丝瓜络三钱

张右，二十一岁，九月八日。

月事瘀黑，鼻干有血，牙痛阵作，两脉细滑而涩，饮食二便如常。病属血凝气滞，拟以调气通络。

鲜怀生地五钱，苦楝子钱五同炒　四制香附三钱　怀牛膝三钱　鲜佛手三钱　赤芍药钱五　真新绛钱五　枯子芩钱五　嫩桑枝五钱　小青皮钱五　真归须三钱　藕节廿个　丝瓜络三钱

益母丸二丸，匀两次，药送下

二诊：九月十二日

月事渐畅，其色瘀鲜不一，鼻血止而牙痛亦愈，两脉细弦而滑。再以前法加减。

怀生地三钱，苦楝子钱五同炒　四制香附三钱　枯子芩钱五　鲜佛手三钱　赤芍药钱五　真归须三钱　藕节廿个　怀牛膝三钱　小青皮钱五　真郁金钱五　延胡索钱五　丝瓜络三钱　嫩桑枝五钱

益母丸二丸，匀两次，药送下

以上出自《泊庐医案》

孔伯华

李女，九月十五日。湿热过盛，经络被阻，上犯肺络，经停两月，渐致逆经呕血，舌苔白腻，脉象滑数兼弦。宜柔肝降逆，导血归经法。

鲜茅根两　旋覆花三钱　代赭石三钱　炒粉丹皮二钱　知母三钱　鸡血藤五钱　方通草钱　橘核三钱　桃仁二钱　杏仁二钱　赤小豆五钱　川牛膝三钱　苏子二钱　生滑石块四钱　血余炭三钱　藕两

《孔伯华医集》

章成之

谢女。经停四月，代偿于口鼻而出。比来腹感胀痛，色、脉皆无虚象，可攻。

泽兰叶 9 克　蓬莪术 9 克　赤芍 9 克　川芎 6 克　王不留行 9 克　紫丹参 9 克　桃仁泥 12 克　当归 9 克　丹皮 9 克　粉甘草 3 克　大黄䗪虫丸 12 克

张女。漏红，见鼻衄而量多，病者自以经停四月为妊娠，故不以鼻衄为倒经。

生地榆 9 克　干地黄 15 克　仙鹤草 9 克　旱莲草 9 克　生侧柏叶 12 克　冬青子 9 克　栀子炭 9 克　干荷叶 6 克　白茅根 1 扎　蛤粉炒阿胶 12 克　石斛 15 克　黑木耳 12 克

何女。月经愆期十日，鼻衄，此为代偿性月经。患者少腹胀痛，是为瘀阻，可用催经剂。

丹皮 9 克　桃仁 2 克　当归 9 克　川芎 6 克　泽兰 9 克　茜草 6 克　苏木 6 克　生蒲黄 6 克　台乌 6 克

《章次公医案》

王文选

谈某某，18 岁。学生。1952 年 7 月 21 日初诊。

患者于去年冬初，突然流鼻血，量不多，每日午后二三次。三天后月经来潮，量少色红，三天而净，余无不适，嗣后每月如此。自今年来，鼻血逐渐增多，齿龈肿胀出血，五天即止；月经继之而来，量极少，仅数滴即过。每逢经期，胸胀甚，心情悲伤，心神不安，欲坐思行，欲走思坐。如此，等经过后四五日，少觉舒适。身体佳良，面色红润，脉象弦，舌红少苔。虽曾治疗多次，效果不甚显著。脉证合参，此乃年少气血旺盛，秉性倔强，嗜食辛辣，肝气横逆，迫血妄行。治宜泻肝清金。处方：

天冬 4.5 克　远志 6 克　柴胡 3 克　沙参 4.5 克　连翘 3 克　山栀 3 克　知母 3 克　羌活 3 克　白芷 3 克　胡连 1.5 克　甘草 1.5 克

7 月 26 日二诊：服药三剂，月经已过，以知柏地黄丸，每日二次，每次 9 克，开水空心服下，连服半月。

8 月 18 日三诊：经前又流鼻血，但经量多色深红，继服初诊方三剂。

8 月 24 日四诊：经净，再以知柏地黄丸如前服之，接着服丹栀逍遥散一周。如此治疗两个月经周期，前后共治四月而愈。

《中医医案医话集锦》

第十六节　经行便血

李绎

咸丰己未治一妇，年二十余，患奇证。每当泛期，腹中痛连少腹，引入阴中，小便淋沥，其经血不行于前阴，反从后阴而行，二三日腹痛已，淋沥亦稍愈，然淋沥则常发，次月当期亦如是。余窃议此证与交肠相似，而淋证有五，多属热，交肠证是阴阳失于传送，大小二便易位而出，若交肠然。古用五苓散，专为通前阴而设也，虽淋证亦可通用，而此证经血不行于前阴，又与交肠似是而非者也。检诸书，惟丹溪治一妇嗜酒，痛饮不醉，忽糟粕出前窍，溲溺出后窍，此则前窍患淋，后窍行经，又似可相通者也。彼用四物加海金沙、木香、槟榔、桃仁而愈。余以此方去槟榔，加元胡、牛膝、车前、甘草梢，欲通经于前阴，兼可治淋，淋虽小效，讵经血仍复如是，再四思维，情实难解。后偶阅《伤寒集注》舒诏答门人论云：此太阴脾气虚弱，不能统摄，少阴真阴素亏，阴寒内结而为腹痛，侵入厥阴则痛连少腹，引入阴中，其证总为三阴寒极，阻截前阴，经血不能归于冲任，而直趋大肠，宜用参、芪、苓、术大补中气，附、桂、姜、砂以驱少阴之寒，吴萸、川椒以散厥阴寒结，更加山药、芡实兜涩大肠，香附、万年霜引导前阴，一定之理，余始得其法而进退之，调理数月，果经调而孕叶，连产二女一子，世俗所谓得来全不费功夫，可见业医者不可不博览群书，以广其见识。

此的系奇证，吾兄此方施治，立奏奇效，余亦见未到此，斯可为留心医学者开一法门。_{寿山}

《医案偶存》

第十七节　经行乳胀

柳宝诒

平。向患经行之前，两乳核痛，已属肝气不和之病；此次脘腹撑胀块痛，经行后少腹板滞，酸痛愈剧，营络瘀阻，恐其郁久暴崩。拟与通络和瘀。

金铃子肉_{小茴香煎汁，炒}　延胡索_{醋炒}　归尾　桃仁　长牛膝_{红花酒拌炒}　橘络　丝瓜络_{乳香酒煎拌炒}　丹参　青广木香_{桂枝煎汁拌炒}　益母草　香橼皮　白芍

《柳宝诒医案》

张汝伟

季右，年三十，宁波。肝气郁滞，胃受其侮，荣血滞而流行不畅，经事愆期，乳中结核胀痛，头晕目花，白带淋漓，屡服平肝养血通瘀之品，胀痛依然，拟柔肝和胃治之。

逍遥丸_包　粉归身　阿胶珠_包　云茯苓　制女贞子_{各三钱}　土炒白芍　土炒白术　炒枳壳　制香附_{各钱半}　炒川芎_{一钱}　淡吴萸_{六分}　绿萼梅_{五分}

本证治末：季妇之夫，为中药肆职员，因经停，自服茺蔚、延胡、三棱、莪术之品，经不至而乳愈胀痛，服前方二剂，经通乳块亦消。

方义说明：大凡血之不通，气为之滞也。经曰：气为血帅，气行则血亦行。经之不来，血之郁也。乳之作胀，气之结也。徒攻其血，愈伤其气。今用逍遥丸，解肝之郁，以理其气，四物去地加阿胶，以养其血，云苓、白术、枳壳、香附和气化湿，用吴萸以温养之，萼梅以疏达之，自然取效。

《临证一得》

第十八节 经断前后诸证

北山友松

一官家妇人，常患两胁有物冲上膻中，则口中干燥，头痛目眩，面热足冷，大便常涩少。诸医治十一年矣，或止或发，不能去根，少有思虑则发，又不饮食，命予诊之。两手弦数六动余矣，予曰："此肝气有余以致矣。"一医曰："某常诊多年矣，此生成脉矣。"予曰："岂有是哉？人长脉迟，年老脉缓，是其常也。此必前医补之过也。"以小柴胡汤去人参，加川芎、地骨皮、槟榔子、枳壳、青皮，七帖，而胸宽上部病减半。仍用香附四制合大黄四制为丸，服二百余丸，用煎汤送下，大便顿解，目眩如忘，通身发斑瘙痒，脉五动矣。予曰："脉动如此，必有十全。虽想前医用调经补血热药峻补多年矣，行年五旬余，经水不断，以前发热，今发斑者，乃血燥而然。有物冲上者，乃瘀血也。"用四物汤合小柴胡汤，加牛膝、红花、桃仁、香附、黄柏作大帖，顿饮四帖，下瘀块如碗者数次，连下紫黑臭脓经水。十余日后，诊脉只四动半矣。予知证痊，用川芎、当归、酒香附、黄柏数十帖收功。

《北山医案》

曹南笙

某右。天癸当止之年，经来淋漓不断，乃阴衰阳动，入秋深夜寐甚少，汗泄四肢胸臆，夫冲脉隶于阳明，其气行于身前，阳明脉空，阳越卫疏，阴火升举，当宗丹溪补阴丸或虎潜丸之属，久病投汤太过恐妨胃耳。

早服丹溪补阴丸四钱。

《吴门曹氏三代医验集》

章成之

赵女。已届更年期，精神上起变化，有时血压偏高；气候转变，则腰臀酸痛。

全当归 6 克　杭白芍 12 克　明天麻 9 克　稽豆衣 12 克　山萸肉 9 克　潼沙苑 9 克　炙草 2.4 克　生麦芽 12 克　大枣 5 枚

《章次公医案》

叶熙春

张，女，四十六岁。山海关路。妇人年近七七，阳气将衰，阴血亦弱，癸水月减，知将终止，亦不为病。惟阴虚者多火，形瘦者偏热，阴虚火旺，木易刑金，肝木发泄太过，金气敛肃失常。气冲而成咳，痰泛而成嗽，气火夹痰上溢，咳嗽并作，头胀而痛，胁塞作疼。甲木不靖，土德不充，消化不力，有时脘胀而痛，有时嗳气泛酸。两寸脉弱，右关不振，左关弦劲，舌绛无垢。入冬滋补，当调五行之偏胜。

紫石英120克　滁菊60克　淡秋石45克　炒大生地90克　蛤壳120克　制女贞子90克　制远志40克　丹皮45克　煅磁石240克　熟地炭120克　龙齿120克　预知子90克　橘红络各45克　天冬90克　米炒麦冬90克　杜仲120克　石决明240克　川贝60克　米炒北沙参90克　百合120克　米炒上潞参90克　杭芍60克　炒枣仁60克　炒沙苑蒺藜90克　当归90克　甜杏仁60克　于术60克　青葙子90克　炙白薇90克　野料豆衣90克　川断90克　红绿萼梅各30克　白果肉、红枣各120克　龟板胶75克　阿胶90克，共炖烊，收膏入　冰糖300克，收膏入

《叶熙春专辑》

施今墨

邢某某，女，49 岁。月经于本年初断绝。此后即时觉周身酸楚，倦怠不适，头痛，乳房痛，且在硬核，大便燥，食睡尚佳。舌苔正常，脉象弦涩。

辨证立法：更年之期，月经闭止，时见营血不调之证，故周身酸楚疼痛，拟用活血通络法为治。

处方：酒川芎5克　酒当归10克　制乳没各6克　桂枝1.5克　薤白10克　豨莶草10克　柴胡5克　全瓜蒌20克　炮甲珠10克　杭白芍10克　炙甘草3克　山慈菇10克

二诊：服药二剂，除周身酸楚见效外，余证依旧，拟前方加力，并施软坚散结以治乳房硬核。

处方：桂枝1.5克　薤白10克　酒川芎5克　柴胡5克　全瓜蒌20克　酒当归10克　杭白芍6克　生鹿角12克　炮甲珠10克　片姜黄6克　白蒺藜12克　白僵蚕5克　山慈菇10克　制乳没各6克　炙甘草3克　蔓荆子6克

三诊：服药颇效，遂连服八剂，头已不痛，全身感觉舒畅，乳房痛减，硬核尚未见消，大便一日一次已不结燥。用前方加5倍量配制丸剂，早晚各服10克，冀其痊可。

《施今墨临床经验集》

第十九节　年老经断复行

何书田

年逾六旬，经水迭至，冲任八脉伤矣。防腹痛成瘕。

上肉桂　黑归身　焦白芍　生杜仲　煅牡蛎　熟地炭　炒枸杞　五味子炙　紫石英　海螵蛸

《簳山草堂医案》

王旭高

潘。年近六旬，天癸久去而反频来，是谓脱营。脱营者，元气极虚不能固摄，血从外脱也。又名下竭，故腰痛如折。下竭者必上厥，故面赤、火升、发热也。血属阴，阴虚则阳亢，故脉弦硬无情。其脉愈数，其阴愈虚。夏令一交，阳亢无制，恐致水涸龙飞，难为力矣。

阿胶赤石脂拌炒　牡蛎　海参　鱼胶米粉炒　元精石　沙苑子　贡菜洗淡　猪腰子酒洗　茯神

龟板胶_{余粮石拌炒}　生洋参_{元米炒}

朝服震灵丹二钱，暮服威喜丸二钱。

渊按：吴鞠通法也。妙以咸降有情之物补下焦精血。

《王旭高临证医案》

陈在山

病者：冯姓妇，五十岁，奉天牛庄城内人。

病名：老人复经。

原因：暴怒伤肝，郁久化热，血热妄行之故。

证候：腰膝酸痛，手足麻木，头晕口燥，不思饮食，体倦心烦，经水骤然来行。

诊断：经曰：女子七七任脉虚，太冲脉衰少，而天癸竭，地道不通，故形坏而无子也。今已经断三年，一旦复来甚旺。或以肝盛脾衰，冲任二脉不得土气荣养，而受肝邪扰害，久则二脉空虚，必化无形之热，蔓延三焦而入血室也；或以暴怒伤阴，邪趁阴虚，冲动血络，致使血行经道，应期而至也。此脉左手坚弦有力，右手软大而数，蕴热可知。此刻虽有腰膝之患，然以肝盛脾衰，宜忌用补剂，而通俗之治常进以补剂，故不能为功也。溯本穷源，肝未平，热未清，补则上实而下愈虚，血不归源，故泛溢也。欲止其经，使血归源，宜先平肝化热为主，健脾开郁次之，俾周身之经络通畅，二脉融和，则无冲动血络之患矣。

疗法：以加味逍遥散煎汤服之。方中有归芍养血平肝，术草和中益土，柴胡升阳散热，茯苓理脾宁心，阿胶补冲任之虚，薄荷舒肝胆之热，再益丹皮、栀子泻火以清血道，少许红花、桃仁去瘀以生新血，减去鲜姜，恶其辛散。

处方：当归_{五钱}　酒芍_{三钱}　柴胡_{三钱}　茯苓_{四钱}　白术_{三钱}　甘草_{二钱}　薄荷_{钱半}　丹皮_{三钱}　黑栀子_{三钱}　阿胶_{三钱}　红花_{五分}　桃仁_{七个}

结果：初服二三剂时，较前血行愈多，又服二三剂后，下紫黑块一二日，再服数剂，竟得全愈。

《医学杂俎》

沈绍九

年逾五十，因怒气伤肝，郁而生热，迫血妄行，致经绝复来，心烦易怒，口苦，脉弦数，宜疏肝泻热。

薄荷梗_{一钱五分}　川郁金_{二钱}　丹皮_{二钱}　栀子_{二钱}　赤芍_{三钱}　竹茹_{三钱}　甘草_{一钱}　鲜藕_{二两}柴胡_{一钱五分}

按：方用丹栀逍遥散加减。因血分有热，故去煨生姜、当归；血去阴伤，故不用白术、茯苓；加鲜藕、竹茹以凉血清热。

《沈绍九医话》

章成之

朱女。花甲以外之人，天癸已绝，月内漏红再再，腰酸，少腹沉坠。此病理性出血，更恐子宫实质病变生瘤、生癌。此方增加血液凝固，预防大冲。

生熟地各15克　墨旱莲12克　乌贼骨30克，煅，先煎　冬青子12克　杜仲9克　生阿胶24克，烊化，分2次冲　川续断9克　黑大豆30克，煎汤代水　震灵丹9克，分3次吞

《章次公医案》

第一百五十一章　带下病

第一节　白带

秦昌遇

一妇患淋带，头作眩晕，腰痛如折，尫羸倦怠，六脉虚涩。当作血虚证治，为血少不能荣肝，肝木根虚，安得不动摇耶？宜调其淋带则眩自止，所谓培其本也。四物加续断、茯苓、白术、牛膝、杜仲、甘菊、椿皮。

《秦景明先生医案》

何书田

产后失调，肝肾八脉俱亏；腰痿带下，神倦面黄；脉形沉细。已近怯门。

大熟地　炒当归　杜仲　柏子仁　茯苓　桑螵蛸　山萸肉　料豆衣　麦冬　煅牡蛎　山药

冲任脉伤，腰痿带下。治在肝肾。

炙黄芪　全当归　沙苑子　山药　芡实　煅牡蛎　炒熟地　炒萸肉　枸杞子　茯苓　胡桃肉

腰痛带下，奇经八脉病也。当用滋补。

鹿角霜　熟地　沙苑子　川断肉　山药　桑螵蛸　炙龟板　萸肉　生杜仲　煅牡蛎　茯苓

带下腰疼，临经腹痛。此奇经之病，不易愈也。

炒阿胶　炒归身　生杜仲　山药　牡蛎煅　桑螵蛸　炒艾绒　沙苑子　紫丹参　茯苓　乌贼骨炙

以上出自《簳山草堂医案》

王孟英

一妇女，患带下腰痛，足心如烙，不能移步。孟英投大剂甘露饮而瘳。

《王氏医案》

林佩琴

睚妪。脾宜升则健，胃宜降则和。今脘中食入作饱，腑气不司下行，医用流气之剂，更致腰痛带下吐瘀，诊脉右关沉微。经所谓浊气在上则生膜胀也。药以辛温通阳泄浊为宜。制半夏、砂仁壳、枳壳、益智仁、韭子、茯苓、陈皮、瓜蒌皮、谷芽、杜仲、煨姜。数服诸证俱除。

何氏。五旬外寒从背起，督脉阳虚，带下经旬，肾真失固，多奇经主病。脉象两尺虚涩，右关滑，左寸强，系操劳扰动心阳，中脘停痰，时闷时热，烦嘈干呕，恍惚失寐。先用温胆汤去枳实，加茯神、栀子（炒）、一服能寐。子后便泻，怯冷有年，阳分素亏，急须温摄，鹿角霜、杞子炭、茯神、杜仲（炒）、砂仁、潞参、龙眼肉、莲子（炒）、一啜寒止。三剂诸证全瘳。

徐氏。血崩后继以溺血，溺血后继以白带，淋沥不已。冲任虚滑，治在固摄下元、培养奇脉。阿胶、牡蛎、茯神、杞子、菟丝子、白芍、杜仲、续断、熟地（俱炒），蜜丸数服而固。赤带属热兼火，白带属湿兼痰，带久不止，须补脾肾兼升提。此证由崩漏而成淋带。《脉诀》所谓崩中日久为白带，漏下干时骨髓枯也。夫肝肾内损，自必渐及奇经，至带脉不司束固，任脉不司担承，非用摄纳。冲为血海，虚滑曷止。李先知所谓下焦有病人难会，须用余粮、赤石脂，亦镇固之旨。

侄女。中年崩漏久愈，近忽身麻心悸，自汗肤冷，带多肢颤。阅所服方，数用阿胶、熟地。遂致食入呕满，大便频滑。不知证属阳虚气陷，胶地滋滑，大与病情凿枘不入。拟方用半夏曲（炒）、于术（生）、牡蛎（煅）、鹿角霜、潞参、茯苓、枣仁、砂仁、小麦。四服诸证悉减，去半夏曲，加杜仲、芡实、莲子、白芍、山药（俱炒用），又数服得安。

徐氏。脉沉小数，体羸久嗽，损象已成，惊蛰后重加喘嗽，带下如注。医用补涩太过，致小溲短少，小腹满闷，是病上加病，法在通摄兼用。潞参、茯苓、灯心、湖莲、薏米、杞子、杜仲、沙苑子（俱生用）、山药（炒）、橘红、五味，数服诸证平，带止食加。但饥则嗽频，劳则体热，知由中气馁怯。去灯心、薏米、杜仲、沙苑子，加黄芪（炙）、甘草、饴糖、贝母、百合，数服而起。

以上出自《类证治裁》

抱灵居士

德妇，白带，常胃痛。嫁后初冬，头腰胁痛，恶风，脉浮紧，左甚，以逍遥散不应；以枳壳二陈汤加芎、归、芍、前、苏二剂，头痛减，内热，食生莱菔，头痛恶风，盗汗，颐赤；以黄芪建中汤加防风、丹皮、桔梗三剂，进食，胁痛止。数日夜热恶寒，头胁痛，脉弦，以枳桔二陈汤加芎、归、芍、苏、柴三剂愈。两月头昏心慌，咳嗽吐清水，经行期甚少，脉滑数，以八味逍遥散不应；以茯苓补心汤，咳止；太阳痛，头闷，心悸，颐赤，以逍遥散二剂而愈。

许成月，妇，发热头痛，干呕，泻十回黄水，间有白带，素有淋痛、太阳痛之恙，或以正气、败毒、五苓、小柴、补中益气之类不应者十数日矣。呕涎身痛，恶风，五心热，下体时厥，舌边黄、旁紫、中灰黑，渴喜热饮，小腹坠痛，脉长细。以黄连汤，术代参，加吴萸、生姜一剂。惟五心热，舌燥作呕，二便秘。以凉膈散去硝，加灯心、生军一剂，泻二次黄恭，胸宽，呕止，溺利，足冷。以前方加枳、朴一剂，泻五回，足温。以凉膈散去硝、黄，加白芍、黄连、夏、瓜、桔、姜一剂，便秘。以导赤合凉膈散去硝、黄，加法夏、枳实黄连二剂，热退，饱胀。以香附、枳壳、陈皮、瓜、通、连、芎、归、芍数剂而愈。数日食肉，小腹痛，恶寒发热，以双解散去硝、黄一剂而热退，以小承气汤一剂，利一回，小腹痛，以龙胆泻肝汤三剂而愈。

以上出自《李氏医案》

徐守愚

嵊城同道喻晓人令嫒。年二十余，字乡间农家，操作过度，患带证逾年未愈。饮食日减，起居坐卧无力以胜，至今加足胫肿，腰胁酸。少腹左边有一块，痛楚不堪，似癥非癥，似瘕非瘕。兼且气急咳嗽，每日午后潮热如焚，粒米不进。询其带下，如鸡子清，淋沥不断，如是者已月余矣。从前诸医皆谓漏底劳损，莫可救药。晓人骨肉情深，不忍遽舍，接归自家，亲自邀诊。其脉两手沉迟，舌苔薄白，小腹块痛喜按。余曰："此脾肾虚寒已极，寻常升提固摄之药不能胜任，惟崔氏八味加杜仲、五味子始中病情。"晓人素信余医有理，欣然与服。才投一剂而腹痛块减一半，而带下如鸡子清者变为微黄，一日之间不过点滴而已。后晓人自行调治收功，不知其药用何方。

方中桂心以桂枝易之，与附子并用，茯苓、熟地各六钱，余照本方。

《医案梦记》

费伯雄

某。脾肾两亏，湿热下注，以致腰疼带下。宜培脾肾，利湿束带。

杜仲 川断 金毛脊 全当归 新会皮 丹皮 茯苓 制香附 统车前 银杏仁三十粒，去壳 苍术

《费伯雄医案》

张乃修

汪右。带下如注，腹满不舒。脾胃湿热，尽行下流。深恐元气难支。

制半夏 金铃子 海蛤粉 赤白苓 炒椿皮 广皮 泽泻 革薢 生薏仁 伏龙肝一两，煎汤代水 愈带丸

二诊：和中分利湿热，带下仍然不减，遍体作痛。虚肝纵横，脾胃亏损，不能收摄。勉拟柔和肝木，双培脾肾。

当归 川断肉盐水炒 菟丝子 芡实 醋炒青皮 白芍 潼沙苑盐水炒 破故纸 莲子 伏龙肝

三诊：带下稍减，而肝气纵横胀满，右乳作痛。再益脾肾而疏肝木。

香附 破故纸 白芍 菟丝子盐水炒 潼沙苑盐水炒 川断肉 木香 金铃子 杜仲 伏龙肝八钱，煎汤代水

王右。淋带不止，气撑腹痛，里急而欲解不解。冲任损伤，不能固摄，图治不易也。

白芍一钱五分　乌贼骨四钱　阿胶珠二钱　川断肉三钱　当归灰二钱　生地四钱　茯苓三钱　艾炭五分　丁香三分　砂仁五分

二诊：带下不止，气撑而下坠则痛，大便闭阻。再温润大府，疏泄肝木，略参同涩法。

乌贼骨四钱　金铃子一钱五分　当归炭二钱　香附三钱　光杏仁三钱　炒椿皮一钱五分　鲜苁蓉六钱，洗　瓜蒌仁四钱，打　磨沉香五分　砂仁五分

梁右。带下腰酸，小便不禁，心悸火升。带脉不固，肝肾空虚，阴气上逆也。

奎党参三钱　生山药三钱　潼沙苑三钱，盐水炒　菟丝子三钱，盐水炒　阿胶珠二钱　生牡蛎五钱　桑螵蛸二钱，炙　杜仲三钱　杞子三钱　芡实三钱

二诊：带下大减，小便亦能约束，心悸火升。的是阳升而奇脉不固。效方进退。

阿胶珠三钱　潼沙苑三钱，盐水炒　甘杞子三钱，盐水炒　煅牡蛎五钱　厚杜仲三钱　桑螵蛸三钱，炙　莲须八分　菟丝子三钱　于术一钱五分　肥玉竹三钱

三诊：带脉渐能约束，火升亦定，然寐醒舌干口燥。阴液耗损不复。前法参入甘凉。

石斛四钱　牡蛎五钱　天冬二钱　山药三钱　莲须八分　炒阿胶二钱　沙苑三钱　杞子三钱　桑螵蛸一钱五分，炙　菟丝子三钱，盐水炒　杜仲三钱

以上出自《张聿青医案》

王旭高

王。向有淋带，月前血崩，崩止淋滞不断，少腹板痛，脉象细数，身发寒热，脾胃大虚。此血瘀未尽，复兼肝气夹寒也。法当通补。

鲜生地渣姜汁炒焦　当归炭　荆芥炭　杜仲　陈皮　生姜渣鲜地汁炒焦　香附炭醋炒　香谷芽

渊按：鲜地、生姜互炒，名交加散，能通瘀调气，和寒热，而不伤血耗气，女科之妙方也。

《王旭高临证医案》

柳宝诒

欧。种玉必先调经，兹经水如期，营分并无疾疴。前人谓痰阻子宫，奇脉气滞者，均于受胎有碍，用药即仿其意。

香附一斤须用九制　当归炒　川芎　川断酒炒　茯苓　菟丝子酒炒　枳壳醋炒　春砂仁　川郁金　丹参　法半夏　长牛膝酒炒　杜仲酒炒　桂心

上药共为细末，用益母膏化水泛丸，每服四钱。

顾。肝血虚则生热，而经速腹痛；脾气虚则湿陷，而腰酸带下。脉象濡细，肝脾两虚。法当培养，参入调营固下之品。

全当归　白芍　生地炭　于术　茯苓　炙甘草　丹皮　香附　砂仁　木香　牡蛎　川断　菟丝子　乌药　银杏肉　胡桃肉

二诊：肝有郁热，营血因之不畅。经速腹痛，血不归经。当以清肝和营为主，其带下之病，宜另从肝脾调治。

全当归　白芍　生地炭　丹皮　丹参　香附　黑山栀　金铃子　延胡索　橘核　木香　砂仁　茺蔚子　月季花

林。素质阴虚，兼有带下之疾，故足三阴均形亏损。春间时感咳嗽，历今未愈。阴气不得上承，则肺金虚而不降，故稍感微邪，辄复咳甚。脉象软细，左手尤虚。论治自当以补养为主，但舌苔微黄而浊，当于养阴中，佐以清降肃肺。

北沙参　麦冬　白芍　蛤壳　菟丝子　茯苓　苡米　桑白皮炙　大生地炒炭　砂仁　紫菀蜜炙银杏肉　枇杷叶

范。脾土先虚，湿邪留滞，水谷之液，不能化为营血，乘奇脉之虚，下注而为带下。其发于经水之前者，因冲任气动，则奇脉亦因之下陷也。右关脉弦，中气不旺，左脉软弱，右见数大，舌质偏红，乃营血不足。虚火易动之体，滋养肝肾，统摄奇经，此调经固本，一定之法。惟此证宜培脾利湿，兼固带脉，乃与病机有裨。

党参　于术　茯苓　炙甘草　生地　白芍　归身　淮山药　木香　砂仁　川柏　苡仁　牡蛎　沙苑　杞子　川断　菟丝子　银杏炒香，打碎，绞汁，冲入
煎汁熬收，烊入阿胶三两、白蜜十两收膏。空心陈皮汤送下。
另：威喜丸、封髓丹等份，空心开水送下。

王。脾虚湿陷，乘虚下注奇脉。带下不已，阴液枯损，渐生内热，神倦纳少，脉象虚细，有肝脾两损之虑。当清阴健脾，两法兼用。

野于术　炙柏片　砂仁　苡仁　白茯苓　广陈皮　牡蛎　生地炭　菟丝子　金狗脊　白薇银杏　椿白皮

尹。所见经水不匀，带下腰脊酸痛，头晕筋惕，上热下寒，诸证均属肝肾不足、奇脉不调所致，法当潜摄；惟脉象弱细而涩，舌苔晦浊，纳谷不舒，气机窒于脘膈，此不特肝气逆行，肺气痹阻，并有痰浊阻于胃中，断难遽投滋补。况大疟初至，寒多热少，似乎牝疟，亦属阳微痰阻之病。刻当善后之际，尤不能遽与柔腻，拟先用调气通痹、温运中宫法，俟气分疏达，再议调补可耳。

瓜蒌皮姜汁炒　薤白头　广郁金　姜半夏　蔻仁　于术　桂枝　茯苓　白芍　淡干姜　枳实姜竹茹　广陈皮
二诊：前与调气通阳十剂后，牝疟得止。但时觉烘热，胸闷气迫，脘中嘈胀，兼作纳少便艰，甚则作呕，脉象较前稍畅，右关独弦，舌苔黄腻。胃中痰气窒阻，木火郁而不达，逆行于上，则膈阻气痹，凡此皆气分病也。从前经候愆迟，带白腰酸，营分虚而不畅，亦因气阻所致。气为血帅，自当以调气为先，观古人调经一门，未有脱却气分者，可以识其意矣。拟方再与疏肝安胃，化痰通痹。

姜半夏　干姜盐水炒　川连姜汁炒　瓜蒌皮姜汁炒　枳实　旋覆花　薤白头　郁金　黑山栀姜汁炒　青皮醋炒　橘红　竹茹　制香附　木蝴蝶炙研，冲服

石。病后营阴不复，肝阳易于浮动，加以劳倦，脾土亦少健运，带下不已，阴液愈耗。平

时见证，阴虚火动者居多。调理之法，以滋养潜熄为主，佐以培脾。

党参　洋参　大生地　归身炭　白芍　于术　龙齿　牡蛎　丹皮炒　黑山栀姜汁炒　杜仲酒炒　茯神　净枣仁川连煎汁，拌炒　广陈皮　菟丝子盐水炒　淮山药土炒　潼沙苑　春砂仁

煎汁滤清，熬收，烊入阿胶三两、炼蜜八两，酌和冰糖收膏。

加减：如带下不止，另用新制白带丸，盐花汤送下。

温。脾土虚陷，湿热下注于奇经，则带下不止。病经数载，髓液均伤，腰脊酸楚，内热形寒，皆由乎此。刻诊脉象左手带数，右部虚软；少腹瘕撑脘腹，气闷作痛；癸水参差不期，又属肝脾不调，营气损窒之象。总之，肝肾奇脉，均因病久而虚；而脾胃气机，又因肝气不和而窒。愈延愈虚，势且渐入营损之途。刻下急当和畅肝脾，冀其痛止纳旺，再议调补下焦。

归身炒黑　东白芍吴萸煎汁，拌　炒丹皮　稽豆衣　煨木香　砂仁盐水炒　连皮苓　菟丝饼　制香附　于术　牡蛎　刺蒺藜　谷麦芽　香橼皮

二诊：带脉属脾，土虚湿陷者，每致带下不止。久则奇经髓液下注，故八脉均亏。况肝气不畅，则营气不调，而脾土愈困。刻诊脉象渐和，而瘕气不化。拟方和肝培脾，调固奇经。

于术土炒　归身蒸熟炒黑　东白芍吴萸煎汁，拌　川断酒炒　山药土炒　菟丝饼　茯苓　杞子蒸炒　车前子盐水炒　潼蒺藜　刺蒺藜　春砂仁盐水炒　制香附醋炒　煨木香　丹皮炭

上药为末，用大生地煎浓膏，打糊为丸。

米。眩晕肢酸，内热惊惕少寐，皆肝失血养，木燥化火之病。血藏于肝，而生于脾。脾土先虚，湿热下注于奇脉之中，饮食所化之津液，皆变为带下之浊脂，则血无来源，肝阴焉得不虚？调治之法，固当滋养肝阴，尤宜兼培脾土，以补营血之源。拟膏方以归脾、养荣，两法增损。

党参　归身炒黑　白芍土炒　炙甘草　于术　制首乌　茯苓　淮山药　大生熟地各　枣仁炒　春砂仁　远志炭　煨木香　菟丝子盐水炒　潼沙苑盐水炒　刺蒺藜　黄柏盐水炒炭　牡蛎盐水煅　墓头回此味不入煎剂，只可丸膏内用

上药煎汁滤清，熬，烊入阿胶四两，炼蜜收膏。

以上出自《柳宝诒医案》

刘子维

鲜金氏，年二十余，为鞠育多劳，病带下，心烧多烦，减形。

干姜三钱　胆草三钱　桂圆肉八钱　生地五钱　白果仁三钱　甘葛五钱　白术一两　灯心五钱　香附三钱，酒炒

五付。

李俊注：此火在上也。五行以水火为主，水火不调，则百病丛生。心烧多烦者，火在上而不降也；带下者，水在下而不升也；减形者，火在上，则不生土而销铄肌肉也。

火不生土，则土湿，故用干姜、白术暖之于中。木者，火之母，母能令子实，故用胆草凉之于肝。血为阴而属于心，心烧则阳盛而阴虚，故用生地、元肉凉血养血，合之灯心降心火，甘葛起阴气，则水升火降之功成，而病可愈矣。白果仁温润肺气以治带浊，病在下取之上也，

肺有热者忌之。此证火虽在上，犹未克金，故不忌香附，则开郁利气补中有通也。

服前方病愈两月余，带病复发，就近医治无效，今手足心发烧，面黄瘦。

益母草_{八钱} 龟板_{五钱，酒泡} 干姜_{三钱} 桂圆肉_{八钱} 熟地_{八分} 台乌_{五钱} 制附片_{一两} 艾叶_{五钱}

五付。

李俊注：此带下也。人身身半以上为阳，身半以下为阴，带脉当脐环绕一周，适在身之半。《金匮要略·妇人杂病篇》言：妇人因虚、积冷、结气，或历久血寒，积结胞门，寒伤经络，凝坚为诸杂病，共三十六，皆称带下，盖病起于带脉之下，故总名目带下也。其矾石丸证，言妇人经水闭不利，藏坚癖不止，中有干血，下白物，则与时俗所称白带无异。温经汤证，则以暮即发热，手掌烦热，唇口干燥，为有瘀血在少腹。合二者而观之，则此证无遁情矣。带病复发者，血海少腹之地有瘀血以阻，新血得寒湿则腐化为白物，浸淫而下也。手足心发烧者，手足背为阳，手足心为阴，少腹有瘀血，则阴结于阴而血脉不通，历久生热而独治于阴也。面黄瘦者，心之华在面，土在体为肉，心脾之气血虚于内，则色与形自不足于外也。

艾叶治积冷，台乌治结气，益母草、龟板治瘀血、血热；至面黄瘦由于心脾气血虚，故以圆肉补之，干姜运之；熟地则阴以化阳，润以和燥也。

上焦主降，下焦主升，脾胃居中斡运，此人身气化之常也。带病者，土湿水寒，温蒸之化不行于下焦也。然土湿水寒，温蒸不行于下焦，虽为带证所同，而其源则不尽同，此证之初由于火不降，而病源在上；续则瘀血在少腹，而病源在下。据《金匮要略》命名之义，必病源在下者，乃谓之带下也。

服第二方后，病虽愈而羸瘦如故，以人参养荣汤加减调理之。

陈皮_{二钱} 远志_{一钱} 生姜_{三钱} 大枣_{二枚} 生地_{二钱} 白芍_{三钱} 当归_{五钱} 党参_{八钱} 白术_{八钱} 茯苓_{三钱} 甘草_{五钱} 黄芪_{八钱} 肉桂_{五钱} 柴胡_{二钱}

八付，服毕身体复原。

李俊注：此补土生金，补气生血之方也。病由心烧之后，继以瘀血，故用生地护心阴，当归、肉桂活血通脉，白芍、柴胡则和肝达木以培土，陈皮、远志、生姜、茯苓则通气化以成参、芪、术、甘、枣补益之功者也。

心恶热，热则阴虚，惟生地能凉血补阴。脾恶湿，湿则阳虚，惟白术能燥湿扶阳。二脏各病其本气，则各随所喜而用之，如第一方是也。若心烧而脾不湿，则宜生地不宜白术，脾湿而心不烧，则宜白术不宜生地。至调养之方，则阳不离阴，阴不离阳，故有补阳而和以生地，或补阴而和以白术者，第三方即微用生地以和白术之一例也。四隅皆得气之偏、故寒热补泻每有并用之，时医者举一反三，凡二脏以上杂合之病，均可类推矣。

《圣余医案诠解》

方耕霞

徐。便血十余年，血止而转为带下，又已经年。畏寒脉小，此肾液亏也。夫肝为藏血之脏，过事疏泄，肾亦失其闭藏，下焦有开无阖矣。取血肉有情之品，以养厥阴；涩敛镇摄之物，以蛰少阴。是为高年王道之治。

鹿角胶_{一钱} 龟板胶_{七分} 牡蛎_{四钱} 补骨脂_{一钱半} 龙骨_{四钱} 冬术_{一钱半} 白芍_{一钱半} 胡桃肉

三钱　归身炭七分　升麻四分　砂仁五分　炮姜五分　精羊肉两，羊肉、胡桃二味先煎去油

《倚云轩医话医案集》

邵兰荪

安昌庞妇。冲任内怯，带下癸涩，腰酸腹痛。脉涩细，右细数。肝风浮越，头疼牙痛。姑宜柔肝熄风为主。六月初三日。

煨天麻八分　生牡蛎四钱　钗斛三钱　西洋参一钱　粉丹皮三钱　稆豆皮三钱　小胡麻三钱　炒杜仲三钱　甘菊二钱　钩藤三钱　桑寄生三钱

清煎五帖。

又：带下未除，腹中疼痛，脉涩数，头痛悉差。宜柔肝、调经、涩下。六月十四日。

桑寄生三钱　炒杜仲三钱　丹皮三钱　制香附钱半　小胡麻三钱　远志肉八分　炒白芍钱半　覆盆子三钱　元胡钱半　钩藤三钱　钗斛三钱

清煎五帖。

史介生评：素禀阴亏，冲任皆损，是以腰腿连腹，经愆带下。内风浮越，直上巅顶，则头晕牙痛，治以柔肝熄风、滋液补肾，而头疼牙痛悉差。次因腹中尚疼，故用理气活血之品。

安昌徐妇。血虚气冲，腰腹痛，带下，背板，脉沉弦，脘中偶痛。宜养血、和胃、平肝。

归身二钱　生牡蛎四钱　炒杜仲三钱　川楝子二钱　茯神四钱　草蔻一钱　小胡麻三钱　玫瑰花五朵

清煎四帖。

又：带下未除，脉细，舌黄厚，腹痛恶心。仍遵前法加减为妥。

归身二钱　仙半夏钱半　覆盆子三钱　小胡麻三钱　炒白芍钱半　广皮钱半　炒杜仲三钱　佩兰叶钱半

清煎四帖。

史介生评：肾虚而带脉失于固束，则背板腰痛而带下。肝阳逆行而阻气，则脘腹作痛。总因血虚肝滞所致。故以和胃平肝、补肾养血为主，次以腹痛恶心，又参用理气之品。

以上出自《邵兰荪医案》

王仲奇

朱右，白克路，七月廿八日。冲任脉海虚滑，筋骨宗脉失养，头眩耳鸣，腰脊痛，肢体酸，带下频仍，气力虚乏，脉濡涩。治以温煦补养。

左牡蛎三钱，煅先煎　白龙骨三钱，煅先煎　紫石英三钱，煅先煎　甘枸杞二钱，炒　淡苁蓉二钱　菟丝饼三钱　潼沙苑三钱　当归二钱，蒸　川杜仲三钱　续断二钱，炒　茯神三钱　桑螵蛸二钱，炒

二诊：八月初六日。头眩稍宁，耳鸣未静，腰脊肢体酸痛，左胁络中难过欠适，带下频仍，脉濡弦涩。脉海虚滑，奇恒为病。仍以温煦补养。

左牡蛎三钱，煅先煎　白龙骨三钱，煅先煎　石决明四钱，煅先煎　龟板五钱，炙焦黄先煎　紫石英三钱，煅先煎　甘枸杞二钱，炒　菟丝饼三钱　潼沙苑三钱　川杜仲三钱　续断二钱，炒　金钗斛二钱　鹿角霜钱半　桑螵蛸二钱，炒　骨碎补二钱

朱右，义袋角，七月十九日。经来恒迟，带下频多，上月曾见流产，胞脉益伤，经带更加失调，亦势所必然，然流产易成习惯，调摄不可缓也。

丹参二钱　泽兰三钱　芜蔚子二钱，炒　白蒺藜三钱　续断二钱，炒　于术一钱，蒸　菟丝饼二钱　白芍二钱，炒　归身三钱，蒸　条芩一钱，酒炒　乌贼骨三钱，炙黄　白鸡冠花一钱二分

二诊：七月廿八日。流产血耗，胞脉益伤，前以补摄，带下稍为清淡，虚则一时难复，气痛旧恙萌发，惟未如往常之剧。守原意，参以疏肝。

泽兰三钱　玄胡索钱半，炒　娑罗子二钱　瓦楞子三钱，煅　芜蔚子二钱，炒　白蒺藜二钱　乌贼骨三钱，炙黄　续断二钱，炒　旋覆花二钱，布包　獭肝六分，研冲　伽楠香一分，锉研冲　白鸡冠花一钱

三诊：八月初六日。心胃气痛获愈，胸膈悗闷未舒，带下较前已减，惟腰酸头眩；盖流产血耗，胞脉弗固也。补摄中参以疏肝流气。

左牡蛎三钱，煅先煎　续断二钱，炒　潼沙苑三钱　覆盆子二钱　金钗斛二钱　茯苓三钱　芜蔚子二钱，炒　白芍二钱，炒　绿萼梅八分　乌贼骨三钱，炙黄　白鸡冠花一钱二分

四诊：八月十五日。冲脉为经脉之海，经水适来，百脉俱不安，腰疼腿酸，头眩胸闷，遍身尽欠舒适，带下频多，脉濡。治以摄养冲任，用调经带。

左牡蛎三钱，煅先煎　紫石英三钱，煅先煎　龟板五钱，炙焦黄先煎　甘枸杞二钱，炒　丹参二钱　续断二钱，炒　芜蔚子二钱，炒　潼沙苑三钱　野茯苓三钱　甘菊花钱半　新绛一钱二分　乌贼骨三钱，炙黄　白鸡冠花一钱二分

五诊：八月十九日。经水已净，带也减，惟阳明络脉空虚。筋骨失所营养，腰疼腿酸，体仍欠适，胃纳不健，脉濡缓而滑。仍以温煦补养可也。

左牡蛎三钱，煅先煎　紫石英三钱，煅先煎　龟板六钱，炙焦黄先煎　甘枸杞二钱，炒　潼沙苑三钱　菟丝饼三钱　川杜仲三钱　续断二钱，炒　骨碎补钱半　金钗斛二钱　新绛钱半　乌贼骨三钱，炙黄　白鸡冠花一钱二分

六诊：九月初七日。带下已减，日来又感伤风，天庭眉棱之间胀闷欠爽，胸宇气闷喜太息，脉濡缓。以轻宣治上，兼舒胸膈。

冬桑叶二钱　甘菊花钱半　薄荷四分　橘络八分　夏枯草三钱　白蒺藜三钱　茯苓三钱　绿萼梅八分　金钗斛二钱　续断炒二钱　白鸡冠花一钱二分

七诊：九月十六日。经水适来，色淡不艳，少腹作痛，腰俞亦酸；带频已减，天庭眉棱胀闷亦爽，但觉时有火升；脉濡缓。清肝养营，参以温经。

丹参二钱　芜蔚子二钱，炒　白蒺藜三钱　全当归三钱　白芍二钱，炒　续断二钱，炒　泽兰三钱　蛇床子一钱　乌贼骨三钱，炙　茜根一钱二分，炒　白鸡冠花一钱

以上出自《王仲奇医案》

袁焯

孟姓妇年逾四旬，素患白带，庚戌秋间卧病，服药不效，遂延予治。病者烦躁不安，彻夜不寐，稍进汤饮则呕吐不已，脐左有动气，白带频流，自觉烧热异常，扪其身凉如平人，脉亦弦小不数，舌红赤光，毫无苔垢。问其家人，病者性情素躁，且已产育十二胎。盖血液亏竭，阳热偏胜，加以所服药饵，皆辛散苦寒之品，以致胃气益虚、胃液益竭而神不守舍也。乃与黄连阿胶汤加沙参、麦冬、熟地、枣仁、茯神、牡蛎、龙齿、珍珠母、朱砂块、磁石、蒌仁等药，

芩、连只用数分，熟地、阿胶等则用三钱，以鸡子黄一枚生搅冲服。一剂烦躁定，能安睡，二剂后眠食俱安，但精神疲惫，遂以前方去芩、连，加苁蓉、枸杞填补精血，接服数日而痊。

《丛桂草堂医案》

吴鞠通

戊子二月初十日，达女，十七岁。初因内伤生冷，又加伏暑中之湿热，去冬寒热频仍可知，以致经闭淋带腹痛等证；现在食太少，大便溏。议先与和腑，经谓："二阳之病发心脾，女子不月"，应从此处入手，近世罕知之；再补土者必先行湿，土恶湿故也。

姜半夏五钱　薏仁五钱　川椒炭二钱　云苓块五钱　萆薢五钱　白蔻仁一钱　益智仁二钱　广皮二钱

煮三杯，分三次服。

十三日：照前方再服三帖。

十七日：瘕气绕脐痛，少腹亦时痛。

天台乌药散二两，每服一钱，分早、中、晚、夜四次服，淡姜汤和。如痛甚服二钱，服二三日再商。

二十一日：腹痛已减，胃亦渐开，脉仍弦数，肢倦。与宣肝络之中，兼两和肝胃。

新绛纱三钱　归须二钱　姜半夏五钱　郁金二钱　旋覆花三钱，包　降香末三钱　云苓块五钱　广皮三钱　益智仁三钱　生薏仁五钱

煮三杯，分三次服。每日空心服天台乌药散五六分。此方服十二帖，胃渐开，腹痛止，肢倦减，面色稍红。

《吴鞠通医案》

曹南笙

某右。初诊：女科病多，倍于男子，而胎产调经为主要，淋带瘕泄，奇脉虚空，腰背脊骶牵掣似坠，而热气反升于上，从左而起，女人以肝为先天也。医者不晓八脉之理，但指其虚，刚如桂附，柔和地味，皆非奇经治法，先以震灵丹固之，每服一钱五分。

二诊：淋带瘕泄，诸液耗必伤阴，此参附姜桂劫阴不效，而胶地阴柔亦不能效，盖脉隧气散不摄，阴药沉降徒扰其滑耳，必行之收之固之，震灵丹意通则达下，涩则固下，惟不偏寒偏热，期能效灵。

煎方：人参　鹿角霜　沙苑　桑螵蛸　杞子　茯神　炙草

丸方：人参　鹿茸　生菟丝子　淡补骨脂　生紫石英　生余粮石　茯苓　炒黑小茴　炒黑远志　晚服妙香三钱

某右。产后漏淋成带，入暮溺频不爽，惊恐神呆，骨骺疼痛，是肝肾内损，渐及奇经不司束固，是产后虚在下，甘辛润以补肝肾。不与燥药者，肾恶燥，肝忌刚也。

枸杞子　鹿角霜　归身　菟丝子　生杜仲　沙苑子　茯苓　补骨脂

某右。褥损八脉，经水不来，带下频频，产后下焦先虚，继及中宫，乃血液脂膏之涸，桂附热燥更助劫铄，此温药是温养之意，非温热之谓。

人参　河车　鹿茸　鹿角霜　归身　茯苓　紫石英

以上出自《吴门曹氏三代医验集》

陈渭卿

滑胎两次，肝脾营虚气滞，病及奇经，临期腹痛，腰酸带注，腿跗酸软异常。胃钝食减，阳明生化之源不振，无以充养八脉，厥阴肝木，益生其条达。脉左关弦软、右细涩，舌绛无苔。拟养营阴调气，兼顾冲任，千金白薇汤主之。

白薇　香附　菟丝　大生地　丹参　白沙蒺藜　白芍　阿胶　杜仲　白莲子　艾绒　益母草　女贞

《陈氏医案》

贺季衡

何女。每值经之前后，则头目眩痛，遍体抽掣酸楚，腰俞痛，白带多，气逆咽梗，胸背痛，或㽲满，右脉弦数，舌红苔白。荣卫两亏，冲带二脉失职，肝胃不和而来。难收速效。

当归二钱　大丹参一钱五分　川断肉四钱　白蒺藜四钱　大生地五钱，红花四分拌炒　大白芍二钱，桂枝三分拌炒　大川芎一钱　鸡血藤胶一钱五分，或酒冲化　旋覆花一钱五分，包　乌贼骨四钱炙　川杜仲四钱　桑寄生二钱　红枣三个

另：八味逍遥丸一两，四物丸三两，和匀。每服三钱，开水下。

王女。产后带下如注，腰俞酸楚，月事后期且少，内热多汗，脉弦数，舌苔浮黄满腻。血虚积湿下注，冲带不调而来。治当摄化并施。

大生地四钱，炙　川杜仲三钱　焦白术二钱　泽泻一钱五分　白归身二钱　煅牡蛎五钱，先煎　云苓三钱　乌贼骨三钱，炙　车前子二钱，盐水炒　大丹参一钱五分　女贞子三钱　桑寄生二钱　红枣三个

以上出自《贺季衡医案》

张山雷

徐右。营阴久虚，肝气横逆，胃纳知饥而碍于运化，汛期转为带下，此奇经暗伤，不能化赤也。舌滑而光，夜寐不酣，目花耳鸣，无一非阴虚阳扰。先宜滋填潜阳，非可旦夕近效。

潞党参6克　枣仁泥6克　生淮山药9克　制白术4.5克　沙苑蒺藜6克　金钗斛6克　旱莲草9克　净萸肉6克　生鸡内金4.5克　朱茯神4.5克　生石决明9克　西藏青果2.4克，打　带壳春砂仁1.8克

《张山雷专辑》

方公溥

马女。

头昏眩晕，胃纳呆钝，咳嗽痰阻，经行色滞，带下颇多，法当调经束带，佐以宣肺化痰。

全当归9克　白芍药9克　制香附9克　生甘草3克　淮山药9克　南芡实9克　赤茯苓9克　光杏仁9克　象贝母9克　香谷芽9克　新会皮4.5克　生牡蛎12克，打　车前子9克

复诊：经行已净，带下减而未痊，头眩，腰酸，胃纳呆钝如前，再与束带调中。

处方同前，除牡蛎、香附、象贝、芡实。加漂冬术9克、软柴胡3克、炒荆芥4.5克、冬瓜仁（打碎）9克、黄柏皮4.5克。

三诊：头昏眩晕、腰部酸楚已见轻减，带下渐平，药既见效，再从前议出入。

处方同前，除光杏仁、生甘草。

曹女。八月三十日诊：胃纳较增，带下仍多，再与健脾养血固涩。

白当归9克　白芍药9克　制香附9克　漂冬术9克　制川芎4.5克　淮山药9克　清炙草3克　炒荆芥9克　炒竹茹9克　新会皮4.5克　香谷芽9克　花龙骨15克，打，先煎　左牡蛎24克，打，先煎

九月二日复诊：带下已大见减轻，胃纳亦增，脉象精神均有进步，药既应手，再与调理善后。

处方同前，除制川芎、炒竹茹。

吴女。十二月十一日诊：带下颇多，头晕眼倦，腰部酸楚，四肢乏力，嗳逆时见，治当调中束带。

白当归9克　漂冬术9克　淮山药9克　炙甘草3克　白芍药9克　潞党参9克　炒竹茹9克　云茯苓9克　新会皮4.5克　炒香谷芽9克　宋半夏6克，打　左牡蛎24克，打

十二月十五日复诊：进束带调中，胃气较平，带下渐减，惟头眩、腰酸未平，再从前法出入。

处方同前，除白当归、宋半夏、云茯苓，加厚杜仲9克、嫩勾尖9克、九节菖蒲4.5克、粉草薢9克、车前子9克。

十二月十八日三诊：腰楚、带下均见轻减，右肋下微感不适，小溲欲解不畅，湿浊下注，再进分清化浊，参以补肾固涩。

处方同前，除牡蛎、党参、勾尖、冬术、谷芽，加赤茯苓9克、白莲须6克、台乌药4.5克、桑寄生9克。

以上出自《方公溥医案》

周镇

葛半山之妻，宜兴丁山。丁巳八月诊：前有小产，证患带下溲频而已。所以紧胞胎者，带脉也；带脉解，子宫下，则胎堕。夫带脉起于少腹之侧，季胁之下，环身一周，络腰而过，如束带然。平日带多则液耗，脉虚则腰酸，阴亏阳僭，头晕以之。矧冲任二脉流于气街，皆归于带脉，冲气上逆，似乎干咳，以夜甚者，非六气之外袭也。阴阳维紧之脉牵连而病，则内热生焉。合之脉象濡小，重按无力，而左部更弱，是肝肾精血既亏，奇经病证显然。且苔少胃薄，生化之源亦衰。拟长服丸方以调摄焉。冬虫夏草、苁蓉、归身、白芍、紫石英（醋煅水飞）、大生地、首乌、沙苑、杞子、菟丝、牡蛎、杜仲、狗脊、丹皮、五味、白薇、茯苓、山药、山萸

肉、芡实、乌贼骨，研末，用阿胶、龟板胶熔化丸。空腹盐汤下。服之应效。

程某，徽籍木业，乙卯冬来诊。口渴不止，烦懊，心中空虚，带下如泔。按其脉弦数，见其舌无苔光剥，以为阴液大耗之征，当有造因。再三询问，方述向有瘰疬，某医录予芋艿丸一方，以生者数斤为丸，服数月后，胸中如刮，口渴夜甚，且带浊异常之多。因思生芋辛辣麻口，亦伤气液，是必肠胃津液一齐剥蚀，以致由孔窍而泄，如膏如泔，其消耗之酷可知。嘱急停服芋艿丸。疏方金石斛、大麦冬、元参、生地、玉竹、知母、竹茹、花粉、白芍、梨肉、芦根。服三剂，口渴渐愈，苔即重生，惟带浊犹未全已。询其瘰疬，毫未消去。本病未驱，旁证蜂起，抑亦授方者之不及料耳。

《周小农医案》

翟竹亭

邑西林庄林玉升妻，患白带三年余，屡治不愈，迎余诊疗。诊得脾肾脉虚而兼缓，肝脉弦劲，此因肾水不养肝木，木旺土衰，脾不传变，五谷之精不能化血，反协同脾胃湿下走膀胱，所以白滑之物时下也。治宜大补脾土，兼养肾水，水足而肝木自平，脾土无克饮食之实秀，自然化为血矣。不治白带而白带不绝者，余不信也。因制一方，名曰化带汤：焦白术45克，茯苓30克，芡实24克，熟地18克，银杏15克，黄柏10克，黄连6克，山药18克。水煎服。此方服十六帖，诸证如失。

北门内陈姓老媪，年六十余。患白带，所下之物如稀脓，少腹疼如锥刺，饮食日减，每天午后潮热燥渴，日轻夜重，卧床半载余。利湿清热之药，服过无数，均罔效，奄奄待毙。伊子请余往诊，六脉极虚无力，幸神不脱，或者生机在斯。看服过之药，均系逆治，不知从治之理。遂用生白术45克，茯苓15克，芡实24克，薏苡仁21克，油桂10克，附子15克，炮姜12克，煎成冷服。一帖有效，二帖腹疼去有四五。原方去附子又服八帖，诸证如失。又调养两月余，元气复旧矣。

以上出自《湖岳村叟医案》

陆正斋

崔某某，女，28岁。胎中呕恶颇甚，产后食欲不振，带下绵白，面黄足肿，便溏，腹微胀痛，苔薄，脉濡。脾虚湿胜，气机不利。首理脾，次调气，此寻常之法也。

白术6克，土炒　带皮苓10克　炒苡仁10克　福泽泻6克　当归6克　抚川芎3克　佩兰梗3克　香橼皮3克　广橘皮3克　炒谷芽10克　车前子10克

周某某，女，48岁。停经数月，带下如注，少腹坠胀，时或瘕块攒动，汗多肢冷，麻瞀舌謇，奇经损伤显然矣。食少，苔腻。奈何生化之源告竭，颇感棘手。

当归身4克　吴萸水炒白芍10克　广橘皮8克　朱茯神10克　半夏曲4克　左牡蛎24克　建泽泻8克　菟丝子10克　沙苑子10克　炒枳壳5克　台乌药6克　土炒白术5克

二诊：药后已能进食薄糜，苔腻渐化，中土生化已见转机，着力通补奇经为要。

鹿角霜 10 克　菟丝子 10 克　当归身 4 克　熟地炭 10 克　淡苁蓉 10 克　朱茯神 10 克　沙苑子 10 克，盐水炒　甘杞子 10 克　炙玄武板 18 克　阿胶 4 克，蛤粉炒　芫蔚子 8 克　白莲须 3 克　淡菜 9 克，酒洗　二陈丸 6 克，分吞

张某某，女，带浊，食少，头晕不支，腰酸如折。其责在脾，肝肾左右之。

土炒白术 4.5 克　广橘皮 5 克　春砂仁 2.5 克　法半夏 4.5 克　赤茯苓 9 克　当归身 6 克　炒白芍 6 克　沙苑子 9 克　川杜仲 9 克　芡实米 9 克　煅龙牡各 12 克

以上出自《陆正斋医疗经验》

章成之

徐女。带下色淡如水，且无臭气，其脉弱，补之可愈。

杜仲 9 克　金毛脊 9 克　山药 9 克　牛膝 9 克　金樱子 9 克　五味子 4.5 克　芡实 9 克　鹿角霜 15 克　震灵丹 9 克，分 3 次吞

徐女。据其面色，可用补剂去其带。

绵杜仲 9 克　玉蜀黍须 15 克　杭白芍 9 克　云茯苓 9 克　淮山药 9 克　山萸肉 9 克　金樱子 9 克　芡实 9 克　金毛脊 9 克

二诊：用补药除带，天然恢复体力之衰弱，间接使其带减少而已。

熟地黄 18 克　杜仲 9 克　云茯苓 9 克　冬青子 9 克　山药 9 克　金毛脊 9 克　金樱子 9 克　龙眼肉 9 克

沈女。主证在腹痛，因痛而带下频，手不可近，自觉有寒热。

小茴香 6 克　延胡索 9 克　白芍 12 克　苦参片 9 克　当归 9 克　象贝母 12 克　柴胡 9 克　桃仁 15 克　白薇 9 克

以上出自《章次公医案》

张汝伟

朱右，年三十三，镇海。暑热之令，大产以后，赤足短裤，袭凉入络，瘀凝不运，先患乳痛，溃至传囊，延及三月，迨乳痛稍软，忽为下体痿软，两足酸痛，如锥刺，不能行步，又不能立，加之子宫滞下不摄，白淫如水之流，少腹有瘕块作痛，诊脉濡弦而数，苔剥舌绛，已成血痹虚劳之证，宜养血熄风、通络化湿之法。

当归须酒炒　牛膝梢盐水炒　生熟苡仁　海螵蛸炙　夜交藤　晚蚕沙包　甘枸杞　炒白芍各三钱　防风已酒炒　川独活酒炒　炙乳香　丝瓜络各钱半，炒

二诊：进熄风通络、化湿理气之法二剂后，胃气已醒而能食，疼痛亦大减，血虚不能奉养心神，动则头汗如雨，白带仍多，再与安神养血、熄风化湿治之。

全当归炒　桑螵蛸　淮小麦　甘枸杞　椿根皮　桑寄生　炒赤芍　海螵蛸　茯苓神各三钱

紫丹参　炙木瓜_{各钱半}　酒炒川芎_{一钱}

三诊：心脾肾三脏均虚，湿热夹瘀，留恋于大络，足跗胫股酸痛，进前二方以后，痛已全蠲，带浊亦少，能立而不能步，筋骨不和，血不足也，再进温肾育阴、舒筋健骨法。

制熟地　灵磁石_{同打}　淮牛膝　菟丝子　络石藤　炒白芍　鸡血藤膏　桑寄生　全当归　覆盆子　首乌藤_{各三钱}　煅牡蛎_{一两，先煎}　宣木瓜_{钱半，炙}

本证始末：此证为虹口资生钱庄朱梅祥之夫人徐香美女士，平日向由伟诊治，此次因乳肿，以伟不擅外科，故就外科，因乳痈绵延腐烂至三月，乃转成此证。共诊五次，三方以后，即能步履，精神如常，中药效之伟大，洵乎其不可磨灭也。

方议说明：第一方养血熄风，化湿通络止痛；第二方侧重止带安神；第三方加重补血，兼固奇经，女子以血用事，产后而起，百脉空虚，所以专主补血，不用补气者，即此理也。

《临证一得》

叶熙春

诸葛，女，四十六岁。十月。兰溪。去秋以来，白带清稀，绵绵不已，面色苍白，形寒肢冷，腰背酸坠，大便溏薄，舌淡红，苔薄白，脉见沉细。脾肾虚寒，带脉失约，治以温补固摄。

鹿角胶_{5克}　制巴戟_{9克}　菟丝饼_{9克}　清炙黄芪_{9克}　米炒上潞参_{9克}　煅牡蛎_{18克}　生龙骨_{9克}　淡附块_{9克}　潼蒺藜_{9克}　炙陈皮_{5克}　茯苓_{12克}　桂心_{2.4克，研粉泛和丸，吞}

二诊：腰酸背痛减轻，白带亦少，大便已不溏薄。前方既有效机，原意毋庸更改。

鹿角胶_{5克}　淡苁蓉_{6克}　菟丝饼_{6克}　制巴戟_{9克}　清炙黄芪_{9克}　淡熟附块_{9克}　米炒上潞参_{9克}　煨益智仁_{6克}　炒杜仲_{9克}　茯苓_{12克}　陈皮_{5克}　米炒怀山药_{9克}

三诊：带净，腰酸已除，四肢亦暖，嘱服内补丸每日6克吞。

《叶熙春专辑》

施今墨

师某某，女，27岁。两年来，月经量少，色淡，白带甚多，腿疼足肿，食欲不振，气短自汗。舌苔白，脉细弱。

辨证立法：六脉细弱，气血不足，月经量少，职是之故。气虚提摄无力，白带绵绵不绝，易汗气短，因之而生。肾阳不振，水不化气，而致跗肿，血不荣筋，经脉不充而现腿疼。拟调理气血补中通阳法治之。

处方：桂枝_{5克}　砂仁_{5克}　嫩桑枝_{15克}　杭白芍_{10克}　细辛_{1.5克}　桑寄生_{15克}　米党参_{10克}　大熟地_{10克}　野于术_{5克}　当归身_{10克}　炙黄芪_{12克}　益智仁_{5克}　五味子_{3克}　宣木瓜_{10克}　白薏仁_{12克}　炙甘草_{3克}　炒远志_{10克}

二诊：服药四剂，诸证均有所减轻，但非显效，病已两年，气血双亏，绝非数剂可愈。前方去桑枝、桑寄生。加功劳叶10克，金狗脊15克，再服十剂。

三诊：前方服十二剂，精神渐旺，白带大减，月经尚未及期，然腿痛足肿均效，气短自汗亦好，仍遵前方加力。

处方：桂枝_{5克}　米党参_{10克}　砂仁_{5克}　杭白芍_{10克}　当归身_{10克}　大熟地_{10克}　炙黄芪₁₂

克 川附片 5 克 野于术 5 克 益智仁 5 克 汉防己 10 克 功劳叶 12 克 宣木瓜 6 克 炙甘草 3 克

四诊：服药八剂，期间月经已来，量较多，色亦鲜，白带甚少，食欲增强，腿已不痛，足肿亦消，前方可以常服。

《施今墨临床经验集》

第二节 青带

叶熙春

王，女，二十七岁。四月。塘栖。带下青色，腥臭稠黏，头胀目眩，口苦胁痛，脉来弦数，舌质红，苔黄腻。证属肝经湿火下注，拟泻厥阴之火、利膀胱之湿。

龙胆草 6 克 黑山栀 9 克 炒白芍 9 克 甘草 3 克 青陈皮各 3 克 茯苓 12 克 绵茵陈 15 克 柴胡 5 克 川萆薢 9 克 黄芩 5 克 炙白鸡冠花 12 克

二诊：前方服后，头胀目眩，口苦胁痛均减，带下色转黄白，腥臭亦减，脉见弦滑，苔薄黄。再守原法。

龙胆草 6 克 柴胡 5 克 黑山栀 9 克 茯苓 12 克 生甘草 3 克 淡芩 5 克 车前子 9 克，包 泽泻 9 克 炒白芍 9 克 郁金 6 克 炙白鸡冠花 12 克

三诊：带下不多，胁痛间或有之，脉弦，苔薄黄。再拟疏肝和营，兼清余热。

炒柴胡 5 克 丹皮 5 克 黑山栀 9 克 当归 9 克 制苍术 5 克 茯苓 12 克 炒白芍 6 克 甘草 2.4 克 薄荷梗 5 克 郁金 6 克 炙白鸡冠花 12 克

《叶熙春专辑》

第三节 黄带

李铎

邓姓妇，年二十，两关弦劲，知肝阳偏亢，木火乘胃也。喜两尺滑利，为宜男之兆，据述常有带下，依脉而论，非下元虚损，乃湿热下流，谓之带浊也。前进加味逍遥散以舒肝而散郁火，乃木郁达之之法，果见胸膈舒畅，为有效也。多服保阴煎，诸病自愈耳。

生地 熟地 白芍 山药 黄芩炒 黄柏炒黑 甘草

《医案偶存》

余听鸿

常熟东乡某姓妇，就寓诊云：带下黄腻水，终日淋漓甚多，且臭秽不可近。诊后椅垫皆湿，腥臭不堪。余思五脏五带，黄带属脾经湿热，清气下陷，不能固摄。然病已半年，亦难速效，姑拟补中益气法，原方去当归，加菟丝、龙骨、牡蛎。使其清气上升，脾有约束，以菟丝、龙骨、牡蛎堵截其下焦，亦杜撰不经之见。不料服三剂，病已霍然。余亦不解其妙。

《余听鸿医案》

丁泽周

倪右。痰饮逗留肺络，咳嗽已久，入夜更甚，带下绵绵，下部患疡痒痛。此脾肾本亏，湿热下注也，宜标本同治。

炙白苏子钱半　光杏仁三钱　象贝母三钱　云茯苓三钱　炙远志一钱　炙款冬钱半　生苡仁四钱　乌贼骨三钱　北秫米三钱，包　怀山药三钱　冬瓜子皮各三钱　核桃肉二枚，去紫衣

洗方：

地肤子三钱　豨莶草三钱　白鲜皮三钱　苦参片钱半　六一散三钱，包

煎水洗痒处。

另用八宝月华丹掺疡上。

洪右。湿热宿瘀留恋下焦，膀胱宣化失司，经事行而复止，带下混浊，少腹作痛。宜祛瘀化湿，滋肾通关。

紫丹参二钱　茺蔚子三钱　清水豆卷四钱　赤茯苓三钱　金铃子二钱　延胡索一钱　杜红花八分　绛通草八分　两头尖钱半，包　青橘叶钱半　京赤芍二钱　通天草钱半　滋肾通关丸钱半，包煎

以上出自《丁甘仁医案续编》

周镇

朱秉先室，住惠山。口腻胃呆，内热，带下如崩，日必易裤三次，足重无力。脉濡，苔白。脾虚湿蕴，带脉不固，宜丸以缓调。于术三两，茯苓三两，牡蛎三两，山药三两，石莲一两五钱，芡实二两，狗脊二两，川断一两五钱，樗白皮二两，蔂头回五两，丹皮一两，白果肉三两，薏仁二两，扁豆花一两五钱，黄柏一两五钱，豆腐饭滞四两，菟丝子二两，砂仁一两，鸡内金二两，制苍术一两，研末，山药粉糊丸。早晚服三钱。竟愈。

《周小农医案》

陆正斋

汤某某，女，50岁

带下色黄，下部痒痛，周身亦瘙痒难忍，口苦，胁痛。

带皮苓9克　焦山栀4.5克　黄郁金3克　福泽泻6克　粉丹皮4.5克　金铃子4.5克　生牡蛎15克　苦黄柏4.5克　龙胆草4.5克　生甘草1.5克　车前子9克，包

王某某，女，23岁

经漏甫止，带黄，溲痛，拟方通摄并施。

炒小蓟6克　黑山栀6克　丹皮参各6克　当归身6克　生地黄8克　炒蒲黄3克　细木通6克　椿根皮9克　生牡蛎15克　车前子9克，包　沙苑子9克

以上出自《陆正斋医疗经验》

章成之

张女。经后四月，腹痛而有热，洒淅恶寒，其痛得按更甚，带下频。寒热之来源，痛使然也。

桑白皮 12 克　生侧柏叶 30 克　台乌药 6 克　杭白芍 9 克　象贝母 9 克　苦参片 9 克　飞滑石 12 克，包　粉萆薢 9 克　炙乳没各 4.5 克　桃仁泥 9 克

二诊：药后，带下减而腹痛之势杀，可见带下与痛有联系。

生苍术 9 克　川黄柏 9 克　马鞭草 9 克　苦参片 9 克　生侧柏叶 30 克，煎汤带水　荜澄茄 9 克　炙乳没各 4.5 克　小茴香 4.5 克

邓女。黄带多属湿热下注，其质虽黏，却无腥臭。

粉萆薢 9 克　泽泻 9 克　云苓 12 克　冬葵子 9 克　瞿麦 9 克　白薇 9 克　三妙丸 12 克　小生地 12 克　剪芡实 9 克　萹蓄草 9 克

另：海金沙 9 克、飞滑石 12 克，二味同泡代茶。

邵女。据其所述之情态，腹痛之原因仍是在带下，中脘之痛乃放散性。

杭白芍 12 克　樗白皮 9 克　萆薢 9 克　生侧柏叶 18 克　泽泻 9 克　瞿麦 9 克　象贝母 9 克　云苓 18 克　甘草梢 4.5 克

《章次公医案》

叶熙春

沈，女，三十八岁。四月。宁波。带下黄稠，胸腹闷胀，食无馨味，神倦乏力，腰脊酸楚，小溲赤热，脉滑苔黄。脾虚不能运湿，湿蕴化热，下注成带。治拟清热化湿。

制苍术 6 克　猪苓 6 克　淡竹叶 8 克　制川柏 5 克　飞滑石 9 克，包　萆薢 9 克　赤白苓各 9 克　炒苡仁 9 克　甘草梢 5 克　炙白鸡冠花 15 克　炙新会皮 6 克

二诊：前方服后，带下显减，腰脊酸楚，胸腹胀闷，均不若前甚。使服二妙丸，每日 9 克，淡盐汤吞送。

《叶熙春专辑》

第四节　赤白带

王九峰

带下赤白，常如漏卮，脉虚弦，舌绛中有红巢，大便硬结难解，少腹左角作痛，遍体关节酸痛，咳嗽震动，按摩其痛不止，甚至呼吸往来，俱觉牵引痛处。此皆血液脂膏耗损，不能营养一身经隧，滞涩脉络，卫分二气，无能流贯连络交经之处。前哲谓久漏非堵塞可止，升提可愈。法当协和二气，调护两维，宣补中寓以收涩之意。

大生地　洋参　阿胶　海螵蛸　杜仲　金樱子　白前　橘红

复诊：连进通以济塞，带下十减一二，少腹关节酸痛俱缓，大便燥结未润，弦数之脉未静，舌心红活如故。证本血液脂膏耗损，复延奇经，任行身前。督行身后，冲脉从中直上，带脉环周一身，如束带然。阴维阳维，阴阳相维；阴跷阳跷，阴阳相交。八脉俱亏，百骸皆损，岂铢两之丸，所能窥其藩牖乎？爰以一通一塞，大封大固之品，煎浓汁如膏如饴，以二两开水和服。下咽之后，入胃输脾，融化营卫，濡枯泽槁，则欣欣向荣，充满一身。庶乎二气协和，奇经复振。

　　生熟地　海桑螵蛸　洋参　鲍鱼肉　阿胶　龟板　鳖甲　砂仁　黄柏　川断　黄鱼螵

　　长流水煎膏，入胶融化收膏，每早开水冲服。

《王九峰医案》

何书田

　　劳力内伤，赤白带下，八脉伤矣。

　　小生地　全当归　生杜仲　淮山药　秦艽肉　炙龟板　沙苑子　川断肉　白茯神　桑螵蛸

《鳞山草堂医案》

蒋宝素

　　带下即崩漏之类，固属带脉失其约束，然任脉为病，带下瘕聚，则任脉不胜其任，亦能带下。总是阴亏肝郁，脾伤损及奇经八脉。《内经》有八脉之论，无治八脉之方，前贤未有成法，《本草》又无专入奇经之品，此奇经八脉中病，所以调治不易也。然湿热盘踞，亦能下带，故河间、丹溪言痢带同法，从湿热论治，亦不入奇经。思入八脉之方，惟《内经》乌贼骨鱼丸可入冲脉。丸中有蒠茹，今人不识，谬言即茜草根，然茜草根名蒠茹。或以鸡血藤膏代之近是。

　　乌贼鱼骨　鸡血藤膏　大生地　玄武板　九肋鳖甲　灵犀角　川黄柏　制苍术　川黄连
广木香　雀卵　鲍鱼肉

　　五进《内经》七法加味，病势退而复进，药浅病深。经以冲脉起于肾下，出于气街，并足阳明之经夹脐上行，至胸中而散，为十二经脉之海。自觉胸中一嘈，带即下溜，显是冲脉之血散而为带。且带下、瘕聚、淋漏赤白互见，任脉亦损。非调八脉，乌能奏效。仍以《内经》七法加味主之。

　　乌贼鱼骨　鸡血藤膏　灵犀角　大生地　大白芍　粉丹皮　五色龙骨　玄武板　生牡蛎
当归身　线鱼螵　麻雀卵　鲍鱼肉

　　《内经》七法加味又服五剂，带下未见退机，良由八脉满溢。八脉者，冲脉从中直上，任脉行于身前，督脉行于身后，带脉环周一身如束带。然阴跷、阳跷，阴阳相交；阴维、阳维，阴阳相维。有病则见，无病则隐。故自《内经》以下至于今，皆无一定成法，惟在见病详情，察其所以，可入奇经，且有意会于心，口不能言之处，神明变化，则又存乎其人。此所以调治不易也。

　　乌贼鱼骨　鸡血藤膏　紫河车　灵犀角　大生地　五倍子　玄武板　九肋鳖甲　桑螵蛸
鹿角霜　线鱼螵　鲍鱼肉　制陈半夏　雀卵　黄小米

　　前方加减又服五剂，带下稍退。带出经道，即天癸之变，属于奇经，有病则见，无病则隐，如天雨下降，沟渠满溢，雨后则平。又似济水伏行地下，时或上泛，或见或隐，或上或下，故难以专方主治。惟乌贼骨鱼丸能入冲脉血分，半夏秫米汤能入跷脉气分。思河间、丹溪有痢带同法之语，仍以《内经》七法为主，参入治痢之品，观其进退。

乌贼鱼骨　鸡血藤膏　灵犀角　紫河车　线鱼鳔　五倍子　桑螵蛸　赤芍药　当归身　川黄连　鸦胆子　赤石脂　人参　椿根白皮　麻雀卵　鲍鱼肉

深思治痢之品，以副《内经》七法，又服五剂，未见退机，总是药力难入奇经故也。经以任脉为病，内结七疝，女子带下瘕聚。然则七疝、瘕聚诸方，亦可通用。任脉不胜其任，延伤带脉而下，犹男子败精为浊之理。赤带甚于白带、化不及白也。诊脉日见其起，论证由于肝郁在数十年前，其势已深，故难速效。仍以《内经》七法为主，参入七疝、瘕聚诸方之意。

乌贼鱼骨　鸡血藤膏　桑螵蛸　五倍子　线鱼鳔　赤石脂　川楝子　小茴香　当归身　白芍药　云茯苓　福泽泻　冬白术　麻雀卵　鲍鱼肉

《内经》七法为主，参入疝瘕诸方，又服五剂，未见进退。乃因巳月乾卦纯阳，又值明日立夏，带浊又是阴亏，八脉中病，自古又无专主之方。然八脉在中，亦赖先后二天脾肾之气以荣养，能使脾肾气充，水土调平，亦可潜入奇经八脉。仍以《内经》七法为主，加以脾肾双培之品。

乌贼鱼骨　鸡血藤膏　大生地　怀山药　山萸肉　人参　云茯苓　冬白术　炙甘草　当归身　酸枣仁　麻雀卵　线鱼鳔　鲍鱼肉

双补脾肾，以副《内经》七法，共服十剂，赤带暂止，冲脉扃固，有机。白带犹存，任脉湿热化之不尽。腹中雷鸣，龙雷之火与肝木化风，风雷搏击有声，幻作阴吹之证。按脉六部，浮、中、沉三取虽和，时有弦数之象，风雷鼓动可知。现值纯阳之月，天地之阴亏极，况于人乎。阴亏无以潜阳，水弱何能济火，火铄金伤，不能平木，木复生火，阴分重亏。再以大补真阴，以副七法。

乌贼鱼骨　鸡血藤膏　大生地　玄武板　川黄柏　白知母　九肋鳖甲　石决明　雀卵　线鱼鳔　鲍鱼肉

大补真阴，以副七法，今晨诊脉如昨，夜来赤带未下，白带中有黄色。白属肺金，黄属脾土，二经不固之使然也。仍以《内经》七法，佐以培土生金。

乌贼鱼骨　鸡血藤膏　人参　冬白术　云茯苓　炙甘草　当归身　酸枣仁　远志肉　麻雀卵　线鱼鳔　鲍鱼肉

昨进《内经》七法，佐以培土生金，今晨诊脉，六部三取，均皆和缓，两尺尤觉调平。人之有尺，犹树之有根，枝叶虽枯槁，根本将自生，根本坚固，最是佳征。然白带之中又见粉红之色，总是血不归经，肝少潜藏，脾失统摄，而八脉支流不固。仍以七法为主，辅以肝脾两和之品，令其气血各守其乡，又何赤白带下之有。

乌贼鱼骨　鸡血藤膏　大生地　当归身　白芍药　人参　冬白术　炙甘草　云茯苓　酸枣仁　雀卵　鲍鱼肉　线鱼鳔

肝脾两和，以佐《内经》七法，颇合机宜。五日以来，六脉更觉和平，尺部尤好，根本坚固，佳征。赤带鲜红虽止，白带中有粉红。此乃五脏六腑、奇经八脉相通流，脉损伤，如痈疡陷脉为漏之理。仍以七法为主，辅以固涩之品。

乌贼鱼骨　鸡血藤膏　人参　冬白术　赤石脂　禹余粮　五倍子　绵州黄芪　血余炭　田三七　雀卵　乌梅肉　鲍鱼肉

昨进《内经》七法，加以固涩之品，反见鲜红数点，陷脉为漏无疑。盖暴崩、久漏一体，崩如山崩，为重，漏如厄漏，为轻。赤属冲脉，白属任脉，皆假道于带脉而下，故名带下。自觉心下懊恢，即见赤漏，亦心下崩之类。现在脉神、形色俱起，眠食俱安，舌光如镜生苔，面色戴阳亦退。崩患殊属多虞，漏下频仍难断，前贤未立专主之方，缓缓设法图痊可也。

乌贼鱼骨　鸡血藤膏　大生地　人参　赤石脂　五倍子　象牙末　思州田三七　血余炭
丹参　乌梅肉　雀卵　鲍鱼肉　线鱼鳔

设法缓图之方，已服十剂，望色湿润，闻声清爽，问食畅进，诊脉和平。惟赤带侵漏不止，总是血不归冲，冲脉支流，脉络损伤成漏。引血归于脏腑，皆有成法，引血归于冲脉，竟少专方，惟《内经》乌贼骨鱼丸能入冲脉。方中所用蔗茹，谬为茜草，非是。雀卵非时难得。半夏秫米汤能入阳跷，不能治带，以故浸漏不止。然血统于脾，藏于肝，布于肺，生于心，施于肾。能使五脏气血充盈，自可潜通八脉。仍以《内经》七法为主，益以五福、十灰等品为丸，缓图痊济可也。

乌贼鱼骨　鸡血藤膏　大熟地　人参　当归身　冬白术　绵州黄芪　炙甘草　血余炭　陈阿胶　线鱼鳔　麻雀卵　陈棕灰　莲房灰　故锦灰　乌梅灰　地榆灰　石榴皮灰　槐蕊灰　百草霜　败蒲灰

为末，鲍鱼煎水，叠丸。早晚各服三钱，温水下。

带兼赤白，下如漏厄，舌有红槽，大便结燥，少腹左角作痛，遍体关节亦疼。咳嗽振动，呼吸往来，俱觉牵引痛处。此皆血液、脂膏耗损，不能荣养一身，隧道滞涩，脉络乖分，二气不足以流贯连络交经之处。宜于温补法中，寓以收涩之意。

大熟地　人参　陈阿胶　赤石脂　禹余粮　厚杜仲　海螵蛸　鲍鱼肉　金樱子　芡实
艾叶

湿补法中寓收涩之意，取通以济塞，服后带下竟减，痛楚渐舒。舌上红槽未退，乃真阴亏损之据。药获效机，依方进步可也。

大熟地　人参　赤石脂　禹余粮　海螵蛸　鲍鱼肉　三七　白薇　蒲黄　陈阿胶　艾叶
赤白鸡冠花

连进温补收涩之方，带下十减八九，少腹关节酸疼俱缓。证本血液、脂膏耗损，奇经八脉俱伤，岂铢两之丸散所能窥其繁臑。再以一通一塞、大封大固之品，共煎浓汁，如膏如饴，下咽之后，入胃舒脾，上归于肺，下注州都，若雨露之溉，濡枯泽槁，则晬然之气充满一身，自能勿药有喜。

大熟地　人参　陈阿胶　何首乌　当归身　川芎　黄鱼鳔　绵黄芪　椿根白皮　石菖蒲
牡蛎粉　龙眼肉

桑柴火熬膏。

以上出自《问斋医案》

费伯雄

某。内热伤阴，肝木侮土，遂成赤白带下。纳少体倦，脉细少神，此乃内伤劳倦之候。宜培养脾肾，以抑肝木。

炒党参二钱　淮山药三钱　冬术一钱　归身二钱　桑寄生三钱　白芍一钱　炙草五分　莲肉三十粒
红枣五枚　桑枝三钱

《费伯雄医案》

柳宝诒

史。带下赤白兼行，而腰不甚痛。湿热伤脾，不能化血，遂下注于奇经。当培脾清湿。

白术炭　炙柏片　砂仁　苡仁　赤白苓　广陈皮　牡蛎　归身　淮山药　桑白皮　樗白皮
炙甘草　沙苑　银杏仁

向。向患带下红白，脾脏湿热下渗，奇经不能固摄。近日肝火郁燔，内犯于胃，则嘈杂眩晕；下注冲任，则经水淋沥，甚则少腹滞痛，经与带杂下不止。稍投补涩，则木火湿热无外泄之路，愈觉郁闷不舒。况嗳哕并作，气分本失疏畅，尤不可专投血药。夫气为血帅，气滞则血亦滞。肝主藏血，肝不和，则血不能藏。然则调治之道，自当以疏肝和气，为治血之本。若补之、涩之，窃恐肝脾滞陷，愈增其病矣。愚见如此，未识有当病机否？

当归炭　白芍　丹参　炒丹皮　川郁金醋炒　春砂仁　黑山栀　制香附　川断肉炒　菟丝子
盐水炒　广木香　川黄柏盐水炒　干荷叶炒鲜藕

二诊：改方，去黄柏、丹皮、菟丝子，加金铃子、延胡索、炒生地。

以上出自《柳宝诒医案》

方耕霞

陶。白带属气虚，亦有属湿热者。既见兼象，须兼治之。

黄芪　当归　柴胡　白芍　陈皮　半夏　黄柏　茯苓　泽泻　白术　砂仁　椿根皮

《倚云轩医话医案集》

陈莲舫

金泽，某。脘腹痛甚，经带夹杂而下，老年防其发肿。

左金丸　全当归　抱茯神　沙苑子　柔白薇　生白芍　焦米仁　制香附　九香虫　花龙骨
川杜仲　炒侧柏　荷蒂　红枣

松江。某。奇经虚损，赤白似带，每溺作痛，大便后亦为血溢，渐至腰背酸痛，皆由八脉损乏而来，脉息细涩，拟以清阴利窍。

西洋参　沙苑子　凤凰衣　金石斛　抱茯神　小蓟炭　阿胶珠　淡乌贼　大丹参　黑料豆
白茯苓　甘草梢　灯心青黛拌

以上出自《莲舫秘旨》

丁泽周

池小姐。血虚肝火内炽，脾虚湿热入于带脉，带下绵绵，赤白相杂。宜养血清热，崇土束带。

白归身二钱　赤白芍各二钱　生地炭三钱　云茯苓三钱　生白术二钱　怀山药三钱　乌贼骨三钱
生苡仁四钱　黄柏炭一钱　粉萆薢三钱　藕节炭三枚

徐右。血室有热，脾弱生湿，带下夹红，经事超前，大腹作胀，腑行燥结，头眩内热。宜养血清热，化湿束带。

阿胶珠钱半　白归身钱半　生白芍二钱　生地炭三钱　朱茯神三钱　炙远志一钱　炒枣仁三钱　象贝母三钱　左牡蛎四钱　光杏仁三钱　乌贼骨三钱　贯众炭三钱　炒黑荆芥炭一钱　炒竹茹钱半

二诊：带下夹红已止，纳谷减少，内热苔黄，血虚有热，脾虚有湿，仍宜养血清热，化湿束带。

阿胶珠钱半　朱茯神三钱　生地炭三钱　黄柏炭钱半　生白芍钱半　生苡仁三钱　白归身二钱　怀山药三钱　乌贼骨三钱　广橘白一钱　厚杜仲三钱　生熟谷芽各三钱　藕节二枚

黄右。营血亏，肝火旺，挟湿热入扰带脉，带下赤白，头眩腰酸。与养肝化湿束带。

白归身二钱　云茯苓三钱　厚杜仲二钱　鲜藕二两，切片　生苡仁四钱　乌贼骨三钱　生白芍二钱
嫩白薇一钱五分　川断肉二钱　黄柏炭八分　粉丹皮一钱五分　福泽泻一钱五分　生白术三钱　震灵丹三钱，包

复诊：赤白带下，已见轻减。经事超前，营阴不足，肝火有余，冲任不调。再拟养血柔肝，而调奇经。

前方去白薇，加炙鳖甲三钱。

以上出自《丁甘仁医案》

傅松元

余初习医时，偶赴表姊丈陈桂堂续胶喜筵，见帘内一妇人，面色如金黄。乃询桂堂："此妇为贵府何人，似有大病，何以不为医治？"桂堂云："此我二姊也，嫁湖州唐氏，其病绝奇，恐非人力所能施治。"余知其有隐怪也，以言恬之。始曰："病已三月余，白昼明了如常人，入夜即昏瞀，而带下赤白，近来更甚。日将落即神昏，日光绝则带频下而不自知，至黎明心渐清楚，身尚不能动，东方白，手足方能举，日出乃起，如无病矣，故卧床常垫大灰褥以渗之。君现习医学，曾闻有此奇证乎？"余曰："有"。"莫问病名，先试医法可乎？"答曰："可"。遂为疏生脉散一方，三味各重二钱，加桂圆十枚，暮饮其汤，晨服其滓，十剂后再商别治。后五日遇桂堂，谓五剂而病已大愈，是否需再服五剂？但方中用五味子至二钱之多，酸味实难下咽，肆中为我分三次用之，然已酸极矣。余曰："病者，不平也。医者，平其不平而已。今病已平，当然改辙。"遂嘱日服高丽参三钱。十日而病根悉除。盖其病昼明而夜昏，是阳气之衰残。赤沃漏下，是病名也。妇人属阴体，有邪魅之凭，采其阴中之阳精，阳神无主，故昏；阳气无制，故乱；精血之阳不守，故漏。缘梦与鬼交之故，与男子梦遗同。是以大剂酸甘法滋敛之，更以独参扶其阳而育其阴，故能有效。后见方书，五味子只用三分，是初学之误。但此证必遵古方，恐无如是之速效也。

《医案摘奇》

贺季衡

赵女。赤白带如注，少腹攻窜，或作痛，腰俞酸楚，头痛，心悬，内热，少寐，脉沉细而弦，舌苔浮黄。冲带两亏，湿热下注也。

大生地五钱，炙炭 当归二钱 川楝子一钱五分 川草薢四钱 乌贼骨四钱，炙 清阿胶二钱，蒲黄八分，拌炒 大白芍二钱 云苓神各三钱 川杜仲四钱 粉丹皮一钱五分 香附炭一钱五分，童便炒 石莲肉二钱

另：松石猪肚丸二两，乌贼骨丸四两，和匀。每服三钱，开水下。

张女。白带淋漓已久，色黄如脓，或带赤色，腰俞痛，脉滑舌黄。湿浊久结下焦，冲带二脉失司所致。

焦白术二钱 乌贼骨四钱，炙 川草薢四钱 泽泻一钱五分 川杜仲四钱 云苓三钱 川断肉四钱 煅牡蛎八钱，先煎 白归身二钱 桑螵蛸三钱 桑寄生二钱 红枣三钱

林女。不时干呕者十余年，遍体酸楚作痛，赤白带甚多，且有秽味，经来腹痛，口黏痰腻，脉小数而滑，血虚肝旺。湿热侵入血分，冲带不调而来。

当归二钱 大白芍二钱 大生地五钱，炙炭 乌贼骨四钱，炙 焦白术二钱 泽泻一钱五分 阿胶珠二钱 大丹参一钱五分 女贞子四钱 云苓二钱 炙莲房三钱 红枣三个

另：八味逍遥丸二两，四物丸二两，和匀。每服三钱，开水下。

虞女。六旬外年，始患赤白带交杂，继沥黄浊甚多，溲勤数而作痛，气从下坠，少腹胀，尾膂酸楚，脉虚数，舌红中黄。肝肾之阴气久亏，湿浊乘虚下注，冲带二脉不调也。久延非宜。

大生地五钱 白归身二钱 川杜仲四钱 煅牡蛎五钱，先煎 大白芍二钱 泽泻一钱五分 川草薢四钱 云苓三钱 乌贼骨四钱，炙 焦白术二钱 川楝子一钱五分 莲子七粒

二诊：高年赤白带，化为黄水，淋浊不已，小溲勤数，点滴作痛，少腹胀，气坠，下及尾膂，脉虚细小数，舌心浮黄。肝肾久亏，湿热乘虚下注，冲带不调，最难速效之候。

大生地五钱，炙炭 鹿角霜二钱 大白芍二钱 青升麻六分 炙黄芪二钱 大麦冬二钱 白归身二钱 川楝子一钱五分 云苓三钱 泽泻二钱 莲子十粒，连心

另：补中益气丸二两，滋肾丸一两，和匀。每服三钱，开水下。

以上出自《贺季衡医案》

翟竹亭

邑痒生步苑仙令堂，年七十余，禀纯阳之脉，脏腑多热，可知屡患病热，后因郁怒伤肝，经曰"肝藏血"，肝属木，木喜条达而恶抑郁，郁则肝叶开张，血不能藏，赤带成矣。此证自三月起九月方剧，止血之药服数十剂，殊无效。迎余诊治，诊得六脉洪大且数，肝脉弦急，余用完带汤加减治之。二帖少效，六帖痊愈。

加减完带汤

当归30克 生地30克 白芍60克 川芎10克 柴胡60克 香附15克 栀子6克 酒龙胆草10克

丹皮 10 克　甘草 6 克

　　水煎服。

《湖岳村叟医案》

章成之

　　邵女。以带下为主证，少腹痛，痛在两侧，此卵巢部分，大致是子宫附属器发生炎证。

　　生侧柏叶 12 克　象贝母 12 克　杭白芍 9 克　樗白皮 9 克　苦参片 6 克　泽泻 9 克　生山栀 9 克　黄柏 3 克　小蓟 12 克　粉草 4.5 克　马鞭草 9 克　凤尾草 9 克

　　李女。下赤白带，总是炎证。日来其量加多。改予古人清化湿热之法。

　　黄柏 9 克　苦参 6 克　萆薢 9 克　白芍 9 克　泽泻 9 克　瞿麦 9 克　象贝 9 克　旱莲草 9 克　滑石 12 克　干地黄 12 克

　　薛女。九年来，经虽以时下，而时有淋沥；其色或淡或紫，与带下混合，少腹痛。凡痛与带下总是炎证。

　　樗皮 9 克　侧柏叶 9 克　象贝 9 克　苦参片 9 克　杭白芍 9 克　瞿麦 9 克　威喜丸 9 克, 分吞　象牙屑 4.5 克, 分 3 次吞

　　王女。带下频仍，少腹两侧痛，按之痛益甚，放散于两腿。多属子宫附件有炎症，古人则属诸湿热下注。

　　川黄柏 4.5 克　苦参片 9 克　白芍 9 克　樗白皮 9 克　生侧柏叶 9 克　小茴香 2.4 克, 后下　炙乳没各 9 克　马鞭草 9 克　凤尾草 9 克, 二帖

　　二诊：药后腹痛大定，带下频仍，黏而腥。

　　原方加丹皮 9 克、小蓟 12 克、大贝母 9 克、甘草梢 4.5 克。

　　杨女。半月以来，白带与经相间，连续不断；最近数日，驯至经带不分，有腥味，腰为之酸楚。

　　生侧柏叶 15 克　樗根白皮 12 克　怀牛膝 9 克　泽泻 9 克　川黄柏 9 克　生苍术 9 克　小茴香 2.4 克　荜澄茄 9 克

　　二诊：宗樗皮侧柏叶汤加减，二服后带下腥臭霍然若失。

　　小蓟 12 克　川黄柏 6 克　杭白芍 9 克　粉萆薢 9 克　生苡仁 15 克　紫花地丁 9 克　苦参片 9 克　制香附 9 克　小茴香 2.4 克　象贝母 9 克

　　陈女。现在之虚弱，基于往日之积劳；产后二月，带下赤白，腰痛如折。

　　杜仲 9 克　怀山药 9 克　小蓟炭 12 克　扁豆衣 9 克　续断 9 克　芡实 9 克　仙鹤草 15 克　怀牛膝 9 克　白芍 12 克　五味子 4.5 克

　　二诊：头晕眩，带下如注。

　　生芪 9 克　怀山药 15 克　甘杞子 9 克　杜仲 9 克　煅牡蛎 30 克　党参 9 克　升麻 4.5 克　白芍 9 克

云苓 9 克

吴女。其主要证候，可划分两部分：一、子宫内膜炎症引起经之先期与带有腥味；二、四肢麻，腱反射降低。上者古人属于湿热下注，下者属于血虚。

苦参片 9 克　香白芷 9 克　象贝母 9 克　淮牛膝 12 克　宣木瓜 9 克　北细辛 2.4 克　豨莶草 9 克　杜赤豆 30 克

孙女。经将行之旬日，下赤白带，质黏而腥，腰酸而腹胀痛，其痛偏向少腹之左方。其为炎证无疑也。

马鞭草 12 克　旱莲草 12 克　生侧柏叶 24 克　荜澄茄 9 克　桑白皮 12 克　川黄柏 9 克　小茴香 4.5 克　小蓟 12 克　瞿麦穗 12 克　甘草梢 4.5 克

另：刘氏猪肚丸 240 克，日二服，每服 4.5 克。

王女。经先期始则量多如冲，继则淋沥不绝，淡红中夹有白带，自觉有腥臭。既是腥臭，则非生理之出血；既有寒热，便有炎证。小溲频而短，炎证在泌尿系。

樗皮 9 克　瞿麦 9 克　杭芍 9 克　生侧柏叶 18 克　旱莲草 12 克　白薇 9 克　苦参 4.5 克　象贝母 9 克　猪苓 9 克　飞滑石 12 克　白茅根 一扎

二诊：凡子宫附属器炎证，内服剂本难发生直接作用。药后带与腥臭皆差减，吾人当据事实而确定药理。

樗皮 12 克　黄柏 3 克　白薇 9 克　苦参片 4.5 克　白芍 12 克　柏子仁 9 克，打　炙乳没 各 2.4 克　荜澄茄 9 克　制香附 9 克　老苏梗 6 克　生侧柏叶 30 克，煎汤代水

三诊：带下腥臭者固涩法虽能暂止，但非根治，故古人以清化湿热为主。

生地榆 9 克　粉萆薢 9 克　生苍术 6 克　瞿麦 9 克　萹蓄草 9 克　黄柏 2.4 克　香白芷 6 克　赤苓 9 克　荜澄茄 9 克　樗皮 12 克　生侧柏叶 30 克，煎汤代水

以上出自《章次公医案》

张汝伟

何美娟。年三十三，宁波，住北京路庆余里九号。多产伤阴，剧劳伤气，经来点滴，赤白带淋漓，如屋檐水之直流。神消肉削，面青，气促，音低，腰脊酸楚，有欲断之象。脉来细弱而微，夜有盗汗，已有一月余。未经调治，将成痨瘵。初起尚可图治，进以养血止带，以化湿热。

紫丹参　乌贼骨　川续断　当归身　炒赤芍　桑寄生　厚杜仲　威喜丸 各三钱，包　炒川芎 一钱　莲蓬壳 一只，炒剪　煅牡蛎 一两，先煎

本证始末：何美娟，年三十三，已生八胎，加之经济困难，心烦力瘁，以致猝然而起。月事三月未至，来而点滴。诊时，神消肉脱。大力调补，又无能力，孰料此方仅服三剂，未曾复诊，即告痊愈。往后三月，他荐人诊治，已面红神爽，云又受妊矣。

方义说明：此方偏重止带外，丹参、当归、赤芍养血。得力在固摄奇经。桑寄生、杜仲、续断之强筋骨，而和肝肾也。

《临证一得》

叶熙春

马，女，三十二岁。四月。杭州。冲任失调，每次经行愆期，湿火下注，带下赤白，腰酸两腿重滞，食少，神倦乏力，脉象弦滑，舌苔薄黄。二妙散加味。

炒苍术 6 克　炒黄柏 5 克　飞滑石 9 克，包　炙樗白皮 9 克　赤苓 12 克　川草薢 9 克　苡仁 12 克　炙海螵蛸 12 克　炒赤芍 6 克　炙地榆 9 克　炙侧柏叶 9 克　丹皮 6 克

二诊：带下赤白已除，腰酸腿重不若前甚。胃气渐振，原法加减。

炒苍术 6 克　炒于术 6 克　炒丹参 9 克　炒芡实 12 克　炒苡仁 12 克　炒白芍 6 克　炙地榆 9 克　川草薢 9 克　赤苓 9 克　新会皮 6 克　炒当归 9 克

《叶熙春专辑》

施今墨

曲某某，女，69 岁。天癸已断二十年，近岁带下日甚，时红时白，经年不绝，颇以为苦。腰酸楚，全身乏力，大便结，小便失禁，食少，睡不安。舌苔滑白，六脉濡弱。

辨证立法：年将七旬，脉现濡弱，气血虚损之象；任脉主胞胎，其为病，带下瘕聚。更年期后时患带下者，任脉不充之故耳。腰为肾府，肾司二便，肾气虚则腰酸楚而二便失常，拟补肾固气养血法为治。

处方：砂仁 5 克　川杜仲 10 克　五味子 5 克　大熟地 10 克　川续断 10 克　五倍子 5 克　覆盆子 10 克　益智仁 5 克　山萸肉 12 克　炒远志 10 克　鹿角胶 6 克　米党参 10 克　桑螵蛸 10 克　生白果 12 枚　炙甘草 3 克　阿胶珠 10 克

二诊：服药十剂，带下大为减少，全身亦感有力，小便失禁好转，大便则尚干燥，年事已高，气血非一时可恢复。服药既效，可作常用方，并加服参茸卫生丸，每日 1 丸服之。

《施今墨临床经验集》

第五节　五色带

蒋宝索

经以任脉为病，女子带下瘕聚。客秋溲血后，带见五色，溲痛如淋，夜寐不安，饮食少进，往来寒热。心移热于小肠，损及奇经八脉，湿热、肝火内扰所致也。

大生地　赤茯苓　白通草　粉丹皮　当归身　生甘草梢　福泽泻　萹蓄　瞿麦　龙胆草　川黄柏

服煎四剂，带下白减赤多，寒热已轻，溲痛已缓，夜卧渐安，饮食亦进。原方去黄柏，加银柴胡。

原方加减又服四剂，寒热已解，溲痛亦除，饮食畅进，赤带仍多，原方加椿根白皮。

原方加椿根白皮又服四剂，赤带亦除，诸证悉退。但二气久伤未复，当以阴阳两补，脾肾双培，以善其后。

大熟地　怀山药　山萸肉　粉丹皮　福泽泻　赤茯苓　人参　冬白术　炙甘草　绵黄芪

当归身　酸枣仁　远志肉　广木香

　　生姜、大枣、龙眼肉煎水叠丸。早晚各服三钱。

《问斋医案》

柳宝诒

　　岑。向患淋带，今春剧发。渐觉少腹胀满，刺痛酸坠，大便不爽，小溲淋数，所下带浊，杂色黏厚如脓。推其病情，先因肝气不调，致营血瘀阻；更因脾运不旺，致湿浊流陷，瘀湿内壅，下注于奇经，蒸蕴而为秽浊，此带下之所由来也。病久正伤，不特肝营就损，即脾土亦形困惫。面跗浮肿，虚热上烘，脉象细弱无神，舌尖红而碎，肝脾两脏，损象已深；而两便窒滞，奇经中之瘀浊，仍未清畅。虚实两面，均难偏顾，调治颇为棘手。姑拟培补肝脾，舒气养营，仍兼疏通瘀浊之意，冀得气营两畅，方可专意培补，以收全功。

　　于术　茯苓　全当归　白芍　木香　砂仁　苡仁　丹皮　川怀牛膝_{红花煎汁，炒}　茜草炭　牡蛎　川断　车前子

　　另：西珀屑（研，水飞）四分、乳香（去净油）二分，二味为末作丸，吞。

《柳宝诒医案》

第一百五十二章　妊娠病

第一节　妊娠感冒

程从周

吴兆行乃吴鹭客之伯兄也，侨寓金陵。九月初旬，天气乍寒，令正年近三十，因往令岳凌别驾衙斋饮食后归来，肩舆中被风寒所侵，随作呕吐不止，孕已五月，水米不入口者数日。自门诸医治之，药皆不纳，兆行因思令弟妇之证乃予起死，不得已，星夜自来广陵邀予过京调治。及至，病甚危笃，吐仍未止。盖兼胎气而然。其时日已薄暮，随用一剂，即就枕酣睡。醒来便能稍啜粥汤，调理数日而痊。兆行买舟复送予回广陵。盖此证明属风寒饮食而起，人第知发散消导，乃未识其体气中虚，不无克伐太过，故一闻药气，即便呕吐。向在广陵居住，予平日已知其脉之虚，故能一药而愈。是以脉宜常诊，或偶有客疾，便得其情，非草草也。

毛二之妻年三十余，身颇苍厚，妊将七月。十月初旬，因病新愈，起早复冒风寒，致咳嗽发热二三日矣，六脉俱浮数，右大于左，且喉音带哑。予乃用参苏饮一剂。下午告急云："服药后顿增喘急，睡不倒。"予思前证、前脉皆属风邪，而药何以不效？岂内热胎气上逼致喘急耶？又用黄芩、枳壳、桑皮、二母、苏梗、清金导痰之类，亦不效。次日再诊，右脉仍大，胸膈间按之觉疼，此必食滞而然。细询之，乃病新愈，食荞麦饼，因而复病。余悟曰："右脉大者脾经积滞也。观其体气庞厚，既无风邪，决非虚喘。"乃重用山楂、枳实、萝卜子、厚朴、陈皮、半夏之类，连进二剂，胸膈顿宽，喘亦随定。所以临证不妨于细问也。

以上出自《程茂先医案》

郭右陶

逍方亨内室怀娠六月，寒热交作，烦闷不安。延余时，痧在始发，脉固未现，初不觉其为痧，用药不应，忽尔昏沉。次日余诊。左手脉伏，面目微黑，乃识其痧。刺腿弯青筋六针，出毒血，少愈。用桑寄生、红花、香附、益母草、荆芥、细辛、卜子、神曲，冲砂仁末，微冷服而安。后用小柴胡汤退热，又参、苓、归、地，健脾养血乃痊。

《痧胀玉衡》

王孟英

叶承恩室，怀孕患感，昏谵不语，喜呕，便秘，汗出不解，脉涩，口干。乃营阴素亏，邪热内炽。以元参、石膏、知（母）、（黄）芩、（竹）茹、贝（母）、银花、枇（杷）叶、（白）

薇、栀（子）、楝（实）、（石）斛，投数剂而愈。

夏氏妇，怀孕患感。医投温散，渐至气冲不寐，时欲痉厥，脘闷呻吟，渴难受饮。所亲张养之延孟英诊之，脉滑数而溢。与小陷胸（汤）加旋（覆）、薤（白）、石膏、知（母）、栀（子）、（竹）茹、杏（仁）、腹皮、苏子、竹沥、海蛇，大剂投之，旬日而愈。

《仁术志》者，海丰张君柳吟所题孟英之医案也。吾师赵菊斋先生，暨庄舍人芝阶为之序，余以未与其事，深以为歉。秋间，偶过孟英，适有陈姓者牵羊来谢，孟英颇疑之。其人曰：三月间，次媳患时感，而气逆不能眠，医皆畏却，特延君诊，甫按脉。云："甚滑疾，是为娠象"，用药必须顾及。此时次媳方于去秋娩后，月事尚未一行，君为此言，阖家未尝不窃笑也。迨疾渐平，哺儿之乳亦不觉少，虽自问亦断断非妊。至六月间，腹渐胀，方谓有病，不料昨日倏产一孙。举家敬服高明，故来致谢耳！

孟英因谓余曰：昨诊魏子恒之室，亦妊也，诸医作虚损治，脉虽虚微软数，而滑象仍形，病家深不以吾言为然者。缘病人之女兄二人，皆死于虚劳也。然其伯仲之证，吾皆诊焉，今已十余年矣。犹忆（其）伯，字于关氏，未嫁而卒，证非不治，亦为药误。病中阅吾方案，极为折服。且曰：先生来暮，侬不起矣。前此延致诸名家，徒曰虚证宜补，而不治其所以虚，（处）方则群聚补药，必以地黄为之冠，虽有参、芪，亦列于后。即使用药不乖，而阳生阴长，气为血帅之旨，尚未分晓，况其他乎？吾闻而愕然，何以闺中女子，亦解谈医？细询，始知为乾隆间名医吴颖昭先生之女孙也，尤为惋惜。仲适于陈少帝少府，的系损证，若季者，因其家怀"先入"之见，遂致医人迎合误事，岂不可叹？迨仲秋，果闻魏氏分娩，母子皆亡，方叹孟英之卓见为不可及也。爰采秋冬诸案之治法不同证寻常者，而续成一卷云。

钱氏妇，怀孕四月而患寒热如疟，医与发散安胎，乃至舌黑神昏，大渴便泻，臭痰顿（频）吐，腰腹痛坠，人皆不能措手。孟英诊曰：伏暑失于清解，舌虽黑而脉形滑数，痰虽臭而气息调和，是胎尚未坏，犹可治也。重用气血两清之药，五剂而安。糜粥渐进，腰腹皆舒，胎亦跃跃。

徐氏妇，重身而患四肢疼痛，不可屈伸，药之罔效。或疑为瘫痪。任殿华令其舍专科而质于孟英，诊曰：暑热入于隧络耳，吾室人曾患此。予以桑枝、竹叶、扁豆叶、丝瓜络、羚羊角、豆卷、知母、黄芩、白薇、栀子，照方服之，果即得愈。

以上出自《王氏医案》

抱灵居士

赵三嫂，娠有六个月，发热头痛，口渴，以九味羌活汤一剂，热退，头尚痛；以凉膈散去硝下之，午后又热；以解毒散加石膏不应；以通圣散去硝，下结粪甚少；以柴物汤调之；以三一承气汤下黑粪甚多；以柴物汤调之；以大柴胡汤下之，热退身凉，但头痛心慌，此热伤阴血也。以四物汤加连、麦、冬、柴胡、云神一剂，少安。伊停药十日，或下血，舌苔黑，脉疾，坠一死胎。已忌油一月矣，心慌头晕，舌苔退，口渴除，脉弱涩，急令杀鸡饮汁，食肉甚甘；以十全大补汤加附子、枣仁十剂而安。月余寒战，四肢麻，吐清痰，以大建中汤而愈。手战未止，以羊肉汤煮黄芪、全归、生姜、陈皮各一两而愈。

《李氏医案》

费伯雄

　　某。服药两剂，寒热未减，咳嗽头痛未解，寒甚腰疼。怀孕六月，仍防胎孕受伤，慎之。

　　前柴胡各五分　姜川朴一钱　酒黄芩一钱　南沙参三钱　白术一钱　煨草果五分　青陈皮各一钱　茯苓二钱　桔梗一钱　大白芍桂枝二分煎汁炒一钱　苏梗三钱　薄荷炭一钱　枇杷叶二片　茅根四钱　姜一片

　　某。怀孕五月，肝气独旺，胸闷腹胀，寒热咳嗽，脉来弦滑而数，防其损胎。宜养营理气，清肺化痰。

　　石斛　青蒿　当归　白芍　川贝　蒌皮　香附　白术　条芩　橘络　牡蛎　赤苓　藕　鲜佛手

以上出自《费伯雄医案》

浅田惟常

　　一妇人年二十有六，妊娠三个月有余，患伤寒已十日，手足冷，身热昏吃瘛疭，大便秘结，口燥气盛，胎动不安，头额汗。众医以白虎证用生石膏、知母、生芩，多剂未知，危已极，胸膈闷急，腹硬而痛，余谓承气剂可效，投之果愈（拙轩曰：有故无殒，此之谓也。临危之治疗，不可以有犹豫之意，不独治妊娠伤寒，如见他证，亦当如是也）。

《先哲医话》

王廷俊

　　蓉城东隅大慈寺侧，近机匠妇赵氏，怀孕弥月，得晚发疫，过十八日矣。日日服药，病转增剧，乃延余诊。入其门，诸医满座，见予至，去者半，留二人焉。予召机匠至前，详询所苦，拉杂道之，引入内室，见病妇卧地上，盖单被，离尺许，热气蒸人，面红黑，口裂，鼻息粗壮，唤使举手诊脉，不动；知已耳聋，伊夫以手式示之，忽摇头大叫，掀去单被，体赤露不知羞耻。脉得沉洪而实，见两乳伸缩，不禁大惊，语曰："病于申酉时当死，此时辰初，犹可用药挽救，然非大下不为功。"留者两医曰："温疫实证当下；孕妇敢下耶？下不大小俱伤耶？"予曰："妇之罹此危也，皆诸公固执误之耳。明明阳明热证，当热未团结，白虎汤可解；今已恶候齐备，延至申酉阳明旺时，邪热亢极，津液尽倾，不死何待？且不见乳之伸缩乎？男子厥阴绝，舌卷囊缩而死；女子厥阴绝，舌卷乳缩而死。趁此一线未绝，姑尽吾技，以对病者，心乃安也。"急书大承气与之，两医咋舌而退。予亦乘车而返。坐未定，伊夫奔来，谓诸医先告药店："王寿芝所开系送终汤，万不可卖，卖必招祸。"予愤极，自撮一剂，复命与同至病所，督令煎服，坐视之。异哉！异哉！药不香也，病妇闻之，大呼："好香药！好香药！"予知闻药而香，胃气未绝，即大佳兆。煎成，妇又大呼："快与我吃。"伊夫掬一小碗灌之，顷又索药，予令与一大碗，且告以刻许，当得战汗，战时尔勿畏，汗出热退，病人必欲上床卧，卧或两三日，断不可惊醒，俟自醒大泻，病自解矣。伊云："先生施恩小坐，替予壮胆。"连连叩头，见之实不忍走，而腹号甚，令煮饭食我。饭未熟，病妇四肢乱动，口眼翕张，而大摇颤颤约两三刻，汗如雨下，热乃渐退；退尽手如冰，口无气而人死矣。斯时也，若母若姨若姊若妹一齐奔出，大哭大闹大骂，门外观者，目瞪耳语，老妪嫩妇，如观戏剧，而其夫乃请予走，余亦心摇目眩，耳聋口干，固不肯走。起而诊脉，脉乍时一动，动而复止，目又续动，大声呼曰："众人且息，听予一言。若辈谓若死，若顷刻复生何以谢我？"其母曰："谢线绉袍褂两套。"语际，病者大呻，若姨若姊若妹狂奔入室，恐尸走也。予起复诊，脉续续出，又告之曰："病者再呻，必语欲上床卧，乃可扶起。"果应言而长呻，其气缓，其音平，谓："何掷我地下。"予促其夫扶之上床，乃去。见老妪嫩妇指予偶语，不闻何说，归始早餐。噫嘻！名医岂易为哉！次日，其夫尚以睡为死，复来问故。予曰："前言，睡当二三日，汝回静候，不死也。"果二日半乃醒。泻一次，又睡一日，醒大泄如注，腹馁思食。与粥，不欲，欲酸菜汤下饭。其夫来询，可与否？告以少与归，而与食复睡，神气大安。问再以何药，予曰："不必药，少与饮食，自此无恙矣。"一月后以一豚、一雉、一鸭来谢，问袍褂，曰："先生怜我怜我！"予笑遣之。

大承气汤

大黄四钱　厚朴八钱　枳实五钱　芒硝三钱

用水先煮枳实，去渣入大黄，复去渣，再入芒硝，俟化与服。

陈古愚曰：承气汤有起死回生之功，唯善读仲景书者，方知其妙。俗医以滋润之芝麻油、当归、郁李仁、肉苁蓉代之，徒下其粪而不能荡涤其邪，则正气不复，不能大泄其火，则真阴不复，往往死于粪出之后。于是咸相戒曰：润肠之物，尚能杀人，而大承气汤更无论矣。甚矣哉！大承气汤之功用，尽为彼庸耳俗目掩也。

张隐庵曰：伤寒六经，只阳明少阴有急下证，盖阳明秉悍热之气，少阴为君火之化，在阳明而燥热太甚，缓则阴绝矣。在少阴而火气猛急，弗战将自焚矣。非肠胃之实满也；若实在肠胃者，虽十日不更衣，无所若也。仲师所云急下六证，若究省不到，不敢急下，致病此者，鲜有能生之。且予常闻之曰：痞满燥实坚五证皆备，然后可下，噫！当下者，全不在此五证。

一阳明实证耳，孰不知用此方？而注意护胎，遂固执不敢与，以致不得汗，不得下，胃气将枯竭而死，不知经云：有故无殒，亦无殒也，衰及其半而止。金针度人，专为此等重证而言，予用此汤，看似放胆，其实成竹在胸，故敢肩此重任。服后手足乱动，口眼翕张者，阴气大至，脏腑通也。顷时战汗，亦阴阳凑拍，水气周遍，自内达表也；热退手如冰、口无气者，邪热退尽，正气续生，一时转轮不及也。幸此妇身体壮实，胎气稍固，可以听其药力旋转，热退正复，临危而安。若在膏粱罗绮中，剥丧太过，即用此药，亦必邪退而正不复，真死矣。医须眼明手快，胆大心细，方能济事。且《伤寒论》明训：传经三次，至十八日必死。此妇不死，有天幸焉！事后思之，不胜战栗！当时气盛，孟浪成功；在今日阅历久，顾忌多，亦不敢矣。后闻此妇满十二月，方生一子，良由病后虚弱，故羁迟耳。

《寿芝医案》

徐养恬

怀娠八月，寒热如疟。近日但热无寒，前曾得汗下泻几回。脉数大，舌燥苔黄，兼之咳呛口渴。当此秋燥之令，理宜和解清邪，以寓保胎之意为稳。

鲜沙参　知母　香青蒿　黄芩　白薇　煨葛根　炙甘草　天花粉　白芍　肥玉竹　冬桑叶

竹叶　枇杷叶

《徐养恬方案》

黄述宁

姚绍其三媳严氏，妊娠八月，耳底颧内作痛，项下，颐下牵胀，十余日不寝不食矣。予初诊即留案云："风寒客于耳内。"痛连颧项，因十日前未曾解表，留连至今，风化为热，气滞血凝，耳底颐项，乃少阳、阳明之界。当以疏风为主，兼用活血风自灭之说，乃用羌活、独活、柴胡、秦艽、川芎、当归、香附、防风之药。一服而平，然后知前投之地、芍、栀、连，乃令寒凝，而痛愈增也。

《黄澹翁医案》

张锡纯

天津董姓妇，年三十四岁，怀妊，感受温病兼有痰作喘。

病因：受妊已逾八月，心中常常发热。时当季春，喜在院中乘凉，为风袭遂成此证。

证候：喘息有声，呼吸迫促异常，昼夜不能少卧，心中烦躁。舌苔白厚欲黄。左右寸脉皆洪实异常，两尺则按之不实，其数八至。大便干燥，小便赤涩。

诊断：此证前因医者欲治其喘，屡次用麻黄发之。致其元气将脱，又兼外感之热已入阳明。其实热与外感之气相并上冲，是以其脉上盛下虚，喘逆若斯迫促，脉七至即为绝脉，今竟八至恐难挽回。欲辞不治而病家再三恳求，遂勉为拟方。以清其热，止其喘，挽救其气化之将脱。

处方：净萸肉一两　生怀地黄一两　生龙骨一两，捣碎　生牡蛎一两，捣碎

将四味煎汤，送服生石膏细末三钱，迟五点钟若热犹不退。煎渣再服，仍送服生石膏细末三钱。

复诊：服药头煎次煎后，喘愈强半，遂能卧眠，迨至黎明胎忽滑下，且系死胎。再诊其脉较前更数，一息九至，然不若从前之滑实，而尺脉则按之即无。其喘似又稍剧，其心中烦躁依旧，且觉怔忡，不能支持。此乃肝肾阴分大亏，不能维系阳分而气化欲涣散也。当峻补肝肾之阴兼清外感未尽之余热。

处方：生怀山药六两　玄参两半　熟鸡子黄六个，捻碎　真西洋参二钱，捣为粗末

先将山药煎十余沸，再入玄参、鸡子黄煎汤一大碗，分多次徐徐温饮下。每饮一次，送服洋参末少许，饮完再煎渣取汤接续饮之，洋参末亦分多次送服，勿令余剩。

三诊：翌日又为诊视，其脉已减去三至为六至，尺脉按之有根，知其病已回生。问其心中已不怔忡，惟其心中犹觉发热，此非外感之热，乃真阴未复之热也。当纯用大滋真阴之品以复其阴。

处方：玄参三两　生怀山药两半　当归四钱　真西洋参二钱，捣为粗末

将前三味共煎汤一大碗，分多次温饮下。每饮一次送服洋参末少许。

四诊：前方服一剂，心中已不觉热，惟腹中作疼，问其恶露所下甚少，当系瘀血作疼。治以化瘀血之品，其疼当自愈。

处方：生怀山药一两　当归五钱　怀牛膝五钱　生鸡内金二钱，黄色的捣　桃仁二钱　红花钱半　真

西洋参二钱，捣为粗末

将前六味共煎汤一大盅，送服洋参末一半，至煎渣服时再送服余一半。

效果：前方日服一剂，服两日病遂全愈。

或问：他方用石膏皆与诸药同煎，此证何以独将石膏为末送服？答曰：石膏原为石质重坠之品，此证之喘息迫促，呼吸惟在喉间，分毫不能下达，几有将脱之势。石膏为末服之，欲借其重坠之力以引气下达也。且石膏末服，其退热之力一钱可抵半两，此乃屡经自服以试验之。而确能知其如斯，此证一日服石膏末至六钱，大热始退。若用生石膏三两，同诸药煎汤，病家将不敢服，此为救人计，不得不委曲以行其术也。

或问：产后忌用寒凉，第三方用于流产之后，方中玄参重用三两，独不虑其过于苦寒乎？答曰：玄参细嚼之其味甘而微苦，原甘凉滋阴之品，实非苦寒之药。是以《神农本草经》谓其微寒，善治产乳余疾，故产后忌用凉药而玄参则毫无所忌。且后世本草谓大便滑泻者忌之，因误认其为苦寒也。而此证服过三两玄参之后，大便仍然干燥，则玄参之性可知矣。

或问：此证之胎已逾八月，即系流产，其胎应活，何以产下竟为死胎？答曰：胎在腹中，原有脐呼吸，实借母之呼吸以为呼吸，是以凡受妊者其吸入之气，可由任脉以达于胎儿脐中。此证因吸入之气分毫不能下达，则胎失所荫，所以不能资生也。为其不能资生，所以下降，此非因服药而下降也。

何姓妇，年三十二岁，受妊五月，于孟秋感受温病。

病因：怀妊畏热，夜眠当窗，未上窗幔，自窗纱透风，感冒成温。

证候：初病时调治失宜，温热传里，阳明腑实，延医数人皆言病原当用大凉之药，因怀妊实不敢轻用，继延愚为诊视，见其面红气粗，舌苔白厚，中心已黄，大便干燥，小便短赤。诊其脉左右皆洪滑而实，一息五至强。

诊断：据此症状脉象观之，不但阳明胃府之热甚实，即肝胆之热亦甚盛。想其未病之前必曾怒动肝火，若不急清其热，势将迫血妄行，危险即在目前。治以白虎加人参汤，以白虎汤解其热，加参以保其胎，遂为疏方俾急服之。

处方：生石膏三两，捣细　野党参四钱　生怀地黄一两　生怀山药一两　生杭芍五钱　甘草三钱

共煎汤三盅，分三次温服下。

方解：按此方虽非白虎加人参汤原方，而实以生地黄代知母，以生山药代粳米，而外加芍药也。盖知母、地黄同能滋阴退热，而知母性滑，地黄则饶有补肾之力，粳米与山药皆有浓汁能和胃，而粳米汁浓而不黏，山药之汁浓而且黏，大有固肾之力。如此通变原方，自于胎妊大有益也。外加芍药者，欲借之以清肝胆之热也。

处诊：将药分三次服完，翌日午前大便通下一次，热已退十之七八，脉象已非洪实，仍然有力，心中仍觉发热，拟再用凉润滋阴之品清之。

处方：玄参一两　生怀地黄一两　天花粉五钱　生杭芍五钱　鲜茅根四钱　甘草二钱

共煎汤两盅，分两次温服下。

效果：将药煎服两剂，病遂霍然全愈。

说明：凡外感有热之证，皆右部之脉盛于左部之脉，至阳明府实之证，尤必显然于右部见之。因胃府之脉原候于右关也。今此证为阳明府实，其右部之脉洪滑而实宜矣。而左部之脉亦现此象，是以知其未病之先肝中先有郁热，继为外感之热所激，则勃然发动而亦现洪滑而实之

脉象也。

《医学衷中参西录》

何长治

右。怀妊七月，感寒积食。脘闷吐水，又兼咳呛，脉浮数。暂从疏化，病势未定也。

焦冬术钱半　生归身钱半　炒苏子钱半　炒黄芩钱半　茯苓三钱　炒青皮钱半　砂仁壳六分　炒枳壳钱半　广木香五分　炮黑姜四分　象贝母二钱　生草四分　姜汁炒竹茹钱半

《何鸿舫医案》

陈务斋

梁陈氏，年二十六岁。

病名：妊娠燥疫证。

原因：素因性躁而暴，劳苦过度，受娠数月，适染燥热时疫而发病。

证候：初起头目骨节皆疼，全体大热，昼夜不休，皮干无汗，咳嗽气逆，咽干口渴声嗄，谵语狂躁，神识昏迷，唇焦齿黑，舌黑而卷，叠起芒刺，不能言语，甚至皮枯甲错，状如蛇将脱壳，以手击之，全体皮肤，响声咯咯。

诊断：皮壳硬浮，不能诊脉，只得舍脉从证，查问病原，断为妊娠兼燥疫证。检阅前方，尚用耗散药以劫阴，血液垂涸，势难挽救，实因病家再三乞援，不得不勉图救济之法。

疗法：先用犀角地黄汤，凉血清营为君，合人参白虎汤，生津润燥为臣，子芩、莲心、银花凉血安胎，清热解毒为佐，使以竹沥，清肺燥以活络痰也。连进二服后，始能其声噫噫，舌苔略润。再进三服，能言能咳，声尚未清，舌始能伸，黑苔已退。五服后，人事已醒，言语亦清，思食薄粥。六七日间，全体皮壳脱落，大者尺许一片，小者数寸，形如蛇退，毫毛尽脱，全体焕然一新，粉白微红，然后始能切脉。诊左右细数而涩，咳嗽痰胶，咽干口燥，睡眠不安。次用人参白虎汤，加归、地、芍、薇、元参、柏子仁，以滋阴宁神、凉血养胎、清热降火、生津润燥。十余服后，精神略好，食渐进，咳嗽已除，咽喉不干，睡眠已安。惟元气未复，肌肉未长，诊脉微弱，终用参芪归术汤，以补气生津，养血安胎，补脾健胃，降火宁神以善后。

处方：犀角地黄汤合人参白虎汤加减方

黑犀角二钱，磨汁　鲜生地一两　青连翘四钱　生白芍四钱　生甘草一钱　生石膏八钱，研细　白知母四钱　西洋参三钱　青子芩三钱　生粳米三钱　银花蕊三钱　生莲心三钱

煎后，加竹沥一盅和服。

次方：人参白虎汤加味方

生石膏五钱，研细　鲜生地六钱　肥知母四钱　东白薇三钱　生白芍五钱　乌元参四钱　西洋参钱半　大归身钱半　柏子仁三钱　生甘草七分

三方：参芪术归汤

西洋参二钱　北黄芪钱半　天生术钱半　大归身二钱　大生地四钱　生白芍三钱　淮山药五钱，生打　酸枣仁钱半　破麦冬三钱　肥知母三钱　云茯神三钱　川黄柏一钱

效果：五日能语言，人事醒，食量略进，皮肤壳脱。调养至三十日，食量大进，肌肉已长，

元气亦复，人皆称奇，谓今古罕闻之证。愈后两月分娩，母子双全。

廉按：燥疫一证，前哲吴氏鞠通虽有发明，方载吴氏医案，然系寒燥阴毒。今此案娠妇兼患燥热时疫，殊属棘手重证，立法注重气血两燔，铄涸津液，故用人参白虎，清滋气分之燥热，犀角地黄，清解血分之燥毒，双方兼顾，用得恰好，洵救燥疫之良剂。厥后两方，一则清滋气液，一则双补气血，亦为善后所必需，真精心结撰之佳案也。

陈韦，年二十二岁，广西容县。

病名：妊娠兼风燥时疫证。

原因：素因受孕后，气血不充，神烦少睡。诱因秋后风燥时疫流行，菌毒飞扬，由口鼻吸受，直接传染。

证候：初起头痛目眩，恶寒发热，咳嗽痰黏，肢倦神烦，口渴胃钝。继则气喘声嗄，咯痰甚艰，咳则咯咯有声，胸膈胀满，食则呕难下咽，肌肉脱落，形体枯瘦，不能起立，起则昏仆，神识乍醒乍昏，谵言妄语，唇缩齿枯，咽干口燥。

诊断：六脉弦数微浮，数则七至有奇，舌苔枯黑而涩，边尖深赤起刺。脉证合参，此妊娠兼风燥时疫证也。余晓之曰：病势危险极矣，辗转思维，只有竭力以救母，不能兼顾其胎儿。若犹欲保胎，恐母命一亡，而胎儿之命亦随之俱亡，请君择于斯二者。病家遂谓照此病势，当然急救母命为首要，请竭力设法，放胆用药可也。予对之曰：脉虽浮数已极，幸未散乱，或能挽救，以图侥幸。

疗法：先用凉膈散合犀角地黄汤去丹皮，加花粉、银花、人中白，取硝、黄、栀、芩荡涤肠胃，降火救阴为君，地、芍、花粉凉血安胎，生津润燥为臣，犀角、连翘、竹叶、薄荷清心肝伏火、凉散风燥为佐，银胡、银花、人中白和解表里、散郁败毒为使。连进二服不应，直至五服后，始得泻数次黑燥结粪，而燥热略平，舌苔略润，谵语已除，人事亦醒。仍见燥渴不眠，食量不思，咳嗽如前，又用人参白虎合百合固金汤加减，取其润肺生津、平胃降逆、活血安胎、养阴滋水。连进十余服，则咳嗽已除，声清不嗄，燥渴已止，食量已进，睡眠已安，身体已和，舌黑苔已退，转现微白微涩。惟元气衰弱，声低气微，软而无力，诊脉微弱。又用四物汤，合生脉散，加茯神、枣仁、于术、山药，取其补气生津、养阴活血、安胎宁神、运脾健胃。连进十余服，则元气略强，食量大进，起居步履，稍能支持。惟肢体皮肤，微现浮肿，诊脉缓滑，又用四君子汤合五皮饮，取其补气运脾、祛湿消肿也。

处方：凉膈散合犀角地黄汤加减方

元明粉三钱，分冲　生大黄四钱　焦山栀三钱　青连翘三钱　青子芩三钱　薄荷叶钱半　鲜竹叶二钱　生白芍三钱　鲜生地一两　粉甘草一钱　犀角尖三钱，磨冲　银柴胡二钱　天花粉四钱　金银花三钱　人中白钱半

次方：人参白虎台百合固金汤

西潞党三钱　生石膏四钱，研细　肥知母三钱　陈粳米五钱　粉甘草一钱　野百合二钱　鲜生地四钱　川贝母钱半　生白芍二钱　津桔梗二钱　原麦冬三钱　当归身钱半　大元参二钱　熟地露一斤，代水煎药

三方：四物汤合生脉散加减方

大熟地四钱　生白芍二钱　白归身三钱　川芎一钱　西潞党四钱　五味子钱半　破麦冬三钱　云茯神二钱　酸枣仁二钱　贡于术三钱　淮山药五钱，生打

又方：四君子汤合五皮饮

西潞党四钱　贡白术六钱　云茯苓四钱　粉甘草一钱　生桑皮五钱　五加皮四钱　大腹皮三钱　老陈皮二钱　生姜皮二钱　煎服。

效果：五日，人事已醒。二十日，咳止燥平，食量已进。三十日，百病俱除，食量大进，元气已复，后一月，胎儿产下，母子俱全。

廉按：风燥酿疫，秋冬为甚。就余所见，去年深秋至冬，有发白喉时疫者，有发喉痧时疫者，有发疫痘疫痦者，直至今春，疫势渐衰，其证虽变状万端，而原因总归于风燥热毒，气血两燔。医者不究病因，见喉治喉，见痘治痘，见痦治痦，辄用通套成方，以致枉死载途，良可悲也。此案注重伏火就燥，气血两燔，开首即用凉膈合犀角地黄加减，表里双解，三焦分消，投剂果决，自然效如桴鼓。然非有学识、有胆量、经验宏富者，不敢负此重任。

《全国名医验案类编》

何拯华

宋宝康之妻吴氏，年三十四岁

病名：孕妇燥咳。

原因：妊已七月，适逢秋燥司令，首先犯肺而发。

证候：初起背寒干咳，咳甚无痰，喉痒胁疼，甚至气逆音嘶，胎动不安，大便燥结。

诊断：脉右浮滑搏指，左弦滑数，舌边尖红，苔薄白而干，此内经所谓"秋伤于燥，上逆而咳。"似子痦而实非子痦，子痦当在九月，今孕七月，乃由燥气犯肺，肺气郁而失音，所以经谓"诸气膹郁，皆属于肺"也。

疗法：当从叶氏上燥治气，辛凉宣上。故用桑、菊、荷、蒡疏肺清燥为君，蒌、贝润肺活痰为臣，佐以鸡子白、雅梨皮开其音，使以嫩苏梗安其胎，庶几肺气舒畅，而痰松音扬，胎气自安矣。

处方：冬桑叶二钱　薄荷叶八分　瓜蒌皮二钱　鸡子白一枚，后入　白池菊二钱　牛蒡子钱半　川贝母二钱　雅梨皮一两

次诊：连进三剂，音清咳减，咯痰亦松。惟大便五日不通，脘腹胀满，口干喜饮，不能纳谷，脉仍搏数，舌边尖尚红，扪之仍干。法当内外兼治，外用蜜煎导以引之，内用五仁汤加减以通润之。

次方：松子仁四钱，杵　炒麻仁三钱，杵　甜杏仁三钱，去皮　柏子仁三钱，杵　瓜子仁二钱　金橘脯二枚，切片　萝卜汁一瓢，煎汤代水

先用净白蜜一瓢，煎汤代水。

三诊：一剂而频转矢气，再剂而大便通畅，腹胀顿宽，咯痰虽松，而咳仍不止，左胁微痛。幸口燥已除，胃能消谷，脉数渐减，舌红渐淡，可进滋燥养营汤，冲润肺雪梨膏，保胎元以除咳。

三方：白归身钱半　生白芍三钱　蜜炙百部钱半　蜜枣一枚，剪　细生地三钱　生甘草五分　蜜炙紫菀三钱　金橘脯一枚，切片　叶氏润肺雪膏一两，分冲

效果：连服四剂，音扬咳止，胃健胎安而愈。

廉按：六气之中，惟燥气难明，盖燥有凉燥温燥上燥下燥之分。凉燥者，燥之胜气也，治以温润，杏苏散主之。温燥者，燥之复气也，治以清润，清燥救肺汤主之。上燥治气，吴氏桑

杏汤主之。下燥治血，滋燥养营汤主之。此案孕妇病燥，较男子燥证为难治，初中末三方，皆对证发药，层次井然，且无一犯胎之品，非率尔处方者可比。

《全国名医验案类编》

罗端毅

徐姓妇，年三十岁。

病名：妊娠疫疹。

原因：妊娠六月，患疫疹，邀毅诊视。

证候：头目浮肿而赤，遍身疼痛，胸腹郁闷，头脑剧痛，疹形略见头面，狂躁不安。

诊断：脉数，舌红。家人惶恐，祈神许愿。毅曰：神鬼之事，何足信哉。盖热毒盘踞于中，则烦躁不安，热气上蒸，则头脑剧痛。疫疹欲出不能出，正在战出之候，则遍身疼痛。妊娠患是证者，最为危险。何则？母病热疫，则胎亦热，胎热则动，疫火煎熬，恐有堕胎之患。少顷，疫疹通身遍出，邻人在旁云：麻疹全身既已出齐，虽有烦躁，亦无妨害。余曰：汝等不知本年患是证者，皆非真正之麻疹，古人所谓瘟疫流行者，即此等之证候是也。虽全身出齐，而亦有异同之点，疹形松浮者轻，紧束者重，红活者轻，紫黑者重。况伊之证，疹形紧束而兼紫黑，形虽见于外，而毒根深藏于内，故胸腹郁闷不安，前人谓胃热将烂之候，指斯时也。若不急治，危在顷刻。

疗法：用余师愚清瘟败毒饮加紫草茸，大剂凉血以消毒。

处方：生石膏六两，研细　小生地一两　乌犀角二钱　小川连四钱　焦栀子四钱　肥知母六钱　淡黄芩三钱　苦桔梗钱半　赤芍三钱　生甘草一钱　元参心四钱　青连翘四钱　牡丹皮二钱　紫草茸二钱　鲜竹叶四十片

次诊：服后片时，即小产一女。产后瘀血不行，腹大如未产之状，患者似觉尚有一胎在内，少顷又产一男，但腹痛如前。家人随向邻家，寻觅姜来煎汤与服（吾台风俗产后必食姜炒米饭等）。余闻其言，竭力阻止，若服此等热物，人必狂躁，不可疗救，不但目前不可服，即至数日，亦切勿一滴沾唇。再拟一清热祛瘀之方。

次方：全当归三钱　川芎八分　鲜生地六钱　粉丹皮钱半　光桃仁钱半　泽兰三钱　淡黄芩钱半　益母草五钱　制香附二钱　紫草茸一钱　生赤芍二钱　生甘草八分

效果：嘱服数剂，余即返舍。随后伊母家请一专科麻痘之老医来诊。病家即将余之言告曰：不可服姜等云云。老医曰：产后无姜，不能祛瘀，不妨服下。幸病家素信鄙人，且观其证果系热病，老医之言，似欠妥当，姜等未敢与饮。老医书方与服（未知拟何等方），服后烦躁。仍用毅所拟清热去瘀之原方，服数剂而愈。

说明：本年瘟疫流行，正月起，至今尚未断绝，如疫痘、疫疮、疫疹、疫咳等病证，东南未平，西北又起，死于非命者，不知凡几，殊深惨痛，如吾黄之新桥管、廓屿岙、上云墩数村为尤甚。患疫痘死者十之八九，疫疹死者十之三，医者作正痘麻疗治，用温补顶托、错药而死者，亦十之二三。惟疫咳侵于小儿，村村俱有，极其繁多，父母不知，以小人咳嗽为平常之证，不服药可愈，至咳久医不及而死者，亦十之二。鄙人诊治，见有疫气传染，不论痘疮麻疹之属，如遍身疼痛，有汗烦躁，其脉浮沉皆数，则用清瘟败毒饮加减；无汗烦躁，遍身疼痛，胸腹胀闷，脉数便结，憎寒壮热，则用防风通圣散加减；若轻证，但寒热咳嗽发疹，用银翘散加减，

或用荆芥穗、防风、连翘、牛蒡、桔梗、杏仁、前胡、葛根、甘草之属，如用加味，或生地、丹皮、紫草，或花粉、银花之类相出入，治愈者约十之八九。观此，医者必须随机达变，切不可拘泥于专科之书明矣。

廉按：台州所谓疫疹，杭宁绍谓之疫瘄，江苏则称疫痧。王孟英曰：麻也，瘄也，疹也，痧也，各处方言不同也，其实一也。其辨证首要，端在形色。先论疹形，松浮洒于皮面，或红或赤，或紫或黑，此毒之外现者，虽有恶证，不足虑也；若紧束有根，如从皮里钻出，其色青紫，宛如浮萍之背，多见于胸背，此胃热将烂之征，即宜大清胃热，兼凉其血，以清瘟败毒饮加紫草、红花、桃仁、归尾，务使松活色淡，方可挽回，稍存疑虑，即不能救。次论疹色，血之体本红，血得其畅，则红而活，荣而润，敷布洋溢，是疹之佳境也。淡红有美无疵，色淡而润，此色之上者也。若淡而不荣，或娇而艳，干而滞，血之最热者。深红者，较淡红而稍重，亦血热之象，凉其血，即转淡红。色艳如胭脂，此血热之极，较深红而更恶，必大用凉血，始转深红，再凉其血，而淡红矣。紫赤类鸡冠花而更艳，较艳红而火更盛，不急凉之，必至变黑，须服清瘟败毒饮加紫草、桃仁。细碎宛如粟米，红者谓之红砂，白者谓之白砂，疹后多有此证，乃余毒尽透，最美之境，愈后蜕皮。若初病未认是疫，后十日半月而出者，烦躁作渴，大热不退，毒发于颔者，死不可救。至若妊娠疫证，母之于胎，一气相连，盖胎赖母血以养，母病热疫，毒火蕴于血中，是母之血即毒血矣，苟不亟清其血中之毒，则胎能独无恙乎。须知胎热则动，胎凉则安，母病热疫，胎自热矣。竭力清解以凉血，使母病去而胎可无虞，若不知此，而舍病以保胎，必至母子两不保也。至于产后以及病中适逢经至，当以类推。若云产后经期，禁用凉剂，则误人性命，即在此言。此皆余氏师愚实地经验独出心裁之名论也。此案诊断颇有发明，方法悉宗余氏，胎虽不保，而产妇生命幸赖此以保全，即产后清热去瘀，亦属适当之疗法，似此危证，幸收全功，盖不执产后宜温之谬说，对证发药之效能耳。案后说明，确有见地。

《全国名医验案类编》

严绍岐

施双喜之妻，年三十四岁。

病名：伏暑兼孕。

原因：孕九个月，霜降后伏暑晚发，前医或作伤寒证治，或作冬温证治。皆不应，而病反转剧，改延予诊。

证候：黄昏寒热，似疟非疟，入口即吐，无物不呕。

诊断：脉右浮大搏数，舌苔微黄薄腻，脉证合参，此胃热移肺，肺胃不和也。

疗法：用川连清胃为君，苏叶宣肺为臣，皆用轻量泡服，轻清以救其肺胃，佐一味狗宝，镇降气逆以止呕，使以甜酱油数滴，取其咸能润下也。

处方：小川连四分　苏叶三分

开水泡取清汁，冲入甜酱油一小匙，送服真狗宝二分。

次诊：一剂轻减，再剂呕止，脉转虚数，舌红无苔。予即告辞，以极于上者、必反于下，恐胎一堕，即为棘手。病家恳切求治，辞不获已，姑用安胎清暑法以消息之。

次方：青子芩一钱　生白芍三钱　清炙草四分　淡竹茹三钱　丝瓜络三钱　西瓜翠衣一两　银花露一两，分冲　荷花露一两，分冲三诊：连服四剂，不足月而即产，产后幸而母子均安，惟脉细涩，按之反数，心摇摇如悬镜，恶露点滴全无。予思病将一月，血为伏热消耗，今欲强通其瘀，是向乞丐而逼其焦锅粑也。《内经》谓血主濡之理，当增液濡血为治。

三方：细生地五钱　乌玄参四钱　朱麦冬三钱　苏丹参五钱　茺蔚子三钱　益母膏一小瓢，分冲

效果：二剂恶露虽行，寒热复作。予谓是极于下、必反于上，乃伏暑从上焦外溃也。遂将原方去丹参、茺蔚、益母膏三味，加青蒿脑钱半、东白薇三钱、鲜茅根一两、益元散（荷叶包刺十余细孔）三钱、生藕肉（去节）二两，叠进三剂而痊。

廉按：胎前伏暑，凡专门产科，无不注重于保胎。然当辨保胎之法，或由元气之弱者宜补正，或由病气之侵者宜治病，善治其病，正所以保其胎。苟不知其所以然，而徒以俗尚保胎之药投之，若置伏暑而不顾，反致伏热愈盛，销铄胎元，其胎必堕，是保胎适足以堕胎矣。此案诊断，注意上下二焦，别有会心。用药处方，既能清解伏暑，又能安胎保孕，产后又不用强通瘀血之套方，皆有见地，足为胎前产后，挟有伏邪者树一标准。

《全国名医验案类编》

俞道生

包女。妊娠八月，身热不清，旬日以来，陡然神识昏蒙，谵语发痉，脉象乍滑乍细，舌苔色黄，暑湿不得外泄，已直犯心包，上攻脑质，有邪闭厥脱之势矣，证颇棘手，勉拟一方，以冀侥幸于万一。

香茹花2.4克　姜汁炒川连1.2克　白杏仁9克　大豆卷9克　广藿香9克　鲜佛手4.5克　生石决12克　辰茯神9克　鲜菖蒲4.5克　真川贝4.5克　梗通草4.5克　鸡苏散12克，绢包

转方，服药后，热势清以外宣，神志清爽，口渴仍有，除石决明、菖蒲、加净银花6克、白蔻仁（后入）1.5克。

《俞道生医案》

邹趾痕

秦氏妇，年三十四岁，怀妊七月，患伤寒病。头痛项强，身疼腰痛，骨节疼痛，恶风寒战，无汗而喘，鼻鸣作呕。俗医不知伤寒病之圣方治疗法，谓仲圣之方妊妇不可服，服之堕胎，当用王海藏妊娠伤寒法，既可却病，又可保胎，斯为两全。病家惊为学识宏富，倾诚倚任，服俗医方，病日加剧。俗医不知变通，死守王海藏之法，糊涂处方，日趋沉重，至于昏愦不识人，谵语时作，手足躁扰，循衣摸床，危险万状。病家始觉庸医之误，延愚往诊。愚曰：王海藏之《妊妇伤寒》书，邪说书也，惑世诬民之书也。无论有妊无妊，凡患伤寒病，皆当服仲圣之伤寒方，既可使病速愈，又可保胎无恙。彼王海藏者，既不知医，敢于造此《妊妇伤寒》一书，遗害万世。且夫医仁术也，仁术之医界中，何贵有此不仁之邪术书哉！此病初起，本是太阳伤寒，寒邪初入皮毛，头痛项强，身疼腰痛，无汗而喘，理合用仲景麻黄汤，覆被发汗，汗出即愈，乃是最轻浅，最易治愈之病。殊不知俗医不知仲圣伤寒法，而用王海藏邪说，迎合富贵之门，因循苟延，遂令轻病变为重病。今病已濒危，命不可知，尚可胎之可保，兹诊得脉弦而不涩，尚有一线生机。仲圣经文云：日晡所发潮热，不恶寒，独语如见鬼状。若剧者发则不识人，循

衣摸床，惕而不安，微喘直视，脉弦者生，涩者死。兹脉不涩不短，或可挽救。方用黄芩汤，加黄连、麦冬、生栀子、连翘心，以泻心热，滋心燥，即以保安心神。三日后，身微汗，神识稍清，手足躁扰不作。愚曰：病至于谵语不识人，循衣摸床，手足躁热，可谓危险已极，不敢言必可挽救。今幸得身微汗，神识稍清者，此乃津液绝而复回之效也。所谓尚有一线生机者，正指此耳。今乃可以通大便矣。以大承气汤下之，得大便畅下，胸膈宽舒，乃思食。十日后，乃占勿药，胎乃无恙。妊满十月，居然生子。

《圣方治验录》

魏长春

杨辅君夫人陈氏，年三十七岁。民国十九年九月二十七日诊。

病名：妊娠肺炎。

原因：肺阴不足，常有干咳，怀孕八月，感受温邪，咳逆。服疏透清肺药不效，延余诊治。

证候：咳嗽咯吐紫血，气喘内热，咽痛胃呆，便闭二日。

诊断：脉洪滑数，舌赤边苔黄白。妊娠血热，温邪犯肺，热喘证也。

疗法：清肺化痰安胎，用苇茎汤合泻白散加减。

处方：活水芦根一两　冬瓜仁四钱　苦杏仁四钱　瓜蒌仁四钱　鲜茅根八钱　桑白皮三钱　地骨皮三钱　黄芩三钱　鲜生地二两

次诊：九月廿八日。咳逆稍平，舌赤咽干，便解，脉滑数，血热未清，肺炎尚炽，母病热，故胎不安。当撤热清肺，即是安胎。

次方：鲜生地二两　玄参八钱　白薇三钱　天花粉五钱　知母三钱　水芦根一两　桑白皮三钱　地骨皮三钱　淡竹沥一两，冲　肺露一两，冲

三诊：九月廿九日。昨日天气暴热，卧处阳光直射，以致夜热加剧，咳而咽痛，气促无痰，脉滑数，舌深红起泡。用喻嘉言清燥救肺汤加减治之。

三方：桑叶三钱　枇杷叶五片，去毛　生石膏八钱，打　原麦冬三钱　鲜生地一两　川贝三钱　知母三钱　玄参八钱　生白芍五钱　水芦根一两　瓜蒌仁五钱

四诊：十月一日。咳嗽气喘，舌起白泡，咽痛便实，脉弦滑。内热稍减，肺火未清，用苇茎泻白合剂。

四方：水芦根一两　冬瓜仁三钱　玄参八钱　鲜沙参三钱　生桑皮三钱　地骨皮三钱　知母四钱　鲜生地一两　生石膏一两　肺露二两，分冲

效果：服药后，热退咳止，气平病愈。

炳按：妊娠肺炎热喘，热甚胎必上冲，喘亦增剧，必须即清肺炎，以平热喘，则胎可安。

李荷生君夫人，年二十四岁。民国十七年七月十七日诊。

病名：妊娠伏暑。

原因：怀孕七月，新凉引动伏暑，病起旬日，曾服安胎止咳方不效，改延余诊。

证候：咳嗽牵引胁痛，气喘潮热，胃呆胸闷。

诊断：右脉滑疾，舌红。证属伏暑热炽，津液酿痰，流注肋膜，病势棘手，非安胎套方所能治。

疗法：清透伏暑，室畅气机为先，继进寒凉清肺。

处方：鲜竹叶二钱　薄荷一钱　连翘三钱　淡豆豉三钱　鲜藿香三钱　焦山栀一钱　苏梗一钱　茯苓四钱　苦杏仁三钱　瓜蒌皮三钱　黄芩二钱

次诊：七月十八日。咳嗽气喘，胸闷，脉滑，舌红苔黄厚。伏邪内蕴，肺胃同病，用清润法。

次方：桑叶三钱　生白芍三钱　苦杏仁四钱　生蛤壳四钱　旋覆花三钱，包煎　全瓜蒌五钱　海石三钱　黄芩三钱　南沙参三钱　枇杷叶三片去毛　桑白皮三钱　炙甘草一钱

三诊：七月二十日。咳嗽气喘，左胁掣疼，咽痛，潮热未尽，右脉滑数，舌红。肺热胶痰入络，再当清解痰热。

三方：玄参三钱　生甘草一钱　桑叶三钱　瓜蒌仁四钱　川贝二钱　淡竹沥一两，冲　竹茹三钱　苦杏仁四钱　枇杷叶三片，去毛　旋覆花三钱，包煎　黄芩三钱

四诊：七月二十一日。胁痛虽止，咳逆气喘未平，便艰潮热。脉象滑数，舌红苔薄。肺热颇炽，宗喻嘉言法。

四方：桑叶三钱　鲜枇杷叶五片，去毛　原麦冬三钱　火麻仁四钱　叭杏仁三钱　鲜生地四钱　水芦根一两　淡竹沥一两冲　川贝二钱　知母三钱　全瓜蒌四钱

五诊：七月二十二日。热恋日久，胎气不宁，躁动火升，咳逆气喘，痰黄白韧，吐出颇多，口渴欲饮，便解燥矢。脉象滑数，舌苔黄白腻。仍宗喻嘉言清燥救肺法。

五方：桑白皮三钱　枇杷叶五片，去毛　原麦冬四钱　玄参八钱　炙甘草一钱　生石膏八钱　鲜石斛三钱　鲜生地八钱　瓜蒌仁五钱　苦杏仁五钱　鹅管石四钱　旋覆花三钱，包煎

六诊：七月二十二日。昨服药后，便下四次，均属痰沫，夜卧胁痛复发。咳痰黄厚胶黏，热势未退，头汗气喘。脉象滑数，尺泽脉和，舌色红糙，苔黄白腻。肺炎肠热，痰火上升，病势非轻，宗吴鞠通法。

六方：玄参八钱　原麦冬八钱　鲜生地八钱　知母八钱　生石膏八钱　生甘草二钱　礞石滚痰丸五钱，吞　郁李仁肉三钱　鲜石斛三钱

七诊：七月二十四日。昨服药后，汗出如注，便下四次，热势轻减，痛止气平，痰薄。按脉滑，舌红，苔黄白厚腻。蕴痰尚多，虽下未清，再进清肺化痰、降气通腑法。

七方：玄参八钱　原麦冬八钱　鲜生地八钱　知母五钱　竹茹三钱　生甘草二钱　瓜蒌仁五钱　桑白皮三钱　旋覆花五钱，包煎　礞石滚痰丸三钱，吞　黄芩三钱

八诊：七月二十五日。热退身凉，胎安气平，自汗淋漓，咳嗽未已，痰薄，胃醒思纳。脉滑疾，舌红润，苔黄白腻。病势已轻，痰火亦化，用清肃肺胃余邪，轻剂治之。

八方：南沙参三钱　桑白皮三钱　地骨皮三钱　炙甘草一钱　紫菀三钱　川贝二钱　款冬花三钱　稽豆衣三钱　枇杷叶五片，去毛　竹茹三钱　橘红一钱　朱茯神四钱

九诊：七月二十七日。热退汗敛，便实溲长，寐安，咳嗽痰薄，气平肢倦，胃欲思纳。脉象右滑疾，舌色红润，苔化。病已痊愈，再进清肺安胎方，为善后疗法。

九方：旋覆花三钱，包煎　苦杏仁三钱　茯神四钱　竹茹三钱　生白芍三钱　紫菀三钱　款冬花三钱　橘红一钱　川石斛三钱　黄芩二钱　原麦冬三钱

效果：服药后，咳止病愈。足月安产一男。

炳按：此妊娠伏暑夹痰，前后治法，安胎化痰，挟证群起，临机应变法也。

以上出自《慈溪魏氏验案类编初集》

周镇

钱光斗妻，廿余岁，住南门跨塘桥。癸亥八月，病伏暑。原因，楼居伏热；素因，肝气乘胃。且怀妊三月，寒热起伏不清。热时呕吐不止，气逆撑胀，神情沉迷。医投通行栀、豉、藿、郁、茹、荷等品，十余剂，不受。诊脉濡而不爽，苔黄。经事素准，现经居三月，脉虽不滑，总宜兼顾。拟清暑和胃，疏肝理气为法。青蒿、益元散、竹茹、鲜荷梗、银花、金铃子、丝瓜络、黑山栀、陈香橼、老苏梗、淡子芩、桑寄生、霍石斛、芦根、左金丸（绢包）九分。另狗宝一分，伽楠香一分，鸡内金（炙）一具，研末冲服。药未进前，嘱先饮酱油冲汤，得不吐，再服药。复诊：呕吐大减。原方出入。末药去狗宝、伽楠香，加沉香末三分。三诊：呕吐又起，苔又加黄，神情更乏。重加清暑之品。生雅连八分，竹茹三钱，益元散三钱包，淡子芩二钱，丝瓜络三钱，芦根二两，枇杷叶五片，桑寄生三钱，鲜石斛四钱，金铃子三钱，青蒿二钱，佛手一钱半，玫瑰花三朵。另狗宝一分，伽楠香一分，研末冲服。服二剂，攻撑、呕吐均止，热亦渐退。愈后足月，生一男，母子均安。

朱右，开原乡。庚子秋，妊五月，患伏暑，身热起伏，发则懊烦，呕吐，面赤，口渴，气粗，有汗不解，便泄日二十行，并无胀痛。脉滑数异常，舌腻粉白，质绛，唇朱，目赤。先进豆豉、黑山栀、滑石、蔻仁、川连、竹茹、青蒿、白头翁、黄柏、芦根、荷叶等。一剂，便泄减，热仍起伏，气粗有加。舌本胖大，苔粉白，边紫绛。前方加川朴、鲜佩兰。另郁金、菖蒲研服。得畅汗，胸发赤疹。起伏渐轻，烦闷大退，便泄未止，色酱秽臭，肛痛。脉数减，苔亦化。时天气忽寒，复增咳嗽。用桔梗、郁金、杏仁、鸡苏散、青蒿、银花炭、丹皮炭、象贝母、荷叶、香连丸，便泄咳嗽均止。

华阿南之妻，住仓浜。庚申八月初旬，怀妊五月，风温引动伏邪，身热起伏，咳嗽痰韧。徐医照妊娠感邪治法，因其腰痛，有党参、当归、阿胶等味。热势日甚，神迷妄言，呕痰黑如锅滞。十二日延诊；热势起伏，渴饮神糊，咳嗽痰多，呕痰灰黑，腹部灼热，溲赤如血。脉弦数异常，舌红苔黄。伏热深沉，恐其内窜。生雅连、黄芩、金石斛、鲜青蒿、益元散、鲜沙参、瓜瓣、竹茹、花粉、丹皮、枇杷叶、茅苇茎、郁金、野苎麻根。鲜薄荷、莱菔、鲜梨同打汁。备方：如昏糊甚，用万氏牛黄清心丸一粒。十三日诊，昨日热轻，咳嗽，仍呕灰黑韧痰，甚臭腥，渴饮，溲赤如血。脉弦数急，舌红苔黄。伏热挟痰，熏蒸沉迷，腹中攻动，腰痛，更防流产。青蒿、黄芩、瓜瓣、杏仁、竹茹、郁金、花粉、金石斛、鲜沙参、浮石、丹皮、鱼腥草、雅连、野苎麻根、茅苇茎、枇杷叶、葎草、梨、莱菔各打汁冲。另西月石、川贝母、雄精、竹黄、研末冲服。十四日诊：昨日热起未甚，咳痰甚韧，未见灰色，溲赤，便解甚腻，胸脘窒闷。脉数不靖，舌红苔黄。伏邪挟风熏蒸，恐再反复。青蒿、黄芩、枳实、蒌皮、宋半夏、杏仁、冬甜瓜子、生雅连、石斛、花粉、浮海石、鲜沙参、竹茹黄、丹皮、竹叶、茅苇茎、梨、莱菔。另雄精、月石、川贝母、郁金，研末，丝瓜藤汁温调。十五日诊：热发已轻，口渴尚甚，咳引胁痛，口腻溲赤，便解尚畅，中有痰黏。脉数右减，左数尚甚，苔黄未化。伏热风痰，胶滞未清。蛤壳、丹皮、竹茹、石斛、黄芩、青蒿、花粉、蒌皮、紫菀、橘络、瓜瓣、杏、薏、葎草、茅苇茎、竹叶、西瓜子。另月石、川贝母、雄精，研末冲服。竹沥温服。十六日，改加鱼腥草、知母、忍冬藤，渐以辍药。

鲍荣春之妾，戕伐早，常有淋带。丙午夏，怀妊七月，感暑热。身热，呕吐，胸闷，溲淋痛，便不通，时正伏中，暑邪内淫。初疏郁金、香豉、黑山栀、竹叶、淡芩、紫菀、车前、地肤、冬葵子、杏仁、芦根、川连、鲜藕、荷梗。另更衣丸。服药，热减，便解溺爽。然热未退净，脘闷腹痛带下，无片刻之停。复用连翘、知母、白薇、青蒿、郁金磨、苏梗、淡子芩、川贝母、香附、荷叶蒂、莲须、鲜藕。服后，热止带定呕减，而少寐汗多、肢厥不暖者二日，是热伤营液，表甚疏泄。予台参叶、枣仁、茯神、糯稻根、料豆衣、焦秫米、地骨皮、桑寄生、莲子青心、淮小麦、灯心等，汗止寐酣而安。

以上出自《周小农医案》

孔伯华

萧妇，九月初七日。妊娠七阅月，近感邪袭，寒热头痛，周身不适，口渴喜饮，脉滑实而数，大便秘，宜清疏凉化。

生石膏八钱　龙胆草二钱　焦栀子三钱　桑枝四钱　桑叶四钱　鲜芦根两　竹茹五钱　全栝楼八钱　薄荷钱半　地骨皮三钱　忍冬花四钱　杭菊花三钱　苏叶钱　知母三钱　鲜荷叶一个　僵蚕二钱　旋覆花钱半，布包　代赭石钱半

《孔伯华医集》

<h1 align="center">第二节　恶阻</h1>

程从周

寇盱甫乃政年三十六岁，肌白而黄，体素孱弱，曾育数胎，近复持斋，不茹荤者数年矣。经事一向欠调，今则过期一月，偶因怒气所伤，呕吐不已，延医诊治，日渐沉困，无力以动，动即恶心之极，反增胸膈不宽。延余过诊，六脉浮滑，而两尺更觉流利，曰："此孕而恶阻病也，必欲治之，何难之有？"其尊人李邓林文学向余曰："小女吃斋而体弱，今已数年不育，安得凭空有孕乎？"余曰："据脉系胎，非病也。即胎而兼病，带病而受胎者，世岂无之？"于是，主以安胎健脾，不数剂而吐止。调治两月，腹渐大，胎渐动，方信余言非谬。后月足而正产无虞。大都胎前吐证，体弱者居多，或亦禀赋殊常，故多呕吐，有吐一两月者，有吐半年不止者，有吐至分娩而后已者，有绝不能谷食而稍食诸果者，有小产之后随而吐止者，有小产之后即能饮食者。总之，中气不足，胎亦不旺，因而胎堕比比皆然。由此观之，当预用参术补中，兼以养胃安胎之药，乃为先务也。

《程茂先医案》

中神琴溪

室街三条北丹后屋市即右卫门之妻，年十九，妊娠，时时呕吐，饮食不进，医以为恶阻疗之。及至三四月，饮食殆绝，形体羸尪，居常默默，好居暗室。既而亦以为劳瘵，谋之先生。先生切其脉，按其腹，曰："是恶阻令然也，非瘵热也，便一物瓜蒂散之证也。"病妇以惮吐剂

不肯服，师谕之曰："夫妊娠之于恶阻，经三旬若五六旬，则自愈而已。今室人所患不唯延过期，羸困甚极矣。若有外邪乘此，恐损坏胎，岂可不虞也。经有之，妇人重身，毒之何如？曰：有故无殒。今室人欲惮一朝之苦，而失万全之谋乎？"病妇乃服之。如法居二日，复省之。举家大喜且谢曰："初服散也，心中愦愦吐黄水，及黏痰，自未至卯约二升余，心情间爽，食始进。"弥月分娩，母子无恙。

《生生堂治验》

李炳

岁丁巳，妇妊娠，忽呕逆不已。每呕必厥，日十数度，七昼夜不进饮食，进饮食则呕。呕时，时有蛔。族人有自谓能医者，日投以药，皆不应。厥益剧，急迎翁。翁诊良久，曰：咳否？妇颔曰：有之。每呕则有微咳倡其先。翁曰：是以从脉。立秋匝月，肺金乘权而右寸独沉。病得之失治表，表郁于里，肺失强而肝火扰，寒热相击，所以呕而厥也。用桂枝十六分，干姜五分，黄连七分，半夏、甘草各等份。手摘药，趋之服。曰：服已，必熟睡，或疑其语之决也。已而服药，果然盖七夜不能暝，至是呼吸闻于外，举家相庆。

二更许睡醒，突大呼、目上视、手振搐、摇首、面赤而厥。族人以医不效自惭，复妒翁之能见是状，大言归咎于桂枝、干姜。迫令灌以梨汁，齿龄不受。家母曰：仍宜问翁。翁时犹未睡，闻是即入诊。病者仰卧不知人，喉中喘息。翁曰：非厥也！两寸脉浮，药已有效。左右或咻之。翁耳语谓余曰：无畏。适席间猪蹄汤甚浓，吹去浮脂，灌之，以醒为度。如其言，且灌且醒，复酣睡，遂霍然。

《李翁医记》

吴篪

皖臬广定山夫人，经闭不行，恶心呕吐。余诊六脉滑疾不散，心部独动而甚，其胎已结三月。伊云：内子续娶十载，从未坐喜，近服通经行血之药，尚且不行，其非胎可知，余答以脉见滑数，证见恶阻，且左手脉大于右，必是男胎无疑，通经破血之药切不可服。即用二陈汤，加竹茹、砂仁、姜汁以胃止呕。遂服数剂，甚效。继以养血安胎调理而愈。嗣获男喜，母子安然。

葆工部夫人受胎三月，呕吐痰水，胸腹胀满，见食即恶。按脉滑疾不散，系脾胃虚弱，气滞而致恶阻也。宜服人参橘皮汤以益胃和中，则呕恶自止。服之甚效。嗣伊问：如将来呕恶复发，此方可常服否？余曰：凡胎妊三月余而呕吐渐止者，盖胎元渐大，则脏气仅供胎气，故无暇上逆矣，无须过虑。

相国王伟人孙媳，怀孕三月，患恶心，呕吐不止，烦闷胀满，吐痰水甚多，粥浆不入。诸医无效，形困势危。余诊之曰：脉洪滑数，此脾虚气滞、胃火多热、中脘停痰所致。即用竹茹汤加知母、黄芩、麦冬以止呕清痰。遂连进二剂，次日呕减神舒、脉洪亦缓。以原方加人参、枇杷叶，其呕恶全止，并思饮食。继以六君子加竹茹、黄芩、归、芍，调摄乃安。

以上出自《临证医案笔记》

王孟英

冯益三令正上年春汛偶愆，颇露虚象，群贤咸以为损，余诊为孕，季秋果举一男。至丁巳春初，产逾三月，既不自乳，汛亦未行，偶感客邪，医疗半月，渐至不饥不食，气自少腹上冲，似有聚瘕，呕恶腹痛，面黄形瘦，溲热便溏，口渴带多，面浮咳逆，金云已成蓐损，复延余诊。脉滑而弦，遂以孕断。与沙参、苏叶、桑皮、冬瓜皮、黄芩、枳壳、石菖蒲、白薇、橘核、楝实，煎送香连丸，三服霍然。复闻六月中旬产一女甚快。

《归砚录》

林佩琴

石氏。洒淅恶寒，呕吐，绝谷汤饮不下者，四旬余，奄奄沉困，身冷而阳垂绝。诊之脉伏，沉候似无，予断为胎，其家疑未信。予谓此恶阻之重者，胎无疑也。夫胞宫血聚，气不下行，必至浊阴上犯，阻塞阳和，呕逆厥冷，非姜附无以通阳泄浊。其翁惧热药胎堕，予曰：经云有故无殒，保无忧也。先与热姜汁，继和以米汁，呕吐止。进附子理中汤加制半夏，二剂身温，嗣用异功散加砂仁、煨姜，五服而安，至期产一女。

郑氏。寒热咳痰，食减经阻，医谓损怯，进补剂。中满呕哕，恶闻食气，烦晕善惊。更医以为肝风，用和营镇惊。延及神色困惫，时或晕厥，举家惶惑，请临诊一决。予曰：此胎脉，右尺已动滑，勿药可也。经云：阴搏阳别，谓之有子。言阴搏于下，阳别于上，气血调和。即胎脉也。《脉诀》云：尺内不止真胎妇、尺脉绵绵不绝为胎结也。无已，姑用益阴和阳，白芍、柏子仁、茯神、甘菊（炒）、枣仁、炙草、小麦、桑叶、南枣。四服渐安，后生一子。

以上出自《类证治裁》

抱灵居士

龄室，体肥、饱胀、食少、头昏、不渴，白带，经期过二月，脉浮大左甚，尺沉涩，难辨是胎。以逍遥散加贝母、香附一剂，热退，昏甚；以四七汤加陈皮、香附、天麻、白术、生草一剂，进食，腹内微痛；以前方加栀子一剂而愈。两月胎形著矣。生一男。

玖室，娠有七月，头昏作渴作呕，舌净，偏身痛，以生地四物汤加羌、防、西砂、生草、竹茹、生姜一剂，呕止，痛好，咳嗽，头昏；以达生散加白术、黄芩、川芎、桔梗二剂，昏好，渴喜冷，早咳；以参苏散去半、壳、葛、参、术，加黄芩、白术、归、芍、杏仁、生姜、灯心二剂而愈。

刘妇，有娠两月，患伤寒。十余日后，胸痞，呕吐酸涎，溺赤，便秘八日，舌净不渴，脉弦紧。或以正气散、小柴胡汤之类。予以栀子、黄连、苍、枳、通、芎、香附一剂，呕少止；以小承气合陷胸汤，用生军二钱利之，胸宽，微呕吐酸，齿痛，左胁扯痛；以小陷胸汤加白芍、木通、竹茹、生姜、茯苓、陈皮、枳壳、白鲜皮一剂，痛减，呕涎，便坠，拒食；以黄连、石膏、青皮、枳壳、木通、麻仁、油归、郁金、半夏、茯苓一剂，坠好，仍呕；以附子理中汤愈。

以上出自《李氏医案》

蒋宝素

素有阴亏火盛，肝风内扰之证。近值有妊三月，离火司胎，阴液愈亏，不能承制五火，煎熬津液成痰。呕吐烦作，浊痰上溢，此为恶阻。饮食迟于运化，肝木久失条舒，脉来弦数无神，虑有子痫之患。当以壮水济火，补阴潜阳为主，辅以养血荣胎之意。

大生地　当归身　大丹参　黄芩　冬白术　白知母　天门冬　大麦冬　大白芍　玄武胶

服壮水潜阳之剂，胎元竟过离宫。半载以来，阴平阳秘，脉亦和平。曾经受孕，即觉体倦神疲，由渐而甚，至产后方平。现在形神拘倦，甚于畴昔，皆缘火盛阴亏所致。仍以壮水潜阳为主。

大生地　当归身　冬白术　黄芩　酸枣仁　玄武胶　肥杜仲　益母花　川黄柏　大白芍

《问斋医案》

何平子

胎前：入春来肝火内炽，呛甚呕恶，脾不输津，以致烦渴不止。暂拟甘寒平胃法。

自注：面赤舌黑。

蛤粉炒阿胶　熟石膏　黑山栀　橘红　茯苓　鲜石斛　大麦冬　广藿　川贝　竹茹

《壶春丹房医案》

李铎

黄氏妇，年二十，妊娠三月，脉弱而呕，谓之恶阻，本脾胃虚弱之病。《大全》云：妊娠禀质怯弱，便有是证。法宜益脾和胃，与六君加白蔻，竹茹、姜汁，六剂而愈。

王氏妇，年十八，结缡仅三月，呕吐不能食，眩晕体倦，无寒热。请余脉之，两手脉皆细数，询得停经两月，忆《金匮》论怀孕六十日，当有此证，以恶阻病治之，用《千金》半夏茯苓汤加减，水煎服，一剂吐止，四剂全愈。后以此法治恶阻，良验。

上党参　半夏　茯苓　旋覆花　橘红　生姜　甘草炒　干生地搗汁冲服　竹茹

如脉不见细数去生地，脉虚加白术、砂仁。

按：妊娠之脉，诸家之论固有至理，然皆有验有不验。余业医有年，专心究此，阅历多矣。尝见有甫受胎而脉即显呈于指下者，有半月一月后而见于脉者，有始终不见于脉者，有受孕后反见弦涩细数者，甚至有两脉反沉伏难寻者，古人所论亦不尽然也。以是知天下事皆不可以成迹拘也。予诊斯病，直未见孕脉，因询得停经两月，又无他病，以意会之，所谓医者，意也。

平素非博究医书，鲜不为细数脉起疑焉，能悟到病由恶阻，所治无不验，洵得于心者应之手。寿山

以上出自《医案偶存》

徐守愚

嵊城朱茂盛店主妇，瑞英年三十有奇，妊娠六七月，一闻谷气即呕恶，连声不断，不得饮食者二十余日。其间有谓胎气上逆，以安胎为主，用苏梗、枳壳、砂仁、白术、黄芩等味者；有谓脾胃虚弱不能容受而然，以安胃为主，用参术苓甘四君加广皮者；有谓阴中火虚，气不归元，用景岳理阴煎者。杂投无效，求治于余。诊脉两手弦数，谓曰："此乃体质虚弱，触动肝气，所以木郁生火，心阳因之上亢。治宜半夏泻心汤加乌梅，取其辛以开之，苦以降之，补以运之，酸以收之，始中病情。"有同道某不读圣经，谓妊娠可用半夏乎？余固争之曰："此证当重用半夏！以痰气阻塞中脘，阴阳拂逆，非半夏不除。经曰：有故无殒，亦无殒也。先生岂未之知耶？"彼无从辨，但云："且看服后何如。"余谓一剂而呕立止，二剂而进米饮，三剂而能食粥，效可预。必服之果如所言，心以为喜而已。不意越十余日，两足渐肿至腿膝，状似子气。前医私自趋承，谓："听吾施治，一剂而愈。"彼遂信之，背余服药。谁知一剂而胎动气急，咳嗽痰壅，自午至酉时甚。伊夫夜半叩门求救，说如此如此，总由吾辈无知故耳，望先生恕罪。余阅其方，乃天仙藤散，《胎产心法》中治子气方耳。此非子气，恶得用之噫？医之贻害大矣哉！窃思此系脾气虚弱，不能制水，是以发肿。肺金失其母气则无土以生，是以气促满闷，谓为子气，似是实非。用苓桂术甘汤合干姜、五味子、细辛四剂，而诸证霍然。五日后忽尔小水不通，阴户中有鸡子大一块，胀闷脱坠，苦楚不堪。时师聚讼，纷纷佥曰："非阴挺即阴菌。"余乃从而辨之曰："妇人七情郁火，损伤肝脾，湿热下注则生阴菌。但阴菌翻出如饼而小便淋沥，此则横踞如栏而小便热闭，判然不同，顾可以张冠李戴耶？"细绎病情，乃太阳府气不化，以至于斯，五苓散重用桂枝、仙居术，二三剂可愈。有疡医某趾高气扬，妄自炫能云："此胞痛，下一针，其愈较速；不然一至溃烂，不可救药。"余戏之曰："先生真神乎技矣！窃恐用针一法，即俗所云石板医驼背耳，背直而命将奈何？"举座大笑，余亦哑然而退。次日清晨伊夫趋寓而告余曰："昨服药后，终夜熟睡。至天明，小水一通，而块自觉小些，是药已验矣。"余曰："然须复诊处方。"少顷，新昌吕南棠伻来，余将至新，过伊家一诊，嘱原方再服数剂。不意南棠固留四日，比余归得，服药八剂，而病竟霍然！由是观之，凡疾痛疴痒，悉委之于命，而见医即请者，可废然返矣。

《医案梦记》

汪廷元

毕起新家人王姓之妇，妊娠三月，忽思欲去之。自服梅花点舌丹十数粒，遂腹痛呕吐不止，时昏厥，勺水不纳者八日矣。医与辛温香燥等剂，病益笃。予以三月乃火脏主事，因服大毒之药，与胎火上逆为呕，痛厥几绝，不为清热解毒以安胎，复行辛温香燥以伤正，非其治也。与大剂麦冬、条芩、白芍、黄连、竹茹、橘红、生地、黑豆等，地浆水煎。一服而呕痛大减，八服而母子无恙。

《广陵医案摘录》

朱增藉

杜青六妻某氏，患恶阻证。投以止吐温中之剂而更甚。肌肉消瘦，已卧不能起矣。床头枕边呕吐清涎，水谷不进将近一月。青以为决弗治，不过延余以尽其力。余思温中止呕之剂服而不愈者，乃胃气不能统摄。听津液之消亡，故呕吐清涎，肌肉日就消瘦。不补胃养液，鲜克有济。遂用人参、山药、芡实、炙草专补胃中气液，煨姜畅胃调中。一服呕止，十余服而体复。此与王朱氏案争在引用一味，治法判若天渊。

《疫证治例》

余听鸿

常熟支塘邵聿修先生，余忘年友也，医道之识见心思，超人一等，而喜景岳、医通两书，偏于甘温。其生平为人，性直气爽，不谈人短，不攻同道，不恃己才，不耻下问，深可敬也。余每过之作长夜谈，娓娓不倦。余有过，彼戒之，余有善，彼赞之。天不永其寿，丧我良友，余深惜之。前在范云亭处会诊，与余论医，谓治病贵乎镇静，不可轻投药石，治孕妇之病，尤宜加慎。前老妻妊娠七月，忽起吐泻，腹痛不堪，举家惊惶，即请稳婆。有曰欲小产矣，有曰欲坐草矣，有曰尚未及时，言语杂乱。余诊其脉，尚未离经，痛在胃脘当脐，并不在少腹，而腰亦不痛，令众人不必扰乱，且与洋烟吸三四筒，妊妇已醉，倦而酣睡，使人皆出房，听其安眠，至明午始醒，而诸恙霍然矣。过二月举一男，今已十一岁矣。故妊娠有病，断不可杂药乱投也。

《余听鸿医案》

方耕霞

吴。古人造字，以义成文，二火加疾为痰。可见痰之为物，非火不生，痰能为患，故治痰先治火，求本之道也。今呕哕痰多，成盆盈盏，脉数而滑，舌绛而剥，彻夜不寐，面色光红，无非痰火上逆之征。丹溪云：上升之火，皆从肝出。妇女经事既停，肝热必盛，姑从凉肝降逆一法，以治痰呕之源。

姜川连　黄芩　瓜蒌皮　半夏　川贝　玄胡　旋覆花　竺黄　杏仁　黛蛤散

二诊：服药后痰火少平，仍然舌红苔剥，大便匝月不行，欲思通腑泄热，尤恐有碍胎元，姑仍昨议，再得转机，方有把握。

前方去半夏、竺黄，加火麻仁、山栀。

雪羹汤代水。

三诊：肝火痰呕居然平静，大便未行，舌苔未化，前次小效，不过得凉降之药，痰火未敢肆行无忌耳。究竟肝胃两经之郁热未清，故尚口渴喜凉、夜不安寐也。今锋锐已挫，勿以小胜而忽诸。

鲜石斛　川连　生草　木瓜　枣仁　麻仁　蒌皮　半夏　旋覆花　黄芩　川贝　姜竹茹　黛蛤散

四诊：舌苔渐化，颇欲思食，胃道已得转顺之机。渴饮虽减，夜寐少安，心阳肝火退而未静。前方苦降凉润，平炎上之火，养既灼之阴，今津液已润，再参濡阴血以宁天君，仿朱砂安神意。

生地　辰拌川连　麻仁　半夏　黄芩　川贝　麦冬　旋覆花　枣仁　玄参　生草　竹茹

枇杷叶

张锡纯

天津王氏妇，年二十六岁，受妊后，呕吐不止。

病因：素有肝气病，偶有怫意，激动肝气，恒作呕吐。至受妊后，则呕吐连连不止。

证候：受妊至四十日时，每日必吐，然犹可受饮食，后则吐浸加重，迨至两月以后勺水不存。及愚诊视时，不能食者已数日矣。困顿已极，不能起床。诊其脉虽甚虚弱，仍现滑象，至数未改，惟左关微浮，稍似有力。

诊断：恶阻呕吐，原妊妇之常，兹因左关独浮而有力，知系肝气胆火上冲，是以呕吐特甚。有谓恶阻呕吐虽甚剧无碍者，此未有阅历之言。愚自行道以来，耳闻目睹，因此证偾事者已有多人，甚勿忽视，此宜急治以镇肝降胃之品，不可因其受妊而不敢放胆用药也。

处方：生赭石两半，轧细　潞党参三钱　生怀山药一两　生怀地黄八钱　生杭芍六钱　大甘枸杞五钱　净萸肉四钱　青黛三钱　清半夏六钱

药共九味，先将半夏用温水淘三次，将矾味淘净，用做饭小锅煮取清汤一盅，调以面粉煮作茶汤，和以白糖令其适口，服下其吐可止。再将余药八味煎汤一大盅，分三次温服。

复诊：将药连服两剂，呕吐即止。精神气力稍振，可以起坐，其脉左关之浮已去，六部皆近和平。惟仍有恶心之时，懒于饮食，拟再治以开胃、理肝、滋阴、清热之剂。

处方：生怀山药一两　生杭芍五钱　冬瓜仁四钱，捣碎　北沙参四钱　碎竹茹三钱　净青黛二钱　甘草二钱

共煎汤一大盅，分两次温服下。

效果：将药连服三剂，病遂全愈，体渐复原，能起床矣。

袁焯

李姓妇年约四旬，天癸两月未来，呕吐不能饮食，茶汤入口便吐，略有恶寒、发热等证。予诊其脉，缓滑有神，乃告之曰："孕也。"病家疑信参半，急欲止吐，屡服药而呕吐偏不能止，复延他医诊治，议论纷纭，方药亦各不同。数日后呕吐如故，日渐瘦弱。一月后，其家复来邀诊。入其室，则病人方痉厥未苏，两手紧握，两膝亦踡，面色黄瘦。问之，则诸医之药皆无效，而病人又不愿服药，故缠延多日，并问究其何病，死生何如，盖其家已议备后事矣。予曰："人虽瘦弱、痉厥可畏，而脉则缓滑有生气，非病也。孕也。"因嘱其不必服药，但以粥汤及鸡鸭汤与饮。盖以妇人恶阻，有过六十日或八十日始愈者，不可妄以药治也。又月余，其侄来诊病，问之则已渐愈，稍能饮食矣。及至腊月，其婿送诊金来，复问之，则已饮食步履如平人矣。至今年三月，果生一女。《金匮》论妇人恶阻，有绝之之戒，不图于今日见之也。

曹南笙

某右。停经三月，无寒热，诊脉大，系恶阻减食。

细子芩　知母　苏梗　砂仁　橘红　当归　生白芍

某右。脉右涩小数，左弦促，纳食脘胀，常有甘酸浊味，微呕吐清涎，旬朝始终，更衣仍不通爽，询知病起情怀抑郁，由气郁化热，如《内经》五志过极皆从火化，就怀妊恶阻，按徐之才逐月养胎亦在足少阳经，正取清热养胎，况肝胆相火内寄，非谅剂无以和平，古人治病以偏救偏，幸勿畏虚以贻患。

金石斛　黑山栀　茯苓　半夏曲　橘红　竹茹　枳实

某右。血下殒胎未下，浊气扰动晕厥，呕吐腹满，少腹硬，二便窒塞不通，此皆有形有质之阻，若不急为攻治，浊瘀上冒必致败坏，仿子和玉烛散意。

川芎　当归　大黄　芒硝　莬蔚子　大腹皮　青皮　黑豆皮

调服回生丹。

以上出自《吴门曹氏三代医验集》

金子久

左脉弦涩，血虚肝旺也；右关流滑，湿胜痰滞也。经事愆期，得食欲吐，系是恶阻之兆，原非经阻之候；心悸艰寐，腰痛带下，此由肝肾阴亏，冲任欠摄；时或温温腹痛，虽由腑气失和，延防小产之患。治当和肝胃以止吐，参入养肝肾以固下，而中焦略有痰浊者亦须顾及。

米炒党参　枳壳　炒于术　广皮　云茯神　白芍　酒炒归身　盐水炒杜仲　绿萼梅　煅牡蛎　公丁香　盐水炒吴黄　潼蒺藜

《金子久专辑》

丁泽周

刘奶奶。经居五旬，胸闷泛恶，头眩且胀，脘胀纳少、恶阻，浊气上干，胃气不能降和。先宜泄肝理气，和胃畅中。

生白芍钱半　黑穞豆衣三钱　仙半夏钱半　左金丸七分,包　赤茯苓三钱　炒杭菊钱半　薄荷炭八分　制香附钱半　陈广皮一钱　炒竹茹钱半　炒谷麦芽各三钱　春砂壳八分　嫩钩钩三钱,后入　荷叶边一圈

王右。经居两月，脉象弦滑，妊娠恶阻之象。宜保生汤加减。

生白术二钱　炒条芩一钱　全当归二钱　云茯苓三钱　陈广皮一钱　大白芍二钱　制香附钱半　春砂壳八分　焦谷芽三钱　佛手八分　桑寄生二钱

朱右。经居二月，胸闷泛恶，不思饮食，恶阻浊气上干，胃失降和，脉象弦小而滑，似妊

娠之象。姑宜平肝和胃，辛开苦降。

仙半夏钱半　左金丸七分　陈广皮一钱　赤茯苓三钱　枳实炭八分　姜竹茹钱半　炒谷麦芽各三钱
佩兰梗钱半　白蔻壳八分　佛手八分　柿蒂五枚

《丁甘仁医案续编》

张艮山

吴尧耕之女，年十九岁，住省城。

病名：伤风兼恶阻

原因：体弱多痰，腊月行经。后感冒风寒，咳嗽发热，因食贝母蒸梨，以致寒痰凝结胸中。延医调治，投以滋阴降痰之品。复患呕吐，饮食下咽，顷刻倾出。更换多方，暂止复吐。病者辗转床褥，已越三月，骨瘦皮黄，奄奄一息。友人萧孟伯力荐余治，吴君乃延余往。

证候：呕吐不止，饮食罕进，咯痰稀白，大便干燥。

诊断：细按脉象，滑数有力，两尺不断，此孕脉也。何以有此久病？盖因受孕不知，旋因伤风咳嗽，以为贝母蒸梨可以治咳，不知适以凝痰。而医者不察脉情，泛用治痰通用之轻剂以治之，痰不下而气反上逆，遂成呕吐。所幸腹中有孕，虽呕吐数月，尚无大碍，否则殆矣。

疗法：用大半夏汤，先治其标以止呕，盖非半夏不能降胃气之逆，非人参不能补中气之虚，非白蜜不能润大肠之燥。开方后，吴曰：孕有征乎？余曰：安得无征！征之于脉，脉象显然；征之于病，若非有孕，君见有呕吐数月少纳饮食而不毙者乎？吴固知医，见余执方不疑，欣然曰：君不可谓得此中三味，余亦爱岐黄，略识一二，曩亦曾拟用半夏汤，群医非之而止。乃急以药进，至夜呕止酣睡。次早吴见余曰：非君独见，吾女几殆。乃立保胎和气之方，以善其后。

处方：仙半夏三两　白蜜三两　人参两半

河水扬二百四十遍，煎服。

又方：安胎。

净归身三钱　抚川芎八分　高丽参三钱　漂于术二钱　酒条芩钱半　真阿胶三钱　大熟地二钱　法半夏钱半　蜜甘草钱半　墨鱼一两熬水，去鱼为引　水煎服。

效果：初方服一剂，呕吐即止，便亦略润，并无痰嗽，乃服次方四剂而胎安。嘱用饮食调养，而体健生子。

廉按：风寒咳嗽，必先辛散轻开、宣肺豁痰，使病从表入者仍从表出，则肺气自复清肃之常而咳嗽自瘥。乃病家误服贝母蒸梨，医又不究病源，误用滋阴清补，酿成实证似虚。幸而病人中气尚实，故大便干燥，阴精未损，故受孕恶阻，犹可用大半夏汤救误，一击而中，应手奏功。惟用量究嫌太重，尚可酌减。安胎一方，系遵丹溪方加减，引用墨鱼，颇觉新奇。

《全国名医验案类编》

张山雷

汪右。肝胃宿恙，兹以信阻四月，痛势颇剧，呕吐频仍。痛时四肢厥冷，肩背掣疼，脉尚流利而带弦劲，舌质不腻。顺气温燥，非可恣投，暂且摄纳肝胃．

炒山萸肉4.5克　炮姜炭1.2克　台乌药4.5克　川雅连0.9克，淡吴萸1粒同炒　川椒红7粒，去目炒紫苏叶 0.9 克　制半夏 2.4 克　甘杞子 4.5 克　金铃子 4.5 克　川断 9 克　木瓜 4.5 克　川朴花 3 克　白砂壳 0.9 克

二诊：麟体四月，素有肝胃宿恙，近稍加甚。但此数日来，痛已不作，惟清涎未免上泛。昨议温养，两和肝胃，益养肾阴，今天胃纳尚安。仍守昨意踵步，不妨多服数剂。真液渐充，可冀肝气驯服。

砂仁末 1.2 克，同炒生地 4.5 克　生萸肉 6 克　女贞子 6 克　煨姜炭 0.9 克　台乌药 3 克　制半夏 2.1 克　川黄连 0.3 克，同炒淡吴萸 7 粒　益智仁 2.4 克　甘杞子 6 克　金铃子 4.5 克　宣木瓜 3 克　川断肉 4.5 克　广木香 4.5 克　广藿梗 3 克　绿萼梅 2.4 克

徐右。汛阻三月，纳谷碍化，时有泛恶，抑或作呕，神稍疲困，脉右三部尚有为流利，当宜怀娠论处。舌薄黄而燥，阴液素薄，法宜养液而助运，兼以调肝。

润玄参 6 克　苏半夏 4.5 克　淡吴萸 0.6 克，同炒川黄连 0.9 克　天花粉 6 克　象贝母 6 克　米炒贡潞党 4.5 克　炒白芍 4.5 克　山萸肉 4.5 克　川续断 9 克　带壳春砂仁 0.9 克　生鸡内金 2.4 克

胡右。经阻五月，泛恶呕吐，颇似怀娠。但腹胀且疼，有时形块震动，情势却非娠状。脉又无神，舌则如恒，姑与和肝顺气以觇动静。

金铃子 4.5 克　炒橘核 4.5 克　生延胡 3 克　制半夏 4.5 克　淡吴萸 0.6 克，同炒川黄连 0.9 克　川郁金 4.5 克　象贝母 6 克　旋覆花 6 克　大腹皮 6 克　姜炒竹茹 4.5 克　生代赭石 4.5 克　苏梗 3 克

以上出自《张山雷专辑》

沈绍九

妊娠二月余，冲脉之气失调，挟胃气上逆，导致恶心呕吐。肾气不足，故腰酸疼，应予和胃降逆，佐以温养肝肾。

藿香三钱　紫苏梗二钱　陈皮一钱五分　法半夏三钱　白术三钱　炒白芍三钱　西砂仁一钱　黄芩二钱　广木香一钱　桑寄生四钱　炒杜仲四钱　补骨脂四钱

一中年妇人，病恶阻，呕吐少食，精神欠佳，形体消瘦，医治二月余，热药服至干姜、附片，凉药服至石膏、大黄，愈治愈重。病人舌干苔薄，脉象软弱。投以五汁饮加沙参，一剂呕吐即止，续服数剂而愈。盖胃久为药物所困，气阴俱伤，药重必不受，故以甘寒之药养胃获效。

以上出自《沈绍九医话》

汪逢春

张右，二十岁，十月二十六日。

经居三月余，得食呕吐，嘈杂不安，坐卧不宁，舌苔白，两脉细弦而滑。恶阻停饮之证。拟以疏和安中。

紫苏叶一钱　姜竹茹三钱　四制香附三钱　嫩桑枝四钱　枯子芩钱五　新会皮钱五　香砂仁钱五　丝瓜络三钱　左金丸钱五，布包　麸枳壳钱五　煨姜一钱　赤苓四钱

恶阻甚时，用生白矾如米粒大七枚，白水送下即安。因白矾有分解水分湿浊之功也。

《泊庐医案》

方公溥

郑女。八月一日诊：头昏眩晕，体倦神疲，食欲呆滞，泛恶呕逆，畏寒怕冷，脉虚滑，舌苔白滑，治以和胃降逆安胎。

炒当归9克　白芍药9克　仙半夏6克　新会皮4.5克　漂白术9克　子黄芩4.5克　炒竹茹9克　清炙草3克　苎麻根9克　香谷芽9克　缩砂仁2.4克，后入

八月四日复诊：泛恶呕逆已止，头昏眩晕亦轻，食欲较香，神疲无力。再拟益气养血安胎。

别直参4.5克，另外冲　生绵芪9克　漂冬术9克　云茯苓9克　炒当归9克　东白芍9克　制半夏6克　新会皮4.5克　清炙草3克　香谷芽9克　炒竹茹9克　桑寄生9克

叶女。五月五日诊：经停两月，呕逆殊剧，胸闷不舒，恶寒怕冷，纳呆化迟，似有妊娠之象，先与顺气降逆和中。

伏龙肝15克，包　宋半夏9克　炒竹茹9克　新会皮4.5克　云茯苓9克　紫苏梗4.5克　炒枳壳4.5克　香佛手4.5克　香谷芽9克　藿香梗6克　缩砂仁3克

五月六日复诊：进顺气降逆和中，呕逆已平，胸脘渐舒，惟大便秘结，口干、苔黄，再从前法出入。

处方同前，除伏龙肝、藿香梗、云茯苓，加制川朴3克、白芍药9克、麦门冬9克、象山贝9克。

五月七日三诊：胸次尚有时闷塞，大便通而未畅，再从前意化裁之。

处方同前，除佛手、苏梗。加盐水洗当归9克、黑芝麻12克。

五月九日四诊：胸次闷塞渐舒，食欲渐增，精神日有进步，脉滑，药既奏效仍宗原意增损之。

处方同前，除香谷芽、象贝，加子黄芩6克、云茯苓9克。

五月十五日五诊：胃纳较香，腰肢有时酸楚，大便坚涩，再进安孕润肠。

处方同前，除砂仁、川朴、陈皮、茯苓。加桑寄生9克、厚杜仲9克、地榆炭4.5克、香谷芽12克。

以上出自《方公溥医案》

陆正斋

刘某某，女，28岁。经停两月，呕吐清水，胸脘满闷，纳少神疲，苔白润，脉滑而弱。虚人恶阻，未可小视。

潞党参4.5克　土炒白术6克　白茯苓9克　广陈皮3克　制半夏4.5克　旋覆花4.5克　佛手花2.5克　北秫米9克　西砂仁1.5克　煨姜1片

袁某某，女，24岁。木火犯胃，头晕而痛，呕逆口渴，经停两月，脉象弦滑，恶阻证也。

老苏梗4克　淡黄芩4.5克　炒枳壳4.5克　川黄连1.5克　淡吴萸0.3克　旋覆花3克　广陈皮3克　制半夏4克　朱茯神9克　姜竹茹4.5克　粉甘草1.5克

郁某某，女，25岁。肝逆犯胃，肺失清肃，咳呕痰涎，月经二月未至，两尺脉有滑意。恶阻证也。

香苏梗4.5克　旋覆花4.5克　桔梗3克　广陈皮3克　云茯苓3克　炒白芍10克　甜杏仁6克　制半夏4.5克　霜桑叶4.5克　丝瓜络4.5克　北秫米10克

以上出自《陆正斋医疗经验》

叶熙春

郦，女，三十四岁。九月。昌化。经停三月，纳减择食，呕吐泛酸，胸闷作胀，神倦乏力，苔色薄白，脉来弦滑。此妊娠恶阻耳。

苏梗9克　姜半夏9克　姜汁炒竹茹9克　炒白术5克　盐水炒刀豆子9克　茯苓9克　玫瑰花8朵　煅石决明18克　盐水炒橘红6克　阳春砂3克，杵，后下　左金丸1.8克，吞

二诊：前服调气和胃之剂，脘闷得舒，呕吐泛酸减少；惟倦怠思睡，舌淡苔白，脉较无力。再以调气健脾。

米炒上潞参9克　炒白术5克　茯苓9克　姜半夏9克　炒橘红5克　炙甘草2.4克　阳春砂3克，杵，后下　绿萼梅5克　盐水炒刀豆子9克　左金丸2.4克，吞　生姜2片　红枣4只

三诊：呕吐泛酸已除，渐思纳食，苔白，脉缓滑。再以香砂六君加减，前方去左金丸、刀豆子，加桑寄生9克。

《叶熙春专辑》

施今墨

梁某某，女，25岁。

妊娠三月，有饥饿感而不欲食，饭后胸间堵闷欲吐，口干不喜多饮。舌苔薄微黄，脉滑数。

辨证立法：妊娠恶阻，多见于怀孕初期，若已三月，仍不欲食，则为郁热结滞，脉滑数亦足证明。拟用和胃清热法为治。

处方：白扁豆30克　北沙参12克　酒条芩6克　金石斛10克　香稻芽10克　炽枳壳5克　砂仁壳5克　厚朴花5克　豆蔻壳5克　玫瑰花5克　旋覆花6克，炒半夏曲6克同布包

陶某某，女，36岁。妊娠已四月，仍是食后即吐，甚则呕出血液，困怠不堪，急来求治。舌红少津，六脉滑数。

辨证立法：恶阻本属妊娠常见之证，但已四阅月仍行呕肚，且有血液，六脉滑数，舌红少津，一派阴虚胃热之象，即予养阴清热和胃法治之。

处方：金石斛6克　砂仁壳3克　旋覆花6克，半夏曲6克同布包　鲜石斛6克　豆蔻壳3克　白扁豆25克　姜竹茹10克　酒条芩6克　炒吴萸1克　炒黄连2.5克　紫苏叶1.5克　炒陈皮5克　生甘草3克

二诊：服药四剂，呕血已止，且能略进饮食，去金、鲜石斛。加北沙参10克，再服数剂。

以上出自《施今墨临床经验集》

第三节　妊娠腹痛

郑重光

吴饮玉兄令眷，未出室时，左肋下素有气积，时时举发而痛。在家皆用逍遥散治之罔效，嫁后怀孕三月，此积竟冲心而痛。痛甚昏厥，手足逆冷，口出冷气，脉沉弦而紧。此肝经积冷，结为冲疝，非桂附莫效。又属世医之女，且怀有孕，举世皆禁桂附，予何敢用焉？其太翁言修先生曰："大人要紧，胎且置之。"遂投以当归四逆汤：桂枝、附子、当归、芍药、炮姜、吴萸、甘草、茯苓。服下即应手取效。每食生冷必发，发则必须前剂，怀孕在腹，屡发屡医而胎竟不伤。今所生之郎，已十有余岁矣。后以东垣酒煮当归丸，服三年未断，其冲疝不发，并形俱消，屡屡生育。经曰有故无殒。先圣之言，岂欺人哉！

瓜镇王笃之兄，适严宅之女，怀孕九月，冬月苦寒患病。据严宅云，初病是伤寒，已经半月，发表攻里，俱已备尝。因腹中大痛，恐是临盆，稳婆已伺候矣。迎余决之，诊其脉沉细而紧，畏寒之极，坐卧火箱中，犹抱火烘面，其痛在脐上，左右冲击而动，不在少腹，而脉又沉，非欲产之候，此误用攻导凉药，致中焦寒极，非温不可。而前医犹要用行药，谓通则不痛也。予议用姜、桂，病家畏桂堕胎，予论之曰："将产之胎，非若一两月血胞，畏桂行血，且中宫冷极，桂至中宫，尚不能敌其寒，何能下达而伤胎乎？失之不温，产妇且危，去病即所以安胎也。"遂用人参、炮姜、肉桂、当归、砂仁、陈皮、甘草，一剂痛减，温补半月方产，产时几至虚脱，得补而回。

以上出自《素圃医案》

顾金寿

桑吴氏。脉弦而滑，停经四月，腹忽膨大，连服消蛊行血之剂，更增坠痛。问由口角郁怒而起。此气郁生火，以致胎气不安，暴发胀大。二便通调，与蛊胀逐渐增加者各别，且消导不合，恐其有损胎元，自以平肝疏气为稳。

老苏梗—钱五分　嫩条芩—钱五分　四制香附—钱　大腹皮—钱五分,酒洗　阳春砂仁五分　炒枳壳—钱五分　鲜小卷荷叶连蒂—个

又。痛止膨消，胎脉大现，左强于右，理应得毓麟儿，但胃气已伤，尚须养胃安胎为治。

老苏梗—钱　嫩条芩—钱　生于术—钱　白扁豆三钱,去皮　炒白芍—钱　阳春砂仁四分　炒枳壳—钱五分　茯苓三钱　荷蒂—个　十剂

问：此证，治者皆作蛊胀，且引列诸经，指为血蛊无疑，服药痛增，几乎胎坠，今得疏气平肝，数剂全愈，不数月果举一男，是胎非蛊。此间关系非轻，何以下指辨析无差，请明示之。曰：人患不细心耳。余初赴诊时，见其悲啼痛楚，目含怒色，已知病由气恼而得，及下诊觉弦大中又带和滑之象，是胎脉非病脉也。再阅所服之方，但用行经消蛊等药，并无一字疑及有胎，

不胜惊诧。细问伊母，方知经停四月，本无他病，因偶尔反目，悲怒交并，腹忽胀大如盅，并非缓缓肿大，自是肝气夹胎气，郁而不舒，及服前药，方增痛坠，幸药力不深，腹中尚未振动，既得原委。但须舒气安胎，自然捷如桴鼓，迨痛止胀消，脉仍弦滑而和，左强于右，自是得男之象矣。凡妇人胎前，本以调气为主，况女子多郁，疏肝尤不可缓。若经停数月，别无他病，无论胎脉现与不现，俱要调气平肝，庶与胎元无碍，即非胎亦无难，气调经转，薛氏加减逍遥即此意也。若粗心浮气，不问得病之由，遽断定血盅，用一派行气破滞之药，执迷不悟，鲜不胎坠母死，竟伤两命，于心忍乎，顾凡为司命者，凛之，慎之。

《吴门治验录》

吴篪

孙氏怀妊五月，骤患心腹绞痛，吐泻交作，胸膈烦闷。按脉弦数，疾徐不伦，脉证不符。此时令不正，痧气陡发，壅塞气分所致。急当刮放，兼施内服香苏散加藿香、砂仁、莱菔子、厚朴以利气止痛。次日复视，知其如法刮之，胸背肩臂发出红点无数。更以顺气和胃之剂，诸证悉退。

《临证医案笔记》

林佩琴

纪氏。先因右胁痛，继而脘腹满闷，食入胀加。腑气失降，实由肝失疏泄。左关脉不甚弦，右寸近滑，恐属妊兆。泄肝通腑，仍不碍胎为稳。椒目、砂仁壳、茯苓、瓜蒌皮、杏仁、陈皮、木香。数服而平。

吕氏。将产腹痛血下，脉短滑，左虚芤。予谓：脉未离经，决非正产。右关短滑，系食滞，腹痛见红由触损，但须行气补血。用红米曲、陈皮、楂肉利气消滞，以当归、白芍，和血定痛，逾两旬乃产。

侄女。孕七月，久泄泻，肛坠足肿，吐咳，腹微痛，晡寒热如疟，脉弦，右尺滑大，此中气下陷，土衰木乘。以补中益气汤减归、芪，加砂仁、制半夏、茯苓、煨姜，数服痛坠寒热俱减。因其肠胃久滑，不戒荤茹，泄泻仍作。加谷芽炒、茴香、炮姜等味而安。

以上出自《类证治裁》

抱灵居士

罗五妾，夙有胁痛之恙。娠有七月，先患时疫，三发而有胎，为热留血室而得。或手足如踏火，五心热，干咳腰痛，气上触，鼻焦，口干，脉洪滑，以白术、贝母之类不应。予以紫苏饮加黄芩一剂，上触好，便常秘五七日；以蜜汤冲服，少有恭；以凉膈散去硝，加续桔梗、熟军一剂，泻一次少许，咳在，腰痛缓，胁气上逆，便秘五日；用前方一剂，泻三次；以紫苏饮去芎，加芩、麦不应，泻三次，吐清水，恶风甚，腹痛不安，脉右弦滑，左濡；以归、芍、芩、术合香苏散，加煨姜一剂，泻止，腹胁愈，干咳，脉右弦、左滑；以泻白散加苓、芍、术、香苏、葱、草二剂，腹痛止，咳逼甚，脉洪滑，恶风好；以紫苏散去参、芎，加枳、桔、黄芩一剂，大小便坠，头胀；以前芍药汤反吐水、发热；以八味逍遥散热退坠好，腰痛甚，以苓、芍、术、鲤鱼汤煎不应。半月生一女，咳止腰好而愈。

《李氏医案》

李铎

聂氏，年二十余，诊得寸关两脉浮大而急，尺脉沉细而涩，潮热蒸蒸，头目昏痛，心腹胀痛，口燥渴。据述因郁气而起，致使胎气不和，凑上心胸，加以感冒，故见诸证，法主调气舒郁，兼固其胎。

香附　苏兜　陈皮　厚朴　川芎　当归　白芍　黄芩　缩砂仁　甘草　生姜

水煎服，二帖。

又：前方获效，足征舒郁调气之验，两尺脉见略旺，胎元可保，潮热已退，大为可喜，兹仍仿前法加减，俾气和胎安，则诸证悉除矣。

白术　黄芩　白芍　当归　川芎　苏兜　艾绒　木香　缩砂仁

《医案偶存》

张仁锡

孙春洲令媳，怀麟九月，忽下红积，色甚晦瘀，日夜百余次，小溲全无，胸膈烦闷。腹中急痛，腰酸后重，且胎气不和。诸医以为此证升之不可，降之不能，颇难用药，不得已，邀余诊治。余谓春洲曰：脉浮，舌苔白滑，定属风邪乘入营分，证虽危殆，尚可疗也。用防风炭、炒荆芥、薄荷梗、桔梗、枳壳、当归、楂炭、小生地、荷叶梗，午后煎服。至夜半，遍体微汗，腹痛稍缓，痢亦大减。因即原方去薄荷梗、楂炭，连服二剂，痛止痢除。能进稀粥，再以人参、白术、淡芩、生地炭、阿胶等味，调理数日，而起居如故。逾月，始举一雄。

《清代名医医话精华》

温载之

张方伯之子金门，年三十以外，尚无子嗣。夫人患经停之证，来城就医。金门因谒见邑候李听齐，谈其所以。今日业已延医诊视。云系瘀血停滞，已成痞块，急应攻劫。听齐闻之，骇然问："药服否？"曰未。遂云："上年，小妾有恙，医亦云痞块。余未深信，另延温载之复诊，乃云是孕，非痞也。用安胎固气之药。嗣后果生一女。彼时若不细心，岂不大谬。君勿妄服，恐致误事。余可代请载之再为一诊，庶免差失。"于是邀余前往。诊其六脉，微而兼迟，左寸已有结珠之象。余直告之曰："是孕，非痞。岂可妄攻？乃正气素虚，今又为胎所累，是以精神倦怠，不思饮食，腹时作疼。问天癸已停三月矣。此时急宜健脾固气，以养胎元。若作痞治，其胎必堕，大小俱伤。"金门骇而且疑。服两剂后，精神渐加，即能思食，腹亦不痛。数剂而愈。随回乡庄后果生一子，深为感激。逾二年，犹亲带此子来署申谢此事。若非听齐谏阻，鲜不为医所误。仁人之言，其利深溥，信矣！

《温病浅说温氏医案》

许恩普

京儿道徐叔鸿夫人胸胀大痛。世医误以经闭三月，癥瘕治之，几危。延余诊视，六脉相等，阳搏阴别，孕兆也。徐公曰："生过三胎，知无孕。"余曰："十样胎十样生。年近四旬，血气渐衰，正气不敌，胎气引动，素有肝气，故胀痛。拟以安胎养血、调和肝气之品，请姑服之。"以手试腹如伏鸡状，即知是胎非病。徐公如约，次早来请，言："真医也！果胎跳矣。"再拟数服痊愈。至秋举一子，即六少爷也。

《许氏医案》

柳宝诒

钟。重身八月，腰腹俱痛。胎气受伤下坠，已属重候。又加寒热无汗，神倦口渴，左关脉弦数，舌尖绛苔黄。温邪郁伏，颇觉深重。姑先疏透里邪为主。

鲜生地豆豉同打　苏叶　淡黄芩酒炒　枳实炭　黑山栀　瓜蒌皮　杏仁　广陈皮　茯苓皮　青蒿　竹茹　茅根肉

《柳宝诒医案》

巢渭芳

郑答里郑某某女，适魏村镇刘叔云先生，怀孕七月，少腹右半胀痛，延两旬矣，有某医以转胎治，将孕妇抱卧稚儿所睡之竹床上，左右倩人摇曳之，使小儿不偏郁一边，刘君到家果如法行之，一摇未终，其妇腹中剧痛，汗流号呼欲绝，踌躇间，彼夫回忆所坐馆村郑君丕显，述及情形，并请诊之。而丕显因同设帐北杨村，又以刘之叔丈情关戚谊，转恳渭芳出视。即雇轿到魏镇。先将少腹解衣看之，脐右肿高约半寸，绕及腰际，色尚不红，按之痛不可忍，脉象数大，大便又实，乃胎痛也。遂以炒生军、桃仁、赤芍、大贝母、生草、银花、瓜蒌仁、火麻仁、陈皮、淡昆布、当归、西血珀。刘之堂兄觉，有惧惑意。丕显曰：吾素知渭芳之谨慎仁爱，命投之，两剂痛肿皆退，外敷黄柏炭、芙蓉叶、大黄、银花、生草、大贝。间日再诊，去炒生军加丹皮，调理半月方安。后闻产一男。翁、夫皆谓："斯证也，其或有渭芳而无丕显，终成画饼矣。"所谓用药如用兵，一令既出，事被掣肘，不败者几希矣。丕显之襄助，用此险方，治此险证，竟成两全。世叹管仲或有之，而鲍叔难一见也，信夫！

《巢渭芳医话》

何长治

右。胎前温邪内蕴。寒热未已，腹痛便积；脉涩，舌剥。法以导滞。

苏梗钱半　六曲三钱　枳壳钱半　麦芽三钱　前胡钱半　杏仁三钱　郁金钱半　陈皮八分

《清代名医何鸿舫医案》

邹趾痕

金玉璋者，逊清之文孝廉也。其妇三十七岁，妊娠方七个月，腹中子鸣，自检方书，得妊娠子鸣之治疗方，服之无效。召愚诊视，谓愚曰："敝内妊娠七个月，腹中子鸣，声闻于腹外，用医书所载方服之而子鸣不愈，是用敬求妙手。"愚问："子在腹中，焉能鸣乎？"金曰："确乎能鸣，家中人莫不闻之。"愚曰："必无是事。"金曰："医书言之矣。"遂出一书示愚。愚视之，书名《胎产大全》，载有妊娠子鸣证，其书云："妇人妊娠，不可伸手向高处取物。若伸手过高，儿口中衔有血珠，伸手过高血珠脱出儿口，儿啼有声，闻于腹外。治疗之法：散钱于地，令妊妇亲手拾之，血珠复还儿口，子鸣乃愈。"愚览书毕，微哂而言曰："君既知尊夫人之证为子鸣，书中已有治疗法，胡不依法治疗乎？"金君云："已经依法治疗无效，是以求趾君妙方。"愚曰："尊夫人病非子鸣，乃腹鸣也。《伤寒论·太阳一百六十节》曰：伤寒心下痞硬，干噫食臭，胁下有水，腹中雷鸣下利。尊夫人之病，即此病也。"金惊悟曰："是矣，病人时作呃逆，自言胁下胀满，漉漉有声，自腹中出。今乃知敝内之病为腹鸣，无怪乎以子鸣之法治之无效也。"愚曰："君以为《胎产大全》一书，够得上医书乎哉？自愚视之，直扪烛为日之瞎说耳。君以为该书所载之子鸣证，实有其证乎？愚以医圣之道考之，愚敢断定绝无其证。"金曰："然则此书言之凿凿何也？"愚曰："饰伪如真，是无识妇孺之惯技，君不闻闾里流传玉皇七女嫁在人间之确凿事实乎？请将此等伪医书，作闾里流传荒唐剧本观，可也。"玉璋摆手曰："不然，此书颇有至理，不得妄加驳斥，如云血珠脱出儿口则啼，血珠复还儿口则啼止，则亦理之不易者也。奚可以与无稽之书一律等观乎？"愚曰："君以血珠脱出儿口则啼之说，为不易之理乎？不知愚正以其说为不知理也。原夫儿在母腹之生命，是植物法，植根于母之肾脉，以脐带输母之气血，入于胞衣之中，日生月长，以成胎形。既出母腹后，割断脐带，取消植物之生命，别开动物之生命，乃用饮食溲便法也。明得此理，便在儿在母腹不饮食、不溲便，彼伪医书谓儿在母腹口衔血珠，必无此理，绝无此事。而彼医书竟有此说，直谓之不知医之书可耳。"金君乃大觉悟曰："是矣，今乃知儿在母腹之生命，在脐带，不在血珠也。以脐带输母血以结胎，犹之以瓜藤输地气以结瓜，同一理也。此真不易之理也。假使儿在母腹能饮食，即能溲便，更向何处觅厕所？鄙人受此医书所惑久矣，今乃知污吾目矣。"掷令仆役化之以火，向愚致恭而言曰："敝内之病，请君主方，敬谨遵服，不敢以私意变易于其间也。"愚于是主以生姜泻心汤，加茯苓、厚朴、枳壳、桔梗，服一剂，呃逆越增。愚察非方不合病，乃病重药轻故耳。仍用前方，生姜、半夏各六钱，外加杏仁三钱。以后视病之进退转移而加减以应之，服六七剂，得大汗，又得大便，而胁下宽舒，呃逆解，腹鸣愈，金君极表感谢。

论曰：天生万物，大概分两类，植根于地者曰植物，离地而动者曰动物。植物之生命在根之吸收土气，故止其根于不移之处。动物之生命在口食五味，故动其身于地之遍处。是故动物之所以能成其动者，必先有受胎时不动之植物生命，而后乃有出胎后能动之动物生命。凡飞走潜之动物，莫不皆然。当其在腹中也，皆以植物法之生命，断不用口衔血珠之生命。彼俗医书谓口衔血珠则不啼，何其妄也！此种伪书，污玉璋一人之目尤其小也，污我医界圣神宝贵之名誉，乃其大者也。掷令仆役化之以火，玉璋诚快人也，趾痕且十倍称快焉。

《圣方治验录》

曹颖甫

丁卯新秋，无锡华宗海之母经停十月，腹不甚大而胀。始由丁医用疏气行血药，即不觉胀满。饮食如常人。经西医考验，则谓腹中有胎，为腐败之物压住，不得长大。欲攻而去之，势必伤胎。宗海邀余赴锡诊之，脉涩不滑，不类妊娠。当晚与丁医商进桃核承气汤，晨起下白物如胶痰。更进抵当汤，下白物更多。胀满悉除，而腹忽大。月余，生一女，母子俱安。孙子云：置之死地而后生，亶其然乎？

《经方实验录》

孔伯华

屠妇，八月二十四日。孕经九月，肝胃不和，脘次疼痛，舌苔厚腻，脉弦滑而实，两关并盛，宜清平摄化兼和中焦。

广藿梗三钱　青竹茹四钱　台乌药三钱　生牡蛎四钱　旋覆花钱半　代赭石钱半　川厚朴钱　炒枳壳钱半　荷梗尺许　知母三钱　橘核三钱　炒香谷芽三钱　炒香稻芽三钱

二诊：八月二十七日。加桑白皮二钱、鲜苇根两。

按：妊娠脘腹疼痛，多属肝胃不和，气机郁阻失畅所致。治则一仍常法，并选用生牡蛎、桑寄生、杜仲炭、芡实米等以事安摄。

《孔伯华医集》

章成之

姜女。妊娠而见腹痛，已属可虑，腰脊酸楚，小溲短少，尤为可虑。急当静卧，助以药力，或可弭患于无形。

杜仲9克　桑寄生12克　熟地18克　金毛脊9克　川断9克　绿升麻2.4克　仙鹤草15克

赵女。结婚四年，未曾生育，今经停二月，少腹剧痛拒按。曾在某医院诊断谓宫外孕。

当归18克　延胡索9克　两头尖9克　白芍15克　小茴香2.4克　炙乳香9克　炙没药9克　炮附块6克　丹参15克

按：宫外孕用行血逐瘀，佐以温通，法颇可取。

以上出自《章次公医案》

第四节　胎动不安

李炳

方廷琥之服真武汤而势始定，其妻忽大呼遍体麻木不知人，腹中胎上逼，喘促欲笑。或曰：宜投紫苏饮。时三鼓，翁方去，闻此复至。诊良久，曰：非子悬也。病得之悲伤、惊恐，气血虚且乱。治其虚则胎即安。署：熟地黄、白术、炙甘草、当归，重其剂投之而胎果定。

《李翁医记》

许琏

定海巡捕魏小隐夫人，年三十余，前曾有孕四月，因腰疼腹痛，医误认血积，破血殒胎，年余。原医复用前药，致殒。丙戌秋停经四月，腰腹如旧疼痛，乃邀余诊，脉弦虚滑数，尺脉躁动不安。余曰：此胎脉也。问几月矣。曰：将及四月。余曰：脉已离经，胎将堕矣。伊备述前因。余曰：前堕两胎，皆在四月，今届其时，瓜弱蒂脱，又欲堕也。曰：腰腹虽痛。血尚未下。余曰：脉象如此，势必漏下，姑用安胎之法。以四物汤加桑寄生、杜仲、川断、胶艾、砂仁，药未服而血已下。持方来问。余曰：此方正治胎漏，然胎之能保与否，难以预决，而又不得不服。次日下血更多，余复诊之，脉数已减，尺脉稍安。余曰：脉似有根，胎可保矣。渠云：胎即可保，何以下血反多？腰腹仍痛？余曰：此凭脉不凭证也。昨血未下，余断必下者，盖离经之血，自然当下，若只涩之，将来瘀血为患，变证百出矣。已离之血，必当尽下，则未离之血自止。但产期须补一两月耳。复于前方加参、芪、白术。又服二剂而血始止，胎卒不堕。噫嘻！天下之误药而殒胎者，不知凡几，岂非医之造孽耶？

《清代名医医话精华》

林佩琴

郿氏。孕七月余，与夫口角，为面杖所伤。左胁大痛，下部如裂，胎气上逼，撑拒欲死。服妇科药，入咽格格不下，喘吼待毙而已。诊之脉洪数无伦，体如烙，面如赭，察其唇舌未变青紫，知胎未损，慰之曰：幸母子俱无恙也。用牛膝、苏梗、瓜蒌、红花各二钱、归尾、枳壳各钱半、降香（锉）三钱、丹皮一钱。煎服喘止痛定热退，进粥碗许，随用顺气安胎之剂而平。

《类证治裁》

温载之

友人章虚谷之妇，年二十余，怀孕每至三月而堕。此次有娠恰至三月，又复腹痛动红，延余诊视。审其六脉沉迟，四肢酸软。余曰："此乃元阳不足，中气太虚。腹痛动红乃阴气下坠。急宜温中固气以保胎元。"其人略知医理，深为诧异。遂曰："昔人云胎前宜凉，黄芩、白术为安胎之圣药。今已动红，想系热灼于中，温药恐非所宜，请申其说，以解疑惑。"余曰："夫医之一道，不可执一。万病俱有阴阳，胎孕何独不然？子不观夫种苗乎？视地之寒燠以为种植之准，则有用灰粪者，有不用灰粪者。甚至有用牛骨烧灰，石灰插苗，此乃补地气之偏倚也。尊阃六脉沉细，四肢酸软，乃真阳不足之象。胎气不固，因此腹痛动红，名曰胎漏。皆由气不能统之故。若系因热动胎，必然脉现洪数，口渴心烦。此证宜用六君子汤加杜仲、续断、菟丝、姜、附以温之。"其人疑释，信而服之。次日复诊。欣然告曰："服君之药，果然痛止红收。今日腹饥思食。今而后方知医乃活法。前此余自用黄芩安胎，反以堕胎。可见，读书要在得间，医道贵辨寒热。"余曰："君可取陈修园《妇科要旨》熟读，自得其详，余不复赘。"嗣后；并未小产，连举三子矣。矧时当季世阳衰之候，人秉天地之气而生。胎寒者，十之八九；胎热者，十之一二。临证之人，务当详辨。不可以胎前宜凉一语奉为圭臬，则是望嗣者之大幸也。

《温病浅说温氏医案》

沈祖复

毛梓桥下邹姓妇，怀妊六月，七月中旬，腹痛，下红两次，极多。延陈君诊治，不效。先生诊其脉，并不离经，舌苔白腻。用人参、白术、荷叶蒂、桑寄生、白芍、苏梗、陈皮、砂仁、黄芪等安胎之品，血止，而大便下血块，日二三次，红紫不一。先生曰："此肠胃有湿热也。虽与胎漏有别，子怀妊终属不宜。"用槐花炭、川连、黄柏、子芩、木香、苏梗分化湿热、调气之品，便红减而未止。再用槐花炭、地榆炭、子芩、野苎根、鲜藕节、荷蒂、苏梗、砂仁、陈皮、桑寄生、佛手等而愈。

《医验随笔》

方耕霞

李。经居两月余，忽然腹痛经行，业已数日。左右脉颇滑利，大似怀麟之象。

熟地　当归　川芎　黄芪　杜仲　羌活　升麻　陈皮　阿胶　贝母　茯苓

《倚云轩医话医案集》

费承祖

广东郑宝舟之夫人，怀孕七月，发热有汗不解，已经三候。咳嗽咯血，口渴引饮，舌苔黄腻。右乳生痛，块大如盘，外科敷以药，痛不可忍。自觉胎气下迫，儿足将近产门，有下坠之势。急延余诊，脉来浮洪弦滑。此邪热为痰所遏抑，无从外泄，势必深入，耗气灼营，致生外疡。阳明痰热蕴结已著，痰火交扇，伤及胎元，胎必下坠。夫胎元全赖母气安和，豁痰清热，以泄外邪，治母病正以保胎，舍此别无良法。

川石斛三钱　天花粉三钱　银花三钱　连翘一钱五分　生石膏八钱　生甘草五分　薄荷叶一钱　牛蒡子一钱五分　冬桑叶一钱　南沙参四钱　川贝母二钱　鲜竹沥四两　鲜芦根四两

二诊：连进二剂，汗出热退，咳嗽咯血已止，乳痛痛减块消，胎气亦安。惟口干苔黄，溲赤便结。邪热外解，而痰火未清，销铄津液，宣布无权。照前方去牛蒡、薄荷，加甘蔗四两。接服两剂，乳痛结块全消，渴止苔退，溲清便通。照前方去石膏、桑叶、银花、连翘、竹沥、芦根，加麦冬三钱、广皮五分。连服三剂而全愈。

《费绳甫医话医案》

周镇

孙友达室人，住上海。经事一月三次，色紫且黑，易患暗产。近娠二月，恶心欲吐，忽崩成块，阴液大伤，奇经大虚，头晕目花，心悸畏寒，肉瞤，少寐，子宫下坠，白带连绵，足软无力，种种虚象。今补其不足，填其漏卮，病愈育麟，仍宜补托也。生地、萸肉、丹皮、首乌、五味、杜仲、川断、当归头、白芍、菟丝、狗脊、功劳、巴戟、合欢皮、阿胶、枣仁、黄芪、柏子、潼沙苑、鳔胶、丝头灰、血余、子芩、二至、天冬、牛角鰓、鹿角、墓头回、百草霜、鸡冠花、黑木耳、金樱、龟板胶、石莲、莲房、白及，研末，用桑椹膏八两、猪脊髓八两，蒸捣，龟板胶二两熔化，和丸如桐子大，晒。早晚各服四钱。一料后，经毕获妊，愈。

蒋耀卿之妻，庚辰春诊：小产后今又经居三月，气滞小腹，腰酸，溲小疼，头痛，白带。奇经已虚，仍恐流产，速宜安胎。必服丸至足月，方可保。照服，竟获一男。大生地、杜仲、川断、山萸肉、归头、白芍、潼蒺藜、牛角䚡、黄芪、茧壳炭、菟丝、黄精、稽豆、芡实、合欢皮、骨碎补、巴戟、狗脊、白术、故纸、五味、野苎麻根、鳔胶、莲房，研末，龟板胶二两，淮小麦八两，煮糊，为丸如桐子大，晒干，贮。每晨晚餐前各服四钱，盐汤送服。

《周小农医案》

沈绍九

重身五月，脾肾气虚不能载胎，胎动不安，气短神疲，腹痛腰酸，脉象沉弱，法当益气补肾。

西洋参三钱，另煎兑　炙黄芪三钱　白术三钱　广木香一钱　砂仁一钱　炒白芍三钱　炙甘草一钱　补骨脂四钱　炒杜仲四钱　桑寄生四钱　炒菟丝四钱

《沈绍九医话》

翟竹亭

邑西七里岗李玉琴妻，三十岁禀赋甚弱，怀孕五月，时常有病，最后又患泄泻，饮食日减，胎动不安。某医用凉血安胎之药治之，不只胎不能安，反泄泻加重，腹疼难忍，似有小产之兆。急迎余往治之，诊得六脉极虚细欲脱，此因某医泥于胎前不宜用热之说，以至于此。只知养阴凉血即是安胎之法，而不知孤阴不化之为害；只知有母而不知有父者也。余遂用十全大补汤加减治之，服二帖有效，五帖全瘳。

十全大补汤加减
党参15克　茯苓15克　白术10克　炙甘草10克　当归身15克　白芍12克　熟地18克　油桂10克　炮姜15克　附子12克　炙黄芪15克　五味子10克　川断12克　升麻6克　杜仲10克　砂仁6克　水煎服。

余毗邻潘传国妇，怀孕四月，请某医诊断，某曰："此是气滞经闭之证，决非孕脉，通经破血药，十剂即可痊愈。"服至四剂而腹疼下坠，饮食大减，头晕目眩，不敢再服，迎余往诊。诊得左关滑数极虚细，两尺重取虽无力亦不绝，孕脉无疑，且男也。倘作病治，恐母子不祥，当急服安胎药，三帖孕妇饮食大进，诸证均瘳。十月胎足，果生一男，今已十八岁矣。

开封曹门内路北，协盛布行伙计，长垣人，伊妻三十六岁，天癸三月不行。请本城第一名医诊断，言是经闭证，非破血通经弗愈，服药二帖，腹疼下坠，适逢余有事往伊号内，恳于决断，诊寸洪关滑，两尺不绝，真胎妇脉也。左手大于右手，确属男也。令勿药善调养，

十月胎足，果产一男，今已十岁矣。笔此，并祈同道君子，倘遇少妇经闭，慎之！慎之！不为过也。

以上出自《湖岳村叟医案》

陆正斋

李某某，女，27岁。

湿痰内阻气机，脘胁腰部窜痛，呼吸不利，时感恶风，胎动不安。拟顺气安胎，并治客邪。

香苏梗 8 克　大腹皮 8 克　带皮苓 9 克　当归身 8 克　炒白芍 9 克　川芎 4.5 克　春砂仁 1.5 克　橘皮络各 3 克　天仙藤 8 克　制香附 6 克　桑寄生 12 克　丝瓜络 8 克

《陆正斋医疗经验》

章成之

谢女。经居三月，其脉滑。脉滑者，孕象也。所虑不在恶阻，而在腰酸、带下，此为重身者所不应有，有之则须防其流产。

春砂仁 2.4 克，后下　沉香曲 9 克　云茯苓 9 克　陈皮 4.5 克　乌梅肉 7.5 克　伏龙肝 24 克，煎汤代水　五味子 4.5 克　金毛脊 9 克　杜仲 9 克　桑寄生 12 克

朱女。经停三月有余，数日来带下较多，继以漏红，少腹及腰沉坠。急起直追，犹恐不及。

熟地 24 克　黄芪 12 克　续断 9 克　杜仲 9 克　阿胶 24 克，烊冲　陈棕炭 12 克　苎麻根 15 克　金毛脊 12 克　仙鹤草 15 克　升麻 3 克　牛角鰓炭 9 克

以上出自《章次公医案》

叶熙春

施，女，二十九岁。十月。临安。气阴两虚，冲任失固。迩又妊娠三月，漏红旬日未止，腰脊酸楚，小腹下坠，头晕耳鸣，两腿软弱，小便频数，脉细滑无力，舌淡苔白。亟宜气阴两顾之法。

米炒上潞参 9 克　炒白术 5 克　清炙黄芪 9 克　桑寄生 9 克　炒杜仲 12 克　川断炭 9 克　艾绒 3 克　炒阿胶 12 克　小蓟炭 9 克　炙侧柏叶 9 克　炒菟丝子 9 克，包　大生地 18 克

二诊：前方服后，漏红已止，小腹下坠，腰脊酸楚均差，小便频数亦减。仍步原意再进。

米炒上潞参 9 克　炒白术 5 克　盐水炒菟丝子 9 克，包　煨狗脊 12 克　炒川断 9 克　艾绒 2.4 克，炒　阿胶 12 克　清炙黄芪 9 克　炙甘草 2.4 克　大生地 18 克　炒杜仲 12 克　炒陈皮 5 克

二诊：诸恙悉减，胎气得安，脉亦较前有力，舌淡苔白。续服泰山磐石散，每隔五日进服一剂。

《叶熙春专辑》

第五节 胎漏

倪复贞

台中邓公秉修侍宠有娠六阅月，偶下血不止。诸医以为气虚，每日进人参饮，血下更甚。孕妇如风中旋转，诸方家言匪啻胎不可保，即怀者安全亦难。召余诊之，按得左寸沉微而涩，右寸数大而滑，左关微涩，右关浮大，两尺弱甚。因思经曰：女人贵乎血盛气衰，是为从，从则百病不生。血衰气盛是为逆，逆则诸病皆至。今此脉病是气有余血不足，人参乃补气之剂，多服参使气益有余，血益不足矣。丹溪云：气有余便是火。眩晕不能立，火之象也。只以补血药君之，安胎药佐之，眩晕可除而血可止，胎亦可安矣。法用当归头一两，南芎三钱，熟地三钱，阿胶、白术、黄芩各一钱，水用大茶盂二盅，半浓煎一盅，空心温服。一剂血止半，二剂血止其七，三剂血尽止，而眩晕尽镯矣。于是子母俱康，因血漏多而胎少滋，怀十二个月，生一男子。明乎气血之虚实，补泻各得其宜，此二命所以克全也。

《两都医案》

程从周

余内子体素孱弱，生育多胎，而小产数次，且一受孕便恶阻不堪，闻谷气以呕，日用诸果品杂物而已。至六七月上始觉稍定，以故一产一虚，其来非一日矣，因而不敢再望生育。年至四旬，经事忽过期一两日，恐其是孕，即用通经药二三剂，绝无响应。由斯不敢再进，姑俟之以待将来。既而果系妊娠。三月上，经事忽尔大行，意谓其孱弱之躯不能复孕，而小产必矣。正惧其坐蓐艰难，若果小产，不幸而幸，且势又不能安，莫若以桃仁、红花、玄胡、归尾破血之剂而逐之。服药一剂而经止矣。予大惊愕曰："用此药而经反止，岂有命之儿不宜驱逐耶？"复用参芪止血之剂，血反大行，予曰："此真不可安矣！"再进桃仁、红花之药一两剂，而血又止。不得已，复用补中之法，血又大行如注者五日。余暗忖曰："去血如此，胎岂磐石耶？据脉系胎，据证必无有胎之理。然而，胎与不胎，且治病为急。"乃用参术大补之剂，调理半月，渐渐向安。十月足乃得一子，三儿汉标是也。先男女数人皆不足月，独此儿月分既充，禀赋稍异。于理母气大虚，而胎亦宜弱，今反月足而体不同，岂真天意有在焉？吁！吾道中误用行血药一两味，或胎不存，而病家不免归咎于医。若以吾内子观之，则此儿安然无事者，岂人力也哉！书此一则俾吾之同道者，藉以解嘲，二则俾汉标他日有成，庶几知母氏之万状艰难，不独劬劳顾复而已矣！

《程茂先医案》

郑重光

许寥齐太守令眷，中寒痰饮，姜附时服，平素皆然，产后十年不孕。甲申秋自称怀孕，下血，胎脉不现，用补气安胎药三四剂随止。隔一月，又下血，又如前药，又随止。隔一月，又大便下血甚多，以平常时有之证，不服药而饮灯心汤，又服凉药，不但血不止，更增腹胀不食、头眩身麻、冷痰上壅、大便下迫、不能坐立，诊脉弦细而紧，胎脉不见。余遵《内经》阴络结则血下溢治法，用人参、白术、桂枝、当归、赤芍、炮姜、甘草，少加附子，四剂血随止。即现中寒夙疾，胸腹胀大，呕吐痰涎，喘促不能卧，脉更沉小。此证必须姜附，然恐伤胎，而令尊汪闲先翁主持谓："大人要紧，遑顾其胎，且怀胎四月，三见血下，脉不又旺，姜附素常服惯，竟用无妨。"遂用姜、附、茯苓、半夏、吴萸、橘红，日服三剂颇安而胀呕不减，换生附子连服七剂，始得不胀、不喘、不呕，方改用熟附、炮姜，加参、术，胀满然后全消。未几又气虚似脱，心内怔忡，令人抱按，方能卧，又非痰证怔忡，余暂用人参三钱，归脾汤三五日，正气虚回，痰饮又发，仍用前剂，但以干姜、熟附，兼用参、术，而对夏、苓，将一月。年终病退，即不药矣。乙酉之春，因痰咳嗽相招，胎脉始见，腹大有形，至六月大产男胎，产后本日血不下，小便一日夜不通，脉两尺沉迟无力，此产后下焦虚冷，不能小便而病人自云旧年病急，多服姜、附，致内热小便不通。余亦不与辨，至更余则腹胀如鼓，直坐于床，不能转动，腹中冷气上冲，彼方知尚属虚冷，向余云："内热之说误言耳，惟求急救，若迟则痛胀死矣。"其时亦汪闲先翁主持，用附子一两，肉桂、干姜、当归、茯苓各三钱，大铫急煎顿服，少刻腹内肠鸣，尿血大下，至五更方得平卧，后用温补而愈。怀孕服姜、桂、附子药百剂而不伤胎，产后一夜，服附子一两亦不觉热。此证世不多见，经云：有故无殒。其斯之谓欤！

《素圃医案》

任贤斗

王宗绪之妻，怀孕五六个月，间下血水，此漏胎也。其人食强神健，举动快捷，脉六至有力。夫食强者脾健，神健者气足，脉有力者孕娠最宜，本似无病，何致漏胎？惟举动轻快，乃阳火之象，必有内热，迫血漏下，与四物汤加黄芩、阿胶，七八剂漏止胎安。

凡胎不安者，惟气虚、脾虚者最多，若火热者却少，余经医四十年，因火者只此一个。

《瞻山医案》

程文囿

昔闻先辈云：补中益气汤乃安胎圣药，予未深信。乾隆癸丑秋，某妇怀孕数月，腰腹俱痛，恶露行多，势欲胎堕，诸药不应，投以此方，加阿胶即安，后屡用皆验。下方中有参、芪、归、术培补气血，妙在升、柴二味升举之力，俾胎元不致下陷，然后补药得以奏功。血热加黄芩，血虚加地黄尤妙。

《杏轩医案》

王孟英

满洲少妇，怀妊漏血。诸医投以补药，漏如故。间或不漏则吐血。延逾两载，腹中渐动，孕已无疑。然血久溢于上下，甚至纳食即吐，多医不能治。孟英诊之，脉滑数有力，是气实而血热也。证不属虚，补药反能助病。愈补愈漏，胎无血荫而不长，其所以不坠者，气分坚实耳。予大剂清营药，血溢遂止。而稀沫频吐，得饮即呕，口渴心忡，气短似促。乃用西洋参、麦冬、知母、石斛、枇杷叶、竹茹、柿蒂、生白芍、木瓜，重用乌梅，投之，覆杯即安，次日能吃饭矣。

《王氏医案》

林佩琴

汤氏，孕四月，胎漏鲜红，系伤胞络。辄用芩芍苎根汤，转致腹痛泄泻。据脉候虚缓，本非火迫络伤致漏，宜温补弥隙自安。仿胶艾汤，海螵蛸、阿胶、杜仲、茯苓、杞子、艾绒、续断、炙草、砂仁。数服而安。

某氏。过期不产，按月经行，事所或有。今述孕已两载，兼见乳汁腹大不产，计欲攻堕，然细诊却非产脉，须知漏卮不塞，孕何由成。且万无攻坠之理，虽属怪证，应以常法主治，惟明理者知之。方用熟地、潞参、当归、白芍、白术、炙草、杜仲、杞子、续断、砂仁、广皮、莲、枣，此以气摄血之剂，多服则漏止胎长，接服二十剂，又逾八九月而产。

某氏。经闭成块，疑为瘀，腹痛猝崩。医云：瘀滞未净，用攻消药，淋胀日甚。予谓：瘀血既行，理无作胀。诊脉阳虚而阴搏，知妊娠血漏。用七味阿胶散，加白芍、木香、杜仲、续断，血止胀消，后果孕产。此安胎止漏，兼畅脾摄血，胀痛自除。盖妊娠下血，名曰胎漏，多由闪挫损伤胞络致之。若转用攻伐再动新血，益加虚痛作胀，直至堕胎方悔耳。

《类证治裁》

李铎

壬戌治一妇，年三十八岁，临月骤然血下不止，其老姑以为下胎浆，当临盆也。因其血下过多，胎仍未动，而人事沉困，神气顿夺。召余诊视，脉沉微无力，又捏其手中指节，亦未见跳动，又腰腹并无痛苦，及询其又未伤动，此非果产也，实名海底漏。此由元气大虚，冲脉不摄而营脱于下，急煎大剂参、芪、鹿茸与服，血遂止，人亦渐安，逾月产一女，母女皆无恙。此证若误用催生下胎药，胎孕一下，产母必顷刻告殒矣。

此证若非吾兄识见超卓，亟投大补元气，十不救一矣。寿山

熊氏妇，年四旬，妊五月。患胎漏下血，医以动胎治，用大补气血安胎药，而血下更多。更医谓非孕，拟调经血之剂，未敢遽进。适余在邻家诊病，邀余脉之。诊得寸口脉滑大，两关皆弦，两尺俱实，此因肝脾二经风邪搏激，挟热而致。盖血得风而流散，挟热则妄行不能归经，强以药补之，乃不明实实虚虚也。余用疏风清热法数剂，血止胎安。

白术　防风　黄芩炒　桑寄生　续断　蕲艾　当归　白芍

凡胎动，胎漏皆下血，而胎动有腹痛，胎漏无腹痛为异耳。故胎动宜调气，胎漏宜清热，最宜分辨。若辨证不明，混杂以治，以致药不克专，无有不失。自记

以上出自《医案偶存》

许恩普

兵部王铁珊夫人胎中漏血，向言无孕。余以诊脉流利不绝，认定为孕，以安胎养血之品治之。迨四个月后胎动，夫人犹曰无孕。王怒曰："私子也，何讳为？"夫人亦恚其言秽。余劝曰："夫妇均年不惑无子，设他医误以病治奈何？此情急之言，毋足怪。"夫妇转怒为喜。后举一子，亲朋贺筵，余曰："私子也。"众询颠末，俱以告，咸大笑。

《许氏医案》

张乃修

穆右。经停五月有余，不时漏下，饮食起居，悉如平人，脉缓微滑。胎漏见象。宜和阴泄热，参以调气。

阿胶珠二钱　粉丹皮二钱　地榆灰二钱　广木香三分　当归灰二钱　炒于术一钱五分　杭白芍一钱五分，酒炒　细子芩一钱五分　鲜荷蒂三枚

二诊。漏下已止，脉缓微滑，起居如平人。良由血热不固，仍以胎漏主治。

细子芩一钱五分　老苏梗一钱五分　缩砂仁五分，后下　川贝母一钱五分　阿胶珠二钱　粉丹皮二钱　细生地四钱　地榆灰二钱　鲜荷蒂三钱　杭白芍一钱五分，酒炒

《张聿青医案》

金子久

阴虚之体，营分有热，经停四月，脉象流疾，可卜有珍无疑，然营中既有热留，血海不得宁静，冲任八脉，咸失其职，胎漏自由来也。近挟时气，燥火侵入肺胃气分，遂使咽喉燥痛，脘满纳减。当用柔静养血之品，以制冲任血海之动，佐以甘凉轻扬之味，以泄中上无形之邪。

海螵蛸　白芍　归身　牡蛎　茜草根　钩钩　条芩　桔梗　桑寄生　橘红　玄参　甘草

《金子久专辑》

丁泽周

汪右。怀麟二十月，屡屡漏红，过期不产，此漏胎也。迩因风邪袭肺，形寒头胀，咳嗽则遗溺，本虚标实显然可见，先宜祛风化痰。

炒荆芥一钱　嫩前胡钱半　冬桑叶三钱　光杏仁三钱　象贝母三钱　炙远志一钱　苦桔梗一钱　薄橘红一钱　净蝉衣八分　冬瓜子三钱　荷叶边一圈

许右。腰酸骨楚，漏红已延四五月，时轻时剧，脉象细弱，小便不利，冲任亏损，气化不及州都。宜益气摄血，滋肾通关。

生黄芪三钱　阿胶珠二钱　生地炭三钱　乌贼骨三钱　北沙参三钱，米炒　白归身二钱　厚杜仲三钱　桑寄生三钱　生白术二钱　生白芍二钱　川断肉三钱　黑芝麻三钱　滋肾通关丸钱半，包

藏右。怀麟三月，屡屡漏红，肝肾两亏，血室有热也。虑其堕胎，姑宜养血清热，以保胎元。

白归身二钱　大白芍二钱　生地炭三钱　阿胶珠二钱　侧柏炭二钱半　生白术二钱　炒条芩钱半厚杜仲三钱　川断肉三钱　桑寄生三钱　鲜藕二两，去皮入煎

《丁甘仁医案续编》

魏长春

徐炳昌君，夫人冯氏，年二十七岁。民国二十三年六月二十一日诊。

病名：妊娠虚热。

原因：怀孕三月，阴虚发热，西医误诊为劳，迭治无效。

证候：妊娠胎漏，养胎之血下泄，潮热眩晕，形瘦肢酸，便闭。

诊断：脉象滑疾，舌红。妊娠阴虚发热，经来乃是漏胎，勿疑损证，而致误治。

疗法：育阴清热安胎，仿罗谦甫法。

处方：西归身二钱　生白芍三钱　大生地四钱　秦艽三钱　青蒿二钱　银柴胡二钱　地骨皮三钱知母三钱　黄芩三钱　瓜蒌皮三钱　天花粉三钱　炙甘草一钱

次诊：六月廿三日。潮热较清，漏血已止，头眩肢倦，腰背酸楚。脉滑，舌红润。宗朱丹溪法，育阴凉血。

次方：知母三钱　川柏三钱　生龟板五钱　大生地五钱　黄芩一钱　西归身二钱　白芍三钱　青蒿梗三钱

三诊：六月廿五日。烦热尚未退尽，腰酸已愈，背脊拘挛。左脉弦滑，右脉缓和，口润。宗叶天士调和肝胃法。

三方：桑叶三钱　苦丁茶三钱　真滁菊三钱　西秦艽三钱　玄参五钱　银柴胡一钱　地骨皮三钱生白芍三钱　黄芩三钱　生龟板四钱　石决明四钱　左金丸五分，吞

四诊：六月廿七日。脉缓，舌红，热退，背似拘挛，头痛，孕妇阴虚血热。再仿罗谦甫法。

四方：玄参五钱　黄芩三钱　炙鳖甲五钱　青蒿三钱　知母三钱　鲜首乌四钱　炙甘草一钱　天花粉四钱　银柴胡二钱　秦艽三钱　地骨皮三钱　瓜蒌皮三钱

效果：病愈，足月分娩。

炳按：妊娠阴虚血热，胎漏，养胎之血下泄，胎失所养，则扰动不安，退热止漏，以固下泄，热退胎安，自无半产之患。

《慈溪魏氏验案类编初集》

汪逢春

董右，二十六岁，五月二十六日。

经居五十余日，忽然见红色淡而少，两脉弦滑，泛呕食少，曾经小产。拟以安和中焦，宜乎静养，毋劳为要。

紫苏叶一钱　四制香附三钱　桑寄生一两　姜竹茹二钱　枯子芩钱五，炒　土炒白术四钱　丝瓜络三钱　左金丸钱五，布包　香砂仁钱五，打　香稻芽四钱

玉液金丹一丸，匀两次，药送下

二诊，五月二十八日。

漏红已止，中心虚弱，胃纳渐开，气逆作嗳，左脉弦滑，右细濡。拟再以安和调气。

紫苏叶七分　土炒白术四钱　制半夏二钱　四制香附三钱　枯子芩钱五　香砂仁一钱　桑寄生一两
丝瓜络三钱　左金丸钱五，布包　姜竹茹二钱　香稻芽四钱　抱茯神四钱　深黄连衣桂园二枚

玉液金丹一丸，药送下

《泊庐医案》

第六节　堕胎

程从周

　　吕渭源表婶年四十余，面色黄白，形瘦而长，素勤女红，维持家务。二月间，患咳嗽咯红，背胀盗汗，夜卧不宁，邀余诊候。左手寸关二部五至无力，右脉则沉而濡缓，两尺沉微至骨，云是妊娠二月矣。余曰："脉不似妊，恐经闭耶。"彼谓其生育多胎，可拟是妊，余曰："前证乃因过劳，有伤心血，火邪侵肺，故令咳嗽而咯红，右脉濡缓良由忧思伤脾，脾虚则盗母气以自养，故令夜卧不安，而盗汗者，亦阴虚而然也。"乃用归脾汤，加天冬、麦冬、浮小麦一撮煎服，二剂盗汗止，而即小产。余始悟，曰："前日脉不应于两尺者，胞胎脉络已先悬绝于内。今因此药以助新血流动，故胎滑利而下，乃从前方加减，服十余剂而瘳。后因恼怒，仍服前方而愈。又尝诊一妊妇，脉亦不应，越一日即小产，意与此证颇同，故附录之。大都妊脉阴搏阳别，两尺滑而流利，纵禀赋敛小，脉虽沉微，亦自带滑可别。然亦有尺脉沉微而孕者，详论于后。

《程茂先医案》

李用粹

　　疡科君略曹先生，长君大美内正。日晡潮热，经候不至，治者皆云：血枯经闭，用通经之品，寒热愈甚，呕吐恶心。予诊两手滑利，为结胎之兆，非经闭也。寒热者，乃气血护养胎元，不能滋荣肌肤耳。至五六月后，胎元已充，气血自盛，则寒热自止。时以予言为谬，延原医调理，仍加破血之剂，忽夜半崩如泉，痛势频，逼下一肉块而形已成矣，此时尚未得子，悔恨不逮，染成产蓐，逾年而卒。

　　庠生陆符九夫人，系董文敏公之孙女也。怀孕三月，忽崩涌如泉，胎堕而胞息，胀闷昏沉，发热谵语，上视见鬼，面黑流延已三日矣。此皆瘀血灌满胞中，上掩心肺，故恶证毕现。治法须分先后，用肉桂、归尾、泽兰、香附、红花、牛膝、元胡索煎成，调失笑散去其胞中垢秽，使不上升。继以参、芪、芎、归、肉桂助其传送，庶或有救。如方修服，神志稍清，觉痛阵连腰，恍恍如下坠。将鹅翎探入喉中一呕，而胞下胀闷诸苦若失。

以上出自《旧德堂医案》

王三尊

妇人科以四物汤为通套之药，随证加减治之，称家传而贵妥当。殊不知其不然也。缪妇，怀孕两月，值太姑去世，悲泣过度，遂致饮食不进，胎坠痛。予以调脾理气消痰之品治之。年幼不遵调摄，又时着气恼，故不效。往母家就医，医惟治以四物汤兼保胎之药，饮食愈减，血渐下，小腹坠痛愈甚。复回延予诊视，脾胃之脉弱极，然胃口壅塞作呕，以香砂六君子汤加枳、桔开提之。二帖思食，减去枳、桔又二帖，饮食大进，下焦痛止，而血块反下，继下一物，大如鹅卵，内如蛋白状，是知胎已久坏，因胃气痞结，以致下焦气亦不通，故坠痛不下。服此药得胃气运行，而瘀血死胎，有不与之俱下乎？若再服四物保胎等药，予不知其变为何证也。

陈良友妻，每三月堕胎，兹堕双胎。信老妪言："以胎焙灰酒调服。可永不堕，不令人知，知则不灵。"故家人医生，皆不知也。予诊脉大有力，以为胃有积滞，因产后不敢大克伐，微与消导，不效。后更请吴克宪先生兼治，始言此事，兹后方敢大胆克伐。盖最补有毒之物，兼以双胎之多，济以火煅酒下，其热可知。因痰火不能逐清，年余方愈。郭育材婢，因疟堕胎，亦三月。盖三月堕胎不致大虚，且疟未止，不敢遽补。惟以小柴胡汤兼四物汤加减治之，不效。后朱体云以附、桂而愈。是知此二证，缘三月堕胎，一虚一实，相悬天壤。

以上出自《医权初编》

永富凤

一室女有私夫，孕而堕胎，败血兼鲜血下如覆盆，晕倒数次。家人不知故，周章相救，其家戚族实繁来访者，络绎不断。女天资伶俐，懊恼中或恐它日事发露，坠家声，气郁结而上冲，头痛呕吐，不能食，不能眠，腰背疼痛，下利清谷，四肢如冰，经七日而请余治。余到诊其脉动数，胸间如春，心下痞硬，头发振动，额上有冷汗，虚悸烦躁，胁不能着席，乃以桃仁承气汤二帖下其余血。又一日，手足痹，家奴遑遽来告，往诊，腰不痛，不下利，烦躁稍定，脉数微减，余谓痹属气不属血，乃与大黄黄连泻心汤，二日手痹复，足不复而不小便一日夜。余知其旦日当利，居然与泻心汤，其翌果快利，利而又一日复闭，余意益固，居然与汤心汤。病少间，数日事发露，丑声外闻。女觉之，病复大发，虚悸躁烦，益不能眠，眠则惊痫，四肢搐搦，自云合睫则见鬼，按其心下，巨块连胸腹筑筑，余以手压块摸棱曰："余在旁，鬼不得来。"少安枕，压块益严，块欲动不得动。眠数刻，觉后眼光倍常，余呼家人曰："是应发狂，而斯女伶俐，气易困，狂则忘情，忘则生，不忘则死。狂数日，食进胃调，而后疗狂，不亦可乎？唯连延经百日耳。"家人曰："若得不死，年所犹可，况百日乎？"既而狂果发，与泻心汤自若。后三日，食谷颇多，十日后，饮啖复常，唯头眩不能起，于是作白虎汤，加苦参五分、黄连三分，日与五帖，八十余日而复旧。

《漫游杂记》

程文囿

召翁夫人怀孕三月，胎动血崩发晕。促往诊视，乃告翁曰："妊娠胎下血晕，已为重险，今胎未下而晕先见，倘胎下晕脱奈何？"翁嘱立方。予曰："血脱益气，舍独参汤别无良药。"翁问所需若干？予曰："数非一两不可。"翁出取参。予闻房内雇妇私语，胎产服参不宜。亟呼之出，语曰："尔何知，勿妄言以乱人意。"少顷翁持参至，予欲辞回，思适才雇妇所言，恐病人闻之疑而不服，岂不偾事，只得俟之，翁持参汤，予随入房，病人果不肯服，翁无如何。予正色言曰："性命安危，在此一举，今若不服此汤，胎下晕脱莫救。俗见胎产忌服人参，无非恐其补住恶露。在胎下后，犹或可言，今胎未下，与平常临产无异，岂平常临产可以服参，今昏晕欲脱，反不可服乎？予治此证颇多，勿为旁言所惑。"病人疑释，一饮而罄。予曰："有此砥柱中流，大势可守，尚防胎下复晕，其参粗再煎与服为妙。"诘朝复诊，翁云："昨遵谕，仍将参粗煎服。薄暮胎下，恶露无多，晕亦未作。"令多服培养气血之剂而痊。续翁媳升冶兄令正半产，胎下血晕，时值寒冬，黉夜招诊，两脉已脱，面白肢冷，亟以参附汤灌苏。一家两证，势俱危险，皆仗参力保全。胎产不可服参，殊属谬语。

汪心涤兄夫人，体羸多病，怀孕三月，腹痛见血，势欲小产，延予至时，胎已下矣。血来如崩，昏晕汗淋，面白如纸，身冷脉伏。予曰："事急矣，非参附汤莫挽。"金谓："用参恐阻恶露。"予曰："人将死矣，何远虑为。"亟煎参附汤灌之，少苏，旋覆晕去，随晕随灌，终夕渐定。续用参、术、芪、草、归、地、枸杞，大剂浓煎，与粥饮肉汁间服，旬日始安。再投归脾汤数十剂乃愈。后张效伊翁夫人证同，亦照此法治验。乾隆甲寅秋，予室人叶孕三月，胎堕血晕，日进参芪十数两乃定。后仍半产数次，势皆危险，均赖补剂挽回，倘惑于浮议，并殆矣。

以上出自《杏轩医案》

王孟英

胎前产后，疑似（之证）极多，号曰专科，尚难措手。陈肖岩孝廉之媳，屠仲如之女也。汛愆一度，次月仍行，方疑其病也。孟英诊曰：尺虽小弱，来去缓和，是娠也。继而果然。

屠仲如令弟子缘之室，经事稍迟，孟英偶诊，亦以妊断，寻验。甫三月，患胎漏，适孟英丁内艰，遂不克保而堕。堕后恶露虽行，而寒热头痛，时或自汗，且觉冷自心中出。医谓类疟，与温化之药，病日甚。交八日，孟英始出门，即延诊之，脉来沉实而数，舌苔紫暗，乃瘀血为患耳。与桃仁、泽兰、山楂、茺蔚、旋覆、红花、丹参、通草、琥珀、蛤壳、丝瓜络之剂，服之，腹痛大减，下瘀血如肺者一枚。次日，诸恙较减，乳汁大流，再以前方去通草，加麦蘖投之，服后仍腹痛，复下瘀块累累，而诸恙若失。

或问曰：先生尝言，产后腹无痛苦者，不可妄行其血。此证恶露已行，腹无痛胀，何以断为瘀阻，而再行其血耶？孟英答曰：正产如瓜熟蒂落，诸经荫胎之血，贯患流通，苟有瘀停，必形痛胀，堕胎如疡痈未熟，强挤其脓，尚有未化之根绊，不能一剂尽出。所以胎虽堕，而诸经荫胎之血，萃而未焕，浅者虽出，深者尚留，况是血旺之躯，加以温升之药，挽其顺流之路，窒其欲出之机，未到腹中，胀痛奚作？吾以循经通络、宣气行瘀之法，导使下行，故出路始通，而后腹痛瘀来，必然有脉可征。非谓凡属堕胎，皆有是证也。

金畹香令媳，半产后，营分不摄，淋漓数月，治之勿瘥。孟英于季夏诊视，两尺皆浮，左寸关弦，与"三甲""二至""二地"、（青）蒿、（白）薇、柏叶、（海）螵蛸、黄柏为方，服之渐愈。

仲秋，诊其脉，即断（为）受孕，渠谓怀孕，必无病矣。而不知病久初痊，正须培养，虽即受孕，涵蓄无权，果至仲冬而胎堕矣。

李华甫继室，娠三月而崩，孟英按脉，弦洪而数。予大剂生地、银花、茅根、柏叶、青蒿、白薇、黄芩、续断、驴皮胶、藕节、胎发灰、海螵蛸而安。奈不能安逸，越数日，胎堕复崩。孟英于前方去后六味，加犀角、竹茹、元参为治。

或谓胎前宜凉，产后则否，乃招专科及萧山竹林寺僧治之。咸用温药，且执"暴崩宜补"。服药数剂，虚象日著，时时汗出昏晕，畏闻人声，懒言息微，不食不眠，间有呃忒，崩仍不止，皆束手待毙矣。复邀孟英视之，曰：此执死书以治活病也。夫血因热而崩，胎因崩而堕。岂胎堕之后，热即化为寒乎？参、术、姜、桂、棕灰、五味之类，温补酸涩，既助其热，血亦奔流。又窒其气，津液潜消。至现以上诸证。脉或不知，而苔黄黑燥，岂不见乎？因与犀角、石膏、元参、知母、花粉、竹沥、麦冬、银花、栀子、石斛、旋覆、青蒿、白薇等，大剂投之，神气渐清，旬日后，各恙始平。继去犀角，加生地，服二月，痊愈。

以上出自《王氏医案》

林佩琴

魏氏。经止两月，腹痛胀，食减夜热。医谓经闭，用通利药，血下不止。更医见同，用牛膝、红花、炮姜、枳壳，漏益甚，腹加痛胀，头晕腰疼，烦热不寐；予诊之，觉尺脉搏指，两寸独别，胎脉也。但热久攻伐药多，恐损动胎元，且致胞系不固耳。用香附（童便制）、白芍（炒）行气和血以除痛胀，蒲黄（炒黑）、荆芥（醋制）止血而除晕，杜仲（酒炒）、阿胶（水化）、熟地（炒）固肾以摄下，茯神、麦冬、枣仁（炒）安神以止烦。一服证减而思食，胎如指堕，前方去白芍、阿胶、蒲黄、麦冬，加楂肉、当归（醋炒）、炙草、莲子，数服乃安。

谢氏。孕逾三月，男女分形，病者漫谓血癥，治者误行攻伐，致血下注胎堕，身热汗烦，眩晕不寐。索方乃桃仁、牛膝、莪术、红花等剂，明晨更加生楂肉。予见骇其，询之，则曰胎堕，未便告知。婉云：瘀血已行耳，医尚未知所下男胎也，因叹庸手杀人，殊堪发指。急以参、芪、茯神，固摄元气，佐以炙草、荆芥（醋炒）、阿胶（烊）、麦冬、五味、牡蛎（醋煅）、龙眼肉、红枣，数服汗收血止。

以上出自《类证治裁》

李铎

周炳元之侄女，年二十，适许坊杨某。因热病服硝黄峻攻之剂，遂致堕胎，发热大渴，头痛如裂，眼目昏暗，心腹疼痛，大汗不止，头摇手撮，诊脉浮洪而大，按之空虚，是气血大伤，阴阳两脱之候。急用丹溪产后大补气血法。

酒芪一两　当归三钱　党参八钱　白术五钱　附子五钱,包　干姜钱半,炮黑　炒荆芥一钱　甘草一钱,炙　安桂心六分　龙眼肉四两同煎，滤浓汁，频频温服。又口渴勿与茶水，只服汤药，或间服童便一小杯对热酒冲服，此真脱证，产后危险之极，倘再投凉药，命在须臾，必无救矣。因证危方峻，恐不敢进，故叮咛若此。

又：连进大补气血之剂，昏冒少可，渴止痛缓，汗止热退，逆候差除，足征峻补之验。诊视丝毫不紊，可许无忧。今六脉反见细弱，显属真虚之象，致头摇如眩，目跳如晄，是伤风使然。因产后正气一虚，风邪乘虚而入。又少腹尚有阵痛，必有停瘀未清也。法宜补血祛风，兼佐行瘀。

黄芪炙　当归　川芎　丹参　荆芥炭　天麻煨　白附　钩藤　肉桂　甘草炙

误用硝黄峻攻，以致阴阳两脱，不用大剂补法，亦难挽回，产后气血两虚，误下之不可，误汗之不可，此可为鉴。寿山

《医案偶存》

陈匊生

妊娠至三月，最易堕胎，其说已详于前，然能调护如法，胎动无有不安者。某年月日，余与人治一胎动不安，腹痛见红证，有乙以胎动为气虚，重用党参、于术等药。初诊时，余令加入条芩、生地以佐之，服后，痛止胎安，惟血未净，有癸在暗中，以冷语恐主人，谓生地、条芩苦寒不可服，迨复诊时，乙与知癸谋，迎合主人意，专任参、术等味，概置地、芩不用。余曰："芩、地属苦寒，然合之参、术，一为两仪膏，一为安胎饮，以寒佐热，以阴济阳，实尽制方之妙。使去芩、地而偏用参、术，是如有昼无夜，有火无水，有春夏而无秋冬，有风日而无雨露，岂造化补偏救弊之道欤！"余虽力辨，乙固不从，服药后，腹果大胀，血亦大下，盖参、术等药，补气太过，气有余，即是火，火迫血而妄行，西医所谓"有炭气无养气"也，胎由是不安而堕。主人因是咎乙，乙谓戊曰："我辈被陈修园书所误。"噫！是非古人误今人，直今人诬古人耳！夫古之医书，汗牛充栋，大多为补偏救弊设也，如伤寒书重发表，所以救不发表之失；温病书重清里，所以救不清里之失。东垣书重补阳，所以救不补阳之失，丹溪书重滋阴，所以救不滋阴之失。而且重发表者，未尝不清里；重清里者，未尝不发表。童补阳者，未尝不滋阴；重滋阴者，未尝不补阳。可合众书为一书，可分一书作众书。默而识之，会而通之，酌而用之，化而裁之，是盖存乎其人。乃俗人祇知取巧，读书不竟，取古人一二笼罩语、别致语，执守以论千变方化之病，是犹胶柱而鼓瑟，坐井而观天，不通甚矣。关尹子曰："遇微言妙行，慎弗执之。执之者，腹心之疾，无药可疗，然则执一不通者，腹心先成痼疾，不暇自疗，而欲疗人之疾焉？乌乎能？"

《诊余举隅录》

张乃修

卢右。胃痛日久不止，经来淋沥，少腹坠痛，两足酸楚，不能步履。营血不足，营滞未楚。调治不易。

生熟蒲黄　元胡索　茜草炭　乌贼骨　制香附　白蒺藜　全当归　川断肉　川芎　乌药降香

服此方后，下血球形如长芋，坠痛乃减，盖小产也。小产亦宜服苦草汤。正蒙附记。

二诊：热势渐退，少腹痛坠亦定。再和营而除陈布新。

当归　川芎　桑寄生　酒炒荆芥　白蒺藜　秦艽　丹参　炒川断　茯神　泽兰

三诊：少腹坠痛渐定，营卫渐通，手足酸痛大退。再除陈布新，宣通络坠。

怀牛膝　酒炒荆芥　当归　秦艽　川芎　桑寄生　酒炒红花　川断　丹参　泽兰

四诊：小产仅二旬耳，当风纳凉，视同儿戏。言者谆谆，听者藐藐，岂值头疼身热而已哉。姑以轻剂疏之。

川芎　当归　秦艽　续断　丹参　桑寄生　牛膝　僵蚕　玉竹　苏子　酒炒荆芥

《张聿青医案》

袁焯

癸丑冬月，裕大昌木行。伊君夫人年二十六岁，怀孕三月，骤然腹痛下血，既痛且胀。痛甚则头出冷汗，手冷鼻冷，胸闷呕吐，前后阴皆阻胀不堪。左手脉伏不现，右脉弱小，面色淡黄白而无光彩，舌色淡无苔，此气血虚寒之象，殆由劳力受寒使然。盖中下焦阳气不足，腹部受寒，则血脉流行阻滞而为痛胀；胃脏受寒，则消化停阻而呕吐；子宫之血管破裂则下血。左手脉伏者，血为寒凝，营卫之功用失常度也，右脉弱小者，气血虚寒之本相也。前后阴与腹部阻胀拒按者，血为寒凝，阳气不能运行也。额冷、鼻冷、手冷、面色无神者，亦皆虚寒之本色也。其病殆与伤寒直中阴经无异。特孕妇之病，又兼漏下，与常人异耳。问之，果因送其伯父之殡，夜间操麻雀牌未眠，黎明乘舆登山，饱受风寒，归家即病，拟方以胶艾汤合建中汤法。当归、地黄各四钱，川芎二钱，阿胶三钱以止血安胎。肉桂八分，制附子一钱五分，桂枝二钱，炒白芍三钱以回阳止痛而散寒邪。砂仁一钱，木香一钱五分以温胃消滞而通阻胀。党参三钱，红枣三枚，生姜三片以扶元气而和营卫。作煎剂服。明日复诊，痛胀均大退，呕吐亦止，能对予发言，亦能进粥，左脉亦现，面色亦较有生气，但下血未止，心内常觉空虚。乃以原方去木香、砂仁、桂枝、川芎，并稍减桂附，改地黄为熟地，而当归亦减用二钱，加枸杞子三钱、茴香二钱，接服三剂，饮食起居，略如平人矣。一月后，始强健，而胎则杳然，盖下血时已随波而堕矣。

《丛桂草堂医案》

邹慎

谢绍周夫人，通水小产，住成都桂五桥东街李公馆。民国二十六年，二月十一日诊。

病状：坐床覆冒，面少血色，脉芤迟。

病因：据称延医，诊其气逆，欲吐不吐，断定安胎即愈。予泡参、秦归、川芎、酒芍、砂仁、陈皮、炙草、醋艾、竹茹、煨姜、食盐、白糖十二味服之。至半夜血崩，随下一血胞连带，的是小产，不然，此物从何而来。

治法：既已小产，当去瘀血，兼顾湿气用药也。

按语：详究前医之方，本欲安胎，而反堕胎何耶？因其人患脓疱夹痔疮，已年余，气血不和而瘦弱，皮腠躯壳有湿，下焦胞宫寒甚，热不下化而上逆，是从欲吐不吐。其剂内温中药为薄弱而不温下开阳，强疏膜膈而不通利水道。煨姜、砂仁、醋艾、泡参、炙草、白糖缓缓温中，乏辛气开阳也；陈皮、竹茹强疏膜膈，而不渗利水道也；兼秦归、川芎、酒芍、食盐行血下降而动胎。寒湿得温化水，有如洪水泛涨，胞宫居网油之中，水道之里，焉得不被猛水打去？其小产也，验淡血之多，非此因而何？假如方取二陈，加附片、根朴、茵陈、醋艾、吴萸、生姜，以味厚从浊道而降，气辛从清道而升。胎孕清道之里，辛散胎寒结气，即是护胎。甚符岐伯谓有故无殒，亦无殒也。兼其辛温化水湿，有江河雾露腾溢之概，水化无形，胞宫安和，胎得温养。人但知火热犯胎，而不知水更犯胎，该医见证不明，用药不当，忖度病者心理，开家常食之食盐、煨姜、白糖，取平淡稳当，病家必信。殊不知病重药轻，平稳清淡，反以致败。操生命者，不细心研究可乎？前诊一妇，经期不行，服温经汤去桂而发带证。盖此汤本是治带古方，而反致带何耶？以其人水湿太重，方只增液温经而不渗利水湿，故录篇末，以富参学识。

《医学物见记》

周镇

淑仪女，乙亥怀孕三月，元月廿五日因服劳太甚，黄昏小产，血崩至廿六日午犹不止。来电招诊。知曾昏晕，目瞠自汗，肢强。即嘱先服人参末一钱。追醒，诊：脉虚大而革，舌白无华。血去阴伤，阳无附丽，欲脱。拟扶元振阳，益阴止血。山萸肉一两（甄权止月水不定），甘杞子五钱，当归头（醋炒）一钱，川断五钱，杜仲四钱，稽豆四钱，冬虫夏草三钱，生地炭三钱，台参条一钱，生于术三钱，潼沙苑三钱，紫石英三钱，泽兰一钱，益母草汤代水（此方煎时，又烦躁令汗一次）。廿七日晨诊：服药末汗，崩又循止，心神未安，足厥颧红，脉仍大而不敛，脱势犹在。吉林参条一钱，于术三钱，茯苓神三钱，制附片二钱，生芪皮五钱，川断五钱，杜仲四钱，炒枣仁四钱，当归头（醋炒）一钱，龟甲一两，冬虫夏草三钱，杞子三钱，料豆三钱，丹参钱半，泽兰一钱。服药后如再冷汗，嘱连服二剂。廿八日晨诊：面戴阳减，足厥已暖，脉大略减。疏方参条一钱，芪皮三钱，生于术三钱，当归头一钱，白芍六钱，阿胶三钱，杜仲四钱，龟板一两，川断五钱，炒年膝三钱，茯神四钱，炒枣仁四钱，首乌四钱。十剂后，嘱续配十剂，研末，为丸，晒干，每服三钱。竟愈。

朱骥毓之室，丙寅四月，怀娠三月，腹痛见红。逢儒往诊，因脉软弱，进补剂安胎。讵越日自用保产无忧散，内有厚朴、枳壳，服后痛滞一夜。十三日晨即血下如崩，大汗淋漓，畏寒。上午急诊。案云：小产血下如崩，汗多肤冷，脉微苔浊，腹痛不止，恐其虚脱。吉林参条八分，麦冬三钱，五味子八分，生地炭五钱，阿胶三钱，牡蛎一两，龟板七钱，龙骨七钱，冬虫夏草一钱，炒枣仁三钱，甘杞子六钱，山萸肉四钱，乌贼骨三钱，生黄芪三钱。上下午两剂。翌日诊：服药后，汗止肢软，神情转振；惟少腹偏左时或作痛，胞络均伤，下血过多。脉象已起，苔捎不加。再益元化浊，兼涤余瘀。潞党参五钱，于术二钱，茯苓三钱，全当归二钱，抚芎一钱，生地炭三钱，金铃子二钱，橘核络一钱，醋炒玄胡三钱，鳔胶三钱，制香附三钱，冬虫夏草八分，甘杞子四钱，益母膏（冲）三钱。十六日逢儒诊：昨夜腹中攻撑，呕吐酸涩，胃纳不旺，少腹微滞，时或作痛。脉软，苔白微捎。肝木犯胃，拟和胃肝兼祛瘀。金铃子三钱，玄胡（醋炒）三钱，茯苓三钱，制香附三钱，郁金三钱，绿萼梅八分，全当归三钱，党参五钱，乌药一钱，冬虫夏草七分，甘杞子三钱，野蔷薇花一钱，益母膏二钱。十七日去冬虫、乌药，加白术二钱、扁豆衣五钱、益元散五钱、佛手八分。渐愈。

章成之

朱女。流产十余日，经即见，故一月中曾数下，其色紫；无论其下与否，少腹皆痛，其痛游走无定。

延胡索 9 克　桃仁 9 克　益母草 15 克　瞿麦 9 克　荆芥穗 4.5 克　炒丹皮 9 克　全当归 9 克　官桂皮 2.4 克　炮姜炭 2.4 克　来复丹 6 克，吞

何女。流产后，体力迄今未复，稍疲劳，则有热。予补中益气；呕加健胃剂。

黄芪 9 克　潞党参 9 克　云苓 9 克　陈皮 6 克　白术 9 克　升麻 3 克　当归 9 克　柴胡 3 克　姜半夏 6 克　旋覆花 12 克，包　省头草 6 克　炙甘草 4.5 克　生姜 2 片　大枣 5 枚

《章次公医案》

第七节　小产

李用粹

李元吉妻，半产后，血崩如注，头晕眼暗，饮食少进，面色青黄，六脉虚大无力，甚至昏晕不苏，一日数次，延予治之。予曰：血脱益气，阳生阴长，《灵枢》之旨也。况阳为阴之使，阴为阳之守。今久患崩中，宜乎几微之时而欲绝，奚能固其内守之阴？所以经流不竭，皆阳气不能卫外故也。若徒事养阴止涩，是人已入井而又投之以石耳。用补中益气汤加五味、艾叶服之，势不稍衰。予思古语云：大虚必挟寒。再以人参一两，熟附一钱煎成呷下。乃熟睡片时，醒来晕减神清，后以养荣汤去肉桂，加附子调理而安。

《旧德堂医案》

郑重光

李子立兄令眷，年三十外，频次半产，产后未及满月，便乘凉食瓜果，中秋夜乘凉，外感风寒，即咳嗽恶寒，呕吐痰水，又当经水大行之后。前医不辨外感风寒，犹用调经养血补剂，见咳嗽益甚，又疑去血过多，阴虚咳嗽，再用麦冬、贝母，以致表邪不解，内冷益深，恶寒发热，汗出咳喘，坐不能卧，吐不能食，腹胀作泻，遍身麻木，筋骨冷疼，自疑必死，促备终事。急迎救疗，脉浮细而紧，余曰："风寒积冷，表里皆邪，须重剂方解，无足虑也。"以小青龙汤加减，用桂枝、细辛、防风、赤芍、附子、干姜、半夏、茯苓、杏仁、厚朴，二剂得冷汗一身，遂喘定得平卧，如斯八剂，表邪解后，咳喘身痛甫退。旋即里冷发作，腹痛下痢白脓，转用附子、干姜、肉桂，合胃苓汤八剂，冷积消，胃气本厚，故易效也。

王蔚园兄令眷，山右先生六媳也。怀孕八月，忽下血不止，其胎欲堕，又值秋暑，呕吐非

常。医士沈目南，与余同道，主以固气防脱，用大剂参附汤，频灌一夜，服参三两，熟附两许，天明胎堕而产母幸全。惟虚惫之极，脉微似脱，饮食就枕匙进，扬俗产后例不用参。次日不免大减，至第三日忽然床上跳下，满房乱走，或笑或哭，竟似癫狂。而沈医先生，认为瘀血发狂，用芎归汤加童便，煎成将服矣。余适至，急止之，诊其脉散大无伦，面赤气促，不避亲疏，予曰："前夜血脱于下，今复阳亡于上，不急救瞬息脱矣。此亡阳证也。"仍用前法，以人参五钱，附子二钱，急煎与服，随又一剂方定，令人抬上床，闭目一刻，及醒，前事皆忘。仍复卧床，头不能举，继用参、芪、归、术、炮姜等药，医治七日，忽腹大痛，先泻后痢，红白频下，二便不禁，势更危笃，因询夏月食瓜果否，若曾恣食瓜果，尚为寒痢，不然，此即五脏之气绝于内，为下脱证，万无生理矣。家人答以日食西瓜，于是告以必须姜、附，王兄首允，即用附子理中汤加肉桂、赤芍、茯苓、砂仁，七日痢止，转变呕呃，吐痰眩晕，大便频而溏，不能登桶，全不欲食。盖平素胃冷多痰，元气稍振，本病复萌，其呕吐眩晕，皆痰饮也。摒去血药，专用附子理中汤加茯苓、半夏、天麻、白豆蔻，每剂人参三钱，医治百日，计服人参数斤，床上方能坐，若其狂跳时，倘无灼见，则差之毫厘，便失千里矣。

以上出自《素圃医案》

沈璠

柴场湾唐虞在令正，怀娠七月，正月春初，倏而眩晕，两手瘛疭，不能言语，不省人事，面色红亮，脉息左手弦而带数，右用滑大有力，此肝火炽盛，上冲于胃，胃中之痰，扰心肺之窍，而昏愦不省人事，因此而胎亦堕。用二陈加黄连、钩藤、山栀、鲜石菖蒲、胆星、枳壳、郁金，冲童便、梨汁、竹沥、姜汁，连进二剂，即能开口，而知人事，小产彼亦不知，后用凉血：生地、丹皮、钩藤、黄连、广皮、丹参、郁金、石菖蒲、甘草，加莲子调理而安。

《沈氏医案》

陈念祖

小产后奇经八脉交损，气冲，内有结瘕。病已逡巡半载，肌肉消瘦，食入脘腹觉痛，内热咯痰见血。明是产后阴分已虚，阴虚必生内热，经有明训。乃医者误以有形之故，多从瘀血例治，攻之消之清之，纯是一派苦辛。药既无中病情，反致伤及胃气，重犯虚虚之戒，渐至延成蓐劳。日来食渐减少，气逆心烦尤甚，防其反复增剧，治属棘手之证。拟先两和肝胃为法，俟能加谷，庶几可图。

当归身一钱　紫石英五钱　枸杞子三钱，炒　柏子仁三钱　白茯神一钱五分　沙苑蒺藜一钱　小茴香七分，炒

《南雅堂医案》

中神琴溪

间街五条北釜屋伊兵卫之妻，半产后，面色黧黑，上气头晕。先生诊之，脉紧，心下悸，脐下结硬。曰："此有蓄血也。"即与抵当汤，三日，病妇觉腰以下甚解怠，更与桃核承气汤。

果大战寒，有顷发热，汗出谵语，四肢瘛疭，前阴出血块，其形如鸡卵者，六日间，二十余。仍用前方二旬，宿疾如忘。

一妇人妊娠八九月，血崩滔滔，须臾间满床，神气昏乏，四肢倦怠，胎竟为之堕，虚绝弥甚矣。且大便自利，小便不通，身因浮肿，医皆缚手待毙。先生往诊之，脉无力，唇色如脱，其他凶证无所不具矣。以指按其肿上，凹而不张，即作麦门冬汤与之。数帖下利止，小便大利。居三日，肿消。与前方者二十余日，全差。

麦门冬汤方　麦门冬五钱

上一味，以水三合，煮取一合，温服。

以上出自《生生堂治验》

顾金寿

王管氏，砚香令媳。脉见两尺虚数，重按欲又涩而带缓。怀孕六月，肝胃两气举发，致胎坠不固，且前此交三月即坠。今番已六见矣。虽由肝胃不和，湿热久积，实因八脉受伤，肝无血养之故。趁时半产，气血两亏，正可修补亏缺，议养营聚精法，兼顾奇经为治。

炙黄芪一钱五分　归身一钱五分　炒白芍一钱　西党参一钱五分　大熟地五钱，砂仁炒　茯苓三钱　鱼鳔胶二钱，蛤粉炒　沙苑子三钱，盐水炒　阿胶一钱五分，蛤粉炒

又：照前方加龟胶（蛤粉炒）三钱，鹿胶（蛤粉炒）三钱。

又：调治月余，精神寝食复旧。脉亦渐有起色，肝胃旧疾亦未举发，可以丸药缓调，即照前方加十倍，以猪脊髓十条，煨烂同捣为丸，如桐子大，每空心，开水送三钱。

又：服丸药两月，经期不至，脉象见滑，怀妊之兆，但像有三月半产之证，不可不防，丸药仍服，另用。

白丝毛鸡蛋四十九枚，每蛋用丝棉一张，重重包裹，以苎麻丝缚满，用水煮熟，空心吃一枚，蛋尽而止。

问半产连见六次，前医屡用安胎不效，今服丸未几，即得生女，且连接二男三女，岂前此安胎，俱不得其法欤？曰：女子以奇经为本，虽素有肝胃旧疾，实由肝无血养，胎系不固，故每逢厥阴养胎时，便脘痛胎坠，治者但治其标，未固其本，此半产所以六次也。今趁其气血大虚之候，即进血肉有情以填补空乏，迨受胎两月，即用固胎法，预为提防，自然无碍。即《内经》不治已病，治未病之法也。若待腰痛下红，胞系已动，即仙丹恐亦难救矣。

《吴门治验录》

王孟英

张慈斋室，自春间半产后，发热有时，迄于季秋。广服滋阴之药，竟不能愈。其大父陈霭山延孟英诊脉，按之豁然。投以当归补血汤而热退，继以小建中（汤）愈之。

顾氏妇，半产后，因吃饭脘痛。人以为停食也，进以消导。痛甚发热，卧则右胁筋掣难忍。孟英曰：此非发散攻消可疗。与旋覆、丝瓜络、冬瓜子、莲秆、苇茎、竹茹、贝母、枇杷叶、

兰叶、通草为方，一剂知，二剂已。

以上出自《王氏医案》

方南薰

弟妇洪氏黄昏小产，失血过多，元气将脱，魂不守舍，大呼邪魔相招，家叔亦以为祟。余因尔时乏药，用鹿角切片，酒炒八钱，结洋参（切片），米炒四钱，龙眼肉十二枚，煨姜四片，黑大豆（醇酒炒焦）一盏，一煎汤热服，血止神清。若非消息病情，御之以理，鲜不以为祟矣。

《尚友堂医案》

蒋宝素

郁怒，火起于肝，烦劳，火起于心包；思虑，火起于脾；悲哀，火起于肺；恐惧，火起于肾。五志过极，皆从火化。火炎水耗，饥嘈求食，自觉烟焰上腾，贯膈冲咽，口糜起泡。火乘阻位，腰下蒸热。值半产去血过多，又复因惊气乱，肝失荣养，血燥化风，头眩如载舟车。时觉憎寒，火极似水。病起客夏，延今一载，现在饥嘈，求食反欲淡素，肌肤反觉充盈，血色不华，又非浮肿。盖胃火炽甚，饮食倍常，肌肤漫长，不得其正，是以似肿非肿。腹中作胀，胸次即舒；胸中作胀或饥嘈，腹中即畅，此乃惊恐乱气所致。六脉弦数少神。暂以清和中胃，静养三阴，观其进退。

大生地　人参　川黄连　川黄柏　黄芩　云茯苓　炙甘草　制半夏　陈橘皮

清和胃气，静养三阴，已服四剂。饥嘈较减，喉间烟焰渐平，夜来蒸热渐退，血色渐华，眩晕亦轻。水火既济，有机。小便觉热，火从下降；胸次郁闷，热蒸气腾；腰脊髀股憎寒，热极反兼寒化。六脉渐转洪长，乃夏令时脉，最是佳征，药合机宜，原方增损。

大生地　人参　川黄连　黄芩　川黄柏　陈橘皮　紫琥珀　淡竹沥　生姜汁

原方增损，又服二剂。腹中微痛，便泻，痛随泻减，腹内觉宽。此乃热泻，火从下降。心胸嘈杂较前虽减，一日尚有十余次，嘈时能食粥一碗。是证但能由重而轻，自能渐入佳境。脉仍洪数而长，乃夏令本位之脉。服药前此共六剂，已获效机，依方进步可也。

大生地　人参　川黄连　川黄柏　黄芩　陈橘皮　赤茯苓　福泽泻　淡竹沥　生姜汁　金钗一股

依方进步，又服二剂。血色渐华，饥嘈亦减。胸次仍然气闷，热蒸气腾；四肢麻涩不和，荣卫俱虚，二气源头不畅；唇色不红，脾虚不能化血；腹中隐痛，气机不利；食多便少，胃强脾弱；面目浮肿，湿热相乘。仍以两仪三黄为主，加以清气化痰之品。

大生地　人参　川黄连　川黄柏　黄芩　黑山栀　制半夏　陈橘皮　冬白术　淡竹沥　生姜汁　金钗一股

两仪三黄为主，辅以清气化痰之品，共服十有二剂。大火已平，余氛未靖，其余别证，自可徐徐调治。经以心为君主之官，神明出焉；肝为将军之官，谋虑出焉；胆为中正之官，决断出焉；胃为仓廪之官，五味出焉；脾为谏议之官，知周出焉。烦劳伤心，抑郁伤肝，思虑伤脾，因嘈饮食不节则伤胃，因惊气乱则伤胆。情志不洽，二气乖违，致病之由本此。宜乎和喜怒，适寒温，省思虑，宜精神，辅以药饵，何恙不已。

大熟地　人参　白茯神　当归身　冬白术　柏子仁　酸枣仁　远志肉　琥珀

水叠丸。早晚各服三钱，滚水下。

《问斋医案》

费伯雄

某。劳倦内伤，又值三月小产，淋漓不止，头眩心悸，筋骨疼痛，自汗。治以益气养营，兼交心肾。

西党三钱　炙草五分　柴胡五分　艾绒炭八分　炒白芍一钱　炙芪三钱　当归二钱　炙升麻三分
麦冬一钱　二泉胶三钱　广皮一钱　川断三钱　血余炭二钱　藕节二枚

某。小产后，肝肾皆亏，腰痛带下，肢体倦怠，六脉虚软。宜和养疏络。

川芎八分　黄芪三钱　补骨脂一钱　苡仁三钱　法半夏二钱　金毛脊三钱　当归二钱　防风一钱
陈皮一钱　炙草五分　核桃二个　桑枝三钱

以上出自《费伯雄医案》

汪廷元

程少繇兄令眷小产后，外寒内热，头痛食少，恶露淋漓，不断溏泄，日夜多次，汗出不寐，腰脊酸疼，左脉濡小，而右更软弱。予谓："心脾内虚，奇经失职，延绵时日，必成蓐劳。察证凭脉，则血病，由于气病，皆中气下陷不能升举其阳也。惟用甘温以补气，气旺则清升浊降，阳生阴长，而诸病皆可愈矣。此李东垣补中益气之识，所以超出群贤也。今即用此汤，加枣仁以宁心，赤石脂以固下，鹿角霜以通奇。三味亦皆甘温补气妙品，可以相得益彰矣。"数服而效，半月复初。

《广陵医案摘录》

张乃修

韦右。小产之后，气血两亏，胃呆少纳，头痛眩晕心悸，腰酸带下。拟补气和营熄肝。

奎党参三钱　炒木瓜皮一钱五分　杭白芍一钱五分，酒炒　厚杜仲三钱　炙甘草三分　酒炒当归二钱
茯苓神各二钱　生熟谷芽各二钱　黑豆衣三钱　玫瑰花三朵

二诊：甘以益胃，酸以制木，胃纳稍起，心悸眩晕亦减，然带下不止。前法再参固摄。

奎堂参三钱　生山药三钱　黑豆衣三钱　炙黑草三分　厚杜仲三钱　炒木瓜皮一钱五分　煅牡蛎五钱　潼沙苑三钱，盐水炒　池菊一钱五分　茯神三钱

三诊：心悸已定，胃纳不馨，带下眩晕。再和中健脾，以退为进。

制半夏一钱五分　范志曲一钱五分，炒　陈皮一钱　砂仁五分　莲须一钱　炒山药三钱　炒于术二钱
潼沙苑三钱，盐水炒　资生丸四钱，二次服　煅牡蛎四钱

《张聿青医案》

柳宝诒

盛。时邪郁伏已久，适值小产，血室空虚，脏气震动，蒙陷于里。始则狂谵，继则昏蒙，口噤戴眼，循衣撮空，种种恶候，层见迭出，势已难于挽救。所见之证，大抵在于厥阴。腑垢屡通，而病仍转剧，其邪机深入于脏可知。脉数弦带促，舌光红，鼻煤气逆，阴液伤而肺胃亦被燔灼。姑拟潜熄厥阴，清养肺胃，而化热托邪之意，即寓其中，然亦不过聊尽愚忱，以冀万一之幸而已。

羚羊角　丹皮　白薇　紫丹参　泽兰叶　郁金　西洋参　麦冬肉　鲜生地洗打去汁，用姜汁拌炒　黑荆芥

另：妇科回生丹一粒，研，和入琥珀屑四分，即用药汁调，冲入童便一杯，服。

二诊：瘀热已化，神识渐清，危病转机，病者之幸也。刻诊脉象软数未净，耳聋面浮，筋节麻木，寐则多梦，脏腑大热虽去，而营中之余热，经络之郁气，岂能一旦清肃？当此大病伤残之候，须清其余热，和其胃气，畅其经络。凡腻补之品，尚难骤进。况偏卧痰多，脾肺之气，胎前久已失调，刻下尤宜照顾。拟清营和胃，佐调脾肺之法。缓缓图复，冀其不致再生波折为幸！

全当归　东白芍　小生地　白薇　丹皮　橘络红各　瓜蒌皮　桑白皮　郁金　冬瓜子　西洋参　石斛　甜杏仁　夜交藤　竹二青

《柳宝诒医案》

方耕霞

金。始而疟疾，继而小产，产后寒热接连，及今已涉三候，尚然胸痞渴不多饮，时而恶心，舌腻带灰，脉数无力，此血舍空虚，而湿热之邪留恋太阴、阳明未化也。至干咳无痰，乃挟秋燥使然，际此金囚木将亢，再延防邪犯厥阴而昏厥，姑拟泻心温胆合方，佐以宣化肺邪，慎勿犯下焦耳。

干姜　陈皮　枳壳　杏仁　竹茹　川贝　川连　半夏　茯苓　蔻仁　桑皮　前胡

《倚云轩医话医案集》

张锡纯

天津张姓妇年二十六岁，流产之后胃脘满闷，不能进食。

病因：孕已四月，自觉胃口满闷，请人以手为之下推，因用力下推至脐，遂至流产。

证候：流产之后，忽觉气血上涌充塞胃口，三日之间分毫不能进食。动则作喘，头目眩晕，心中怔忡，脉象微弱，两尺无根。

诊断：此证因流产后下焦暴虚，肾气不能固摄冲气，遂因之上冲。夫冲脉原上隶阳明胃府，其气上冲胃气即不能下降（胃气以息息下行为顺），是以胃中胀满，不能进食。治此等证者，若用开破之药开之，胀满去而其人或至于虚脱。宜投以峻补之剂，更用重镇之药辅之以引之下行，则上之郁开而下焦之虚亦即受此补剂之培养矣。

处方：大潞参四钱　生赭石一两，轧细　生怀山药一两　熟怀地黄一两　玄参八钱　净萸肉八钱

紫苏子三钱，炒捣　生麦芽三钱

共煎汤一大盅，分两次温服下。

方解：按方中用生麦芽，非取其化食消胀也。诚以人之肝气宜升，胃气宜降，凡用重剂降胃，必须少用升肝之药佐之，以防其肝气不舒。麦芽生用原善舒肝，况其性能补益胃中酸汁，兼为化食消胀之妙品乎。

效果：将药煎服一剂，胃中豁然顿开，能进饮食，又连服两剂，喘与怔忡皆愈。

《医学衷中参西录》

陈莲舫

南翔，某。小产后气阴未复，肢楚气怯，腰部酸软，脉见濡细，治以和养。

制香附　炒当归　炒丹参　川杜仲　法半夏　甘草梢　青黛拌灯心　炒冬术　生白芍　菟丝子　沙苑子　广陈皮

《莲舫秘旨》

袁焯

王姓妇小产后，心慌不寐，发热恶寒，头晕汗多，口干，舌苔少，舌尖破皮，脉息虚数，此临产时去血过多，气血两虚之象。盖阳虚则恶寒，阴虚则发热，阴阳俱虚，则恶寒发热也。问之，果下血三日而胎始堕，胎堕时，又极艰苦，晕厥数次，而体质又瘦弱。遂以补养气血、安神敛汗之方，一剂而安寐汗收，寒热俱退，能起床行立，进粥半碗，一剂而痊愈矣。方用熟地、阿胶、麦冬、牡蛎、枣仁、茯神各三钱，干地黄四钱，黄芪二钱，红枣三枚，水煎。

《丛桂草堂医案》

陈在山

孙保如之内人，患小产，脉沉细而微，不食腹满，腰膝疼痛，曾记今春患肝瘀脾虚等证，经余治愈，今又小产，气血大伤，虚寒显露矣，趁此产后之际，重温补为要。

西参　焦术　当归　香附　陈皮　川芎　茯神　炙草　熟地　莲子　川续断　砂仁　川膝　坤草　引用元酒

内人服前方数剂，颇见功效，虽腰膝有时作痛，较前亦轻，仍以前方如减，配丸药一料，缓缓服之，必获大效。

人参　皮苓　茅术　当归　炙草　川芎　杜仲　木瓜　牛膝　坤草　元胡　橘皮　川断　南茴　乌药　熟地　黄芪　山药　厚朴　香附

共面蜜丸、三钱、每元酒送下。

《云深处医案》

傅松元

总戎王厚山之寄媳，有妊八月余。某晨努力提水，及黄昏腹痛，夜半胞浆破，天明恶露大行，胎不下，延至午未，女科云不救矣，稳婆云只得以手术取出婴儿，保产母命。总戎不许，使人速余治。至已上灯时，切其脉，胎未死，惟产妇力已竭，胞已干恐不救，勉书一方，用生地、龟板、当归、牛膝、阿胶、黄杨脑各三钱，煎送回生丹一丸服之。二鼓即产，儿果未死，产妇自痊。余曰："胎干一日，欲望儿之长养，难矣。"后知儿果七日而死。

《医案摘奇》

魏长春

张阿林之妻，年四十三岁。九月四日初诊。

病名：半产蓐劳。

原因：半产三次，冲任早已受伤，血液空虚，内风因之旋动。

证候：头眩耳鸣，月事先期，来且甚多，脘痛胃呆，盗汗不寐，营卫失调，洒淅寒热。

诊断：脉象细弱，舌色淡红。证系半产之后，阴血亏耗，加以情志抑郁，肝胆之气化火，虚中挟实之证也。

疗法：用养营和血，纳气潜阳法。

处方：当归三钱　白芍三钱　大生地炭三钱　黄菊花二钱　女贞子三钱　枣仁三钱　炙桂枝五分　焦甘草一钱　血余炭三钱　炙龟板四钱　丹参二钱

次诊：九月六日。脉象细弱，舌红苔黄。营虚血热，寒热，口干，胃呆。拟清厥阴阳明。

次方：桑叶二钱　稽豆衣三钱　柴胡一钱　茯苓三钱　枳壳一钱　炒白芍三钱　泽泻三钱　青蒿二钱　焦甘草一钱　当归三钱　通草八分

三诊：九月八日。寒热虽止，胃呆不寐，脉细，舌红苔黄糙。虚中挟实，肝胃未和，阴虚内热，治宜柔肝和胃。

三方：桑叶二钱　稽豆衣三钱　黄菊花二钱　钩藤三钱　茯神四钱　川连三分　北秫米三钱　橘白一钱　制半夏三钱　焦甘草一钱　夜交藤四钱

四诊：九月十日。寒热止后，胃苏胸畅，夜寐得安，身力渐健。脉细，舌红苔化。肝胆风火已平，肠胃宿滞亦清，用养血和中善后。

四方：西归身三钱　炒白芍三钱　茯神四钱　焦甘草一钱　夜交藤三钱　黄菊二钱　桑叶二钱　川芎一钱　制半夏二钱　北秫米三钱　炙龟板四钱　川石斛二钱

效果：服调理方，病愈身健。

炳按：半产后，营虚成劳，宜调养营卫，健运脾胃，俾有复原机会。

《慈溪魏氏验案类编初集》

沈绍九

妊娠四月流产，失血过多，气血大亏，头晕，气短，心悸，自汗，腰疼，腹痛，面色苍白，两脉微弱，有气随血脱之虞，急予益气摄血。

西洋参五钱，另煎兑　炙黄芪五钱　白术三钱　炮干姜二钱　炙甘草一钱　桂圆肉三钱　陈艾炭二钱　茯神三钱　炒枣仁三钱　杜仲四钱　补骨脂四钱　龙骨四钱

《沈绍九医话》

周镇

秦某之妻，马山。丁巳秋因跌仆半产，延至十一月，已百日矣。小腹痛，溲淋便艰，纳食亦呆。此因瘀滞凝塞子宫，气机亦滞。全当归、金铃子、玄胡、小茴、乌药、乳香、牛膝、蒲黄、五灵脂、两头尖、山甲片、刘寄奴。另用血竭、琥珀、没药，研服。二剂，小腹板滞已松，痛犹未退，溺淋仍滞，脉甚细涩。瘀滞阻塞，水道不通。复拟全当归、抚芎、玄胡、蒲黄、五灵脂、枫果、木通、乳香、橘络、红花、桃仁、花蕊石、琥珀、没药、甲片。另润肠丸。二便渐通，小腹痛偏于左，溺尚不爽。复用归尾、蓬术、赤芍、橘核、玄胡、炙乳没、蒲黄、鼠矢、乌药、川楝、鸡血藤、海金沙、石韦。渐愈。

陈阿根，舆业，子福，媳孙氏，廿岁，住慧山要货公所。新婚后怀孕八月，己未正月五日，与夫归宁，酒饭竹战后返家。半夜寒战，陡呼腹内剧痛，口涌痰沫，继即人事不知，遂即小产，恶露不多，目闭，口噤咬牙，两手狂动，气逆痰上而至晕厥。其家以病起于骤，疑鬼祟也，进巫延道禳祷，不减；延医进至宝丹、竹沥等，无效。五日内厥去三次，撤帐含银，尸寝三日，将入木矣。因犹未气绝，其父痛女情深，初十晨来延急诊，往则见殓衣着身，脉沉不起，右部更微，舌淡红，面灰白，肢厥，两手劲而自举，目闭痰涌。谛思病因，瞥见床之右有隙孔，寸许阔而三尺长。询其夫病夜曾否入房，不应，经其友再四详问乃得。是寒邪由子宫而入厥阴，痉挛腹痛，胎堕以之。口噤咬牙，风痰上涌，瘀血停阻，气塞肝横，痉厥不醒，危险已极。勉拟桂枝、防风、僵蚕、川芎、钩藤、天麻、赤苓神、菖蒲、全当归、泽兰、五灵脂、蒲黄、鼠矢、鬼箭羽，用益母草、苏木，煎代水。另西血珀、荆芥、血竭、没药，研细，参须汤调灌。外治用雄鸽剖开，麝香一分放病者脐内，将鸽覆盖，布扎。三时许，产妇腹热觉痛，有呻吟声。其父俯而细察，闻腹中攻动。其家以病者难过，揭而去之。得此寒邪提出，转回阳分。煎末续进，涌吐痰涎半盅，并下恶露，神识陡省，目珠活动。翌晨巳初，即招呼父坐，手足转暖，无力举物，微有咳嗽。问腹中犹痛，因风卧三日，迨醒即悬帐矣。十一日复诊：神识已省，手狂举已定，沃吐痰涎，微咳，腹痛，恶露大爽，脉沉已起。寒邪内袭，动肝犯心，与平常产恙大异，势虽挽回，尚宜温通化瘀。旋覆、前胡、荆芥、细辛、独活、乌贼骨、当归、赤白芍、抚芎、僵蚕、玄胡、鼠矢、灵脂。另血珀、没药、血竭，研服。并嘱备麝、鸽剖而重罨。厥去五日，得庆更生，将养数旬而健。越一年，又生育矣。

张右，典桥头。丙辰季夏小产之后，不时淋漓腹痛。病经月余，久沥精血防竭。当归身、白芍、香附、乌药、金铃炭、黑山栀、百草霜、生地炭、左牡蛎、丹皮炭、泽兰、震灵丹。数剂，淋沥即止。

孙云，青山湾山户。其妻三十余岁，已育六胎。壬戌六月诊：天暑且旱，所饮山涧，伏热挟积，蕴于盲肠，兼证肝气撑胀。怀妊七月，白痢日夜八十次，临圊后重，胎气动甚，腰部作酸，通宵不寐。脉数如沸，苔黄口燥（询知曾饮大烟过笼水）。湿热积滞闭塞，后重，子宫亦滞，深恐流产。益元散（荷叶包）三钱，扁豆花三钱，银花五钱，归身五钱，白芍五钱，石斛三钱，白头翁三钱，黄柏二钱，荠菜花一钱，黄芩二钱，山楂（赤砂糖炒炭）二钱，生于术二钱，贯众四钱，荷蒂五枚。用野苎麻根二两，煎代水。香连丸钱半、苦参子（取不碎者）五十粒，用冰糖汤送服（因病者腰酸神乏，日夜下床八十次，必致小产。故嘱卧而便解，不可下床。下积用润导，不用攻伐）。复诊：服药后便粪较白痢为多，腰酸畏烦，里热易汗，肛灼溲热，下积极秒。热毒深沉，兼挟肝气撑胀，妊娠患此，势属重险。白头翁五钱，秦皮一钱，黄柏二钱，银花五钱，扁豆花三钱，大青八分，归身四钱，白芍五钱，续断五钱，石斛四钱，于术三钱，子芩二钱，川楝二钱，防风根七分。另备山黄土（包）二两、野苎麻根一两，煎代水。香连丸二钱，加苦参子（不碎者）五十粒，冰糖汤吞服。又伽楠香八厘、上雄黄一分，鸡内金一具，研末冲服。三诊：下痢便秒为多，次数已减，右脉极濡，左脉尚形数疾，腰酸气滞即痢，烘热口燥。暑热积滞连阻，气阴均伤，有流产虚脱之险。再扶元达邪，清热化积。兼和肝气。鲜石斛七钱，北沙参五钱，地榆三钱，桑寄生五钱，竹茹三钱，金铃子炭三钱，子芩三钱，鲜青蒿五钱，白头翁五钱，白芍五钱，秦皮一钱，银花一两，黄柏三钱。另葎草一两，山黄土四两，野苎麻根二两，煎代水。另香连丸钱半，苦参子五十粒，冰糖汤下。清晨另服山栀仁末二钱，冰糖汤调服。四诊：子痢大减，白腻已少，便解秒臭已轻，口渴腰酸均觉减轻，得酣寐后形神亦振，脉左数疾亦减。虚体伏热挟积未撤，还宜慎旃。鲜石斛五钱，知母三钱，花粉三钱，竹茹三钱，桑寄生五钱，丝瓜络五钱，白槿花二钱，白头翁五钱，秦皮一钱，白芍五钱，金铃子三钱，黄柏三钱，黄芩二钱，白薇二钱。外用陈关蛇二两，野苎麻根二两，山黄土三两，葎草一两，煎代水。香连丸钱半，苦参子五十粒，冰糖汤送服。翌晨另服黑山栀末二钱，荷蒂（炙）四枚，研末，冰糖汤下。痢日夜仅数次，乡人以为大幸，辍药不延医，迟延月余，流产，服三剂调理而康。

秦顺金之妻，寓惠山至德祠。癸亥三月廿八日诊：不时身热，由于怀胎未足月即产，产后五旬，咳热屡作，羸瘦腹痛。脉弦数，苔薄。脏阴不足，肝火刑金，蓐劳之证。紫菀、百部、粉沙参、黛蛤散、甜杏仁、象川贝母、白芍、黑山栀、银柴胡、白薇、瓜瓣、金铃子、天竹子。服数剂，身热较减，即疏丸方服之而愈。丸方案云：不时身热，怀胎未足月即产，产后屡热，咳逆呕吐，腹痛，得吐乃减，夜则足腓转筋。经事产后经年方行者，二月即行，淋漓腰酸，面浮足肿。脉象有热时弦数，无热时虚。良由久热伤阴，气郁动肝，冲逆为吐，伤脾则肿。拟敛肝纳冲，大补黄庭出入。潞党参二两，怀山药三两，芡实肉二两，干河车一具，制香附一两，木瓜皮一两，山萸肉二两，獭肝二两，杞子二两，麦冬二两，银柴胡一两，当归头二两，青蛤散二两，黄荆子一两，乌贼骨二两，乌梅五钱，五加皮一两，研末。四仪膏八两熔化为丸，如绿豆大。每服四钱，晨晚餐前盐汤下。

以上出自《周小农医案》

章成之

季女。据其证候十之八九是小产；少腹右侧作痛，凡痛多是子宫黏膜有胎盘残余瘀着，当排而去之。

生蒲黄12克　粉丹皮9克　苏木9克　藏红花3克，另煎冲　五灵脂9克　赤芍9克　生茜草9克　制首乌9克　川芎6克　全当归9克　炙乳没各9克

二诊：再予胶红饮加味以通之。

阿胶珠15克　藏红花3克　蒲黄12克，半生半炒　小蓟12克　茜草9克　干地黄18克　当归6克

冬瓜仁30克　藕节12克

《章次公医案》

张汝伟

　　吴右，年二十六，无锡。怀麟五月，有故而堕。既感气郁，复受风寒，频进通瘀，致伤营血，肝不条达，咽中如有炙脔，吞之不下，吐之不出。涎多泛酸，胃呆口苦，绕脐腹痛。苔腻，脉弦硬无情，夜不安眠，神情销削，便坚溲黄，已成损证之象。宜先柔肝解郁，理气化痰，泄热安神治之。勿拘于通瘀养血。

　　竹半夏　大腹皮各二钱　生香附　广郁金　新会皮　姜竹茹各钱半　生枣仁　茯苓神辰砂拌　山栀仁　地枯萝　猪赤苓　砂翘心各钱半　小川连三分　北秫米包　紫石英各四钱　生蛤壳八钱，先煎。

　　二诊：肝肺不和，痰气阻滞，进解郁理气、化痰泄热之法后，咽中炙脔已化，微觉梗梗，咳窒，痰吐甚坚，大便更而极少，小溲短赤，腹中鸣鸣作响，气从上逆。仍宜宣肺疏肝，养阴清热，兼化痰理气之品治之。

　　原金斛先煎　天花粉　光杏仁　川贝母　肥知母　炒蒌仁　鲜荷叶筋各三钱　鲜沙参　珍珠母先煎　石决明各六钱，先煎　橘白络　佩兰梗　鲜竹茹　丝瓜络各钱半

　　本证始末：此大中华橡胶厂吴正麟之爱人，已诊治月余，无效。神情销削，气短音低，有八损之象。上列二方服后，诸恙渐平，调理一月，共诊七次，完全健康。此为产后证之特辟蹊径治法。

　　方义说明：按证中，有咽中有如炙脔，吞之不下，吐之不出，似乎如梅核气。宜四七越鞠逍遥等法。今因痰多泛酸，胃呆口苦，知属于痰热。绕脐腹痛，夜不安眠，知属于有滞。而心脾之阴不和，故用半夏、秫米以和阴阳之枢纽。枣仁、川连以安神宁心。腹皮、枯萝以化滞。其余用香附、郁金以理气，茯苓、陈皮以化湿。妙在用石英、蛤壳，温凉平降，佐以山栀、翘心以清心热，有如乱丝一把，徐徐地分头顺解。第二方，注重清热化痰，热清则痰不生，痰少则阴自复，真不必养血化瘀之刻板死法也。

《临证一得》

第八节　滑胎

王九峰

　　胎元本于气血，盛则胎旺，虚则胎怯。气主生胎，血主成胎。气血并调则胎固，气血偏盛则胎堕。曾经半产五次，俱在三月之间。二月手少阴心包络司胎。心主一名膻中，为阳气之海。阳气者，若天与日，离照当空，化生万物，故化生着于神明，长养由于阳土。君火以明，相火以位，天非此火不能生长万物，人非此火不能生长胎元。人与天地相参，日月相应，天一生理也。俱此火平则为恩，亢则为害。胎三月则堕。正属离火暴甚，阴液耗虚。木失滋营，势必憔悴，譬如久旱，赤日凭空，泉源干涸，林木枯槁，安能不堕？脉来滑数无神，证是咽干舌绛。法当壮水之主以制阳光。

　　生地　冬术　黄芩　龟板　甘草　归身　川断　杜仲　元参　知母　沙参　白芍　煎膏

《王九峰医案》

林佩琴

眭氏。孕五月屡堕，翁商之，予谓孕逢五月，足太阴脉养胎，想脾血素亏耳。若获孕，先二三月预服固摄之剂。用胎元饮，参、苓、术、草、地、芍、归、陈、杜仲、续断、砂仁、菟丝、芡实、姜、枣，水煎，每月服五七剂。胎遂固，生一子，仅绵一线，后竟不孕。

《类证治裁》

许恩普

李实之太史放甘肃主考时，夫人住京，系朱相国之孙女，湖北廉访之女，内阁章京伯平之妹。产后病剧，延余诊视，脉沉细，四肢拘挛瘫痪，溺黑。知受风寒化热为痹，拟以独活寄生汤加减，见效，继为加减数服而愈。朱即请，以夫人小产数胎为忧。余诊视，脉沉无力，气血两虚。拟以泰山盘石散、千金保胎丸合参，令有孕时服三十剂。果胎安矣，连举二子。

《许氏医案》

余听鸿

余在师处见一施姓妇，年未三旬，每受妊至三月，即小产，已经三次。是年受妊近三月，恐其又滑，就诊吾师。此妇面色㿠白，而略兼青色，口淡不渴，饮食不能克化，脉细濡而形寒。吾师进以附桂八味汤，服十余剂，面色稍红，饮食稍进。谓其夫曰：不必服药，惟每日服附桂八味丸三钱，服至临产，自然母子俱安。后果无恙。余问师曰：方书所载，胎前忌热，产后忌凉，胎前忌泄，产后忌补，何以此妇胎前反多服热药。师曰：譬如瓜果结实，贵在天气之温和。人之养胎，亦贵阴阳调和。人之体热火旺而滑胎者，如瓜果方结，曝日亢旱，雨露少滋，自然叶萎而果落，故宜用凉药以润之，使热去而果自可保。寒体滑胎，如花后结果，阴雨日久，天气寒凉，无阳和之气，果亦不克长成，故服热药，使其阳气舒发，阴寒去而果乃可保。若拘于成书治病，即无从下手矣。况安胎本无成方，热者清之，寒者温之，气血不足者固之补之，气血有余者，理之和之，所谓大匠诲人，能与人规矩，不能使人巧也。

《余听鸿医案》

吴鞠通

范氏，二十八岁。每殒胎必三月，肝虚而热也。已殒过三次。考古法用桑寄生汤，按寄生汤内用人参五钱，又非二三帖所能保，况业已见红，即人参甚便，亦不能定其必可以保，况力不足者多，能用参者少；且寄生未定其桑也，寄生亦复不少，药不真焉能见效。《内经》谓"上工治未病"，何若于未孕未殒之前，先用药为妙，故用专翕大生膏一料，计二十四斤，每日服一两，分早中晚三次，一料尽，又受孕，自二百四十天仍旧不保。其夫来报，余甚惭愧，自以为计之不善也。其夫云："不然，前次之殒，滑不可解，若不知者然；此次之殒，宛如大生，艰难万状，是药力已到而未足其补之量也，皆久滑难补之故。望先生为加减，急急再做一料，乘月内服起，必可大生也。"于是照前方加重分量，共计生料八十斤，外加嫩麋茸二斤，作细末和膏内，得干丸药三十斤。以后连生四五胎，无一小产者。

专翕大生膏酸甘咸法

人参二斤，无力者以制洋参代之　熟地黄三斤　杞子一斤，炒黑　白芍二斤　沙蒺藜一斤　牡蛎一斤　茯苓二斤　五味子半斤　海参二斤，刺大者　麦冬二斤，不去心　乌骨鸡雌雄一对　鲍鱼二斤　龟板一斤，另熬胶　猪脊髓一斤　莲子二斤，湖南　鳖甲一斤，另熬胶　羊腰子八对　芡实三斤　阿胶二斤　鸡子黄二十圆，去白　白蜜一斤

上药分四铜锅（忌铁器搅，用铜杓）。以有情归有情者二，无情归无情者二，文火细炼三昼夜，去渣再熬六昼夜，陆续合为一锅，煎炼成膏，末下三胶合蜜和匀，以方中有粉无汁之茯苓、白芍、莲子、芡实为末，合膏为丸。每服二钱，渐加至三钱，日三服，一日一两，期年为度。每殒胎必三月，肝虚而热者加天冬一斤同熬膏，再加鹿茸二十四两为末。本方以阴生于八、成于七，故用三七二十一之奇方守阴也；加方用阳生于七、成于八，三八二十四之偶方以生胎之阳也。古法通方多用偶，守方多用奇，阴阳互也。或加桑寄生一斤。方论：夫干其动也直，其静也专，是以大生焉；夫坤其动也辟，其静也翕，是以广生焉。此方法乾坤之静，取静以制动之义，专治阳极而亢、阴衰而躁，如产后血虚郁冒，自汗出，大便难，瘛疭（俗名惊风），每殒胎必三月，温热误下误汗，邪退后阴之所存无几，一切阴虚而阳不损之证，荟萃三阴柔药，半用血肉有情蠕动而不呆板之物，养阴最速，接其生气，而以收藏纳缩之少阴为主。盖阳主开，阴主闭，故从来治肾以大封大固为主，经云"肾为封藏之本"。兼湿、燥、寒三项阴邪之病者禁用。

《吴鞠通医案》

金子久

屡屡胎漏成堕，总由木火扰动。现经二月不行，脉已流动似滑，定有妊兆，无如带下频频，诚恐有伤下元。当用保护冲任，以益下元，即可安胎。

归身　白芍　盐水炒杜仲　盐水炒菟丝子　苏梗　川断　广皮　砂壳　芡实　莲须　枳壳　炒白术　牡蛎　子芩

《金子久专辑》

翟竹亭

阳垌集士人潘姓妻，二十八岁小产。一连四胎，又怀胎三月，惟恐小产，就余诊治。诊得肝肾二脉濡细无力，古云"肝为血脏，肾主胞胎"。二脏虚亏，胎赖何养？遂用大补肝肾之品，每月服三剂，至十月胎满，果产一男，今已十岁余。方开于后。

熟地18克　山药15克　茯苓12克　丹皮10克　山萸肉10克　泽泻6克　当归10克　白芍12克　川芎10克　砂仁6克　杜仲10克　白术10克　香附10克　川断10克　炙甘草6克

水煎服。

《湖岳村叟医案》

施今墨

施某某，女，22岁。十八岁月经初至，二十岁结婚，流产两次。每届天癸之期，经水特多，

白带绵绵，全身酸软无力，精神萎靡。舌苔正常，脉象细弱。

辨证立法：经、带均多，日久体力亏损，虽在壮年，脉细弱，身酸软，仍属虚证，结婚两年，流产二次者，子宫无力也。拟以丸药补肾健脾调经。

处方：每日早服定坤丹半丸，午服参茸卫生丸1丸，晚服玉液金丹1丸。

二诊：药服三十日，月经来时已大为减少，白带亦不多见，体力渐强，精神好转，仍用丸药治疗。

处方：每日早服参茸卫生丸1丸，午服龟灵集半瓶，晚服玉液金丹1丸。

三诊：服药一个月，因月经未来遂停药，今已两届经期天癸未见，时时恶心欲呕，已有怀孕现象，头晕、少腹坠，患者因已流产两次，希望保胎。拟和胃保胎治之。

处方：鹿角胶6克　阿胶珠10克　山萸肉25克　黑芥穗3克　醋柴胡5克　砂仁3克　黑升麻3克　杭白芍10克　熟地10克　玫瑰花5克　桑寄生10克　野于术5克　代代花5克　炙甘草1.5克　白扁豆25克

四诊：服药六剂，颇觉平妥，食欲好转，希予常方保胎。前方去升麻、芥穗、柴胡、杭芍。加党参10克、黄芪12克、白术5克、枸杞10克，每周服一二剂，至临产时停服。

周某某，女，28岁。1966年3月患者追述：1955年开始月经不调，每次月经量多，有时持续两三个月，每次曲血后血色素都只有6克左右，经常输血，西医诊断为功能性子宫出血，治疗三年之久，见效不大。中医诊断为月经不调，数年来治疗效果仍不好。于1959年来北京治疗，在协和医院住院三次，病情仍不稳定，大出血时，注射、吃药都难止血。后请施老治疗，共服了三个方子就止了血，并怀孕了。妊娠三个多月时有流产先兆，在见红半小时后去协和住院，经医生检查可能是葡萄胎，故灌肠后4小时完全流产，产下一发育正常的男孩。同时发现子宫内有苹果大的一个瘤子，由阴道摘除。半年后做了子宫腔碘油造影，发现子宫腔内有三四处突出不平，确诊为子宫黏膜下肌瘤。由于瘤子影响，所以经常出血不止。1960年协和医院医生考虑手术将子宫摘除。因当时贫血严重，需休养恢复一段，出院后1960年11月又请施老治疗，服汤药五付血止，服用丸药一个半月再次怀孕。西医讲我有二十多个子宫肌瘤不可能坐住胎儿，动员我做流产。因我没有小孩，因此又去找施老求治。服施老的保胎药，情况一直很好。有时因工作忙忘记服药，就有小腹下坠的感觉，服药后四五十分钟这种感觉就没有了。超过预产期半个月还未生，大夫讲过的日子太多对胎儿不好，决定引产。两次引产都未生，最后剥膜引产才生一女孩。产后因肌瘤关系，子宫不能收缩，出血七个月，又服施老的处方，才止了血。止血后两个月也就是孩子十个月时，我又怀了孕，仍服前保胎药，以后顺利的又产一男孩，现已三岁多。两个孩子身体健壮，发育良好。

初诊记录（1960年11月5号）

月经过多，有时出血不止已有五年，协和医院妇科确诊为子宫黏膜下肌瘤。曾小产四次。现又出血不止十余天，头晕心悸气短，腰酸乏力，面色少华。舌苔薄白，脉象细弱。

辨证立法：崩露多年，又小产四次，是以气血两虚，冲任亏损，急拟益气摄血调固冲任法以止血。

处方：绵黄芪25克　野党参12克　熟地炭18克　当归身6克　炒地榆15克　生地炭18克　醋祁艾10克　老紫草10克　鸡血藤18克　仙鹤草18克　茜草根10克　炙甘草6克　陈阿胶12克，另炖兑服

引：米醋180克，兑水分二次煎药用。

二诊：服汤药五剂血即止，心悸减轻，仍感气短、腰酸、无力。病已多年，守法以丸药缓图。

处方：早服妇科玉液金丹，每服6克。午服补中益气丸，每服6克。晚服安坤赞育丸，每服1丸。

三诊：服丸药一个半月后怀孕，后腰觉胀，纳差，大便偏溏。患者小产四次，已成滑胎之恙，拟用健脾补肾以固胎元。

处方：绵黄芪60克　白人参30克　白术60克　当归身30克　大熟地60克，酒炒　云茯苓30克　陈阿胶60克　川杜仲30克，炒　桑寄生60克　苎麻根30克　川续断30克　桑螵蛸30克　菟丝子60克　条黄芩60克　怀山药60克　白扁豆60克，炒　炒建曲30克　山萸肉60克　炙甘草30克　枣肉600克

煮极烂合为小丸，每日早晚各服6克。

四诊：经服丸药，1961年10月20日顺产一女孩，现已两个月。根据协和医院检查，子宫仍有大小肌瘤二十余个，准备产后三个月摘除子宫，现子宫因肌瘤影响尚未回缩，每日流血很多，腰酸疼，胃消化不好，二便正常，从发现肌瘤后，一直有低热，肌瘤偏右侧占子宫面积2/3，因系第一胎，本人希望不做子宫摘除手术。试以丸药调补气血兼化肌瘤，二个月后观察效果，如无效，则应手术。

处方：紫河车60克　鹿角胶30克　海藻60克　朝鲜参30克　龟板胶30克　昆布60克　炙黄芪60克　甘枸杞60克　黄精60克　白术60克　山萸肉60克　当归30克　醋艾叶30克　老棕炭30克　槐蘑60克　陈阿胶30克　地榆炭60克　白蔹30克　炒枳壳30克　大熟地30克　苏木60克　炒建曲30克　杭白芍30克　紫草30克　白蒺藜60克　玉蝴蝶60克　灵仙30克　黑芥穗30克

上药共研细面，用米醋合为小丸，每日早晚各服3克。

五诊：服上药后血量明显减少，但仍有时出少量血，腰酸乏力，有时头晕，效不更方，原方再配一料续服。

以上出自《施今墨临床经验集》

第九节　子痫

雷丰

三湘喻某之内，孕经七月，忽受燥气，咳嗽音嘶。前医贸贸，不询月数，方内遂批为子痫，竟忘却《内经》有"妇人重身，九月而痫"一段。医者如此，未免为识者所讥，观其方案，庞杂之至，所以罔效。丰诊其脉，弦滑而来，斯时肺经司胎，咳逆音哑，显系肺金被燥气所侵之证。宜辛凉解表法去蝉衣、淡豉，加桑叶、菊花，橄榄为引，连尝三服，音扬咳止矣。

《时病论》

魏长春

秦端甫君夫人，年约三十余岁。三月九日初诊。

病名：妊娠肺热音哑。

原因：素体火旺，怀孕八月，感寒化热。

证候：音哑内热，口燥干咳不爽。

诊断：脉象弦滑，舌红苔薄，客寒包火，热壅肺闭证也。

疗法：用麻杏膏甘汤加味，开肺润燥化痰。

处方：炙麻黄五分　苦杏仁三钱　生石膏五钱　炙甘草一钱　淡竹沥一两，冲　射干二钱　马兜铃二钱　瓜姜皮三钱　玄参五钱

次诊：三月十一日。音哑，干咳无痰，脉滑，舌红苔黄。肺系胶痰壅寒，热闭音哑，宜用开透。

次方：射干二钱　马兜铃三钱　玄参五钱　生甘草一钱　瓜姜皮五钱　苦杏仁二钱　川贝一钱半　黄芩三钱　知母三钱　西藏青果一钱　天花粉三钱

三诊：三月十三日。脉滑，舌红润。咽润，咳痰，音开，病见差。仍宗前意清宣之。

三方：西藏青果一钱　玄参五钱　瓜蒌皮五钱　生甘草一钱　柿露四钱　玉蝴蝶五对　原麦冬三钱　制半夏三钱　紫菀三钱　叭杏仁三钱　冬瓜子三钱

效果：音开咳愈。

炳按：妊娠音哑，宜即清肺热顺气，以安胎元也。

《慈溪魏氏验案类编初集》

第十节　子嗽

郑重光

曹启心兄如君，生育多胎，体质虚弱，有脑寒鼻塞流涕之证。怀孕七月，先咳嗽，前医不谙，以流涕为伤风，误用发散，因虚愈咳，咳甚则吐食；又以为胃寒，用六君子汤加炮姜，服之愈甚。继召余治，脉弦数六至，胎脉固当数，然不滑数而弦数，此必阴血大亏也。启兄云："平素胃寒，麦冬、贝母入口便吐泻，奈何？"予曰："治病必以脉为准，今脉弦数，定属阴虚，滋阴不可，补阴独不可乎？此因咳而吐，非不咳而吐也。但治其咳，自不吐矣。"《脉经》曰：阴虚阳无所依，令人多呕者此也，岂阴虚独无呕病乎？"定以熟地黄为君，山萸、茯苓、山药、石斛、苡仁、沙参为臣，枇杷叶为佐，四剂知，十剂咳嗽全止，而产一男。产后再以当归、川芎、桂枝、辛夷、炮姜、黄芪温补之剂，以医鼻矣。

《素圃医案》

陈念祖

妊期已至九月，乃足少阴肾脉养胎。近以风温上受，风为阳邪，温渐化热，肺阴先已受伤。是以发热口渴，咳嗽不已，胸中痞满，大小便艰涩，此肺与大肠相表里之明征也。宜先从上焦治，燥者润之，热者凉之，上通则下自降矣。

鲜生地三钱　阿胶二钱　淡黄芩二钱　知母一钱五分　天门冬一钱五分　花粉一钱

《南雅堂医案》

程文囿

荔翁夫人，怀孕数月，嗽喘胸痹，夜不安卧，食少形羸。予曰："此子嗽也。病由胎火上

冲，肺金被刑，相傅失职，治节不行。经云：咳嗽上气，厥在胸中，过在阳明太阴。夫嗽则周身百脉震动，久嗽不已，必致动胎。古治子嗽，有紫菀散、百合汤，法犹未善，鄙见惟补肺阿胶汤，内有甘草、兜铃、杏仁、牛蒡清金降火，糯米、阿胶润肺安胎。一方而胎病两调，至稳至当。"服药两日咳嗽虽减，喘痹未舒。方内加苇茎一味，取其色白中空，轻清宣痹再服数剂，胸宽喘定，逾月分娩无恙。

《杏轩医案》

王孟英

汪氏妇，自孟秋患痢之后，大便溏泻未愈。已而怀妊，恐其堕也，投补不辍。延至仲冬，两目赤瞳满遮，气逆碍眠，脘疼拒按，痰嗽不食，苦渴无溲。屈孟英诊之，脉甚滑数。曰：此温补所酿之痰也。夫秋间滞下，原属暑、湿、热为病，既失清解，逗留而为溏泻。受妊以来，业经四月，虑其堕而补益峻，将肺胃下行之令，皆挽以逆升，是以胸次堵塞而痛，喘嗽不能卧。又恐其上喘下泻而脱也，补之愈力，以致治节尽废，溲闭不饥，浊气壅至，清窍两目之所以蒙障而瞀也。与沙参、蛤壳、枇杷叶、冬瓜子、海石、旋覆、苏子、杏仁、黄连、枳实、海蛇、黄芩、栀子、重加贝母，服二剂，即知饥下榻，目能睹物矣。

朱砥斋司李之夫人，累患半产，每怀孕，服保胎药，卒无效。今秋受妊后病（咳）嗽，孟英视之，尽摒温补，纯与清肺。或诘其故？曰：胎之不固，或由元气之弱者，宜补正。或由病气之侵者，宜治病。今右寸脉滑大搏指，吾治其病，正所以保其胎。苟不知其所以然，而徒以俗尚保胎之药投之，则肺气愈壅，咳逆愈甚，震动胞系，其胎必堕矣。朱极钦佩。服之，良效。次年夏，诞子甚茁壮。

以上出自《王氏医案》

林佩琴

族女。孕八月，因劳吐红，鲜紫成盆。火升则呛咳，颧赤少寐，口不知味。服童便、阿胶不止，诊脉左寸关大，两尺俱伏，此君相之火逼伤阳络，必得火降呛咳平，红自止。用生地、山栀、连翘、白芍、杏仁、贝母、百合、茯神、甘草、莲子、灯心、阿胶（烊），三服咳稀血止安寐矣。后用熟地、当归、白芍、杜仲（盐水炒）、杞子（焙）以实下元，尺脉亦起。

《类证治裁》

王燕昌

一市人，妇瘦夫健。妇每孕必咳唾如痨，百治不愈；比产，不药自愈。计生十一男三女。

按：医妇女，难于医男子；尤难者，孕证也。当结胎之际，或因妇之禀赋有异，或因天时寒暖非常，或因境遇顺逆不同；乘此结孕，有如常者，有变异者，其证多端，难拘一定。苟不加察，误作常病，轻者药证不应，重则受药害矣。须于临证时，勿论病见何状，但问得平昔经期无差，今及期而经止，或在一期而止，或至二期、三期皆止，又诊得右尺、左寸较强，余脉平平，则知为孕证矣。其状无定，皆非病也，安胎而已。间有一二脉证相符，若右尺、左寸脉略强者，亦须防其是孕，不可径作病治。总之，见为经止之后，勿论何证，每立方禁用伤胎之药，常用保胎、固气、固血之药，而不用破气、破血之药乃妥。

《王氏医存》

陈菊生

妇人二三月，经水不行，疑是有孕，又疑血滞，心烦寒热，恍惚不定，此时调护非法，往往误事。辛卯正月初，余寓济南，张勤果公以舆速往，为大女公子诊病。据云，去年小产后，癸水仅一见，至今不至，已三阅月，咳嗽间红，腹痛便溏，浑身骨疼，食少神疲，证情颇剧，人以为劳，余切其脉，细而数，即曰："非劳也，是胎也，胎赖阴血以养，阴血不足，内热自生。咳嗽吐红，火刑金也；腹痛便溏，木克土也。热久不清，诸证以起；前次半产，职是之故。"因用复脉法，去桂枝、生姜，易麻仁为枣仁，加生地、白芍、川连、地骨皮为方。时有以川连为苦寒，生地、地骨皮为阴寒，非久病所宜，告余易去者。余曰："有是病，始用是药，去之即不效。"照方服之，一剂，咳嗽平，吐红止；再剂，饮食进，神气振；三剂，腹痛便溏等证均愈。又阅数月，与以保产无忧汤，胎赖以安。癸巳春，余寓都门，吾友冯念勤之室，本体素弱，且有腹痛便溏宿证，经水适两月不来。速余往诊，脉象虚细，按左关尺，颇有和滑之致，大似育麟吉兆。主人疑气血太亏，未能受胎，防成虚劳。答曰："脉象已见，为胎无疑。"用和中益气法治之。嗣后，阅一月，或两月，必延余诊，余仍前法加减。又阅数月，果举一男。大凡妊娠至三月名始胎，手厥阴心包络脉养之，此时最易堕胎，不可不慎，缘心经火盛故也。至六七月后，苟非起居不慎，决不小产，再按月服保产无忧汤，一二剂尤妙。壬辰秋，余至天津，有一妇，产后必大病。是年，其夫为未事之谋，问治于余，余以此汤与之，越两旬余，其夫来谢。盖此次产后，固强健胜常也。后客都门，有何姓室，胞浆水裂已半日许，速余往诊，余即以此汤治之，夜半即产，平稳如常。可知汤名无忧，凡在产前，所宜多服，惟人之气质有不同，时之寒热有不同，用此汤时，不妨略为加减，改而不改，古人当不以多事责余。譬之周因殷礼，殷因夏礼，所损亦可知也，因时制宜之道也。

《诊余举隅录》

柳宝诒

苏。肝气上逆于肺，升于巅顶，窜及经络，而以气急一项为最重。又值重身，木火易逆。近日发热痰黄，肺胃兼有客热。病情繁重，总以泄肝清肺为主。

羚羊角　桑白皮　牡蛎盐水煅　黑山栀　滁菊花　鲜沙参　前胡　钩钩　刺蒺藜　夜交藤　淡黄芩酒炒　连翘　豆卷　竹茹　芦根去节

《柳宝诒医案》

丁泽周

余右。风温燥邪，蕴袭肺胃，咳呛痰内带红，内热形寒，舌质红，苔黄，脉濡滑而数。怀麟八月，宜辛凉清解、宣肺化痰。

炒荆芥一钱　嫩前胡钱半　光杏仁三钱　象贝母三钱　抱茯苓三钱　炒黄芩一钱　轻马勃八分　瓜蒌皮三钱　马兜铃一钱　冬瓜子三钱　水炙桑叶皮各钱半　鲜竹茹二钱　活芦根一尺，去节

杨右。怀麟五月，肝阳升腾，风燥之邪袭肺，咳呛咯痰不爽，头眩且痛，先宜清泄风阳，清肺化痰。

桑叶皮各钱半，水炙　川贝母二钱　瓜蒌皮三钱　光杏仁三钱　抱茯神三钱　肥知母钱半　炙远志一钱　黑稽豆衣三钱　薄荷炭八分　冬瓜子三钱　福橘络一钱

以上出自《丁甘仁医案续编》

王子善

风热留恋，咳声如呛，会厌下垂。怀妊正当足太阳司养，牙痛肢面皆浮，胎大无形蕴结矣。

桑叶　丹皮　桑皮　光杏　川贝　子芩　菊花　枳壳　腹皮　元参　蒌皮

方以桑、丹化风热，子芩降胎火，元参滋水清咽。

《味腴医案》

张汝伟

沈慧明，年二十七，上海，住福生路一百零七弄八号。怀孕三月，心主司胎，心气郁结，肝火相乘，致成子嗽，已兼旬不止。胃呆，精神疲乏，自带淋漓。苔腻，脉濡弦，不亟调治，慎防胎堕。拟养肝肃肺，化痰止咳。

炒川芎八分　炙紫菀　制香附　广郁金　佩兰梗　炙竹茹各钱半　紫丹参　炒白芍　象贝母　焦麦芽　海螵蛸炙　桑寄生各三钱

二诊：进前方后，咳嗽已减，白带仍多，胎火犹旺，大便燥结。脉弦滑，宜再安胎育阴，润腹泄热，兼以止带。

粉归身　炒白芍　元参心　象贝母　桑螵蛸炙　乌贼骨　大麻仁　肥知母各三钱　春砂仁一钱，后下　款冬花　姜竹茹　淡子芩各钱半

本证始末：此为朱天兴之爱人，怀孕后，因儿女众多，心烦神疲，以致咳呛不止。来诊时，神消肉削。二方仅服三剂，即告痊愈。

方义说明：此二方的扼要，在安胎顺气，与寻常之见咳治咳不同。第一方，重要在川芎、丹参、桑寄生、麦芽。安胎和胃，而用郁金、香附、佩兰利气，白芍养肝，紫菀、象贝以治咳耳。第二方，则以通便清胎火为主。故用淡芩、麻仁、元参，佐之以桑海螵蛸止带，归身白芍养血，血充气利，则诸病自能向安矣。

《临证一得》

施今墨

高某某，女，29岁。患喘息病已八年，不分季节，时常发作，咳少喘多，不能平卧，喉间

痰鸣，吐痰不多，自汗、心跳，睡眠乱梦纷纭。曾用组织疗法，单方等均未见效，现又怀孕三个月，喘息发作，痛苦之至。舌苔薄白，舌质痰、脉细软而滑。

辨证立法：肺主气，司呼吸，若肺气闭塞，津液不布，聚而生痰，则痰鸣漉漉，倚息短气不得平卧，治宜通调气道、行其水气，但因怀孕三个月，不可过分开通，以防伤及胎元。

处方：云茯苓6克　桑白皮3克　橘红5克　云茯神6克　桑叶5克　橘络5克　北细辛1克　炙紫菀5克　车前子6克　五味子3克　炙白前5克　车前草6克　生银杏12枚，连皮打　炒远志6克　白杏仁5克　苦桔梗5克　炒枳壳5克　甘草梢2克

二诊：服药四剂，喘渐少，咳增多，已有痰，仍心跳气短。

处方：云茯苓6克　细辛2克　陈橘红5克　云茯神6克　五味子3克　陈橘络5克　西洋参6克，另炖兑服　炒远志6克　苦桔梗5克　炙白前5克　瓜蒌子6克　炙紫菀5克　旋覆花5克，半夏曲同布包6克　瓜蒌皮6克　野于术5克　炙款冬3克　粉甘草2克

三诊：前方服八剂喘更见好，已能平卧，咳嗽仍多，吐痰甚爽，心跳稍好。仍遵原法，前方去五味子、细辛，加南沙参6克。

四诊：服药四剂，病已大为减轻，突于昨夜又再发作，喘息不能平卧，一夜未眠，脉现浮数暂拟宣肺降气法治之。

处方：北沙参6克　炙麻黄1.5克　条黄芩10克　北细辛1克　莱菔子5克　云茯苓6克　五味子3克　白芥子1克　云茯神6克　陈橘红5克　黑芥穗5克　炙苏子5克　陈橘络5克　炒远志5克　苦桔梗5克　白杏仁6克

五诊：服药四剂，喘已大减，夜能安卧，自觉发作之势犹存，有待机再发之象，大便干，小便黄。拟前方去白芥子，加瓜蒌子、皮各6克，再服四剂。

六诊：服药甚好，喘已基本平定，仍心跳、咽干、食欲欠佳，拟以清热法治之。

处方：朱茯神10克　炙紫菀5克　陈橘红5克　朱寸冬10克　炙白前5克　陈橘络5克　苦桔梗5克　酒黄芩6克　旋覆花5克，半夏曲6克同布包　白杏仁5克　西洋参6克，另炖兑服　野于术5克　炙甘草1.5克

七诊：前方服六剂，症状大减，自觉几年来未有如此之舒畅。大便稍干，小便黄，拟用丸药巩固。

处方：台党参30克　远志30克　旱莲草30克　车前子30克　寸冬30克　朱茯神30克　酒黄芩30克　桔梗15克　五味子30克　女贞子30克　橘红15克　金沸草30克　火麻仁60克　杏仁30克　枳壳15克　半夏曲30克　桑叶30克　野于术30克　陈阿胶30克　炙草30克

共研细末，蜜丸如梧桐子大，每日早晚各服10克，白开水送下。

《施今墨临床经验集》

第十一节　子烦

陆正斋

张某某，女，30岁，邪热猖獗，阴液受劫，肺胃气逆不降，胎孕扰乱不安，心烦咽干，病绪多端，虑生枝节矣。拟方候酌。

川黄连1.5克　广皮白3克　苏叶梗各1.2克　干切茯苓10克　肥知母4克　吴萸水炒白芍10克

淡黄芩4.5克　姜竹茹4.5克　辰灯心0.3克

《陆正斋医疗经验》

第十二节　子悬

李用粹

　　河间司李朱思皇长公令方夫人坐孕之月，胎肿异常，喘急不能言，并不能卧者月余。举家彷徨，投药甚乱。一医用人参、白术以实脾。一医改用商陆、葶苈以润肺。相去天渊，益增疑思，邀予决言。予曰：此证似危，脉幸洪滑，产前可保无虑，即应分娩之后，颇费周旋耳。舍前两治，余不过一二剂，便获安机矣。座中讶出言之易，各言辩驳，予据理折之，曰：胃为清阳之海，肺为元气之龠，故呼吸升于丹田，清浊输化赖于中土。若干素膏粱太过，则中州积热。况胎孕内结，则相火有余，至六七月以来，肺胃用事，胎渐成大，故胎气愈逼而火愈旺。凑逆于上，喘呼不卧，名曰子悬者是也。兹用参、术温补，则肺气壅塞，若用葶苈苦寒，则胃气孤危，均致变证蜂起。岂非实实虚虚之患乎？疏方用苏梗、枳壳、腹皮各三钱，茯苓、陈皮、半夏各钱半，甘草五分，生姜三片，一帖便能言，再剂则安卧。阖门信为神丹，余曰无欢也。胎前喘急药石易疗，恐临盆在迩，其喘复生，虽灵丹在握，不能为也。须预备奇策，调护真元，不致临产涣散，乃可万全。不数曰，产一子，甚觉强健。越两曰，喘果复作。惊呆无措，进食亦减常时，此胃土虚而不能生金之象。以大剂参、术、苓、草、五味、肉桂数剂乃安。

《旧德堂医案》

第十三节　子肿

郑重光

　　适朱宅三小女，体素虚寒，怀孕将产，先胃寒呕吐，服理中汤而止。续即两足水肿，未旬日，上肿至腿，渐上至少腹，内怀双胎，其腹胀大欲裂，气喘不能行立，脉细如丝，两足冰冷，小便点滴不通，水已上溢，不急治水，胎必浸伤，而孕妇更不能保矣。谅桂、附尚不能敌水，何暇伤胎，且胎已足月，桂、附不能犯，遂用附子、干姜、桂枝、人参、白术、茯苓、泽泻，大剂与服，日投二剂，四剂后足微温，小便略有。服至十剂，上腹略软，水尽下注于两足，惟卧床不能坐矣。又十余剂，水从大小二便齐出，消大半，而双生两男。产后因胎前药力，三朝尚全无病，遂经理家事，忽然腹大痛，大吐大泻；困惫于床，脉细紧无伦，惟恐痛脱，仍用前人参、附子、干姜、肉桂、茯苓、甘草，因腹痛，故去术也。日服人参六钱，药三剂，六日痛止，加白术，温补四十日始康，其产后惟两血饼，所下皆水。此阳气虚，血反化水，若执怀孕桂附伤胎而水不下，必致子母两殒。经云：有故无殒。良不诬世。其所生之子，出痘甚轻，则桂附不贻害于儿，亦可知矣。出痘之儿，因痘甚轻，未满月便出户见风，至满月后，作泻十数日，忽患惊风，幼科皆称"慢惊"不治，已掷于地，惟候死耳。予视之，忽啼号数声，即手足抽搐，眼珠上视，头向后仰，身体僵直，今有此数证，则非慢惊，盖天钓风也。其先啼者，腹中痛，谓之内钓，内钓后即外钓抽搐，此因痘后失调，又经久泻而兼内邪，故有是证。必须温经补中，余遂用桂枝、赤芍、钩藤、人参、白术、炮姜、附子、半夏、甘草，灌下二剂，即回苏，但不能吮乳，日进米粥，然一日必啼号十数次，抽搐十数次，而参、附药不辍，幼科畏热，暂止数日，即泻不止，泻甚则内钓、外钓亦甚，不得已，坚用之，抽搐止，即右手足痿软，半身不遂，如此大剂，一岁之儿，服至百剂，泻方止，足可站立，但右手尚不能持物，笑则口歪。若非参、术、桂、附、干姜，何能有生，有斯病则用斯药，岂以幼儿纯阳，不堪辛热，执为定论者哉！

《素圃医案》

陈念祖

怀妊五月，气短，肢倦乏力，不思饮食，两跗先肿，渐及腰胁。此乃肺脾气虚不能化湿，湿淫于内，势必发为漫肿。法宜益气补中，庶湿走肿消而恙自平。今仿东垣法，略为加减。

炒白术四钱　　炙黄芪二钱　　人参二钱　　陈皮一钱　　当归身一钱　　白茯苓三钱　　升麻三分　　柴胡三分
炙甘草五分

《南雅堂医案》

中神琴溪

车屋街夷川北万屋喜兵卫之妻，妊娠至五个月，患水肿，及分娩尚甚。一医人治之，用许多利水之方剂无效。既而胸满短气，烦躁几死。一坐仓皇不知所为焉，时向半夜，病者云："腹上津津似有水流状。"皆异之。即披衾视之，脐旁腠理自开，肿水流漓，自是肿减者过半。然尚大便溏泄，形状殊危。医以为表虚里夺，荣阳益气，亦不可及。勇退而去，因迓先生。先生诊之脉微而促，指甲暗黑，面色鲜白，四肢肿存半。按其腹无痛，唯脐下鼓然，如未制皮，中包絮者。问家人曰："小便利否？"答曰："就蓐以来，未曾见其快通。"即作麦门冬木通汤与之，小便快利，大便时通。仍与前方数十帖，腹皮竟软，尔后发痫狂，呼妄詈，昼夜无常。先生往，将脉之，则张目举拳，势不可近。因换以甘麦大枣汤，服百数帖，而渐渐得复故。

麦门冬木通汤方：麦门冬三钱、木通四钱，上二味，以水三合，煮取一合温服。

《生生堂治验》

李铎

黄氏，年二十八岁，诊左脉缓细，右滑大，证见右身半以下偏痛不能举步，起坐甚艰，卧则不痛。余疑右脉滑大似属妊象，询其家人，谓果有六月之妊，此血虚兼风湿，乃着痹证也。初投四物减地黄，加桂枝、防风、羌活、秦艽以驱风湿，继以四物合二妙，加牛膝、米仁、木瓜、桑枝，十帖而愈。

陈辛亥先生曰：《药性》牛膝、米仁损胎，此则用之而愈，所谓有故无殒也，识卓胆大，佩服佩服。

《医案偶存》

浅田惟常

野氏乃政年十八，妊娠弥月，胎水渐盛，遍身洪肿，下体尤甚，口舌生疮烂坏，不能唉盐味。日啜稀粥仅一二碗，小便赤涩，大便隔日一解，脉滑数有力。医以为胃虚不能摄水，与参、术等药，势殆危剧，遂邀予理之。予曰，胎水挟湿热者，非胃虚也，投以猪苓汤加车前子、黄连、栀子。盖车前子一名芣苢，不止利小便，亦取毛诗云，宜怀妊之意。服五六日，逐渐小水快利，肿胀稍散，口中亦和，饮唉复常。因改用紫苏和气饮加白术、黄芩，至月尽而诞，母子两全矣。

《先哲医话》

王廷俊

邻妇王氏，孕已弥月，头面四肢肿，腰腹重坠，如将生娩，数日后不能坐，必须两足支于床柱，始得稍安。生父延予诊治。话时两泪盈眦，谓医用乌鱼汤，令洗不效，已告技穷。闻之恻然，偕往诊脉，空弦鼓指；察其外象，咳嗽气紧，欲呕不得，告之曰："汝女气虚而兼痰饮，前医固守安胎套药，所以致此，不畏半夏、附子堕胎，尚可一治。"以小半夏加茯苓汤投之，六剂后，大吐绿水两盆，气乃稍缓；继进术附汤十剂，腰腹不坠，可起立矣。命其止药，生产后再议。是夜解怀，其子肥如瓜瓠，举家皆喜。闻而笑曰："受胎时已挟有痰饮，母病子亦病。肥者水气，非真元足也。"半月余愈呆滞，终日不出一声，儿科与药，殇。此后专心调理产妇，三年中白术用至十斤外，附子用至七斤外，复受胎生子。

时医以半夏、附子为堕胎药，相戒不用，有时用半夏，更以芝麻油炒之，皆遵李时珍说者也。不知仲景以附子汤治妊娠腹痛，干姜人参半夏丸治妊娠呕吐不止。《金匮要略》著有明训，不必为俗说泥也。但须审证明确，不可用于阴虚胎火重妇耳。

小半夏汤

制半夏六钱　生姜八钱　加茯苓四钱

陈灵石曰：《神农本草经》载，半夏之功治甚大，仲师各方，无不遵法用之，凡呕者必加此味。元、明后误认为治痰专药，遂有用朴硝水浸者；有皂角水及姜水浸者；有用白芥子和醋浸者，市中用乌梅、甘草、青盐等制造者更不堪入药，近日通用水煮，乘热以白矾拌晒切片者，皆失其本性，不能安胃止呕，宜从古法以汤泡七次，去诞用之；或畏其麻口，以姜汁、甘草水浸透心，洗净晒干，再以清水浸三日，每日换水，蒸熟晒干用之。支饮之证，呕而不渴，旁支之饮未净也。用小半夏汤者，重在生姜散旁支之饮；半夏降逆安胃，合之为涤饮下行之用，神哉！

术附汤

炒白术一两　熟附片五钱

喻嘉言曰：脾中之阳遏郁而自汗，宜术附汤；又谓术附可以治寒淫，用所当用，其效如神。

前两解方意明确矣。予借以治此证者，盖以此妇脉空，知其阳虚；脉弦知其阴盛；咳嗽气急，欲吐不得，知其有痰饮。夫阳虚阴盛，水饮弥满，焉得不四溢而为肿？至欲倒悬而不能坐起，气不举胎无疑矣。此时更以滋阴补血之品安胎，几何不两土同崩，真阳灭熄哉！计惟补火生土，以御滔天之水，然水无出路，土何能温？必先逐去水饮，始克奏功。故用小半夏以止逆涤饮，阳气上升，所以快畅而吐，吐去宿水，大用温补，看似雄峻，其实有制之师也。

《寿芝医案》

柳宝诒

曹。木火挟郁痰升逆于上，颈项浮肿，咽物不爽，癸停四月，间作鼻衄，右尺浮动。似乎有勿药之占；况胎火上浮，亦能作衄。拟方以清肝泄火为主，佐以化痰畅气。

东白芍酒炒　黑山栀　元参　橘红　枳壳　淡黄芩　广郁金　丹皮炭　黑荆芥　象贝　牡蛎　砂仁　夏枯草　竹茹

《柳宝诒医案》

陈在山

刘妇，三六，妊娠六七月矣，周身肿甚，大便燥，小水涩，已有月余，不思饮食，惟喜饮冷，向治于余。余用补脾理气法，不效。又议理血消肿法，亦不效。按此证非通幽利水不足为力也，而通利之品多碍胎元，今则不得不用之，以略清水道。细酌一方，服二剂，大效，再加茅术、竹茹、砂仁，又服二剂，霍然全愈矣。先服方列下。

生地　木通　甘草　竹叶　当归　酒芍　皮苓　醋柴　麻仁　厚朴　杏仁　苏蓉　榔片　腹皮　焦楂

《云深处医案》

魏长春

吴永源之妻李氏，年二十岁。九月八日诊。

病名：妊娠肿。

原因：所适远在蟹浦，地处海滨，住居不洁。怀孕八月，感受湿邪，气机不畅，湿化为肿。

证候：遍体浮肿，脐突阴肿，带下如注。

诊断：脉迟，舌淡不荣。湿邪内伏，病名子肿。

疗法：五皮饮，宣肌肤伏湿为先。

处方：大腹皮三钱　茯苓皮三钱　五加皮三钱　桑白皮三钱　橘皮一钱

次诊：九月九日。左脉沉伏，右脉滑。遍体浮肿，气促渴饮，小溲略长，大便已解，舌尖糙，根苔腻。用和中化湿利水法。

次方：绵茵陈四钱　泽泻三钱　猪苓三钱　带皮苓四钱　桑白皮三钱　大腹皮三钱

三诊：九月十日。小溲略长，口气秽臭，渴饮，脉滑，舌苔腻，肿势未退。用清化湿邪，安胎消肿。

三方：桑白皮三钱　地骨皮三钱　大腹皮三钱　黄芩三钱　竹茹三钱　银花三钱　连翘三钱　带皮苓四钱

四诊：九月十一日。便解溲长，胃苏，胸脘满痛。舌转红色，苔化，脉滑。带下如注，湿邪稍化，宜安胎和营。

四方：西归身二钱　生白芍三钱　川芎八分　茯苓三钱　竹茹三钱　黄芩二钱　大腹皮三钱　天花粉三钱　炙甘草一钱　苦杏仁三钱

五诊：肿消热清，胃思纳，腹痛差，脉滑舌淡，头眩，白带未除，病差，可用清补方。

五方：西归身三钱　生白芍二钱　阳春砂五分，冲　木瓜一钱　大腹皮三钱　制首乌三钱　黄芩二钱　泽泻二钱　天仙藤二钱

效果：病痊。足月安产一女。

炳按：妊娠肿病甚多，有子肿、子气，名有现证，各立治法，尤宜参考专书。

《慈溪魏氏验案类编初集》

周镇

胡和尚，慧山，要货业。其妻子乙卯患肿胀之证，孙君治以攻削下水，十余剂不减。九月更延余诊，已胸高气逆，溲秘不通，胸中撑胀已搓至皮破，饮食不纳，以参汤延挨矣。诊脉匿如无，苔白，舌质略紫。高枕而卧，犹然气急。如纯由水气，小溲不通，顷刻而糜。因询经事，则停已数月。乃曰："怀娠而肿，此证甚多。"渠家以多年未孕，不以为然。余谓即有胎而水气浸渍，亦万不能生存。拟小陷胸汤、金铃子散加川朴、腹皮、茯苓、泽泻、车前及沉香、琥珀末。一剂。腹中攻动，溲通瘀行，遂下死胎，其胞已糜腐不堪。下气神气复振，即能饮食，肿胀循退。是故肿而水盛，胎荫之生气竭绝，迫上犯而气冲，旦夕有性命之虞。不急下之，未可幸生。及喘而云亡，人亦以为水气应有之变，端不意有此一着也。

《周小农医案》

翟竹亭

城内文化街孙兴冉妻，二十余岁矣，患水臌证。请余往疗，至时见患者卧床，周身头面肿似水晶无异。问其病天数，伊言二十三个月矣。诊其脉肉肿甚厚，浮中沉均不得，推筋着骨，诊得寸洪关滑，两尺不绝，左手大于右手，男胎也。告伊曰："勿作病治，确系喜兆。"伊姑闻言冷笑曰："先生差矣。世间哪有怀胎二年不产之妇。再者肿形如此，非水臌之明证乎！"余曰："非也，此因当受孕时，肺经有水气之故。及受孕后，精神气血齐去养胎，水仍在肺，无气血传送，不能自行，其肿虽胜而水在表，内无大病。迟延不产者，一经有病，互相关连，它经不能不受其累，受累即是虚，所以不能比常人也。再待一月，必产无疑。"伊始以余言为是。又半月许，产妇之婿，执一请帖，言请余赴喜席。余曰："何喜之有？"伊曰："前贱荆之病，先生决断是喜，果产一男，今已九天。"余问临产情况如何？伊云："产时先下浆水斗余，移片时儿下，发黑明，长寸余，声音洪亮。"谚云"怀胎月数多者必贵"。此儿已近二十岁，亦常人耳。此等迷信，余决不信也。

《湖岳村叟医案》

章成之

吕女。形瘦，两脉大而鼓指。此种人如见气逆，表示循环障碍；两足浮肿，此其的证。循环障碍之来源，体弱加以怀孕九月之压迫，心脏负担太重。

生黄芪9克　熟地15克　山萸肉9克　五味子4.5克　巴戟天9克　潞党参9克　杭白芍9克　炙甘草3克　旋覆花9克，包　煅牡蛎30克，先煎

二诊：远西脉数者之心弱用毛地黄，脉迟者之心弱用樟脑。国药毛地黄与附相等，樟脑则与参相似。参附并用，取其镇静，又取其兴奋故也。

炮附块9克　全当归9克　五味子4.5克　潞党参15克　生黄芪9克　山萸肉9克　汉防己12克　生苍术9克　延胡索9克　升麻4.5克　云苓12克　炙草4.5克

《章次公医案》

叶熙春

庄，女，二十五岁。三月。余姚。怀孕五月，下肢浮肿，小溲短少，头晕身重，胸闷腹胀，脉缓滑，苔白薄。证属子肿，治当健脾利水，理气安胎。

炒白术8克　天仙藤9克　带皮苓12克　苏梗8克　泽泻9克　清炙桑白皮9克　炒陈皮5克　冬瓜皮12克　大腹皮9克　广木香2.4克　生姜皮5克　阳春砂5克，杵，后下

二诊：小溲增多，下肢浮肿渐消，胸闷腹胀得宽，头晕亦轻。仍步前方加减。

米炒上潞参9克　炒晒术8克　天仙藤9克　带皮苓12克　苏梗6克　泽泻9克　炒陈皮5克　冬瓜皮12克　阳春砂3克，杵，后下　桑寄生9克　炒杜仲9克　生姜皮3克

白，女，三十九岁。十月。杭州。禀体阴虚，妊娠八月，头晕目眩，面赤烘热，心悸寐劣，下肢浮肿，今晨突然抽搐，不省人事，按脉弦滑有力，舌绛唇干。厥阴风木内动，夹痰火而上扰，证属子痫重证，拟羚羊角散化裁。

羚羊角片2.1克，先煎　老钩15克，后下　生石决明30克，先煎　天麻5克　甘菊花9克　生白芍9克　大生地18克　茯神12克　竹沥半夏9克　胆南星2.4克　当归6克　鲜竹茹9克

二诊：前方服后，神苏，抽搐亦定；惟尚感头晕目眩，心悸夜寐欠酣，脉弦滑，舌绛。再拟潜阳熄风，以杜反复。

羚羊角片1.5克，先煎　归身6克　蛤粉炒阿胶12克　生石决明24克，先煎　生牡蛎18克，先煎　青龙齿12克，先煎　麦冬9克　茯神12克　生白芍6克　大生地18克　老钩12克，后下　炒橘红5克　鲜竹茹9克

以上出自《叶熙春专辑》

第十四节　子淋

陈念祖

妊娠下痢半月，痢止。小溲癃闭成淋，口渴引饮，饮毕方去滴许，涩痛异常。诊得脉形虚

涩，右寸独大。此乃金被火刑，州都气化不行，溺道乃闭。经旨：病在下者治其上，上窍开则下窍自通。且妊娠脉见虚涩，是气血俱虚之候。若再以渗利分消为务，恐势愈顺趋而下，非特病不减，虑或胎动何！

　　苏子一钱五分　杏仁二钱，去皮尖　桔梗二钱　薄荷八分　紫菀二钱　枳壳八分，炒　炒干葛一钱

《南雅堂医案》

柳宝诒

　　江。考古人子淋治法，本不忌伤胎之品，诚以病与胎不能兼顾，正合《内经》"有故无殒"之义。此证气机陷坠，颇如气淋见象；而溺白屑，又与砂淋相似。重身三月，相火养胎。仿古人成法而变通之，兼参气淋治法，望其两不相碍，乃为得手。

　　北沙参　黄芪　升麻　柴胡　甘草梢　赤苓　车前子　黑山栀　枳壳　春砂仁　海金沙包　淡竹叶　西珀屑

《柳宝诒医案》

施今墨

　　刘某某，女，28 岁。第二胎妊娠五个月，半月前感觉排尿不畅，初不介意，继则加重，小便频数，艰涩不爽而酸痛，色黄，大便干燥，食欲欠佳，夜眠不安，易发烦躁。舌苔白，根部发黄。脉象滑数。

　　辨证立法：妊娠小便难，乃热郁膀胱，津液亏少，气化不行所致，宜用清热通淋，调气润燥以治。

　　处方：川草薢6克　天麦冬各6克　生地10克　酒条芩6克　南花粉10克　草梢3克　炒枳壳6克　火麻仁12克　山栀5克　台乌药6克　益智仁5克　茯苓10克　川石韦6克

　　二诊：服药两剂，尿频大减，尿时仍有涩痛之感大便已通，眠食转佳，原方去火麻仁，加淡竹叶5克。

《施今墨临床经验集》

第十五节　妊娠小便不通

吴篪

　　洪氏，据云受胎六月，脐下作痛，小便不利。余诊脉滑虚数。此胎压尿胞。故脐痛，溲闭。因血气虚弱，痰饮壅滞以致之。即宗丹溪，用参术饮以补气、养血、消痰，使气得升举而胞自通也。遂连服十剂而愈。

《临证医案笔记》

李铎

　　丁氏妇，胎八月，小便闭三日，少腹胀满，脚肿，服疏导清利药转加胀急。延余诊之，脉

细涩，此明系转胞证，乃气血虚不能承载其胎，故胎压膀胱，偏在一边，下窍为其所闭，是以溺不得出，当补血养气，以四物加参、术、半夏、陈皮、枳壳、甘草、生姜煎服一帖，随以指探喉中，吐出药水，候少顷气定，又与一帖，次日小便大通，胀急顿解，继以参、芪、归、芍、升麻、陈皮，数剂而安。

《医案偶存》

徐镛

郡城孙锦章室，怀胎五月，病转胞不溺，医用清利水道，并不究其转胞由于下焦虚寒、由于中焦气弱、由于肝家血滞。猪苓、泽泻、车前等药徒伤胃气，故饮食减少，夜不得寐，诸恙渐臻，而胞系之缭戾者如故也。日请稳婆抬起，始得溺出，究之元气不支，日甚一日，因而延余诊治。诊其脉缓大有力，许以可救。遵《金匮》成例，投肾气汤一剂，是夜稍得安寝。盖利水之药足以泻肾，投桂、附而命门温暖，故稍得安寝耳。再遵丹溪补气成例，投参术汤一剂，饮食渐能知味，惟病者大便不行已数日，腹中至此更觉不安，改用茱连汤一剂，大便得解，小便仍稳婆伺候。病者因诸恙悉减，深信不疑，再求良治，余为沉思良久，脉象比前更为有力，元气已复而胎气未举，必有瘀血阻塞其间，遂用大剂破血之药，一剂而胀遂消，三剂而胎气举。凡破血之药，最足碍胎，今破血而胎反固，妙在先用补药以助其元气也。

《医学举要》

姚龙光

宦治桐，性诚笃，工写真，长媳王氏秋季患温证，因有孕七月，未敢服药，延至七日，病势危笃，来恳予诊，询知恶热七日，曾未一汗，面红有光，胸闷躁扰，谵妄叫喊，人事间或清醒，大小便俱闭，呕哕连声，滴水不能入喉。诊其脉，两寸洪滑，两关尺弦数，舌本深紫，潮滑无苔，合脉证参之，定属温病，然口不渴，舌潮滑，滴水不能入喉，则又何也？就此推测而知此为温病之水结胸，如伤寒之水结胸之病也，但伤寒由于寒而误治，此由于热而自成，水气因热上升，填塞胸膈，故舌润，而洪滑之脉见于两寸也，上窍为水气所闭，则下窍亦闭，如壶内贮茶，大口盖紧，小口即点滴不出，故便溺俱无也。水气上冲，气亦上逆，故呕哕不止，而水难下喉，心为水逼，神明无主，故人事不清，且面红为温，有光为水，但泻水之药均能损胎，虽有故无殒亦无殒也，然与流俗难言之故，婉言辞谢，嘱请高明，乃桐翁再三相恳，又邀王炳南为做说客，为用葶苈子三钱，杏仁泥三钱，枳壳一钱半，法半夏二钱，大黄三钱，芒硝三钱，水煎与服，嘱之曰：此方皆损胎之药，然有病则病当之，于胎无伤也。若胎气未动，则病去胎存，最为妙事，若胎气已动，则胎病俱去，亦属无伤，若不服药则胎去病存，人必不保，此方勿轻示人，恐听人言而自误也。药煎出一碗，竟能缓缓服下，无一滴呕出，事亦奇矣，历一时余，腹中大痛，其翁复来问治，余曰：上焦开发，气下行矣，无害也，又历时许，痛定安寝，至天明，小便下行甚多，大便又下行多水，果汗出津津，身倦欲卧，病大退矣。反致众口沸腾，谣诼四起。吾闻之，因不再诊，后医治不中窍，余邪未净，逾年余，转别证而殁。冬月生子，亦未能存，此病后失于清理安胎之未得法也。

《崇实堂医案》

余听鸿

　　常熟长田岸某姓妇，妊娠四月，小溲点滴不通。某妇科进以鲜生地、龙胆草、青麟丸等寒凉之品，小溲秘之更甚，已有三日。余诊其脉，沉细而涩，少腹胀痛。余曰：此胞阻也。被寒凉凝滞膀胱，无阳不能化气而出。即将葱二斤，煎水熨洗少腹，略能小便。即进五苓散。桂枝一钱，猪苓、赤苓各二钱，泽泻二钱，白术二钱，研粗末，煎沸滤清饮之。仍不能通畅，而少腹痛势稍减。将前方去桂枝易肉桂一钱，服法依前，服后而小便大畅而愈。如曰胎前忌热，专用寒凉，杀人在反掌矣。

　　常熟花园浜王姓妇，妊娠九月，胞浆水已破之后，腹痛浆水沥尽，小溲不通，已有三日，少腹不动。稳婆谓胎死腹中，或欲试手法，或欲下死胎方。邀余诊之，见产妇神情恬淡，并无所苦，唇舌均红。使稳婆按其少腹，温而不寒。脉来流利，软而无力。诊毕，稳婆问腹中小儿能保全否。余曰：腹中小儿，酣睡未醒。稳婆曰：何以不动。余曰：因睡而未醒，故不动也。主人曰：腹痛三日，小便不通，小孩不动，恐胎已死矣。请先生一断之。余曰：此名胞压膀胱，此方书所不载，必定是负重或跌仆而损胎元。又因坐蓐太早，气挣于下，胞压膀胱，小溲不能出，溲阻而胀。兼之胎元下坠，两相挤轧，不能转动。如果子死，当唇红舌黑，少腹作冷。按脉未离经，未至临产之时，胎元断断不死。即问产妇，曾否有负重跌仆之事。妇曰：三日前因有安息香两支在地，俯之不能拾，乃跪而拾之，起时胞浆已破。余曰：胞压膀胱无疑矣。可先将灯草刺鼻中，令产妇喷嚏、嚏则肺气开，上窍通则下窍泄，而小便可通，再吸洋烟三筒，将其胎提起，以免挤轧子门。小便通后，可让出地面，使小儿可以转身，临盆即不难矣。问服何药。余曰：不须服药。主人曰：可服催生药否。余乃进以胃苓汤加苏梗，利水行气而已。喷嚏之后，吸洋烟三筒，果然小便通畅，药将沾唇，小儿已下矣。若依稳婆手法，或服下死胎方，母子岂能保全。主人曰：君之催生方极灵，将来可传之于人。余曰：胃苓汤是受湿泄泻之方，作催生方，误事不小。其功不在药，而在灯草洋烟耳。

　　　　　　　　　　　　　　　　　　　　　　　　　　　以上出自《余听鸿医案》

巢渭芳

　　郑右，二十六岁。形瘦，脉来细实，怀孕五月，小溲不畅，腹痛右半为甚，按之更剧，身热舌晦，温补多进，已成胎痈。药用当归、生苡仁、生军、丹皮、红花、赤芍、茯苓、白芥子、甲片、银花、川石斛、生草、藕节，服之。复诊时，脉来细数，腹右高肿，胎痈将成，小溲不行，证属危险，急与承气加减，以冀获效。方用生川军、粉丹皮、牛膝、红花、甲片、生草、乌药、石斛、木通、赤芍、桃仁、白芥子、藕节。（外贴平安散，加大贝、血竭）两剂已效，未成而消。后闻产一男孩。

　　　　　　　　　　　　　　　　　　　　　　　　　　　　　　　　《巢渭芳医话》

陈莲舫

　　某。受胎三月，少阴司令，气进受伤，腰酸腹痛，两便皆不通利，防其喘变，先理两便。

制川朴　焦建曲　萹蓄草　粉草薢　猪苓　新会皮　桑寄生　麸枳壳　台乌药　炒柴胡
全瓜蒌　全当归　灯心

《莲舫秘旨》

傅松元

北乡沈小史之媳，怀孕三月，忽癃闭不通者两日，延医服药，初剂有效，次剂辄不应，连易数医，皆然。继邀茜泾陶福田诊，陶曰："胎脉不见，腹胀如鼓，应作血鼓治。"始以牵牛、桃仁、五灵脂、地龙等，合五苓散投之，继以大黄、芒硝、芫花、大戟、干膝、蟋蟀等投之，竭种种变换方法，连服八剂，仍是初服时一通，即不复再解矣。至第二十四日，乃邀余诊，两脉俱弦，腹胀而癃，食少不渴，按其腹，坚硬不痛，脘左高如覆缶，此血气结于脾外，脉络既阻，故不见胎象，是以陶君作血鼓治，虽不应手，然种种方法，皆已用尽，乃以别无善策告之。其家人再四哀恳，余曰："无已，但有用砒石一法，名椒仁丸，姑制方相授，信则服之，不信则弃之可也。"沈氏接此方，果疑不敢服。又延二日，病者呼曰："与其胀死，无宁服砒霜，而或有不死之望。"乃配合而服四丸。第五日，又邀往诊，途遇其邻，询其致病之由，知因夫妻淘气而得此。诊其病，则脘左之肿硬之退，少腹之坚硬未除，小便略通而未畅。乃注重于疏肝和气，以乌药、枳壳、青皮、木香，合四七汤，再下椒仁丸四粒，服如前法。服后月余，不闻消息，至五月中，遇插秧农夫，始知其人早愈，能作田间生活，孕亦未坠。乃知硝、黄、灵脂、桃仁、砒石虽甚毒烈，在当用时，亦不伤胎，经云有故无殒，诚不我欺，特用时必须审慎耳。

《医案摘奇》

周镇

阿合，轿夫之妻，丁卯八月初旬患霍乱吐泻转筋，已经三日。呕不止，口渴，烦懊少寐，小溲不通。脉数，苔黄。暑邪直凌中土，上扰君主，且有五月身孕，殊属重险。拟清暑安神，通溲和络，以安其胎。陈香薷七分，雅连七分，子芩二钱，川石斛五钱，白芍二钱，辰滑石二钱，通草一钱，竹茹二钱，黑山栀二钱，宋半夏三钱，紫菀二钱，海金沙四钱，连心翘二钱，枇杷叶四片，鲜竹叶三十片，西瓜翠衣七钱，野苎麻二两，车前子一两。地浆四碗澄清，煎汤代水。另血珀二分研末，开水送下。先饮酱油汤（王潜斋法），吐止，服药。得溲，懊略减，原方增损，竟愈。

《周小农医案》

第十六节　妊娠小便频数

章成之

王女。经停三月有余，腰酸而小便频，妊娠体弱者多有之。

黄芪9克　党参9克　白术9克　当归4.5克　升麻3克　柴胡2.4克　杜仲9克　桑寄生9克　清

炙草4.5克

《章次公医案》

第十七节　子晕

丁泽周

薛太太。怀麟七月，肝气肝阳上升，时令之湿热内阻，阳明通降失司，以致头痛眩晕，胸闷不思饮食，且有甜味，甚则泛恶，舌质淡红，苔薄腻而黄，脉滑数。夜不安寐，胃不和则卧不安也。宜清泄风阳，和胃化湿。

冬桑叶二钱　滁菊花三钱　薄荷炭八分　佩兰梗钱半　清水豆卷三钱　仙半夏二钱　水炙远志一钱　川雅连三分　枳实炭一钱　炒竹茹二钱　嫩钩钩三钱，后入　夜交藤三钱　荷叶边一圈

《丁甘仁医案续编》

施今墨

程某某，女，34岁。怀孕五个月，只是头晕，别无他证。舌苔正常，脉象滑但不满指。

辨证立法：妊娠五月，气血多养胎儿，不能上荣于脑，故生头晕，脉不满指，实是血虚也。治宜气血双补。

处方：炙黄芪10克　当归身5克　酒生地10克　黑芝麻18克　鹿角胶6克　阿胶珠6克　白薇5克　炒远志5克　桑叶6克　桑寄生15克　黄菊花10克

《施今墨临床经验集》

第十八节　子痫

郑重光

吴绍先兄令眷，年三十余岁，平素脾虚中冷而爽痰饮，生产多胎，气虚时晕。癸未春间，怀孕一二月，便下血，服药而止。隔一月，又下血，药亦不止，听其淋漓不断者半月，欲其堕而不堕，反自止。本性畏热喜风，兼嗜瓜果，六月夜分，霍乱大吐，吐后汗多厥冷，遂昏沉不语，手足抽搐，目珠上窜。次日往看，脉弦细而紧软，卧于床，手足微温，手筋惕动，而手即挛，灌以药能咽，呃则欲吐，幸小便未遗，欲小便则有起床之状，人扶起能自立而便，但目不瞠，口不能语耳。此因大吐中虚，寒痰上涌，须用中风治法。扬医众议不一，适金坛周医驻扬，议论相合，于是定方六君子汤，用人参一钱，白术、茯苓、半夏、曲、桂枝、吴萸、姜汁、天麻、橘红，灌服二剂，至夜半回苏，计昏厥一昼夜，次日能言，谓周身皆痛，气塞喉中，胸中胀闷，腹痛作泻，外则筋惕而手拘挛，呕呃不能食。又迎鲍医，亦主温补，议用肉桂，予因频次下血，恐桂破血，易用桂枝合真武汤，换炮姜，救其亡阳虚脱，议用人参一钱，白术、茯苓、炮姜、附子、芍药、桂枝、甘草，姜、枣为引，如此温补之剂，服一月方能坐床进食。后渐次去附子，调理而愈。至冬杪生产一男，母子平安。若病时执怀孕不用附子、半夏之说，病必不

除，则产母不保，母不保，又安有子乎？程案产后中风，则气血交虚，故施重剂，此胎前中风，因未产不甚虚，故剂轻也。

《素圃医案》

程文囿

吾郡别驾何公，续迁甘肃，眷属仍居郡城。宅中一仆妇，重身九月，偶患头痛，医作外感治，其痛益甚，呕吐汗淋，至二更时，忽神昏肢掣，目吊口噤，乍作乍止。何公少君六吉兄，当晚遣力相召，晓造其宅，六吉兄告以病危之故，入视搐搦形状，诊脉虚弦劲急，谓曰："此子痫证也，势虽危险，幸在初起，当不殒命。"六兄曰："昨夕仓皇，恐驾到迟，故近邀女科一看，亦言证属子痫，然药不效奈何？"出方阅之，羚羊角散也。予曰："此乃古方，原属不谬，不知子痫疾作之由，因子在母腹，阴虚火炽，经脉空疏，精不养神，气不养筋，而如厥如痫，神魂失守，手足抽掣。其病初头痛者，即内风欲动之征也。医家误作外风，浪投疏散，致变若此。至羚羊角散方内，惟羚角入肝舒筋，当归、枣仁补肝益血，茯神安神，甘草缓急，与证相符，其余防、独、木香、杏仁，俱耗真气，苡仁下胎，多不合宜，岂可以为古人成方，漫不加察耶。"于是乃以本方除去防、独等味，参入熟地、沙参、麦冬、阿胶、芝麻养阴濡液，少佐钩藤、桑寄生平肝熄风。头煎服后，其搐渐平，随服二煎，搐定，头痛亦减。六兄喜甚。予曰："病来势暴，今虽暂熄，犹恐复萌。"嘱再市药一剂，尽今晚服尽，搐不再作，方许无虞。次日复诊，痛搐俱止，神清脉静，纳食不呕。方除钩藤、寄生，加白芍、玉竹、女贞、石斛。逾月分娩，母子俱得无恙。

《杏轩医案》

吴篪

万氏怀孕，四肢不能伸缩，服祛风燥湿之剂，头晕神昏，食少痰甚，手足抽搐不已。余诊脉弦虚数，系营卫虚损、肝火血燥所致。即用八味逍遥散，服数帖，肝火退。更以八珍汤加黄芩、山栀、钩藤钩，调理半月乃安。

《临证医案笔记》

李铎

文庠吴佑球令室，癸亥之秋，内热咳呛，痰涎甚多，夜不能卧，日晡发热，手掌心热常灼灼，医治两月，卒无一效。一医作百日痨治，投清润治咳药不应，改用滋补退热药，咳愈甚，更加喘，痰带血丝，食减神惫，形渐羸瘦，猝然闭厥，始则日厥一二次，渐则时厥时醒，医辞不治。伊父王玉川上舍邀余诊视，脉细数，呼吸六七至，询病者言腹内有一阵烧气上冲，则昏闭，口不能言，心中愦愦，余曰：此明是肝火上冲，乃热厥也。乃翁裕丰参军曰：可治否？余曰：此非不治之证，待我用一法止其厥。与当归龙荟丸二钱，白汤下，即拟一方，北沙参、天冬、广石斛、白薇、石蒲、白芍、生左牡蛎、甘草，水煎服，一剂厥止，咳喘亦减。次日照方与服，因未用前丸，午间复发，厥甚轻，仍令速进龙荟丸，厥又止，脉息亦见差缓，并稍能进食，以前方加生地汁，龙荟丸减用一钱，腹中烧气顿除，厥遂不发。越三日复诊，左脉忽见滑疾，自觉腹中有块常动，余以怀麟断，乃胎动之征。其父询其母曰，汛历已四月，妊则或然，乃兼以子痫治，诸病皆痊，冬月果产一女。可见医者既不能确究病之轻重，万不可妄断人之生死，贻误生灵，慎之！慎之！

《医案偶存》

杨毓斌

陈茂才在芝尊阃。妊娠八月，病角弓反张，手足抽劲，目证无光，口噤齿燥，头摇，舌短焦黄，面色纯青，人事不省，医药不应。延访及予。比至，则群医麋集，持论梦如。予按脉弦细微数不匀。大便素溏。两日来，小溲全无。考孕妇面青舌焦，子母两殒，细绎良久。一线生机只在四肢温润，唇色不燥，脉不劲大耳。土气虽弱，尚未全受木克，但脾肺之气甚弱，用苦寒清降直折风火，恐非脾肺所喜，且苦能化燥。用凉润息风，又恐重伤脾阳，且雷龙之火得火愈炽。缘前方内用芩、连、丹皮、麦冬、龟板、鳖甲，故议及此。或谓胎已伤，非下去死胎，如何可救？予曰：脉已沉陷，再用峻剂下胎，正气不随之俱去乎！又或难之，曰：死胎留腹，当作何治？予曰：胎产全恃气血运送，今气血虚弱，无力送下，再重伤其气血，不速之毙乎？鄙意但使证减气复，胎自不击而下，何可行险自误。因拟一方如左，候公订，或又曰：此药大半服过无效。予曰：前方分量太少，且药杂多牵制，故自不应，或谓并数剂合算，亦不为少。予笑曰：譬诸一餐饭，分作数日食，饱乎？否乎！众始默然相引而散。时癸巳仲春。

生牡蛎四两　白薇八钱　鲜桑枝五钱　大生地一两　细木通二钱　鳖血炒柴胡八分　黄芪五钱　黄白菊花四钱　香谷芽六钱　稽豆衣五钱

明日不见来延，心疑证或败矣，为之不安者数日。越五日复延，据称十五日服尊方，逾半日人事遂清，能言能食，病愈六七矣。未便再溏，且尊方大效，业有成规，遂令前医接诊，每日两次药，亦两帖。不料四五日来，病又如初。予曰：古方古法且不可泥，何况偶中，如何可法？接诊人未免不知活变，但鄙人前治不验，而不见信可也。既验矣，尚怀疑自误，得非命乎？如此大证多延一日，正气多受戕一日。予不任功，亦不愿代人任咎。力辞不获，转念生死关头，倘有挽回，亦一快事。因偕往，见外势较轻，而脉益微弱，搐搦，惊恐怖啼数作。此心神内亏，魂魄不安，雷龙游火不能归宿。因之金木两刑，啼哭乃金不肯受木刑，愤气欲伸，木气亦藉以疏解。大是生机，于是有拟用人参者。予以今时人参多伪不足恃，且此时自以镇补心阳，收摄雷龙游火为急务，非门面套法可以济事。方用：

醋煅紫石英三钱　真阿胶三钱　炙甘草八分　五味子五分　上桂心五分　生牡蛎二两　炒白芍五钱　煅龙骨三钱　白术四钱　炙黄芪五钱

二十一日，诸证减半，入寐神怯不安。肝气欠舒，前方去阿胶，加抱茯神一两、合欢花二钱。

二十二日，诸恙悉平，惟便溏不除，饮食不香。

白术三钱　炙黄芪三钱　生白芍三钱　五味子七粒　煅龙齿三钱　煨木香五分　醋煅紫石英二钱　牡蛎三钱　桂枝一钱　炙草一钱　谷芽三钱　煨生姜一片

二十三日，诸恙全愈，啜粥加倍，精神大长。用四君子加龙齿、牡蛎、白芍、陈皮、谷芽调之。二十四日辰刻，气顺胎下，产母安然无恙，饮食有加焉。向非病去正复，调治得宜，安能保泰若此。生死关头，间不容发，抑何险哉。弥月安健如常，为之一快。

宋四姑，妊娠八月。吐逆，胸闷，心烦，腰以后痛切，周身努力，角弓反张，咬牙痉厥，日夜频作。入夜神识不清，不思食，杂治十余日不效，惶然求治。予按脉，左关尺沉濡，寸微劲，右滑大。乃土为湿郁，不能转输，胆气失调，相火上逆，留热膈上，其上虽浮热，中下乃困于寒湿，气分既弱，胎无所禀正，恐不育耳。拟方，一剂知，二剂已。

初方：橘皮　姜汁炒竹茹　淡吴萸　土炒潞党参　茯苓　酒炒白芍　姜汁　大麦糖

诸恙渐平，腰痛甚，前方加白于术、川续断，两服而愈。

以上出自《治验论案》

沈祖复

老县前某妇产前子痫，发痉欲死，两目直视，双手乱舞，舌出二寸，胎下不觉，势甚危殆。先生用童便一味，服三日而定，调理乃痊。

北门贝苍陈姓媳，年二十余，怀妊足月，头面四肢浮肿，两目陡然失明。继以痉厥，痰涎上涌，面色青惨，唇紫，牙关噤闭，手足鼓动不止，神识昏糊，目珠直视，脉伏身冷。先生以为热深厥深，邪热引动肝火，风自火生，恐其胎元不保。用羚羊角四分，竹沥二两，随时研末调服。煎药用羚羊角四分，珍珠母、石决明各二两，制胆星七分，滁菊三钱，川贝母三钱，竹沥四两，此午前所服也。晚时再服猴枣一分，月石三分，郁金三分，羚羊角三分，研末调服。明晨请先生诊视，风痉已定，神识时糊时清，牙关时开时闭，腹中大痛。先生恐其即产，而羚羊角凉肝之药，不合用。濂珠三分，川贝母三分，天竺黄三分，制胆星三分，钩钩、竹茹泡汤调服。濂珠虽寒，书有下死胎胞衣之说，故可用之。服后神识已清，神倦嗜卧，呼吸有度，两脉起而不伏，腹痛亦止。唯舌红唇燥，两颧转赤，显然阳明之热也。再用川连五分，川贝母三钱，子芩钱半，知母三钱，竹卷心三十片，连翘三钱，茅、芦根各七钱，钩钩三钱，黄杨脑七个。明日腹中又痛，胎儿下坠，已经腐烂，而邪热未清，瘀不得下。再用丹参二钱，泽兰二钱，郁金二钱，芜蔚子三钱，归尾钱半，桃仁泥二钱，炒川贝一钱，藏红花五分，西血珀五分，入煎取气而不取味，加童便一小杯冲服。明日又去诊视，瘀行不多，脉右数而左郁，舌苔深绛，面色仍红，微热不扬，咳不畅达，口渴咽干。用泄肺去瘀法：枇杷叶、大贝母、芜蔚子、丹参、郁金、桃仁泥、焦山楂、炒瓜蒌皮、炒牛蒡子、制僵蚕、光杏仁，服后咳止，瘀血盛下，大便干结。仍用丹参、泽兰、生山甲、全瓜蒌、火麻仁、郁金、桃仁泥、橘络、焦山楂、益母草，煎汤代水，诸恙皆平，能饮稀粥，调理数日而愈。

以上出自《医验随笔》

王堉

丁未戊申间，余与诸窗友伴读于里中文庙。有窗友燕君名受祯宽于量，而艰于读，年近三旬，文笔尚未清，故屡试蹶焉。夏间其继室患发热，医药数进，热如故。乃邀余治。诊其六脉沉数，右尺偏旺。余曰，此阴火大动也，不但发热，兼苦头晕。视其方，则所服皆四物类也。

乃投以知柏地黄汤，三服而热除。越三月，忽痫疾发，手足反张，昏不知人，痰涎壅结。其里有郭医，以半身不遂治之，药数进而痫发如故。不得已，邀余治。至其家，人适清醒，急诊其脉，则少阴动甚，右寸滑大。乃告之曰，此喜事也。按之而散，胎必三月，其妻红涨于面，首肯之。燕曰，既是胎，何得痫疾。余曰，阴火内甚，胎必不安。壅而生痰，流连肺管，故发则气晕昏倒耳。医书谓之子痫，治之极易。今郭某以半身不遂治之，岂有少年妇人而半身不遂者。乃命服羚羊角散，戒之曰，初服后必大吐痰，勿致惊怪。吐后再服两付，保无事矣。切勿听信郭某，致贻后患也。燕听之，数日而愈。

《醉花窗医案》

沈奉江

病者：陈姓媳，年二十余。

病名：燥痉昏厥。

原因：怀妊足月，腹中素有伏热，因感秋令温燥，陡然病剧，午前特来邀诊。

证候：头面四肢浮肿，两目陡然失明，继以痉厥，痰涎上涌，面色青惨，目珠直视，唇紫口噤，手足鼓动不止，神识昏糊。

诊断：脉伏身冷，舌红兼紫，此热深厥深，燥热引动肝火，风自火生，挟痰刺激神经，恐其胎元不保。

疗法：清热熄风，潜阳涤痰，以急救之。

处方：羚羊角四分　珍珠母二两，生打　滁菊花三钱　川贝母三钱，去心，劈　双钩藤三钱　石决明二两，生打　制胆星七分　淡竹沥四两

晚间，再服猴枣一分、月石三分、郁金三分、羚羊角三分，共研细末，用竹沥二两调服。

次诊：明晨复诊，风痉已定，神识时糊时清，牙关时开时闭，腹中大痛，恐其即产，而羚羊角凉肝之药不合，惟濂珠虽寒，书有下死胎胞衣之说，故可用之．

次方：濂珠三分　川贝母三分　天竺黄三分　制胆星三分

共研细末，用双钩藤、淡竹茹各三钱，泡汤调服。

三诊：服后神识已清，神倦嗜卧，呼吸有度，两脉起而不伏，腹痛亦止，惟舌红唇燥，两颧转赤，显然阳明之燥热也。治以清润泄热，兼佐熄风。

三方：小川连五分　青子芩钱半　川贝母三钱　水芦根七钱　黄杨脑七个　青连翘三钱　肥知母三钱　竹卷心三十支　鲜茅根七钱　双钩藤三钱

四诊：明日复诊，腹中又痛，胎儿下坠，已经腐烂，而邪热未清，瘀不得下，改用通瘀以泄浊。

四方：苏丹参二钱　川郁金二钱，打　当归尾钱半　桃仁泥二钱　泽兰叶二钱　炒川贝一钱　茺蔚子三钱　藏红花五分　西血珀五分，入煎，取气而不取味　清童便一小杯，冲服

五诊：明日又去诊视，瘀行不多，脉右数而左郁，舌苔深绛，面色仍红，微热不扬，咳不畅达，口渴咽干，用泄肺祛瘀法。

五方：枇杷叶五钱　茺蔚子二钱　广郁金三钱，打　炒蒌皮三钱　川贝母三钱　苏丹参三钱　桃仁泥二钱　炒牛蒡钱半　焦山楂二钱　制僵蚕钱半　光杏仁二钱

六诊：服后咳止，瘀血盛下，大便干结，治以通瘀润肠。

六方：苏丹参三钱　生川甲三钱　桃仁泥二钱　炒山楂二钱　泽兰叶三钱　广郁金三钱　广橘络一钱　炒麻仁三钱　全瓜蒌四钱，杵　益母草一两，煎汤代水

效果：服二剂，诸恙皆平，能饮稀粥，调理数日而愈。

廉按：此由燥热动风，风火挟痰，刺激脑筋，陡发神经病状，即产科书中之子痫证也。就予所验，凡临发子痫者，势轻而缓，母子均可两全。若势急而重，胎儿固多抽坏，其胎多腐，即产母寿亦立倾。幸而对证发药，急救得法，胎虽不保，母得幸全，似此佳杂，可谓后学师范。

《全国名医验案类编》

严继春

胡陈氏，年三十四岁，住马回桥。

病名：热病痫厥。

原因：孕已七月，腹中早有伏热，时时心烦，不为之医治，适因与夫反目，号哭半日，怒火上冲，陡发痫厥。

证候：初则谵语不已，两手发痉，目窜上视，不省人事，约半时许，口吐涎沫，神识即醒。继则手足瘈疭，神昏发厥，问之不语。

诊断：脉六部弦洪有力，舌红带紫，此陈良甫所谓子痫。由心肝热盛鼓风，气升痰升，刺激脑筋，顿失知觉运动之常，所以痫而且厥也。似此脉证，胎防抽坏，姑以急救母命为首要。

疗法：急急大泻心肝之火，故以连、芩、芍、胆为君，然火假风威，风助火势，故以羚、麻、桑、菊为臣，使火息风平，则脑筋自安，脑筋安而痫厥自止，佐以马宝、西黄，异类灵动之品，以开痰清神，使以竹茹清肝络以舒筋也。

处方：小川连一钱　生白芍五钱　明天麻钱半　白池菊二钱　青子芩三钱　龙胆草一钱，盐水炒　冬桑叶二钱　淡竹茹三钱

先用羚角片八分、真马宝一分、西牛黄一分，煎汤调下。

次诊：据述先进羚角煎，调马宝散二服，昏厥已醒，痫愈其半。继服汤药两煎，犹觉胎热上冲，时欲眩晕。诊脉寸大于关，关大于尺，均兼弦数，此肝风尚未尽息，挟痰火与胎热，同逆而上，即产科书所谓子悬证也。议以潜镇清熄，使肝阳潜而风息，风息则火降痰乎，痰平则诸证悉除矣。

次方：石决明八钱，生打　冬桑叶三钱　明天麻钱半　盐水炒川连七分　青龙齿三钱，打　白池菊二钱　辰茯神四钱　陈木瓜一钱

先用金银戒指各一枚、灯心三小帚，煎汤代水。

三诊：眩晕大减，胎上冲心亦轻，惟腹中自觉内热，胎动不发，便秘溺涩。幸而脉弦转柔，数象渐缓，舌红润，略现薄苔，此心肝火平而伏热未清也。议清伏热以安胎。

三方：青子芩钱半　东白薇三钱　冬桑叶二钱　丝瓜络三钱，带子　生白芍三钱　生甘草五分　淡竹茹三钱　肥知母三钱

先用淡海蛇四两、大地栗四个，煎汤代水。

四诊：一剂而胎动渐安，二剂而大便已通，色如红酱，溺虽利而尚热，脉两尺滑搏，此胎未抽坏可知。议养胃阴为君，兼清余热。

四方：鲜石斛三钱　原麦冬钱半　冬桑叶二钱　青皮甘蔗四节, 切碎　北沙参三钱　生白芍三钱　淡竹茹二钱　雅梨肉一两, 一片

效果：连服四剂，胃纳日增，精神渐复而瘥。

廉按：妊妇热病痫厥，较但病风痉者尤重。方用龙胆泻肝合黄连泻心加味，前哲陆肖愚曾用此法而效。妙在先用羚角汤，送服马宝西黄，较之陆氏方法，更为着力。惟就余所验，马宝虽为子痫之特效药，服后往往痫厥即除，隔二三日或四五日，胎亦随落。此案幸而保全，殆由孕妇素禀尚强，胎元亦足之故欤。

《全国名医验案类编》

周镇

庄根寿，渔业。庚申五月，其室怀妊六月，身热一起，烦躁如狂，厥而不语。少顷微省，热炽牙灰，口渴饮冷，头疼脊痛，呕吐绿水，脊强不能转侧。脉数不起，苔白。始因骤惊动肝，邪热内蕴，由太阳、阳明内窜厥阴，有脑脊膜炎之征。矧有身孕，图治更难。真滁菊三钱，蒿本三钱，秦艽二钱，薄荷头钱半，忍冬藤一两，双钩勾七钱，竹茹钱半，川连八分，晚蚕沙七钱，赤苓神二钱，紫贝齿八钱，珍珠母八钱，丝瓜络五钱，茅根一两五钱。另羚羊尖一分，熊胆一分，制雄精二分，研细末，灯心汤服。吐止，头痛烦渴即减。原方出入，再剂而定。嗣某君照方调治，险境虽离，内热不清。渔户信外邪，禳神驱邪费耗甚多，不与调理。迟延至产孩亦熏坏，妇竟食疗而渐痊。

《周小农医案》

第十九节　妊娠患疟

王孟英

陈足甫室，怀妊九月而患疟，目不能暝，口渴自汗，便溏气短。医进育阴清解法，数剂不应，改用小柴胡一帖，而咽痛舌黑，心头绞痛。乃翁仰山闻之，疑其胎坏，延孟英过诊。曰：右脉洪滑，虽舌黑而胎固无恙也。病由伏暑，育阴嫌其滋腻，小柴胡（汤）乃正疟之主方，古人谓为和剂，须知是伤寒之和剂，在温、暑等证，不特手足异经，而人参、半夏、姜、枣，皆不可轻用之药。虽有黄芩之苦寒，而仲圣于伤寒之治，犹有渴者去半夏，加瓜蒌根之文，古人立方之严密，何后人不加体察耶？投以竹叶石膏汤，疟止便闭，口渴不休。与甘凉濡润法数帖，忽腹鸣泄泻，或疑寒凉所致。孟英曰：吾当以凉药解之，人莫识其意，问难终朝，语多不备录。果以白头翁汤两啜而愈。

迨季秋娩后，发热不蒸乳，恶露淡且少，家人欲用生化汤，孟英急止之。曰：血去阴更伤，岂可妄疑瘀停而攻之？与西洋参、生地、茯苓、石斛、女贞、旱莲、甘草为大剂，数日而安。

继因触怒，少腹聚气如瘕，酸痛夜甚。人又疑为凉药凝瘀所致，孟英力为辨析。与橘核、橘叶、橘络、楝实、苁蓉、木香、（山）栀炭、乌药、丝瓜络、海蛇、藕（肉）、石斛、两头尖等药，外以葱头抖烂贴之，两服后，腹中雷鸣，周身汗出而痛止。人见其汗，虑其虚脱，急追孟英视之。曰：此气行而病解矣。但脉形细数，阴津大伤，苔黄苦渴，亟宜润补。奈枢机窒滞，

滋腻难投，且以濡养八脉为法。服之各恙皆蠲，眠食渐适。缘平素多郁，易犯痧气，频发脘痛，屡次反复。孟英竭力图维，幸得转危为安，渐投滋补而愈。

《王氏医案》

王燕昌

一幼妇，每孕必疟。医用柴胡，治愈仍发；及产，不药自愈。

《王氏医存》

第二十节 妊娠下痢

余听鸿

常熟寺前街李吉甫先生夫人，妊娠七月，痢下红白。他医治以利湿清热分消，痢更甚，肠滑后重，一日夜百余度。裴菊村前辈诊之，意欲治以补中益气汤，恐升提胎元，欲用温补，又恐胎前忌热。左右踌躇，邀余合诊。脉滑利而少力，腹中气机湿滞已通，舌绛滑无苔，头眩耳鸣，虚热。余曰：治病不在胎前产后，有病则病当之。《内经》云：陷者举之，当用升提。脱者固之，当用酸涩。若再用通套利湿之方，恐胎元滑脱矣。拟补中益气法，重用参、术，轻用升、柴，再以木瓜、肉果、煨姜，升提温涩。服数剂，略稀。余曰：滑脱太甚，非堵截之法不可，即以参附汤调赤石脂末，仍服前方。见其舌红渐渐转白，舌燥转润。余曰：清阳已经上升，而能布津于上矣。痢势渐减，再以五味子、木瓜、干姜等研末和赤石脂，泛糊为丸，每日用附子一钱、别直参三钱，煎汁送丸四钱。服药三十余剂，每日痢下仍有十余次，胃气亦苏。分娩时母子俱全，然痢尚有六七次，再服异功、参苓白术等收功。吉甫曰：此儿定然热体矣。余曰：母子同气，岂有母能服热药之寒体，而子乃为热体乎。此儿三四岁时，有痰哮喘病，非温不宜，母子同气之言，洵不谬也。

《余听鸿医案》

张锡纯

天津张氏妇，年近三旬，怀妊、受温病兼下痢。

病因：受妊已六个月，心中恒觉发热，继因其夫骤尔赋闲，遂致激动肝火，其热益甚，又薄为外感所束，遂致温而兼痢。

证候：表时俱壮热无汗，心中热极，思饮冰水，其家人不敢予。舌苔干而黄，频饮水不濡润，腹中常觉疼坠，下痢赤多白少，间杂以鲜血，一昼夜十余次。其脉左部弦长，右部洪滑，皆重诊有力，一息五至。

诊断：其脉左部弦长有力者，肝胆之火炽盛也。惟其肝胆之火炽盛下迫，是以不但下痢赤白，且又兼下鲜血，腹疼下坠，为其右部洪滑有力，知温热已入阳明之府，是以舌苔干黄，心为热迫，思饮冰水。所犹喜者脉象虽热，不至甚数，且又流利无滞，胎气可保无恙也。宜治以白虎加人参汤以解温病之热，而更重用芍药以代方中知母，则肝热能清而痢亦可愈矣。

处方：生石膏三两，捣细　大潞参五钱　生杭芍一两　粳米五钱　甘草三钱

共煎汤三盅，分三次温饮下。

复诊：将药三次服无，表里之热已退强半，痢愈十之七八，腹中疼坠亦大轻减，舌苔由黄变白，已有津液，脉象仍然有力而较前则和缓矣。遂即原方为之加减俾再服之。

处方：生石膏二两捣细　大潞参三钱　生怀山药八钱　生杭芍六钱　白头翁四钱　秦皮三钱　甘草二钱

共煎汤三盅，分三次温饮下。

方解：按此方即白虎加人参汤与白头翁汤相并为一方也。为方中有芍药、山药，是以白虎加人参汤中可省去知母、粳米；为白虎加人参汤中之石膏，可抵黄连、黄柏，是以白头翁汤中止用白头翁、秦皮，合用之则一半治温，一半治痢，安排周匝，步伍整齐，当可奏效。

效果：将药如法服两剂，病遂全愈。

或问：《伤寒论》用白虎汤之方定例，汗吐下后加人参，渴者加人参。此案之证非当汗吐下后，亦未言渴，何以案中两次用白虎皆加人参乎？答曰：此案证兼下痢，下痢亦下之类也。其舌苔干黄毫无津液，舌干无液亦渴之类也。且其温病之热，不但入胃，更随下痢陷至下焦永无出路。惟人参与石膏并用，实能升举其下陷之温热而清解消散之，不至久留下焦以耗真阴。况此证温病与下痢相助为虐，实有累于胎气，几至于莫能支，加人参于白虎汤中，亦所以保其胎气使无意外之虞也。

《医学衷中参西录》

吴鞠通

癸亥七月初五日，汪氏，三十七岁。痢疾古称滞下，况久病脉实，欲便先痛，便后痛减，其为积滞未清无疑。非网开一面不能补虚，议温下法，所以敢用此者，经谓：有故无殒，故无殒也。

生大黄三钱　官桂一钱五分　焦神曲三钱　炒白芍二钱　黄芩一钱五分　南楂炭一钱　老厚朴二钱云连一钱　广木香一钱　桃仁泥一钱　归须一钱

水四茶杯，煮成六分三茶杯。先服一杯，候四个时辰问病人再便腹不痛，止后服；若欲便之先痛减其半，再服一分之半；痛仍照前，再服一分；其第三次亦如前候法。

初七日：服前药全然不痛。

焦白芍一钱五分　茯苓二钱　广木香八分　黄芩炭八分　云连三分，酒炒　老厚朴一钱　焦茅术一钱莲子二钱　广皮炭一钱

煮二杯，分二次服。

初九日：滞下腹痛，已去七八，咳嗽冷痰，脉近缓，仍然鸡鸣欲便。议宣滞之中，兼醒脾胃两阳。

茯苓块四钱　厚朴二钱　制茅术三钱　焦白芍二钱　半夏二钱　煨肉果一钱五分　黄芩炭一钱二分广皮一钱　广木香一钱

煮三杯，分三次服。

《吴鞠通医案》

何拯华

詹姓妇，年三十一岁，住念亩头。

病名：伏暑子痢。

原因：妊娠已七个月，夏季吸受暑气，伏而不发，至仲秋食鸭，积热下郁肠中而化痢。

证候：下痢赤多白少，如酱色紫，腹中滞痛，里急后重，解出颇难，必转矢气，痢即随出，日夜二三十行。

诊断：脉右弦滞，左弦小滑数，舌边紫赤，苔黄薄腻。脉证合参，此产科心法所谓子痢也。最防胎动而堕，饮食起居，亦宜谨慎，勿谓言之不豫焉。

疗法：法当凉血安胎，以当归黄芩汤合香、连为君，佐香、砂以运气舒肝，虽不用治痢套方，正所以治孕身之痢也。

处方：油当归二钱　生白芍三钱　青子芩钱半　清炙草五分　青木香六分　小川连七分　制香附钱半　带壳春砂五分，杵

效果：二剂痢即轻减，原方加鲜荷叶一钱、拌炒生谷芽三钱，再进二剂，痢止胃动而愈。

廉按：孕妇患痢，治之极难，古人有三审五禁之法。三审者：一审身之热否，二审胎之动否，三审腰之痛否。五禁者：一禁槟榔、厚朴破其气，气破胎下也；二禁制军破其血，血破胎下也；三禁滑石、通草通其窍，窍通胎下也；四禁芩、泽、车前利其水，过利必伤阴，胎亦难保也；五禁人参、升麻提塞其气，塞则下痢愈滞，提则胎气上冲也。惟以调气凉血为最稳，张石顽所谓调气有三善，一使胃气有常，水谷输运；二使腹满腹痛，里急后重渐除；三使浊气开发，不致侵犯胎元也。其药以四制香附带壳春砂为最良，其次白头翁、白桔梗、炒银花、炒香鲜荷叶，又次佛手片、鲜茉莉、玫瑰瓣、代代花之属，凉血莫妙于芩、芍、连、梅、蒿、柏等品。此案方法，适合调气凉血之作用，既不碍胎，又能除痢，稳健切当，正治孕痢之良剂。

《全国名医验案类编》

周镇

任右，小渲。丙辰菊秋，怀妊已七月，大便旬日不行，伏热内蕴而为红痢兼白，肤热溲红。脉细濡，舌红。此妊体液亏热灼，积已熏干，非清润不行。疏火麻仁、干苁蓉、归身、白头翁、黄柏炭、白芍、乌药、莱菔子、楂炭、北沙参、金铃子、山栀仁、玄明粉、香连丸。再剂，积矢渐解，痢由数十次减至六次，原方出入而痊。迨足月，生一男。

王右，阳明乡。庚申八月十六日诊：怀妊七月，下痢纯血，早晚三十余次，惫甚。咳嗽痰白，晡后身热。伏邪感风，兼有各滞，恐其流产。白芍、淡芩炭、槐花炭、生地炭、地榆炭、扁豆花、新会皮、白头翁、秦皮、黄柏、侧柏炭、荆芥、青蒿、葛根、香连丸。服后，痢减至每日三次，红色亦淡，热势减，咳夜甚，再加清肺经伏热之品而瘳。

吴妇，癸亥八月十九日诊：怀妊八月，手阳明司养，伏热挟积留恋，而为滞下红白，腹痛。拟清积热。白头翁、秦皮、白芍、淡芩炭、扁豆花、白槿花、银花、金铃炭、地榆炭、荠菜花、

竹茹、桑寄生、野苎麻根、玄明粉。另香连丸钱半加苦参子（去碎）五十粒，冰糖汤送服。数剂，便解痢止。

以上出自《周小农医案》

翟竹亭

毗邻周华堂妻，年三十余，身孕五月，患疫。初得寒热往来，某医投以解表辛散之药，而病日剧，兼大便脓血，日夜二三十度，胎儿上冲心，思饮冰水，腹疼如锥刺；又请某医，以为痢疾，急于安胎，遂投十全大补、八珍、胶艾等汤，泄泻胎动，竟无宁刻。不得已迎余往治，诊得六脉同等洪大已极，知邪流入大肠，乃挟热下利证。吴又可云："古有悬钟之喻，梁腐而钟未有不落者。"更加某医发表温补，大剂连进，火上添油，能无坠胎之虞，非大下决无生理。此时，芒硝、大黄即是安胎良药，治乱能将也，用大承气汤加减，辰时服下，午时大便不解。又服一碗，至戌时泻下，如坏瓜烂肉者甚多。至夜渐能安枕，热去六七。《内经》云："大毒治病，衰其半而止。"后改四物汤，加养阴退热清温化毒诸味，十日外，方得战汗而愈。子母两安，儿子已十余岁矣。某医生只知安胎，不知通因通用，有是证则投是药、智圆何碍行方。

加减大承气汤

大黄15克　芒硝10克　厚朴10克　当归12克　金银花12克　枳壳10克　连翘10克　木通6克

加减四物汤

当归12克　川芎10克　白芍12克　生地10克　黄芩6克　柴胡10克　地骨皮10克　知母6克　金银花12克　栀子6克　连翘10克　甘草6克

《湖岳村叟医案》

陆正斋

钱某某，女，31岁。妊娠三月，泻稀，夹红白黏冻，腹痛阵作，不思纳谷，苔薄黄腻，脉滑弦。湿热壅结肠胃，法当清化。

当归身8克　土炒白芍9克　川连3克　淡吴萸0.5克　炒黄芩3克　广木香3克　茯苓神各4.5克　大丹参8克　广陈皮4克　炒粳米12克

二诊：药后泻转白冻，腹痛见轻，喜按喜温，饮食未见增进，乃宜理气调营，佐以温通为是。

当归身8克　炒白芍9克　炮姜炭1.5克　云茯苓9克　法半夏6克　广陈皮4克　煨木香3克　西砂仁1.5克　炙甘草1.5克　炒陈仓米18克

三诊：泻减未已，神疲，溲少，不思纳谷。中土虚馁可知，拟方扶土安胎。

土炒洋参3克　茯苓神各4.5克　当归身4.5克　炒白芍9克　土炒白术8克　广皮白3克　炙甘草1.5克　粳米9克

《陆正斋医疗经验》

第二十一节　妊娠便干

齐秉慧

　　曾医房婶，怀孕三月而患热病，求予药。吾见其口燥心烦，渴欲饮冷者，阳明里热也。法宜白虎汤以撤其热；汗出恶热，大便秘结者，胃实也。法宜调胃承气汤以荡其实；口苦咽干者，少阳腑证也。法宜黄芩以泻腑热；舌苔干黑，芒刺满口者，内火铄干精液，阴欲竭之征也；腹微痛，而胎欲动者，热邪逼及胞胎也。若不急行驱阳救阴之法，胞胎立坏，不可为矣。即用白虎汤合调胃承气汤，加黄芩一剂，而热势略杀，再投一剂，泄下二次，结去津回，诸证皆愈，其胎立安。此但治其病，不必安胎而胎自无不安也。

《齐有堂医案》

第二十二节　妊娠泄泻

王孟英

　　谢氏妇，怀妊五月，便泻四日，医投姜、附、桂一剂，遂四肢麻冷，气塞神昏，溺闭汗淋，大渴呕吐。延孟英诊之，脉未全伏。先饮以酱油汤，吐渐止。随与（西洋）参、（黄）连、（黄）芩、（黄）柏、（竹）茹、（石）斛、银花、扁豆叶、葡萄干、芦根、绿豆、以冬瓜汤煎，徐徐温服，外用醋炭熏之，各恙皆差。

　　次日复诊，脉弦滑，泻未止，以白头翁汤加（西洋）参、（甘）草、银花、扁豆、蒲公英、葡萄干、砂仁，二剂而痊。

《王氏医案》

何长治

　　右。温中以理子泻。

　　焦冬术钱半　炮黑姜四分　煨肉果八分　焦白芍钱半　炒黄肉钱半　炙甘草四分　泡吴萸四分　煨木香五分　补骨脂钱半　沉香片六分　制附片五分　广陈皮八分　砂仁末四分,冲

《何鸿舫医案》

孔伯华

　　萧妇，七月二十一日。孕将五月，滑泻月余未愈，口渴思凉，舌赤，脉象滑数，右关较盛，胃热颇盛，亟宜清滋渗化。

　　生牡蛎四钱　地骨皮三钱　上川连三钱　知母三钱　云苓皮三钱　肥玉竹三钱　车前子三钱　乌药三钱　鲜石斛四钱　建泽泻三钱　炒秫米三钱　川黄柏三钱　芡实米四钱,盐水炒　大腹绒钱　厚朴钱　竹茹三钱　生石膏五钱　鲜西瓜皮两

《孔伯华医集》

第二十三节　妊娠便血

郑重光

　　李怀白兄令眷，程休如先生之令爱也，怀孕六月而便血者，三月矣，群医治不效。请余治之，诊其脉，濡弱如绵，视其爪甲，全无血色，两足虚肿。问其食，每餐一盂，食后即腹痛泻去，方不胀满。问其药，则四物汤加地榆、秦艽、蒲黄、香附、陈皮而已。余曰："脉证如斯，脾土大伤，不急补脾，何以大产？"用白术、茯苓、炮姜、砂仁、甘草补脾为君，桂枝、当归、赤芍、艾叶温经为臣，姜、枣和胃为佐。如此四剂，三月不止之便血，一朝而止矣。继以此药，不加减者两月。至次年大产一男，皆吉。产后半年，又复便血，习以为常，一月不药，因劳昏仆，此乃复病。遂卧于床，用参数两，服前药弥月方愈，反不似怀孕之时，真阳在腹而易效也，嗣后遇怒，便血常发。

《素圃医案》

林佩琴

　　薛氏。孕六月，因劳便红，头微眩，此肠风宿恙，因热伤阴分而成。用白芍、地榆（俱酒炒）、当归、荆芥（俱醋炒）、山栀（炒）、茯神、炙草、阿胶（酒化）、侧柏叶（捣），水煎，三服而瘳。

《类证治裁》

第二十四节　妊娠肢痛

严继春

　　徐氏妇，年三十一岁，住本镇徐家溇。

　　病名：热窜隧络。

　　原因：孕已五月，时值夏令，手足初觉麻木，继则剧痛。专科恐其胎陨，用四物汤加减以安胎，四剂不应，来延予诊。

　　证候：腹热口干，四肢窜痛，不可屈伸，小溲短数。

　　诊断：脉两尺弦滑，右关洪数，舌红苔黄。予断之曰：此伏热横窜隧络也。

　　疗法：清宣络热以除痛，痛止则胎自安。

　　处方：鲜竹茹三钱　焦山栀三钱　白知母三钱　大豆卷三钱　冬桑叶二钱　青子芩钱半　东白薇钱半　鲜荷梗五寸

　　先用丝瓜络一两、嫩桑枝一两，煎汤代水。

　　效果：连服二剂，痛止胎安，不劳他药而痊。

　　廉按：伏热横窜隧络，病从旁枝而出，乘其势而宣通之，通则不痛，两剂而痊，信然。

《全国名医验案类编》

第二十五节　妊娠发斑

雷丰

建德孙某之妻，怀胎五月，忽发温毒之病，延丰诊之，已发斑矣。前医有用辛温发散，有用补养安胎，不知温毒得辛温愈炽，得补养弥盛，是以毒势益张，壅滞肌肉而发为斑，其色紫者，胃热盛也，脉数身热，苔黄而焦，此宜解毒清斑，不宜专用安补。遂以石膏、芦根，透阳明之热；黄芩、鲜地，清受灼之胎；佐连翘、甘草以解毒，荷叶以升提。服一帖，身热稍清，斑色退淡、惟脉象依然数至，舌苔未见津回，仍守旧章，重入麦冬，少增参叶。继服二帖，诸恙尽退。后用清补之法，母子俱安。

《时病论》

第二十六节　胎死不下

郑重光

孙思睿翁令眷，壬戌年怀孕丧子，悲泣过伤，因而咳嗽，自秋至冬，渐至喘不能卧，两足水肿，腹胎六月，诸医治咳分利罔效。最后召予，水势泛滥，腹大如鼓，其面反瘦，脉细如丝，两尺全无，此肾水也。孕妇患水，其胎必伤，况两尺脉全无，胎已息矣。宜急治其水，以全孕妇，惟金匮肾气汤可救。遂以本方加人参一钱，附子、肉桂各一钱，如此半月，水忽大下，尽湿被褥，流溢床下而腐胎随堕。其时气脱昏厥，令急服参附汤，而稳婆诸妇，争论不肯煎，盖以扬俗产后，禁用人参故也。幸思翁自主，推诸妇出房，用大铫自煎频灌，半日半夜，通服人参六两，附子两余，夜半回苏，而余咳余水未尽，仍用金匮肾气汤一月，始水尽咳止。

张渭光兄令眷，年逾二十，怀孕三月，时值仲秋，胎动见紫血水。前医犹用生地黄、黄芩保胎，一二日紫血下不止，腹胀痛甚，延予托诊，脉沉紧，坚而搏手，此下焦冷极，胎已无气，所以血紫也，再用凉血，是益其冷矣。用芎、归、炮姜、砂仁温中活血之药，腐胎始下，痛止而胀不消，腹坚如石，胁肋胀满，上冲于心，滴水难下，哕呃烦躁，坐不能卧，卧则气喘，两尺脉皆伏，他部弦细而紧，不任寻按，据证脉竟是肝脏中寒，须作厥阴伤寒治法。其产后芎、归套剂，一片不能入口矣，此暑月贪凉食冷，不慎起居，积冷下焦之病。一医犹用参、术补中，病家因胀甚不与，病状危笃，力辞不治，坚托无奈，用半硫丸一钱，以开膈上之寒痰，方能纳药。继用生附子、生干姜、肉桂、赤芍、吴萸、半夏、茯苓，每日三剂，兼服半硫丸三十粒，如此三日，方就枕不喘，能下谷汤而胀呃犹然不退，肋下有形而痛。前药换熟附子，又服六七日，胸口稍软，哕呃始减，而少腹犹坚，再加当归，以和厥阴之血，腹内碍冰，幸而不利，服半硫丸半月，大便通，色皆青绿，终无一点血下，而腹亦消。扬俗满月洗浴，以致受寒病复，前证皆集，但不喘能卧耳，仍用前药治半月方回，胎前积冷，产后中寒，竟与前孙案相同，但此证不大虚，惟不用人参差异也。怀孕内眷，当以此示警。

以上出自《素圃医案》

吴簏

梁氏产期将近，因孩子玩耍，向腹一撞。忽然腹痛血多，腰酸下坠。余曰：凡胎脉必滑疾数大，今两手反见细弱，且舌青面赤，是触伤胎元，子殒腹中不下。亟投脱花煎加人参助其气血，当速去其胎，以救其母。连服数帖，则胎逐而下。视其死胎已青，色将腐矣。产妇安然无恙。

《临证医案笔记》

林佩琴

狄氏。月闭劳热，医用通经之品，喘嗽气促，怔忡自汗。又用寒凉退热，食减肌削，乍寒乍热，诊其脉弱数而促，此下损及中也。急用潞参、茯神、黄芪、炙草、白芍、当归、五味、枣仁、银柴胡，四剂诸证渐减，加山药、熟地炭、莲、枣。补心脾兼调肺肾，热嗽悉除，能进食矣。逾月后，忽腰腹痛，下胎形三寸许，儿头已半损烂。予深自咎临诊未审其母舌青黑与否，然计其经闭后已六阅月，乃知胞宫血涸，胎形不长，干黑累月，必反枯溃深隐。通经破血药数十剂不能令堕，俟气血通调，瘀腐之膈膜者，乃去而不复留也。况血枯经闭，漫与三棱、莪术、牛膝、桃仁，不速之毙乎，志此为榨干汁者鉴。

《类证治裁》

李铎

黄芪妇，年二十六，产难四天，口中气秽，腹中不痛，只觉阴冷重坠，舌见微黑。此必胎死腹中，服佛手散无益，宜急用脱花煎，加附子温暖胞脏，其胎必下也。

当归一两　川芎三钱　安桂一钱五分　附子二钱　淮牛膝二钱　车前钱半

水煎，酒对服，二帖乃下，胎已腐矣。

《医案偶存》

徐麟

同乡八石板旧友斯福庆室人，怀孕十月，偶染暑邪，口渴舌红，身热腹痛，当时不即服药，延至六七日，腹大痛拒按。福庆自忖将产，忙催稳婆坐待三日，痛极而厥。厥后崩下血水血块以数斗计，亦色紫黑，腹顿收如平人，痛犹乍作乍止。稳婆不解，妄进血臓之说以惑之。福庆未之深信，旋叩余扉，邀诊是否血臓。随诊六脉数实有力，右关洪大而扰，干苔青紫，张口一嘘，臭秽之气弥漫一室。病者蹯卧似脱命，按其小腹，冷若冰凝，以证合脉，显系胎死腹中，危险之至。若用寻常下胎套方，产妇命必不保，跋前寭后始得治法，拟十全大补汤大剂与服，方未写就，福庆急止而问曰："素知足下于医一道究心有年，胎产腹痛未已，遽用峻补，于意云何？"余曰："尊阃体质本属虚寒，热充表里三焦，熏蒸互中，胎受热逼，热极胎伤，而热挟胞胎污秽之气升腾于上，所以痛极而厥也，验其苔色青而少腹冷，又兼口臭，如此知其胎已朽败。据述所下之血色紫而𰂭，明知下焦阴寒之气。与朽败之秽浊互相感召而凝结。况其人中宫素寒，人身犹小天，暑月六阳尽出乎地上，凡阳气有余于外者，必不足于中，若不急投温补之剂，则所凝之胚从何而化？若不峻补其气血，则朽败之胎必不能送之使下。吾虽初学知理，大旨知不越此，兄其不必过于谨慎，速进汤药，毋自延误。"于是福庆命侄速去配药，服之约二时许，产妇腹痛大作，狂呼踊跃，促余再诊。刚及暗房室内，止余快退，余遂还座少顷，而福庆侄妇向余欣欣称贺曰："先生果有先见之明，药进之后，产下一物，头青腹破，四体筋连骨脱，想在母腹中死已多日耳。"余亦不之遑答，嘱福庆即服生化汤加丹参一剂，可保无忧。旁又一人诘余而言曰："如热毒逼胎，而方中之肉桂辛热，不啻火上添油，用之反收奇功，此中之义还敢质之。"余乃从容示之曰："如此证初起能用祛暑解热之品，本可母子双全其命。任其暑热散漫，不即医治，以致热伤胞胎，胎伤热犹未得出路，直待崩决而下，热随崩泄，犹譬诸伤寒热邪传里，用承气汤相仿，热得下而已除，所留者仅血液凝聚，并本然之阴寒，胶滞于子宫，又有腐朽之胞胎，横逆倒置，步位迁移，非肉桂之辛热，焉能散其寒而化其胶结也。更藉参、芪、归、芍、地、术之多脂多津，以襄助之，则肉桂方能尽其长而神其技也。上古神农医药三品，义只如是。"众座称善。福庆又曰："假如当时听信稳婆，命岂能保乎？然则善后又当如何？"余思产后百会疼痛，因虚所致，以生化汤加参、芪接服五剂。按照常产调护，百会痛止，腹中疼减，药可止矣。外宜谷肉果菜，食养两致，无使过焉。百日工夫，庶克复元。福庆一切领纳，余亦窃喜，初次临证，得成侥幸之功，而红汗已透襟襦矣！

《医案梦记附案》

王燕昌

一妇，产前诸稳婆扶之走于室内，三日三夜歇少行多，忽死复苏。诊得六脉沉弱、四至，乃胎死也。因伪呼曰：母子两全，宜平身静卧，不许再行走矣。用保产无忧散，一服死胎立下。

一幼壮妾，初孕，胎见脐右，十月未产，腊尽逾两月矣。稳婆伤其胞，日夜晕死十余次，且六七日不食。诊其六脉沉细不数，面色不青，是胎死母可活也。亟用保产无忧散一服，连用脱花煎一服，得死胎下，而大泻用土炒当归、白术、灶心土服之，痢止；用归、芍、桂、姜、术、甘等味而愈。

以上出自《王氏医存》

许恩普

庚寅年，户部员外宝源局监督胡吕瑞少君瀹生媵尹壶相小产，胎不下者十余日。诸医均以攻伐之药，胎更不下，而疼以绞，命在旦夕。延余诊视，脉濡以体素弱，加以小产误服攻伐，重伤气血，以致血竭而胎不下。以十全大补汤加重，以助气血，加朴硝一钱以化死胎，即下。去硝，用生化汤加参、芪以扶气血，数服而愈。

《许氏医案》

沈祖复

迎迓亭某茶肆主，苏人也，其妻怀孕八月，患伏邪，烦躁不安，神情倦怠，面色青晦，两脉沉伏，舌苔焦黑，腹中不动者半月矣，无力延医。先生诊之曰："此邪热内燔，胎元恐已不保。若顾其胎，命在旦夕。"用寒凉香开之剂，服之胎下，已半体溃烂。后用祛瘀等剂化险为夷。

《医验随笔》

巢渭芳

腊月，本城，屠氏媳怀孕，如月足分娩，尚少半月之数，因而劳力数天，腹中作痛，人人知产矣。而婆云未足月，乞先生细为切脉。邀余时，有二鼓后，诊其脉左大右无，重按细丝若脱，当命该媳急速服药，恐痛甚有扪胎之患，小儿决难保矣。随书方用荆芥、菟丝、当归、木香、炮姜、川断、橘红、法夏、川芎、茺蔚、红花、肉桂，一剂。及四更产一死儿，举家惶而反喜，喻为先生之赐矣。是证稍有不洽，两命难全，全在乎神而明之，存乎其人也。

《巢渭芳医话》

吴鞠通

黄氏，三十岁。死胎不下，已三日矣；六脉芤大，心悸甚，汗大出而喘。按俗派金以平胃散加朴、硝，兹阳虚欲脱，前法下咽即死矣，与救逆法，护阳敛汗，阴阳和而胎自下。

辽参三钱　牡蛎五钱　莲子五钱　云苓四钱　龙骨五钱　炙甘草三钱　麦冬三钱，朱砂拌

煮三杯，服一杯而汗减喘定，服二杯而死胎自下，服三杯而神定，以天根月窟膏两补下焦阴阳法，两月而安。

《吴鞠通医案》

严继春

范蔚卿之侄媳陈氏，年三十余，住范家埭。

病名：热病殒胎。

原因：仲夏热自内发，身不甚热。晋城就产科钱某诊视，用四物汤去芎，加子芩、白术、苏梗、砂壳、阿胶、杜仲、川断等出入为方，专心补血安胎。旬日势已垂危，不克坐船，改延予诊。

证候：面红齿燥，斜目弄舌，神识昏厥，口秽喷人，手足瘛疭，腹热如烙，舌伸出口，约有半寸，便秘溺无。

诊断：脉两寸关洪数，两尺如无，舌青紫而燥，边尖鲜红如朱。予断之曰：此伏热盘踞腹中，内蒸殒胎，胎已早腐。欲保胎而胎反不保者，由不知清透伏热，徒以滋补助其热，热遏久灼，则胎自腐也。

疗法：宜急下之，或可冀幸。若犹欲保胎，非但胎不可保，即孕妇生命亦可立倾。其家力恳堕胎方，遂以调胃承气合犀角地黄汤加味。

处方：生川军四钱　元明粉三钱，后入　生赤芍三钱　毛西参三钱　黑犀角五分，磨冲　鲜生地八钱　粉丹皮三钱　生甘草一钱

先用生淮牛膝一两、益母草一两、灯心五分，煎汤代水。

次诊：连服两煎，胎落果已臭烂，形色青紫，而神气即清，诸证大减，腹热亦轻，舌红而青亦退，尺脉已起，余亦小数，当通络瘀以清余热。

次方：益母草五钱　苏丹参三钱　丹皮三钱　鲜生地三钱　童便一杯，冲　真西珀八分　拌研飞滑石四钱，包煎　净楂肉三钱　鲜茅根八钱，去皮

效果：三剂后，瘀行胃动，粥食日加。后以生藕肉四两，红枣四枚，煎汤代茶，调理旬余而瘥。

廉按：昝氏产宝谓："面赤舌青，则其子必死，面青舌赤，则其母必亡，若面舌俱见青色，口角两边流涎沫者，则子母二命俱不能保也。"就余所验，亦不尽然。此案热病系实邪，误补则助热殒胎，必然之势。所云急下，或可冀幸，语亦圆活。往往所见胎下之后，母命随之而殒者亦甚多，必腐胎下后，热退神清，别无变证，方可许入坦途。虽然，凡一应殇胎、子死腹中者，须当急下，勿使上奔心胸，然必验其舌青面赤，肚腹胀大，腹冷如冰，口中有秽气出者，方可议下。然犹必审其人之虚实寒热，或宜寒下，或宜温下，或宜峻下，或宜轻下，随其宜而施之，方免贻误。

《全国名医验案类编》

曹惕寅

苏垣神仙庙姚成衣之妻，产难经七日，稳婆固已束手，西医又不能必其安危，举家惶急，莫之所措。复以家贫药资拮据，遂倩其邻商余往救。余曰："生产妇人常事，熟记瓜熟蒂落四字便了。"此人必因用力太早所致。切其脉，或大或小。察其神，面赤舌冷，舌下脉青。论胎已呈绝望之征，即产母亦处危境，爰赠以番佛二尊，配药两剂。一以补气养血润滑为旨，方用败龟板一两，党参四钱，车前子五钱，全当归一两，熟地五钱，冬葵子五钱，川芎一钱半，血余炭二钱，煎汤一大罐，只吃头煎，徐徐饮之。不及一小时，死胎下而产母安。于此可知操司命之术者，于贫病之人，万不可不存怜惜也。

《翠竹山房诊暇录稿》

第一百五十三章 临产、产后病

第一节 难产

王三尊

朱帝简之妻,将产血下不止,心烦乱,无紧阵。予令且服独参汤一钱。彼信庸医稳婆之语,恐补住胎与瘀血。只与三分,心烦乱少止。告予只饮三分之故。予急令服完,彼又只与三分,血止,又告以前故。予又急令服完。少顷紧阵至而胎下矣。因其贫甚,后未补益,竟成羸疾。数年而卒。噫!向使不敢用参,命在顷刻,安望数年乎?此证若执定芎归汤加人参,则血亦不能止,妙在独用人参以生气固血。血止气壮而胎下矣。予内子生第五胎,时已久患脾泻,紧阵不至,大汗已出,预以圆二斤浓熬尽饮之,汗止而胎下矣。后君瑞兄媳,恶露不下,用木香、槟榔、枳壳、元胡、肉桂、大黄,破气破血以行之。此胎不下,一用独参汤生气固血,一用圆汤壮气运血以达生之,是皆有至理存焉耳。

《医权初编》

吴篪

托氏产难经日,腹痛已甚,视其形体壮盛,别无危象,此缘初产,胎滞不生。由于水血下多,子道干涩难出也。即投经验滑石散,遂用此果效。

滑石一两,飞过　白蜜　香油各半盏

将油蜜慢火熬熟三四沸,掠去沫,调滑石末顿服,外以油调于产妇脐腹,上下摩之,立效。古法用滑利之物,如猪脂油、白蜜酥油、葱白、葵子、牛乳、滑石、榆白皮之类,润之亦济急之法也。

禄氏临产,经日不生,察其脉形尚充,别无危证。此由于郁闷安逸,气血壅滞,以致胎元不能转动。宜速用脱花煎催之。连进三帖,顿然分娩。

翁氏产难三日。询据稳婆说系交骨不开。余曰:此阴气不足,阴不足则气不达,所以不开。不开则产必艰难。即投加味芎归汤,补而开之,自有奇效。遂连服二剂,顿然分娩。

生过男女妇人发一握,烧存性　败龟壳一个或占过者亦可酥炙　川芎　当归各一两

上味每用一两水煎服,不问生死,胎即下。

章氏产难,经日不下,问系产门不开。余视其形体消瘦,精神委顿,乃阴气虚弱以致血气不能运达而然。当仿薛氏治法。即用加味芎归汤,并以无忧散斤许,煎熟,时时饮之,以助其

血，果未半日而生。

以上出自《临证医案笔记》

王孟英

　　一少妇，分娩，胞水早破，胎涩不能下。俗谓之"沥浆生"。催生药遍试不应。孟英令买鲜猪肉一二斤，洗净切大块，急火煎汤，吹去浮油，恣饮之，即产，母子皆生。且云：猪为水畜，其肉最腴，大补肾阴而生津液。余尝用治肾水枯涸之消渴，阴虚阳越之喘嗽，并具奇效。仲景治少阴咽痛，用猪肤，亦取其补阴虚而戢浮阳也。后贤不察，反指为有毒之物。汪认庵非之，是矣。惟外感初愈，及虚寒滑泻者，湿盛生痰之证，概不可食。以其滋腻更甚于阿胶、熟地、龙眼也。猪以渐产者为良，北猪不堪入用，吾杭之燥肉鲊即猪皮为之，可以致远，入药尤为简当，不必泥于"皮"与"肤"之字面而穿凿以夸考据也。

　　孟英又云：昔老友范君庆簪语雄曰：解渴莫如猪肉汤。凡官炉银匠每当酷暑，正各县倾造奏销银两纳库之际，银炉最高，火光迎面，故非气血充足者，不能习此业。然人受火铄，其渴莫解，必须猪肉，以急火煎清汤，撇去浮油，缸盛待冷，用此代茶。雄闻而悟曰：此渴乃火铄其液，非茶可解。猪为水畜，其肉最腴，功专补水救液，允非瓜果可比，因此推而及虚喘、虚闭、下损、难产诸证之无液者，无不投之辄应，乃知猪肉为滋阴妙品也。

《王氏医案》

李铎

　　霞珊高心泉明经令室，产三日不下，下血甚多，胎浆已干，且食甚少，神衰气乏，杂投催生药皆不效，举室惊惶，一时间两番人来促余诊视，余以其年至四十，娩乳太多，气血已亏，急煎大剂十全大补汤，助其气血，随即吞兔脑丸一服，即时而产，心泉笑谓其妻曰：向呼庚伯，今实更生汝矣。盖余与心泉同岁，故称为庚伯耳。

《医案偶存》

许恩普

　　甲午，农部李有荣之夫人，临产三日未落草，咸谓胎死腹中，夫人自期亦死。李情急，许稳婆百金下死胎，以保夫人之命。稳稳无策，延余诊视，脉缓，舌苔、面色均无青赤，知胎无恙。询之稳婆，向言尚未顺胎，知经人早浆破血竭，犹鱼在盆无水，不行数日，不生者多也。安慰夫人不要慌乱，静心安卧，包管无恙。即重用达生散加重参、芪、归、芎各一两；外加葱头七个；黄杨脑七个。熊亦奇太史知医，斟酌意药太重。余言："非此重剂不能壮气生血，毋疑。"幸李素信余医，留坐茶点少待。服药时许，家人报喜，生一少爷，母子均安然矣。

　　己丑，工部员外杨味春夫人吴勤，惠公小姐，产时搐搦不省人事，集医治以肝风不效。适夫人嫡堂兄吴纯甫太守进京引见，与余父子世交，延余诊视。脉虚，知为血晕，非肝风也。先用韭菜根置两壶中，加醋煮开，以壶两嘴对两鼻孔，热气熏之，立时生男苏醒。拟以当归参芪千金汤，服之安然。继而胞衣不下者一日，阖家惊惶。余着寻鸡头菱叶，撕破加炒皂刺三钱同煎，服之时许，胞衣随恶血分碎而下，安然无恙矣。

《许氏医案》

刘子维

张某之室，年二十余，临产十分危，三四日产不下。

当归八钱　川芎一钱　急性子一两　生黄芪一两　沙参八钱　艾叶三钱　官桂三钱　龟板五钱　香附三钱　牛膝四钱　桑寄生五钱

三付，一付平安。

李俊注：此难产也。治难产法，补血以资滑利，补气以运行，阳虚则补气、补血而助之以辛热；阴虚则补气、补血而和之以甘寒，此大要也。其次则利血气、开关窍以畅其机，而为之助。

参、芪、当归大补气血为君，盖非水无以载舟，亦非水无以行舟也，龟板滋阴益血而治当开不开，急性子软坚透骨而性急，牛膝散结滑窍而下行，皆治难产之药也。四味中急性子、牛膝催生之力大，龟板、寄生则以补为通，行中有守，分之各有妙义，合之皆不可少也，临证时斟酌用之为要。

香附、川芎疏郁滞以利血气，理自寻常；艾叶、官桂逐寒湿以利血气，义颇精深。盖血脉得阳则开，运行尤速，况产妇临盆时，下衣单薄，外寒易侵，侵则血脉收缩，又为必然之势乎？

桑寄生益血安胎，安其母也，母安则胎安也，兹用于难产者，母安则胎易下，不催生之之催生也。

《圣余医案诠解》

巢渭芳

万绥南池沿上，某妻，年近四旬，第七产矣，值八月中旬，腹痛，午后已产一子，并无瘀恶，少腹坠痛依然，彼夫惊惶无措，转友邀渭诊之，两手脉仍弦上鱼际，唇红神畅，形体不丰。曰：双胎也。令高坐，下垫草纸十余层，如在矢坑凳上，则气升而壮。以黄芪、当归、牛膝、川芎、生地、潞党参、龟板、童便、桂心。啜药片时，又生一男。

又有渡船头恽某妻首产，已经六日不下，邀渭诊之。两脉弦滑，不上鱼际，因房中惊扰太过，随命其夫尽呼出之，留一催生姬足矣。以妊妇两股臀高坐在床沿上，下垫粗草纸十余层，上面织狭，下面稍阔，徐徐叠上，约有五寸厚，命静坐，再针刺两足小趾外侧，各灸一壮，候药力到可产耳，亦投潞党参、龟板、川芎、桂心、血余、怀牛膝、炙生地、生蒲黄、当归、菜油、童便，一剂即生。所谓"能使人规矩，不能使人巧"，两妇之产难，若专以药力，或不如是之速也。

以上出自《巢渭芳医话》

费承祖

安徽刘锡之之夫人，难产腹痛一昼夜，人颇不支，延余诊之，脉来沉细。此气血皆虚，不能传送。

黄芪二两　党参八钱　甘草一钱　熟地二两　当归六钱　大白芍三钱　川芎一钱五分　生龟板一两
枸杞子六钱　菟丝子六钱　川贝母六钱　白蔻壳一钱五分　白茯苓六钱　车前子三钱

煎服一剂，顺流而下，母子俱安。

《费绳甫医话医案》

吴鞠通

满氏，三十四岁。难产五日不下，呼吸定息脉再至，阳气不充，里寒，且有癥瘕，与温经。

肉桂五钱　云苓块五钱　川芎二钱　人参一钱　川椒炭三钱　全归三钱

煮三杯，分三次服。尽剂而生，大小无恙。

又，产后惟腹中癥痛甚，仍以前方内加：

炮姜四钱　淡吴萸三钱　炒小茴香三钱　桃仁三钱

煮三杯，分三次服。服后下血块长六七寸者二枚，略如狗形无腿，腹中尚有一枚，不敢再攻，以服通补奇经丸化净，而身体大健。

《吴鞠通医案》

孔继炎

亡友赵君之女，王姓妇也。患难产，其弟告予，予书脱花煎付之。逾时复来，言药不能下也，人事不省，牙关已紧。予往视之，入见此女，乃拥被在床，教人掖以坐，瞪目直视，不言亦不呻。索手为诊，两妪力牵不能出，盖卷抱胸前，如曲铁然。强擘一只诊之，脉紧而劲，不为指挠。曰：此中寒证也。屋中岂无火乎，何以至此？一妪曰：前宵大风发屋，夫妻露卧至明，此时受寒，亦未可知，然日间初未言病，过午腹痛，知为欲产，此晚胞浆已破，胎抵产门，许久不下。将用药催生，忽大寒战栗，浑身俱缩，胎复上冲心腹，人事一丝不省矣。所以抱扶使坐，恐放倒气绝矣。既气不绝，腿直不可复屈，将如胎何？予曰：慎勿放倒。遂出书方，用川芎、当归各一两，制附子六钱，陈皮六钱，肉桂、红花各三钱，令奔马急取。又令以葱二斤，煮沸汤，入罐中，覆以布，围以棉，一人扶持置其怀，熏令汗出。又泡乌梅擦其牙。此药至煎成，身已得汗，手足渐软，牙关已开矣，遂灌以药。药尽，又令取前开脱花煎，重加肉桂，煎以俟。妇弟曰：药已入腹，可保无虞乎？予曰：难必。夫产至不顺，性命已不可测；寒中而入脏，生死尤不可知。况当临盆坐产之时，加以至险极凶之证，一药不愈，犹能俟要求治法乎？盖胎至将产，败血随之而下，新血因之而动，此骨节开张，脉络交驰时也，猝遇暴寒逼迫，大战大缩，气逆而上，骨肉凝重之胎，已被提入心胸，其散行离经之血，有不冲入脏腑，贯入胸膈者乎？此证不言不呻，人事不省，正是血入心包，鼓乱神明之故。若止寒邪为害，在外则肢体强劲，在内则心腹大疼而已，不能如是昏闷也。惟寒胜而气为之厥，气厥而血从之逆，乃于痛苦至急之顷，现此知觉全无之象。若更历一时不解，寒凝血结，不可问矣。现在肢体柔和，牙关自开，乃外治之效，内病尚未可知。且胎之下者已上，生理之自然者已乱矣。即令更转而下，而人之困也已甚，生气之不绝者微矣。倘因产而脱，谁续其生？既幸而不脱，而逆行上窜之血，犹恐稽留不下。若产后败血不见，或见而不顺，肿胀瞀乱诸证，顷刻并起，险矣！汝曷入验其舌，若舌色不青，胎犹未死，是犹险中一善机也。言未已，有妪出，问：胎抵小腹，又将下矣，预备之药用否？予令急服。服后不久，而胎下女也，竟犹未死。而病人则昏然，人事犹未醒也。天将曙，问：病人稍醒否？曰：能言能动，尚不识人，败血亦如常顺下。予诊之，见脉紧悉化，别无恶候，为书理气活血之方，嘱令续服，遂归。

附：脱花煎方：牛膝二钱　车前二钱　红花二钱　当归八钱　川芎三钱　肉桂二钱

酒一盅，引热服。

若死胎不下，加朴硝三五钱，即下。

《孔氏医案》

邹趾痕

金玉璋之妇，横产三日不下，请愚诊视。玉璋谓愚曰："儿一手先出，稳妇为敝内抱腰搓腹，作诸运动无效。请君主一催生之方，以辅助之。"愚曰："催生之方，不可乱投，据云儿一手先出，是谓横生，儿既横卧腹中，纵服催生方，亦不得下。稳妇无知，抱腰搓腹，意在促儿速下，殊不知不合理之乎法，越促速下，越不得下。须知生产之道，当取自然顺下之法，断不可强迫横下，况强迫亦不能横下。今日之法，不必今日产生。此时产母坐盆已久，身体劳乏已极，宜令休息，宜令仆妇将产母抬置床上，平卧养神。产母平卧，儿亦平卧，既免儿身下坠之苦，又得调济精神之益。平卧一日，俟其母子精神俱皆强旺，然后令稳妇用芝麻香油擦抹儿手，轻轻向腹内推送。因为平卧，乃可推送入腹，若一次不能全推入腹，多推几次，必能全入，全入之后，再平卧数小时，儿自转身以头向下，仍可顺产而出也。"玉璋聆愚说，颇有疑虑，问曰："儿已手出身不出，若又推手入腹，再缓数小时，儿在腹中，呼吸不通，宁不气闭而亡乎？"愚曰："君不闻儿在腹内，不以鼻通呼吸，不以口纳饮食乎？惟因儿在母腹惟以脐带之吸收为生命，不以饮食呼吸为生命，是故儿在腹内，十个月无闭气之苦，岂虑一日半日而闭气乎？"玉璋悟曰："甚矣，鄙人之不智也。前者敝内腹鸣证，君已将儿在胎中以脐带之吸收为生命告我矣，我今尚尔梦梦，宁不愧死。"于是吩咐仆妇稳妇毋庸妄动手脚，将产母抬置床上，教以安卧，稳妇将儿手送入腹内。仆妇稳妇莫不遵照办理。明日果然儿自转动，腹中大气一催，竟得顺生而下。玉璋喜不自己，谢曰："君真明医也！敝内陷于危险，又得重生，皆君之赐也。"

论曰：脐带与九窍者，乃植物与动物之两大生命也。凡植物只有托根于土中，伸干或藤于土外之生命，动物乃有植根于母体，伸脐带于胎中之植物生命，又有呼吸空气、饮食溲便之动物生命。方其在母腹也，纯用植物生命，及其出母腹也，则断绝脐带，脱离植物生命，而接以呼吸饮食之动物生命。夫呼吸之生命，成于天之九数，饮食之生命，成于地之十数。天之九数者，天之空气也，天以空气入人之鼻中而起呼吸，故曰悬命于天。地之十数者，地之五味也，地以五味入人之口中而起饮食溲便，故曰资生于地。《六节脏象论》曰："天食人以五气，五气入鼻，藏于心肺。地食人以五味，五味入口，藏于肠胃。"此之谓也。

《圣方治验录》

施今墨

丁某某，女，28岁。患者平素体健，怀孕已足月，产前检查未见异常。昨日中午1点破水后，即送至某医院产科，至今日下午已超过二十四小时，仍未生产。检查无产道异常、胎位不正和胎儿畸形等情况，医院考虑做剖腹产手术，患者不愿，由其母前来问方。

辨证立法：羊水已出多时，生产困难，显系阴液不足、气滞不降所致，拟用养阴润燥、调理气血为治。服药后五小时，如胎儿仍不下，即施手术，万勿拖延。

处方：菟丝子15克 火麻仁18克 赤白芍各6克，打碎 冬葵子12克 油当归12克 香附米6克 紫河车10克 炒桃仁10克 炒枳壳6克 炙甘草6克

《施今墨临床经验集》

第二节 恶露不下

程从周

吴彦超令正年近二旬，七月尽间分娩后，一二日小腹胀疼，恶露不下，渐逆胸膈间，不能卧倒。初医专用行血之剂，未效。次日渐重，夜则谵语，直视卧倒，则逆上心胸，靠住则稍稍降下，以为瘀血奔心。夜半延余诊视，脉之右大于左，气口紧甚，余知其食而兼气郁也。问之，果食猪腰、鸡与蛋之类过多，且有私事怫意，余曰："宜行气消导而兼破血之剂。"或曰："恶露不行而胀痛者，血也。今专用消导行气，何据？"余曰："血乃有形之物，乌能遽上而遽下乎？今既能上又复能下者，乃无形之气也。况血随气形，余今多用行气，即行血也。若之何而不可？"于是剂以山楂、苏梗、乌药、香附、青皮、陈皮、归尾、川芎、桃仁、红花之类，一剂而能就枕，再剂胸膈顿宽，数日后霍然而起。

《程茂先医案》

郭右陶

顾月溪内室产后三日，腹中绞痛，胀大如鼓。恶露不通，延余诊之。余思产妇腹病，当在小腹，大腹胀痛，亦仅微疼。今产妇大腹绞痛异常，非产妇本证。及按脉洪数有力，余曰："此产后兼痧胀也，当取痧筋验之。"不信，漫服产后药，益觉昏迷不醒，复求余治。势已危极，痧筋不现，先取童便一杯饮之，少苏。阅十指筋，刺出紫黑毒血二十一针。然后扶起，放腿弯痧六针，绞痛稍定，用独活红花汤微温服之。迨痧毒消尽，胀痛尽止，恶露俱通，后调补乃痊。

《痧胀玉衡》

王三尊

旋兄君瑞大媳，产后恶露不下。予始用暖下焦散瘀血药，不效。继而恶露上冲，呕痛不食。予视脉体皆实，问其饭量，可食升米。胃中必有宿滞，气闭不通，以致下焦之气吸而不行，瘀血因之不下矣。遂与槟榔、青皮、枳壳、木香、肉桂、元胡、桃仁等。加以九蒸大黄，二便俱下恶物，臭不可闻者而愈。又孙妇甚健，疫证堕胎，恶露不下，参以下证，亦以熟军下之而愈。此兼时疫，又有少别。虽然使未阅张子和书，敢斗胆若此乎？一医闻予言，以为此法可常行，遇一产后恶寒发热，竟与寒凉发散之剂，几至立毙。予与朱笠用参、附、姜、桂而愈。噫！若

见解少有未透，此法可轻试乎？

《医权初编》

任贤斗

王秦川之妻，初胎产时，水下胎落，胞衣亦下，血不下，腹胀大，按之坚，瘀血停滞不行，须破瘀行血。奈本妇阳虚气弱，精神不足，况生产又延四日，其气愈虚，破瘀之药皆伤中气，气弱之体，岂堪复伤气乎？若不投破药则瘀血不去，气弱之人又岂堪瘀血上冲乎？细思惟补气为上策，复思若待补药助阳而逐瘀，非一日之功，况瘀血不宜久停，乃用菖蒲、姜、葱、柑叶芳香等物，石臼春烂，作一大饼，敷于肚上，上用熨斗盛火游熨，许久腹内即响，约一时瘀血尽下，腹中豁然，然后进助阳补中之剂，数服神强体健而大安。

《瞻山医案》

黄凯钧

许氏，二七，产才三朝，腹痛身热，系恶露留阻，当生化法。

当归　川芎　益母草　香附　棠球子　炮姜　炙草

两服愈。

《肘后偶钞》

王孟英

朱氏妇，产后恶露不行，而宿哮顿发，专是科者不能下手。孟英以丹参、桃仁、贝母、茯苓、滑石、花粉、桂枝、通草、蛤壳、苡仁、紫菀、山楂、旋覆、琥珀、丝瓜子、茺蔚子等，出入为方，三日而愈。

予荆人　娩后恶露不行。或劝服生化汤。适孟英枉顾，诊曰：阴虚内热，天令炎蒸，虽赤砂糖，不可服也。以生地、丹参、丹皮、豆卷、茺蔚子、茯苓、桃仁、山楂、栀子、泽兰、琥珀，投之即效。且无别恙而易健。可见体质不齐，药难概用，况其致病之因不一，病机传变无穷。语云："量体裁衣"，而治病者，可不辨证而施治耶？孟英尝曰：凡产后，世俗多尚生化汤，是以一定之死方，疗万人之活病，体寒者固为妙法，若血热之人，或兼感温热之气者，而一概投之，骤则变证蜂起，缓则蓐损渐成，人但知产后之常有，而不知半由生化汤之厉阶。此风最盛于越，方本传于越之钱氏，自景岳采入《八阵》，遂致流播四海，人之阴受其害者，数百年矣。从无一人能议其非，今特为此长夜之灯，冀后人不致永远冥行，或可稍补于世。但景岳最偏于温补，而独于产后一门，力辨丹溪大补气血为主之非，可谓此老之一隙微明，惜犹泥于产后宜温之谬说，盖由未入仲圣之宫墙也。

金亚伯廷尉之簉室，产后恶露不行，渴、泻、痰多。孟英以北沙参、滑石、生薏苡、扁豆、蛤壳、豆卷、石斛、竹茹、枇杷叶、琥珀、茯苓等药，数剂而愈。

庚子春，戴氏妇产后恶露不多，用山楂、益母草酒煎，连服数日，遂发热自汗，口渴不饥，眩晕欲脱，彻夜不眠。孟英视之，曰：此素禀阴亏，血已随胎而去，虽恶露甚少，但无胀痛之苦者，不可妄投药饵。酒煎益母草、山楂不特伤阴，且能散气。而汗泄口干，津液有立竭之势，即仲圣所谓"无阳也"。盖人身天真之气谓之阳，阳根于津，阴化于液，津液既夺，则阳气无根而眩晕，阴血不生而无寐，若补气生阴，则舍本求末，气血不能生津液也。唯有澄源洁流，使津液充而气血自复，庶可无忧。以西洋参、生黄芪、龙骨、牡蛎、玉竹、百合、甘草、麦冬、生苡仁、生扁豆、石斛、木瓜、桑叶、甘蔗浆，投之，一剂即安，数日而愈。后以滋填阴分，服之乃健。

以上出自《王氏医案》

张大曦

上腊严寒生产，受寒必甚。当时瘀露未畅，脐下阵痛，迄今五月未止。阅所服药，皆宗产后宜温之例，固属近是，惜未考经穴经隧耳。譬诸锁则买矣，何以不付以匙？买者不知，卖者当知；病者不知，医者当知，致使远途跋涉，幸遇善与人配匙者。

肉桂二钱　细辛五分

同研末泛丸，匀五服，每晨一服。

诒按：方颇奇特。

《柳选四家医案》

何平子

产来几及二旬，恶露不下，结瘕作痛，自汗频泄，兼之不食脾泄。防其虚脱，姑拟扶正温通，佐破瘀法，图其奏效。

炒黄党参三钱　带皮茯苓三钱　煨木香五分　统当归二钱　土制于术二钱　炮姜一钱　炒橘核钱半　瓦楞子五钱　炒车前三钱　益母草二钱

复诊：焦白术　元胡索　茯苓　煨木香　粗苏叶　全当归　瓦楞子　泽泻　川楝子　冬瓜子

《壶春丹房医案》

张畹香

毛姓一妇，孕八个月，霜降后患伏暑，黄昏寒热，似疟非疟，无物不呕。是上中焦证，其阳之不通，以禁用滑石故也。然日用厚朴、藿梗，更多医，呕总不除。予以喻氏进退法，一剂呕止，即告辞。以极于上者，必反于下。一产即为棘手，病家再三嘱治，用安胎清暑法，不弥月而产。产后母子均吉，惟恶露点滴则无。予思病经一月，今欲求其血，是迫饥民而征敛也，理当加本求利。于是以丹参八钱，当归三钱，川芎二钱，再加沙苑子一两，以代地黄。经血大至，服十剂恶露已净。黄昏寒热又作，予谓是极于下，必反于上也。用薄荷、滑石辛凉解肺而愈。

《医病简要》

徐镛

东门鞠上玉室初产患恶露不行，胸腹饱胀，其脉数大而疾，上兼鼻衄。余用当归二两煎汤，冲热童便与服，稍稍安稳，但恶露止有点滴耳。更医用炮姜等温通套剂，遂至胸腹增胀，恶露点滴不下。有欲依产后春温春例，大进苦寒之品。余曰又非稳治，坚用归、地、丹、芍等凉血和血之剂十余日，恶露大行而全愈。凡产后病解能食，七八日更发热者，当作别病者，初产后即发热者，则仍作产后治，但各有寒热，两途不可不条分缕析。

《医学举要》

汪廷元

马旌阳兄令正妊娠八月，腹痛里急，时欲大便。医恐其作痢，稍以痢法治之，遂产。血晕久而后苏。夜半吴淯南兄急请往诊。脉伏，恶露甚少。用当归、川芎、枣仁、茯神、泽兰、山楂等，外用醋炭法。恶露大行，人亦少安。六朝后，头偏痛，牙根肿，咽喉中痛，心烦不寐。予谓："产后法当大补气血，若阴亏阳无所附，尤宜剂以温补，诚万举万当也。此则阴虚多火之体，加以产后郁怒，致动肝肾之火，脉数有力，断非真寒假热矣。倘蹈常习，故亦施温补，不几助邪而盖疾乎？"乃以丹皮、元参、生地、当归、赤芍、桔梗、栀子、荆芥穗，凉血散热。又以童便之咸寒，引之下降。与当归之辛温，逐瘀生新。一服而减，三服而痊。

《广陵医案摘录》

张乃修

右。新产之后，恣食冷物，以致恶露不行，腹中结块作痛。姑拟宣通，以觇造化。

延胡索一钱五分，酒炒　当归须二钱　五灵脂三钱，酒炒　炒赤芍一钱五分　干漆一钱五分，炒令烟尽　炒蓬莪术一钱五分　南楂炭三钱　乌药一钱五分　山甲片一钱五分

又：结块已化，腿足作痛，是必瘀流络隧。寒热交作，阴阳争战。再为宣通。

延胡索一钱五分　制半夏二钱　郁金一钱五分　青蒿二钱　南楂炭三钱　大豆卷三钱　酒炒当归二钱　乌药一钱五分　红花汤炒橘络一钱

周右。产后恶露未行，气血凝滞，腹中有形作痛，临圊更甚。脉细关弦。气升汗出不止。此营滞阻气，气滞为液，液泄为汗。宜宣通和化，所谓通则不痛也。

延胡索　金铃子　焦楂炭　炒赤芍　火麻仁　乌药　香附　归尾　香橼皮　上瑶桂泛丸

二诊：上逆之气稍平，而临圊仍然腹痛，大便艰涩。血燥气滞。前法参入子和玉烛散出入。

炙生地　酒炒归身　制香附　金铃子　延胡索　川朴　缩砂仁　炒赤芍　酒炒上湘军二钱，后入　瑶桂泛丸

三诊：脉弦稍收，便稍转润，临圊作痛亦减。足见血燥气滞，腑浊因而不泄。前法再参破浊。

金铃子　九节葛蒲　川朴　郁金　藿香　延胡　磨沉香　炒赤芍　香附　砂仁　火麻仁

四诊：痛势已定，惟临圊尚觉不爽。的是血凝气滞，不能上交少阳，而反下陷于太阴也。

前法再进一筹。

醋炒柴胡五分　金铃子一钱五分　楂炭三钱　香附二钱　杭白芍三钱　醋炒青皮一钱　当归二钱
砂仁五分　乌药一钱五分

郑右。因痢而产，产后痢仍不止，腹痛里急后重，恶露不行，少腹按之硬痛。所下之色，夹杂瘀黑，杳不思纳，胸脘不舒。脉滞而硬。此暑湿热三气郁阻肠中，瘀露不行，腑气更加郁结。胎前下痢，产后不止之条，古人言之郑重，非虚语也。勉拟通化一法，以希天佑。

木香七分　乌药一钱五分　泽兰二钱　土炒白芍二钱　五灵脂二钱，酒炒　生蒲黄五分　乳香六分，去油　延胡二钱　山楂四钱，赤砂糖七钱并炒，绢包　赤白苓各二钱　炮姜五分　伏龙肝一两五钱，煎汤代水

又：楂肉四钱　赤砂糖七钱，二味拌炒枯，研细为丸，每服三钱

二诊：投剂之后，屡下紫黑瘀块，少腹亦舒，圊数顿减其半。然临圊犹然后重，气坠不爽，全不思纳，胸中似乎有物梗塞，由此而饮食更觉妨碍。脉虚无力，苔白少华。恶露既通，腑中之阻滞稍宣，而中阳结痹。虽得转机，尚不足恃也。

台参须六分　乌药一钱五分　广皮一钱　苏木五分　酒炒延胡一钱五分　赤砂糖五钱　楂灰二钱，与砂糖同炒，包煎　熟附片五分　公丁香二分　茯苓二钱　乳香五分　粳米一两，包煎　伏龙肝一两，煎汤代水

改方：服方梗塞处觉灼热微痛，去参须、丁香。

三诊：头面遍身发出赤痦，口渴较前稍定。暑热之气，藉得外越。无如少腹结块虽消，而按之尚觉作痛，下痢虽大减疏，然昼夜犹然在二十次左右，少腹之痛松，则胸中之痛甚，上下互相联络。良以冲瘀未清，则冲气逆上，盖冲脉起于气街，而布散于胸中，所以此响而彼应也。鼓棹迎风，茫茫涯岸。再为宣瘀，以冀冲脉得通，胸中得旷，若能安谷则昌。

细生地四钱，姜汁炒炭　酒炒归尾二钱　生牛膝三钱　五灵脂三钱，酒炒　炙乳香五分　单桃仁三钱，去皮尖，打　台乌药一钱五分　元胡索一钱五分　生蒲黄七分　赤白苓各二钱　生米仁四钱　生熟木香各三分　人参回生丹一丸，分二次化服

改方去回生丹，加橘白一钱、稻根须五钱、玫瑰花二朵得效。正蒙附记。

以上出自《张聿青医案》

王旭高

孙。前年小产，恶露数日即止，因而腹中作痛结块，心神妄乱，言语如癫。此谓血风病也。胞络下连血海，上系心胞，血凝动火，火炽生风，故见诸证。诊脉弦搏，肝阳有上亢之象，防加吐血。为治之法，当以化瘀为先，清火化痰为佐。

川贝　赤苓　丹参　蒲黄炭　五灵脂　川连　香附　延胡　焦山栀　茺蔚子

另：回生丹一粒，开水化服。

渊按：血风病有数种，此因产后瘀凝而得，病在冲任血海，上及心包，不脱产后着笔。

章。先痉厥半日而后产，产后厥仍不醒，痉仍不止，恶露稀少，汤水不能纳，纳则仍复吐出，面赤身温，脉洪而荒。肝风炽张，营虚气耗，虚阳外越，冷汗遂出，恐其厥而不返，奈何奈何！姑拟一方，希冀万一。

肉桂五分　当归三钱

煎汤冲童便一杯，化下回生丹一丸。

渊按：脉荒者，乱也。究属杜撰。虚风挟痰上逆，化痰降火，冲入童便最妙。

又：前方勉灌三分之一，恶露稍多，面赤稍退，脉大稍软，而厥仍不醒，舌色灰黄，时沃涎沫，两日饮食不进。营虚气滞，胃虚浊泛。必得温通化浊，以冀阳回厥醒为妙。

肉桂　炮姜　半夏　全当归　丹参　山楂肉　陈皮　茯苓　紫石英　童便冲入

又：厥醒进粥半盏，诸无所苦，惟周身疼痛，不能转侧。舌苔白，口不渴。拟温养气血，兼和胃气。

肉桂　炮姜　黄芪　半夏　当归　丹参　茯苓　陈皮　桑枝

以上出自《王旭高临证医案》

黄述宁

蒋姓妇人，产后污浊不行，又因气郁相触，脐上人骨下，大如两拳，按之坚如石，四围充满，较之十人怀胎者而倍大。盖怀孕只腹大，而胸口不高，诸医以调气活血之药，投之不效，因用回生丹四丸，一丸分作三服，当其肺气喘逆，则配以疏肺之药，肝气冲逆，则兼用伐肝之品。三日后，胸前之坚者软，少腹及两胁之膨者亦消，其人始能起坐，犹以似八月怀胎之腹，忽添心慌意乱，汗出脉软，恶露少下，而大便无度，只得暂停攻伐，以八珍加沉香、木香，固其正。三五日后，神气稍旺，又复以通逐而小其剂。初时只有浊物从二便出，至此始得浊气流通，渐消如三月之腹，又忽添少腹虚痛，小便不禁，竟似胞门大开之象，非峻补无以收功，又恐腹中余剩之坚，得补而固，甚为棘手，因与家传胎产金丹十丸赠之，令其每日服半丸，以黄丝绵汤送之。越半月，而神旺腹消，溲便如常矣。

《黄澹翁医案》

张士骧

学琴夫人，产后三四月恶露未见，腹无痛胀，冲逆呕吐涎沫，头痛目眩，口渴，胸膈冲疼，堵塞满闷，号叫不止，汗出不寐，便难。前医进以生化汤加减，数剂不应。更医照三冲治法，进以行气破血宣郁方，其闷愈甚。诊脉虚大而芤，病因身体素弱，生产之时去血已多，无复余血恶露，腹无痛胀是其征也。王孟英论生化汤之弊云："体寒者固为妙法，若血热之人耗阴伤液，莫此为甚，变证蜂起，蒉葆之渐。夫产后之虚，虚在八脉，五液大伤，再加以生化汤之辛窜劫夺，风阳陡动，冲突上逆，种种见证无非液伤风动，挟冲脉以上逆，以冲任丽于阳明故耳。"吴氏鞠通于产后郁冒、痉厥、大便难三大证，皆主以三甲复脉、大小定珠及专翁大生膏等法。今遵其意，选用定风珠一法，以消息之。十余剂而痊，且弥月后，身体更觉肥胖。因产后恶露未见而用此药，未免骇人听闻，病家多有不敢服者，故特为表明之。

元武板八钱　西洋参三钱　大麦冬三钱　东阿胶三钱　青龙骨五钱　生牡蛎八钱　净淡菜三钱　旧熟地五钱　炒白芍三钱　五味子钱半　炙甘草二钱　云茯神三钱　浮小麦四钱　鸡子黄一个后冲　净童便一杯，同煎

《雪雅堂医案》

巢渭芳

石桥，恽右。大产五日，因家境困难，行动太早，腹痛甚于脐下，寒热并作，恶露顿止，苔白，脉小急，大便阻塞，肠痈之象，宜于和营化瘀法。炒归尾、生苡仁、荆芥炭、白芥子、怀牛膝、木香、桃仁、银花、红花、赤芍、丹参、粉丹皮、生草、两头尖。三剂效。

万绥祈庄村，某妻，年三十五岁。大产后下瘀突少，发热面黄，食减胸闷，已越一月，右膝上外侧肿胀绕及委中，肉色晦暗，按之始痛，此是瘀凝络道之外疡也。渭芳明喻之，彼家方知疡证，投气血双补之剂，高突处针刺出黑紫血如墨汁。其夫谓为不治证，渭治以建中加减而愈。

以上出自《巢渭芳医话》

王仲奇

胡右，辛家花园。产后十三日，恶露早断，气滞血瘀，湿热乘隙侵袭，发热午后较甚，胸闷欲呕，腹痛，少腹右旁有癥癖作梗，脉弦数，苔灰糙。治当两顾。

法半夏　香白薇炒　白豆蔻　杏仁去皮尖　茯苓　佛手柑　川楝子煨　玄胡索炒　青皮炒　陈枳壳炒　五灵脂炒去砂石　泽兰　山楂炒炭

二诊：产后已越两候，恶露早断，瘀凝气滞，少腹右旁有癥结作梗，腹痛时作时止；湿热之邪乘隙侵袭，前以两顾，恶露得下但仍未爽，热轻未净，痛已见减，胸闷欲呕亦平，脉濡弦稍数。守原意以治。

法半夏　香白薇炒　白豆蔻　杏仁去皮尖　条芩炒　茯苓　益母草　五灵脂炒去砂石　泽兰　川楝子煨　玄胡索炒　旋覆花包　獭肝研末冲

《王仲奇医案》

吴鞠通

癸亥五月二十六日，丁氏，二十八岁。血与水搏，产后恶露不行，腹坚大拒按，神思昏冒，其为瘀血上攻无疑。

归尾五钱　藏红花三钱　川芎一钱　桃仁三钱　两头尖三钱

煮三杯，分三次服。间服化癥回生丹五丸。

二十七日：血化为水，瘀滞攻心，昨已危急，因用回生丹，以直入厥阴阴络之两头尖为向导，续下瘀滞，而神气已清，但瘀滞尚多。议以化癥回生丹缓攻为宜。

藏红花二钱　泽兰二钱　两头尖三钱　广郁金三钱

煮两盅，渣再煮一杯，分三次服。化癥回生丹三丸，每次和服一丸。

二十八日：腹中无处不痛，脉沉数有力，瘀血尚多。

归尾五钱　元胡索四钱　泽兰三钱　桃仁三钱　京三棱三钱　莪术三钱　红花二钱　两头尖五钱川芎一钱五分

煮四杯，每杯和化癥回生丹一丸服。

二十九日：瘀滞已去不少，腹痛减去八九。经谓大毒治病，十衰其六，即无毒治病，十衰其九，勿使过剂。今日头晕而冒，视歧见两物，不可猛浪再与攻瘀，议七味丸加车前子、牛膝、琥珀，一面摄少阴生气，一面宣络脉之血，方为合拍。此时生死攸关之际，不可不精细也。

茯苓四钱，炒黄　熟地炭八钱　肉桂三钱，炒焦　炒泽泻六钱　萸肉炭三钱　丹皮四钱，炒焦　山药三钱，炒焦　车前子四钱　牛膝四钱

共炒炭，煮成三碗，又加琥珀细末九分，分三次冲服。

三十日：同前。

六月初一日：瘀血随冲气上攻，神昏，又用化癥回生丹五丸。

初二日：前用摄少阴开太阳法，小便稍利，肿胀征消，但冲气上动，咳而不寐。议伐肾邪以止冲气，和胃以令寐。

茯苓块八钱，连皮　半夏六钱　紫石英三钱，生研细　桂枝木三钱　秫米一撮　制五味一钱

甘澜水煮成三杯，分三次服。

初三日：昨与伐冲气，兼和胃，业已见效，仍宗前法；腰冷少腹胀，加小茴香。

猪苓三钱　茯苓块八钱，连皮　半夏八钱　泽泻三钱　老厚朴一钱　秫米一合　桂枝三钱　小茴香一钱五分，炒炭

甘澜水煮成三杯，分三次服。

初五日：脉渐小，为病退；左关独大，为肝旺。夜间气上冲胸，浊阴随肝阳上升之故。产后阴虚，不敢峻攻，食少，宜开太阳，兼与和胃。

茯苓块五钱，连皮　桂枝三钱　小枳实一钱，打碎　旋覆花三钱，包　泽泻三钱　五味子一钱，制　焦白芍三钱　半夏六钱　广皮炭一钱五分　广郁金一钱五分　泽兰一钱五分

煮三杯，分三次服。

初七日：诸证悉除，惟余痰饮咳嗽，喘满短气胸痹，皆系应有之证，无足怪者。经谓"病痰饮者冬夏难治"，况十数年之痼疾，又届产后乎？

桂枝五钱　姜半夏六钱　厚朴二钱　桂心三分，冲　生薏仁五钱　薤白一钱五分　猪苓三钱　茯苓块五钱　广皮二钱　泽泻三钱

煮三大杯，分三次服。

《吴鞠通医案》

金子久

难产气血错乱，下焦瘀露尚阻。而胎前之暑风乘机而发。暑为火邪，先伤气分；风为阳邪，尤伤上焦，清肃失司，邪阻酿痰，痰聚气机，清阳为痹，胃纳顿减，大便窒滞，略有身热，稍觉头痛，脉象均觉滑大，舌苔满布燥白，上为邪羁，下为瘀留，当用轻清宣上，毋碍其下，佐以芎归逐瘀，毋碍其上，第其遍体斑垒，还须甘凉解毒。

当归　益母草　川芎　淮牛膝　荆芥　丝瓜络　丹皮　净银花　连翘　益元散　橘红　漂象贝

《金子久专辑》

赵继庭

临盆动风，风未熄而产现值，新产未满一日，风虽熄而虚阳未平，恶露不行。当此之际行

瘀为第一义，生化汤是为主方。然姜艾偏热动阳，唯恐死灰复燃，不得不用权宜之法，拟独胜散合一味丹参饮进步，庶于双方皆以补益。

酒炒紫丹参一钱半　糖水炒山楂一钱半

《赵继庭医案》

傅松元

光绪二年三月，胞弟全家患温证，弟妇金氏临产，产后，热入血室。红斑满布，恶露不行，人中吊上，舌缩干红，不省人事者二日，死证俱见，黄昏发厥。我父与女科郑志刚皆束手。余曰："试为治。"乃进黄龙汤，加五灵脂、桃仁各三钱，煎送至宝丹一丸。至四更，下儿枕如拳大，五更又下如杯大者二枚。及产后四日，视不识人，忽曰："天何不亮？"切其脉，热已解，恶象渐退。余喜曰："回生矣。"又调理半万余，而占勿药。盖黄龙汤之人参，与五灵脂相反，余正取其相反而成功也。

《医案摘奇》

孔继莶

族弟继湖，道千公之次子。其妇李氏，产后一日而疟，寒热并重，败血因以不下。十余发后，疟渐止，而腹痛大作，上膜胸胁，甚则昏绝，饮食不下，强进则呕，兼之心中烦热，神气昏愦，小便短少，大便溏泻。此予见时，已弥月矣。诊其脉沉而细，且涩且数，根脚尚固。谓道千公曰：证虽危，脉犹可治。前日曾用何药？道千公取方付予，则皆温经、活血、破滞、止泻之品，正治也，而每服则病辄加重。予为沉思，药非不合，何以加病？忽悟曰：此证尚有外邪。六脉沉细，此久病之正脉也。败血未下，兼涩则宜，其数何来？此非疟邪内归，即是寒邪外染。近来疫气盛行，壮人犹或不免，况以产后久病之体，有不乘虚而中者乎？由此言之，前方为不对矣。温经则益其热，破滞则损其正，和血犹为无碍，止泻适以固邪。邪以固涩而不得下，乃串扰腹中，挟败血而作疼、作胀、作呕矣。且神气昏愦，甚至目不识人，非外邪安得有此？道千公曰：前日大热大渴，时静时烦，吾亦疑有外邪。因连日以来，热退渴止，转而腹疼作泻，不似外感。医又金云脉沉，故皆从产后立治。今当何如？予曰：外感之治，汗、吐、下三法而已。今热退脉沉，邪入脏腑，安可复汗？呕哕已多，病未见减，安可复吐？惟泄泻是邪之去路，然已日行十余次，方虑正气随之俱竭，安可复泻以益其虚乎？惟当急利小便，导引邪热从膀胱而下。膀胱之气一顺，则热邪可以渐去，正气不致日损，膜疼烦呕诸证自见轻减，而肠胃之邪热亦可移而归之小便，而泄泻自止矣。特此外尚有两死，不可不虑。道千公曰：更有何死之足虑？予曰：败血之为害也。产后一日，恶露即止，其败血之蕴于腹中者，正复不少。前日疟作而寒，经十余次之缩栗，早已提入各经。近日疫盛而热，经十余日之燔灼，料必结为硬块。在经之血非利其气不能下，已结之块非破其坚不能出，试思此时之病躯气血尚有几何？可以破气而攻坚乎？夫膜疼、呕泻、昏愦、烦热，现在之诸证也。现在失治，不过膜而死、疼而死、泻久而死，余皆不死矣，此人之所共知也。惟诸证既退之后，败血骤下而不可止，则阴尽阳越，将有虚脱之患。败血终止而不下，则积成块著，即是证瘕之根。虚脱死也，证瘕亦死也。有此两死，岂月真疼诸证一止而遂为愈乎？道千公忧曰：奈何？予曰：此亦视乎治法何如耳。败血业已不下，其散在经络者，愈行则愈远；其聚在胞宫者，愈结则愈深，必俟他证既退而后图之，晚矣。及今为日未久，方以小便一途开外邪之去路，而即于方中主以养阴之药，阴复则热自退，而膀胱之气化日充；佐以和血之品，血和则气益顺，而巨阳之引经不滞。此于外邪之正治，有相资而无相妨，迨外邪渐近，败血渐动，而真阴亦已渐复，可无虚脱之患矣。惟现在正气过弱，不堪胜领载之任，将来败血即动，亦未必能从容顺下，而预用补气之味，又为外邪助势增热，此处殊为棘手耳。然而消息于邪正进退之间，亦可委曲以求济，语所谓活法在人，未可先事而预定也。道千公遂恳坐治，予以茯苓、半夏、橘皮降其逆气，当归、芎、芍养其阴，而加以元胡、鳖甲、红花活其滞血，泽泻、猪苓、木通利其小便。再剂，小便利，遂去木通，再剂，邪热平，遂加党参，数剂之后，诸证全退，败血徐下，饮食亦大进矣。调理十日，而病瘳矣。继湖请为案，予乃录而志之。

《孔氏医案》

范文甫

张师母。产后受惊，腹痛，恶露不行。血府有瘀，诸证皆由此而起。

当归9克　生地12克　桃仁9克　红花6克　甘草3克　枳壳6克　赤芍9克　柴胡9克　川芎6克　牛膝9克　茜草9克

二诊：恶露行，乃是好事，腹痛亦瘥。

当归9克　生白芍9克　茯苓9克　川芎9克　桂枝3克　丹皮9克　桃仁9克

《范文甫专辑》

魏长春

叶新友君，夫人蒋氏，年二十一岁。八月五日初诊。

病名：半产发斑。

原因：怀孕七月，臂生一疮未溃。上月廿九日，跌仆伤胎。本月一日半产，产后恶露不行，热炽神昏，曾延西医治疗不效，遂邀余诊。

证候：身热甚炽，遍体发斑，有汗，目赤，气促，便下溏泻，神识时清时昏。

诊断：脉数舌红糙。半产之后，恶露不行，瘀热内阻，邪搏血分，而出于表，故发斑也。

疗法：用犀角地黄汤，加清暑解毒之品。夫产后凉药治例，金匮有竹皮大丸之法。徐灵胎、王孟英亦有深切发明。若泥于产后宜温之说，每致偾事，治病当知活法。岂可胶柱鼓瑟哉。

处方：犀角片一钱　鲜生地一两　丹皮三钱　赤芍四钱　桃仁二钱　紫花地丁草三钱　玄参四钱黄芩三钱　白薇三钱　天花粉三钱　生鳖甲八钱　银花三钱　生石膏一两　紫雪丹八分　杜红花二钱

次诊：八月六日。赤斑渐隐，肌肤色淡，身热略减，口干唇裂，神识明昧，头汗目赤，脉左缓，右洪滑数，舌红起刺。臂疮开刀，脓血颇多，热毒已有出路，用三甲复脉法，育阴潜阳清热。

次方：生龟板八钱　生鳖甲八钱　生牡蛎八钱　玄参四钱　西洋参二钱　大生地八钱　鲜生地一两原麦冬四钱　生甘草三钱　鲜糯稻根四两,洗净煎汤代水煎药

炳按：宜加通恶露药。

三诊：八月七日。大便日下二次，热退身凉，渴痊神清，臂疮疼痛未敛，肌肤红色，脉象缓和，舌色红润，病势转机。拟清解热毒法。

三方：生甘草二钱　银花三钱　鲜生地四钱　鲜金钗三钱　连翘三钱　生米仁八钱　紫花地丁草三钱　丹皮三钱　益母草三钱　天花粉三钱　原麦冬三钱

效果：服药后，胃苏力强，臂疮未敛，产后恶露未行。拟调营和卫，解毒润燥方善后，静养二旬痊愈。

炳按：产后瘀热发斑，清解热毒之中，仍宜通瘀热随瘀去，则效更速，乃今恶露至愈不来，或瘀血已从大便出也。

《慈溪魏氏验案类编初集》

曹颖甫

同乡姻亲高长顺之女嫁王鹿萍长子，住西门路，产后六七日，体健能食，无病，忽觉胃纳反佳，食肉甚多。数日后，日晡所，觉身热烦躁，中夜略瘥，次日又如是。延恽医诊，断为阴亏阳越。投药五六剂，不效。改请同乡朱医，谓此乃桂枝汤证，如何可用养阴药？即予轻剂桂枝汤，内有桂枝五分，白芍一钱。二十日许，病益剧。长顺之弟长利与余善，乃延余诊。知其产后恶露不多，腹胀，予桃核承气汤，次日稍愈。但仍发热，脉大，乃疑《金匮》有产后大承气汤条，得毋指此证乎？即予之，方用：

生大黄五钱　枳实三钱　芒硝三钱　厚朴二钱

方成，病家不敢服，请示于恽医。恽曰：不可服。病家迟疑，取决于长顺。长顺主与服，并愿负责。服后，当夜不下，次早，方下一次，干燥而黑。午时又来请诊，谓热已退，但觉腹中胀，脉仍洪大，嘱仍服原方。实则依余意，当加重大黄，以病家胆小，姑从轻。次日，大下五六次，得溏薄之黑粪，粪后得水，能起坐，调理而愈。独怪近世医家遇虚羸之体，虽大实之证，不敢竟用攻剂。不知胃实不去，热势日增，及其危笃而始议攻下，惜其见机不早耳！

《经方实验录》

周镇

秦冬泉妻，西门外。向有肺痰咳喘，怀妊后略好。丁巳五月生男，恶露不畅。五朝食糯米饭，其夫斥之则大忿，迨晚寒热，恶露更少。北郭王君用回生丹等，不应。迨六月十一日延诊，脉数，苔白。视其面瘦，咳喘大盛，痰韧成碗。鼻窍扇动，亦为败征。审其病因，暑热开窗，产时手不停扇，暑邪挟风可知。少腹曾大痛，下瘀不多，因气而血滞，亦为血瘀。产后喘盛有自汗，防变。初拟炒荆芥、杏仁、蒲黄、旋覆、荷叶、泽兰、川贝母、赭石、郁金、香附、乌药、蓬术、玄胡、五灵脂。另西血珀、伽楠香、没药、血竭，研末服。复诊：瘀略行，喘略减，惟汗犹自泄。前方去荆芥、杏仁、香附、蓬术、泽兰，加蛤壳、桂枝汤炒地骨皮、丹参、两头尖。药末去血竭、没药，加猴枣，清其热痰。热大轻，痰喘骤定。三诊：鼻扇、气逆、涌痰均止，腹痛退，尚板滞，胸中不舒，自汗肤冷，便泄力乏。脉转虚微，苔浊化，舌淡红。气滞不清，元阴大虚矣。拟东洋参、野于术、冬虫夏草、桂枝汤炒地骨皮、白芍、淮小麦、茯苓神、米炒麦冬、五味子、煨木香、楂炭、炒枣仁、杞子等。渐觉脉振卓，汗泄止，力复原而安。

　　于君之室，南苏秦于巷。乙卯春，因胎前肿胀，产后复剧。向有宿咳，胸痛气胀，少腹中结块如杯，坚而疼痛。询知产后恶露甚少，积久有形。南城某君诊系湿热，服多剂不退。尤渡所售之产后药已进数剂，亦不甚验，因来诊。脉濡左弦，因宗气滞停瘀，兼挟痰饮例，疏旋覆、橘皮、半夏、橘核、川楝、玄胡、归须、香附、乳香、没药、两头尖，而别以葱须、麦秸煮水煎药。服数剂，面肿略减。复询肝火素旺，气机不畅。用四七气汤、金铃子散、失笑散加丹参、泽兰、防己、蓬术、郁金等。服后上身之肿大减，腹中瘀块已软，向本足胫轰热亦定。再予旋覆、紫菀、香附、苏梗、乌药、当归、泽兰、防己、蓬术等。腹痛止，瘀块已化；脘满既松，食亦大增。至四月初浣，肿势全退。病者因胎前肿胀，绵延产后数月，多医广药而不见退，故一经应效，即谨慎饮食，服药忌盐，迨乎善后，毫无反复阻滞。续拟丸方：当归、赤白芍、川芎、姜汁炒生地、泽兰、丹皮、丹参、防己、川楝、黑豆、茺蔚子、郁金、香附、乌药、麦芽、鸡内金，研，以神曲煮糊为丸，早晚两服。连服两料，甚觉相宜，而告全愈矣。

《周小农医案》

翟竹亭

　　邑西郭外彭庄王金铭女，年二十余。九月临产，产后二日出外洗衣，至家寒热大作，恶露立止，腹疼难忍，满面发赤，几死者数次，诸医袖手。请余时业已六日。此证产后为虚，瘀血为实，王好古曰："不能固其虚，安能攻其余。"遂用扶正攻血，二帖瘀血大下，诸证已去六七，又服一帖，恶露方尽。后用八珍汤三帖病良已。

　　扶正攻血汤

党参 15 克　茯苓 10 克　白术 10 克　炙甘草 10 克　桂枝 15 克　干姜 15 克　三棱 12 克　莪术 12 克　焦山楂 30 克　穿山甲 10 克　桃仁 24 克　红花 10 克　水煎服。

《湖岳村叟医案》

叶熙春

　　郭，女，二十九岁。三月。杭州，产后一候，夹感，先有形寒，继而壮热，胸闷，烦躁不安，口渴喜饮。今起恶露减少，色呈紫暗，小腹胀疼，苔黄而干，脉象浮数，有热入血室之虑。治以辛凉解表，佐以行瘀。

青连翘 9 克　炒荆芥 6 克　黑山栀 9 克　炒香豉 6 克　花粉 9 克　金石斛 9 克，劈，先煎　冬桑叶 9克　炒桃仁 6 克，杵　炙当归 9 克　杜红花 5 克　炒蒲黄 6 克　益母草 12 克

　　二诊：服后得微汗，身热已减，胸闷渐宽，烦渴亦差，恶露增多，小腹已不胀痛，苔薄黄，脉滑。再宗原法。

炒荆芥 6 克　冬桑叶 9 克　川石斛 12 克　杜红花 5 克　甘菊 6 克　青连翘 9 克　新会皮 5 克　川郁金 6 克　花粉 9 克　竹二青 9 克　炙当归 9 克

《叶熙春专辑》

第三节　恶露不绝

王孟英

金氏妇，自仲夏堕胎，迄今四月有余，恶露淋漓不断，两臂近复患疮，浑身肤痒，脉数而弦，多药罔效，亦为产后宜温之谬说所误也。用西洋参、银花各二钱，生地、龟板各四钱，冬瓜皮三钱，栀炭、竹茹各一钱五分，白薇、青蒿、黄柏各一钱，甘草六分，不十剂愈矣。

《归砚录》

费伯雄

某。产后受寒，兼之郁怒伤肝，血海空虚，冲气上逆，在腹胀满而痛，恶露淋沥，至今月余。宜以温中降气和营。

当归三钱　酒炒白芍一钱半　川断三钱　丹参二钱　青陈皮各一钱　六曲三钱，炒　桂枝三分　乌药一钱半　制香附二钱　炙草五分　煨姜二片　橘饼二枚　桑枝三钱

《费伯雄医案》

黄述宁

陈家集林舒言令弟上国之内，产后重恙，召往诊病。因产后恶露未尽，生男数日而殇，以致气逆恶留，腹大如孕，手肢青肿，饮食不进，终夜坐起，烦躁不宁，小便不通，数日前，溏粪一二遍，诸医有虑其脾泄，用四君五苓，加土炒当归不效。因立案云：产后，污败不行，始于冲任，流于隧道，以致胁痛肢肿，冲胃阻食，所喜未伤心肺，尚属可治，方用郁金、延胡、归尾、沉香、泽兰、香附、砂仁，和入回生丹，连进二服，灯后二便俱通，左胁胀痛消软，调理五日而安。

《黄澹翁医案》

王仲奇

陆右，牯岭路，十月廿三日。流产弥月，胃火升逆，面浮，耳颊颔下俱肿，且有结核，牙龈肿痛色紫，吞咽咽间作梗，舌苔黄浊厚腻，脉滑而数；恶露未净。治以清泄。

忍冬藤三钱　粉丹皮钱半，炒　茯苓四钱　紫地丁三钱　陈枳壳钱半，炒　佩兰三钱　土贝母二钱　法半夏钱半　生苡仁三钱　条芩一钱二分，炒　陈赤豆四钱　山豆根钱半

二诊：十月廿八日。牙龈肿痛已愈，紫色亦淡，面浮、耳颊颔下肿核俱消，咽间仍稍有作梗，耳鸣头眩，目花多泪，疲倦欲眠，脉濡而滑。血中热浊已渐见清，而流产血亏，脑力未复。仍守原意出入治。

左牡蛎三钱，煅先煎　石决明四钱，煅先煎　紫贝齿三钱，煅先煎　甘甘枸杞二钱，炒　白蒺藜三钱　金钗斛二钱　甘菊花钱半　白芍二钱，炒　野料豆三钱　女贞子三钱　茯苓三钱　谷精草二钱

三诊：十一月初二日。耳颊颔下肿核已消，咽间作梗亦爽，面浮已退，龈肿色紫较淡、胀尚未愈，头眩耳鸣，寐则多梦，脉软弦，苔黄腻。仍以清肝火、化胃浊而清脑安神。

夏枯草三钱　苦丁茶钱半　甘菊花钱半　霜桑叶二钱　茯苓四钱　白芍二钱，炒　粉丹皮钱半，炒　条芩一钱二分，炒　金钗斛二钱　蒲公英三钱　法半夏钱半　陈枳壳钱半，炒　佩兰三钱

四诊：十一月初六日。龈肿已愈，色紫亦退，寐梦颇觉安静，面容清爽，苔黄亦已融化，惟左耳仍有鸣响，脉软弦。仍以镇静柔剂，以安宗脉可也。

青龙齿三钱，煅先煎　石决明四钱，煅先煎　夏枯草三钱　苦丁茶钱半　甘菊花钱半　霜桑叶二钱　金钗斛二钱　白蒺藜三钱　白芍二钱，炒　粉丹皮钱半，炒　茯苓三钱　女贞子三钱

《王仲奇医案》

丁泽周

张右。新产后营阴亏耗，恶露未楚，旧患便溏，脾土薄弱，胃呆纳少，舌苔薄腻，脉象濡缓，新邪旧恙，治宜兼顾。姑拟和营生新，扶土和中。

全当归二钱　云茯苓三钱　生白术一钱五分　益母草三钱　紫丹参三钱　杜红花五分　焦楂炭二钱　大川芎五分　炮姜炭四分　炒谷芽三钱　炒赤砂糖三钱　干荷叶一角

二诊：新产三朝，昨起寒热，至今未退，头痛骨楚，胸闷不思饮食，舌苔薄腻，脉象弦滑带数。此营血已亏，恶露未楚，氤氲之邪乘隙而入，营卫循序失常。姑拟清魂散合生化汤加味，一以疏邪外达，一以祛瘀生新。

紫丹参二钱　大川芎四分　炮姜炭三分　炒黑荆芥炭一钱五分　益母草二钱　杜红花六分　清水豆卷三钱　炒赤砂糖三钱　全当归二钱　焦楂炭三钱　炒谷芽四钱　炒白薇一钱　干荷叶一角

三诊：新产五朝，寒热轻而复重，头痛骨楚，胸闷不思饮食，舌苔腻布，恶露未止，脉象弦滑带数，宿瘀留恋，氤氲之邪挟痰滞交阻阳明为病。再拟清魂散合生化汤，复入疏散消滞之品。

紫丹参二钱　杜红花八分　枳实炭一钱　炒白薇一钱五分　炒黑荆芥一钱五分　全当归一钱五分　焦楂炭三钱　益母草二钱　淡豆豉三钱　大川芎五分　炒谷芽四钱　保和丸三钱，包煎

四诊：新产八朝，形寒身热，有汗不解，胸闷，饥不思纳，渴不多饮，舌苔薄腻而黄，脉象弦滑带数。客邪移于少阳，宿瘀未楚，营卫失常，有转疟之机括，还虑缠绵增剧。再拟小柴胡汤合清魂散、生化汤复方图治。

吉林参须五分　杜红花八分　清水豆卷四钱　嫩白薇一钱五分　软柴胡五分　全当归二钱　紫丹参二钱　大川芎四分　炒黑荆芥一钱　全瓜蒌三钱，切　炒谷芽三钱　益母草二钱　通草八分

五诊：新产十二朝，寒热得退，胸闷不纳如故，小溲短赤，舌苔薄腻，阴血已亏，蕴湿未楚，脾胃运化无权。再拟养正祛瘀，和胃化湿。

吉林参须五分　赤茯苓三钱，朱砂拌　全当归二钱　清水豆卷三钱　炒黑荆芥五分　福泽泻一钱五分　谷麦芽各三钱　益母草二钱　陈广皮一钱　紫丹参二钱　通草八分　佩兰梗一钱五分　大砂仁五分，研　干荷叶一角

《丁甘仁医案》

蒋右。产后四月，恶露淋漓不止，腿足酸痛，头眩眼花。此冲任亏损，血不归经，宜调摄

冲任，助以益气。

潞党参二钱　抱茯神三钱　米炒于术钱半　清炙草六分　白归身二钱　大白芍二钱　左牡蛎四钱
花龙骨三钱　阿胶珠二钱　川断肉三钱　厚杜仲三钱　潼蒺藜三钱　藕节炭三枚

二诊：产后四月，恶露淋漓不止，腿足酸楚，头眩眼花。此冲任亏损，血不归经，前投调摄奇经，尚觉获效，仍宜原法进步。

潞党参钱半　抱茯神三钱　米炒于术钱半　清炙草五分　左牡蛎四钱　花龙骨三钱　阿胶珠二钱　大白芍二钱　川断肉三钱　厚杜仲三钱　白归身二钱　活贯众炭三钱　石莲子三钱　莲蓬炭三钱

刘右。小产后恶露淋漓不止，腹胀纳谷减少，宿瘀未去，新血不得归经，宜加参生化汤加减。

吉林参须八分　炒荆芥一钱　全当归二钱　大川芎八分,炒　朱茯神三钱　紫丹参二钱　炮姜炭五分　炒谷麦芽各三钱　佩兰梗钱半　春砂壳八分　广橘白一钱　藕节炭二枚

二诊：小产后恶露淋漓不止，纳少形寒，脉象虚弦，投剂合度，宜加参生化汤合胶姜汤出入。

前方加阿胶珠一钱五分、杜仲三钱、青龙齿三钱，去佩兰、春砂壳、全当归。

郑右。产后四旬，少腹作痛，痛甚拒按，舌苔薄腻，脉象濡迟，营血已亏，恶露未楚，气机不得流通，兼之咳嗽。宜和营祛瘀，宣肺化痰。

全当归二钱　大川芎八分　紫丹参二钱　杜红花八分　延胡索钱半　炮姜炭五分　嫩前胡钱半　光杏仁三钱　象贝母三钱　炒竹茹钱半　薄橘红八分　冬瓜子三钱　益母草二钱

以上出自《丁甘仁医案续编》

汪逢春

李右，二十四岁，四月五日。

产后恶露未净，止血太速，少腹胀满坠痛，舌苔垢厚浮黑，两脉细弦滑。拟以芳香化浊，调和络分。

泽泻叶钱五,后下　四制香附三钱　怀生地五钱,苦楝子钱五同炒　紫丹参三钱,米炒　生熟赤芍钱五,枳实钱五同炒　真归须三钱　台乌药钱五　藕节四钱　鲜佛手三钱　延胡索钱五　嫩桑枝五钱,丝瓜络三钱

玉液金丹一丸，匀两次，药送下。

二诊，四月七日。药后诸恙渐愈，腹痛已缓，舌苔黄渐化，两脉细弦滑。前法既效，毋庸更张。

泽泻叶钱五,后下　怀生地钱五,苦楝子钱五同炒　丝瓜络三钱　料豆衣四钱,黄酒浸　藕节四钱　生熟赤芍钱五,枳实钱五同炒　真归须三钱　紫丹参三钱,米炒　佛手花一钱　四制香附三钱　延胡索钱五　嫩桑枝四钱　台乌药钱五

加料：玉液金丹一丸，匀两次，药送下。

《泊庐医案》

孔伯华

贡妇，八月二十一日。产后气血未和，恶露淋漓不已，兼有外感寒热咳嗽，腹部隐痛，脉数大。宜先为疏化解表，兼和血脉。

鲜芦根八钱　血余炭三钱　忍冬花三钱　桃仁钱半　杏仁钱半　台乌药三钱　地骨皮三钱　芥穗炭五分　盐橘核三钱　青竹茹五钱　荷叶一个　藕两

二诊：加紫苏梗钱、生牡蛎（布包先煎）三钱。

邓妇，八月初二日。产后四十余日，血液不止，时作头痛，脉象弦数兼滑，舌苔白腻。湿象亦盛，亟宜清化滋摄以肃中焦。

生牡蛎五钱　芥穗炭三分　蒲黄炭三钱　杭菊花三钱　石决明八钱　地骨皮四钱　旋覆花二钱　代赭石二钱　盐橘核三钱　川草薢四钱　干藕节七枚

二诊：八月初七日。加真川芎五分、鲜荷叶一个。

武妇，五月初九日。产后二十余日，重见恶露，兼因风束，以致头部作痛，乳汁下少，脉象沉缓。宜清疏达络。

生山甲三钱　旋覆花三钱　代赭石三钱　莲子心钱半　当归二钱　王不留行三钱　鲜芦根两　焦栀子二钱　薄荷一钱　川芎一钱　鸡血藤三钱　白蒺藜四钱　桑寄生六钱　菊花三钱　知母三钱　鲜荷叶一个　白芷一钱　藕两

以上出自《孔伯华医集》

章成之

汤女，产后恶露淋漓，迄今两月未净。其色鲜红，当是子宫出血，腹不胀痛，只宜温摄，不宜祛瘀。

生熟地各12克　萸肉9克　乌贼骨15克，煅　阿胶24克，烊冲　牛角鰓炭9克　五味子4.5克　炮姜炭2.4克　生艾叶4.5克　诃子肉9克　震灵丹9克，分2次吞

陈女。七月早产后，迄今四旬，恶露未净，时下白带而腥臭，可知生殖器官有慢性炎症，带下频则腹痛更急。

白芍12克　当归9克　荜澄茄9克　生侧柏叶15克　干地黄12克　象贝母9克　苦参片6克　黄柏6克　小茴香2.4克，后下　台乌9克

张女。因滞下而早产（九月不足），产后滞下如故。腹中痛，其痛一因恶露未尽；二则肠黏膜刮剥而下。暮甚于昼，大致是虫痢。恶露不尽，则因子宫尚未收缩，此证主要有三点：一、恶露；二、滞下；三、热与咳。用药并须扼守产后忌寒之说，不能因痢下而用白头翁汤。

醋炒柴胡6克　薤白头9克　桃仁12克　杭白芍12克　生枳实9克　炮姜炭3克　大川芎5.4克　油当归9克　生艾叶4.5克　失笑散12克　炙紫菀9克　肉桂末0.9克，分2次吞

另：山楂末 60 克，用赤砂糖调吞，三日服完。

以上出自《章次公医案》

第四节　胞衣不下

任贤斗

朱履亭之妻，临产四日，胎始下，胞衣不下，合室惊惶，稳婆云门户紧闭，衣不能出，问瘀止否？答曰瘀血未止。问精神何如？胸膈畅否？答云皆如常。余曰不妨，令产妇勿惊。夫胞衣不下是怕瘀血停止，若瘀血不出，胞衣必致胀大，胞衣胀大，瘀浊之气必上腾而为气喘神昏，最为可畏，若胞衣仰盛瘀血，更为可畏，即令惯熟稳婆，以手探入产户将胞衣攀开一角，使瘀血随流，胞衣亦下。此人瘀血未止，胞衣不致胀大，精神如常，胸膈畅达，是正气尚能主持，敢许安然。盖因生产用力，数日气虚，不能推送也。稳婆云门路紧闭，纯是胡说，不可信也。但宜补气，气足自能推逐瘀血，瘀血既出，胞衣必致缩小，总宜安心服药，切勿惊恐，惊则神气耗散，阴邪必乘虚上侵而气喘，定致坏事。与六气煎加附片，服至第六日，胞衣缩小而出，诸证皆愈，而产妇亦安宁无恙。

六气煎

黄芪　肉桂　人参　白术　当归　甘草

《瞻山医案》

巢渭芳

北门，邱大妻。产后胞衣不下，恶露不清，面色㿠白，身热入夜尤甚。其翁并其生父皆医生，无法为辞，乃转友商请余诊。其脉弦涩，神昏闷乱，阴液两伤。急与牛膝、瞿麦、木通、当归、红花、桂心、冬葵子、桃仁、丹参，另加黑豆（煎汁）四两、童便三杯、菜油二两，冲入。覆碗未三小时，即下瘀，胞亦随出。此乃和血行瘀药效。越五日，见其生父陈某曰：颇能起居矣，惟稍有寒热，谅无妨。余曰：速调营养肝，不然旬日后热不退，即成脱证耳。不信，果半月后闻厥热动风而殇，惜哉！

《巢渭芳医话》

周镇

林姓儿，庚子产时，适值腊月。约一时许，胞衣不下。收生者屡用手术不应，势甚危急。余诊此，念本有效方。然处方购药水煎，乡村更缓不济急。忆及《肘后方》有用蓖麻子十四粒去壳研，涂足心之法。即购捣，如法用之，立时便下，大劳佛手失笑散方。惟胞下速宜试去药物，否则肠下。一方本药研涂顶心，可摄肠令上，但未试。

《周小农医案》

第五节 产后血崩

李铎

某氏妇，产后两月，红下不断，势成血崩之渐，乃经脉已伤，营卫衰弱，以及数产女而不产男，忧郁恚怒，脏气不平所致。陈无择曰：产后血崩，不是轻病，是为重伤也。议养营固精法止之。

党参酒炒　黄芪酒炙　当归　白芍炒黑　白术　鹿茸酥　血余　鹿角霜　续断　乌贼骨炒黄　蒲黄炒黑　甘草炙

服十帖，去蒲黄，加紫石英，甚效。

又拟丸方

鹿茸二两半，炙　阿胶二两，蒲黄炒　归头一两五钱　龙骨二两，煅　赤石脂两半，煅　续断一两半，炒　乌贼骨二两，炒黄　姜炭一两

共制为末，羊肉汤泛丸。

此方以一派固血，兼入奇经，不用补气之味，尤妙在鹿茸能引血上升。《本草经》云：主漏下恶血。陈修圆曰：鹿为仙兽而多寿，其卧则口耳对尾臀，以通督脉，督得其补则大气升举，恶血不漏，以督脉为阳气之总督也，然角中皆血所贯，冲为血海，其大补冲脉可知也。

《医案偶存》

徐镛

郡城张六老室，产后月余，崩中不止。时当暑月，医用和中养血，俱不能止。病已三日夜，视为必死。余诊其脉，浮大欲脱，连声索救，神气尚清。急令煎黄芪一两、当归一两，服之顷刻立止。古方当归补血汤，黄芪多于当归五倍，今加当归与黄芪等份者，时当暑月，恐黄芪之过亢也。

《医学举要》

张士骧

柳，太阳伤风，眩晕，脉浮缓模糊，左尺少紧。

桂枝三钱　防风三钱　杭芍三钱　细辛六分　炙草钱半　生姜二钱　黑枣三枚

产后月余，经水淋漓不止，时或暴下鲜血，头眩身浮，口渴不食，腹无痛楚。两尺滑短无力，滑为血虚，短为气虚。两关缓涩无力，为气血两虚。峻补气血，是为正法。

大熟地八钱　阿胶珠三钱　炮姜炭一钱　炙绵芪五钱　当归身二钱　靳艾叶二钱　乌梅炭一钱　正丽参三钱　杭白芍三钱　炙甘草二钱　血余炭三钱　砂仁末一钱

三剂血全止，脉证均见递减，口渴渐止，饮食照常。因肝木虚阳上窜，头痛如劈。左关浮滑带数。固补之中参入镇肝，服八剂。再拟丸方善后。

乌鱼骨五钱　甘杞子四钱　正于术三钱　杭白芍三钱　阿胶珠二钱　高丽参二钱　大熟地五钱　炙

甘草钱半　　生牡蛎四钱　　砂仁末一钱

《雪雅堂医案》

张锡纯

天津李氏妇，年近四旬，得产后下血证。

病因：身形素弱，临盆时又劳碌过甚，遂得斯证。

证候：产后未见恶露，纯下鲜血。屡次延医服药血终不止。及愚诊视，已廿八日矣。其精神衰惫，身体羸弱，周身时或发灼，自觉心中怔忡莫支。其下血剧时腰际疼甚，呼吸常觉短气，其脉左部弦细，右部沉虚，一分钟八十二至。

诊断：即此脉证细参，当系血下陷气亦下陷。从前所服之药，但知治血，不知治气，是以屡次服药无效。此当培补其气血，而以收敛固涩之药佐之。

处方：生箭芪一两　　当归身一两　　生怀地黄一两　　净萸肉八钱　　生龙骨八钱，捣碎　　桑叶十四片　　广三七三钱，细末

药共七味，将前六味煎汤一大盅，送服三七末一半，至煎渣再服时，仍送服其余一半。

方解：此乃傅青主治老妇血崩之方。愚又为之加生地黄、萸肉、龙骨也。其方不但善治老妇血崩，即用以治少年者亦效。初但用其原方，后因治一壮年妇人患血崩甚剧，投以原方不效，且服药后心中觉热，遂即原方为加生地黄一两则效。从此，愚再用其方时，必加生地黄一两，以济黄芪之热，皆可随手奏效。今此方中又加萸肉、龙骨者，因其下血既久，下焦之气化不能固摄，加萸肉、龙骨所以固摄下焦之气化也。

复诊：服药两剂，下血与短气皆愈强半，诸病亦皆见愈，脉象亦有起色。而起坐片时自觉筋骨酸软，此仍宜治以培补气血，固摄下焦气化，兼壮筋骨之剂。

处方：生箭芪一两　　龙眼肉八钱　　生怀地黄八钱　　净萸肉八钱　　胡桃肉五钱　　北沙参五钱　　升麻一钱　　鹿角胶三钱

药共八味，将前七味煎汤一大盅，鹿角胶另炖化兑服。方中加升麻者，欲以助黄芪升补气分使之上达，兼以升提血分使不下陷也。

三诊：将药连服三剂，呼吸已不短气，而血分则犹见少许，然非鲜血而为从前未下之恶露，此吉兆也。若此恶露不下，后必为恙。且又必须下净方妥，此当兼用化瘀之药以催之速下。

处方：生箭芪一两　　龙眼肉八钱　　生怀地黄八钱　　生怀山药六钱　　胡桃肉五钱　　当归四钱　　北沙参三钱　　鹿角胶四钱　　广三七三钱，细末

药共九味，先将前七味煎汤一大盅，鹿角胶另炖化兑汤药中，送服三七末一半，至煎渣再服时，仍将所余之鹿角胶炖化兑汤药中，送服所余之三七末。

方解：按此方欲用以化瘀血，而不用桃仁、红花诸药者，恐有妨于从前之下血也。且此方中原有善化瘀血之品，鹿角胶、三七是也。盖鹿角之性原善化瘀生新，熬之成胶其性仍在。前此之恶露自下，实多赖鹿角胶之力，今又助之以三七，亦化瘀血不伤新血之品。连服数剂，自不难将恶露尽化也。

效果：将药连服五剂，恶露下尽，病遂全愈。

《医学衷中参西录》

何长治

右。产后崩冲，肝不藏血，以致心悸头眩，耳鸣，惊恐难寐，腹胀气攻，脉弦软。肝脾交困，调复非易也。

枳实四分　炒白芍钱半　龙齿三钱　茯神三钱　首乌三钱　木香五分　米仁三钱　丹皮钱半　阿胶二钱　青皮钱半

《何鸿舫医案》

曹惕寅

苏检厅长王仁山之媳，以产育过多，营阴亏乏，肝木上亢，大咳逆，大失血。或注射收敛血管之西药，药性一过，病复如旧。或投以大苦大寒之猛剂，血益涌冒。忽于黎明邀余往诊。察其形色，颧赤倦语。按其脉搏，弦劲洪大。一派阴竭火炎之象。寒之只可暂遏，非益阴潜阳不为功也；配方更须重剂，庶可制止亢阳。方用蚕豆花露五两合大生地（打汁）七两，徐徐温服，佐以龟板、元参、白芍、二母、白石英、十灰丸、黑山栀、泽泻、芦根、藕汁、童便等，一剂而血止。同时并令以陈酒脚温洗两足，复以大生地、盐附子捣涂足心。翌日，神色安和，脉亦宁静。盖治血之旨，实火宜凉，虚火宜补；血紫宜凉，血鲜宜补。倘属虚火而误服寒凉，犹沸油中泼水，激之使怒，望其潜降可乎？

《翠竹山房诊暇录稿》

张山雷

陈右。七月十七日小产后鲜瘀杂下，淋漓不绝。八月初旬崩中数次，所失甚多，迄今未已，时且大下，脉细小，胃纳尚安。去岁七月亦曾小产，治宜益气固摄。

党参4.5克　冬术4.5克　炮姜1.2克　乌贼骨6克　当归炭6克　陈棕炭9克　柏叶炭6克　青皮3克　陈皮4.5克　黄芪4.5克　白芍6克　龙齿9克　牡蛎30克　桑螵蛸6克　木香1.5克　阿胶珠3克　砂仁壳1.2克

俞右。曾患崩中，久虚未复，近又分娩，崩漏几危。昨又鲜红直下，脉细微无神，舌光无苔，本元薄弱，已臻极步。非大补真阴，何以挽回元气，奈何尚以芎、归升动为固脱耶！

老山别直参3克　生西芪9克　滴乳香4.5克　净没药4.5克　甘杞子9克　带壳砂仁1.2克　净萸肉6克　炒白芍6克　生牡蛎9克　花龙骨4.5克　枣仁泥6克　新会皮4.5克

以上出自《张山雷专辑》

魏长春

任陆氏，年二十五岁。四月十七日诊。

病名：半产后崩漏。

原因：去年九月怀孕，岁初忽患寒热咳嗽，胎漏淋沥日久。今春二月半产，尔月后漏下不绝，成崩。

证候：面色萎白，耳鸣乏力，漏下赤白不绝。

诊断：脉象虚大，舌色淡红。脉证合参，病系元气大亏，血海空虚，崩漏之象，延恐成损。

疗法：温补奇经，升举中气。宗李东垣、叶天士二家治法。

处方：西归身三钱　白芍三钱　大生地四钱　炒杜仲三钱　紫石英四钱　生黄芪四钱　西党参三钱　海螵蛸三钱　冬术三钱　茯神四钱　牡蛎八钱　菟丝子三钱　杞子三钱　炙龟板八钱　制首乌三钱

次诊：四月廿一日。经漏已止，胃苏腰酸，胸腹气畅，脉缓，舌色淡红。病差，效不更方，仍宗前法出入。

次方：生黄芪四钱　西党参三钱　冬术四钱　茯神四钱　炙甘草一钱　西归身三钱　生白芍四钱　大生地四钱　炙龟板八钱　杞子三钱　菟丝子三钱　紫石英四钱　鹿角霜三钱　淮山四钱

效果：服药漏止，服高丽参及归脾汤等调理，渐复原状。

炳按：半产后崩漏，脾不摄血，当补脾摄血，则崩漏自止矣。

《慈溪魏氏验案类编初集》

翟竹亭

东关杨姓妇，年二十余。三月临产，接儿后，血下如涌泉，急迎余往，见产妇满面油汗，四肢如冰，口张手撒，气机欲绝。问及二便，幸无泄泻。忆《济阴纲目》曰："临产下血不止者，为产后崩是也。"莫妙独参汤。慢言伊是贫人，即使富者不惜钱财，也一时难得。余遂用炙黄芪240克煎汤，令其频饮，约一碗许，病者即能呻吟。又一时许，言语略能出声。后用十全大补汤，服二十余帖，始得子母两安。临时制宜，岂不难哉。

十全大补汤加法

党参15克　白术12克　茯苓10克　炙甘草6克　当归10克　川芎10克　白芍10克　熟地12克　炙黄芪10克　油桂6克　炒枣仁10克　川断10克　砂仁6克　茯神10克　附子6克　水煎服。

《湖岳村叟医案》

丁叔度

患者丁某某，女，26岁。流产后崩血四月，腰酸四肢无力，胸闷，食减，脉弦数。宜和血舒肝之剂。

处方：归身9克　续断9克　杜仲9克　祁艾4.5克　萸连2.1克　制香附6克　元胡6克　泽泻6克　砂仁2.1克　阿胶9克　狗脊9克　甘草4.5克　生姜1.5克

服药三剂后，崩血已止，诸证大减。

二诊处方：归身12克　川续断9克　杜仲9克　焦杭芍9克　祁艾4.5克　香附6克　元胡6克　山药12克　泽泻6克　黄连2.1克　炒酸枣仁9克　狗脊9克　甘草4.5克　陈皮4.5克　服此方四剂，病得痊愈。

《津门医粹》

张汝伟

王右，年二十六，杭州。心力劳瘁，以致半产，瘀露经月不净，又感气郁，肝火冲动血室，逐成血崩，如江河之直泻，大块纷堕，面色㿠白如灰，两脉数急，神志昏迷。宜先平肝降热，止血镇摄治之。

荆芥炭　炒赤芍各二钱　归身炭　棕榈炭　干藕节　细生地　小蓟炭　丹皮炭各三钱　煅代赭石五钱　降香片八分，后下　炒川芎一钱　旋覆花钱半，包

二诊：进平肝降逆止血镇摄之法后，崩势即定，仅余点滴，惟腰脊酸楚，肝火仍旺，防崩再至，治以清营养血。

紫丹参　条芩炭　广郁金　生香附各钱半　归身炭　炒白芍　炒丹皮　茜草炭　大生地　厚杜仲　二至丸各三钱，包

本证始末：王女士，为伟住新大沽路时同居房客，其病来势甚剧，一剂服药，十二小时内，即告平复，同居多家，咸宅为奇事，二剂服后，照常雀战矣。

方义说明：第一方所用之止血药，亦不甚重，所以能见效如神者，矧因她体力尚强，所得病之因为终夜雀战，伤气伤络所致，故用荆芥以去其寒，旋覆以理其气，川芎以升之，降香以降之，使其气血调整，余为止血清热之品，所以能见效，若不知其得病之源，见面色㿠白，而用参、桂、姜、附之品，必致不救，此为诊病眼目。

《临证一得》

叶熙春

田，女，三十九岁，十一月。杭州。产后半月余，恶露仍多，来势如崩，血去过多，气阴大伤，面色苍白，四肢厥冷，自汗淋漓，头昏眼花，精神恍惚，舌质光淡，脉象沉细。有阴竭阳脱，危在顷刻之虑。

别直参9克，先煎　淡附块9克　川桂枝5克　炙归身6克　炙黄芪12克　北五味5克　麦冬9克　五花龙骨5克，先煎　生牡蛎30克，先煎　炮姜5克　炙甘草5克　阿胶12克

二诊：进服前方，崩虽止，而淋漓未净，四肢虽转暖，但自汗未尽收，头晕神倦如故，舌如前，脉仍细软无力。前方既效，增减再进。

别直参6克，先煎　大熟地24克　炙归身9克　炙黄芪12克　阿胶珠12克　北五味6克　麦冬9克　五花龙骨15克，先煎　生牡蛎30克，先煎　炒续断9克　淡附块5克　炙甘草5克

三诊：恶露已净，自汗亦止，头昏见差，惟神倦如故，苔转白薄，脉细而缓。再拟两顾气血。

炙黄芪12克　炙归身9克　米炒上潞参12克　阿胶珠12克　制续断9克　炒冬术6克　炙甘草2.4克　砂仁1.5克，捣　熟地18克　炒枣仁12克　茯神9克　龙眼肉9克

《叶熙春专辑》

第六节　产后血晕

郑重光

马彬五别驾，未出仕之十年前，尊阃大产，去血过多，昏晕大虚，前医重用人参、芪、术，已虚回血止，饮食如常。惟昼夜卧于床，坐则头眩耳鸣，必睡下乃可，如此下已七十日，日服

人参四五钱不效，招予治之。诊脉惟细迟无力，而饮食不减平时，肌肤、声音似无病者，此产后不慎起居，肝肾气虚，肝虚不摄气，故眩晕也。仲景谓之"褥劳"，久则成痿，用仲景之羊肉汤治之；用精羊肉二两，煮熟去肉，再以黄芪五钱、人参一钱，入汤煎熟，日服二剂，十日后即能起坐，二十日即可步履，回季宅母家调治而痊。

《素圃医案》

中神琴溪

绫小路若挟屋总兵卫妻，产后神气郁，居、旬余，齿腭肿痛，立则眩冒，身振振，舌本强。师即以郁金散，吐青黄水半升，乃与桂枝茯苓丸全痊。

《生生堂治验》

许琏

赵姓妇，年十八，生一女，产下即晕厥，汗大出而目上窜，昏厥不知人，急召余诊。余曰：此败血冲于胃经也。猝不及药。急令先用醋三斤置甄内，以铁秤锤一个，用炭火内煅通红，置产妇前淬之，令口鼻皆受之。烟气熏入，少顷，汗收目开神定，复以童便灌之。方用当归四钱，川芎二钱，桃仁、延胡索、蒲黄、五灵脂各一钱，姜炭八分，炒黑荆芥三钱，百草霜一钱，煎服即愈。不知者以为有起死回生之术。其实古人原有此法。余亦不过效颦而已。病似虽危，治之极易，人人得而为之也。

《清代名医医话精华》

王孟英

产后诸证，首必通瘀，然有不可以常理测者。表弟周鹤庭室，新产晕汗，目不能开，心若悬旌，毫无恶露。乃父何君新之，按其脉有虚弦豁大之形，亟拉孟英图之。与以"三甲"、石英、丹参、琥珀、甘草、小麦、绿豆衣等药，覆杯即安，数服而愈。

或诘其何以知非瘀血为患？曰：此阴虚之体，既产而营液大脱，风阳上冒。虽无恶露，胸腹皆舒，岂可误作瘀冲，而妄投破血之药耶？

《王氏医案》

林佩琴

李氏。产后郁冒，昏睡不语，虑其痉厥。用鲜石菖蒲根汁热服，渐次苏醒能言。询所苦，但云目暗咽塞，心系下引，遂闷绝不知人，此为风火，痰阻窍也。因用桔梗、荆芥、甘菊（炒）、连翘、贝母、茯神、山栀、菖蒲汁冲，二服而安。

徐氏。产后夜热烦渴，脉促数。因决其胎必下，当夜遂产，恶露甚少，逾日鲜血暴注，晕厥。用潞参、茯神、熟地、炮姜、荆芥（醋炒）、山栀、甘草（俱炒黑）、石斛、阿胶，神苏血止。

以上出自《类证治裁》

李铎

杨姓妇，年三旬，产后去血过多，昏瞀眩晕，真元已败。加以勉强作劳，忽然头眩眼黑，大汗不止，其为气血俱亡，阴阳将脱矣。非大剂六味回阳饮加鹿茸莫能挽救也。

熟地五钱　当归三钱　人参二钱　鹿茸三钱　附子二钱　干姜二钱,炮黑　肉桂一钱　大枣三枚

此景岳新方，不刚不猛，能回失散之元阳，能敛离乱之阴血，济急扶顷，无出其右者，治斯病一剂神效，故特表之。

《医案偶存》

徐镛

郡城七星桥翁氏女经前发厥，厥必数日不少人事。医用朱黄胆星之属，经年不效。己卯六月，延余诊治，脉象搏指。余谓此系经血内瘀，久而发厥，非痰迷心窍也。朱黄胆星，焉能破瘀生新耶？乃合《内经》乌贼骨丸、仲景旋覆花汤、河间金铃子散为一方，数剂痊愈，竟不再发。

《医学举要》

杨毓斌

顾仪甫夫人，产后安饭五六日，忽大崩下，眩晕，壮热。次日得汗热解，神识不清，入夜谵语，如见鬼状，且昼昏昏，默默不欲食。问治于予。予曰：前辈谓产后百脉皆虚，总以养正为要，余从末治。况属血脱阳微，自以和阴养阳为宜。拟方服，不效。延往诊，脉微而滑，重按有力，舌苔灰腻，脘闷，神弱，五日未更衣。予曰：此痰滞困中，阳气不足以运，若在平人，亦无难治。但甫经崩下血，脉空虚。温中消克之品，恐阴不胜，或致重伤。为拟建中和阳小济，仍无大效。予绎此证本由脾阳不运，胃无火化，饮食聚而为痰，停滞中脘，乃产后实证。徒以胆怯，恐耗阴而实则阴邪泻阳。经云：有故无殒。言有病则病受药，不致有他殒也。顾忌多反足误事。爰放笔为拟一方，一剂知，二剂减，三剂霍然愈矣。

米泔浸陈茅苍术　姜汁炒厚朴　盐水炒陈皮　六曲　茯苓　醋炙半夏　炙草　桂心　紫石英　谷芽　煨姜

《治验论案》

张士骧

王宅太太，产后百日。外时患畏冷，内外战振不堪，又或眩晕，经水时来时止，然不甚多，腹并不痛，不思食。右关弱小，左涩滞，关脉更沉涩不起。患右手脉痛，两手指节间时生米粒小疮，痛难言状。应以肝经血郁论治。

醋香附二钱　泽兰二钱　牛膝二钱　当归二钱　醋川军一钱　桃仁三钱　红花一钱　桂枝一钱　赤芍药二钱　川芎二钱　浙贝二钱　甘草一钱

服后腹略痛，肝经热气觉流入膀胱，小便下赤，黄如米泔水者二次。第二剂去膝、桂、军、

草四味。第四剂因不能食加苍术、砂仁、半夏。

又，再诊，各证递痊，仿易思兰法，以越鞠加减立局。

醋香附三钱　川芎钱半　神曲二钱　苍术二钱　黑栀子钱半　川贝二钱　白芍二钱　砂仁钱半　炙黄芪三钱　桔梗二钱　当归三钱　桃仁一钱

夜寐不寐，惊烦出汗，左关浮数。阳不交阴，肝魂不摄。潜阳交阴，诸恙自安。

羚羊角　桑椹　正茯神　生牡蛎　桑寄生　白芍　生龙骨　浮小麦

《雪雅堂医案》

余听鸿

辛卯冬，余至五渠夏宅诊脉，回至舟中。有陆二官，余之仆也，其妻追至舟中，云：家中侄媳病重，欲邀余诊。余因有别事，不能逗留。陆二夫妇匆匆回家。余亦反棹，已去里许。余在舟中忖之，看陆二夫妇惊惶失色，必病势危急，若袖手不救，于心何忍，即停舟步行至其家，见其家中聚集多人，病人势已临危。余即问其病情，因孖胎难产，去血过多，气脱矣。余即诊其脉，已绝，目瞪直视，牙关紧闭，用火刀撬之，舌缩色白，面色如纸，肢体俱冷。余即将艾叶灸其小足指外，两炷，稍能伸缩。余曰：未必竟死，此乃气随血脱也，若不急救，三四时气必绝矣。用黄芪四两，当归二两，炒枣仁三两，煅牡蛎四两，煅龙骨一两，炙甘草三钱，炒淮麦三钱，红枣三两，炒白芍六钱，桂枝钱半，桂圆肉二两，茯神二两，党参四两。给其药资一元。将大罐煎沸，以气熏其鼻，频频灌之，再添水煎，再熏再灌，共服十余碗，肢体渐渐转热，至四更始醒。此证若从市医产后忌补，聊将生化汤塞责，必死无疑。余之亲历产后，每每当补宜速补，绝不敢因循误事，以致不救。

常熟吴恒和茶铺老太太云其年轻时产后必要血晕，连生数胎皆然。诸方中惟苏木煎汁，冲入陈酒、童便服之为最妙。因已亲试，故嘱余志之。

以上出自《余听鸿医案》

沈祖复

徐右，甲子七月十七日。

产后脉络空虚，血虚木旺，气火窜入筋络隧道，痛无定处。两胁乃肝络地位，其本位最易先入，至两足屈伸作响，血不营筋故也。某医泥于产后宜温，用桂木等品，殊不知桂能枯木，产后阴血素亏，肝阳妄动，化火生风，上升则头眩耳痛，犯胃作恶，入于阳明之络则牙龈红肿，咽喉蒂丁作胀。夜少安卧，无非水不济火也。兹拟平肝火、息风热、化痰浊。

生石决明二两，先打煎　滁甘菊各二钱　法半夏三钱　连翘四钱　丹皮三钱　制僵蚕四钱　蝉衣钱半　辰茯苓五钱　元参三钱　生竹茹三钱　辰灯心三尺　橘络钱半

复诊：昨投平肝息风，筋络及牙龈之痛大减，唯仍头眩。吾以为药力犹未足也。头晕者，肝阳也；耳痛者，风火也；牙龈作痛者，胃火也；两火相并则风阳更盛。至于两胁疼痛，尚未尽定，产后经两月，脉络还是空虚，气火乘隙而入也。若小溲热亦，略有暑热耳。

珍珠母二两，打，先煎　滁菊二钱　赤白芍各钱半　黑山栀三钱　辰滑石五钱　白蒺藜三钱　茯苓神

各钱半　制僵蚕三钱　丹皮二钱　生竹茹三钱　炒车前子三钱　橘络一钱　鲜荷叶一张

《医验随笔》

方耕霞

唐。初诊，胎元下后瘀露大崩，损伤冲任，胞衣不下，挟瘀上逆，呕吐厥逆，服回生丹后胞衣下而瘀亦随止，少腹不痛，惟目花头眩，神倦脉细，左寸浮弦，心阴失养，肝肾阴伤，勿守通瘀成法，宜固冲任而保心阴，以摄营气。

紫丹参钱半，盐水炒　川芎七分，酒炒　炒枳壳钱半　苏梗钱半　当归钱半，酒炒　炮姜炭三分　半夏曲二钱　紫石英五钱，先煎　土炒白芍钱半　焦楂肉三钱　炒青陈皮各一钱　荆芥炭三钱　佩泽兰各钱半降香屑五分，后下

茺蔚草煎汤代水。

二诊：瘀露不崩，来亦不多，为恰好之候。惟营血大损，上焦痰湿内阻，腹中大气不和，有时攻击少腹，不痛通瘀宜轻，用费氏去恶平胃，佐以理气和营。

紫丹参钱半，盐水炒　当归钱半，酒炒　炒青陈皮各一钱　土炒白芍钱半　平胃散二钱，包　广木香三分　白蔻仁五分，后下　焦楂炭三钱　半夏曲二钱，包　大砂仁一钱，盐水炒　荆芥炭二钱　紫石英五钱，先煎　姜竹茹钱半　飞滑石四钱，辰砂二分，同打，包　玫瑰花二朵

用茺蔚滑石煎汤代水。

三诊：血去阴伤，孤阳无恋，不能卫外而多汗，心阴失涵而善悸，头目眩晕属肝虚，手指麻木属脾，虽有痰浊，不宜消克，养血熄火，护阳和阴，庶合治法。

蜜炙绵芪一钱　紫丹参钱半，盐水炒　生枣仁三钱　大熟地二钱，与阳春砂仁五分，同拌炒　青龙齿四钱，先煎　紫石英五钱，先煎　朱茯神三钱　广木香五分　远志肉五分，炙草四分煎汁炒　酒炒当归钱半土炒白芍钱半　大红枣二枚

四诊：心悸略减，汗仍不敛，由崩血过多，气分亦弱，腻补又恐滞膈，幸胃气渐醒，得所佑助，去病易而治虚难，旨哉此言也。

蜜炙绵芪二钱　带心麦冬钱半　生枣仁三钱　酒炒当归钱半　五味子七粒　柏子仁二钱　土炒白芍钱半　紫丹参钱半，盐水炒　大熟地三钱，砂仁五分拌炒　朱茯神三钱　广木香五分　紫石英五钱，先煎煅龙齿四钱，先煎　炙甘草四分　红枣二枚

五诊：自汗稍敛，心悸未平，手指麻木，夜眠不甜，大便不爽，种种皆血虚见象，况左脉细弱而涩，右部濡数而郁，苔质不绛，挟有气分，宜于补血养气中参入流动之品。

蜜炙绵芪二钱　紫丹参钱半，盐水炒　朱茯神三钱　大熟地三钱，砂仁五分拌炒　归身钱半，酒炒　带心麦冬钱半，辰砂拌　焦冬术一钱　生熟枣仁各二钱　五味子七粒，炙草四分，煎汁炒　制香附钱半　广郁金钱半　广木香五分　红枣二枚　紫石英五钱　煅龙齿四钱　龙骨三钱，上三味同打，先煎

《倚云轩医话医案集》

何长治

右。产后失调，营液亏而木火不熄。腰疼、头眩、心跳，淋沥不止。脉细数无力。拟从滋养法。

生芪　生归尾　细生地　枸杞　牛膝　杜仲　乌贼　赤苓　木香　白芍　炙甘草　陈皮　紫丹参　藕节

右。偏产后，恶心，多汗泄，时作干呕，而淋沥不已；舌燥白无液，发渴；腰痛艰于举动；右部脉细软无力，左部细不应指。病属胎养无源，气弱不能摄纳，将有上逆之虞。似宜理气为先。勉拟益气和肝，参以安神法。未审当否？

人参一钱，另煎　当归身钱半　酸枣仁三钱　龙齿三钱　干姜四分　陈皮八分　于术钱半　辰茯神三钱　川芎五分　白芍钱半　五味子三分　佛手柑八分　加姜汁炒竹茹钱半

二诊，偏产后，淋沥虽止，头晕，闻声惊惕；舌燥口干发渴；脉芤数无力，重按不能应指。此系营液太亏，心神不摄，调复为难。踵前法加减，但冀胃安神定，可图渐复。质之高明，如何？

人参一钱，另煎　当归身钱半　川芎五分　麦冬二钱　煅牡蛎三钱　辰茯神三钱　陈皮八分　生芪二钱　远志肉钱半　五味三分　炙草四分　酸枣仁三钱　广木香五分　红枣三枚　加煨姜五分

三诊，偏产后，淋沥虽止，腰痛骨楚，心跳头眩俱作；脉左部细软无力，右部略见浮数。营液亏，心肝失润，腠理不固，多汗。拟养阴为先。春风风人，须善为调理。

生芪钱半　当归二钱　怀牛膝三钱　枣仁三钱　白芍钱半　陈皮八分　于术钱半　枸杞三钱　辰茯神三钱　龙齿三钱　川芎五分　木香五分　加煨姜五分　甘草四分

右。产后营虚。两膝乏力，心悸头晕，脉细数。久虚未易复也。

熟地三钱　杜仲三钱　归身二钱　牡蛎三钱　沙苑子三钱　炙龟板三钱　牛膝三钱　乌贼三钱　狗脊三钱　白芍钱半　虎骨三钱

早服虎潜丸，晚服全鹿丸。

以上出自《何鸿舫医案》

吴鞠通

百氏，二十六岁。产后郁冒，一日厥去四五次。先与定风珠，即复脉汤去姜、桂、大枣，加龟板、鳖甲、牡蛎、海参、鲍鱼、鸡子黄，一帖而效，服至七日大安。于是作专翕大生膏一料，全壮。

《吴鞠通医案》

曹惕寅

皖歙权君之妹，适朱氏，以带多、信期不准嘱治。未数月即怀麟，及产已由苏迁昆。忽专足来示，谓以产后晕厥，或谓血晕，或谓阳升，宜补宜导，莫衷一是，速求救法，因询产后晕变是否由恶露如冲而起，答曰：然。既然矣，其为阳越阴脱可知，乃为悬拟一方。熟地炭一两、归身四钱、左牡蛎一两、大白芍三钱、紫石英七钱、茯神五钱、炒丹参三钱、炒白薇三钱、炒党参三钱、小麦二两、炒枣仁三钱。服后即见平复。此外尚有外用急救法。醋炭以敛神止汗。嘱产妇安坐，时吃粥汤接力，静养勿语。

《翠竹山房诊暇录稿》

魏长春

姜乐琴君，夫人王氏，年约三十余岁。五月二日初诊。

病名：半产血晕。

原因：怀孕二月，跌仆伤胎，以致半产。

证候：产后崩血过多，腹痛自汗，目昏眩冒，两耳失聪，自语郑声。

诊断：脉弱舌淡，证属元气大亏，血室空虚，脑部失其荣养，病名血虚晕厥。即西医所谓脑贫血证也。

疗法：用归身止漏，温固子宫；杞子补肾，强壮元阳；龟板养阴治崩；琥珀散瘀安神，合奏扶元化瘀之功。

处方：面琥珀二钱，研冲　西归身三钱　甘杞子五钱　炙龟板八钱

次诊：五月三日。崩血未止，头眩目昏，两耳失聪，烦躁不宁，少腹悠痛，头汗自出，四肢微厥。脉弱舌润。用扶正壮神，和养血海法。

次方：西琥珀一钱，研冲　荆芥炭二钱　参三七一钱，研冲　朱茯神四钱　化龙骨五钱　煅牡蛎五钱　西归身三钱　陈萸肉八钱

三诊：五月四日。崩血虽止，伏痰上蒙，昏狂不宁，烦躁目赤。脉软，舌淡红，苔薄。宗沈尧封六神汤法，化痰醒神。

三方：旋覆花五钱，包煎　鲜石菖蒲三钱　淡竹沥二两，冲　制半夏三钱　朱茯神五钱　礞石滚痰丸三钱，吞　代赭石一两　黄郁金三钱

四诊：五月五日。便解神清，按腹似痛。脉软，舌红。用和血镇逆法。

四方：全当归四钱　生白芍四钱　益母草三钱　黄郁金三钱　朱茯神五钱　代赭石八钱　旋覆花四钱，包煎　淮牛膝五钱

五诊：五月六日。胃苏神清，腹痛胸痹，畏寒。脉缓，舌淡红，苔薄黄。病势将愈，元气已虚，用养血和营法。

五方：当归四钱　生白芍三钱　川芎一钱　熟地四钱　艾叶一钱　桂枝一钱　炙甘草一钱　朱茯神四钱　天花粉三钱

六诊：五月七日。腹痛已止，胃气亦展，肢酸盗汗，脉缓，舌淡红。病势已差，元神渐复，用养血调气法。

六方：当归三钱　生白芍三钱　川芎一钱　大腹皮三钱　香附三钱　丹皮二钱　淮牛膝三钱　桂枝一钱　炙甘草一钱

七诊：五月九日。头晕，胸满便闭，脉缓舌红。病后元虚，用平补三阴法。

七方：当归三钱　生白芍三钱　川芎一钱　丹参三钱　橘皮一钱　制首乌三钱　制半夏三钱　茯苓三钱　远志一钱　夜交藤三钱　淮牛膝三钱

效果：服药后，便畅胃苏，身健。

炳按：半产后崩漏，血虚晕厥，去血过多，元气欲脱，而作晕厥。治宜镇补摄纳，宁神豁痰。

时庆宝君夫人，年四十岁。六月九日初诊。

病名：半产眩晕。

原因：怀孕三月，感受暑湿秽气，动胎半产。病已一候，恶露未断，昨日陡下血块，猝然晕厥。

证候：形寒内热，肢冷麻痹，面唇色淡不荣，自汗眩晕，腹痛，漏下未已。

诊断：脉涩舌白，证系虚中夹实。

疗法：和荣祛瘀，升陷达邪，虚实并顾治之。

处方：当归三钱　赤芍三钱　西琥珀一钱，研冲　杜红花炭二钱　茯神四钱　丹参炭三钱　香附三钱　益母草三钱　升麻炭三钱　丝瓜络二钱　丹皮炭二钱　橘皮一钱

次诊：六月十日。昨又崩下血块，今日痛漏皆止，脉弦，舌淡苔白腻。汗减口苦，不寐。用固元和营达邪法。

次方：橘皮一钱　制半夏三钱　朱茯神四钱　酸枣仁三钱　左金丸五分，吞　夜交藤四钱　化龙骨三钱　煅牡蛎四钱　当归三钱　鲜藿香梗一钱

三诊：六月十二日。热退漏止，胸腹舒畅，头眩耳鸣，心悸怔忡。脉软，舌淡苔白薄。产后元虚邪恋，用壮神和营化湿法。

三方：青龙齿三钱　煅牡蛎四钱　稆豆衣三钱　米仁八钱　淮小麦四钱　酸枣仁三钱　远志二钱　当归三钱　辰茯苓三钱

效果：服药后，胃苏，精神渐强病瘥。

炳按：产后血虚眩晕，多因崩漏，下血过多，血虚肝风上扰，故养血镇肝熄风，为通治之法。若有外邪，则随证加减。

以上出自《慈溪魏氏验案类编初集》

周镇

丁翼清之妻，老鸦桥。体孱阴亏，胎前有虚热少寐。己未五月中旬，产后即舌强而酸，音低，少寐头晕，恶露通行，脉弦大右甚。此血虚而内风暗动上僭。拟归、芍、生熟地、杞子、枣仁、麦冬、牡蛎、天麻、龟甲、白薇、黑豆、茺蔚子、阿胶、桑寄生。服三剂，头晕减，音亮，舌强略清，好眠掌灼，恶露已少，脉弦大已敛，两尺尚虚，舌滑苔薄。拟养血熄风，宁神退虚热。归身、抚芎、白芍、杞子、麦冬、生地、茯神、贝齿、阿胶、天麻、蒺藜、白薇、川贝母、没药。另用猪心煎汤代水。嗣后依方调理，意愈。

朱顺兴，住惠山。乙丑十月十二日诊其妇，八月流产，胞衣不下，稳婆手术取下。二朝午后，忽云目暗，耳不聪，人即昏沉，脉亦似停。数秒钟始醒，谓梦中魂已出窍至某街云。脉弦急左甚，舌红。述知前二次小产后面浮，谅由体虚流产，用力取胞，不无伤元，厥阳上旋，深恐脱竭。勉拟降气潜纳，安神行瘀。全当归、川芎、远志、茯神、丹参、香附、瓦楞子、料豆、蒺藜、牡蛎、泽兰、五加皮、荆芥、鳔胶（蛤粉炒）。另血珀五分，研末服。廿三日复诊：脉敛而神情甚疲，遵王潜斋例，疏三甲加归、芍、阿胶、丹参、石英、茯神、杞子、萸肉、泽兰、茺蔚。竟愈。

吴克明室，年仅二十余，年怀一胎，阴虚阳旺，素有胃气。庚申八月，又以产后肢酸腿热，头眩掌灼，夜寐多梦。脉虚数不敛，舌润无苔。血虚风翔。拟育阴潜阳，清肝和络。桑、菊、

天麻、潼白蒺藜、归身、白芍、玉竹、首乌、枣仁、杞子、牡蛎、珍珠母、丹皮、磁石、七味都气丸。服后，各恙循减。惟胃分有形，微咳有痰，经事来而不畅，少腹结滞作痛。宜调气行瘀，化痞涤痰。归身、桃仁、玄胡、郁金、丹参、莪术、娑罗子、川贝母、紫菀、乌药、香附（去油）、没药、藏红花。外用京三棱、莪术、没药、乳香、藏红花、麝香、沉香，研，入白布膏药，贴脘中痞上。服后，经事渐行，少腹之滞已解。惟脘分之形似向下移，部分属痞而有痃状如弦。乘其未坚，再行软坚消痞，久延难消。蒺藜、香附、乌药、木蝴蝶、三棱、莪术、川贝母、蛤粉、娑罗子、石斛、没药、丹参。另龙涎香、藏红花、瓦楞子、鸡内金，研末服。满腹气行，脘痞之痛忽消，而左旁有微形。再多贴一膏，原方服。全消而愈。据称幼年有瘕块，历经多时多医广药方痊，故谨志之。

以上出自《周小农医案》

陆正斋

袁某某，女，19岁。小产后头晕少寐，潮热夜甚。

细青蒿 10 克　银柴胡 7.5 克　肥知母 4.5 克　生地 6 克　白薇 7.5 克　地骨皮 10 克　左秦艽 4.5 克　丹参 7.5 克　茺蔚子 7.5 克　赤芍 4.5 克　玫瑰花 1.5 克　当归 7.5 克　生鳖甲 18 克

马某某，女，39岁。小产后血注不止，头晕，呕逆频作。此证风扰于上，痰阻于中，阴虚于下，其变幻未可逆料。姑予潜阳、摄血、和中，以观进退。

阿胶 10 克，蛤粉拌炒　左牡蛎 20 克　半夏曲 4.5 克　当归身 4.5 克　砂白芍 10 克　鲜生地 15 克，拍洗　百草霜 2.4 克，和服　藕汁 30 克　黄酒 1 盅，和服

二诊：服前方四剂，注血渐止，间有瘀块，头目较清，惟泛泛欲呕，不饥不食，大便秘，左脉细数，右脉洪大而滑，拟方和养胃气。

西洋参 4.5 克　金干钗 10 克　熟半夏 10 克　生熟谷芽 各 10 克　米炒麦冬 10 克
甘澜水煎服。

以上出自《陆正斋医疗经验》

张汝伟

王右，年三十八，武进。大产之后，仅交五朝，即乘凉风，且去洗澡，致风寒陷入营分，复食开水淘饭，胃中不易消化，痰滞交阻，恶露遂停，神志昏迷，目睛直视，热度甚高，脉来濡细。今甫八朝，大便未行，小便甚多，防有剧变。姑拟疏解营分，理气化痰，开窍通瘀治之。

荆芥穗　炒川芎　炒防风　广郁金　鲜佩兰 各钱半　竹半夏 二钱　陈胆星 一钱　九节菖蒲 八分　焦楂肉　单桃仁　当归尾 各三钱　西血珀 八分，冲入

二诊：神志已清，瘀露略见，身热未减，略有形寒，大便未更，苔转黄腻。仍宜和中解表，化瘀理气为要。

细桂枝 四分　炒川芎　荆芥穗 各一钱　紫丹参　炒白芍　佩泽兰　炒广皮　川郁金 各钱半　当归身　朱茯神　茺蔚子　桃杏仁 各三钱

三诊：表热退而未净，大便不通，服西药后，一日夜五六次，上则气急咳呛，下则便溏不

止，产后气营两虚之体，本属禁下，今惟有补中益气，以退虚热法，舍标治本乃妥。

土炒党参　锦黄芪　土炒白芍　淮山药　阿胶珠炒　炒枣仁　仙半夏各三钱　旋覆花包　紫丹参　炒荆芥各钱半　炙甘草一钱　代赭石五钱，先煎。

本证始末：此证共诊七次，得能转危为安，每日服药二剂，三诊以后，表热全退，大便亦止，得能正常，瘀露亦净，仅余咳嗽痰多，肢体倦怠而已，调理数剂，即告痊愈。

方义说明：第一剂，荆防加川芎，是表营分之邪。胆星、菖蒲是化痰开窍，尤得力者。血珀、郁金、佩兰解气分之郁。桃仁、归尾，逐血分之瘀。楂肉化痰，又能通滞。第二方，轻以疏解，用桂枝、芍药以建中。丹参、归身，通中寓养。而佐以佩泽兰、桃杏仁、茺蔚子等，理气逐瘀。第三方，一方面是产后气血两亏，应用之补剂，一方面，是救治两药暴通伤气，所以补中益气，而能见效也。

《临证一得》

叶熙春

陈，女，三十二岁。余杭。旧冬产后突然惊吓而致心气失敛，震荡不宁，夜寐欠安，头昏目眩，面额四肢浮肿。病已半载，难以速疗。先拟平肝宁心安神，佐以健脾运湿。

紫贝齿15克　酸枣仁9克，杵　珍珠母30克　生芪皮7.5克　冬瓜皮12克　辰茯苓15克　猪心拌丹参15克　制远志6克　柏子仁9克　决明子9克　煨天麻6克　朱砂安神丸9克，吞

二诊：药后虽得片睡而多梦扰，心悸未平，头部晕胀作痛，浮肿虽消，但咳嗽有痰。仍宗前法出入。

紫贝齿12克　猪血拌丹参12克　珍珠母30克　决明子12克　煨天麻6克　辰茯苓12克　酸枣仁9克，杵　制远志6克　姜竹茹9克　宋半夏8克

三诊：服前方，睡眠已有三四小时，面颊皮肤浮肿全消，心悸渐宁，惟头晕目眩如故，经愆而成妄行，大便下血。再拟凉血平肝，养阴安神。

旱莲草15克　槐米炭9克　制女贞9克　辰茯神15克　紫贝齿12克　酸枣仁9克，杵　猪血拌丹参12克　决明子12克　煨天麻12克　珍珠母30克　甘菊花6克

四诊：便血止后，经汛即行，小腹胀痛，头晕目眩，心悸乏力，虚火得戢，夜寐安宁。再拟平肝宁心，佐以调经。

茺蔚子9克　泽兰9克　猪心拌丹参12克　杭白芍9克　紫贝齿12克　辰茯神9克　决明子9克　煨天麻5克　甘菊花5克　女贞子9克

《叶熙春专辑》

第七节　产后感冒

王三尊

朱笠荨大令爱，向年冬月生产，产难之极。遂咳嗽不食，商之于予。予谓产难气血大虚，虚火炎上，故令咳嗽不止，非温补不可。笠荨少进参、芪，觉效，遂大温补而愈。从此气血亏损，至今十三载未孕。今岁三，令爱仲秋发疟以常山截住，愈一日即产。产后觉热，肩手露睡

一小夜。小腹微痛，服导瘀药一帖，痛止。三日即起行，动作如故，饮食频进，至六七朝忽身大热，思饮，咳吐胶痰，寒热往来，渐至耳聋谵语。时笠荛在海陵，延予诊视。左脉浮数无力，右脉沉细，似乎孤阳上僭之脉。然气势不馁，面不红，醒睡皆无汗，胃胀欲呕。明系疟邪未清。兼以复感微寒，仍入少阳。又兼饮食频进，虽产后，实阳疟也。热则揭去衣被，故无汗而加重。左脉浮数者，证本少阳也，重按无力，并右脉沉细者，为痰滞所伏也。咳吐胶痰者，肝胃二经实火，上冲于肺也。当以清脾饮加枳、桔、熟军治之。伊翁、夫、伯皆知医道，闻予言愕然，另请江有声视之。有声与予同见，然所用亦甘寒之品，不效。予云："若先生避议，则瞑眩之剂终无人用矣。"遂立加减小柴胡汤而去。午后脸忽微红，乃柴胡之力。伊等以为孤阳将越，惊慌怨怒。自是疟门之药毫不敢用。越数日，舌苔干黑，擦去旋生，方悟予言不谬。复延予治，予以小承气汤，熟军用二钱，加枳、桔、蒌仁、贝母、麦冬，二帖，去结粪宿垢甚多。继以四物汤加贝母、麦冬、桔梗、橘红二帖，熟睡大汗而解。后饮食不禁，舌苔仍黑，时已满月。伊夫以前方加玄明粉五分下之而愈。又食复，时笠荛已回，又以熟军下之而愈。二证俱系产后咳嗽。虚实天壤矣。

《医权初编》

张畹香

产后左关本虚，以嗣育皆肝藏事。产后去血过多，故须百日后始复，今况又外感风热，出汗太多。今均已愈，惟胃口尚不如前，左关尚小，再拟益血壮筋。

大生地八钱　炒白芍三钱　炒杜仲三钱　地骨皮三钱　归身三钱　制狗脊三钱　建石斛三钱　陈皮八分　甘杞子三钱　川续断三钱　炒丹皮三钱

《张畹香医案》

雷丰

北乡杜某之内，自诞后气血未复，偶沾三疟，纠缠半载未瘳。发时背如负重，腰如两截，寒洒洒欲复被，热烘烘欲思饮。诊其脉，举之若浮绵，按之不满部，面色白而无荣，舌色淡而无苔，此属奇经本虚，疟邪窜入于阴，阴虚及阳之证。斯宜未发之日，大补奇脉阴阳，俾正气复充，邪气自却，倘以常山、草果专治其疟，便是舍本求末矣。丰用东参、熟地、鹿霜、狗脊、龟板、牡蛎、炙芪、桂枝、姜、枣为引，服二十余剂，疟始脱体。

或问曰：曾见景岳治疟，每迎其锐而击之，最捷最效。今先生治疟，用药于未发之先。究遵景岳耶？抑遵先生耶？答曰：治初患之疟，邪气方盛，正气未虚，可以迎其锐而击之。久患之疟，邪气深陷，正气已虚，则不可耳。故于未发用补，补其正气，正气旺，则邪自衰，不用击而疟自罢矣。

《时病论》

陈菊生

产劳，多因产理不顺，疲极筋力，忧劳思虑，又或将养失宜，感冒外邪所致，久之必见咳嗽等证。某年月日，余诊一妇，产后咳嗽便溏，脉象细数，声音清朗，无异常人，论其病，不过阴虚内热，而其家以为百日劳，刻期待死。噫！劳证果不可治，前人于产后气虚、咳嗽、骨蒸劳热、自汗、盗汗等证，何以有用异功散、六味丸加麦冬、五味、阿胶、童便？诸治法，可知证非无法可治，特恐治不如法耳。治苟如法，劳何由成？庚寅冬，余寓济南，沈君海帆之室，产后咳嗽，口渴自汗，食少体疲，百节烦疼，夜寐不安，绵延数月，大势似劳，来延余诊。切其脉，细数无伦，右关独滑，舌苔腻而微黄，知是阴亏气弱，中有宿火未清。用八珍汤去芎、归、白术，加石膏、黑栀、怀药、丹皮、陈皮为方。一剂，证减，五六剂，证平。再承前方去石膏、黑栀，加黄芪、白术、当归，调治而安。或曰："产后用八珍，是矣，去芎、归，何也？"答曰："丹溪治阴虚发热，用四物去芎、归，以芎、归辛温，非阴虚所宜用耳。"或又曰："石膏、黑栀，不嫌凉乎？"余曰："前哲言治'黎明嗽'，非石膏散不为功，又言治虚人早起咳嗽，用补中益气汤加黑栀，盖中有宿火，非膏、栀不能清耳。"总之，病无定情，治无定法。谓产后不当服凉药，则可；谓产后不必患热病，则不可；谓产后既患热病，不容服凉药，则尤不可。以凉治热，千古不易之常经。先之以清火养阴，继之以扶脾开胃，庶乎邪去正安，否则白术、黄芪类能灼阴助火，投之不合，世俗将谓虚不受补矣。夫虚人决无不受补之理。要有不受补之时，时可补则补之，补自有功；时不可补而补之，补反为害。元殊曰："五行六气，水特其一耳。一水既亏，岂能胜五火哉！医不知邪气未除，便用补剂，邪气得补，遂入经络，至死不悟。"又曰："劳为热证明矣，尚可补乎？惟无热无积之人，方可补之。必察其胃气及右肾二火果亏，后用补剂可也。所谓时也"。

《诊余举隅录》

张乃修

李右。胎前感风，产后不彻，咳嗽三月有余，痰多口腻，凛寒内热，汗出不能左卧。脉象细数微滑。久咳损肺，阴阳之二气有偏，气即为火，液即为痰，证入损门，非才疏者所能言治也。

南沙参三钱　光杏仁三钱　煅蛤粉三钱　炒苏子三钱　炙紫菀一钱　川贝母一钱五分　旋覆花二钱　白茯苓三钱　盐水炒橘红一钱

二诊：咳嗽虽减，然仍不能左卧，大便旬日方行，必悸目昏，凛热汗出。皆属损象，不敢言治。

北沙参四钱　川贝母二钱　光杏仁三钱　炒枣仁三钱　生山药三钱　大天冬三钱　生白芍一钱五分　当归灰一钱五分　炒怀牛膝三钱　炙款冬二钱　茯神三钱　都气丸三钱，开水先送下。

《张聿青医案》

沈明生

刘舜泉孙媳，乙卯夏月产后晕厥，不知人事，时蓐草未离。道中友人及胎产专科皆以为恶露上攻所致，投以祛瘀清魂等剂，秽物不行，晕厥益甚。既又改作痰治、食治，皆不效。吾师回翔审视笑曰：吾得之矣，此暑热乘虚而入，急宜清暑，非黄连不可，谋诸同道，皆言血得冷则凝，今恶露未去，若投寒凉，是速其毙矣，呜呼！可师复笑曰：余与舜泉三十年老友，孙媳犹吾媳，命悬呼吸，诸君一误再误，尚可筑舍道旁乎？设有不讳，吾任之耳！舜泉父子、祖孙见师坚决不移，姑请试之，药甫入口，病者厥苏晕止，如出汤火。凡几进剂而恶露出行，众皆惊服无何。舜泉为藩署，邀进留宿。又为旁人蛊惑，皆云：侥幸不可屡图，苦寒终非长策。盖以黄芩易黄连，旋即已之，至夕忽又晕厥，舜泉归询知其故，仍用原方又数剂，全瘳。因是而请其义于师，师曰：人止作胎产治，殊不知天令炎炎，产时楼小人多，益助其热，乍虚之体，触之岂能不病？经云：暑伤心。又云：心主血。心为热冒，自然晕厥，此中暑，而非恶露明矣，又曰：舍证从时，理固然矣。然血热则行血，冷则凝亦古训也。今用寒凉而恶寒反去，其理安在？师曰：热行冷凝，以血喻水，道其常耳，子独不观失血者，有用温暖药而得止，则瘀血者，岂无用苦寒而得，此造化之微。权逆从之，妙理也，安可执乎。乃退而书诸绅。

《鹤圃堂治验》

杜钟骏

徽人鲍棣堂之妻，宋新之之妹也，怀妊已将足月，感染时疫，猝发天花，繁密细碎，自顶至踵处处满布，壮热如焚，咽喉破痛，心烦气坠，大便泄泻，来势汹汹。初与蝉衣、牛蒡子、银花、连翘、豆豉、薄荷辛凉之品松肌达表，表热稍解，即加参、芪以助其气，颗粒犹平塌细碎，不能饱满匀圆，继以参、芪内托及保元等汤双补气血，从内托之，以期炼毒成浆，不意当七八朝正起胀灌浆之际，泄泻大作，既虑倒陷，又虞胎坠，势颇岌岌。乃重用参、术，参一两、术八钱，中气得助，泻竟稍稀，痘粒起胀，浆亦渐灌。过九朝，次第回浆，缓缓结痂，母子均得无恙。

《药园医案》

孔伯华

诸葛妇，九月十六日。产后风邪袭络，右偏头痛，延日较久，迄未得治，身发微烧，口渴舌苔白，脉象弦滑而数，亟宜清解柔肝。

石决明六钱　白蒺藜三钱　桃仁二钱　杏仁二钱　地骨皮三钱　青竹茹五钱　全当归三钱　莲子心钱半　肥知母三钱　芥穗炭五分　真川芎八分　旋覆花钱半　川黄柏三钱　薄荷八分　荷叶一个　川牛膝三钱

李妇，七月二十三日。产后咳嗽，夜间微有寒热，纳物不畅，舌苔白腻，脉左关弦盛，右脉滑大，肝热脾湿，痰阻肺络，阴分中有邪热所致也，宜清疏豁痰柔肝。

鲜石斛四钱，劈先煎　黛蛤粉五分，布包　甜葶苈二钱　清半夏三钱　鲜竹茹八钱　生鳖甲钱五分，先煎　旋覆花钱五分，布包　代赭石钱五分　炒稻芽四钱　陈皮钱五分　桑皮三钱　枳壳钱五分　杏仁泥三钱　地骨皮三钱　知母三钱

陈妇，八月十八日。产后湿热郁于肺络，清肃之令不行，肝家气逆而作咳嗽，医治未得效，脉以左关为盛，宜疏化以肃肺络。

石决明八钱　杏仁泥三钱　旋覆花三钱　代赭石三钱　川牛膝三钱　紫全苏钱半　鲜芦根两　桑白

皮三钱　地骨皮三钱　板蓝根四钱　青竹茹五钱　肥知母三钱　生滑石块四钱　梨皮两　鲜九菖蒲根四钱

以上出自《孔伯华医集》

第八节　产后发热

倪复贞

宁泰道枝麓田公在长安时，有如夫人病，急延余诊。公曰：产后方八日，因外感表不得汗，危在顷刻，乞为救之。余按六脉虚浮无力，身如灼炭，烦躁无宁刻。因语公曰：此非外感证也，乃产后之热，误用表药，愈耗真阴所致。经云：产后以大补气血为主，虽有他证，以末治之。况此脉证俱属产后阴虚不足之热，法用炒干姜为君，当归、南芎为臣，熟地黄、益母草为佐。即煎温服，过一两时辰热尽屏去，霍然无恙矣。公喜谢再四，问曰：身热极反用热药而得凉者，何也？余曰：此以治之法也，温能除大热，正此谓欤。

《两都医案》

程从周

第三年九月复举一子，临盆之时，衣裳稍薄，分娩后便觉恶寒发热，头痛如破，本家谓其平素虚弱，即进参汤一盅。延医俱用补中之剂，而热愈炽，痛愈甚，狂躁谵语，又多鼻衄。医见其补剂不效，而又兼衄，意谓其火热之甚也，改用黄芩、生地、花粉之类，益觉五内俱烦，不安寝者数日矣。第五日方邀余诊视，六脉浮紧，而左更甚，且反侧不安，语言错乱，予曰："此外感之证，失于表散，当发之即愈。"乃用冲和汤重加姜、葱，一剂而汗出，头痛顿止，身热顿凉。午后再诊，脉皆平和。大都此证本属有余，而医执丹溪产后大补之说，误以为不足，虚虚实实，咎将谁归。又医见其鼻衄，误认为水，乃用寒凉，殊不知鼻衄者，正乃寒包热也。经云：火郁则发之。表散之后，调理半月而痊。然产后诸证最难调摄，有以实而真虚，似虚而反实，若以丹溪产后当大补气血，虽有杂证，以末治之之说为拘，则产后亦有内伤饮食、外感风寒者。夫内伤外感概可补乎？若消导于内伤，或发散于外感，则又有素涉虚羸极难用药，消之则中气遽虚，表之则元气即耗。丹溪之说未必无因，当此之时，要在十分着意，望闻问切四字皆不可遗。倘或诊不专精，草率投剂，鲜有不败事者矣。余故曰产后诸证最难调摄者，亦非无见之言也。

吴蓝生文学令正年二十三岁，曾育五胎。令九月终旬分娩，缘胞衣难下，稍稍劳力，因而身发大热。医认感寒，或用发散，故汗出如雨，且增喘急，四昼夜未能就枕，少腹急疼，秽恶不下，以为寒邪未尽，且禁其饮食，复用柴胡、苏子表散定喘之剂，而汗益多，喘益甚。夜半急邀予视之，六脉洪大而数，手汗淋漓，眉发俱湿，云："数日以来，未有干时。"予曰："此虚极矣。肺内主气，外主皮毛，腠理既开，汗乃大泄，肺虚安得不喘？表虚安得不汗？医者不思固守元气，而反叠用疏泄之剂，汗何由止？喘何由定？如再稍迟，则变为亡阳之证矣！"乃以参、芪、归、术、五味、枣仁、茯苓、黑姜之数，一剂即能安卧，且令其少啜稀粥。病者犹以为感寒，不敢进食，余析之曰："感寒乌得有汗？可速啜之，以压其虚大。"于是日进薄粥数盏，汗亦随敛，喘亦渐定，继之又发战傈，先寒后热，一日一发，或二三发。蓝生以为疟，予曰："虽似疟，而实非疟也。正所谓阳虚生外寒耳。疟门之药断不可用。"仍复坚守补中，数日之后，寒热俱无。一月之后，方得痊愈。

以上出自《程茂先医案》

郭右陶

　　蒋南轩内室产后八日，恶露去血过多，忽恶寒发热，胸中胀闷垂危。延余，脉洪大无伦，余思恶露不尽犹可，今恶露去尽，何以骤得此脉。因语之曰："脉甚凶，若兼痧可救。"南轩善放痧，信余言，入视痧筋紫红色者二条，放毒血。余复诊之，不复洪大，又刺指臂出紫黑毒血三十余针，用独活、细辛、柴胡、金银花、丹参、益母草、牛膝、石斛、乌药、山楂、陈皮，四剂，微温服之，寒热胀闷俱除，后调补而愈。

　　王彦甫内室产后月余，发热呃逆，腹胀沉重。其长子谓余曰："老母产后伤寒六日，沉重异常，忽发冷呃，将若何？"余诊之，六脉弦细而疾，口渴畏热饮，痧证显然。放臂痧三针，血流如注，又放指上痧三十余针。用苏木散，并付桃仁红花汤，加山楂、卜子，二剂，俱微温饮之，乃愈。

以上出自《痧胀玉衡》

郑重光

　　瓜镇吴象衡兄令眷，怀孕临盆，丧子悲恸，不数日，生产一女，悲怒交加，产后即胸胀寒热烦躁，历医三四位，皆主疏气消瘀，至七日不效，始迎余治。脉虚大无伦，烦躁作渴，辗转于床，时值秋暑，目中流火，视物皆赤。予曰："此产后虚烦，真阳外越，若不温补，必致危殆。"象衡素自用，答曰："胸胀如此，岂胜补药耶？烦热如此，岂胜温剂耶？"余言之极力，其岳家亦以前用消克，其病愈甚为辞，象衡为理屈，不得已，听余用药，余勉以归脾汤加炮姜，用人参一钱，煎服一剂颇安，再剂则热止得卧。如此三日，诸证皆回，但胀满未解耳。彼怀疑误补，又感前医之言，以前胡、厚朴、陈皮、半夏、知母、丹皮，清热宽中。五六日胀满未除，更增腹痛泻利，汗多不食，呕哕似呃矣，病益加重，前医束手无策，又复求治，余曰："病危矣。前药亦不应，须用附子、干姜，挽回于万一。"言明不效勿怨，遂用人参五钱，附子、白术、干姜、肉桂、茯苓各钱半，大温大补，始克有济，下咽一刻，即汗敛呕止，如此大剂，十日泻止能食，一月方减药，而病亦渐愈。若其复请时，以前医翻案，置怀不一援救，岂不坐视其毙乎？

　　瓜镇曹实甫令眷，年将三十，产后二日，忽恶寒发热，头痛身疼，医认作伤寒，断食三日，汗大出而热不退，更增烦躁。实甫具病状，问治于镇江何似充先生，何答云："产后以大补气血为主，虽有他疾，以末治之，药用参、芪、归、术、茯苓、炮姜、麦冬、五味、甘草。"实甫复呈方于前治之医，斥之曰："老朽已聋瞽失时，此等伤寒热证，岂堪补耶？"又任其专治七日，则愈热愈躁而脉愈大，暮夜相招，脉散大，呻吟狂躁热渴，扬手掷足，几不欲生。予曰："产后虚烦，急须温补，发药加参。"实甫以何药见示，药竟相同，遂放心与服，服毕即安卧，次日脉敛热退，嘱其仍要加参，实甫惜费不用，逾一日夜，复热躁欲脱，通夜服人参七钱始安，如前参芪归术，调补匝月而起。

以上出自《素圃医案》

程文囿

丹溪云：产后当以大补气血为主，他证从末治之。言固善矣，然事竟有不可执者。乾隆乙巳伸夏，岩镇许静（亭）翁夫人病，延诊。据述：产后十二朝，初起洒淅寒热，医投温散不解，即进温补，病渐加重，发热不退，口渴心烦，胸闷便闭。时值溽暑，病人楼居，闭户塞牖。诊脉弦数，视舌苔黄。告静翁曰："夫人病候，乃产后感邪，医药姑息，邪无出路，郁而为热。今日本欲即用重剂清解，恐生疑畏，且与一柴胡饮试之，但病重药轻，不能见效，明早再为进步。"并令移榻下楼，免暑气蒸逼。诘朝视之，脉证如故，舌苔转黑，众犹疑是阴证。予曰："不然。阴阳二证，舌苔皆黑。阴证舌黑，黑而润滑，病初即见，肾水凌心也；阳证舌黑，黑而焦干，热久才见，薪化炭也。"前方力薄，不能胜任，议用白虎汤加芩连。饮药周时，家人报曰："热退手足微冷。"少顷，又曰："周身冷甚。"静翁骇然，亦谓恐系阴证，服此药必殆。予曰："无忧。果系阴证，服温补药效矣，否则昨服柴胡饮死矣，安能延至此刻？此即仲景所谓热深厥亦深也。姑待之。"薄暮厥回，复热烦渴，欲饮冷水。令取井水一碗与饮，甚快。予曰："扬汤止沸，不若釜底抽薪。"竟与玉烛散下之。初服不动，再剂便解黑矢五六枚，热势稍轻，改用玉女煎数剂，诸候悉平，调养经月而愈。众尚虑其产后凉药服多，不能生育。予曰："无伤。经曰：有故无殒。"至今廿载，数生子女矣。壬戌岁，与订朱陈焉。予来岩镇谭医，自静翁始。

《杏轩医案》

吴篪

钟氏玉门不闭，发热恶寒，神气困惫，六脉细微。此由阴气大虚，不能收摄所致。宜投补中益气汤，三剂而寒热退。又以十全大补汤加五味子补而敛之，服数帖而玉门敛。

《临证医案笔记》

王孟英

张郑封妻，娩后即发热，服生化汤两帖，热益炽而发赤疹。顾听泉诊之，即予清解药，三剂不应，欲进犀角地黄汤，而恐病家狃于产后，以生疑也，乃拉孟英质之。诊其脉，弦滑而数，面赤热燥，胸闷善悲，肢肿而疼，两肘白泡如扁豆大者数十颗，舌上亦有一颗，痛碍水饮，大便不解已旬日矣。曰：此不但胎前伏暑，且有蕴毒，而误服生化汤以助其虚，幸初手即用清解，尚不至于昏陷。犀角地黄（汤），极是治法，但犹恐不能胜任。乃与听泉商加：西洋参、滑石、知母、银花、花粉、人中白、蒌仁、竺黄、贝母、桑叶、栀子为剂。其所亲曰：高明断为热证，何以病者虽渴而喜热饮耶？孟英曰：此方中所以多用痰药也。凡胸中有热痰阻碍气机者，每如是，不可以其向不吐痰而疑吾言之妄也。若因此而指为寒证，则祸不旋踵矣。进四帖，始得大解，频吐稠痰，而各恙皆减，饮食渐加。孟英曰：病势虽稳，余热尚炽，苟不亟为清涤而遽投补益，犹有蕣损之虞。其母家果疑药过寒凉，必欲招专科调治。幸将前方示彼，尚不妄施温补，然隔靴搔痒，纪律全无。旬日后，余火复燃。郑封坚恳孟英设法，仍用甘寒疗之。周身肌蜕如蛇皮，爪甲更新，其病之再生也可知。继予滋补真阴而起。

翁嘉顺室，娩后发热，竹林寺僧治之不应。温、龚二医皆主生化汤加减，病益剧。请孟英诊之，脉软滑微数。曰：素体阴亏，热自内生，新产血去，是以发热。惟谵妄昏瞀，最是吓医之证。渴喜热饮，宛似虚寒之据。宜其猜风寒而投表散，疑血瘀以攻通。遂尔帖帖泡姜，人人桃、桂，阴愈受劫，病乃日加。幸而痰饮内盛，津液未至涸竭，与蠲饮六神汤去橘（皮）、半（夏），加西洋参、生地、花粉、竹茹、知母、生白芍为剂，数日而瘥。逾句复发热。或疑凉药之弊，或谓产蕣成痨。众楚咻之，病渐进矣。其小姑适吴氏者，向役于冥曹，俗谓之"活无常"。偶来探病，忽仆地而僵，口中喃喃。或问：汝嫂病何如？答曰：须服王先生药。人皆异之。次日，仍乞诊于孟英。曰：脉浮数而弦，是风温也。与前病异，便泻无溺，肺热所迫，大渴无苔，胃汁受铄。亟与天生建中汤频灌。药主大剂甘凉，果得津回舌润，渐以痊可。

高禄卿室，吴濂仲之妹也。孟夏分娩发热，初疑蒸乳，数日不退。产科治之，知挟温邪，进以清解，而大便溏泻，遂改温燥，其泻不减。另招张某视之，因谓专科误用蒌仁所致。与参、芪、姜、术、鹿角、肉果等药，泄泻愈甚。连服之，热壮神昏，汗出不止，势濒于危。酝香孝廉徐夫人，病者之从母也。心慈似佛。有子十人皆已出。闻其殆，黉夜命四郎季眉，请援于孟英。按脉，洪数七至，口渴苔黄，洞泻如火，小溲不行。因谓季眉曰：病犹可治，第药太惊人，未必敢服。季眉坚欲求方，且云：在此监服。乃疏白头翁汤加石膏、犀角、银花、知母、花粉、竹叶、栀（子）、楝（实）、桑叶予之。

次日复诊，脉证较减，仍用前方。而病家群哗，以为产后最忌寒凉，况洞泻数日乎？仍招张某商之，张谓：幸我屡投温补在前，否则昨药下咽，顷刻亡阳，复定芪、术之方，业已煎矣，所亲张芷舟孝廉闻之，飞告于蕴香处。汾伯昆季，即驰至病家，幸药未入口，夺盏倾之，索孟英方，煎而督灌，且嘱群季轮流守视，免致再投别药。孟英感其情谊，快舒（抒）所长，大剂凉解，服至七帖，泻全止，热尽退。乃去白头翁汤，加生地、元参、（竹）茹、贝（母），服半月始解黑色燥屎，而眠食渐安。第腑脏之邪，虽已清涤，而从前温补，将热邪壅滞于膜络之间，复发数痛于胸之乳间。孟英令其恪守前法，复入蒲公英、丝瓜络、橘叶、菊叶等药，服至百剂，始告痊愈。而天癸亦至。

孟英曰：世俗泥于产后宜温之谬说，况兼泄泻，即使温补而死，病家不怨，医者无憾也。或具只眼，其谁信之。此证苟非汾伯昆仲笃信于平时，而力排众论于危难之间，余虽见到（道）不疑，亦焉能有济耶？余尝曰：病不易识，尤不易患；医不易荐，尤不易任；药不易用，尤不易服。诚宇宙间第一难事也。而世人浅视之，可不悲哉！

陈书伯太史令弟妇，娩后三日，发热汗多，苔黄眩悸。孟英切脉，弦细虚数。乃营阴素亏，酷热外铄，风阳浮动，痉厥之萌也。与元参、白薇、青蒿、生地、小麦、稽豆衣、石斛、鳖甲、竹叶，两剂，热退知饥，悸汗不止。去（青）蒿、（白）薇，加龙（骨）、（牡）蛎、莲心、龟板、（紫）石英而安。

继又因暑风外袭，壮热如焚、渴饮不饥，睹物尽赤。改授白虎（汤）加西洋参、竹叶、莲秆，一啜而瘳。仍与镇摄滋潜善其后而愈。

赵子循室，娩后，服生化汤两帖，更因惊吓，三朝发热，连投四物、六合等汤，病日以甚。半月后，始延孟英诊之。脉象：左弦极，右洪滑数。苔黄大渴，谵语嗽痰，恶露仍行，唇齿干燥。是因阴虚之体，血去过多，木火上浮，酷暑外铄，津液大耗，兼有伏痰之候也。亟与营卫两清，冀免他变。而母家极畏石膏，坚不与服。越三日，势益剧，计无所施。子循之叔笛楼，与其表兄许芷卿，径以白虎加减投之，证有转机。翌日，再迓孟英会同笛楼，暨其舅氏许吉斋山长协商妥治，咸是王（孟英）之议，且以西瓜汁助其药力，热始日趋下行，二便如火。又数日，渐安粥食，神气亦清，起坐梳头，夜能静寐。然热蕴太久，下焦患痈，脓虽即溃，阴液漏伤。脉复空数浮大，便泄善膜，口干多梦，皆木少水涵，铄津侮胃之见证也。孟英与笛楼商，以白头翁汤加龙骨、"三甲"、甘草、木瓜育阴潜阳。余粮（赤）石脂丸中，加（乌）梅、（黄）连以熄风镇胃，果得疮口脓干，餐加泻止，脉柔热净，苔退神怡。正须善后，甫授滋填，不期酷兼旬，甘霖忽降，窗开彻夜，复感风邪，身热微寒，鼻流清涕，而阴液久夺，外患未痊，培养碍投，又难发汗，肝风内应，瘛疭旋形，九仞之功，遂成画饼。门外汉未免以成败论，然此案自堪传也。

陆厚甫室，陈芷浔主事之女也。产后经旬，偶发脘痛。专科用温补药因而寒热气逆，自汗不寐，登圊不能解，而卧则稀水自流，口渴善呕，杳不纳谷，佥云不起矣。乃父速孟英诊之，脉弦数而滑。曰：本属阴亏，肝阳侮胃，误投温补涩滞之剂，气机全不下降，以致诸证蜂起。医者见而却走，是未明其故也。与沙参、竹茹、楝实、延胡、栀（子）、（黄）连、橘（皮）、贝（母）、杏（仁）、（石）斛、枇杷叶，为肃肺以和肝胃法，覆杯即安。但少腹隐隐作痛。于前方去杏（仁）、贝（母）、竹茹，加知母、花粉、苁蓉、白芍、橘核、海蛇，乃解宿垢而瘳。

以上出自《王氏医案》

林佩琴

某氏。露产冒暑，烦热汗出，直视不语，脉软数。医谓恶露未行，治宜逐瘀。予曰：直视者足太阳经血虚，筋急牵引直上也。不语者暑先入心，手少阴脉系舌本，络舌旁，邪入营分。舌系缩也。烦热则易郁冒，汗多亦虑液亡，失治必变昏痉危痾。用生脉散加生地、当归、石斛、连翘、丹皮、木瓜、甘草、藕汁冲服。诸证退能言，又加减前方，数十服得安。

张氏。官署坐蓐，辄动乡思，经旬宵热如烙，脉虚疾，插髻银簪，一夕色黑，以纸拭去，明晨如漆，骇极。予云：此产后血虚火炎，汗泽所蒸耳。宜滋阴退热。以熟地、白芍、丹皮、当归、丹参、石斛、茯神、杞子、甘草，四服热退，簪色不变矣。去丹皮、丹参，加枣仁、山药、莲子，蜜丸服，愈。此前取甘凉除热，后取酸涩安神。

包氏。严寒坐蓐，肠出不收，身热面赤。思被冷无温，肠必干涩难上，如蓖麻子捣涂发顶，法必不验。即冷水噀面，亦虑滋病。令煎芎归汤入净桶，着人扶坐桶上，以旧绢托肠，乘热熏之。肠得热气，自润而升，且托且送，待其将尽，趁手托入。如法而收，再服补剂热退。

以上出自《类证治裁》

抱灵居士

瞿室，产后，手足麻，头痛发热，恶寒，汗多作渴，饱胀，以五积散去麻、苍一剂，热退，冷汗多，手足麻在；以二陈汤加芪、归、芍、桂、姜一剂，汗少减，腹冷痛，脉沉弱；以十全大补汤加附子、香附、煨姜一剂，人健，恶风好，出汗三次，泻三次，心慌；以前方加枣仁一剂，脉起，泻、汗在；以补中益气汤加干姜、肉桂二剂而愈。数日食鸡起动，又发热口渴，饱胀出汗，泻十次，以前方加木香、乌梅不应，恶露亦止，此正停血宜破也；晚以二陈汤加木香、厚朴、楂肉一剂，下身痛，腹痛口渴，汗多，太阳痛，泻止；以理中汤加桂、姜、芪一剂，腹痛甚，有痰；或以灯心七根，从额粹至顶七燋，头好；以顺气破血、清火发表之剂，加花粉、木通、青皮、枳壳、益母、桃仁、荆芥、红花、楂肉之类，数剂血行而愈。

石妇，产后十日，季春食鸡，胸痞，恶寒发热，口渴，泻三次，以芎、归、术、草、楂灰、肉桂、干姜一剂好。间日恶寒不食，胸有一块碍痛，以前方加桃仁、荆芥一剂，泻止，热退，泻鲜血，时恶露已尽也，舌干黄苔，口渴尿赤，以二陈汤加楂肉、香附、黄连、桂枝、荆芥一剂，热退，便秘，如狂，尿赤痛，胸块在；以桂枝汤加香附、楂肉、陈皮、茯苓、归尾、熟军一剂，泻一次，胸减，口和，饱胀在，食少，腹热，便秘三日；以芎、归、芍、陈皮、枳实、熟军、泻二次而愈。

福内，产后十日，发热不恶寒，无腹痛，不饱胀，先从足冷，而上则发热，此阴虚之象。每产后数以恶露止，六日为期，气血虚也。以四物汤加干姜一剂不应；以十全大补汤热退，或齿痛出血，舌黑润，便秘八日；以通幽汤不应，又秘十二日；以莱菔子煮食，兼麦冬汤而更衣，服麻仁苏子粥作呕，后不药而愈。

以上出自《李氏医案》

顾德华

张。新产两朝，瘀不下行，发热神蒙，肢麻汗多，脉芤舌红。酷暑外迫，阴气郁冒，血随气逆，时有昏晕，变险可危。急扶产母端坐椅中，敞轩窗以湘帘扩风，切勿听信妪辈，胶执吃热苦草汤也。急嘱，急嘱。

细生地　广郁金　怀牛膝　归身　川贝母　白蒺藜　西琥珀　赤芍　丹皮　白薇　鲜藕肉　童便

又诊：热退神清，气火平降，瘀亦下行，两臂尚麻，少腹酸楚。仍从养血通瘀，即是治风先治血之意也。

细生地　净归身　茺蔚子　赤芍　炒山药　白蒺藜　怀牛膝　丹皮　白薇　楂炭　琥珀

《花韵楼医案》

费伯雄

某。邪热内蕴，肺胃受病，发热咳嗽，痰多头眩，胁痛，由产后感冒所致。宜疏解上焦，肃化痰热。

苏子梗各二钱　香青蒿一钱半　豆卷四钱　川贝二钱　防风一钱　法夏一钱　杏仁三钱　蒌皮三钱
橘红一钱　茯苓二钱　生草五分　枇杷叶二钱　雪梨半只

《费伯雄医案》

李铎

黄氏妇，新产后服生化汤合失笑散，血气痛止则恶露已尽。昨夜半发热憎寒，头身尽痛，烦躁口渴，脉息紧涩，本气血空虚之候，然必因感冒风邪，故有诸证。如果血虚发热，内损见证，定然昏瞀眩晕，大渴引饮，汗多气短，此为的辨矣。但虽有外邪，总当补虚而兼散邪。

生芪　当归　文党　荆芥炒　川芎　白芍　柴胡　干葛　甘草

加生姜，水煎服，一剂愈。

补虚散邪不致损伤气血，产后的治，学者当紧记之。寿山

《医案偶存》

王廷俊

孙秋畬妇，产后服生化汤过剂血崩，医以丹栀逍遥散投之，反增恶寒发热，头痛目痛，口燥、鼻干、下利等证，医知有外感，而泥于产后百脉皆虚，宜补不宜表之说，用补中益气汤，以为稳当，服后崩愈甚，病愈剧。更医，又以为血虚宜养阴，而用知柏地黄汤，进剂，寒战鼓栗，变红崩为白带下利日数十行，困惫以甚。适予在候补库大使余春庭寓治病，孙与比邻，邀予往诊，自谓病已不治，烦君一决行期早晚耳。至病所，腥秽难闻，焚香强诊，浮部浮洪，沉部紧小，以脉参证，确系太阳阳明合病，主用葛根汤，伊见方中麻黄、桂枝同用，惊疑问故，告之曰："尊嫂产后原无病，服生化汤七八剂，酿成内热，乃为血崩，其时必自觉其热，掀去衣被取凉，又受外寒，丹栀逍遥散，虽不对病，而无大碍；补中益气则将寒热之邪，逼之内入；知柏地黄，则更引邪下陷矣。现在病状虽危，而脉之浮洪为风热，紧小为寒闭，确凿有据，何畏乎表。"劝之使服，伊慎重之至，三四次服完一盏，毫无进退，又与一盏，得睡；知药已对证，接服一盏，下利先止，口燥鼻干渐解。次日往诊，紧小渐减，浮洪未退，仍令前方再服一剂，是夜微汗周浃，寒热诸痛悉平，惟白崩不止，复诊其脉，右关濡滑，只以白术末和粥与服，五六日后秋畬来舍云："带下白昼甚少，惟夜卧不能安帖，醒时带必大至，据病人云，且多怪梦，体亦增热。"消息其意，知为阴不敛阳，径用桂枝加龙骨牡蛎汤，去桂枝，服六剂，骎骎向安，前医来询余何法治愈，详细道之，且婉劝其读陈修园先生所注书，欣欣鼓舞而去，从此用

功，亦吾道中勇于迁善之君子也，然而仅矣。

葛根汤

葛根四钱　麻黄三钱　桂枝二钱　白芍二钱　炙草二钱　生姜三钱　红枣四枚

用水先煮麻黄、葛根，去上沫，纳诸药煮，去渣，温服，覆取微汗。

陈古愚曰：第二方桂枝加葛根汤，与此汤，俱治太阳经输之病，太阳之经输在背，经云：邪入于输，腰背乃强。师于二方，皆云治项背几几，几几者，小鸟羽短，欲飞不能飞而伸颈之象也。但前方治汗出，是邪从肌凑而入输，故主桂枝。此方治无汗，是邪从肤表而入输，故主麻黄。然邪既入输，肌凑亦病，方中取桂枝汤全方，加葛根、麻黄，亦肌表两解之法，与"桂枝二，麻黄一"同意，而用却不同，微乎！微乎！

张令韶曰：太阳与阳明合病，必自下利者，太阳主开，阳明主合，今太阳合于阳明，不从太阳之开，而从阳明之合，病合反开，故必自下利。下利者，气下而不上也，葛根入土最深，其藤延蔓似络，故能同桂枝直从肌络之内，而外达于肤表也。

此小病也，但不读《伤寒论浅注》，骤遇此证，亦必茫然不解，既经行医，又不肯直告病家，谓我不识病，不敢开方，左支右吾，只好模糊影响，开一果子药单而去，自为计则得矣，其如病人何也？又其甚者，大言欺人，谓前医皆有所偏，不如景岳阴阳两补，最为神妙，于是"大补元煎""左归饮""右归饮"随意写去，一服之后，经输、肌表、脏腑，脉络一齐闭塞，外证全伏，有似病退，而病乃真不可治，此等医家，遍地皆是，有一超出流俗之士，精研经旨，善用经方，而病家无识目之，以偏弃而弗用，左右又有工于逢迎，惯习江湖，经说光面话之好好先生，为之簧鼓，愈治愈谬，直至大命将倾，莫可如何。始以经方姑为一试，到口即毙，反贻话柄，专为若辈受过，医之难行如此！宜张隐庵，高士宗诸大家，皆闭户著书，而不与时人作缘也，噫！

《寿芝医案》

徐守愚

马仁村马亦宾少妇产后方才七日，忽尔发热，就地医者以为当此湿蒸热郁之时，外感居多，用吴鞠通银翘散数剂而病遂增剧。后请裘小山先生诊视，渠余旧相识，医理明通，方多法古，谓产后百病以末治之，生化汤重用全当归，加益母草，去瘀生新，其热自退。如此治法，本属不错，而无如药仅一剂，旋即作呕，抑且腹痛下痢，日夜六七次，身热汗出，饮食不进，显系棘手重证。乃求治于余，脉得沉微虚弱，于产后尚不见忌。妇父王问心语余曰："小女产后，其初不过发热小恙，至今而病变多端，毋乃医者之过欤？"余曰："误在前医，无咎后医。"问心曰："呕与痢实起于后。"余乃举以示之曰："后医之方重用全当归，原不无滑肠之虞。然而亦无所害，而所以发热不休，呕痢交作者，皆由前医之过散以致虚故也。产后中虚，所不待言。"问心曰："如是则温补可进矣。"余曰："昔卷丹溪治产后发热，每以四君加川芎、当归、炙芪、炮姜。亦甘温除大热，其方非不可用也。然而治此证则更有进。按《金匮》云：妇人乳中虚，烦乱呕逆，安中益气，竹皮大丸主之。言乳中虚者，以乳子之妇，阴血不足而胃中亦虚，故病烦乱呕逆。经云：阴者中之守也。如此证阴虚不能恋阳，则阳无所丽，浮散于外而发热，亦阴虚不能胜阳，所以气逆则上呕，气陷则下痢，种种见证皆由中气，亦惟以竹皮大丸石膏易半夏，加炮姜，庶几得当，此外别无良法。"于是问心乃命婿亦宾速进此药，以图速效。连服二剂，诸证悉退。次朝余将返寓，临行时问心欣欣然摅余而言曰："先生今又救一命矣！"。

竹茹五钱　姜夏四钱　生甘草一钱　白薇二钱　炮姜一钱半　桂枝一钱半

大枣、生姜以有汗而不用。竹茹除烦治呕，而半夏降逆亦所以治呕，白薇益阴退热，而姜、桂扶阳亦所以退热，甘草、大枣培中焦脾土，则津液生而泻痢乃止。正无一味补药而中即自安，气即自益矣。《金匮》谓中虚而烦乱呕逆主以竹皮大丸，明以烦乱为病，而无腹痛下痢等证，所以方中石膏清上焦之虚热以通乳定烦，为佐。兹则但呕逆而不烦乱，兼之腹痛下痢，故去之。

《医案梦记》

徐养恬

产后将及一年，寒热缠绵不已，形瘦腹痛，此属阳维为病。近加咳嗽，更不宜也。拟仲景当归建中汤意。

嫩桂枝　当归　白芍　炙甘草　软白薇　肥玉竹　阿胶　软紫菀　加姜　枣　饴糖

二诊：产后寒热将及一年，脉细数，腹痛则大便下，下后痛即止。前进当归建中汤，寒热轻，咳嗽减，而腹痛依然，此虚中有滞也。转拟桂枝汤加减以和营卫，旋覆花以通络。倘再纠缠不了，必成蓐损。

嫩桂枝　白芍　炙甘草　新绛　旋覆花　霜桑叶　白薇　当归须　紫菀　粉丹皮　茺蔚子　青葱

《徐养恬方案》

魏树春

丙辰夏，予往临川，寓友人陈韫山处。其甥妇患病重。以予年老，不敢劳远行，即延儿子宏炎往诊。旋归以病状及方治告予。谓产后发热逾旬，少腹微痛，前医用解表及初血之药，而热皆不减。乃询以产后病行多少瘀者。云：瘀行甚少。其为停瘀发热可知。当与以枳实芍药散加泽兰、丹参、桃红、青皮等味。以行瘀清热，兼止其痛。不卜服后果能获效否。予曰：凡产后恶露未净而致发热者，服消瘀药无不立解。此证效可必也。次日又延复诊，询之，果热减痛平，即依此法调理而瘥。

《清代名医医话精华》

张仁锡

一妇，坐草后两日，恶寒发热，以轻剂疏解，遂汗至如雨，越日汗收食进。毫无所苦，医议停药。岂知三日夜，顷刻间腹中缓缓作痛，大便溏泄数次，神志不安。自云热极渴极，苦难言状。脉应细而数。余至巳二鼓后，病家急于用药，将欲下咽。索其方，乃去瘀生新，皆产后之通套。余曰：此脱阳也，证属少阴无疑。遂以熟附、炮姜、炙草、炒白芍、人尿、胆汁为剂。服完即睡，醒来热渴顿除。后以四君子去术，加桂枝、归、芍、怀膝、牡蛎。二帖而痊。

《清代名医医话精华》

徐镛

归鞠氏侄女，冬月初产无恙，至六日头痛身热，凛凛畏寒。予用栀豉汤，夜半热退，逾日复热。更医用产后逐瘀成法，遂加烦躁。余谓冬温为病，清之可安。《通评虚实论》曰：乳子而病热，脉弦小者，手足温则生。仍依时邪治例，用白虎汤而愈。凡产后无产证而染他证者，即当以他证治之，而丹溪大补气血之言却不可拘。仲景云：病解能食，七八日发热者，此为胃实，大承气汤主之。夫阳明经中，仲景尚再三诫人不可轻下，而产后亡血既多，仍云承气主之，盖既为胃实，自有不得不用之理。举一证而产后挟实者可类推也。仲景云：产后下利虚极，白头翁加甘草、阿胶汤主之。夫既曰虚极，仍用白头翁汤者，下痢中既后渴欲饮水热而下重之证，则白头翁汤自有不得不用之理。惟其虚极，故加甘草、阿胶以养其正。举一证而产后之挟虚者可类推也。

《医学举要》

雷丰

四明沈某之室，诞后将匝月以来，忽然壮热汗多，口渴欲饮。有谓产后阴虚，阳无所附；有谓气血大虚，虚热熏蒸，皆用温补之方，严禁寒凉之药。见病者忽尔尪羸，日晡发热，益信其为蓐痨，愈增热补，更加唇焦齿燥，舌绛无津。复请前二医合议，议用导龙入海、引火归源之法，不但诸证未减，尤加气急神昏，始来商之于丰。丰即往诊，两手之脉，皆大无伦，推其致病之因，阅其所服之药，实因误补益剧，非病至于此险也。沈曰：此何证也？丰曰：乃瘅疟也。此即古人所谓阴气先伤，阳气独发，不寒瘅热，令人销铄肌肉，当用甘凉之剂治之。曰：产后用凉，可无害乎？曰：有病则病当之，若再踌躇，阴液立涸，必不可救矣。即用甘寒生津法，加西洋参、紫雪丹治之。头煎服下，未见进退，次煎似有欲寐之形，大众见之，无不疑昏愦之变。复来请诊，脉象稍平，唇舌略润，诸恙如旧，但增手战循衣。丰曰：此阴阳似有相济之意，无何肝风又动之虞。仍守原章，佐以阿胶、龟板，及鸡子黄，令其浓煎温服。是夜安神熟寐，热势大衰。次早诊之，诸逆证皆已屏去，继以清滋补养，调理两月方瘳。

豫章邱某之室，分娩三朝，忽患时行寒疫。曾经医治，有守产后成方用生化者，有遵丹溪之法用补虚者，佥未中的，而热势益张。邀丰诊之，脉似切绳转索，舌苔满白，壮热汗无。丰曰：此寒疫也，虽在产后，亦当辛散为治。拟用辛温解表法去桔梗，加芎、芷、干姜、黑荆、稽豆，嘱服二剂，则热遂从汗解，复用养营涤污之法，日渐而瘳。

城东孔某之室，素来多病，其体本孱，分娩三朝，忽然头痛难忍，寒热无汗，大渴引饮，脉来浮大之象，此肌表重感秋凉，而囊伏之暑热，触动而继起矣。询知恶露匀行，腹无胀痛，生化成方，可勿用耳。即以白芷、青蒿、秦艽、荆芥、当归、川芎，加败酱草合为一剂。盖白芷为产后疏风妙药，青蒿乃产后却热最宜，秦艽、荆芥活血散风，当归、川芎生新去瘀，本草谓败酱草味苦而平，主治产后诸病。此方最稳，请服二煎，其热从汗而退。次日邀诊，脉象顿平，询之口亦不渴，惟觉神倦少眠。此伏暑已随秋凉而解，心脾被邪扰攘而亏，当守原方去白芷之香燥、荆芥之辛散，加茯神、柏子以安神，神安自熟寐矣；又加西潞、炙草以扶元，元复自强健矣。后用八珍损益，未及半月而康。

以上出自《时病论》

学山公

产后之证，以补养气血为先，虽有他患，以末治之，所以内热口干者，不得任用寒凉。用寒凉则新血不生而胃阳受困，头痛恶寒者，不可专行发散，行发散则气随汗出，而精神告匮。前六七日时见脉势涩弱，饮食不入，乳汁全无，频频自汗，以为平素体虚，而产后过伤气血，用阴阳平调之剂，从缓治也。且今寒热时发，神气不清，脉来涩数而弱，左关略旺，大抵皆阳阴二气，自为乘侮，非干外邪所致。其神气不清者，一由于血室空虚，留瘀得以随热势而入；一由于胃阳不固，心神因以随自汗而伤。法宜生血以退热，养气以安神，开胃以加食，乃能痊愈也。

《龙砂八家医案》

朱增藉

族纫秋之家妇王氏，壬辰时疾旬日。二月初，适余住其家治笃斋母氏病，请余诊之。脉浮数无力，舌苔白黄。述初起壮热，咳嗽痰涎，胸满气喘，头晕，口渴。医以白虎汤与之，病进。更医，服败毒散，亦不应。余以小柴胡汤，服一剂如故。次早诊之，细询病原，云："自去腊八日产后至正月初，似觉身体不和，月杪忽得此疾。"余曰："口渴欲饮热否？壮热而恶寒否？"曰："口渴宜热。身虽壮热欲得重衾盖覆，而背寒更甚。"余知此乃产后百脉空虚，邪气乘虚进入少阴，而成里寒外热之证。里寒极盛，故口渴欲饮热水以自温。阴盛格阳，故身壮热而欲重衾盖覆。所谓热在皮肤，寒在骨髓也。其背恶寒者，系少阴主证。咳嗽痰涎，胸满气喘，头晕，正阴寒上逆之征。遂以茯苓四逆汤加砂仁、半夏，醒脾涤饮，数剂而愈。后以归脾汤调理复元。

《疫证治例》

陈苟生

产后瘀血宜消，新血宜生，惟生化汤最当。考《本草》：川芎、桃仁，当归三味，善去恶血而生新血，佐以炮姜、甘草，引入脾经，生血理气，化中有生，实产后之至宝也。然愚谓生化汤一方，所以治无病之常，非以治有病之变。既变而仍用常法治，断乎不可。间常入都，闻有产前血崩，产后服生化汤，以致昏痉而死者；又里中闻有产后服补药，以致胸胀满闷，口鼻流血而死者，此皆泥于产后宜温宜补，不知变通误之也。己卯五月，余室人新产三日，患热病颇剧，先严诊之，凉药外，并用井水浸花露饮之，花露尽，渴甚，取所浸井水饮之，半月后，先严告余，明日当用热药一剂，至明日午刻，室人果言气闷，窗牖洞开，闷终不解，即以热药浸冷水饮之，少顷，气闷释然，后又用清养药，调治半月而痊。是证也，初终俱服阴药，中间阳药一剂，殆如用兵然，移步换形，随时策应，岂拘守成法者，所能梦见哉！时有谓服凉药太多，难望生育者，先严曰："多服凉药，正为生育计也。倘祛邪不尽，病必缠绵，尚可望生育乎？"其后连得数胎，今已十数龄矣。癸巳腊月，余由津入都，刘君伟臣之令嫒，产后患冬温证，医泥产后，用药不敢过凉，绵延两月，热蕴不化，形乏气喘，夜不能寐，病情颇剧，脉来七八至，右尺按之尤有力，舌右偏近根处，有老黄腻苔一片，余与清化重剂，喘平寐安，证情大减。正月初，天气骤温，作服过暖，内热复炽，病势顿危，余诊其脉，数疾如前，喘促烦躁，较前更甚。仍前药加犀角屑二钱，服后，证稍平，减犀角，又服十数剂，脉象始和，舌苔乃退。丁丑，同邑青果巷薛仲梧之室，产后十余日，身热面赤，咳嗽气促，胸闷腹满，尿涩便闭，当时麻证盛行，前医疑为时邪，与以豆豉、浮萍等药，不应，来延余诊。切其脉，浮细而数，望其舌，苔腻而黄，审是积滞阻中，诸气为之窒塞。既不得以产后百脉空虚，疑为虚怯，又不得以此盛行麻证，恣用清疏。用二陈汤加枳实、楂炭、焦曲为方，二剂，诸证悉平，后以八珍汤调补而安。丁酉四月初，余客天津，孙慕韩观察之夫人，产后五日患温证颇剧，来速余诊，头晕咳呛，耳鸣耳聋，牙床肿烂，胸腹胀闷，身热汗多，食不甘，寐不安，脉数，右寸关尤甚。综核脉证，知是温邪内蕴，误服柴胡、参须劫阴助火所致，用犀角地黄汤、羚栀枳实汤等方出入加减治之，两旬余而愈。此数证也，一则有热当清，即用治温热法清之；一则有滞当消，即用治积滞法消之；一则既热且滞，即合治温热积滞法清而消之。病皆应手而效，可知方书治病诸法，皆产后治病之法。如遇虚寒证，自当温之、补之；如遇实热证，不妨清之、消之，随时论证，随证论治。在古人既以常法示后人以程途，未尝不以变法俟后人之取用也。带、产后较平时，略慎重耳。虽然，以上数证，皆病之重者，故所药可重；若系轻病，药又不当重而当轻。壬辰春，余客都门，有殷姓室，产后患痧麻，医用大青、犀角等药数钱以清其中，又用荆芥、防风等药数钱以散其表，大剂投之，身热未除，胸中懊侬转甚，头痛，腹痛，身痛，神疲气促，饮水即吐，尿涩便结，呻吟转侧，苦不可堪。余切其脉，虚细而数，知是中气素弱，不胜外邪之忧，病本轻而药过重，所以加剧。譬如区区小窃，起数十营讨之，贼未能擒，乡间已受其扰，不如任用一二干役，擒之即获，再得实心办事之良有司，劝导有方，即可化莠为良，安贴无虞。若小题大做，非办事之善者，因用川连、甘草、橘皮、砂仁各数分，石斛、白芍、竹茹、苡仁各一二钱为方。明白复诊，诸证释然，再加调养而愈。盖病重者，药宜重，病轻者，药宜轻，随证论治，无可混施。然而南人性缓，遇重病，往往以轻药治，其意但求寡过，而失之因循；北人性躁，遇轻病，往往以重药治，其意急欲见功，而失之冒昧。冒昧固非，因循亦误，要惟两祛其失，为能一衷于是，此通权达变之人，所以复乎不可及也。

《诊余举隅录》

王旭高

胡。小产半月，感邪发热，又遭惊恐，冲任受伤，少腹胀痛，白带淋浊，眼花口苦，腰膝拘挛。证逾半月，饮食不纳，虑其昏厥。姑仿南阳以浊攻浊法，兼达邪化瘀，备商。

淡豆豉　白前　泽兰叶　延胡索　焦山栀　当归　丹参　焦楂肉　竹茹　交加散　两头尖

另：旧裤裆一方，烧灰存性，药汁调下。

渊按：此名烧裤散，仲圣治阴阳易病。

王。产未百日，骨蒸发热，淹延匝月，热势渐加，迄今五十日矣。诊左寸关轻取虚小，中按之数，重按数而且坚，知其热在阴中，心肝之火独亢；右寸关虚软而数，则知脾肺气虚；两尺皆虚，肾阴亏也。阴虚阳盛，热气熏于胸中，蒸动水谷之湿上泛，故舌苔反见浊厚耳。耳鸣而聋者，肾虚肝阳上逆也。据述服参、芪则热势愈甚，投胶、地则胃气益惫。节近清明，地中阳气大泄，阴虚阳亢莫制，恐其交夏加剧。刻下用药，以脾胃为要。土旺四季各十八日，清时节后土气司权，趁此培土，冀其脾胃渐醒，饮食渐加，佐以清金平木，必须热退为妙。

北沙参　地骨皮　丹皮　归身　怀山药　白扁豆　茯苓　白芍　生熟谷芽　白蔷薇露

某。产后营虚，内热日久，近感风邪，发热更甚，胸闷心跳。气滞血亏，显然可见。

香豆豉炒　黄芪　防风　全当归　白芍　白术　枣仁　茯神　玉竹　桑叶

渊按：虚多邪少，从补营方中加轻散药一二味，即可祛邪。重加发散，邪转不服，反多变证。

赵。病后小产，产后感邪咳嗽，寒热似疟。服解散疏和药五六剂，邪退未尽，夜犹微热。然头晕心跳，寐则惊惕，虚象见矣。拟养营化邪法。

四物汤合二贤，加苏子、苏梗、苏叶、川贝、杏仁、枳壳、茯苓、款冬花

用三苏、二贤、四物，意在泄血分之风、和血中之气。加化痰止咳药，佐使之耳。

又：补肺阿胶合金水六君，去半夏，加川贝、款冬花。

某。左脉细数，营阴亏也；右脉细软，脾气虚也。产后不能安息，反加劳碌，气血伤而不复，致身常内热，心荡若嘈，久延虑成劳损。人参养荣汤加减。

党参　大熟地　冬术　白术　丹参　香附　远志甘草汤制　砂仁　归身酒炒　陈皮　茯神
枣仁

以上出自《王旭高临证医案》

柳宝诒

黄。寒热晚作而无汗，少腹滞痛，脉象细数不畅。病起蓐中，邪机留入阴分，而阻瘀结热。病经一月，营血受伤。当疏营透邪。

鲜生地生姜同打和，炒黑　丹皮　丹参　全当归　青蒿　苏叶　南沙参　前胡　紫菀　紫蛤壳
白薇

解。产后寒热日作，已过两旬，有汗不解，浮肿气促，咳逆耳聋，舌质紫晦，舌苔色白微浊，其脉象浮数如沸。温邪乘新产而发，内则血瘀热阻，营气不通；外则气郁湿滞，肺胃不畅。热邪久郁，恐即有风痉喘厥之变。姑拟气营两畅，冀得松机。

鲜生地绞去汁，用姜汁拌炒　丹参　广郁金　炒归身　白薇　青蒿　苏子　前胡　桑白皮　紫菀
茸　冬瓜皮　瓜蒌皮　广陈皮　益母草

时。时邪从产后而发，瘀阻腹痛，气窒热蕴。迁延半月，阴液更伤。脉来数疾，舌色光红，中苔灰黄。病势已深，正气恐不能支。姑与疏瘀导热，清透伏邪之法。

归尾　桃仁尾　青蒿尾　白薇尾　山楂炭尾　延胡醋炒尾　枳实尾　杏仁尾　瓜蒌皮仁尾
泽佩兰尾　丹参尾　鲜生地姜汁炒尾　益母草

洪。小产后发热，恶露即止，少腹即觉块痛，小溲即涩痛不爽，渐至大腹胀满。两月余来，寒热不解。此伏邪与瘀血为伍，蒸蕴化热，瘀阻气窒，不得透达。惟脉虚数不能鼓指，头汗津津，色萎神枯，正气有不安之虑。正虚邪实，恐难挽救。姑拟清托伏邪为主，疏瘀畅气佐之，冀得转机为佳。

鲜生地豆豉打　丹皮　赤苓　当归　郁金　元明粉　山楂炭　丹参　泽兰叶　琥珀　益母草

李。产后冒风，引动伏邪。壮热有汗不解，咳促痰多，近旬不退。其少腹块痛，引及左胯，乃瘀血阻于经络，与热邪并结不化所致。舌质干绛，苔色灰浊。脉形数急，左部尤浮。营热燔灼，急须清化。拟用肃肺清营，疏瘀化热之法。

鲜生地生姜打烂，再同生地打和至渐黑色　丹皮炒白薇　牛膝红花煎汁炒　归尾　延胡　鲜南沙参　桑白皮　蛤壳　橘络　丝瓜络　益母草

另：炙乳香（去净油）、炙甲片、西血珀屑（水飞），共为末冲。

二诊：前方去末药三味，加旋覆花、瓜蒌皮、枳实。

以上出自《柳宝诒医案》

余听鸿

昭文幕友张筱州之妻，生产正在酷暑。新产两朝，猝然神昏颠倒，言语错乱。余诊之，见喘息气粗，脉洪数极大，汗出如珠，口渴烦躁。余曰：此乃热中于里，逼阴外出而大汗，仲景白虎证也。即将席置地上，令产妇卧于地，用盆置井水于旁，使其安卧片时，神识渐清，气亦渐平，脉亦稍静。即拟仲景白虎合竹皮、竹叶之意，进以石膏、竹茹、竹叶、知母、白薇、鲜石斛、益元散、绿豆衣、丹皮、花粉、青荷叶、西瓜翠衣、甘蔗汁，大队甘寒之品。服后至晡，神清热减。仍令其移卧于床，进以稀粥，仍以甘凉之剂调理而愈。若拘于产后不可见风，不得服药，此证岂能挽回。琴地风俗，新产之后，往往窗户密闭，帏幕重遮，酷暑不异严寒。以致产汗多伤阴，而变为郁冒痉厥者，或竟有触秽中热而死者，不亦大可异哉。

《余听鸿医案》

张锡纯

天津李氏妇，年二十七岁，于中秋节后得温病。

病因：产后六日，更衣入厕，受风。

证候：自厕返后，觉周身发冷，更数小时，冷已又复发热，自用生姜、红糖煎汤乘热饮之，周身得汗稍愈，至汗解而其热如故。迁延两日热益盛，心中烦躁作渴。急延愚为诊视，见其满面火色，且微喘，诊其脉象洪实，右部尤甚，一分钟九十三至。舌苔满布白而微黄，大便自病后未行。

诊断：此乃产后阴虚生内热，略为外感拘束而即成温病也。其心中烦躁而渴者，因产后肾阴虚损，不能上达舌本，且不能与心火相济也。其微喘者，因肾虚不能纳气也。其舌苔白而微黄者，热已入阳明之府也。其脉洪实兼数者，此阳明府热已实，又有阴虚之象也。宜治以白虎加人参汤更少为变通之，方于产后无碍。

处方：生石膏三两，捣细　野台参四钱　玄参一两　生怀山药八钱　甘草三钱

共煎汤三盅，分三次温饮下。

方解：按此方即白虎加人参汤，以玄参代知母，生山药代粳米也。伤寒书中用白虎汤之定例，汗吐下后加人参，以其虚也；渴者加人参，以其津液不上潮也，至产后则虚之尤虚，且又作渴，其宜加人参明矣。至以玄参代知母者，因玄参《神农本草经》原谓其治产乳余疾也。以生山药代粳米者，因山药之甘温既能代粳米和胃，而其所含多量之蛋白质，更能补益产后者之肾虚也。如此变通，其方虽在产后用之，可毫无妨碍，况石膏《神农本草经》原谓其微寒，且明载其主产乳乎。

复诊：服药一剂，热退强半，渴喘皆愈。脉象已近和平，大便犹未通下。宜大滋真阴以退其余热，而复少加补气之药佐之。诚以气旺则血易生，即真阴易复也。

处方：玄参二钱　野党参五钱

共煎汤两盅，分两次温饮下。

效果：将药煎服两剂，大便通下，病遂全愈。

《医学衷中参西录》

巢渭芳

陈祥林妻，气血素虚，骨肉脆小，值大产未旬日，寒热如疟，来时战震，床帐为之动摇，溽暑之际，彼夫意为无救。经渭以青蒿、腹皮、草果、秦艽、法夏、橘红、益元散、知母、六曲、霍石斛、荷叶，数剂而痊。

《巢渭芳医话》

陈莲舫

嘉兴，某。产后虚起，因营卫偏胜，乍寒乍热，腰痛，头眩，脉息细弦，虚多邪少，治以和养。

吉林须　白蒺藜　川石斛　黑料豆　宋半夏　生谷芽　黑归身　潼蒺藜　大丹参　川杜仲广陈皮　荷边

《莲舫秘旨》

何长治

右。产后感受寒邪，湿郁。形寒，汗泄颇多，下体畏寒，头晕且热，手足麻木；心烦神蒙，近加悸惕呃逆，舌红渴喜热饮，腹胀脘闷，白痦与红疹并布，小便赤，脉来软数。此产后阴亏，阴独治下，阳独治上，二气不和；汗多，心阳上越，有亡阳之象；惊恐不寐，少谷胃气不和。久病气阴两虚，邪未尽化。宗仲景交阴阳、和上下法，佐以安神敛液，不致聚劫虚脱。

姜汁炒川连三分　人参一钱，另煎　酒炒白芍钱半　桂枝五分　枳实三分　淡芩钱半　酸枣仁三钱炙草五分　干姜四分

二诊：产后感冒，形寒身热，有两月余，曾布疹痦，气分之邪已有暗泄之机矣。而阴阳二

气不和，阳气独升，头重面浮；阴独下治，足肿而冷；寒热仍有往来，久寒久热，营卫气偏，汗多心宕；阴伤，时有火升，神蒙；脘痞腹胀，艰寐，带下，八脉自虚。《难经》云：阳维为病苦寒热，邪与湿热杂处中焦，蕴蒸不化，病情虚实互参，正虚邪恋，淹缠变端。仍以两和阴阳，佐以承阴。

姜汁二分　炒黄连四分　鳖血拌柴胡一钱　同炒黄芩钱半　朱砂拌茯神三钱　石决明一两，生杵　白芍五分　炒桂枝四分　枳实五分　同人参一钱，另煎　醋煅紫贝齿三钱　川贝母三钱，勿研　淮小麦三钱　炒丹皮钱半　炙甘草四分　细生地四钱　加枇杷叶露二两，冲入　野蔷薇露二两，冲入

三诊：产后寒热久延，营卫不和，背寒肢冷且热，汗泄而解，如作疟状；此温邪挟湿，蕴于阳明；艰寐，胸闷得谷膜胀；冲脉隶于阳明，阳明湿热下流，而为带下，且溺浊而少；日晡火升，头重足玲，心宕乃汗多伤阴，营阴内耗，阴不涵阳，阳气上冒。踵前法，俾阴交而阳和，上下病情略减，湿热未清，久虚不能即复，庶，寒热止而阴气稍能渐复也。也前法增损之。

桂枝三分　盐水同炒川连三分　生鳖甲四钱　秫米三钱，绢包　煅龙齿三钱　枳实四分　同人参一钱，另煎　细生地四钱　姜制半夏钱半　朱茯神三钱　福建泽泻钱半　淮小麦三钱　白芍钱半　炒甘草五分　鳖血拌柴胡一钱　同炒黄芩钱半　加生姜四分　红皮枣三枚　野蔷薇露一两，冲入

右。去年久病，兼产后，正阴皆虚；复感温邪积湿。寒热脘痛，布疹，继发白痦，胸闷头胀；舌白灰而且干，渴喜热饮，齿燥谵语，脉数浮，便溏溺少。湿热之邪，内蒸伤津，阴气久为病魔所耗，风阳借此暗动，肢搐；邪袭气分，渐欲逆传，有昏闭劫津之险。且以苦辛宣通，佐以承阴。

川连三分　豆豉钱半　山栀钱半　连翘三钱　茯苓三钱　川朴八分　生地三钱　霍石斛三钱，另煎　郁金钱半　嫩勾勾三钱　杏仁三钱　加桑枝五钱

二诊：产后正阴两虚，温邪湿热交蒸。布痦，劫津风动，舌黑，津液未回，齿燥，神疲谵语，耳聋，昨曾厥逆，战汗热解，尚未了了，脉弦迟软。此邪退正虚之脉，胃津阴液已虚。拟宣泄中佐以扶正。

川连五分　人参一钱，另煎　鲜斛四钱　瓜蒌三钱　杏仁三钱　生地四钱　郁金三钱　茯神三钱　连翘三钱　加姜二片　枇杷叶露一两，冲　野蔷薇露一两，冲

右。营虚骨热，致偏产后腰骨酸楚，脉细数。当从柔养。忌生冷，少食为要。

生芪钱半　首乌二钱　地骨皮钱半　怀牛膝三钱　茯苓三钱　生草四分　归身钱半　秦艽钱半　鳖甲三钱　焦白芍钱半　远志钱半　炒青皮钱半　加佛手柑八分　白蔻壳六分

右。产后失血过多，肢节骱俱酸痛，骨热难眠，头疼，近发痰嗽，脉数失调。宜养阴和络，调复非易也。

生芪　秦艽　紫菀　生甘草　制冬术　牛膝　玉竹　陈皮　归身　生蛤壳　生山栀　冬瓜子　丝瓜络　桑枝

右。偏产后瘀滞大下，畏寒，手足酸麻，舌干口燥，脉细数无力。因去血过多，浮火上炽，调理非易也。暂拟和营清热一法。

生芪　归尾　丹参　炒丹皮　白芍　牛膝　远志　木香　炒黄芩　炮姜　陈皮　炙甘草

藕节　姜汁炒竹茹

以上出自《何鸿舫医案》

沈明生

　　袁令默令爱，素禀不足，分娩后，体倦，发热，医者以其弱龄瘦质，且遵丹溪产后当大补之法，遂以参、芪进之，病益甚。延师诊之，师曰：脉浮而涩，此不惟有余血，且有风寒在内。夫瘀血未尽，外邪初感，均有用参之诫，是以补之无功耳。遂正前方，而用解表散瘀之药。三四剂后热除胸爽，然倦怠如故。师曰：参、芪之用，此其时矣，乃令默惩咽废食，因循而弗敢与。越四五日，忽舌喑不语，举室惶惶，别延三四医视之，询知前有用参之误，绝意不及补。或以为神虚而用茯神、枣仁之属，不效也；或以为痰滞而用南、半、姜、橘之属，不效也；或作火治而用芩、连亦弗效也。于是复恳之师，师察其神情，虽不能语，然每对食物辄注目以视，得食则神稍旺，更衣则神即疲，且脉空而大。因谓令默曰：《灵枢》云脾之脉，连舌本，散舌下。心之别脉，系舌本。今下上两虚，医药杂乱。经又云：言而微，终日乃复言者，此夺气也。况经月不语乎，不唯用参且应用附矣。遂一力任之，令默尚狐疑。服五六日，诸证悉愈矣。因是而知病机二字，诚先哲之格言也。夫此机者，间不容发，有昨宜用攻而今宜用补；且宜用热而夕宜用凉。亦唯视其机之所在，以法合病耳。故是证也，不用补之害，与骤用补之害同，失其机甚矣。医道之难也。

《鹤圃堂治验》

红杏村人

　　钱右，新产气血大亏，腠理疏豁，客邪易于凑袭，因而引动伏气，见证似疟，起伏靡常，头疼胸痞，少腹隐痛，兹交两候，身热不解，有汗不畅，疹未透显，脉濡数，舌白不松。血舍空虚留瘀未尽，迁延转变势难逆料。

　　青蒿鳖血拌　黄芩酒炒　葛根　归身　丹皮楂炭　蒡　栀　郁金　淡竹

　　又覆：汗频通畅，疹亦透布，身热退淡，脉数渐减，邪已溃离膜原，洵属佳征，第伏邪感发于产虚之体，邪虽外泄，正气内乏，此际用药殊非易易，设一味攻邪虑损元气，欲扶其正犹恐留邪，再四筹维，拟于清化泄邪之中少参养正之品庶为合理。

　　鲜沙参　玉竹　青蒿　白薇　丹皮　郁金蒡　楂　翘　斛

《医案》

费承祖

　　江西曹瑞卿之夫人，分娩三日，即发热咳呛，脘痛口干。医用温散不效，改用补阴清热，热退半日，复热如前。因产后血虚，得补非不暂安，而邪热未能外泄，故热势复炽。医更用补阴益气，而热更壮，有汗不解，口渴引饮。延余诊之，脉浮弦滑数。此邪热伤津。生津泄邪，其热自退。

　　川石斛三钱　天花粉三钱　生甘草五分　黑山栀一钱五分　淡豆豉三钱　甜杏仁三钱　冬瓜子四钱

鲜芦根二两

连服二剂，热退渴止而痊。

吴鞠通

丁亥四月十二日，某氏，三十岁。产后感受风温，自汗身热，七八日不解；现在脉沉数，邪陷下焦，瘛疭，俗云产后惊风。与复脉法，但须先轻后重。

细生地四钱　麦冬四钱，不去心　大麻仁二钱　生白芍二钱　丹皮三钱　炙甘草一钱　生鳖甲五钱，打碎　阿胶二钱　煮三杯，分三次服。

十四日：产后阴虚，又感风温，身热；与复脉法身热已退，但脉仍数，虚未能复。仍宗前法而进之。

丹参三钱　大生地五钱　生牡蛎五钱　炒白芍三钱　生鳖甲五钱　麻仁三钱　麦冬三钱，不去心　炙甘草二钱　丹皮三钱　阿胶三钱　浓煎三茶杯，分三次服。

辛卯七月二十七日，普氏，二十七岁。产前暑伤肺卫，身大热，三日而生产，后十五日热不解，并前三日，已十八日矣。逆传心包，神呆瘛疭，全入心营，大便结，六脉芤，虚证已深危。勉与邪少虚多之复脉汤法，兼以清上。

细生地五钱　元参四钱　茶菊花三钱　焦白芍三钱　麦冬四钱，不去心　冬桑叶三钱　火麻仁四钱　丹皮三钱　炙甘草三钱　生鳖甲五钱　阿胶三钱　煮三杯，分三次服。外服牛黄清心丸一丸。

八月初九日：产后伏暑瘛疭，与复脉法已愈，惟大便结，脉虚。不可以下，只有导法可行，汤药润津液为要。

元参一两　大生地五钱　阿胶五钱　麦冬五钱，不去心　生白芍三钱　麻仁五钱　煮三杯，分三次服。此方服三帖大便通。

十二日：产后阴虚。

大生地六钱　沙参三钱　大麻仁三钱　生阿胶三钱　麦冬不去心，四钱　炙甘草三钱　炙阿胶三钱　归身二钱　桂圆肉三钱　生白芍三钱　萸肉三钱　煮三杯，分三次服。

癸亥二月初四日，王氏，二十六岁。热虽重，而阴脉有余，非虚证也，乃伏暑为病，阳陷入阴之故，痰多咳嗽，胸痞不饥，忌柔药。

炙鳖甲五钱　茯苓皮三钱　干姜一钱　青蒿三钱　广郁金三钱　青皮一钱五分　半夏三钱　青橘叶三钱　生姜三片　广皮一钱五分　黄芩炭一钱五分　煮三杯，分三次服。

初六日：服刚药而寒反多，热反少，脉反缓而小，不渴，太阴湿重也。

茯苓五钱，连皮　茅术炭三钱　青蒿三钱　半夏五钱　广郁金二钱　广皮二钱　干姜三钱　黄芩炭一钱五分　生姜三钱　草果一钱，煨　煮三杯，分三次服。

初七日：脉缓舌苔重，便溏胸痞，色淡黄白，合而观之，为湿重脾寒之象。

半夏五钱　茯苓块五钱　薏仁五钱　杏仁二钱　生茅术三钱　炒黄芩二钱　槟榔一钱　煨草果五分　广皮二钱　干姜三钱　白蔻仁六分　煮三杯，分三次服。

初八日：诸证俱减，宜减其制。

茯苓三钱　淡干姜一钱五分　生茅术二钱　半夏三钱　黄芩炭一钱　槟榔八分　杏仁二钱　白蔻仁六分　广皮一钱　煮二杯，分二次服。

初十日：病退八九，以养中焦为法。

半夏三钱　茯苓块五钱　薏仁五钱　杏仁三钱　炒于术二钱　莲子三钱，连皮，打碎，去心　广皮一钱五分　白蔻仁八分，研　煮三杯，分三次服。

十三日：产后阴伤，因有寒湿外感证，但见脉缓而阴脉有余之寒湿疟证，故忌柔用刚。兹湿证全愈，而阴虚脉洪数，阴脉不足之证现，则不得不退刚用柔，因时制宜，医贵乎活泼流动，神明变化，以求合乎道者此也，岂有一毫私意存乎其间哉！

大生地四钱　麦冬四钱，不去心　熟五味九粒，打碎　焦白芍六钱　生牡蛎四钱　炙甘草二钱　炙鳖甲三钱　煮三杯，分三次服。

以上出自《吴鞠通医案》

丁泽周

张右。产后两月，营阴未复，重感新邪，内停宿滞，肺胃为病，形寒身热，有汗不解，脘痞作痛，纳少泛恶，且又咳嗽，经行色紫，舌苔白腻，脉象左弦右濡。标邪正在鸱张，不能见虚投补，姑拟疏邪消滞，和中祛瘀，病去则虚自复。

炒黑荆芥一钱五分　清水豆卷四钱　赤茯苓三钱　金铃子二钱　光杏仁三钱　仙半夏一钱五分　延胡索一钱　嫩前胡一钱五分　象贝母三钱　枳实炭一钱　茺蔚子二钱　带壳砂仁八分　炒谷麦芽各三钱　佛手八分

二诊：形寒身热渐解，脘痞作痛，咳嗽则痛辄剧，纳少泛恶，小溲短赤，经行色紫，舌质红，苔薄腻，脉左弦右濡。产后营阴未复，外，邪宿滞，挟肝气横逆，肺胃肃降失司。投剂合度，仍拟宣肺化痰，理所畅中。

嫩前胡一钱五分　赤茯苓三钱　川楝子二钱　象贝母三钱　仙半夏二钱　炒枳壳一钱　延胡索一钱　茺蔚子三钱　川郁金一钱五分　光杏仁三钱　春砂壳八分　绛通草八分　台乌药八分　炒谷麦芽各三钱

《丁甘仁医案》

郑叔渔　庄虞卿

刘式聪乃室，年逾四稔，体强，住西乡石牛。

病名：胃肠实热。

原因：初患温热，又复生产，邪热乘虚而陷入阳明，遂成实热之证。

证候：单热不寒，舌黑口渴，两耳无闻，腹痛胸满，大便旬余不解。

诊断：脉左手沉数，右手沉实。脉证合参，此手足阳明实热证也。口渴舌黑，邪火内焚者，火极似水也。大便闭、耳无闻，热蒸清窍也。夫胃气以下行为顺，今为邪热蕴结，失其下行之效用，遂至腹痛胸满，病已结热在里，非下夺决无生理，勿守丹溪产后以大补气血为主之诚，宜遵景岳产后有火，不得不清，有内伤停滞，不得不开通之训。俟下后病退，再服调补之剂。

疗法：急则治标，仿仲景治产后实热例，用大承气汤以夺其邪。下后，即用归、芍、地以养其血，元、麦、生草以滋其液，治分标本先后，庶无实实虚虚之弊。

处方：生锦纹三钱　芒硝钱半　川朴一钱　枳实一钱　水六杯，先煮枳、朴，后纳硝、黄，煮取三杯，分二次服，一剂知，即勿服。

又方：当归身三钱　大生地四钱　生白芍三钱　元参钱半　破麦冬三钱　生甘草八分

效果：一日大便利，耳能闻，舌黑退，胸腹舒，改服次方，旬余就痊。

廉按：辨证处方，殊有卓识，非精研金匮妇人方者不敢用。

《全国名医验案类编》

胡瑞林

胡氏，年三十余岁，住陈闻。

病名：产后血虚风乘。

原因：产后血虚风乘，瘀凝不去。

证候：产后五六日，头痛发热无汗，语言失常，心神昏愦，如见鬼状。

诊断：诊脉浮细，舌无苔，此欲作风痉也。心主血，产后血去则脉管缩小，气管放松，而风得乘气管之松，居膜腠而不泻。其未至痉而强直挛曲者，邪未行于经络也。产妇瘀犹未净，风邪挟痰上迷心窍，故心神昏愦。肝主血而藏魂，心不生血，则肝亦不藏而魂无所附，游于目自见其魄，故如见鬼状。

疗法：以豆淋酒浸荆芥祛风为君，归芎生血活血、茯神枣仁宁心安神、远志菖蒲开心利窍为臣，泽兰、丹皮、丹参破血和血为佐，寄生祛风、天竺黄豁痰为使，加入炙草以和诸药。

处方：荆芥穗二钱，大豆炒热用酒淋之，以酒浸　大川芎一钱　熟枣仁二钱　泽兰叶一钱　石菖蒲八分
全当归　云茯神二钱　炙远志八分，去骨　桑寄生钱半　粉丹皮八分，酒炒　赤丹参钱半　炙甘草五分
天竺黄三分

次方：去天竺黄、大川芎、泽兰叶、粉丹皮、荆芥穗。

效果：二剂头痛发热止，神气清。再服次方四剂平复。

廉按：此证血虚生风，必略受外邪所致。况兼瘀血未净，方用祛风化瘀、活血宁神，可谓标本兼顾。

《全国名医验案类编》

严绍岐

张氏妇，年三十二岁，住鲍浃。

病名：产后温病。

原因：时交暮春，产后三日，自服生化汤，腹痛除而恶露行，伏温遂乘机外溃。

证候：一起即身灼热，汗自出，不恶寒，反恶热，咳嗽气逆，渴喜凉饮。

诊断：脉右浮滑，左小数，舌红苔黄薄腻，据证参脉，此产后伏温，从血分转出气分也。前哲石顽老人虽云：凡遇胎前产后所患，不拘何病，总以胎产为本，以病为标，若产后当理血分，然亦当随机应变。余遂断之曰，此伏热证，虽在产后，亦当轻清透达为首要。

疗法：以桑、杏、甘、桔轻宣其肺为君，茅根、青箬清透其伏热为臣，生地、白薇凉其血为佐，赤芍、丹参通其血为使，遵《内经》急则治标之法。

处方：冬桑叶二钱　白桔梗一钱　光杏仁三钱　青箬叶三钱，切寸　赤芍钱半　根生地四钱　生炙甘草各三分　东白薇三钱　苏丹参三钱　鲜茅根五钱，去皮

效果：两剂即灼热咳逆大减，原方去桑、桔，加鲜斛、归身养胃和营，再进三剂，诸病疴尽却，胃能纳谷而痊。

廉按：胎前宜凉，产后宜温，虽皆熟在人口，然亦一偏之见，总要查悉原因，辨明证候为第一。前哲徐洄溪曰：近人有胎前宜凉之说，颇为近理。至于产后则阴血尽脱，孤阳独立，脏腑如焚，经脉如沸，故仲景专以养血消瘀为主，而石膏、竹茹亦不禁用，余每遵之，无不立效。乃近人造为产后宜温之邪说，以姜、桂为主药。夫果阴阳俱脱，脉迟畏寒，血水淋漓，面青舌白，姜、桂亦有用时。乃血干火燥，炖现热证，亦用热药，则经枯脉绝，顷刻而毙，我见以百计。更有恶露未净，身热气塞，烦躁不寐，心烦腹痛，皆由败血为患，亦用姜、桂助其火而坚其瘀，重则即死，轻则变成蓐劳。造为此等邪说者，九死不足以蔽其辜。由此类推，凡胎前伏温，产后陡发，对证用药，另犀角、石膏，亦不必忌，何况其次，如此案之轻清透达乎。但方虽清稳，尚属伏温轻证之疗法，与张氏寿甫之滋阴清胃汤（元参两半、当归三钱、生白芍四钱、生甘草钱半、鲜茅根二钱），异曲同工。

《全国名医验案类编》

陈在山

赵氏，产后伤血发热，因过服柔剂，胃阳失其转运之机，不饥少食，延至月余，身体消瘦，在床九日，身不动转，气息微存，仅能以目视人，疑为妖邪所致，预用千斤犁铧镇压。余诊得六脉微沉而缓，并无性命之忧，用十全大补，一剂可以回生，次日服之，果然全愈。

《云深处医案》

傅松元

陆少梅者，镇洋县吏也，俗称房科。其媳产后因劳受寒，致畏寒身热，痹痛腹疼，恶露已止。及第十二日，少梅邀余诊。据云城中医生，群谓将成蓐劳，并出其所服之方相示，大抵用荆芥、防风、乌药、香附、楂炭、泽兰等药。余诊其脉，轻取则浮弦，重按则紧细，断其为表里受寒之证。因告之曰："前方虽平稳，无如病重药轻，久延必致蓐劳。当此正气未衰，急宜开发，不可留邪，惟恐或嫌药峻，奈何？"少梅请余毋顾忌。乃书生化汤重加炮姜、麻、桂，一剂退，二剂愈矣。

《医案摘奇》

魏长春

林善勤夫人，年二十九岁。民国二十二年七月二日诊。

病名：产后暑瘵。

原因：产后阴伤，感受暑热，病延已久，服药无效。

证候：寒热，咳嗽痰黏，气促鼻扇，衄血自汗，胃呆泄泻。

诊断：脉虚大，舌红干糙脱液。产后血虚阴亏，暑热伤气耗液，邪热炽盛，铄津化痰，病名暑瘵，重证也。

疗法：用生脉散清暑养液，葛根芩连汤清热止泻，加鲜荷叶清暑开气、早米养胃和中、石斛滋液润燥。

处方：西洋参一钱　原麦冬三钱　五味子一钱　川连八分　葛根三钱　黄芩二钱　炙甘草一钱　鲜石斛二钱　鲜荷叶一角　陈早米五钱

次诊：七月三日。泄泻已止，口干唇裂，身热未退，脉数，舌红中剥，边尖略润。手指颤震，液伤风动，用育阴潜阳法。

次方：生龟板三钱　生鳖甲五钱　生牡蛎六钱　生白芍三钱　炙甘草一钱　原麦冬三钱　鲜生地四钱　鲜石斛二钱　肺露一两，冲　太子参钱半　鲜荷叶一角，包　陈早米五钱

三诊：七月四日。泻止热减，口干引饮，舌红剥光滑，咳嗽痰黏，手指颤震，宜清肺育阴潜阳。

三方：桑白皮三钱　地骨皮三钱　杏仁三钱　炙甘草一钱　肺露一两，冲　川贝二钱　鲜金钗三钱　鲜生地五钱　生白芍三钱　鲜荷叶一角，包　陈早米五钱

四诊：七月七日。身热虽退，尚有虚潮，脉滑，舌光绛。口干，经停二月未行，耳窍失聪，咳嗽多痰，余热未尽。拟清肝肺二经。

四方：青蒿三钱　鳖甲五钱　地骨皮三钱　银柴胡二钱　川贝二钱　知母三钱　白芍五钱　炙甘草一钱　玄参五钱　桑白皮三钱　鲜荷梗一尺　瓜蒌皮二钱

效果：服后热退，病愈。

炳按：产后体虚，先伏暑邪。乘虚猝发，正虚无力御邪，惟待药力清暑，则旋退旋进，留恋不去，日久成为暑瘵。既成暑瘵，当作阴虚，治兼清暑热，时时救其津液，利其小便，一切消攻之味，皆须避忌。

《慈溪魏氏医案类编初集》

沈绍九

陈某，产后发热恶寒，头晕汗多，口渴，眉棱骨痛，心悸，胸痞不思食，食则干呕，吐白沫，苔白厚，右脉弦紧，左脉微浮。此新感风寒，因产后八脉空虚，故宗丹溪产后当大补气血，即有杂证以末治之之论。处方：

秦当归五钱　炒白芍五钱　川芎一钱　茯神三钱　煨生姜三钱　枣仁四钱　鲜藕二两　橘饼一两　天麻三钱　杜仲四钱　补骨脂四钱

再诊：仍寒热汗多，于前方加黄芪三钱、白术二钱、炮干姜三钱，去川芎、天麻、煨生姜。连服二剂，寒热不作，汗止，惟脐周围微痛，加小茴一钱、炙草一钱，服后病除。

《沈绍九医话》

周镇

王大梅妻，庙巷内红巷。壬子六月下浣，产后寒热，胸闷不舒。某君照伏暑法，以栀、豉、青蒿、藿香、滑石、郁金、太乙丹之类，不应，来延诊。脉糊数，苔少，质红紫如猪肝色。因

思病经兼旬，如系邪在气分，服前药则寒热自可清解。产后每有留瘀成热，邪在血分，当事别论。矧西说蓐热有子宫膜炎，脏体浊胀见有败血者。转用豆卷、六一散、泽兰、川芎、赤芍、连翘、姜汁炒生地、蒲黄、归尾、五灵脂、丹参、荷叶，舌之殷紫渐淡。复诊：增损前方。数剂后，寒热渐清。可见产后之热，有气分之邪，固宜宣泄；不应，即当转从别途着想，不可执一。

袁何元室人，伯渎港。戊午二月中旬诊：产后烘热，已经月余，头痛掌灼，足厥嗌干。脉弦数，右盛左弱，舌光无苔。询知以前曾服治疟剂，未应。此产后血虚阳亢，五心灼热，蓐劳须防。予川石斛、大麦冬、白归身、杭白芍、白蒺藜、蔓荆子、丹皮、明天麻、青蒿梗、白薇、牡蛎、淮麦、生山药。另獭肝末。三剂。里热掌灼已减，头痛亦轻。脉之弦数者转静，舌尚觉灼。述知少腹有形，是产后蓄血未撤。再养阴潜阳，兼化营滞。石斛、蔓荆子、归身炭、白蒺藜、桑寄生、炙鳖甲、炒枣仁、赤白芍、生牡蛎、白薇、芡实、明天麻、冬虫夏草、獭肝、没药、琥珀。营滞渐化，里热循止。续予调理而廖。

李阿泉之妻，住慧山张祠。向有劳热。庚申八月怀妊患伏暑，九月初一日产女之后，热退。初三日食面，身热起伏，热炽神迷，渐加喘咳。初五日王医诊：产后寒热咳痰，少腹痛，风邪挟瘀在表及里，极难治之候也。丹参、半夏、橘红、五灵脂、蒲黄、楂炭、木通、竹茹、象贝母、前胡、赤苓，益母草汤煎。人参回生丹一粒。王复诊：加浮海石。初八日唐医诊：寒热，胸痞，呕恶，起伏之象，深防成产后肝疟。前、杏、蒿、芍、半、郁、苓、神、藿、贝、归身、竹茹、橘皮、百合、枇杷叶。十二日又王诊：汗出统体，外邪解矣。气促痰多，肺热尚盛。右脉弦急，非产后所宜，候商。甜葶苈、桑皮、杏仁、浮海石、川贝母、苏子、兜铃、粉沙参、竹茹、青铅、玄精石、滑石、枇杷叶、沉香。至此王医告辞，十三日乃延余诊。产后恶露五日即停，身热甚炽，神迷呕恶，乳通复闭，咳嗽痰黄胶黏，气喘无片刻之停，鼻扇窍黑无涕，口渴引饮，汗多易泄，脘中按之作痛，腹坚，少腹亦痛。脉数滑，右搏动，舌苔黄腻。问有兼证否，述知曾因人货项恫吓，气岔动肝。产后气喘鼻扇，均为危候，矧阴虚之体乎。姑拟清热化痰，理气行瘀。恰交霜降，慎之。青蒿梗、紫菀、冬瓜子、川贝母、郁金、辰滑石、莪术、娑罗子、竹茹、玄胡、鬼箭羽，丹皮、泡射干、杏仁、枇杷叶、沙参、茅根。另血竭、没药、伽楠香、血珀、猴枣，研末服。十四日复诊：气喘略减，鼻扇窍黑无涕，身热未起，咳嗽痰浓，口渴，溲赤如血，脘室，右胁引痛，腿部亦痛，瘀滞不行，便秘不解。肺气窒痹，自汗喘逆，尚在险途。白薇、蒿梗、丹皮、金铃子、玄胡、冬甜瓜子、金沸草、沙参、麦冬、紫菀、甜杏、兜铃、通草、蒌霜，另赭石、苏木、茅根、枇杷叶、青铅，先煎代水。另用川贝母、猴枣、龙涎、伽楠、血珀、雄精，取末，竹沥温热，调服。十六日诊：大便先通，气喘大平，鼻扇已定。恶露既行不多，自汗已少，腹痛已减，脘痛未止，咳频，右胁作痛，腿有滞痛，鼻煤未润，溲色已淡，脉右尚数，左软。是余热留恋，瘀滞未畅，气阴交亏，尚恐转变外疡。白薇、蒿梗、丹参、沙参、麦冬、甜杏、瓜瓣、旋覆、新绛、橘叶络、娑罗子、紫菀、蒌皮、鬼箭羽。另白茅根、莱菔、青葱、梨肉、枇杷叶先煎。末药用川贝母，龙涎、没药、藏红花、血珀，研细服。外治用莪术，归尾、炙乳没、甲片、血竭、鬼箭羽，研细，摊膏药三枚，一贴脐下，一帖右胁，一贴腿叉骨痛处。廿二日诊：恶露已少，内热、口渴、咳嗽尚有三成，痰转稀薄，溲色尚红，鼻煤减，有涕，右腿滞痛有形。瘀血入络，伏邪挟痰未撤，故右脉尚数，苔黄唇干。未宜大意，防成蓐劳。兜铃、桑皮、枯黄芩、黑山栀、冬甜瓜子、光甜杏仁、青蒿子、白薇、粉沙参、蛤粉、新绛、旋覆、橘叶络、鬼箭羽、菱皮、象川贝母、茅苇茎。另血珀、没药、麝香、藏红花、䗪虫，研末服。恶露又行，右腿滞痛已减，惟下午复热。原方加减，三剂而安。停药后冬令，余往慧山，邀诊。内热连绵，虚咳，无力起床。脉虚数，初按如沸，再按软如絮，有蓐劳之象。为拟清补方。以其畏药失于调补，辛酉春，余劝服丸方一料，补益而全愈。丸方附后：向有劳热，勉强早婚。去秋伏邪挟风温，热甚咳喘，产后瘀闭，鼻扇气促，当以感气、伏热、风邪三证兼化瘀着手。病退之后，劳热交节则甚，溲则澄白，咳则早暮二作，肢寒无力，蓐劳堪虞。拟养脏阴，固卫气，滋奇经，理气郁，为丸长服。归身、白芍、生地、萸肉、冬虫夏草、白薇、萆薢、丹皮、山药、麦冬、珠儿参、草河车、五味子、牡蛎粉、獭肝、黄柏、蛤蚧、金铃子、龟鹿二仙膏，炼轻蜜丸一料。服后，虚热、溲白、咳嗽、肢寒均止。逾年又孕育，苗壮异常。

荣右，乡人。丁巳五月中，产后天时暴热，汗出甚多。第四朝竟自净浴后，开窗而卧者五小时，遂病寒热，肤灼，畏风，无汗，口腻。脉数，苔薄黄。询知本有红瘕，迨外袭暑风，热甚，烦躁异常，瘀滞乳少。拟香薷、六一散、荆芥、蒲黄、楂炭、蚕沙、通草、王不留行、归尾、川芎、丝瓜络、红花、川郁金。一剂，汗微解，热退，逾时复起。去香薷、蒲黄、归、芎，加豆卷、佩兰、泽兰、薏仁。另磨服玉枢丹少许。烦躁呻吟即止，热即肃清，瘕起而安。

以上出自《周小农医案》

翟竹亭

西门内王秦冉妇，二十余岁。五月临产，产后于院内取凉，至夜寒热交作，与疟相似。某医以治疟方治之，二剂罔效。迎余往诊，诊得六脉沉滞，此系寒凝血滞之故。用生黄芪15克，羌活10克，炙甘草10克，党参12克，当归尾15克，赤芍12克，焦山楂30克，桃仁18克，玄胡12克，桂枝12克，干姜10克，五灵脂10克，生蒲黄15克，三棱15克，附子10克，穿山甲6克。共服二帖，病愈矣。

《湖岳村叟医案》

章成之

何女。产后一周后即有寒热，多作于午后，寒少热多，下白物如浊涕，此炎证之象。

春柴胡6克　酒黄芩6克　酒淋黑大豆18克　杭白芍12克　黑荆芥6克　荜澄茄9克　甘草梢4.5克　白薇9克　生侧柏叶30克，煎汤代水　粉萆薢9克　象贝母9克　肉桂末1.8克，分2次吞

《章次公医案》

张汝伟

王右，年三十五，常熟。肝旺血热之体，易以受妊，二年一产，已生八胎，本年流产之后，调治虽愈，营分不足，近则头晕目眩，面色青晦而暗黄，加以心悸惊惕，得食即胀，彻夜不眠，亦已旬日。苔剥而上浮罩薄腻，脉沉细无力，下半身及血肢，冷而出黏汗，大便不通，概括病

状，全属肝肾之阴亏，而脾胃之阳微，非经温运不可。

淡附片一钱　云茯神　补骨脂　蜜炙绵芪　土炒白芍　酸枣仁　炙远志　鬼箭羽各三钱　煅牡蛎一两　苍龙齿五钱，先煎　紫石英五钱　川桂枝四分　整朱砂五分

二诊：两进温运之法，夜眠颇安，心悸亦定，大便通而带溏。昨日忽见骨蒸战栗之象，汗出如珠，热度又高至四十度以上，而肌肤亦热，得食不胀，脉细如丝，苔剥微痛，此断非外感之热，全系气阴气阳均伤，宗甘温退热之旨，用理中归脾法。

吉林人参一钱，另煎冲入　绵黄芪炒　土炒于术　囫囵白芍　云茯神　黑穞豆　生谷芽　沉香曲各三钱　细桂枝四分　干荷叶一张　煅牡蛎一两，先煎　生姜二片　红枣三个

三诊：阴结阳微、脾胃两亏之证，用人参理中归脾之法，热已退净，苔剥舌红均愈，无如阳不恋阴，阴不涵阳，汗出不敛，而卧仍少安，进一步加入真武滋肾之意。

吉林人参一钱，另煎冲　生淮药　菟丝子　补骨脂　巴戟天　制熟地　灵磁石四钱，同打　淡附块　土炒黄芪　大白芍　山萸肉　茯苓神各三钱　土炒于术二钱　炙甘草一钱　煅龙齿　煅牡蛎各一两　龙眼肉三钱

本证始末：王氏，系大中华橡胶厂厂长黄伯勤君夫人。此证当第二诊时，已气息奄奄。黄君因热度高，请数人诊治，欲与表散之剂，经予力争，促其立即灌药，得能转危为安，调理半月，恢复如常。

方义说明：此证第一方之所以用温运之目标，在面色青晦，脉来沉细，下半身冷而出黏汗，所以温补之中，加一鬼箭羽，是治妇人瘀血结滞，兼解鬼毒，因病从小产后起，未免有积滞故也。整朱砂安神定魄，以上二味，是突出。第二方，主要在人参，因热度高，而脉细如丝，大便溏，得食不胀为目标，非大补，何以收敛既散之阳，甘温能治大热之说，即指此等证而言。第三方，阳虽渐回，阴无所附，故欲熟地、磁石、菟丝子、补骨脂等，配和参、附、芪、术，使阴阳得能相涵相恋，而得以完全收效也。

《临证一得》

冉雪峰

河口黄姓妇女产后失调，兼患乳痈，自溃一次，昏厥竟日，嗣虽渐苏，每日午后二时及夜半二时，必潮热昏厥数小时，势急矣，延汉上名医某甲诊治，小效。胸乳环周起红块若痱，渐及肢背，甲以病杂且重，举予以代诊治。予曰：戴阳面赤，或为寒证兼有，唇焦舌枯，完全无津，断非寒证所有，其为热证原无疑义。体质素弱，又产后久病，其虚原无待言。但虚为另一问题，而此为实证，原有痈毒，新感旧邪二者兼有，邪实正虚，但脉沉无外出之机，必不能逆其势而从外解。邪既入营，侧重清营，凭脉辨证，凭证用药。拟方：鲜生地一两，白茅根、蒲公英各三钱，青蒿露、银花露各一两，犀角尖一钱（磨汁），没药一钱五分，丹皮三钱。方意清营解毒，活血透络熄风。或曰：产后不嫌太凉乎？予曰：产后不宜凉乃后人误解，其实产后阴虚，十九均宜凉润，况此病邪火燔炽，瞬有液涸痉厥趋势，沃焦救焚，犹惧弗及，何嫌其凉。服一剂略安，三剂得微汗，热减神清。减去生地十之四，热复炽，复加重，热又减。三日未大便，方中加火麻仁、郁李仁，兼用导大便坐药，下燥屎五六枚，嗣下浊物甚多，热大退，神大清，食欲大佳。前方去生地、丹皮，加当归、芍药补血之品，热终不退尽，又略有眩冒状，乃去当归之苦温，仍加生地之凉润，热乃净，痱全消，痈口平复。善后调补，初用甘凉佐解毒，

继用复脉去姜、桂加填精柔肝浓厚之剂，所用方药较汉上普通用药为重，而对此病则犹为轻剂。观治疗经过，前半减生地而热复炽，后半去生地而热不净，即其真义。

《冉雪峰医案》

第九节　产后汗证

林佩琴

张氏。中年产育，旬日外鲜红下注，自汗身热，此阴虚阳无所附也。用十全大补汤去桂，加炮姜、小麦煎汤，二服汗收血止。是证血去则亡阴，汗多则亡阳，产后危证也。

吴氏。蓐损不复，寒热往来，自汗，咳呕吐沫，心悸耳鸣，脉虚数。经言：阳维为病苦寒热。阳失维护，奇脉已损，况中宫小镇，致咳呕悸眩，肝阳升逆，面色忽青忽赤，延为难治。惟大便未溏，肾关未撤，尚堪借箸。拟晨服黄芪建中汤，去姜，加参、苓、山药、橘白，卫外扶中。晚服熟地、杞子（俱炒）、牡蛎（醋煅）、枣仁、白芍、茯神、五味、莲子、小麦煎服，摄阴敛阳。证减，背时凛寒，晨服方中再加鹿角胶，外以白胡椒末掺布膏药贴背脊第三椎至第七节，仍照前分早晚各服五七剂乃安。

以上出自《类证治裁》

李铎

熊氏妇，产后气虚生寒，血虚发热之证。医用香苏、小柴胡诸法，以致大汗如洗，衣被尽透，为害非轻，所喜脉无躁扰，阳欲外越而尚不越，亟宜养营敛阳，勿杂他歧。
当归　党参　黄芪炙　于白术　龙骨　牡蛎　枣仁　五味　白芍　甘草
又：服养营法寒热已轻，汗亦稍息，已属有效。因停药，又复大汗淋漓，产后藩篱不固，非藉药饵以资之，鲜不偾事矣。兹议十全大补减辛加酸，以酸能收敛止汗也。
上党参　黄芪　五味　当归　白芍　茯神　熟地　枣仁　白术　甘草　桂圆肉
又：发热自汗日久不已，势成蓐劳，自昨夜以来，腹中疼痛，宗仲景生姜当归羊肉汤。
黄芪炙　人参　当归　肉桂　生姜
用羊肉一斤，煮汁去肉，入前药煎服，大效。
又：热退十七，疼痛顿除，惟汗出不止，本属气血两虚，与黄芪炒八钱，酒炒白芍三钱，归身三钱，枣仁炒二钱，甘草炒一钱，小麦炒三钱，南枣肉、龙眼肉各三钱，煎服，二帖而安，真神效也。
产后气血两虚，误用表解，将必脱汗，治以十全、羊肉汤，理真法密。寿山

《医案偶存》

沈祖复

恒善堂祝某之室畏多男，用药料堕胎，产后大寒战栗，卧床振动，难过异常；寒后发厥，

汗出如雨，脉伏目定，危在顷刻。请先生诊治，谓曰："此气血交乱，阴阳错杂，寒之不可，温之不能，用药棘手。"拟重用交加散加味，一剂而愈。

《医验随笔》

何长治

右。失血后又复胎产，阴伤及阳。形凛肌灼，盗汗，咳呛，火升，脉数。肺肾已伤，客邪上袭也。

生地三钱　鳖甲三钱　地骨皮钱半　丹皮钱半　蛤壳四钱　沙参三钱　川贝二钱　桂枝五分　炒白芍钱半　桑白皮三钱　加枇杷叶两片，去毛

（时希按）此以桂枝祛客邪，而以生地、鳖甲、地骨皮等治其虚烦，内外有别。复诊客邪去，则去桂枝而改银柴胡、淮小麦，加减之间，井然可取。

复诊：失血后胎产，阴伤及阳。灼热，盗汗，咳呛，胸闷。脉数。劳怯重候也。

沙参三钱　细生地三钱　鳖甲三钱　地骨皮钱半　川贝母二钱　山药三钱　蛤壳三钱　炙草四分　淮小麦钱半　银柴胡一钱

右。产后大小便血，汗出过多，腹膨作胀，气下坠，心跳殊甚；脉左细数无力。营液大亏。拟养营参以理气法，未知合否。

归身　生地　川芎　丹参　木香　山楂　白芍　泽兰　桃仁　炒小茴香　煨姜　炒车前

《何鸿舫医案》

曹南笙

某右。产后骤脱，参附急救是挽阳固气方法，但损在阴分，其头痛汗出烦渴，乃阳气上冒，开泄则伤阳，辛热则伤阴，俱非新产郁冒之治，仿仲景意立方。

生左牡蛎　生地　上阿胶　炒黑楂肉　茺蔚子

某右。初诊：新产阴气下泄，阳气上冒，日晡至戌亥，阳明胃衰，厥阴肝横，肝血无藏，气冲扰膈，致心下格拒，气干膻中，神乱昏谵，若恶露冲心则死，回生丹咸苦直达下焦血分，用过不应，谅非瘀痹。初由汗淋发热，凡外感风邪，邪滞汗解，此热昏乱，即仲景所谓新产郁冒也。倘失治必四肢牵掣如惊似风痫则危，议从亡阳汗出谵语例用救逆法。

生龙骨　桂枝　生牡蛎　淮小麦　炙甘草　南枣

二诊：气从涌泉、小腹中直冲胸臆，而心下痛、巅晕、神迷，此肝肾内怯无以收纳自固，每假寐必魂魄飞越，惊恐畏惧，救逆法镇阳颇应，但稍补虚宁神、益之固之耳。

人参　龙齿　枣仁　茯神　炒黑杞子　黑壳建莲　紫石英一两，捣碎先煎代水。

三诊：两法皆效，下元虚损无疑，八脉无气把握，带下淋漓不止、梦魂跌仆，正经有下虚则梦坠也，议镇固奇脉方。

人参　龙齿　枣仁　茯神　桑螵蛸　炒黑远志　紫石英煎汤代水

以上出自《吴门曹氏三代医验集》

丁泽周

朱右。产后未满百日，虚寒虚热，早轻暮重，已有匝月，纳少便溏，形瘦色萎，且有咳嗽，自汗盗汗，脉濡滑无力，舌苔淡白。此卫虚失于外护，营虚失于内守，脾弱土不生金，虚阳逼津液而外泄也，蓐劳渐著，恐难完璧。姑拟黄芪建中汤合二加龙骨汤加味。

清炙黄芪三钱　炒白芍二钱　清炙草六分　川桂枝五分　牡蛎四钱　花龙骨三钱　米炒于术三钱　云茯苓三钱　炒淮药三钱　炒川贝二钱　浮小麦四钱　熟附片八分

二诊：前投黄芪建中二加龙骨，寒热较轻，自汗盗汗亦减，虽属佳境，无如昔日所服之剂，滋阴太过，中土受戕，清气不升，大便溏薄，纳少色萎，腹痛隐隐。左脉细弱，右脉濡迟，阳陷入阴，命火式微。《脉诀》云：阳陷入阴精血弱，白头犹可少年愁。殊可虑也，再守原方加入益火生土之品，冀望中土强健，大便结实为要着。

清炙黄芪三钱　炒白芍一钱五分　清炙草六分　熟附片八分　牡蛎三钱　花龙骨三钱　炒淮药三钱　米炒于术三钱　云苓三钱　大砂仁六分，研　炒补骨脂一钱五分　煨益智一钱五分　浮小麦四钱

三诊：寒热轻，虚汗减，便溏亦有结意，而咳嗽痰多，纳谷衰少，形瘦色萎，舌光无苔，脉来濡细，幸无数象。脾弱土不生金，肺虚灌溉无权，仍拟建立中气，培补脾土，能得谷食加增，不生枝节，庶可转危为安。

炒潞党参三钱　清炙黄芪二钱　炒白芍一钱五分　清炙草六分　熟附片八分　左牡蛎四钱　花龙骨三钱　米炒于术三钱　炒淮药三钱　炒川贝二钱　大砂仁五分，研　陈广皮一钱　浮小麦四钱　红枣五枚

《丁甘仁医案》

魏长春

冯大钧君，夫人胡氏，年三十二岁。民国十七年九月一日诊。

病名：产后寒热脱证。

原因：怀孕九月，于上月三日，病寒热往来无汗，五日分娩一女，恶露甚少，医治二十余日，服药数剂，及生化汤、回生丹等，其病有加无已。

证候：形萎神疲，独语郑声，寒热多汗多痰，呕吐胃呆，腹痛便溏不爽。

诊断：脉象虚数，舌淡红润，苔灰。产前湿邪蕴伏，寒热类疟，既产邪陷腹痛，大便溏泻。病久真虚，情形复杂，有邪陷真脱之虞。

疗法：拟龙牡救逆汤加减，先补真元，继进祛邪。宗仲祖先温其里，后攻其表之意也。

处方：化龙骨四钱　煅牡蛎四钱　桂枝一钱　炙甘草一钱　朱茯神四钱　西琥珀八分，研冲　当归三钱　焦白芍炭三钱　炮姜一钱

炳按：不宜再温，炮姜可易炒麦冬三钱。

次诊：九月二日。服药后，便泻五次不爽，腹痛，潮热多汗，口渴呕逆，神虚，独语郑声。脉数，舌红润，苔黄白腻。湿邪下陷，视其舌苔，较昨增厚，尚非全虚证也。拟钱氏白术散合左金丸，藉葛根、藿香，升提陷邪；木香、左金丸，调和肝脾，以止其痛；参、术、苓、草，和中健脾，以止其泻。

次方：葛根三钱　杜藿香一钱　广木香一钱　西党参三钱　炒于术四钱　辰茯神四钱　炙甘草一钱　左金丸一钱，吞

三诊：九月三日。服后痛差，泻减呕止，口淡而黏，汗敛痰多，独语未已，恶露稍行即停。脉象缓大，舌淡红润，苔黄白腻。拟香砂六君汤加味。

三方：广木香八分　阳春砂五分　西党参三钱　白术三钱　辰茯神四钱　炙甘草一钱　橘皮一钱　制半夏一钱　竹茹三钱　川贝一钱五分　丹参三钱　左金丸一钱吞

四诊：九月四日。痛泻皆止，咯痰黄色胶黏，谵语，口淡，潮热未尽，脉滑，舌红苔薄黄。凡虚实互格之证，在邪实之时，则驱祛之中，必当先扶正气，以防其脱。盖邪之与正，势不两立，一胜则一负也。若邪已退，建立中枢，防其遗邪为患，再用清理，以逐余邪，此用定法也。今仿沈尧封六神汤加味，清痰火而消瘀热，即以撤逐余邪也。

四方：橘红一钱　制半夏二钱　辰茯神四钱　旋覆花三钱, 包煎　益元散四钱　竹茹三钱　丹皮二钱　益母草三钱　钩藤三钱　生姜汁一小匙, 冲　万氏牛黄清心丸一粒, 去壳研冲

五诊：九月五日。神识清朗，谵语得止，二便通调。惟口气秽臭，咯痰胶黏，头汗，潮热未尽。脉象缓大，舌红润苔薄黄。拟和中化痰清肺，旋覆代赭合黄芩汤加减。

五方：旋覆花三钱, 包煎　代赭石八钱　西党参三钱　炙甘草一钱　制半夏三钱　生姜汁一小匙冲　黄芩三钱　生白芍四钱　辰茯神四钱　竹茹三钱　天花粉四钱

六诊：九月七日。脉缓，舌红润，苔黄。潮热未尽，咯痰胶黏，胃呆不纳。拟归芍六君汤加化痰之品。

六方：当归三钱　白芍三钱　西党参二钱　冬术三钱　朱茯神四钱　炙甘草一钱　橘红一钱　制半夏三钱　竹茹三钱　紫菀三钱　米仁八钱　旋覆花三钱, 包煎

七诊：九月九日。痰薄汗止，潮热未退，时欲泛呕。脉软缓，舌红苔薄黄。少阳厥阴余邪逗留，用和解法。

七方：柴胡一钱　黄芩二钱　西党参二钱　炙甘草一钱　制半夏三钱　生姜一钱　茯苓四钱　当归三钱　炙鳖甲八钱　乌梅一钱　天花粉四钱

八诊：九月十一日。湿化热退，寐安胃苏，肝胃未和，微有胸闷。脉象软缓，舌淡苔薄。拟温胆汤加味和之。

八方：杜藿香一钱　阳春砂三分冲　陈皮一钱　竹茹三钱　制半夏三钱　茯神四钱　焦甘草一钱　枳实一钱　远志二钱　佛手一钱　谷芽四钱　麦芽四钱

效果：服药二剂，胸畅胃强，静养半月复原。

炳按：产后正虚寒热脱证，虚实互格，变化无穷，随证设治，在于临机活变。

《慈溪魏氏验案类编初集》

周镇

孙廷芬室，小渲。己未三月诊：产后数旬，烘热盗汗，胃纳不充，食入脘阻，头晕肢麻。血虚木旺，阳乘于阴也。为拟柏子仁、淮小麦、枣仁、茯苓、白芍、牡蛎、沙苑、南烛子、桑寄生、鲜首乌、秦艽、香橼皮、鸡内金、红枣。复诊：诸恙均减。用生地、萸肉、茯苓、山药、白芍、白薇、地骨皮用桂枝汤炒、龙骨、牡蛎、生黄芪、枣仁、淮小麦、香橼皮、红枣，数剂即健。

《周小农医案》

陆正斋

王某某　女 24 岁

产后失调，自汗畏风，时感发热，腹胀便溏，时或泛恶，舌淡苔薄白润，脉濡细。营卫两虚，气湿互阻，法当兼顾。

桂枝 3 克　白芍 7.5 克　当归 7.5 克　广皮 3 克　清水半夏 4.5 克　白茯苓 6 克　炙甘草 2.5 克　煨姜 1 片　红枣 2 枚

《陆正斋医疗经验》

第十节　产后头身痛

郭右陶

单公廉内室产后六日，遍体疼痛，寒犹如疟，昏闷异常。延余，六脉时有歇指，阅左中指、右无名指，微带黑色，乃知兼痧之证。刺指上紫黑毒血七针，臂上毒血一针，舌底下紫黑毒血一针，昏闷疼痛稍缓。用独活、桃仁、苏木、香附、童便、姜黄、山楂，微温服二剂，疼痛昏闷俱除。但寒热未缓，用金银花、丹参、益母草、艾叶、柴胡、独活、姜灰、牛膝、山楂，温服四剂，寒热乃瘳，调补月余而健。

《痧胀玉衡》

郑重光

程农长兄令媳，吴宅之女也。二月大产，天气尚寒，未满月便开窗梳洗，方满月便尔洗浴，因受风寒，次日头痛身疼，遍身筋惕，汗多而热不退，脉不浮而单弦。初诊便告病家此产后中风大病，不可轻视。用当归四逆汤：当归、赤芍、桂枝、细辛、茯苓、炮姜、甘草，姜枣为引，医治三月。因本气大虚，风邪不解，更头疼如破，筋惕肉瞤，汗出如浴，手足抽搐，时时昏厥，病甚危笃。余曰："此产后气血大虚，风邪直入肝经，已现亡阳脱证，须急用人参固里，附子温经，使里气壮，逼邪外解。否则风邪入脏，必昏厥不语，手足逆冷，呕哕不食，不可治矣。"未几果哕，病家遂信予言，重用参附；加于当归四逆汤中，更加吴萸以治哕，间加天麻、半夏，兼治虚寒。如斯大剂，日服人参两许，附子六七钱，半月后方渐次而回，再去细辛、吴萸，增芪、术，四十日方能起床。此证幸病家不吝人参而任医得专，故获收功也。

英德县令王公仆妇，年三十外，本山西人。夏月恣食瓜果，八月初旬，产后积冷在腹，五日后腹痛，先泻后痢，两关紧滑，用姜桂香砂胃苓汤四剂而愈，两三日后，因前寒未解喉痛，又开窗取凉，复受寒邪，以致头疼发热，身痛脉浮紧，用芎苏饮微汗而表解，热尚未除，继用桂枝葛根汤，二剂热即退。忽变为神昏不语，掐指剔牙，肠鸣下利，问病若聋，诊脉弦细无力，产后尚未满月，知属里虚，证类中风，用桂枝汤加白术、半夏、天麻、炮姜、附子二剂，五更后即能言。至未申即不语，坐卧如痴，能言时谓身痛腹疼，其渴饮茶汤，日夜两大壶，随即洞泻八九次，肠鸣不食，脉弦细紧，此为风邪直入肝经，乃厥阴之病。盖厥阴病本消渴，风邪不解，内搏为泻，身痛多汗，脉不浮，断非表证，乃骨寒而痛也，且午后不语，定属阴邪，准作厥阴治法，不治洞泻，用当归、赤芍、细辛、附子、炮姜、人参、白术、茯苓、甘草，姜枣为引，服六剂，渴全止，夜得微汗，腹痛身疼即解，泻止能言。自立方付彼，令其照方撮药，服十余剂即痊愈。若用育神止泻，不察病名，岂不大误乎？余每见产后不语，不治者多矣。此北人胃气本厚，散合证之药，易于取效也。前程案乃寒中少阴寒水之脏，故终日不语，阴也。此证乃风中厥阴风木之脏，木中有火，午后方不语，非纯阴也，所以药亦阴阳对待，不似程案用纯阳药矣。

以上出自《素圃医案》

王孟英

顾听泉明经之媳，新产后，头痛甚剧。孟英按脉，右甚滑大。与清阳明法，得大解而瘥。

施氏妇，产后四肢串痛，药治罔效。医谓其成瘫痪矣！延已逾月。丐孟英视之，膏药遍贴，呻吟不息，脉数而洪，舌绛大渴。曰：此非风湿为病，膏药亟为揭去。近日服药，谅皆温补祛风之剂。营血耗伤，内风欲动，势将弄假成真。且吾向见其体丰血旺，何以娩后遽患斯疾？必生化汤、砂糖酒之类所酿耳。其父倪某，目虽瞽，闻而笑曰：君诚天医也。小女服过生化汤两帖，赤砂糖八斤。从此渐病，不识尚可起废图全否？孟英曰：幸其体足于阴，恢复尚易，若阴虚血少之人而蹈此辙，虽不即死，难免不成蓐损。因投大剂凉润壮水之药，一剂知，旬日安，匝月起。

孟英谓：暑令，产妇服生化汤、砂糖、酒，死者甚多，唯六一散既清暑热，又行瘀血，溽暑之令，诚为产后妙方。

以上出自《王氏医案》

抱灵居士

瞿妇，产后三日，饱胀，胸痛，恶露净，半月无事。或临风感寒，心胸大痛，肩背胀痛，恶风，抓床扒席，以灯火灸之，谵语。或为瘀血冲心，用楂核、干漆、桃仁、红花、蒲黄、五灵脂之类，反剧，作呕不食。予视脉浮迟微弦，此本风寒发痼疾，火逆谵语，破血伤正气也。以桂枝汤加荆、防、半、苓、泽兰一剂，呕涎痰，人事清；又以香苏散加泽兰、元胡、肉桂、半夏、荆芥、姜、枣一剂，呕止，调理而愈。

《李氏医案》

黄堂

冯，据述临产恶露大下，谅非尽属瘀积，而两胁胸腹板痛，不能转侧。虽寒热而得大汗，是无邪客可知，其气欲逆而热甚重者，古人有络虚则败血流滞，令人寒热也。拟仲圣通络法。

旋覆花　归须　桂枝　新绛　橘白　广郁金　延胡　楂炭　红曲

二诊：昨进辛香通络，痛减气平，最为佳处。但脉仍芤大，恶心黏腻。盖营虚则阳失其守，浊气易于犯胃，营卫两调法。

桂枝　炮姜炭　延胡　半夏曲　郁金　益智仁　当归　怀牛膝　新绛　料豆衣

《黄氏纪效新书》

杨毓斌

汪茂才毓芝尊阃，新产次日往贺。据称坐蓐时忍饿，去瘀甚涌，饮食不甘，头痛眩，多泪，眼眶微肿，当察其神色如常，起坐甚健，脉浮大滑实。心异之，知必有风湿浊邪，伏于产前，尚未发作，恐触忌讳，默为踌躇而已。嗣闻饮童便饮食加进。越四日来延，据称：头目痛甚，泪多，汗泄，眩悸，不饮食，脉滑实而大。此虽风湿上冒，卫阳不固；然实大之脉见于新产，强寇方张，未易直折，而伊家以正虚所致。请进补剂，勉拟龙骨、牡蛎、姜夏、茯神、阿胶、黄芪、炙草，而返继思，产前浊邪乘虚而发，其势必重，悬揣既久乃寐。次日往视，云未服药前，渐次神昏语乱，引手抱头；服药后，安卧两时醒，大吐嘈杂，昏冒舌謇语乱，自言神识若蒙。按脉较昨稍平弱，知浊邪勃发，正不能胜，吐伤胃肠，心神内扰。欲为化浊和胃镇心，见案头有王立功方，用旋覆代赭汤加玉壶丸，问服否？曰：刚半服。因止之，曰：更请立功来参酌之，比晚证益笃。立功引陈继之前辈同至。予曰：此产前伏邪乘虚发，见不可泥定新产，众韪之，因立数品，候参订。一服，证减半。次日，复与立功合参一方，迎刃而解矣。

按：此证于未病之先切脉时，已了然于心，以素不为人诊，惧不见信。病机发，始假手以行我法，竟应手收效颇快。然甚矣，医贵有识、有胆，尤贵有权变易，视者乌知其难哉。

初方：龙骨　紫石英　姜半夏　熟枣仁　浮小麦　炙草　榆炭　荷叶灰　血珀　大枣

次方：龙齿　紫石英　姜半夏　熟枣仁　煨木香　郁金　佩兰　茯神　茯苓　杏仁　煨生姜　荷叶盖煎

《治验论案》

张乃修

徐右。小溲畅利，腹胀满不舒，心背掣痛。阳气不能流畅，致阴气凝聚，内脏外腧皆阻。产后当此，险如朝露也。

大熟地四钱　老生姜二钱，与熟地同炒　制川乌四分　延胡索二钱，酒炒　炒蜀椒二分　川郁金一钱五分　全当归二钱，酒炒　单桃仁三钱，去皮尖，打　熟附片四分　制香附二钱，研　人参回生丹一丸，分二次服

二诊：心胸作痛已止，恶露亦得稍通，是分娩至今未有之事也。但腹胀如前，虽得稍稍宣通，还是车薪杯水，尚难恃为稳当。

炮乌头四分　酒炒蜀椒三分　大熟地四钱　老生姜二钱，与熟地同炒　炒全归二钱　川郁金三钱　熟附片四分　延胡索二钱，酒炒　川芎一钱　五灵脂四钱，酒炒　泽兰叶三钱　炒茺蔚子四钱　人参回生丹半丸，药汁送下

《张聿青医案》

王旭高

范。产未满月操作，猝遇大雨淋身，水寒之气自毛窍而入于骨节，内舍于肾，外达太阳、

阳明，是以始病腰疼，继而上攻头痛，遍体机关不利也。脉沉而寒热，寐少而恐惧，纳少而恶心，邪气留连于胃肾。据云头痛甚则汗出，太阳之表虚矣。用许学士法。

香豆豉　牛蒡子　豆卷　杜仲　磁石　藁本　白芷　川芎　金狗脊　赤苓　半夏　甘菊花

渊按：太阳表虚，风药未免太过，况得之产后乎！

又：前投益肾通经，和胃泄湿，头项腰脊之痛原有松机。今产后两月有余，经水适来，而心跳恐惧，是营气虚而不摄也。拟和营止痛，仍佐理胃泄湿。

党参　桂枝　秦艽　枣仁　杜仲　豆卷　半夏　赤苓　苡仁　金狗脊　归身　陈皮　桑枝
酒炒

又：产后营虚，雨湿寒气袭入，经络机关不利。前投宣通养血两法，俱无少效。虽头痛略松，而右半之腿臂转增痛热。犹幸脾胃稍旺。今恶风、发热、口干是寒湿渐化为热矣。拟疏泄湿热以通经络，再议。

羚羊角　丹参　防风　秦艽　苡仁　陈皮　羌活　丝瓜络　防己　当归　白芷　木通　桑枝　忍冬藤

《王旭高临证医案》

柳宝诒

杨。小产前，即觉少腹酸坠。产后酸痛，连及腰脊，形寒而热象不扬，脉情细数，不能鼓指。此由寒邪先伤经络，产后营气馁弱，不能外托。于法当温营化邪，疏导络瘀。所嫌脘闷口甜，不饥少纳。暑湿时感，着于中焦。有与温化之品相碍者，不得不兼顾及之。

桂枝　苏梗　佩泽兰叶　炒当归　乌药　制香附　丹参　广郁金　青蒿　橘红络　藿梗　益母草

《柳宝诒医案》

黄述宁

周妇人，产后月余感寒，头痛、身痛皆备，投以羌、独、芎、苏三服，除前证不解，反增呕吐，呃逆，错语神昏。细审之曰："太阳病，服太阳药不效，必有故。"询床侧老妪曰："生养时去血过多乎？"曰："然。""连日尚有血下乎？"曰："从前已净，连日复下些许。"因立案云：汗因血夺，寒气无从泄越，非养血，则脉之涩弱者不活；非辛温，则血之凝泣者不流。因用羌、苏、陈、半、干姜、当归一服，汗如注而解。

《黄澹翁医案》

陈莲舫

庄。连次偏产，近有腹痛腰酸，寒热往来，脉息细弦，虚多邪少，拟和三阴而调八脉。

吉林须　抱茯神　炒归身　陈阿胶　川杜仲　焦艾绒　制香附　远志肉　生白芍　制丹参　沙苑子　新会皮　西砂仁

复方：奇经不固；由于三阴内亏，以致冲任不主摄胎，每每偏产。现在寒热已除，腹痛腰楚渐得减轻。再拟培阴。

西绵芪　陈阿胶　炒归身　沙苑子　川杜仲　新会皮　潞党参　制香附　生白芍　菟丝子　桑寄生　阳砂仁

服十余剂后，将方五倍料晒燥磨末，不用火炒，炼蜜为丸。每日服二三钱不拘，卧时开水送下。

《莲舫秘旨》

何长治

右。产后营虚。腰痛溺少，带下，脉数。以养阴疏补法。

生地三钱　阿胶钱半　川断三钱　归身二钱　白芍钱半　白术二钱　牡蛎三钱　地骨皮钱半　丹皮钱半　杜仲三钱

《何鸿舫医案》

丁泽周

马右。未产之前，已有痛风，今新产二十一天，肢节痹痛更甚，痛处浮肿，痛甚于夜，不能举动，形寒内热，咳嗽痰多，风湿痰乘隙而入络道，营卫痹塞不通，肺失清肃，胃失降和，病情夹杂，非易治也。宜和营祛风，化痰通络。

紫丹参二钱　炒黑荆芥一钱　嫩白薇一钱　抱茯神二钱　炙远志一钱　西秦艽二钱　光杏仁三钱　象贝母三钱　藏红花八分　木防己二钱　甜瓜子三钱　夜交藤三钱　嫩桑枝四钱

《丁甘仁医案续编》

翟竹亭

邑西十里岗邵姓妇，产后月内，周身疼痛，迎余诊疗。诊得六脉细数无力，余认为产后气血双亏之证。用十全大补汤加减，服一帖虽未见效，而病亦未增。余谓药剂太轻，原方加重分量。又服一帖，至夜间病势大剧，疼痛难忍。大哭不止。患者云："自服此药觉得心胸满闷，更添少腹疼胀。"余知乃用药之误也。再为详诊，脉比前三日虚者变实，数者更数。余明告伊曰："此证是产后恶露未尽，因一时误认为虚，反用补药，以实填实，治之不当，故此加重。余虽有过，其心可原，倘肯再信，定能使病随药减，若再不验，甘愿受咎。"幸患者信而无疑，余即用失笑散加玄胡一味，共三味为细末，用酽流酒四两，煎滚冲服。二时许，少腹大疼一阵，遂下黑血块如桃李者六七枚，病去五六。又服一帖，恶露始尽，三四日竟获十全。因一时之误认，几乎令人夜台含冤，至今思之不免愧汗淋漓。敬告同道君子，每临证时，详细诊视，勿似余庸鄙误人，此又切切厚望也。

失笑散加玄胡

灵脂15克　生蒲黄15克　玄胡12克

《湖岳村叟医案》

陆正斋

江某某，女，32岁。

产后胸闷，头晕，寒热肩腿痛。

羌独活各3克 橘皮5克 黄松节10克 白蒺藜10克 苏梗5克 片姜黄5克 桑寄生12克 桑枝15克 金橘叶11片 海桐皮10克 当归10克 川芎5克

江朝林，女，36岁，住喻家村。

产后肩臂酸痛。

全当归6克 宣木瓜5克 海风藤5克 炒牛子10克 白蒺藜10克，去刺 夜交藤10克 片姜黄10克 海桐皮10克 杜红花2克 桑枝15克，酒炒

以上出自《陆正斋医疗经验》

第十一节　产后腹痛

程从周

鲍明甫之内年二十三岁，素多忧郁，患心脾病，叫号一昼夜，未药而止。三日后，临盆产一子，脐风而殁。又一日，前痛复作，初医以为感寒所致，用驱寒解表之剂。又医以为败血攻心，乃用桃仁、红花之类，药俱罔效。复邀余治，六脉微弦有力，独脾部弦而虚，余曰："此心脾因郁而痛也。日前痛发，未必不因恼怒而然。今复子又脐风，未免复又忧郁，盖脾主摄血，新产血去，岂得不虚其脾。医者不察其源，乃认为寒、为瘀，概用驱邪破血之药，此虚而又虚也，病何以安？"余乃遵丹溪之议，用参、芪、归、术为君，陈皮、香附为臣，玄胡索、熟蒲黄为佐，青皮、抚芎为使，少加甘草以缓之为引，煎服一剂痛止，两剂而瘥。

《程茂先医案》

王三尊

韩妇生产极难，数日后因酷暑少饮西瓜水。一医用附、桂、芪、术，反增呃逆而时晕厥。一医投清暑甘寒之品而身大热。予诊脉甚微，细揣病情，胃中又有积滞，是脉固当弱，然亦因滞伏所致。今以附、桂与芪、术同用，热留上焦，自助痰滞暑气为疟，以增呃逆，而时晕厥耳。后医以为过服热药，而投以清凉矫弊。殊不知产难而复饮冷，下焦虚寒已极，而复用清凉之药，上焦虽宜，而渐至下焦，下焦愈冷，孤阳逼上，而身大热，势必脉转浮数，顷刻飞越而死矣。予投以附、桂、姜、吴，群队下走大热之药，不使少留胃中，更少加槟榔、木香，以其下气如奔马也。二味虽气分下药，然入血药中，亦不能下达血分。且槟榔少许，只破胃中滞气，不致诛伐无过。服药后下宿滞二遍，减去槟榔、木香，加二陈、芪、术共三帖，痊愈。观二医之方，似觉清通于予，然彼不效，而予反效者，予中肯故也。

族弟有成妇，产后小腹痛。脉证皆虚，贫不能用参。予以桂、附、黑姜、元胡、吴萸、牛膝等加芪、术与之。人见此方争议之，有成信不疑，一帖而痊。

以上出自《医权初编》

陈念祖

曾产前病子肿，迨产后四日即大泄，泄已一笑而厥，不省人事。厥回神识仍清，左胁前后忽胀满作痛。今病已两月有余，形瘦食减，脉虚少腹胀满，小便不利。此脾病传心，心不受邪即传之于肝，肝病乃更传之于脾也。是为五脏相贼，与六腑食气水血成胀者不同，攻补无效，拟先用泄肝和脾为法。

炒白术三钱　炒白芍二钱　宣木瓜二钱　白茯苓三钱　椒目八分，炒去汁　陈皮一钱

腹痛而不作胀，手按得宽，尤喜热熨，脉虚。此体气素亏，产后气血损亡，乃虚而作痛也，法宜温补。

当归身一钱　白术一钱　干地黄一钱　桂心一钱　黄芪一钱，炙

上药五味合作一剂。先宰黄童雌鸡一只，焊锅内，将鸡煮汁至三碗为度。每次用汁一碗，代水煎药，日服三服。

以上出自《南雅堂医案》

吴篪

富，述内子新产后，腹痛不止。医者说系儿枕痛，乃母胎中宿血也。服失笑散数剂无效。更延医亦云瘀血所致。用行血驱逐之剂，反口噤昏愦，手足发搐，余曰：脉弱微细，此血气虚极之变证也。急投十全大补汤，加炮姜，三帖而苏。继以峻补之品，调理乃愈。

杨，据云内人产后患儿枕腹痛，医皆认为瘀血，用行血之药仍痛更甚。余诊脉息虚细，系血气俱虚，而非瘀血也。即用殿胞煎（当归、川芎、炙甘草、茯苓、肉桂）以养血祛寒，其痛自止。凡新产之后，多有儿枕腹痛者，摸之亦有块，按之亦微拒手。故古方谓之儿枕，皆指为胞中之宿血。惟景岳先生以此为大不然。夫胎胞既去，血亦岂能独留？盖子宫蓄子既久，忽尔相离，血海陡虚，所以作痛。胞门受伤必致痛肿。所以亦若有块，而实非真块。肿既未消，所以亦颇拒按。治此者，但宜安养其脏，不久即愈。余每遇儿枕腹痛，俱宗此法。无不奏效。故记之。

以上出自《临证医案笔记》

抱灵居士

邓妇，产后发热盗汗，小腹块痛。或以十全之类不应；以桂枝合生四物汤加木香、元胡一剂，热退，汗止，下紫血；又一剂，下瘀血，右小腹起块微痛；以四物汤加肉桂、木香、黄芪二剂燥热，间十日又视，小腹左块痛，便秘三日，口渴，溺痛；以当归润肠汤二剂，泻二次；以真人活命饮去芷，加川楝、酒一剂，块平痛减，便秘二日；以代抵当汤去硝，用生军一剂不下，夜热；以前方加熟地、红花、油归、防风，去桂一剂，泻二次，夜热恶寒，块痛连腰，心悸头昏，脉沉弦；以真人活命饮加赤芍、丹皮、生地、桃仁、童便、酒一剂，块痛肿起，此痈成欲外溃也。以瓜蒌、丹皮、桃仁、薏仁，热退，左季胁空痛，腹块红肿痛，恶寒，脉沉弦；

以生芪、防、芷、芎、归、芍、元胡、琥珀一剂，气胁季痛好；以人参养荣汤三剂，外以芙蓉叶敷之，溃脓，口渴，舌苔黄，脉数；次八珍汤用芪，加丹皮，五味五剂，小便溺痛，停药，外以鲫鱼胶敷之而愈。

赵妇，产后二十日，恶露先六日止，恶寒腹痛，胸痞浮肿，面黄口渴，舌黄，脉弦。以代抵当汤去硝，用生军加苏叶、乌药、桂枝一剂，泻一次，胸宽肿退；以楂肉为君，加桃仁、归尾、赤芍、乌药、腹毛之类一剂，身痒便秘，口炎涕红；以代抵当汤去硝、加苏叶、乌药、腹毛、生大黄一剂，泻三次黑血，少许，胸宽；以归尾、桃仁、腹毛、乌药、楂肉、元胡、丹皮、姜皮二剂而安。间日头昏，以四神散加元胡、桃仁一剂而愈。

以上出自《李氏医案》

何平子

产后腹痛，腰痿神倦，胃气日减，脉来细软，损怯之渐。

焦白术三钱　炒归身二钱　益母子二钱　草郁金钱半　焦谷芽三钱　细香附炒二钱　炒白芍二钱　小青皮一钱　新会皮钱半

接方：鲜石斛三钱　肥知母钱半　甜杏仁三钱　石决明五钱，煅　生归身钱半　川郁金一钱　麦冬二钱　生米仁四钱　新会红一钱　枇杷叶两张

《壶春丹房医案》

张乃修

朱右。产后匝月，少腹坠痛，腿股腰尻作酸，带下阵阵，向来并有结块同下，腹满不舒，胃钝少纳。脉象弦紧。此由旬日之间恶露停留，旋虽复至，而脉络已滞，遂令瘀浊化带。恐其崩败。

全当归二钱，酒炒　川断肉三钱　茜草炭一钱　白蒺藜三钱　茯神三钱　川贝一钱　乌贼骨三钱　紫丹参二钱　泽兰叶一钱五分　南枣三枚

改方加炒熟地四钱，乌药一钱五分，香附二钱。

二诊：带下稍减，少腹仍痛。还是瘀浊未清。

全当归二钱　白蒺藜三钱　制香附二钱　乌贼骨三钱　川断肉三钱　紫丹参二钱　台乌药一钱五分　茜草炭一钱五分　生熟谷芽各一钱　鲍鱼片二钱，酒洗

三诊：稍下紫瘀，少腹坠痛已定，带下亦减。然胃仍少纳，头巅作痛。再参和中泄木。

白蒺藜三钱　乌贼骨三钱　全当归二钱，酒炒　川芎一钱　黑豆衣三钱　茜草炭一钱五分　佩兰叶一钱五分　池菊一钱五分　生熟谷芽各一钱　鲍鱼二钱，酒洗

四诊：瘀露通行，带下已止，而外感风邪，咳嗽痰多音塞。肝气郁发，胸脘作痛。再平肝调气，参以疏风。

粉前胡一钱　象贝二钱　乌贼骨二钱　冬桑叶一钱　陈香橼皮一钱　炒杏仁三钱　橘红一钱　牛蒡子三钱　制香附二钱　砂仁壳五分

张右。产后月事不来，血虚火炽，春升之际，忽发呕吐，味带酸苦，口渴咽燥，气从上升，少腹先满，一中脘气冲。脉细弦少力。血不养肝，遂致冲气肝阳逆上。拟和肝胃之阴。

金石斛三钱　大天冬二钱　生熟白芍各一钱五分　阿胶珠二钱　白蒺藜三钱　盐水炒牛膝三钱　煅磁石三钱　大生地四钱　紫蛤壳六钱　车前子三钱

二诊：上升之气稍平，恶心亦减，咽燥较润。的是冲阳上逆。再育阴养肝，以平冲逆之威。

大生地四钱　生白芍三钱　生熟甘草各二分　川贝一钱五分　阿胶珠三钱　紫蛤壳五钱　炒木瓜皮一钱五分　牛膝三钱，盐水炒　大天冬三钱　生山药三钱　车前子一钱五分

三诊：上升之气渐平，胸次窒闷已开，咽燥恶心，仿佛全定，惟稍带呛咳。还是阴分未复，冲阳逆上，肺失降令。从效方出入。

大生地四钱　生白芍三钱　生熟甘草各二分　牛膝三钱　阿胶珠三钱　紫蛤壳五钱　炒木瓜皮一钱五分　山药三钱　川贝母一钱五分　牡蛎六钱

四诊：滋肾育阴，以制冲阳，气升既平，渴亦大定，痰亦渐少，胃纳较进。效方扩充，再望应手。

大生地五钱　大天冬三钱　炒山药三钱　生熟草各二分　阿胶珠三钱　生白芍三钱　紫蛤壳五钱　白茯苓三钱　煅牡蛎六钱　八仙长寿丸四钱，二次服

五诊：滋水育阴，以制冲阳，胃纳渐增，以中气下根于肾也，气逆既定，稍涉劳动，犹觉冲逆，虚而未复，必然如此。起居寒暄，当格外珍卫。

大生地五钱　大天冬三钱　炒山药三钱　盐水炒牛膝三钱　酒炒白芍三钱　阿胶珠三钱　紫蛤壳三钱　白茯苓三钱

以上出自《张聿青医案》

王旭高

毛。产后腹痛，一载有余。营虚木郁，脾胃受戕。时作恶心，时吐酸水。用《千金》当归建中汤法。

当归　炮姜炭　炙甘草　肉桂　川椒　白芍吴萸炒　橘饼　南枣

又：前投建中法，腹痛已止。复因经行之后，劳碌受寒，腹中又痛，加以晡热，饮食减少，舌苔干白。此属血虚肝郁，脾虚木横。用归脾法加减。

黄芪　党参　冬术　茯苓　砂仁　炮姜　木香　陈皮　归身　白芍吴萸炒　橘饼

丁。产后瘀凝未尽，新血不生，身热日久，少腹疼痛，小溲淋浊，带下血筋。此肝经郁热，兼夹瘀凝为患，殊非小恙。姑拟泄肝、化瘀、和营为法。

鲜地渣姜汁拌，炒焦　金铃子　延胡索　丹参　焦山栀　生姜渣鲜地汁拌，炒焦　龙胆草　当归　赤苓　甘草梢　青葱管　新绛屑

以上出自《王旭高临证医案》

柳宝诒

许。子肿至产后而不退，前人有水分、血分之别。刻下少腹滞痛，当以痛瘀为主。

归尾　川芎炭　桃仁　泽兰　乌药　广木香　苏梗　茯苓皮　大腹皮　桑白皮　桂枝　椒目盐水炒　长牛膝炒炭　冬瓜皮　姜皮　香橼皮　益母草

二诊：瘀血稍行，少腹痛减，而浮肿不退，腰以下尤甚。溲阻于下，气机不化。舍温通别无他法。

桂枝　椒目盐水炒　茯苓皮　猪苓　瞿麦　车前子　泽泻　于术　泽兰叶　桃仁　归尾　益母草

另：黑白丑、大戟、沉香各五分，共为细末，每服一钱，开水送下。

韩。病起产后，挟时邪瘀郁，绵延一载有余。大势虽平，而营气受损，内热不已。刻诊脉象数软而急，不能安寐，头晕耳鸣，乃肝阴虚，而肝阳升扰之象。脐脘瘕撑不化，纳谷作胀，乃肝气不和，横扰中宫之象。熟筹病象，其内热脉数，神瘁不寐，已属阴损之候；而肝脾不谐，又未可纯进补剂，此用药之所以难也。兹拟养阴泄肝，和中调气之法，望其病机稍转，再拟滋养。

西洋参　东白芍　细生地炒　丹皮炭　稽豆衣　麦冬肉　净枣仁川连煎汁，拌炒　嫩白薇　西砂仁　刺蒺藜　广郁金　左牡蛎　夜交藤　莲子心　竹二青

以上出自《柳宝诒医案》

刘子维

某之妇，产后七八日，忽腹胀，乳肿不食。

生黄芪五钱　黑大豆二两　生甘草八钱　全当归三两　元胡一钱　熟地五钱　良姜一钱　洋参三钱　干姜八钱　巴戟二钱　生艾叶三钱　甜酒一杯　童便三杯，冲服

五付，二付肿胀皆消，服毕愈。

李俊注：此虚寒胀也。《五脏生成篇》曰：腹满䐜胀，过在足太阴、阳明。盖人身脾胃居中，气化所出，未有中能运化，而腹膜胀者。此《伤寒论》所以列腹满于太阴病提纲中也。此证之虚为产后所固有，然亦不无寒也。《六元正纪大论》曰：不远寒则寒至，寒至则坚否腹满。《经脉篇》曰：阳明之脉，从缺盆下乳。胃中寒则胀满，太阴之脉入腹，是病则腹胀、食不下。《异法方宜论》曰：脏寒生胀满。《伤寒论》曰：阳明病不能食，名中寒。据上以观，此证腹胀不食，乃寒在脾胃，其乳肿则为寒在阳明之经，而不独虚也，明矣。

伤寒有内外之分，腹满不食，内伤寒也。产后百脉空虚，败血未净，其腹满不食，固与《伤寒论》太阴病无殊，而气血两虚，血燥血涩，则惟产妇为甚，乃同中之异也。

参、芪、归、地、甘草补气血以治产后之虚，干姜、良姜暖脾胃以逐内伤之寒，而寒客血泣则非当归莫属，故独重用；然血虚则干燥而急，寒盛则收引而急，当归能散寒润燥、活血行血，而缓急非所长，故除用之为君外，并重用甘草为臣，安中缓急以补其阙。《厥论》曰：阴气盛于上则下虚，下虚则腹胀满，兹既胃寒于中，又当产后，营血大损，冲、任、督、带皆失所司之候，其下焦阴邪未有不厥而上者，故重用黑豆镇肾逆，巴戟、艾叶温之、散之，以午为期。夫阴在内，阳之守也。常人内守不足，则补而敛之，在产妇则离经之败血非去不可，故易收敛为镇摄，而以黑豆为要药。若玄胡之活血利气，甜酒之通阳达络，童便之导血行瘀，参、芪得之则补者、通者各行其是，而无固邪之弊矣。

以温补为治，医书有云：胀不受补，及甘能益满者，乃指热实两胀而言，非中虚也。若中虚作胀，用甘温补之，则气归元而胀自已。故《别录》、甄权并云：甘能除满，合之参、芪，其效愈大，洵不诬也。

《圣余医案诠解》

方耕霞

五。乳子而癸事不行，此其常也，不足虑。惟胃纳少而腹结块，此血虚气滞，木有余土不足也。法宜抑木和中。

吴萸　川连　白芍　陈皮　延胡　砂仁　茯苓　香附　归身小茴炒　玫瑰　苏梗

《倚云轩医话医案集》

陈莲舫

王。产后肝脾不协，腹瘕攻痛，渐至腰酸神倦，脉息细弦，治以温养。

西洋参　绿萼梅　抱茯神　炒归身　炒苑子　九香虫　红月季　制香附　沉香曲　制丹参　生白芍　川杜仲　广陈皮

上海，某。产虚不复，脘胀腹瘕，脾胃久而不协，奇经渐为受伤，愆期前后，色㿠，神疲。若不再调，恐成蓐劳。

吉林须　制香附　炒归身　淡乌侧　制丹参　广陈皮　红月季　野于术　绿萼梅　生白芍　川杜仲　九香虫　红枣

以上出自《莲舫秘旨》

邵兰荪

产后瘕泻，腹中隐隐作痛，脉涩左弦，舌光，呛咳形怯，非轻藐之证。

广藿梗二钱　桔梗一钱　炒谷芽四钱　石莲子三钱，杵　左金丸八分　原川贝一钱五分　扁豆皮三钱　绿萼梅一钱五分　省头草三钱　砂仁七分，冲　通草丝一钱五分　三帖

华舍施。产后湿膨，溲黄，腹满，足肿，脉滞，舌黄。证势棘手。民国十年七月十九日。

杜赤小豆钱半，杵　大腹绒钱半　带皮苓四钱　光杏仁三钱　冬葵子三钱　椒目五分　泽泻三钱　地枯萝一两，煎汤代水　晚蚕沙一两，包　淡附片四片　炒米仁四钱

四帖。

又：产后膨胀，舌仍黄，溲较长，脘未展，脉尚滞。证尚棘手。

淡附片五分　鸡内金三钱，炒　杜赤豆钱半，杵　枣槟钱半　光杏仁三钱　桃仁十粒　官桂五分　椒目五分　晚蚕沙一两，包　沉香曲钱半　冬葵子三钱　地枯萝一两，煎汤代水

又：产后膨胀，脉尚滞，溲长，舌黄。证尚棘手。八月初五日。

沉香曲钱半　晚蚕沙一两　蜣螂三只　大腹绒钱半　炒鸡内金三钱　冬葵子三钱　乌药钱半　椒目

五分　杜赤豆钱半，杵　淡附片四分　原粒砂仁一钱，盐水炒　地枯萝一两，煎汤代水

史介生评：产后而患膨胀须防瘀血凝结，但用普通湿膨之药决难奏效，虽则在后二方用桃仁十粒，亦难济事。若能参用抵当汤，庶几近之。否则兼与黄连、丹参、大黄、五灵脂、蒲黄等品，下其瘀血，或能中鹄。后闻斯人转就诊于潘星如君而全愈，谅必兼用消瘀之品矣。此方渗湿扶阳若治普通湿膨之证，亦是极好，惟产后血膨，尚欠斟甚匀。今特录之，以资后人之鉴戒。

《邵兰荪医案》

何长治

右。产后气弱不能行血，血滞致腹痛。用和血理气之剂，不应。拟当归建中法如何。

归身　焦白芍　官桂　木香　橘核　炒小茴香　甘草　大枣劈碎　生姜

煎就，加粥汤二三匙冲服。

右。产后失调，头眩心跳，足肿；又兼腹痛，脉细数。液虚而脾不克运。不节食恐延鼓疾。

焦冬术钱半　秦艽钱半　炒怀膝三钱　木香五分　炒黄芩钱半　炒青皮钱半　炒归尾钱半　川芎五分　焦白芍钱半　香附炭三钱　茯苓三钱　炙草四分　加砂仁壳六分　冬瓜皮三钱

右。昔年产后营血大夺，湿热内蒸，脾阳不运。胸闷腹胀，舌白，脉数。以化湿和脾。

白术二钱　茅术钱半　米仁三钱　腹皮二钱　陈皮八分　香附三钱　六曲三钱　麦芽三钱　泽泻钱半　香橼皮钱半

以上出自《何鸿舫医案》

王堉

邻人郝某之次女，产后经数月，饮食不思，精神减少，时兼胸满，面黄肌瘦。延医视之，以为痨瘵。投以八珍汤，获小效，而病复如故。或又以为产后血虚，用大剂四物汤合生化汤，转增腹痛。继有庸手，作伤寒阴证治，去益远而病增剧。法无可施，来求余治。诊其六脉浮弱，右关尤甚。乃曰，此气虚，非血虚也。当补气以生血。他人多用血药，品多清降，不转馁其气乎。因处以补中益气汤。其父素明针灸，颇知医，难之曰，病苦胸满，益以补中，不增甚乎。余曰，令媛胃气下陷，清阳不升，故浊阴不降，以致饮食留滞，故胸苦满，若清阳既升则浊阴下降，胸中自当痛快。命如方服之。三剂而精神作，饮食进。更命易汤以丸，一斤而全愈矣。

友人孟曦之妻，年四十余，新产后，患腹中块痛。延余诊视，按其两脉实大而坚，知非吉象，而以至好，不便明言。乃聊以人参泽兰汤进，服之未效。又请余治，余曰，痛不减，则药不效，请延他医视之。孟不肯，至余门者日三四次。不得已，实告曰，产后之脉，宜缓宜小，今见坚大，恐难愈也。孟曰：试再进一方，万一不愈，亦不敢怨。余曰：岂在怨不怨，但竭力经营，徒费钱无益耳。孟忧疑而去。凡更十数医，无毫发效，五十余日而殁。

以上出自《醉花窗医案》

吴鞠通

乙丑四月廿四日，文氏。太阴湿土司天之年，六脉沉细而缓，舌苔满布白滑，得饮则胸满，大便溏泄，面青黄，唇白，身痿不起，显系寒湿所伤，致脾胃两阳大败。法以通补腑阳，使寒湿得行方妙，岂有横补中焦守补脏真之理，皆因其产后而误也。

生茅术三钱　半夏五钱　小枳实三钱　猪苓三钱　茯苓块五钱，连皮　煨草果一钱五分　生薏仁五钱　泽泻三钱　广木香一钱五分　老厚朴三钱　广皮一钱五分

甘澜水煮三杯，分三次服。

二十五日：产后中湿，昨用刚燥通阳，业已见效。今日细询，鼻出凉气，肠鸣腹痛，背恶寒，吞酸，皆表里阳虚见证。余详前案。

姜半夏五钱　桂枝三钱　小枳实一钱五分　生薏仁五钱　干姜三钱　煨草果一钱五分　老厚朴三钱　椒目三钱　广橘皮三钱　生茅术三钱

煮三杯，分三次服。

二十六日：六脉阳微之极，稍缓则难救矣。即于前方内加：

桂枝二钱，共五钱　煨草果五分，共二钱　吴萸二钱，泡淡　良姜二钱　生茅术二钱，共五钱　干姜二钱，共五钱

二十七日：产后中湿，大用苦辛刚燥，已见大效。古法效者减其制，但夜间不寐，非重用半夏不可，宗《素问》也。

半夏一两二钱　茯苓皮五钱　干姜三钱　椒目五钱　生茅术五钱　秫米一合　草果二钱五分　生薏仁五钱

甘澜水煮三杯，分三次服。

二十八日：吞酸不得寐，照前方内加：

半夏八钱，共二两　淡吴萸五钱　秫米一合，共二合

二十九日：前因得效而减其制，但与和胃令寐，今虽得寐，而旧证复来。仍与二十六日方，再服一帖。

三十日：产后中湿，昨日复行大用刚燥，又见大效，今日仍减其制。

茯苓块五钱　半夏八钱　椒目三钱　生茅术三钱　桂枝三钱　干姜三钱　老厚朴三钱　薏仁三钱　广皮二钱　小枳实一钱五分

煎法、服法如前。

五月初一日：昨日减制，病便不大效，今日于前方内加：

薏仁二钱　生茅术二钱　干姜二钱　草果一钱五分

初二日：诸证悉减，惟口不知味，不能起坐，脉微，阳未复也。用真武汤法。

熟附子三钱　桂枝五钱　生白术三钱　生茅术五钱　椒目五钱　煨草果一钱五分　茯苓块五钱　生姜五片　生薏仁五钱

煮三杯，分三次服。

初三日：于前方内加干姜三钱、附子五钱、良姜三钱，去白术。

初四日：又于前方内加厚朴三钱、枳实三钱、广皮三钱。

初六日：微恶寒，右脉未起，阳不复也。

桂枝六钱　熟附子四钱　干姜二钱　茅术三钱　茯苓块三钱　生姜五片　薏仁五钱　小枳实二钱

煮三杯，分三次服。

初八日：诸证悉减，脉滑不寐，胃不和也，与素问半夏汤。

茯苓三钱　姜半夏八钱　秫米一合　薏仁五钱　杏仁泥三钱

煮三杯，分三次服。

初九日：仍不寐，加半夏至成两半，寐则不必加。

初十日：温毒颊肿喉痛，牙床木痛，与普济消毒饮；但久病大虚初愈，药不宜过重耳。

元参二钱　苦桔梗一钱　射干一钱　银花一钱五分　牛蒡子一钱　芥穗八分　连翘一钱五分　人中黄八分　僵蚕一钱　薄荷五分　茶菊花一钱五分　马勃八分，午刻一帖；申刻一帖；戌刻不见重，明早服一帖；若口渴身热痛重甚，戌刻加一帖

十一日：照初十日方，服三帖。

十一日：再服三帖外洗目方：赤烂风弦，脾经湿热，他证不可用此方也。

桑叶三钱　薄荷一钱　明矾六分　连翘三钱　枳壳二钱　胆矾三分

先煎四味草药，去渣，后入二矾，上火化令相得，先熏后洗，洗后勿令见风。

十三日：病减者减其制。

银花一钱　青葙子一钱　茶菊花一钱五分　连翘一钱　苦桔梗八分　冬桑叶八分　薄荷三分　牛蒡子一钱　生甘草五分　射干八分

煮二杯，分二次服。

十四日：诸证悉减，余热未除，大势可无虞矣。

苦桔梗一钱　银花一钱　冬桑叶一钱　草决明一钱　连翘一钱　黄芩炭五分　茶菊花一钱　儿茶八分　生甘草一钱

煮二杯，分二次服。今晚一帖，明早一帖。

十五日：于前方内加刺蒺藜八分。

十六日：于前方内加草决明、黄芩。

十七日：诸证悉平，惟余肝郁，仍宜两和肝胃，兼宜络脉。

降香末三钱　青皮二钱　生薏仁五钱　旋覆花三钱，包　香附三钱　广木香一钱　制半夏六钱　广皮二钱　益智仁一钱

煮三杯，分三次服。

二十日：进食不旺，且与和胃。

茯苓块三钱　半夏五钱　白蔻仁一钱　藿香梗三钱　生薏仁五钱　广郁金二钱　益智仁一钱　广皮三钱，炒黑　大麦芽二钱

煮三杯，分三次服。

廿一日：下焦浊阴，因寒湿盘踞，且来上攻心胸若痞，舌白滑浊。议蠲饮法。

川椒三钱　淡吴萸三钱　厚朴三钱　良姜三钱　小茴香三钱　广皮二钱　青皮二钱　小枳实三钱

煮三杯，分三次服。

药服后，如腹痛不止，可服天台乌药散一钱，不知，服二钱。

二十二日：昨晚泄泻一次，今日痛减，仍不知味。

茯苓块三钱　泽泻二钱　熟附子三钱　生茅术三钱　广皮二钱　老厚朴二钱　淡吴萸二钱　生姜三片　益智仁一钱五分　生薏仁三钱

煮三杯，分三次服。

二十三日：腹中水气仍然未尽。

茯苓块五钱　半夏五钱　生茅术三钱　生薏仁五钱　干姜三钱　小枳实三钱　老厚朴三钱，姜炒　生姜五片　益智仁二钱

甘澜水头煎两杯，二煎一杯，分三次服。

二十五日：舌色渐正，是其佳处。大便溏滑，湿正行而未尽也，责在脾不和；不寐者，胃不和也。

半夏一两　茯苓块六钱　薏仁五钱　猪苓三钱　生茅术五钱　干姜三钱　泽泻三钱　益智仁三钱　秫米二合　桂枝三钱

甘澜水八碗，煮取三碗，分三次服。一日一帖，令尽。

二十八日：下焦浊阴上攻，心悸，即冲疝奔豚之类也。议桂枝加桂法。

茯苓五钱　熟附子三钱　全归三钱　桂枝五钱　焦白芍二钱　川芎一钱五分　川椒三钱，炒黑　小茴香三钱，炒黑　生姜三片　肉桂三钱，去粗皮，研细，冲

煮三杯，分三次服。

二十九日：脾阳几无，非再与重劫脾阴不可。

茯苓块五钱　桂枝三钱　生薏仁五钱　生茅术五钱　肉桂钱五分，去粗皮　黑川椒三钱　熟附子三钱　广皮二钱　煨草根一钱五分

煮三杯，分三次服。

六月初一日：于前方内加：

附子二钱　干全蝎二个　煨草果五分　肉桂五分

初二日：肝郁胁痛久，必成肝着。速速开朗情志要紧，以痛止为度。

新绛纱三钱　半夏三钱　生香附三钱　归须一钱五分　旋覆花三钱，包　广郁金二钱　降香末三钱　青皮一钱五分　苏子霜三钱　高良姜二钱

煮三杯，分三次服。

初八日：肝郁则胁痛，寒湿则腹痛。

淡吴萸三钱　良姜二钱　生香附三钱　旋覆花三钱，包　青皮二钱　广郁金二钱　降香末三钱　荜茇一钱五分

煮三杯，分三次服。

初九日：久病脾胃两虚，切戒大饱大饥，现在不寐。

半夏一两　藿香梗三钱　益智仁一钱五分，煨　秫米一合　广郁金三钱

甘澜水煮三杯，分三次服。以得寐为度。

十一日：诸证悉减，惟余舌白滑，胁下瘕痛。

半夏五钱　降香末三钱　生香附三钱　青皮二钱　生薏仁三钱　广郁金二钱　归须二钱　台乌药二钱　元胡索二钱　良姜二钱

煮三杯，分三次服。

十四日：脾气久虚未复，调理饮食要紧，防成痢疾。在暑月虽常人之脾必虚，况久病乎？

半夏五钱　茯苓块三钱　厚朴三钱　良姜二钱　广木香一钱　香附三钱　乌药二钱　益智仁一钱　椒目二钱　青皮二钱

煮三杯，分三次服。

十六日：寒湿未净，复受暑湿。议开太阳阖阳明法。

桂枝五钱　茯苓块五钱　薏仁五钱　半夏六钱　生茅术三钱　椒目五钱　安桂二钱　肉果霜三钱，去净油　干姜二钱　猪苓五钱　益智仁一钱　广皮三钱　泽泻五钱

煮四杯，分早、中、晚、夜四次服。

十八日：客气加临之温病已退，舌苔白滑寒湿伤阳之本病复举。先与和阳明之阳，以为坐镇中州之计，微泄厥阴之阴，斯乃拨乱反正之规。

茯苓块三钱　生薏仁五钱　淡干姜二钱　制半夏四钱　吴萸二钱，泡淡　益智仁一钱　生茅术三钱　川椒二钱，炒黑

煮三杯，分三次服。

十九日：今日腹痛。

茯苓块三钱　半夏三钱　藿香梗二钱　生薏仁五钱　良姜二钱　广郁金二钱　淡吴萸三钱　厚朴三钱　炒干姜一钱　小茴香三钱　广皮一钱五分

煮三杯，分三次服。

二十一日：面色犹然暗淡青黄，舌苔刮白，时退时复，大便或泄或不泄，得油腻则滑甚，四末时或一冷，则其脾阳未能一时全复可知。仍以醒脾利湿立法。

生茅术四钱　半夏三钱　川桂枝三钱　茯苓块三钱，连皮　肉桂一钱，去粗皮　广郁金二钱　生薏仁三钱　椒目三钱　生益智二钱　大豆卷三钱　神曲二钱　广皮炭二钱

煮三杯，分三次服。

二十五日：暑湿伤气，腹中按之微痛，善悲者，肺气虚也。补之以辛。

苍术炭三钱　半夏三钱　老厚朴二钱　茯苓块三钱　良姜一钱　生益智一钱五分　生薏仁五钱　干姜一钱五分　广皮炭一钱五分　川椒炭二钱

煮三杯，分三次服。

闰六月初二日：鼻尖凉，与胸中凉风上升者，皆脾阳久困，一时不能复辟之象，口舌淡稍减，思饮是，其佳处。

生茅术八钱　桂枝五钱　熟附子三钱　茯苓块五钱　神曲三钱　小枳实三钱　生薏仁五钱　广皮三钱　煨益智三钱

煮三杯，分三次服。

初四日：诸证悉减，惟余便溏腹痛，口已渴，且减大热纯刚，暂与分利。

薏仁五钱　生茅术八钱　椒目三钱　猪苓三钱　广木香一钱五分　神曲二钱　泽泻三钱　益智仁一钱五分　广皮一钱五分

煮三杯，分三次服。

初六日：泄泻已止，惟食后欠安。

生茅术三钱　半夏三钱　广郁金二钱　老厚朴二钱，姜炒　青皮一钱　焦神曲二钱　生薏仁三钱　广皮一钱五分　益智仁一钱　淡吴萸二钱

煮三杯，分三次服。

十一日：诸证悉除，惟余晨泄，由脾虚及肾矣。议兼理下焦。

桂枝三钱　生茅术三钱　莲子三钱，去心　茯苓三钱　肉果霜三钱　芡实三钱　半夏三钱　大豆卷二钱　生姜三片　椒目三钱，研

煮三杯，分三次服。

二十七日：溏泄虽止，但终夜不寐，胃尚未和也。专与和胃。

半夏二两　生薏仁一两　秫米一合

甘澜水八碗，煮取三碗，渣再煮一碗，分四次服。

《吴鞠通医案》

曹南笙

某右。初诊：产后十二朝，先寒战后热，少腹疼痛、腹膨满，下部腰肢不能转侧伸缩，小溲涩少而痛，此败血流入经络，延及变证，议用交加散。

小生地　生姜　车前子　牛膝　五灵脂　炒楂肉　调入琥珀末一钱

二诊：十六朝诸证稍减，每黄昏戌亥时冲气自下而上，至胸中即胀闷，肢冷汗出，右腹板实，此厥阴肝脏因惊气逆，今恶露未清，重镇酸敛均为暂忌，议和血调血为稳。

归须　炒桃仁　延胡　炒楂肉　桂枝　香附　川楝　小茴

某右。初诊：初产，汗出眩晕，胸痞腹痛，宜通恶露。

炒山楂　延胡　郁金　赤芍　炒牛膝　香附　童便冲益母草汤代水

二诊：腹痛稍缓，但胸痞痰多，治从上焦。

炒山楂　郁金　丹参　橘红　川贝　甜花粉

某右。冲脉为病，男子内结七疝，女子带下瘕聚，故奇脉之病实者，古以苦辛和芳香以通脉络，虚者必辛甘温补，佐以流行脉络，务在气血调和。今产后本虚兼瘀而痛，法当益体攻病，日期已多，缓治为宜。

生地　生姜　丹皮　调琥珀末　回生丹

此苦辛温方，丹皮以通外，琥珀以通内，所以收效。

取乎醋制大黄一味，药入病所，不碍无病之处，故亦效。

以上出自《吴门曹氏三代医验集》

丁泽周

戴右。产后匝月，营血已亏，风寒乘隙而入，宿瘀交阻，少腹作痛拒按，形寒纳少，腑行溏薄。宜和营祛风，理气化瘀。

炒黑荆芥一钱　紫丹参二钱　炮姜炭四分　云茯苓三钱　延胡索一钱　藏红花五分　焦楂炭三钱全当归二钱　大川芎八分　失笑散三钱，包　春砂壳八分

薛右。产后气血两亏，宿瘀未楚，营卫循序失常，寒热叠发，已有数月，肢节酸痛，纳谷减少。宜扶正和解，调治营卫，不致延成劳证方吉。

潞党参钱半　炙柴胡五分　仙半夏二钱　云茯苓三钱　陈广皮一钱　象贝母三钱　生首乌三钱　煨草果一钱　紫丹参二钱　鹿角霜三钱　蜜姜二片　红枣四枚　净槐米四钱，包

《丁甘仁医案续编》

曹惕寅

陈君策轩浙绍人也，供职于吴淞同济大学。其夫人产后少腹痛剧，延德医诊之，谓为瘀滞气凝，非经刀圭不可。陈君夫妇以此事生死攸关，未敢轻易举行，乃邀余诊。及至，呻吟之声达于户外，热度亦高，口作淡腻，时寒时热。询其瘀露，谓初时甚多，问其溲便。通降如常，言其痛处，上下无定，或左或右。余曰："此乃产虚血去过多。肝脉络阴器，络失所养，气化横肆，故少腹作痛至甚，当以养血为主，佐以和气助运，或可有济。"因以归身、白芍、杜仲、川断、乌药、香附、青皮、佛手、料豆衣、首乌藤付之。再以醋炒香附、木香等炒热焐之。甚效，复方加鸡金、沉香曲等疏运之品，不数剂，即得安和。此亦陈君审慎之功也。

《翠竹山房诊暇录稿》

傅松元

顾仁甫之妇，六月六日分娩，十六日邀余诊。问产后几日始病？答云："产后即发热，食少口渴，因与蒸乳之发热不同，七日即请郑女科治三日，初十日恶露止，热更甚，食反大减。又请陆女医连诊三次，总无一效。不得已舍女科，而请我先生之大方脉也。"余问女科云何？答云："郑先生谓产后受凉防变。初十日陆女医云恶露早停，腹痛有儿枕也。"余曰："今十六日是产后之十一朝，身半以下不能动，腹痛下连髀股，两足不能屈伸，是流经之象，欲作外疡也。身热，汗少，不食，耳聋，口干，泛恶，有伏暑发白㾦之候。然一身之病，上热下寒，治以温凉并进，又恐难能，若二者舍一而治，得无热者尤热，寒者更寒乎。考古人有合治法，两者各不可舍，勉从合治如何。"乃为之用牛蒡、葛根、青蒿、连翘、丹皮、蝉蜕治其上，归尾、牛膝、桃仁、甲片、楂炭、地龙治其下，流水煎，微温服。十七日再诊，见白㾦，加腹痛，赤白痢，惟身热稍衰，食可略进。开第二方，去葛根、丹皮，加石斛，去桃仁，加泽兰，二剂。十九日复诊，白㾦发至腰腹，密而明，腹痛已减，髀股活动，惟痢不止，余曰："可愈矣，恶露皆从痢出。"后㾦停，耳聪，热解，痛止，痢已，调理至七月而起床。所云儿枕者，恶露结于胞门。流经者，恶露流走经络之分别也。

《医案摘奇》

孔继菼

王骑前之室产后八日，胁腹胀疼，医视之，败血未下也，用破血药，血下，不减。用通经丸，前后六两许，下血数斗，痛渐止，而虚证蜂起矣。王有族弟知医，改用补药，不受，病日以剧。王与余善，乃延余往诊。其脉无力无神，左关微弦。病人面黄色，目下微肿，语儿不能成声。出谓骑前曰：尊阃病属停饮，治不从水而从血，以致阴阳俱亏，气血欲尽，殆矣。今水邪犹在，血液徒伤奈何。骑前曰：拙室病发产后，不闻患水，医亦未言及也。余曰：医言及此则医矣。试入问之，胁下有水声否？王乃入，少时出，曰：果有之。胁下微闻水声，不知病即此也。适室人细忆，正因彼时偶渴思饮，室中无人，遂饮冷茶碗许，卧而寐，醒即作疼。以产未几日，医又言为败血，故不复忆及此也。今闻君言，追想甚确，不知尚可攻下否？予曰：补之不暇，何暇于攻？王曰：补屡矣，徒增胀热，必不受也。目下室人畏补更甚于畏攻。予曰：

补亦有道，何可易言？夫尊阃之病，自发热、恶寒、头眩、心悸，以及腰酸、股软、怔忡、不寐之证俱备，虚亦极矣。而谷入不化，强食辄膜，脾胃虚弱尤臻其极。夫五谷气味，与脾胃正相得者也。相得者且不能运，岂能有力以运药，补之不受，职此之由，非补有误，失于峻也。此时用补，如养饿极将死之人，始以汤，继以粥，渐而硬饭，渐而肉食，积日加增，乃可徐起。若肠枯欲断之时，而骤以干糯大窝投其中，惟一饱而气绝耳，补可易言乎哉？骑前称善。而谓其子曰：孔伯若用参，勿令尔母知也。予曰：此时参尚不用，终有用时，迨有参、术，加至姜、附，病斯起矣，乃可议攻水。于是订方，用醒脾和胃之药。自三月至六月，往视二十余次，方屡更，参、术、桂、附俱备矣，病人犹未知也，而虚证俱退，步履渐健。其子喜曰：母病将愈矣。母曰：何知？曰：孔伯言，用至附子，病斯起，今用之屡矣。母讶曰：曾用参否？曰：用已久。曰：何以不热？曰：附子之热，十倍于参，用附子不热，参乃热乎？母乃喜。至七月，予乃为之立攻水方。曰：此水积久，裹藏已深，层层脂膜，非峻药不能抉而透之。用甘遂、黑丑、大黄、槟榔，领以牙皂，导以青皮，丸以炼蜜，嘱令少服，不知，乃渐加。始服七八丸，渐至二十余丸，水乃下。间二三日，再服再下。数次之后，水囊俱出，又呕出浊水一二斗，中带死血，点点如砂砾，犹前通经丸所伤未尽出者，而病人又渐虚矣，予乃为定补养方。会骑前赴试，药不果用，病人遂不能遽健，阅岁又产，犹时时现诸弱象云。

《孔氏医案》

张山雷

李右。产后阴阳两虚，经久不复，萎黄乏力，脘痛呕恶，畏寒，脉细微已甚，舌皖白无华。幸胃纳尚佳，亟投温养，冀得转机。

黄连0.3克，同炒　淡吴萸1.2克　北细辛1.2克　明附片4.5克　炒潞党4.5克　焦冬术4.5克　天仙藤4.5克　台乌药4.5克　姜半夏4.5克　九菖蒲2.1克　川椒红10粒　乌梅炭1.2克　木香2.1克　茯苓6克

《张山雷专辑》

范文甫

周师母。产后，腹中苦寒痛。前医作气滞，久治无效。舌淡脉弱。

精羊肉30克　当归9克　生姜12克

病家云：吾腹痛日久，治之无效，特从远地请范老先生高诊，并非到小菜场买小菜，处方何用生姜、羊肉？一味当归，能治病乎？答曰：此仲景当归生姜羊肉汤，治虚寒腹痛甚效，服之当愈。隔数日，病家前来感谢，谓药到病除，诸恙若失。

《范文甫专辑》

周镇

丁某之妻，蓉湖庄。甲寅十月，产后瘀血不行，而成寒热。某君以伏暑治之，不减。寻至脘闷呕恶，气急腹痛，有冲胃之势。前医犹投轻剂，晕厥者数次。延余诊：脉象模糊如伏，颜

色青白，舌淡。察以前之方，纯系气分之药。瘀血阻滞而从上冲，疏方以逐瘀理气为主。如蒲黄、五灵脂、郁金、丹参、橘皮、哚噜子、川朴、乌药、玄胡、蓬术、鬼箭羽、乳香、桃仁、泽兰。另用琥珀、没药、血竭，研末，先行冲服。腹中攻动，恶露渐下，气降神清。复诊脉渐明爽，原方增减。不数剂，得庆更生。或谓调营如四物加味，毋庸群队行瘀。不知血瘀与血虚不同。败血成瘀，由瘀成胀满上冲，实非大剂破瘀，不能冀幸于万一。彼西送解剖蓐病死证，悉皆五脏溷浊肿胀，子宫膜炎糜烂，可间参证也。

包右，江北人。辛酉十二月八日诊：产后身热，口苦，腹痛，溲少。邪湿阻瘀，恐成肠痈。金铃子、玄胡、乌药、归须、豆卷、郁金、五灵脂、秦艽、炮姜、桃仁、没药、泽泻。另血珀、䗪虫、麝香，研末冲服。外用肉桂、香附、三棱、莪术、白芥子，研，麸皮炒，熨腹部。痛不可按者减其五成，原方出入而安。

朱秉礼，慧山。其妻产后患少腹痛。辛酉正月九日诊：产后不时腹痛，引及腰部，夜则烘热口燥，病在奇经，欲事早而营气窒痹也。当归、丹参、白薇、没药、乳香、五灵脂、金铃子、玄胡、香附、乌药、丹皮、牛膝，猪肾汤代水。另龙涎香、鸡内金、鼠矢，研末服。十一日复诊：夜热稍减，腹痛引腰胀急，小溲甚少，秘而不通。厥气固横，兼夹下虚，宜内外并治。金铃子、玄胡、鼠矢、牛膝、苁蓉、萸肉、白芍、归须、没药、白薇、丹皮、香附、郁金、甘草梢。另血珀五分、麝香三厘、沉香五分、龙涎香一分，研末服。外治用雄鸽一只，麝香七厘，将麝入脐，剖鸽罨之，布扎。二剂。十四日诊：腰痛已减，腹痛大定，痛在偏右，小溲已通，大便不畅，下虚之故。奇经已伤，再为补摄。砂仁、炙熟地、山萸肉、山药、茯苓、泽泻、苁蓉、鼠矢、乌贼、龟甲、没药、牡蛎、牛膝、鳖甲、淡菜。三剂全愈。

吴克明室，幼患痎疟伤元，及笄之二年出阁，嗣即一年一胎。至己未闰月，第七胎七月余，腰酸异常。继患间疟数次，即胎漏下血，进清伏热安胎之剂，苏梗、竹茹、青蒿、黑山栀、黄芩、柴胡、桑叶、丝瓜络、秦艽、香附、旱莲草、野苎麻根、四生丸之类。于其发日，服金鸡纳霜丸，仍不克保而堕，亦仅腰酸，未有痛阵即流产也。廿三日诊：寒热循止，腹时作痛，恶露已淡不浓。脉软左弦，苔淡黄。拟退余热，化瘀滞。归尾、川芎、赤芍、丹参、秦艽、青蒿、白薇、云苓、乌药、荷叶。廿五日，寒热已止，尚有气滞。左右胁部二月前有形如指头，按之作痛。恶露未清，络隧窒痹，中有痰浊。和营化痰宣络为法。当归须、川芎、赤白芍、橘叶络、新绛、旋覆、香附、丝瓜络、白芥子、萆薢、青葱管。廿七日诊：腹痛，恶露色转殷红。易衣感邪，咽痒频咳，胁部积聚略小，前法再复疏散。苏梗子、荆芥、象川贝母、金沸草、橘红络、新绛、香附、秦艽、丝瓜络、当归须、抚芎、赤芍。廿九日方：咽痒咳甚，晨吐浓痰，胁部之核又减，腹痛亦定，恶露未清，头眩腰酸。脉弦，舌润。风邪痰浊未撤，虽有虚征，早补为难。紫菀、象川贝母、杏仁、旋覆、郁金、橘白络、制僵蚕、白蒺藜、归须、竹茹、丝瓜络、桑寄生、萆薢。八月初一日方：恶露已净，咳较盛，口燥痰韧。燥风外客，再行清肺化痰。甜杏仁、桑皮、竹茹、山栀、象川贝母、知母、地骨、橘白络、功劳子叶、花粉、青蛤散、紫菀。胁块小而未化，嘱外贴胡庆余观音救苦膏。初七日诊：咳减未净，头眩腰酸，平日见日光畏涩，脉弦不敛。阴虚肾亏，不胜阳光之烁。宜滋潜浮阳，肃肺化痰。黑料豆、白芍、牛膝、潼沙苑、川贝母、青蛤散、女贞、旱莲草、阿胶、橘白络、珍珠母、紫菀。十二日诊：咳已极轻，胃纳已馨，胁下有形甚微。略有行动，头晕足酸。述知暑怕热，冬畏寒，正气不足可知。再滋潜养阴，参以化痰。玉竹、首乌、白芍、二至、龟板、冬虫夏草、潼白蒺藜、牛膝、杞子、川贝母、紫石英、橘白络、青蛤散。十七日诊：咳似定，头晕腰酸减半。脉弦稍敛，苔薄。肝肾两亏，易妊小产，预宜窒欲百日。归身、白芍、生地、首乌、杞子、滁菊、山萸肉、山药、茯苓、丹皮、龟板、杜仲、牡蛎、狗脊。服药诸恙均好，脉弦已敛，即予丸方常服，如大生地、山萸、山药、归身、白芍、首乌、甘杞子、滁菊、杜仲、续断、狗脊、沙苑、香附、茯苓、麦冬、桑椹子，研末，以阿胶、龟鳖二胶熔化和丸。每晨服三钱。服之效验。

朱炳宇妻，因子丧不无抑郁，后复生女，少腹作痛。陈医用失笑散、炮姜、川芎等暨回生丹，不应。四月初三日招诊。产后三朝，少腹攻痛，曾经理气行瘀，未效。脉濡不爽，苔揩而白，察目赤沿碎。素有肝火，内热挟瘀为患。拟清肝疏气，行血之滞。丹参三钱、丹皮三钱、川郁金三钱、香附三钱、乌药三钱、橘叶核各二钱、瓦楞子一两、香橼钱半、金铃子二钱、红花一钱、归尾二钱、五灵脂三钱、两头尖五钱。另玄胡一钱，没药八分，伽楠香八分，龙涎香八厘，研末，开水送服。初四日诊：产后少腹作痛，剧时腰部亦痛，牵及乳房。昨服清肝理气行瘀之剂，痛已大减。推瘀血未通，恶露色白枯腻，再前法出入。丹参三钱、赤芍炭三钱、生蒲黄三钱、丹皮炭三钱、金铃炭三钱、黑山栀三钱、川牛膝炒三钱、莪术三钱、鬼箭羽三钱、香附三钱、乌药二钱、五灵脂三钱、橘核络各一钱、两头尖五钱。另没药一钱，玄胡一钱，血竭八分，龙涎香一分，研末服。腹痛一日未作，至初七日腹酸且痛，朱研末药去龙涎服之，亦止。

荣右，乡人。己亥十二月产时胞衣不下，逆迫气滞血凝。迨胞衣下，腹痛，恶露不多。且阴肿坠如茄，痛楚异常。用归尾、赤芍、五灵脂、蒲黄、山楂、香附、川芎、丹参、桃仁、益母草。恶露虽有，依然不多，阴肿加热，似欲作胀。前方加乳香、蓬术、炙甲片、路路通。服后行出恶露如墨，成块而下，外肿不药而消。当其重时，寝食不安，乡妪疑是祟，欲卜之。巫觋喻以证虽少闻，实瘀阴所致。通瘀果应。

曹二之室，慧山，要货业。己未二月初旬诊：产后瘀滞未清，此因月内犯房，少腹作痛，气短，微有内热。宜节劳静养。盐水炒小茴、两头尖、金铃子、玄胡、去油没药、制香附、乌药、九香虫、白薇、黑山栀、桂枝、蒲黄、五灵脂。服后，腹痛凛然均止。

以上出自《周小农医案》

陆正斋

许某某。

产后寒热，面浮腹痛，肠鸣泄泻。

水炙防风4.5克　川桂枝4.5克　土炒白术4.5克　春砂仁2.5克　赤茯苓9克　橘皮4.5克　炙甘草2.5克　煨生姜1片　泽泻6克　炒谷芽9克　炒白芍4.5克

关某某，女，28岁。

产后小腹痛，血液淋漓不尽。

当归9克　大丹参8克　抚川芎3克　茺蔚子4.5克　炙甘草1.5克　炮姜炭1.5克　炒艾叶5片　荆介炭4.5克

二诊加蒲黄拌炒阿胶。

以上出自《陆正斋医疗经验》

孔伯华

赵妇，闰月初八日。产后瘀血未净，结于少腹而为痛楚，拒按，两胁际气机横逆亦作痛，脉弦涩不和，当调和气血，兼达经络。

鸡血藤五钱　台乌药三钱　旋覆花钱半　全当归三钱　川楝子三钱　元胡三钱　真川芎钱　大腹绒钱半　川牛膝三钱　桃仁泥钱　橘核四钱　黄酒一杯

《孔伯华医集》

章成之

施女。少腹右侧硬而痛，其痛时轻时剧，痛则洒然恶寒。此证见于产后，当用通瘀散寒之属。

五灵脂9克　生蒲黄4.5克　桃仁12克　苏木4.5克　延胡索9克　丹皮9克　艾草4.5克　吴萸3克　炮姜3克　肉桂末1.2克，2次分吞服

朱女。多产体力暗耗，卫气不能卫外为固，故恶寒甚而自汗，便溏，舌淡，脉弱，温补之。

生黄芪9克　川桂枝4.5克，后下　白芍9克　党参9克　山萸肉9克　升麻2.4克　补骨脂9克　煨益智9克　白术9克　红枣7枚　炙草3克　生姜2片

吴女。产后大便难，口唇燥裂，舌红，当育阴润肠。

玄参9克　生地15克　麦冬9克　首乌12克　冬青子9克　桑椹子12克　知母9克　绿豆衣9克

方女。产后百节空虚，风寒湿三气乘虚而入，遍体疼痛，肢端麻木。寓祛风于养血之中。

当归9克　白芍9克　防己12克　羌独活各4.5克　秦艽9克　细辛3克　金毛脊9克　桑寄生9克　苍术6克　晚蚕沙12克，包　豨莶草9克

以上出自《章次公医案》

王文选

王某某，20岁。1957年8月29日初诊。

产后二十多天，小腹仍然绞痛不已，痛时阴道流少量紫血块，有恶臭气，脉沉舌青。证属儿枕痛，子宫郁以瘀血，不易复原。治宜化瘀之剂，仿生化汤意化裁治之，二剂而愈。处方：

当归4.5克　川芎3.5克　灵脂3克　青皮6克　香附4.5克　连翘3克　山栀3克　炮姜3克　厚朴

6克　羌活 4.5 克　甘草 1.5 克　泽兰 4.5 克　益母草 4.5 克

《中医医案医话集锦》

叶熙春

章，女，三十八岁。十一月。杭州。产后二月，时多形寒，肢冷，下午见微热，腹中绵绵隐痛，喜按，得暖则减，乳汁日少，形体消瘦，所幸胃纳尚可，舌淡苔白，脉来沉细。属营血不足，虚寒之证耳。

精羊肉 240 克，先煎代水　酒炒当归 15 克　生姜 60 克　清炙黄芪 12 克　桂枝 2.4 克，炒　白芍 6 克
清炙甘草 3 克　炒冬术 6 克　炒丹参 12 克　鹿角霜 9 克

二诊：连服三剂，形寒微热均除，腹痛亦愈，脉亦不若前之沉细。再拟调补气血。

炒当归 9 克　清炙黄芪 18 克　炒潞党参 12 克　炮姜 2.4 克　炒冬术 6 克　炙甘草 2.4 克　鹿角霜 9
克　炒白芍 6 克　炒川断 9 克　炒丹参 12 克

《叶熙春专辑》

第十二节　乳汁不行

林佩琴

杨氏。产后鲜血，足膝热，乳少，脉芤，宜摄固下元，兼升举中气。桑螵蛸（炙研）、熟地、杞子、杜仲（盐水炒）、黄芪（蜜炙）、升麻。二服血止。去桑螵蛸，加生黄芪、甘草、当归、红枣，而服倍常。

《类证治裁》

柳宝诒

卞。乳汁不充，乃胃气不能上蒸之故也。平时舌衄口碎，齿龈焮肿诸病，又属心脾郁热，燔于营分，浮于经络之象。舌苔剥蚀裂痛，胃津亦伤。养之清之，须从心脾两脏一腑用意。

洋参　北沙参　川石斛　麦冬　大生地　炒丹皮　小川连 酒炒　甘草　玉竹　归身 盐水炒　稆豆衣　竹茹

上药煎汁，滤清，熬收，烊化阿胶，冰糖收膏。

《柳宝诒医案》

陆正斋

徐某某，女，24 岁，产后乳汁不行。

当归 9 克　白芷 5 克　炙黄芪 15 克　通草 4.5 克　王不留行 9 克　猪蹄 1 只

《陆正斋医疗经验》

叶熙春

牟，女，二十六岁。九月。杭州。产后月余，气血未复，面色苍白，头昏倦怠，胃纳不佳，肌肤不润，乳汁甚少，大便溏薄，脉虚细。舌淡红，苔薄白。拟两补气血。

鹿角霜9克，包   米炒上潞参9克   清炙黄芪15克   炙当归6克   炒晒白术6克   云苓12克   丝通草1.5克   清炙甘草2.4克   煨广木香6克   留行子9克   大枣6只

二诊：前方服后，乳汁增多，胃纳亦馨，大便正常，头晕神倦亦有好转。原法继之。

米炒上潞参9克   清炙黄芪15克   炙当归6克   炒晒白术6克   炒白芍6克   云苓12克   鹿角霜6克，包   炒紫丹参9克   清炙甘草2.4克

《叶熙春专辑》

施今墨

车某某，女，33岁。

产后三月，乳水不足，月经仍按期而至，心跳、头晕、极易发怒，饮食二便及睡眠尚属正常。六脉虚软，左关较盛。

辨证立法：《良方论》曰："心、小肠二经相为表里，上为乳汁，不为月水。"虽乳汁、月经两者不同，而由饮食精微所化则一。乳儿期间，天癸闭止，则乳汁充足，此为常理。今则月经按期而至，乳水自应不足，气不固血，血不养肝，虚则易怒，拟养血、补气、强心、舒肝以治。

处方：米党参10克   砂仁3克   醋柴胡5克   当归身10克   大熟地10克   杭白芍10克   炙黄芪12克   鹿角胶10克   炒远志10克   甜瓜子30克   炙甘草3克

二诊：药服八剂，心跳头晕见好，乳汁量增，月经尚未及期，不知是否再来。

原方加阿胶10克，五味子3克，可多服数剂。

三诊：前方共服十剂，月经及期未见，乳汁仍不甚足，精神好转，希予下乳方。

处方：甜瓜子60克   赤小豆30克   路路通12克

《施今墨临床经验集》

第十三节　产后遗尿

余听鸿

常熟塔前高姓妇，十一月二十九日生产，至十二月朔，下血甚多。请王姓医治之，进以当归、杏仁、冬瓜子等，又方加以肉桂。初五邀余诊之，脉芤而无力，面色㿠白，唇舌俱白，毫无华色，神气疲乏已极，口唇瘈动。余诊之曰：此气随血脱，血虚则内风扇动，宜遵血脱先固气之法，非大补不可。立方党参一两，黄芪一两，枸杞一两，当归三钱，白芍二钱，桂枝五分，炙草六分，龙骨三钱，枣仁五钱，茯神三钱，红枣十枚，桂圆肉十粒。服后神气略清，精神渐振。照方减半，又服二剂。惟小便自遗，大便不更，此系神气不固，血液亏损，津液不能敷布大肠。又改方淡苁蓉三钱，杜仲三钱，杞子五钱，潼沙苑三钱，白芍二钱，菟丝子三钱，蒲黄炒阿胶二钱，红枣五枚，桂圆肉六枚。服后小便遗止，大便已通。后服和营理气，调养肝肾而

痉。俗云产后忌补，不可执一而论也。

《余听鸿医案》

陈莲舫

戴奶奶。胎前有伤，产后气郁，发进小便屡屡不禁，且痛，脉见细数。

由气伤阴，不特膀胱为患，而子宫亦为受伤，恐久而成怯。

炒阿胶　血余炭　生白芍　炙升麻　秋葵子　甘草梢　紫丹参　新会皮　嫩白薇　乌贼骨　凤凰衣　白莲须　煅牡蛎　白木耳

《莲舫秘旨》

第十四节　产后小便不通

齐秉慧

曾医一证，产后而瘀未行，小便滴沥，胀异常。医用破血之剂三服，更加胸腹胀满，人事昏迷，喘促不能卧。余曰："此非污积，仲景有云：小便不利者为无血也。此病在气分，不当用血分之药，盖为膀胱蓄尿过满，胀翻出窍，致尿不得出。"吾用白蔻宣畅胸膈，砂仁、半夏醒脾开胃，肉桂化气，桔梗开提，生姜升散，令服是药，并教以手从上拂，而膀胱之气乃能转运，斯窍自顺而尿出。果如吾言，其窍通利，自然宽了一节，旋即又行，更觉苏畅。乃索食，食讫则安睡，睡起再行，腹消如故。于是改用扶脾健胃之剂，数服而全愈。此所以小便不利而验其无血也。又医产后一证，身重恶寒，饮食不下，大便泄，小便不利，腹中痞块作痛，庸工谬谓血气，用元胡四物汤，加蒲黄服之无效，转加膨胀矣。于是再加厚朴、木香，则胀满加剧，凑上胸膈，喘促不能卧。予曰："其身重恶寒者，少阴证也。腹中痞块作痛，阴寒凝结也。食不下者，阴邪逼塞胃口也。且阴邪下奔而作泄，膀胱无阳，其气不化，而小便不利。凡此皆为病在气分，彼妄投血药，阴愈长而阳愈消，又误破其气，则气亏而邪愈凑，其证危矣。"吾用砂、蔻、姜、半宣畅胸膈，温醒脾胃，附子御阴，肉桂化气，使上焦得通，中枢得运，而后气化行。桔梗开提，生姜升散，俾转运之机，乃得先升而后降，一剂而小便通，胸膈略宽。再加芪、术，三剂而腹痛止，胀渐消，饮食加健，身复发热。其家曰："表见发热，何故也？"余曰："真阳来复，休征也。经曰：伤寒先厥后发热，下利必自止。"再重加黄芪、白术而泄止，其胀更消。忽加口渴，腹中作饿，食未久又索食，其家恐服附、桂助起胃火，故能消食，商议改用清凉。余曰："不可也。经曰：脉滑而数，手足自温，渴欲饮水，饥欲得食，此阳进欲愈之证也。"再加益智、固纸收固肾气，又二剂而身轻，腹胀俱消，再加覆盆、菟丝、鹿鞭、兼补肾阳，数剂而全愈矣。痞块消弭，终无血行下者，调理两月，经信行通如故。

《齐有堂医案》

浅田惟常

一妇产后肿胀数日，气息促迫，喘满绝汗，小便不通，食不进，众医以为不治。余谓留饮之所为，与甘遂半夏汤一服，淡水吐出，须臾泻下如倾，诸证渐愈。

《先哲医语》

王旭高

张。寒气客于下焦，瘀凝停于小腹中央，乃膀胱之部也。寒气瘀凝，阻塞胞门，膀胱阳气失化，以致癃闭。产后八日而小溲不通，脉细肢寒，腹中觉冷，恐其气逆上攻发厥。法以温通下焦，化瘀利水。

全当归八钱　川芎四钱　山楂炭五钱　炮姜五分　桃仁三钱　车前子五钱

益母草汤、陈酒各一碗煎药。另研桂心五分、血珀五分、甘遂三分，为末，药汁调下。

渊按：从生化汤加通瘀祛寒药，可法。

又：小溲癃闭已通，恶露瘀凝未下，少腹板痛。再以温通。

肉桂　延胡索　红花　桃仁　丹参　归尾　山楂炭　牛膝　炮姜炭　冬葵子　两头尖　车前子

《王旭高临证医案》

余听鸿

徐汉泉妻，新产后小溲涩少而艰难，邀数医治之，俱罔效。后请江阴周姓医，进以五苓加通草、瞿麦之类。服后小溲频数而极少，一夜数十行，出如箭速，而子门如烙，热痛非常，发热口渴烦躁，病势甚危。邀余诊之。余曰：仲景云：产后小溲少者，无血也。若以淡渗苦泄，更伤其阴液，则小便更少，而热更甚。急养其阴，自然溲长而虚阳亦潜。进复脉、增液合导赤汤法，生地一两，麦冬五钱，元参四钱，阿胶三钱，天冬二钱，石斛五钱，生草梢一钱，生牡蛎一两，生龟板一两，西洋参二钱，煎浓汁饮之。小溲频数渐减，烦躁发热渐安。服三剂，热痛已平，小溲清长。后服甘凉咸寒十余剂而愈。所以产后温邪热病，伤阻劫液，以致水源竭涸，为医者又复用淡渗利水，何异操刀杀人乎。临证时急宜留意焉。

《余听鸿医案》

何长治

右。产后伏湿中焦，脾胃失于运行，以致周体浮肿，腹大，咳呛气逆，多痰，溺少便溏，舌白脉弦。肿胀已成，未易愈也。

桑皮三钱　葶苈子四分　杏仁三钱　腹皮二钱　茯苓皮三钱　米仁三钱　川桂枝五分　麦芽三钱

加海蜇三钱　地栗四枚

《何鸿舫医案》

金子久

产后腹筒膨满，小溲约束不循常度，决非脾胃湿浊之阻痹，亦非膀胱州都之失职。细参病源，系是临产过久，冲任奇脉致伤，冲任二脉行于腹里，二脉既伤，气街不和，故腹筒不为产后软小也。肝肾居于下焦，以产先伤其下，肝肾受伤则冲任未始不受其害，因冲任隶属肝肾也。肝主疏泄，肾主封藏，肝不足相火易动，动则关窍愈通，肾不足津易燥，燥则在大便维艰。左部脉象弦大，右部亦欠柔静，舌质中央淡绛，两边略起薄白。真阴无有不虚，营分岂有不热，法当养肝肾之阴，以固下元，参用通冲任之气，以调机关。

白归身　杞子　鹿角霜　麻仁　肉苁蓉　白芍　炙龟板　牛膝　菟丝子　小茴　左牡蛎　橘络核

《金子久专辑》

冉雪峰

万县夏某之爱人，分娩后小便不利，秘涩若淋状，助产士为之导尿，惟屡导屡胀，不导即不小便，状若癃闭，所导小便中，时杂血液，自觉少腹坠胀，内中消息停顿，服药不效，时未弥月即来我处就诊，脉弱而数，舌绛津少，烦扰不安。予思此证膀胱气滞不化，类似胞系了戾，但彼在胎前，此在产后，彼为虚中夹实，此为实中夹虚。所以然者，产后空虚，客邪乘之，查阅前所服方药，为肾气丸加减，肾气丸鼓荡肾气，以补为通，虽似相宜，但能化气而不能消淡，未尽合拍，且秘涩若淋，脉带数象，桂、附似当慎投。拟方，当归、白芍各四钱，黄柏、知母各三钱，升麻一钱五分，苏条桂五分，研末冲服。二剂，少腹坠闷若缓，但仍须导尿。复诊，原方加青木香、蒲黄各三钱。又二剂，少腹渐舒，曾自小便一次，量虽少，但启闭有节，因劝其可忍耐则忍耐之，停止管导，俾气机转动，得以恢复，病可向愈。改方用：当归、白芍各三钱，黄柏、知母各二钱，苏条桂四分，以上同煎，许氏琥珀散八分，用前药汁吞服。越后三日，小便渐次畅利，一星期，已无不舒感觉，与常人无异（方中琥珀散出许国桢御药院方，为琥珀、蒲黄、海金沙、没药四味等份制散）。

《冉雪峰医案》

第十五节　产后浮肿

中神琴溪

一妇人，产后浮肿腹满，大小便不利，饮食不进。其夫医人也，躬亲疗之不验。可一年而疾愈进，短气微喘，时与桃花加芒硝汤无效，于是请救于师。师往诊之，脉浮滑，按其腹，水声漉漉然。谓其主人曰"吾子之术当矣。然病犹不知，则又当更求方。夫当下而不下，即更吐之和之，不当即发之，又可所谓开南窗而北风自通，又张机所谓与大承气汤不愈者，瓜蒂散主之类也。"主人曰善，因与大青龙温覆之。其夜大发热，汗如流。翌又与如初。三四日小便通利，日数行。五六日间，腹满如忘，与前方凡百余帖复故。

《生生堂治验》

何书田

偏产后，营虚木旺，神色萎黄。不宜用攻伐之药，且恐肿满。

上肉桂　归身　枸杞　丹参　制香附　陈皮　清阿胶　白芍　杜仲　秦艽　白茯苓

《斠山草堂医案》

王孟英

　　姚氏妇，产后昏谵汗厥，肌肤浮肿。医投补虚、破血、祛祟（痰）、安神之药，皆不能治。举家惶怖，转延孟英诊耶。询之，恶露仍行。曰：此证病家必以为奇病，其实易愈也。昔金尚陶先生曾治一人，与此相似，载于沈尧夫《女科辑要》中，方用石菖蒲、胆星、旋覆花、茯苓、橘红、半夏曲，名"蠲饮六神汤"。凡产后恶露行而昏谵者，多属痰饮，不可误投攻补，此汤最著神效。如方服之，良愈。

《王氏医案》

林佩琴

　　沈氏。胎前腹满，产后面目肢体浮肿，咳频溺少，此肺气不降，水溢高原也。或劝用肾气汤，予力阻不可。一服而小水点滴全无，胀益甚，脉虚濡欲绝。用五皮饮参茯苓导水汤，去白术、木瓜、槟榔、腹皮，加杏仁、苏梗、瓜蒌皮、冬瓜皮、制半夏。数服肿消，腹渐宽矣。后用茯苓、半夏、生术、砂仁、薏仁、陈皮、苏子、木香、厚朴，水泛丸。服两料遂平。

　　按：肺为水之上源，主气。此证水阻气分，以肺不能通调水道，下输膀胱，故溢则水留而为胀。其证年余无汗，得苏杏微汗而肿消，得五皮行水而便利，兼仿《内经》开鬼门、洁净府遗法也。

　　陈氏。产数日，浮肿身重，不能转侧，不食不语，脉虚缓。当由产后浴早，水湿乘虚袭入子宫，下部先肿，渐至通体重着，殆伤湿之见证也。开发腠理，逐去湿邪。宜羌活渗湿汤加陈皮、半夏、防己、茯苓皮。一啜湿从汗解，身可转侧，浮肿渐退。再为健脾利湿，饮食亦进。以妇体素肥，气郁生涎，时或昏冒，用温胆汤调理而痊。

以上出自《类证治裁》

戚云门

　　宋大年令正，脾病则九窍不利，以致阴之脏，不得阳和舒布，斯水俗入胃，传送不行，清浊混乱，遂成腹满肿胀之病。此经旨所谓脏寒生满病。三阴结，谓之水也。病者胎前即患喘咳，产后继以肿胀，经今百日有余，脉来微弱无神，在右尤甚，可知气血式微，中焦窒塞，升降无由，州都失职，决渎不宣，日居月诸，灌入隧道，津液脂血，浸淫洋溢，悉化为水。总由中央孤脏无气，不能灌溉四旁，以镇流行，则水湿泛滥而难支矣。读病机一十九条，所以胀病独归脾土。盖脾损不能散精于肺，则病在上；胃损不能司肾之关钥，则病于下。三焦俱病，以肾纯阴之剂投之，求其向愈。岂可得乎？勉拟东垣脾宜升胃宜降，合以回阳，不失乎人事之当尽也可。

　　真武汤加肉桂。

《龙砂八家医案》

柳宝诒

祝。肤肿起于胎前，剧于产后。据述蓐中恶露不畅，弥月不减。古人谓血分化为水分者，以消瘀为主。拟用疏瘀行水，温调脾肺之法。

桂枝　椒目盐水炒　归尾炭　红花酒炒　广木香　杏仁　冬瓜皮　大腹皮　茯苓皮　桑白皮　苏子叶各　青陈皮各　六曲炭　姜皮

二诊：前与疏瘀行水，肿势稍平。舌中黄浊，兼有浊积。拟于前方增入疏滞之品。

桂心研冲　茯苓皮　大腹皮　青陈皮各　冬瓜皮　莱菔炭　楂肉炭　六曲炭　枳实炭　长牛膝红花酒煎拌炒　姜皮　通草

三诊：肿势减而未平，甚于上脘。拟从气分着想。

桂枝　于术　广木香　茯苓皮　大腹皮　冬瓜皮　炙鸡金　川朴　砂仁　焦谷芽　生熟神曲各　通草　姜皮

花。子肿咳嗽，均属脾肺气窒之病。产后浮肿咳喘，寒热无汗，加以口甜脘闷，两便不爽。湿浊阻窒，气机不畅。表里两层，均无外达之路，故病势缠绵不解。拟方疏肺和中，俾邪机得以外达。

苏子叶　杏仁　紫菀　川广郁金　茯苓皮　广陈皮　蔻仁　青蒿　苡米　瓜蒌皮姜汁炒　佩兰叶　益母草　茅根肉去心　桑白皮　大腹皮

以上出自《柳宝诒医案》

方耕霞

张。胎前浮肿便溏，中土之虚象已著。产后浮肿不退，泄泻更甚，加之以寒热至以气促，病亟极矣。刻诊身热多汗而不解，脉空大而无神，既无腹痛之瘀阻，且见舌质之淡白，细揣脉证，合诸方书，悉属气血两伤见象。论治法，古人谓血生于心，气主于肺，然后天生化之本，则脾胃为扼要，况泄泻呕吐，中焦久已受伤，若再舍此他图，窃恐无粮之师，非但不能战，且不能守。今拟理中合生化汤意，以冀应手。

理中汤加全当归、桂枝、炒白芍、苓皮、车前子。

《倚云轩医话医案集》

何长治

右。新产营虚，风温易感，形寒咳呛，泛恶多痰，畏风，形浮足肿，脉弦。法以疏散，佐以营卫两和。

细生地三钱　桑叶钱半　前胡钱半　苏叶钱半　象贝三钱　枳壳钱半　防风钱半　杏仁三钱　加生姜二片　大枣三枚

《何鸿舫医案》

金子久

胎前浮肿名谓子肿，胎前咳嗽名谓子嗽。昨日带病分娩，今朝腹笥未瘪，自觉有形如块，甚而动定无常，面部浮肿，肢体亦肿，恶露颇少，带下不多，皆由平时气血亏虚，加以气血凝滞，最危险者，气上冲逆，坐不得卧，咳不得息，幸无面红烦热，而不阳飞阴随。脉象颇具滑芤，重按殊觉无神，面无华色，舌有白苔。阳气虚于上，阴气耗于下，俾得扶过三朝，或无变生枝节。血虚之体，无须化瘀。气滞已见，务宜顺气，气顺则血行，气调则血和，暴产赖乎阳气，益气万不可少。

人参　干姜　五味子　牛膝　川芎　当归　川贝　附块　紫石英　甘草　橘皮　枳壳

《金子久专辑》

丁泽周

徐右。产后两月余，遍体浮肿，颈脉动时咳，难于平卧，口干欲饮，大腹胀满，小溲短赤，舌光红无苔，脉虚弦而数。良由营阴大亏，肝失涵养，木克中土，脾不健运，阳水湿热，日积月聚，上射于肺，肺不能通调水道，下输膀胱，水湿无路可出，泛滥横溢，无所不到也。脉证参合，刚剂尤忌，急拟养肺阴以柔肝木，运中土而利水湿，冀望应手，庶免凶危。

南北沙参各三钱　连皮苓四钱　生白术二钱　清炙草五分　淮山药三钱　川石斛三钱　陈广皮一钱　桑白皮二钱　川贝母三钱　甜光杏三钱　大腹皮二钱　汉防己三钱　冬瓜子皮各三钱　生苡仁五钱

另用冬瓜汁温饮代茶。

二诊：服药三剂，小溲渐多，水湿有下行之势，遍体浮肿，稍见轻减。而咳嗽气逆，不能平卧，内热口干，食入之后，脘腹饱胀益甚。舌光红，脉虚弦带数。皆由血虚阴亏，木火上升，水气随之逆肺，肺失肃降之令，中土受木所侮，脾失健运之常也。仍宜养金制木，崇土利水，使肺金有治节之权，脾土得砥柱之力，自能通调水道，下输膀胱，而水气不致上逆矣。

南北沙参各三钱　连皮苓四钱　生白术二钱　清炙草五钱　川石斛三钱　肥知母一钱五分　川贝母二钱　桑白皮二钱　大腹皮二钱　汉防己二钱　炙白苏子一钱五分　甜光杏三钱　冬瓜子皮各三钱　鸡金炭二钱

《丁甘仁医案》

范文甫

一妇人，产后患肿胀，腹大如鼓。云初起于腹，后渐及遍体，按之没指而软，诸医以为是水胀也；皮不起亮光，以为是气胀也；而皮不过急，以为是血鼓也。去产下后，恶露极旺，上法治之皆无效果，反而气紧加甚。今气喘，舌淡红，脉近芤，初按之急甚，重按极虚。余思之良久无法，后忆及《冷庐医话》有治产后肿胀，用生黄芪30克煎汁，煮糯米半杯，成粥，淡食。依法治之，五日霍然若失。

《范文甫专辑》

张汝伟

汪菊英，年四十一岁，安徽，住瑞金二路一四二弄11号。大产后一月，脾胃虚弱，湿热不化。头面足踝浮肿，色黄如疸象，诊脉细软，苔绛。宜健脾运中，以化湿热治之。

炒白术　炒白芍各三钱　炒枳壳　香橼皮　新会皮各钱半　地枯萝　茯苓皮　大腹皮　猪赤苓　冬瓜子皮各三钱　益元散四钱,包　川木通八分

二诊,服前方后,肿势已减退六七,胸中之气闷,亦较宽松,但仍有些恶寒,此水湿虽行,营分反有如波澜之象,故见形寒,苔薄腻,宜仍前意加减。

炒川芎一钱　新会皮炒　炒白芍　苍白术各二钱　大腹皮　冬瓜皮　福泽泻炒　牛膝梢　生熟苡仁各三钱　炒枳壳钱半　炮姜炭四分

三诊,肿已退净,形寒之象亦无,腹中又觉微痛。按此病因产后已四十余日,瘀露早净,但未畅通。前者湿热积而不化为肿,今肿退血虚,而为腹中之痛,亦必然之理也。今宜养血理气为主,仍佐以化湿利便为要。

当归须　赤白芍各二钱　细生地炒　茺蔚子　猪赤苓　冬瓜皮各三钱　炒川芎　川通草各一钱　川广郁金　炒枳壳各钱半　生延胡钱半,同广木香五分打

四诊,诸恙俱安,据述舌白,胃气不香,为之悬方,用胃苓散加减。

本证始末:此证自始至末,共诊四次,计八天,其疾全愈,中间先腹胀足肿,肿退后,形寒如外感,寒去则又腹痛,变得快,治得快,终于八日愈,而十日全部复元,照常工作。

方义说明:此证三诊三方,各有不同,看似见证治证,等于头痛治头,实则对于产后二字的主要关键,始终不肯放松,此为治病要法,不可不知也。

《临证一得》

第十六节　产后尿血

周镇

都麒卿室人,素体阴亏,产后溲血,又如浓泔赭色,劳动则甚,补摄则减,兼有气忿,头痛齿疼,胃痛撑胀,便燥少寐。肝燥化风,脏液不足,中虚生湿,口腻是征。宜为调补三阴,参以安中益气,疏肝以固血室。大生地、首乌、阿胶、鳔胶、潼蒺藜、旱莲、菟丝、牛膝、丹皮、杞子、小蓟、血余炭、芡实、龙骨、巴戟、萆薢、川断、甘菊、香附、黄芪、益智、远志、于术、鸡内金、青盐、金铃子、骨碎补、天冬、归、芍、牛角鰓、黑木耳、柏子、枣仁、珠儿参、合欢皮、乌梅、百草霜、河车、茧壳炭、龟板胶炒牡蛎粉,研末,桑椹膏开水化,泛丸,晒。晨晚各服四钱。竟愈。

《周小农医案》

第十七节　产后大便难

程从周

吴君楚乃政年四十外,产后大便闭结半月,百计莫能通,或养血,或清热,或外治用蜜枣,或通利用硝黄,而闭结益甚,胀急殊苦。余脉之,用补中益气汤重加麻仁,一剂而通,或曰:“用此汤即更衣,斯何术也?”予曰:“连日因其闭结,无非寒凉降下之品。况中年产妇元气已虚,降下之药非惟便不能通,而气益下坠,肛门不胀胡可得邪?余用此汤提其清气,

清气既升，大便随解，正所谓清阳既升上窍，而浊阴自出下窍矣。古云：医者，意也。其斯之谓乎？"

《程茂先医案》

陈念祖

瑞州一妇产后半月余，胃中有清水作逆而吐，以为胃寒，令煮鸡倍用姜、椒。初觉相宜，至三五日，清水愈多，以姜、椒煎汤，时时饮之，近一月，口气渐冷，四肢发厥，昼夜作逆，腹中冷气难堪，有时战栗，用四物汤，人参一钱至二钱。初服少安，久则不应。又加炮姜，亦不效。众议用附子理中汤，主人自度非寒证，请予。予诊六脉俱无，以食指复按尺部，中指、无名指按尺之后，脉来实数有力，左右皆同，发言壮厉，一气可说三五句，唇焦颊赤，大便五六日一次，小便赤少，此实热证也。询之，其俗产后，食胡椒炒鸡为补，此妇日食三次。半月后，逐得疾。予用三黄汤治之，连进四盏，六脉俱现，姜椒汤不欲食矣。又进四盏，身不战栗，清水减半，服四日。口中热气上升，满口舌尖俱发黄小栗疮，大便八日不通。以四苓合凉膈散，空心一服，至午不动。又以甘草煎汤，调元明粉五钱热服。一时许，腹中微鸣，吐出酸水一二碗，大便连去二次。又服元明粉五钱，所下皆黑弹粪十数枚。后以四苓散、三黄、山栀、枳壳，调理一月痊愈。

《陈修园医案》

黄凯钧

某氏，产后大便燥结，当气血双补。

黄芪四钱，蜜炙　熟地五钱　归身二钱　橘皮一钱　苏子一钱五分　煨姜二片

四服不但便通，神亦旺。

《肘后偶钞》

张畹香

凡病之起于产后，总属虚证，以去血过也。转侧则淋如注；而大便之难，古人每以益血润肠如攻下，殆今之产科每不知也。至肠上下有块，按之不痛，属肝气之不舒，自觉气闷，不能消遣，即此再拟前法加减。脉弦是肝病之象，蛔虫属肝，虫由于湿热。

大生地六钱　归身三钱　怀山药五钱　炒沙苑子五钱　生牡蛎六钱　阳春砂八分，同煎炙龟板四钱
川续断三钱　生龙骨三钱　陈皮一钱半　生白芍三钱

《张畹香医案》

吴鞠通

王氏。郁冒自汗出，大便难，产后三大证俱备。因血虚极而身热发厥，六脉散大。俗云产后惊风，不知皆内证也。断断不可误认外感证，议翕摄真阴法。

大生地六钱　麦冬三钱，不去心　白芍二钱，炒　生龟板五钱　阿胶三钱　五味子一钱，制　生牡蛎

三钱　鲍鱼三钱　炙甘草一钱　鸡子黄二枚，去渣后搅入，上火二三沸　海参二条

煮三杯，分三次服。

又：夜间汗多，加龙骨三钱。

又：产后郁冒，自汗出，六日不大便，血少而淡。一以增津补液为主。

元参五钱　大生地六钱　洋参一钱　麻仁五钱　炒白芍三钱　鲍鱼四钱　麦冬四钱，不去心　生龟板三钱　海参三条　阿胶三钱　五味子一钱五分　炙甘草一钱五分　白蜜一酒杯，得大便去此

煮三大杯，分三次服。见大便去元参。

又：于前方内去洋参、甘草。

《吴鞠通医案》

范文甫

张康甫妇。新产患虚证，治之者反以攻表出之，犯虚虚之禁。今见舌胀大而色淡，虚证一；脉洪无力，不耐重取，虚证二；大便不通，无气推下，虚证三；口噤，是牙关硬，不能大开，非咬牙之比，其虚证四；遍体麻木，血失濡养之权，气失温煦之力，其虚证五。头痛亦是虚阳上冲。全是虚证，而反以攻表之剂投之，宜乎？故愈医愈剧也。不得已，姑救之。

桂枝4.5克　白芍12克　炙甘草4.5克　当归身9克　生姜6克　红枣8枚　化龙骨9克　饴糖2匙　真阿胶6克

《范文甫专辑》

叶熙春

姚，女，二十二岁。八月。杭州。新产血虚，营阴内伤，迄今近旬，恶露未净，大便秘结，少腹作胀，舌淡红，苔薄白，脉象细涩。治拟养血润肠。

炒柏子仁12克，杵　火麻仁9克　炒枣仁9克，杵　炒桃仁6克，杵　全瓜蒌12克，打　松子仁9克，打　紫丹参12克　炙当归12克　蜜炙枳壳5克　益母草9克　蜂蜜30克，分冲

二诊：服后肠道得润，大便自通，少腹之胀亦宽，脉细缓。原意出入续进。

炙当归12克　紫丹参15克　炒柏子仁9克，杵　枸杞子9克　炒玉竹9克　茺蔚子9克，杵　新会皮5克　砂仁1.5克，捣　熟地15克，包　松子仁9克，杵　粉甘草2.4克

《叶熙春专辑》

第十八节　产后泄泻

王孟英

夏间，牙行倪怀周室，新产数日，泄泻自汗，呕吐不纳，专科谓犯"三禁"，不敢肩任。孟英诊：脉虚微欲绝，证甚可虞；宜急补之，迟不及矣。用东洋参、（炙）芪、（白）术、龙（骨）、牡（蛎）、酒炒白芍、紫石英、桑枝、木瓜、扁豆、茯神、黑大豆、橘皮，投之，四剂渐

已向安。余谓新产后，用参、芪大补，而又当盛夏之时，非有真知灼见者，不能也。诚以天下之病，千变万化，原无一定之治，奈耳食之徒，唯知执死方以治活病，岂非造孽无穷？亦何苦人人皆欲为医而自取罪戾耶？

《王氏医案》

曹南笙

某右。产后下焦阴亏，奇脉不固，阳浮上升，风动则飧泄嘈杂，液损必消渴骨热。治在肝肾，静药固摄。

熟地　湖莲　炙草　五味　芡实　山药　旱莲　女贞

《吴门曹氏三代医验集》

翟竹亭

余胞妹家住长垣，三十四岁。腊月临床后，受寒，大解时有泄泻，不甚介意。由此渐加沉重，每夜间泻三次，日间一二次，百方调治，服药无算，有效有不效，终不痊愈。适逢余子完婚归宁来杞。诊得脾脉虚弱无力，命门脉细微，幸而均有神。此因火衰不能生土之故。命门火乃水之火，东垣先生云：此火乃雪里花开，水中火发，生命之根，元气之本，人生莫大之关要。倘专补火，恐阴有告竭之患，但补阴恐火有衰灭之虞。余用景岳先生左右归饮加减作丸药治之，初服半斤，稍有效验。一斤服尽，病去二三。共服五斤余，十八年沉疴已获十全。

熟地60克　山药30克　丹皮15克　茯苓15克　泽泻12克　附子24克　白术30克　巴戟天30克　破故纸18克　油桂18克　炮姜15克　五倍子24克　当归身30克　炙甘草30克　白芍24克　辽五味子15克　丁香10克　砂仁15克

上药共为细末，炼蜜为丸如绿豆大，每日辰戌各服15克，茶水送下均可。

《湖岳村叟医案》

第十九节　产后便血

红杏村人

瞿右，产后败瘀未净，流入冲任之络，先患赤白带下，继增便血似痢，已愈两月。有加无减。少腹凝块坚聚作痛，升降无常。心悸多汗，体倦畏寒。种种见端悉由营阴伤损，卫阳无所附丽使然。脉虚小数苔白中空。气血交亏，瘀滞内阻，攻补两形棘手，勉方候高明采用。

阿胶蒲黄末炒　艾炒炭　原地炮姜汁炒　当小茴香炒　茯神　旋覆　猩绛　香附　白芍桂酒炒　琥珀川楝　淮麦

又复：便血起于产虚之下，延及三月，虚而益虚矣。少腹凝块偏左，仍然攻痛，谷气减纳，胸脘反形饱闷，心悸自汗频多，脉虚数舌白尖红。阴分大伤，胃气不振，近交冬至大节，深虑陡起虚波，拟养心脾以资化源，和肝络以息余痛，并候高裁。

阿胶　归身　丹参　茯神　枣仁　白芍　芪皮　石斛　香附　琥珀

《医案》

第二十节　产后下痢

黄凯钧

某氏，产后起腹痛便溏，时兼痢下，脉细而虚，当从脾家所喜。

茅术八分　厚朴八分　橘皮八分　茯苓二钱　谷芽二钱　砂仁壳一钱五分　白芍一钱五分　炙草四分

四服愈大半，改用香砂六君而痊。

《肘后偶钞》

林佩琴

邹氏。冬寒当产，艰难损动元气，嗣以月内便泄。交春寒热往来，痰嗽汗泄，晡时火升，颊红唇燥，食入呕满，小腹痛坠，泻利稀白无度，支离委顿。所服丸剂，一味混补，不顾滋腻，岂胃弱火衰，食已不化，小腹重坠，气更下陷，尚堪滑腻增泻，浸至蓐劳莫挽矣。急用温中运脾，痛利可减，呕满可除。炮姜、小茴、益智仁、茯苓、白术、半夏曲、谷芽（俱炒）、橘白，数剂利止，寒热减，食亦知味。去炮姜、小茴、谷芽、半夏曲、白术、橘白等，加砂仁、熟地炭、潞参、五味、丹皮、山药、莲子、钗斛，虚阳渐退，并去益智、茯苓，加甜杏仁、茯神、白芍、百合，嗽止调理而康。

《类证治裁》

李铎

高世昌上舍内室，新室二日，脉虚浮而大，是为忌脉。且胎前患痢，延至产后不止，全不纳谷，势成噤口，胃气已伤，尤属犯手，据述胸膈胀满作痛，身热腹痛，滞下多白，实有余邪未尽，以产后脉虚噤口，又不敢逐邪，致犯虚虚之戒。姑议大扶元神为主，少佐调气理胃，其余皆末治也。

山参　当归　川芎　姜炭　吴萸　安桂　山楂炭　木香　甘草炙　白芍酒炒

又：初七日复诊，左手脉略见有神，右脉仍虚浮散大，痢虽稍疏，而胃气不变，总是险途。且神昏气怯，呃逆时闻，中气戕败可知。诸书载胎前患痢，产后不止者危（危是死字）；若元气未败，脉有胃气，能进粥食者生。举此可知其概矣。除顿养元神，重扶胃气，更无他策也，法以候裁。

人参　黄芪　白术　炮姜　附子　丁香　白蔻　炙草

伏龙肝一大块，煎水澄清，火文药，服后呃止食进，四剂诸病悉除，再用补中益气，元气悉复。

《医案偶存》

雷丰

豫章邓某之室，小产后计有一旬，偶沾风痢之疾，前医未曾细辨，以腹痛为瘀滞，以赤痢为肠红，乃用生化汤，加槐米、地榆、艾叶、黄芩等药，服下未效。来迎丰诊，脉之，两关俱弦，诘之，胎未堕之先，先有便泻，泻愈便血，腹内时疼，肛门作坠。丰曰：此风痢也，良由伏气而发。亦用生化汤除去桃仁，加芥炭、防风、木香、焦芍，败酱草为引，服二帖赤痢已瘥，依然转泻。思以立有云：痢是闭塞之象，泻是疏通之象。今痢转为泄泻，是闭塞转为疏通，系愈机也。照旧方除去防风、败酱，益以大腹、陈皮，继服二帖，诸恙屏去矣。

《时病论》

张乃修

右。胎前痛痢，因病而产，产后痢仍不止，里急后重，黏腻色赤而黑。气瘀交阻，极重之证。备方以冀造化。

延胡索一钱五分　砂仁七分，后入　茯苓四钱　楂灰三钱　乌药一钱五分　煨木香五分　广皮一钱　赤砂糖五钱，上三味同炒枯，研末绢包入煎　泽兰二钱　伏龙肝一两，煎汤代水。

另用楂炭三钱、赤砂糖六钱，二味同炒枯研末，米饮为丸如桐子大，每服三钱，药汁送下。

复诊：痛坠已退，腹满亦减，然痢数仍在十次以外。气瘀未化，而脾虚气弱，不克分清。虽见转机，尚不足恃。

于术二个，土炒　煨木香五分　延胡索一钱五分，酒炒　土炒陈皮一钱　泽泻一钱五分　茯苓四钱　桂枝五分　赤芍一钱五分，土炒　泽兰叶二钱　伏龙肝一两五钱，煎汤代水

仍用前法楂炭砂糖丸。

三诊：恶露稍畅，痛痢渐止。出险履夷，殆所谓天授，非人力也。

土炒于术二钱　酒炒延胡一钱五分　楂炭三钱　炮姜五分　砂仁七分　泽兰叶二钱　茯苓三钱　丹参二钱　降香一钱五分　桂枝五分

《张聿青医案》

余听鸿

常熟大东门外万兴祥茶叶铺执事胡少田先生之妻，素未生育，至三十九岁始有娠。怀孕七月，始则咳嗽，继则下痢，初则不以为意，临产颇难，产下未育，心中悒郁，肝木乘脾，咳嗽下痢更甚。邀余诊之，余曰：虽云新产，年近四旬，气血本弱，况产前咳嗽，本属土不生金，子反盗母气，脾胃反虚，清气下陷，转而为痢，咳痢已有三月，又兼新产，名曰重虚。若多服益母草等味。再破血伤阴，《内经》所谓损其不足，且有无虚虚、无盛盛之戒。余进以十全大补汤，去肉桂，加枸杞、菟丝、杜仲、饴糖等味。众曰：产后忌补，断断不可。余曰：放心服之，如有差失，余任其咎。服后当夜咳痢均减。明日再进。其姑曰：产后补剂，胜于鸩毒，必致殒命。余谓少田曰：既令堂不信，君可另请妇科开方，暗中仍服补剂，免得多言，使产妇吃惊。同道董明刚曰：此计甚善。余即回城，讬明刚依计而行。余回寓，使人赠少田人参二枚，曰：不服人参，下焦之气，不能固摄。少田即煎人参与服。其母知之，执持不可，后将《达生编》

与众人阅看，产后并不忌补，其母始信。服后安然无恙。后再服数剂，咳痢均愈。此证若泥于产后忌补，或惑于人言，冷眼旁观，以徇人情，免受人谤，将何以报少田之知己乎。然产后服人参败事者，亦复不少。惟药不论补泻，贵乎中病，斯言尽之矣。

《余听鸿医案》

金子久

胎前泄泻，绵延三四月；产后下利，经有十六朝。久下伤阴，阴虚则生火，火性急速，下而不禁，火升面红，烦冒艰寐。脉象滑疾，重按柔软，舌质干燥，苔见松白。咽喉有糜，两腮有点，阳脱阴耗宜防，育阴潜阳为亟。

盐水炒川连　生地炭　龙齿　牡蛎　蛤粉炒驴皮胶　枣仁　白芍　麦冬　炙甘草　云神　橘红　谷芽

《金子久专辑》

黄仲权

阎氏妇，年二十四岁，住宿城。

病名：产后伏暑痢。

原因：夏月感受暑湿，至秋后娩时，恶露太多，膜原伏暑，又从下泄而变痢。

证候：痢下红白，里急后重，日夜四十余次，腹痛甚则发厥，口极苦而喜饮，按其胸腹灼手。

诊断：脉息细数，细为阴虚，数则为热。此张仲景所谓"热痢下重者，白头翁汤主之"是也。然此证在产后，本妇又每日厥十余次，证已棘手，严装待毙，偃卧如尸。余遂晓之曰：病热危险极矣，然诊右脉尚有神，或可挽救，姑仿仲景经方以消息之。

疗法：亟命脱去重棉，用湿布复心部，干则易之，方用大剂白头翁汤加味，苦寒坚阴以清热为君，甘咸增液以润燥为臣，佐以酸苦泄肝，使以清芬透暑，力图挽回于万一。

处方：白头翁四钱　北秦皮二钱　炒黄柏二钱　金银花六钱　川雅连一钱，盐炒　生炒杭芍各三钱　益元散三钱　陈阿胶一钱，烊冲　淡条芩二钱　鲜荷叶一张

效果：次日复诊，痛厥已除，痢亦轻减，遂以甘凉濡润，如鲜石斛、鲜生地、鲜藕肉、鲜莲子、甘蔗等味，连服五剂，幸收全功。然此证虽幸治愈，同业者谤声粉起，皆谓产后不当用凉药。噫，是何言欤，皆不读《金匮要略》之妇人方，故执俗见以发此非议。甚矣，古医学之不讲久矣。

廉按：胎前伏暑，产后患阴虚下痢者颇多，此案仿金匮治产后下治虚极，用白头翁加甘草阿胶汤，合伤寒论黄芩汤增损之，以清解热毒，兼滋阴血而痊。足见学有根柢，非精研仲景经方者，不能有此胆识。

《全国名医验案类编》

陈在山

刘李氏，年三十三岁，孀居，住辽阳城内。

病名：产后暑湿痢。

原因：其夫殁后将六个月，忧郁成疾，身有妊娠之累。临产时，更受暑气熏蒸，兼之素嗜饮冷水，脾湿久已化热，而产前曾患腹痛泄泻，至产后转泻为痢矣。

证候：里急后重，下痢频频，红白相兼，思饮冷水，干呕恶食，小溲红涩，头汗不止，身热气促。

诊断：脉现弦滑洪大，舌苔黄白相兼而腻。脉证合参，虽谓产后多虚，而证属有余，外邪夹内郁，酿此最危之重证。先哲云：痢不易治者有三，曰产后、疹后、烟后。惟产后为最甚，因用药诸多禁忌，医故难之。今以脉象病形，不避俗说，不拘成法，对证发药可也。

疗法：治病不可执守成方，务在临临变通。古人傅青主，以生化汤加减治产后痢，治血瘀之痢也。薛立斋用胶艾四物等汤治产后痢，治血虚之痢也。其方与暑湿，毫不相涉。今受暑湿夹气郁，当以清暑利湿为主，兼开郁化滞之品。方用藿香天水散（即益元散）、木通清暑解热，苓皮、薏苡、车前利湿快脾，白芍、牡蛎敛阴止汗，木香、厚朴行气开郁，甘草和中，黄连坚肠，竹茹解烦呕，焦楂消宿积，花粉除渴，扁豆止泻。

处方：广藿香钱半　浙苓皮三钱　薏苡仁四钱　车前子四钱　天水散三钱，包煎　汉木通一钱　生白芍三钱　川厚朴二钱　鲜竹茹二钱　炙甘草八分　生牡蛎三钱，打　川黄连一钱

次方：浙苓皮三钱　川厚朴二钱　生薏仁四钱　车前子四钱　生白芍三钱　鲜竹茹二钱　炙甘草八分　广木香八分　焦山楂三钱　生牡蛎三钱，打　天花粉三钱　炒扁豆三钱

效果：服前方三剂，身热退，腹痛止，痢转为泻。再服第二方五剂，诸证皆效，前后共十余日而痊。

廉按：胎前伏邪，娩后陡发，其脉有不即露者，惟舌苔颇有可征，或厚白而腻，或黄腻黄燥，或有黑点，或微苔舌赤，或口渴，或胸闷，或溲热，或便赤，或热泻转痢，此皆温湿暑热之邪内蕴。世人不察，辄饮以生化汤之类，则轻者重，而重者危。不遇明眼人，亦但知其产亡，而不知其死于何病，误于何药也。我见实多，每为惋惜。此案由暑湿伏邪，先泻后痢，治法注重伏邪，不拘于产后常痢，诊断独具卓识，方亦清稳平和。

《全国名医验案类编》

刘世祯

甲午岁作客长沙，有劳德扬之媳，产后患病，发热、下利不止，延医诊治月余未愈，几濒于危。请余诊之，脉浮而大不数，知为太阳与阳明合病，《伤寒》云：太阳与阳明合病，必自下利，葛根汤主之。遂用葛根汤加高丽参治之，因久病元气亏故加参，服一剂而下利止，服二剂发热亦除。复诊：脉转弦涩，弦为余邪移于少阳，涩因产后营气虚，用小柴胡汤加当归治之。服数剂告痊。

《医理探源》

周镇

夏妇，住上俞巷。年廿三岁，怀孕七月，因瘅疟下痢流产，恶露不下，热痢不止。《医通》

有七日不止必危之诚。脉数，苔黄，渴喜热饮。伏热瘀积交阻，危险防变。青蒿四钱，辰滑石四钱，青皮钱半，大腹皮三钱，软柴胡五分，归尾三钱，楂肉三钱，赤砂糖（炒枯）三钱，赤芍炭二钱，失笑散七钱，白头翁五钱，干荷叶三钱，夜明砂五钱，红曲四钱，伏龙肝一两。楮叶七十片，山黄土三两，煎汤代水。香连丸钱半，吞服。另没药一钱，琥珀五分，蟅虫一钱，炙，藏红花三分，研末，赤砂糖调服。廿七日诊：服药热减，恶露少，痢见瘀血，转由便解之象。苔黄，脉虚数。伏热经邪入腑，再为清热导积行瘀。青蒿四钱，滑石三钱，柴胡五分，青皮钱半，大腹皮三钱，失笑散六钱，红曲四钱，白头翁五钱，楂肉四钱，赤砂糖（炒炭）三钱，夜明砂六钱，全当归三钱，牛角鳃三钱，川芎钱半，没药三钱。另血竭二钱，玄胡三钱，明雄黄二分，研末，分二次，赤砂糖调汤送服。热减痢止，愈。

《周小农医案》

翟竹亭

葛岗李世清妻，患产后痢，日夜十余次，三月未愈，服药不下四五十剂，均无效验。迎余治疗，至时见病者肉脱骨存，面黄唇白，绝无血色，言语低微，每日食而不过三四两，诊其六脉虚细欲脱，辞不治。伊夫泣告曰："堂上有七十双亲，下有二子三女，家贫如洗，井臼之操，全仗贱荆一人。倘一病不起，床前蹀躞之役，岂男子所为。祈先生大施仁慈，即不愈不敢归咎，万一全痊，没齿难忘。"余曰："既诚心恳求，以穷吾术，吉凶不敢预定，试治之何如。"遂用桂附八味汤加减。服二帖后，病虽不轻，亦不加增。又服二帖，略有效。十帖之后，病去五六，二十余帖，诸证如失。又调养月余，方能行动。

桂附八味汤加减

熟地 12 克　山药 10 克　茯苓 10 克　山萸肉 10 克　泽泻 6 克　油桂 6 克　附子 6 克　肉蔻 10 克　诃子 10 克　白术 12 克　五味子 6 克　炮姜 10 克　砂仁 6 克　炙黄芪 10 克　禹粮石 12 克　赤石脂 10 克　炙甘草 10 克

水煎服。

《湖岳村叟医案》

丁叔度

诊一产后病人，神昏不识人，舌苔黑滑，身大热，脉兴大，沉取乃空，大便日夜 30 余行，泻痢兼见。

神昏舌黑，脉洪大，似有热也，然舌黑而滑，脉大而空，下有泻痢，身有大热，此乃阴盛格阳，如用白虎及苦寒药，下咽必死。遂立一方，系大剂四君子加黄芪 15 克、白芍 10 克、肉桂 3 克、熟附子 3 克。一剂服后，泻止多半，表热亦少退，服两剂证又大轻，三剂而神清识人。后又连用甘温、辛热十余剂，黑苔始退，热退痢止而愈。

《津门医粹》

第二十一节 产后吐泻

中神琴溪

一妇人，产后呕吐不止，饮食无味，形貌日削，精神困倦，医者皆以为产劳。师诊之，正在心下酸痛不可按，曰："水饮也。"与小陷胸汤，佐以赫赫丸，乃已。

一妇人，产后呕吐，久不止。面色黄，大肉日脱，起卧无聊，医或以为骨蒸劳热，治之不验。师诊之，心下悸，按之有水块，如覆杯状者。与小半夏加茯苓汤，兼赫赫丸，数旬乃已。

以上出自《生生堂治验》

王孟英

吴馥斋室，新产后，呕吐不止，汤水不能下咽，头痛痰多，苔色白滑。孟英用苏梗橘（皮）、半（夏）、吴萸、茯苓、旋覆、姜皮、柿蒂、紫石英、竹茹，一剂知，二剂已。

《王氏医案》

周镇

王海山，绍兴酒业。妻年廿一岁，产后循绍俗吃胡椒末糖汤太多，顿觉肢冷，汗出欲脱。因素多白带，冬畏寒，夏畏热，阴阳两亏也。越旬余，半夜泄泻，杨医投石斛、干姜、砂仁之类。翌日转筋，呕泄肢冷，乃延余诊。九月十四日诊：产后霍乱，先泻后吐，足转筋，汗出厥冷，泻出腥而非臭，口渴不甚，饮则喜热。脉细而紧，苔淡白。述知曾食油腻，产后中虚，泻多四逆欲脱，汗出不寐，病势危险。勉拟回阳固表止泻大剂，商进。别直参一钱，于术三钱，生芪皮三钱，桂枝八分，白芍五钱，龙骨六钱，牡蛎一两，赤石脂八钱，禹余粮五钱，茯苓神三钱，制附片一钱，乌梅一钱，炒麦冬一钱，薏苡三钱。另瑶桂五分，血珀七分，雅连二分，车前子一钱，辰砂一分，研末水丸，另服。并嘱先以黄土煎汤冲酱油汤饮，不吐则进药。另备药二剂，防吐去再煎服。必得肢温溲通，方有生机。受药后，溲通寐安。因艰辍药，四肢未热，咽痛恶心。又延杨医，进鲜斛、元参、犀黄末、梨半枚。咽痛退，作干恶，烦躁不寐。十六日延余诊：产后吐泻自汗为三禁。此次产后吐泻，肢冷如冰，服回阳固表止泻，厥未尽回，肢冷过肘膝，格阳于上，曾有咽痛，服鲜斛、犀黄、梨即退，烦躁干恶，冷汗仍出，溲通复泄。谅由元阳不振，元阴亦衰。阳即未复，躁烦且欲去被，危状如绘。拟扶元固表，通阳和阴法。别直参（秋石水拌）一钱，北箭芪三钱，茯苓神三钱，煅牡蛎一两，冬虫夏草八分，霍石斛三钱，制附子五分，青盐一分，于术三钱，炒麦冬钱半，雅连四分，干姜（汤炒），白芍五钱，桂枝（煎汁收入）六分，五味子钱半，乌梅二枚。嘱其将剩余瑶桂丸一半服下。并未咽痛。服毕阳回肢温，遂得回生。

《周小农医案》

第二十二节 产后痉病

王孟英

何新之令嫒适汤氏，孟冬分娩，次日便泄一次，即发热痉厥，谵语昏狂。举家惶惶。乃翁邀孟英察之，脉弦滑，恶露仍行。曰：此胎前伏暑，乘新产血虚痰滞而发也。与大剂犀（角）、羚（羊角）、元参、竹叶、知母、花粉、栀（子）、楝（实）、银花，投之。遍身得赤疹而痉止神清。乃翁随以清肃调之而愈。

《王氏医案》

李铎

黄氏，年二十，产后不语，手足瘈疭，脉虚缓，此中风证也。仿古七珍汤加减，若能发出音声，方许可治。

高丽参　志肉制　菖蒲　川芎　生地酒洗　天麻煨　荆芥略炒　钩藤　防风　归身

又：服此方二剂，瘈疭已止，神气稍醒，而口不能言，总是险途，与举卿古拜散二钱，豆淋酒调服，昏睡，醒则能言，但舌音未清，仍与前方加当归一服，诸病悉退，继以气血两补法调理而安。

按：举卿古拜散即华佗愈风散，荆芥略炒，为末，此药清神气，通血脉，治产后中风，口噤，牙关紧闭，手足瘈疭，角弓反张，亦治产后血晕，不省人事，四肢强直，或心眼倒筑，吐泻欲死。其效如神。

《医案偶存》

浅田惟常

一妇人产后患口眼喝斜，半身不遂。余与桂苓丸料加沉香、人中白而愈。以血分有病，人中白能治之也（产前后口舌赤烂痛甚者，以人中白贴之效，以能入血分也）。

《先哲医话》

杨毓斌

郭筱园尊阃，产后三日，惊风人事不省，闭目咬牙龂齿，努力握固，僵若死状。医谓产后百脉皆空虚，风卒中。治以双补，兼风药辛开。药不能进，厥去一日，半夜不苏，家人仓皇置办后事。比予到时，已三鼓矣。诊得脉象缓滑实大，面色润泽，四肢温和。语曰：脉象有胃气未败，何致无救。此痰火壅闭，气机失运故耳，不可认作虚中。先宜通阴阳，豁痰熄风，时丁酉秋九月初六日夜半。方用：

姜制半夏五钱　姜汁炒竹茹三钱　霜桑叶三钱　茯苓四钱　陈皮一钱五分　钩藤四钱　甘菊花二钱
生姜汁一小匙

用箸拨齿徐徐灌入。

初七日中，住诊，人事已苏，溏泄两次，小腹隐痛，脉左滑大、左滑软。

炒桑叶二钱　贝母二钱　朱茯神五钱　法半夏四钱　陈皮一钱五分　土炒白术一钱五分　菊花炭一钱　甘草一钱　生麦芽三钱　炒楂肉一钱五分　南沙参三钱　生姜汁一小匙

初八日，因语多劳神，复厥如初状，为时较浅，脉滑数而弦，用甘咸微寒平镇法。

南沙参五钱　寸麦冬三钱　甘草一钱　姜汁炒竹茹三钱　桑叶三钱　菊花二钱　干地黄八钱　牡蛎一两　龙齿三钱　天竺黄一钱五分　羚羊角汁五分　朱茯神五钱　莲心五分

初九日，忽作狂状，谵妄，惊悸，躁扰不安，手舞足蹈，人不敢近。此郁火内伏，乘虚层叠而出，百变无常。总属心胆热邪。用清心泻胆直折法。

竹沥一茶杯　龙胆草三钱　牡蛎二两　龙齿五钱　朱茯神八钱　软白薇五钱　羚羊角汁五分　天竺黄三钱

初十日诊，昨用直折法，今证变大平，用甘寒柔镇以清理之。

按：昨狂状虽属热邪扰乱，然见人则引被蒙头自避，情甚恐怖，究属心胆阳虚，非真阳明狂证，不避亲疏可比，宜稍加振心阳为治，一剂知，二剂已。

紫石英二钱　煅龙齿四钱　朱茯神五钱　元参心三钱　莲心八分　连心麦冬三钱　炙甘草一钱　干地黄四钱　炙鳖甲四钱　白薇三钱　制半夏二钱　黑大豆二钱　炒贝母二钱　梨汁、竹沥各一大勺　姜汁一小匙

梁印甫大令尊阃。产后肢体拘挛不仁，两手不能抬转理发，饮食大减，经半载不能愈。商治于予，为悬拟膏方两料，遂获全瘳。

初方：黄芪　桂枝　炒白芍　炙甘草　生姜　饴糖　杜仲　续断　当归　牛膝　阿胶　茯苓　白术　谷芽

此方心脾为君，养肝和胃为佐。以心生血，肝藏血，脾统血。四肢不仁得于产后，自是血虚不荣筋脉之故。而血生于气，气血又皆生于谷味。用黄芪建中汤两和营卫，补气以生血，加杜仲、续断、当归、牛膝、阿胶养血和经络，熄风兼化积瘀；苓、术、谷芽调补脾胃，以疏肝气，运水谷，俾气血有所资生，药品气味温和，配合匀称，无偏杂之弊，甚足贵也。

次方：肥玉竹　瓜蒌根　苡仁　桑寄生　何首乌　大生地　海螵蛸　木瓜　合欢皮　木通　山茱萸　巴戟天　乌梅肉

按：久病必入络为热。此方全用和平通络荣筋之法，以调治节，和筋脉肺胃为君，悦心脾，养肝肾为佐。盖肺主治节，阳明主宗筋，胃为水谷之海。气血之所从生，必和风布护，气血周流，经脉自利。以继前方之后，宜其着手成春也。

以上出自《治验论案》

陈虬

黄叔颂令正，产后服姜糖饮过多，渐变痉厥。医以其有寒热也，投以小柴胡汤，不愈，继而认为血少，改投当归补血汤，而热益甚。乃乞诊治。脉数舌绛，长热不解，但渴而不能多饮，知为营液亏少所致。乃告之曰："此证以误服姜糖饮过剂，夫人而知矣，其始发寒热者，阳虚则寒，阴虚则热，内伤非外感也。投补血汤而益热者，病当增液，不当补血。盖脉数而非涩也，

归芪动火，安得不热？"授以养液大剂，如二冬、二胶、杞、地之类，调治旬日而愈。计服冬地各斤许。吾乡恶俗，新产即投以生姜、砂糖，调饮温服。或服姜至四五斤，或十余斤，甚或至二十余斤。妇媪相戒，以为服姜不多，易致产后诸病。但平时片姜不能入口之人，产后虽食姜旬日，或得姜稍缓，即胃反不能纳食，故产家既相沿成俗，医者亦习为不察。其实检遍群书，屡询别省，无是法也。仆始亦相疑而不得其故，近始得之。盖新产之人，气血暴亏，内外皆虚，故能任受辛甘发散、温中去瘀之品。迨服至数斤之后，则辛多甘少，砂糖之温中不敌生姜之耗气，于是中气渐就虚寒，若非辛开温热之品，自不能开胃进食。昧者以为非姜不解，岂知其实由食姜过多所致哉？夫妇人足月而产，如瓜熟蒂落，花放水流，自然而然，自无他故。纵有停瘀别疾，只一味生化汤，随证加减进退足矣。数剂之后，自然畏姜如火，何劳取鸠止渴哉？盖服姜之害有二，偏阳者，易致阴虚，发痉，如此证是也，尚可以药急救之。偏阴之人，则阳气无几，复投以辛散耗气之品，无不暗折其寿元。故我邑产妇，数胎之后，虽在壮年，亦同迈妇，可以知其故矣。呜呼！安得道人之铎，遍做聋聩，而使产家皆得免此大劫哉？

《蛰庐诊录》

柳宝诒

汤。产后溃疡颇甚，营气大损。晚热干咳，脉数，皆虚象也。腹中攻痛，肝气不平。拟方先与疏木和胃，候其纳谷渐增，再图补复。

白芍姜汁炒　郁金　橘络　苏梗　白薇　丹皮　当归　蛤壳　青皮醋炒　生甘草　檀香　陈佛手

二诊：去橘络、苏梗，加洋参、制半夏、茯苓、广陈皮。

三诊：风痉本由乎血虚，迩因产疡之后，肝阴更伤。腹中攻痛，木气亦欠疏畅。当于养血之中，兼以调理。

生地砂仁同打　归身炒黑　白芍　牡蛎　钩藤　蒺藜　郁金　丹皮炒　白薇　首乌藤　稽豆衣　广陈皮　佛手

四诊：手足痉掣，头晕齿骱，神呆不语，此属风阳上冒，兼挟痰浊上蒙之象。每发近晚，病属阴分也。向质阴气不足，肝肾不调，经速而多，乃营虚而兼有木火之象。病起脏气偏伤所致，宜缓与调理。刻先与熄风养营。

细生地炒　大白芍　广郁金明矾化水拌　炒归身　川贝母　羚羊角　左牡蛎　白蒺藜　首乌藤　丝瓜络姜汁炒　丹皮炭　小青皮　佛手　竹沥和姜汁少许，冲服

五诊：发痉时神识略清，痰气得通之象也；眩晕仍作，血不养肝，风阳仍扰也。经停两月，频作腰痛，当防木火内扰。拟方养血熄风，佐以清泄肝木。

大归身　大生地　大白芍　石决明　稽豆衣　白蒺藜　女贞子　厚杜仲　菟丝子　生甘草　淡黄芩　砂仁　竹二青　陈佛手

《柳宝诒医案》

沈祖复

乾德里廿号陈姓妇分娩横生，小儿不能转身，稳婆斸割而下。已经二十余日，忽头痛如

劈，日夜呼号，甚至发痉。先生诊之，两脉弦数，舌苔白腻，胸闷不畅。曰："此去血过多，风火上升，适值盛夏，又感暑热，恐其痛厥之变。"用石决明、白芍、菊花、钩钩、藿梗、佩兰、蔻仁、佛手、荷叶、菖蒲诸味，一剂而痛大定，唯少有胸闷。再用芳香、宣气、化湿而愈。

《医验随笔》

张锡纯

天津于氏妇，年过三旬，于产后得四肢抽掣病。

病因：产时所下恶露甚少，至两日又分毫恶露不见，迟半日遂发抽掣。

证候：心中发热，有时觉气血上涌，即昏然身躯后挺，四肢抽掣。其腹中有时作疼，令人揉之则少瘥，其脉左部沉弦，右部沉涩，一息四至强。

诊断：此乃肝气胆火，挟败血上冲以瘀塞经络，而其气火相并上冲不已，兼能妨碍神经，是以昏然后挺而四肢作抽掣也。当降其败血，使之还为恶露泻出，其病自愈。

处方：怀牛膝一两　生杭芍六钱　丹参五钱　玄参五钱　苏木三钱　桃仁三钱，去皮　红花二钱　土鳖虫五大个，捣　红娘虫（即樗鸡）六大个，捣

共煎汤一盅，温服。

效果：此药煎服两剂，败血尽下，病若失。

《医学衷中参西录》

陈良夫

王女。风为百病之长，虽有外感内伤之分，但外感之风，必见表证；内伤之风，不离厥阴。盖肝为风木之脏而主一身之筋，赖血液以养之，血虚则生风，络燥亦生风，此自然之理也。秋间曾患温病，旋即分娩，延近三月，又复寒热咳呛，咽痛鼻衄，肤色带红。顷转四末浮肿而麻木，诊得脉象细滑而数，舌苔糙黄，根部带灰，唇燥口干，咽道依然未利，筋脉时或抽动。兹将前后证因，参以苔色脉象，当属阴血不足，伏热与肝阳素旺，又感风热，引动厥阴风火，致风阳内窜，筋脉被窒，成风淫四末之候，显然可见。今风阳内炽，走窜筋络，加以平素营虚挟热，计维轻清化养，参入熄风为治，望其风定痛缓，庶无迁变。

羚羊尖　玄参心　制女贞　生石决　鸡血藤　小生地　鲜石斛　炒滁菊

《陈良夫专辑》

魏长春

郑福龄君夫人，年十八岁。民国十四年八月一日诊。

病名：半产痉厥。

原因：怀孕已达五月，近于旬日之前，初患寒热似疟，服安胎治疟方，如归身、白芍、川芎、熟地、艾叶、柴胡、黄芩、白术、生姜、红枣、川贝、半夏、阿胶、苏梗等药，出入数剂，以致暑湿邪陷，于廿七日竟而半产。身热不退，连进生化汤二剂及益母膏、糖酒胡椒等，辛甘

增热。于三十日，遂致猝厥，次日急足进城，邀余诊治。

证候：面赤不语，目瞪神呆，角弓反张，牙关紧闭，自汗津津，恶露不行。

诊断：脉象沉涩，牙关紧闭，不能视舌，阅所服药方，始误于甘温安胎。继误于产后温药逐瘀。夫孕妇之病，先应详究其因，如外感六气，而胎不安者，先宜去病，即是安胎。若母体虚弱，不能养胎，使子不安者，则调理孕妇，即是安胎。非执胶艾汤及黄芩白术为安胎圣药，而可统治百病者也。要知邪若得补，势更猖狂，热迫胎元，能不坠乎。且产后逐瘀，亦非生化汤及糖酒椒面一法。若产前感有暑湿之邪，更不宜服此甘温之品，须详辨其血分寒热，宜温宜凉，及有瘀无瘀，宜养宜破。今暑邪得补，热炽坠胎，生化逐瘀，迫邪入里，痉厥一昼夜未醒。脉象沉涩不起，其证已臻危境。经曰：血之与气，并走于上，则为大厥，气复返则生，不返则死，勉拟局方紫雪丹，以开其闭，能得神识渐清，始克有效。

疗法：用局方紫雪丹，开闭醒神清热。

处方：局方紫雪丹五分　冬雪水灌服

次诊：八月二日。紫雪丹服后二时，神醒，汗出颇多。今按脉象滑大，舌淡红苔灰。两耳失聪，便闭恶露未行，姑拟清透血分伏邪，从少阳而出，能得转疟，则病始有出路。宗许叔微柴胡地黄汤法，合局方紫雪丹治之。

次方：柴胡一钱　黄芩二钱　西洋参二钱　生甘草一钱　制半夏三钱　桃仁三钱　丹参三钱　天花粉三钱　杜红花三钱　鲜生地四钱　紫雪丹五分，灌服

炳按：半夏太燥，鲜生地宜合捣生锦纹八分，能祛瘀热下恶露。

三诊：八月四日。二日夜半，牙关复紧，手足震动，当解燥矢。今晨复下一次，臭气颇盛，神倦头汗。脉缓，舌苔黄厚腻。伏邪有外达之象。拟清血海积瘀法。

三方：西琥珀一钱　丹参三钱　辰茯神四钱　全当归三钱　益母草三钱　炙甘草一钱　荆芥炭一钱　西洋参二钱　桃仁七粒　杜红花三钱　炮姜二钱　桂枝一钱

炳按：炮姜太燥热，桂枝太温燥。

效果：服后，神清病差，化疟渐愈。

炳按：此证未产误温补，已产误温药逐瘀，病本于热，一再助热，以致转为痉厥重证，后治合宜，得庆更生，亦云幸矣。

《慈溪魏氏验案类编初集》

沈绍九

杨某，年廿余岁，产后感冒风寒，面色晦滞，肢体强硬，转侧困难，寒热往来，日发数次，舌质淡，胖大，白苔满布，润滑，两脉缓大无神。前医投以小柴胡汤无效。此产后营卫虚，风寒湿邪侵入为患，而寒温较重，非少阳病也。药宜温通，兼养气血。处方：

黄芪五钱　苍术三钱　桂枝三钱　蔻壳三钱　防风三钱　茯苓三钱　秦当归三钱　川芎一钱五分　狗脊八钱　秦艽三钱　姜黄三钱　生姜三钱　焦黄柏二钱　刺蒺藜八钱　杜仲八钱　宣木瓜五钱　川草乌各二钱五分，先煎

再诊：肢体强硬减轻。原方去蔻壳、姜黄，加砂仁三钱、独活二钱、制附片五钱、补骨脂五钱。

三诊：寒热已退，情况继续好转。原方去砂仁、独活，加蔻壳、炒白芍、炮干姜、炙甘草、

洋参须。

三诊以后，可以坐车前来就诊，又数剂去川、草乌，加重补益气血之品调理痊愈。

《沈绍九医话》

第二十三节　产后发狂

李炳

江漪堂侍读之子妇，产后发寒热，手舞且笑，俗所谓惊风也。医曰：宜凉。翁曰：宜温。治以凉益剧。翁令以葱数斤，与布同煮，以布贴少腹，病果已。

《李翁医记》

黄堂

曹，女。产后营虚未复，骤因郁勃，阳升怒狂，或笑或哭，语有错乱，上视搐搦，号佛呼神，脉形弦细窒滞。屡经痉厥，此乃水不涵木，挟痰迷漫。宗《内经》意，先用铁秤锤烧红，沃以酸醋令嗅，取酸先入肝，辛金制木，然后用药。

川连　茯神　钩钩　橘红　金箔　细石菖蒲　阿胶　远志　天竺黄　丹参　石决明　雪羹汤代水

二诊：风阳稍定，舌黄浊腻，痰凝气滞使然。

西洋参　钩钩　远志　天竺黄　石菖蒲　沉香汁　茯神　橘红　胆星　血琥珀　石决明雪羹汤

《黄氏纪效新书》

张仁锡

丙午秋夜，邻人来叩户，云昨日午刻，内人生一男，身体颇安，饮食亦不减，忽于今日酉刻，连叫数声，遂发狂怒，大言骂人。因问其恶露有否。曰：甫产颇多，今尚未止。又问其头上有汗否。曰：无。老人思索良久曰：是殆胎前所聚之痰饮，未得与瘀齐下耳。彼恳用药，爰以半夏、胆星、橘红、石菖蒲、旋覆、云神。即前辈所谓六神汤者授之。明晨，其夫人来曰：三更服药，睡至黎明始醒，病遂失。

《清代名医医话精华》

袁焯

邮政局邮差某姓妇，产后忽大笑不止，笑声达户外，虽以手掩其口，亦不能止其笑。面色黄淡无华，两脉细小，自汗气促，此临盆下血过多，脑无血养，致脑之作用失其常度。殆由平日愤郁太过，遂来有此变象欤。治法当以补养气血，滋益脑髓为主，而一切治标之药，皆不可犯也。拟方用熟地、阿胶、枣仁、茯神、柏子仁各四钱，白芍三钱，五味子一钱，党参三钱，黄芪二钱，鸡子黄一枚，生冲和服，服后即能安寐。至次日下午，笑复作。盖血液尚亏，一剂之药力不足以填之也。仍以原方服二剂后，笑不作。遂以饮食调补而安。

《丛桂草堂医案》

周镇

　　尤松记，面店，列潭桥。长媳廿余岁。丙寅冬十一月，严寒至华氏寒暑表念余度，寝室未设火炉，初产迟延临盆，感寒由子宫而入，战振血晕三次。醋炭熏鼻，乃醒。知产孩已殇，更属悲郁。第三日，腹高脐突，胀满如鼓，不可手按（形如覆釜，较孕时尤高）。大便既秘，小溲多而自遗，淋漓不断。入夜胀甚，不寐，谵语微笑。医投回生丹，仅泻而瘀不行。脉左微弦，右软无力；苔薄黄，糙刺质红。严寒内侵，子宫作胀，气滞血凝。向有肝气，气塞肝横，子宫胀大，压于尿泡则不禁。压于大肠则便秘。谵语微笑，瘀血冲心须防。拟通瘀消胀，内外并治。全当归七钱，丹参三钱，五灵脂三钱，川郁金三钱，茯神三钱，丹皮炭钱半，远志八分，蒲黄三钱，娑罗子七钱，鬼箭羽五钱，单桃仁三钱，制香附三钱，紫菀三钱，瓦楞子煅五钱。另藏红花三分，血珀五分，龙涎香一分，没药七分，鸡内金一具，炙研细末，参须汤调服。外治：因连宵失眠，火憯，苔糙刺，温药内服不妥，故以肉桂末五分，血竭一钱，没药、乳香各一钱，玄胡一钱，失笑散钱半，鬼箭羽钱半，研末，醋调，涂脐腹，大膏药罨之。复诊：瘀血畅行，大解三次甚干，脐腹高突处已软。初更未轻，谵妄欲笑，迨成块瘀血下行，即得安寐，小溲不禁亦愈。再理气消瘀，安神宽胀。全当归五钱，川郁金三钱，茯神三钱，远志一钱，丹参三钱，失笑散六钱，鬼箭羽五钱，紫菀三钱，玄胡三钱，红曲三钱，黑豆四钱，制香附三钱，娑罗子五钱。另血竭一钱，没药九分，沉香四分，血珀五分，藏红花二分，研细末服。外治，脐腹仍敷末药。当日服药，呵欠多寐，神情转振。翌日改方，去郁、蒲，加马鞭草、桃仁各三钱。二剂，腹胀全消，愈。

《周小农医案》

<h2 align="center">第二十四节　产后不寐</h2>

吴鞠通

　　秀氏，三十二岁。产后不寐，脉弦呛咳，与灵枢半夏汤。先用半夏一两不应，次服二两得熟寐，又减至一两仍不寐，又加至二两又得寐，又减又不得寐；于是竟用二两，服七八帖后，以外台茯苓收功。

《吴鞠通医案》

第一百五十四章　妇科杂病

第一节　阴痛

李铎

车姓妇，印山徐聘三上舍之次女也。于归旬日，患阴户痛连关元，痛时面青昏厥，形如尸，初起一日夜，厥仅二三次，渐则日夜十数次，遍治不效。询其病状，昏愦时亦常牵被检衣，似下体畏寒者，因悟平素下元必虚，且完姻未久，隐曲之事，未免过当，复值经水过多，精血两亏，阴寒乘虚而入，此肝肾督脉之病。按：厥阴肝脉环阴器，抵小腹，肾经、督脉起于少腹以下骨中央，其络循阴器，宜从肝、肾、督脉三经主治。乃叔省三秀才，亦知医，极蒙折服。余用当归、白芍（炒）、鹿角（煅）、小茴（炒）、艾叶、肉桂、干姜（炮黑）等味煎服，并令老妪惯用灯火者，于脐轮、关元二穴，火卒十四燋，应手而痊。

暖其下元，养其营血，此是的治，然非平素究心医学者，未易辨此隐证。寿山

《医案偶存》

袁焯

癸丑四月，小码头洪姓妇，年逾二旬，患失血证，小便下血块，大便亦带血，阴户酸坠，甚至酸及于心，时时欲尿，精神疲弱。服某医参、芪等药数剂无效，且腹胀，而饮食减少矣。诊其脉虚小无力，此血虚而脑筋衰弱之病。殆由房劳过度欤！为制方用熟地、生地、枸杞子、鹿角胶、阿胶各三钱，炒枣仁五钱，柏子仁四钱，朱拌茯神五钱，香橼皮一钱五分，白芍二钱，煎服。接服两剂，越日复诊，则病已大退。又嘱其服数剂痊愈。

《丛桂草堂医案》

第二节　阴疮

徐守愚

嵊北孙嚣密庄寡妇年三十，素患肝病，医者每以逍遥散、逍遥饮等方聊图目前小效，延至年余。忽而阴户中无故生疮，状若痄子。有以棉花疮法治之者，大约以升药熏洗为君，因之小水热痛，迫而不通，午后潮热如焚，饮食减少，肌肉黄瘦，渐近虚损，一派似属难愈。就余诊视，左关短涩，右关弦数，是肝郁则脾受伤，脾伤则湿土之气下陷，蒸而为热，下注阴户则生疮、生虫，痒不可当，在所不免。仅仅小水热痛，犹其余事耳。东垣云："不渴而小便不利者，热在下焦血分也，宜滋阴化气之法。"余以滋肾丸大剂与服，四五剂而诸证悉退，饮食渐加。后

以疏肝健脾合而用之，始得霍然。

知母三钱、川柏三钱、桂枝三钱，原方用肉桂，余易以桂枝。

《医案梦记》

第三节　阴痒

林佩琴

夏氏。暑月孕后，小水赤涩，子户痒甚，日晡寒热。此由胞宫虚，感受湿热也。内用龙胆泻肝汤，加赤苓、灯心煎服。外用蛇床子、川椒、白矾，煎汤熏洗。再用杏仁、雄黄、樟脑研末，掺入户内愈。

《类证治裁》

李铎

族某妇，常患阴痒，有时阴中痒极难忍，洗擦不已，浼荆室转述求治。余用蛇床子煎汤洗，内服六味加龟板、鹿角，四服而愈。尝治多妇皆验。又治一少妇，阴蚀，痒时如针刺虫钻，擦破流水，殊苦，以古方猪肝煮熟，削梃，钻孔数十，蘸雄黄末，纳阴中良久取出，果有虫在孔中，另易一梃纳之，虫尽自愈，屡用屡验。

《医案偶存》

余听鸿

余在业师费兰泉先生处，见师治一妪，年五十余，阴痒半载，服黑归脾汤大剂三十余剂而愈。余不甚解，问之。师曰：治病所谓世传者，皆有祖父之遗法也。遭光时吾族中某太太，年近六旬，阴痒数月。此时吾孟医道正盛，每以利湿清热之剂，或以炙肝片夹之。其痒更甚，彻夜不寐。后延孟河北乡贾先生，即以党参四两，桂圆肉四两，煎浓汁，分申、戌、子三次服尽，即能酣寐，至明日日晡时始醒，其病霍然。众问故。贾先生曰：高年血燥生风，诸公用利湿之品，利去一分湿，即伤其一分阴，湿愈利而血愈虚，血愈虚而风愈甚，其痒岂能止息。治法无奇，惟养血而已。众皆佩服。吾今日之用归脾者，亦东施之效颦耳。余后遇高年二人阴痒，亦宗归脾汤治之，无不应验。故志之以为世用，不敢负吾师之苦心耳。

《余听鸿医案》

沈祖复

荣姓妇阴户奇痒不堪，其夫述此，求计于先生。先生用雄精、熊胆、明矾、川连等研末成条，插入阴户，不逾时而痒止。此肝经湿热生虫，故苦燥杀虫之品立见奇效。闻先生之师马征君亦用此方，已愈多人。

《医验随笔》

巢渭芳

北门外，陈氏，四十八岁。湿热下注膀胱小肠，阴户腐烂疼痒难当。服苦化泄湿而愈。苦参、丹皮、黄柏、生草、苡仁、细生地、知母、鹤虱、龟板、榧子、银花、牛膝、地肤子。外用银杏散加甘石散，洗用猪蹄汤。

《巢渭芳医话》

傅松元

同窗某君，在上海娶妻某氏，生子女各一而亡。妇抚孤成人，使子习贾，能勤奋自立，为之娶媳生孙，虽女尚待字，而家庭和顺，温饱无忧，苦节至此，良为不易。某氏年近半百，一日，忽命其子邀余诊，至则屏左右惨然而言曰："下体痒极难忍，殆已月余，此证何来，令人刻不能支，望先生有以药之。"余曰："此乃相火旺盛所致，故两脉弦急而数，左强于右，嫂氏苦节多年，余有治法，幸毋过悲。"乃投以龙胆泻肝汤，下青麟丸二剂，不应。又去青麟丸，加焦川檗、芦荟、川楝子投之，其痒非惟不止，并下注于两股，上窜于腹胁，乃再用生地、龟板、寒水石、元精石、黄檗、黄连、大青、板蓝根、柴胡、荆芥、知母、木通、山栀、黄芩、车前子、冬葵子、乌梅、赤芍等药，增损至七八剂，其痒竟上及巅顶，下至跟踝，总以左偏为甚，日夜不休，痒处阵阵如火烧。某氏几至痛哭求死。余复以生地、龟板、川檗、五加皮、牛膝、知母等药为剂，调服珠黄，痒始渐退，火亦渐息，如是一月而平。嗟乎！守节之难如此，旌表之所以不可少也。

《医案摘奇》

张汝伟

王右，年七十四岁，天津，住岳州路，前阴内外，忽然痛痒难熬，抑且红肿腐浊，蔓延甚速。加之咳呛气急，坐卧不安，溲赤便坚，此由肝气郁热下滞，冲气被激上逆。宜先治下，勿以年老而投滋补，勿以咳呛而忽阴蚀也。脉弦数，用龙胆泻肝法。

大生地　山栀仁　粉草薢　金银花　木猪苓　西赤芍　炒丹皮各三钱　龙胆草　细柴胡　生甘草梢各一钱　炒淡芩钱半

二诊：服龙胆泻肝法后，肿退三四，蚀腐之势，定而渐干，咳呛气急，因之而减，略可平卧。千年之木，往往自焚，高年相火仍炎，炉灰复炽，惟属不经见也。宜再通营泄化。

当归尾二钱　西赤芍　川楝子各钱半　大生地　海金沙包　驻车丸包　粉草薢　猪赤苓各二钱　川黄柏钱半　生甘草一钱　金银花一两

本证始末：辛西八月某日，夜半，叩门求治，云起已月余。诸杀虫化湿止痛之药，均服无效，有求死不得之苦。以上二方，共服四剂得痊愈，不亦快哉。

方义说明：阴湿一证，有属湿者，此证则属于火，故用龙胆泻肝而有效。其见证在红肿，在溲赤，在便坚，治病能探其原，用药自能入寇。湿与热相搏者，往往有毒，况挟无形之相火乎。所以治下证，而上之咳呛亦平。倘专注重治咳，恐咳不止，而阴湿亦不能愈也。

《临证一得》

施今墨

王某某，女，67岁。阴部瘙痒，已有年余。搔甚则出黄水，其痒难忍，影响睡眠。经停于48岁，白带多，大便三四日一解。舌苔黄腻，六脉沉滑。

辨证立法：脉证合参，湿热为病已无疑议。湿热下注则阴部瘙痒，时出黄水，并见白带绵绵。治之宜清肝胆泻湿热，以肝脉络于阴器也，化裁龙胆泻肝汤为治。

处方：醋柴胡5克　北细辛1.5克　车前子10克，布包　杭白芍10克　大生地10克　车前草10克　龙胆草5克　酒当归10克　川楝子10克　海螵蛸10克　白杏仁6克　桑螵蛸10克　晚蚕沙10克，炒皂角子10克同布包　白薏仁6克　酒川芎5克　酒川军6克　粉甘草3克

二诊：服药四剂，瘙痒仍然，但黄水较少，大便隔日一次。前方加花椒1.5克，乌梅炭5克，盐知母6克，盐黄柏6克。

另用熏洗方：蛇床子3克，百部30克，花椒15克，煎汤外用。

三诊：前方服十剂，又加用熏洗方，瘙痒大减，白带亦少，希予常服方回乡。

处方：龙胆草3克　川楝子10克　生白果10枚，连皮打　北细辛1.5克　盐知母6克　北柴胡5克　生熟地各6克　盐黄柏6克　杭白芍10克　沙蒺藜10克　酒川芎5克　桑螵蛸10克　白蒺藜10克　黑芥穗5克　川花椒2克　炙甘草3克

《施今墨临床经验集》

第四节　阴肿

李铎

上舍吴某，客蜀有年，返里才数月，其妻患前阴焮肿，痛如火烧，小便闭塞，坐卧不宁。延疡科，作恶疮治，投清利攻毒药无效。吴自悔持身不谨，贻害妻室，逆予商治，诊脉沉涩，此明是下焦血分病，实阴火盛而水不足。洁古云：热在下焦，填塞不便，法当治血。血与水同，血有形而气无形，有形之疾当以有形法治之，外以鲜马齿苋捣烂，敷玉门内外，同服大苦之味，重用黄柏、知母，稍佐桂为引用，煎服二帖，是夜溺如泉涌，烧痛减半，肿亦微消，次日仍照原法内服外敷，烧痛顿止，不数日肿消溺顺而全愈矣。其夫妇常感予德，二十年来情义如昔，亦厚道也。

《医案偶存》

萧伯章

周某之妻，年二十余，患后阴热痛而肿，继连前阴亦然，小溲短热，行动维艰，其夫请方，余疑其为淫毒也，却之。他医以发散及寒凉清利进，益剧。驯至日丽喉亦肿痛，水谷难入，复再三恳求，诊之，脉谓微，舌苔白而滑。曰：经言肾开窍于二阴，肾阳不潜，浮游之火，涉延上下，故见此证，以济生肾气丸与之，一剂咽痛止，二剂肿痛减半，三剂顿愈。

《遁园医案》

第五节　阴挺

倪复贞

北通州马如云夫人，产后前阴下如衣裙状，医药频投皆不应验。延余至其家，诊得六脉沉迟，此乃虚寒元气下陷之候。法用补中益气汤升麻为君，加干姜、肉桂为使。服四剂，收缩一半。后用皮硝、五倍子煎汤熏洗，如束皮之法；内再服补中益气汤加倍升麻，不用姜、桂，四日、四剂全然无恙矣。此前贤常用之法，缘分偶符遂奏奇效，博览待用，愿与天下共勉之。

《两都医案》

程从周

王魁之妇，年三十余岁。乙丑年元旦，分娩后子肠拖下约六七寸长，起居甚为不便，余曰："此气虚下陷，用力过度，兼之受寒所致也。"乃以补中益气汤去柴胡，合佛手散，再以热物熨其脐下。不数剂肠收而愈。此病若不早治，或复受寒邪，则为终身痼疾矣。乌可视为泛泛哉！

《程茂先医案》

吴篪

金氏产门不闭，阴挺突出肿痛，小便淋沥不禁。诊脉虚弦数，系产后气血俱虚，忧思伤脾，阴虚血热而然。先服八味逍遥散，火退肿止。更以归脾汤，数帖乃愈。

《临证医案笔记》

王孟英

翁嘉顺令正，娩后，阴户坠下一物，形色如柿。多方疗之不收。第三日始求治于孟英。令以泽兰叶二两，煎浓汤熏而温洗，随以：海螵蛸、五倍子等份，研细粉糁之，果即收上。

继而恶露不行，白带时下，乳汁全无，两腿作痛，又求方以通之。孟英曰：此血虚也。乳与恶露虽无，其腹必不胀，前证亦属大虚，合而论之，毋庸诊视。因与黄芪、当归、甘草、生地、杜仲、大枣、糯米、芝麻、藕（肉）、浓煎羊肉汤煮药，服后乳汁渐充，久服乃健。

《王氏医案》

林佩琴

孔氏。阴挺时流脓水，脉虚涩。内服补阴益气煎加白芍，外用川芎、当归、白芷、熟矾、银花、甘草，煎汤熏洗，拭干，用五倍子研末掺之。

王氏。产后气虚阴脱，两尺空。用补中汤去柴胡，加菟丝子、杜仲、芡实，外用龙骨、牡蛎（俱研细），托之。

以上出自《类证治裁》

李铎

家春云叔之妻，年近三十，产后昏晕虚脱，手足厥冷。余因禁溺女，闻伊家不肯洗浴，冒病邀集同人，乘夜往伊家阻救。讵闻产母垂危在床，即进房诊视毕，谓若肯洗女，余包救其母，一面命稳婆浴女婴，一面煎大剂参、附、归、芪、姜炭等味与服，大效。次日复诊，老妪言子宫坠下，不能起坐，遂用炙绵芪一两，当归三钱，文党参四钱，升麻八分，甘草（炒）八分，水煎服，一剂即上，效验如神。此非偶中，而治多人皆效，故识之，后见《女科辑要》载治一妇子宫坠下之法，与余所用之方相同，惟多用白术一味，及分量轻重稍异。实先得我心之同焉。

《医案偶存》

过铸

某姓妇，来就余诊，问其所患，忸怩不言，令蓬室张氏诊之。诊毕告余曰："病为阴挺。"修园以为用逍遥散、龙胆泻肝汤之类不效。然此妇两颧色赤，身体壮热，脉则左关独旺，肝经之火盛极，非此二方不可，拟今早晚服之。恐煎剂功迟，以蛇床子、川椒、乌梅、槐花煎汤熏洗之。外以芦荟为末，调猪油敷之；内以小蚌肉蘸冰片塞入，不时易之。内外兼治，未知效否。余曰必效。盖蚌象形性寒而善缩，得冰片则渐渐化水，俾热解而挺自收。余味亦对证发药，面面俱到，岂有不效。阅四日复诊，诸恙果减。又二日挺缩而病霍然矣。

按：陈修园《女科要旨》云：方书载阴挺乃湿热下注。薛立斋以加味逍遥散、补中益气汤为主，当归芦荟丸、龙胆泻肝汤之类为辅。治之而无一效，误于方书湿热二字，意似只须治湿，故谓番薯味甘属土，土能胜湿，为治此病之专药。且云薯养气长肉，滨海人以此作饭，终身可不病。其说未免太偏，不知吾乡人食此类多腹胀、气闷、纳少等恙。曩余司榷郡地，亦产薯，人多食之。窃疑此种于吾乡，群试食焉，一切旧病如故，至生温。女婢则虽挈之回乡，苟有病，食薯即愈。始悟五方地气不同，人所宜食之品亦随之。南人食米，北人食麦，职是故耳。修园闽产也，故有是说。

《过氏近诊医案》

沈祖复

洛社张巷张钧培室人经事前后无序，白带频下，饮食无味。阴户坠下一块，宛如紫茄，咳则下，卧则缩，服药年余不效。先生诊之，阅前方，皆云膀胱下坠。乃细询其形，色何若？病者曰："其色紫暗，触之微痛。"先生曰："此非膀胱也！夫膀胱之色白，小溲不能通利。此乃气虚不固，子宫下坠也，恐难一时见效。"用黄芪、升麻、白术、人参须、葛根、芡实、牡蛎、陈皮、甜杏仁、白芍、神曲，服三剂而缩上矣。

《医验随笔》

孙采邻

吴芳林文学乃室，产后玉门生菌，道光元年五月延诊。据述病源于上年十一月二十七日生产，至十二月二十日，觉子宫内有一物挂下，形如茄子。每日频频作痛，或间三五日一大痛，以及小腹亦痛，甚至玉门肿疼，两旁出水。小溲频数，出不顺利，小便赤大便结，两足冷至膝，左足尤甚，手心热，口内苦。连服补药，亦不去疾。据云病在肝经，而用药俱不见效。特书病原，求治于予，方案列下。

细审病情，玉门生菌，形如小茄，起于产后，迄今半载，苦难鸣状，非不终朝疗治，而数手频更，究无一效。诊其脉右脉虚细而小，左关沉弦小数，惟寸则浮小空虚。知其产前受惊，产后肝郁，郁火不舒，致成斯疾。无怪乎物一触而心惕，闻一响而胸中跳跃，小腹作疼，子户肿痛，溲赤便结。种种见证，病在肝脾而兼乎心也。本此意而求治，加之静养戒怒，庶乎渐安。

潞党参三钱　焦冬术一钱半　归身一钱半　茯神二钱　白芍药一钱半，炒　酸枣仁二钱，炒　柴胡五分　青皮一钱，醋炙　小茴香一钱　金铃子一钱半　山栀一钱半，炒　用鲜荷叶一小个托底煎药。

二诊：进前方诸证俱减，肿痛渐消。加意图维，自尔平可，仍宗前法出入。

潞党参三钱　炙黄芪三钱　焦冬术一钱半　归身一钱半　柏子仁三钱　炙甘草八分　黑山栀一钱半　柴胡五分　木茯神二钱　新会皮一钱半　龙胆草七分，陈酒拌炒　升麻三分，蜜炙　用鲜荷叶一小个托底煎药。

外用五倍子一两，生明矾六钱，煎汤先熏后洗，早晚各一次。忌海鲜及鸡、虾、蟹等俱宜戒之。

《竹亭医案》

费承祖

镇江崔芍轩之室，得一奇证。左少腹作痛，即有物坠出阴户之外，其形如茄，浓血淋漓，痛不可忍，经三日脓血流尽，而后缩入。月余再发，苦不胜言。遍访名医诊视，无一人识其病者。就治于予，诊得左关脉来牢结，是湿热伤肝，气滞血凝而成，如男子疝气之类。清泄肝经湿热，调气机而化瘀浊，此患可除。

土瓜根五钱　金铃子三钱　山楂子三钱　陈橘核三钱　细青皮一钱　郁金一钱五分　黑山栀一钱五分　枸橘李三钱　京赤芍一钱五分

服三十剂，恙即霍然。

《费绳甫医话医案》

吴鞠通

周氏，三十三岁。产后子肠不收，突出户外，如小西瓜大一块，但软扁耳。脉弦数，气血皆虚，着重在气。先以臭黄细末作袋垫身下；汤药以补中益气汤少加川芎八分，一帖而收，二帖去川芎，三帖去升、柴，加桂圆，弥月而安。

《吴鞠通医案》

孔继菼

　　妪某氏，凌晨叩门，为其女求治，意甚仓皇。予问病者何以不来？曰：不能移动。问何病？病自几时？曰：下体肿疼才三日耳，而重特甚。问其详？曰：言之殊惭，亦不得不言。此女素本无病，适人未久，三日前，自其夫家来归，亦甚欢愉，及晚，稍觉腹中热疼，次日，阴股已肿，阴中有物外撑，痛乃甚。小便不利，通宵无片刻安。至昨日，阴中之物突出三四寸，赤红粗大，上带锋刺，触之疼彻心腑，不惟小便不能涓滴，并肛门撑阻，大便亦不能下。而其物且方长未艾。目下惟支股卧榻上，哭求速死，不知尚可治否？予曰：但痛亦不至死，小便不通，胡可久也。吾为立二方，一以饮，一以洗，或尚可瘳，然效与不效，明日必来回信。亲朋骇曰：此为何病？君敢慨立二方。予曰：病名予所不识，然其理可意断也。经曰：诸痛疮疡，暴病暴肿，皆属于火。刘守真曰：五志过极皆为火。此必五志之火郁于内，而少年新婚，又有以触之，故其火不炎而上焚，反吸而下就。夫火性极速，其发也暴，故三日而病至此极也。且病之似此者三：曰阴挺，曰阴菌，曰阴痔。其为证多属产后虚劳，中气陷下之故，而总不闻其肿疼，亦必不至于阻便。今新婚未产，何至于虚？平日无病，气必不陷，不作火治，此外尚有他途乎？予但为之清火，保无舛错。曰：风湿中无此证乎？曰：风之为性也动，必不骤结于一处；湿之着人也迟，必不猝发于一朝。惟心包之火，可下注于膀胱，而肝家之雷火，肾家之龙火，地近壤接，声应气求，势必翕然归一，并起为害，斯其所以沸腾气血，鼓荡肌肉，以至肿劲而突出也。兹用丹皮、连翘清心包之火，佐之以龙胆，臣之以知、柏，凉之以地黄，和之以芍药，而又用车前子、牛膝导引直下，火势即不清，能不衰减乎？洗法特属末事，无足道也。次早，前妪至，询之，突出之物果消归乌有，痛亦顿止，惟阴股尚余微肿。问药可再服否？予曰：分量过重，减半服之可也。乃服半剂，病遂全愈。

《孔氏医案》

翟竹亭

　　葛寨王姓农人，妇四十余。五月临产，误听信婆言，坐草太早，产时用力过劳，小儿下地后，阴户内突掉出一物，色黑紫大如茄，不疼不痒，十余日不上。请余诊治，诊得脾肺二部脉濡细无力，此是气血双亏，乃子宫脱出，俗呼为阴茄是也，非大补升提不可。遂开十全大补汤加减，服二帖见效，五帖完全收入。

　　十全大补汤加减

　　党参 12 克　白术 12 克　茯苓 10 克　炙甘草 6 克　当归身 12 克　白芍 10 克　熟地 15 克　五味子 6 克　升麻 3 克　柴胡 12 克　炙黄芪 10 克　山药 10 克　五倍子 6 克　山萸肉 10 克　肉桂 6 克

　　水煎服。

《湖岳村叟医案》

叶熙春

　　崔，女，二十五岁。九月。常熟。中气素虚，产后过劳，气虚下陷，收摄无力，下腹重坠，阴中有物外挺，腰酸无力，带下如注，小便频急，脉象虚缓，舌淡苔白。治拟补中益气汤加味。

清炙黄芪 15 克　炒潞党参 9 克　炒晒白术 9 克　炙当归 9 克　清炙甘草 3 克　柴胡 5 克　炙升麻 5 克　陈皮 5 克　炒杜仲 12 克　米炒怀山药 12 克　盐水炒桑螵蛸 9 克

二诊：前用升提补摄之剂，阴中之物外挺略见内收，带减，腰酸亦差。仍以原法进之。

清炙黄芪 15 克　炒党参 9 克　炒白术 9 克　炙当归 9 克　清炙甘草 3 克　柴胡 5 克　炙升麻 5 克　枳壳 5 克　山萸肉 9 克　米炒怀山药 12 克　炒杜仲 12 克

三诊：迭进补中益气，阴中之物已不外挺，下腹重坠消失，带下尿频均除，续服补中益气丸，每日 12 克，二次分吞。

《叶熙春专辑》

第六节　阴吹

李铎

傅氏妇，年逾四十，患阴吹半载，别无所苦，其夫求治于余。余未经治此病，捡方书云：是胃气下泄，阴吹而正喧，乃谷气之实也，猪膏发煎导之。果验。

猪膏半斛，乱发如鸡子大一枚，和膏中煎之，发消药成，分作四次服，二料即愈。此古方也，用之得效，故录于此。

《医案偶存》

吴鞠通

英氏，三十八岁。阴吹，按：《金匮》妇人门之阴吹，治以猪膏发煎，纯然补阴，注谓肠胃俱槁。再按肠胃俱槁，阴不足者，阳必有余，脉当数，面与唇舌当赤，口当渴。兹面青脉弦而迟，不食不饥，不便不寐，盖痰饮盘踞胃中，津液不行大肠，肠虽槁而胃不槁。议通幽门法。

半夏一两　桂枝六钱　广皮五钱　枳实八钱

煮三杯，分三次服。服一帖而减，三帖而退；惟余痰饮，调理脾胃数月而痰饮亦愈。

黄氏，四十岁。痰饮误补，喘而脉洪，汗出，先与大青龙去麻、辛而安。半月后又因感受燥金之气，兼之怒郁伤肝，脉弦紧，身热腹痛，先与柴胡桂枝各半汤，热退而腹痛未愈，且泄泻、阴吹，焉得肠槁；用川椒、吴萸、良姜、丁香合五苓散，而阴吹愈，后调理痰饮一月而安。

以上出自《吴鞠通医案》

第七节　梦交

沈祖复

光复门外某妇患异疾，每夜恍惚似有人与之交，六年有余矣。四肢乏力，腹中作痛，形神萎悴。据云：与夫同寝，辄有人击其夫两臀，夫寤后隐隐觉痛，现青色，倦怠七日方已。先生诊之曰："此阳气不足，阴邪乘之，当发越阳气以制阴邪。"用当归二钱，青蒿三钱，雷丸三钱，鬼箭羽二钱，木香七分，香附二钱，石菖蒲五分，防风汤炒黄芪三钱，纯阳正气丸（先服）钱半。另朱砂三分，雄精二分（研末）调服。外用雄精研末，涂阴处，并遍洒床帐。是夜又来，离床尺许，不敢近。明日复来诊，用扶阳抑阴，尊大易之旨：人参须一钱，辰茯神五钱，青蒿二钱，雷丸三钱，酸枣仁三钱，辰砂拌灯心三尺，鬼箭羽三钱，龙齿四钱，朱砂安神丸三钱。另真獭肝一分，雄精二分，金箔一张，研末服。是夜与一妇人同来，劝解曰："与我银锭若干，则不来矣。"病者见其从窗棂更换黑衣而去，从此遂绝，今已气体强壮矣。

《医验随笔》

第八节　交接出血

中神琴溪

　　一妇人，年三十余，每交感小腹急痛，甚则阴门出血，而月事常无违，其余腹脉亦无异常，医药万方一莫效。先生曰："所谓下有病，上吐之。"乃与瓜蒂散六分，以吐黏痰升许讫，与大柴胡汤缓缓下之，后全差。

《生生堂治验》

沈祖复

　　西门老县前谢姓妇年二十余，生女后久不育，每交媾阴户流血如注。含羞就诊，先生曰："此非气不固血，系君之相火过动，故肝不藏血也。"拟濂珠、黄柏、黄连、白芍、乌梅、玄参、连翘、黑栀等，服之安然无恙。

《医验随笔》

第九节　石瘕

徐守愚

　　马仁邳凤山胞妹忽患石瘕，正经所谓骨肉柔脆之人，其质本弱，病胡能已？去岁秋仲，曾延余治，尔时，病形虽重而病根未成，余拟先补后攻之法，许服药数月可以脱然。谁知其母溺受倍深，意欲速愈，不以为然，遂不复诊。乃延三界陈某坐医月余，以致饮食减少，少腹块痛，渐渐加重。陈自知贻误，因而卸去。嗣后朝张暮李，纷纷杂投，日即于危矣。越至今其兄凤山仍复修书，邀余至，诊脉微弱无神，形容枯槁，寒热交作，日夜泻痢三五次。阅其方药，知从前所服，不外景岳大补元煎、三阴煎、逍遥饮等方出入其间，未有议及温通者。余谓凤山曰："此证病因、治法俱详《内经》，其曰：寒气客于子门，子门闭塞，气不得通，恶血当泻不泻，血不以留立，日以益大，状如怀子，月事不以时下，皆生于女子，病因也。其曰：可导而下者，治法也。往年余初诊时，乘其元气未败，尚可按证施治。今病笃至此，虽有成法，亦无所用。"其母涕泣求方，余不得已，始用参芪建中汤和营卫以除寒热，继用附子理中汤加乌梅崇脾土以止泻痢。此法外法也，非云治病，亦聊以尽人事耳。厥后再延数十日，一交午未之月，百药难进，少腹大痛而逝。

《医案梦记》

王旭高

苏。石瘕生于胞中，寒气客于子门，子门闭塞，气不得通，恶血当泻不泻，血不以留止，日以益大，状如怀子。此段经文明指石瘕一证，由于寒气瘀凝夹阻而成。今腹痛泄泻食少，脾胃虚寒，肝木横逆，病延半载，元气已衰，理脾胃，兼温中下，尚恐莫及。备候主裁。

肉桂　冬术土炒　陈皮　木香　金铃子　诃子　茯苓　干姜　泽泻　延胡索　生熟谷芽

《王旭高临证医案》

张山雷

吴右。汛阻成癖，延已及期，形巨而无痛楚。脉细四至，舌如平人。胃纳佳而举动如常。述前服攻破，曾吐瘀而汛见，一度瘀黑杂至，证形小减，是非温通不可。

潞参4.5克　炮姜1.2克　龟板9克　桃仁9克　归尾6克　延胡4.5克　蒲黄3克　五灵脂3克　木香2.4克　甘草1.2克　青皮4.5克　香附6克　怀牛膝4.5克　乌药4.5克　金匮鳖甲煎丸4.5克，分2次吞

二诊：昨方一剂，汛事即通，并无紫瘀，脉形起色，举动如常，乃去失笑散、延胡，减桃仁，用3克，改全当归4.5克，余照原方。

三诊：脉象更变，形势有力。汛见如平时，亦无紫瘀，少腹微膜，余则无所不适。舌苔平常，不燥不腻。血行气行，脉乃大显，是为佳兆。再与归脾加减。

潞党参4.5克　于术4.5克　川楝子9克　乌药4.5克　青皮4.5克　怀牛膝4.5克　当归身1.8克　全当归4.5克　醋香附9克　炮姜0.9克　白芍9克　木香1.8克　炙甘草1.2克　酸枣仁9克　金匮鳖甲煎丸3克

四诊：前方两服，信事未已，并不甚多，间以紫黑，尚无瘀块，脉亦平静，眠食如常。外贴消痞狗皮膏两天，仍无动静。述痞块外形其大如掌，坚硬高突，即重按亦不痛不酸。既由经闭而来，总以因势利导，疏肝行滞，兼补脾阴，弗伤于峻。

党参6克　白术4.5克　当归身2.4克　当归尾4.5克　延胡1.8克　桃仁1.8克　五灵脂2.4克　青皮4.5克　香附4.5克　炮姜1.2克　炙甘草1.2克　木香2.4克　乌药4.5克　鸡血藤4.5克　金匮鳖甲煎丸4.5克，2次吞

五诊：前方三服，信事如恒，间有紫色，亦无成块，且所见不多。询得经色渐淡，则信来六七天，行且自止。脉细而和，胃纳有加，皆是佳况，腹膜亦和。惟瘕形如故，则久恙本非旬日可瘳。仍守归脾，参柳洲滋养肝阴。

潞党参6克　白术6克　远志9克　黄芪4.5克　枣仁9克　木香2.4克　枳壳1.8克　白芥子9克　茯神9克　川楝子9克　杞子9克　炙甘草1.8克　当归身2.4克　全当归4.5克　砂仁1粒　青陈皮各3克　鳖甲煎丸3克

嘱昨方备日后经行时服三四帖。

六诊：返棹还乡，舟中痞痛，咯吐紫瘀数口，尚无鲜血，此瘕痞已动其机，但不下而上逆，

甚非佳兆。幸一吐即止，痞痛尚不剧，此舟摇曳，致肝气上逆，所以耳鸣眼花。抵家后痛即止，经事亦止，盖信行已八日矣。起居如常，胃口亦好，皆是泰境。来函更方，议归脾汤，仍参导瘀破瘕意，冀以刈其痞块之根，但柔脆之质，终不可放胆攻破耳。设在经净之初，尤不可稍涉于峻。

党参9克　白术9克　当归身2.4克　全当归4.5克　黑香附4.5克　酸枣仁9克　乌药4.5克　降香3克　血余炭6克　白芥子9克　鸡血藤4.5克　炙甘草1.8克　杞子9克　生熟蒲黄各2.4克　桔梗2.4克　带壳砂仁1粒　青陈皮各4.5克　鳖甲煎丸4.5克

《张山雷专辑》

第十节　肠蕈

王旭高

蒋。少腹结块，渐大如盘。此属肠蕈，气血凝滞而成。拟两疏气血。

香附　五灵脂　红花　当归　泽兰　桃仁　延胡索　丹参　陈皮　砂仁

大黄䗪虫丸，每服二十粒，开水送。

《王旭高临证医案》

王仲奇

程右，盆汤弄。初诊：环脐少腹绷胀膨脬，状如怀子，时或胀痛，食难消受，大便不利，带下频仍。脉弦涩。似胀满而非胀满，恐肠蕈之属。姑拟一方，未识何如。

制川朴一钱五分　炒青皮一钱五分　泽兰三钱　红花八分　缩砂仁一钱五分　杏仁三钱　陈枳壳一钱五分　茯苓三钱　白蔹三钱　煨莪术一钱五分　广木香八分　泡吴萸六分

复诊：腹胀膨脬较消，惟脐下少腹尚觉绷硬，气泄则舒。食稍增益，大便较利，带淋未减。脉来弦涩。脾钝肠急，气机不行，子脏亦难免不受压迫。肠蕈之患，当预虑也。

制川朴一钱五分　炒青皮一钱五分　泡吴萸六分　煨莪术一钱五分　缩砂仁一钱五分　瞿麦三钱　白蔹三钱　陈枳壳一钱五分　茯苓三钱　台乌药一钱五分　煨肉果一钱二分　广木香八分　续随子霜一钱五分

三诊：膏之原，出于鸠尾；肓之原，出于脖映。脾钝肠急，气机不行，溢于肠而着于肓，故环脐少腹绷胀膨肪，状如怀子。前以舒气调营，腹绷胀膨脬较消，但按之仍觉坚硬，大便日二三起，肠间乍鸣，带淋未已。脉濡涩。守原意为之。

制川朴一钱五分　陈枳壳一钱五分　泡吴萸六分　台乌药一钱五分　炒青皮一钱五分　茯苓三钱　煨莪术一钱五分　缩砂仁一钱五分　北细辛四分　煨肉果一钱二分　制附块二钱　地骷髅四钱　续随子霜二钱

四诊：腹膨脬较消，胀则时作时减，脐下少腹仍然坚硬，大便两日未行，肠间乍鸣。脉濡涩而弦。有形癥结，非气瘕可比，虽有化癥之方，消弭亦殊不易。仍守原意，冀渐软渐消为幸。

制川朴一钱五分　炒青皮一钱五分　制附块二钱　䗪虫一钱五分　泡吴萸六分　海南子二钱　煨莪术一钱五分　台乌药一钱五分　北细辛四分　蜣螂一钱五分　煨草果一钱五分　红花八分　续随子霜二钱

五诊：膨脬较消，胀则时作时减，脐下少腹坚硬略软，肠间乍鸣，昨尝作泻。有形癥结消弭甚难。脉弦涩。守原意以治。

制川朴一钱五分　煨草果一钱五分　制附块二钱　䗪虫一钱五分　瞿麦三钱　干蟾皮一钱　煨莪术一钱五分　海南子二钱　北细辛四分　蜣螂一钱五分　缩砂仁一钱五分　泡吴萸八分　续随子霜二钱

六诊：少腹膨脝较消，坚硬略软，胀仍时作时减，便泻勿爽，日有数起，肠间乍鸣。脉濡弦涩。有形癥结，未易消弭；如能见软，即渐消之朕。守原意出入。

制川朴一钱五分　制附块二钱　炒贯众二钱　甜葶苈二钱　海南子二钱　红花八分　泡吴萸八分　北细辛四分　瞿麦三钱　炒青皮一钱五分　炒桃枭二钱　续随子霜二钱

七诊：癥结较软，仍稍膨胀，日来又痛而难过，大便仍溏，日有两起，惟食下已不胀闷。脉弦。守原意通调肠胃，化癥消结。

制川朴一钱五分　台乌药一钱五分　北细辛三分　川桂枝一钱五分　煨莪术一钱五分　泡吴萸六分　炒青皮一钱五分　缩砂仁一钱五分　炒小茴香八分　炒黑川芎一钱　佛手柑一钱　茯苓三钱　真阿魏三分　广木香六分　同研，泛丸吞。

八诊：腹痛减轻，溏泻转鞕，如厕日只一度。舌苔灰黄而腻，已较融化，面容仍稍青晦。环脐腹中癥结已消。日来又感时行伤风，咳嗽。脉濡滑而弦。治当两顾。

煨肉果一钱五分　槟榔二钱　炒青皮一钱五分　沉香曲一钱五分　泡吴萸六分　煨川楝子一钱五分　真广皮三钱　獭肝一钱二分　炒五灵脂三钱　紫菀一钱五分　杏仁三钱　佩兰三钱　蒸百部八分

《近代中医流派经验选集》

丁泽周

金右。血虚气滞，肝脾不和，经事行而不多，脐腹作胀，似怀孕之状，脉象不滑，此肠蕈证也。姑拟和营理气，调畅中都。

全当归二钱　紫丹参二钱　茺蔚子三钱　光杏仁三钱　云茯苓三钱　陈广皮一钱　大腹皮二钱　象贝母三钱　制香附钱半　春砂壳八分　绛通草八分　冬瓜子三钱

《丁甘仁医案续编》

刘民叔

浙江慈溪人孙月英女士，住上海市北站区塘沽路九九七卫生葆里八号童宅，现年四十九岁。素有洁癖，勤洒扫，工刺绣，仅育一女；于二十七岁时，丧夫不嫁，今已孀居二十二年。近病卵巢癌，久治不瘥，或嘱其试服中药"黄芪"，每日二两水煎服，服至二斤，初甚验，后无效，经其外甥媳张馥臻女士介绍，乃延夫子诊治，凡处二十六方，每方都加鼠屎三十粒，共服一百一十九剂，停药将养至一九五三年十月十日，月经始至，至是而人皆认为从此全愈矣。或问："近来新学之士，倡言黄芪治癌有效，乃服至二斤，而反剧何也？"夫子曰："癌犹疮也，辨证有始末之异，治法有攻补之殊，用药则或温、或凉、或燥、或润，对证处方，各适其宜，未可固执一端也。若孙氏初期之癌，但腹中大坚，未尝溃也；未溃者，不宜补；黄芪补虚者也，神农本草经称其'主痈疽，久败疮，排脓止痛。'药不对证，故无效焉。予处方，自始至终，必用鼠屎者，以鼠性善穿，其屎又善破癥坚积聚血瘕，故用于未溃时有效；反之，若误用于已溃之后，则其虚虚之祸，又不亚于黄芪之实实者矣。"孙氏既愈，同学蔡岫青访问，得其女曼华亲笔报告一纸，今照原文抄录于后：

家母自一九五二年农历九月中得病，起先是发热五天，请中医诊治无效，后改请西医，拟诊是伤寒，服氯霉素，注射青霉素后，病势逐渐减轻，体温正常，能起床，胃口奇佳。好了约半个月，病势又突然转变，发冷发抖，再请中医诊治，以为伤寒复发。看了十余次中医，仍属无效，腹部也突然膨胀厉害；再改请西医，西医诊断为卵巢癌，就进公济医院住院，在院热度坚持不退，并有呕吐现象，病情恶劣，接血二次，在院吃药打针，仍无起色，要开刀也不能，因怕开了后，疮口不能痊愈，并更加快结束她的寿命。后来有王医生建议吃中药黄芪，因在院中不能进行什么治疗，故就催我们出院，回家休息，隔一星期做一门诊检查。回来后，起先腹部是减小，有进步，后来又没有效果，又膨胀起来，再经友人介绍，看刘民叔大医师，自诊治后，一次比一次好起来，现在已全部恢复本来原有的健康。

初诊：一九五三年四月三日　虚羸少气，小腹中癥结大坚，按之如石，定而不移，外形胀大，如妊娠足月待产者然。脉弦细，舌上垢。

方用：肉苁蓉三钱　延胡索四钱　楝实二钱　阳起石三钱　鳖甲五钱　当归三钱　紫石英五钱　九香虫一钱　大黄三分三厘

另用七巧守宫丸如绿豆大者三枚，每日上、中、下午各服一枚。

二诊：五日。

方用：肉苁蓉三钱　延胡索四钱　楝实二钱　阳起石三钱　鳖甲五钱　紫石英五钱　当归三钱　九香虫一钱　檀香一钱　大黄三分三厘

三诊：七日。

方用：肉苁蓉三钱　延胡索四钱　楝实二钱　阳起石三钱　鳖甲五钱　紫石英五钱　卷柏三钱　当归三钱　九香虫一钱　大黄三分三厘

四诊：九日。

连日微下，腹渐安适。

方用：肉苁蓉三钱　延胡索四钱　楝实二钱　阳起石三钱　卷柏三钱　鳖甲五钱　当归三钱　川芎二钱　九香虫一钱　大黄三分三厘

五诊：十一日。

方用：肉苁蓉三钱　延胡索四钱　楝实二钱　阳起石三钱　鳖甲五钱　当归三钱　川藁本三钱　卷柏三钱　九香虫一钱　大黄二分五厘

六诊：十四日。

方用：肉苁蓉三钱　延胡索四钱　楝实二钱　阳起石三钱　鳖甲五钱　当归三钱　卷柏三钱　丹参三钱　母丁香一钱　九香虫一钱　大黄二分五厘

七诊：十七日。

方用：肉苁蓉三钱　延胡索四钱　楝实二钱　阳起石三钱　鳖甲五钱　当归三钱　川藁本三钱　卷柏三钱　乌药三钱　九香虫一钱　大黄二分五厘

八诊：二十日。

连日下黑粪甚多，腹中坚癥，渐渐消减，外形亦不如从前之胀大。

方用：肉苁蓉三钱　延胡索四钱　楝实二钱　阳起石三钱　鳖甲五钱　当归三钱　川芎二钱　老鹿角一钱　九香虫一钱　牛角䚡二钱　巴豆壳二钱

九诊：二十四日。

头胀身痛，恶寒发热，胸胀呕吐，牙龈肿痛。凡疗痼疾遇有新病时，须先治新病，后疗痼疾，此大法也。

方用：柴胡三钱　枳实二钱　半夏三钱　甘草一钱　白豆蔻二钱　藿香三钱　厚朴二钱　陈皮三钱　羌活一钱　生姜三片

十诊：二十六日。

方用：柴胡三钱　葛根三钱　枳实二钱　厚朴二钱　白豆蔻二钱　陈皮三钱　半夏三钱　茯苓三钱　川藁本二钱　甘草一钱

十一诊：二十八日。

方用：鳖甲三钱　鸡内金三钱　枳实一钱　厚朴一钱　茯苓三钱　黄檗一钱　细辛一钱　甘草一钱　腊梅花三钱　川芎一钱　川藁本二钱

十二诊：三十日。

方用：鳖甲三钱　鸡内金三钱　枳实一钱　厚朴一钱　细辛一钱　甘草一钱　川藁本二钱　川芎一钱　山茶花三钱

十三诊：五月二日。

新病全愈，还治旧疾。

方用：肉苁蓉三钱　延胡索四钱　楝实二钱　阳起石三钱　紫石英四钱　代赭石四钱　鳖甲四钱　当归三钱　川芎二钱　川藁本二钱

十四诊：五日。

方用：肉苁蓉三钱　玄胡索三钱　楝实一钱　阳起石三钱　紫石英五钱　鳖甲五钱　当归三钱　卷柏三钱　丹参三钱　檀香一钱　巴豆壳二钱

十五诊：八日。

方用：肉苁蓉三钱　延胡索三钱　阳起石三钱　老鹿角二钱　山楂核三钱　橘核三钱　鳖甲五钱　当归三钱　川芎二钱　甘草一钱　巴豆壳二钱

十六诊：十二日。

方用：肉苁蓉三钱　延胡索三钱　阳起石三钱　老鹿角三钱　巴豆壳三钱　鳖甲五钱　当归三钱　鸡血藤三钱　丹参三钱　甘草一钱

十七诊：十六日。

方用：肉苁蓉三钱　延胡索三钱　阳起石三钱　鳖甲五钱　当归三钱　鸡血藤三钱　卷柏五钱　巴豆壳三钱　牛角䚡二钱　甘草一钱

十八诊：二十日。

方用：肉苁蓉三钱　阳起石三钱　鳖甲五钱　当归五钱　丹参三钱　卷柏四钱　巴豆壳三钱　牛角䚡三钱　甘草一钱

十九诊：二十四日。

方用：肉苁蓉三钱　阳起石三钱　紫石英五钱　当归四钱　熟地黄五钱　丹参三钱　卷柏三钱　牛角䚡二钱　珊瑚三钱　甘草一钱

二十诊：二十九日。

方用：肉苁蓉三钱　阳起石三钱　紫石英五钱　当归四钱　熟地黄五钱　珊瑚三钱　丹参三钱　卷柏五钱　老鹿角三钱　牛角䚡二钱　甘草一钱

二十一诊：六月六日。

瘕坚腹胀，次第消平。

方用：熟地黄五钱　当归四钱　阳起石三钱　紫石英五钱　老鹿角三钱　牛角鳃二钱　枸杞子三钱　卷柏三钱　甘草一钱　珊瑚三钱　酸枣仁二钱

二十二诊：十三日。

方用：熟地黄五钱　当归四钱　阳起石三钱　紫石英五钱　老鹿角三钱　牛角鳃二钱　枸杞子二钱　卷柏三钱　甘草一钱　红梅花二钱

二十三诊：二十二日。

腹胀全消，血瘕亦化。

方用：潞党参五钱　当归三钱　阳起石四钱　紫石英四钱　龟板五钱　鳖甲五钱　石决明四钱　延胡索二钱　荷花二钱　千年红二钱　红梅花二钱

二十四诊：三十日。

方用：潞党参五钱　当归三钱　阳起石四钱　紫石英四钱　龟板五钱　凌霄花三钱　红梅花二钱　丹参三钱　卷柏三钱甘草一钱

二十五诊：七月七日。

方用：潞党参五钱　当归三钱　阳起石四钱　紫石英四钱　龟板五钱　凌霄花二钱　红梅花三钱　丹参三钱　玫瑰花二钱　千年红二钱　卷柏三钱

二十六诊：十四日。

方用：当归三钱　阳起石四钱　紫石英四钱　凌霄花三钱　红梅花二钱　玫瑰花二钱　卷柏三钱　丹参三钱　香橼二钱　佛手二钱

二十七诊：二十一日。

方用：当归三钱　川芎二钱　阳起石四钱　紫石英四钱　凌霄花二钱　丹参三钱　杜仲三钱　续断三钱　桑螵蛸三钱　香橼三钱　肉苁蓉二钱

二十八诊：二十八日。

调理于今，安全康复。

方用：潞党参五钱　当归三钱　阳起石四钱　紫石英四钱　龟板五钱　鳖甲五钱　丹参三钱　肉苁蓉二钱　杜仲三钱　续断二钱

附七巧守宫方、存心堂集验方，治妇人月闭，腹中坚瘕积聚血瘕，阴疮胀痛寒热。通利血脉。生子大良。

守宫二七枚，得东行者良，砂锅熬　蟅虫七枚，熬　没药七分　红娘子七枚，熬　蛴螬七枚，熬　浮香七分　雌黄精七分

上药分别为末，称准合匀，炼蜜为丸，如绿豆大，即"七巧守宫丸"也。每服一丸，病重者酌加，老白酒送下，一日三服。

《鲁楼医案》

第十一节　癥瘕

郑重光

周旦友令眷，年近三十，两年前产，值隆冬，又因气郁，少腹之旁，结有弹大一丸作痛。

初亦甚微，后渐痛甚，上冲心胁，呕吐不食，必待其痛吐气衰，一二日方止。医治两年，作气积、血积、寒气，攻劫皆不效，人渐消瘦，经水数月不至。家居于乡，上城就医，其脉弦而紧，询其病状，答以不发时间或寒热似疟，胁肋常胀，发则少腹之弹丸即长大如王瓜，痛冲于心，呕吐不能食，衰则仍归于少腹。此产后冲任脉虚，寒气内袭，积瘀凝结，为妇人之疝瘕，此厥阴肝病，故自下而厥于上也。用肉桂、附子、当归、赤芍、柴胡、川楝子、乌药、小茴香。数十剂，发日渐疏而痛亦减轻，续以东垣酒煮当归丸服半年，经水始通，痛亦不发。但少腹之弹丸，终不能消，而亦不孕，数年后变蛊病而殒。盖此证攻劫所伤，经水断绝，正气衰微，邪终不散，故寿亦不永也。

《素圃医案》

永富凤

有一妇人，四十余岁，下利腰痛，膝胫有时微肿，脉沉而欲绝，微喘潮热，食谷一日一二盏，腹底有癥瘕，摇动则不省人事。余曰："此下利自癥瘕，腰间兼有积冷。"与附子粳米汤，嘱曰："不可酒色，不可思虑。酒色而发，思虑而发，则非我所知，勿归罪于药也。"服五十余日，病除八九。偶其夫婿爱待婢，妇人觉之，妒忌忿恚，数日诸证并发，遑遽招余。余曰："病因忿恚，忿恚不散，则难药。"使逐侍婢而再与粳米汤，百余日复旧。

《漫游杂记》

中神琴溪

乌丸二条北丹后屋，某妻，年四十，产后其左胁下，有一块。闲卧则无所患，动展辄疼痛不禁，四肢亦然，如此者二年，然身体常肥大。先生诊之，心下满。即桃花汤取泻，日三行或五行，月余乃愈，块亦自消。

《生生堂治验》

王九峰

年甫十五，经水未通，小腹右角有形，大如覆杯，痛如针刺，痛时其形反隐伏不见。盖积居膜原之间，如气血源流中击，暂离窠臼，潜行于里。小便不利，且痛如淋证之状，积瘀壅塞膀胱。经以膀胱为州都之官，津液藏焉，气化则能出矣。州都气化失常，故小便如淋证之状，非淋证也。胸次气血往来不畅，肿司百脉之气，为水之上源。下流不通，上流壅塞，气不化液，无水通调，水道郁火不伸，非喘促可比。扁鹊云：积者，五脏所生；聚者，六腑所成。脉来细数兼弦，证本先天元阴不足，水不涵木，木乘土位，健运失常，致令血液精华不归正化，凝结于脏腑之外，膈膜之间。少腹厥阴肝木之部，证名肥气。当从养正除积论治。暂拟交加散加味，观其进退。

生地、生姜二味同捣汁，丁香、蔻仁、洋参、青陈皮、木香、红花为丸。

《王九峰医案》

何书田

奇经脉损，冲任失养，少腹癥癖攻冲作痛，久防经阻腹满。拟疏肝破滞法。此方暂服。

上肉桂　香附酒炒　茺蔚子　紫丹参　怀牛膝　炒白芍　归尾酒炒　紫石英　川楝子　郁李仁

癸水阻滞，瘕癖攻冲，奇经八脉病也。难于消退。

上肉桂　炒艾绒　全当归　茺蔚子　酒炒香附　炒阿胶　炒白芍　紫丹参　紫石英　川芎

五旬外癸水复至，腹痞作痛，陡然胀满。此肝肾大亏之象，殊不易治。姑与温补法，以图小效。

上肉桂　山萸肉　枸杞　新会皮　炒怀膝　炒熟地　炒白芍　茯苓　小茴香　紫石英

复诊：少腹瘕癖痛缓，大便亦爽，此善机也。再得痛势和平为妙。兹用温润下元法。

上肉桂　淡苁蓉　归身　菟丝子　怀牛膝　沉香　炒熟地　柏子霜　枸杞　白茯苓　紫石英

肝肾亏，而少腹结瘕作痛。急切难许松解。

上肉桂　炒白芍　菟丝子　川楝子　制香附　炒阿胶　枸杞子　炒归须　茺蔚子　紫石英

松江雷氏，年三十二岁，于己卯年五月产后百余日，因事动怒，左胁作痛而胀。医者屡投疏肝理气之剂，罔效。至冬间，腹胀渐甚，医误为孕，服安胎药，日重一日。入春，脐突出半寸，自胃脘至少腹高耸，如抱一瓜，大便闭结，气闷发喘，卧不着枕，纳食作酸；脉沉细弦迟，两尺尤甚。此产后营虚，肝气与宿瘀凝结，滞而不散，内伤冲任诸脉，而成此癥癖也。问其平昔有无他病。据述三年前产后，曾患脐窍流脓，隐而不言，未及服药。故近脐处其胀势尤高。其为络伤阴竭，命火失化无疑矣。前医用参、术、阿胶、肉桂、炙草等味服之，其胀愈甚，甚属棘手。乃用温补下元，宗景岳决津润肠之法。

上肉桂　炙龟板　肉苁蓉　五味子　怀牛膝　大熟地　枸杞子　菟丝子　紫石英　白茯苓

前方服二剂，腹鸣如雷，秽气下泄，大便得通，每日一剂。四五剂后，夜得偃卧，能进稀粥一碗。至十五六剂，吃饭可碗许，腹胀渐松，脐之突者收缩而平，大势已减十之三四。

复诊：脉六部应指，微觉细软而数。腹胀处坐按似坚，卧按则软。病虽松减，而阴液难滋，奇经无由充复，不敢必其全愈也。

上肉桂　大熟地　归身　菟丝子　茯苓　台人参　炙龟板　枸杞　五味子　坎气

上方服三十余剂，腹软脐收，霍然如常。后用丸方。

上肉桂　陈阿胶　炒归身酒拌　紫丹参　乌贼骨　大熟地　炒艾绒　炒白芍酒拌　茺蔚子

上方服一月，而经阻得通。两月后，期亦不愆矣。

肝痞作痛，经阻肢浮；脉来弦数。已来干血劳矣。

炙鳖甲　制香附　川郁金　炒丹参　陈皮　川楝　炒白芍　焦茅术　炒艾绒　炒怀膝　冬

瓜子

以上出自《鞔山草堂医案》

蒋宝素

曾经大产后百脉空虚，病从虚起，恶露未尽，瘀停少腹成癥。小便色紫，澄如膏糊，巅顶时疼，浊痰上溢，心中烦热不安，寒热往来如疟，经闭半载有余，饮食迟于运化。舌尖微赤，边隐黑斑，舌本苔黄，红槽时见。病起客春，今秋益甚。脉来细数无神，已入虚劳之境。良由抑郁伤肝，烦劳伤心，思虑伤脾，脾失健运，血积为癥。肝主小便，肝不藏血，小便色紫，如膏如浊。舌为心苗，汗为心液，心火上炎，则黑斑红槽互见，虚烦自汗相仍。营卫不和，往来寒热。奇经八脉不振则经闭。清气不升则巅疼。诸证虽见于当前，而致病之由已萌手畴昔，虑难收效。治病求本，病本于肝，传之于脾，上连于心，下关于肾，损及奇经八脉。当以治肝为先。土能安木，又当治脾。水能生木，亦当治肾。爰以六味、归脾加减，一以贯之。

大生地　怀山药　山萸肉　云茯苓　炙黄芪　人参　冬白术　炙甘草　酸枣仁　当归身

六味、归脾加减，共服五十余剂，诸证相继而退。现在眠食俱安，精神如旧，再拟十剂为末，水叠丸。早服三钱，以善其后。

《问斋医案》

费伯雄

某。痕痞已久。急宜消散和荣。

全当归二钱　大丹参二钱　金香附二钱　红花八分　乌药一钱　陈橘核一钱　延胡索一钱半　金铃子二钱　枳壳一钱　木香五分　砂仁一钱，研　陈皮一钱　川椒目二十粒，开口的　降香五分

二诊：痕块松软。尚宜前法加减。

消痞阿魏膏贴患处。

当归二钱　白芍一钱　香附二钱　枳实一钱　真福曲三钱　橘核二钱　小茴香二钱　乌药一钱　陈皮一钱　木香五分　佛手五分　降香五分　砂仁一钱，研

某。诊得脉来沉细，左关尺带涩。盖沉属气滞，细属阳虚，涩乃留瘀。所得见证，腹满块叠不平，皆缘湿痰交阻，营卫乖违，询及辰下，经停不至。治之当以攻补兼施，邪去而正不伤，方能有济病情，存方候政。

潞党参　茯苓　旋覆花　木香　炮姜　当归　延胡　小茴香　橘红　鸡内金　玫瑰花　厚朴　血琥珀

又丸方：

生锦纹三钱　桃仁二钱　䗪虫十四个　乌贼骨　茜草根各一钱半　三棱一钱，醋炒　桂心四分

上药共研末，为丸如绿豆大，每服二十四丸，或三十丸，临晚时陈酒送下，服至半月后，大便有黑紫血块，即停此丸，再为换方可也。

某。脾虚力弱，痞块，丸剂。

潞党参四两　云苓二两　炙绵芪二两　归身二两，酒炒　炙草五钱　煨京三棱五钱　蓬莪术五钱　半夏曲一两　制中朴三钱　枳壳一两　陈皮一两　炙鳖甲三两　醋炒青皮一两　红花五钱　上安桂三钱　川雅连二钱　炮姜二钱

上药如法炮制，籼米粉糊丸如桐子大，每服二三钱，清晨米汤送下。

某。昨投逍遥散加味，少腹瘕聚痛减，左脉不起，右部迟细，肝胆尚未协调。前法加减。

醋柴胡六分　酒当归二钱　丹参二钱　川断三钱　茯神二钱　制香附二钱　酒白芍二钱　延胡二钱，酒炒　破故纸二钱　木香一钱　蒲黄炙生地三钱　炒丹皮二钱　炙草五分　广木香五分　茺蔚子三钱　藕节二枚　川朴一钱

以上出自《费伯雄医案》

徐镛

郡城侯姓妇年三十有八，因元宵夜游，行走太劳，归即小产。医者皆以其胸腹有块，用逐瘀成法，每剂必加炮姜，俱未有效。后虽停药，而骨节如焚，积块愈大，小便艰涩，热痛异常。至三月初始延余诊，已奄奄一息。诊其脉沉伏之极，隐隐难寻，予固知其阴虚阳盛，但日期多延，宜用缓治。初投复脉减去姜、桂，神气稍安；继投丹溪大补阴丸，诸恙悉减；终投《本事》虎杖汤，积块平复，淋痛皆除。不及一月，饮食大增而全愈。

《医学举要》

张锡纯

邻庄刘氏妇，年二十五岁，经血不行，结成癥瘕。

病因：处境不顺，心多抑郁，以致月信渐闭，结成癥瘕。

证候：癥瘕初结时，大如核桃，屡治不消，渐至经闭后则癥瘕浸长。三年之后大如复盂，按之甚硬。渐至饮食减少，寒热往来，咳嗽吐痰，身体羸弱，亦以为无可医治待时而已。后忽闻愚善治此证，求为诊视。其脉左右皆弦细无力，一息近六至。

诊断：此乃由经闭而积成癥瘕，由癥瘕而浸成虚劳之证也。此宜先注意治其虚劳，而以消癥瘕之品辅之。

处方：生怀山药一两　大甘枸杞一两　生怀地黄五钱　玄参四钱　沙参四钱　生箭芪三钱　天冬三钱　三棱钱半　莪术钱半　生鸡内金钱半，黄色的捣

共煎汤一大盅，温服。

方解：方中用三棱、莪术，非但以之消癥瘕也。诚以此证廉于饮食，方中鸡内金固能消食，而三棱、莪术与黄芪并用，更有开胃健脾之功。脾胃健壮，不但善消饮食，兼能运化药力使病速愈也。

复诊：将药连服六剂，寒热已愈，饮食加多，咳嗽吐痰亦大轻减。癥瘕虽未见消，然从前时或作疼今则不复疼矣。其脉亦较前颇有起色。拟再治以半补虚劳半消癥瘕之方。

处方：生怀山药一两　大甘枸杞一两　生怀地黄八钱　生箭芪四钱　沙参四钱　生杭芍四钱　天冬四钱　三棱二钱　莪术二钱　桃仁二钱，去皮　生鸡内金钱半，黄色的捣

共煎一大盅，温服。

三诊：将药连服六剂，咳嗽吐痰皆愈。身形已渐强壮，脉象又较前有力，至数复常。至此虚劳已愈，毋庸再治。其癥瘕虽未见消，而较前颇软。拟再专用药消之。

处方：生箭芪六钱　天花粉五钱　生怀山药五钱　三棱三钱　莪术三钱　怀牛膝三钱　潞党参三钱　知母三钱　桃仁二钱，去皮　生鸡内金二钱，黄色的捣　生水蛭二钱，捣碎

共煎汤一大盅，温服。

效果：将药连服十二剂，其瘀血忽然降下若干，紫黑成块，杂以脂膜，癥瘕全消。为其病积太久，恐未除根，俾日用山楂片两许，煮汤冲红蔗糖，当茶饮之以善其后。

邑城西韩氏妇，年三十六岁，得产后癥瘕证。

病因：生产时恶露所下甚少，未尝介意，迟至半年遂成癥瘕。

证候：初因恶露下少，弥月之后渐觉少腹胀满。因系农家，时当麦秋忙甚，未暇延医服药。又迟月余则胀而且疼，始服便方数次皆无效。后则疼处按之觉硬，始延医服药，诊治月余，其疼似减轻而硬处转见增大，月信自产后未见。诊其脉左部沉弦，右部沉涩，一息近五至。

诊断：按生理正规，产后两月，月信当见；有孩吃乳，至四月亦当见矣。今则已半载月信未见，因其产后未下之恶露，结癥瘕于冲任之间，后生之血遂不能下为月信，而尽附益于其上，俾其日有增长，是以积久而其硬处益大也。是当以消癥瘕之药消之，又当与补益之药并用，使之消癥瘕而不至有伤气化。

处方：生箭芪五钱　天花粉五钱　生怀山药五钱　三棱三钱　莪术三钱　当归三钱　白术二钱　知母二钱　生鸡内金二钱，黄色的捣　桃仁二钱，去皮

共煎汤一大盅，温服。

复诊：将药连服六剂，腹已不疼，其硬处未消，按之觉软，且从前食量减少，至斯已复其旧。其脉亦较前舒畅，遂即原方为之加减俾再服之。

处方：生箭芪五钱　天花粉五钱　生怀山药四钱　三棱三钱　莪术三钱　怀牛膝三钱　野党参三钱　知母三钱　生鸡内金二钱，黄色的捣　生水蛭二钱，捣碎

共煎汤一大盅，温服。

效果：将药连服十五六剂随时略有加减，忽下紫黑血块若干，病遂全愈。

说明：妇女癥瘕治愈者甚少，非其病之果难治也。《金匮》下瘀血汤，原可为治妇女癥瘕之主方。特其药性猛烈，原非长服之方。于癥瘕初结未坚硬者，服此药两三次或可将病消除。若至累月累年，瘕瘕结如铁石，必须久服，方能奏效者，下瘀血汤原不能用。乃医者亦知下瘀血汤不可治坚结之癥瘕，遂改用桃仁、红花、丹参、赤芍诸平和之品；见其癥瘕处作疼，或更加香附、延胡、青皮、木香诸理气之品，如此等药用之以治坚结之癥瘕，可决其虽服至百剂，亦不能奏效。然仗之奏效则不足，伤人气化则有余。若视为平和而连次服之，十余剂外人身之气化即暗耗矣。此所以治癥瘕者十中难愈二三也。若拙拟之方其三棱、莪术、水蛭，皆为消癥瘕专药。即鸡内金人皆用以消食，而以消癥瘕亦甚有力。更佐以参、芪、术诸补益之品，则消癥瘕诸药不虑其因猛烈而伤人。且又用花粉、知母以调剂补药之热，牛膝引药下行以直达病所，是以其方可久服无弊。而坚结之癥瘕即可徐徐消除也。至于水蛭必生用者，理冲丸后论之最详。且其性并不猛烈过甚，治此证者，宜放胆用之以挽救人命。

以上出自《医学衷中参西录》

巢渭芳

蒯信盛妻，年甫四旬，连产九女，因气滞血瘀，少腹结有癥块，月事不匀，正月来舍诊之，至七月中旬，未见显效，彼仍静心调摄，不嫌缓耳。渭芳觉有愧颜。所进皆以温经调肝，一日复诊毕，陡然意有所得，加入杏仁、延胡索、白芥子，服后其块顿下，犹如红白布带，长约八寸许，乃去芥子等，宗原意气血并调，至十月怀孕矣。此妇之恒心调治，非朝秦暮楚者所能望其项背也。

《杂渭芳医话》

吴鞠通

乙酉八月三十日，王室女，二十岁。肝郁结成癥瘕，左脉沉伏如无，右脉浮弦，下焦血分闭塞极矣！此干血痨之先声也。急宜调情志，切戒怒恼，时刻能以恕字待人，则病可愈矣。治法以宣络为要。

新绛纱三钱　桃仁泥三钱　广郁金三钱　苏子霜三钱　旋覆花三钱，包　归横须三钱　降香末三钱
公丁香一钱五分　煮三杯，分三次服。

九月初四日：服前药四帖，六脉沉伏如故，丝毫不起。病重则药轻，于前方内加川椒炭三钱、良姜三钱。

再用化癥回生丹早晚各服一丸，服至癥瘕化尽为度，三四百丸均未可定，断不可改弦易辙也。

十月十七日：癥瘕瘀滞，服宣络温经药二十二剂，化癥回生丹四十余丸，业已见效不浅，脉亦生动，经亦畅行。药当减其制，化癥回生丹每早空心只服一丸，效则不必加，切戒生冷猪肉介属，可收全功。

新绛纱三钱　丹皮五钱　广郁金二钱　香附三钱　旋覆花三钱，包　归横须二钱　降香末二钱　广皮二钱　苏子霜一钱五分　煮三杯，分三次服。此方常服可全愈。

《吴鞠通医案》

红杏村人

刘右，产后瘀浊，淋沥未楚，误投兜涩之品，致令肝气郁结，凝瘀成块在于脐旁之右，耕冲作痛，按之形大如掌，甚至上犯作呕，下乘为泻，脾胃并受其戕。已延一载，日益增剧。饮食减损，肌肉瘦削，脉弦数苔薄白。肝胃失和，留瘀内阻，异得信水流通方吉。

附子　肉桂　白术　焦芍　茯神　归身　枣仁　香附　川斛　青皮

又覆：证逾一载，右脐旁之结癖绵绵作痛，始仅小如梅核，其后癖日形大，痛日益剧。近日癖大如掌，犯胃上逆，纳减便溏，中无砥柱。脉虚数苔白微糙。昨进温中泄结，颇获小效，仍宗前法接进。

参　苓　甘术　附子　肉桂　炮姜　赤芍土炒　青皮　川斛

又覆：连进温中和瘀、柔肝升降法，其脐右之结癖颇就平贴，痛亦稍减，不得不谓佳征。第胃纳未加，便仍不实，反复转变不足恃也。脉虚数舌白不化，良由中阳不振，升降无权，宜

建立中州，旁动四轴。

　　参　术　苓　桂　白芍土炒　炮姜　木香　乌梅　肉果　饴糖　炙草

《医案》

曹沧州

　　某右。腹瘕带下，神疲胃不醒，痰吐白沫，近日胁痛甚剧，有妨咳嗽行动，气营两病，脏阴悉亏，理之殊非易事，药石之外，须慎饮食，多怡悦，方觉奏效。

　　人参须　怀山药　盐半夏　杜仲　香谷芽　西洋参　云茯苓　淡木瓜　清阿胶　台乌药　制首乌　归身　丝瓜络　金樱子

《吴门曹氏三代医验集》

孔继菼

　　故佃郎姓之妻，为其子妇求治。曰：媳年二十，新产月余，忽发热，小腹硬疼，一块条长粗过于臂，横卧阴股，痛如囊锥，手不可触，行坐俱废。白脓点滴，自小便注下，日夜呼号，求赐怜拯。问能饮食否？曰：连数日不能进矣。问二便何如？曰：俱卧而下，不敢蹲立故也。问产后曾病否？曰：小病数日，已用药得愈，此病出月乃发，发辄痛，日甚一日。予为踌思。问汝媳旧曾有病否？曰：未嫁前曾闻有积聚，娶后渐胖壮，至今亦不大瘦。予曰：是矣。乃为立案书方曰：此厥阴肝经与任脉之证也。盖足厥阴由内股入阴中，上抵小腹；任脉起关元，主胞胎，下抵阴器。经曰：任脉为病，男子内结七疝，女人带下瘕聚。又曰：足厥阴之病，妇人小腹肿，男子𤺄疝。此病在男为疝，在女为瘕。裹大脓血，在肠胃之外，宜桃仁承气下之，然非引经药引入两经不可。但恐新产之后，气血虚弱，不任频攻，服一二剂，再为斟酌可也。既立案，适有客至，见之曰：病发产后，安知非败血未尽，稽留作楚，而云旧病乎？曰：若系败血，产后一月之中，久已作痛发热矣，何待安然三十余日，乃骤发大疼，且白脓自何而来，败血岂能复化？此必脓血俱有，特血结而难出，脓溃而易流，故点滴下注，究之其所谓脓者，非脓，乃脂也，即千金所谓脂瘕也，不应作败血治。即系败血，桃仁承气亦不误。曰：乌有癥瘕在腹，而能胎孕者。曰：多矣。亦顾其病之轻重，人之强弱何如耳。若结聚适在胞宫，经且将不流，安能复再育？或不在胞宫，而结聚深重，周身气血，尽将阻闭而为病，其人日益瘦损，亦无生子之理。若邪聚本浅，其人又壮，则所伤不过一二经，久之，而结者自结，行之自行，并此一二经之气血，亦曲流旁折而归于正经，是病已自成窠囊，不能肆行阻碍，何为不孕？曰：若然，则未孕之先，正旺邪当自退，此病何以不下？临产之时，胎下路亦甚顺，此病何又不下？迟至月余何也？予曰：未孕之先，正自正，邪自邪，各不相干，又无药以驱之，病何由下？临产之时，胞宫开张，只有儿出之一路，重墙复壁隔病于外，又何由下？其迟至月余者，谅亦本非定期，大约受孕之后，胎形日大，病为所挤，不能不动，渐渐离其窠囊，渐渐伤其根蒂，特有余地自存，旁络未断，故牵连未遽下耳，及出月以后，气血充足，离窠之病，不能复归故处，而脏腑膈膜之外，气血流畅，转运充沛，又不容余孽偏安，故下抵小腹，横卧阴间也。若不速为驱逐，痛不能食，能延几日？故必用疏排之药，一使坚者溃，软者流，乃可寻络入隙，透入肠胃，自寻出入。非矜奇眩异，而为孟浪之治也。逾二日，郎姓舁其妇来曰：药服二剂，病大减轻，饮食亦进，求一诊视，尚可再下否？予诊其脉，沉部不弱不滞，浮部尚觉盛大。曰：此病尚有外感，前日为何不言？因问小腹之块尚存乎？曰：较前为小，存者尚多。问泻几次？曰：五六次，血块白脓与粪俱下。问汝始发热时，曾头疼、身疼否？曾作渴否？曰：不甚作疼，惟小腹疼甚，前日亦渴，今不渴矣。予曰：此其外感也轻，故不甚觉，又兼小腹疼甚，何暇顾及头身？今块虽未尽，而脉无滞机，无弱象。无根之病，不现于诊，正气未虚，犹堪再下，驱之易为力矣。惟外感尚在，切不可忽，若肆行推荡，外邪入里，生死转不可知。遂仿佛大柴胡立方，佐以异滞之品。曰：此药平稳，多服数剂，倘不效，异日再来。其后数日不至，闻已全愈矣。

郎姓之妇诣予求诊，同来者其小姑也。问何病，其小姑曰：自临月当产，恐有不测，求一诊视，并决产期之远近。予曰：异哉！产固妇人之常，有何不测？远近之期，渠当自知，何劳予决？观渠形体，虽似重身，面色青暗，兼带浮肿，纯是病象，其中殆有别故，不实言，吾不能为汝诊也。两妇固求，且言曩佃予家，吾其故主也。乃诊之，见六脉涩结，不充不匀。谓之曰：此非胎脉，乃病脉也，何以云当产？其小姑乃曰：实不敢瞒，渠腹中之物，乃巨鳖也，形已成矣。目下上至胸，下抵股，旁撑两胁，阔长如此，将来如何能下？渠昼夜忧恐，寝食俱废，愿求良法，以拯其死。予曰：汝何以知其为鳖？曰：有善揣者，谓周围边锋棱棱，尽是鳖边。予曰：此必师婆巫妪狡语吓人，妇女之受其愚者多矣。汝勿以为信，现在脉来涩结，腹中俱是病块，安得指为活物？且产鳖育怪，亦古有之事，然在腹中，必不能如此之大，而又活动如常胎，今汝腹中之物动乎？曰：不动。可以知其非鳖矣，顾证由何起？安得结滞如此之甚？曰：向来胎孕不固，三月必堕，此番又有坠征，血已见矣。以年近五十，求子心急，连用固药，兼以黏米作粥，勉强止住，不料日复一日，变成此证。予曰：若然，亦易治，吾为汝立破积之方，攻而去之，然须知汝腹中俱是癥瘕病块，非鳖也，亦并非胎，勿惧，切勿悔。书方与之。时有亲友隔壁坐，暗笑半日矣，二人去乃纵声矣。因谓予曰：癥瘕满腹，君何以断以易治？予曰：其病本系强成，结必不固，形势过大，必非尺属血证。断以易治，先安其心，其心安则其气顺，饮食一进，病自易为矣。曰：因胎致病，何以知其非证，强成之说，何谓也？予曰：人情无自求病之理，其不能不病者，非外邪之暴侵，则内因之渐积，其浅深轻重，皆难以悬断。若此妇者，本可以不病，而一病致此者，胎欲堕而固挽之，无暴感之邪，无渐积之因，所以谓之强成也。然其人为惯于堕胎之人，气血先自不固，而其胎为将堕未坠之胎，根蒂料已早伤，徒以涩药腻物闭其出路，故留而未下耳，夫旧血流畅，新血不能不生，旧血阴凝，新血不能不聚。又幸其人年近五十，天癸将绝，应行之血能有几何？其所以充胁满腹者，血聚而闭其气，气激而鼓其血，欲出无门，欲止无根，故上下四旁，俱见充塞也。究之充塞之处仍是气多而血少，若块然尽是死血，则荣卫不行，脏腑不通，其人之死于痞闷已久矣，宁有今日乎？且其脉来涩结，有迟意而无数象，其中必不热，气搏血聚，无热以灼之，则必无干燥枯涩难下之块，所以断为易治也。若俱以形求之，则彼坚结膨膨亨，岂特治不易治，亦岂有可生之理哉？曰：此义确乎？吾将觇之。予曰：医亦理也，揣度势，理则如此，若是攻之不动，而脾胃先不能支，则亦未易驱除矣，要之凭理论证，即证析理。此妇之病，岂得与他妇之积同议哉？盖他妇之积结于深处，而气从外行；此妇之病，散在浅处而气从中运。他妇之积既已作嗽、作热，而端倪犹未尽呈；此妇之病不能变热、变寒，而棱角先已全露。故其形愈大，其势愈薄，其外弥坚，其中愈溃。若以峻药攻之，如摧枯拉朽耳。吾以其脉属不足，未肯与用峻药。姑俊其服后，视其下与不下，再为斟酌，此时犹未可确然断定也。逾二日其小姑以前方来曰：药服二剂，下死血一二升，病遂全消。

方予之往于王君家也，骑前谓予曰：室人之病，受赐多矣。昨内弟满，以妇病不育，托予求治，予惮君烦，未遽许也。然距此密迩，可奈何？予曰：令亲病属何证？曰：癥瘕。自闺中已有此病，今结褵八载矣。予曰：瘦损已甚否？曰：室人常见，殊不为瘦。予曰：是尚可治。乃偕往。比至，骑前令面诊。脉涩不匀，色带青黄。曰：是真癥瘕，共有几处？月事犹顺乎？常发热否？其姑曰：块共三，一在小腹，两在胁下；经行不顺，至则腹疼，间有闭时，惟热不常发，亦不常止，时轻时重，历年皆然。予曰：此所以能至今日也，若常发大热则难言矣。然此病已自成疆域，阻碍气血在半通半塞之间，不去之，岂惟不育，终将为害。乃订方用破块活血之剂。病家兼请清热。予曰：清热乃治阴虚之法，非破块之法也。夫阴虚之极，其热如炎如焚，不清阴何以复？此病虽云发热，而脉不数，热必不甚，特以病势内阻隧道，气血壅遏，故郁而为热耳。病去而气顺，热必自清。若于破逐药中，复加清凉之品，寒凝气结，反多稽留，病去终无时矣。病家唯唯。如方服数剂，块不动，再加之，块仍不动。予曰：此根深蒂固之病，非汤液所能窥也。易汤以丸，服月余病渐下，脉亦渐匀，病色则大退矣。盖自服药之后，饮食倍进故也。满私问子曰：病下皆白物何也？予曰：古人论此，原有青、白、赤、黄之不同，名亦纷纷，以愚度之，结于血分者，色紫而间带赤黑，结于气分者，色白而间带青黄。此病惟结于气分，故不甚碍经脉。虽然，血分亦有之，以经行作疼且有闭时故也。特结在气分者，浅而易动，故先下；在血分者，深而难拔，故未开耳。曰：近来经行亦顺矣。予曰：若然，血分之积亦动，可更购一药，服之必大下。为指其处，购三服，病果大下，块减可三分之一。复购复服，间以前药，块日减削。后两月余，予在王骑前家，满往问曰：室人自服药后，两次经行色正，且顺，今逾期矣，忽绝不至何也？骑前曰：得毋孕乎？曰：家人亦以为孕，有相似者。予曰：若然，君太孟浪，此胎必坠，气血虚不能固也。然坠乃君福，不坠反害。满讶曰：何也？予曰：尊夫人之病，以予料之，不过才去其半耳，余者尚多，若坚结把持，牢不可动，将来胎成之后，转动不易，临产之时，出路多梗，是产难在所不免，一害也；若伤残不固，连者易断，日后胎形长大，势必撑离故处，儿出转折，亦将撞断系络，此时病随儿出，满腹受伤，必有血崩之危，二害也。具此二害，福乎！祸乎？然已至此，前丸药必不可用，再待月余，以观真假可也。满诺。时十月下旬也。过岁见之，曰：真矣，丸药幸未再服，将来当何如？予曰：吾为治之，至时相招未晚也。其后大产，果病随儿下，血溢不止，急招予，予在平阴，觅人往请，被阻不得通，乃延他医。医见发热，曰：产后伤寒也。投以汗剂，遂加喘满。比予自平阴返，而其病已不可为矣。适遇骑前，谓之曰：此病不治，胡遽至是，是治之适以误之也。骑前曰：彼自急于育耳，治而育，复育而危命也，夫何尤？呜乎！予不言，人固不及知也，其果命也与哉！

以上出自《孔氏医案》

曹颖甫

曹右，初诊：经事六七月不来，鼻衄时作，腹中有块，却不拒按，所以然者，鼻衄宣泄于上故也。阙上痛，周身骨节烘热而咳，此病欲作干血，以其体实，宜桃核承气汤加味，上者下之也。

川桂枝二钱　制川军三钱　枳实二钱　桃仁泥四钱　生甘草钱半　牛膝二钱　全当归二钱　大白芍二钱

二诊：骨节烘热已减，咳嗽亦除，癥块已能移动，不如向之占据一方矣。服药半日，见效如此，非经方孰能致之？

川桂枝三钱　枳实三钱　当归三钱　制川军四钱　牛膝三钱　白芍三钱　桃仁四钱　甘草三钱

常熟鹿苑钱钦伯之妻，经停九月，腹中有块攻痛，自知非孕。医予三棱、莪术多剂，未应。当延陈葆厚先生诊。先生曰：三棱、莪术仅能治血结之初起者，及其已结，则力不胜矣。吾有药能治之。顾药有反响，受者幸勿骂我也。主人诺。当予抵当丸三钱，开水送下。入夜，病者在床上反复爬行，腹痛不堪，果大骂医者不已。天将旦，随大便，下污物甚多。其色黄白红夹杂不一，痛乃大除。次日复诊，陈先生诘曰：昨夜骂我否？主人不能隐，具以情告。乃予加味四物汤，调理而瘥。

以上出自《经方实验录》

周镇

荣姓妇，年五十九岁。丁丑十月三日诊：肿胀青筋绽露，且有痕气在腹，脉左弦右濡。气忿则阻水通行，邪湿入脾，不易图治。

甘松一钱　青皮钱半　大腹皮三钱　连皮苓五钱　泽泻三钱　车前子六钱　制香附三钱　乌药三钱　京三棱三钱　莪术三钱　橘荔核各三钱　玄胡三钱　麦芽五钱　鸡内金五钱　蜣螂一对　五香丸一钱

禹余粮丸三钱，分早晚二次服。另远志肉五钱、蝼蛄（去头，研末）三枚、茅根二两，煎汤送服。五剂。秋石代盐。并以外治：甘遂、大戟、莪术、炙乳香、没药、水荭花子各一钱，研末，放痕上，以膏药贴之。溲便均如黄脓，腹软筋潜矣。

《周小农医案》

刘民叔

宁波吴孝宝君，现住上海市嵩山区淮海中路宝康里第五十一号。其夫人杨梅芳女士，年五十七岁。据云小腹久感不适，至一九五一年六月，始赴西医处，几经检查，诊断为子宫癌，皆云无药可治，须施镭锭，以经济困难未果。延至一九五二年二月三日，始求夫子诊治。（下略）

初诊：一九五二年二月三日。小腹坚满痛，宫癌扩坠出于阴道口，漏下赤白沃，别有污水淫淫下。咳逆上气，虚羸不足。大便不实。

方用：茅山苍术四钱　生白术四钱　黄芪五钱　阿胶二钱　茯神三钱　枣仁三钱　象皮二钱　乌贼骨四钱　升麻一钱　蛇床子二钱　甘草一钱

二诊：五日。服前方两剂，颇安适。

方用：茅山苍术四钱　生白术四钱　潞党参五钱　黄芪五钱　阿胶二钱　象皮二钱　乌贼鱼骨四钱　升麻一钱　小茴香一钱　蛇床子二钱　甘草一钱

三诊：七日。肠胃渐和，小腹渐柔。宫癌仍扩坠出于阴道口。

方用：茅山苍术四钱　生白术四钱　潞党参五钱　当归五钱　阿胶三钱　象皮三钱　乌贼骨四钱

升麻一钱　龟板五钱　蛇床子二钱　甘草一钱

四诊：九日。

方用：茅山苍术四钱　生白术四钱　潞党参五钱　当归五钱　阿胶五钱　象皮四钱　升麻一钱　卷柏二钱　白芷一钱　藁本二钱　甘草一钱　蛇床子二钱

五诊：十一日。

方用：茅山苍术四钱　生白术四钱　潞党参五钱　当归五钱　阿胶五钱　象皮四钱　升麻一钱　卷柏一钱　赤石脂二钱　甘草一钱　蛇床子二钱

六诊：十三日。赤白沃减少，污水亦少，不复淫淫下。

方用：茅山苍术四钱　潞党参五钱　当归五钱　阿胶三钱　线鱼胶五钱　象皮五钱　萆薢二钱　卷柏二钱　赤石脂三钱　禹余粮四钱　龟板四钱

七诊：十五日。

方用：茅山苍术三钱　潞党参五钱　当归五钱　阿胶三钱　线鱼胶三钱　龟板胶二钱　麋角胶二钱　象皮五钱　赤石脂三钱　覆盆子三钱　禹余粮四钱

八诊：十七日。

方用：茅山苍术三钱　潞党参五钱　当归五钱　阿胶三钱　线鱼胶三钱　龟板胶二钱　麋角胶二钱　象皮五钱　赤石脂二钱　白石脂二钱　禹余粮四钱

九诊：十九日。痛止，眠安，咳平。

方用：茅山苍术三钱　潞党参五钱　当归五钱　阿胶三钱　线鱼胶三钱　龟板胶二钱　麋角胶二钱　象皮五钱　灶心土三钱

十诊：二十一日。

方用：茅山苍术三钱　潞党参五钱　当归五钱　阿胶三钱　线鱼胶三钱　龟板胶二钱　麋角胶二钱　象皮五钱　乌贼骨五钱　石榴皮二钱　灶心土三钱

十一诊：二十三日。虚羸渐复，赤白渐净，宫癌不复坠出阴道口，污水止。

方用：茅山苍术三钱　潞党参五钱　当归五钱　阿胶三钱　线鱼胶三钱　龟板胶二钱　麋角胶二钱　象皮五钱　石榴皮二钱　菟丝子三钱　灶心土三钱

十二诊：二十六日。

方用：茅山苍术三钱　潞党参五钱　当归五钱　阿胶三钱　线鱼胶二钱　龟板胶二钱　象皮四钱　熟地黄五钱　山茱萸二钱　酸枣仁二钱　南枣、桂圆、荔枝各五枚

十三诊：二十八日。

方用：茅山苍术三钱　潞党参三钱　阿胶五钱　线鱼胶二钱　龟板胶二钱　象皮四钱　熟地黄五钱　牡蛎五钱　女贞子三钱　南枣、桂园、荔枝各五枚

十四诊：三月二日。赤白沃已净，子宫安，绝伤续。

方用：茅山苍术三钱　阿胶五钱　线鱼胶二钱　龟板胶二钱　象皮四钱　熟地黄五钱　仙鹤草三钱　旱莲草三钱　酸枣仁三钱　南枣、桂圆、荔枝各五枚

十五诊：四日。

方用：茅山苍术三钱　阿胶五钱　线鱼胶二钱　龟板胶二钱　象皮四钱　熟地黄五钱　仙鹤草二钱　乌贼骨五钱　肉苁蓉二钱　南枣、桂圆、荔枝各一枚

十六诊：六日。大便实，饮食增，肌肉肥健，轻身健行。

方用：茅山苍术五钱　阿胶五钱　线鱼胶二钱　麋角胶二钱　象皮四钱　熟地黄五钱　乌贼骨五钱

千年白二钱　藁本二钱　南枣、桂圆、荔枝各五枚

十七诊：八日。病人云已痊愈，服此方后，不再来诊可乎？师曰：可。

方用：茅山苍术五钱　阿胶三钱　线鱼胶二钱　龟板胶二钱　麋角胶二钱　熟地黄五钱　乌贼骨五钱　白芷二钱　黄芪四钱　南枣、桂圆、荔枝各五枚

附明白丸方、存心堂集验方，治妇人阴蚀恶疮败疽，赤白沃漏下。解毒气。利精神。

明矾　白及

上药等份，分别为末，称准合匀，炼蜜为丸，如黄豆大，即"明白丸"也。每日食前服一丸，病重者酌加，嚼化白开水送下。

《鱼楼医案》

张汝伟

王右，年三十八，常熟。肝肾两亏之体，冲任失固摄之权，大崩小漏。业已连绵三月，多方无效，近则少腹滞痛，腹中有瘕块，如饭碗大小，上攻。背部形寒，带下色黄如冻，下半身已不能动弹，溲便任其自流，一阵痛来，汗流如雨，发直而厥，逾时始醒，一日数次，姑拟温运理气、柔肝疏泄之法，不可再用止涩。

淡吴萸六分　当归身三钱　小茴香一钱，同炒　酒炒川芎一钱　制香附　炒白芍　半夏曲各三钱　佩泽兰　青陈皮　广郁金各钱半　佛手花一钱　醋煅瓦楞四钱，先煎

本证始末：此常熟会元坊王某之妻，患崩下，又漏下，已三月有余。症状情况，已详列于当时方案之中，但此方仅服二剂，竟能漏止带少，痛定，瘕块化为乌有，三日后，即来门诊调理，自治妇人疾以来，未有如斯之奇效也。

方义说明：大凡病之有形者，如已成之带，已积之瘀，必先通而后止，此证止涩过甚，有如江河之溃块，上方乃不可因势利导之法。内醋煅瓦楞一味，能柔肝降逆，颇有用意。总之女子之病，以肝为先天，用药不离肝，所以能见效者，即在此也。

《临证一得》

陆观虎

刘某某，女，40岁。

辨证：癥瘕。

病因：贪食生冷，肠胃虚弱，心脾气亏。

证候：腹块痛硬，不移日大，心悸气短，大便次多，纳少。脉沉细。舌质红，苔微黄。

治法：养心脾，理肠胃。

处方：茯神9克　远志6克　木香6克　荷梗6克　扁豆衣6克　六神曲9克　山楂炭6克　苦参6克　吴茱萸6克　黄连6克　焦稻芽15克　苏梗6克

方解：茯神、远志补心气。木香、荷梗、苏梗行气宽胸。扁豆衣、六曲、山楂炭、焦稻芽健脾以理肠胃。黄连祛寒火止痛以减大便频多。苦参利窍逐水，生津止渴。

二诊：

证候：腹块痛止，大便止而又泻，心悸气短已减。脉细。舌质红，苔微黄。

处方：按前方去焦稻芽、六神曲、山楂炭、苦参，加陈皮6克、大腹皮9克、黑豆衣9克、炒枣仁6克。

方解：陈皮宽胸利气。大腹皮消胀利水，炒枣仁宁心安神，黑豆衣健脾利湿。

张某某，女，31岁。

辨证：癥瘕。

病因：肠胃虚弱，食积不化，气郁凝集。

证候：右腹有块，跳动作痛，脘脐痛，纳少，便燥秘难下。脉沉数。舌质红，苔浮白腻。

治法：消食润燥，调气理血。

处方：苏梗6克　通草3克　陈皮6克　路路通5个　丝瓜络6克　木香3克　夏枯草9克　大腹皮9克　当归身6克　白芍6克　瓜蒌仁皮各6克

方解：苏梗、木香、陈皮宽胸调诸气。通草、路路通、丝瓜络通经活血。在腹皮消胀利水，当归身、白芍养血和血。夏枯草破瘀散结。全瓜蒌润便宽胸利气。

二诊：

证候：右腹块跳痛已减，脘胀见消，纳食已增，脘脐痛已止，大便见顺。脉细弦。舌质红，苔黄腻。

处方：前方去夏枯草、通草、路路通、大腹皮，加焦稻芽6克、陈香橼6克、代代花3克、保和丸（包）6克。

方解：代代花、陈香橼宽胸解郁，焦稻芽、保和丸开胃化食止痛消胀。

以上出自《陆观虎医案》

叶熙春

某，妇，三十五岁。昌化。阳维为病苦寒热，经旨可据。因阳维近乎营卫，合乎冲任，营卫不和，则气血交错，寒热乃作。又云，任脉为病，男子七疝，女子带下瘕聚。所以寒后左少腹结有血块，带下时见。今届夏令，卧病月余，人颇困倦，必属病湿无疑。常气滞血泣，少腹之瘕痛忽加甚，至今未已。月信数月一度，挟有瘀血而浓液。想冲任阳维既有病于先，经血当行不行，渐成败血于后。败血不行，新血有碍，故经不能准时而下，同时饮食减少，运化失职。血病及气，脏病及腑，病情丛杂，用药难遍。拟方尚希酌服。

抵当丸9克，包煎　丹参9克　生苡仁15克　泽泻6克　青皮5克　木香2.4克　拌白芍5克　茯苓12克　桑海螵蛸各9克　金铃子6克　郁金5克　小茴香5克　拌炒当归9克　香附6克　白术5克

《叶熙春专辑》

施今墨

赵某某，女，46岁。于1954年4月发现阴道少量出血，无任何感觉，即往协和医院妇科，（病历号10277）做活体组织检查。诊断为子宫颈癌2～3期，骨盆组织亦受浸润，已不宜做子宫摘除术，于当年5月深部X线治疗一个半月，后又住院作镭放射治疗，住院十日，全身症状逐渐出现，无力、衰弱、消瘦、阴道分泌增多，大便时肛门剧烈疼痛，以致大汗，痛苦异常，自

此每日注射吗啡两次，以求缓解，患者因惧痛而不敢进食，每日只吃流质，配合葡萄糖、维生素、肝素等注射，如此维持一年，病情愈益加重，身体更加衰弱。

现证：危重病容，形瘦骨立，气息微弱，面色苍白而浮肿，呻吟床第，呼号无力，每于痛剧难忍时，辄注射吗啡针，饮食大为减少，仅以流质维持。舌苔光嫩而有齿印，脉象沉细无力。

辨证立法：积病已久，自未觉察，一旦发作，恙势已重，所谓蚁穴溃堤，积羽折轴，形势已难控制。脉沉细而无力，乃气血俱虚，心力将竭，血液损耗之象。书云："任脉为病，女子带下瘕聚"，先贤有十二瘕九痛七害五伤三痼三十六疾之说，而九痛之中所指阴中痛，腹痛，阴中如虫啮痛，以及仲景："妇人五十所，病下利数十日不止，暮即发热，少腹里急……"等论，均涉及近世所称之子宫癌瘤症状，脉证综合，险象环生，图治非易，先拟调气血，冀减痛楚，未悉能否奏效。

处方：青皮炭10克　盐橘核10克　广皮炭10克　晚蚕沙10克，皂角子10克炒焦同布包　盐荔核10克　川楝子10克，醋炒　炒枳实5克　杭白芍12克，柴胡6克同炒　绿升麻3克　炒枳壳5克　台党参10克　油当归12克　炙绵芪20克　淡苁蓉15克　台乌药6克　紫油朴5克　仙鹤草25克　炙甘草5克

另用槐蘑30克，苏木30克煮汤代水煎药。

二诊：服药三剂痛楚有所缓解，余证同前，而吗啡注射仍不能停，脉象舌苔无改变，再以前方加力。第一诊原方继续服用，加开丸药方。

处方：瓦楞子30克　晚蚕沙15克　牡蛎30克　台乌药15克　酒杭芍30克　柴胡8克　朝鲜参15克　广木香5克　绵芪45克　鹿角胶30克　紫油朴12克　莪术12克　京三棱12克　小青皮10克　白术25克　醋元胡15克　淡吴萸8克　沉香3克　炙甘草27克　酒当归15克

共研细末，炼蜜为丸，早晚各服6克。

三诊：服汤药二剂，疼痛继续减轻，两天来只在大便后注射吗啡一次，葡萄糖及维生素等未停，脉象虽仍沉细，较前有力，精神已显和缓，虚羸太极，不任攻补，希望气血调和，本元稳固，除旧即可生新。

处方：盐橘核10克　青皮炭6克　晚蚕沙皂角子10克，10克炒焦同布包　盐荔核10克　广皮炭6克　炒枳实5克　川楝子10克，醋炒　制乳没各6克　炒枳壳5克　台乌药6克　炒远志10克　云茯苓6克　炒地榆10克　醋元胡10克　云茯神6克　木蝴蝶15克　野于术10克　瓦楞子25克，海浮石10克同布包　杭白芍10克，醋柴胡5克同炒

四诊：服药三剂（二诊所配丸药已开始服用）疼痛大减，自觉较前轻松舒适，已停止注射吗啡，当服完第三剂药后，觉阴道堵塞感，旋即挑出核桃大球形糜烂肉样组织一块，状如蜂房，质硬，饮食略增，可进半流食物，脉象已有起色，光嫩之舌质已转红润，元气已有来复之象，调气血，扶正气，尚觉合度，再从原意治疗，调摄冲任，去瘀生新。

处方：盐橘核10克　炒枳实5克　川楝子10克，醋炒　盐荔核10克　炒枳壳5克　醋元胡10克　青皮炭6克　炒地榆10克　炒萸连各5克　陈皮炭6克　炒远志10克　漂白术6克　云茯苓10克　云茯神10克　油当归12克　威灵仙12克　杭白芍10克，柴胡5克同炒　台乌药6克　五味子6克　炒山楂10克　炙甘草5克

五诊：四诊处方共服三剂，症状继续好转，排便时之痛苦，大为减轻，惟大便中仍有时带血及黏液，阴道分泌显著减少，饮食仍以半流为主，食量增加，葡萄糖等仍继续注射，脉象由沉细转而有力，枯荣肤色已见活润，除继续服用丸剂之外，另备汤剂方随证服用，以冀徐徐图治，并嘱慎自调摄。

处方：青皮炭6克　云茯苓10克　车前草12克　广皮炭6克　云茯神10克　旱莲草12克　盐橘核10克　金铃子10克, 醋炒　蕲艾炭6克　盐荔核10克　醋元胡10克　紫油朴5克　炒枳壳6克　米党参10克　漂白术10克　沉香曲6克, 炒　台乌药6克　杭白芍10克, 醋柴胡5克同炒　半夏曲6克　蓬莪术6克　炙甘草6克

六诊：汤药只服六剂，服丸药半年，葡萄糖注射全停，诸证大为好转，大便已基本正常，便时尚觉坠胀，并无血及黏液，食欲增加，已可吃普通饭，脉象不似以前沉细，略带弦意，舌质基本正常，齿印亦消，脉证参合，病情稳定，或有获愈可能。改处丸方，适当投入培元之品，继续巩固。

处方：①每日早服逍遥丸6克，下午服当归龙荟丸5克，晚服参茸卫生丸1丸。先服十日，白开水送服。②每日早服柏子养心丸9克，午服逍遥丸6克，晚服人参归脾丸6克。继续服十日白开水送服。

七诊：先后服丸药一年，在此期间，偶有大便带血及黏液现象，除感觉坠胀之外，已无任何症状，体重增加，颜面浮肿完全消失，干瘦皮肤已大见润泽，至1957年5月1日能自己下床活动，脉象平和，再更丸方及汤药备用方，于活瘀生新之中，注意恢复体力。

处方：

（1）汤剂：白石脂10克, 赤石脂同打同布包　血余炭6克, 禹余粮10克同布包　冻阿胶6克, 另炖分2次兑服　黑升麻5克　二仙胶6克, 另炖分2次兑服　怀山药30克, 打碎炒　黑芥穗5克　白薏仁18克　台乌药6克　西党参12克　广皮炭6克　云茯苓10克　杭白芍10克, 醋柴胡3克同炒　青皮炭6克　云茯神10克　炙黄芪24克　苍术炭10克　白术炭10克　炙甘草2克

（2）丸剂：元胡索30克　晚蚕沙30克　台乌药30克　蓬莪术30克　威灵仙30克　酒杭芍60克　广木香18克　真沉香12克　木蝴蝶30克　酒当归30克　小青皮15克　京三棱15克　绵黄芪90克　二仙胶60克　陈阿胶30克　软柴胡30克　小枳实30克　皂角子30克, 炒焦　桃杏仁各30克, 去皮尖炒　何首乌30克　炙甘草30克

共为细末，炼蜜为丸，重10克，早晚各1丸，白开水送服。

在此期间，再去肿瘤医院妇瘤组检查，据述宫颈癌已完全治愈，自此每年检查一次，迄今未发现转移病灶及复发现象，现已照常操持家务，从1957年到1964年5月，七年以来定期随访，仍健康如常。

《施今墨临床经验集》

第十二节　女子不孕

任贤斗

任嵩山之女，年三十尚未生育，求种子方药。夫妇人不孕，必是经水不调，而经水不调又必因有病而致，岂有调经种子之呆方乎？须询察病源，以治其本，则经无不调。今食少头昏，面色淡白，脉四至无力，经水先期，乃脾虚阳衰之证。脾虚致食少，阳衰致头昏，经水先期乃脾虚不能摄统之故，宜助阳补中，与温胃饮加附子、仙茅为丸，服一料，经调神壮，越两月怀孕，次年产一子。

温胃饮

人参　白术　扁豆　陈皮　干姜　当归　甘草

《瞻山医案》

王埛

　　越二年，张七兄之女，适吾乡大郎神村宋，数年不孕，月事不以时至，饮食亦少。春间忽患咽痛，人以为感冒瘟疫，凡解毒散风、消火凉血诸药，无所不施，而喉痛如故。张求余治，诊其脉沉而滑，恐喉中肿烂，以箸按其舌而视之，则痰核累累如贯珠。自喉连及上腭，且复如此。乃笑曰，如此不着紧病，乃累赘至是乎。头不痛，鼻不塞，非感冒也；项不肿，喉不闭，非瘟疫也；不渴不热，非火也；不汗不昏，非风也。此乃痰热上潮，结而成疮形，按之软而滑，其痛若口疮。况病者体素肥，痰膜凝结，故数年不孕，月事不至。但去其痰，则血络通，不惟止喉痛，即月事亦当至也。其父喜，急索方，余以芩连二陈汤示之，告曰，二服喉痛自止，再合加味二陈丸一料，时常服之，不半年必更壮矣。病者听之，余亦不问。追戊午春，于宗人处，见张至，急揖谢曰，小女病，诚如君言，今抱子矣，鄙亲家亦极感谢。为之一笑。

《醉花窗医案》

王苏民

　　周香丹令媳，乙卯岁鞠月下旬，痰湿体质，经事愆期，经来腹胀，经行颇涌，色紫多块，白带淋沥，胁气频痛，舌苔滑白，哕恶多痰，大便常泻，出室六载尚未孕育，病在肝脾累及奇经，宜丸药调之。

　　丸方：紫丹参一两七钱　炙甘草七钱　延胡索一两七钱　青陈皮各一两七钱　土炒焦白术一两七钱　湖丹皮炭一两七钱　益母花三两　金铃子一两七钱　台乌药八钱　茺蔚子一两七钱　茯苓三两

　　共研细末，用米泔水泛丸，每服三钱。

　　王稚卿夫人，结婚八年未曾怀孕，月事多缩，来则便泻，色时泛紫，带行晕黄，腰俞作酸楚，眉心及头角时疼，或少腹胀痛，腿干烧生白屑，天寒腿足逆冷，交夏面色晦黄，入夜口咽脱津，有时懊侬无奈，多烦虑、善恼怒，好洁好劳，显然病本在肝，侮及脾胃，久病则病伤营液，累及奇经，恙宜适性怡怀，久延防归损怯。

　　膏滋方：

　　土炒秦归身二两　炒松干地黄一两七钱　紫丹参一两七钱　青陈皮各一两　藕粉炒阿胶一两七钱　土炒杭白芍三两　朱砂青黛染茯苓神各一两七钱　酸枣仁一两七钱　大贝母一两七钱,去皮尖　合欢花三两　甘草水炙远志肉四钱　香附米一两七钱　土炒冬白术一两七钱　湖丹皮一两七钱　玫瑰花一两　茺蔚子三两　淮山药三两　九孔石决明三两,先熬浓汁用西洋参八钱　兴化正二桂圆三两,另熬汁　益母膏三两　收膏，每晚服三钱。

　　煎方，每逢经期预服三帖，经来亦可服。

　　土炒秦归身一钱五分　生白芍三钱　朱茯神三钱　土炒冬白术一钱五分　延胡索一钱五分　卷柏四分　佛手花七分　生赤芍一钱　甘草四分　香附米一钱五分　湖丹皮一钱五分　川楝子一钱五分　九孔石决明四钱,先煎董用候令媳，二天不足，月经期缩，临经腹胀，经少色淡，腰俞酸楚，肢体疲困，常时凄清，结婚八年尚未怀孕，宜丸药调之。

丸方：砂仁水炒透干地黄一两七钱　醋炒抚芎四钱　茯苓三两　益母花二两　川杜仲二两　酒炒赤芍一两七钱　土炒冬白术一两七钱　炙甘草四钱　延胡索三两　玫瑰花七钱　大红月季花一两　酒炒归身三两　紫丹参一两七钱　醋炒香附三两　土炒川牛膝三两　川续断二两　卷柏七钱

红糖水泛丸，每服三钱。

煎方：归身一钱五分　白术一钱五分　炙甘草七分　醋香附一钱五分　川楝子一钱五分　玫瑰花八分　半硫丸四分　赤芍一钱五分　茯苓三钱　紫丹参一钱五分　延胡索一钱五分　芫蔚子一钱五分　菟丝子一钱五分

药前开水送。

以上出自《王苏民先生脉案》

冉雪峰

湖北王某，体质魁梧，然艰于子嗣，膝下犹虚，其爱人某，年虽少艾，从未生育。因时感夹肝郁，就予诊，为处逍遥散加重疏表之品，一剂得微汗，病减，表气通则里气和，复加利膈柔肝疏里之品助之，胸膈闷痛等证亦愈，因询及种子方药。予曰：普通方剂无济，人体有强弱之殊，病状有微甚之别，岂固定一方一药所能泛应。大抵男子之要在固精，女子之要在调经，男女生殖无畸形，精固经调，生育机会即多。病者曰：我经不调，趱前趱后，多带下，愿先生为我调之。予曰：培本与治标不同，非久治不为功。为拟当归内补建中、五子衍宗二方合裁加减，方用：当归、黄芪各三两，桂枝（嫩桂皮肉相连者）三两，白芍六两，覆盆子、车前子、菟丝子各三两，桑螵蛸三两（酒洗），甘草一两，研末，蜜丸梧子大，每服三钱，日二服。每经事至时，诊察服汤药三剂，寒则温之，热则清之，瘀则行之，滞则通之，郁则散之，随其所至，使自宜之。越三月，带下愈，经期准，饮食倍增，精神有加，自后两月经不至，自以为停滞，欲攻之，予曰：脉则两尺不绝，体则神气较旺，似为育麟佳兆、俟一月，达三月时期，即朕兆，再俟两月，达四月时期，即可显著。病者半信半疑，亦姑听之，届三月，腹部似有形，届四月，胎形已著，时或动掣，足月产一男孩，儿体壮健。

《冉雪峰医案》

施今墨

郝某某，女，35岁。十四岁月经初潮，经期无定，时赶前，时错后，结婚十年未孕，近年来，月经每至量极多，只能睡卧不能行动，时有带下，腰酸，身倦，目眩，耳鸣，睡不安，多噩梦。舌质淡，六脉沉细而软。

辨证立法：冲为血海，任主胞胎，冲任不调，经期无定，血海不充，提摄无力，经水量多，更致血亏。经云：女子"二七天癸至，任脉通，太冲脉盛，月事以时下，故有子。"冲任不盈，天癸失调，婚久不孕，缘由是起，拟调经养血，使太冲脉盛，任脉协和，自可怀孕也。先服丸药调理。

处方：每日早服强心丹18粒，晚服玉液金丹1丸。

二诊：服丸药二十日，期间月经曾来，量已减少，血色正常，腰酸，腿痛，少腹不适等证均较往日为轻，拟予汤药四剂，更服前次丸药二十日观察。

处方：生熟地各10克　醋柴胡5克　川杜仲6克　杭白芍10克　川续断6克　酒黄芩15克　当归身10克　酒川芎5克　陈阿胶10克　祁艾叶6克　炒远志10克　鹿角胶10克　炒山萸12克　巴戟天10克　淡苁蓉20克　炙甘草3克

三诊：汤药丸剂共服二十日，月经二十九天来潮，量已正常，白带甚少，腰腹酸痛均减，头晕、目眩、耳鸣、心跳亦大为好转，精神旺健，仍用丸剂治病。

处方：每日早服天王补心丹1丸。午服八宝坤顺丸1丸。晚服参茸卫生丸1丸。

四诊：服药三十日，月经未见，精神极好，前有之头晕、目眩、心跳、耳鸣诸证逐渐消失，食睡均佳，嘱再服丸药一个月。

五诊：又服丸药一个月，情况很好，月经仍未至，遂停药一个月。食后恶心呕吐，畏油腻，喜食酸，六脉均滑，已有怀孕现象，拟和胃止呕法。

处方：砂仁壳5克　玫瑰花6克　豆蔻壳5克　厚朴花6克　旋覆花5克，半夏曲6克同布包　白扁豆25克　野于术5克　青皮炭6克　广皮炭6克　香稻芽10克　炙甘草3克

注：五诊后六阅月，患者生一男孩，因乳汁不下又来诊视，为之处方下乳。

《施今墨临床经验集》

第十三节　干血痨

何书田

潮热干咳，经水断而左胁结癖。本元薄弱，干血劳之象也。夏令防其加剧。

西洋参　炒白芍　地骨皮　甜杏仁　天花粉　炙鳖甲　冬桑叶　香青蒿　川贝母　广橘白

产后两载，癸水不至，时有鼻红、咳嗽，久而不止，火炎咽干，脉象弦细而数。此即干血劳之候也。防吐血。

西洋参　麦冬肉　牡丹皮　制女贞　橘白　川斛　清阿胶　甜杏仁　肥知母　天花粉　枇杷叶

复诊：服前方咳嗽已止，大象安妥，惟经水两载不至，病由产后而起，总以调营通经最善之策。

上肉桂　炒归身　制香附　川芎　怀膝炭　大熟地　炒白芍　紫丹参　丹皮　海螵蛸　月月红

以上出自《簳山草堂医案》

余听鸿

横泾有王姓妇，因其夫私有外遇，不顾家事，有儿女各一，男六岁，女三岁，夫妻反目，吵扰不休，气郁日久，左项坚硬，呕吐腹痛，经阻三月，医皆疑为妊。就余诊之，按脉坚硬而涩，面色青暗无华，断无妊娠之理。彼细述家事。余曰：气血久郁，防延变内热咳嗽，则难治

矣。问其夫偕来否。曰：在寺前买物，使之先来，稍停即至也。其夫来寓。余曰：证由郁怒伤肝，非妊娠，干血劳，难治矣。察其夫面色略变，有彷徨之状，尚有不忍之心。余曰：若能依我三事，尚可挽回，若不能依，延他医治之。其夫问故。余曰：一要三月不出外，在家代其劳。二要顺其性，倘有加怒，不可违拗。三要殷勤服侍汤药，调理饮食寒暖。如能依此，一方可瘥。其夫一一遵之。早服归脾丸三钱，晚服逍遥丸三钱，再用归芍六君汤加二陈、香附、柴胡，一月服十剂，用海蜇、紫菜等做羹食。调理三月余，项间肿硬已消，月事以时下，夫妻反好如初。后偕至余寓，拟一膏方。余见之欣喜。若七情郁证，不顺其性，十难愈一二耳。

《余听鸿医案》

邹趾痕

刘玉成者，在重庆城内贩卖笔墨人也。逊清光绪十六年，玉成之妇，年三十七岁，月经不至半年矣，腹中有硬块，时现时隐。现则腹胀硬，痛剧，瘀热上冲心，则心烦乱欲死，面赤目昏，手心脚心潮烧；隐则诸证不作。食量极少，衰惫困乏。愚曰：此干血痨瘵也。其初因月经当下不下，或下不尽净，余血留中，停蓄为瘀，被肝火之烘灼，始而结为稀薄之黏液，或为软小之涩渣，久则合成大块大团，又久则液干涩竭，大块大团缩小，为干血块，为干血团。以手按其腹中，触指坚硬如石块者，干血成矣。干血既成，每日午正，肾阳上交于心之时，干血块中烈火冲出，直上攻心，则心热如焚，面红耳热，五心潮烧，心中烦躁欲死。午后烈火返回干血块中，诸病悉除。每夜子正，心阳下交于肾之时，干血块中烈火冲出，病状一如午正。因其病由腹有干血坚块而起，故各干血痨。《金匮·妇人杂病篇》第九节曰：妇人之病，因虚积冷结气，为诸经水断绝，至有历年，血寒积结，胞门寒伤，经络凝坚。在上呕吐涎唾，久成肺痈，形体损分；在中盘结，绕脐寒疝，或两胁疼痛，与脏相连，或结热中，痛在关元，脉数无疮，肌若鱼鳞。时著男子，非止女身。此《金匮》原文也。盖言妇人之病，其病因约有三端：曰虚，曰积冷，曰结气。盖血脉贵充悦，而地道喜温和，生气欲条达也。否则血寒积结，胞门闭而经水断绝矣。而其变证，则有在上在中在下之异。在上者，肺胃受之，为呕吐涎唾，为肺痈，而形体消损，病自下而上，从炎上之化也；在中者，肝脾受之，或寒疝绕脐，或胁痛连脏，此病为阴，或结热中，痛在关元，或脉数肌干，皮肤若鱼鳞。有时著于男子，非止着于女身。此病为热中，为阴阳之交，故或从寒化，或从热化也。今观病人，两手皮肤已有鱼鳞，则痨瘵已成，不能治疗矣，请辞而退。妇坚求救治，妇之夫亦再三请求，且致词曰："明知敝内病已不治，非寻常医所能挽救，今以先生，非寻常医可比，故为此或可挽救之请求焉。"愚感其诚。语之曰："请与主人约，此死证也，不治必死，治之或可不死，本无期必之把握。治之而愈，愚不任功，不愈愚不任过。"该夫妇皆允许。愚曰："既蒙信任之专，理当着手治疗。然犹有虑，不可不与主人先告之。今欲治愈此种大病，当先知医有医之责任，主人有主人之责任。如诊察病状，详询病情，斟酌缓急，开方用药，预告饮食宜忌，起居调摄之法者，医之责任也。而遵守医之预告，宜忌不误，调摄合法者，主人之责任也。必也，医与主人，各尽职责，庶几可冀转危为安。倘有一着不慎，以致不救，不惟主人不甘，医亦败兴。再将此病之始因，说与主人知之，必先知始因之误，然后乃知今日救误之目的；必须主人知此目的，方可收同心协力之效。其始因之误者何也？服热药过多，忌食生冷是也。当月经初不至时，俗医必投以热剂，必戒食生冷，此俗医之定例，最不成理由，最瞎说之例也。他们的医书云：血不宜凉。凡一切血病，皆不可投以凉药。他们的医书又说：血之性质，得热则行，得寒则凝。血能流行，则百病不生；血一凝结，则诸病丛集。他们的医书，又设一比喻曰：试观血在肌肉之内，流行不息，倘遇肌肉破损，血溢于外，流在地面，立时凝为血块，此得寒则凝之明证也。这个说法，巧极妙极，易学之极，只要会用热药，便可医一切血病。因为易学，遂把一切俗医，都造成血病禁用凉药的公例了。究其实，医圣之道，哪有这样害人的公例？这个公例，不知害了多少患血病的人。不说远了，只说愚亲眼看见，无法挽救的，也有十几人。民国十三年，愚著有会谭日记，曾将此邪说极力排黜，无如崇尚此邪说者太多，愚一人孤掌难鸣，终不能挽此狂澜。今主人病，亦是受了血不宜凉、忌食生冷之害，今欲于受害无法挽救者而挽救之，请先与主人约，必须破除成见，大胆多食生冷，大胆专服愚方，勿求速效，勿畏艰难。服愚方既多，倘值腹痛且涨，瘀血上冲，壅塞胸胁，瞑眩濒危，不须惊惶，更不可乱投别方，耐心看护，自有转机。此中消息，只在出脏则生，入脏则死，一线之间耳。倘一乱投别方，令大功垂成失败，后悔何及！再有告者，愚医此病的最要宗旨，也有先与主人言明之必要。经云：瘀血不去，新血不生。今病人所以枯瘦柴瘠、不生新血者，因瘀血不去之故也，是故法常攻其瘀血。今瘀血既已结成干硬之巨块，倘贸然攻之，试问坚硬巨块，从何觅巨大之出路？必至痛胀难支，血室破裂而死。因为干血出路计必先投以破瘀之剂，使坚硬巨块，破为细碎砂粒，然后攻之，乃得顺流而下也。然破瘀之药，舍水蛭、虻虫不为功，而水蛭、虻虫，药铺所售之品无效力，因为办药之人，徒具形式，不知用药之宗旨故也。当俟夏月，特派人到四乡农村畜牛之家，入牛栏中，视有飞嘬牛肤之蚊虻，大和小指头者，捕之，去其翅足，以石灰细末保存之，以一千二百个为率，此为牛虻，方可入药。其它虻虫，不足用也。又觅水田中有水蛭之处，水蛭四川名蚂蟥，北平名水鳖，长者五寸六寸，短者一寸半寸，取其一寸半寸者，亦以石灰细末保存之，以一千二百个为率，此一寸或半寸之水蛭，名钻脚蛭，因农人以脚入水中，此等水蛭，便爬在脚上，钻入肉内，噬血故也。若长一寸以上之水蛭，虽捉置脚上，亦不钻脚矣。今药铺所售之水蛭，乃长二三寸之水蛭，此种水蛭，不能钻脚嘬血，安能破瘀？药铺所售之虻虫，不纯是牛虻，乃羼有粪虻、尿虻在内，毫无破血之用。以上各节，主人深信不疑否？果能照办蛭虻否？果能吉凶无悔否？"病人自言："贱病受庸医热药行血之害，造成干血坚癥，无可挽救之病，危殆至此，无人能知从前之非，今蒙一语道破，使我豁然醒悟，方恨受害太深，回头不早，敢不倾心倚任？幸而生，君之赐也。不幸而危，乃前医误，我不敢疑君也。"愚伟其言，于是着手主方，用黄连阿胶鸡子黄汤，加生地、西洋参，服之而安。愚曰：凡治大病，不以小效为可靠，亦不以危殆而生惧，当有坚忍耐苦之决心，临乱不惑之认识。于是或以小柴胡汤加黄连、生栀子，或以竹叶石膏汤加黄连、生地榆，间有心烦躁扰，或胸胁痞满，不能卧反复颠倒之发现，然皆大黄黄连泻心汤，或栀子鼓汤，或大小柴胡汤等方可解，尚无大虑。三四月后，瘀血冲心，心中疼热；热上冲头，则面红目赤；热窜四肢，则手心脚心灼热，心神恍惚。初犹能食，渐至于饥而不能食。病剧时烦躁欲死，手足躁扰，捻衣摸床，昏愦不识人，举家惊惶，愚曰："病本不治，初诊时已言之，徒以请旗之殷，姑且勉力为之，既欲治疗，必经此险，见险而无损，然后乃可脱险。今察此证险象毕呈，尚有一线生机，慎毋乱投别方，当一心一意，倚靠愚方，选派勤慎，晓事妇二人，轮流看护，每日午前十钟，灌药一次，三钟二次，七钟三次，只要药能下咽，便可挽救。"方用桃仁、赤芍、莪术、牛虻、钻脚蛭、生大黄，以降冲气；黄连、黄芩、阿胶、犀角以保心气；西洋参、生地、当归、黄芪以补血益气。第一日，神识稍清；第二日，烦躁不作，手脚安宁；第三日，大便通泻，出黑粪极多，乃能食。又历二个月余，腹痛且胀，有气窜走，上下冲突，愚曰："此痛因愚用破癥之剂，攻破坚瘕，分裂癥块之故，虽痛当耐心受之。"既而痛益勤，既而痛极胀极，愚皆令忍受，病人呻吟曰："痛胀厉害之极，断难忍受。"愚曰："若不忍受，前功尽废。"入夜，更加胀痛，至于昏晕不知人，愚命用食盐二两，吴茱萸、小茴香各一两，地榆、槐花、桃仁、茜草各五钱，研为细末，和匀，入锅内微火炒热，布包四五包，以一包取温度适宜，熨其腹，从上而下，冷则换二包，如法换熨，一刻之顷，则有血块血渣大泻而下，泻一次腹胀腹痛减轻一次，连泻三次，痛胀大减，病人亦大安舒。从此随时皆有瘀血从腹中泻出，病人遂如生产后恶露不尽之情形，设油布于簟褥，病人藉油布而坐。三四日后，瘀下减少，然犹点滴不尽，五六日后，乃无下降之瘀，从此胸腹宽舒，食量大增，月事以时下，遂为无病之人。

论曰：作医难，作医书更难。作医不良，则草菅人命，终其身而害乃止，作医书不良，则造不良之医千百，其书永传，则不良之医永造，其草菅人命之害，遂至于无穷。然愚思俗医之邪说极多，其他种邪说，只能造庸医，不能普及于不知医之妇孺，惟此"血热则行"之邪说，能遍全国，能使家喻户晓，能使妇孺皆知。凡富贵家之妇女，莫不互相严诫曰：经期至，毋食生冷，毋洗浴冷水，毋服凉药。何以若是其普遍也？以其邪说易知易行故也，以其所造之理由，足以蛊惑愚而自智之庸医，又足以蛊惑愚而自智之妇孺故也。其邪说云：血之为性，得热则行，得寒则凝。如是说法，颇近于理，而实无理，庸医无辨伪之知识，又喜其易学，妇孺又喜其易行，于是天下之吐血、衄血、便血、妇女之经期崩带，皆不得服凉药，皆必死于温热行血之公例而不悟，邪说之魄力大矣。再论此证本是死证，因病人求生心切，有虽死不怨之请求，因而姑救之，虽救得生，然已险矣。回忆病人当腹痛且胀，至于昏晕时，未尝不自悔孟浪，几蹈冯妇攘臂之消，至今思之忧有余悸，今而后慎毋为第二冯妇也。

《圣方治验录》

范文甫

林右。干血劳病，大肉未脱，脉证尚调，或有可救。

炙甘草　桂枝　生地　麦冬　阿胶　麻仁　党参　生姜　红枣

《范文甫专辑》

曹颖甫

余尝诊一周姓少女，住小南门，年约十八九，经事三月未行，面色萎黄，少腹微胀，证似干血劳初起。因嘱其吞服大黄䗪虫丸，每服三钱，日三次，尽月可愈。自是之后，遂不复来，意其差矣。越三月，忽一中年妇人扶一女子来请医。顾视此女，而颊以下几瘦不成人，背驼腹胀，两手自按，呻吟不绝。余怪而问之，病已至此，何不早治？妇泣而告曰：此吾女也，三月之前，曾就诊于先生，先生令服丸药，今腹胀加，四肢日削，背骨突出，经仍不行，故再求诊！余闻而骇然，深悔前药之误。然病已奄奄，尤不能不一尽心力。第察其情状，皮骨仅存，少腹胀硬，重按痛益甚。此瘀积内结，不攻其瘀，病焉能除？又虑其元气已伤，恐不胜攻，思先补之。然补能恋邪，尤为不可。于是决以抵当汤予之。

虻虫一钱　水蛭一钱　大黄五钱　桃仁五十粒

明日母女复偕来，知女下黑瘀甚多，胀减痛平。惟脉虚甚，不宜再下，乃以生地、黄芪、当归、潞党、川芎、白芍、陈皮、茺蔚子活血行气，导其瘀积。一剂之后，遂不复来。后六年，值于途，已生子，年四五岁矣。

按：丸药之效否，与其原料之是否道地，修合之是否如法，储茂之是否妥善，在在有关，故服大黄䗪虫丸而未效者，不能即谓此丸竟无用也。

《经方实验录》

冉雪峰

陈镜湖，万县人，半业医，半开药铺，有女年十七，患干血痨。经停逾年，潮热，盗汗，咳逆，不安寐，皮肉消脱，肌肤甲错，腹皮急，唇舌过赤，津少，自医无效，住医院亦无效，抬至我处，困惫不能下轿，因就轿边诊视。脉躁急不宁，虚弦虚数，予曰：脉数、身热、不寐，为痨病大忌，今三者俱全，又加肉脱皮瘪，几如风消，精华消磨殆尽，殊难着手。渠乃为敷陈古今治痨方治，略以金匮以虚痨与血痹合为一篇颇有深意，仲景主小建中阴阳形气俱不足者调以甘药，唐代孙氏又从小建中悟出复脉汤，仲景用刚中之柔，孙氏用柔中之刚，功力悉敌，究之死血不去，好血无由营周，干血不除，新血无由灌溉，观大黄䗪虫丸，多攻破逐瘀之品，自注缓中补虚，主虚痨百不足，乃拟方：白芍六钱，当归四钱，生地四钱，鳖甲五钱，白薇三钱，紫菀、百部各三钱，甘草一钱，大黄䗪虫丸十粒，煎剂分二次服，丸药即二次用药汁吞下。十日后复诊，咳逆略缓，潮热盗汗渐减，原方去紫菀、百部，加藏红花、琥珀末各八分，丸药米酒下。又十日复诊，腹皮急日渐宽舒，潮热盗汗止，能安寐，食思渐佳，改用复脉汤嘱守服久服。越三月，予在高笋塘闲步，在某药店门首见一女，酷似陈女，询之果然，系在渠家作客，已面有色泽，体态丰腴，不似从前尫羸。虚痨素称难治，然亦有短期治愈者。

《冉雪峰医案》

第十四节　热入血室

中神琴溪

医人藤本氏之妻，始患瘟疫，余邪不除者有日矣。神气幽郁，动作乃懒，饮食不进，好在暗处。来见先生告之曰："余周阅《金匮》《千金》诸书方，苟其可当者无不行矣。然卒无寸功，愿烦刀圭，幸赐临之。"先生诊之，脉细而有力，少腹急结，曰："邪已除矣。今所患，唯血室有残热也。医治苟误，恐变为骨蒸。夫骨蒸瘵热者，余虽往往见之，然至其真者，盖稀。多是问切不审，药剂不中，竟误之使然也。子其可忽哉？"即与桂枝茯苓丸加大黄汤，复来曰："诸证虽退，更罹疫痢。厄腹绞痛，里急后重，所下赤白糅然。"先生复诊之曰："鹧鸪菜汤之证也。"与十又三帖，果下蛔虫数条乃愈。

京师间街五条北近江屋，利兵卫妻，伤寒经水适来，谵语若见鬼状，且渴欲水。禁不与，病势益甚。邀先生诊之，脉浮滑，是热入血室而兼白虎汤证者也。即与水木禁，而投小柴胡汤。曰："张氏所谓其人如狂，血自下，血下者愈。虽病势如此，犹自从经水而解。"果五六日全痊。

以上出自《生生堂治验》

吴篪

驾部周象九述女儿月前感冒，适逢经至，客邪治退，惟昼则神清安静，夜则寒热谵语，似成疟疾否？余曰：脉虚弦数，邪气虽退，但元阳虚弱，尚有余热未尽，以致热入血室，非疟也。当服四柴胡饮加山栀、贝母、芍药以培助正气，兼之和解清热，庶可全瘥。

《临证医案笔记》

王孟英

藁砧远出，妇病如狂，似属七情中病，而亦有不尽然者。

陈氏妇，患此月余，巫医屡易，所费既巨，厥疾日增。孟英切其脉，弦而数。能食便行，气每上冲，腹时痛胀。询其月事，云：病起汛后，继多白带。孟英曰：病因如是，而昼则明了，夜多妄言，酷似热入血室之候，径从瘀血治之可也。与桃仁、红花、犀角、菖蒲、胆星、旋覆、赭石、丹参、琥珀、葱白之剂，两服而瘀血果行，神情爽慧。继去桃仁、红花，加当归、元参，服数剂而瘳。

《王氏医案》

林佩琴

危氏。夏初时疫，恰值经断，血海亏虚，壮热陷里，口燥汗多，夜烦不寐。用清化饮加山栀、泽兰、藕汁，清理血分而愈。

胡氏　冬温化热，月信适来，邪热搏血，医用清解。外不甚热，而脐腹胀痛，小水赤涩。用导赤散加红花、桃仁、延胡、车前子，再剂愈。

眭妇。伤寒发热咳呕，右胁刺痛，邪在少阳未解，忽经行，少腹烦懑。医不知热陷血海，且有无犯胃气及中上焦之戒。犹用杏、蒌、谷芽等味，烦懑益剧。仿陶氏加减小柴胡汤，去参、枣，加生地、丹皮、赤芍、郁金、山栀、枳壳，数服而病霍然。

韦氏。温热证烦渴昏谵，脉虚促不受按，此必病中经行也。询之，则初病旬日内再至矣。以泽兰、赤芍、生地、麦冬、山栀、赤茯、连翘，石菖蒲汁、藕汁冲服，先清血分热邪，昏谵已减。后去泽兰、赤芍，加白芍、当归、炙草、红枣，酸甘和血得安。

丁氏。秋间寒热似疟，入暮谵语潮热，少腹满，此为热入血室。用小柴胡汤去参、姜，枣，加丹皮、赤芍、生地、楂肉（生）、归尾，三五剂瘳。

以上出自《类证治裁》

张畹香

世交张鲁封六兄，医学高明，凡戚友中病至棘手，延至立法即愈。一媛尚在室，患温邪多日不愈，邀治。舌黑燥，神呆，脉滞大。予认为邪入心包，当用犀角地黄，鲁翁对以业已服过。或剂轻之故，再议以大剂，不应。予又诊，细问工妇，病中曾经走经否？对以十余日上至，服主人药。予知其必不用医通法也。于是以舌黑为津液之涸，肾水之干。耳聋者，水不上升也；神昏者，精不上交于心也；两腿不能自移，衣服著肌肉即大叫痛者，为血分之亏也。用吴氏《温病条辨》下焦篇中复脉汤加减，内大熟地用至八钱，炙甘草用至六钱。鲁翁嫌手笔太重，予谓其书谓甘草不应加至一两，曾经得效多人，竟用之一剂即知。鲁翁竟以此汤日进，不过十余日，全愈。

道光庚戌六月，水澄苍王元通一妇患温邪六七日，适逢经至，予为道贺，即用前法。其本家有知医者，谓通经当用温药，改为炮姜、红花等剂。经即停，叫掷烦躁，一夜即死。

范姓一室女，父母皆亡，患暑热，予治。一日予诊脉两手皆洪大，而两尺尤大，疑天癸之至，询工妇，出入三次答以无事。予以暑热太盛，用白虎汤，至晚痉厥。始知其经果至，因室女怕羞，嘱其勿说，遂致不救。

同治壬戌，避难乡间。有一妇患疫八日，经至，又四日，邀治。速用前法。讵乡间赴市较远，药末入口，而经已停，遂致神昏不语，痉厥不治。

以上出自《医病简要》

李铎

彭氏，产后七天，感风寒，寒热如疟，脉弦数，此热入血室，非血虚发热也。黄龙汤主之。
党参　柴胡　黄芩　赤芍　当归　甘草
加姜、枣，水煎服，一剂知，二剂已。

《医案偶存》

吴达

辛巳仲秋六日，有宁友屠云甫，谓久安里朱秀宝者，青楼中翘楚也，近得奇疾，请诊之。至则见其仰卧，两人坐于傍，而各执其手，面微红，唇赤色，吻时时辟翕如呓物状，两手时一跃，或左或右，跃则目珠上窜，舌时伸出而自笑。问之则谵语昏沉，但云有人压我。诊其脉，两关搏指，尺寸皆微。舌心苔浊而黄，舌尖红润，口不喜饮。询知前夜偶发寒热，挑痧后即成此证。余以为挑痧不过略伤营血，何至于是？再询知病前一日，天癸已行，今尚淋漓不绝。予曰：是矣，此乃邪入血室也。随定一方与之，令连服两剂。诘朝往诊，病人正在酣睡。侍者云：进药至二剂，即诸病退而熟卧矣。诊脉尺寸已起，天癸未止，改用和中养血，调理而安。

《医学求是》

姚龙光

吉安康文卿，开隆昌木号，其夫人二十余岁，五日节因多食糕稷椒姜，而患温证，又服医家香窜大热之药，遂身热无汗，腹痛胁胀，胸闷吐血，人事昏沉，语多谵妄，手足搐搦，大便不通，小便赤涩，日轻夜重，躁扰不寐。王升甫为迓余治，诊得左脉弦数，右脉滑数，其神如痴。问曰：经水何如？曰：初病经水便来，现尚未止，共来六日矣。余曰：此温病热入血室而兼食积也。为用柴胡一钱半，黄连一钱，全瓜蒌一两，青蒿、山楂子、麦芽、赤芍、丹皮、生地各三钱，枳壳、元明粉各二钱，令与煎服。或言太寒，瓜蒌、黄连各减一半，服后热减，复诊时升翁私以告余，余曰：热邪重极，血分大伤，血燥津枯，大便如何下达？今用瓜蒌八钱，余仍旧，一剂果大便畅行，热退神清，惟腹胀尿赤，右脉仍滑数，此食积未行也。为去柴胡、半夏，加酒曲五分，又两剂诸证皆愈，安寝如常。又为易方调理。

《崇实堂医案》

柳宝诒

景。接到手书，阅悉一切。令婶母之病，因郁而起，适值经来，则病之涉乎营分者，可想而见。寒热夜发，汗出齐颈。在热入血室者，本有是证；惟仲景所论，主以小柴胡汤，乃伤寒之邪，此证或因温邪，或因郁热，逼入营分，因热蕴而经行，因经行而热陷。病之路径与伤寒同，而致病之邪则异。治是证者，可以师仲景之法，而不可执仲景方也。至阳脱阴虚两层，除头汗外，与别项见证，均不相符，可无论也。询寒热作于酉戌，退于寅卯，邪之涉于阴分，已可概见。汗出于头，颈下无汗，乃热入血室之见证；况病起而经候适行，尤与证情相合。仲景从少阳立法，而以小柴胡汤为主方，原欲从阴分提出所陷之邪故耳。此证本非伤寒之邪，则师其意，当变其方。拟从少厥两经，泄热退邪，俾郁热渐清，则头汗自渐少矣。悬揣之说，未识当否？尚希高明酌采。

鲜生地_{生姜打汁，连渣同生地拌打，和炒微黑}　紫丹参　炒丹皮　嫩白薇　香青蒿　东白芍_{酒炒}　淡黄芩_{酒炒}　生甘草　牡蛎　茅根肉

加减：前案云额汗，如汗在额，而不及胸后者，乃阳明病，当加知母；若小便清利，大便黑者，专属瘀热而设，当加桃、泽、延胡之类。方中鲜生地改用小生地亦可，姜酌减少。

吴。寒热初来，经水适至。四五日来，足冷不温，热势夜甚无汗，唇颧俱赤，舌苔红浊，脘痛下掣腰脊。此邪机乘虚内袭营络，而中焦之暑湿，郁而不宣。病机转折甚多，故屡淹缠，更有变幻。拟方清营达邪，疏泄中焦，俾得渐次外达，庶免痉蒙之险。

鲜生地_{豆豉打}　带叶苏梗　丹皮　杭菊　泽兰叶　山栀　木香　郁金　连皮茯苓　豆卷　金铃子　川朴　茅根

二诊：前与清泄达邪，足能渐温，寒热较轻。惟里郁之邪颇深，未能一律外达，且邪机留于营分，更多周折。刻下寒热往来，头晕且痛，邪气有从少阳而出之势；舌绛苔浊渐燥，唇红而焦，胃中有化燥之象。拟方从少阳阳明疏邪泄热，仿大柴胡汤而小其制。

细柴胡　青蒿　带叶苏梗　凉膈散_包　丹皮　鲜生地_{豆豉打}　鲜佛手

三诊：入夜热甚谵语，齿缝出血，头痛偏左，烦躁恶心，汗便两室。邪机不从外解，燔灼营分，波涉厥阴。倘再不从气分面解，即有痉蒙之虑。拟方专从营分疏邪清热。

鲜生地_{薄荷打}　丹皮　白薇　蒺藜　连翘　细川连　黑山栀　杭菊　淡酒芩　苏叶　竹茹茅根

四诊：温邪内郁，不得疏达，汗便不通。脉象两关弦数，左手尤甚，头痛偏左，舌绛苔黄。浊蕴于中，风火上炎。唇干齿黑。拟方且与清泄肝胃，观其动静再商。

黑山栀　杭菊　生锦纹　羚羊角　丹皮　薄荷　蒌皮元明粉打　淡芩　生枳实　竹茹　茅根肉

五诊：汗便虽得未畅，外发之热，因之得减。各恙均平，而里伏之邪，尚未一律外达，还宜从里疏达。

鲜生地豆豉打　黑山栀　淡酒芩　豆卷　杏仁　苏叶梗　生枳实　蒌皮元明粉炒　竹二青　茅根

以上出自《柳宝诒医案》

方耕霞

石。向病经行腹痛，今寒热来时，经不期而至，至而即停，于见寒热加重，腹痛晕厥，厥痛相连一候，诸药罔效。脉弦而大，舌腻罩灰，痛在脐上脘下，扪之拒按。思湿热伏邪，往往结于太阴膜原之分，阴土为湿所困，地中之清阳不升，肝木因而被遏，气折不能宣畅行血，即为凝滞。肝邪乘胜来贼，脾气益见窒塞，往来之热，痛厥之势，宁有止期乎！此热入血室之变者，议苦燥以开湿热之伏，辛甘以畅肝木之遏，更佐血药以通之，淡渗以降之，使湿热化而瘀滞通，厥痛庶几有所缓解也。

小川连三分　炙山甲　通草各一钱　生姜　上肉桂各三分　淡芩一钱　红花　桃仁　鳖血拌柴胡各一钱半

二诊：痛势减半，厥势不作，但往为之热犹不已也。舌苔灰黑转甚，血室之凝滞虽松，湿热之上泛方盛。仍昨意佐以苦温泄满。

前方去红花，加川朴八分。

三诊：痛平厥止，寒热亦轻，舌灰未化，湿热欲退未退也。迎刃之势已成，且勿懈怠。

前方去山甲、肉桂，加姜半夏一钱半、川桂枝四分。

四诊：寒热退尽，灰苔亦化，知饥思谷，邪去胃醒矣。宜化湿和中。

前方去川连、桃仁，加陈皮、谷芽。

《倚云轩医案医话集》

邵兰荪

盛陵蒋。热入血室，疹斑稍现，舌黄滑，脘闷，大便泻痢，微热。势在重险，宜清解。防厥。六月廿一号丙午初七日。

贯众二钱　碧玉散三钱,荷包　大豆卷三钱　小青草一钱　原滑石四钱　赤苓四钱　连翘三钱　通草钱半　银花三钱　炒枳壳钱半　省头草钱半　引活水芦根一两

二帖。

又：血舍已清，泻痢较差，脉濡数，舌黄，呛咳，微热不清，胸前发斑白痦。宜清解为主。六月念四号丙午初十日。

淡竹叶钱半　银花三钱　省头草钱半　桔梗钱半　京川贝二钱　赤苓四钱　广郁金三钱　大豆卷三

钱 碧玉散四钱，荷叶包 小青草一钱 通草钱半

清煎二帖。

又：泻痢已差，身热亦退，脉濡细，脘腹胀闷，咳逆宜治。防变。七月四号丙午二十日。

桔梗钱半 枳壳钱半 新会皮钱半 白前钱半 川贝二钱 赤苓四钱 广郁金三钱 蔻壳钱半 佩兰钱半 通草钱半 谷芽四钱 荷叶一角

三帖。

史介生评：伏热由阳明而陷入血室，血下则阳热上浮，而神识不清，语言谵妄。张仲景屡有刺期门之训，因期门是肝经之募，泻其热而通其经，则汗得遍身而蓄热外泄，下血自止而谵语自已。此案治法，虽不宗小柴胡汤之例，而悉遵仲景无犯胃气及上二焦之戒，仍以清热利窍，俾郁热外泄而疹斑透现，确是良方。但肝经之热，恐难速解，故防劫液动风而变痉厥，幸其郁热渐由大肠而自寻出路。惟初方既用碧玉散，则滑石可以去之。第三方若再注重清解，庶免久咳之累。

《邵兰荪医案》

王堉

同谱弟李晓圃，以茂才得广文，后随其堂兄裕州牧理幕事。裕州多得其力，后其堂兄以捻匪滋扰罢任，晓圃随后任守城出力，保举五品衔。辛酉回介，与余往来甚契。一日余至其家，适其侄在座，似有所求。晓圃代白曰，舍侄因侄孙妇病甚危，已阅十数医矣。愈治愈甚。而此时尚不知何病，拟请大兄一视，果不可为，好备一切。余以至好随入视之，见病者蒙衾侧卧，形如露骨鸡，而面唇甲爪俱白无色。即曰，此血脱象也，得毋产后乎。其母在旁曰，自四月小产后至今不起数月矣。因私计曰，此血大虚之证，用圣愈汤当有效。细视其头面，血络带紫色而棱起，又疑其血分有热，诊之，则六部沉数，左关肝坚欲搏指。乃顿悟曰，此暴怒伤肝，热入血室之候。其人必性情素暴，此病因忿怒而生，此时必两胁胀痛，目赤耳鸣。且土受木克，脾经大虚，脾虚则肺亦伤，当时而喘嗽，时而泄泻，时而发热，时而心惊，虽非痨瘵，相离不远。赶紧施治尚有转机，若再迟延，恐无及也。病者就枕点首，妪婢亦以为然。出而告晓圃，大家皆称快，因以加味逍遥散合左金丸并处之。告曰，虽不全愈，亦当有效，四服后再视也。越五日，遇晓圃于酒市，问之，则病人不愿服药，缘家务不齐，晓圃亦只听之而已。

同谱王丹文，续弦至四而仍病。始以为不礼于姑，郁证也。请阴雨苍茂才治之，用逍遥散或效或否。月余又请李笛仙茂才治之，问其癸水不至者两月矣，始疑是孕，继觉其非，以瘵治之，用十全大补汤加桂、附，初服则可，继服而热增矣。迁延之久，无计可施，专车迎余。诊之脉细数，而肺部尤兼滑象。告曰，此热入血室证也。初因少阳感冒而起，宜小柴胡汤加生地、丹皮等，以凉其血，则病当愈。阴之逍遥尚近理，李之桂附，则真阴本虚，又加热药以熬煎之，是油沃火也。此时必喘咳并作，午后发热，头目昏晕，精神倦怠。解外感，则外感已散；清内热，则真金久为销铄，恐无效也。丹文急请一方，乃以东垣拯阴理痨汤进。告曰，服后当有效，然此病总以癸水为主，癸水至则可治，若癸水不至，虽效亦无益也。越两日，丹文来喜曰：服兄药凡两剂，病已减半，再服可乎？余曰：可再服两剂，再看可也。又两日，迎余去，诊之，数象稍变，而虚弱特甚。惟肺部火不退，乃易以人参救肺汤。三服后，丹文又迎余，问其癸水

仍不至，乃辞焉。……午月末，余由定回介，问之，则四月中已殁矣。

以上出自《醉花窗医案》

张锡纯

张温卿之夫人，年三十余，住南皮。

病名：热入血室，变子宫炎。

原因：据述前因恒觉少腹切疼，英医谓系子宫炎证，用药数次无效。继乃谓此病如欲除根，须用手术剖割，将生炎之处，其腐烂者去净，然后敷药能愈。病人惧而辞之。后至奉又延日医治疗，用坐药兼内服药，稍愈。至壬戌夏令，病寝寝增剧，时时疼痛，间下脓血。至癸亥正初，延愚诊治。

证候：疼处觉热，以凉手熨之稍愈，上焦亦时觉烦躁。

诊断：脉弦而有力，尺脉尤甚。此系曾受外感，热入血室。医者不知，治以小柴胡汤加石膏。外感虽解，而血室之热未清，下陷子宫，阻塞气化，以致子宫生炎，浸至溃烂，脓血下注。

疗法：用金银花、乳香、没药、甘草以解其毒，天花粉、知母、玄参以清其热，复本小柴胡汤方义，少加柴胡提其下陷之热上出，诸药煎汤，送服三七细末二钱，以化腐生新。

处方：银花三钱　乳香一钱　天花粉三钱　玄参六钱　甘草钱半　没药一钱　肥知母四钱　川柴胡一钱　参三七二钱，研细　药汤送服。

次诊：疼似稍轻，其热仍不少退。因思此证原系外感稽留之热，非石膏不能解也，遂于原方中加生石膏一两，后渐加至二两。

效果：连服三剂，热退强半，疼亦大减。遂去石膏，服数剂，渐将凉药减少，复少加健胃之品，共服药三十剂全愈。

廉按：子宫生炎，患处必红肿热痛，延久则溃烂，亦必兼下脓血。现今专科，多从淫毒证治，外用洗法，内用龙胆泻肝汤，重加土茯苓为主。此案悟到热入血室，血聚成炎，熏灼既久，浸至溃烂流脓。方用解毒清热，化腐生新，痛虽稍减，而外感稽留之热仍不稍退，必加生石膏一二两，伏热大退，而痛亦大减，益见热入血室之原因，确有特征。

《全国名医验案类编》

何拯华

许寿山君夫人，年三十四岁，住南池。

病名：热伏肝冲。

原因：内因肝郁络瘀，外因立夏后天气暴热，伏热自内而发。

证候：一起即壮热自汗，渴不恶寒，两胁窜疼，少腹尤灼，气上冲心，心中痛热，饥不欲食，食即呕酸。

诊断：脉左弦涩，右弦数，舌紫暗，此热伏于冲脉血室之中，而瘀留于肝膜孙络之间也。

疗法：通络化瘀，理冲泄热，仿曹仁伯清宣瘀热汤加减。

处方：真新绛二钱　广郁金三钱，原枝磨汁，分冲　冬桑叶二钱　盐水炒丹皮钱半　旋覆花二钱　拌

左金丸一钱，包煎

先用活水芦笋一两、鲜茅根二两、鲜葱须二分，三味煎汤代水。

次诊：两剂后，气冲、胁疼、自汗、呕酸渐止，而外凉内热，少腹尤炽，神呆少语，或妄见如狂，脉仍如前，舌转紫干，此由伏热与瘀互结，血得热而愈形胶固，热附血而愈觉缠绵。辗转筹思，惟有仿喻西昌进退法，进则前方加光桃仁二钱、醋炒生川军钱半，退则前方加白薇三钱、归须一钱，姑服各一剂，以消息之。

三诊：先服进法一剂，即行大便一次，其色或黄或黑，或溏或结，神识转清，狂妄即止。次日续服退法一剂，神识渐昏，间发狂妄，脐旁冲脉按之动跃而坚，脉舌尚无更变。再将进法原方，加酒炒生川军钱半、鲜生地汁（分冲）二大瓢。

四诊：一剂后，腹中大痛，宿瘀畅行，其色紫黑如酱。大便后，自汗肢冷，晕厥一次。脉转沉弦而软，舌转淡紫而润，腹灼渐轻，冲动亦底。姑仿三甲复脉意，潜阳育阴之中，加人参以扶正气，珠粉以镇心神。

四方：生鳖甲四钱，打　左牡蛎四钱，生打　细生地三钱　太子参一钱，秋石水炒　生龟甲四钱，打　陈阿胶一钱，烊，冲　生白芍四钱　原麦冬二钱，辰砂染　清炙草八分　伽楠香二分，冲　清童便二瓢，冲　珍珠粉二分，药汤调服

五诊：连投三剂，晕厥即止，冲亦不动。惟少腹灼热，减而不净，两胁似胀非胀，两腰似酸非酸，胃能渐进米汤，脉转弦软微数，舌色渐转嫩红，此血液虽已大亏，而冲脉尚有余热未清也。治以育阴养血为君，略佐活络清冲以调理之。

五方：陈阿胶钱半，烊，冲　白归身一钱　东白薇三钱　真新绛一钱　细生地四钱　生白芍四钱　紫菀花二钱　生橘络七分

先用鲜藕肉四两　小京枣四枚　煎汤代水。

六诊：四剂，忽然宿瘀畅行二三次，少腹两旁发现紫黑纽疹，然后积瘀伏热，始得一律肃清。胃已日进稀粥，神气渐振，脉来虚小，舌亦红活，当于养阴之中，兼扶正气以善后。

六方：大生地三钱　生白芍三钱　潞党参二钱，米炒　霍石斛一钱，白毛，先煎　白归身钱半　陈阿胶钱半，烊，冲　北沙参三钱　广橘白络各五分　生藕肉四两　青皮甘蔗四节，切碎

效果：连服八剂，胃健消谷，精神复原而愈。

廉按：瘀热留于肝冲血络之中，则孙络蚕丛，在细微曲折之处，药力不易于疏通，而又不宜于猛剂攻消，只有通络化瘀、理冲泄热之法，缓缓图功。如曹仁伯清宣瘀热汤例，虽为中窾，然必仿喻氏进退法，相机而进，渐次递加，而瘀热始能畅解。益见肝络奇经之证，最为淹缠，治法虽合，难奏速效。第四五六三方，亦皆稳健适度。

《全国名医验案类编》

萧琢如

黄氏妇，年三十余岁，住湘乡。

病名：热入血室。

原因：适月事来，因感寒中断，舁数十里至余馆求诊。

证候：往来寒热，少腹及胁下疼痛如被杖，手不可近。

诊断：脉弦数，舌苔白而暗，即伤寒论热入血室，其血必结，故使如疟状也。

疗法：与小柴胡加归、芍、桃仁、红花、荆芥炭，活血通瘀。

处方：川柴胡钱半　青子芩一钱，酒炒　姜半夏钱半　清炙草六分　当归须二钱　赤芍一钱　光桃仁三钱　片红花一钱　荆芥炭一钱　鲜生姜一钱　大红枣两枚

效果：连服两剂，大便下黑粪而瘥。

廉按：叶氏谓热邪陷入血室，与血相结，必少腹满痛，身体亦重，身之则旁气痹，及胸背皆拘束不遂，轻者刺期门，重者小柴胡汤去甘药，加延胡、归尾、桃仁，挟寒加肉桂心，气滞者加香附、陈皮、枳壳等，去邪通络，正合其病。此案对证处方，虽从经方加减，而却与叶法大旨相同。

邓君之妻，年二十四岁，住湘乡。

病名：热入血室。

原因：小产后患伏热，杂治不痊。检阅前方，皆与证反，势已濒危，其夫仓皇乞诊。

证候：身大热多汗，少腹硬痛，痛处手不可近，溲便皆不通利。

诊断：脉弦数，舌色红而苔白，此瘀血停蓄为患也。

疗法：本宜桃仁承气汤，以病久人困，虑其难于胜受，乃变通用四物汤去地黄，加桃仁、红花、肉桂、醋炒大黄，以缓通之。

处方：归尾钱半　赤芍三钱　川芎一钱　光桃仁二钱　片红花一钱　紫瑶桂五分　醋炒生川军钱半

效果：一剂下黑粪甚多，痛减七八，再剂而愈。

廉按：王孟英谓热入血室有三证：如经水适来，因热邪陷入而搏结不行者，此宜破其血结；若经水适断，而邪乘血舍之空虚以袭之者，宜养营以清热；其邪热传营，逼血妄行，致经未当期而至者，宜清热以安营。此案热入血室，由瘀热互结不行，自应活血通络，以破其结。方用四物汤加减，较之桃仁承气，虽为和缓，而桃、红、桂、军等四味，通瘀亦颇着力，宜其投之辄效也。

以上出自《全国名医验案类编》

丁泽周

刘妇，年二十岁。

病名：喉痧兼热入血室。

原因：肝络伏热，感染喉痧，适值经行之际。前医以其壮热神糊，早投鲜生地、鲜石斛、芦茅根等，甘寒凉遏，而病转内陷。

证候：初起痧麻虽布，麻色紫暗，发热烦躁，梦语如谵，咽喉肿腐，不能咽饮，继则腹中绞痛，少腹结块，大便溏泄，壮热即衰，痧点即隐，谵语撮空，牙关拘紧，痰多气粗。

诊断：脉空数无神，亦不能视其舌色。余断之曰：此温疫之邪，已陷入三阴，血凝毒滞，残阳欲绝，无药可救。

效果：于是晚而殁。噫！前哲谓早投寒凉，百无一生，过用疏散，尚可挽回，益信然矣。

廉按：此因伏热内发，疫毒外激，遂致血热妄行，而经水适来。此时救济之法，当然以疏达透毒、活血通络为首要，遵《内经》火郁则发之例，乃反以阴凝清滋之鲜地、鲜斛，逼疫毒内陷三阴，势必血凝毒滞，内闭外脱，酿成必死之逆候，虽有卢扁，亦望而却走矣。此案可为

擅用鲜地、鲜斛者炯戒。

《全国名医验案类编》

孔继菼

姻戚甄绪楚，知医者也。乃室病温，里热方盛，经事适至，数日而狂，越日狂甚。医以承气汤泻之，大下积粪垒垒，狂不减。更用导痰散，吐痰数升，仍不减，乃延予。予时客于沂，重山间隔，相距百数十里，四日乃至。比至，其病已半月余矣，狂势稍退，而妄言不休，哭笑无时。予细询其始末病情，入诊其脉，曰：此热入血室也。无伤于命，而不能骤瘳，俟经事再行则愈矣。然目下脉来虚大而数，阴气已亏，而邪热犹盛，非清热养阴不可。绪楚曰：前亦疑为此证，自吐下后，曾用小柴胡汤二剂，以病未大减，又其所现之证与方书不尽相符，是以仍归迷途。君何以确知为此证？予曰：以君之言，于发病之次日而经事至。于经尽之次日而狂兆现，不属之此证，复何属？至于病形所著，古书原自不同。有云胸胁下满，如结胸状，谵语者；有云寒热往来，发作有时，如疟者；有云昼日明了，夜则谵语，如见鬼状者；此证胁胀胸满，心下痞硬，下迄脐腹，按之则疼，是血室之邪，随冲脉而上下，已与阳明之经气相搏，则如结胸状一证备之矣。多言不休，或道亡人，疑神疑鬼，忽哭忽笑，是血室之邪，随包络而上攻，正与心主之神明相持，则谵语如见鬼状二证备之矣。忽而身热，忽而身凉，虽无缩作之形，已有寒热之迹，亦血室之邪，内轶于厥阴，外现于少阳，则如疟一证，又备之矣。具一证者，古人已知为血室之证，今诸证具备，而又有凿然不诬之病因，容可舍血室而别寻歧径乎？夫其异于古所云者，古人止言谵语见鬼，而此证妄言骂詈，甚至于手口伤人。古人明云昼轻夜重，而此则轻重无时，甚或昼甚于夜。以此为疑，不为无见。不知此证未病之先，本有积怒，肝经之气横矣。已病之后，火未大清，阳明之热盛矣。两者俱属阳邪，而与血室之热错杂并见，是以谵妄，进而为狂，白日或重于夜，是其所以不同者，兼此二证之故，非血室之病未确也。今但养阴清热，则肝气可以渐平，阳明不至燔灼矣。惟血室之病，深在胞宫，复壁重垣，攻之不易，非借经水涤荡，几于无路可出，此古人之所以又有勿犯胃气及上二焦之说。盖必经事再行，热乃随势以去也。不俟经期，而望其旦夕之就愈也，难矣。曰：证诚如是，亦有显然可据之脉乎？予曰：以予所见，有脉来弦细而涩者，是经未尽而热入，热与血搏，合同为病者也。有脉浮盛而数者，是血已尽而热入，乘虚四扰，热独为病者也。此证之脉虚大而数，已形阴虚之候，不见血结之诊，正是经已尽而始入者，要之循名核实，仍当以证为断。古人于此未尝明著何脉，不宜凭臆妄决也。曰：现在心下硬痛，牵及右股，按之而痛愈甚，其势如抽，何也？予曰：血室者，冲脉之汇。冲与阳明，合于胸前。而阳明之脉，下乳挟脐，过气街，行股前廉者也。血室之热充溢于冲，入于阳明，大经小络，无非热邪弥漫。按其上，而下之鼓胀愈急，一脉之引，呼吸相通故也。绪楚唯唯。予乃以小柴胡汤，合清热养阴之品治之，数日热势大退，饮食渐进，谵妄之形全无，惟语言尚多而已。

方在调理时，其女亦病，无何，而其婢又病。其女为孙缄三子妇，以母病归侍汤药，未免过劳，一病遂剧。诊其脉沉细短数，而身热头痛，口燥咽干，兼以烦满。予曰：此病极似两感，其实发于少阴，古人所谓伏气也。当以少阴立治，导以热邪，从小便泻去，升散解表之药，一毫不可用。若用之，则热邪随药上升，非肿结于咽喉，即血溢于口鼻，甚则气逆喘促，呼吸存亡，危在旦夕矣。转观其婢，脉证悉与主同，遂皆用清热利小便之品，甫一剂，而经事皆至。

绪楚大烦曰：现在一热入血室证，辗转二十余日，尚未全瘳，倘此二证复然，一家鼎沸矣。奈何？予曰：急治勿需时，比经尽，热亦可平，料亦不至轶入血室矣。且血室即有微热，而无他经之热合势交蒸，为害亦不重。惟证发少阴，势非一汗所能解，此处未免费手耳。乃重剂急服，婢先愈，主次之，二病皆全。而前证犹未尽解，直至经行，病乃霍然。

《孔氏医案》

贺季衡

丁女。温邪一候，热逼营分，经事先期，壮热烦扰，无汗气粗，谵妄作恶，舌苔砂黄，尖边干绛，脉小数不应指，两寸不了了。有化燥及厥闭之虑，亟为清营达邪。

鲜生地一两　柴胡梢一钱　香白薇四钱　川郁金二钱　青蒿二钱　黑山栀三钱　粉丹皮三钱　佩兰二钱　益元散五钱，包　炒竹茹一钱五分　鲜藕二两，切

二诊：昨用清营达邪，神识更迷昧不楚，谵妄喃喃，少腹仍拒按，五心烦扰呕恶，舌质红绛，苔黄根灰，两脉虽数，而久取至数俱不了了。可见瘀滞结于下焦，邪热陷入营分，渐传心包，势将生风，而成痉厥。姑以犀角地黄法挽之。

乌犀角八分，先煎　香白薇四钱　川郁金二钱　粉丹皮三钱　鲜生地一两，切　大杏仁三钱　京赤芍二钱　连翘心三钱　炒竹茹一钱五分　鲜藕二两，切

另：至宝丹一粒，化服。

三诊：昨进犀角地黄汤法，泄其营分之邪热，兼进至宝丹，通其神明，今晨神志就清，语言明了，午后又复神迷，舌本强硬，舌心更干，舌根灰黄如故，惟舌苔前半之黄色已脱，脉之至数渐清，而尺尚欠明了。种种见象，乃营分之邪热尚未达出，渐从热化，而神志为蒙也。当守原方更进。

乌犀角八分　粉丹皮三钱　鲜生地一两　鲜石斛四钱，杵　云神四钱　生栀子三钱　童木通一钱五分　香白薇四钱　川郁金二钱　连翘心三钱，朱染　炒竹茹一钱五分　活水芦根二两

四诊：今日大便通行两次，小水亦行，神明又复清了，惟尚乍明乍昧，右脉至数已清，左部反不若昨之明了，舌质更绛，幸舌心干槁已减，营分之邪热尚在初化，虑直犯心包。宜守原方为治。

鲜生地一两　上川连八分　南花粉四钱　生栀子三钱　净连翘三钱　全瓜蒌六钱　乌犀尖八分　玄参心四钱　香白薇四钱　鲜石斛四钱　细木通一钱五分　活水芦根二两

五诊：今日神识仍属或明或昧，谵妄喃喃，傍晚形寒肢冷，旋即微热，迭经数日，舌灰黄前半已退，舌质仍绛赤少津，左脉仍不了了。邪热留伏二阳，传入营分，刻下似欲由二阳而达，否则逆入心包。姑先清营达邪，顺其性而利导之可也。

鲜生地一两，水炮切　香白薇四钱，朱染　云神四钱　瓜蒌皮四钱　黄郁金二钱　香豆豉四钱，水炮同生地合杵　黑栀子三钱　粉丹皮三钱　净连翘三钱，朱染　大杏仁三钱　甜川贝二钱　生竹茹一钱五分　活水芦根二两

六诊：昨进清营达邪、化痰泄热，今日傍晚热退再起，且曾恶寒，幸未几即解；大腑虽略通，但脘下及少腹仍胀满；咳呛有痰，声嘶渐响，神识仍不清，舌复起苔，腻黄且垢。良由邪从少阳外达不果，中上二焦又为痰浊所搏。转以开泄太阴、清化痰热，以冀邪透热解、痰浊下趋。

生石膏八钱　杏仁三钱　桂枝八分　白薇四钱　射干三钱　瓜蒌皮四钱　川贝一钱五分　炒竹茹一钱五分　梨皮四钱　鲜姜衣三分

另：保赤散两服。

七诊：昨于开泄、清化中兼用保赤散两服，药后大便即通燥粪，但少腹更觉拒按；神志较前略清，两脉幸已了了，舌苔黄燥，舌红尖赤，咳嗽多痰，甚则气促如喘，恶寒已罢，身热犹在。可见入营之邪初有外解之机，肺气失降，痰热内踞，腑气仍实。延有虚者愈虚，实者益实之虞。法众脏腑并治，顾阴于未竭之时，以宣白承气汤加味。

生石膏一两　生大黄三钱　杏仁三钱　瓜蒌皮四钱　知母三钱　川贝母三钱　生竹茹二钱　射干三钱　鲜石斛五钱　麦冬三钱　活水芦根二两

八诊：投宣白承气汤加味，药后腑气畅通两次，身热步减，咳痰气促渐少，神志亦渐清，惟少腹犹拒按，两脉数，舌上黄燥之苔已向后退，且略有津润，尖仍红赤。痹阻于上中二焦之痰热初具降化之机，腑踞宿积尚未尽去，津阴耗伤未复。再以原方减其制。

原方生大黄改为制大黄二钱，生石膏改八钱，去射干、竹茹、加海蛤粉四钱、白薇四钱。

九诊：药后腑气又通燥粪一段，少腹拒按渐轻，热已减，痰出色黄，舌上黄浊之苔日化，舌质红绛，津犹未尽复。转用五汁饮为法，以泄热存阴。

梨汁　藕汁　荸荠汁　鲜生地　芦根

先将芦根、生地杵汁，和入前三汁内，再将芦根生渣煎汤，频频与之。

刘女。热入血室，将及一月，表热虽退，汗虽畅，白痦虽透，大腑虽迭通，而病情仍有进无退；耳聋神迷，入夜谵妄，渴不多饮，少腹痞满拒按，脉滑数无伦，舌苔黄垢满布，邪热为痰浊蒙蔽于窍络，积瘀结滞又交搏于中，欲化燥而不得，势有内陷之虑。

生军五钱，后入　桃仁泥三钱　制半夏一钱五分　江枳实一钱五分　鲜生地一两切　川郁金二钱　生楂肉四钱，玄明粉三钱化水炒　上川朴一钱　香白薇三钱　云神四钱　竹沥一两，冲　姜汁三滴，冲

二诊：昨进桃仁承气汤加竹沥、半夏，开化机窍之痰，得下两次，杂有血质，神识虽渐清，谵妄未已，少腹仍有拒按意，脉之滑数已减，舌苔转黄而松，根端尚腻。可见肠胃余蕴未清，中宫痰浊尚未尽化。当此际也，不宜接下。姑为化痰泄热，以导余积。

鲜生地一两，切　法半夏二钱　江枳实一钱五分，炒　川贝母二钱　全瓜蒌六钱　云神四钱　生楂肉三钱，玄明粉三钱化水炒　粉丹皮二钱　香白薇三钱　川郁金二钱　竹沥一两，冲　姜汁两滴，冲

三诊：先进桃仁承气汤，加入开化痰浊之品，得下污秽两次，杂有血质，脐上痞硬已退，脐下仍胀满拒按，幸烦扰谵妄就解，神志就清，耳听亦较聪，惟右脉复数，舌苔灰黄。下焦瘀浊甫去其半，中焦邪热为痰纠结也。当再荡涤其余蕴。

生军四钱，后入　姜川连五钱　全瓜蒌六钱　法半夏二钱　江枳实二钱，炒　川郁金二钱　生楂肉三钱，玄明粉三钱化水炒　大杏仁三钱　粉丹皮二钱　赤苓四钱　炒竹茹一钱五分　藕切片二两

四诊：昨又复予攻下，得下两次，色赤质腻，仍不多，胸腹虽已平软，而少腹仍痞满，舌苔更形腐浊且厚，间有谵语，耳听幸渐聪，脉之数象亦折，不时自汗。可见病久正伤，而下焦之积蕴，方腐化未泄，将来最防虚不可补，实不可攻之害。趁此时机，仍以承气下夺为要务。

生军五钱，后入　姜半夏一钱五分　上川朴一钱　赤苓四钱　炒枳实三钱　大杏仁三钱　炒楂肉四钱　小青皮一钱　全瓜蒌六钱　玄明粉四钱，再后入

五诊：昨又接进大承气汤加味，虽又得利五次，溏结交杂，顾仍不多，脐下及少腹仍胀满，

按之痛，惟耳听渐聪，谵妄已少，自汗已止，舌苔复腻，左脉尚数。中焦痰浊、下焦瘀滞，俱有化机。当为清通导化，仿古人隔二隔三法可也。

生军五钱　全瓜蒌六钱　炒枳实一钱五分　云苓三钱　炒楂肉四钱　制半夏一钱五分　小青皮一钱　大杏仁三钱　正滑石五钱　炒竹茹一钱五分　大荸荠四个　陈海蜇一两，洗淡

六诊：昨为清通导化，仿承气小其剂，得下两次，秽浊倍多于前次，且杂血块一枚，少腹痞硬及拒按俱退，谵妄亦更少，耳听亦渐聪，独脘膺尚仄闷、按之痛，不思纳食，切脉右关尚数。下焦瘀浊虽去，中焦痰浊未清，胃气未和之候。当缓其攻，先为宣中化浊，启发胃气。

全瓜蒌六钱，姜汁炒　法半夏一钱五分　川郁金二钱　旋覆花一钱五分，包　江枳实一钱五分，炒　云苓三钱　炒楂肉四钱　小青皮一钱　炒谷芽四钱　大荸荠四个，杵　陈海蜇一两，洗淡　炒竹茹一钱五分

七诊：从进桃仁承气汤，得下污秽血块后，少腹痞满拒按已退，耳听已聪，谵妄已止，惟脘膺之下尚痞板，腿足痛，胃纳未增，舌苔灰黄而浮腐不实，舌前转白，左脉尚数。足见下焦瘀浊已去，中焦痰浊未清，胃不得和耳。当化浊宣中。

鲜薤白四钱　全瓜蒌六钱　旋覆花一钱五分，包　川郁金二钱　云苓三钱　新会皮一钱　法半夏一钱五分　炒枳实一钱五分　大杏仁三钱　炒谷芽四钱　炒竹茹一钱五分　大荸荠四个，杵　陈海蜇一两，洗淡

八诊：经化浊宣中，阳明腑实及痰热热内蒙之象俱退，独脘膺未舒，舌苔腐浊未脱。守昨意接进。

原方去谷芽，加甜川贝一钱五分。

九诊：胃纳稍增，臀部赤肿作痛，舌苔仍腐白垢厚。中焦瘀滞尚水廓然。原方更增和血通络。

原方去川贝、竹茹、郁金，加赤芍二钱、大贝三钱、橘络一钱、丹皮一钱五分。

十诊：热入血室月余，诸多枝节已解，独脘中仍痞满，拒按作痛，胃纳未开，舌苔灰黄，厚腻满布，下体痛，不能转动，脉之滑大已安。可见血分之邪热已有下夺耐骈，惟中焦之痰滞牢结未化，胃气不得和降耳。再以苦辛通降为事。

上川朴一钱　上川连五分　全瓜蒌六钱　大杏仁三钱　薄橘红一钱　云苓三钱　炒枳实二钱　姜半夏一钱五分　炒谷芽四钱　炒竹茹一钱五分　脾约麻仁丸八钱，布包杵入煎

十一诊：舌上灰白苔大化，后半仍垢浊不宣，大腑欲通未遂，杳不思食。守昨方进步。

原方去川连、谷芽，加莱菔子三钱、川郁金二钱。

十二诊：今日复行干粪两节，通而不畅，仍有坠胀欲便之状，痰略颇多，仍未思食，脉沉分复数，舌苔仍灰白，腐垢满布。余蕴似尚不少，仍以宣中导下为事。

莱菔子三钱，炒　上川朴一钱　炒枳实一钱五分　全瓜蒌六钱　鲜薤白四钱　炒谷芽四钱　薄橘红一钱　海南子三钱　姜半夏二钱　大杏仁三钱　云苓三钱　荸荠汁一两，澄粉冲　姜汁三滴，冲

另：更衣丸二两，开水送吞。

十三诊：黎明大腑又复行两次，纯属燥粪，且不少，脘中胀满拒按俱退，渐知索食知饥矣；舌苔前半亦渐脱，后端尚灰腻，脉之数象大平。据此见象，中宫痰浊尚未尽去，不过不宜再行攻下。当和中化浊，保其胃气，将来能自由腑通最妙。

旋覆花一钱五分，包　法半夏一钱五分　新会皮一钱　炒枳实二钱　冬瓜仁四钱　全瓜蒌六钱　川贝母一钱五分　炒谷芽四钱　云苓三钱　大杏仁三钱　荸荠四个杵　陈海蜇八钱，洗淡

十四诊：大腑迭通之后，胃纳增而复减，痰多涎沫，口舌觉燥，而又不渴，舌苔后端仍灰垢高突，脉之数象已平，惟滑如故。可见阳明痰浊仍未尽去，胃气不和。当再化浊宣中，以和

中胃。

鲜薤白四钱　全瓜蒌六钱　莱菔子三钱，炒　姜半夏一钱五分　大杏仁三钱　云苓三钱　省头草二钱　新会皮一钱　藿香一钱五分　炒谷芽四钱　炒枳实二钱　佛手八分

十五诊：药后又复吐痰，午后能知饥索食，舌苔前半腐白而薄，后端灰腻高突。中焦痰浊余湿初化，原方更入辛通之属。

原方去全瓜蒌、鲜薤白、杏仁、佛手，加厚朴花一钱、保和丸（包）六钱、姜一片。

十六诊：改进辛温开化，脘畅神清，得吐痰浊不少，舌苔灰浊腐白。原方出入。

上川朴八分　姜半夏一钱五分　焦谷芽四钱　新会皮一钱　省头草二钱　莱菔子三钱，炒　白蔻五钱，炒　云苓三钱　炒苡仁五钱　炒枳实二钱　佛手七分

十七诊：痰吐颇多，舌苔灰白垢腻日薄，肠腑积蕴化而未尽。宗昨法增通腑之品。

上川朴一钱　陈橘皮一钱　大杏仁三钱　姜半夏一钱五分　炒枳实二钱　全瓜蒌五钱　干薤白四钱　云苓三钱　泽泻二钱　炒谷芽四钱　脾约麻丸五钱，杵包入煎

十八诊：舌之前半白苔已化，后端尚灰黄，腑未复通，时时欲便。再以润通为主。

油当归二钱　全瓜蒌六钱　泽泻二钱　姜半夏一钱五分　炒枳实一钱五分　炒谷芽四钱　京赤芍二钱　大麻仁四钱　粉丹皮一钱五分　云苓三钱　炒竹茹一钱五分　更衣丸三钱，另吞

十九诊：经治来，各恙俱退，腑气迭通，舌苔灰黄已化，后端之灰垢亦步化，独胃尚未复，间或烦满呕恶，下部肿处略可重按，脉尚数。胃中痰浊未尽，运行未力也。

旋覆花一钱五分，包　云苓三钱　法半夏一钱五分　炒苡仁五钱　陈橘皮一钱　陈橘络八分　京赤芍二钱　泽泻二钱　淮牛膝二钱　大贝母三钱　炒谷芽四钱　姜竹茹一钱五分

以上出自《贺季衡医案》

张山雷

某右。二月底起寒热时病，愈后体虚未复，至四月底婵事如期而至，逮三天未净，寒热作于申酉，热时忽笑忽哭，热退即止，前医重用痰药，然素体柔脆；肤如凝脂，骨骼瘦小，寒药太过，中宫不舒，遂尔停药。嗣后寒热自解，但每觉胸中气室，即两目上视，沉沉睡去而呓语喃喃，常与家眷亡人畅谈不休，似所见无非鬼物，不问昼夜，时且如是。呼之亦不易醒，醒则神志了然，半月以后发作渐密，食饮无多，二便如常而不多，近又婵事按期而临，先有腹痛微微，小腹膜胀，伴见先有紫色，继则如恒，今已第四日，渐以无多而胀痛已安，惟迩日呓语中恒述阃外不及见之人物，无不与目击者一一吻合，已到丧魂景象。今日其翁来校延诊，适就诊者络绎不绝，坐守两句钟同去诊视。适在情醒之时，安坐内室，神清了了，但察其神气兴会全无，言语低小，酷似阴证，面色虽不萎败而凝脂白洁，太乏华采，又似阴精消亡之象。按脉左寸关不见，左关中按弦大有力，但不甚数，尺后隐隐垂长，是心肝两脏之气遏郁不宣，庶乎魂神不安。惟忽笑忽哭起于汛后，恐是热入血室。兹当婵期，议潜镇化痰安神，少添导瘀。

焦蒌皮6克　炒枣仁12克　辰茯神9克　干菖蒲根4.5克　生远志6克　真天竺黄4.5克　大贝母9克　黄郁金4.5克　橘红2.4克　五灵脂1.2克　桃仁泥1.2克　生牡蛎12克　灵磁石9克　玳瑁片9克　青龙齿9克　紫贝齿15克，5味先煎汤代水

《张山雷专辑》

范文甫

某右。温热，月事适至而阻。

生大黄9克　元明粉9克　桂枝4.5克　桃仁15克　炙甘草4.5克　生白芍6克　柴胡6克

《范文甫专辑》

魏长春

徐文宁之妻，年二十四岁。民国十八年三月二十三日。

病名：风温热入血室。

原因：经来一日，适感风温，热邪陷入血室，经行停滞。

证候：潮热颧赤，胁痛呕逆，咳痰白韧，少腹疼痛，体温一百度，神昏谵语，溲短便溏。

诊断：脉象滑数，舌苔黄白腻。脉证合参，病属风温肺炎，热邪陷入血室。

疗法：王孟英曰：经水适来，因热邪陷入，而搏结不行。此宜破其血结，今宗其法，兼以清热化痰开闭。

处方：旋覆花三钱，包煎　鲜石菖蒲二钱　赤芍三钱　桃仁三钱　鲜生地八钱　紫雪丹五分灌　全瓜蒌五钱　淡竹沥一两，冲　苦杏仁三钱　淡豆豉三钱　焦山栀三钱

次诊：三月廿六日。伏温外达，身热颇炽，神识已清，咳嗽咯痰白黏，体温一百零二度。呕逆渴减少腹痛止。脉滑数，舌红润苔白滑。用清肺化痰，兼以凉营法。

次方：桑叶三钱　枇杷叶五片，去毛　玄参八钱　原麦冬三钱　鲜生地八钱　生石膏一两　苦杏仁五钱　火麻仁五钱　炙甘草一钱　全瓜蒌五钱　炙鳖甲八钱

万氏牛黄清心丸一粒，去壳研吞

效果：服药后，热退胃苏，服淡竹沥数日，痰化病愈。

炳按：先病热证，适值经来，热陷血室，经忽停止，尽日明了，入暮神昏谵语，为热入血室。治宜开窍通瘀、清热透邪为要，如本证是也。

《慈溪魏氏验案类编初集》

周镇

张某室，小张巷。己未三月下旬诊：热已月余，下午方作，口渴舌灼，溲黄。脉濡数，舌红尖剥。述知热时鼻灼如烟囱，邪蕴天寒束缚，病者以为劳也。初与桑叶、丹皮、黑山栀、冬瓜子、石斛、银花、知母、黄芩、桑皮、青蒿、郁金、银柴胡、茅芦根，以清客邪。复诊：审知月前身初热，适值经行少而腹病渐作，是邪热陷入血室。另以生蒲黄、五灵脂、玄胡、青皮，研细服，腹痛更甚。三服后，经行如墨，兼有瘀块甚多，经行至翌日，身热陡止，而腹痛未已。以四物金铃子散加香附、苏梗、瓦楞子、没药、泽兰、丹皮、青皮，以清营瘀而理气滞，经畅而诸证均退。

戴右，住惠山，年廿余岁。丁丑四月中旬诊：素有痛经，停经三月。兹则感受湿邪，下午身热已二旬，热入血室，经事行而不畅，右腹作痛。脉滑，苔揩腻白。湿浊挟瘀，防成积聚。

豆卷、川朴、草果、连皮苓、楂肉（赤砂糖炒炭）、青皮、莪术、荔橘核、乳香、没药、青蒿、赤芍、失笑散、瓜瓣、皂荚子（醋炒）、玄胡、乌药，研末，开水调服。二剂。得便宿垢，其痛减半，经亦畅行，惟少腹尚胀，原方增损，续服愈。

管文奎妻，年廿余岁，住城内横街。壬戌八月诊：素性沉郁，与姑勃溪，伏暑外且多气郁，适值经来如无，寒热旬余，热甚气闷。名医严君投白虎加减，转热势不扬，昏沉，脉沉细不起，苔白微黄。某医投开展气湿及玉枢丹，未应。此伏暑兼气郁，热入血室，故脘腹窒闷也。宜清伏邪，泄肝郁，行气滞，通血瘀。青蒿三钱、黑山栀二钱、丹皮二钱、金铃子三钱、玄胡三钱、郁金三钱、射干八分、香附二钱、苏梗二钱、丹参三钱、五灵脂三钱、益元散（荷叶包）三钱。另血珀五分、伽楠香一分、藏红花二分、龙涎香五厘、鸡内金（炙）一具，研末冲服。复诊：服二剂，转为疟疾，是厥阴之证由少阳外达也。前方去蒿、栀、苏、射，加软柴胡六分、黄芩钱半、旋覆花三钱、蓬莪术三钱。并嘱觅善针者刺期门穴。服二剂，疟止，诸恙若失。

孙氏女，青山湾。乙卯四月寒热夜甚，神识不清，谵语恚怒。脉数而滞，舌红苔黄。询知少腹作痛，适值经行甚少。温邪内蕴，有热入血室之征。疏方豆卷、青蒿、荆芥、苏梗、泽兰、丹参、木通、山栀、泽泻、大腹皮、益母、楂炭、郁金。复诊：热仍暮炽，经行仍少，神情依然，夜则谵语，苔黄口苦。加干漆炒川连、玄胡。另用血珀、辰砂、郁金，研末，热昏时冲服。热轻神清后，虽略有起伏，不浃旬而安。此方川连用干漆炒，张路玉常用之。雷少逸云："热入血室，其左脉必盛。"按如右脉盛，涎潮喘急昏糊，有先化其痰、后治其血结者；与经适断而邪乃乘虚，以及热邪传营迫血妄行，致经未当期而至者，二证治法迥异。

以上出自《周小农医案》

刘民叔

上海大木桥人七十三岁老处女姓陈，现住本市常熟区襄阳南路三百八十三街九十三号。其螟蛉子锦鑫之妻金爱丽，于一九五一年八月二十八日入广慈医院三等病房三十三床，住院证第一六五零号。在下午十一时三十分产一男孩，由潘恩年医师接生，发给出生报告单一纸，"胎次：第一胎。生产情形：顺产。产前检察：有四次。婴儿状况：很好。产母状况：产后精神状态异常。"据锦鑫及其母妹云；产后第三日下红白痢，第六日治愈，但寒热未清，第七日院方说须再住一天，急往探视，第八日晨九时出院。自加家后，日益严重。初，在发病前一月间，曾发红疹白瘖；败血淋漓，迄今不净。（鼎按：产褥热？）经同街十九号陆洪海介绍，求师诊治。陆固两次病狂，皆为夫子治愈者。

初诊：一九五一年十月三日。小便癃闭不通，少腹隆起，神志错乱，独语如见鬼状不得眠。脉数。舌赤。裤有血迹。

方用：云母石一两　生石膏一两　生地黄一两　龙胆草一钱　紫草一钱　桃仁二钱　水蛭二钱　虻虫一钱　大黄一钱　蝼蛄一钱　鼠妇二钱　蟋蟀三钱

二诊：四日。癃闭通，少腹平，独语不息，日夜不眠。

方用：云母石一两　生石膏一两　生地黄一两　蟋蟀三钱　桃仁二钱　水蛭二钱　虻虫一钱　大黄一钱　蝼蛄一钱　鼠妇三钱　蚯蚓四钱

三诊：五日。神识渐清，二便畅行。

方用：代赭石一钱　生石膏一两　生地黄一两　丹参三钱　桃仁二钱　水蛭二钱　虻虫一钱　大黄一钱　鼠妇三钱　蚯蚓四钱

四诊：七日。渐能睡眠。

方用：代赭石一两　生石膏一两　生地黄一两　郁金三钱　桃仁二钱　水蛭二钱　虻虫一钱　大黄一钱　鼠妇三钱　白芍药三钱

五诊：十日。

方用：代赭石一两　云母石一两　生石膏一两　生地黄一两　桃仁二钱　水蛭一钱　虻虫一钱　鼠妇一钱　大黄五分

六诊：十三日。

方用：代赭石一两　云母石一两　生地黄一两　桃仁二钱　水蛭一钱　虻虫一钱　菊花五钱　龙胆草六分　生大黄五分

七诊：十七日。眠食皆安，但有时尚胡言乱语，作狂家举动耳。

方用：代赭石两　云母石一两　生地黄一两　桃仁二钱　僵蚕三钱　水蛭一钱　虻虫一钱　菊花五钱　龙胆草六分

八诊：二十二日。语言清，狂象平。

方用：代赭石一两　云母石一两　生地黄一两　菊花五钱　水蛭一钱　虻虫一钱　甘草一钱　阿胶二钱　南沙参三钱

九诊：二十八日。

方用：云母石一两　生地黄一两　南沙参一两　菊花五钱　水蛭一钱　虻虫一钱　甘草一钱　阿胶二钱　红枣五枚

十诊：十一月四日。

方用：云母石一两　生地黄一两　南沙参一两　菊花五钱　阿胶二钱　甘草一钱　红枣、荔枝、桂圆各五枚

《鲁楼医案》

施今墨

李某某，女，32岁。病历四日，发热、头痛、项强，经水适至，呕吐不食，心烦不能眠，甚则谵语妄言，口干，大便已四日未解。舌苔外白中黄，脉浮紧。

辨证立法：暴感外邪，适遇经至，热入血室。即应调和气血，兼以通便。

处方：赤白芍各6克　川桂枝3克　银柴胡4,5克　川独活4.5克　酒黄芩6克　酒黄连3克　紫丹参6克　酒川芎4.5克　粉丹皮6克　姜竹茹10克　炒陈皮6克　香豆豉炒,12克　蔓荆子6克　法半夏6克　晚蚕沙10克,炒皂角子10克同布包　砂仁壳4.5克　白苇根12克　炙甘草3克　豆蔻壳4.5克　白茅根12克

二诊：服前方二剂，发热渐退，头痛减轻，颈项不强，仍感不适，一呕吐止，大便已通，但干燥。

处方：赤芍药6克　炒柴胡4.5克　蔓荆子6克　杭白芍10克　川独活4.5克　酒川芎4.5克　牡丹皮6克　酒归尾6克　鲜茅根10克　细丹参6克　鲜生地10克　苦桔梗4.5克　炒香豉10克　莱菔

缨6克　炒山栀6克　莱菔子6克　炙甘草3克

《施今墨临床经验集》

第十五节　寒入血室

方南薰

　　一妇人阴寒凝结，腹大如箕，饮食动静悉如平素，举家以为有孕。余以验胎散服之，寂然不动。六脉沉迟，知为寒入血室之证，初用附片一两、炮姜五钱、吴茱萸三钱、白蔻一钱、砂仁二钱、半夏一钱、枳实四钱、厚朴二钱、肉桂一钱，二剂而腹减半。次用附片一两、干姜三钱、胡巴四钱、白蔻一钱、砂仁二钱、半夏二钱、川椒二钱、小茴五钱，又二剂而腹全消。此方治膀胱气痛，肾子肿大，加吴茱萸、川楝肉、桔核仁、荔枝核（烧，存性，捣碎），亦效。

《尚友堂医案》

朱增藉

　　吾戚戴君葵亭之妻欧阳氏，辛卯七月初十日抱病，十五日延余治。诊之，脉细紧数，舌苔白厚。其证初起寒战头晕，左手足厥冷彻骨过肘膝，手指挛急，腰腹痛甚，口渴饮热，目中见鬼，食不进。经余门人戴生芸亭调治，用麻黄附子细辛汤，寒战平。继用人参当归建中汤加杜仲补骨脂，俟余议定与服。余曰："此邪中三阴，经脏同病。腹痛属太阴，腰痛厥冷彻骨属少阴，厥冷而兼消渴属厥阴。立方当统三阴而治，所主方中宜重加姜附。"服二剂，忽云热自膝腙骨中溜至足跟。余曰："阴病难于回阳，阳回决愈，宜更增姜附与服。"第不解暑热之时，而有此寒中三阴脱阳见鬼之证。审问间，葵亭嫂氏出而告曰："理娌月初，当行经时贪凉，夜静更深席地而卧，寒或由此受。昨宵经复行，未知前药可再服不？"余曰："可。"乃思《伤寒论》妇人伤寒发热，经水适来，昼日明了，暮则谵语，如见鬼状者，为热入血室。兹邪中三阴，寒凝血室，亦且中见鬼。虽《论》无明文，可比例而得，与脱阳白昼见鬼之论有别。遂用姜附参术桂枝归草温经之剂猛进，寒凝之血得暖续下，鬼物消而诸证除。余归，后芸以参茸术附峻补气血以复其体。

《疫证治例》

翟竹亭

　　北朱寨朱姓农妇，年三十六。八月行经，在田适遇大雨，寒甚，经水遂止，腹疼，寒热往来，迎余治之。诊得六脉沉紧，丹溪先生云："血得温暖则流通，寒冷则凝滞。"遂用四物汤加减，二帖稍效，四帖经水复行矣。

　　四物汤加法

当归45克　京白芍30克　川芎15克　熟地24克　炮姜18克　油桂10克　红糖30克，用药冲服

《湖岳村叟医案》

第十六节 脏躁

程文囿

长林胡某，延诊妇病，据述证经半载，外无寒热，饭食月事如常，惟时时悲泣，劝之不止，询其何故，伊不自知。延医多人，有云抑郁用逍遥散者，有云痰火用温胆汤者，药俱不效。又疑邪祟，禳祷无灵，咸称怪证，恳为诊治。视毕出语某曰："易治耳。"立方药用甘草、小麦、大枣。某问病名及用药方法，予曰："病名脏躁，方乃甘麦大枣汤，详载《金匮玉函》中，未见是书，不识病名，焉知治法，宜乎目为怪证也。"某曰："适承指教，足见高明，但拙荆病久，诸治无功，尊方药只三味，且皆平淡，未卜果能去疾否？"予曰："此仲圣祖方。神化莫测，必效无疑。"服之果验。

《杏轩医案》

张千里

西窑头陈妇，经来色黑久矣，渐致届期少腹必痛胀，似崩似淋，而成紫黑，且有块，兼之去年至今，便血半年，血分郁热之深可见，血燥则脏躁，故悲喜无端，似有鬼神，凡妇科血燥而郁热，则心营之有虚火不待言矣。心主易震，则肝胆相火安得不动，火焰于上则肺受克，而津气易酿痰浊，痰与瘀血为心火所引，则渐入乎厥阴包络，故现证有如此之变幻庞杂也。病之源流标本如此，从此用意，自有治法，总而言之，此脏燥夹痰证也。

鲜生地三钱　白薇一钱五分　五灵脂二钱　川百合二钱　淮小麦二钱　紫草一钱　黑芝麻二钱　羚羊角一钱五分　炙甘草四分　驴皮胶二钱　天竺黄二钱

又：进治脏燥血郁方半月余，诸证皆退，体中颇适，近因经候之期，先觉便难，继以内热，经来仍然紫黑，自觉诸证皆动，而忽悲忽笑，不能自主。此其故，总由血分尚有郁热，深伏于冲任血室之间，届期血动则郁亦动，心主血主火，君火动则五志之火一时焰发，现证种种，几乎无脏不动也。乘其血运之时，因势而内夺之，必得郁火清，则狂澜不沸，心君泰然矣。

犀角尖七分　丹皮一钱五分　酒制大黄三钱　紫草一钱　鲜生地三钱　白芍一钱五分　桃仁泥一钱五分

姚光祖按：按语老练，方亦简洁。

又：脏躁渐减，秋冬之交，竟有三月不大发，然稍劳怒则觉火升鼻干，心神不能自主，而带重腰酸，左足易热，经来参差，腹痛气坠，色仍紫黑，此人脉郁火尚未清化，宜用静剂，专清奇经。

鲜生地三钱　归身一钱五分　白芍一钱五分　驴皮胶二钱　丹皮一钱五分　川贝母二钱　蒲黄三分　五灵脂二钱　白薇一钱五分　西洋参二钱

姚光祖按：此证与《金匮》之脏躁似是而非，此乃血结成燥，彼乃血虚脏躁，故用药亦不同。

《千里医案》

王燕昌

一妇人，二十一岁，忽经期至而未行，头晕，肢软，不食，六脉无恙。以四物加紫苏，服之稍安；次二日，忽晕死复苏，日夜数次，见神见鬼，其脉不浮，中取平平，沉取细而有力。以四物加柴胡、黄芩、甘草、麦冬等服渐安。又数日，忽生忽死如昨，六脉俱平，惟右尺较盛，左寸细而有力，恐其是孕而脏躁也。用十枣汤（疑乃甘麦大枣汤之误）服之愈。后再诊其脉，果孕。

《王氏医存》

朱增藉

房兄鹤堂为妻氏病，延余治。余住其家，忽闻哭声彻户外，询之。云："乃媳某氏病经年余，符箓药饵设法待尽不应，每月数发。发则急躁异常，躁极则哭，数时乃止如平人。现较前更甚，旬日数发。"余曰："此药病也。系脏躁证，以甘麦大枣汤与之。"顾谓余曰："此方去岁王某已用之矣，服计小麦斗许不应。"余曰："若是再想方。"次早诊毕，细询家人哭时有泪否？曰："泪频频下。"乃思甘麦大枣汤治脏躁实证，而脏躁岂无虚证乎？年余泪下，必伤肺液，液愈伤则躁愈甚，是以较前更剧。即以保元汤去桂大补气液，加龙骨牡蛎交媾心肾，茯苓半夏洗涤痰饮。十余服决愈，果数剂而病不复作。

保元汤

人参　黄芪　肉桂　炙甘草

《疫证治例》

姚龙光

阶翁夫人，病后二年，生女未存，又因不遂意事，心常恒恒，产后又病，请吾前辈调治，因前辈与蒋亦世交，又是紧邻，且素有时名，故生死倚之，服药无效，日见加重，前辈嘱令邀余商治，前辈向余曰：此病无寒热，亦无痛楚，但饮食不进已有多日，终日啼哭，百劝莫解，舌色淡紫，苔多剥落，是胃气已绝，万无生机，已嘱办后事，君盍往诊，再商一治法，聊以尽心而已。往诊其脉，右三部浮数无力，左三部弦数无力，舌色红而兼紫，苔剥落，余思脉证均非死候，然不能明言，因复命曰：诚如君言，予亦不敢措手。前辈不许，嘱开二陈以搪塞，服讫仍如故，明日复诊，诊后拟至前辈家商酌，适前辈之令郎在座，请余主持，不必往商，竭力阻余，余思此病尚可挽回，究以人命为重要，不必避此嫌疑，乃用炙甘草五钱，小麦一合，大枣十二枚，令多煎缓服，一帖哭泣便减，舌苔复生，三帖全愈。此盖脏躁证也。《金匮》云：妇人脏燥，喜悲伤欲哭，象如神灵所作者，故取效最速。此证《黄八种》内论之精详，发明《金匮》之奥，诚《金匮》之功臣也。

《崇实堂医案》

吴鞠通

陈室女，十五岁。脉弦数，时时欲哭，每日哭四五次，劝住一时又哭，无故而然，每逢经后更甚。此行经太早，脏气躁也。与金匮甘麦大枣汤以润之，服十数剂渐愈，后服专翁大生膏四斤全安。

《吴鞠通医案》

范文甫

陈右。面容憔悴，郁郁不欢，悲忧善哭，时时欠伸，脉象微弱而细，舌红少苔。此产后营血暗耗，不能奉养心神之故，名曰脏躁。

炙甘草6克　红枣10枚　淮小麦30克

二诊：心神不宁，不寐，余详前。前法不更改。

炙甘草9克　红枣10枚　淮小麦30克　枣仁9克　麻仁12克　茯神9克　肉苁蓉9克

三诊：药后见瘥。

炙甘草6克　红枣6枚　淮小麦30克　生地12克　当归9克　川芎6克　白芍6克　花粉9克

四诊：舌翻红润，脉亦有力些。

生地12克　当归9克　川芎9克　赤豆12克　甘草9克　小麦30克　大枣6枚　红花6克　桃仁6克

《范文甫专辑》

章成之

冯女，每遇怫逆，其病便易发作。病将发，呼吸紧张，四肢麻木；既发则齿齘，语言难出，神志不清，面色潮红，历二小时许而回苏；既而胸中窒闷异常，善太息。今持其脉大而弦，此为肝厥，亦属"脏躁"一类。

明天麻4.5克　杭白芍9克　稽豆衣9克　广郁金4.5克　炙远志4.5克　潼白蒺藜各9克　旋覆花9克，包　抱茯神9克　佩兰梗4.5克　清炙草4.5克　生麦芽15克　红枣10枚，去核

《章次公医案》

叶熙春

姜，女，三十四岁。七月。绍兴。素体阴虚，又加情志郁结，寐况不佳，由来多时，食少便秘。迩因受惊，昨起突然哭笑无常，呵欠频作，躁烦心悸，彻夜难眠，口干舌绛，脉来弦细而数。宗金匮法。

甘草6克　淮小麦30克　生熟枣仁各9克，杵　大生地18克　野百合12克　麦冬9克　辰茯神12克　炒柏子仁12克，打　肥知母9克　广郁金6克　石菖蒲6克　大枣10只

二诊：前方连服五剂，寐况好转，大便通润，情志已趋稳定，呵欠不作，躁烦心悸亦差。再宗原法出入。

甘草5克　淮小麦30克　青龙齿12克，杵，先煎　辰茯神12克　麦冬9克　炒柏子仁9克，杵　广郁金6克　炒枣仁12克，杵　大生地18克　生白芍6克　大枣8只

《叶熙春专辑》

第十七节 其他

胡慎柔

一妇，年五十。小便时尝有雪白寒冰一块，塞其阴户，欲小便，须以手抠溺，否则难。予曰：此胃家寒湿，缘脾气气寒，凝结而下坠，至阴户口而不即出者，脾胃之气尚未虚脱，但陷下耳。用六君加姜、桂，不念剂而愈。

一女人胎八九矣，忽腰痛甚。诊之，六脉俱细，二尺涩且弦。予疑之，视其怀抱不虚。予曰：虽是胎，恐难产，亦恐或坠，后遇查育吾先生诊，亦如予言。以养血气与服，遂得如期而产一子，然不暮而亡。观此女素禀弱，勉得胎孕，而乏其滋养，宜如此之克验也。

以上出自《慎柔五书》

齐秉慧

黎明入署，有洪元正薄莫问曰："吾姐于午间产一女，胞衣未下，特来求方。"予问："此刻人事何如？"曰："其腹仍大，大作胀痛，饮食有味，嗜卧懒言，别无所苦。"予曰："此骈胎也，还有一个在内，故腹大而无所苦。若为胞衣灌血，势必浊气上干，而为胀痛闷乱，莫可名状。欲其饮食，有味而安静，何可得也。此为气虚不能运送，观嗜卧懒言，骈胎显然矣。"吾用黄芪、白术、苡仁各三钱，肉桂、半夏、益智仁各二钱，生姜一片，令即煎服，明早再看，次日元正来云，吾姐服药后，即熟睡至半夜，又产一女，胞衣随落无恙。可见用药必当详察，不可忽略，此明验也。

《齐有堂医案》

许琏

姚姓妇，年四十余。生两男两女，最后生者九岁矣。丙戌秋，月信愆期，至冬，病不起床。半载以后，腹大如抱瓮，肌肉尽消，面色暗惨，床内转侧，须人搀扶，有时腹痛如绞，痛过即饥，饥即饮食，而胃口倍强于平昔。延医诊之，或云胎气，或云水气，或云蛊胀，或云血积，纷纷不一，治亦无效。丁亥春，病更剧，延余诊之，其脉右手浮部滑数，沉部三五不调，左三部俱弦强。诊时适当痛后。余曰：痛后之脉，不可凭信，明日再诊，或可定方，然大端总非胎脉，此等奇证，须认明的实或可一击而去。彼以为然，次早复诊，左脉虽弦而不强，右脉如羹如沸，寻按之，细软如丝，无气以动，竟似欲绝之状。余曰，昨今脉候，大相悬殊，凡治病必先得其要领，可以下手。脉象如此无定，何敢轻治？其夫再三求方，余曰：如是，下午再商可也。午后复往诊，而脉象又更，两手频现歇止，时散时缓，因此知此脉本无定象，问其痛时腹中动否，痛处有无一定。曰：动处与痛俱无一定，或在脐上，或在脐旁，或在左右胁下，动则必痛，不动则不痛。余曰：脉象屡更，且必动而始痛，胃反倍强，肌肉日削，其为怪胎无疑。但怪胎须下，药必有毒，下后生死，余亦难决，然不下必死，下之或可望生。妇曰：如能下之，虽死不怨。现今身如巨石，扶持需人，家贫如洗，日食维艰，生不如死。夫妇皆坚情用药，于是邻里共闻，余始疏方。用大黄一两，附子五钱，干姜、桂心、川乌、雷丸、鹤虱、桃仁、牛膝、枳实各二钱，巴豆霜四分，麝香一分，共研细末，炼蜜为丸，开水送服五钱，一服，腹中大动，痛更剧而始未下，令再服三钱，约二时许，先下浆水斗余，后出两怪物，形圆且长如鱼，兼有两角，口眼俱备，不知何物，产下尚能跳跃，人尽骇绝。下后用银花六钱，生甘草四钱，生绿豆一盅，煎汤以解其毒，腹痛乃止。后以补养气血，调理脾胃，月余始能起床，佥为此妇床再生云。

《清代名医医话精华》

王孟英

陈氏妇，素无病，娩后甚健，乳极多而善饭。六月初，形忽遽瘦，犹疑天热使然，渐至减餐。所亲徐丽生嘱延孟英视之，脉细数，舌光绛。曰："急劳"也。无以药为。夫乳者，血之所化也，乳之多寡，可征血之盛衰。兹乳溢过中，与草木将枯，精华尽发于外者何异？即令断乳，亦不及矣。其家人闻之，未为深信，即日断乳服药，及秋而逝。

《王氏医案》

一妇娩身后，脬肠内损，积秽碍塞，清浊混淆，而大小溲易位而出。以一黄丝绢、黄蜡、白及、明矾、琥珀，锉末水丸，猪脬一具煎汤下，即愈。

《归砚录》

费伯雄

某。女以肝为先天，肝为血海，又当冲脉，故为女科所重。营血久亏，风阳内动。宜养阴调营，柔肝息风。

南沙参　广皮白　甘菊花　苍龙齿　云茯苓　白归身　夜合花　白蒺藜　淮山药　大丹参
生石决　川郁金　莲子肉　毛燕窝

《费伯雄医案》

余听鸿

外科刀针手法，虽有传授，然心思灵敏，各具禀赋。闻之吾师曰：孟河奚大先生，刀针治法，巧夺天工，不愧名医。有上海世家某姓女，受湿阴门溃烂，外科敷以生肌药，后俱长合，仅余一小孔，惟能溲溺，生育无望矣。又请医剖开，仍敷以止血生肌药，长合如故。连剖数次而俱长合，痛苦万状，闻者惨然。偕其兄特到孟河就医于先生，述病情始末。奚某曰：甚易，一月可完璧归赵。奈其事实难，不能治也。其兄问故。奚某曰：此证非父子母女夫妇不避嫌疑，不可施治，若欲吾治，当拜吾为义父。兄妹允诺。数日后将此女携入内室，先服健脾补气养血利湿等调理药十余剂。后用白蜡和生肌药置火上熬熔，将油纸剪方，拖满药汁，作夹纸膏百张。再将女前阴用刀破开，上止血药，以夹纸膏双叠折好，命病人正卧，夹入前阴缝中，溲则去之，溲后拭尽再夹，日三四次，约用去夹纸膏七八十张，两旁俱已完全长好。其巧思非他人所能想到，奚某可谓绝世聪明矣。

《余听鸿医案》

费承祖

陈自明之室，分娩甫讫，即有骨针一支，刺出阴户之外，约长五寸，其色洁白，其光晶莹，以手摸之，痛不可忍，咸以为奇。用黑料豆四两浓煎与服，约一时许，针即脱落，长有一尺二寸，病即霍然。此盖受孕后房劳过度，精气凝结而成。豆为肾谷，料豆益肾，令肾气敷布，其针自落耳。

《费绳甫医话医案》

曹颖甫

住毛家弄鸿兴里门人沈石顽之妹，年未二十，体颇羸弱。一日出外市物，骤受惊吓，归即发狂，逢人乱殴，力大无穷。石顽亦被击伤腰部，因不能起。数日后，乃邀余诊。病已七八日矣，狂仍如故。石顽扶伤出见。问之，方知病者经事二月未行。遂乘睡入室诊察，脉沉紧，复腹似胀。因出谓石顽曰，此蓄血证也，下之可愈。遂疏桃核承气汤与之。

桃仁一两　生军五钱　芒硝二钱　炙甘草一钱　桂枝二钱　枳实三钱

翌日问之，知服后下黑血甚多，狂止，体亦不疲，且能啜粥，见人羞避不出。乃书一善后之方与之，不复再诊。

按：狂止体不疲者，以病者体弱不甚，而药复适中病也。即使病者体气过虚，或药量过剂，致下后疲惫者，不妨用补剂以调之。病家至此，慎勿惊惶，反令医者不克竟其技也。

《经方实验录》

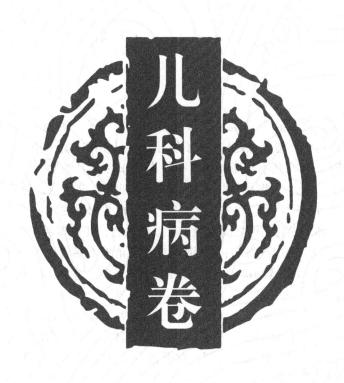

儿科病卷

第一百五十五章 初生儿疾病

第一节 初生儿不啼

邹趾痕

　　马树常者，趾痕近邻之最熟识友也。树常之妇，产生一子，落地不啼，邀愚往诊。愚至，树常告以故，并求与以药方，愚笑应之曰："不须开方，只须用人乳一小勺，灌入儿口，吞入腹内，儿即啼矣。"树常问曰："儿不知啼，焉知吞乳？"愚曰："君既知儿不能吞乳，当知儿亦不能吞药，由此可知君求药方，是极无理由之言。君以无理之言求于愚，愚安得不以无理之言应之乎？须知此事，非药方能疗，当以手术疗之。"于是令抱儿出见之。俄顷抱儿出，愚伸一指按儿鼻端，轻轻揉撼之，鼻窍内有粘连之涎水溢出，以纸拭之，儿遂呱呱而啼。愚曰："病愈矣。"树常大喜曰："何以速效若是也？"愚曰："大凡产生小儿落地不啼者，因为空气不入儿之鼻窍故也。空气系合风、寒、暑、湿、燥五气而成，故圣经名为五气。《六节脏象论》曰：'五气入鼻，藏于心肺，上使五色休明，音声能彰。'今五气不入儿之鼻窍，音声不彰，安望其能啼也？欲知空气不入鼻窍之故，则以鼻窍有黏腻之涎水充塞之，故以一指按鼻端揉搓之，将鼻窍内涎水揉出，鼻窍通，空气得入，故儿即啼也。"树常问："儿鼻窍内之涎水何由而生？"愚曰："大抵产母胎火太旺，将护胎之水烘灼成黏腻之涎液，此涎液浸入儿之鼻窍，空气不得入鼻窍，故儿不啼也。"树常问："空气入儿鼻，儿方能啼，亦有道乎？"愚曰："此天气下降，下交于地之道也。盖空气者，天气也。目耳鼻皆双窍者，坤卦也，地之窍也。空气入于鼻窍，故为天气下交于地。必须先有天气下降，下交于地之道，而后地气乃得上升，上交于天。何谓地气？五味者，皆地气之所资生。何谓天窍？口与前阴、后阴皆单窍者，乾卦也，天之窍也。五味入于口窍，故为地气上交于天。是故《宝命全形论》曰：'夫人生于地，悬命于天，天地合气，命之曰人。'盖自幼出母腹，空气一入鼻窍时，便是悬命于天之第一时，自口吮母乳时，便是生长于地之肇始时，自此而后，天之五气不可一刻不入鼻窍，地之五味不可一日不入口中。人赖天地之气而生，天地以好生之德加于人，人岂可不体天地好生之心，以仁民而爱物乎？"

《圣方治验录》

第二节 初生儿不吮乳

程茂先

　　汪文斗乃侄女，甫生三日，忽不乳而脐腹胀大，延予过视，按之坚硬如石。曰：肠胃脆弱，胎毒内攻，兼有秽血，据理无可生之机，喜其禀受苍实，乃试与利惊丹一服，行下积秽若干，其腹渐宽而饮乳，今已数岁矣。虽然，此亦偶中之耳，然不用此药似无别法，不知高明者又将何药而治之？

《程茂先医案》

方南薰

一儿初生四日，忽然啼哭不乳，咸称脐风，亟请余往视。见其面黄唇白，以指探口中，牙关未紧，喉中有冷气直冲乳头，气息不粗，腹亦绵软。问其母曰：落地颇久乎？曾与黄连开口乎？曾服老乳乎？母答曰：皆是。遂用紫苏叶、北防风、法半夏、陈广皮、钩藤钩、六神曲、炒麦芽、煨姜。渠家以为若果脐风，服此药无望矣。余坐令其煎服，约二寸香久，即吮乳安睡。余曰：此子有望矣，尊家可无恐矣。群起一笑。

《尚友堂医案》

谢星焕

聂秀章举子，甫及旬日，苦于啼哭不乳，或时惊怖，或时搐搦，或胸紧气急，或目瞪头摇。众云惊风之候，已服金石脑麝之药。余视之曰：误也，夫脐风一证，月内之儿固有之，但虽啼哭不乳，必兼撮口噤口之类。今儿之病，若于啼哭不止为急，至于他证，不过时有之，所为更缓耳。尝考方书所谓"口中之啼，多因腹中之痛"，正所谓月内小儿盘肠气痛是也。因视其腹，已果胀满，肚上青筋累累，随用灯火焠之，其哭稍定。更悟此儿因乃父秀章自患气阻之病，曾效四磨汤饮者，余案中已发明之，斯儿亦禀受此根，仍与四磨饮以散结气，更因大便甚坚，用酒大黄水磨，以下其腹中之气，不致久羁脏腑，一服悉安。后数日，治许发科之子，方月，悉同此证，但多呕乳一病，乃脏腑阴阳不和，升降未顺，是胎寒之属，以指迷七气汤，母子同服而愈。

指迷七气汤：青皮、桔梗、半夏、益智、甘草、陈皮、莪术、肉桂、丁香、藿香、香附、生姜、红枣。上㕮咀，水三碗，煎至一碗，母子同服。

《谢映庐医案》

李铎

徐某举子刚三朝，口不吮乳，通面青如靛染，昧爽呼门，振袂往视，知为胎寒之极，用元宵灯火十五焦，加肺俞穴二焦，随用姜、附、桔、半、丁、蔻，药一剂，即呕冷痰，旋即能纳乳汁。早食后，天庭青色先退，午间通面皆红，不药而愈。辨证的确，神效如斯。

余年四十二始举长子海筹，三朝日，口不吮乳，啼声渐微，天庭、日角、人中、承浆皆见青色，心极惊惶，邀谢先生诊视，与木香、蔻仁煎汤，调沆瀣丸，入口即呕不纳，知为胎寒之极，遂以附、姜、丁、蔻、苓、半作汤与服，见其能纳、频频灌之，啼声渐长，至半更时，藉汤药呕出稠痰一指许，则大啼数声，面青稍退，余心稍安，于房门外假寐片刻，忽闻房中儿哭声甚急，入房视之，见其面若涂朱，手如数物。此正《幼科形色赋》所谓：手如数物兮，肝风将发；面若涂朱兮，心火燃眉。急煎黄连汁，温冷与服，食顷，安神熟睡，天明视之，通面红润，啼声清亮，鲸吞乳汁，为之跃喜。弥月常以指迷七气丸及参香散，二陈加木香、白蔻一派温药，调理得宜，幸获成人，今苗壮长矣。

再论此证，青遮日角，黑掩太阳，本属不治，按《形色赋》部位分注曰：日角同额也，犹日之东升，而为青色遮蔽，为木蔽阳光，病则必有疑难之虑；太阳左右两额也，太阳为众阳之宗，属火，旺夏，气色宜红，今黑色掩蔽，将有水来克火之象，定见伤残，故不治。又日角诸书皆误为口角，不知面部无口角之位，不但无此位，证亦全不符，盖小儿中气强者，唇色不变，中气虚寒者十有九青，此为常候，非难医之证。此儿若以儿科套用苦寒清热解毒及追风镇惊之药，作胎热脐风治，实难保全。然非自知医理，小心翼翼亦难挽救也。又尝读陈复正书，谓今时禀受十有九虚，苦寒克削，最不相宜，况婴儿初诞，如蛰虫出户，草木萌芽，卒遇暴雪严霜，未有不为其僵折者。以苦寒而入初诞之口，亦若是也。每见三朝七日，必有肚痛呕乳，泄泻夜啼之证，是皆苦寒伤胃之害，其孰能知之？每叹陈氏识见超迈，诚足以启发愚蒙耳。

《医案偶存》

李俊

高某之孙，初生十五六日，鼻塞，不食乳，口热。

桔梗一钱　银花五钱　柴胡八分　枯芩八分　白术五钱　连翘三钱　花粉一钱　生姜三钱　杏仁三钱防风二钱　艾叶二钱　桂枝二钱

五付，服二付即痊愈。

此脾虚也，后天运化及四隅之交均在中土，中虚则健运不行故不食，心肺之气不降故口热、鼻塞。然不运为虚而不降则为实，实者宜泻而虚则宜补，经所谓有者无者均宜求之者也。

夫脾之所以不能健运者，火不生土，阳虚而湿盛也。《脏气法时论》曰：脾苦湿，急食苦以燥之。故用苦甘温之白术以燥其湿而补其虚。上焦为阳，心肺不降则阳壅而生热，故开以桔梗，降以杏仁，散以柴胡、生姜、防风、桂枝，清以银花、黄芩、连翘、花粉，共以泻上焦之实而成交泰之功，如此则天气下降，土驼于中，诸病皆可已矣。然肾主纳气，为肺之归，热在上则寒在下而肺气不归，此鼻塞之又一因也，故用艾叶散下焦之寒以归之，而收全治之效。《五常政大论》曰"病在上取之下"者此也。

《通评虚实论》曰：气逆者足寒也。夫足寒则气逆，气逆则火上克金而肺实，火不生土而脾虚。乳子调护不慎，足膝袒露或下体冷湿，未有不病此者也。而乳母阳虚湿盛亦有传者。

《圣余医案诠解》

余听鸿

小儿初生，或三四日，或一二日，牙龈忽硬，不能吮乳，是谓撮口。余大儿渭川初生三日，即牙龈僵硬，不能吮乳，以针刺牙龈上下数十针，用棉拭其血，稍能吮乳。明日牙龈仍硬，连刺四五日，出血甚多。初生小儿受此痛楚，为父母者皆不忍，余故留心此证，后得一法，果有效验。次男渭耕初生亦然，即看小儿两乳内，皆有硬块如小茅大，可先将小儿之乳吮之，后即轻轻挤其乳，果有白色如米浆之乳汁并出，一日夜挤五六次，乳汁挤尽，牙龈肿硬亦平，即无患矣。余亲阅历之事，故志之以保婴儿也。

《诊余集》

第三节　脐风

夏禹铸

余邑中峄桐居士刘伯宗先生乃郎佶，三妇初举媛，脐风，延至七日，口不吹嘘，亦不撮紧，两眼角黄色，深集溶溶，鼻准并沟畔黄色淡淡，身上微烧。见之甚讶，从未有脐风，能延至七日者。以眼角鼻上黄色浓淡揣之，知其脾土禀赋甚旺，风难遽入，以故尔尔。余重揉外劳，用灯火十三燋，攻拔肝风；于鼻上并左右沟里，加火三燋，以截去路；用防风一钱，煎服立愈。此脐风异证之一验也。

《幼科铁镜》

吴篪

阿铨部子，初生十日，面青舌强，不能吮乳。察其齿龈有疱如粟，脐肿腹胀，系断脐之后，为水湿风邪所浸，致成脐风。按证无药可疗，惟用艾灸脐中，或有生机。灸后形气稍转，以甘草汤咂之，竟得嚏声，吮乳而愈。按景岳先生曰：凡撮口脐风，治法多端，无如灸法，不用服药便安，亦良法也。

给谏刘藜轩生女，及一月，忽口噤喘急，声不能出，口吐白沫。予看牙龈有疱，四肢柔直，脐旁青肿。此因剪脐短少，束缚不紧，牵动风入脐中所致。急将口内小疱挑破，去其毒水，用撮风散，僵蚕二枚，蜜调敷唇口中，又以桑树白汁涂之。余与伊在京同寓，知其乳母肝脾素多郁热，助儿为患，令服八味逍遥散兼治其母，大小安然。

以上出自《临证医案笔记》

李铎

陈茗如太守长男希孟，初生三日，患噤口脐风。至三鼓时哭声渐小，眼闭口噤，吮乳不得，以烛视之，见两眼角挨眉心处有黄色，上腭近喉咽处有一疱子。即以指甲轻轻刮破，随以中指抹去恶血，并用青皮蘸甘草水洗之（不可令恶血入口，入则杀人），再以抹口药擦之，与木香、白蔻各三分，煎水化下沉澄丹，利动脏腑，二便皆通。天明嚏声渐出，即能吮乳，此患立除，举家欢喜。但此儿多病，调理半周，殊费苦心，今成伟男子矣。

《医案偶存》

邹趾痕

程晓楼之小儿初生，甫七日而脐风证大作。其证腹胀脐凸，唇吻青色，目直视，不能食，手足搐搦，缓急不休。愚本不习儿科，因前两月吴子涵之小儿痘陷复活，程君知之最详，今其小儿脐风濒危，群医束手，求诊于愚，且致辞曰："固知小儿脐风，本是绝证，非敢期其必活，况已经多医，不敢拟方，所以重累于君者，因知君有超于儿科诸医之特识，遂使鄙人以此无可挽救之小儿，妄冀或可挽救于先生也。"愚曰："愚本未学儿科，因吴君子涵之小儿痘陷复活，始究心于儿科诸书。据儿科书言，小儿惊风有两种：一为急惊，一为慢惊。其论急惊曰：青遮唇吻难医，脐凸目直视不治。以此论之，则君之小儿已属不治可断然矣。然而儿科书谓之不治者，因其书所列诸方，对于所指之证，不能有真切之认识，故用其方治其证，当然不治。今观此儿之证，急惊也，即仲圣书所论之刚痉证也。病人由太阳之气陷于太阴所主之腹中，不能达表，而壅于经腧，太阳之经腧在背，而其气通于四肢，阳明之气阖于肠胃，故四肢搐搦，角弓反张，而腹胀脐凸也。法当达太阳之经腧，而滋阳明之燥结。"方用葛根、防风各三钱，黄连、黄芩、白芍、生地各二钱，连翘、生栀子各一钱二分，桔梗、枳壳、厚朴各一钱，瓜蒌壳、杏仁、生大黄各五分，水煎服。每半点钟灌药一小勺，六点钟灌药十二小勺。次日，大便下黑涎，自发热出汗，而四肢搐搦不作。改用大柴胡汤加黄连、厚朴、大黄、芒硝，至三日得大便畅泻，腹胀消解，脐凸亦平和，遂得脱险。自此之后，愚乃大悟什么听儿科、妇科、眼科、喉科、疮疡科、麻痘科，医圣之道，通治百科。今而后愚家小儿麻疹痘证，皆不用西法种痘，皆听其自出，以医圣方治之，无惊无险也。慨自圣道未明以来，莫不以小儿痘麻为极危险大证，因之死亡者多矣。倘若精通医圣之道，用方合法，看护合法，即化为极平易之证。倘或圣道未精，看护未得要诀，则平易之证，最易变坏，此又不可不知。更有进者，纵是圣道极精，看护一着有误，亦必立变危险，既变危险，虽有极精之圣方，亦不能挽此已坏之危局，当知看护之责任最大也。试问看护的重要责任在何处？曰：六日。试问哪六日？曰：发热三日，齐点三日，共计六日。此六日是痘麻出表之期，出表则生，不出表则死，此六日责任在看护身上。因为六日以前，用方驱逐痘麻出表，是医之责任。到了发热齐点，则是痘麻出表之时，此时之责任，全在看护，因为痘麻以发热出表为顺。当发热烦恼心慌难受时，则儿往往自动掀被取凉，看护当加以防范，若见小儿自动掀被，急与将被盖覆。此六日期间，看护一刻一分不可离开小儿左右，夜间用看护二人，一人看护上半夜，一人看护下半夜，一见小儿掀被，立刻与他覆被。这六日之内，最重要是前三日，因为前三日发热最烈，小儿因苦热极，往往自动掀被，看护必须昼夜轮班看守。后三日发热减轻，小儿无自动掀被之事，故看护之责任较轻。总之，此六日内，多由小儿自动掀被误事，看护之职务，专以防其掀被为唯一之目的。盖当痘麻出表时，必身发大热，当身发大热时，最忌迎凉取冷，倘被冷风侵袭，将身热退入脏腑，其痘麻亦收回脏腑，其死必矣。所以此六日内，小儿之生命，全在看护。此事自古无人道破，是以因看护疏忽误事者，不知若干。今而后，若能将此事认真，又得良医用方合法，愚敢断言可保十全也。

《圣方治验录》

第四节 初生儿脐突

李铎

江坊江述先子，方弥月，患脐肿突，光亮如水泡，啼哭不宁，小水短少。余用杏仁、通草、紫菀，重用生地、竹叶、甘草等味煎服；外以二豆散敷脐四旁，小水即通，脐突略消。不二日脐竟全收，病亦全安矣。

《医案偶存》

第五节 初生儿目疾

薛铠

一小儿自生后，两目赤肿，或作痒，或生翳，此胎禀肝火，用芦荟丸、六味地黄丸而痊。

《保婴撮要》

赵海仙

履鳌有孙，初生两目障翳如青朦，弥月不消，用蜘蛛目和地栗汁，每日服之，日二服，历三月余障翳全消。

《寿石轩医案》

第六节 初生儿猴疳

曹沧州

陈，猢狲疳延腐并起板牙，此胎火也，法宜清化。

小川连 银花 丹皮 连翘 鲜生地 甘中黄 土贝 泽泻 生粉草归尾

李，猴疳渐走七窍，胎火深重，急须清化。

暹犀角（磨冲） 甘中黄 丹皮 青果 鲜生地 锦纹大黄 泽泻 赤芍 小川连

以上出自《曹沧州医案》

第一百五十六章　时令、时行病

第一节　温病

李铎

许，十一，热病，已经汗下，热退而脉仍躁疾不衰，是为大忌。且烦躁不寐，唇紫燥裂，鼻干，舌苔焦黄，大渴引饮，腹满不食，小便短赤，大便溏黄，论病尚在阳明胃腑，热极见证。但两进攻下而头额汗出，未敢再投，恐阴气下竭、阳虚上脱之虑。法宜清里泻热，议与白虎法，以质高明。

煨石膏　知母　洋参　麦冬　甘草　晚粳米　雪水煎

又：进白虎法，躁热逆候已缓，脉亦略平，已属捷效，足见前诊不谬。据述腹中烦苦，莫能言状，口尚燥渴，乃余热未清，津液已乏之象，拟方仍从甘寒，佐以苦辛。

洋参　麦冬　生地　知母　竹叶　甘草　石膏　粳米

热病汗下后，宜脉静躁减，而脉证仍然躁急，治稍差错，恐防不测。

《医案偶存》

沈祖复

北乡四丫滨某姓驾舟为业，其子八岁，病温邪，咳嗽不扬，神识时糊时清，脉象闷郁，苔绛。延谢医诊治，不效。一日，其子忽高声曰："何不到城去请沈奉江先生，一剂可愈矣！"父讶之曰："此先生不知在何处？"子答曰："至崇安寺问讯是耳！吾乃西汉王也，尔家事可以历历言之。"备述家事，甚悉。合家毛发悚然，来寓请诊，且道其所以然。到乡则龚君锡春先在焉，遂拟辛凉宣泄，兼用至宝丹半粒，果一剂而愈。

《医验随笔》

张锡纯

天津侯姓幼男，年八岁，得热病兼脑膜炎。

病因：蒙学暑假乍放，幼童贪玩，群在烈日中嬉戏，出汗受风，遂得斯证。

证候：闭目昏昏，呼之不应，周身灼热无汗。其脉洪滑而长，两寸尤盛。其母言病已三日，昨日犹省人事，惟言心中发热，至夜间即昏无知觉。然以水灌之犹知下咽，问其大便三日未行。

诊断：此温热之病，阳明腑热已实，其热循经上升兼发生脑膜炎也。脑藏神明主知觉，神经因热受伤，是以知觉全无，宜投以大剂白虎汤以清胃腑之热，而复佐以轻清之品，以引药之凉力上行，则脑中之热与胃腑之热全清，神识自明了矣。

处方：生石膏三两，捣细　知母八钱　连翘三钱　茵陈钱半　甘草三钱　粳米五钱

煎至米熟其汤即成。取清汁三茶杯，徐徐分三次温服，病愈无须尽剂。

效果：服至两次已明了能言，自言心中犹发热，将药服完，其热遂尽消，霍然全愈。

《医学衷中参西录》

曹南笙

某幼。周岁内未得谷味精华，温邪吸入，上焦先受，头面颐颔肿浮，邪与气血混处，刀伤破伤经络，温邪内闭热壅，蔓延三焦，昏寐痰潮，舌刺卷缩，小溲点滴混浊，热气结锢在里，但膏连芩栀之属，药性直降，竟由胃连肠，而热气如烟如雾，原非形质可荡可扫；牛黄产自牛腹，从气血而成，混处气血之邪，藉此破其蕴结，是得效之因由也。夫温热时疠，上行气分，渐及血分，非如伤寒是六经顺传经络者。大抵热气鸱张必熏塞经络内窍，故昏躁皆里窍之欲闭，欲宣内闭须得芳香，气血久郁必致疡毒内攻。

紫雪丹三分，微温开水调服。

《吴门曹氏三代医验集》

杜钟骏

淮商魏荫亭，湘人也，其如夫人所生二子，一名三七，一名三九，均病温，其状相同。初延幼科闵某、孙某等诊治，先以发散，继以消导，终以下夺，而热恒不退；项之右侧俱结温毒，经十余日不愈。举室惶惶，魏公爱惜少子，日延十数医，盈庭聚讼，莫衷一是。其热甚于未申之交，有汗不退，咳嗽，口渴，烦躁，脘腹不拒按，两耳微聋。舌有薄苔而干，小溲赤热，右三部脉数无力。用药过当气阴两伤，温邪逗留不去，理应育阴化邪。惟医多口杂，意见分歧不敢着手，为订桑菊饮加西洋参而去。魏君平时略涉医书，其先人亦以医名于时。持《景岳全书》及家藏抄本《伤寒》来问曰：小柴胡汤已经吃过，何以仍不退热？除此之外，应用何药？予曰：此温病，景岳尚系门外汉，必欲知此病原委，须阅叶天士论温病十九条及吴鞠通《温病条辨》、王孟英《温热经纬》，方克有济。渠随去觅得以上三书，阅后赴予宅，惊慌而言曰：吾儿无救矣！犯禁之药如柴胡、草果、槟榔无一不服，为之奈何？务求设法以救吾儿。予曰：此证延日已多，阴液欲竭，不但热难卒解，且有风动痉厥之虞，无已惟有仿吴鞠通复脉之意，存阴救液，可以补救万一。爰订生脉六味，改熟地为鲜生地以代复脉，火剂投之。渠得方欣然，犹疑虑万端，九岁者先服半帖，热稍减，再服烦平熟睡而热全退矣；又令七岁者如法服之，一剂即退。嗣后即以此方出入加减，未数日温毒亦消，两儿悉愈。

《药园医案》

陈良夫

幼男。初诊：温邪以速达为顺，须顾津液，昔人所谓留得一分津液，便有一分生理。初起身热无汗，苔厚如糜，神志模糊，服清透方，热已解而糜亦退，惟咳痰黏多，盗汗口渴，舌光色红，精神不能振作，脉来左小右数，苔薄根黄。拙见气液已亏，余热挟痰，熏蒸化火，经谓

热能耗气，热能伤神，此证似之。舌为心苗，肺主贮痰，舌红痰多，心阳亢而积痰尚盛可知，戴麟郊谓时邪有夹证、兼证，此乃温邪夹痰，兼挟心阳无疑也。汗为心之液，阳升则汗泄，亦自然之理。且拟泄热化痰，参苦降主之。

西洋参　霍石斛　川贝母　黛蛤散　玄参心　生石决　炒枯芩　竹叶卷心　泽泻　茯苓神灯心

二诊：时邪之后，阴液必伤，人生阴主形，液主润，形递瘦而舌时光，即阴液已乏之征。经有云，阴平阳秘，精神乃治。又云，精气神三者是人生之大宝。阴亏不能涵阳，则阳上升而无制，耗气伤神，势所必然。前诊脉数左甚，切两手均细软而数，脉象似觉平静，惟舌本仍光，精神失振，表虽不热而更衣旬日未畅，阳明蕴有余热可知。古称阳明之邪，当假大肠为去路，便之不行，即余热之内逗，且热炽阴伤，则阳更无制。精气神均被耗损，肢体倦怠，未能遽复，合脉证以参之，当属气阴两亏，余焰未熄。且拟存阴潜阳，参入润降主治，庶标本皆不失焉。

西洋参　川石斛　麦门冬　火麻仁　肥知母　茯神　女贞子　生石决炙鳖甲　泽泻　灯心松子仁

《陈良夫专辑》

巢渭芳

马童，十四岁，四月底来诊，感受时邪，烦热不安，胸有痞积，便血三年，面黄，脉大无力，舌干而白。清宣化达为治，服二剂，表邪退，烦躁更剧。家贫不堪，当立案开药，乃母在侧闻用羚羊，即曰无钱，请服黄连如何？余曰：已服连、石不效，大便反泄黑垢，呻呼欲脱，一家惊惶，不用此药难救。彼曰：听死可也。余再三踌躇，向有便血胸痞，中气不实，前方因川连苦降，故烦躁更剧，只得勉为之命，取鲜芦根四两，鲜车前连茎叶一把，煎浓汁，是夜作三中碗服之。天明，大汗发泄，神烦顿平，午后体凉脉平，是儿乃呼吃粥矣，可见医之难为也。

《巢渭芳医话》

魏长春

董道生君次子，廉甫兄，年十四岁，民国二十年四月八日诊。

病名：温热阳明腑证。

原因：始起寒热头痛腹胀，证系温热夹食积，服疏化之剂不效，转变神昏谵语，用紫雪开窍，病变舌绛渴饮，服白虎法，反转晡热肢厥，病已旬日，温热从表入里，成阳明腑实，热极津涸重证。今日胡子木兄，介绍鄙人会诊。

证候：腹痛便闭，目赤口渴，谵语昏狂，烦躁不宁，足冷，申酉时热炽。

诊断：脉弦数重按带虚，舌红糙，温邪失下，伤阴化躁，目赤口渴者，燥火上冲也。烦躁谵语者，胃热上蒸神也。大便不通者，肠有燥矢也。足冷者，热向内逼也。申酉热炽者，阳明当旺时而剧也。病属阳明腑证，非下不救，陆九芝先生曰：病应下，下之安，乃为稳当，勿转认不敢下，而致危者为稳当，此乃经验多，阅历深者之言也。

疗法：同胡子木兄，合议增液承气汤加减，泻热通腑，救液存阴。

处方：生大黄三钱　元明粉三钱　炙甘草一钱　西洋参二钱　鲜石斛三钱　鲜生地八钱　莱菔汁一

杯　淡竹沥一两，榨汁冲

次诊：四月八日下午。服药后，解酱色溏粪一次，多而极臭。刻按脉虚大，舌淡红润。胸中气满短促，四肢微冷，按其腹仍痛。温邪夹食滞热痰，结于肠中，宿垢未尽，真元已虚，狂躁既定，下剂暂缓，先拟龙牡救逆汤加减，扶元清热为主，待其元神稍强，继进缓下，以消积滞。

次方：化龙骨五钱，先煎　生牡蛎五钱，先煎　西洋参二钱　生白芍四钱　炙甘草一钱　川贝母二钱　茯神三钱

三诊：四月九日。昨解大便四次，阳明腑热，虽得下行，而阴液被耗，以致厥阴风动，痉厥摇头，口气秽臭，舌红糙起刺，胸满气促，疼热消渴，小溲长，四肢时有寒热，目赤唇焦，同胡子木兄，合议清镇厥阴。

三方：化龙骨五钱，先煎　生牡蛎五钱，先煎　西洋参二钱　炙甘草二钱　生白芍四钱　鲜生地八钱　鲜石斛三钱　生龟板八钱，先煎　羚羊角片三分，先煎　淡竹沥一两，冲　珍珠母四钱，先煎

四诊：四月十日。昨解大便三次，仍是溏酱，腹软不痛，目睛清白流动。脉缓，舌边红润中糙，消渴气上冲，胃呆，口气臭，用潜阳熄风、清热化痰法。

四方：生龟板八钱　生牡蛎八钱　化龙骨五钱，一味研碎先煎　生白芍四钱　炙甘草二钱　西洋参一钱　鲜生地八钱　鲜石斛三钱　天花粉四钱　川贝母二钱　朱茯神三钱

五诊：四月十一日。昨解溏酱粪一次，便时腹痛。按脉滑，舌红中糙，根苔薄黄边白。目睛稍现赤色，气平溲长，夜寐亦安，素体形瘦多火，拟清燥救肺汤，合泻白散加减，参以潜阳法。

五方：桑白皮三钱　枇杷叶三片，去毛　西洋参一钱　炙甘草一钱　鲜石斛三钱　鲜生地八钱　叭杏仁三钱　地骨皮三钱　川贝母二钱　淡竹沥一两，冲　炙鳖甲五钱　天花粉五钱

六诊：四月十二日。昨下大便一次，色黄而腹不痛。脉滑数，舌红润，根苔薄。咳嗽有痰，胃思纳，潮热未尽，目视不清，用清滋法。

六方：桑白皮三钱　地骨皮三钱　炙甘草一钱　青蒿三钱　炙鳖甲五钱　银柴胡一钱　淡竹沥一两，冲　天花粉五钱　鲜石斛三钱　鲜生地八钱　西洋参一钱　川贝母二钱

七诊：按其腹软，昨日大便未下，舌红润，脉弦滑，微咳有痰，目视已清，小溲刺痛，胃思纳，温邪虽化，阴分余热留恋，再从表法。

七方：鲜金钗五钱　鲜生地八钱　西洋参一钱　玄参五钱　知母三钱　川贝二钱　生龟板八钱，先煎　地骨皮三钱　川柏一钱　青蒿三钱　炙鳖甲八钱，先煎　桑白皮三钱

八诊：四月十四日。脉弦滑，舌红滑润。内热未尽，溲短刺痛，肺为肾之上源，肺热已久，肾阴被耗，再从清法。

八方：青蒿三钱　炙鳖甲八钱　地骨皮三钱　银柴胡一钱　甘草梢一钱　桑白皮三钱　鲜竹叶三十片　鲜生地八钱　鲜金钗五钱　玄参五钱　秦艽一钱　川贝母二钱

九诊：四月十五日。热减未尽，小溲混浊刺痛，脉缓舌红润，便闭未解，膀胱蕴热未尽，用育阴导浊法。

九方：青蒿三钱　炙鳖甲八钱　地骨皮三钱　银柴胡二钱　甘草梢一钱　车前子三钱　鲜生地八钱　鲜金钗五钱　淮牛膝三钱　鲜竹叶三十片　朱拌赤苓三钱　生白芍三钱

十诊：四月十六日。大便四日未下，胃苏寐安，小溲短赤刺痛，咳差微有痰。脉滑舌红润，根苔灰黄。肠中宿垢未尽，元神已强，可再进清下。

十方：生大黄钱半　鲜生地八钱　元明粉钱半　全瓜蒌四钱　鲜金钗五钱炙甘草一钱　天花粉三钱　生龟板八钱，先煎　鲜竹叶三十片　淮牛膝三钱　西琥珀三分，研细末冲

十一诊：四月十七日。昨服调胃承气汤加味方后，泻溏黑酱粪甚多，泻后舌根苔退，脉缓，舌尖红润，寐安胃苏，口气不臭，惟小溲短浊刺痛，用茵陈四苓及导赤法，以清泄小肠、膀胱二腑蕴热兼通溺道。

十一方：绵茵陈四钱　猪苓三钱　泽泻三钱　赤苓三钱　川楝子三钱　车前子三钱　鲜首乌三钱　杜赤豆八钱　丹皮二钱　甘草梢一钱　鲜金钗四钱　滑石四钱

十二诊：四月十九日。昨解大便一次，腹不痛，小溲解下胶浊如痰，此溺管败瘀下行，佳兆也。脉象软缓，舌红润根苔灰里。胃醒寐安不渴，拟分清法。

十二方：鲜生地八钱　鲜金钗四钱　木通一钱　丹皮一钱　玉露霜四钱　泽泻三钱　猪苓三钱　清宁丸三钱，吞　瞿麦三钱　萹蓄三钱　益元散五钱　车前子三钱

十三诊：热退胃苏寐安，小溲浑浊，形似败精，有汗，大便三日未解，肠垢未尽，再进润下。

十三方：龙齿四钱　生牡蛎四钱，二味先煎　郁李仁肉三钱　全瓜蒌五钱　火麻仁四钱　鲜金钗四钱　丹皮二钱　鲜生地八钱　甘草梢一钱　玉露霜五钱　地骨皮三钱　生龟板八钱，先煎

效果：服药后，大便解二次。舌根黑苔全化，色转红润。小溲清长不痛，再进潜阳和中方，调理旬日全愈。

炳按：阳明温热，初、中、末各法，于此一案，已可知其证候变化，方法不执，随其现证化裁，得收其效果，可为后学师也。

《慈溪魏氏验案类编初集》

张衡山

幼年温邪挟食，互阻脾胃，身热四天，无汗不解，胸闷烦躁，神昏谵语，肝风振动，寤寐不安。脉弦数，舌白腻。姑拟开泄疏托，佐以熄风化滞。

淡豆豉三钱　牛蒡子三钱　炒建曲三钱　朱茯神四钱　冬桑叶一钱五分　橘络红各一钱　前胡二钱　象贝三钱，去心　净蝉衣一钱　五谷虫一钱五分，漂炙　大腹皮三钱，洗　天竺黄一钱五分　钩钩二钱，后入　玉雪救苦丹一粒，化服

复诊：得汗，热减神清，肝风渐熄。

《近代中医流派经验选集》

周镇

福生轿役，佚其姓，蓉湖庄。癸丑三月，其子年十三，患温邪挟积，绵延至二旬外。热恋渴饮，咳嗽痰多。脉洪，舌红中有薄白。察前医处方，由银翘散而白虎汤，均已用过。谛思其故，风为阳邪，辛凉及甘寒已进，曷以热仍不退。因按其腹，终上手即呼痛。乃知积横于中，气不舒展，浊邪熏蒸，津化为痰。不祛其积，邪不得撤。因疏连翘、黑山栀、杏仁、象贝母、淡芩、薄荷、竹叶、风化硝、枳实、竹茹、瓜蒌仁。另鲜梨汁、地栗汁、萝卜汁等温服。便解渐通，热渐退凉，不数剂而愈。

张姓子，年十余龄，住仓浜吴宅。己未十二月，身热，头痛如劈，由榻上跌仆即厥。其家人掐人中，片时，微醒。延诊。脉弦数不扬，口噤苔白，痰沫上涌，按脐腹冲任脉动跃异常。即掐其左手背威灵穴，知痛，口不能言。据证情，似脑疫也。痰涌须先驱痰。先疏制雄丹、皂角末、白矾、郁金末、竹沥调，先灌以开痰。遂续拟清脑凉肝开闭之法。桑叶、丹皮、钩钩、滁菊、远志、竹茹、竹黄、羚羊片、丝瓜络、藁本、荷叶、陈胆星、菖蒲、至宝丹等。痰降神省而愈。此时疫证多不救，一剂即庆更生，幸矣！

吴阿合子，年八岁，住体操场。戊辰清明诊：温病失治，误服地芍签方，邪恋阳明，灼津涸液，咳嗽无痰。热炽神糊，目眵谵语。齿干，舌干无液，苔燥色黑；脉数，左部不振。邪热熏蒸，由气而营，深恐昏痉。

元参心三钱　鲜生地七钱　鲜薄荷二钱，同洗打　竹茹二钱　银花四钱　连心翘三钱　黑山栀三钱　知母二钱　玉泉散七钱　丹皮二钱　全瓜蒌三钱　丹参三钱　鲜大青三钱　茅芦根二两　竹叶卅片　梨汁一小杯　萝卜汁一盅　蔗浆一杯，冲

另：玳瑁五分　石菖蒲根二分　郁金三分　西月石三分　研末，灯心汤冲服。

一剂，苔黑已蜕，神清脉振。原方出入而愈。

以上出自《周小农医案》

第二节　风温

张畹香

治一孩，三岁，二月间辰刻身热，嗜卧呼唤不醒。至黄昏，惟闻喉间痰声壅塞，水浆不入。予以马勃一两。以病起勃然，故用勃然而兴之药。碎为小块，纱包铁物压煎，又以箸掉以手揉，缘轻浮之物不易煎汁耳。煎数大碗，将孩抱起，仰天灌一瓢。闻喉中声尤响，逾时向地倾之，又灌又倾。二更后，喉忽开，大叫乃醒。天明不出汗，身凉，竟不服药。

又治世侄范定甫，甫周岁，三月患风温，越五十日，气绝，委诸地尚温，又抱之。予诊脉小数，虎口纹紫细，直透三关，舌黑燥。其祖母嘱毋开方，以逢药食必吐，绝食已一月。予问不食何以活？云见碗必欲饮，饮水泻水耳。因思药之如茶水者，必不吐。于是以病久气虚，用燕窝一两，以代元参、麦冬；羚角、竹叶以代川连；黑稆豆皮一两，以代地黄；茯苓、通草以通小溲，皆无药气味者。恣饮之。三日，舌黑为黄，溲通泻差，再三日竟愈，食粥饭。至今抱子多多。

以上出自《医病简要》

张乃修

顾童。风温发痧，痧邪太重，邪热与风，半从外出，半从里陷。痧邪本在肺胃二经，然肺与大肠表里相应，大肠与胃，又系手足阳明相合，所以陷里之邪，直趋大肠。以致泄痢无度，痧点欲回未回，咳嗽不爽，遍身作痛。脉数，重按滑大，舌红无苔。上下交困，极为恶劣。勉

用薛氏升泄一法。即请明贤商进。

煨葛根一钱五分　苦桔梗一钱　生甘草五分　白茯苓三钱　淡枯芩一钱五分，酒炒　大豆卷三钱　羌活七分　炒黄荷叶三钱

二诊：昨用升泄之法，陷里之邪，略得升散，脾之清气，稍得升举，泄泻大减，白冻亦退，神情亦略振作。舌红绛较淡，脉滑大稍平。种属转机之象，守前法护充，续望应手。即请商裁。

羌活一钱　防风根一钱，炒　广木香三分　酒炒淡芩一钱五分　枳壳八分　苦桔梗一钱　大豆卷二钱煨葛根一钱五分　生甘草五分　白茯苓三钱　干荷叶三钱，炒黄

三诊：下痢稍疏，然昼夜竟在二十次之外，所下黑黄居多，肛门灼热，肌表之热，并不甚盛。而脉数竟在七至以外，舌红起刺。良以陷里之邪，与湿相合，悉化为火。仿《金匮》协热下痢法。即请商裁。

炒黄柏二钱　北秦皮一钱　滑石块三钱　炒雅连四分　生甘草三分　白头翁一钱　金银花三钱　白茯苓二钱　金石斛二钱　龙井茶一钱五分

居童。先是口碎作痛，四日前忽然热起，势甚鸱张，胸闷懊烦，鼻衄便泄，兹则咽中作痛。舌红苔白，脉数滑大。此风邪先袭于上，复以时令之邪与湿相合，致一阴一阳之火，俱结于上。病属风温，方在五日，邪势鸱张之际，当是易进难退之时也。

泡射干六分　广郁金六分，冲　马勃一钱五分　荆芥一钱　牛蒡子三钱　炒银花一钱五分　连翘壳三钱半　玄参三钱　桔梗一钱　杏仁泥三钱　竹叶心十六片　桔梗二味代茶

改方加黄芩酒炒秦艽。

二诊：前进辛以散风，苦以泄热，汗出邪势从外而泄。而肺胃之热蕴结。痧疹并发而不少衰，痛不少减。脉数滑大，舌红边绛。喉关以内，白腐满布，喉肿关小微咳。此炉烟甫熄，余烬复燃，肺胃之热，充斥于中，喉疳重证，出入极为迅速。恐火烁肺金，而致气喘。商请专门名家酌夺。

郁金一钱五分　山豆根三钱　京玄参三钱　羚羊片二钱，先煎　连翘三钱　大贝母三钱　桔梗一钱五分　生石膏七钱，打　牛蒡子三钱　射干七分　茅根一两，去心　芦根一两，去节　鲜荷叶七钱

三诊：昨进大剂泄热，热势大为轻减，喉肿较退，痛势大轻，涎水自涌者，至此渐能下咽。脉洪大略收。火风之灼烁肺胃者，已退三舍，当乘胜而助鼓再进。

羚羊片二钱　玄参肉三钱　牛蒡子三钱　鲜石斛六钱　连翘三钱　生石膏七钱　泡射干六分　荆芥一钱　黑山栀三钱　苦桔梗二分　鲜荷叶络七钱　茅根一两，去节

以上出自《张聿青医案》

柳宝诒

孙。痧疹发后，已阅半月，从未得有汗泄，仍然咳呛气促，壮热音哑。风温之邪，窒于肺络，热蕴不解，阴液耗烁，最防热蕴肺伤，有喘逆之变。

鲜南沙参　鲜生地薄荷同打　豆豉　丹皮　蝉衣　牛蒡子　连翘　马兜铃炙　前胡　元参　茅根肉

郑。风温之邪，挟痰浊壅闭于肺。五六日来，不得汗解，咳逆气促痰鸣。法当以疏泄肺邪，

清化痰热，为一定之治。所虑者，幼儿甫及周岁，脏气薄弱，热邪内壅，易于横传旁溢。每值烦躁，即仰首作反弓之状，此热淫于太阳之经，而作痉也。烦过则神静而呆，此痰热闭于胆中，而作蒙也。此两节均属病之险要处，当豫为防维，勿得忽视。

葶苈子研　牛蒡子　杏仁　鲜沙参　前胡　羚羊角　钩钩　僵蚕　橘红　川贝　天竺黄

另：竹沥、橄榄汁、莱菔汁和匀，频服。

以上出自《柳宝诒医案》

丁泽周

王幼。发热八日，汗泄不畅，咳嗽痰多，烦躁懊憹，泛泛呕恶，且抽搐有如惊风之状，腑行溏薄，四末微冷，舌苔薄腻而黄，脉滑数不扬。前师作慢惊治，用参、术、苓、半、贝、竺黄、钩钩等，烦躁泛恶益甚。此乃风温伏邪，蕴袭肺胃，蓄于经络，不能泄越于外，势有内陷之象。肺邪不解，反移大肠则便溏，阳明之邪不达，阳不通行则肢冷，不得与慢惊同日而语也。况慢惊属虚，岂有烦躁懊憹之理？即日有之，当见少阴之脉证。今种种病机，恐有痧疹内伏也，亟拟疏透，以冀弋获。

荆芥穗一钱五分　粉葛根二钱　蝉衣八分　薄荷八分　苦桔梗八分　沙豆豉三钱　银花炭三钱　连翘一钱五分　赤苓三钱　枳实炭一钱五分　炒竹茹一钱五分　藿香梗一钱五分

二诊：服疏透之剂，得汗甚多，烦躁泛恶悉减。面额项颈之间，有红点隐隐，即痧疹之见象。咳嗽痰多，身热不退，舌质红，苔薄腻而黄，脉滑数。伏温之邪，有外达之机，肺胃之气，窒塞不宣。仍从辛凉清解，宣肺化痰，冀痧透热退则吉。

原方去豆豉，加紫背浮萍。

张童。风自外来，温从内发，风性属阳，温易化热，热盛生痰，风善上升，风温痰热，互蕴肺胃，发热旬余，口干欲饮，咳嗽气粗，胁肋牵痛，热痰蒙蔽清窍，灵机堵窒，心主神明之所，变为云雾之乡，神识模糊，谵语妄言，起坐如狂，前医叠投犀羚不应，其邪在气，不在营也。况按胸腹之间，似觉闷胀，内夹宿食，又可知也。舌尖红，苔薄腻黄，唇焦，脉滑数。伤寒大白云：唇焦属食积，腑行溏薄，不得径用下达明矣。脉诊参合，痉厥之险，不可不虑。姑拟辛凉清疏，以解伏气，温胆涤痰，而通神明，苟能神清热减，自有转机。

薄荷一钱　朱茯神三钱　广郁金一钱五分　天竺黄二钱　荸荠汁一酒杯，冲　银花四钱　枳实一钱五分　象贝母三钱　鲜石菖蒲五分　保和丸三钱　连翘二钱　竹茹一钱五分　活芦根一尺，去节　冬瓜子三钱

一剂神清，二剂热减，三剂热退而愈。

徐孩。发热六天，汗泄不畅，咳嗽气急，喉中痰声漉漉，咬牙嚼齿，时时抽搐，舌苔薄腻而黄，脉滑数不扬，筋纹色紫，已达气关。前医叠进羚羊、石斛、钩藤等，病情加剧。良由无形之风温，与有形之痰热，互阻肺胃，肃降之令不行，阳明之热内炽，太阴之温不解，有似痉厥，实非痉厥，即马脾风之重证，徒治厥阴无益也。当此危急之秋，非大将不能去大敌，拟麻杏石甘汤加减，冀挽回于什一。

麻黄一钱　杏仁三钱　甘草一钱　石膏三钱　象贝三钱　天竺黄二钱　郁金一钱　鲜竹叶三十张　竹

沥五钱　活芦根一两，去节

二诊：昨投麻杏石甘汤加减，发热较轻，咬牙嚼齿抽搐均定，佳兆也。惟咳嗽气逆，喉中尚有痰声，脉滑数，筋纹缩退，口干欲饮，小溲短赤，风温痰热，交阻肺胃，一时未易清彻。仍击鼓再进。

麻黄一钱　杏仁三钱　甘草一钱　石膏三钱　象贝三钱　广郁金一钱　天竺黄二钱　兜铃一钱五分　冬瓜子三钱　淡竹油五钱　活芦根二两，去节

三诊：两进麻杏石甘汤以来，身热减，气急平，嚼齿抽搐亦平，惟咳嗽痰多，口干欲饮，小溲短赤，大便微溏色黄，风温已得外解，痰热亦有下行之势，脉仍滑数，余焰留恋。然质小体稚，毋使过之，今宜制小其剂。

净蝉衣八分　川象贝各一钱五分　金银花三钱　冬桑叶三钱　通草八分　杏仁三钱　炙远志五分　连翘一钱五分　花粉三钱　兜铃一钱五分　冬瓜子三钱　活芦根一两，去节　荸荠汁一酒杯

以上出自《丁甘仁医案》

朱曾孙少爷。风温之邪，挟湿滞交阻，太阴阳明为病，身热十一天，时时迷睡，哭泣少泪，咳嗽声音不扬，大便溏泄，舌质红，苔薄腻，脉象濡滑而数，唇焦而裂。伤寒大白云：唇焦属食积，风温痰滞互相为患，颇虑邪热内陷厥阴，致生变迁。姑拟方候明正。

粉葛根一钱　清水豆卷三钱　净蝉衣八分　薄荷叶五分　赤苓三钱　枳实炭一钱　川象贝各二钱　炒银花三钱　连翘壳三钱　焦楂炭三钱　冬桑叶一钱五分　炒竹茹一钱五分　胖大海二枚

二诊：风温之邪，已十二天，表不热而里热，咳嗽声音不扬，时时迷睡，哭泣少涕，大便溏泄，舌边红，苔腻黄，唇燥而裂，脉濡滑而数，风温痰滞交阻，肺与大肠为病。投剂合度仍宜清解风温而化痰滞。

净蝉衣八分　薄荷叶八分　冬桑叶三钱　炒竹茹一钱五分　赤茯苓三钱　枳实炭一钱　胖大海三只　炒银花三钱　连翘壳三钱　焦楂炭三钱　地枯萝三钱　川象贝各二钱　鲜枇杷叶三张

《丁甘仁晚年出诊医案》

彭小。风温伏邪，太阳阳明为病，肺气窒塞不宣，寒热三天，咳嗽胸闷，膺痛泛恶，脉象浮滑而数，苔薄腻而黄。姑拟疏解宣肺，和胃化痰。

炒荆芥一钱　嫩前胡钱半　炒豆豉三钱　赤茯苓三钱　江枳壳一钱　苦桔梗一钱　黑山栀皮钱半　连翘壳三钱　光杏仁三钱　象贝母三钱　川郁金钱半　鲜竹茹钱半　炒谷麦芽各三钱

邹小。风温疫疠之邪，挟痰热蕴袭肺胃两经，身热不扬，哮喘咳嗽，喉有痰声，音暗，苔腻黄，脉郁滑而数，咽喉焮红，证势非轻，姑拟麻杏石甘汤加味。

净麻黄先煎，去四分白沫　光杏仁三钱　熟石膏三钱　生甘草六分　嫩射干六分　马兜铃一钱　象贝母三钱　桑叶皮各钱半　冬瓜子三钱　胖大海三枚　活芦根一尺，去节

另：猴枣三分，淡竹沥一两，炖温冲服。

吴小。咳嗽痰多，甚则泛恶，舌苔薄腻，伏风痰滞化热，上逆于肺，宜祛风清金而化痰滞。

嫩前胡钱半　冬桑叶二钱　象贝母三钱　光杏仁三钱　赤茯苓三钱　水炙远志八分　薄橘红八分　仙半夏钱半　炙款冬钱半　冬瓜子三钱　枳实炭一钱　炒竹茹二钱　老枇杷叶二张，去毛

刘小。风温伏邪，蕴袭肺胃，身热不清，咳嗽痰多，腑行溏薄，宜疏邪化痰。

炒豆豉三钱　嫩前胡钱半　净蝉衣八分　象贝母三钱　赤茯苓三钱　炒枳壳一钱　苦桔梗一钱　焦楂炭三钱　炒黑荆芥八分　炒麦芽三钱　干荷叶一角　冬桑叶二钱

罗小。风温伏邪，挟痰滞逗留肺胃，身热时作，咳嗽痰多，甚则泛恶，舌苔薄腻，虑其增剧，姑拟疏邪化痰，宣肺和胃。

炒豆豉二钱　净蝉衣八分　嫩前胡钱半　光杏仁二钱　赤茯苓二钱　江枳壳八分　苦桔梗八分　象贝母二钱　熟牛蒡二钱　莱菔子二钱，炒研　薄橘红五分　炒麦芽三钱　炒竹茹一钱

郑童。风温伏邪，蕴袭肺胃，身热三候，咳嗽膺痛，脉象滑数，舌苔薄黄。形瘦神疲，颇虑外感而致内伤，致生变迁。姑拟清温化痰，宣肺和胃。

冬桑叶二钱　光杏仁三钱　象贝母三钱　抱茯神三钱　青蒿梗钱半　嫩白薇钱半　瓜蒌皮三钱　炙兜铃一钱　川郁金钱半　活芦根一尺　冬瓜子三钱　枇杷叶露四两，后入　银柴胡一钱

李小。风温伏邪挟食滞交阻，太阴阳明为病，身热咳嗽，腹鸣泄泻。姑宜疏邪化痰，和胃畅中。

荆芥穗一钱　淡豆豉三钱　嫩前胡钱半　薄荷叶八分　赤茯苓三钱　苦桔梗一钱　焦楂曲三钱　大腹皮二钱　六神曲三钱　炒枳壳一钱　象贝母三钱　粉葛根钱半　干荷叶一角

方小。风温伏邪，挟湿滞交阻，身热六天，咳嗽痰多，时时欲厥之状，腹鸣便泄，舌苔薄腻，虑其痉厥。姑宜辛凉疏解，而化痰滞。

淡豆豉三钱　净蝉衣八分　薄荷叶八分　嫩前胡钱半　赤茯苓三钱　苦桔梗一钱　象贝母三钱　焦楂炭三钱　银花炭三钱　连翘壳三钱　大腹皮钱半　炒竹茹钱半　荷叶一角

刘小。身热咳嗽气喘，音哑喉有痰声，腑行溏薄，舌苔干腻。风温伏邪挟痰滞交阻，脾胃为病。恙势尚在险途，急宜宣肺祛风，和胃畅中。

淡豆豉三钱　净蝉衣八分　嫩射干八分　赤茯苓三钱　银花炭三钱　连翘壳三钱　薄荷叶七分　象贝母三钱　苦桔梗一钱　焦楂炭三钱　莱菔子二钱，炒研胖大海二枚　鲜荷叶一角　炒竹茹钱半

程小宝宝。咽喉为肺胃之门户，饮食之道路，风寒包热于肺，挟痰交阻，肺气闭塞，肃降之令失司。乳蛾肿痛白点，妨于咽饮，气逆鼻扇，咳嗽音哑，喉中痰声漉漉，脉象郁滑而数，舌质红，苔黄。书云：气逆之为病，在肺为实，在肾为虚。病经三天，即气逆鼻扇，此肺实也，即肺闭也。金实不鸣，故音哑，非金破不鸣者可比。证势危笃，勉拟麻杏石甘汤加味，以冀一幸。

净麻黄三分　光杏仁三钱　熟石膏三钱　炙僵蚕三钱　生甘草六分　嫩射干八分　轻马勃八分　马兜铃八分　象贝母三钱　净蝉衣八分　胖大海三枚　淡竹沥一两　活芦根一尺　真猴枣粉二分，冲服

徐小宝宝。咳嗽已有数月，肺阴早伤，迩来身热晚甚，有汗不解，舌前半淡红，中后白腻，脉象濡小而数，形瘦神疲，此先天本亏，风温伏邪，挟痰热逗留肺胃。前投清温化痰而宣肺气

之剂，尚觉合度，仍守原意出入，尚希明正。

霜桑叶二钱　光杏仁钱半　川象贝各钱半　抱茯神二钱　炙远志八分　金银花二钱　连翘壳二钱　嫩白薇一钱，炒　通草五分　活芦根五寸，去节　冬瓜子三钱

任童。风温身热，咳呛不止，气逆喉有痰声，苔黄脉数。风化热，热生痰，上阻于肺，肺失清肃之令，宜清肺气化痰热。

桑皮叶各钱半　光杏仁三钱　生甘草五分　川象贝各二钱　瓜蒌皮二钱　炙兜铃一钱　冬瓜子三钱　炒竹茹钱半　天花粉二钱　活芦根一尺　荸荠汁一两　枇杷叶露四两，后入

以上出自《丁甘仁医案续编》

陈在山

陈宅小孩，十三岁，风温月余不解，大便泻，小水涩，肺来极热，不食饮冷，周身大肉尽脱，此危险之候，免拟一养阴退热之法，无效另延他医调治。

生地　寸冬　橘皮　汾草　双花　天花粉　薄荷　木通　扁豆花　薏米　竹叶　山药　皮苓　生白术

服前方，身热稍解，小水清利，泻止，渴甚，肺仍大热，周身发出白点如沙，鼻衄色紫，此皆热极之现形也，再用大剂存阴退热之法救之。

羚羊　生地　焦栀　寸冬　花粉　生芍　元参　甘草　木通　双花　薄荷　竹叶　芦根　广角　牛子

《云深处医案》

魏长春

钱吟棠君幼孙，名止能，年二岁。民国二十三年五月一日诊。

病名：风温夹湿发白痦。

原因：风温夹湿，病起一候，误认出麻，密闭窗户，厚裹棉衣，并服发痦药品，延余诊治，见病形非痦，解衣视之，胸部已发白痦。

证候：胸发白痦，内热咳嗽痰多，呕吐渴领，协热便溏黄色，溲长。

诊断：脉象滑数，舌苔白滑，关纹青紫。温邪内蕴，肝胆火升，吸入乳汁，反致酿痰。

疗法：辛凉散风。甘淡渗湿，清透白痦为先。

处方：鲜竹叶二十片　牛蒡子三钱　银花三钱　连翘三钱　鲜荷叶一角　冬瓜子三钱　生米仁六钱　薄荷五分　水芦根四钱，去节　淡豆豉二钱　益元散四钱，包煎

次诊：五月二日。昨服药后，便下绿粪，脉滑舌红，苔微黄，内热未尽，足冷，胸部白痦晶亮，有汗，烦叫不宁，咳嗽痰多，关纹微紫，痰热未清，用清热化痰法。

次方：桑叶三钱　牛蒡子三钱　苦杏仁三钱　前胡一钱　瓜蒌仁四钱　橘红一钱　黄芩一钱半　淡竹茹三钱　制半夏二钱　淡竹沥八钱，分冲　茯神四钱　益元散三钱　鲜荷叶一角

三诊：五月三日。白痦已隐，肢和顿咳，吐痰白韧，脉滑舌红，关纹紫，寐安，便闭溲长，涕泪俱多，肺热未清，吸乳蒸痰，仿陷胸泻白，清降痰火。

三方：瓜蒌仁五钱　苦杏仁四钱　射干二钱　川连五分　马兜铃三钱　淡竹沥一两，冲　牛蒡子三钱　黄芩三钱　橘红一钱　前胡一钱　苏子二钱　莱菔汁一杯，冲

效果：服后，热退，痰化多汗，进和卫化痰方善后，渐健。

炳按：白㾦乃卫分气分病，治宜开透，并宣肺气，因肺主表主气，卫分湿热之气，蕴结不畅，郁而发㾦，鲜芦根为主要药。

《慈溪魏氏验案类编初集》

周镇

恽男，二岁，江北。己未二月十五日诊：咳嗽痰多，恶心气逆，鼻扇，身热，足厥，纹紫。风温挟痰上涌，有肺胀之险。紫菀、杏仁、甜葶苈、兜铃、蛤壳、麻黄、石膏、白茅根、枇杷叶。另郁金三分、菖蒲二分、明矾一分、胆星三分，研，萝卜汁温调服。气逆鼻扇已减，足仍不暖。温邪上壅，肺气不降，便秘不通。加黄芩、前胡、牛蒡、芦根。末药改用月石二分、保赤丹四厘、白矾五厘、菖蒲二分。外敷方：蓖麻子（去壳）七粒、生矾二钱、麝香七厘、鸡子白少许、葱白头三枚，打融烘热，敷心胸，布扎。痰气尽下，得便，足厥亦暖，热退而愈。

《周小农医案》

陆正斋

曹宝宝，4月7日诊。风温外袭肌表，身热，咳嗽。治以疏散。

苏荷尖2.4克　西豆豉6克　炒牛子6克　白通草2.4克　炙前胡3克　杏仁4.5克　橘红3克　赤茯苓4.5克　炒山栀3克　六神曲3克　荷叶4.5克

马宝宝，4月2日诊。风温犯肺，肺失清宣。身热，咳嗽，舌苔薄白，边红。乳子之躯娇脆，何以堪此。

苏荷尖1.8克　淡豆豉3克　白前3克　白通草1.5克　炒山栀3克　桔梗2.4克　赤茯苓3克　炒牛子3克　象贝母3克　光杏仁3克　荷叶3克

陈宝宝，男，6个月，5月26日诊。体温38.3℃，发热，自汗，咳嚏。

苏荷1.5克　钩藤4.5克　光杏仁4.5克　白通草1.5克　桑菊各3克　橘络1.5克　灯心草0.3克

郁宝宝，女，7岁，5月6日诊。旧患白带未疗，近感温邪。头痛，身热，咳嗽，呕恶纳少，胸次不宽，苔黄腻。

苏荷尖2.4克　炒山栀4.5克　冬桑叶4.5克　淡豆豉9克　光杏仁6克　广橘皮3.6克　法半夏3.6克　白通草1.8克　赤茯苓9克　薏苡仁9克　荷叶4.5克　车前子4.5克

陈宝宝，男，4岁。呛咳，气急，发热无汗，体温高，证重。

苏荷梗各8克　杏仁泥3.6克　豆豉4.5克　橘红3克　白通草1.5克　炒山栀3克　净连翘3克　桑菊各3克　双钩藤3.6克　灯心草0.3克

陆宝宝，温邪犯肺，身热自汗，呛咳，烦扰不安，苔白，舌边红，脉数。证重，姑以凉解，应手为幸。

苏荷尖2.4克　炒牛子4.5克　西豆豉4.5克　炒山栀4.5克　霜桑叶4.5克　净蝉蜕3个　光杏仁4.5克　丝通草1.5克　橘红3克　炙前胡2.4克　白灯心0.3克　青竹叶3片

李存杰，男，2岁，住新民区，3月21日诊。发热，咳嗽，胸闷，苔白腻，体温38.7℃。

苏荷尖2.4克　炒枳壳3克　玉桔梗3克　霜桑叶3.6克　金银花3克　净连翘3克　光杏仁4.5克　白通草0.5克　化橘红3克　西豆豉4.5克　象贝母3克　炒山栀3克　嫩青蒿4.5克　萝卜汁1汤匙，和服

程学珍，男，10个月，4月15日诊。寒热，咳涕，舌生白瘰，大便溏，吐乳，面色金黄。证重。

粉葛根3克　苏荷梗各1.8克　杏仁泥3.6克　牛蒡子3.6克　象贝母3克　赤茯苓3.6克　炙防风1.8克　枯荷叶3.6克

王保保，2月25日诊。风温犯肺，下移大肠。身热咳嗽，腹痛泄泻，苔黄腻，山根青白。人小病重，渐退为佳。

苏荷尖1.5克　炒山栀2.4克　西豆豉3克　光杏仁3克　薄橘红2.4克　丝通草0.9克　赤茯苓3克　霜桑叶2克　炒牛子3克　慈菇芽2个　白灯草0.3克

吴宝宝，温邪不从表解，与痰滞内结阳明经腑，身热，烦扰不安，苔黄腻，大便黄水。拟葛根芩连汤法，辛凉透表，苦以泄热，仿双解之意。

粉葛根9克　炒黄芩4.5克　川黄连1.5克，姜汁炒　炙甘草1.5克　萝卜汁1调羹，和服　保和丸7.5克，研末入煎

5月4日二诊。

服葛根芩连剂后，气息平，泻稀，得汗热减，至半夜后热，但较轻于前。唯腹胀，苔黄腻，口渴。此痰滞与温邪盘踞阳明经腑，风木有欲动之象。

淡豆豉9克　炒楂肉6克　广橘红3.6克　炒山栀4.5克　六和曲6克　赤茯苓9克　连心翘4克　法半夏4克　莱菔子9克　炒麦芽9克　活水芦根18克

5月9日三诊。

恙势较前略减，唯身热得汗不解，苔仍黄腻，气息微有不平，腹胀，口渴。

忍冬花7.5克　广橘红3克　莱菔子6克，炒研　炒山栀6克　连心翘4.5克　法半夏3克　炒楂肉6克　炒六曲6克　赤茯苓6克　淡豆豉6克　炒黄芩4.5克　乌扇片3.6克　黄郁金3克　丝通草1.8克　枇杷叶1大片，去毛

钱宝宝，1岁，5月8日诊。温邪犯肺，肺气壅遏不宣。身热，气粗，面色青白，清窍干燥，内风有暗动之象，痉搐堪虑矣。

苏荷尖1克　丝通草1.5克　川贝母3克　双钩藤7.5克　光杏仁3.6克　橘红络各1.8克　冬桑叶3克　冬瓜子7.5克　灯心草0.3克　萝卜汁1汤匙，和服薏苡仁9克

二诊：身热减，气急转，前面面部青色退。

原方去苏荷、灯心、萝卜汁，加枇杷叶一片。

贲宝宝，3 月 18 日诊。温邪痰热弥漫，肺失清宣，身热气粗，苔灰黄而腻。证势如此，有风动痉厥之虑矣。

羚角汁 0.3 克，和服　广橘红 1.8 克　川贝母 2.4 克，去心　陈胆星 1.8 克，开水溶化　金银花 3 克　炒山栀 3 克　苏荷尖 1.5 克　净连翘 3 克　西豆豉 3 克　青竹叶 10 片　鲜芦根 20 克，洗净

王宝宝，5 月 5 日诊。温邪久稽，胃阴亏虚，中土大伤，正虚不能达邪，面浮，腹胀，便溏，有痉搐之虑矣。

米炒沙参 9 克　肥知母 6 克　大白芍 3.6 克　米炒冬麦 9 克　鲜金钗 3 克　生甘草 1.5 克　地骨皮 3.6 克　金银花 4 克　净连翘 4 克　干切云苓 9 克　枯糯稻根须 6 克

以上出自《陆正斋医疗经验》

第三节　春温

姚龙光

吾乡今春行小儿疫证，初起畏寒发热，寒热止，便烦躁不省人事，后乃面黄如杏，身软如棉，手撒口开，眼合肢厥，僵卧不动，若不治，或治不得法，其气便奄奄而绝，自起病至死，不出一日，吾乡死于此证者，不可胜记。吾医治三儿，均获渐愈。

一仇氏子，十岁，已面黄昏愦，见其齿干唇燥，舌苔黄垢，两脉俱无，吾思此必伏邪内发，又秽浊实邪上犯心胸，堵塞清窍，始有此险恶之候。凡人胸中为宗气最为紧要，故喻嘉言有《宗气论》，语语精当，胸中窒塞，宗气不行，神明无主，百骸俱废，或体软神昏，绝无知觉，或搐搦发狂，不省人事，若邪气久闭，不能自开，或用药不当，无法宣通，由闭而绝，本不出数时，疫证病死之速，职此故也。此病通降为第一着，因用紫金锭磨出，对姜汁灌服，一时许，脉渐出，眼渐开，面色渐转，为制清热化浊之剂加酒曲，煎出与服，是夜大便行一次，人事大清，颇为安妥。是晚伊有亲戚来至本行道者，三更时又与辛温表剂，明早又与以香燥时丸，乃引伏热入阳明经中，身大热，心烦气急，面赤多言，口渴喜饮，六脉浮洪而数，小便五六时不解，颇有登高而歌、弃衣而走之势，赖吾旧友倪新甫至，为之推拿四五次，果溺通热退而愈（吾幼女病痰喘，及吾乡患重证、暴证，经新翁推拿，无不立愈，较药尤速，神效可爱）。

一系侄女，挹清弟之二女也。证亦同上，以紫金锭和姜汁灌下，半夜始苏，行小便一次，手足躁扰，狂叫不安。第二日，为用清热化滞药加酒曲与服，此日忽厥，忽躁扰各一次，至晚行大便一次，人始向安。第三日，复小便不通，昏卧不醒，面色青惨，脉微弱欲脱。余曰：虚象也。急煎补中益气丸二两，加滑石二钱与服，约两时许溺通，人事渐清，但言背脊骨痛。余曰：阳明经邪未去也。用补中益气丸一两，加葛根一钱半，升麻八分，服下痛止，惟唇舌焦干，苔黄而燥。余曰：阳明虚热在上也。用补中益气丸一两，加麦冬三钱，沙参二钱，五味子五粒

与报，便舌润苔退，人事大安，诸证愈矣。

又治许家村一孤子七岁，病情治法均与侄女相同，得获安好无恙。吾因此证访问数家，皆因病前恣食汤圆，入腹未化，复为邪气所冲填入胸中，致有此候，故方中用酒药丸以化糯之积，无不应验也。

以上出自《崇实堂医案》

张锡纯

辽宁刘某某幼子，年七岁，于暮春得温病。

病因：因赴澡塘洗澡，汗出未竭，遽出冒风，遂成温病。病初得时，医者不知用辛凉之药解饥，而竟用温热之药为发其汗，迨汗出遍体，而灼热转剧。又延他医遽以承气下之，病尤加剧，因其无可下之证而误下也。从此不敢轻于服药，迟延数日见病势浸增，遂延愚为诊视，其精神昏愦间作谵语，气息微喘，肌肤灼热。问其心中亦甚觉热，唇干裂有凝血，其舌苔薄而黄，中心干黑，频频饮水不能濡润。其脉弦而有力，搏近六至，按之不实，而左部尤不任重按，其大便自服药下后未行。

诊断：此因误汗误下，伤其气化，兼温热既久阴分亏耗，乃邪实正虚之候也。宜治以大剂白虎加人参汤。以白虎汤清其热，以人参补其虚，再加滋阴之品数味，以滋补阴分之亏耗。

处方：生石膏四两，捣细　知母一两　野党参五钱　大生地黄一两　生怀山药七钱　玄参四钱　甘草三钱　共煎汤三大盅，分三次温饮下。病愈者勿须尽剂，热退即停服。白虎加人参汤中无粳米者，因方中有生山药可代粳米和胃也。

效果：三次将药服完，温热大减，神已清爽。大便犹未通下，心中犹觉发热，诊其脉仍似有力，遂将原方去山药仍煎三盅，俾徐徐温饮下，服至两盅大便通下，遂停药勿服，病全愈。

《医学衷中参西录》

萧伯章

李某某，年十二岁，夏历正月初间，得春温证，先是进服表散温燥等方，大热大渴大汗。延诊时，见其热渴异常，脉浮大而芤，身无汗，舌无苔，鲜红多芒刺，心烦不寐，米饮不入，证殊险恶，幸小便尚利，与《伤寒论》所云小便利者可治相合，断为阴未全绝，犹存一线生机。渠家有一老人，尝涉猎医书，亦或为人举方，向余言曰："此证前此服药，不过败毒散等方，皆系普通发散之品，药未必误，而病势如此沉重，殊不可解。"余应之曰："后世通行表剂，皆为寒而设，不知此乃春温。仲圣原有忌表明训，奈医者不知，每以通套表药误人，遂至轻者变重，重者即死，毫无觉悟，殊堪痛恨。此证先因误表而大热、大渴、大汗，若当时即进白虎汤大剂救之，尚易痊愈。今惟热渴犹是白虎汤见证，然如身无汗则是阳明津液被灼告竭，不能濡润皮肤之证。脉芤心烦，舌苔无而鲜红多芒刺，则病邪已由卫而累及营矣。寇深矣。若之何？"反复思量，绝无可以磋商之人，兼因病者系余女弟子，东家向来深信不疑，即略不辞让，为疏白虎汤去粳米加西洋参、蕤参、沙参、花粉、生地、天冬、麦冬大剂，少佐栀连频服。方内生石膏一两，一日夜尽三剂。次日，患者反增出时时恶风证，初疑或兼新感，继审脉息如故，热渴略减，舌色微润，心烦亦少瘥，知其仍是《伤寒论》白虎汤中原有兼证，仲师断不余欺，促其确守原方，日夜进服。再二日，各证始十愈七八。举家相庆，余亦私幸此次药幸胜病，嗣后减轻分量，再进甘寒养阴药饵，不犯一毫温燥，计三十余剂，各恙悉捐。惟如云之鬒发，手一抹而盈握，浅者纷纷堕地，皮肤飞削，如蛇脱然，手足爪甲，亦次驯脱尽，久而复生。可见温病误表，真杀人不用刀矣，而世乃竟有行医至老，不知温病为何证者，谓之何哉。

《遁园医案》

丁泽周

孙女。初起身热形寒，即鼻衄如涌，吐血盈碗，口干不多饮，入夜烦躁不安，脉濡数，舌边红，苔薄腻。伏温之邪在营，逼血妄行，大忌骤用滋阴，恐温邪不得从阳明而解也。

黑荆芥一钱五分　轻马勃八分　连翘一钱五分　白茅花根三钱　冬桑叶三钱　淡豆豉三钱　象贝母三钱　侧柏炭一钱五分　粉丹皮一钱五分　竹茹一钱五分　黑山栀一钱五分　薄荷叶八分

复诊：投药两剂，吐衄均止，身热转盛，苔腻稍化，脉仍濡数。伏温之邪，由营及气，由里达表，佳象也。仍与辛凉清解，以泄其温。

薄荷八分　淡豆豉三钱　象贝三钱　连翘一钱五分　朱茯神三钱　赤芍一钱五分　桑叶三钱　黑山栀一钱五分　竹叶三十张　竹茹一钱五分　茅根一两，去节

沃宝宝。春温伏邪蕴蒸阳明之里，少阳经邪不达，心脾之火内炽，身热十七天，烦躁少瘥，梦语如谵，小溲频数不多，咳嗽咯痰不爽，稍有泛恶，舌质淡红，唇焦，脉象濡数。温为阳邪，最易伤阴，津少上承，邪热愈炽，颇虑内陷痉厥之变。急宜生津和解，清肺化痰，以望转机，尚希明正。

天花粉三钱　银柴胡一钱　粉葛根一钱　朱茯神三钱　金银花四钱　连翘壳三钱　川象贝各二钱　冬桑叶二钱　甘菊花三钱　黑山栀二钱　肥知母钱半　光杏仁三钱　鲜竹茹二钱　活芦根一尺

二诊：伏温内蕴，由气入营，心肝之火内炽，阳明里热不解，身热晚甚，已有三候，烦躁不寐，口干欲饮，鼻干而聋，唇焦舌质淡红，小溲短赤，脉象濡小而数，一派炎炎之势，有吸尽西江之虑，急宜生津清温、清神涤痰。

鲜石斛四钱　天花粉三钱　肥知母钱半　京元参二钱　冬桑叶三钱　粉丹皮二钱　金银花四钱　连翘壳三钱　光杏仁三钱　川象贝各二钱　朱茯神三钱　鲜竹茹二钱　活芦根一尺　朱灯心两扎

三诊：伏温三候，身热不退，耳聋鼻干，口干欲饮，唇焦烦躁少寐，小溲短赤，脉象弦小而数，舌质淡红。少阴阴液已伤，阳明伏温未解，还虑增变。今拟人参白虎汤加减，尚希明正。

西洋参钱半　鲜竹叶三十张　熟石膏四钱　肥知母二钱　朱茯神三钱　天花粉三钱　京元参二钱　粉丹皮二钱　光杏仁三钱　川象贝各二钱　冬桑叶三钱　鲜石斛三钱　活芦根一尺　生谷芽三钱

四诊：伏温三候余，身灼热，耳聋鼻干，口干欲饮，唇焦，烦躁不寐，小溲渐通，舌质红绛，脉象弦小而数。少阴阴液已伤，阳明伏温未解，还虑变迁，再宜生津达邪、清温化痰，尚希明正。

鲜石斛四钱　天花粉三钱　生甘草六分　朱茯神三钱　金银花六钱　连翘壳三钱　川象贝各二钱　冬桑叶三钱　薄荷叶八分　鲜茅芦根各一两　鲜竹叶茹各钱半

以上出自《丁甘仁医案续编》

钱存济

张修臣子，年十二岁，住广德北乡。

病名：春温夹食。

原因：初因伤风发热，头痛自汗，不寒而渴，余投以麻杏甘石汤，加薄荷、银花，一剂即愈。后因误食鲫鱼半碗，其证复作，他医进以辛燥，病转剧。

证候：目肿如桃，头痛如劈，烦躁谵语，大渴引饮，潮热自汗，小便短数，大便不通，胃胀拒按。

诊断：脉象滑实，舌绛苔燥，合病因脉证参之，此胃实证也。夫外邪初解，胃气必虚，正宜清淡滋养，以生津液，乃不戒于口，恣食荤腥，停滞于胃，复进辛燥，助阳耗液，食积得阳明燥化，致胃经所统属之地，皆结实不通。故目肿头痛者，阳明燥火上冲也。烦躁谵语者，胃热上蒸神经也。大渴引饮者，胃津竭而求救于水也。潮热者，阳明旺于申酉，实则得旺而剧也。自汗者，津液外泄也。小便短数者，津液下逼也。大便不通者，肠有燥屎也。病既内外皆实，自宜急下，以泻悍热之气，而救将绝之阴也。

疗法：以大承气汤原方，先煎枳、朴，继纳大黄，次入芒硝，盖取生者气锐而先行，熟者气钝而和缓之义，欲使芒硝先化燥屎，大黄继通地道，而枳、朴除其积滞，皆所以通泄大肠而逐热也。

处方：厚朴五钱　枳实四钱　大黄四钱　芒硝三钱

以水三碗，先煮枳、朴取二碗，去滓，纳大黄，煮取一碗，去滓，纳芒硝熔化，顿服。

效果：服一剂，下燥屎数十枚，诸恙霍然，即令勿药，令以米饮调之，一周而愈。

廉按：按语多所发明，选方极为确切，非精研《伤寒论》，胆识兼全者不办。

《全国名医验案类编》

袁焯

姚某子，年十五岁，学生，住本镇。

病名：春温兼寒。

原因：三月间由学校归家，自觉外寒夹内热而发。

证候：恶寒欲睡，旋即发热，头痛身痛，谵语不能识人，口渴溲赤。

诊断：脉滑数，苔白腻，此内热为外寒所束也。

疗法：辛凉轻透，以银翘散合栀豉汤加减。

处方：金银花三钱　青连翘三钱　焦山栀三钱　淡豆豉三钱　苏薄荷钱半苏叶梗钱半　牛蒡子钱半苦桔梗一钱　生甘草五分

先用活水芦根一两，煎汤代水。

次诊：下午四时复诊，神昏谵语如故，身热自汗渍渍然不止，面赤口渴欲饮水，脉息滑而不数，舌苔薄腻，不黄不燥，因思《伤寒论》云：阳明病发热汗多者，急下之。而面赤神昏，又皆当下之证，遂改用小承气汤加味。

次方：生锦纹三钱　川厚朴五分　生枳壳二钱　淡黄芩二钱　青连翘二钱白知母二钱

三诊：服后，解大便两次，神清安睡，汗止热解，自能起坐，知饥欲食。其家以为病愈，不复延诊。越三日复发热，有汗口渴，脉滑数，与白虎合小陷胸汤。

三方：生石膏三钱，研细　白知母三钱　生粳米三钱　生甘草五分　瓜蒌仁四钱，杵　小川连四分　仙露夏二钱

效果：服后热退神清，惟咳嗽痰中带血而已，复与泻白散加黄芩、知母、茅根等，二剂全愈。

廉按：冬时伏气，随春令温热之气而发，但所发之因不同，有感非时暴寒而发者，有饥饱劳役而发者，有房室不慎而发者。此案春温兼寒，俗名冷温，或称客寒包火，张路玉谓怫郁之热，乘春温之气而发，虽有非时暴寒，止宜辛平之剂发散。初方用银翘散合栀豉汤加减，微发以解其新邪。迨新邪解后，而伏邪外达，见有下证，放胆用小承气加味，非熟读《伤寒论》者不办。第三方白虎合小陷胸汤，亦有力量。惟咳痰带血，肺经尚有伏热，故用二皮、芩、知以清肺经之伏火，佐以茅根凉血宁络，甘草、粳米调养胃气，刚刚恰好。

《全国名医验案类编》

魏长春

王廷惠君文孙，年十岁。民国十八年三月四日诊。

病名：伏气春温。

原因：伏气温病，寒热头痛，儿科用桂枝苍术等温燥药，劫液化燥。

诊断：脉象洪数，尺脉更大，舌绛干糙，苔焦黑。伏温误治化燥，肠胃热极冲脑，证有痉厥之险。

疗法：宜急下存阴，因病家畏惧，惮服承气汤，故用凉膈散去大黄，以清热养液通腑，缓下之。

处方：鲜淡竹叶二钱　鲜石斛三钱　鲜生地八钱　玄参八钱　天花粉四钱　知母四钱　生甘草一钱　全瓜蒌四钱　元明粉三钱　生白芍四钱

次诊：三月五日。昨服加减凉膈散，便解，体温一百零二度（编者注：38.9℃），渴饮头痛，身热神清，虚里穴动跃，胸闷。脉滑数，舌红苔黄。病势危险，勉拟清厥阴阳明法，因病家畏服石膏，惟有减轻治剂。

次方：羚羊角片五分，先煎　玄参八钱　天花粉八钱　鲜生地八钱　银花三钱　知母四钱　生甘草一钱　鲜石斛三钱　焦山栀三钱　黄芩三钱　淡豆豉三钱

三诊：三月五日夜。下午服药后，头痛差，渴饮减，思食，因食节饼数枚不化，胸腹痛，按之坚，体温一百零三度（编者注：39.4℃）。脉数尺大，舌红苔黑。此食复也，当用大承气汤下之。

三方：生大黄三钱　芒硝三钱　枳实二钱　川朴一钱

四诊：三月六日。昨泻三次，腹痛愈。汗出热减神清，口渴欲饮。脉滑数，尺泽大，舌鲜红苔黄。伏热尚炽，再清厥阴阳明。

四方：鲜淡竹叶三钱　生石膏一两　知母八钱　生甘草一钱　玄参八钱　生白芍八钱　鲜生地八钱　连翘三钱　天花粉四钱　羚羊角片五分，先煎

五诊：三月七日。胸闷痰韧，体温一百零一度（编者注：38.3℃）。脉滑数尺大，舌绛鲜红，苔焦黑。伏热未清，津液被劫，亟拟犀角地黄汤，合白虎加减。

五方：犀角片五分，先煎　鲜生地二两　玄参八钱　紫草三钱　知母八钱　紫花地丁草三钱　鲜石斛四钱　生石膏一两　淡竹沥一两，分冲　生甘草一钱　牛蒡子三钱

六诊：三月八日。昨畏方重未服，改延他医诊治，服药泻二次，热未退，仍延余诊。按其脉象滑数，舌红糙苔黄厚，神昏谵语，拟白虎承气加减，清下肠胃热毒，以解脑炎。

六方：生石膏八钱　知母四钱　川连一钱　黄芩三钱　枳实一钱　川朴一钱　生大黄四钱　元明粉三钱　鲜生地一两　安宫牛黄丸一粒，去壳研灌

七诊：三月九日。昨泻三次，渴减热未清撤。脉象滑数，舌绛鲜红，苔化。病已转机，用养阴清热潜阳法。

七方：生龟板八钱　生鳖甲八钱　生牡蛎八钱，三味先煎　炙甘草二钱　玄参四钱　生白芍五钱　火麻仁四钱　天冬二钱　麦冬四钱　鲜生地一两　大生地八钱　鲜石斛三钱

八诊：三月十日。渴减便解，溲长寐安，胃思纳，体温一百度（编者注：37.8℃）。脉滑尺泽数，舌赤嫩润无苔。元阴未复，再用育阴潜阳，复脉汤加减。

八方：生龟板八钱，先煎　生牡蛎八钱，先煎　炙甘草三钱　玄参八钱　生白芍五钱　火麻仁四钱　钗石斛四钱　鲜生地八钱　原麦冬三钱　天花粉三钱　竹茹三钱

九诊：三月十一日。余热留恋未尽，胃稍思纳，渴饮已减。脉数尺大，舌赤绛嫩无苔。用清热凉肝。

九方：生龟板八钱，先煎　生鳖甲八钱，先煎　生牡蛎八钱，先煎　玄参八钱　炙甘草二钱　生白芍五钱　鲜生地八钱　青蒿三钱　知母三钱　原麦冬四钱　鲜首乌五钱　地骨皮三钱

十诊：三月十二日。身热退尽，虚里穴动跃亦静，胃思纳。脉缓尺泽滑，舌鲜红赤嫩。拟育阴凉营法。

十方：银柴胡二钱　地骨皮三钱　知母三钱　青蒿三钱　生鳖甲四钱　玄参八钱　大生地八钱　原麦冬四钱　钗石斛四钱　鲜首乌四钱　生白芍四钱　炙甘草二钱

效果：热退尽，继以滋养胃阴善后，调理旬日全愈。

炳按：伏气春温，伏热在里，用辛凉之法，层层透泄，渐渐救阴，深得叶氏心法。

《慈溪魏氏验案类编初集》

施今墨

姜某某，男，7个半月。发高热已达一周（T40～41℃），经儿童医院检查，未发现特殊所见，经注射链霉素并服退热剂，高热一直未退。除高热外并无其他异常，惟精神欠佳，有时烦闹，无咳嗽及呕吐等症状。经服中医退热通便之剂，大便日泻数次，检验亦非肠道传染之象。昨日起病儿进入昏迷状态，不食亦不烦闹，无抽搐发生，热势依旧不退。

望、闻、切：病儿昏睡，面呈红色，唇赤不干，呼吸较粗而快，咽有痰鸣，指纹深红达气关之上，无汗。

辨证立法：春温高热，热入心包，神识昏迷。表邪未解，连服泻药，引邪深入，然尚无抽搐之象，仍从表解并清里热，七月乳儿，脏腑薄弱，不宜重剂。

处方：白苇根5克　赤茯苓5克　炒香豉5克　白茅根5克　赤芍药3克　山栀衣1.5克　蝉退1.5克　酒黄芩3克　薄荷梗1.5克　甘草梢1.5克　荷叶梗半尺

二诊：服药一剂热即逐渐下降，连服三剂体温已趋正常，惟出汗甚多，大便仍泻，嗜睡，

有时咳嗽，喉间痰鸣。病邪乍退，正气未复，应保胃气以免伤津。

处方：西洋参1.5克　云茯苓5克　炙白前3克　五味子1.2克　云茯神5克　炙前胡3克　漂白术3克　苦桔梗3克　浮小麦12克　焙内金5克　光杏仁3克　白蒺藜3克　粉甘草1.5克

三诊：服药三剂，诸证大减，已思食乳，大便微溏，未再来诊。昨晨抱出室外，过午又发高热，嗜睡不醒，并现呕吐，手足肢冷，大便腥臭，似不消化。春温初愈，又感风寒，拟和营卫调理胃肠治之。

处方：白苇根5克　赤白芍各3克,桂枝1克同炒　旋覆花3克,枇杷叶3克同布包　白茅根5克　赤茯苓5克　扁豆衣3克　酒黄芩3克　赤小豆5克　扁豆花3克　酒黄连1.5克　半夏曲3克　砂仁壳3克　黑芥穗3克　建神曲3克　豆蔻壳3克　甘草1.5克

四诊：服药二剂，热已退，无精神，小便极少，大便下白黏物，仍不吃乳，呕吐已止。

处方：车前子5克,布包　赤小豆5克　冬瓜子5克　车前草5克　赤茯苓5克　冬葵子5克　扁豆衣3克　半夏曲3克　酒黄芩3克　扁豆花3克　建神曲3克　紫油朴1.5克　白通草1.5克　灯心草20寸　淡竹叶20片　荷叶梗1尺

五诊：前方服二剂未发热，小便增多，大便稀，仍不食乳。

处方：扁豆衣5克　苍术炭3克　赤茯苓6克　扁豆花5克　白术炭3克　赤小豆6克　煨葛根3克　清半夏3克　酒黄连1.5克　川厚朴1.5克　赤白芍各3克　酒黄芩3克　白通草3克　甘草梢3克

六诊：药服二剂，除大便溏，次数多，无精神外，余无他证。前方加党参3克，淮山药10克，去赤白芍。

七诊：前方服一剂，可能因食粥，大便又泻七八次，口干思水，未再服药，即来求诊。

处方：苍术炭3克　酒黄芩3克　禹余粮5克,血余炭3克同布包　白术炭3克　酒黄连1.5克　赤茯苓6克　米党参3克　建神曲3克　赤小豆6克　淮山药10克,打　半夏曲3克　煨葛根3克　白扁豆10克　炙草梢1.5克　川厚朴1.5克　白通草3克

八诊：服二剂大便泻止，微溏，日二三次，唇红口干，啼闹不安。腹泻多日，津液已伤，宜养胃阴治之。

处方：西洋参1.5克　金石斛3克　扁豆衣5克　节菖蒲1.5克　鲜石斛3克　扁豆花5克　赤白芍各3克　焙内金5克　炙草梢1.5克

《施今墨临床经验集》

第四节　暑温

程文囿

以翁乃郎年五岁，夏月病逾两旬，诸药罔效，发热不退，汗多口渴，色白肌瘦，切脉虚数无力。阅前方悉皆清散之属。翁问："病势何如？"答曰："极重。"又问："此为何病？"予曰："暑病也。初治甚易，医不如法，热久伤阴，元气被伐，犹幸肝风未动，急宜养阴保金生水，尚有生机。"方用首乌、料豆衣、扁豆、沙参、玉竹、麦冬、五味、石斛、茯苓、丹皮，令取稻露煎药，守服四剂，汗止热退。更进麦易地黄汤，神采渐转，惟饮食欠旺，参用六神散，餐加无复。

《杏轩医案》

许琏

定海东山下翁姓子，年十二。丙戌夏患暑热病，内挟秽浊，身热如炽，十余日不解。乃邀余诊。脉极洪大，面色老黄，唇焦舌黑。舌本短缩，牙根舌心鲜血盈口，渴饮不止，两目直视，不能出声。阅前方系正气散。余曰："证已至此，何能为也？"病家再三请方。余思木被火焚，杯水车薪，终归无益。乃拟大剂辛甘咸寒之法。于是以西瓜汁、芦根汁、金汁水、银花露、蔗浆、藕汁，各一茶盅，合置一甄。

方用：生石膏二两　连翘五钱　鲜竹叶一握　黑山栀四钱　细生地一两　犀角一钱，磨汁　羚羊角三钱　西洋参　鲜石斛　丹皮各三钱　滑石四钱

嘱其用大罐，煎成去渣，和入诸汁，候冷恣饮。如再口渴，西瓜任食可也。第一日服药尽，又啖西瓜一枚，次日复诊，脉证如故。仍用前法，石膏再加一两。第三日再诊，热仍未退，津液略见濡润，而右旁之颐发赤肿，大如卵而痛甚。余曰："暑毒之邪，结聚于此，肉恐烂穿，敷药无济。"仍用前法，石膏又加一两，至四两。又加元参、麦冬、生地，至五剂而热方退，更下黑屎数枚，诸恙尽解，胃亦渐动。此证转危为安，全赖病家之坚信不摇，而余得以一尽其技，否则难矣。

《清代名医医话精华》

姚龙光

予表姐朱姓二子，授室多年，仅得一孙，视如拱璧，年七岁，夏季患时气病五六日，往视之，见其脉证，舌苔，温邪已剧，医者方亦平稳，不至害事，余因未便措手，第二日，其老妈告余曰，小相公神色大坏，请往救之，俟雨止而往，已至酉刻，见其面色暗滞，口闭无言，神已昏愦，而炽烦甚，卧床躁扰，两面转侧，二便俱无，身凉肢厥，两脉沉小而疾。余曰：热急矣，盍求名手拯救？其祖母曰：适邻家请王名医先生，余抱去就诊，其方已着人代去购药，余坐待许久，始见其方，余惊而告之曰：误矣，令孙本极重温证，现热邪内陷，窍闭津枯，心肝火炽，满腹如焚，故神昏躁扰如是也。内热盛极，阳气陷于内则反不能外达，故身冷肢厥如是也。不然，口燥唇裂，二便不通，脉来数疾是何故也？胡王名医未辨脉证而漫用厚朴、砂仁诸辛燥之药乎？此药入腹，二更定当不保。现病危时晏，无处觅医，吾为立方，以救其命，用大瓜蒌二两，石菖蒲一钱，槟榔、枳壳各二钱，浓煎，另磨紫金锭半枚，和入灌之，服下二时许，神清开口，遍呼家人，明日热退未净，汗出津津，口干咳嗽，余为减瓜蒌一两，减菖蒲，加生地、玄参、麦冬以滋阴保肺，三帖进食而愈，令勿服药。

《崇实堂医案》

沈祖复

杨君之义子，三岁，寄育于外，因病来城，寓崔官牌下程姓家，请先生诊视。壮热不扬，面色青滞，涕泪俱无。此系暑热内伏，多饮乳汁，蒸变为痰，痰阻清窍，肺气不宣。用杏仁、大贝、桔梗、胆星、月石、炒麦芽等，一剂面色青滞退，两剂哭而有声，转为间疟，汗出而愈。

《医验随笔》

张锡纯

天津侯姓学徒，年十三岁，得暑温兼泄泻。

病因：季夏天气暑热，出门送药受暑，表里俱觉发热，兼头目眩晕。服药失宜，又兼患泄泻。

证候：每日泄泻十余次，已逾两旬，而心中仍觉发热懒食，周身酸软无力，时或怔忡，小便赤涩发热，其脉左部微弱，右部重按颇实，搏近六至。

诊断：此暑热郁于阳明之腑，是以发热懒食，而肝肾气化不舒，是以小便不利致大便泄泻也。当清泻胃腑，调补肝肾，病当自愈。

处方：生怀山药两半　滑石一两　生杭芍六钱　净萸肉四钱　生麦芽三钱　甘草三钱

共煎汤一大盅，温服。

复诊：服药一剂泻即止，小便通畅，惟心中犹觉发热，又间有怔忡之时，遂即原方略为加减俾再服之。

处方：生怀山药一两　生怀地黄一两　净萸肉八钱　生杭芍六钱　生麦芽二钱　甘草二钱

共煎汤一大盅，温服。

效果：将药连服两剂，其病霍然全愈。

说明：初次所用之方，即拙拟之滋阴清燥汤加山萸肉、生麦芽也。从来寒温之热传入阳明，其上焦燥热下焦滑泻者，最为难治，因欲治其上焦之燥热，则有碍下焦之滑泻；欲补其下焦之滑泻，则有碍上焦之燥热，是以医者对之恒至束手。然此等证若不急为治愈，则下焦滑泻愈久，上焦燥热必愈甚，是以本属可治之证，因稍为迟延竟至不可救者多矣。惟拙拟之滋阴清燥汤，山药与滑石并用，一补大便，一利小便。而山药多液，滑石性凉，又善清上焦之燥热，更辅以甘草、芍药以复其阴（仲景谓作甘草芍药汤以复其阴），阴复自能胜燥热，而芍药又善利小便，甘草亦善调大便，汇集四味为方，凡遇证之上焦燥热下焦滑泻者，莫不随手奏效也。间有阳明热实，服药后滑泻虽止而燥热未尽清者，不妨继服白虎汤。其热实体虚者，或服白虎加人参汤，若虑其复作滑泻，可于方中仍加滑石三钱，或更以生山药代粳米煎取清汤，一次只饮一大口，徐徐将药服完，其热全消，亦不至复作滑泻。愚用此法救人多矣，滋阴清燥汤后，附有治愈多案可参观也。至此案方中加萸肉、生麦芽者，因其肝脉弱而不舒，故以萸肉补之，以生麦芽调之，所以遂其条达之性也。至于第二方中为泻止小便已利，故去滑石。为心中犹怔忡，故将萸肉加重。为犹有余热未清，故又加生地黄。因其余热无多，如此治法已可消除净尽，无须服白虎汤及白虎加人参汤也。

《医学衷中参西录》

吴鞠通

癸亥六月十二日，史男，七岁。右脉洪大无伦，暑伤手太阴，有逆传心包之势，喘渴太甚，烦躁不宁，时有谵语，身热且呕。议两清心营肺卫之热。

川连一钱　知母一钱　藿香梗一钱　竹叶一钱　丹皮一钱　生甘草八分　日二帖。

十三日：诸证俱减，热已退，但右脉仍洪，舌黄而滑，呕未尽除。

飞滑石一钱　连翘一钱五分　川黄连一钱　杏仁泥一钱五分　银花一钱五分　生甘草八分　生薏仁二

钱　苇根三钱　荷叶边二钱　炒知母八分二帖。

乙丑六月十一日，荣女，十五岁。暑温夹痰饮怒郁，故脉扎身热而胁痛，误用足六经表药，烦躁不宁，六日不解，至危之证。

生石膏四钱　杏仁三钱　生香附三钱　旋覆花三钱，包　连翘三钱　藿香梗三钱　广郁金二钱　薄荷一钱　煮两杯，分二次服。三时一帖。服二日大见效再商。

十三日：于前方内加青橘皮二钱，鲜芦根五钱，鲜荷叶边一枚。

以上出自《吴鞠通医案》

魏长春

周祥记之女，年十岁。民国十八年七月六日诊。

病名：暑温热厥。

原因：暑气壅遏清窍。发为热厥，病起三日。

证候：目瞪神呆，口噤不语，壮热无汗，体温一百零三度（编者注：39.4℃），虚里穴动跃颇剧。

诊断：脉伏，舌短口噤牙关紧急，此乃暑热内闭，因之厥逆。

疗法：清热解毒，开闭通腑。

处方：犀角三分　鲜生地八钱　生大黄三钱　川连一钱　黄芩二钱　金汁水一两　鲜石菖蒲一钱　安宫牛黄丸一粒，研灌

次诊：七月七日。昨服药后，曾厥二次，醒后目睛流动，口不能言，便闭，体温九十九度（编者注：37.2℃）。脉象滑数，舌苔黄厚腻。用表里双解法。

次方：淡豆豉三钱　枳实一钱　焦山栀三钱　淡竹沥一两，冲　连翘三钱　鲜石菖蒲一钱　安宫牛黄丸一粒，去壳研灌

三诊：七月八日。身热方退，猝闻爆竹之声，骤受震惊，因而神昏复厥，目闭不语。舌苔黄腻，脉弦数，尺泽洪大，虚里动跃又剧。体温升至一百零三度（编者注：39.4℃）。大便解后复闭。用清热熄风法。

三方：叶氏神犀丹一粒，研灌　鲜竹叶二钱　羚羊角片三分　生石膏八钱　知母四钱　益元散四钱

四诊：七月九日。热退神清。舌苔黄腻，便闭，脉缓。用清化气分余湿，兼佐润燥。

四方：桑叶三钱　丹皮二钱　橘红一钱　仙半夏二钱　茯神四钱　枳实一钱　竹茹三钱　益元散四钱　全瓜蒌四钱　玄参五钱　鲜金钗四钱

效果：服后便解，痰湿未清。拟吴鞠通三仁汤，加大腹皮、茵陈、连翘服二剂湿化渐愈。

炳按：暑热内闭转厥，先用清热开闭，继下结热宿垢，兼清热熄风，立治暑厥之一例。

《慈溪魏氏验案类编初集》

戴溪桥

过女，三岁，无锡仓桥下。六月二十一日。病经五日，暑热熏蒸，热迫大肠，如水直注，臭秽难闻，壮热神迷，烦渴引饮，饮愈多而渴愈甚，吐亦愈多。舌绛如朱，扪之无津，胃阴暗

耗，了然可知。不啼不语，脉象弦数，邪已由气入营，未免昏痉之虑。证势垂危已极，有燎原莫遏之势，勉拟凉营救液而清肠热。

连翘三钱　鲜石斛七钱　鲜生地七钱　鲜沙参四钱　鲜藿佩各四钱　鲜芦根一枝　益元散四钱　钩藤四钱　郁金一钱五分　川贝一钱五分　玉枢丹二分，另服

次日改方，据述热减神宁，续服一剂。

复诊：六月二十三日。投以凉营救液，津液果回，舌绛转为红润，啼声已转，身热渐衰，便泄大为轻减。前法既效，毋庸更张。

原方加扁豆三钱，西瓜翠衣一两，去玉枢丹。续服二剂。

三诊：六月二十五日。数日来热退泄止，舌已淡润，胃阴虽回，脾阴未复；神疲嗜卧，四肢倦怠，正气已虚。法当扶正养阴，健脾和胃。

北沙参三钱　野于术二钱　川石斛二钱　淮山药三钱　白芍一钱五分　麦冬三钱　炙甘草五分　云茯苓三钱　香谷芽四钱

此方连服三剂而愈。

《近代中医流派经验选集》

陆正斋

杨宝宝，男，6岁，7月7日一诊。温邪外犯，土虚木旺之体，恙势急，勉方。

藿香6克　白扁豆4.5克　细青蒿4.5克　苏荷尖2.4克　广橘皮3克　炒枳壳2.4克　大豆卷4.5克　炒白芍4.5克　炒麦芽4.5克　云茯苓4.5克　鲜荷叶4.5克　青竹叶5片

7月10日二诊。

暑温转为消渴，汗出不止，烦热，拟辛凉、甘寒，佐以酸味法。

生石膏14.5克　乌梅肉4.2克　鲜石斛12克　鲜生地18克　大麦冬12克　生白芍6克　天花粉12克　生甘草1.5克　净连翘6克　金银花6克　青竹叶20片　糯稻根18克　鲜芦根30克

7月12日诊。

服前方获效，原方减乌梅，加沙参6克。

李宝宝，男，4岁，6月6日诊。断乳后纳谷不节，中土大伤，暑温乘隙而入，肝木由此猖獗，故见证如斯。拟方抑木和脾，以冀渐退。

川黄连1.2克　乌梅肉3.6克　木瓜3.6克　炒白芍4.5克　鸡内金6克，炙、杵　银花炭3.6克　川楝子3.6克　云茯苓6克　干蟾皮3.6克　糯稻根12克

张宝宝，男，2岁。7月4日一诊。风暑犯肺灼津。身热，口渴，溲多。

川雅连1克　乌梅肉2.4克　天花粉6克　苏荷尖2.4克　淡豆豉6克　焦山栀6克　杏仁泥4.5克　丝通草1.5克　鲜荷叶6克　鲜糯稻根12克

7月7日二诊。

暑温久延不已，中土大伤，风木有欲动之象，发生变化，势所难免。

羚角汁0.3克，和服　川黄连0.6克　焦山栀3克　连翘心6克　乌梅肉2.4克　淡豆豉6克　忍冬花6克　苏荷尖1.2克　炒白芍6克　活水芦根18克　炒粳米12克

陈某某，6月21日诊。肝郁化风旋扰，温邪痧隐，伤及营阴，身热自汗，头晕，口渴，苔灰黄而腻，脉象弦细而滑，夜烦不寐，时有战振，痉厥之象已明矣。拟方透邪化温，熄风涤痰，渐退为幸。

羚角汁0.3克，和服　金银花6克　炒山栀3克　左牡蛎12克　连心翘6克　牡丹皮4.5克　石决明9克　白薇6克　川贝母9克　竹茹6克

杨健，男，7个月，住中坝区。8月16日诊。体温38.3℃，体弱，此暑温后期，拟方补充气液。

米炒沙参4.5克　云茯苓4.5克　米炒麦冬4.5克　石斛4.5克　土炒白芍3克　橘白1.5克　糯稻根9克

8月17日诊。

再拟益气养阴（体温37.5℃）。

米炒沙参4.5克　鲜石斛4.5克　米炒麦冬4.5克　忍冬花藤各4克　白芍3克　丝瓜卷须9克　糯稻根9克　白扁豆3克

谢女，3岁，7月7日诊。病后气液伤而未复，短气食少，拟方清养肺胃气液。

南沙参9克　甜杏仁6克　生熟谷芽各6克　干金钗9克　炒川贝6克　米炒麦冬9克　冬瓜瓣9克　橘白3克　粉甘草1.8克　白茯苓6克　朱灯心0.3克　丝瓜络6克　以上出自《陆正斋医疗经验》

杨达夫

王某某，男，12岁，1963年9月4日入院。患者二天前头痛头晕，一天前加剧，并食欲不振，走路不稳，中午开始喷射性呕吐十余次，呕吐物为食物及水，下午六时突然两目视物不清，晚十时神志逐渐不清，狂躁不安，连续出现两眼球偏向右侧，口做嚼物动作，面部肌肉抽搐3～4次，每次约2～3分钟。查体：体温39.7℃，血压170/110毫米汞柱，眼球结膜充血，牙关紧闭，颈抵抗，心率80次/分，时有二联律，腹壁反射、提睾反射、膝腱反射均较迟钝，克氏征双侧（+），白细胞22200/立方毫米。9月5日邀杨会诊。

初诊：右脉数大，左脉滑数，舌苔白，痰涎满口，手足末梢微凉，烦躁异常，扬手掷足，神志昏迷，瞳孔微斜，口噤，壮热无汗，小便尚有，大便二日未行。热邪内闭心包不能开透，拟表里双解，芳香开窍。处方：

鲜芦根30克　生石膏18克　薄荷叶6克　菊花9克　钩藤15克　清半夏9克　佩兰叶9克　桑枝12克　桑叶6克　六一散9克，布包　石菖蒲6克　郁金6克　竹沥水9克，兑入　姜汁5滴，兑入　安宫牛黄丸一付化服。

二诊：仍深度昏迷，高热不退，体温39.7℃，血压160～170/110～120毫米汞柱，颈抵抗，心率100～120次/分，两肺有痰鸣，晨一度抽搐，脑电波检查“全脑病变，符合脑炎诊断”，大便四次，棕色稀便，大便潜血“强阳性”，四肢厥冷，心音弱，左肺鼾音，瞳孔散大，对光反射消失，脉象虚滑，舌苔白。此乃热闭心包，肝风内动，正不胜邪之危象，急以人参白虎汤清邪热而固正气，羚羊钩藤汤平肝风而镇痉，局方至宝丹通心气而清神，三方化裁救之。处方：

西洋参6克　生石膏24克　鲜芦根30克　清半夏9克　天竺黄9克　忍冬藤30克　连翘15克　钩

藤15克　菊花9克　鲜荷叶半张　六一散9克，布包　羚羊粉1.2克，冲　局方至宝丹上下午各半付。

三诊：仍深度昏迷，体温38.6℃，血压130/90毫米汞柱，瞳孔较昨日略小，直径约5毫米，对光反射未恢复，颈抵抗，四肢肌肉紧张，肺部鼾音，呃逆连声，四肢逆冷，脉滑无力，舌苔白。处方：

西洋参6克　生石膏24克　清半夏9克　橘皮6克　炒竹茹9克　钩藤9克　菊花6克　六一散9克，布包　鲜荷叶半张　羚羊粉1.2克，冲　局方至宝丹、苏合香丸各一丸，分二次冲服。

四诊：病情较昨日略稳，但仍未清醒，体温38.3℃，已不再打呃，瞳孔散大及对光反射恢复，时有咳嗽，两肺仍有鼾音，颈抵抗，四肢已有痛觉，血压130/70毫米汞柱，脉细，但较前有力，舌苔白。体温虽有下降，正气亦有转复，病情虽有好转，但神志仍未清醒，不能掉以轻心，西洋参固气仍不可少，再以清热涤痰，芳香开窍。处方：

西洋参6克　生石膏24克　清半夏9克　石菖蒲6克　郁金6克　天竺黄9克　丹皮9克　钩藤15克　菊花9克　鲜芦根30克　竹沥水12克，兑入　姜汁5滴，兑入　六一散9克，布包　鲜荷叶半张　犀角粉0.6克，冲　羚羊粉0.9克，冲　局方至宝丹上下午各半付。

五诊：体温恢复正常，但仍未苏醒，血压110/70毫米汞柱，脉细。邪热虽退，神志未复，着重涤痰开窍。处方：

鲜芦根30克　佩兰9克　藿香9克　桑枝15克　忍冬藤15克　石菖蒲9克　郁金9克　天竺黄9克　清半夏6克　橘红络各6克　带心连翘9克　六一散9克，布包　鲜荷叶半张　西洋参3克　生石膏9克　茯苓15克　紫雪散3克，冲

六诊：神志虽未清醒，但病情已大有好转，有吞咽、欠伸动作，两手能活动，对刺激亦有感觉，但二日来无大便，颈仍有抵抗，生理反射迟钝，已渐脱险，着重开窍醒神，兼清余热。处方：

鲜芦根30克　佩兰9克　忍冬藤15克　带心连翘9克　茯神15克　石菖蒲9克　郁金9克　清半夏9克　天竺黄9克　橘红络各6克　六一散15克，布包　鲜荷叶半张　竹沥水12克，兑　姜汁5滴，兑　紫雪散3克，冲

安宫牛黄丸一付，上下午各半付。

七诊：病情较昨日减轻，四肢均能活动，有吐痰及伸舌动作，大便一次，为正常便，颈仍抵抗，原方继服一付。

八诊：病人自昨日能谈话，但思考问题较迟钝，视物仍不清楚，原方去安宫牛黄丸再服一付。

九诊：神志清楚，能正常对答问话，病人已进入恢复期，继续清热化痰。处方：

鲜芦根30克　佩兰9克　忍冬藤9克　带心连翘9克　郁金9克　石菖蒲9克　茯神15克　天竺黄9克　橘红络各6克　鲜荷叶半张　竹沥水12克，兑　姜汁5滴，兑　六一散15克，布包　紫雪散3克，冲

服上药两剂后，诸证若释。复以清热去痰剂调理善后，痊愈出院。

《津门医粹》

第五节　伤暑

中神琴溪

西洞院竹屋街北近江屋某儿八岁，中暑。身灼热烦渴，四肢懈惰。一医与白虎汤，二旬余

日，犹不效。先生曰："某氏之治，非不当，然其所不治者，以剂之轻也。"即倍前药与之，帖重十钱。须臾发汗如流，至明日善食，不日复故。

《生生堂治验》

程文囿

嘉庆辛酉夏，立翁幼孙，伤暑发热，吐泻不止，神烦体躁，唇赤舌黄，口渴欲饮，饮后即吐。诊脉沉伏，手冷过肘，足冷过膝。料非寒厥，欲投凉剂，恐其吐泻，脾胃受伤。拟用六君子汤，除白术，加川连、木瓜、黄土、稻花安脾胃，祛暑邪，服药不效。维时赤日当空，暑气正酷，偶见庭前花卉枝叶枯萎，童子汲水溉之，因悟病机，乃与生脉地黄汤，一服吐泻即止，再服脉出肢温，未及旬而愈。思前脉伏肢厥者，乃童真未充，吐泻日频，津液顿伤。脉乃血派，脾主四肢，脾不能为胃行其津液，四肢不得禀水谷之气故也。六味大培真阴，生脉保金化液，小儿脏气，易为虚实，是以效速。

《杏轩医案》

王孟英

陈姓小儿，发热肢搐，幼科予惊风药，遂神昏气促，汗出无尿，孟英视之，暑也。令取蕉叶铺于泥地，予儿卧焉，投以辰砂六一散加石膏、知母、西洋参、竹叶、荷花露，一剂而瘳。

注：小儿肢搐，本系肝亢生风，市医治惊风多用温散。神昏气促为肝阳逆升，无尿为肝阴将竭，最为危险。

整辰砂三钱，先煎　西滑石三钱，先煎　生粉草二钱　生石膏六钱，先煎　酒炒知母二钱　西洋参二钱　鲜竹叶钱半

荷花露大半酒杯，候温和服。辰砂、滑石、石膏皆石药，取重以镇怯之义；而辰砂镇心，滑石泻暑，石膏清胃，甘草缓中，知母泻暑，合之为苦甘化阴，兼可熄风；西洋参清其气热，竹叶清其表热，荷花露鲜润以解暑息风、入心凉营。

乔有南侄，甫五龄，发热数日，儿医予柴葛解肌汤一剂，肢搐而厥，目张不语。孟英诊曰：病是暑邪，治以风药，热得风而焰烈，津受烁以风腾，乃风药引起肝风。予王氏犀角地黄汤加羚羊、生石膏、元参、桑叶、菊花、银花、牡蛎、知母、麦冬、竹叶诸药，数服而愈。

注：小儿多不足于阴，若非寒证，最忌风药。镑犀角三分，磨冲　大生地四钱　生石膏六钱，先煎　元参五钱　冬桑叶二钱　杭菊花一钱　煅牡蛎二两，先煎　酒炒知母钱半　鲜竹叶一钱

以上出自《王氏医案》

李铎

郑司马考堂先生，由甘肃解组归，过湾市，寓于漕署，次公子甫七龄，赋禀甚薄，时值酷暑炎蒸，舟中受暑得病，召余诊治。诊得脉虚，身热自汗，是伤于暑也。神倦懒言，是暑伤元气也；面色皖白如纸，是阳气禀受不厚也；肢冷不食，是汗泄伤脾也。法当益气清暑，方用人

参、黄芪、麦、味，治暑热伤气而止汗；用芩、半、甘草治伏暑发热头痛而和脾胃；暑必挟湿，湿胜则泄，用泽泻、木瓜，利湿兼能祛暑，使暑气湿邪俱从小便出，则泄自止，元气可保，诸病可除耳。司马见方，将信将疑曰：先生所论甚善，但恐孩子舟中冒暑受寒，热伏于内，参、芪似未可骤进，求酌而易之。余曰：公郎气不足以息，言不足以听，是正气不胜也，大凡汗下交作，即有表邪，无不尽解，今两手已经作冷，若再不顾元气，投以表散清凉，恐四肢发厥，汗出不止，吐泻交作，即难救药，所虑者，正在此也。且此方以参、芪为君，东垣谓参、芪、甘草为泻火之圣药，合千金生脉散，为长夏体虚受暑之主药；芩、半、甘草是海藏清暑法，为和脾胃之要药，至稳至妙，实有所本而来者，并非杜撰也。公勿疑虑，一服可奏大效。司马韪之，依方而进，果然潮退汗止，两手温和，安神熟睡，晚间再进一剂，只泄水数行，即下结粪，天将曙，便能起坐，思食。次早复诊，司马在署恭候，一见欢颜长揖称谢曰：先生何其神耶。座谈片刻，病者自出二堂诊视，笑谈自如，诸病若失，改进六君子汤加扁豆调理脾胃而已。

暑伤于气，所以脉虚自汗，若不用参、芪以进，竟投表散清凉，必致伤亡气脱。

《医案偶存》

梁右斋

汪子仲女孙，两岁，住驿门前。

病名：中暑。

原因：六月三十夜半，发热吐泻，四肢厥冷。医以藿香散合理中汤一剂，病遂大变。

证候：厥逆神昏，面青眼窜，旋转反侧，手足撩乱，躁不能寐，啼不出音，乳入即吐，针不知痛，乳不知食，奄奄一息。

诊断：指纹沉暗散涣，舌紫苔黑，此中暑误作中寒治，火风大动，内陷心包，张仲景所谓一逆尚引日之危候也。

疗法：宜辛凉开泄，故以三黄、羚角、紫雪为君，清熄火风，镇痉醒厥；益元、扁豆花为臣，清络热以消暑；佐以竹茹止吐；使以米仁止泻也。

处方：紫雪丹二分，药汤调下　羚角片四分，先煎　淡竹茹钱半　生锦纹五分　古勇三分　淡条芩六分　生米仁一钱　蚕沙五分　拌滑石三钱　扁豆花十朵

次诊：两剂即苏，口仍渴饮，大热泄泻，拟以泻黄散，合人参白虎汤。

接方：苏沙参钱半，用人参恐滞，故换之　知母钱半　生石膏二钱，研细　防风二分　藿香四分　陈皮三分　甘草四分　焦栀子五分

效果：二剂全愈。以滋养料与乳母吃，借乳补助，一旬复原。

廉按：此中暑之霍乱证，前医因见其肢厥，遂认为中寒霍乱，误用香燥温补，药证相反，则变证之反应，势必剧烈，幸而救误之法，用古方重剂加减，得庆生全，幸矣，险哉！故病家必以择医为首要，医家当以识证为先务也。

《全国名医验案类编》

汪逢春

柯男，十三岁，六月二十二日。

头痛，形寒身热，恶心欲呕，舌苔厚腻，两脉弦滑数。暑邪外袭，内停饮食，拟以芳香宣达。

鲜佩兰钱半，后下　制厚朴钱半　川连七分　大腹皮三钱　焦麦芽四钱　鲜藿香钱半，后下　小枳壳钱半　苦梗一钱　白蔻仁钱半　赤苓皮四钱　大豆卷三钱　西秦艽二钱　鲜佛手三钱　新会皮钱半　方通草钱半

太乙玉枢丹二分，酒制大黄二分，二味同研，以小胶管装好，匀两次药送下。

二诊：六月二十三日。

头痛寒热均退，恶心亦止，大便溏泄四次，舌苔未化，左脉细数，右部弦滑，余邪未清，中有饮滞，拟再以芳香疏通。

鲜佩兰钱半，后下　制厚朴钱半　川连五分　焦薏仁四钱　赤苓四钱　鲜荷叶一角　鲜藿香钱半，后下　大腹皮三钱　保和丸四钱，布包　建泻二钱　益元散五分，包　大豆卷二钱　鲜佛手三钱　焦麦芽三钱　通草钱半　枳壳钱半

太乙玉枢丹一分，白蔻仁二分，二味同研，小胶管装好，匀两次药送下。

《泊庐医案》

陆正斋

朱某某，女，1岁，住西大街。7月10日诊。发热，咳嗽，流涕，便溏，苔白腻。

葱白1个　淡豆豉7.5克　苏荷梗各2.4克　信前胡2.4克　炒枳壳7.4克　秋桔梗2.4克　莱菔子3克　炒麦芽4.5克　光杏仁4.5克　半夏3克

杨某某，女，3岁，住三里闸。7月15日诊。伤暑，发热，腹痛，泄泻，苔白腻。

葛根4.5克　藿香3克　半夏3克　橘红3克　赤茯苓6克　鲜荷叶6克　鸡苏散包，4.6克

陈某，男，3个月，住建设区。7月14日诊。体温39.3℃。发热，便溏，人小病重。

苏薄荷1.5克　淡豆豉4.5克　六一散4克，包　光杏仁4克　白通草1.5克　粉葛根3克　赤茯苓4克　鲜荷叶4.5克

吴某某，男，3岁，住建设区。7月16日诊。体温40.4℃。发热无汗，面黄，便溏，苔白。

葛根4.5克　鸡苏散4.5克，包　赤茯苓4.5克　橘络3克　半夏3克　灯心草0.3克

朱某某，男，3岁，住葛家桥。发热，头眩，身布痱点，口渴，呛咳，便溏。

粉葛根4.5克　紫苏梗2.4克　鸡苏散4.5克，包　白通草4.5克　苦杏仁4.5克　冬桑叶3克　橘络1.4克　赤茯苓6克　忍冬花藤各4.5克丝瓜络6克

以上出自《陆正斋医疗经验》

张汝伟

汤幼，年十四，女性，常熟。暑热劳动之余，猝受飓风之袭，猝然间呕吐狼藉，胸痞腹痛，

形寒心热，此为中暑挟食之证，误认为痧。针灸交下，呕吐虽止，而烦躁益甚，汗点全无，脉见濡弦，苔黄厚腻，真合《内经》所谓体若燔炭，汗出而散，用疏表法。

　　陈香薷八分　炒香豉　朱连翘　焦枳实　猪赤苓　细生地　炒苡米　莱菔子　车前子　甘露消毒丹　六一散包，各三钱　鲜荷叶一张，去蒂

　　二诊：投前方后，汗出如渗，腹痛除而泄亦定，暑热留恋于阳明，神志时糊，略有谵语，再与辛凉清化，宣窍治之。

　　紫雪丹二分，调服　鲜菖蒲三钱，打汁冲入　晚蚕沙三钱，包　炒淡芩一钱半　鲜荷叶一张　大竹叶三十张　鲜藿香五钱，煎汤温服

　　三诊：进紫雪后，谵语定，身热退，神疲力乏，目赤如鸠眼，苔转黄腻，渴欲饮水，病势虽平，暑中挟有疫毒，再宜清热解毒为要。

　　冬桑叶钱半　杭菊花　连翘壳　炒丹皮　炒银花　大青叶　山栀仁　天花粉　车前子包，各三钱　炒赤芍二钱　鲜荷叶一张

　　本证始末：此云南路九江路口粉坊店主之女，大暑中劳动工作之余，忽受飓风之袭而起。此证上列三方，即告全愈，真如暴风骤雨之来，其去也亦迅速，前后只四日耳。但当第二日汗出昏谵之际，他连请三医，其中二位，竟作痢治，用柴胡、葛根、芩、连、木香等，幸而未服，否则殆矣。

　　方义说明：此证第一方之扼要，是香薷之表，甘露消毒丹之解毒而清，其他化滞利小便，是引导出路。第二方病势已解，暑热之邪，易入阳明，两阳合并，故用紫雪以清心，菖蒲宣窍，蚕沙入络，淡芩清伏热，荷叶、竹叶、藿香疏散。第三方不过清其余热耳，惟大青叶一味，是注重解毒，彻底地防其再发，为得力之品。

《临证一得》

第六节　暑湿

程文囿

　　梅翁幼郎，夏间患感证，见其发热口干，舌苔白腻，知有伏邪，思膏粱稚子，提携捧负，邪何由受。询其乳媪，据云："向系楼居，近缘天暑，移住地房，霉气甚重，病因此受，亦未可知。"予曰："是矣。盖霉湿之气，从口鼻吸入，伏于膜原，酝酿为热，自里达表，不比风寒客于皮毛，可以辛温发散而治也。"初用淡豉、苏梗、鲜藿香、秦艽、广皮、桔梗、连翘、甘草、通草之属。芳香解秽，辛凉透邪。服药热甚烦渴，舌苔转黄。方除苏梗、广皮，加入黄芩、黑栀、赤苓、泽泻，热渴不止，舌色欲焦，予素手战，渠宅视恙，方俱心树兄代书，乃谓之曰："此证热势炽甚，非白虎汤不得去病。"心兄云："据证应用此方，但白虎之名，俗多恐畏，或至明日如病不减，再进如何？"予曰："拯溺救焚，急不及待，今舌欲焦，邪热燔灼，胃津已伤，倘到明日，舌若变黑，而成胃实，则非白虎所能胜任，再投承气，岂不更骇听闻？"因将病原治法，细与渠宅说明。当用石膏一两，知母一钱，并加滑石、芦根，其余栀芩等味，分量均照前加重。次日复看，身热较轻，舌焦亦润，但病来势暴，若骤松手，恐其余烬复燃，仍守原方，再服一剂，转用沙参、玉竹、麦冬、丹皮、石斛、料豆、梨汁、芝麻养阴濡液而痊。

《杏轩医案》

张乃修

沈幼。证起十七朝，热甚于里，屡经汗出，而烦懊不宁，夜甚无寐，小溲数而且多，频渴欲饮，曾发飞浆赤瘖。舌红苔黄，中心略罩微黑。此由吸受暑邪，邪留气分，虽经表散，而暑乃无形之气，与外感风寒不同，屡表屡汗，而暑热之气仍然未化，以致气分热迫。一饮一夕，为热所迫，则建瓴而下，所以溲数且多。暑喜归心，所以暑必为烦。大肠与胃相联续，与肺相表里，肺热下移于肠，则大便泄泻。恐暑邪不化，从暑化热，从热化火，而动风生惊。拟以轻剂清化。候专家商进。

光杏仁三钱，去尖打　川石斛三钱　水炒竹茹一钱　橘红一钱，盐水炒　益元散三钱　黑山栀三钱　肥知母二钱，去毛炒　大连翘壳三钱　朱茯神三钱　青竹叶二十片

二诊：轻清泄化，热势微轻，懊烦较定，大便通行，并不溏泄，极为正色。但舌苔稍化，而中心仍觉黄揩。暑湿蒸腾于胃，湿蕴为热，肺脉通心，所以时作懊烦。前方已经应手，宜再扩充。候专门名家商用。

川雅连三分　光杏仁一钱五分　广郁金一钱五分　制半夏一钱五分　橘红八分　益元散三钱　生薏仁三钱　黑山栀二钱　连翘壳三钱　竹叶十二片

三诊：大热虽退，余蕴未清，至暮神烦口渴，肢倦发热，热愈甚则小溲愈多。良由暑湿热熏蒸，肺当其炎，遂令津液不能约束。拟泻火生津法。

川雅连二分　天花粉一钱五分　藕汁一酒杯　活水芦根八钱

《张聿青医案》

凌奂

喻（年十五岁，七月十日）。病经旬余，热伤营阴，暑湿热邪，深入厥阴，内热烦渴，体力疲惫，眩晕昏黑，四肢厥逆，时有潮热，肌腠曾有白痦未得宣达，风动痉厥，慎防厥脱之变。脉弦滑数，按之均少神韵。治宜清心涤痰兼平肝宣窍，附方请正。

台参须　玫瑰花三朵，炖冲　嫩钩　青蒿子　竹沥　牛黄清心丸　真滁菊　石决明　真川连三分，拌　川郁金　胆星　丹皮　朱茯神　薄荷　益元散（方中有胆星、牛黄、川连可勿用也）

又次日，厥逆已平，喘汗已止，而肺津胃液，已被热邪劫耗，潮热未退，大便挟热旁流，左肋痞痛拒按，神疲肢倦，不饥不纳，脉虚数近弦，苔黄糙。治宜滋清以撤余邪，还须节食避风，勿使反复，另纸录方请正。

台参须　玫瑰花三朵，同炖冲　东白芍　青蒿子　车前草　小青皮　连心　麦冬　左牡蛎　丹皮　生谷芽　金扁石斛　淡鳖甲　嫩钩　朱茯神

如舌苔黄糙，遗邪尚未清净，参、麦滞腻用宜斟量。见证不饥不纳，腻补更宜加意审辨为重。

按：上方及此方，即复脉之变方也。

《凌临灵方》

顾仪卿

予家女孩，年十四岁，于七月初忽然患病，三日后始行告知呕吐不止，胸中懊憹极甚，昼

夜不安。切其脉，沉细而数。自言心中觉热而外身不热。请医看视，方中虽有发表之药，而参入川朴、磨枳实、莱菔子等味，以为表里双解。予为断不可用，即用葛升汤。因其吐不止，方中去升麻，以淡芩三钱代之；外不热而脉不扬，去芦根，再加薄荷根四钱，玉枢丹四分，磨冲，希其得汗邪解。服两剂后，头上稍有微汗，吐虽止而懊侬如故。再四踌躇，细思此证必因内蕴暑邪外为寒气所遏，是以身不热而脉沉细数，懊侬者，即暑邪所伏也。遂于原方中去玉枢丹，加桂枝木六分，芦根四钱，取白虎桂枝之意，服后即一汗而解。加芦根而少用者，因桂枝辛温，非暑日所宜，故以芦根监制也，后遇此等证可以为法。

《医中一得》

袁焯

潘锦文子两岁，泻利数日，经幼科医治之无效，遂延予治。手冷汗多，精神疲惫，时作嗳气，舌苔薄腻，脉息软滑，此暑湿痰滞之病，治不得法，而胃气受伤也。宜先固正气，用理中汤：党参、白术各二钱，干姜五分，加黄芪八分，木香五分。服后汗渐少，手转温。接服一剂，汗全止，但泄泻发热，口渴欲饮，入暮热甚，舌苔转为黄腻，遂易方用青蒿二钱，黄芩、佩兰、桔梗各一钱，枳壳一钱五分，苡仁三钱，滑石二钱，花粉一钱。接服两剂，渴稍平，泄泻止。惟夜仍发热。舌苔厚腻而黄，舌尖红，目睛黄，小便清。盖湿热痰滞蕴结上焦，病在上而不在下也。仍宜清轻开化，遂易方用旋覆花五分，石菖蒲三分，苡仁三钱，桔梗八分，枳壳一钱五分，茵陈一钱五分，连翘二钱，茯苓、六一散各二钱，茅根四钱。服后热较轻，舌苔亦退，二便通利，乃以方中去菖蒲、旋覆、茯苓、六一散，加山栀、贝母、青蒿露、丝瓜络、沙参、枇杷叶。接服两剂，热全退。遂改用沙参、麦冬、百合、花粉、茅根、扁豆、苡仁、茵陈、石斛等药，三日而安。凡小儿之病易虚易实。此病本由暑湿乳滞蕴结上中二焦，致泄泻发热。徒以幼科医家，不知此理，犯叶天士之戒，妄以山楂、神曲、黄芩、防风、葛根、枳实等消导升散之剂，致胃气受伤，故现汗多手冷，得理中汤，而胃气回，冷汗止。然病究未去，故复转热，渴而舌上现黄厚苔，得清轻开化之药，则病去而热退，步骤井然，不可稍差铢黍。其舌苔转黄厚，与热渴大作者，实理中汤有以促成之。然非舌苔黄厚，既热且渴，则清化之品亦胡可妄投？相远适相成也。又小儿之病，幼科多严禁乳食，不知乳食过饱固足增病，而过饥亦能伤胃。此病当热渴苔厚之时，则暂禁乳食；热轻苔退及出冷汗之时，则渐与乳饮，但勿使其过饱耳。饮食起居为看护病人之紧要关键，小儿尤为要焉。盖襁褓之儿，饥饱皆不能自言。医家、病家尤宜体贴周至也。

张姓女十四岁，初觉身体困倦，饮食无味，越两日薄暮，先恶寒，旋即发热，谵语不识人，手舞，痴痴然笑不休，口渴烦躁，其家骇怪，以为痧，又以为邪祟。至夜深时，叩门延诊，予视其脉，滑数不调，舌尖红，中苔白腻，身热有汗，盖暑湿痰滞蕴结于中焦之病也。用小柴胡合小陷胸汤去人参，加滚痰丸三钱，同煎，服后得大便三次，神清热退，能安睡矣，但尚不知饥，仍与小柴胡汤加枳壳、桔梗、佩兰、益元散，二服而瘳。

以上出自《丛桂草堂医案》

吴鞠通

癸亥七月初二日，兴男，三岁。暑湿伤脾，暮夜不安，小儿脉当数而反不数，且少腹以下常肿痛，肝肾亦复虚寒；况面色青黄，舌苔白，手心时热，调理乳食要紧，防面疳疾。议腑以通为补、食非温不化例。

生薏仁二钱　半夏一钱五分，炒　小枳实八分　杏仁泥一钱五分　厚朴一钱五分　白蔻仁四分　焦神曲一钱五分　扁豆一钱，炒　广皮炭八分　小茴香一钱，炒　生姜三小片，煨　鸡内金一钱　四帖。

初六日：前证已愈，惟脾尚虚弱，以疏补中焦为主。

《吴鞠通医案》

金子久

稚质懦弱，阴常不足，阳常有余，理势然也。阴虚则热炽，阳亢则痰旺，当此炎暑蒸迫，体虚难胜时热。热者暑邪也，暑者必挟湿，暑先入心，以助君火，湿先入脾，以伤气分，气失输运，热迫旁流，大便为之泄泻，小便为之欠利，为日已多，阴液受伤，致令口渴索饮，神疲嗜卧。邪热炽盛，肝阳扇动，所以目窍少泪，手指时厥，顷视舌苔薄白，摩之并不枯燥，诊得关纹青紫，尚未越出辰位，借此两端，犹有一线之机耳，急当渗泄气分以和脾，佐以宣化热邪以平肝，药取甘凉轻清，庶不耗伐生气。

霍山石斛　益元散　茯神　连翘　钩钩　青蒿子　葛根　于术　六神曲　车前子　莲梗子

二诊：身热已退，病有转机之兆，胃纳未增，脾失苏运之司，关纹尚青，脉形犹数，稚体阴虽欠充，其中余邪尚留，仍宗前方出入，以冀缓图。

于术　扁豆　神曲　益元散包　连翘　橘红　姜半夏　青蒿子　胡黄连　砂壳　谷芽　鲜莲子

《金子久专辑》

黄衮甫

李孩，年五岁，住山塘镇。

病名：暑湿疟痢。

原因：初因暑湿化疟，继因饮食不慎，寒暖失调，由是邪渐深传，致成久痢。

证候：所下或赤或白，或如脓，或如清谷，腹痛后重，寒热时作。

诊断：脉左右弦细且紧，舌边白中黄。证脉并参，显系久痢。仲圣治久痢论方，悉明于厥阴篇。厥阴居六经之末，病则寒热虚实交错，治则温凉酸甘合参，观仲景用乌梅丸以治久痢，则知厥阴之气化矣。

疗法：方用乌梅、当归、黄连、黄柏和其阴，安桂、附子益其阳，人参、扁豆、半夏安其胃，青蒿、葛根以宣其表。

处方：乌梅炭三分　黄柏一钱　姜半夏钱半　煨葛根五分　全当归钱半　黑附块二分　潞党参二钱　青蒿脑一钱　炒黄连三分　青化桂一分　炒扁豆钱半

效果：服药十剂而病愈。

廉按：疟痢并作，当分新久虚实。初起者可用发散，如局方双解饮子、喻氏仓廪汤等，使在腑之邪，提并于经而外解，最为神妙。此案仿仲景乌梅丸例，乃治邪陷厥阴而为阴疟久痢之方法，亦属对证发药之良剂。

《全国名医验案类编》

陈在山

冯殿元之小儿，长夏病暑温夹湿，经某医治以小柴胡汤二剂，更觉胸腹不爽，膨胀呕恶、咳嗽、神昏等证反剧，延诊于余，脉来沉细而微，秽浊之气上蒸心肺，危险之象。余用三仁汤治之。

冯殿元之小儿服前方，咳嗽神昏病减，膨胀呕恶稍轻，仍好饮少食，脉来浮而微数，上焦邪热已由内达外，未退之故也。依前方去枳壳加花粉、竹叶。服后即愈。

毕云桥之小儿，脉来左弦数，右沉缓，周身痛楚，寒热往来，头晕口渴，咳嗽无痰，此暑喝加湿，邪伏三焦之证也。

香薷　双花　天水散　生楂　花粉　甘草　薄荷　薏米　车前　桑叶　川朴　藿香　通草　橘红　竹叶

毕云桥之小儿，服前方，诸证皆愈，惟咳嗽不清，再依前方加减。

橘红　杏仁　寸金　条芩　薏米　玉竹　车前　百部　天水散　花粉　枳壳　双花　姜夏　白糖

以上出自《云深处医案》

倪明

一孩儿患暑湿，初疟半月有余，病势甚重。医者投以苍术白虎汤。夜半发汗至寅时身体渐凉，冷汗不止，默默倦睡，口不肯言，气息甚微。医云六脉安静并不烦躁，此病退之象。因诚其父母切勿扰动，直至申时汗止，声出而病已霍然。

《临证汇集》

汪逢春

唐女士，十五岁，七月二十四日。

头痛，形寒身热，肌肤干涩，无汗，泛恶欲呕，腹部阵痛，舌苔垢厚，两脉细弦滑数。饮食内伤，暑邪外束。拟以芳香疏化，防其逆传。

陈香薷七分　鲜佩兰钱五　鲜藿香钱五, 三味同后下　制厚朴钱五, 川连七分同炒　制半夏三钱　白蔻仁钱五　大腹皮三钱, 洗净　枳壳片钱五, 苦梗一钱同炒　姜竹茹三钱　新会皮钱五　鲜煨姜七分　苦杏仁三钱, 去皮尖　大豆卷三钱　焦麦芽四钱　鲜佛手三钱

太乙玉枢丹二分，研末，小胶管装好，匀两次送下。

二诊，七月二十五日。

药后得汗而诸恙均减，大便已通，小溲不畅，腹痛虽缓，气坠后痛不止，舌苔未化，两脉弦滑。暑邪渐解，积滞未化。再以芳香疏通，防其转痢。

鲜佩兰钱五　鲜藿香钱五, 同后下　制厚朴钱五, 川连七分同炒　鲜佛手三钱　焦麦芽四钱　赤苓皮四钱　花槟榔三钱　鲜煨姜七分　生熟赤芍钱五　建泻片三钱　煨葛根七分　保和丸四钱, 布包　麸枳壳二钱　木香梗一钱　上上落水沉香末二分，白蔻仁末二分，二味同研，胶管装好，匀两次，药送下。

《泊庐医案》

第七节 湿温

费伯雄

某。白疹密布头身，发热口渴引饮，余邪未清。治宜清解肺胃。

金斛二钱　知母一钱五分　银花二钱　淡竹叶一钱五分　六一散三钱，包　生苡仁三钱　黑栀皮三钱　通草四分　芦根尺许

《费伯雄医案》

沈祖复

寺后门大头金官之子咳嗽壮热，胸闷烦躁，三日后头面及体遍发瘀，点内含稀浆。先生曰："此温热挟湿，故含水气也。并非水痘。"重用辛凉透泄，继用解毒之药而愈。

《医验随笔》

杜钟骏

两淮盐水大使高子厚之女，病时证，请一市医诊治，云系伤寒。投以麻黄汤，嘱进两帖，初进烦躁，再进必霍然。如法而行，初果烦躁，再进则昏沉谵语发狂，请其复诊，谓为邪入阳明腑。以大承气下之，药后大吐大泻，肝风内动，四肢抽搐，舌干无津。高乃大骇，茫然无所措，托友来恳。诊时两手振振起劲，六脉俱伏，予曰：此病甚危，究竟初起如何？高云：初病寒热，头身俱痛，服药后变证若此。予曰：此药误变成坏证。此刻未能决定何病，予意先定吐泻，再商后法。予以温胆汤合左金丸，服后吐泻俱定，肝风不息，抽搐昏迷如故，改进增液汤。肝风定，抽搐平，舌上津回，转现滑白苔，神识清醒，身痛而胸痞，汗出频，仍现出湿温本来面目之象。改用三仁汤，滑苔腐化，胸痞开，身痛释，病乃大愈。此证的系湿温，误认伤寒，鞠通吴氏所谓：汗之则神昏，下之则洞泻是也。

《药园医案》

丁泽周

茅童。温邪夹湿，发热十三天，汗泄不畅，口干欲饮，舌质红，罩薄腻，左脉弦数，右脉濡数。前医早进白虎汤，致邪陷太阴，清气不升，大便溏薄，日夜十余次，小溲短赤，心烦少寐，热势加剧，病情非轻。拟解肌疏邪，而理中土，仲圣谓里重于表者，先治其里，仿此意化裁。

粉葛根二钱　炮姜炭四分　炒潞党三钱　生白术二钱　生甘草五分　赤苓三钱　金银花三钱　山楂炭三钱　炒车前子三钱，包　戊己丸二钱，包　鲜荷叶一角

二诊：昨进理中汤加减，大便溏泄渐止，而发热依然，口干欲饮，舌转红绛，脉象弦数，汗泄不畅。此气分之温未罢，营分之热内炽，湿化为燥，燥亦伤阴，津乏上承。今拟清营透气，

兼顾中土。

天花粉三钱　炒银花三钱　赤苓三钱　冬桑叶三钱　煨葛根一钱五分　生白术二钱　粉丹皮一钱五分　扁豆衣三钱　生甘草五分　白薇一钱五分　鲜荷叶一角　白茅根五钱

三诊：昨进清营透气，兼顾中土之剂，身热渐减，又见鼻红，虽曰红汗，究属热遏营分，逼血上行。舌红绛，脉弦数不静，阴分已伤，肝火内炽，湿从燥化，阳明之温，尚未清彻也。既有效机，再进一筹出入。

鲜生地三钱　炒银花三钱　赤苓三钱　桑叶三钱　天花粉二钱　生白术二钱　粉丹皮一钱五分　川贝二钱　生甘草五分　白薇一钱五分　炒扁豆衣三钱　北秫米三钱，包　鲜荷叶一角　茅根五钱，去心

范童。初患间日疟，寒短热长，继因饮食不节，转成湿温。身热早轻暮重，热盛之时，神识昏糊，谵语妄言，胸痞闷泛恶，腑行不实，舌苔灰腻满布，脉象滑数，良由伏温夹湿夹滞，蕴蒸生痰，痰浊蒙蔽清窍，清阳之气失旷，与阳明内热者，不可同日而语也，颇虑传经增变。拟清温化湿，涤痰消滞，去其有形，则无形之邪，自易解散。

豆豉三钱　前胡一钱五分　干葛一钱　银花三钱　连翘三钱　赤苓三钱　半夏二钱　藿香佩兰各一钱五分　炒枳实一钱五分　荷叶一角　竹茹一钱五分，姜炒　神曲三钱　菖蒲八分

二诊：服前方以来，诸恙渐轻，不过夜有梦语如谵之象。某医认为暑令之恙，暑热熏蒸心包投芩、连、益元散、竹叶、茅根等，变为泄泻无度，稀粥食升，犹不知饱，渴喜热饮，身热依然，舌灰淡黄，脉象濡数，此藜藿之体，中气本虚，寒凉太过，一变而邪陷三阴，太阴清气不升，浊阴凝聚，虚气散逆，中虚求食，有似除中，而尚未至除中也。阴盛格阳，真寒假热，势已入于险境。姑仿附子理中合小柴胡意，冀其应手则吉。

熟附块一钱五分　炒潞党二钱　炮姜炭六分　炒冬术二钱　炙草四分　云茯苓三钱　煨葛根一钱五分　软柴胡七分　仙半夏二钱　陈皮一钱　炒谷芽苡仁各三钱　红枣二枚　荷叶一角

三诊：温运太阴，和解枢机，连服三剂，身热泄泻渐减，胀满亦松，脘中虽饥，已不多食，均属佳境。而神疲倦怠，渴喜热饮，舌淡黄，脉濡数无力，中虚脾弱，饮水自救。效方出入，毋庸更张。

炒潞党二钱　熟附片一钱　炮姜炭五分　云苓三钱　炙草五分　大砂仁八分　陈皮一钱　炒谷芽苡仁各三钱　炒白术三钱　荷叶一角

又服三剂，加炒淮药三钱。

原按：此证骤见似难着手，然既泻而腹仍膨，则非实胀，已可概见。苔灰淡黄，脉象濡数，俱是假热，所谓不从脉而从证也。

赵童。湿温已延月余，身热早轻暮剧，有时畏冷背寒，热盛之时，谵语郑声，渴喜热饮，小溲短赤，形瘦骨立，纳谷衰微，舌质红，苔薄黄，脉象虚弦而数，白疹布而不多，色不显明。良由病久正气已虚，太少之邪未罢，蕴湿留恋膜原，枢机不和，颇虑正不敌邪，致生变迁。书云：过经不解，邪在三阳。今拟小柴胡合桂枝白虎汤加减，本虚标实，固本去标为法。

潞党参一钱五分　软柴胡一钱　生甘草五分　仙半夏二钱　熟石膏三钱　赤茯苓三钱，朱砂拌　炙远志一钱　川桂枝八分　通草八分　泽泻一钱五分　焦谷芽三钱　佩兰叶一钱五分

二诊：进小柴胡合桂枝白虎汤加减，寒热渐退，谵语亦止，白疹布而渐多，脉象濡数，苔薄黄。太少之邪，已有外达之势，口干不多饮，精神疲倦，谷食衰微，正气已夺，脾胃鼓舞无

权。今拟制小其剂，扶正祛邪，理脾和胃，冀胃气来复，自能入于坦途。

潞党参一钱五分　银柴胡一钱　生甘草五分　云苓三钱，辰砂拌　仙半夏二钱　粉葛根一钱五分　广
橘白一钱　佩兰叶一钱五分　白薇一钱五分　川通草八分　生熟谷芽各三钱　生姜一片　红枣三枚

以上出自《丁甘仁医案》

丁幼。秋温伏邪挟湿滞内阻，太阴阳明为病，身热有汗不解，腑行溏薄，时时迷睡，颇虑
阳明之邪传入少阴，致成慢惊之变。急宜温经达邪，和中化浊。

熟附片八分　银柴胡一钱　粉葛根八分　赤茯苓三钱　生白术二钱　仙半夏二钱　焦楂炭三钱　春
砂壳八分　炒谷芽三钱　炒苡仁四钱　吉林参须五分，先煎，冲服

二诊：身热有汗不解，时时迷睡，口干欲饮，脉象濡小而数，舌苔白腻微黄。秋温伏邪始
在阳明，继传少阴，昨投温经达邪之剂，尚觉合度，再守原意出入。

熟附片八分　银柴胡一钱　生白术钱半　赤茯苓三钱　煨葛根八分　焦楂炭三钱　春砂壳八分　嫩
白薇钱半　炒谷芽三钱　炒麦芽三钱　鲜荷叶一角　吉林参须五分，先煎冲服

三诊：迷睡大减，身热有汗不解，朝轻暮重，咳嗽痰多，腑行不实，白㾦布而不多，脉象
濡小而数。少阴之邪已还，阳明挟湿，逗留膜原，漫布三焦，能得不增变端，可望渐入坦途。

净蝉衣八分　银柴胡一钱　清水豆卷四钱　赤茯苓三钱　生白术钱半　生苡仁四钱　川象贝各二钱
焦楂炭三钱　冬桑叶二钱　甘露消毒丹四钱，荷叶包煎，刺孔

服药后病势加重，仍然迷睡，复宗温经达邪、和中化浊之意进治。

四诊：湿温十七天，邪已入三阴，昨投附子理中合小柴胡汤加减，身热较轻，便泄色青亦
止，小溲频数清长，咳嗽痰多。既见效机，仍宜原意出入。

吉林参须八分，另先煎冲服　熟附片四分　生白术钱半　银柴胡一钱　炒扁豆衣三钱　炒怀山药三钱
仙半夏二钱　川象贝各二钱　焦楂炭三钱　陈仓米四钱，包　干荷叶一角

五诊：湿温十八天，邪已入于三阴，连进附子理中合小柴胡汤加减，身热大退，便泄亦止，
惟咳嗽痰多，小便频数。再宗原法进步。

吉林参须八分　熟附片四分　生白术钱半　炒怀药三钱　炒扁豆衣三钱　银柴胡一钱　嫩白薇钱
半，炒　仙半夏二钱　川象贝各二钱　炒谷芽炒麦芽各三钱　干荷叶一角

六诊：湿温二十天，身热退而复作，咳嗽痰多，甚则鼻扇，大便溏薄，小溲色白。阴盛格
阳，脾虚肺阴亦伤，慢惊重证，再仿理中地黄汤意。

吉林参须八分　熟附片六分　川象贝各二钱　蛤粉炒阿胶一钱　怀山药三钱　焦楂炭三钱　银柴胡
一钱　干姜炭四分　生于术二钱　陈仓米四钱，包　干荷叶煎汤代水。

《丁甘仁医案续编》

戴溪桥

贾男，十五岁，漕桥人。十月十七日。湿温四候，湿化燥，温化热，燥火入营，津液受灼，
致舌绛起刺，苔黄而糙，神识昏糊，躁扰不安。夫心为营血之源，经称君主之官，神明出焉。
伏邪蕴于肺胃膜原之间，易逆传之。心不受邪，包络代受，痰火蒙蔽君主，神明之府变为云雾
之乡，故烦热躁扰、神襄瞀乱而不清也。所虑津液既亡，肝木失其涵养，易致风动痰厥之变。
经云："阴精所奉其人寿。"昔贤谓留得一分津液，方有一分生机。治宜开络闭而通神明，养胃

阴而化余湿。

九节菖蒲一钱　带心连翘三钱　广郁金二钱　鲜铁皮斛四钱　盐水炒川连四分　天花粉四钱　乌犀尖三分，磨冲　黑山栀三钱　块滑石四钱　淡竹叶三十片　灯心二束　紫雪丹四分，另服

复诊：十月十八日。湿温化燥内陷，前投芳开清泄，服药后谵语已止，神志亦安，口渴渐减。每日向晚微寒片时，热盛之际尚见谵语。刻诊两脉弦滑而数，舌尖稍觉淡润，而根苔灰黑，口臭喷人。细察病情，良由伏暑挟湿蕴遏肺胃膜原之间，迁延失治，逆传包络，痰火蒙蔽，故有种种见证。惟津液消亡而胸脘尚觉满闷，余湿未化；颈有晶瘔，亦属湿热伤气之象。仍拟芳开包络，使内热闭锢之邪由里达外，一面化湿，一面存阴，转辗图维，冀其应手，乃有一线生机。

乌犀尖三分，磨冲　鲜铁皮斛五钱　生石膏七钱　川贝一钱五分　滑石五钱　川连四分　枳壳一钱五分　豆卷三钱　知母一钱五分　佩兰三钱　朱茯神三钱　芦根尺许　广郁金一钱五分　至宝丹一粒，研送

三诊：十月二十日。谵语已止，白瘔迭透，舌色转为淡润，黑苔亦化。今晨已进谷食，胃气渐复。惟湿热之邪蕴郁已久，一时未易清彻。向晚微寒片时，寒已即热。脉象尚见弦滑。仍宜前法增损，以图肃清。

豆卷三钱　鲜石斛五钱　川贝一钱五分　枳壳一钱五分　橘白一钱　滑石四钱　淡子芩二钱　佩兰三钱　黑山栀三钱　香薷三钱　茯苓三钱　方通草七分

四诊：十月二十二日。湿热之邪，蕴伏膜原，有寒热往来之形。前投芳开窍络、凉解营阴诸法，邪势由里达表，由营及气，神识已清，不可谓非佳兆。惟气分之湿热尚盛，汗出不畅，瘔透未布，脉象滑数，有时微寒而无定期。考膜原居躯壳之中，脏腑之外，外达腠理，内近肺胃，为一身之半表半里，故亦有寒热如疟之证，而实与少阳之正疟不同也。仍拟苦寒清热，参与化湿之品，循序渐进，势能入于坦途，然非旦夕间事也。

玉泉散五钱　淡黄芩三钱　佩兰三钱　豆卷三钱　黑山栀三钱　杏仁三钱　知母二钱　枳壳一钱五分　广郁金一钱五分　广皮一钱　薏仁三钱

五诊：十月二十五日（改方）。据述寒热已退，汗畅瘔达，颇思谷食，二便畅行。方既应手，仍拟原法出入，恐炉烟虽熄，灰中有火也。慎之！

厚朴花一钱　淡子芩二钱　豆卷三钱　佩兰三钱　藿梗三钱　滑石四钱　广橘皮一钱　生谷芽四钱　蔻壳五分　方通草五分　干荷叶二角

此方服五剂而愈。

《近代中医流派经验选集》

周镇

沈茂塘之子，癸丑四月下浣，寒热兼旬不解。脉濡数，舌苔白。脘闷，按腹坚痛，溲赤便阻。知素嗜糖果，湿蕴生热，食滞不消。疏方豆卷、藿香、郁金、薏仁、杏仁、滑石、通草、枳实、竹茹、乌药、保和丸。另以莱菔子、桃仁、皮硝、糖糟、干面等捣，涂脐中。服后，便即通解，寒热不退，即增损原方投之。续得便解，而热仍恋。其家疑之。余谓邪因食滞，气不宣畅，非一时可达。数剂后里证已松，去枳实、乌药、保和丸，加连翘、芦根、鲜薄荷以达气分之邪，遂得白瘔满布而热退身和。此证湿邪挟食，气阻不畅，往往邪不得撤。设明知有食，重剂攻下，则邪内陷而瘔不外布，徒见烦懊愈增，而变端莫测矣。

《周小农医案》

施今墨

翟某某，男，7岁。患儿三天前有感冒症状，不以为意，旋即参加学校秋季旅行，时在9月中旬，旅行归来，当夜病情加重，体温38℃，头痛、恶寒、恶心，由中医治疗，认为感冒，服药二剂，病势未减，热度继续增高，上午38.5℃，下午40℃，即往某儿童医院就诊，诊断为肠伤寒，注射并服西药后，症状有增无已，转而神昏谵语（夜间尤甚），小便短赤，大便干燥，呕吐黄水，两眼朦胧，于清醒时则诉四肢麻木，腹痛口干。于是中西药并进，有云流感者，有云秋温者，有云停食受凉者。患儿已八日未大便，神昏谵语更形加重，家人惶惶，乃来求诊。舌苔黄厚垢腻，舌尖红，六脉劲而有力，略见徐缓。

辨证立法：发病将近两旬，恙热有增无减，初似感冒，进而加重，神昏谵语，早轻暮重，大便八日未解，苔厚脉劲，是内热蕴积于肠胃。面情呆滞，唇赤而干，齿痕腐溃，声音嘶哑，皆属危象，是属肠热之证。然则据脉辨证，不得骤用寒凉峻下之列，病虽两旬，仍须清解兼施，清以退热，解以化毒，轻可去实之意。

处方：鲜佩兰10克　鲜苇根30克　淡豆豉12克　鲜生地18克　鲜茅根18克　山枝衣6克　白杏仁6克　条黄芩6克　霜桑叶6克　苦桔梗5克　川雅连3克　嫩桑枝24克　生内金10克　黑芥穗6克　赤芍药6克　炒枳壳3克　鲜薄荷6克　紫雪散3克，分两次冲服

二诊：药服三剂，体温降至37.7～38℃之间，神识已清，大便已通，头痛呕吐均亦停止，惟诉疲倦无力，自觉饥饿求食，家人遵嘱，只给流质饮食及鲜果汁，面情目神灵活，脉象无大改变，舌苔减退变薄，恙势已有渐退之象，正气似有恢复之兆，原方去紫雪散、薄荷，苇根改为18克，茅根改为12克，加原皮洋参5克（另炖浓汁兑服），局方至宝丹2丸，每服半丸，日二次。

《施今墨临床经验集》

第八节　伏暑

林佩琴

幼儿。伏暑秋发，头痛壮热，燥渴引饮，自汗，手足心如烙，脉洪而疾，溺赤而浊。由素禀阴虚，伏邪内烁，仲景所谓阴气先伤，阳气独发，不寒瘅热，令人肌肉消烁者也。宜甘寒生津，以解热烦。用生地、知母、麦冬、石斛、丹皮、花粉、甘草、鲜芦根、鲜荷梗，一服汗彻身凉。越日再发，觉热气由腹背上蒸，顷刻如焚，一日夜渴饮唇干。前方去丹皮、荷梗，加石膏，一服热退。越日又发，一日两夜汗出热不解。去石膏，加鲜地黄、绿豆皮、车前穗，又服又退。越二日，夜分又发热，势较轻，原方再加通草、滑石、青蒿，半夜热退，调理而安。暑必挟湿，此证历四五发，于清暑中必兼利湿，方得热退凉解。按：暑湿伤人，随发者浅，迟至秋后为伏气，晚发者深，其候脉色必滞，口舌必腻，或微寒，或单热，头重脘痞，渴烦溺浊，午则甚，暮尤剧。一次汗则邪一次散，比伤寒势较缓，比疟疾发无时，秋来此证最多，名曰伏暑晚发，不似风寒之邪，一汗辄解。温热之证，按凉即安。以暑湿为熏蒸黏腻之邪，故难骤去耳。

《类证治裁》

王旭高

吴。伏邪内蕴为瘅疟，外发为流注。入于肺则喘咳，注于肠则便溏。正虚不克支持，幼孩当此，易致成惊。

青蒿　杏仁　淡芩　泽泻　荆芥　象贝　桔梗　橘红　赤苓　六一散双钩钩

《王旭高临证医案》

姚龙光

幼侄纲儿，堂弟逸清之子也，方十岁。八月下旬初病，一二日便昏睡不醒，呼之间或一应，问之则又不答，四肢厥冷，身亦不温，不食不便，小解黄涩，面黄色暗，舌苔薄白而干，唇白而燥裂，两手脉沉微，重按则滑。余思昏睡，肢厥，身冷，舌苔薄白，唇白，均属阴象，然苔干唇裂，便闭溺涩，又与阴证不合。问病前食生冷否？云食菱藕甚多，前一日又食柿子四枚，余乃得其解矣。曰：病本伏暑，邪热积于下焦，为生冷停于胃口者所阻，冷积不得下行，热邪不得上达，冷积为热所熏蒸，愈团结愈不解，阳气无由外达，故见阴象，中焦津气大伤，故见阳证，而成外阴内阳之候也。用全瓜蒌一两，文蛤五钱以生津清热，黄芩、知母、贝母、枳壳、泽泻、茯苓各二钱以清热利气，加肉桂三分、丁香二分、麝香少许以化水果积，和服一帖，肢体渐温，人事渐清，二帖便大解畅行，各病俱减，后改方调理月余，始能健旺，发落而秃矣。此戊戌年事。

乡盛行此疫，死于医手者不可胜记，惨矣！冤哉！

《崇实堂医案》

沈祖复

刘姓子年十余岁，伏邪秋发，寒热起伏。始一二日汗多，以后肌肤干枯不润，形神瘦弱。至第八日，延先生诊之。舌薄苔白，脉象细数。曰："此童本元不足，且不透汗，第九日必透白痦，即透亦迟，非二三日不能透足。"用薄荷、牛蒡、连翘、黑栀、豆豉、杏仁、猪苓、泽泻、茅根、枇杷叶、竹茹、佛手、荷叶轻清宣泄之法，服后胸前稀透白痦。再加蝉衣、桔梗、郁金等，背足亦透，三日而伏热退矣。

《医验随笔》

吴鞠通

壬戌八月十六日，周，十四岁。伏暑内发，新凉外加，脉右大左弦，身热如烙，无汗，吐胶痰，舌苔满黄，不宜再见泄泻，不渴，腹胀，少腹痛。是谓阴阳并病，两太阴互争，难治之证，议先清上焦湿热，益气化湿热亦化也。

飞滑石三钱　连翘二钱　象贝母一钱　杏仁泥三钱　银花二钱　白通草一钱　老厚朴二钱　芦根二钱　鲜梨皮二钱　生苡仁一钱五分　竹叶一钱　今晚一帖，明早一帖。

十七日：案仍前。

飞滑石三钱　连翘二钱　鲜梨皮一钱五分　杏仁泥一钱五分　冬桑叶一钱　银花二钱　老厚朴一钱五分　薄荷八分　扁豆衣二钱　苦桔梗一钱五分　芦根二钱　荷叶边一钱五分　炒知母一钱五分　午一帖，晚一帖，明早一帖。

十八日：两与清上焦，热已减其半，手心热甚于手背，谓之里热，舌苔红黄而厚，为实热。宜宣之，用苦辛寒法。再按：暑必夹湿，腹中按之痛胀，故不得不暂用苦燥法。

杏仁泥三钱　木通二钱　真山连一钱五分，姜汁炒黄　广木香一钱　黄芩炭一钱　厚朴一钱五分　小茴香一钱五分，炒黑　瓜蒌八分，连皮仁　炒知母一钱五分　小枳实一钱五分，打碎　槟榔八分　广皮炭一钱　煮二杯，分二次服。

十九日：腹之痛胀俱减，舌苔干燥黄黑，肉色绛，呛咳痰黏。幼童阴气未坚，当与存阴退热。

麦冬六钱，不去心　煅石膏四钱　丹皮五钱　沙参三钱　细生地四钱　杏仁三钱　元参五钱　炒知母二钱　蛤粉三钱　犀角二钱　生甘草一钱　煮三杯，分三次服。

二十日：津液稍回，潮热，因宿粪未除，夜间透汗，因邪气还表，右脉仍然浮大，未可下，宜保津液，护火克肺金之嗽。

细生地六钱　元参六钱　霍石斛三钱　焦白芍四钱　麦冬六钱　柏子霜三钱　煅石膏三钱　沙参三钱　牡蛎粉一钱五分　杏仁泥二钱　犀角一钱　煮三杯，陆续服。

廿一日：诸证悉解，小有潮热，舌绛苔黑，深入血分之热未尽除也，用育阴法。

沙参三钱　大生地五钱　牡蛎三钱　麦冬六钱，不去心　焦白芍四钱　丹皮三钱　天冬一钱五分　柏子霜三钱　甘草二钱，炙　头煎二杯，二煎一杯，分三次服。

廿二日：津液消亡，舌黑干刺，用复脉法。

大生地六钱　麦冬六钱，不去心　柏子霜四钱　炒白芍六钱　丹皮四钱　火麻仁三钱　生鳖甲六钱　阿胶三钱，冲　炙甘草三钱　生牡蛎四钱　头煎三杯，今日服；二煎一杯，明早服。

廿三日：右脉仍数，余邪陷入肺中，咳甚痰艰，议甘润兼宣凉肺气。

麦冬一两，不去心　细生地五钱　象贝三钱　沙参三钱　杏仁泥三钱　冬桑叶三钱　玉竹三钱　苦桔梗三钱　甘草三钱　丹皮二钱　茶菊花三钱　梨皮三钱　一帖药分二次煎，每煎两茶杯，共分四次服。

廿四日：舌黑苔退，脉仍数，仍咳，腹中微胀。

细生地五钱　麦冬五钱，不去心　藿香梗二钱　茯苓块三钱　沙参三钱　广郁金一钱五分　杏仁粉三钱　丹皮三钱　生扁豆三钱　苦桔梗三钱　象贝二钱　煮三杯，渣再煮一杯，分四次服。

廿五日：昨晚得黑宿粪若许，潮热退，唇舌仍绛。热之所过，其阴必伤，与复脉法复其阴。

大生地八钱　麦冬一两，不去心　火麻仁三钱　炒白芍六钱　沙参三钱　真阿胶二钱，冲　生鳖甲五钱　元参三钱　炙甘草三钱　生牡蛎粉五钱　丹皮三钱　水八碗，煮成三碗，分三次服，渣再煮一碗，明早服。

廿六日：又得宿粪若许，邪气已退八九，但正阴虚耳，故不欲食，晚间干咳无痰。

大生地八钱　麦冬六钱，不去心　火麻仁三钱　生白芍五钱　天冬二钱　牡蛎粉三钱　北沙参三钱　阿胶三钱，冲　炙甘草三钱　煮三杯，分三次服。外用梨汁、荸荠汁、藕汁各一黄酒杯，重汤炖温频服。

廿七日：热伤津液，大便燥，微有潮热，干咳舌赤，用甘润法。

细生地五钱　元参六钱　知母二钱，炒黑　火麻仁三钱　麦冬六钱，不去心　阿胶二钱　郁李仁二钱

沙参三钱　梨汁一杯, 冲　荸荠汁一杯, 冲　煮三杯, 分三次服。

廿八日：伏暑内溃, 续出白痧若许, 脉较前恰稍和, 第二次舌苔未化, 不大便。

麦冬六钱, 不去心　大生地五钱　元参三钱　沙参三钱　牛蒡子三钱, 炒, 研细　阿胶一钱五分　连翘二钱, 连心　生甘草一钱　麻仁三钱　银花二钱, 炒　煮三杯, 分三次服。服此, 晚间大便。

九月初四日：潮热复作, 四日不大便。燥粪复聚, 与增液承气汤微和之。

元参五钱　细生地五钱　大黄二钱, 生　麦冬五钱, 不去心　炙甘草一钱　煮二杯, 分二次服。服此, 得黑燥粪若许, 而潮热退, 脉静, 以后与养阴收功。

周, 五岁。本系伏暑, 误以为风寒挟食, 发表消导, 致邪气深入下焦血分, 夜热早凉, 与煎厥、瘅疟相似, 食减脉大, 汗多便结。先与救阳明之阴。

元参五钱　梨汁一酒杯　荸荠汁一酒杯　麦冬五钱, 不去心　藕汁一酒杯　芦根汁一酒杯　三帖。

以上出自《吴鞠通医案》

魏长春

冯维周君次女, 年十一岁。住五马桥花园。

病名：伏暑化白痦。

原因：伏暑证寒热夜剧, 前医畏其体虚, 用辛凉甘淡轻剂, 继用育阴养液。药日投而病日剧, 缠绵二旬, 始邀余诊。

证候：肌肤羸瘦, 壮热暮剧, 便利酱粪, 腹笥灼热疼痛, 口干渴饮, 呕逆, 干咳。

诊断：脉弦滑数, 舌红糙苔黄。暑湿遏伏肠胃, 大实似虚之证也。

疗法：宜大柴胡汤, 合栀豉加减, 表里双解。

处方：柴胡钱半　黄芩三钱　生白芍四钱　制半夏三钱　生大黄二钱　枳实二钱　益元散四钱　通草一钱　天花粉三钱　焦山栀二钱　淡豆豉三钱

次诊：八月十九日, 便解热减, 胸部白痦显明。脉数, 舌红糙苔黄。再清暑湿伏邪。

次方：益元散四钱　黄芩三钱　薄荷一钱　柴胡二钱　生白芍五钱　枳实二钱　银花三钱　桑白皮三钱　焦山栀三钱　牛蒡子三钱　连翘三钱　天花粉三钱

三诊：八月二十一日。白痦齐透, 内热未清, 腹痛便闭。脉数, 舌鲜红苔白腻。拟清肺胃燥火。

三方：桑叶二钱　知母三钱　生甘草一钱　天花粉三钱　川石斛三钱　竹茹三钱　叭杏仁三钱　紫菀三钱　南沙参三钱　枳壳一钱　黄芩二钱　生白芍五钱

四诊：九月七日。痦隐热退, 肌肤索泽, 左胁肝著疼痛。脉滑, 舌色红糙。用柔肝通络化湿法。

四方：炙甘草一钱　桑白皮三钱　淮山三钱　茯神四钱　川石斛三钱　稽豆衣三钱　炒白芍三钱　丝瓜络二钱　女贞子三钱　橘红一钱　米仁八钱　银柴胡一钱

效果：服后胁痛止, 与清补调理渐瘥。

炳按：气分湿热正盛, 误用育阴滋黏药, 压付气机, 郁结不宣, 发为白痦, 当以辛凉宣透气机药, 如桑、荷、连翘、荆芥、僵蚕、杏仁、鲜芦根、淡竹叶、枇杷叶等味, 则气窍宣达, 邪从外解, 自愈矣。

沈邦耀三女，年十五岁。住皮匠巷。

病名：伏暑便血发㾦。

原因：十月患伏暑证，始服犀、羚、白虎、地、斛等寒凉清热，继进二冬、二地、归、芍、桑、丹、玄参等养阴，频服寒腻过剂。至今病已匝月，尚未见愈，医生杨楚和先生，嘱病家邀余诊视。

证候：形瘦面白，自汗涔涔，洒淅寒热，微咳痰黏，胸闷便血，每日泻十余次。

诊断：脉缓舌红苔白，病系伏暑挟湿，频服凉药，湿遏邪陷，以致下利便血，病者神质衰弱已极。愚意扶元祛邪，用温剂以救寒药之误，能得阳升血止，邪达化疟发㾦，则病有转机之望，病家及杨君，皆善我说。

疗法：拟柴胡桂枝汤加味，遵杨君意，加地榆炭一味。

处方：柴胡二钱　黄芩二钱　西党参三钱　炙甘草一钱　制半夏三钱　生姜一钱　红枣四枚　桂枝一钱　生白芍四钱　茯苓四钱　灶心黄土一两　地榆炭三钱

次诊：十一月二十八日。复诊，脉滑，舌淡红苔薄黄。遍胸发㾦，便血虽止，大便溏薄，腹中不舒，胃呆，面白，痰厚，洒淅寒热，盗汗，阳气虽升，营卫未和，脾胃虚弱，消化不良，拟七味白术散加减。

次方：杜藿香一钱　广木香一钱　葛根三钱　于术三钱　茯苓四钱　炙甘草一钱　白芍四钱　桂枝一钱　鸡内金三钱　生米仁八钱　煅牡蛎八钱

三诊：十一月三十日。白㾦渐隐，便泻未止。盗汗稍差，头眩耳鸣，身倦沉眠。脉缓，舌淡红苔黄中白。拟扶元和中，化滞止泻。

三方：西党参三钱　冬术三钱　茯苓四钱　炙甘草一钱　生白芍四钱　煅牡蛎四钱　鸡内金三钱　淮山四钱　生米仁八钱　化龙骨四钱　淮小麦三钱　丹皮二钱

四诊：十二月八日。便实盗汗，微咳头眩耳鸣。脉滑，舌淡红。营卫未和，用桑丹鳖甲，佐四物调荣，合六君调中益气。

四方：当归三钱　生白芍四钱　大生地四钱　川芎一钱　西党参二钱　冬术二钱　茯神四钱　橘皮一钱　炙甘草一钱　制半夏三鱼　炙鳖甲四钱　丹皮二钱　桑叶二钱

效果：服药三剂病愈，停药两旬强健。

炳按：滋腻凉药过剂，以致气滞血涩，下溢便血，得温散则血止气升，卫分凝涩之湿，得温散则外透为㾦，此证与前条白㾦不同也。

张梅生之子，年九岁，住西杨张家。

病名：伏暑发狂。

原因：伏暑晚发，微恶寒即发热，热势上蒸，兼之肝热冲脑，遂致昏狂，病起三日。

证候：神昏狂躁，便实，体温一百零四度半（编者注：40.3℃），目瞪口噤，肌肤灼热。

诊断：脉象沉伏，舌苔因口噤无由诊视，证系热毒壅闭，肝热冲脑。

疗法：上清脑炎，下导肠垢。

处方：鲜生地一两　生石膏一两　知母四钱　生甘草一钱　生大黄四钱　元明粉三钱　活水芦根一尺，去节　安宫牛黄丸一粒，去壳研灌

次诊：九月二十日，便解四次，热减，自知头痛，目睛能动，舌苔白厚。先清厥阴阳明，待其热退，再进化湿。

次方：银花三钱　连翘三钱　鲜生地八钱　生石膏一两　知母四钱　生甘草一钱　紫雪丹四分，灌

三诊：九月二十一日，热已退，湿未尽，阴囊胀大光亮。脉缓，舌淡。用化湿法善后。

三方：西茵陈五钱　泽泻三钱　生米仁八钱　茯苓皮三钱　车前子三钱　防己二钱　生白芍三钱　淮牛膝三钱　大腹皮三钱

效果：服药三剂，湿化肿消，胃苏病痊。

炳按：此证西医名脑膜炎，中医为暑兼肝热冲脑，再加生鳖甲、石决明，镇肝潜阳，热退更速，安宫牛黄丸、紫雪丹，亦为重要。

以上出自《慈溪魏氏验案类编初集》

戴溪桥

高童，十二岁，宜兴蠡墅人。十二月十五日。经谓"冬不藏精，春必病温。"吴氏以为不藏精不专指房劳说，凡冬日阳不潜藏，应寒而反暖，及桃李反花之类是也。今冬气候温暖过甚，正合《内经》冬不藏精之说。然在气体薄弱及素有伏邪者，往往一触即发，不待春月发陈之时而温病已作，吴氏所谓虽在冬月，犹为太阴伏暑，内蕴久伏之暑与外感之温交侵互发。据述此证初起，胸闷不渴，身热微寒，确系挟湿之象。数日来自气及营，深入厥阴之里，致阳气不行于四末，有内闭外脱之势。经旨有云："厥深热亦深。"肢厥正由邪热之深入也。舌苔灰黄，干燥不润，齿板唇焦，神志时清时昧，而胸脘之格拒如故，湿邪犹是逗留。欲化其湿则阴津有消灼之虞，欲滋其阴则湿浊有留滞之弊，滋柔香燥两不可施，证属凶危，治尤棘手。拙见拟用芳开包络，使久蕴之邪由里达外，一面存阴，一面化湿，于无可设法之中，作背城一战之计，是否有当，尚候高明裁正。

带心连翘三钱　鲜石斛五钱　九节菖蒲一钱　广郁金一钱五分　黑山栀三钱　生薏仁三钱　天花粉四钱　京川贝一钱五分　辰茯神三钱　活芦根尺许　至宝丹一粒，研送　一剂。

复诊：十二月十六日。昨晚热势颇甚，时有谵语，黎明更衣之后，热减神清，朝轻暮剧，原是温热之常态，是意料所及。细察两目神光稍活，四肢温和，斯乃佳境。舌色灰黄略化，边尖起刺，渴饮不多，胸前尚觉满闷。湿以热为武器，热以湿为山险，湿热相依，胶固而不可解，度其形势，殊难指日廓清。然湿浊有化燥之征，则阴津无来复之渐，甘寒养阴之品其能存而不录耶！仍主原法出入。

原方去至宝丹、山栀、花粉，加北沙参三钱、竹茹一钱五分、灯心二束。

《近代中医流派经验选集》

周镇

怡昆子，己未八岁。七月望后，身热咳嗽，形寒足厥，腹痛拒按。遵伏暑新风挟积列，进栀、豉、益元散、青蒿、银、翘、蒡、杏、瓜瓣、芦根、黄芩、枳、楂、桑枝、晚蚕沙等出入。越四日，频咳频嚏，面见疹点，是正痧也。神情不畅，寐或惊惕。进牛蒡、象贝母、薄荷、桑叶、前、蝉、青蒿、黑山栀、桔梗、滑石、钩钩。紧密窗牖，以防风寒。其痧点不甚畅达，且按腹作痛，探足厥冷。是积横于中，气不宣布。以痧宜透，而伏暑忌直攻，因设宣通蕴积之轻剂。苦参子五十粒去壳，分二次开水吞下。服后，渐便酱黑之溏粪，而手按其腹尚有痛也。苦

参子减半，复进之。外以西河柳、芫荽煎浓入盆，放床熏其足，两次，足转温。病其热不下达足不透痧点也，外以吴萸五钱研，加面醋调敷两足心，布包。足热痧透，而伏火充斥于肺，音喑咽痛。进射干、元参、连翘、赤芍、木通、紫草、桑皮、绿豆衣、黑山栀、牛蒡、兜铃、青蒿、蝉衣、茅根、钩钩，清气营达邪，一路谨慎而安。继而传染其妹静婉，六岁。身热。初未避风，其瘖透而不畅。拟方稍兼温透，痧透而肺火内蕴更甚，咳音如哑，连声不绝，卧则鼻鼾。清透剂中重用芦茅根、瓜瓣、桑皮、知母、黑山栀、玉泉散等，以清肺火。其转机尚顺。

任学灿，城西小学。戊午六月二十八日诊：热经旬余，凛寒起伏，脘痞，头疼，腹脐作痛拒按。询知多食转剧。脉数而滞，舌红，苔黄。余按其肆业时寐则开窗，且不节食，断为伏暑挟风夹积。素体孱弱，系属难治。疏青蒿、豆豉、黑山栀、辰滑石（加薄荷叶包）、杏仁、荆芥、蚕沙、薏仁、通草、藿香、桔梗、半夏、二苓。另槟榔、枳实、郁金、木香、乌药、楂炭，研末服。并嘱觅按摩者推其大腹。服药后，得汗甚畅；胸腹发出白瘖，不甚透畅；便解一次，而腹痛依然。复方去半夏、二苓，加瓜蒌皮、牛蒡、鲜佩兰叶、鲜芦尖。又用郁金、菖蒲、川贝母、槟榔，研末，另服。七月初二日诊：白瘖甚畅，热势起伏，凛寒背足为甚，口渴不甚引饮，热甚昏谵。邪热夹积，病在阳明为甚。青蒿、豆豉、益元散、连皮槟、木通、辰砂拌川连、淡芩、连翘、竹叶、竹茹、薏仁、芦根、秦艽。另玉枢丹、郁金、菖蒲、竹黄，研服。小溲通爽，色赤，昏谵较减，腹痛矢气，明系积不底彻。脉数，苔掯酱色。白瘖尚出，未便攻下。拟小陷胸汤加半夏泻心汤，去甘草、参、姜、枣，增入枳实、薏、滑、青蒿、木通、芦根、竹叶、竹茹。另槟榔、楂炭、蓬莪术、郁金、风化硝，研服。初七日诊：大便甚畅，并解蛔虫，热势起伏大轻。脉数象较减，舌红，苔黄亦化其半。惟按腹仍痛，浊热余滞未彻。豆卷、广藿香、益元散、芩、连、连皮槟、青蒿、木通、薏仁、茯苓皮、使君子、木香、黑山栀。初九日诊：起伏之势又轻，大便自解，黑秽异常。惟体弱形瘦，余蕴不清，用药綦难。且宜节食，如饥以萝卜代食。原方去豆卷、芩、连、槟榔，加鲜竹叶茹、鲜佩兰叶、鲜枇杷叶、白荷花、青蒿梗，生萝卜煎汤代水。余积解清，热止而愈。此阴虚体质，湿热食积交蒸，不任攻下，而又不能不宣导。初七日以前，曾间服七液丹。

冯女，二岁，夹城。己未七月，因伏暑身热，热甚即有急惊，按摩稍定。鼻干无泪，身热，咳嗽，便溏。暑风袭肺，动肝侮脾，有肺胀加喘之险。连翘、益元散、通草、竹茹、竹黄、茯神、僵蚕、牛蒡、前胡、枇杷叶、白茅根、青蒿、荷梗叶。另研制雄精、生白矾、金礞石、菖蒲、月石为末。服后痰涎下趋，便解黏腻，咳爽，目润有眵，汗出热减。末药去礞、月石，加郁金、川贝母，原方出入，再进而瘳。

厚昆子，癸亥年十二岁。向有耳脓、掌热、便溏，常服参苓白术丸、资生丸，便溏愈。孟秋患胃呆，初三日早晨尚食馒首，渐即身热有寒，足厥，神糊妄言。初四日诊：脉数大有八九至，舌苔黄。腹灼如炉，脐边拒按作痛。伏邪挟积，一起即重。但以体弱，不禁延捱。益元散（荷叶包）、鲜青蒿、连心翘、黑山栀、竹茹、钩钩、银花、六月霜、淡芩、郁金、竹叶、灯心、茅芦根、连皮槟。保和丸钱半，润字丸七分，苦参子三十粒，开水冲服。七液丹半方化服。服后便积五次，气矢色酱黑。日以风米汤煎绿豆代食。初五日加丹皮、知母、雪水煎药。去润字丸，保和丸减用一钱，苦参子照原方同服。日间热缓，亥夜复热，又服七液丹一钱，续解酱黑粪四次，黏滞中有红瘀。初六日热略退，午即热起，脉数较减，舌红苔薄，蕴暑余滞犹炽。拟益元散（荷叶包）、连心翘、黑山栀、竹茹、丝瓜络、秦艽、青蒿、白薇、淡芩、郁金、丹皮、竹叶、茅芦根、金铃子、雪水煎。保和丸一钱，香连丸一钱，苦参子三十粒，开水吞。犹便秽积五次，热势减。晚以荷花、银花、青蒿露温饮。初八日晨胸见白痦十数粒。代食照前，加白煮冬瓜用酱油蘸食。诊脉数滑，苔薄质红，腹部犹灼，伏邪留恋尚盛。拟条芩炭、连皮苓、泽泻、白芍、炒丹皮、金铃子、黑山栀、益元散、竹茹、青蒿、白薇、竹叶、茅芦根。香连丸一钱，苦参子廿粒，开水吞。便秽积三次。初九日晨九时即热，腹灼减轻，夜热亦减，白痦续发。拟通草、野蔷薇花、绿豆衣、连翘、扁豆衣、条芩炭、白芍、丹皮、金铃子、益元散（荷叶包）、青蒿、白薇、竹茹、竹叶、茅芦根，未发前煎服。午刻微热，腹灼轻。下午微汗，肢寒热加，但不久即减。是日便酱矢四次。初十日晨原方加青皮。另黄连上清丸暨苦参子廿七粒，开水吞。午刻热起，腹尚灼，解红酱积五次。十一日晨，秋露一杯炖温服。昨方加香连丸八分。午刻热起较减。十二日晨饮秋露，服原方。午吃绿豆糊，冬瓜略多，腹灼又加。十三日原方加重香连丸一钱。午热初轻，酉时热加，一小时后减。十四日减食，热淡，便解尚四次，色黄如糜，为肠中热征。扁豆花、槿树花、炒银花、薏仁、茯苓、荠菜花、鲜青蒿、滑石、连翘、绿豆衣、野蔷薇花、竹茹、灯心、谷麦芽。腹犹略有烘热。十五日解酱黄如糜者五次。十六日晨便溏一次，午热又起（糜粪深黄，肠热明征，合乎胃中热则脐以上皮热，又肠中热则出黄如糜之经旨），颈项红痱作痒，面部见痦，伏热由营络而外达。拟碧玉散（荷叶包）、青蒿、条芩、丹皮、金铃子、白芍、山栀、青蒿、白薇、竹茹、蒲公英、丝瓜络、夏枯草、竹叶、芦根。十七日便薄二次，下午热轻，脉仍数。十八日原方加青皮。下午热五小时，便解三次。十九日服原方。便解一次，下午热止，腹灼仅十之二，已不灼手。本日改用锅滞汤。二十日寐汗，余热尚留阴分。原方减去青皮、丹皮、碧玉散，加灯心、荷花。二十一日拟清养固阴，止汗退余热法。青蒿梗、白芍、蒲公英、竹茹、丝瓜络、黑山栀、糯稻根、黑豆衣、炒地骨、碧桃干、麻黄根、淮小麦。服数次，寐汗即止。按石芾南《医原·温病论》于肠糜主缓导，但此童孩素有盗汗便溏，不敢用下，临愈尚有虚象。锡医治伏暑，作湿温论治，着重绝谷，与西医之服鸡汁、牛汁，似均有偏见。不知粟与绿豆、丝瓜、冬瓜代食充胃，正可减热度、荡涤垢秽。此证一起即热高，神糊妄言，舌光苔少，阴虚湿轻，挟有积滞。二月即釜底抽薪，昏谵乃泯。虽热恋十八日，黄酱糜积日下，清腑坚肠不应，加香连丸多次，而热焰仍扬，继清肝胆伏热。除初起三日倦卧外，后即代食不缺，每日下楼，藤榻下坐卧，外人不知有病也。风米汤煮绿豆糊、冬瓜、丝瓜、蔓青日食，营养不泛，斯病退较速。如此伏暑，倘呆守一风米汤，病久必惫不能起坐，既少代食，后必胃败告绝。余治此湿重者，犹令风米汤，滤去谷，煮薏仁、萝卜、冬瓜，可供病家参考。

陈荣根，慧山。其子十余龄，庚申秋，伏邪身热，至三候外就诊。腹灼，按之作痛。便解黑色。是伏热因挟积不能底彻。疏栀、蒿、薏、芩、二苓、蒌皮、川连、绿豆衣、莱菔、竹茹、滑石、槟榔。另鸦胆子三十粒去壳，开水吞。以生薏仁煮代米食。三剂。起伏渐轻，腹热减，便解正。原方出入，加白芍以养脾阴。渐愈。

以上出自《周小农医案》

张汝伟

余幼，年十二，宁波。肺热内蕴，伏温晚发，身热一候有余，面色萎黄，肌肉销削，咳窒不爽，痰吐甚艰，胸胁隐痛，大便带溏，苔剥质绛。肺热移于大肠，亟宜肃肺养阴，化痰泄热，不可再表。

水炙桑皮　南沙参　杜苏子　玉泉散包　光杏仁　天花粉　象川贝　山栀仁各三钱　炙紫菀　枇杷叶去毛，包　姜竹茹各钱半

二诊：表热得清疏宣化之法，日间已退，入暮热度又升，郁咳痰少，便溏溲赤，苔光剥，脉细弦数，湿热交盛，致伤阴津，宜再清化里热。

细生地　南沙参　桑白皮　地骨皮　甜杏仁　川贝母　冬瓜子各三钱　海蛤散五钱，包　茅根肉一两，去心　陈海蜇二两，漂淡　鲜地栗五个，去皮，代水煎药

三诊：续进清化里热之剂，表热退净，入暮烘热亦微，咳亦须稀，大便纯下白沫，痰从下行之兆，苔剥亦平，宜仍前意加减。

南沙参　桑叶皮　象川贝　天花粉　地枯萝　冬瓜子　朱赤苓各三钱　青蛤散五钱　橘白络　枇杷叶　炙竹茹各钱半

本证始末：此证始认为风寒，重用辛温表散，易医，又认为童痨，继进滋阴柔腻之品，遂为咳哑音低，骨瘦肉削，几成不救，经伟共诊四次，旬日之间，得能挽狂澜而达彼岸，亦幸事也。

方义说明：此证在面色萎黄，肌肉销削，大便溏薄，苔剥质绛之诊断。似乎阴虚入损现象，但从发热不退，咳窒不爽，痰吐甚艰上研究，是可知表邪未清，肺胃痰热，胶结不化所致，故断大便之溏，为肺热移于大肠，前后三方，均主清肺、化痰、泄热、养阴方面，不用滋腻之品，故能见效。如在第一医家，用辛温发表之时，改用辛凉疏透之方，即无此危险，而淹缠日久也。

邵幼，年十三，常熟。秋温伏邪，身热已有一候，汗出而热不退，大便已更颇畅，小便仍赤亦多，咳嗽而中脘亦不胀，惟手足心灼热，苔则光绛而干，但口不渴，伟谓热久伤阴，定有剧变，宜防。今姑宜肺育阴，疏化痰热，以俟其转变。

南沙参　细生地　炒牛蒡　光杏仁　象川贝　山栀仁　带心翘　车前子包　朱赤苓各三钱　炒赤芍二钱　枇杷叶二张　炙竹茹钱半

二诊：前剂投后，不增亦不减，中延同道诊治，又延一候，热入厥少二阴，痰气阻郁于阳明，刻诊神志昏沉，似寐非寐，谵语撮空，喉中嗅吼之声不绝，小溲短赤，苔仍光绛而剥，口舌唇均糜腐，唇焦齿板，渴不欲饮，脉软小数，形消肉脱，危象显著。拟进育阴清心、化痰宣窍之法，以图挽救。

乌犀尖二分，磨冲　玉泉散五钱，包　细生地花龙齿各四钱　鲜菖蒲打　陈胆星八分　天竹黄一钱　朱翘心　茯苓神辰砂拌　川贝母　焦枳皮炒赤芍各三钱　海蛤散一两，包　枇杷叶露半斤，二味先煎代水

三诊：两进清宫化痰、滋阴退热之法，幸得热退神清，微见白㾦，惟正气已虚，而痰热尚未肃清，热度仍有卷土重来之势，脉右细弱，左小数，苔略起而薄。今宜扶正化痰、清营泄热治之。

原金斛　北沙参　川贝母　甜杏仁　扁豆衣　云茯苓　车前子包，各三钱　大麦冬　炙竹茹钱各钱半　新会白一钱　海蛤散五钱，包

本证始末：此证始终有一月之久，才得痊愈，摘录仅此三方者，病象尚未险恶，第一诊时，伟即断定，必有危险，见微知著也，第二方为焦头烂额之挽救方，力量沉着，足以应付病情，第三方为调理着手开端之法，以后是顺水行舟，自无全录之必要。

方义说明：既知病有变化，何不未雨绸缪，预为防范，使不至严重？因病势欲来，有如天气欲蕴酿为雪为雨，无论如何，不能阻止，此病不变在于人体上之营卫气血，有一定之变化，不至其极，不能转变，至转变既定，可以挽救，此第二方之所以奇效也，所谓见微知著者，因汗出便通，小便亦有，所用以出邪之路均通。而邪不退者，正气之抵抗力不足以胜之，但又不可补以托之。此第一方，所谓严阵以待也，其中隔一星期之方，大多偏重于辛温解托，故变证更剧，倘仍如第一方之加减或可证势较为平静。亦未可知。

以上出自《临证一得》

第九节 秋燥

张锡纯

天津钱姓幼男，年四岁，于孟秋得温热兼泄泻，病久不愈。

病因：季夏感受暑温，服药失宜，热留阳明之腑，久则灼耗胃阴，嗜凉且多嗜饮水，延至孟秋，上热未清，而下焦又添泄泻。

证候：形状瘦弱已极，周身灼热，饮食少许则恶心欲呕吐，小便不利，大便一昼夜十余次，多系稀水，卧不能动，哭泣无声，脉数十至且无力（四岁时当以七至为正脉），指纹现淡红色，已透气关。

诊断：此因外感之热久留耗阴，气化伤损，是以上焦发热懒食，下焦小便不利而大便泄泻也。宜治以滋阴、清热、利小便兼固大便之剂。

处方：生怀山药一两五钱 滑石一两 生杭芍六钱 甘草三钱 煎汤一大盅，分数次徐徐温服下。

方解：此方即拙拟滋阴清燥汤也。原方生山药是一两，今用一两五钱者，因此幼童瘦弱已极，气化太虚也。方中之义，山药与滑石同用，一利小便，一固大便；一滋阴以退虚热，一泻火以除实热。芍药与甘草同用，甘苦化合，味近人参，能补益气化之虚损。而芍药又善滋肝肾以利小便，甘草又善调脾胃以固大便。是以汇集而为一方也。

效果：将药连服两剂，热退泻止，小便亦利，可进饮食。惟身体羸瘦不能遽复，俾用生怀山药细末七八钱许，煮作粥，调以白糖，作点心服之，且每次送西药百布圣一瓦（1克），如此将养月余始胖壮。

天津康某某幼女，年九岁，于孟秋得温病兼大气下陷。

病因：因得罪其母惧谴谪，藏楼下屋中，屋窗四敞，卧床上睡觉被风吹袭，遂成温病。

证候：初得病时服药失宜，热邪内陷，神昏不语。后经中西医多位诊治二十余日，病益加剧。医者见病危已至极点，皆辞不治，继延愚为诊视。其两目上窜，几不见黑睛，精神昏愦，毫无知觉，身体颤动不安，时作嗳声，其肌肤甚热，启其齿，见其舌缩而干，苔薄微黄，偶灌以水或米汤犹知下咽，其气息不匀，间有喘时，其脉数愈六至，左部细而浮，不任重按，右部亦弦细，重诊似有力，大便旬日未行。

诊断：此外感之热久不退，灼耗真阴，以致肝脏虚损，本燥生风而欲上脱也。当用药清其实热，滋其真阴，而更辅以酸收敛肝之品，庶可救此极危证。

处方：生石膏二两，轧细　野台参三钱　生怀地黄一两　净萸肉一两　生怀山药六钱　甘草二钱 共煎汤两大盅，分三次温饮下，每次调入生鸡子黄一枚。

方解：此方即白虎加人参汤，以生地黄代知母，生山药代粳米，而又加萸肉也。此方若不加萸肉为愚常用之方，以治寒温证当用白虎加人参汤而体弱阴亏者。今加萸肉借以收敛肝气之将脱也。至此方不用白虎汤加减，而必用白虎加人参为之加减者，因病至此际，非加人参于白虎汤中，不能退其深陷之热，复其昏愦之神明也。

复诊：将药三次服完，目睛即不上窜，身体安稳不复颤动，噯声已止，气息已匀，精神较前明了而仍不能言，大便犹未通下，肌肤犹热，脉数已减，不若从前之浮弦，而右部重诊仍似有力，遂即原方略为加减，俾再服之。

处方：生石膏一两五钱，轧细　野台参三钱　生怀地黄一两　净萸肉六钱　天冬六钱　甘草二钱 共煎汤两盅，分两次温饮下，每次调入生鸡子黄一枚。

三诊：日服药一剂，连服两日，热已全退，精神之明了似将复原而仍不能言，大便仍未通下，间有努力欲便之象，遂用灌肠法以通其便。再诊其脉，六部皆微弱无力，知其所以不能言者，胸中大气虚陷，不能上达于舌本也。宜于大剂滋补药中再加升补气分之品。

处方：生怀山药一两　大甘枸杞一两　沙参一两　天冬六钱　寸冬六钱　生箭芪三钱　野台参三钱 升麻一钱　桔梗一钱　共煎汤一盅半，分两次温服下。

效果：将药煮服两剂，遂能言语。因即原方去升麻、沙参之半，再加萸肉、生麦芽各三钱，再服数剂以善后。

说明：医者救危险将脱之证喜用人参，而喻嘉言谓气若上脱，但知重用人参转令人气高不返，必重用赭石辅之，始能奏效。此诚千古不磨之论也。此方中之用人参原非用其救脱，因此证真阴大亏，惟石膏与人参并用，独能于邪火炽盛之时立复真阴，此白虎加人参汤之实用也。至于萸肉，其补益气分之力远不如参，而其挽救气分之上脱则远胜于参。诚以肝主疏泄，人之元气甚虚者，恒因肝之疏泄过甚而上脱，重用萸肉以敛肝，使之不复疏泄，则元气之欲上脱者即可不脱，此愚屡次用之奏效而确知其然者也。

一农家孺子，年十一，因麦秋农家忙甚，虽幼童亦作劳田间，力薄不堪重劳，遂得温病。手足扰动，不能安卧，谵语不休，所言者皆劳力之事，昼夜目不能瞑。脉象虽实，却非洪滑。拟投以白虎加人参以山药代粳米汤，又虑小儿少阳之体，外邪方炽，不宜遽用人参，遂用生石膏一两五钱，蝉退一钱，煎服后，诸病如故。复来询方，且言其苦于服药，昨所服者，呕吐将半。愚曰：单用生石膏二两，煎取清汁，徐徐温服之，即可不吐。乃如言服之，病仍不愈。再为诊视，脉微热退，谵语益甚，精神昏昏，不省人事。急用野台参一两五钱，生石膏二两，煎汁一大碗，分数次温饮下。身热脉起，目遂得瞑，手足稍安，仍作谵语。又于原渣加生石膏、麦冬各一两，煎汁二盅，分两次分饮下。降大便一次，其色甚黑，病遂愈。

以上出自《医学衷中参西录》

恽铁樵

顾童，脉和，舌光微白润，寒热不定，有时一日两次发，此非疟。乃温病似疟，伏暑秋温之候也。尚须发热，候舌有黄苔，然后可以痊愈。八月二十九日。

海南子五分　赤苓三钱　淡芩七分　炙草五分　枳实炭七分　归身三钱　苡仁四钱

章巨膺注：录此案以示范温病似疟之候，不可作疟治。候舌有黄苔然后可以痊愈，含蓄多少病理在内，读通《伤寒论》，则此句明白如话。

《药庵医案》

倪明

翁姓子，方数月。秋燥，潮热咳嗽，如疟。幼科用发散，二日不效，忙令禁乳。更医，用泻白散更加芩、连，二日，昼夜烦热，喘而不咳，下痢黏腻，药后竟痢药水。延余诊之。余曰："稚年以乳食为命，饿则胃虚气馁，肺气更不爽矣。"与玉竹、甘草、炒广皮、竹叶心。一剂，热缓。继与香粳米、南枣、广皮、甘草、沙参二钱。与乳少进，合夜抱勿倒。三日痊愈。

《临证汇集》

郭柏良

邵幼，初诊：温邪痰热，困于太阴，肺气不肃，咳呛胸闷，泛恶舌白，脉数，证重防变迁。

淡豆豉三钱　小前胡钱半　白前三钱　荆芥穗钱半　象贝母三钱　飞滑石四钱　玉桔梗钱半　光杏仁三钱　南楂炭三钱　射干钱半　白蒺藜三钱　云茯苓三钱　枇杷叶三片

二诊：秋温化而不清，身热退而不尽，痰滞逗留，咳嗽不爽，再投清肃余邪。

淡豆豉三钱　光杏仁三钱　白蒺藜三钱　飞滑石三钱　白前三钱　橘络白一钱　小前胡钱半　牛蒡子三钱　冬瓜子三钱　射干钱半　云茯苓三钱　丝瓜络钱半　枇杷叶三片

《医案选粹》

第十节　冬温

红杏村人

丁童，禀质阴亏，适感冬温，身热咳嗽并作，已经两候外，从未得汗，脉来弦小而数，舌绛根灰。神识清中微蒙，唇焦齿板，津液已亏。设复强求其汗，汗自何来？若非得汗，邪从何化？此际治法极为棘手矣。勉拟清滋疏表法，清营以泄内燔之热，松肌以撤外袭之邪，未识能应手否。

青蒿　鳖甲　鲜地　淡豉　栀翘　牛蒡　茯神　杏仁　桑叶　芦根

又复：昨进滋清泄热、松肌达邪法，幸得微汗，疹点散布，神烦稍减，不得不谓佳机。无如脉仍弦数，苔灰未化，身热未除，咳嗽不爽，痰黏难出。久延之下，正阴并伤，深虑陷营昏闭之险，宗前法进以求之。

鲜鳖甲　鲜地　鲜沙参　知母　山栀　连翘　牛蒡　杏仁　茯神　桑叶　郁金　丹皮芦根

《医案》

袁焯

孙姓子，年七岁，住本镇。

病名：冬温疫痧。

原因：腊月间疫痧盛行，适感冬温而触发。

证候：初起发热恶寒，咳嗽体倦，饮食减少，尚未见有痧点。

诊断：脉缓不数，舌边尖红起刺，苔薄白滑，此冬令寒邪外束，温邪内伏之变证也。

疗法：初用葱豉汤加味，轻清疏解。

处方：鲜葱白三枚　淡香豉钱半　苏薄荷八分　桔梗八分　杏仁钱半　甘草四分

次诊：服后，颈项及胸背等处，发现痧点，犹隐约在皮肤间，尚未大现于外也。仍用原方，再进一剂。

三诊：经三日痧大现，胸背颈项手臂等处，均密布而色红艳，夜间热甚，口渴。遂改用桑叶、金银花等味，清热解毒，活血透痧。

三方：冬桑叶二钱　金银花二钱　光杏仁二钱　益母草二钱　天花粉二钱　川贝母钱半，去心　生甘草四分　青连翘三钱

四诊：第四日热仍不退，舌色红赤起刺，毫无苔垢。遂易方，用地骨皮、生地、沙参等品，生津滋液，清化余热以善后。

四方：地骨皮三钱　干生地三钱　川贝母一钱，去心　白茅根三钱，去衣　北沙参一钱　原麦冬二钱　鲜枇杷叶一片，去毛筋净

效果：一服热退神安，舌色亦淡而无刺矣，接服一剂全愈。

廉按：痧疹初起，无传染性者，谓之时痧，有传染性者，谓之疫痧，疫痧较时痧重而难治。此案初则轻清疏解，使痧毒外达；继则清热解毒，活血透痧，使痧毒肃清；终则生津滋液，清化余热，为此证善后之要法。处方选药，初、中、末层次井然。

《全国名医验案类编》

何益赞　蔡济川

沈湘渔孙女，年十三岁，住兰溪城中。

病名：冬温麻疹。

原因：勤于女红，往往深夜篝镫针黹，髫龄稚阴未充，肺胃阳邪易动，又值冬阳不藏，至节将届，一阳初萌，午夜围炉，以火引火，遂发冬温。初起身热无寒，头痛，咽喉微痛，咳嗽不扬，胸膈气懑。先延某医诊视，授疏风清热降火之剂，以病家告知大便三日不行，径投生大黄二钱，服之泄泻如水，喉痛顿瘥，而头痛益剧，身热尤炽，肺气仍闭，呼吸俱艰。

证候：肌肤色红，麻疹稠密，周身骨节痛痹，不能转侧，肢节亦不能屈伸，甚至面目亦浮，手臂肤肿，指掌麻木，不可以握。

诊断：脉数且大，独右寸不显，舌色尖边皆红，中心后根黄苔颇腻，此仲景所谓"太阳病，发热不恶寒者，为温病。"成聊摄注谓发热不恶寒为阳明者，此也。查阅某医处方，用牛蒡、射干、桑叶、菊花、丹皮、蓝根、二陈等味，以大便未行，遽加生军若干。服后大便水泄，喉痛虽除，但稚龄真阴尚弱，径与直泻，阴气先伤，阳热浮越，遂令头痛加甚，体热益高，夜不成

瘰，证情渐剧。盖病在肺胃，法宜轻宣，而乃重浊通腑，直攻其下，已过病所，原非正治。二十六日上午，乃招余二人同往视之。

疗法：只宜开宣肺郁，即能透疹解肌，佐以泄热涤痰，便是疏通胸膈，又不可寒凉直折，反致闭遏，药贵轻清，庶合分寸。

处方：瓜蒌皮钱半　白蒺藜二钱　生紫菀二钱　广郁金钱半，生打　浙茯苓钱半　酒炒黄芩钱半　浙贝母二钱　苦桔梗钱半　光杏仁二钱，勿研　焦栀子二钱　广陈皮一钱　路路通二钱，去刺

次诊：廿六日午后诊视，是日节交冬至，葭管灰飞，阳气萌动，病体应之，势难退舍。午后三时，又偕同湘渔先生往视，正在阳明旺于申酉之交，体热灼手，头痛大剧，体痛且木，不可屈伸，肌肤不仁，腕臂俱肿，十指浮胀，手不能握，红疹稠密，面部亦浮。询得腹背皆红，疹俱满布，惟膝胫以下未遍，脉数且洪，弦劲搏指，右手寸部亦起，唇色鲜艳，有若涂朱，舌尖边深绛，中心后根黄浊之苔皆化，几于全舌殷红，但不燥渴引饮，齿龈红胖，颊车不利，舌本顽木，面颧亦红。可知肺家郁热，已渐透露于肌肤之表，但咳犹未爽，呼吸仍艰，则肺气犹未宣通，而阳明之胃火大炽，痰热互结，且令肝胆阳邪，乘机恣肆，升多降少，互为纠缠。总之冬令久晴，燥火用事，加以客气司天，正值阳明在泉主令，尤助燥金气火，致令肺脏失其清展之权，仲师麻杏甘膏成法，正为是证针对良剂。当援引经方，参合开痰泄壅，兼用喻氏专清肺火之意，倚重黄芩、桑皮，清肃肺家燥热，弗疑肢节痹著，误投风药活络，反以助桀为虐，庶几击其中坚，首尾自能互应。

次方：陈麻黄五分　生甘草四分　生石膏六钱，研细　光杏仁三钱　天竺黄三钱　陈胆星钱半　枯黄芩四钱　桑白皮四钱　瓜蒌皮二钱　鲜苇茎五钱　象贝母三钱　焦栀子二钱

三诊：二十七日上午诊视，表热大减，仅未全退，肤肿已减，疹亦渐回，而足部亦已透达，臂腕赤色渐化，头痛未镯，木火犹潜，身痛未尽，已缓什五，昨宵安眠四小时，大便仍溏，小溲已畅，均是佳境。但肺家呼吸，犹未安和，咳嗽声扬，犹未大爽，则燥金未尽清肃，气火未尽潜藏。脉之弦劲已和，惟滑数未静。舌之红艳已减，而滑泽无苔。盖津液受燥热之累，余焰犹虑复燃，大腑虽通，而矢气频转，则阳明气结未宣，肠中必有燥矢未去，所谓热结旁流，确有明证。仍当宣展呼吸之机，兼以涤除痰浊，和柔肝木之旺，且以顾护胃津，尤须佐之化滞，以助消磨，俾两阳明腑下行为顺，庶能气不升腾，火焰潜降，诸恙渐以即安。若夫脉络未和，痹著未去，则止当偶涉一笔，以为之使，聊助点缀，当能捷登泰境，就我范围。

三方：石决明八钱，生打　金石斛三钱，二味先煎　生紫菀三钱　象贝母三钱　苦桔梗钱半　光杏仁三钱，勿研　炒薤白头二钱　陈胆星钱半　羌活四分　独活四分　瓜蒌皮二钱　陈麻黄三分　生甘草三分　炒神曲二钱　焦楂肉二钱

四诊：二十八日午前诊视，昨方一服，日入夜半，两度更衣，鹜溏之中，夹以坚粒数块，可知宿滞未去，恰符逆料。今虽身热未净，然已退什之八九，咳嗽清扬，颊车便利，呼吸俱顺，满闷胥镯，是肺金已复清宣之职，痰热俱得泄化。惟胃犹未醒，矢气仍转，腹鸣漉漉，则肠中余滞，尚有留存。且肢节犹痛，转侧犹未自如。红疹已化七八，肌肤之浮，犹存一二。此为热邪痹著，络脉未和，脉虽尚数，然较之昨晨，已非其比，内热退舍，一望可知。舌红不赤，滑润无苔，亦不燥渴，虽是余热未尽，却非寒凉所宜。只须清宣络脉，以化余邪，仍应稍参导滞，庶乎陈莝去而胃纳来复。

四方：左秦艽二钱　羌独活各四分　全当归钱半　川断肉二钱　宣木瓜钱半　威灵仙钱半　生紫菀二钱　象贝母二钱　瓜蒌皮二钱　海桐皮二钱　桑寄生二钱　焦六曲二钱　焦楂肉二钱　炒麦芽钱半

五诊：二十九日服药后，自思粥饮，身痛渐安，日落时已能转侧，大便又行，仍有坚屎，但肢痛未净，尚有矢气。即以昨方去楂炭，又减六曲、麦芽各三之一。连进一剂，身热尽退，头痛胥蠲，肤肿俱消，疹亦全化，起坐便利，肢节皆和，胃纳渐醒，能啜稀粥，但微有燥咳，而不咯痰，脉已静穆，舌滑无苔，自云睡醒口燥，思得茶饮。是胃已安和，惟肺家差有余热，清养肺胃，弗遽呆补，善后良图，已为能事，但尚须暂避肥腻碍化之物，方为尽善尽美。

五方：小生地三钱　象贝母二钱　生紫菀二钱　生桑皮二钱　北沙参二钱　鲜竹茹二钱　柔白前二钱　云茯苓二钱　橘红一钱　生鸡内金钱半　炒谷芽钱半　砂仁壳五分

原支金钗斛三钱，弗炒，劈开先煎。

效果：连服四剂，诸证悉平。胃健神安而愈。

说明：此证在二十六日午后，热势最剧，身痛尤甚。苟以寻常理法言之，未有不大剂清热，而兼以通经活络为要务者。然须知此皆麻疹未得透泄之时，所当应有之证，观其咳声不扬，呼吸短促，都缘肺气闭室，皮毛卫气亦不得宣展，所以麻疹尚未外达，则肤腠壅遏，热势益炽，而脉络亦痹，此肢节疼痛之真实原因。如其专与清凉，必使肺卫之气，重其闭塞，麻疹即无透达之望，病变且可翘足而待，祸将立至，安得有功。若此时专与通络，而不知开宣肺卫，则疹既不透，络脉之痹亦不通，此乃审证图治之最宜明辨处，非泛言见病治病，遽可无投不利者也。惟能开展肺家之闭，而兼以大剂清泄阳明，并清肺火，斯麻疹无遏抑之虞，而诸恙皆迎刃自解。故第二方中，竟无一味通经舒络之药，止求腠理疏通，疹得透泄，亦不患其络痛之不松，最是切中肯綮，所谓以无厚入有间，自然游刃有余，披隙道窾。直至二十八日，红疹已回，热解胸舒，诸重要证，均已锐减，而仅有肢节疼痛，脉络尚未和谐，乃始投羌、独、归、断、灵仙、木瓜、寄生等，从事疏络，则贾其余勇，一举手而奏肤功矣。要知临证时，最应识得轻重缓急，然后方寸中乃有主宰，自不为证情所眩惑，胸有成竹，目无全牛，看来四五方已收全功，措置亦属易易，然成如容易却艰辛，恐非老斫轮手，未必如是简捷。迨后同人等初三日复往视之，则已步出堂前矣，谈笑自若，而周身肤蜕，有若麸屑，亦可知此病之不为轻渺矣。

廉按：张山雷君附志：某医第一方，药味轻灵，尚属妥适，惟以耳为目，据述一端，遽投攻下，病轻药重，殊非所宜。犹幸病本温邪，早下不为大害，然因之胸膈益闷，呼吸益艰，未始非表证误下，阳邪内陷，变作结胸之一例，虽此证如麻，在乍病时，已有端倪，不以误下结胸而变剧。然设使其人中气本虚，则一下之后，阳陷入阴，麻疹不通透发，害将不可胜言。以此知医家必须自有主张，认定入手方法，断不可人云亦云，姑与周旋，以为迎合计也。至二十六日上午，诊病时虽胸闷已甚，表里之热皆显，未始不合麻杏甘膏之例，然身热犹未大盛，唇舌之红未至装朱，且不渴饮，则石膏犹非针对，麻杏亦嫌峻利，不得不从事于轻灵平淡一途，盖见证治证，分寸只宜如此。不得以午后热盛，而归咎于午前一方之病重药轻，訾为不负责任者也。迨至午后阳明正旺之时，阳热大盛，而肺气犹闭遏不宣，则除麻杏甘膏汤外，必无恰对方法，加以颊车之强，舌本之强，非仅气火上燔，实有浊痰助虐，所以竺黄、胆星、贝母、蒌皮，连镳并进，而肤表肿胀，疹色鲜红，小溲不多，气粗且促，是肺为热痹，最是吃紧关头。惟一物黄芩，专清肺火，最为嘉言氏得意之笔，古人成作，可法可师。复佐之以桑白、芦根，借作麻杏之应，斯清肃之力量既专，痰热断无不降之理，而又能宣展肺气，虽是寒凉，不虞遏抑，方与麻疹之利于开发者，绝无矛盾之弊。貌视之，药量甚重，颇不免胆气粗豪，盖亦郑重经营，几经斟酌而后出此，非敢以临床为尝试之计也。至于二十七日处方之时，则证情锐减，骇浪俱平，仅有头痛未除，咳嗽未爽，治宜潜息肝火，清展肺金，踵步增损，原是寻常理法，殊不足道。惟大便通而且溏，反转矢气，是可知本有宿食，积滞在中。但前手不助运化，遽与攻逐，大腑虽通，陈莝不去，选药终是未允。而今在既服生军之后，又不当再投泄剂重耗津液，惟有楂曲缓为消磨，庶乎导滞而不伤津，此又随机变化，相体裁衣，较量虚实之一定理法。又至二十八日，大便两行，燥矢自去，诸恙俱减，而惟有肢节之疼，尚无捷效。乃始专事于宣通脉络，以收全绩。此证始末，虽病状未至危险，要之前后数方，层次秩序，一丝不乱，故皆随手桴应，覆杯有功，可谓一方有一方之应验，历时不过五日，果能以次即安，竟无波折，未始非审证明析，知所先后之效果也。其言如此，可谓发明尽致矣。

《全国名医验案类编》

范文甫

陈女孩。冬温，热气内淫，旁流作利，热甚，谵语，舌焦，证验而危。盖温病往往耗津劫液，时时顾其津液，至为重要。但使留有一分津液，即有一分生机。不得已，用急下存津法。

元明粉12克　生大黄9克　炒枳壳6克　大生地30克　麦冬24克　元参30克

《范文甫专辑》

第十一节　霍乱

朱增藉

忆新莽周岁时患霍乱证。服附子理中，呕泻虽止，两目窜视，有油膜上裹，身僵直，不能吮乳。赶余归，亦束手无策。翼早静探气息，呼吸停匀，不无可生之机。乃思或是姜附过剂，喉中干燥，润喉即所以通关。随以腈肉数片，龙眼肉三枚，蒸汤，茶匙缓缓灌之。初进二三匙，虽不能吞，觉口呀呀然动。少顷又进一匙，似达喉关而下。继进颇能吞，乃挤乳频频进之，至日中则能吮乳矣。因姜附过剂，戒令不药。只以乳调之，旬日乃瘥。

《疫证治例》

张锡纯

辛酉六月三十日，余方就诊戚家，不意长儿某某（现年十二）大泻不止，及余回家，而吐亦作矣，其脉尤紧而迟，四末微麻，头疼，身热，无汗，口渴，此伏阴而兼外感也。遂投以先生所创之急救回生丹。小儿此证虽属伏阴，因有兼证，须兼解表，且先生谓此丹服之可温覆得汗，故与之。从此可知，无论伏阴霍乱，其病初起时，可先与此丹，令其得汗以减其势，而后再分途治之可也（若但系伏阴证，先与以先生所制卫生防疫宝丹更妙）。乃服药后，须臾汗出，吐泻之势亦稍缓。继与以漂苍术三钱，枳壳二钱，厚朴钱半，西砂仁、广陈皮、炙甘草、苏叶各一钱，薄荷八分，加生姜、大枣，煎汤服之，未尽剂而愈。

《医学衷中参西录》

袁焯

朱姓子八岁，秋间病霍乱，吐泻手足悉冷，口渴，欲饮水，目陷形瘦，不食不饥，舌苔黄腻，脉息小数。用姜汁炒川连三分，法半夏一钱，扁豆三钱，苡仁三钱，木香五分，北沙参二钱，服后吐泻止，手足温，舌苔亦退，能进稀粥。但口渴殊甚，遂改用麦冬、天花粉各二钱半，北沙参二钱，白术一钱，苡仁、扁豆各三钱，两剂瘥。

《丛桂草堂医案》

丁泽周

周小。霍乱上吐下泻，手足逆冷，脉象沉细，渴喜热饮，寒疫客于三阴，阳气不能通达，证势重险，姑拟连萸汤加减。

熟附块八分　炮姜炭五分　淡吴萸三分　藿香梗钱半　制川朴一钱　炒川连四分　生白术钱半　仙半夏钱半　云茯苓三钱　大腹皮二钱　炒潞党参一钱　六神曲三钱　灶心土一两，干荷叶包煎

陈小。霍乱后纳谷减少，两足畏冷，苔白腻，脉沉细。少阴有寒，太阴有湿，脾胃运化失常，宜温经运脾，芳香化湿。

熟附片六分　赤茯苓三钱　春砂壳八分　制小朴一钱　陈广皮一钱　福泽泻钱半　制苍术一钱　藿香梗钱半　炒谷麦芽各三钱　佩兰梗钱半　佛手八分

《丁甘仁医案续编》

魏文耀

干霍乱验案，民国十九年五月八日诊。

病者：秦味清君长女名珠芬，年十三岁，住映墙门头。

病名：干霍乱。

原因：吸受暑热，夹食内积。

证候：面色青兼惨白，内热腹痛。

诊断：脉象沉涩，舌红苔白腻，暑热夹食，成干霍乱，上下不通，中焦热闭故也。

疗法：先用炒盐探吐，开其胸膈，治以疏透暑湿。

处方：杜藿香二钱，淡豆豉三钱，紫金锭两块研化服，焦山栀三钱，川朴六分，吴茱萸三分，黄芩二钱，川连八分。

次诊：五月九日，服昨药后，已得吐泻，按腹仍痛，小溲短赤，无汗口干，脉滑，舌红苔薄白，治宜宣化伏邪。

次方：淡豆豉三钱，焦山栀三钱，葱白五个，枳实一钱，紫金锭两块研化，通草一钱，大腹皮三钱，泽泻二钱，杜藿香一钱，益元散四钱。

三诊：五月十日，潮热吐蛔，腹痛胃呆，脉滑，舌红苔黄腻，治宜宣气清热。

三方：川连六分，吴萸五分，竹茹三钱，乌梅一钱，天花粉三钱，连翘三钱，益元散四钱，青木香一钱，六神曲三钱，银花二钱。

四诊：五月十一日，食滞化燥，腹痛便闭，脉缓，舌苔黄厚，用导下法。

四方：木香槟榔丸三钱，天花粉三钱，麦芽三钱，丹皮二钱，莱菔子三钱，元明粉三钱，泽泻三钱，大腹皮三钱。

五诊：五月十二日，热退便解，食滞未尽，腹中仍痛，脉缓舌红润，拟宣通中焦积滞。

五方：连翘三钱，谷芽三钱，六神曲三钱，胡连一钱，生甘草一钱，雷丸三钱，川楝子三钱。

效果：服药后胃苏，痛止病愈。

炳按：干霍乱乃触秽夹食，上不得吐，下不得泻，腹痛如绞。用炒盐探吐，以开其上膈；槟榔丸攻下，以通其下焦。遵古而不泥于古也。

《慈溪魏氏验案类编》

周镇

赵保三，轿夫之子，童年。丁卯八月患霍乱。针治后，肢冷，烦躁体裸，嘱其以单被围下体。案云：霍乱转筋虽减，周身冷麻，曾吐蛔虫，渴饮不多。暑湿内蕴，络隧不宣，犹防再变。雅连七分，淡吴萸一分，子芩钱半，晚蚕沙四钱，丝瓜络三钱，生薏仁五钱，辰木通一钱，郁金三钱，清水豆卷钱半，连心翘二钱，黑山栀二钱，地丁三钱，鲜竹叶二十片，茅根二两，荷梗一尺。黄土、荸草各三两，煎代水。复诊：霍乱冷麻，泻多转热，舌起煤苔，谵语。暑邪内溃，恐其昏厥。鲜青蒿四钱，辰滑石六钱，雅连六分，连翘心三钱，黑山栀二钱，炒条芩钱半，石菖蒲七分，杭白芍钱半，薏仁四钱，晚蚕沙五钱，木通一钱，车前子四钱，鲜竹叶三十片，丹参三钱，芦根二两，灯心一把。红灵丹七厘冲服。山黄土、荸草各三两，煎代水。三诊，子逢儒代往。案：霍乱后肢麻神疲烦闷，脉濡数，苔灰润浊，渴喜热饮，肠鸣便腻，溲黄。暑湿热交阻，正气摧伤。拟和中宣化，尚防闭厥。炒黄芩二钱，雅连四分，黑山栀三钱，郁金三钱，豆豉卷各二钱，益元散五钱，生薏仁五钱，晚蚕沙五钱，石菖蒲一钱，白茯苓三钱，白扁豆三钱，竹茹三钱，丹皮钱半，丹参三钱。另飞龙夺命丹五厘，玳瑁二分，研末，开水冲服。四诊：霍乱泄止，煤苔已退，脱陷陡起，脉软，神情略振。拟清养气阴。北沙参钱半，石斛钱半，扁豆花钱半，丝瓜络三钱，薏仁钱半，生玉竹钱半，银花钱半，荷花六分，竹茹钱半，藕五片。旋愈。

《周小农医案》

翟竹亭

余表侄年六岁，于五月间患霍乱。吐泻二日不止，脉皆细小，幸喜有神，面无败色，此时气血双亏，先针足三里、中脘二穴，俱行补法，复针内关穴，吐泻稍止。用参苓桂附汤，党参15克，白术12克，茯苓10克，炙甘草10克，附子6克，丁香3克，肉桂6克，炙黄芪15克。煎成冷服，仍吐不受。余曰："吐者任吐，服药无停。"约有二三时许，吐已减，三日服四帖，饮食渐进，元气日复。又调理二十余日，始能行步。

《湖岳村叟医案》

第十二节　痧证

郭右陶

余邻许姓者有子四岁，头面、胸腹、手足遍身俱肿胀红色，头汗如珠不绝，求余诊视。两关两尺皆洪大滑实，两寸厥厥动摇，此伤食之痧，感于脾经，故遍身肌肉肿胀，及看其痧筋不现，刮痧不起。此因误饮热汤，痧气内攻，壅塞冲心，故遍身作肿作胀，惟冲心心脏不受其害，故上干头面，化而为汗，出之如珠，皆心液也。用紫朴汤加大黄丸，微冷饮之，胀消汗止而愈。

就云溪年老，一子七岁。发热五日，状类伤寒，昏迷沉重，服伤寒药，病势益甚，将在临危。其婿吴彩云延余往视。诊其脉形如雀啄，怪脉已现，不可复救，但细按左关，指下或时厥厥动摇。此暗痧而人不觉也。幸其年幼，可抱而起，视其腿弯有紫筋三条，刺之血流如注，不愈。用阿魏丸、大黄丸、清茶微冷饮之。又用荆芥汤加山楂、卜子、槟榔、细辛，微冷饮之。连服二头服，方知人事。次日脉复如常。痧气退尽，但身热未痊，乃用伤寒阳明胃经药，三剂而愈。余治痧不及具述，各举一二为例，以见痧证不可忽也。

以上出自《痧胀玉衡》

费承祖

江宁布政使黄花农之子桂卿，患痧胀，发热凛寒，头晕作恶，胸脘胀满，头面胸背手足发麻，竟有命在顷刻之势。余诊其六脉沉伏，此邪挟浊秽，遏抑气机，气道不通，血肉皆死。先刺少商穴两针，委中穴两针。用青钱着菜油，刮颈项胸背，纹色紫黑，发麻稍定。

香豆豉三钱　薄荷叶一钱　冬桑叶一钱五分　净银花三钱　象贝母三钱　大杏仁三钱　冬瓜子四钱　川通草五分　鲜竹茹一钱　鲜芦根二两

服一剂，即汗出热退而愈。

《费绳甫医话医案》

第十三节　痢疾

胡慎柔

王春元二令郎，年甫七岁。久患赤痢，消导削积之剂已服过多，后转下白如涕，浑无粪。诊之，浮中沉六脉俱虚无神，三五不调；外证手足俱冷且硬，面浮，齿白，懒语，此阳气虚寒之证。宜温补脾胃以生肺金，用补中益气加炮姜、官桂各二分，其间人参止用三分，且陈腐不堪。服四剂，手足略软，言语亦健，第未温耳，其下白仍不减，亦虚寒滑脱危证，宜补、宜涩、宜温，复用前药加好参五分、大附二分半、御米壳一分。服一剂，则足已温，大便即有粪，白退十八，自兹手足俱温软，泄自全止，还服前方，去御米壳、附子二味。予归，属以如身中已温暖，姜、桂亦去，后服参苓白术散以培中气。使来岁乙巳厥阴风木之气不能制，饮食尤宜慎之。

《慎柔五书》

夏禹铸

予长男之日五岁时，与幼甥同患痢疾。男素脾弱，痢起腹并不痛，痢下纯脓白色，中带蓝色，口气微冷。不用通利，即以六君子汤服之。甥痢纯红，遍身有风疹，用四顺清凉饮，加防风、柴胡两药。各器同炉煎，姻家误以男药与甥服之，风疹即隐，气喘促，睡鼾。予急以天保采薇汤与服，疹复出，喘止，仍用前汤数剂愈。此可见脾虚之极，不必清利，硬用补剂；热痢宜清，不可用补之一验也。

《幼科铁镜》

永富凤

有儿五六岁，病天行痢，二日而发惊痫，直视挛急，身冷脉伏。医将用三黄汤，余止之曰："痫以痢初头发，其腹气坚实，虽危不至于死。今外证未解而用三黄汤，则恐痢毒婉郁，而延数十日。数十日后，腹气虚竭，痫再发则不可救。今日之政，唯须发散。"乃以葛根汤发之，兼少用熊胆，经五日而痢愈，痫不再发。

《漫游杂记》

许豫和

荷池程氏子，七岁，患时痢，纯白。请予治，予适他出。一医谓：纯白为寒。用平胃散加炮姜、附子。二剂，儿忽目不见物。予曰："阴伤也。痢多亡阴，辛燥之剂复伤之。急宜养阴。"六味丸溶化与服。煎剂用黄柏、苦参、当归、白芍、沙参、茯苓、陈皮、甘草。二日而能视，痢亦渐止。

河间云：俗谓赤热、白寒者，非通作湿热处治。于此可见。

周履庚兄子，五岁，痢疾六朝。请予治。发热，脉大，不思食，后重，人倦，口渴，舌苔下，牙根作痒，此中气虚，胃热甚也。用人参、葛根、陈皮、神曲、茯苓、车前、黄连、木香、扁豆花。二剂，热稍退，食稍进。但午后烦躁，牙根痒甚，加麦冬、花粉。又二剂，诸证渐减，牙根之痒竟不可除。日夜以花竿刺之，刺之无血。甚则以手扳之，扳去两齿亦无血。此阳明热甚，血烁已干。前剂中加石膏三钱，服之少安。喜食生梨，恣意与食，渐能食粥，痢亦渐减。但人事困倦，乃用异功加麦冬、石斛。又二日，困渐起，痢止七八，独牙痒仍在。是阴亏不能制火。再用六味加麦冬、石斛、黄柏、龟板。十剂而全。

周履庚兄次子，三岁，又患痢，痢甚，身热。与清热导滞之剂，两目突然上窜，非惊，非风，少停，又窜如烛影动摇之象。予曰："此土薄而木不能载，肝木生风之状。当重培脾土。"不信，仍用清热导滞之剂，中气下陷而脱。

义呈朱氏子，五岁，早患暑风，午后痢疾。急请予治。诊其脉虚数，目上视，惊作三次，痢二三十次。急进参连，竟不能救。盖惊则神气越于上，痢则阴气绝于下，是以脱。

周之次之，病与此同。接录二证，以见暑风下痢之不可治也。

郑氏子，痢疾已愈，每夜遗矢于床，理脾之药不应。此久痢阴亏也。与六味地黄汤亦不应。

或仍欲补脾，予曰："魄门不固，阴虽得养而不能摄。"乃加赤石脂、禹余粮二味于地黄汤中，二服而效。予专主养阴者，见其善食故也。

张氏子，三岁；黄氏子，五岁。痢疾，热不退，脉数大，食入则呕，甚致不食亦呕，呕出长虫，痢下长虫。初用治痢饮，续用参连饮、石莲饮。病家遍求单方，无一效者。七八日呕汗而脱。一时，热痢呕渴者皆凶，独渔梁姚氏子，日近百度，亦发热、呕渴、痢下长虫。予用葛根一钱，黄连、黄芩、橘皮各五分，熟石膏五钱，乌梅一个，陈米百粒。一服而呕止，热退，度数亦减。二服，食进由渐而全。

予用此方，有谓石膏不可用者，有谓乌梅不可用者，予皆听之。幸得病家信任，一经取效，群言息矣。

以上出自《橡村治验》

齐秉慧

曾治一武童患痢，寒热往来，默默不欲食，下痢赤白兼绿冻，其粪内带青水。来寓求药，予乃与小柴胡汤去黄芩，以治少阳之经证。以芪、术、砂、半、姜、附以温太阴脾经之脏寒。四剂而全愈。予曰："凡不能食皆为噤口，皆因不知分经辨证之故耳。此证寒热往来不欲食，是少阳之表证也。绿冻者，少阳之本色也。少阳属甲木，主东方青色。清水为鹜溏，是太阴之里寒也。阴阳表里，懵然不识，求其不杀人者几希耳。"

《齐有堂医案》

吴篪

宫詹张耐轩子四岁，下痢赤白，里急后重，腹痛时作，用香连丸而止。后伤食，痢复发，欲呕少食，用五味异功散加木香三分，黄连、吴茱萸各二分，数剂而痊。

冯鹭庭太史女五岁，作泻不食，服克伐之剂变痢，腹痛后重。用补中益气汤并香连丸，又用木香助胃膏、六君子汤而愈。

永工部子八岁，食炙煿水果之物，作泻、饮冷，诸医不效。肌体消瘦，饮食少思。余宗薛氏用黄连三钱，酒拌炒焦为末，入人参七钱，粥丸小豆大，每服四五十丸，不拘时白汤下，服讫渐愈。又用异功散加升麻，服月余而痊。

太史袁岘冈子六岁，久痢，里急后重，欲去不去，手足指冷，此胃气虚寒下陷也。宜用补中益气汤加木香、补骨脂，倍加升麻、柴胡乃愈。

以上出自《临证医案笔记》

林佩琴

幼子。噤口秋痢，身热小腹坠痛，初痢稠红，次下血水，日夜无度，此热邪阻脘，气滞下焦，迫伤营分。初用枳壳、瓜蒌仁（俱炒）、黑山栀、赤苓、苏梗、木香以导热而通逆。继用白芍、甘草（炙黑）、茴香、炮姜、黑楂肉以缓中而温下。后用石莲、潞参、茯神、砂仁、薏仁、熟地炭、山药、红枣、粳米以扶阳而和阴，渐次调理获痊。

《类证治裁》

费伯雄

某。小儿久痢。

太子参三钱，元米炒　炒冬术一钱　猪赤苓各一钱五分　苡仁四钱　泽泻一钱　煨木香五分　肉豆蔻四分　炒枳壳一钱　补骨脂一钱，核桃肉拌炒　炙草四分　川朴一钱　车前二钱　荷蒂二枚

复诊：加桔梗五分。

《费伯雄医案》

李铎

吴，十二，痢经七日，两手脉息沉数而涩，口干唇燥，舌黄而干，里急后重，下痢脓血，腹痛身痛，身热内烦，口噤神夺，乃湿热内蓄，气血都伤。书云：湿热伤气，气滞为痢，是滞着气血，不惟食滞一因也。且滞下之证，脉嫌细涩而数。帝曰：肠澼便脓血，脉见小涩者何如？岐伯曰：身热则死，寒则生，脉宜滑大。今身热脉小，噤口，为痢门逆候，实为可虑，勉宗古人调气则后重自除，行血则脓血自愈之旨，但是痛缓胃开，则是生机矣。

丽参　川连吴黄炒　木香　生芍　石莲肉　槐花炭　甘草　黄芩

又：连进调气行血法，腹痛少缓，后重少减，虽获小效，而口噤、呕恶、不纳食，总在险途。盖噤口痢，乃暑湿热邪，深入着腑，热气自下上冲，壅于胃口也。致口中干燥，小水全无，泉源已竭，阴液无以上承也。而下午至子，病则增剧，乃阴气消亡之征。然尚未敢全投阴柔，恐生生不至，更碍于胃，仍祖丹溪参连戊己法，补虚清热，且清热即能存阴也。

丽参　川连吴黄制　生芍　木香　石斛　侧柏炭　槐花炭　银花炒　黄芩　乌梅

又：连进调气行瘀，清热解毒，痛缓痢减，似有转机。讵昨夜半，陡然心腹阵痛，下痢纯血，四肢厥逆，况乎噤口已是危险之境，今复有此逆变，势无挽救之机，辗转无可借箸。勉拟脾肾双投、温补真阴。俟高明参服。

文党　焦术　姜炭　安桂　当归土炒　炙草　黄连炭吴黄制

又：晨早进脾肾双补法，厥逆已回，颇属投洽。但阴气消亡，唇益燥烈，此方未敢再进。今晚姑议救阴养胃一法，务亟另请高手图治，余力不胜任也。

人参　乌梅肉　白芍　山药　熟地　麦冬炒　粳米炒

伏龙肝一大块煎水澄清炆药。

下痢噤口，证已危矣，此是寒在胃，热在肠，寒热久伏而发，迨至逆变多端，救阴则亡阳，扶阳则消阴，虽扁、卢亦难措手。寿山

黄瑛琳上舍次子，年四岁，夏末患泄泻，延至八月初旬，变为虚痢。时而下白如鸭溏，时而带红，间或又泄淡白及糟粕，但无纯红，微有气坠里急之状，而腹不甚痛，口能知味纳谷。

诊面色㿠白，唇亦淡白，舌润无苔，形质衰瘦，脉见虚迟，此非实积成痢之证，乃饮食过度，久泄伤脾所致，名为水谷痢。议进七味白术散数剂，又连进补中益气汤四剂，病如原，惟神气略见清爽，嬉戏饮食，一如平日。中秋日，进洋烟止痢丸二次，甚效，夜间只得二三次。次晨忽然神昏，四肢冷痹，默默然不欲食，举室惊惶，专舆召余复诊，见其形状若斯，诸证悉具，即投附桂理中丸三钱，旋即进参附理中汤，调四神丸，为脾肾双补。服后神气稍振，并能进食，是为投机，而午后连泄数次，痢见五色，并完谷不化，所食连子名物，皆原物直出，颇为一惊。申刻复进补中益气，去当归，加姜、桂、益智，以其脾胃气虚，火衰腐化不及，以致糟粕食物杂下。次早仍进附桂理中加益智，痢减其半，但仍完谷不化。进升阳益胃、调中益气二方，间服见效，后以理中加蔻霜、诃子尤效，再以六神散十余剂，半月乃复原也。

此证余一入门，认定是虚，立见不惑，用药井井有法，是以厥效彰彰可纪。然非瑛琳相信有素，所余一手调治，亦不克收厥功也。倘不明虚实，混用痢门呆方，如芍药汤、东风丸之类，治不得法，必致偾事矣。

证虽认真，亦因主宾相投，方能信任布治。_{寿山}

李，四五，痢后津液已经枯竭，再加泄泻不止，脾肾之伤已甚。且舌形光滑而干，是津液下陷，不能灌布于上，所以任进汤水，莫止其渴，兹当扶胃气，滋肾液，无为他歧之惑也。
丽参　熟地炭　冬术　怀山药　五味　蔻霜　乌梅　南枣

又：昨进理胃救液之剂，各款差见少缓，足征扶胃气、滋肾液之验。然足面浮肿，形神衰夺，胃不纳食，不惟脾肾受伤之极，且胃阳已惫，颇为可虑，宗古人脾肾双补法。
文党　焦术　怀山药　芡实　白蔻　故纸　五味　蔻霜　菟丝　建莲

又：进脾肾双补法，精神稍可而洞泻不止，燥渴不休，脉息犹是衰微，总是棘手重病，姑再议固摄下焦，倘再不应，别请高明。
潞党_{土炒}　菟丝子_{酒浸，炒}　赤石脂_煅　余粮石_煅　五味　蔻霜　粟壳_炙　诃子肉_煨

又：两进固摄下焦，燥渴略减，洞泻稍疏，而足跗愈肿，面目愈浮，饮食不进，头垂而俯，皆肾脏无根，脾阳不用。前论已详，未敢稳许愈期也。异功散煎汤，吞八味丸五钱。

痢证脾肾两败，总难救药，虽拟法不差，其奈之何。_{寿山}

谢氏妇，年六旬，脉缓细，畏风，下痢气坠。数至圊，而欲出无所出，无所出而似有出，此气虚下陷，三奇汤加升麻，四剂而愈。
生芪　防风　枳壳　升麻

宗竺香孝廉令室，腹痛肠鸣，泄泻是水，寒热往来，里急后重，疟将变痢之势。诊脉两关部俱弦，肺脉浮急。《灵枢》曰：诸急为寒。此必由新冒之寒凝于中，兼挟水谷内因之湿，停阻中下二焦，是以腹中汩汩，声达于外。古人谓：湿胜则泄，气滞为痢，主以分消，佐以调气，但其体质本虚，议分消兼疏补，温通中下，不敢以治痢常法施治，方呈竺香兄善自裁之。
苍术　云苓　川朴　姜炭　安桂　木香　吴萸　泽泻

又：口渴喜热饮，原属寒湿作渴，非实热也。小水短烧，是膀胱气不化也，此方似属合法。

又：十七日，痢证已成，是为险途，两寸浮数，又属一逆。凡痢证，脉忌浮数，今见此脉，乃正气先拔，邪气反胜，大病之后安能当之，颇为棘手。且干呕，胃不纳食，胃气之败可知。

据述喜饮烧酒，每呷一二口，腹中则有一刻爽快，此辛热通气之验。按：痢证古称滞下，又名肠澼，以滞字是滞着气血之谓，非为食滞一端也。但朝不退，小溲短赤作烧，其辛燥大热之味，一切又宜远之。爰议辛苦甘缓调气之例，古参连戊己法是也。

丽参　吴萸_{连制}　木香　川朴　白芍　蔻仁　丹皮_炒　银花_炒　炙草_黑

又：十七、八两日，进辛苦甘缓法，昨夜只登圊三四次，则痢已减十之七矣。且潮热已退，寸脉稍平，则是吉征。前法乃《内经》二虚一实，先治其实，开其一面之旨，服之果获大效，当仿此意加减再进。

原方去厚朴，加炒黑黄芩。

又：廿二日，仍去黄芩，用厚朴，则不腹痛，更为合宜，连服四剂，下痢全愈，大为可喜。

又：廿四日，痢已全愈，逆候悉除，诸款同安，洵可喜也，惟调理元气。

丽参　焦术　附片　茯苓　白蔻　木香　广皮　炙草

以上出自《医案偶成》

徐养恬

王左，十三。初起寒热便泄，传为痢疾，脉左多弦数，舌苔黄腻，腹痛无休，下皆红积垢滞，后重里急。伏邪下陷，十日不止，幼年弱质，最怕淹缠胃倒。刻下用药挽之不及，清之不应。若但调气去积，亦属潦草塞责。勉拟洁古法，冀扭转机关为幸。

酒大黄_{一钱}　白芍_{一钱半}　炙甘草_{五分}　槟榔_{八分}　酒当归_{一钱}　炒豆卷_{三钱}　楂炭_{三钱}　炒银花_{三钱}　红曲_{三钱}　六一散_{三钱}　野郁金_{一钱半}

方又：酒川连_{五分}　白芍_{一钱半}　炒阿胶_{一钱}　炙甘草_{五分}　炒银花_{三钱}　酒当归_{一钱}　楂炭_{三钱}

《徐养恬方案》

雷丰

城东孔某之子，放学归来，腹中作痛，下利清血，其父母疑为伤损，遂服草药，应效全无，始迎丰诊。脉象缓怠而小，右关独见弦强。丰曰：非伤损也，是属春伤于风，夏生肠澼之候也。肠澼虽古痢之名，然与秋痢治法有别，痢门成方，弗宜胶守。即用培中泻木法去炮姜，加黄连治之，服下未有进退。更医调治，便云血痢，所用皆是止涩之药，血虽减少，而腹痛尤增，甚则四肢厥冷。仍来商治于丰，诊其脉，往来迟滞，右关依旧弦强，此中土虚寒，被木所凌之象，总宜温补其脾，清平其肝，用暖培卑监法加黄连、川楝，服之腹痛顿止，手足渐温，惟下红未愈。照前法除去炮姜、智、楝，加芥炭、木香、枯芩、艾叶，令尝五剂，喜中病机，复用补中益气，方获全安。

《时病论》

柳宝诒

赵。疹后红痢，热伤营分可知。渐见神糊惊惕，此由惊气入心，邪热因之蒙陷。法当清厥阴，仿镇惊清营治法。

犀角尖　羚羊角尖　青龙齿　牡蛎　鲜生地　赤芍　胆星　朱茯神　天竺黄　橘红　白金丸入煎　灯心　竹茹

另：至宝丹一粒化服。

《柳宝诒医案》

张锡纯

天津张姓幼女，年五岁，于孟秋得痢证。

病因：暑日恣食瓜果，脾胃有伤，入秋以来则先泻后痢。

证候：前因泄泻旬日，身体已羸弱，继又变泻为痢，日下十余次，赤白参半，下坠腹疼。屡次服药不愈，身益羸弱，其脉象亦弱，而左脉之力似略胜于右。

诊断：按其左右脉皆弱者，气血两虚也。而左脉之力似略胜于右脉者，知其肝胆虚而挟热，是以痢久不愈。然此热非纯系实热，不可用过凉之药，因其虚而挟热，其虚又不受补，是必所用之补品兼能泻热，俾肝胆之虚热皆愈而痢自愈矣。

处方：鸭肝一具，调以食料，烹熟服之，日服二次。

效果：如法将鸭肝烹食两日全愈，此方愚在辽宁得之友人。尝阅李氏《本草纲目》，鸭肉性善治痢，鸭蛋之腌咸者亦善治痢，而未尝言及鸭肝。然痢之为病，多系肝火下迫肠中，鸭肉凉想鸭肝亦凉，此证先泻后痢，身体羸弱，其肝经热而且虚可知，以鸭肝泻肝之热，即以鸭肝补肝之虚，此所谓脏器疗法，是以奏效甚速也。且又香美适口，以治孺子之苦于服药者为尤宜也。

《医学衷中参西录》

巢渭芳

大桥镇汪姓童，失怙儿也。来诊时，其舅公偕之，曰：此儿父没未一旬，所遗一子，患痢腹痛，面瘦而黄，一刻十余次。至今命在垂危，哭泣求治。渭勉许，察其舌白，所下皆黑水。前医误进苦泄不当。遂进荆芥炭、赤猪苓、炒谷芽、防风、木香、苍术、藿香、青皮而愈。

《巢渭芳医话》

顾仪卿

陆外孙之子百六官，七岁，于闰八月内忽大泻，后变痢，或赤或白，脐中痛。日中二十余次，夜则十余次，药用苏梗、青皮、陈皮、通草、藿香、大腹皮、生熟砂仁、赤苓、泽泻、枳壳、花槟榔。再令刮背：肾俞穴在命门两旁；两大肠俞穴，背脊第十六椎下两旁各开一寸五分；两小肠俞穴，在背脊十八椎下两旁各开一寸五分，盖因今年痢疾是疫证，故用痢疾治法。用前方二剂后，减去小半，后将原方加煨葛根、升麻，两剂即截然而止。深秋伏邪晚发，初起热势起伏，不甚发扬，脉亦细数而沉。数日后即大热，亦当用葛升汤加赤芍药，如兼痢或泻者，兼用痢疾痧刮，针法亦效。

《医中一得》

邓养初

童，赤痢延得一候，有形之积垢已经通行，无形之蕴热依然不化。小便涩少，汤喜凉饮，被稍暖辄作恶心，皆邪火内炽，阴液暗耗之咎也。痢则仍作苦况者，当由于肝木郁亢，气不通调耳。诊脉弦数，舌红绛带燥，根苔薄黄而糙。胃为邪困，谷不能进，证势殊非轻善。拟方主以化热，佐以养胃泌肝、和营调气，是否即候，方家裁政。

银花炭二钱　淡黄芩一钱半,酒炒　细川雅连四分,酒炒　白头翁一钱半,酒炒　地榆炭一钱半　东白芍一钱半,酒炒　炒陈皮一钱　江枳壳一钱半,麸炒　六一散三钱,包　陈粳米一撮

二诊：前方主以泄热，里热熏蒸之势，原能就减，口不甚渴，亦不喜凉饮，小便亦较爽利。惟是火威虽挫，而腹痛里急后重之苦况依然不减，按至脐下作痛，且仍恶心不纳，舌之绛燥虽较和润，而黄苔反觉厚满，脉之弦数亦较和缓，而右手终形弦滑，按之略软。此则积垢犹行而未净，浊热有所依藉，窒塞脐气，而痢经一候，势成噤口，正气自伤，所为难图耳，拟方候裁。

细川雅连七分,姜汁炒　制军三钱,后入　淡黄芩一钱半,酒炒　焦山楂三钱　东白芍一钱半,上桂心三分,煎汁饮　焦枳壳一钱半　煨木香八分　石菖蒲根八分,炒　炒白扁豆三钱　陈粳米一撮,包

《邓养初医案》

吴鞠通

某小儿。滞下红积，欲便先痛，便后痛减，积滞太重，非温下不为功。恐缠绵久，幼孩力不能胜，滞下为脏病也。

生大黄一钱五分　黄芩一钱五分　真山连一钱　安边桂一钱　红曲一钱五分　槟榔一钱　焦白芍一钱五分　归尾一钱　广木香八分　煮两杯，先服一杯，再便不痛即止，否则再服一杯。

壬辰九月十一日，长，四岁。肠澼身热，古所大忌。兹幼孩滞下红白，而身又热，证非浅显。

炒白芍二钱　桃仁一钱　广木香八分　炒黄芩一钱　归须一钱　炒山连一钱　降香末一钱五分　红曲一钱五分　炒神曲二钱　南楂炭一钱五分　煮三杯，分三次服。

十三日：又加斑疹。

炒白芍二钱　连翘二钱　真山连一钱,炒　银花二钱　广木香八分　槟榔二钱　僵蚕二钱　炒神曲二钱　桃仁泥一钱　蝉退一钱　乌梅肉二钱　归横须一钱　红曲二钱　煮三杯，分三次服。

十五日：肠澼身热，本所大忌，又加温疹，难就一边，现在斑疹已过四日，业有渐化之机，但身壮热如火，谵语烦躁，起卧不安，滞下红积，后重太甚，欲便先痛，便后痛减，责之积重，不得不借手于一下，所以网开一面也。

黄芩一钱五分　生大黄二钱五分,酒炒半黑　红曲一钱　白芍一钱五分　安边桂一钱　归须一钱　槟榔一钱五分　广木香一钱五分　广皮一钱五分　川连八分　乌梅肉一钱五分　煮三小茶杯，分三次服。外紫雪丹一钱五分，每服五分，温开水调。

十七日：滞下血积，狂热谵语，后重，欲便先痛，前日与温下法，兹大热与谵语均退，惟后重未除，滞下未清，腰酸特甚，虽仍腹痛，且暂停下药，俟二日后细察病情再商。

炒黄芩二钱　桂枝一钱五分　广木香一钱　炒白芍二钱　神曲二钱,炒　广皮炭一钱　槟榔二钱　川

连一钱，炒　　乌梅肉三钱　　川椒炭一钱　　红曲二钱　　煮三杯，分三次服。

十九日：热虽退而未尽，舌色尚绛，口干，滞下白积，腰酸甚。

炒黄芩二钱　　槟榔一钱五分　　小茴香三钱，炒　　炒白芍二钱　　厚朴一钱　　焦神曲三钱　　茯苓块三钱　　银花二钱　　炒川连一钱　　广木香一钱　　煮三杯，分三次服。

廿一日：诸证皆减，滞下未清，舌绛甚，口渴，仍后重，脉仍数。

云苓三钱　　银花三钱　　细生地三钱　　炒黄芩二钱　　归须二钱　　槟榔二钱　　丹皮炭二钱　　炒白芍二钱　　川连七分，炒　　乌梅肉三钱　　煮三杯，分三次服。

廿三日：滞下白积未清，便前仍痛，微有身热，再少与温下法。

大黄三钱，酒炒半黑　　熟附子一钱　　神曲二钱　　黄芩二钱　　云苓块三钱　　川连一钱　　白芍二钱　　乌梅肉三钱　　广皮二钱　　煮三杯，先服一二杯，痛除则止。

廿五日：去附子、大黄，又服一帖。

廿六日：腹痛，于原方内仍加附子、大黄，又加南楂炭一钱、小枳实一钱、川椒炭一钱五分，再服二帖。

廿八日：照原方再服二帖。

三十日：滞下虽已大减，仍有潮热，腹痛，积滞仍未清也。

炒白芍三钱　　南楂炭二钱　　炒神曲三钱　　黄芩炭二钱　　广木香一钱　　橘皮炭一钱五分　　云苓皮三钱　　川椒炭一钱　　乌梅肉三钱　　生苡仁三钱　　煮三杯，分三次服。

以上出自《吴鞠通医案》

杜钟骏

外甥孙玉勋，乳名双桂，生才数月，襁褓入嗣吾姊。时值夏季，由邗赴杭，水路长，船舟中积受暑湿，发热泻痢，抵杭后始服清解暑湿之剂，热迄不退，痢亦不止，日下数十遍，乳食不进，汗多溺少，头倾神怠，形色瘦怯。予辞之曰：姊仅一子，是病恐难收功，予亦不忍见其死，请另延高手设法挽救。姊丈孙武陵与姊熟商，以为病重如此，他人恐亦不敢着手，即着手亦未必有把握，不如仍请一手经理，虽死无憾，亦不归咎。予曰：热已兼旬，痢复无度，脾胃重伤，若注重去邪，正气太虚，未必有效，不若先扶脾胃，热与泻痢姑且置之，倘得胃开思乳与食，当有转机，徐图后治。姊丈与姊深以为然，乃以七味白术散法，日投一剂。两日后渐思乳食，热痢丝毫未减，惟啼哭稍稀，神气稍振，头能抬起。至半月后，热始退，大便水粪杂下，日夜泻痢仍七八次。又旬日，粪始成条而痢竟愈矣，实非始念所及。是病若汲汲以退热止痢为务，则未易获效，得谷者昌，舍扶脾无长策，然非至戚信任之深，断无此耐心而不思变计者，此亦有命，非人力也。

《药园医案》

丁泽周

宣童。发热六天，临晚尤甚，热度至百零四（编者注：40℃）之盛，下痢日夜七八十次之多，速至圊而不能便，腹痛堕胀难忍，谷食不进，幸无呕吐，而口干欲饮，苔腻黄，脉滑数。时疫伏温，蕴蒸阳明，欲达而不能达，湿滞败浊，互阻曲肠，欲下而不能下。手足阳明为病，病情猛烈，急议表里双解，通因通用，冀望热清痢减，始有转机之幸。

粉葛根二钱　薄荷叶八分　金银花八钱　连翘壳四钱　酒炒黄芩一钱五分　炒赤芍一钱五分　青陈皮各一钱　全瓜蒌四钱, 切　春砂壳八分　苦桔梗一钱　六神曲三钱　焦楂炭三钱　枳实导滞丸三钱, 包煎

二诊：连投解肌通腑之剂，得汗甚多，发热较轻，白疹隐隐，布于胸膺之间，伏温之邪，有外达之机，痢下次数虽则不少，而腹痛已减，后重亦松，纳谷无味，口干欲饮，苔黄，脉滑数不静。湿热败浊，尚在曲肠之间，未得下行也。原法增减，努力前进。

原方去薄荷叶，加清水豆卷四钱。

三诊：发热渐退，痢下亦稀，腹痛后重，已减其半。谷食无味，口干不多饮，神疲色萎，苔薄黄，脉濡滑而数。阴液暗伤，湿热滞尚未清彻，肠胃气机不和。今拟理脾和胃，清化湿浊，更宜薄滋味，节饮食，恐有食复之弊，虽有虚象，不可骤补。

炒银花五钱　炒赤芍一钱五分　酒炒黄芩一钱　全当归一钱五分　陈皮一钱　春砂壳八分　苦桔梗一钱　焦楂炭三钱　焦谷麦芽各三钱　全瓜蒌三钱, 切　荠菜花炭三钱　香连丸一钱二分, 包

以上出自《丁甘仁医案》

张小。湿热滞郁于曲肠，煅炼成积，腹痛痢下，赤白相杂，里急后重。姑拟和中化浊。

炒黑荆芥一钱　银花炭三钱　炒赤芍二钱　赤茯苓三钱　细青皮一钱　苦桔梗一钱　春砂壳八分　六神曲三钱　焦谷芽三钱　炒赤砂糖三钱　干荷叶一角　荠菜花炭三钱

《丁甘仁医案续编》

汪竹安

金姓女，五岁，住本城咸欢河沿。

病名；瘄后痢。

原因：时瘄回期太早，多食生冷而化痢。

证候：口燥腹痛，里急后重，大便滞下，脓血稠黏。

诊断：脉沉紧，舌苔白，此积滞移于大肠也。

疗法：疏中扶脾，消食祛积。

处方：浙茯苓四钱　炒楂肉二钱　小青皮八分　焦鸡金钱半　猪苓二钱　广木香五分　清炙甘三分　小川连三分, 姜炒　炒芍钱半　土炒于术八分

次诊：口燥肢冷，皮灼气急，唇裂，仍痢，舌焦且胖。此津液内耗，最防木横则惊，治以清营润燥，扶土泻木。

次方：鲜生地三钱　鲜石斛钱半　木蝴蝶五对　清炙甘三分　元参二钱　炒知母钱半　浙茯苓二钱　新会白六分　生东芍钱半　条芩一钱

三诊：气急稍平，涕泪已有，滞下亦松，苔转黄润，脉尚弦涩。治以清肺润燥，拯津消滞为妥。

三方：生桑皮钱半　鲜生地四钱　鲜石斛二钱　淡芩八分　地骨皮三钱　元参二钱　赖氏红六分　安南子三枚　丹皮钱半　佛手片五分

四诊：气逆而喘，滞下尚重，口干脉数，积热纠缠，终非善果。治以清宣肺胃，通润腑气。

四方：牛蒡子一钱　光杏仁三钱　鲜生地三钱　鲜石斛钱半　瓜蒌仁三钱，杵　炒枳壳一钱　丝通草一钱　元参二钱　淡竹茹二钱　炙橘红六分

五诊：气急虽已渐瘳，痢疾尚未痊愈，舌苔干，脉细数，气液两亏之候。且与救津液以拯胃脾，兼消余积。

五方：甜石莲二钱，杵　鲜生地三钱　鲜石斛钱半　陈皮六分　炒知母钱半　莱菔缨钱半　生东芍三钱　毛西参八分，另炖冲

效果：三剂后，痢除胃健，后以饮食调养复元。

廉按：痧后成痢，或因热毒内陷，或因热积下移，均忌升提补涩。叶氏治法，初则分利宣通，终则甘润增液。此案大旨近是，方亦清稳。

《全国名医验案类编》

陈务斋

陈伟明女士，年十二岁，广西容县，住乡，学生，体壮。

病名：急性疫痢。

原因：素因饮食不节，腻滞太过，消化不良，蓄积肠胃。诱因往探姻戚，适痢疾流行，微菌飞扬，空气不洁，防卫不慎，传染而来。

证候：骤然腹中绞痛大作，大便屡次下痢，前急后重，日夜达百余次，排便之后，生剧烈之疼痛，肛门灼热，口渴连连饮水不能制止，食物不能下咽，排泄之便，绝无粪色，俱是赤多白少，赤者稀量之血水，白者乃脂肪膏油之类，面色黑紧，唇焦齿枯，舌苔黄厚，边尖赤起刺，昼夜不能安眠，全体大热不休，瞬息不绝，势甚急逼，危在旦夕。

诊断：左右六脉浮弦数极，一吸已动七星（见真人脉法）。脉证合参，传染病中之赤痢证也。查阅前医之方，多用耗散之药，耗其津，劫其血，损其气，则焦躁异常，肺胃气逆，津液枯竭，渴饮不止，肠胃炎热已极，则噤口不能食，至成危急不治之证。余于此证，略有经验，不得不力图救济。

疗法：速用大承气汤，加桃仁、黄柏、银花、粉葛、石膏、生地，取推荡大肠，急下存津，凉血败毒，平胃清热。连服三剂后，急重已除，赤痢略减，燥渴略平，食量略进。诊脉浮数退去，转为滑弱，又用参归莲子汤，取其补气生津，活血润燥，运脾健胃，厚肠去湿。连服五剂后，食量更进，下痢更减，精神略好，元气稍复。诊脉微滑，又用急止痛泻丸，取其运脾理气，平肝厚肠，降逆去湿，利水导滞。

处方：大承气汤加减

生大黄六钱　川厚朴三钱　金银花三钱　芒硝四钱　粉葛四钱　光杏仁三钱　川枳实四钱　鲜生地八钱　生石膏八钱，研细　川黄柏三钱

次方：参归莲子汤

高丽参钱半　当归身二钱　生白芍三钱　开莲子四钱　淮山药五钱　云茯苓四钱　阿胶珠二钱　炒薏苡六钱　云楂肉三钱　南芡实五钱　闽泽泻二钱　粉甘草一钱　煎服。

三方：急止痛泻丸

川黄连五钱　广木香三钱　延胡索三钱　生白芍四钱　茅苍术四钱　云茯苓六钱　川郁金三钱　藿香梗二钱　制香附五钱　良姜片二钱　川厚朴三钱　罂粟壳四钱　闽泽泻四钱　粉甘草二钱　十四味，

共为细末，炼蜜为丸，每重一钱，辰砂为衣，每服一丸至二丸，用好浓热茶送下。

效果：五日痢减，急重除，米量略进。十五日食量更进，燥渴已除。二十日痢止痛除，食量大进，元气已复。后其家人老少患此证者，十之八九，余俱用此方法，十愈八九。

廉按：疫痢，《内经》谓之奇恒痢，即德日医所谓赤痢也，为八大传染病之一。据西医实地经验，研究所得，谓其病毒非菌则虫，约有二种：一为菌毒赤痢，一为变形虫赤痢。大旨以清热解毒、防腐生肌等法为主治，兼用血清注射及灌肠法以佐之。此案遵《内经》通因通用之法，即日本医衍德医之法，谓赤痢初期，肠中毒热肿疼，当务去肠内之刺激，流通粪便，以防病势上进，为治赤痢疗法第一义。故病有上进之象，当相机而投以下剂，但下剂易增进患者之衰弱，不可不谨慎用之。至滋肠及注肠，不但足以疏通其积滞，且有缓解里急后重之效，是以用之最宜。与陈案疗法，大致相同。然就余所经验，传染性赤痢，亦有不宜用硝、黄荡涤者，只可清血解毒，滑以去着，如犀角地黄汤，合五仁汤，加醋炒芫花，香用贯众二两，地浆水煎药，亦多奏效。医不执药，随宜而施，神而明之，存乎其人耳。

《全国名医验案类编》

何拯华

王傅荣，年二十八岁，业农，住绍兴东关镇。

病名：急性疫痢。

原因：仲秋久晴无雨，天气燥热，疫痢流行，感染时气而陡发。

证候：身热口渴，脐腹大痛，如刺如割，里急后重，下痢频并，或肠垢带血，或纯下鲜血，日夜数十度，或百余次，面赤唇红，吐酸呕苦，胸腹如焚，按之灼手，小溲赤涩，点滴而痛。

诊断：脉右洪数，左弦劲，舌红刺如杨梅状，苔黄燥如刺，此由血分热毒与积滞相并，内攻肠胃，劫夺血液下趋，即《内经》所谓"肠澼下血，身热者死"，亦即吴又可所谓"下痢脓血，更加发热而渴，心腹痞满，呕而不食。此疫痢兼证，最为危急"是也。

疗法：若以痢势太频，妄用提涩，或但用凉敛，必至肠胃腐烂而毙。即以楂、曲、槟、朴、香、连、芩、芍、银花炭等，普通治痢之法，以治此种毒痢，亦必胃肠液涸而亡。惟有仿吴氏急证急攻之法，用槟芍顺气汤加减，日夜连服二三剂，纯服头煎，以先下其疫毒。

处方：花槟榔二钱　赤白芍各五钱　青子芩三钱　小枳实二钱　生甘草一钱　元明粉三钱　拌炒生锦纹六钱　先用鲜贯众一两　银花五钱　煎汤代水。

次诊：次日复诊，赤痢次数已减其半，腹痛亦渐轻减，呕吐酸苦亦除。惟身仍热，胸腹依然灼手，黄苔虽退，舌转紫红起刺，扪之少津。脉左弦劲已减，转为沉数。此胃肠血液渐伤，而疫毒尚未肃清也。议以拔萃犀角地黄汤加玉枢丹，凉血泻火，扑灭毒菌，以救济之。

次方：犀角粉一钱　鲜生地四两,捣汁,冲　青子芩二钱　小川连一钱　生锦纹三钱,酒洗　生茜草一钱　生白芍一两　玉枢丹五粒,药汤调下

三诊：痢虽十减七八，而腹中切痛，常常后重，所便之物，多如烂炙，且有腐败之臭，深恐肠中腐烂，病势尚在险途，幸而脉势稍柔，舌紫渐转红活，姑以解毒生化汤加鲜生地、金汁，化腐生肌，滋阴消毒，以救肠中之溃烂。

三方：金银花一两　生白芍八钱　生甘草钱半　参三七二钱　鲜生地四两,捣汁,冲　陈金汁二两,冲　鸦胆子四十九粒,去皮,拣成实者,用龙眼肉一颗包七粒,以七七之数为剂

四诊：下痢次数仅五六次，赤色已淡，夹有脓毒黑垢，切痛后重已除，胃亦知饥思食，惟舌色淡红而干，乃阴液大亏之候。议以大剂增液救阴，以其来势暴烈，一身津液随之奔竭，待下痢止，然后生津养血，则枯槁一时难回。今脉势既减，则火邪俱退，不治痢而痢自止，岂可泥滞润之药而不急用乎。用增液汤合参燕麦冬汤，以善其后。

四方：大生地六钱　元参四钱　提麦冬三钱　西洋参钱半　光暹燕一钱　奎冰糖三钱

效果：连服四剂，下痢尽止，但遗些少白沫，胃已能进稀粥。后用四君子汤加麦冬、石斛，调理旬余，方能消谷而痊。

廉按：疫邪失下，其祸已不可胜言，若疫痢失下，其祸更可知矣。究其失下之由，每有一等不明事理，自命知医之病家，横拦竖遮，言火道寒，恐大黄下断中气，多方掣肘。殊不知疫痢兼证，下证已具，越怕下者越得急下，盖邪热多留一日，有一日之祸，早下一日，有一日之福。然下之之法，亦有缓急轻重之殊，非谓以承气汤一概而论也。愚每见赤痢之人，其初起之日，即见面赤怫郁，舌苔黄糙，壮热口渴，脉息滑实而数，下痢里急，沿门阖境，率皆如此。此即疫痢相兼之证，愚每以喻氏仓廪汤、吴氏槟芍顺气汤，两方加减，罔不应手奏效。设遇有应下失下，日久痢不止，外见烦热口渴自汗，舌苔满布黄厚芒刺，腹痛拒按，胸满呕吐，不食，痢见败色，一日夜数十行，后重里急，面垢神惨，脉息或沉微欲无，乍见乍隐，或疾数鼓指，或坚大若革、按之反空，此皆疫痢兼证，应下失下之坏证也。邪热一毫未除，元神将脱，补之则邪毒愈甚，攻之则几微之气不胜其攻，攻不可，补不可，攻补不及，两无生理，良可慨焉。此案辨证处方，悉从吴又可治疫痢正法，所用之药，凉血攻毒，灭菌制腐，又皆脱胎前哲成方而来，非私心自用者可比，且与赤痢菌痢疫之原因疗法，适相符合。

《全国名医验案类编》

陈憩南

蔡达仁之第三子，年十五岁。

病名：湿热痢兼痿。

原因：初夏偶感湿热，作红白痢。因医治错误，缠绵不愈，至仲冬两足痿废而成痿。

证候：形消骨立，肚腹坚膨，其热如烙，舌绛红，满口臭气，令人难闻，所下腐秽极黏，日数十行，腹痛甚，粒饮不入，卧床叫苦。

诊断：六脉皆沉细而数，时有弦象（湿热伤阴，肝胆气郁）。据证参脉，初系湿热伏于大小肠而病痢，久之逆传于肺，耗液损津，脾胃受困而病痿，此湿热痢兼痿也。然病何至斯极，想因谬作虚寒，而服参、芪、桂、附之属，以致五脏六腑受其燥烈之气，而营分尤甚焉，所幸童体无亏，下泉之水，足供挹注，不然，早已焦头烂额矣，安得一线之生存乎。其父曰：唯唯，但不识还可治否？余曰：治则可治，恐畏吾药之寒凉，而不敢服耳。其父曰：先生果有确见，虽砒，信勿辞也，遂许之。

疗法：连日与调胃承气汤合白头翁汤二剂，后剂加郁李净仁，以下肝胆之气，水煎午前十时服。

处方：净朴硝二钱　酒大黄二钱　川黄连钱半　生黄柏钱半　白头翁二钱　北秦皮钱半　粉甘草一钱

次诊：连服三剂，陆续下去垢污甚多，腹膨即消，热亦大减，两寸稍浮，弦象去，六部仍细数。改用专清营分之热，最合通络清营汤三剂，逐日水煎，午前十时服。

处方：通络清营汤（自制验方）

金银花二钱　淡竹叶钱半　大元参二钱　地骨皮二钱　钩藤钩钱半　杭白芍二钱　川郁金钱半　肥知母二钱　羚角片钱半，先煎　苏麦冬三钱　牡丹皮钱半　白茅根三钱，去皮

三诊：内热全解，便行仅三次，带黏黄粪，腹痛除，脉转浮急，两关俱弦，此湿热外走触动肝阳也。其父乍喜乍惊曰：数月之痢，先生以数剂药全之，何其神也。但小儿起立不能，恐仍成废人耳。余曰：无忧也，经曰：肺热叶焦，发为痿躄。又曰：阳明主润宗筋，束骨而利机关，故治痿独取阳明也。夫湿热之入，脾先受之。书曰：饮食入胃输于脾，脾气散精，上归于肺。今脾为湿热所困，不克输精于肺，所以肺热叶焦，而清肃之令不下行也。且太阴与阳明，原属表里，太阴受祸，阳明乏资，故无以束骨而利机关，宗筋因之纵弛而不任地也。由经言思之，令郎之病，得无是乎。子既知治痢已获效，余自信治痿必有功，法当清热利湿，抑木和中，甘露饮加减主之，二剂，日各一服。

处方：甘露饮加减

生熟地各三钱　金钗斛三钱　广青皮一钱　宣木瓜一钱　天麦冬各三钱　薏苡仁三钱　金银花二钱　绵茵陈钱半　杭白芍三钱　尖槟榔钱半　粉甘草八分　生枇杷肉钱半

四诊：便行仍三次，纯黑色者，湿热化也。两足往来走痛者，血气初通，药力到也。脉来和缓，重按稍空，此由血气久亏，端资调养，理宜汤丸并进，方易奏功。拟用当归补血汤，合生脉散加枸杞、茯神，早九时水煎服，午后三时用玉竹五钱，煎汤送下虎潜丸六钱，久服。

处方：当归补血汤合生脉散加枸杞、茯神

全当归三钱　苏麦冬三钱　五味子十四粒　北黄芪六钱　高丽参三钱　川茯神三钱　枸杞子三钱

效果：饮食日增，肌肉渐充，三星期大便即如常，月余能步履矣。

廉按：痿躄一证，原因有六：一气虚痿，二血虚痿，三阴虚痿，四血瘀痿，五湿痰痿，六食积痿，设不细审致痿之因，未有不偾事者矣。此案因痢后成痿，宗《内经》治痿，独取阳明者，以湿热伤及脾胃，脾不输精于肺，肺热叶焦而成痿，乃阴气两亏之痿证也。一二两方，专除痢以治标，三方侧重治痿，通补兼施，惟第四方汤丸并进，纯用气血双补，强壮筋骨以收全功，层次井然，非精研内伤杂证者不办。

《全国名医验案类编》

曹惕寅

汤家巷陈荣庆君，眼镜商也，其子初生廿四朝，忽壮热下痢，次数无度，势难援手。陈君坚邀余往诊，因思初生弱质，用药不易尽善，姑备方用苏梗一钱、赤芍三钱、车前三钱煎汤，磨乌药、木香各三分，分次徐服。入夜即安，良以气和则肠气畅通，不致湿热凝滞也。

《翠竹山房诊暇录稿》

俞道生

冯，女孩。休息痢延绵既久，胃肠之气血必伤，肝少血养，肝气因之鸥张，犯胃侮中，中气不得旋转，胃汁停流，失其消化之作用。胃脘当心而痛，痛定而转为喘逆，鼻孔翕张，得食更甚，盖阳明肝木之气上冲于肺，肺乏肃降之司也。脉左沉细，右弦细，舌色如常，小便困难，

肺气无以下达州都也。证非善候，恐其变端，暂拟疏理一方留候，诵芬先生法裁。

高丽参1.5克，另煎冲入　制半夏4.5克　块茯苓9克　旋覆梗9克　台乌药2.4克　焙鸡金6克　吴茱萸1.2克，同炒　白芍4.5克　焦谷芽12克　沉香屑0.9克　淡附子2.4克　白杏仁9克　鲜佛手4.5克　阳春砂仁1.5克，后入

复诊：景岳谓气不足则生寒，盖气虚则健运无权，胃寒则消化力弱，不得熟腐水谷，变化精微，酿成休息下痢，日有数行，食滞胃中一时难以下行，胃气挟肝木之邪，侮其所胜，肺乏制节之司，此喘逆鼻扇因之续发也。昨进温中疏理之剂，颇合病机，脉仍弦细，再宗原法化裁仍候诵芬先生法正。

处方同前，除半夏、乌药、鸡金、吴萸炒白芍、白杏仁，加炮黑姜1.5克、焦白术4.5克、焦谷芽15克、煨木香2.4克、焦红曲6克、沉香（合炒）1.5克、白芍4.5克，制附子改3克，高丽参改1.8克，另炖冲入。

按：经二诊颇见效，痢减喘平。

《俞道生医案》

孔继菼

刘姓儿病痢，近三月矣。其父抱以就诊，半途而返，以气息微甚，恐其遂绝也。次早，复抱以来，视之，形色枯瘦，神气俱脱，闭目合口，若无气者。诊其脉，沉细涩结，问何不早治？曰：治屡矣，总未得痊。三五日来，皆云不治，是以未尝服药。时有老医在座，予丈人行也，因问此证当如何？老医曰：形气两脱，法在不治，吾两日前已见此证，以曩未经手，不肯代人任过，是以未即立方。予曰：病已至此，不治亦死，无过可任也。刘姓亦力恳。老医曰：无已，可用参苓白术散，虽死无咎。予沉吟曰：服此仍无益也，但医家可免人言，病家不至追悔耳。若欲求生，非推泻不可。老医曰：君何以辨之？予曰：辨之以脉。老医曰：吾未见脉，徒以形气断之，知是死证。君有确见，何不立方？时刘姓年四十余，止此子，闻之，遂力请方。予曰：服之亦难保不死，得勿悔乎？其人矢言不悔。遂书枳、术、归、芍，加大黄、橘皮、厚朴、郁李仁，与之。过午，刘姓复来，曰：服药后，泻下二次，黑块累累，黏硬坚结，目能开，手能动，身能转，语能声矣，此皆数日所未有也。后治当何如？予曰：脉来涩结，滞恐不尽，更市新药，又恐正气不支，可煎渣服之，明日再来议方可也。次日，刘姓至，则服渣之后，又下二次，遂能坐起，啜粥一二杯矣。且言二次之后，痢不复下，一夜安眠，似无病者。此后当用何药？予曰：药亦不必用矣，三四岁小儿，积滞能有几何？岂有泻逾两月，滞犹不尽者？其所以不尽之故，非肠胃一处之偏结，则补涩失之太早；非强啖难化之物，则攻下失之太直。吾见其形亏气败，亦几不敢言泻，惟脉来沉细之中，半涩半结，隐隐尚觉有力，是以遂用大黄，然非借东垣枳术法，则亦恐随直下之溜，难犯偏安之垒矣。今幸余滞已下，谅亦别无遗留，俟其缓缓饮食，神气自复，无以多药为也。曰：肠胃何以偏结？攻下太直，何以为失？予曰：予尝觇之物也。胃体中大而有湾，其结好在湾之一侧，肠形盘曲而有回，其积每在回之一偏，若停滞少坚，便不易动，再经热气熏蒸，则干而燥矣。以干燥之物，得隐僻之地，粘连既久，遂成土著，非药力从容灌溉，滋润透彻，必不能解散使下。故直行之药，止能从旁攻开一路，以后遂成熟经，任有推泻，止从旁溜，而积之偏结者，依然有地以自藏。古人于攻下之中，往往和甘草之平缓，正为此也。吾昨日虽用大黄，而有白术之横力，行必不直；郁李仁之凉润，性且旁

渗；更复和以归、芍；宣以枳、橘，较之直行直下之泻，则有间矣。则所以能搜刮余滞，推使之尽去也，若直行，于此病何涉乎？曰：前者愈泻愈弱，乃至目不能开，自服此药，大泻数次，精神反顿长，何也？予曰：人身天真之气，皆出于胃口，《内经》所谓谷精是也。五脏六腑，四肢百骸，皆禀此为生化之机，然必能升能降，能转能运，而后从容而达于一身。若停积在中，则气为所闭，而升降转运俱滞矣。夫气本乎阳，以不息为机者也，能升不能降，则上为喘促；能降不能升，则下为泄泻；升降俱不能，则郁而为膜胀，闭而为疼痛。此证升降俱艰，而所以泻者，其本病也，所以不膜胀、不疼痛者，中气微甚，无余力以资鼓荡也。夫腹中尽尺许之地，尚不能强自鼓荡，而望其达于官骸，迄于四末，真无从矣。此所以目闭口合、手足俱不能移动也。经曰：出入废，则神机化灭；升降息，则气立孤危。病至此，九死一生。而究之真气实未尽息于内，特为停积所闭耳。一线之真气，引之犹恐不行，阻之岂复能运？吾为决去其闭塞，则其气自徐徐外达，而官骸肢体，复有所借以为运动之资，故前之泻而日益弱者，其滞未开，其气愈闭而愈微；后之泻而顿苏者，其积已去，其气渐运而渐通也。岂可以泻之相同，而一例论哉？刘姓感谢，遂不药而愈。

《孔氏医案》

倪明

施姓子，年七负。七月廿三日，天久雨阴晦，遂发泄泻数次。越日腹痛，下痢红白。延幼科两人调治五六日。至初二日，余诊之。呕逆不食，下痢无度，都是血水，其腹痛昼夜无宁。刻两脉俱细，右涩，欲歇座次。鼻闻药气，乃大黄气，令其勿进。施云："有二医在，枉先生一商，何也？"余唯之，入书室，索方。一医曰："下痢已来，全无糟粕，若非攻荡去积，无别法可投。"余曰："肢冷、下血液，七八日，痛不饮水。望面色枯白，中极气暗。脉形细软，按之不鼓。明是冷湿中于太阴。"仲景太阴九沐示不用下，乃急煎人参、炙草、炮姜、归芍、陈皮，少佐玉桂。二剂，垢滞得下，痛痢大减，继以归、芍、异功散、白术散。半月全好。

《临证汇集》

曹颖甫

李孩。疹发未畅，下利而臭，日行二十余次，舌质绛，而苔白腐，唇干，目赤，脉数，寐不安，宜葛根芩连汤加味。

粉葛根六钱　细川连一钱　淮山药五钱　生甘草三钱　淡黄芩二钱　天花粉六钱　升麻钱半

按：李孩服后，其利渐稀，疹透有增无减，逐渐调理而安。湘入师兄亦在红卍字会医院屡遇小孩发麻疹时下利，必治以本汤，良佳。又有溏泄发于疹后者，亦可以推治。

《经方实验录》

翟竹亭

邑东李岗李思忠，年五十二。得一子周岁未满，患红白痢，发热腹胀，呕吐乳食，大哭不止，请余调治。余视小儿左手，纹色紫沉滞，知内有胎毒，又感时疫，所以患红白痢，幸而可治。遂用槟榔 3 克，枳实 3 克，黄连 2.4 克，大黄 4.5 克，金银花 6 克，白芍 4.5 克，陈皮 4.5 克，生地 4.5 克，甘草 3 克。服一帖，下秽物三次，病去大半，原方减大黄，又服一帖，诸证皆痊。

邑西北十五里于庄村，教谕韩孝廉振东之孙，年十二，于三月染疫。泄泻甚重，所泻之物，如鱼脑豆汁，兼杂脓血，日夜二十余次，已十三日矣，每日饮冷水五六盅，全家俱知不起，不忍坐视。半月后，邀余诊治，以为尽人事而已。六脉细数劲硬，沉取有力，确系大肠胶闭证。细审气血，精神犹存，此非坏证，因误治失下，邪毒仍在故也。余用大承气汤加减，大黄 24 克，枳实 12 克，厚朴 10 克，芒硝 12 克，黄连 3 克，寸冬 15 克，黄芩 10 克，金银花 10 克。投一剂，泻下秽物六七次，病势略减。原方又投一剂，又攻下十余次，由此热退七八，人事渐醒，饮食渐进。后改用养阴清瘟化毒之味，五六剂，月余平复。

养阴清瘟化毒汤

当归 12 克　白芍 12 克　生地 10 克　丹皮 6 克　金银花 10 克　连翘 10 克　知母 10 克　玄参 6 克　地骨皮 6 克　木通 6 克　寸冬 10 克　条黄芩 10 克　甘草 6 克　水煎服。

西关马有才之女，八岁，三月患痢，大便白脓，下坠腹痛。某医用槟榔芍药汤不效，迁延月余，始邀余治，两尺脉细弱无力，脾脉更虚，此因中焦有寒不能消化，五谷尽化为白脓而下，故为白痢。治宜温补下焦元气以健脾土。余用右归饮加减，共服七帖，诸证痊愈。

加减右归饮

熟地 15 克　山药 10 克　茯苓 10 克　巴戟天 7.5 克　破故纸 6 克　油桂 4.5 克　附子 6 克　炮姜 6 克　肉豆蔻 4.5 克　白术 10 克　诃子肉 6 克　炙甘草 10 克　水煎服。

以上出自《湖岳村叟医案》

陆正斋

薛某某，男，2 岁。发热，咳，腹痛，泻赤白黏液黄水。

粉葛根 5 克　炒楂曲 5 克　京赤芍 3 克　炒麦芽 6 克　广陈皮 3 克　山苦参 3 克　煨木香 25 克　莱菔子 5 克　荷叶 6 克　炒谷芽 6 克　水炙防风 3 克

吉开明，男，住新桥村。8 月 15 日诊。疲倦，苔白腻，腹痛，大便红白黏液。

广木香 4.5 克　炒枳壳 4.5 克　海南子 4.5 克　莱菔子 4.5 克　川朴根 4.5 克　带皮 8.5 克　香橼皮 6 克　青皮 4 克　广陈皮 4 克　陈荠菜花 6 克

杨某某，男，10 月 20 日诊。伏邪化为血痢，口噤，上为苤唇，证势非轻。

白头翁 4.5 克　炒秦皮 4.5 克　焦楂肉 10 克　生甘草 1.8 克　川黄连 1.2 克　炒银花 4.5 克　炒牛子 6 克　川黄柏 3 克　净连翘 6 克　马齿苋 10 克　炒黑大豆 10 克　芦根 24 克，洗去节

杨池春，男，3 岁，住花园村。8 月 22 日诊。肌瘦，腹胀痛，发热，大便红白黏液，不思食，证重。

粉葛根 4 克　山楂 4.5 克　煨木香 1.5 克　炒川连 0.6 克　京赤芍 4 克　山苦参 4 克　广陈皮 3 克
金铃子 4.5 克　炒麦芽 6 克　雷丸 4.5 克　红白扁豆花 2 串

吴女保，8 月 25 日诊。暑湿内蕴肠胃，下痢赤白，腹痛，里急后重，苔腻，脉微数，拟"通因通用"法。

莱菔子 6 克，炒研　焦楂肉 10 克　六和曲 4.5 克　广藿香 3.6 克　广陈皮 3.6 克　南木香 3 克　炒麦芽 6 克　海南子 4.5 克　赤白芍各 4.5 克　法半夏 4.5 克　红白扁豆花 2 串　乔饼 10 克，洗去糖

林某某，男，10 月 20 日诊。久痢气阴大伤，伏邪凝聚，苔灰黄而腻，脉弦细，腹掣痛，杳不知饥。脉证合参，邪固潜伏不化，中气戕贼太甚，此际攻补难以兼顾，姑宗喻氏、叶氏方意，以冀化险为夷，候酌。

水炒沙参 10 克　炒白芍 15 克　炙甘草 3 克　米炒麦冬 10 克　广皮白 3.6 克　怀山药 10 克　干切茯苓 12 克　川石斛 12 克　白扁豆 10 克　炒薏苡仁 12 克　枯糯稻根 18 克，洗切

杨在山，男，10 月 27 日诊。肾主二便，为胃之关，久痢肾脏阴阳两虚，关门失司，拟补火生土，鼓舞胃气，此乃最后之希望，候酌。

炒熟地炭 12 克　潞党参 10 克　砂仁米 2.4 克　上肉桂末 2.4 克　天生术 10 克　炙甘草 3 克　干切茯苓 12 克　当归身 10 克　炒白芍 10 克　广陈皮白 3.6 克　煨生姜 1 片　大枣 2 个

殷昌君，男，3 岁，住建设区。6 月 17 日诊。麻疹后赤白痢。

粉葛根 3 克　京赤芍 3 克　金银花 4.5 克　炒黄芩 3 克　生甘草 1.5 克　赤茯苓 4.5 克　广橘皮 3 克
炒谷芽 10 克　莱菔子 3 克　煨木香 1.2 克　枯荷叶 6 克

芦小红，女，1 岁。痧后痢。

煨葛根 3.6 克　金银花 3 克　地榆炭 4 克　山苦参 3 克　炒麦芽 4.5 克　京赤芍 3 克　黄芩 2.4 克
粉甘草 1.5 克　炒楂肉 3.6 克

以上出自《陆正斋医疗经验》

孔伯华

陈，男童，闰月初六日。旧患较减，暑湿停滞，遂致下痢，里急后重，脉象滑实而数，亟宜宣导疏化。

生牡蛎三钱，布包先煎　炒莱菔子四钱　山楂炭三钱　川黄柏三钱　土炒当归一钱　焦谷芽三钱　焦稻芽三钱　鸡内金三钱　竹茹五钱　土炒杭芍三钱　焦六曲三钱　台乌药三钱　雅连二钱　益元散四钱，布包　橘核四钱　广藿梗三钱　车前子三钱，布包　西瓜皮两

二诊：闰月初八日，痢已较减，泄泻太多，精力当见弱，俟痢清楚，脾运得转，精力自复矣。脉较和缓，证已转，再为宣导。

生左牡蛎三钱　土炒焦当归一钱　炒六曲三钱　山楂炭三钱　炒莱菔子五钱　土炒焦杭芍三钱
盐橘核三钱　乌药三钱　大腹绒二钱　酒炒雅连二钱　枳实钱五分　焦谷芽三钱　炒稻芽三钱　忍冬花

三钱　白头翁三钱　益元散四钱，布包　广藿梗三钱　知母三钱　西瓜皮二两
太极丸二粒（分二次化）。

《孔伯华医集》

陆观虎

陈某某，男，13 岁。

辨证：寒火痢。

病因：长夏炎热，饮食不节，荤冷并进所致。

证候：大便下痢，赤色，一日四次，腹微痛，羔经四月。脉细。舌质红，苔浮黄。

治法：疏化寒火，分清浊。

处方：炒黄连6克　淡姜炭6克　益元散9克　山楂炭9克　苦参6克　扁豆衣花各9克　焦建曲6克　银花炭6克　老苏梗6克　荠菜花炭6克　荷梗6克

方解：炒黄连化寒火止腹疼。荠菜花炭、银花炭凉血清肠内之湿热。淡姜炭、扁豆衣花健脾阳。老苏梗、建曲、山楂引气导滞。益元散清暑热而利三焦。

《陆观虎医案》

李九如

张某某，男，6 岁。一九六四年七月患痢疾四十余日，经治无效，求李九如诊治。

小儿形瘦如柴，面白唇红，舌红少津，谷食不纳，肌肤灼热，肚腹疼痛，日痢数十次，纯如血水，小便短少。脉细数。

诊为痢久热灼气阴。

治法：清热，护胃养阴止痢。

方药：西洋参4.5克　麦冬7克　荷叶炭4.5克　黄连2.4克　生白芍9克　石莲子6克　炮姜1克　阿胶6克　水煎后去渣，烊化阿胶，一日四次。

服药后，阴液得复，胃气得健，痢减。后以健脾养阴调理半月而康。

《宝鸡市老中医经验选编》

第十四节　疟疾

夏禹铸

余外孙与内侄孙，兼患热疟。见之甚真，老妻见服清脾饮二剂不愈，曰：世上有此疟疾，敢是老眼昏花昏认了。予曰：能捱至四剂自愈。果验。内侄孙亦以清脾饮方授，持归不服，作别证医，病益甚，又来强予往视。予怒极，老妻慰之行，一到仍检清脾饮二剂，命服之。予老友方桓绥讶曰：有此奇证，就有此奇医。俱随命服六君子汤三剂，以防去路。此热疟认证即真，不听阻挠之一验也。

清脾饮，治热疟，或热多寒少。

青皮　半夏　黄芩　甘草　白术　白茯　柴胡　陈皮　草果　厚朴　姜　枣

乌沙夹邑庠程灼公子，九岁时得病，请予往治。群医在座，抱儿出，两手挑破筋肉，脓血淋漓，惨不忍见，每日夜抽掣数十余回，壮热不退。予戏问曰：如此一证，诸位填门，治胡不愈，愿闻各用之药。有以竹沥坠痰言者；有以牛黄镇惊丸言者；有以天麻、钩藤定惊言者；有归咎于挑筋用火之为害者。予不禁掩口葫芦，此证君辈不知也。交口请以证示，曰：此阳疟兼阳痫也，如此治法，证有万千，吾不知从何处说起。中一人问曰：先生认法，得自何书。予曰：唐许允宗有曰，医者意也，思精则得之。自我作祖，何书之有。众皆默然。用天保采薇汤各一钱五分，半夏倍之，共三两许，一服抽定，烧热减半；随用清脾饮，一剂全愈。与诸医解座。此挑筋无济，望色通神之一验也。

天保采薇汤

羌活　前胡　半夏　陈皮　柴胡　赤芍　白茯　川芎　枳壳　厚朴　桔梗　苍术　升麻　葛根　藿香　独活　甘草

邻邑石埭沈苍钖，年五十余，仅妾出一子，方二岁，患病，请救于予。即拿精威二穴，了不出声，通身烧热，面白虽惨，宝色内存，皮不轻浮光溜。据面色不应无声，据无声却犯死证。因问前可医过否？沈曰：初起时，蒙邻妪挑筋两次，又别请拿推数次。昨有人将桃柳柔枝，遍身推括，晚便无声矣。予揣病久，肺气已虚，屡致惨哭气丧，丧气以致无声。惟照色用剂，以天保采薇汤，外加冬花一钱，薄暮煎服，夜半热退。此热疟兼痫，望色审声之一验也。

以上出自《幼科铁镜》

任贤斗

朱元林之子，久疟形体瘦削，脉五至浮大，发时寒少热多，脉证俱属阴虚，与补阴益气煎数剂，无效，令吃鳖肉，一服即愈。

补阴益气煎

人参　当归　淮山　熟地　陈皮　升麻　柴胡　炙草

《瞻山医案》

许豫和

黄氏子，十二岁，疟发五次，热邪方盛，用毒草塞鼻，疟止而热复作，遍身发出紫斑。一夕，鼻衄不止，热甚气促，食入则呕。急用犀角地黄汤加石膏一两，进药，不呕，衄亦旋止。再一剂，能食粥，热尚未除。续用生地、丹皮、赤芍、麦冬、知母、山栀、石膏、甘草，二剂。斑热渐退，平调而愈。

俞氏子，病疟一月，邪热未除。又加伤食，腹胀，浮肿。肿胀未消，又受风寒，发热，痰嗽，喘促。前医束手，请予治。予曰："病上加病，譬犹积薪，后来者居上。宜先去风痰，次消停滞，不必以疟为事也。"用前胡、防风、荆芥、橘红、半夏、杏仁、葱白、生姜，一剂而喘促定。又用平胃散加麦芽、神曲，二剂而腹胀消。二病既除，疟亦旋止。

以上出自《橡村治验》

程文囿

芳兄乃孙，甫生两月，即患胎疟，幼科金用疏导和解，不愈，面色黄滞，口鼻手足俱冷。予疏六君子汤，加炮姜。芳兄曰："襁褓即可服参耶？"予曰："小儿如初生萌芽，不惯风日，攻伐宜少，补益宜多，况疟久脾伤，温补脾元，重扶生气，不易法也。"服药色泽肢温，疟止先恙。

《杏轩医案》

黄凯钧

戴，14岁，日疟历两月不止，兼有咳呛，舌白脉细而数，此属正虚邪浅。

柴胡、桂枝、青蒿、党参、生地、冬术、归身、白芍、杏仁、橘红、大麦、大枣。

六服疟咳皆愈。

王女，六岁，日发寒热，两月不痊，当病作时，腹痛难禁，牙肉与指甲惨淡无华，神气潦倒，此证俗名胎疟。从前屡次再医，或补或清，总无定见，以余观之，先贤治疟，从少阳居多，此又邪缠募原，太阴受病，腹痛可验。或曰：少阳亦有腹痛。余曰：少阳腹痛，南阳论有明条，但此证脉小而软，略无弦象，所以医贵变通，请以予药投之，即明言之不妄矣。

人参六分　白术一钱　归身一钱　草果五分　白芍二钱　柴胡四分　半夏曲钱半　橘皮八分　炙草四分　煨姜三片　大枣两枚。

一服愈。

以上出自《肘后偶钞》

吴篪

侍御叶琴柯孙八岁，先因停食腹痛，服峻厉之剂，后患疟，日晡而作。余曰：形体羸弱，脉虚迟细，系脾肺虚寒，元气下陷所致，当以补中益气汤加熟附、煨姜。不信，泛行清热消导，前证益甚，食少泄泻。复延视之，余朝用前药，夕用归芍六君子汤，一月乃痊。

太史施琴泉孙六岁，患疟三月，服和解之剂无效。视其虚羸气促，热渴作呕，舌燥唇干，脉弦滑数。由于感受风热暑邪，只用发散而未清热，以致火灼肺胃，热盛于内，故但热而不寒。即用竹叶石膏汤以清肺胃虚热，则炎蒸退而津液生矣。遂服三剂，热退渴解。易以生脉散，数帖乃愈。

给谏刘藜轩女五岁，疟疾将愈，饮食过多，腹胀发热，大便不通，用消积丸、保和丸、异功散调理脾胃而愈。后饮食、果饵不节，寒热吐泻，先用胃苓散，吐泻止；又以异功散加柴胡、升麻，寒热亦退。

太史席子远乃郎四岁，患疟兼便血、盗汗年余矣。审乳母素有郁怒，寒热、便红。余用加味归脾汤，间用八味逍遥散，儿以归芍异功散加制首乌、五味子，月余母子俱愈。

以上出自《临证医案笔记》

程鹏飞

幼，胎疟为气血之邪，每发于夜，邪在营分可知。进何人饮，夜寐少安，而苔退未净，胃纳仍呆，宜宗厥阴阳明治之。

炒柴胡、制小朴、春砂仁、炒白芍、炒子芩、陈枳壳、炒当归、制香附、法半夏、赤茯苓、红枣

《延陵医案》

谢星焕

黄应保之子，四岁，潮热不退，医以消导发散，渐变昏睡露睛，默默不食。医者不知有热甚神昏之例，谬认为脾土虚败，误投参、术之剂，愈加昏睡，目瞪上视。又以牛黄、抱龙等丸迭进，益趋于危。余揣其遍身熇热内炽，舌苔满布，此是温疟确据。因谓此证乃温疟之属，未得分清，故变痉耳。与达原饮一剂，是夜得汗，熇热渐减；次早仍热如前，又与达原饮加元明粉一剂，方得表里两和，汗利热退身安。举家咸议病愈不药。余曰：未可，明日疟至，必然又热，但少轻耳。转方以清脾饮，药方煎时，果然又热，傍晚汗解，次日更加乌梅而退。原此证余治经多人，成效可纪。盖小儿稚阳之质，三阳之邪发热，头痛，畏寒，胸满，口苦之证，概不能言。医者不加详审，误治而致死者，不知几许。考古法唯夏禹铸有热疟似惊之说，诚足补前人之未发也。后黄培苏先生乃郎，悉同此证，医以发散导，养阴理脾，误治变痉。余视其神昏热炽，舌苔堆积如粉，且有龄齿咬牙，明是温疟确据，阳明胃热已极。奈其家信任前医，执迷不悟，犹以养阴理脾之药，疟邪愈闭，出路无由，为可惜也。

吴月山乃孙，体肥痰盛，暑月发热呕吐，昏迷不醒，目往上视，角弓反张，一二时久，汗出略醒，醒后微热不息，人事昏沉，每日皆然。前医所用之药，一概镇惊怯风，化痰行气，数手雷同，其病愈重。余视其面色黄滞，舌苔浮黄，虽呕吐发热，反张上视，然而发作有时，知病在脾胃，以脾主信故也。仿夏禹铸热疟似惊之例，连进清脾饮而安。须知痉证痫证，断非发作有时耳。

以上出自《谢映庐医案》

李铎

陈茗如太守之女，年十一岁时，疟两月不已。医不分经混治，以致邪留正伤，延成疟母。左胁下痞块有形，按之则痛，面色萎黄浮肿，肚腹膨胀，足胕皆肿，肢体困倦，头顶痛，疟一

日一发，热多寒少，此少阳厥阴太阴三经皆受病，邪气滋蔓难图，非泛泛轻恙，所喜胃纳尚佳。宗先圣缓攻法，无欲速也。严氏鳖甲饮加减。

鳖甲、山甲、白术、枳实、川芎、白芍、草果、槟榔、厚朴、陈皮、生姜。

又：十三日诊，进鳖甲饮，甚效，疟止复作甚轻，痞块略软，按之不痛，面浮亦渐消，寝食颇安逸。夫疟疾，原无大害，因初误混指伤寒，乱投表散，再谬于骤进参、术、黄芪守补，以致邪无出路，盘踞厥阴肝络，与气血扭结一团，若不拔邪留正，变幻莫测。仿叶氏通气血，攻坚垒，搜剔络中之邪，驱除疟母之癖。

鳖甲、金铃、桃仁、归须、甲珠、夏枯、牡蛎、丹皮、白术、附子。

或曰：案中既言参、术守补，何以此二方中俱用白术，岂不自相矛盾耶？曰：配法不同也。白术配枳实为消补互用，配附子走而不守，通阳驱邪，清痞除积，实有天壤之隔。不似若辈，套用补中益气、四君、六君，以为疟门必用之方，看似稳当，其实养虎遗患，贻祸非轻耳。疟止肿消，专治其痞，消痞丸每早晚各服五钱。六经皆能病疟，非独少阳经有，然施治当审在何经或兼何经，用药自如响斯应，疟止肿消，痞何能留。

车子，五龄，久疟不已，腹膨，左胁下痞块有形，是为疟母重病，幸无轻视，若再失治，必伤脾胃，而成痁疟，难治也。

鳖甲炙　甲珠　归须　柴胡　半夏　炒芩　川朴　青皮　草果　神曲

此方服四剂，加黄芪，去黄芩，疟即止，后用消癖丸，而痞块渐消，继以黄芪六君调理而痊。

以上出自《医案偶存》

姚龙光

徐姓有遗腹子，名遗儿，叔平胞侄也，年十岁。夏间病寒热如疟，日发一次，医治两月未获一效，其母恳治于余。诊其脉，两寸关俱虚软无力，两尺俱滑大，每日疟发，寒不成寒，热不成热，退热无汗，热退又不能尽，饮食减少，神倦乏力，二便俱通，面色青黄，舌色淡紫，无苔，似有亮光，惟舌根两边有两条白苔，口中微渴，已服藿香正气散数十剂矣，余与表弟蔡律初同诊，因与商曰：此子体质本弱，暑邪深伏，不能托邪外出，又为药伤，正气愈虚，阴阳已有两亡之象，若再驱邪，邪将内陷，乃不可为矣。惟阴阳两补，扶其正气，则邪不待驱而自解。表弟所见亦同，因用六君子汤加石斛、麦冬、白芍，服两帖便寒热分清，热因汗解，口味稍开。前医见而阻之曰：再服此药，定致喘满不救。为开藿香正气散方，又服两帖，病复如旧，其母知误，仍求治于余，余曰：以吾前方服五六帖便愈。四帖后，果寒热止，饮食进，舌生薄苔，脉有起色，后开八珍糕方，令终年常服，数年来俱无病。

《崇实堂医案》

也是山人

李，十一，暑湿内郁成疟，前投解方，牙宣血溢已止，脉象稍平，而寒已减，热未退，脘闷舌白，痰多溲赤。医者一误于升、柴、苏、菖并用，过于升泄，复谬于鹿角霜温理奇阳，非独不能已疾，转能益疾，致有前日血溢之恙。今虽小安，而在里之湿热尚未尽透，兹当以栀豉汤以引里邪出之于表，是亦疟证驱邪之出路也。

淡豆豉钱半　杏仁三钱　草郁金一钱　黑山栀钱半　橘红钱半　滑石三钱　连翘钱半　川贝二钱，去心研　瓜蒌皮钱半　嫩竹叶十片

慕，九岁，昨进少阳方，疟邪未止，寒少热多，渴饮无度，呕吐脉数，神烦汗泄，面赤，大便四日未解。当此深秋燥邪，内投苦寒攻胃，冀其疟缓，已属非法；投是辛寒，佐以甘缓，恰符仲景"阴气先伤，阳气独发"之旨。

鲜生地五钱　麦冬二钱　粳米三钱　知母一钱　生石膏三钱　生甘草四分　卷心竹叶钱半

虞，十一，面赤痹热，恶心呕吐，神烦汗泄，衄血，脉大，并不渴饮，此属心经热疟，热邪迫于肺胃所致。清心热，凉肺胃，可不悖矣。

犀角八分　丹皮一钱　知母一钱　细生地三钱　元参钱半　生甘草三分　连翘心钱半　麦冬钱半　竹叶钱半

钱，十二，寒多热少，移早则邪达于阳，跗肿、腹胀、面浮，皆太阴病，宜缓治。

草果仁五分，煨研　制半夏钱半　赤苓三钱　厚朴一钱　黄芩一钱　知母一钱　小青皮一钱

钱，八岁，三年中三疟，寒热俱重，邪深入而入客于阴，即疟来日迟之谓，非阴疟之谓也。然腹胀，口不烦渴，胃纳颇减，太阴见证，当温疏里邪。

草果仁五分　川桂枝八分　生姜一钱　知母一钱　杏仁三钱　茯苓三钱　厚朴一钱　制半夏钱半

以上出自《也是山人医案》

王仲奇

包童，盆汤弄，八月二日。暑湿之邪多挟秽浊，入于膜原，因痧胀而疟，间日一作，头疼欲呕，脉濡弦，舌苔花剥，口渴。治以达原和解。左鼻窍偏塞，涕睡瘸瘦不爽，则又一病因也。

青蒿三钱　香白薇二钱，炒　佩兰三钱　地骨皮三钱，炒　甜茶二钱，炒炭　威灵仙二钱　法半夏钱半　白豆蔻一钱　条芩钱半，炒　槟榔二钱　乌梅肉八分　射干一钱

二诊：八月六日。间日疟见愈，头目较清，左鼻窍亦利，咳嗽痰浓，脉濡弦。再以清和可也。

霜桑叶二钱　甘菊花三钱　象贝母三钱　杏仁三钱，去皮尖　茯苓三钱　橘络八分　紫菀钱半　通草一钱　旋覆花二钱，包　夏枯草三钱　荷叶三钱

朱童，康脑脱路，八月晦。暑湿之邪入于膜原，寒热间日一作已经七次，先寒后热，得热始解，头痛，脉濡弦。即经旨：夏伤于暑，秋为痎疟。用达原和解。

草果一钱，煨　甜茶一钱二分，炒　条芩一钱，炒　白豆蔻六分　槟榔钱半　法半夏钱半　茯苓三钱　青蒿三钱　陈枳壳钱半，炒　杏仁三钱，去皮尖　通草八分

二诊：九月初二日。达原和解，寒热截止，稍有咳嗽，溺赤，面微黄。余湿未清，守原意

小其制。

草果八分，煨　甜茶一钱二分，炒　条芩八分，炒　白前钱半　槟榔钱半　杏仁三钱，去皮尖　射干八分
茯苓三钱　法半夏钱半　生苡仁三钱　通草八分

以上出自《王仲奇医案》

顾仪卿

壬戌七月中，邓姓外孙全官，忽发热，上午和下午甚，有汗不解，数日后即用葛升汤五六剂即愈。其兄少蓉亦如此，发热，有汗不解，亦用葛升汤，因有微寒，加柴胡，数剂而愈。此即瘅疟治法也。

余孙保安，八月杪，亦患瘅疟，四五日矣。脉象洪数。亦用葛升汤原方加赤芍，六剂脉和身凉矣。初服呕去，第二日仍原方，分三次服，即不呕矣。

咸丰八年，陆氏外甥方官，年七岁，秋患有汗瘅疟，与服葛升汤五剂，热退而愈。停数日，又发热如故。思此证愈后不致再发，必是饮食不慎之故。细询之，方知山药两段，白糖共食，则脾家邪复之故。又将服葛升汤三剂而愈。停五日，又发，再四询，云：惟饮粥，并未食他物。再询其将何物下粥，云：是门口所卖盐老葡，不知是鱼卤所浸，是以如此。又令服葛升汤三剂而愈。乃知瘅疟条中言明，饮食消息止之，而饮食之能发之也。

以上出自《医中一得》

徐锦

新造桥巷，宋，延诊三疟，周岁，近复身热八日，舌白，脘腹痛胀，面色晦，脉弦细数，左胁结癖。议和解泄邪。

小柴胡去甘、半、姜、枣，加丹、芍、苓、陈、郁金、鳖甲、谷芽。

《心太平轩医案》

丁泽周

姜童。间日疟已延月余，加之大腹时满，纳少便溏，舌苔薄腻，脉象沉弦，乃久疟伤脾，脾阳不运，浊湿凝聚募原，三焦输化无权，书所谓"诸湿肿满，皆属于脾"。又曰："浊气在上，则生䐜胀"是也。表病传里，势非轻浅，亟与温运太阴，以化湿浊，和解枢机，而达经邪。

熟附片一钱　淡干姜五分　生白术钱半　连皮苓四钱　泽泻四钱　软柴胡八分　仙半夏二钱　生甘草四分　制川朴一钱　腹皮二钱　六神曲三钱　炒麦芽　苡仁各三钱

二诊：温运太阴，和解枢机，连服三剂，腹胀满渐见轻减，寒热又作，是陷入太阴之邪，仍欲还出阳经之佳象。胸闷纳少，腑行不实，小溲短少，脉转弦滑，痰湿留恋中焦，脾胃运行失职，前法颇合，再进一筹。

熟附片一钱　炮干姜六分　生白术二钱　赤猪苓各三钱　泽泻钱半　软柴胡一钱　仙半夏二钱　粉

葛根一钱　生甘草五分　小朴八分　大腹皮二钱　六神曲三钱　干荷叶一角

《丁甘仁医案》

张小。久疟不愈，脾土大伤，客邪蕴湿，逼留募原，三阴为病，寒热晚甚，大腹饱满，右胁下疟母作痛，腑行溏薄，小溲浑浊，形瘦纳少，脉象弦细，舌苔薄腻而黄，势成劳疟。姑拟扶正和解，健运分消。

炒党参钱半　鳖血炒柴胡五分　仙半夏二钱　带壳砂仁八分　云茯苓三钱　生白术钱半　熟附片七分　使君肉二钱　福泽泻钱半　陈广皮一钱　大腹皮二钱　炒谷芽三钱　鳖甲煎丸三钱，包　白雷丸钱半

《丁甘仁医案续编》

华秉荛

李，十四，三日一至，病属三阴，疟中之最棘手者。

制半夏三钱　陈皮一钱　常山二钱　鳖甲三钱　草果一钱　槟榔三钱　枳实二钱　炙甘草一钱　大枣三个

诊断：此三阴疟疾，俗称三日头是也，疟中之最缠绵不休之重病也。方以常山绝疟为君，鳖甲消除疟块，半夏、陈皮化痰，草果、枳实、槟榔大化胃积，炙甘草和中，大枣、生姜佐之，此病拖久可加人参、黄芪。

周，十五岁，胃中停痰，肠中停积，每日寒热一周，先寒后热，热后发汗，明日复来，此疟中最轻之证，因其寒重热轻，温过于清。

炮姜一钱　桂枝七分　柴胡七分　制半夏三钱　常山二钱　草果一钱　陈皮一钱　枳实二钱　槟榔一钱　炙甘草一钱

诊断：此阳明胃肠均有痰积停留，惟寒多热少，治疟当以温性。方以姜、桂为君，草果温消胃停，柴胡疏病，减却黄芩之苦，仍以常山绝疟，半夏、陈皮消痰，枳实、槟榔消上焦停食。此种病，原方服之可退则已，倘再不止，宜用番泻叶一钱下之。

蒋小孩，形寒腹泻，发热脾弱，并已有惊象。

柴胡一钱　葛根二钱　常山一钱　枳实一钱　苍术二钱　云苓二钱　泽泻二钱　陈皮五分　制半夏二钱

诊断：此疟疾形寒之证。柴葛解肌，常山绝疟，余均消化痰积也。

以上出自《华秉荛医学心传全书》

何拯华

病者：罗士信之子，年三岁，住岐山。

病名：伏暑胎疟。

原因：暑湿内伏，至秋感凉风而发。

证候：先寒后热，热重寒轻，一日一发，自下午起至半夜，汗出热解，手心脘腹，热不尽退，喉中有痰，一哭必呕，呕即痰出，或眼上泛，或手足掣，一掣出汗，烧热即退，少顷复热。

诊断：脉弦而数，舌苔黄白相兼，此暑为湿遏，伏于膜原，感秋凉而外溃。儿科书称胎疟者，以其出胎之后，第一次发疟也。

疗法：仿严氏清脾饮加减，用柴胡、黄芩和解表里为君；然邪伏膜原，非草果不能达，非知母不能清，故以为臣；佐以半、贝；使以姜、茶，一则因无痰不成疟，一则助柴、芩之和解也。

处方：川柴胡五分　青子芩五分　草果仁三分　知母八分　竹沥半夏五分　京川贝八分,去心　鲜生姜一小片　细芽茶一撮

效果：服一剂，汗出津津，疟势即轻；二剂，热大减，疟亦渐除；继以荷花露炖水晶糖，两服而胃开，渐复原状。

《全国名医验案类编》

魏文耀

病者：向祖顺，年十五岁，住皇桥向家，业农。

病名：疟母。

原因：三年前曾患湿热延久化疟，服丸截之，变成痞块，面黄肌瘦。服药无效。

证候：腹痛，右胁痞块攻冲，面黄肌瘦，肢麻，平素毛窍闭塞，虽炎热暑天，亦无汗出。

诊断：脉弱舌淡，截疟湿热遏伏，血瘀气闭，脾脏肿大，病名疟母。

疗法：外贴狗皮膏，内服拟温通肝脾结瘀。

处方：炙鳖甲五钱　柴胡二钱　枳实二钱　赤芍三钱　炙甘草一钱　桃仁三钱　杜红花三钱　川楝子三钱　元胡索三钱　桂枝尖一钱

次诊：七月二十八日，痞块略散，右胁气冲，面黄腹痛，脉软舌淡。仍进消痞通瘀法。

次方：炙鳖甲五钱　桂枝尖一钱　桃仁三钱　杜红花三钱　生米仁八钱　茯苓三钱　赤芍三钱　三棱三钱　莪术三钱　香附三钱

效果：服药三剂，痛止块消。继服金匮鳖甲煎丸善后。

《慈溪魏氏验案类编》

周镇

荣聿敏甥女，己卯年十一岁。九月二十九日诊：感暑并多食荤腻水菱等，寒热起伏旬余，且有便泄，腹痛拒按，口渴，汗出不畅，邪积交阻，表里同病，施治为难。

青蒿四钱　滑石五钱　粉葛根二钱　酒炒黄芩一钱　雅连七分,姜汁炒　石斛四钱　夜明砂七分　干莱菔五钱　楂肉三钱　野蔷薇花钱半　大腹皮二钱　另红曲八分、乌药七分、于术五分、莪术一钱、郁金六分，研末调服。

三十日诊：述知热初汗已出畅，便泄日六次，昨推拿腹痛，积留而正亏，时有呃忒，脉亦虚软而数，面白无华，深恐厥脱。

辽红参八分　姜雅连八分　淡芩炭一钱　宋半夏三钱　煨葛根二钱　益元散四钱　红曲三钱　白头翁三钱　楂肉三钱　赤砂糖钱半,炒枯炭　秦皮钱半　白芍四钱　丹参三钱　夜明砂七钱　荷花七片　荷蒂三枚　隔夜预煎，露一宵，晨炖热服。另磨沉香五分、刀豆七分、于术一钱、雄精三分、鸡内

金二具，研末，姜汤送服。

十月一日诊：寒热间日重轻，今系热重之日，腹痛轻减，作呃三次，脉虚数，舌红苔薄，热起懊烦，渴不多饮，溲红，便泄臭秽，昨日三次，虚体邪热挟积，难于攻下，还防变端。

红直参一钱　姜雅连八分　淡黄芩一钱　煨葛根三钱　白头翁四钱　楂肉三钱　赤砂糖二钱，拌炒枯炭　益元散四钱，荷叶包　红曲四钱　秦皮钱半　白芍四钱丹参三钱　于术三钱　鸡内金四钱　荷花七片　荷蒂三枚

山黄土三两、楮叶五十分，煎汤代水。红录丹一分，冲服。

二日诊：瘅疟，红痢臭秽，热重时口渴较多，动则自汗，倦怠嗜卧，不思饮食，脉右数大、左濡小，正虚伏热挟积。再清气营伏热，并清肠秽。

北沙参六钱　川连八分　条芩炭二钱　白头翁五钱　益元散四钱，荷叶包　生地榆五钱　侧柏炭四钱　秦皮钱半　银花四钱　鲜生地六钱，洗净，同打　柴胡六分　夜明砂六钱　生石膏九钱　黑山栀三钱　甜茶三钱，姜汁炒

山黄土五两、楮叶三两，煎汤代水。

红灵丹九厘、琥珀五分，研末另服。晨服露水，温一杯。

三日诊：瘅疟稍轻，红痢稍淡，溲如赭石汤，嗜卧神乏，口咸轻减，脉数左盛，舌红尖微灰，鼻衄，正虚热恋，冲脉之血外泄。再清气营伏热与肠秽。

鲜沙参七钱　川连八分　淡芩炭二钱　知母钱半　生石膏九钱　生地榆五钱　鲜生八钱，洗　银花三钱，同打　侧柏炭三钱　黑山栀三钱　柴胡六分　夜明砂六钱　白头翁五钱　益元散四钱　甜茶四钱，姜汁炒

另萹草二两、楮叶三两、地锦（洗）一两，煎汤代水。

另炒槐蕊一钱、牛角鰓（煅）二钱、藕节炭一钱、化毒丹四分，研末，分三次冰糖汤送服。

五日诊：瘅疟经直清伏暑，且饮秋露，已大退，红痢转黄，溲赤，脉数而弱，舌红较淡，鼻衄已止，干燥少涕，嗜卧神乏，正虚邪积未清，还防虚变。

鲜沙参七钱　石斛四钱　炒麦冬三钱　白芍四钱　生地榆五钱　侧柏炭三钱　白头翁四钱　秦皮钱半　猪苓二钱　银花三钱　炒淡芩二钱　生甘草梢八分　戊己丸一钱

此后痢减，服燕窝根汤，食加，渐愈。

《周小农医案》

张汝伟

黎瑾，女，年九岁，广东，住嘉善路三十二号，但热不寒，是名瘅疟。日晡而作，天明乃退，已有一周。脉细弦有力，大便亦一周未更。苔糙腻尖绛。童体，热结于少阳阳明。拟大柴胡汤加减法，平肝清热，导滞和中治之。

北柴胡　淡条芩各一钱　焦枳实　酒炒大黄　山栀仁　净连翘各三钱　炒白芍　广郁金各钱半　生姜一片　红枣三枚

二诊：进大柴胡法，热已退净不发，大便下行颇畅，惟色见红，脘中隐痛不移，此由跳跃奔走，伤气又伤胃所致。苔薄黄，两旁有紫筋。宜再疏营气，以清积热调之。

当归须　制香附各二钱　落得打　威灵仙　桃杏仁　连翘壳　赤茯苓　象贝母各三钱　广郁金钱半

另陈海蜇（漂净）一两，鲜地栗（去皮）七个，煎汤代水煎药。

本证始末：此证二方服后，即告痊愈。小儿体质尚强，故见效特速也。

方义说明：以上二方，第一治疟，第二治脘痛。说明病变而方亦需变。落得打之治伤，威灵仙之领药上下行，尤为处方中之灵活处。

《临证一得》

第十五节　伤寒

夏禹铸

珩山孝廉方韵皇乃孙。发吐烧热微掣，吐轻热重。余子婿方平堦初业斯道，投天保采薇汤一剂，不效。邀余一见，知为内伤饮食，外挟风邪，用藿香正气散，一服愈，余以汤名曰天保采薇，取其治外治内之意，用之不当，虽多奚为。在予婿，以为证属内伤外感，汤属内外并治，渠见不为非是，然不知证，似社鼠城狐，重镇何可轻发。此学者所宜知而宜慎也。

予于癸丑科会试盛京，有銮仪卫正堂许公乃孙，方岁半，患伤寒证。初延太医院幼科，失表。后于朝房内，予同里员外郎陈是庵，道及予，子即是来贵池馆，亲邀往治。但见身冷如冰，痕毛差差，面色惨晦，不知人事。知寒邪内伏，用天保采薇汤一剂。嘱曰：夜发热则明日来治，否则莫可如何矣。夜果发热，仍用前汤一剂，热又解。许曰：发热退热，药同效异，真出奇也。予曰：寻常证在表感，一剂便解。如令公孙邪被药误伏内，昨一剂攻邪，邪到肌表，表见邪自是作热。仍以原方加追一剂，表解热除，无甚奇也。许曰：前是庵备道年翁，乃幼科白眉，今若此，洵名下无虚矣。以百金授予。辞曰：晚两代救治婴儿，从不受谢一文。再四面壁，更欲延请入太医院。又辞曰：老母在堂，晚在都门，白云频望。承盛意，心领之可矣。许乃止，此关门杀贼之一征也。

以上出自《幼科铁镜》

郑重光

乔俊升光禄令爱，年七岁，二月苦冷，右胁忽大痛，呻吟不绝，手不可近，脉沉弦而紧，手足厥冷，幼科不知何病，嘱余治之。予曰："半月前曾呕吐长虫，不能饮食，用乌梅丸吐止，今又胁痛，合而论之，厥阴寒证也，当温里为急。"用桂枝、赤芍、细辛、干姜、半夏、吴茱萸、茯苓，日进二剂，右痛移于左，而下连于胁，此少阴部位也。遂加附子，又二剂，则夜发热，咳嗽喘促，鼻扇，下利黄水。余沉思良久，其吐虫时便尔受寒，未经解表，今见诸病，皆属小青龙汤证，乃寒水冲逆于上下，当以汗解，但病因循日久，必兼温里，用桂枝、细辛、麻黄、赤苓、半夏、附子、干姜、五味子、甘草、生姜，日服二剂，得汗而热退喘定，再二剂又汗而泻止，胁肋之痛，移于少腹，始去麻黄、细辛、桂枝，换肉桂以温里，其痛方除，每日微汗，八日后咳嗽始宁，十日后以理中汤合桂枝汤，温经调治而愈。观此足证幼儿伤寒，当与大人同治。世俗皆谓小儿纯阳，不宜温热，岂小儿竟无三阴病耶？

　　张其相兄家女婢，年十五岁，初冬得病，因循未服药，延至四五日，头疼身痛，微热恶寒，气塞喉中，呕哕不纳药，脉沉细紧。浙医认头疼为太阳，因脉沉而又姜、附，杂以羌、防、白芷、苍、朴，不能下咽，次日无可奈何，改用柴葛平胃以试之，不得效。迎余往诊而前证具在，予曰："此厥阴表里齐病，宜用温里，但阴寒上逆，竟成格阳矣。"先用乌梅丸二十丸以通其格拒，呕止能下药，随用桂枝、细辛、干姜、熟附、吴萸、赤芍、半夏、赤苓，如此四日，两得微汗，表证皆除。惟骨寒痛未减，至五日即入少阴，下利五次，彻夜号呼，齿皆枯垢，鼻有烟煤，手足厥冷，脉微欲脱，脱阳见鬼，拟其夜必死。但形神未脱，怜而救之，遂用生附子五钱，干姜三钱，茯苓、甘草各二钱，一剂手温，再剂利止，脉亦微出。如斯重剂，七日方获回阳而愈。若以人贱忽之，必无生理矣。

以上出自《素圃医案》

齐有堂

　　治予八女，年六岁，寒热往来，每于梦中惊叫而醒，爬上人身且哭且怕，至十余夜不能瞑目，将合眼即大叫大哭。维时予南署外回归家，妇语以故。余曰：此为胆虚热乘，用小柴胡汤去黄芩（未见口苦、咽干，不用黄芩），加白茯神、远志宁心安神，竹茹开郁，真琥珀定惊，一剂而安。语云：熟读王叔和，不如见证多。信然。

《齐氏医案》

华秉麾

　　史，十四岁，鼻塞畏风，脉浮迟，此受寒伤风也。
　　前胡二钱　细辛三分，后下　苏梗二钱　郁金二钱　半夏三钱　陈皮一钱　生姜二片
　　诊断：此因寒而伤风也，定必冷嗽。方以细辛温散肺邪，前胡、苏梗助其疏表之力，郁金开泄肺气，生姜温之，半夏、陈皮化痰。

《华秉麾医学心传全书》

方南薰

　　庚子秋修辑宗乘家风地先生，职掌文翰，召余归里分任，时先生曾孙笃生，年方五龄，患肾囊肿大，光如水晶，上至少腹，肿满无间，有老医调治旬余，毫不见消，命余诊治。六脉浮紧，头身发热，手足畏寒，舌白不渴，因用麻黄桂枝汤，去甘草，加苏叶、防风、陈皮、赤苓、苡仁、生姜煎服，温覆取汗，嘱其连服四剂。先生投以札云：自服药后，每夜四五次长小便，身汗如淋，今早起视囊，只如蛋大矣。小孩子精神渐长，益加快乐，啖饭一碗之多，贤侄可谓识高于顶矣。盖足太阳受病，惟大开鬼门，使膀胱蕴蓄寒湿水邪尽从皮毛透汗而解，所由愈之速也。

《尚友堂医案》

抱灵居士

　　次子，发热流清涕，喷嚏，咳嗽，舌净，以荆防败毒散，热退。次夜热发不应，手足冷，

溺赤，便秘，舌微黄，以双解散去硝、黄、麻、术一剂不应；以凉膈散去硝，用熟军不下；以小承气汤用生军，泻紫稀粪，进食，热在额；以竹叶石膏汤、双解散去硝、术、麻，用生军，泻赤沫一蛔；再剂而愈。数日劳力复热，两耳红，头生包，夜咬牙，以双解、柴胡、清肝汤不应；以凉膈散加生军，夜泻十回，蛔几点；以犀角地黄汤加芩、连不应；又加生军，泻一淡蛔、溺浑，不渴，足冷；以小承气汤加半夏、滑石泻二次，足热；又一剂，泻赤冻五七次，白冻一次；以竹叶石膏汤加滑石、薄荷、淮山、木通一剂，热退便秘。数日额冷多汗，溺浑清涕，恶风，人倦，少食，以补中益气汤去升麻，加防风、半夏、云苓、麻仁，烦躁，额冷汗；以炙甘草汤一剂，更衣，溺清；以前方去全归，加附子一剂，汗减，头昏，额尚冷，又加羌活、生姜，额热，进食，目赤，微痛；以补中益气汤加麻黄根、防风，汗全止而愈。

《李氏医案》

费伯雄

郭君住南市杨家渡，其少君銎益年十三，丁未七月十五日，发热头痛，大便泄泻，八九日不退。驯至口渴引饮，神识乍清乍昏，谵语无伦，入夜尤甚，始就治于余。诊其脉，仅浮弦，并不洪数，苔白滑润，满布至尖，舌并不绛，而病逾一候，尚点汗未得，断为外感风寒，失于温散所致。然风寒着人，人身中温暖之阳气，本有化邪为热之能力，且已发热至八九日，乃外显热象而内实未化者，必前手误用栀豉、银翘温热治法，遏抑其邪，邪不得越所致。凡寒邪所至之地，皆阳气不到之处，阳气不得行于营卫之间，而但周旋进退于脏腑之中，则是阴反在外，阳反在内。人身之有阳气，犹天之有日光。阳为阴掩，犹之日为云遮，其光不显，故神识乍清乍昏也；谵语无伦，入夜尤甚者，夜则营卫行于阴，阴盛则阳愈受梏，不与阴和，反与阴争也；渴而引饮者，凉药助其湿痰，湿痰碍其运行，独饮不去，则津液不生也；病因于寒，邪不在里，但用辛温之剂，使遏抑之风塞外达，内停之痰湿渐消，则一切假热之证，皆能自退。处方以防风二钱，荆芥钱半，苏梗二钱，苍术一钱，厚朴一钱，半夏钱半，广皮一钱，茯苓二钱，甘草五分，另以葱白二钱为引，两剂而泄泻即止，头痛、口渴、神昏谵语皆减，惟汗出不畅，热退未清耳。即前方加桂枝一钱，羌活一钱，生姜三片，又两剂而得畅汗，热退尽，神识清，谵语止，白苔化，风寒痰湿一律肃清。改用生津益气善后而痊。此病下手，本当即用姜、桂，则凉药遏抑之寒邪，易于外解，以神昏谵语，且兼口渴，举世莫不以为热，虽用药者独具真知灼见，自信不谬，能保病家不疑而他图乎？惟先用轻淡之品，使稍见功效，而后加重，则病家之心安，而吾辈救人之志遂矣。粗工不察，以为热证治以寒冷，转遏转深，转深转郁，待郁久化热，则弄假成真，逼入心包，温之则劫阴，凉之则增遏，即用开达，亦多不及矣。余故尝曰：治病必先辨证，辨证须辨兼证，徐洄溪谓有一证不具，即须审慎者，固难为见病治病，知常不知变者道也。

旧仆闻金兆，童时病发热神昏，肢厥不语，自丙子年除月初迄明年元宵，幼科百方治之而无效，请治于余。余奇其神昏发厥之证而能延至四十日之久也，视之，倦卧向里，略无躁扰之象，按脉豁大而空，乃太阳少阴两感之证，日久传入厥阴，外热里寒，热为假象，寒是真情，幸其头面无汗，有汗则早亡阳而不可救矣。急与制附子三钱、炮姜炭三钱、上肉桂一钱、党参三钱、白术一钱、甘草五分，覆杯即厥回神醒，其父狂喜，走告以状。余曰：未也，趋再饮之，不尔将复厥。其父半信半疑，奔而视之，果又厥矣。急煎第二剂饮之，乃复醒不再厥。正气即回，托邪有权，汗出而热亦随退，以食养为调理，月余而康。

以上出自《孟河费氏医案》

李铎

上舍黄时和女，年八岁，体质清瘦，面白。一日午饭后猝然角弓反张，眼目翻腾，见白而不见黑，手足搐搦，痘科某作急惊风治，投丸药不效，拟进附、姜、芩、半等味。余后至，诊毕，其母呜咽向余急求牛黄丸，余晓之曰：毋惊惶，一剂可疗，遂用厥阴门中当归四逆汤，下咽片晌，黑睛稍现，反张之状亦减，渐渐安睡，天将曙，醒唤茶饮，旋即思食，晨起诸病如失，竟勿药矣。

按：此为寒袭太阳，血虚病痉。张景岳曰：太阳血少者，多有戴眼反张之证，俗医称为惊风误矣。盖太阳经脉起于目内眦，上额，由颈下背脊，至足小指，凡有血虚不能荣养经络，一著寒邪，则收引而急，理固然也。时俗不察，往往以豁痰截风之剂耗其血液，岂不悖哉。予临证有年，此证极多，误治者不少，业斯道者最宜体会，庶免遗人夭折也。

王某子，五龄，昨晚先寒后热，四鼓而退，今下午猝然喊叫有人鞭打，眼目翻上，身体反张，身热而手足微厥，似急惊风状，其实太阳证也。按：太阳主筋，此儿赋禀甚薄，血少体弱，不耐伤寒，寒邪伤营，故见诸端，谆嘱不可作惊风治，与当归四逆汤二剂而痊。

喊打，目翻，身热肢厥，谁不谓是惊风？独辨是太阳证而用当归四逆，洵能体认入微。

吴某子，年十二，诊胃脉稍缓，潮热已息，是邪气退，而正气立也。但日尚燥渴，尿尚短赤，腹热欲呕，少阳郁火未清之象，拟进温胆，加洋参、石斛。

半夏、茯苓、洋参、石斛、枳实、竹茹、陈皮、甘草、生姜，水煎服。

某子，三周，神倦嗜卧，默然不欲食，脉沉弱，唇燥不欲汤饮，二便闭，医投承气亦不通，据述伤寒已经七八天，前三日曾喊身痛，此太阳之邪失于表解，传入膀胱之腑，故口不渴，而二便闭。膀胱者，州都之官，气化则能出矣，用五苓散一大剂，二便皆通，旋即思食，效如桴鼓也。

车鹏龄上舍之女，三龄，脉息沉弦，右更虚。仲景云：弦则为减。伤寒已经大汗二日，寒从汗解可知，复又通泻，汗下兼到，津液已伤，是以眼目口鼻干燥，然而不嗜汤饮，神倦嗜卧，入暮微有潮热，此阴虚何疑？法当温补阴分，仿景岳参附理阴煎法甚效。

洋参、熟地、附片、当归、干姜、五味、炙草、红枣。

以上出自《医案偶存》

朱增藉

婴儿张叶亭，孀妇张朱氏所出也。其父伯仙兄弟三，仲季早世，去秋伯仙君相继而亡。家富饶，三支仅有此能传玄草。今四月甫岁半，自下旬抱足疾，诸治不效。至七月初一，其外祖吾族晓垣备舆，请余往治。至其家，三世寡母序立而告曰："吾家宗祀，皆赖此子，如其可治，药资千金不惜。"乃审其指纹隐隐淡红。证则自左膝眼上坚肿如石，至胯端而还，不仁不用，皮色不变，上有血路络覆。形容憔悴，血不华色，喉舌㿠白，头颅倾倒，便溏烦躁。见证如是，颇难之。及阅其所服之方，未足疾时，稍有寒热，肆行凉散，及疾已发，妄行攻削。六月望后，虽请三四名流调理，又皆气血兼补，不惟足疾不愈，而元气日见消耗，精神日见疲倦，此头颅倾倒、便溏、烦躁所由作也。余思此证，率由药不中病。投剂合宜，必有生机。乃研求经旨，《内经》云：邪中于阴，从跗臂始。此子明系邪中三阴，阴寒凝结，所以坚肿如石，不仁不用，上见血路络覆。非大剂扶阳抑阴，佐培补气血之品，鲜克有济。遂主人参四逆汤，加鹿茸芪术茯苓，少用肉桂宣导阳和。六七服下黑溏，举家惊其元气已坏。余曰："无忧，是药之力，阳刚猛进，中气有权，坚冰得暖而下，邪还于腑之兆也。"又十余剂下痰涎，状若鱼目。余喜曰："病根拔矣！"益令守服此方数十剂，肿渐消体渐复而愈。《内经》中阴溜腑之义，旨哉言乎。

《疫证治例》

柳宝诒

黄幼，冒寒腠理密则发热无汗，恶寒。是表气不通也。拟紫苏饮出入。紫苏叶、广陈皮、枳壳、前胡、豆卷、大杏仁、制半夏、桔梗、荆芥、青葱（连须）。

《柳宝诒医案》

张士骧

赵，十二岁，病即微热恶寒，口渴无汗，目中白睛带青蓝色，脉浮缓，此太阳阳明合病，仿大青龙意。

川麻黄钱半　桂枝一钱　苦杏仁一钱　大枣三个　生石膏四钱　甘草一钱　大生姜二钱

《雪雅堂医案》

张锡纯

尝治一少年，于季冬得伤寒证，其人阴分素亏，脉近六至，且甚弦细，身冷恶寒，舌苔淡白。延医诊视，医者谓脉数而弱，伤寒虽在初得，恐不可用麻黄强发其汗。此时愚应其近邻之聘，因邀愚至其家，与所延之医相商。愚曰：麻黄发汗之力虽猛，然少用则无妨，再辅以补正之品，自能稳妥奏功矣。遂为疏方：麻黄钱半，桂枝尖一钱，杏仁、甘草各钱半，又加生怀山药、北沙参各六钱，嘱其煎汤服后，若至两点钟不出汗，宜服西药阿司匹林二分，以助其出汗。后果如此服之，周身得汗而愈矣。

一童子，年十三，于孟冬得伤寒证。七八日间，喘息鼻扇动，精神昏愦，时作谵语，所言者皆劳力之事。其脉微细而数，按之无力。欲视其舌，干缩不能外伸，启齿探视，舌皮有斑点作黑色，似苔非苔，频饮凉水，毫无濡润之意。愚曰：此病必得之劳力之余，胸中大气下陷，故津液不能上潮，气陷不能托火外出，故脉道瘀塞。不然，何以脉象若是，恣饮凉水而不滑泻乎？遂治以白虎加人参以山药代粳米汤，煎汁一大碗，徐徐温饮下，一昼夜间连进二剂，其病遂愈。

于童，七岁时，感冒风寒，四五日间，身大热，舌苔黄而带黑。孺子苦服药，强与之即呕吐不止。遂单用生石膏一两许，煎取清汤，分三次温饮下，病稍愈；又煎生石膏二两，亦徐徐温饮下，病又见愈；又煎生石膏三两，徐徐饮如前，病遂痊愈。夫以七岁孺子，约一昼夜间共饮生石膏六两，病愈后饮食有加，毫无寒中之弊。则石膏果大寒乎？抑微寒乎？此系愚初次重用石膏也。

天津李姓童子，年十四岁。得伤寒脉闭证。

病因：其左胁下素有郁气，发动时辄作疼，一日发动疼剧，头上汗出，其汗未解，出冒风寒，遂得斯证。

证候：头疼、身冷、恶寒、无汗、心中发热，六脉皆闭。

诊断：因其素有胁下作疼之病，身形羸弱，又当汗出之时感冒风寒，则风寒之入者必深，是以脉闭身寒，又胁下素有郁气，其肝胆之火必然郁滞，因外感所束激动其素郁之火，所以心中觉热，法当以发表之药为主，而以清热理郁兼补正之药佐之。

处方：麻黄二钱，玄参六钱，生怀山药六钱，野台参二钱，生鸡内金二钱，天花粉五钱，甘草钱半。先煎麻黄数沸，吹去浮沫，再入诸药同煎一大盅，温服取汗，若不出汗时，宜再服西药阿司匹林一片以助其汗。

效果：服药两点钟，周身微发热，汗欲出不出，遂将阿司匹林服下，须臾汗出遍体，翌日复诊，其脉已出，五至无力，已不恶寒，心中仍觉发热，遂去麻黄，将玄参、山药皆改用一两，服至三剂后，心中已不发热，遂将玄参、天花粉各减半，再服数剂以善其后。

曾治邻村李姓少年，得伤寒证已过旬日，表证未罢，时或恶寒，头犹微疼，舌苔犹白，心中觉微发热，小便色黄，脉象浮弦，重按似有力，此热入太阳之腑（膀胱）也。投以麻黄汤，为加知母八钱、滑石六钱，服后一汗而愈。

此证虽在太阳之表与腑，实已连阳明矣。故方中重用知母以清阳明之热，而仍用麻黄解其表，俾其余热之未尽清者由汗而消散，此所以一汗而愈也。至于《伤寒论》中载有其病重还太阳者，仍宜以麻黄汤治之。而愚遇此证，若用麻黄汤时亦必重加知母也。

愚孙，年九岁，于正月下旬感冒风寒，两三日间，表里俱觉发热，诊其脉象洪实，舌苔白厚，问其大便两日未行，小便色黄，知其外感之实热，已入阳明之腑。为疏方：生石膏二两，知母六钱，连翘三钱，薄荷叶钱半，甘草二钱。

晚六点时煎汤两茶盅，分四次服下，翌晨热退强半。因有事外出，临行嘱煎渣与服，阅四日来信言，仍不愈。按原方又服一剂，亦不见轻。斯时头面皆肿，愚遂进城往视，见其头面肿甚剧，脉象之热较前又盛，舌苔中心已黄，大便三日未行。为疏方：生石膏四两，玄参一两，连翘三钱，银花三钱，甘草三钱，煎汤三茶盅，又将西药阿司匹林三分，融化汤中，分三次温服下。头面周身微汗，热退肿消，继服清火养阴之剂两剂，以善其后。

以上出自《医学衷中参西录》

吴鞠通

乙酉十一月廿九日，赵，十三岁。头痛，脉浮弦不甚紧，无汗，与杏苏散法。

杏仁二钱　羌活一钱　生姜三片　苏叶三钱　桔梗三钱　大枣二枚，去核　防风二钱　甘草一钱五分

煮二茶杯，先服一杯，覆被令微汗，不可使汗淋漓，得汗止后服，不汗再服第二杯，又不汗再作服，以得汗为度。汗后避风，只啜粥，须忌荤。

《吴鞠通医案》

恽铁樵

阮童，舌尖剥如血，中及根际均厚苔，壮热无多汗、咳不爽，病已两候，既不成肺炎，亦可以直传厥阴，虚甚不可强责其汗，有危险。十一月十三日。

葛根一钱　茅根三钱　杏仁三钱　知母一钱　枳实一钱　淡芩八分　象贝三钱　归身三钱　桑叶三钱

荆芥　防风各七分

二诊：舌干、苔不均，脉已见缓滑，热尚炽，头部有汗，躁烦略减，虽是佳兆，仍有危险。十一月十四日。

生石膏钱半　葛根一钱　枳实八分　楂炭三钱　白茅根三钱　归身三钱　腹皮三钱　炙草六分　川贝母三钱　橘红钱半　杏仁三钱　淡芩一钱

三诊：病略减，仍剧，舌苔可以消导，热退清尚须时。十一月十五日。

生石膏钱半　枳实一钱　象贝三钱　淡芩八分　炙苏子三钱　楂炭三钱　杏仁三钱　葛根一钱　白茅根三钱　橘络钱半　炙草六分　腹皮三钱

四诊：脉甚平正，神气亦好，惟热不退，且肌肤干燥，热退尚须时日。

川朴三分　淡芩八分　炙草六分　炙苏子三钱　象贝三钱　葛根八分　栀皮一钱　杏仁三钱　橘红钱半　炒枳实一钱

徐宝宝，壮热无汗，自啮其唇，唇色紫绛，溲如米泔，热有百零四度（40℃），病已二十余日，阳明证俱，太阳未罢，且见虚象，将传阴分，有危险。一月十一日。

川连三分　葛根三钱　犀角三分　归身三钱　淡芩八分　芦根一两　车前三钱　梗通八分　茅根三钱

猪苓三钱

周孩，头热肢寒，舌润头痛，二便自可，此伤寒太阳证也。药后宜避风吃素，可以即愈。二月十八日。

炙麻黄四分　淡芩六分　竹茹钱半　桂枝三分　枳实八分　炙草六分

邓孩，热本已退，现在又热，寐安，呼吸匀，手足亦温，唇绛，口渴，脉自可，溲初清，旋即转白色，是伤寒太阳阳明合病证，为热不重，避风慎食，当即日霍然。十二月廿二日。

淡芩_{八分}　花粉_{一钱}　方通_{八分}　炙草_{六分}　橘红_{钱半}　赤猪苓_{各二钱}　竹茹_{钱半}　葛根_{二钱}　茅根_{三钱}　象贝_{三钱}　杏仁_{三钱}

以上出自《药庵医案》

刘云湖

病者：冯子安之幼女，年八岁。

病因：素嗜生冷，偶尔感寒。

证候：高热恶寒，无汗而喘，头痛，遍身骨节痛剧，胸闷呕恶，彻夜不宁。

诊断：请愚诊之，脉浮而紧。谓之曰，此太阳伤寒夹湿，即俗所谓夹痰伤寒也。

疗法：与加味麻黄汤。

处方：生麻绒、桂枝各五分，羌活、半夏、云苓、杏仁、厚朴、藿梗、泽泻各一钱五分，毛化橘一钱，粉草八分，生姜大片，葱白三根。

效果：一服上半身汗出，足膝无汗，头痛、身骨节痛均减。尚微有寒热，胸闷呕恶，痰多，此由素嗜生冷之寒湿，滞于中焦，发生痰痹，以致中下之阳不通也。

疗法：与开胸化浊利湿下气之剂。

接方：藿梗、半夏、杏仁、代赭石各一钱五分，石蒲、云苓、厚朴、炒苍术、苏红皮、白蔻仁、大腹皮各一钱，旋覆花八分。

效果：晚时进服，次明热退。再诊得脉静身凉。服香砂平胃散而安。

理论：太阳伤寒夹湿，前案已详细理论，无俟多赘，惟湿之所生，在小儿多得之嗜好生冷，减灭胃阳，化生涎液，以横踞中焦，使阳不上升，阴不下降，阴阳不能交互，所以徒用发表，只上半身汗出，足膝无汗，以阴浊之邪，从中阻塞也。发表之后，惟以温中化浊，自然邪去正复矣。

方论：加味麻黄汤，内配羌活，愚屡用获效，无他疑虑矣，惟因咳嗽呕恶，用代赭旋覆汤之类，亦屡有功效，凡患伤寒夹痰湿而呕恶者，用之均无大碍也。但不可用之过早耳。若有头痛发热恶寒无汗之表证，用之恐引邪内陷，而成结胸等证，不可不慎也。

《临床实验录》

周镇

王金荣子，河埒口王巷。甲寅二月延诊：身热，脉数，凛寒，舌红，无汗，口渴，热甚略有妄谵。审知乡童太顽，冬夜赤身下床溲溺，是内感寒邪者复感风而发。因疏葱、豉、桑、叶、荆芥、苏叶、牛蒡、杏仁、郁金、前胡、连翘、淡竹叶等。畅汗，热减神清，调理渐愈。设泥脉数舌红，全与辛凉，寒邪不达，未易即解也。

《周小农医案》

祝味菊

李宝宝，一诊：伤寒挟湿，身热两周未解，神识渐昏，舌黑而润，汗出齐颈，脉息虚浮，中阳衰惫，卫生不逆，当与温中和表。

川桂枝一钱，乌附块二钱，灵磁石六钱，白杏仁三钱，大豆卷三钱，仙半夏三钱，朱茯神四钱，生姜三片。

二诊：伤寒太少合病，与温中和表，身热渐平，脉亦应指，中渐复，卫气渐达，再与前法出入。

川桂枝钱半，乌附块二钱，灵磁石六钱，生白芍三钱，大豆卷三钱，炒竹茹一钱，白杏仁三钱，水炙甘草八分，生姜三片。

三诊：身热平，脉虚细，舌仍中黑，不知泛恶，表气虽和，中寒未罢，再与益阳和中。

川桂枝一钱，炒白术三钱，灵磁石五钱，生白芍三钱，乌附块二钱，带皮苓四钱，藿梗一钱，仙半夏三钱，淡干姜一钱，陈皮一钱。

四诊：略受寒侵，营卫复失调节，身热起伏，舌黑泛恶，脉虚紧，再与温调营卫。

炙麻黄钱半，川桂枝一钱，远志八分，白杏仁三钱，生白芍三钱，灵磁石五钱，陈皮钱半，仙半夏三钱，乌附块二钱，生姜三钱。

五诊：身热平，脉息渐和，头部尚有微热，苔仍黑腻，作恶，中焦遏阻，再与益阳和中。

乌附块三钱，生龙齿六钱，白杏仁三钱，生姜三钱，仙半夏三钱，白苏子钱半，制川朴一钱，炒六曲二钱，灵磁石六钱，带皮苓四钱，远志八分。

六诊：脉静身凉，黑苔渐化，唇干溲少，津液未复，仍当温中和胃。

乌附块三钱，仙半夏三钱，生龙齿六钱，云茯苓四钱，福泽泻四钱，生牡蛎六钱，焦谷芽四钱，生白术三钱，川桂枝一钱，陈皮钱半。

七诊：溲浊苔腻，咳嗽不爽，肺胃未和，再与温调。

生白芍三钱，制川朴钱半，生白术三钱，云茯苓四钱，炙苏子一钱，陈皮钱半，生姜三钱，仙半夏三钱，乌附块三钱，生谷芽四钱。

《医案选粹》

第十六节　麻疹

程从周

胡应元之子甫周半，忽发热沉重，不思乳食，气喘咳嗽，自汗。服药未退，余曰："此将发疹之兆，故热未即除。"更医以为停食感寒，专用消导药亦无功。次日复逆余过视，余谕之曰："感寒安得有汗？不食者，腹中热毒未出。今热而自汗津津，且咳喘涕泪，兼之倦怠，非疹而何？"仍只以内托表散之剂，其夜遂发疹遍身，头面愈盛，人事顿清，饮乳如旧。而次日复邀前医以竟其事。若斯人者，其亦可称具眼者耶？噫！世之食者伙矣。岂独一人而已哉！由此观之，恶足为怪。

《程茂先医案》

夏禹铸

思诚堂同学友，措大方薪衍第五郎患麻疹。初医者不知麻候，用六一散以除烧热。邀余过治，见其舌纯紫，两唇燥裂，大小二便皆秘，声鼾不已。即用黄连八分，木通、黄柏各一钱，服下。大便刮白，如冷痢然。在座者口吻，觉为凉剂所致。予亦踌躇满志，岂脏腑苗窍，此证独不相符？毫无首鼠。问前医退热，所用何剂。薪衍曰：六一散。予便恍觉下元为六一寒冷所滞，致火不降，灼无疑矣。随以炒盐，久熨脐下，仍用前味黄连，倍加服之，方下。大便燥结，与黑枣无异。可见苗窍辨真，治定不爽之一验也。

本邑陶一公涯玉之子，麻疹发热方两日，医人误为除热，麻伏不出，形状似惊，差役请予治。面色花杂，喘急不嗽，必有内毒。于太阳穴以口涎擦之，皮内隐有红点，知是麻毒内攻，无烧不出。用天保采薇汤，倍加升麻、干葛。一服额上见点，色不红起，面色唇口，惨淡无泽，知为内虚。即用固真汤，一服通身发热。陶公惊怖。子曰：麻非带热不出。仍服天保采薇汤，一剂通体透发愈。此见面色花杂，便知内毒之一验也。

培继楼同学庠友方恒绥一子，麻疹隐而不出，形证甚凶，邀予治。见其面色惨白，口气微冷，唇舌淡白，大便泄泻，即用八珍汤一服，额稍见点。恒绥因姪前麻疹，殒于泄泻，力迫止泻。予曰：分利更虚，不允。见口吻间觉以泻关性命，勉强用五苓散，果止。而额上红点即隐，又用十全大补汤内托，外用葱酒蒸引，卒不透发。予值事往郡，蹰后札示，皮上每发一疱，破即成黑窟，附他医攻毒方单。予札复曰：肌肉脾属，破即成窟，乃脾虚之极，何可攻毒。惟用六君子汤，顾脾为主。果效。此望色审窍，万无一失，分利虚脾，即此可见之一验也。

以上出自《幼科铁镜》

郑重光

吴中璧兄令爱，年将及笄，出痧后半月，惟口甜喜唾，不思饮食，胃中隐隐微痛，脉虚软而迟。幼科以口甜胃火，作余热治之，此常理也。但脉不长不数，口不渴而反喜唾，必以前过用膏芩，热虽减而中寒生，致有此证。且口甜者，脾虚之真味也。胃阳发露，无实热脉证，反属虚寒，当变法治之。用六君子汤加炮姜、益智仁，二剂知，四剂即口不甜而能食。大凡痧痘真阳未破之童身，苦寒可以恣用，出幼男子，经通女子，及已婚娶破阳，痧痘当用膏连十分者，宁用七分，以防中寒。曾治一妇人，产后未满月出痧，幼科尚未用凉药，痧回七八日，猝然腹痛厥逆呕吐，六脉全无，竟用四逆汤加人参、肉桂，数剂方痛止脉出。又见一幼男子出痘后，未得温补，猝然腹痛厥冷汗出，未终日而殒。

《素圃医案》

陈念祖

痧疹之发本由六腑，腑属阳，阳主气，所以有形而无浆，其证属于实热居多，外发须以透密为佳。今疹发既得透密，而又衄血不止，是毒势正向外泄之机，允称佳兆。固不必有所疑虑，只须清凉解之自安。

元参三钱　淡黄芩二钱　栀子二钱，炒黑　甘草八分　生地黄三钱　荆芥一钱五分　桔梗一钱五分
葛根一钱　茅根两杯，捣汁　京黑半盏，磨汁冲

时痧寒热未解，邪欲内陷，是以气喘而腹胀痛。但浮肿未减，腑经尚有湿热阻滞，拟先以分利渗泄为法。

大豆卷二钱　木防己二钱　石膏二钱　杏仁三钱　连翘二钱　生苡仁三钱　通草一钱

痧疹已退，气促痰鸣，唇色紫而㿸肿，声音低微不出，涕泪皆无。此毒火未清，上窍欲闭之象。急宜清解泄毒，毋令变端则吉。

连翘三钱　元参二钱　杏仁二钱，去皮尖　甘草一钱　川连一钱　淡黄芩二钱　桔梗二钱　金银花三钱

痧疹发后牙龈溃烂出血，臭腐难闻。此乃余毒未尽，走而入胃，失治便成险证，即俗所谓走马牙疳是也。今毒已上壅，势非轻渺，幸勿玩视，勉将拟方列后。

生地黄三钱　元参三钱　麦门冬三钱　甘草五分　青蒿梗二钱　淡黄芩一钱　荆芥五分　白薇八分　白果仁十枚　白茯苓一钱　干葛一钱　陈皮五分

《南雅堂医案》

程文囿

肖翁三郎心成兄，幼时出麻，冒风隐闭。喘促烦躁，鼻扇目阉，肌肤枯涩，不啼不食，投药莫应。翁商于予，见其势濒危，谓曰："此麻闭急证，药非精锐，蔑能挽救。"方疏麻杏石甘汤与之。一服肤润，麻渐发出。再服周身麻出如痹，神爽躁安，目开喘定。继用泻白散，清肺解毒。复用养阴退阳之剂而愈。予治麻闭危候，每用此方获验。盖麻出于肺，闭则火毒内攻，多致喘闷而殆。此方麻黄发肺邪，杏仁下肺气，甘草缓肺急，石膏清肺热。药简功专，所以效速。可见仲景方，不独专治伤寒，并能通治杂病也。

《杏轩医案》

王孟英

溽暑之令，痧疹盛行，幼科仅知套药，升、柴、防、葛乱施，殆亦疫疠之病，造化默行其杀运欤？陈仰山家患此者十余人，其长郎书苇孝廉之女，势最剧，以痧甫出而汛至也，医者却走。始延孟英视之，脉滑而数，舌绛大渴，面赤失音，不食便泻。曰：此由发散太过，火盛风炽，气血两燔。气分之邪，由泻而略泄其焰，营分之热，由汛而稍解其焚，岂可畏其脱陷，妄投止涩耶？与西洋参、石膏、知母、麦冬、犀角、生地、连翘、甘草、石斛、丹皮、桑叶、竹叶，大剂投之，三日而愈。养阴善后，遂以渐安。其余或轻或重，孟英一以清解而痊。

朱敦书令爱患感，医投温散，服二剂，遍身麻痧，汛事适来。医进小柴汤，遂狂妄莫制。乞援于孟英，脉至洪滑弦数，目赤苔黄，大渴不寐。是痧因温邪而发，所以起病至今，时时大汗，何必再攻其表？汛行为热迫于营，胡反以姜、枣温之？（人）参、紫（草）、柴（胡）升之？宜其燎原而不可遏也。与大剂犀角、元参、生地、石膏、知母、花粉、银花、竹叶、贝母、白薇，以清卫凉营，服后即眠，久而未醒，或疑为昏沉也，屡为呼唤，病者惊寤，即令家人启箧易服，穿鞋梳发，告别父母云："欲往花神庙归位。"人莫能拦，举家痛哭，急迓孟英复视，脉象依然，嘱其家静守勿哭，仍以前方加重，和以竹沥、童溲，灌下即安，继用养阴清热而愈。

　　姚子，瘄后两腿筋掣，卧则更痛，幼科作风治而愈剧。孟英以犀角、生地、木通、豆卷、葳蕤、桑枝、丹皮、栀子、丝瓜络，投之而效。

　　李新畲仲郎，瘄未齐而痰嗽气喘，苔色白滑，小溲不赤。或主犀角地黄汤加紫雪，服而不效。延孟英诊之，右脉洪滑而口渴。乃天时酷热，暑邪搏肺，挟其素有之痰而阻其治节，所以气机不行，而疹不能达，苔不能化，溺不能赤也。温散大忌，凉血亦非。与竹叶石膏汤合苇茎（汤）加杏（仁）、（紫）菀、旋（覆）、枇（杷叶）、海石投之，气平疹透，苔退色红，小溲亦赤，数日而愈。

　　仲夏，瘄疹流行，幼科执用套药，夭扎实多。有王子能参军所亲楚人刘某，仅一子，甫五龄。陆某见瘄点不绽，连进桱柳等药，壮热无汗，面赤静卧，二便不行。参军闻其殆，延孟英视之，投犀羚白虎汤而转机，陆某力阻石膏不可再饵，仍进温散，以至气喘痰升，复加麻黄八分，欲图定喘，而喘汗濒危，二便复秘。再恳孟英救之，投白虎（汤）加西洋参、竹叶而愈。

　　继有房氏子，亦为陆某误用温散致剧，痰喘便秘，口渴神昏，溲碧肢瘛。孟英与大剂白虎汤加西洋参、元参、竹叶、木通，调紫雪（丹），四帖而始安。

以上出自《王氏医案》

方南薰

　　靖邑舒友又昌仲子，甫一岁，患脾虚泄泻，服药未效，旋覆发热出疹。五日，头面疹色淡红，六日，头面疹粒俱沉不见，其肩背等处尚有微点淡红，惟不下达腰足，肌肉消瘦，痰喘泄泻，鼻流浊涕，指纹微红。素属莫逆，义不容辞，因细思之，欲补其脾，恐燥血分，疹不能发；欲凉其血，恐败其脾；欲宣其表，奈前医未知出疹，屡用汗剂退热，元气业已大亏。惟取洋参三钱为君，以补肺助气，丹参二钱为臣，以和营助血，龙眼肉五枚为佐，以助正气，糯米酒一匙为使，以达肌肤。二服而疹色渐红，又加川牛膝一钱服之，自腰至足稠密无间，色转红亮，调理半旬，疹渐收而泄泻亦止，诸证悉平。此方创自余意，用以报知己云尔。

《尚友堂医案》

抱灵居士

　　瞿子，疹后不食，口内生疮，咳嗽声嘶，作呕不止，此余毒在胃也。以石斛清胃散加桔梗、寸冬一剂，用绿袍散吹之，愈。

　　诚子，冬月发热，以加味升麻葛根汤二剂，出麻，唇红，口渴，烦躁；以如圣汤加葛根、木通、竹叶一剂，作泻黑臭，烦甚；以如圣汤加黄芩、白芍、葛根、竹叶一剂，咽痛，声嘶，泻黑，烦甚，壮热；以四物汤去川芎，加荆、防、甘、桔、芩、连、石膏、灯心一剂，泻止，恭黄烦减；以竹叶石膏汤去半夏，加荆芥一剂，好；再加元参一剂而愈。

一女，出麻，泻血腹痛，或以灯火焠之，面足不出，惟胸前有细碎一片，口渴作呕，咳嗽，舌黄厚，溺赤，此火闭也。以竹叶石膏汤去参、半，加荆芥、元参、石膏一剂，面背麻出，日泻赤水十回，脾痛便坠，咳呕止；以凉膈散去硝、栀，加黄连、石膏、芍一剂，腹痛，泻如苋汁，舌微黑，口渴，因先泻两月，而后出麻也。以芩、连、苓、泻、荆、防、白芍、甘草、石膏、陈米一剂而愈。

邓子，孟夏出麻，发热烦渴，咳嗽，鼻衄，足冷，咬牙，或以凉膈之剂，八日不退热，便秘五日；又以大柴胡汤清咽滋肺解毒等汤不应，溺清便绛，气喘鼻扇，每辰已潮热，两颐连耳亦赤，腹微胀，舌净，色紫，用青布擦洗，喜冷饮，此夹食未开导也。予视之，见其坐起有神，虽瘦而清爽，以凉膈散去硝，加牛、桔、石膏一剂，泻一次硬恭，小脾胀痛；或以泻白散加连、膏一剂，不应；又以小承气汤一剂，五更小腹胀痛，泻一次黑恭，热退；以保和丸二钱，麦冬汤送下，人爽进食，头汗畏风，泻黄黑恭，鼻涕有衄；以生地、赤芍、归、翘、牛、壳、桔梗、陈、元参、灯心一剂，四更咳热则喘，鼻扇，恭黄色，此少阳邪热，食积有肺火也。以大柴胡汤去半、姜、枣，加翘、牛、玄、桔一剂，溺痛有血，泻二次，热退，溺赤，人倦不食；以石斛清胃散去合、扁，加生地、寸冬、灯心一剂，泻黄恭，进食，咳嗽，午后潮热；以参苓白术散去参、术、扁，加寸冬三剂，热退；又以二陈汤加枳、桔、黄连、白芍、柴胡三剂而痊愈。

张子，发热咳嗽，以利膈汤加楂、通、连翘一剂，头出麻点甚多，遍身无，热不退；以清热透肌汤用石膏三钱一剂，热减；以大连翘饮去归、柴、滑、芩、草，加石膏三钱一剂而愈。

以上出自《李氏医案》

费伯雄

某。疹隐太早，咳嗽发热。宜开肺气。

薄荷　杏仁　象贝　连翘　桑叶　木通　郁金　紫菀

某。风热袭于肺胃，疹子初发，身热形寒，胸腹不舒。宜疏解法。

蝉衣一钱，去翅足　炒牛蒡三钱　桑叶一钱五分　前胡一钱　杏仁三钱　桔梗一钱　橘红八分　通草五分　大贝三钱　连翘二钱　荷叶一角

某。风热犯于肺卫，疹子初发，身热形寒，胸闷不舒。治宜疏解。

蝉衣一钱　牛蒡子三钱，研　桑叶三钱　杏仁三钱　桔梗一钱　枳壳一钱　橘红一钱　大贝三钱　车前三钱　荷叶一角

《费伯雄医案》

刘子维

周某之侄，出麻子，声哑、口渴不休，日夜卧床呻吟。

　　大力三钱　　银花八钱　　桔梗三钱　　寸冬五钱　　黄芩二钱　　木通三钱　　甘葛一钱　　百部三钱　　白前根二钱　　儿茶二钱　　硼砂二钱　　玄参五钱

　　三付。服二付麻满现，声出不渴，食稍进，服毕病痊。

　　李俊注：此麻疹暗也。发音之本在下，而标在上，有内夺而暗者，其病在本；有窍闭而暗者，其病在标。麻疹暗则无在本者，盖麻疹内挟胎毒，而外出于肌肉、皮毛，脏腑之伤惟肺为甚也。

　　麻疹之初，往往寒热，咳嗽、喷嚏、涕泪并见，与外感风寒无异，继则有颗粒绽起于皮肤，为外感所无。医书识破麻疹虽为胎毒，而多带时行气候者，此也。若表里气郁而不能速发尽达于皮肤，则非佳兆，或一出即没者，尤为险巇。此证则不速不尽，热毒上壅以致金实不鸣，故口渴而声哑也。

　　治麻疹以清肺为主，而辅以内外两通。外通则肺气得行于皮毛，而邪从外解；内通则肺气得行于二便，而邪以下解。《内经》五郁治法，皆不通者通之，以平为期也。

　　热之有余者，水之不足也。有余宜泻，故用银花、麦冬、黄芩；不足宜补，故用玄参，此所谓热者治之以寒，而有者、无者并求之也。桔梗开肺窍，大力散热壅，白前降痰壅，百部化痰，抑肺气于大肠，木通通窍，行肺气于膀胱，甘葛升阳散火以通肌腠，此所谓合者治之以开，而内者、外者并通之也。然声哑由于窍闭，窍闭由于热壅，以致痰结，故除以寒治热，以开治合，更佐以化痰生津之硼砂、儿茶，而硼砂咸能软坚，其力尤峻，盖非此不足以清痰热，化痰结，利咽喉，而发音声也。

　　夫热者寒之，本属正治，然实热、郁热、痰热，难以概施，故此方分别治之，以期适中肯綮。昔人谓一病有一病之药，洵不诬也。

　　病有邪实而闭者，治宜有开无合，急去邪以存正，《伤寒论》太阳病之不汗出与阳明病之胃定实是也。此证之内外两郁，实兼有其象，故立方亦参用麻黄、承气二汤之意，而以表里两解为宗，用药虽不同，医理则无二也。

《圣余医案诠解》

张锡纯

　　天津杨姓幼子，年四岁，于季春发生温疹。

　　病因：春暖时气流行，比户多有发生此病者，因受传染。

　　证候：周身出疹甚密，且灼热异常。闭目昏昏，时作谵语。气息迫促，其唇干裂紫黑，上多凝血。脉象数而有力。大便不实，每日溏泻两三次。

　　诊断：凡上焦有热之证，最忌下滑泻。此证上焦之热已极，而其大便又复溏泻，欲清其热，又恐其溏泻益甚，且在发疹，更虞其因溏泻毒内陷也。是以治此证者，当上清其热下止其泻，兼托疹毒外出，证候虽险，自能治愈。

　　处方：生怀山药一两　　滑石一两　　生石膏一两，捣细　　生杭芍六钱　　甘草三钱　　连翘三钱　　蝉退钱半，去土

　　共煎一大盅，分多次徐徐温饮下。

　　效果：分七八次将药服完，翌日视之其热大减，诸病皆见愈。惟不能稳睡，心中骚扰不安，其脉象仍似有力。遂将方中滑石、石膏皆减半，煎汤送安宫牛黄丸半丸，至煎渣再服时，又送

服半丸，病遂全愈。

《医学衷中参西录》

巢崇山

罗孩。初诊，风郁化火，火盛生痰，痰火风搏结肺胃，肺气不宣，咳嗽音闭，痰鸣气急，身热不扬。兜腮毒红肿作痛，起自痧子之后，痧少未清，脉小数。孩提气阴薄弱，羌延两月，正气大伤，窃恐正不胜邪，邪不外达，有内闭厥逆之虑。证颇棘手，勿泛视之。姑拟清热透邪，轻开上焦。

淡豉　金银花　前胡　蒌皮　茅根　薄荷　桑叶　杏仁　赤苓　牛蒡子　甘草　连翘　竹茹　川象贝　山栀　僵蚕　枇杷叶

二诊：昨投清热透邪，轻开上焦，诸皆轻可，音亦较开，痰毒肿硬亦退，咳仍未已，痰不易出，稍有气急，脉数身热。痧子之后，阴伤未复，邪热未清，肺胃升降失司。再以存阴透邪，肃降肺胃。

淡豉　川象贝　杏仁　郁金　山栀　蒌皮　茅根　甘草节　薄荷　桑叶　银花　前胡　竹茹　枇杷叶　牛蒡子　冬瓜子

《玉壶仙馆外科医案》

丁泽周

薛三小姐。痧子后身热不清，咳嗽不爽，腑行不实，小溲短赤，苔薄腻，唇焦，右手腕微肿疼痛，尾脊之上宕疮，腐烂，形瘦骨立，脉象濡小而数。阴液暗伤，津少上承，风温伏邪，挟痰热留恋肺胃，清肃之令不行，还虑正不胜邪，致生变迁！再宜生津清温，清肺化痰。

天花粉三钱　白薇一钱五分　川象贝各二钱　抱茯神三钱　炒银花三钱　连翘壳三钱　水炙桑叶皮各二钱　生赤芍二钱　丝瓜络二钱　活芦根一尺　枇杷叶露四两，后入

二诊：续布痧子，身热不清，咳嗽不爽，口干欲饮，舌质红，苔微黄而腻，脉弦小而数。形瘦骨立，阴液暗伤，伏温由内达外，由荣分而转气分，虽属佳兆，还虑正不胜邪，致生他变。再以清温化痰。

净蝉衣八分　炒银花三钱　连翘壳三钱　鸡苏散三钱　生赤芍二钱　川象贝各二钱　天花粉二钱　丝瓜络二钱　抱茯神三钱　干芦根一两　水炙桑叶一钱五分

三诊：痧子透发，潮热不清，咳痰不爽，小溲短赤，舌尖破碎，苔黄，唇焦尾脊之上，宕疮腐烂，形瘦骨立，脉象细数。阴液亏耗，伏温未楚，痰热留恋肺胃，还虑正不胜邪，致生变迁。再宜养正生津，清温化痰，尚希明正。

西洋参一钱　天花粉三钱　嫩白薇一钱五分　水炙桑叶皮各一钱五分　茯神三钱　炒银花三钱　连翘三钱　川象贝各二钱　赤芍二钱　丝瓜络二钱　芦根一尺

《丁甘仁晚年出诊医案》

洪左。风温时气引动伏邪，蕴袭肺胃两经，寒热头胀，咽痛咳嗽，痧子隐隐，布而不透，脉浮滑而数，邪势正在鸱张，虑其增剧，急宜清凉疏透，开肺化痰。

荆芥穗一钱　净蝉衣八分　薄荷叶八分　熟牛蒡二钱　苦甘草五分　苦桔梗一钱　嫩射干八分　轻马勃八分　连翘壳三钱　生赤芍二钱　光杏仁三钱　象贝母三钱　炒竹茹钱半　淡豆豉三钱

吴小。发热三天，咳嗽痰多，痧子布而不透，舌质红，苔粉白，脉滑数。伏温时气之邪，蕴袭肺胃，宜辛凉清解，宣肺化痰。

荆芥穗一钱　淡豆豉三钱　粉葛根一钱　薄荷叶八分　净蝉衣八分　熟牛蒡二钱　生赤芍二钱　炒竹茹钱半　光杏仁三钱　象贝母三钱　连翘壳三钱　冬瓜子三钱

痧子布而不透，冬桑叶不可用，茅根亦不宜早用。

王家桂。痧子布而不透，身灼热烦躁咽痛，甚则时明时昧，曾经泄泻，舌质红，脉滑数。温邪疫疬蕴袭肺胃，不得泄越于外，而返陷大肠。证势非轻，拟辛凉汗解。

粉葛根一钱　薄荷叶八分　荆芥穗一钱　净蝉衣八分　生甘草六分　苦桔梗一钱　金银花三钱　连翘壳三钱　生赤芍二钱　轻马勃八分　鲜竹茹二钱　干荷叶一角　白茅根两扎

马幼。风温疫疬之邪，蕴袭肺胃，寒热无汗，咳嗽音声不扬，腹鸣泄泻，痧子隐隐，布而不透，脉象濡滑而数。宜辛凉汗解，宣肺化痰。

荆芥穗钱半　淡豆豉三钱　粉葛根二钱　赤茯苓三钱　苦桔梗八分　银花炭三钱　连翘壳三钱　象贝母三钱　焦楂炭三钱　生赤芍二钱　六神曲三钱　炒竹茹一钱　荷叶一角　净蝉衣八分　熟牛蒡三钱

方小。痧子布而渐回，身热较轻未退，咳嗽音声不扬，四日未更衣。痧火痰热逗留肺胃，再宜清肺化痰，而通腑气。

薄荷叶四分　京元参一钱　冬桑叶皮各钱半　光杏仁三钱　金银花三钱　连翘壳三钱　生赤芍钱半　象贝母二钱　全瓜蒌三钱　马兜铃一钱　冬瓜子三钱　火麻仁三钱　活芦根一尺　枇杷叶露四两，后入

朱小爷。身热十天，未曾得汗，痧子隐隐，布而不透，咳嗽音声不扬，甚则气逆鼻扇，时时迷睡，舌质红，苔干白而腻，脉象郁滑而数。此无形之风温伏邪，与有形之痰滞互阻，肺胃为病。痰浊上蒙清窍，清阳之气失旷，邪热不得从阳明而解，返由逆传厥阴之险，颇虑痉厥之变。宜涤痰清温，开肺达邪。

嫩射干八分　净蝉衣八分　薄荷叶八分　枳实炭一钱　鲜竹茹钱半　生甘草六分　光杏仁三钱　象贝母三钱　冬瓜子三钱　连翘壳三钱　生赤芍二钱　淡竹沥一两　真猴枣粉五厘，冲服　活芦根一尺去节，用蜜炙　麻黄三分，入于芦根内扎好

二诊：痧子十三天，布而不透，隐而太早，咳嗽痰多，甚则气逆鼻扇，小溲渐清，迷睡依然，舌苔白而干腻，脉象沉细带滑。良由风温伏邪不得从阳明而解，而返陷入阴，卫阳不得外达，气逆鼻扇，是肺阴暗伤，而痰浊不化，似有阴躁之象，手足逆冷，势成慢惊。迭进清解涤痰之剂，未曾一效，不得不改变方针，以冀弋效。今宜温经达邪，养肺化痰，是背城一战耳。

熟附片三分　蛤粉炒胶二钱　光杏仁三钱　炙远志一钱　水炙桑叶皮各钱半　川象贝母各二钱　九节菖蒲七分　淡竹沥一两　生姜汁两滴，炖温冲服　姜竹茹钱半

三诊：痧子十六天，温经达邪，已投三剂，迷睡已减，神识亦清。惟咳嗽痰多，微有泛恶。小溲浑浊亦清，舌中腻黄亦减，哭泣无泪，肺阴已伤，痰浊恋留肺胃，一时未易清彻，今拟滋

养肺阴，和胃化痰。

蛤粉炒阿胶一钱　川象贝各二钱　光杏仁三钱　蜜炙马兜铃八分　竹沥半夏二钱　瓜蒌皮三钱　赤茯苓三钱　水炙远志一钱　炒竹茹二钱　水炙桑叶皮各钱半　冬瓜子三钱

丁小。痧子已布，身热不退，咽喉掀痛，项颈结块，咳嗽痰多，风温疫疠之邪，蕴袭肺胃两经，增剧可虑，争宜辛凉疏解。

薄荷叶八分　熟牛蒡二钱　荆芥穗一钱　净蝉衣八分　苦桔梗一钱　甜苦甘草各五分　象贝母三钱　炙僵蚕三钱　淡豆豉三钱　生赤芍二钱　鲜竹茹二钱

张小。痧子已回，身热已退，夜不安寐，稍有咳呛，脉象濡小而数，舌质淡红。阴液已伤，虚火易升，肺胃宣化失司。今拟仿吴氏蒌贝养营意，清养肺胃，而化痰热，更当避风节食，则不致反复为要。

川贝母二钱　瓜蒌皮三钱　京元参钱半　天花粉三钱　朱茯神三钱　桑叶皮各钱半　光杏仁三钱　生赤芍二钱　冬瓜子三钱　嫩白薇钱半　生甘草八分　活芦根一尺　枇杷叶露四两，后入

薛小姐。痧子十三天，痧回里热不清，咽喉内关白腐，肢节肿痛，脉象细数，少阴阴液已伤，阳明余热留恋，能得不生变端，可望转危为安，拟生津清温。

天花粉三钱　京元参钱半　桑叶皮各钱半　川象贝各二钱　金银花三钱　连翘壳三钱　嫩白薇钱半　鲜竹茹钱半　生赤芍二钱　鲜石斛三钱　丝瓜络三钱　肥知母钱半　活芦根一尺　枇杷叶露四两，后入

二诊：痧子十五天，里热未清，咽喉内关白腐渐退，右手足肢节疼痛，脉象细小而数。少阴阴液已伤，阳明余热留恋，还虑变迁，再拟生津清温，而通络道。至于牙齿脱落，亦胃热之故也，清其胃即是固其齿之意。

天花粉三钱　京元参二钱　熟石膏四钱　肥知母钱半　桑叶皮各钱半　川象贝各二钱　连翘壳三钱　生赤芍二钱　金银花四钱　嫩白薇钱半　丝瓜络二钱　鲜竹茹二钱　活芦根一尺

三诊：痧子十七天，咽喉白腐渐愈，肢节疼痛亦减，而里热仍炽，续发红疹，布于胸脐腹之间，咳呛咯痰不爽，舌质淡红，脉象濡数。阴液已伤，第二层之伏温渐渐外达，肺失清肃之令。再宜生津清温，而通络道。

天花粉三钱　京元参钱半　熟石膏二钱，打　生甘草五分　桑叶皮各钱半　净蝉衣八分　金银花三钱　连翘壳三钱　生赤芍二钱　光杏仁三钱　川象贝各二钱　丝瓜络二钱　活芦根一尺，去节

李幼。痧子后咳嗽音喑，咽痛蒂坠，痧火痰热，蕴袭肺胃，证势非轻，姑拟轻开肺邪，而化痰热。

净蝉衣八分　嫩射干五分　桑叶皮各钱半　光杏仁二钱　象贝母二钱　生甘草五分　苦桔梗一钱　轻马勃八分　马兜铃八分　炒银花三钱　连翘壳二钱　鲜竹茹钱半　胖大海二枚

此证忌气喘。

周小。痧后身热不退，有汗不解，咳嗽音喑，烦躁不安，甚则气逆鼻扇，脉象濡数，此风温伏邪，挟湿热蕴蒸募原，少阳阳明为病。肺失清肃，治节无权，颇虑延成痧痨。拟小柴胡合竹叶石膏汤加减。

银柴胡一钱　嫩白薇钱半　生甘草五分　水炙桑皮叶各钱半　熟石膏三钱　淡竹叶三十张　光杏仁三钱　川象贝各二钱　炙兜铃一钱　净蝉衣八分　冬瓜子三钱　北秫米三钱,包　胖大海三枚

二诊：痧后身热退而复重，咳嗽音暗，脉象滑数，因食红枣，伏温复聚，少阳阳明为病，肺失清肃，还虑增变，再拟柴胡汤合竹叶石膏汤加减。

银柴胡一钱　淡水豆卷四钱　嫩白薇钱半　净蝉衣八分　桑叶皮各钱半　熟石膏三钱　淡竹叶钱半　冬瓜子三钱　光杏仁三钱　川象贝各二钱　炙兜铃一钱　生甘草五分　胖大海二枚　荸荠汁一两,冲服

干女。痧子后误服补食，水谷之湿化热生痰，互阻于肺，肺不能调水道，下输膀胱，致肾水泛滥横溢，咳嗽气急，遍体浮肿，身热口干，苔黄，脉濡滑而数。姑拟泻白散合五皮饮加减。

桑叶皮各钱半　光杏仁三钱　象贝母三钱　连皮苓三钱　陈广皮一钱　大腹皮二钱　肥知母钱半　冬瓜子皮四钱　六一散三钱,包　地枯萝三钱　枯碧竹三钱　福泽泻钱半　活芦根一尺

史小。痧起后脾胃为病，水湿泛滥，面浮肢肿，腹大饱满，且有咳嗽，姑拟疏运分消。

川桂枝五分　连皮苓四钱　生白术一钱　猪苓三钱　福泽泻钱半　陈广皮一钱　大腹皮三钱　水炙桑皮二钱　六神曲三钱　淡姜皮五分　冬瓜子三钱

何小。痧疹后身热不退，咳嗽痰多，口干不多饮，脉象弦细。寒凉叠进，邪陷三阴，在太阴则泄泻无度，在厥阴则四肢厥冷，在少阴则神识模糊，谵语郑声。自汗频频，趺阳不起，阳热变为阴寒，似有阴阳脱离之势，勿谓言之不预。急宜扶正敛阳，崇土和中。

炒党参钱半　煅牡蛎四钱　花龙骨三钱　云茯苓三钱,朱砂拌　怀山药三钱　川象贝各二钱　陈广皮一钱　生白术二钱　炮姜炭四分　熟附片八分　炙粟壳三钱　范志曲三钱　陈仓米五钱,包

朱小。身热呕恶，胸闷懊㤲，咳呛咯痰不爽，胃中嘈杂，不思饮食，舌质红，苔薄黄，脉象濡数不静，痧后挟痰热逗留肺胃，厥气乘势横逆，胃受肝侮，通降之令失司。拟清解余邪，宣肺和胃。

薄荷叶四分　桑叶皮各钱半　光杏仁三钱　川象贝各二钱　枳实炭一钱　炒竹茹二钱　橘白络各八分　瓜蒌皮三钱　连翘壳三钱　炙兜铃一钱　白通草八分　冬瓜子三钱　肥知母钱半　活芦根一尺　枇杷叶露四两,两次冲服

二诊：身热渐退，胸闷懊㤲亦减，呕恶亦觉渐止，咳嗽咯痰不爽，临昨尤甚，口干不多饮，项颈结核，舌质淡红，脉象虚数。痧后余邪挟痰瘀逗留肺胃，阴液暗伤，虚火内炽，再宜生津清温，清肺化痰。

天花粉三钱　肥知母钱半　薄荷叶四分　桑叶皮各钱半　光杏仁三钱　川象贝各二钱　全瓜蒌三钱　冬瓜子三钱　通草八分　橘白络各一钱　炙兜铃一钱　嫩白薇钱半　活芦根一尺　水炒竹茹钱半　枇杷叶露六两,两次冲服

薛小。痧子后身热不清，咳痰不爽，腑行不实，小溲短赤，苔薄腻，唇焦，右手腕微肿疼痛，尾臀之上褥疮腐烂，形瘦骨立，脉象濡小而数。阴液暗伤，津少上承，风温伏邪挟痰热恋肺，清肃之令不行，还虑正不胜邪，致变迁，宜生清温，清肺化痰。尚希明正。

天花粉三钱　嫩白薇钱半　川象贝各二钱　抱茯神三钱　炒银花三钱　连翘壳三钱　桑叶皮各钱半，

水炙　生赤芍钱半　　丝瓜络二钱　　活芦根一尺　　枇杷叶露四两，后入

　　唐绍义女公子。痧子后寒热往来，如疟疾之状，已延两月有余，咳嗽咯痰不爽，耳聋失聪，神疲肢倦，舌质红，苔薄黄，形肉消瘦，脉象濡小而数。气阴两伤，余邪留恋募原，营卫循序失常。渴喜热饮，挟湿故也。脉证参合，渐入痧痨一途。拟清养肺胃，以撤伏匿；调和营卫，而化痰湿。

　　南沙参三钱　蜜炙黄芪二钱　清炙草五分　抱茯神三钱　炙远志一钱　炒黑荆芥八分　肥玉竹二钱　炙鳖甲二钱　仙半夏钱半　桑叶皮各钱半，水炙　川象贝各二钱　甜光杏三钱　蜜姜两小片　红枣四枚　香谷芽露四两　枇杷叶露四两，二味后入

　　溃形以为汗法：

　　生黄芪五钱　熟附片八分　软柴胡钱半　生甘草钱半　炙鳖甲四钱　西秦艽二钱　净蝉衣钱半　荆芥穗钱半

　　上药煎水，温蒸肌肤，每日一次。

　　二诊：昨进清养肺阴，以撤伏匿；调和营卫，而化痰湿之剂，热度略减，咯痰不爽，耳聋失聪，神疲嗜卧，形肉消瘦，舌质红，苔薄腻而黄，脉濡小而数。卫虚失于外护，营虚失于内守，余邪痰湿逗留肺胃，清肃之令不行，还虑虚中生波。前方尚觉合度，仍守原意出入。

　　南沙参三钱　吉林参须八分　炒黑荆芥八分　抱茯神三钱　炙远志一钱　广橘白一钱　桑叶皮各钱半，水炙　鲜竹茹二钱　肥玉竹二钱　川象贝各二钱　甜光杏三钱　冬瓜子三钱　生熟谷芽各三钱　枇杷叶露四两，后入

　　三诊：痧子后寒热不解，已有两月之久，咳痰不爽，耳聋失聪，渴喜热饮，形瘦时寐，寐多醒少，舌质红，苔干白而腻，脉象濡小而数，左脉虚弦。杳不纳谷，卫虚失于外护则寒，营虚失于内守则热，肺虚则咳嗽，胃弱则不纳。仲圣云：少阴病，但欲寐。卫阳入阴不得外返则多寐，虚阳外越则头额多汗也。种种见证，颇虚正不支持，致阴阳脱离之变，勉拟助阳益阴，和胃化痰，尽人事以冀天佑。

　　吉林人参一钱　熟附片四分　炙鳖甲三钱　抱茯神三钱　炙远志一钱　嫩白薇钱半　川象贝各二钱　甜光杏三钱　广橘白一钱　清童便一杯，冲服　香稻叶露四两　枇杷叶露四两　野蔷薇露四两　三露煎药。

　　薛小。痧子后咳呛胸闷，不思饮食，咽喉干燥，渴不欲饮，舌质红，苔薄腻而黄，脉濡滑而数。阴分本亏，津少上承，余邪痰热逗留中焦，肺胃宣化失司。拟清热化痰，和胃畅中。

　　川象贝各二钱　瓜蒌皮三钱　桑叶皮各钱半　朱茯神三钱　枳实炭一钱　炒竹茹钱半　通草八分　广橘白一钱　生熟谷芽各三钱　冬瓜子三钱　藏青果一钱　嫩白薇钱半　枇杷叶三张

以上出自《丁甘仁医案续编》

过允文

　　胡仲芬令孙，年五岁，住宜兴西察院。

病名：伏热发疹。

原因：伏邪内发，风热外感。

证候：身热咳嗽，口渴神烦，便溏溲赤，痧透未足，热郁不退，苔白而花，舌质干燥。

诊断：脉数，右甚于左，乃伏邪与新感同发，热郁肺络，叠用生津宣透之剂。自二月迄于三月，连透红痧三次，继透白瘖，色枯不润，进大剂甘寒养液，犹是半枯半润，时灌频溉，疹色方能晶亮。

疗法：重用生津，佐以宣透，沙参、石斛、生地、蔗汁生津为君，桑叶、豆豉、前胡、茅根宣透为臣，川贝、枇杷叶清金肃肺，蒌皮、盐夏宽运中气。惟便溏一证，既不能涩，又不能补，只入扁豆为和中健脾之用。

鲜生地五钱　青蔗汁半盅　川贝母三钱　鲜石斛三钱　淡豆豉三钱　北沙参三钱　冬桑叶二钱　青盐夏钱半　生扁豆三钱　枇杷叶五片，去毛　瓜蒌皮二钱　前胡二钱

先用白茅根二两，去心，煎汤代水。

次诊：服二剂，痧回热退。数日后，骤然厥逆，脉弦而滑。此乃乳食不化，生痰阻气，上壅肺气使然，急宜开痰降气。

次方：枳实　郁金　花槟榔　玉枢丹磨冲，各五分　鲜菖蒲汁五钱　淡竹沥一两　姜汁五滴，冲

三诊：煎服半剂，吐出胶痰二块，厥回气平，明日又大热口渴，舌红，脉数而细。治以清热生津，参以化痰。

三方：鲜铁斛三钱　川贝三钱　花粉三钱　鲜生地五钱　桑叶二钱　老竹黄二钱　银花五钱　知母三钱　杜胆星钱半

四诊：服二剂，热少平，又透痧一身，甚密。再与生津托邪法，热退痧回。后二日复厥，势较轻，即与前方。又吐出胶痰数口，厥回而身又热，复透出痧一身，而津液之枯尤甚，令频灌蔗汁。数日后，发出白瘖一身，色枯，即与大剂甘寒养液。

四方：铁皮斛五钱　北沙参三钱　瓜蒌皮二钱　鲜生地三钱　天麦冬各三钱，连心　青蔗汁半盅，冲　生甘草一钱　旋覆花钱半，包煎

效果：服三剂，白瘖转润，五剂全亮，又五剂而愈。有患此者他医见其厥，用羚角煎送牛黄丸，服下，未二时即死。

廉按：痧为麻疹之俗称，杭宁绍通称曰瘖，江苏总名曰疹。此案伏热发疹，阴气先伤，较之但感风热发痧者，轻重悬殊。故叠用清透甘凉，证多反复，次方重用开痰降气，末方大剂甘寒救液，均极有力，宜乎厥疾乃瘳。此为痧疹之正法眼藏。

《全国名医验案类编》

叶鉴清

朱孩，年二岁，太仓人，寓新闸路福康里。

病名：疫痧内隐。

原因：因冒风致痧子内隐。

证候：寒热无汗，四日痧见，两日胸颈两手虽稠，而面颧额部隐约不透。痧为阳邪，头面属阳，尤为要紧。咳声不扬，目红多眵，脘闷，气急微喘，泛呕乳汁，便溏溺少。

诊断：紫纹已至气关，此由风邪重受，痰热交阻，抑遏肺气，有痧陷昏喘之险，拟以宣透，必得痧达，邪势向外，方有转机。

疗法：风痧为肺病，红痧是胃病。今风痧内隐，当宣肺发表为首要。方中荆、荠、苏、薄、

葛根辛散透发为君，天虫、蝉衣祛风泄热为臣，甘、桔、枳壳开肺宣喉，象贝、前胡解肌化痰为佐使，外用香菜汤揩者，亦取其辛香松肌，痧易透达也。

处方：荆芥穗一钱　紫苏叶八分　炒天虫钱半　熟牛蒡三钱　生甘草四分　薄荷叶八分，后入　煨葛根一钱　净蝉衣八分　象贝母三钱　苦桔梗五分　生枳壳一钱　嫩前胡钱半

外用香菜煎汤，用毛巾绞干揩面颈。

次诊：身已有汗，肤腠已松，面额两颧痧子渐透，色赤，肢体尤稠，尚脘闷烦躁，啼哭泪少，咳嗽有痰，口干干呕，目红多眵，溺短，便溏，日行一二次，关纹色紫。此痧未透发，痰热交阻，肺失清肃之令，慎防昏喘变端，治再宣泄。

次方：炒牛蒡三钱　炒天虫钱半　象贝三钱　生甘草四分　生枳壳一钱　薄荷叶八分，后下　净蝉衣八分　光杏仁二钱　苦桔梗五分　嫩前胡钱半　广郁金钱半

仍用香菜煎汤，乘热揩面颧颈及两手。

三诊：痧子齐布，红润尖透，邪势已从汗外达，佳象也。咳频，声音较扬，便溏溺赤，脘闷泛恶虽减，尚烦躁少寐，啼哭有泪，紫纹色淡，脉来滑数，右部较甚。痰热熏蒸，肺不清肃，慎防传变，再以清化治之。

三方：炒牛蒡三钱　蝉衣八分　光杏仁二钱，勿研　生甘草四分　嫩前胡钱半　炒天虫钱半　象贝三钱　青连翘三钱　生枳壳一钱　茅根肉三扎，去衣

四诊：表热已解，痧子渐回，交一候病势转松，最为正当。烦躁较平，夜寐较安，惟咳嗽尚甚，痰多艰咯，便溏溺畅，舌尖边红，苔腻口秽。此肺邪未清，胃热亦盛，脉来右部滑数，当两清之。

四方：炒牛蒡二钱　冬桑叶钱半　净连翘三钱　茅根三扎　芦根八钱　生竹茹钱半　象贝三钱　炒蒌皮三钱　冬瓜子三钱　嫩前胡钱半　枇杷叶三片，去毛

五诊：痧子渐回，诸恙均平，惟咳嗽痰多，脉来数象已和，当再清肃肺胃。

五方：冬桑叶钱半　炒蒌皮三钱　金银花三钱　生竹茹钱半　茅根三扎　芦根八钱　象贝四钱　净连翘三钱　冬瓜子三钱　嫩前胡钱半　枇杷叶三片，去毛

六诊：咳嗽较减，邪势渐化，脉来右滑，滑属痰邪，痰与余热，尚流连肺胃，仍主清化。

六方：象贝四钱　嫩芦根七钱，去节　生米仁三钱　净连翘三钱　通草一钱　瓜蒌皮三钱　冬瓜子三钱　生蛤壳四钱，打　生竹茹钱半　鲜地栗三枚

效果：服二剂，咳嗽仍未平，即停药。旬日后咳始全愈。

廉按：凡发疫痧，最怕冒风内隐，隐则痧毒内攻，势必痰势交阻，气喘神迷，险象蜂起。此案内外并治，仍使痧毒外达，幸而痧子齐布，红润尖透。且用两清肺胃，转危为安，的是儿科能手。

陈男孩，年二岁，苏州人。

病名：冬温疫痧。

原因：痧子内隐。

证候：发热一候，热壮无汗，痧子隐没，痰多神蒙，烦躁，舌干绛无津，唇燥渴饮，便闭，溺少色赤。

诊断：脉来细数无序，纹色深紫，直透三关，襁褓质弱，邪陷津液已涸，势难挽救，防骤然厥闭。

疗法：温邪痧毒，深入胃腑，劫津烁液。故用石膏、竹叶大剂清胃，生地、石斛增液为君，银翘、生草清解痧毒为臣，余如象贝、菖蒲之开痰宣窍，茅根、郁金、葛根透达陷邪为佐使也。

处方：生石膏一两，研细 鲜石斛六钱 连翘四钱 象贝四钱 生甘草五分 鲜生地八钱 生葛根钱半 银花四钱 广郁金钱半 鲜竹叶三钱 茅根肉五扎，去心 鲜石菖蒲一钱

病家情急，药前先服温雪水一碗。

次诊：昨药服后，有汗津津，热灼之势已淡，渴饮唇燥烦躁等证，亦见退舍，舌仍绛，尚润泽，大便色黑黏稠，小溲短赤，紫纹较淡，脉至数而有序，能寐饮乳，似有转机佳象。惟质小邪盛，最易传变，治再生津清泄。

次方：生石膏八钱，研细 鲜石斛五钱 连翘四钱 广郁金钱半 鲜生地六钱 天花粉四钱 银花四钱 象贝母四钱 生甘草五分 大竹叶三钱 茅根肉五扎，去心衣

三诊：表热已解，咳嗽有痰，尚渴饮，口气甚重，脉来右滑数，左手较和，右部脉隶属肺胃也，舌红润，紫纹仅至风关，色亦较淡，邪热日退，津液日回，大便畅行，小溲亦长。治再清化肺胃痰热，佐以生津，小心护持，可保无虞。

三方：鲜石斛四钱 川象贝各二钱 冬桑叶钱半 净连翘四钱 天花粉四钱 冬瓜子四钱 光杏仁二钱 金银花三钱 生竹茹钱半 生竹心卅根 茅根五扎，去心衣 芦根一两，去节 鲜枇杷叶三片，去毛，包煎

四诊：脉来数象已和，右寸关尚滑大，咳嗽有痰，口渴喜饮，溺淡黄，大便带溏，舌苔红润。肺胃痰热，犹未清彻，治再生津清化，以肃余邪。

四方：西洋参一钱 川象贝各二钱 连翘壳三钱 冬瓜子四钱 鲜石斛三钱 瓜蒌皮三钱 金银花三钱 通天草三钱 生竹茹钱半 生竹心卅根 茅根四扎，去心衣 芦根一两，去节 鲜枇杷叶三片，去毛，包煎

五诊：诸恙皆和，安眠安乳，脉来软滑不数，舌苔红润不绛。治再清养，以收全功。

五方：西洋参一钱 川贝母二钱，去心 净连翘三钱 生竹茹钱半 生竹心卅根 绿豆衣四钱 原金斛三钱 瓜蒌皮三钱 金银花三钱 嫩芦根一两，去节 灯心三扎

效果：服三剂全愈。愈后胃火颇旺，每饮食不节，即欲发热呕吐，仍是胃病。随来寓就诊，服清化消导药一二方，至多三方，必愈。现在学校读书，颇壮健。

廉按：痧属阳腑经邪，初起必从表治，当用辛凉解肌，使痧毒外透。若七日外隐伏不透，邪反内攻，痰多气逆，烦躁神蒙，此为痧闭，证最危险。此案初则清透，继则清化，终则清养。对证发药，层次井然，临危取胜，殊为高手。

《全国名医验案类编》

孙少培

夏玉笙之女公子，年二岁，凤阳关司事，住南京土街口。

病名：风温疫痧（即疹）。

原因：因乳食不济，饲以牛乳，又酷嗜香甜之品。风温病头面见痧，服升达剂转剧。

证候：风温七八日，热壮无汗，昼夜烦躁，饮水无度，两足逆冷，腹痛胀，得泻稍松。少顷又胀，疹点仅见于头面，自颈以下无点，气喘鼻扇，喉音干涩，血上溢，细视其面部疹点，干红焦萎，有退缩之象，周身全无点粒，身半以上发热，身半以下冰冷，腹膨气喘，目瞑眵多，

鼻血咯血，时而索饮，时而下利。昼夜如是，不能安枕，逆象已见。

诊断：脉细数少神，审察前医所用方剂，类皆升发药品。费建中氏有云：放点时而升发者，理也。执升发于放点时者，障也。盖痧证本由热邪遏郁所化，古人谓痧本于阳而生于阴。《内经》曰：阳主天气，阴主地气。本乎天者亲上，本乎地者亲下。今痧点但壅于头面，而不见于正身，是但亲其上而不亲其下，用药仅执一升发为不二法门，是不明剥复之道也。经云：亢则害，承乃制。又曰：病在上，取之下。证势本属棘手，所幸两手之脉，尚不散乱，而所见逆象，纯是药误，尚有一线生机。欲挽救此证，犹逆水行舟，有稍纵即逝之势。用大剂凉血清金之品，以冀挽回于万一。

疗法：汤液疗法，鲜生地有凉血止血之功，用以为君。生石膏、黄芩有涤热清金之妙，均属肺家要药，肺与大肠相表里，用以导热下行为臣。玄参清热解毒，栀子能去曲折之火，用以为佐。夏枯草能开火腑之闭，用以为使。外加梨汁、藕汁各一酒杯，并鲜生地汁和入，缓缓喂之。

处方：鲜生地半斤，榨汁，和服　生石膏一两，研细　黄芩二钱　玄参四钱　黑山栀三钱　夏枯草三钱　梨汁、藕汁各一酒杯，和服。

效果：上药分为数次，频频灌之。服药甘之如饴，甫及半，躁乱略平。次晨药已灌完，便能熟睡，至日中始醒，知索乳。视其正身，痧点甚密，两足转热，亦有点。复诊，举家欢慰，视为奇事。拟一清化之方，为之调理。越数日全愈。

廉按：叶氏谓春令发痧，从风温湿，夏季从暑风、或从暑湿，秋令从热烁燥气，冬月从风寒、或从冬温。痧本六气客邪，风寒暑湿，必从火化。痧即外发，世人皆云邪透。孰谓出没之际，升必有降，胜必有复。常有痧虽外发，身热不除，致咽哑龈腐，喘急腹胀，下痢不食，烦躁昏沉，竟以告毙者，皆属里证不清致变，须分三焦受邪孰多，或兼别病累痧，须细体认。此案风温疫痧，当以辛凉开肺为首要，乃服升达剂转剧者，大抵前医执用古方，如升麻葛根汤、荆防败毒散等，升散太过，痧毒上冲，以致喉干气喘，鼻衄咯血，面部痧点干红焦萎，变证蜂起。方用大剂凉血清金，力图挽救，处方固属雄健，诊断多所发明，真胆识兼全之佳案也。

《全国名医验案类编》

何拯华

俞四姑，年六，住绍兴昌安门外瓦窑头。

病名：风温时痧。

原因：暮春暴热，肺感温风而发。

证候：头痛身热，恶风自汗，继即头面项下均见红疹隐隐，咳嗽气逆，神烦少寐。

诊断：脉右浮滑数，左浮弦，舌边尖红，苔薄白，此叶天士所谓"温邪上受，首先犯肺，热入孙络"而成疹也。

疗法：从上焦治，以薄荷、蝉衣、牛蒡、连翘辛凉散风为君，桑叶、银花、蒌皮、箬叶轻清透疹为臣，佐以前胡，使以桔梗，开降疏达以宣畅肺气也。

处方：苏薄荷八分　净蝉衣七分　炒牛蒡钱半　青连翘钱半　前胡一钱　济银花一钱　瓜蒌皮一钱　冬桑叶钱半　青箬叶三钱　桔梗六分

效果：二日疹虽透足，而咳甚气急，口渴引饮。原方去薄荷、蝉衣、桔梗，加生石膏四钱、知母二钱、甜梨皮三钱、枇杷叶五钱。连进二剂，至第五日，热退身凉，气平咳减。前方再去石膏、牛蒡、前胡，加川贝二钱、鲜石斛二钱、蔗浆两瓢。连服三日，咳止胃动而痊。

廉按：小儿风温发疹，四时皆有，而以春冬两季为最多，其病从传染而来，吾绍谓之时痦，又称麻疹。苏州谓之疹子，又名痧子。暇时遍查字典，并无痦字，《辞源》谓痧为麻疹之俗称。余谓痦亦麻疹之俗名，名称因地方而异，方药以因证而殊，同一时痦，当按四时法治，春时用春温法，夏时用暑风法，秋时用秋燥法，冬时用冬温法。初起用辛凉开透法，液燥者佐甘寒，如鲜生地、鲜茅根之类，挟湿者佐淡渗，如生苡仁、浙茯苓之类，火盛者佐咸寒，如犀角、羚角、金汁之类。至于俗传单方，如棉丝线、樱桃核、铜板草纸等，最为大忌。奉劝病家，切勿以最怜爱之婴孩，断送生命于有百害无一利之土方也。此案风温时痦，理当用春温法治。方亦轻清灵稳，从叶法脱化而出。惟牛蒡子为透发痦疹之要药，若初起作呕者，用之呕更甚。然经谓"在上者，因而越之。"风痰呕出，痦反出透，亦不必怕，若怕其呕，加白蔻仁三四分，即不呕。大便泻者，儿科方书皆禁用，以牛蒡子多油，善能作泻也。然痦将出而作泻者，不药可愈，亦不必禁，若痦后水泻，用甘寒复以淡渗，加银花炭最妙。慎勿用温热提补，如理中汤等，误用反危，往往咳血、便血不可救药矣。

《全国名医验案类编》

严继春

娄丽生令郎，年五岁，住本镇西市。

病名：时痦夹斑。

原因：冬应寒而反温，痦疫盛行，有痦痘恶化发者，有痦斑并发者。今感染疫气，而痦与斑夹发。

证候：初起憎寒壮热，喷嚏流涕，腮红眼赤，咳嗽气急。继则蒸蒸内热，现形成片，并无头粒，色红带紫，神识烦躁，腹满便闭。

诊断：脉右洪盛而数，左三部沉实，舌鲜红带有紫光。诊毕，先有傅医在座，谓：近来出痦夹痘者甚多，先宜透发，不可凉遏，方用升麻、葛根、荆芥、薄荷、牛蒡、蝉蜕、桔梗、甘草等味。予谓：一齐涌出，粒粒可数者，痦也。颗粒分明，先稀后稠者，痘也。成片现形，或稀或密，或痒或麻，以手抚摩平坦而无头粒者，斑也。病由吸受瘟毒犯肺则发痦，入胃则发斑，必然之势也。

疗法：当以清营解毒、透痦化斑为主治。病家极口赞成傅方，予遂不开方而出。

傅氏处方：升麻五分　生葛根七分　荆芥八分　苏薄荷六分　炒牛蒡钱半　净蝉衣十只　桔梗七分　生甘草三分

次诊：据述服傅方一剂，身发大热，谵语发狂，扬手掷足，痰声如锯，气尤急促，不时昏晕，手足厥冷，脉两寸沉伏，关尺滑数，舌绛且干。此瘟毒胃热，上蒸于肺，痰随气上而昏厥也。病势甚危，急用犀羚白虎汤，加紫雪西黄以挽救之。

次方：犀角汁五分，磨冲　羚角片八分，先煎　生石膏八钱，先煎　白知母三钱　生甘草四分　紫雪四分　西黄一钱，二味和匀，药汤调下

三诊：服后，厥回神清，斑痦透齐。惟咳喘痰多，便闭溺涩，脉甚滑数，按之沉实，舌绛转红，中心现黄浊苔。此肺气为痰热所阻，不能下输大肠也。仍以清热降痰为治。

三方：生石膏八钱，先煎　白知母三钱　瓜蒌仁四钱，杵　竹沥半夏钱半　济银花二钱　青连翘三钱　滚痰丸二钱　拌滑石三钱，包煎

四诊：服后腹痛异常，即解燥粪十余枚。继则白痰稠积齐下，诸证大减，脉之滑数亦轻。遂于前方去丸药，加鲜生地五钱、鲜石斛三钱、雅梨汁（冲）两瓢。

五诊：热势复剧，气又喘急，甚至痰壅发厥。原方去二鲜，又加丸药。如是者二次，大便又下如胶漆者颇多，脉证渐和，险浪始息。改用竹叶石膏汤，甘凉濡润，充津液以搜余热。

五方：鲜竹叶三十片　毛西参一钱　竹沥半夏钱半　青皮甘蔗两节　生石膏四钱，先煎　原麦冬一钱　生甘草五分　鲜白茅根六十支，去衣

效果：连进两剂，诸证渐瘥，胃能纳粥。后用鲜石斛三钱，煎汤代茶频饮，调养旬余而痊。

廉按：瘄因时疫而发，故谓之时瘄。其发虽由于瘟毒，传染多吸自口鼻，鼻通于肺，肺受瘟毒则发瘄，口通于胃，胃受瘟毒则发斑。正治之法，当以清营解毒、透瘄化斑为主，随证佐以他药，其大要也。奈病家无医药常识，反信用治瘄套方，直至变端蜂起，遂聚服大剂凉解，近世俗见，大抵世皆然，幸而犀羚白虎汤加紫雪西黄挽救着力，第三方白虎合小陷胸加减合滚痰丸跟踵急进，始得转危为安。可见瘟毒势重者，清瘟败毒之药，亦不得不重用也，孙氏《千金》言曰：胆欲大而心欲细。斯言也，不但医家当作模范，即病家亦当奉为圭臬。

徐子青之令媛，年十四岁，住遗风。

病名：瘄夹水痘。

原因：素禀体肥多湿，适逢春末夏初，瘄疫盛行，感染其气，先发瘄，后发水痘。

证候：身热烦闷，咳嗽鼻塞，面目有水红光，喉痛气急，指尖时冷，二日即现瘄点，色鲜红，头面先见，颗粒分明。

诊断：脉右浮洪搏数，左弦小数，舌红，苔白腻。此虽时瘄之顺证，而温热内郁，所防者水痘之夹发耳。

疗法：先用防风解毒汤加减，发表透瘄。

处方：防风八分　炒牛蒡钱半　光杏仁钱半　前胡一钱　生甘草三分　荆芥八分　青连翘钱半　广皮红七分　桔梗七分　青箬尖一钱

次诊：第三日下午赴诊，据述一日三潮，潮则热势盛而烦躁，逾时方退。三日共作九潮，瘄已透齐。现已徐徐回退，惟面目手足微肿，小溲短热，渴不喜饮，便溏不爽，脉右软滞，左微弦带数，苔白微黄。此瘄毒虽出，而湿势为患也。姑以杏苏五皮饮消息之。

次方：光杏仁钱半　新会皮钱半　冬瓜皮三钱　丝通草一钱　嫩苏梗钱半　浙苓皮三钱　大腹皮钱半　生姜皮一钱

三诊：连服两剂，身又发热，皮肤觉痒，水痘先现于头面，渐及周身四肢，小如蚕豆，大如豌豆，状如水泡，中多凹陷，脉浮滑沉缓，舌苔黄白相兼。此内蕴之湿热，化为水痘而发泄也，治以七叶芦根汤透解之。

三方：藿香叶钱半　佩兰叶钱半　炒黄枇杷叶五钱，去毛筋净　薄荷叶一钱　青箬叶二钱　淡竹叶钱半　先用活水芦笋一两、鲜荷叶一钱、北细辛五分，煎汤代水。

四诊：一剂而水痘色淡浆稀，二剂而干燥成为灰色，热将结痂，身热大减，胃动思食，便黄而溏，溺亦渐利，脉转缓滑，舌苔黄薄，此温势从肌皮而出也。治以调中开胃，兼利余湿。

四方：新会皮一钱　浙茯苓二钱　川黄草二钱　生谷芽一钱　炒谷芽一钱　生薏苡三钱　金橘脯一

枚，切片　陈南枣一枚

效果：胃能纳谷，精神复旧而瘥。

廉按：色淡浆稀，故曰水痘。多由湿热兼风，郁于肌表而发。约有黄赤二种：色黄而含有气水者，曰黄痘，一出如豆壳水疱，东医名含气性水痘；色赤而含有血液者，曰赤痘，一出有红点水疱，东医名出血性水痘。始初为透明浆液，继则变为不透明乳液状，且带脓性，皆从水泡而结痂，然总不如正痘之根窠圆净紧束也。其间有夹疹而出者，亦有夹正痘而出者，间有夹喉痧而出者。此案先出痧，后发水痘，其痧及痘皆轻者，因病毒从双方排泄，故前后四方，皆属寻常药品，能奏全功。

《全国名医验案类编》

汪竹安

梁姓男孩，年三岁，住本城观音弄。

病名：痧后受风夹食。

原因：时痧回后，不忌风寒，恣食油腻而发。

证候：咳嗽痰多，咬牙弄舌。

诊断：脉浮弦，苔纹干腻，最防陡变惊痫。

疗法：宣肺化痰，兼消食滞。

处方：生桑皮钱半　地骨皮三钱　生甘梢四分　杭菊二钱　生鸡金钱半，打　苇茎八分　佛手片六分　炒枳壳一钱　丝通一钱　嫩前胡钱半

次诊：弄舌虽止，咬牙未除，咳痰渐减，惟脘满胸逆，脉象仍弦，腻苔未祛，慎防化为惊痫。治以宣肺清肝，佐以益肾。

次方：羚角片五分，另炖，和冲　杭茶菊二钱　生甘梢五分　生桑皮钱半　前胡钱半　甘杞子四分　捣生东芍钱半　陈皮六分　桔梗八分

三诊：咳嗽更甚，仍然咬牙，惟大便已下，神识较清，弦脉稍退，舌肉转润，病势略有转机，治守前法出入。

三方：甘杞子六分　捣生东芍二钱　陈皮五分　清炙甘三分　辰染茯神三钱　白滁菊二钱　北沙参二钱　破麦冬二钱　羚角片五分，煎透，分冲

四诊：咬牙较缓，神识已清，咳嗽亦减，惟潮热往来，舌苔微黄，尚有余邪逗留营分，恐再病变。治以参、麦益胃，参敛肝救肾法。

四方：北沙参二钱　元参二钱　原麦冬二钱　清炙甘三分　生东芍钱半　川石斛钱半　佛手片五分　陈皮六分　鲜竹茹二钱　细生地炭三钱

五诊：咬牙潮热均除，咳嗽未瘳，肺胃尚有积热，舌苔微黄兼腻，治以清润肺胃，并疏厥阴，分消余积。

五方：北沙参二钱　生玉竹一钱　大腹皮三钱　炒楂肉二钱　清炙甘三分　生东芍钱半　炙橘红六分　破麦冬二钱　白滁菊一钱　丝通草八分

效果：连服三剂，余热肃清而愈。

廉按：万氏密斋曰：凡疹初收，要避风寒，勿食煎炒荤腥酸咸之物，宜淡滋味，至一月，可少与鸡鸭肉食之物。若食荤太早者，外毒虽泄，内毒复萌，再出者亦有之，或屡出者亦有之。

若误食酸咸，则增痰咳，迟延日久而难愈也。若误食煎炒，则生毒热，或变余热。冒触风寒者，或咳而加喘，或生壮热，或成疟疾，变证百出，难以治疗矣。此案病因，适犯此弊。故必多方救济，始奏全功。凡病后调其饮食，适其寒温，为善后切要之良图。

罗姓男孩，年五岁，住本城。

病名：疫瘄化疳。

原因：先患泄，继发瘄，后化疳。

证候：瘄虽消回，泄泻半月未痊，目鼻赤烂作疼，口喷臭恶。

诊断：脉紧数，舌苔糜白，犹恐喉烂穿腮等变迭起。

疗法：泻肝胃郁热，以存津液。

处方：龙胆草四分，酒炒　生石膏四钱，研细　盐水炒知母二钱　根生地三钱　猪苓三钱　木蝴蝶五对　生白芍二钱　浙茯苓四钱　清炙甘三分　淡竹叶钱半

次诊：疳烂身热均减，便泄未愈，苔糜亦轻，脉兼滑数，尚防热毒下移，转化便血脱肛等证。治以清化胃肠，并退伏热。

次方：酒炒川连三分　炙百部一钱　焦栀子三钱　炒楂肉三钱　汉木通一钱　炒知母钱半　地骨皮四钱　人中白五分　生桑皮钱半　陈皮六分　浙苓五钱

三诊：疳烂渐瘥，惟咽门糜赤，声音尚嘶，脾泄久困，右寸仍兼滑数，苔糜未尽，预后恐无良好结果。拟清胃热，司化膀胱。

三方：木蝴蝶五对　炒车前三钱　浙苓四钱　赤芍钱半　细生地四钱　元参三钱　尿浸石膏四钱　淡竹叶廿四片　淡子芩钱半　福泽泻二钱　陈皮六分

四诊：久泻虽瘥，咽门等处糜烂又起，脉数苔糜，瘄后最怕患疳，医颇棘手，治用玉女煎加减。

四方：生石膏四钱，杵　人中白五分，杵　金银花三钱　中生地四钱　焦栀子二钱　地骨皮四钱　生白芍钱半　盐水炒牛膝钱半　炒楂肉二钱　乌元参二钱　淡竹叶廿四片　陈金汁二两，分冲　鲜建兰叶三钱，后入

效果：连服三剂，咽烂已愈，后以燕窝、柿杆等代药，调养而痊。

廉按：瘄后化疳，叶氏谓之痧疳，多由里证不清，湿盛热蒸，酿生细菌，或化微虫，上则腐蚀七窍，下则腐败胃肠，尤以眼疳生翳为难治，牙疳穿腮为最急。其药如鸡内金之杀虫磨积，胆草、川连、乌梅、胡连之清肝杀虫，生地、石斛、元参之甘凉养胃，白术、苓、陈之健运脾阳，金汁、人中白、尿浸石膏之防腐制烂，皆治斯证不挑之要药。此案前后四方，大半用此等药品配合为剂，故能消疳以收功，惟外治法必不可少，尚须平时预备以应用。

滕姓男孩，年四岁，住东陈乡。

病名：秋温疫瘄。

原因：时瘄失潮。

证候：时瘄六日未喷，气急口燥，唇赤声嘶，便溏尿短。

诊断：脉数，舌赤，深恐内陷，病变迭出。

疗法：清宣达表以透瘄。

处方：苇茎八分　安南子三枚　炒车前三钱　京川贝钱半，去心　鲜竹茹三钱　瓜蒌皮二钱　大力

子钱半 青连翘二钱 蜜炙橘红六分 青箬尖二钱

次诊：时痦至七日，尚未得喷，气急口燥，兼有臭恶，涕泪全无，便沫尿短，脉象紧盛，舌肉干赤，最防咬牙痰涌等变证，治以清透营热，开达肺气，犀羚白虎合二鲜加味。

次方：活水芦笋一两 犀角五分 羚角片八分 三味先煎代水。

鲜生地三钱 鲜石斛二钱 生石膏三钱，研细 生甘草三分 炒知母钱半 大力子钱半 前胡钱半 紫草四分 桔梗五分

三诊：时痦内陷，气急声哑，呕虫，涕泪仍无，神昏呓语，大便较少，脉仍数，舌肉干燥，病势仍凶，仿前法出入以消息之。

三方：肥芦笋一两 银花露半斤 二味先煎代水。

羚角片八分 鲜生地四钱 鲜石斛二钱 生石膏四钱，研细 炒知母钱半 元参三钱 生甘草三分 西紫草五分

四诊：气急稍平，身热如恒，涕泪仍无，唇舌燥裂，大便不多。深恐痦毒凝结肺胃，陡变内闭外脱，勉拟宣上清中导下，三焦兼治。

四方：蜜炙麻黄三分 生石膏四钱，研细 光杏仁三钱 西紫草三分 生甘草三分 京川贝钱半，去心 紫雪丹二分，冲 小枳实八分 瓜蒌仁三钱 乌元参三钱 鲜生地六钱 银花露半斤 羚角片八分，二味先煎代水

五诊：昨药服后，身热气急轻减，惟涕泪尚无，大便未下，舌肉红白相兼，脉象转出细数，病势稍有转机，宗前法减去羚角。

五方：蜜炙麻黄三分 鲜生地六钱 生石膏四钱，研细 光杏仁三钱 瓜蒌仁三钱，杵 鲜石斛二钱 生甘草三分 炙枳实钱半 青连翘二钱 紫雪丹一分半，冲 银花露一斤，代水煎药

六诊：气急已退，身热亦轻，涕有泪少，便下较多，舌苔色赤，尚有痦毒留伏，再能发痞，庶无大碍。治以清胃滋营、解毒透伏为要。

六方：鲜生地四钱 鲜石斛二钱 金汁水一两，分两次煎冲 炙枳实一钱 广郁金二钱，生打 金银花三钱 焦栀子三钱 净楂肉三钱 淡芩钱半

七诊：营热虽减，肝肾起炎，发生咬牙口燥，欲睡不安，苔润脉数。治以清肝胃、救肾水。

七方：鲜大青叶三钱 鲜生地四钱 鲜石斛二钱 淡黄芩钱半 元参三钱 生白芍二钱 京川贝钱半，去心 炒知母钱半 瓜蒌皮二钱 炒楂肉三钱

八诊：依然身热烦躁，口干咬牙，脉浮数，舌干绛，治以解毒清热。

八方：银花二钱 青连翘钱半 陈皮五分 竹沥半夏钱半 杭菊二钱 桔梗四分 大力子二钱 淡芩一钱 生甘细梢三分 鲜竹茹三钱

九诊：痦后伏热，消烁阴液，口干咬牙，牙床兼糜，化为痦后疳证。脉仍浮数，舌仍兼绛，治以清化胃肝、制火壮水为要。

九方：羚角片八分 元参心三钱 生白芍二钱 陈山黄二分 丹皮钱半 北沙参二钱 人中白五分，杵 盐炒麦冬钱半 鲜石斛钱半 杭菊二钱

外用珠黄散敷吹疳患处。

十诊：咬牙告退，身热亦除，鼻有涕来，牙肉尚兼糜肿，苔肉滋润，脉象数减。病无所碍，看护谨慎，静以调养可也。治以增进胃液，清化伏热。

十方：鲜生地四钱 鲜石斛二钱 北沙参三钱 生白芍钱半 通草一钱 金银花三钱 炒知母钱半 大腹皮二钱 生甘草三分

效果：连服四剂，诸证悉除而愈。

廉按：疫瘄变幻，不亚于疫痘，此案前后十方，虽皆对证发药，而着力全在二、三、四、五四方，故能反掌收功，病机治法，赅括已尽，此真扼要制胜，瘄疫之纲领也。

以上出自《全国名医验案类编》

钱赤枫

沈伯阳子，年未周岁，住东台罗村。

病名：夏热疫点，俗名瘄子，亦名疹子，又名麻子，又俗名瘄斑。

原因：五月间发有疫点，解托未透，时靥时现。前医叠治，依然如故。

证候：遍身疫点，红而夹紫，右目瞅肿，身热如灼，神烦喘喝，乳汁不进，大便秘结。

诊断：疫点系六淫之气，混淆不分，变为一种腐疫，发是点者，沿门传染，若役使然。经云：丑未之岁，二之气，温疠大行，远近咸若。又云：少阳司天，客胜则丹疹外发。又云：少阴有余，病皮痹瘾疹。此儿疫点初见，由前医误用燥烈温散，津被热劫，络邪未解，肺胃反受其灾，所以疹点红而夹紫，证变危笃。此时非大队辛凉苦甘咸寒，急清肺胃之热，断不能化疫毒于无形，起沉疴于片晌也。

疗法：立进自制瘟疫复生汤，盖疫点久延，枭毒已甚，故用石膏、知母、黄芩、芦根，直入肺胃二经，使其敷布于各脏各腑，清其疫热。再以犀角、羚羊、黄连、丹皮、山栀，清心肝之疫火；蒌皮、蒌根、贝母、竹叶、竹茹，清肌络之热；元参、麦冬，既能清热，又能救阴；单以一味人中黄，解其疫毒，使之从浊道而出，共成解疫清热之功。彼时有议其人小药重，请减分两。愚曰：杯水车薪，焉能济事，遂令急煮两头煎，陆续用茶匙灌之。

处方：生石膏八钱　黄芩钱半　犀角四分，磨服　羚羊角四分，磨服　小川连五分　粉丹皮三钱　生山栀三钱　连心麦冬三钱　瓜蒌皮根各三钱　元参三钱　人中黄三钱　川贝母三钱　竹叶三十片　竹茹钱半　芦根一两，同石膏煎代水

效果：服前方一剂便通，点色转红，目肿微消。二帖神安，知吮乳，点渐回靥，去犀角、羚羊，加连翘、银花各三钱。接服二帖，去黄连，加赤芍二钱。前后计进石膏八帖，后以此儿祖父禁止用石膏，并止服药，疫毒未清，臑部发痈，溃后服药，调理而愈。

廉按：此即余师愚所谓疫疹，王孟英所谓瘄疫也。方亦从清瘟败毒饮加减，却是对证发药。如病势极重，已成闷瘄者，必先用紫雪，辛凉芳透，始能转危为安。去年冬及今年春，吾绍此证盛行，能用此种方药者，辄多幸全。若初起误服俗传粗草纸、樱桃核、棉纱线等单方者，每不及救。

周镇

荣成鳌次子，年八岁，住锡山。

病名：春温时瘄。

原因：素因先天不足，九月而产，平日肝旺，或目赤牙痛。现因暮春瘄疫盛行，传染而得。

证候：瘄未齐而已回，热经二旬有余，颧红目干，鼻燥口渴，咳痰韧黄，必须以手探取，暮则气逆不舒，懊烦少寐，鼻不觉暖，按腹脐则甚痛，溲短而赤，便艰不爽，耳聋有脓。

诊断：脉数而重按无力，舌绛，苔有白糜，此由温邪夹痰夹积，留恋熏蒸，热久伤阴，瘀瘄堪虞。

疗法：宗吴鞠通法，以兜铃、天冬、焦栀、丹皮、杏仁、贝母、枇杷叶、冬瓜子、芦茅根等，肃肺清热为君，元参、生地、石斛、沙参、茯神，生津安神为臣，兼以珠粉、雄精月石、辰砂、竹沥、梨汁、萝卜汁等，化痰润下为佐。

处方：马兜铃一钱　淡天冬一钱　焦山栀一钱　牡丹皮一钱　光甜杏仁各一钱　浙川贝各一钱　元参二钱　细生地二钱　鲜石斛钱半　北沙参二钱　辰茯神钱半

鲜茅根一两，去衣　活水芦根一两，去节　鲜枇杷叶一两，去毛筋净　鲜瓜子一两　四味煎汤代水。

另方：濂珠粉、制雄精西月石、飞辰砂各一分，研和。用竹沥、梨汁、生萝卜汁各一瓢，重汤炖热，候温送下。

次诊：服二剂，得眠颇安，大便初坚黑、后溏，气逆已平，痰仍韧黄，鼻柱已暖，窍仍干，晡热尚久，则增烦懊，余热熏蒸，五液均干，脉数苔糜，尖红而碎。此因稚体阴气素亏，去腊少雪，目赤甚久，即其机倪。再存阴退热，清化热痰而止蒸糜。

处方：鲜沙参二钱　鲜石斛二钱　鲜生地三钱　淡天冬一钱　元参三钱　原麦冬一钱　粉丹皮钱半　冬瓜子三钱　肥知母二钱　花粉钱半　光甜杏仁各钱半　枯黄芩一钱　玉泉散二钱，包煎　先用活水芦根、鲜茅根、鲜枇杷叶各一两，鲜淡竹叶三钱，煎汤代水。

另方：濂珠粉、制雄精各一分，川贝三分，共研和。仍以竹沥、梨汁、莱菔汁各一瓢，炖温调服。

三诊：连服三剂，舌糜渐化，身热得畅汗而解。惟便复闭，原方去枯芩、花粉、玉泉散，加金沸草（包煎）、紫菀各一钱，火麻仁钱半，鲜首乌钱半，瓜蒌皮三钱。

四诊：进两剂，便复解，热清而苔糜净，颧红除，两目润，鼻生涕，咳大减，痰亦少，耳略聪，脓亦止。惟里热掌灼，脉静转细，舌红布新苔，可进养阴以善后。

处方：川石斛二钱　细生地三钱　鲜首乌钱半　淡天冬一钱　原麦冬一钱　元参钱半　粉丹皮一钱　苏百合一钱　天花粉一钱　火麻仁钱半　甜杏仁钱半　冬瓜子二钱　鲜枇杷叶四钱，去毛筋净

效果：三剂而里热净，胃气醒，日渐向愈而复元。

廉按：瘄为麻疹之俗称，江苏名瘀子，名虽异而治则同。必先察乎四时之气候，随其时气之胜复，酌以辛胜，或辛凉，及甘凉苦辛、淡渗咸寒等法，对证发药，随机应变。名其病曰时瘄者，以其因时制宜，辨其为风温，为湿温，为暑湿，为燥热，为伏邪，仍以时感法清其源耳。

外科郑鹤琴之侄，年甫龆龄，住日晖巷。

病名：麻疹痰闭。

原因：孩体乳痰上壅，以致麻疹不出表，温邪熏蒸，咽喉肿痛。

证候：麻疹隐而未透，咳嗽气急，痰多，喉关有声，咽喉红碎。

诊断：指纹隐隐，此即张廉《麻疹阐注》所谓痰闭之证，瘀火不得外泄，或延烂喉。

疗法：商用宣痹通血、化痰透达法（通血为孙复初麻疹要诀，近贤梁达樵亦时用之）。

处方：广郁金三钱，生打　泡射干七分　光杏仁三钱　牛蒡子三钱，杵　丹参二钱　鲜薄荷四钱　象贝母三钱　赤芍二钱　元参三钱　制僵蚕三钱　鲜枇杷叶五片，去毛　鲜茅根一两，去心　紫菀三钱　另用西月石三分、雄精二分、猴枣一分，研细末，茅根汤送下。

效果：一剂而痰降气平，二剂而麻疹透足，继用清肃而瘳。

廉按：此开痰闭以透闷瘄之一法。另方月石、猴枣同雄精并用，豁痰解毒，最为着力，故能奏效如神。

钱桂桐之侄，童年，住坝桥。

病名：食积闷瘄。

原因：伏温发瘄，因食糯米面食，内郁而不出透，至九日始延余诊。

证候：身热七日，始见麻点，不出表，头面极少，手足冷，按其腹作痛，疹毒内攻，全夜不寐，舌绛，苔浮黄如糜，唇紫，此即《麻疹阐注》所谓食闭兼火闭证也。

疗法：宜治其积，其火方泄，瘄立外透。用自制陆氏润字丸，先通里积，以治食闭。又遵缪仲醇清透参入温宣法，以治火闭。

处方：牛蒡子三钱，杵　净蝉衣钱半　青连翘三钱　莱菔缨三钱　苏薄荷一钱　片郁金三钱　玉泉散七钱　浮萍一钱，同包　鲜竹叶廿片　西河柳钱半　水芦笋尖五个　鲜茅根二两，去心　先用陆氏润字丸一钱，开水送服。

外治方：以西河柳、樱桃核、艾叶、姜煎水，放盆熏足；后以吴萸、生矾末、鸡子白、烧酒捣敷足底，引火下趋，以治足厥。

次诊：询知润字丸仅服十粒，大便仍闭，全夜不寐，发狂起坐，气喘烦躁，扬手掷足如前，脉细如伏，苔变深黄，目封，瘄点似回。此积横于中，里气不通，痰火不从外达，毒即内攻，有犯心逆肺之险。再用清透法以达邪，通血法以消积，先与润字丸二钱，督令研碎，开水服毕，方与开方。

次方：牛蒡子三钱，杵　片郁金三钱　蝉衣一钱　地骷髅五钱　枯黄芩二钱　薄荷叶一钱　苏丹参三钱　连翘三钱　生雅连七分　鲜竹叶三十片　黑山栀二钱　赤芍二钱　玉泉散九钱　浮萍草钱半，同包木通一钱，辰砂拌　芦茅根各二两　另玳瑁七分、西藏红花三分，研细如霜，灯心汤下。代茶。鲜茅根一两、鲜元荽一钱、鲜西河柳钱半，水煎。

效果：服后，大便通解，瘄疹齐透，布满一身，坏象如扫而痊。

说明：但以大黄起瘄，如方内开出，无论贫富，万不肯服。故必自制携用，乃方便之一术。

廉按：闷瘄由瘟毒郁闭，闷而不发，其证最急，但其所以闷而不发者，必有所因。或因寒闭，或因火闭，或因痰闭，或因食闭，治必先其所因，伏其所主，而闭自开。开则闷瘄自透，病可转危为安。此案食闭兼火闭，方用汤丸并进，润字丸攻其食闭，汤药开其火闭，使里气通，表气自疏。表气疏，瘄自齐透，故坏象如扫而痊。

以上出自《全国名医验案类编》

曹惕寅

幼科虽内无七情之缠，而外感六淫之邪，与成人无异也。故其治法亦同。在表者散之，在里者化之。近世对于小儿疾病，往往以两可之见，姑以轻缓塞责，每致有失表留滞之嫌。葛君茂如之令嫒，甫九龄，形寒身热，不饥不渴，咳嗽痰多，便闭溲少。盖温邪证也。儿科遽施以清解之味，如桑叶、牛蒡、赤芍、竹茹、连翘、莱菔子、山慈菇、芦根、枇杷叶等。继以病势转剧，复用川连、豆豉、牛蒡、黑栀、鲜石斛、芦根。迁延至十四日，陡然胸闷神昏，自言自笑。其乡人曹君急招余诊，即令以纸捻燃火，靠近其肌肤摇动之，隐约间见红点密密。余曰：

"此温毒痧子，欲达不能之象。"众讶之，金谓既是痧子，岂有热经多日而不显布者耶？余不之问，遂付以薄荷、蝉衣、前胡、牛蒡、枳壳、郁金、莱菔子、泽泻、枇杷叶等解之，并用牛蒡、苏叶、牙皂、菖蒲、紫菀、芫荽、莱菔子浓煎外焐胸膈，阅宿汗出痧透，神清气爽。转方略用清泄，即见安和。黄渡蒋君伯先以其子女殇于疫痧者多矣，偕其子慰堂来诊，谓疫痧之后，连热不退，恐将涉怯。余细察其形容笑貌饮食一切，复检阅前诊各方，及验其舌根，叩其腹音，乃知为积滞蕴蒸。迄未通降，加以病后胃强脾弱，嗜食尤多。非导其宿垢，无以廓清其痰火积滞蕴蒸之热。因用青蒿、地骨皮、丹皮、枳壳、杏仁、川贝、青皮、楂炭、槟榔（冲磨）、全瓜蒌、泽泻、保和丸一剂，即下黑垢不少，热势旋亦和淡。倘于葛方而泥日多宜清，蒋方而拘病后宜补，则葛之昏变，蒋之涉怯，意中事也。故不必以年幼质弱，过于疑虑，转误病机。谚谓有病病当，良有以也。

《翠竹山房诊暇录稿》

贺季衡

赵童。麻疹由传染而来，发而不透，气粗，哭不出声，咳亦不畅，脉伏肢冷，兼之下利，干呕。伏邪甚重，闭逆可虑。

麻黄五分　射干一钱五分　净连翘二钱　白桔梗一钱五分　川通草八分　薄荷一钱　大杏仁二钱　炒枳壳一钱五分　炒麦芽四钱　姜皮三分　白茅根四钱

二诊：麻疹复透，哭声能出，惟遍体色紫，粒点不分，肢冷自利，干呕呛咳。是乃余邪未楚也，大有舟小载重之虑。

前胡一钱　葛根一钱五分　大杏仁三钱　炙桑皮一钱五分　连翘二钱　酒子芩一钱五分　射干一钱五分　薄荷一钱　川通草八分　炒枳壳一钱五分　白茅根四钱

三诊：麻疹幸复透出，肢冷亦和，干呕及痰亦减，舌起砂黄苔。伏邪已渐达之象，以原方进步可也。

前胡一钱　白桔梗一钱五分　桑白皮一钱五分　射干一钱五分　川通草八分　马兜铃三钱，炙　橘红一钱　连翘二钱　炒麦芽四钱　炒竹茹一钱五分　枇杷叶三钱，去毛炙

四诊：麻疹复形透布，哭声亦畅，惟仍呛咳神疲，舌心尚黄。肺胃痰热未清，以开化为治。

前胡一钱　射干一钱五分　白桔梗一钱五分　薄橘红一钱　桑白皮一钱五分　川通草八分　金苏子一钱五分，炒　炒麦芽四钱　炒竹茹一钱五分　鲜姜皮三分　枇杷叶三钱，去毛炙

金童。时痧传染而来，壮热气粗，呛咳声嘶，痧子骤隐，面色紫晦，腑通黏浊，舌红中黄。伏邪留结肺胃，证属险要，亟为开化。

麻黄五分　大杏仁三钱　黑山栀二钱　连翘三钱　白桔梗一钱五分　川通草八分　生甘草五分　薄荷一钱　前胡一钱，蜜炙　炒竹茹一钱五分　枇杷叶三钱，去毛炙　青荷叶一角

二诊：药后汗畅热清，痧子未能外现，呛咳声嘶，咽底腐点成片，伏邪留结肺胃所致，仍在畏途。

前胡一钱　射干一钱五分　大力子三钱，炒　青升麻七分　南花粉四钱　连翘二钱　生甘草八分　川通草八分　酒子芩一钱五分　象贝母三钱　炒竹茹一钱五分　枇杷叶三钱，去毛炙

另：六神丸粒，开水化服。

三诊：经治后，表热已清，呛咳亦减，惟痰多，声嘶未响，咽底尚腐白。伏邪留结未清，肺气不利耳！仍未可许坦途。

前胡一钱　白桔梗一钱五分　青升麻五分　生甘草五分　马勃八分　橘红八分　象贝母三钱　法半夏一钱五分　南花粉四钱　大力子三钱，炒　炒竹茹一钱五分　枇杷叶三钱，去毛炙

四诊：日来热清咳折，声嘶渐响，惟痰尚多，蒂丁复腐较大。肺胃积热未清，深虑再生枝节。

瓜蒌皮四钱　白桔梗一钱五分　象贝母三钱　橘红八分　连翘二钱　大杏仁三钱　前胡一钱　生甘草五分　炒僵蚕一钱五分　射干一钱五分　炒竹茹一钱五分　枇杷叶三钱，去毛炙

五诊：蒂丁腐白已退，声嘶渐响，而又复发热，咳嗽不爽，痰多，脉小数。病后食物欠节而来，亟为疏泄。

前胡一钱　白桔梗一钱五分　大杏仁三钱　法半夏一钱五分　薄橘红八分　炒六曲四钱　炒枳壳一钱五分　象贝母三钱　青蒿一钱五分　香豆豉四钱　川通草八分　鲜姜皮三分

六诊：蒂丁腐白已退，声嘶亦响，惟仍烦扰，入夜尤甚，咳不爽，痰多，脉小数。肺胃余热积痰尚重，犹虑再生枝节。

瓜蒌皮四钱　白桔梗一钱五分　炒谷芽四钱　大杏仁三钱　滑石五钱　炒枳实一钱五分　橘红八分　炙鸡金一钱五分　海南子二钱　炒竹茹一钱五分　灯心十茎

裴童。痧邪内隐，复发白瘔，呛咳气粗，角弓反张，项向后吊，自利不渴，脉小数不扬，舌红苔白，一派内陷见端，证属险要。

麻黄五分　川桂枝五分　大杏仁三钱　淡子芩一钱五分　薄橘红一钱　炙甘草五分　姜半夏一钱五分　象贝母三钱　白桔梗一钱五分　连翘三钱　鲜姜皮四分

二诊：今日角弓反张、项向后吊俱退，自利亦止，而呛咳气粗，脉不畅，舌红中黄。渐渐出险之象，当疏解透化。

前胡一钱　象贝母三钱　双钩藤四钱　白桔梗一钱五分　川通草八分　薄橘红一钱　法半夏一钱五分　瓜蒌皮四钱　炙桑皮一钱五分　大杏仁三钱　姜皮三分

何童。痧子七日，热从内陷，痰鸣，壮热无汗，神迷轧牙，龈腐流血，脉弦数，苔砂黄无津。已从燥化，证属极险。

鲜石斛四钱，切杵　连翘三钱　青蒿二钱　薄荷一钱　大杏仁三钱　黑山栀二钱　南花粉四钱　川通草八分　酒子芩一钱五分　赤苓四钱　炒竹茹一钱五分　梨皮四钱

孙童。麻痧内陷，遍体起皮，肢冷，呛咳烦扰，口干自利，脉伏，舌红无津。势将化燥，证属极险。

鲜生地八钱　青升麻八分　连翘二钱　上银花四钱　黑山栀二钱　大杏仁三钱　南花粉四钱　肥知母一钱五分　酒子芩一钱五分　瓜蒌皮四钱　梨皮四钱

丁童。痧后大势渐退，而表热仍未全清，得汗亦不解，呛咳痰鸣，呻吟烦扰，舌心灰黄，舌尖破碎，脉滑数。邪热留结肺胃，内陷可虑。

生石膏五钱　青升麻八分　南花粉四钱　连翘二钱　黑山栀二钱　大杏仁三钱　川通草八分　炒枳

实一钱五分　酒子芩一钱五分　薄荷一钱　炒竹茹一钱五分芦根一两，去节须

　　孙童。麻痧由传染而来，遍体罗列，壮热足冷，呛咳烦扰，龈床肿痛，脉滑数。邪热郁遏肺胃，势颇未定，以辛凉透达为先。

　　生石膏五钱，先煎　青升麻八分　薄荷一钱　连翘二钱　大杏仁三钱　大力子四钱，炒　冬桑叶一钱五分　川通草八分　桔梗一钱五分　白茅根四钱

　　周男。痧子屡发，发则必先腹痛，继则自利，寒热交争，必得痧子透发而后已，业经十余年，脉沉滑，舌苔白腻满布。伏邪为寒湿所困，拔根不易。

　　上川朴一钱　藿香一钱五分　川桂枝八分　炒茅术二钱　荆芥一钱五分　酒子芩一钱五分　大白芍二钱，吴萸三分拌炒　广木香八分　炒枳壳一钱五分　赤苓四钱　生姜两片　五积散三钱，包或以荷叶包

　　丸方：炒茅术一两五钱　炒白术二两　羌独活各一两　云苓二两　泽泻一两五钱　大白芍一两五钱，吴萸一钱炒　荆芥一两　当归二两　酒子芩一两五钱　广木香八钱　青防风一两　川桂枝六钱　炙甘草五钱　炒枳壳一两五钱

　　上为末，生姜一两五钱、红枣五两，煎汤法丸。每服三钱，开水下。

以上出自《贺季衡医案》

赵文魁

　　施小孩，3岁。

　　发热三四日，两目眵封，流泪较多，两耳后似有小点，上腭红晕瘀点，阵阵腹中作痛。风温蕴热入营，势将布疹。用宣疏清化方法。深恐连热增惊，饮食宜慎。

　　蝉衣一钱　炒牛蒡子二钱　僵蚕二钱　鲜芦根三钱　钩藤二钱　川贝母二钱

　　按：发疹之证，缘由感受风热邪气，肺卫失宣，体表气机不畅，风热邪气内窜营分，鼓动气血外行于表。卫有邪阻，营有热逼，气血郁于体表不得宣扬，血瘀于肤表血络之中而成疹，其形如粟米，高出皮肤，抚之碍手，压之退色。肝胆同属风木，足少阳胆经之分支"从耳后入耳中，出走耳前，至目锐眦"，足厥阴肝经"循喉咙之后，上入颃颡，连目系"。小儿为纯阳之体，阳常有余，今受风热之邪，风气通于肝，风热之邪极易循肝胆经脉上扰，故见两目眵封，泪水汪汪，两耳后小疹点，上腭红晕瘀点等发疹之先兆症状。肝气横逆于中，则腹中阵阵作痛。卫气郁遏则发热，若发热持续不解，则有引动肝风而见惊厥之虞。疹之发也，自上而下，从上腭、口腔、耳后，继而头面及背部，逐渐遍及胸腹四肢，3～4天内，以手足心见者为出齐。总以红活荣润，渐次出齐者为顺。治疗当用宣肺疏卫、辛凉清解之品以透疹外出，肺卫畅达，气机流畅，风热外散，疹毒得以尽透而出，则营热自解，此亦为透热转气法。此外，治疗本证切忌早用过用寒凉，以防疹毒内闭。

　　方中蝉衣甘寒，入肝肺二经，既能清开肺气，疏散风热，透疹外出，又能清散肝经风热。牛蒡子辛苦而凉，升浮之中又有清降之性，既能外散风热，又能内解热毒，疹出之初，是为必用。肺胃为风热毒邪常犯之地，故用芦根之甘寒，清肺卫而生津液，助热清则助气宣而卫气和，促使疹毒透发。川贝母清热化痰而润，助肺气宣降。钩藤、僵蚕清热平肝，祛风透疹。辛温升提之品切忌。

除药物治疗外，还应对患儿加强护理，室内应通风，勿过寒勿过暖，宜潮润，避免强光刺激，以保护眼睛。饮食宜清淡易消化，肥甘荤腥当忌。

《赵文魁医案选》

张山雷

初四发麻，五日即隐，咳嗽缠绵，麻不复见，痰塞气促，是邪不外达，反而内陷。稚龄载重，哪堪绝大风波。既承远道求诊，勉议辛凉泄肺开痰，苟能还归于表，方是逢凶化吉，然而难言之矣。

大力子4.5克　蒂苈2.4克　甜杏仁9克　象贝9克　马兜铃3克　路路通6克　枳实1.2克　橘红3克　法半夏4.5克　粉葛根1.2克　桑叶6克　菖蒲3克

二诊：肤汗津津，腹鸣漉漉，气喘略松一筹。舌根白腻，指纹风关下紫，表热较淡，神情较振，原法出入。

大力子4.5克　桔梗2.4克　甜杏仁9克　象贝9克　蒌皮4.5克　薤白4.5克　马兜铃3克　橘红3克　法半夏4.5克　桑叶6克　丝瓜络4.5克　菖蒲3克

《张山雷专辑》

朱应征

王幼。四岁。初起潮热，眼中如泪，面浮，腮赤，嗽嚏，多呕，口渴，心烦，通身赤点，左脉浮数，右脉弦而有力，拟宣毒发表。

薄荷　葛根　青防风　荆芥　带心翘　鼠粘子　木通　枳壳　淡竹叶灯心

复诊：服方麻疹出透，惟嗽急，热亦轻微，脉左数右弦减。前方加黄连、瓜蒌、赤芍、象贝母、黄芩。

《淞滨实验录》

范文甫

励小孩。瘄已出，而下肢欠多，还欠足透。咳嗽气紧，是其常事。

麻黄2.4克　象贝9克　丝瓜络9克　葛根9克　川芎6克　赤芍9克　陈皮3克

二诊：尚未足透。

升麻2.4克　麻黄1.5克　川芎6克　葛根3克　炒莱菔子6克　荆芥穗4.5克　象贝9克　丝瓜络9克

三诊：瘥矣。神爽而疹透，咳嗽亦减。

太子参9克　生甘草3克　小生地9克　麦冬9克　桃仁6克　杏仁9克

《范文甫专辑》

魏长春

钱子忍小女，年四岁。住布政房后堂。

病名：时痧顺证。

原因：感受时行风温，发热二日。

证候：咳嗽潮热喷嚏，目睛微赤，皮肤隐红。

诊断：脉数，舌红苔黄，证象出痧。

疗法：先拟透达法。

处方：牛蒡子三钱　浙贝三钱　前胡一钱　蝉衣一钱　连翘三钱　苍耳子三钱　淡豆豉三钱　桔梗一钱　葛根一钱

次诊：三月十五日。痧微见点，咳嗽便溏，脉数，舌红苔薄白，再用宣透发之。

次方：蝉衣一钱　浙贝三钱　鲜竹叶三十片　连翘三钱　前胡一钱　葛根一钱　银花三钱　薄荷一钱　荆芥一钱　益元散四钱

三诊：三月十六日。时痧头面四肢皆齐，鲜红密布，惟胸背欠多，微咳便溏，舌红绛，苔薄白，脉数，用葛根芩连汤加味，苦寒清之。

三方：葛根三钱　川连一钱　黄芩三钱　生甘草一钱　银花三钱　连翘三钱　苦桔梗一钱　牛蒡子三钱　玄参三钱

四诊：三月十七日。痧发全齐，舌赤绛，脉数，便闭溲少，微咳口渴，痧邪已透，可用清降肺胃燥火法。

四方：鲜竹叶三十片　生石膏五钱　知母三钱　生甘草一钱　银花三钱　黄芩三钱　玄参三钱　鲜石斛三钱　连翘三钱　紫草三钱

五诊：三月十八日。舌赤稍润，脉滑。目眵寐安口干，潮热清减，用白虎汤，合泻白散加减，清降肺胃余热。

五方：鲜石斛二钱　银花三钱　玄参五钱　生甘草一钱　白前三钱　生石膏五钱　知母三钱　粳米五钱　桑白皮三钱　地骨皮三钱

效果：热退目开，胃苏停药。

炳按：时痧肺胃热毒，辛凉开透开达，得外透则安，内陷化泻或发而忽隐，为闷痧，仍宜再透，若透不外达，则危矣。

吴贤林之子，年八岁。住大西门外，孙家门头。

病名：时痧逆证。

原因：感受时行不正之气，发生时痧，肺肠热炽。

证候：痧回音哑，腹痛肢冷，便闭八日未解，溲少齿黑，口不渴而气秽臭，烦躁不宁。

诊断：脉缓，舌绛焦黑。血分热炽，痧毒内陷，化燥证也。

疗法：用生津解毒清下法。

处方：原麦冬三钱　玄参八钱　鲜生地五钱　生大黄三钱　元明粉一钱半　生甘草一钱　紫草三钱

次诊：四月二十九日。昨下大便一次，热势稍减，腹痛未已，口渴思饮，肢温，脉弦数，舌红糙，咳嗽音哑耳烂，仍宜重剂清降痧毒。

次方：川连一钱　黄芩三钱　生石膏一两　知母三钱　生甘草一钱　生大黄二钱　元明粉一钱半　玄参八钱

二诊：五月一日。脉缓，舌红根糙。咳嗽音哑，腹痛胃呆，齿黑已退，耳烂未痊。用苦辛甘寒，清解痧毒。

三方：银花三钱　生甘草一钱　天花粉三钱　生石膏五钱　射干二钱　知母三钱　川连一钱　黄芩四钱　白前三钱　桑白皮三钱

四诊：五月二日。音声稍扬，咳嗽口气秽臭，脉滑，舌红润。拟清肺开闭，麻杏石甘汤加味。

四方：炙麻黄五钱　苦杏仁三钱　生石膏八钱　生甘草一钱　黄芩三钱　天花粉五钱　瓜蒌皮三钱　玄参五钱　原麦冬三钱　川连一钱

效果：服后音扬，咳嗽腹痛，进泻白散加减，清解肺肠余热，兼佐杀虫方二剂病愈。

炳按：痧疹时毒，内陷肺胃，不能再传达出表，以清解热毒、润燥救液为救逆急治之法，否则牙疳，烂落齿牙而死矣。

姜维善小女，三岁。住小西门。

病名：时痧毒陷。

原因：时痧尚未见点，误用春温治法，大剂清降，痧伏不达，下陷热痢。

证候：痧发未透，四肢手足底面，未齐即回，目眵口渴，手足逆冷，气喘痰鸣，协热下利酱粪。

诊断：脉象沉数，舌红干焦。痧毒内陷，化燥危证。

疗法：用麻杏膏甘汤，合葛根芩连汤加味，清透痧毒，兼消肺炎。

处方：生麻黄五分　苦杏仁三钱　生石膏三钱　生甘草一钱　葛根三钱　川连一钱　黄芩二钱　川贝二钱　天竺黄一钱　前胡一钱　淡豆豉五钱　笋尖三个　香薷七朵，洗

次诊：二月二十四日。痧点手面已见，足面未齐，目开气逆稍平，鼻流清涕，舌润脉滑。咳嗽，便下黑酱，仍以清透再进。

次方：麻黄三分　苦杏仁三钱　生石膏四钱　炙甘草一钱　射干一钱　鲜茅根四钱　川贝一钱半　天竺黄一钱　白前三钱　香薷七朵　笋尖三个　蝉衣一钱　苦桔梗一钱

三诊：二月二十五日。痧点足底未透已回，内热较退，咳嗽气促，鼻扇有涕，便闭溲少。脉滑，舌红苔白。用清降肺热法。

三方：旋覆花三钱，包煎　葶苈子二钱　川贝一钱半　茯苓三钱　白前三钱　白薇三钱　苦杏仁三钱　远志二钱　桑白皮三钱　鲜茅根三钱　玄参三钱　黄芩三钱

四诊：二月二十六日。痧回热退，咳嗽气促，痰多咯吐不爽，脉滑舌红。再用清降痰火法。

四方：鲜金钗三钱　活水芦根四钱　旋覆花三钱，包煎　瓜蒌仁四钱　生石膏五钱　黄芩三钱　桑白皮三钱　地骨皮三钱　葶苈子二钱　玄参三钱　元明粉二钱　川连六分

五诊：二月十七日。咳嗽痰黏，便闭，脉滑舌红，面转红润，胃气未醒，用化痰润燥通腑法。

五方：川贝二钱　叭杏仁三钱　南沙参三钱　瓜蒌仁四钱　黄芩三钱　黄芩三钱　银花三钱　郁李仁肉三钱　桑白皮三钱　地骨皮三钱　知母三钱　百合三钱　青礞石二钱　鲜石斛四钱

效果：服药后，便解胃苏，病愈。

炳按：此因误降毒陷，用升提外达，即从外透，则在阳明大肠之毒，从清润导下，由溲便而出，此又一法也。

任春林幼子，年一岁。住东门都神殿。

病名：时痦冒风喘泻。

原因：感受时行之气发痦，不慎风寒。头面隐而不透。

证候：时痦胸背见点，头面未起，咳嗽便泻，目眵唇赤，烦躁不宁，口渴磨牙。

诊断：舌苔白厚，脉象弦数。痦出冒风。毒陷热闭证也。

疗法：清肺透表，葛根芩连汤，合紫雪加味治之。

处方：紫雪丹三分，灌　牛蒡子三钱　蝉衣一钱　薄荷一钱　前胡一钱　炒银花三钱　葛根三钱　川连一钱　黄芩二钱　生甘草一钱

次诊：二月十六日。服药后痦透，头面皆齐，停药旬日，痦疹虽回，痰火未清，咳嗽失音，脉弦舌红。治宜清肺开音。

次方：射干二钱　马兜铃二钱　瓜蒌仁四钱　银花三钱　生甘草一钱　黄芩三钱　炙麻黄五分　生石膏八钱　苦杏仁三钱　玉露霜四钱

三诊：二月十七日。痦后余邪内蕴，咳嗽失音。治用清肺化痰之法，忌食油腥，亦为要著。

三方：川贝钱半　生甘草一钱　桑叶三钱　冬瓜仁三钱　牛蒡子三钱　玄参三钱　天花粉三钱　蝉衣一钱　淡竹沥一两，冲　苦杏仁三钱

效果：服药后咳差音扬，静养而愈。

炳按：痦毒郁结肺胃不透，下遗阳明作泻，治上以辛凉开透，治下用苦以坚阴止泻，再宣扬肺气，则音哑自开矣。

徐西箴君长子，名楚瑞，年八岁。往朱家道地。

病名：时痦误药坏证。

原因：痦点未现，先有腹痛，误诊痧气，妄以痧药取嚏，方用温燥逐秽，以致热药伤肺，劫津化燥。

证候：痦出面颧皆全，毒火上攻，气喘不咳，目赤眵封，沉迷谵语，烦躁不宁，协热下利，渴饮腹痛。

诊断：脉象洪数，舌绛中裂干燥。脉证合参，痦毒热炽，误药，坏证。

疗法：清解痦毒，救液润燥。

处方：水芦根一两　生石膏一两　知母三钱　生甘草一钱　银花三钱　黄芩五钱　川连一钱　玄参五钱　紫草三钱　连翘三钱　鲜生地八钱　紫雪丹五分，灌

次诊：五月十八日。舌红糙苔黄，脉洪数。腹痛便泻，呼吸气粗，口干咳嗽，壮热目赤，续踵前法，清泄肺胃热毒。

次方：水芦根一两　生石膏一两　知母三钱　生甘草一钱　银花三钱　黄芩五钱　鲜石斛二钱　地丁草五钱　紫金锭二块，研

三诊：五月十九日。脉象滑数，舌红润，边苔薄黄。咳嗽，泻止溲长，口干稍润，腹痛止，目赤退，痦点渐隐，痛势将愈，可以减轻治剂。

三方：玄参五钱　原麦冬三钱　鲜生地五钱　玉泉散八钱　黄芩三钱　知母三钱　连翘五钱　银花三钱　白前三钱　天花粉八钱　水芦根八钱　瓜蒌仁五钱

四诊：五月二十日。舌红，脉滑数。便泻黑色酱粪，口渴潮热，气平抬胸愈，目赤退，肌

肤瘖点色淡，用清化痰火法。

四方：生石膏八钱　知母五钱　生甘草一钱　玄参五钱　水芦根八钱　黄芩四钱　地骨皮三钱　紫草三钱　川贝二钱　牛蒡子三钱　瓜蒌皮五钱　桑白皮三钱　淡竹沥一两,冲

五诊：六月十二日。瘖回，停药已久，余毒未尽，火逆上攻，潮热耳后起块。脉滑数，舌红苔黄。宜辛凉清解。

五方：银花三钱　生甘草一钱　川连八分　苦丁茶三钱　连翘三钱　知母三钱　米仁八钱　黄芩三钱　草河车三钱　焦山栀三钱　青蒿三钱

六诊：六月十四日。脉弦舌红，苔薄滑。潮热退，耳窍失聪，两耳外侧红肿，治宜清泄厥阴少阳二经相火。

六方：苦丁茶三钱　青蒿三钱　桑叶三钱　丹皮钱半　石决明八钱　知母三钱　胡连一钱　生甘草一钱　天花粉三钱　射干三钱　牛蒡子三钱

效果：服药后，耳侧红肿渐退，病愈。

炳按：此因误药而成坏证。若非任此重剂急救，则无生望耳，为后学作一楷式，拯赤子而无夭札，功传矣。

杨允中君幼子，名健男，年二岁。住顺水街。

病名：时瘖热炽。

原因：发热六日，瘖发虽透，热毒炽盛。

证候：瘖发已透，遍体红赤，身热鼻干，咳嗽口渴，目眵沉迷，便艰溲长。

诊断：象洪数，舌红，瘖毒极盛之候也。

方法：解毒清火降下。

处方：玄参六钱　知母五钱　生甘草一钱　白茅根六钱　黄芩六钱　川连一钱　鲜竹叶三钱　紫草三钱　生大黄三钱　鲜荷叶一角　益元散五钱　全瓜蒌五钱

次诊：五月三十日。脉象滑数，舌红，瘖点渐回，咳嗽，便解二次，胃纳滞钝，用清降肺胃瘖毒法。

次方：玄参五钱　生甘草一钱　鲜茅根五钱　知母五钱　生石膏八钱　瓜蒌仁五钱　紫草五钱　川连一钱　桑白皮三钱　地骨皮三钱　黄芩五钱　银花三钱　苦杏仁三钱

三诊：六月二日。脉滑舌红。瘖点已隐，潮热，烦啼不宁，拟以清肺通腑消积法。

三方：玄参五钱　生石膏八钱　知母四钱　生甘草一钱　生大黄一钱　鲜茅根四钱　银花四钱　黄芩三钱　焦山栀三钱　天花粉四钱　万应锭二粒,吞

四诊：六月三日。脉滑舌红。瘖疹已隐，天气暴热，故身热未尽，渴饮溲多，便闭胃呆，拟甘寒清肺养胃法。

四方：玄参五钱　生石膏八钱　知母五钱　生甘草一钱　天花粉三钱　黄芩三钱　焦山栀三钱　鲜茅根五钱　鲜金钗五钱　原麦冬三钱

效果：服后热退病愈。

炳按：时瘖已透，内热仍炽，清热之中，不使内险，更有余焰，釜底抽薪，从溲便而出，此为热毒特盛者设法也。凡时瘖危候，大要已具此案，学者是宜细心研究，临病变化，自无不治之瘖矣。

以上出自《慈溪魏氏验案类编初集》

沈绍九

李某子，年二岁，平素阳虚，虽患感冒，亦须在疏散剂中加入姜附始愈。此次患感冒，咳嗽、微热，李亦自按前法用药，服后隐约发现疹点，又改用升麻、葛根、苏叶、防风、煨生姜、藿香、蔻壳、附片、芫荽等效果不显，病儿面色㿠白，苔白而润，脉大而缓无力，疹色淡红不活，虽是阳衰，但血亦不足，应于温阳透疹剂中加用养血活血之品，麻疹方易透发。以制附片、葛根、广陈皮、炒白芍、土炒当归、砂仁、杜仲、川芎、茯神、藿梗、防风等药加减治之，疹透而愈。

雷某长子，年三岁，患麻疹，初用清轻疏透之剂，疹已出齐，三日犹未没，仍发热，咳嗽，气喘，舌赤而干，脉数有力。此热盛阴伤，用养阴清热之剂而愈。凡麻疹当收没而不没者，因阳旺太过之故，治宜清热养阴为主。

陈某子，高烧热炽，舌绛而干，咳喘，脉数，溺短赤，麻疹隐约不透，乃血分有热，津液已伤之象，用凉血清热、养阴生液之剂，如玄参、生地、知母、赤芍、丹皮、玉竹、石斛等治之，热减疹透，续服数剂痊愈。

吴某之孙，年一岁，夏月患麻疹，复感暑邪，身大热，神昏气喘，沉迷嗜睡，疹色紫黑，用清暑透疹之方：

香薷三分　青蒿一钱　赤芍三钱　扁豆皮二钱　六一散一钱　连翘二钱　竹叶心二十根　荷叶一片　竹茹二钱　蝉蜕二钱　川贝母一钱　犀角八分

再诊：热减神清，疹色转红，原方去香薷，加厚朴花、枇杷叶、石斛、藿香、玄参、丹皮等药，连服二剂，热退身凉，麻疹渐没，尽管用清肺育阴之药善后。

罗姓一小儿，年四岁，亦暑天患麻疹，疹出未透，高热喘急，神昏，舌绛微干，上有薄白苔，脉数疾，初因腹泻曾服酒军、焦山楂等药，泻犹未止。盖麻疹之泻，乃肺移热于大肠，不必止之，使热有出路；亦不可用消导攻下之药以伤肠胃。目前热已入营，当清营分兼养阴透疹。又暑必兼湿，从患儿舌苔薄白看，可知挟有湿邪，但不重，其泻与用下药也有关系，可适当佐以和中、通利小便之药。方用：

犀角一钱　玄参三钱　莲子心一钱　花粉三钱　连翘三钱　知母二钱　银花二钱　赤芍二钱　橘红六分　蝉蜕二钱　鲜藿香三钱　川贝母二钱　木通一钱五分　泽泻一钱五分　甘草梢一钱五分

次诊：热减疹透，神清泻减，脉微数，舌质微赤仍有薄白苔，疹色红润，惟尚咳嗽、微喘，病已好转，仍宗原法，减其制。处方：

薄荷一钱五分　川贝母一钱五分　甘草梢一钱五分　甜杏仁二钱　桑叶二钱　花粉二钱　知母二钱　柿菊花三钱　蝉蜕二钱　银花二钱　玄参三钱　地骨皮三钱　茯苓皮三钱　木通二钱　竹叶心三十根

服后病更好转，又服养阴清热药数剂痊愈。

以上出自《沈绍九医话》

曹颖甫

镇江赵锡庠，章次公门人也，诊所在曹家渡，尝治康脑路忻康里四十八号蔡姓女孩，约一周岁，先病百日咳，月余未痊，忽股背间隐约有红点，咳甚剧，目赤多泪，惟身热不扬，手足逆冷，常自汗出，皮肤宽缓，颜面淡白，无出疹状。锡庠告其母曰，瘄疹欲出，表阳虚而不足以达之，此即俗所称白面痧也。方用：

葛根三钱　桂枝一钱　杭芍钱半　生草一钱　姜一片　枣二枚

因其咳也，加前胡钱半，射干钱半，桔梗八分，象贝三钱，复加牛蒡子三钱以助其提达出表。明日复诊，颜面红疹渐显。神色虽佳，而手足尚冷，遂令再进一剂。二日后，手足温和，周身红疹透达，越二日而回。一切平安，廷咳亦愈。

《经方实验录》

戴溪桥

任幼，三岁，宜兴人。正月初十日。痧隐不达，高热气喘，咳嗽不爽，舌质绛红，口渴神烦，大便溏泄，秽臭难闻，此系热迫大肠，前医进葛根芩连汤加减，未获寸效。诊得脉象弦大且数，唇焦起裂，邪已入营，阴津亏损，势有化燥劫液之虞。急为养阴救液，凉营透表。

鲜石斛五钱　鲜生地七钱　淡豆豉三钱　粉丹皮一钱五分　京川贝一钱五分　带心连翘二钱五分　鲜茅根一两，去心

复诊：正月十二日。投以红炉泼水之法，汗畅疹达，色殷甚密，热退烦定，便泄亦止，气喘大为轻减。可见气有余便是热，热有余便是火，火能熄，热能退，则气渐平而身渐安矣。

鲜沙参四钱　鲜生地五钱　丹皮一钱五分　银花一钱五分　京川贝一钱五分　甜白杏三钱　冬瓜子三钱　鲜苇根一两　赤芍一钱五分

徐童，四岁，和桥人。六月二十二日。疹后阴伤不复，肺失清肃之令，绵延至今已五月之久，正阴暗耗。形神羸悴，灼热起伏，咳嗽频频，痰多稠黏。经云：肺为相傅之官，为中气之海，为清虚之脏，全赖中土之所生，肾命之所持。又云：肺肾为子母之脏。子衰必告竭其母，金衰则不能生水，水亏则无以涵木，以致虚阳上越，面赤颧红，舌光无苔，脉象细数，已入损途。治宜扶正养阴，清肺化痰。

西洋参一钱　毛燕窝三钱，绢包　霍山石斛二钱五分　川贝二钱五分　炙冬花三钱　大麦冬三钱　甜杏仁三钱　生蛤壳七钱　海浮石三钱　雅梨肉一两

张幼，二岁，常州人。九月二十八日。痧透两朝，壮热神烦，手扬足掷。盖热为心所主，风为肝所主，火乘风势，风借火威，风火交扇，互相猖獗，以致牙关紧闭，颈项仰强，两目直视，不啼无泪，四肢搐搦。脉象弦数，纹紫直射命关。窍络被蒙，痰热壅闭，证属险重。急宜清热熄风，化痰开窍。

带心连翘三钱　京川贝一钱五分　明天麻一钱五分　黑山栀三钱　石决明七钱　双钩钩三钱　九节菖蒲一钱　广郁金一钱五分　朱茯苓三钱　制僵蚕三钱　淡竹沥一两，冲服　宝金丸二粒，早晚各一粒，化服

复诊：九月二十九日。惊定神清，痧回热衰，咳嗽加剧，邪从肺达，已入佳境。治当化痰肃肺以冀廓清。

京川贝一钱五分　桑白皮一钱五分　桔梗一钱　杏仁三钱　炙紫菀二钱　冬瓜子三钱　广郁金一钱五

分　枇杷叶三钱，包　辰金丸二粒　日服一粒。二剂即愈。

以上出自《近代中医流派经验选集》

刘云湖

病者：南漳袁国铨，充鄂军电信队司务长，其女甫八岁。

病因：病疹疫。

证候：色鲜红，壮热口渴舌黄饮冷。

诊断：指纹浮紫，医与柴葛解肌汤，愚立止之。

疗法：乃改用甘寒，仿余师愚清瘟败毒饮。

处方：生石膏六钱　细生地四钱　连翘　郁金　栀炭　知母　丹皮　淡竹叶各三钱　黄芩二钱桔梗一钱五分

效果：二服而愈。

越数日其次子亦病疹疫。

证候：其色沉暗，仍与前方加冰片而愈。国铨曰，过服凉剂，不令沉滞内闭乎。愚曰，此何时乎，酷暑骄炎之际，人烟稠密之地（住武昌府后街），又况兵荒甫定，流行性传染，乃极重之疫也。今证现口渴大热，欲求冷饮，不以甘寒沃之，势必不戢自焚，痰必变紫变黑，莫可救药矣。愚以甘寒清之，譬之大旱枯苗，一得甘霖，自然转焦为润矣，国铨敬服其论，男女匀无恙。

理论：邵新甫曰，斑者有触目之色，而无碍手之质，即稠于锦纹，稀如蚊迹之象也，或见于四肢，或布于胸腹，总以鲜红起发者为轻，色紫成片者为重，色黑者为凶，色黑而润者可治，色青者为不治。余师愚曰，疹色淡红而活，荣而能润，是为佳境，深红较重于淡红，血热也。色艳如胭脂，较深红而更恶，血热极也。色紫赤如鸡冠花而更艳，较艳红而转盛，不急服清凉解毒，必致变黑云云。

按：愚于乙未馆于蕲水之胡氏经堂，其邻有女八岁，病阳毒发斑，色见紫黑，且大渴不知冷热，见沸水狂吞，此胃烂也，次明而殇。盖斑疹之色，虽有红黑轻重之分，必研究其枯与润，且必证以渴之冷热知觉。若渴饮不分冷热，胡乱狂吞，语谵失其知觉者，此胃烂阳明热极之证也，虽有清凉解毒，亦已晚矣。业医者当辨其色之枯润，而亦必究其形象之存亡也。今袁氏子女，一时感传染之疫，发为斑疹，色鲜红，壮热口渴，舌黄饮冷，热证悉具，故以清凉之法而有效也。

方论：此仿余师愚清瘟败毒饮为加减也。王孟英曰，一切火热，表里俱盛，狂躁烦心，口干咽痛，大热干呕，错语不眠，吐血衄血，热甚狂斑，不论始终，皆以此为主方。按：疹虽大半出于胃热，亦诸经之火有以助之。重用石膏，直入胃经，使其敷布于十二经络，退其淫热。佐以生地、知母，抑阳扶阴，泄其亢甚之火，而救欲绝之水。连翘、黄芩泄心肺之火于上焦，竹叶、栀子泄浮游之火于中焦，丹皮平肝火于下焦。加郁金者，郁金草之香者也，凡香能开窍透络，斑疹温热之毒，未尽透表，宜防内陷，故用郁金透斑而解闷，内护膻中而破恶血。合桔梗有一升一发之义也，愚临证几及十年，而于疫疹未甚注意，正武昌起义之次年，疹疫流行，经愚治者，俱仿用此方获效，其得力于余师愚、王孟英恒多。以是斑疹之证，虽不曰周知，而亦领略其大概矣。

《临床实验录》

周镇

高瑞笙女，三岁。辛酉四月身热，痧点正出之际，看护稍疏，下床出外冒风，痧隐暗黑，沉睡音低。脉细伏，舌干绛，口渴，溲秘便泄，头额冷汗自出。专科进以麻黄温透之剂，不应。郑鹤琴君嘱邀予诊。痧毒内攻，正虚血痹，不禁开泄。拟养气阴，通血清营，导赤出入。北沙参、霍石斛、辰麦冬、鲜生地、紫草、辰木通、甘草梢、连翘、炒牛蒡、川连、郁金、稽豆衣、黑山栀。另乌犀尖、藏红花各二分，川贝母五分，研服。郑君又加稻根须。服后，右脉稍起，左仍细软，舌绛转淡而润，音高，眠少，渴减，便泄止，溲多，头汗转暖而少，痧点大半转红活而云头隐隐似丹。原方去川连、木通、草梢、紫草，加茅根、苇茎、大青、黄芩、元参。再剂而安。

郑鹤琴之侄，丙寅二月初八日招诊。正痧未透，咳嗽气急痰多，喉关有声，咽痛而碎，此即《麻疹阐注》所谓痰闭也。商用宣痹通血、化痰透达法。郁金、牛蒡、象贝母、射干、丹参、光杏、连翘、赤芍、薄荷、元参、僵蚕、枇杷叶、茅根。另西月石、雄精、猴枣，研末，冲服。其痧即透足而安。

钱味青，中华轮局。其子十余岁，素体瘦弱。己未五月廿八日诊：寒热四日，遍发红痧，头额为甚，成片似丹，身腹较少，足厥不暄，口渴少寐，目红咳嗽，脉右数甚，舌红尖绛有刺。温热挟风内袭，由气而营，气逆血沸，恐其熏蒸灼喉。拟鼠黏、翘、蝉、象贝母、赤芍、元参、僵蚕、薄荷、栀、豉、忍冬藤、地丁、茅芦根。另以晚蚕沙、西河柳、桑枝，煎，熏洗其足。服药后，额上痧状已化匀齐，身发较多，足厥略暖，瘖点亦布，少寐目红，咳嗽咽中不舒。脉右数，舌尖绛，苔浮似糜，边碎。温热熏灼津血，拟上法参入清营解毒。连心翘、银花、知母、元参、川石斛、蒡、贝、赤芍、丹皮、紫草、辰砂拌木通、生甘草、茅芦根、灯草。另玳瑁三分，郁金四分，川贝母三分，研细，灯心汤服。瘖有回象，足胫尚发，目红已退，咳嗽，夜仍少寐。脉数，苔蜕纯绛有刺。营血之热邪甚炽，津液被伤。拟生津清气、凉营解毒，以达蕴热。鲜沙参、霍石斛、鲜竹茹、知母、连翘、银花、绿豆衣、牛蒡、赤芍、蒌皮、鲜生地、丹皮、蝉衣、茅苇茎。另犀角末二分，辰砂一分，川贝母四分，研末，灯心汤下。热退痧酣，大便自解，脉靖，唇舌之绛均淡，惟嗽不退。拟清肃余邪。石斛、生甘草、银花、绿豆衣、黑豆衣、柿霜、甜杏仁、玉竹、牛蒡、川贝母、紫菀、僵蚕、蝉衣、茅根。此红痧血热津涸，故凉营润津得效，倘投温燥必变。

林氏儿，辛丑十二月十一日身热频咳，十四日背见痧点，眉间亦红。十五日面布点，投象贝母、牛蒡、桔梗、薄荷、南楂、枇杷叶、桑叶。当时有人欲用西河柳，因已发出，止之。十六日诊：目红不喜视物，便溏。加建曲。当晚热忽退，然腿上未透。十七日用象贝母、冬瓜子、光杏仁、山栀、新会白、牛蒡、枇杷叶。当晚果然身热，腿上方发透。十八日因痧已透，只理嗽。如杏仁、桑叶、瓜瓣、象贝母、枇杷叶。翌日，背部先回，头面渐隐，嘱痧后忌食鸡、虾、五辛、炙煿、醋、椒、糖霜重盐、芋、蛋、梅、樱诸物，以防余势留恋，发生别证。

厚昆子，己未三岁。稚体楼居，伏热本盛。八月中旬身热，初挟食积，进前、杏、蒡、贝、青蒿、薄荷、蝉衣、僵蚕、楂炭、麦芽、蒌皮之类。而热甚多眠，惊惕神烦，便解滞溏，复疏牛蒡、蝉衣、射干、兜铃、桑皮、丹皮、连心翘、白荷花、忍冬藤、辰砂拌木通、荷叶、楂炭、车前子炭、钩钩、芦根、茅根。足胫痧点少，以西河柳、芫荽、樱桃核煎水，帐内熏其足。痧渐透绽。但肺火旺，时剧咳咽痛，气逆痰不能吐。进射干、蝉衣、兜铃、元参、黄芩、连翘、牛蒡、冬瓜子、黑山栀、绿豆衣。另以西月石、薄荷头、雄精、菖蒲，研末服。沃吐痰涎，气逆骤减。迨至下旬，将回未净，余火尚盛，里热不清，咳甚。疏元参、瓜瓣、花粉、牛蒡、象贝母、兜铃、天冬、南沙参、玉竹、山栀、骨皮、芦根、忍冬藤，以养阴清解余火。继因见衄，气营之火甚炽，加旱莲、玉泉散、茅根等。渐以安痊。

　　邱欣宝，木匠。戊寅年其子三岁，寒热咳呛，多嚏便溏。五日，头面见点，身则隐约。述知去年已患瘀疹甚多，但仅二日。是彼时乃风痧，今方正痧。脉之沉匿，昏睡气喘。风温伏热，痧不外达，内窜可虞。雄精一分，郁金二分，九节菖蒲二分，藏红花一分，研末，开水送服。粉葛根、淡芩炭、雅连、丹参、豆豉（鲜生地洗同打）、鲜西河柳、猪苓、泽泻、前胡、荷蒂、蝉衣、楂炭、干莱菔、茅根、芦尖。外治：浮萍、芫荽、樱桃核、西河柳，煎熏足。复诊，煎药不当心，药罐失手而碎。仅服末药。泄骤减，脉已起，气喘亦减。接服二剂，而疹遍布矣。以稚体畏药，辍旬日。夜热咳恋，痧迹暗，未尽回，前有微喘。余火热毒内恋，防成痧劳。拟宗孙复初法。川连、鲜生地、木通、银柴胡、鳖甲、银花、连翘、牛蒡、丹皮、淡芩、前胡、红花、茅根、冬瓜子。化毒丹三分，另服。服二剂，夜热退，咳未止。拟蒡、桔、甘草、象贝母、龙胆、石决明、瓜瓣、粉沙参、茅根、元参、天冬、化毒丹。二剂，咳循止。愈。

以上出自《周小农医案》

方公溥

　　徐孩。四月三十日诊：感受时邪，咳嗽痰多，肌热不清，小便短赤，急与宣化。

　　粉前胡3克　薄荷叶1.5克　净蝉衣1.5克　净连翘3克　赤茯苓4.5克　淡竹叶4.5克　炒牛蒡4.5克　黄玉金2.4克　霜桑叶3克

　　五月二日复诊：肌热，咳嗽痰多，气急，鼻扇，证起痧后，防生险变，急与清泄宣肺化痰。

　　处方同前，除薄荷、赤苓、竹叶、玉金，加羚羊角粉（另服）0.3克，天将壳3枚，象山贝4.5克，粉葛根2.4克。

　　五月三日三诊：肌热较减，咳嗽气急较舒，惟唇焦，痰阻，筋纹青紫，过于气关，证起痧后，仍防险变，再与清肺化痰。

　　处方同前，除葛根，加淡竹叶4.5克，干芦根4.5克。

　　法当透达泄热。

　　粉前胡4.5克　粉葛根4.5克　炒牛蒡9克　薄荷叶3克　连翘壳6克　净蝉衣2.4克　荆芥穗4.5克　象山贝6克　生甘草1.2克　净银花6克　芫荽子15克　金锁匙4.5克

　　五月四日四诊：痧回复见，咳嗽，肌热，痰阻较减，再与宣达化痰。

　　处方同前，除天将壳、干芦根，加粉葛根4.5克，西河柳6克。

　　五月五日诊：痧子鼻端、足底尚少，咳嗽，肌热，再与宣达化痰。

　　处方同前，除桑叶、前胡、竹叶，加芫荽子9克，荆芥穗3克，樱桃核9克。

五月六日六诊：肌热较减，咳嗽痰阻未平，口吐白沫颇多。再与清化。

处方同前，除芫荽子、荆芥、樱桃核，加冬桑叶 4.5 克，京元参 4.5 克，连翘壳 4.5 克，炒天虫 4.5 克，紫菀茸 3 克，西河柳 4.5 克，活水芦根 2 尺。

五月八日七诊：肌热减而未痊。口吐白沫未净，咳嗽痰多，再与清理之方。

处方同前，除西河柳、活水芦根，加炒牛蒡 4.5 克，枇杷叶 3 包。

五月十日八诊：肌热已减八九，口吐白沫亦化，咳嗽痰多，再与理肺降热、清解余邪。

处方同前，除葛根，加光杏仁 6 克。

五月十三日九诊：热已净解，口内白沫未净，咳嗽痰黏，再与清肃理肺。

处方同前，除僵蚕，加天竺黄 2.4 克。

五月十六日十诊：口吐白沫已化，咳嗽痰多，肌热未净，再与清肃理肺。

处方同前，除元参、竹叶，加天将壳四枚、生甘草 0.9 克。

五月二十一日十一诊：口吐白沫净化，肌热已解，咳嗽痰多，再与肃肺化痰。

处方同前，除天将壳、生草、连翘，加玉桔梗 2.1 克，粉前胡 4.5 克。

《方公溥医案》

陆正斋

徐宝来，女，6 岁，平桥乡，6 月 21 日诊。麻疹隐伏未透。

苏荷 2.4 克　桑叶 3 克　通草 1.5 克　牛子 4.5 克　杏仁 4.5 克　赤芍 3 克　象贝母 3 克　桃仁 2.4 克　丹皮 3 克　丝瓜络 3 克　忍冬藤 4.5 克

薛某，女，2 岁，建设区，6 月 25 日诊。麻疹，下半身显露，苔腻，腹胀，大便未解。

苏梗 3 克　牛子 6 克　枳桔 各 3 克　杏仁 4.5 克　橘红 3 克　前胡 3 克　桑叶 3.6 克　莱菔子 15 克　大腹皮 4.5 克　炒麦芽 6 克

薛怡铁，男，8 岁，6 月 21 日诊。麻疹仅面部见点。

牛子 4.5 克　杏仁 4.5 克　赤芍 3 克　象贝 3.6 克　苏荷 2.4 克　前胡 3 克　桔梗 3 克　桑菊 各 3.6 克　丝瓜络 3 克

徐志祥，男，七个月，住建设区，6 月 16 日诊。麻疹色紫滞，泻淡黄水。

苏荷 2.4 克　赤苓 4.5 克　桑菊 各 3 克　连翘 3 克　橘络 2.4 克　银花藤 各 3.6 克　牛子 3 克　赤芍 3 克　车前子 4.5 克，包　荷叶 6 克　丝瓜络 3 克　炒谷芽 6 克

鲍，女，8 月 19 日诊。体温 40.5℃。麻疹斑色紫滞，泄泻，证情严重。

忍冬花 9 克　桃仁 3 克　苏荷 2.5 克　紫草 1.5 克　丹皮 4 克　炒牛子 6 克　赤芍 4 克　丝瓜络 4 克

毛某某，男，2 岁，体温 40℃。麻疹夹斑，证重。

苏荷尖 2.4 克　银藤翘 各 3.6 克　丹皮 3 克　炒牛子 7.5 克　桑叶 3 克　赤芍 3 克　赤茯苓 7.5 克　大贝母 3 克　生甘草 1.2 克　丝瓜络 3 克

陆传忠，男，2岁，麻疹，面部稀少，目眵，腹痛。

苏荷2.4克　象贝母3克　赤芍3克　牛子7.5克　通草1.5克　青皮2.4克　丝瓜络3克

杨某，男，4岁，体温37.9℃。咳，涕，腹痛，疹子隐约。

苏荷尖2.4克　青皮3克　荆芥2.4克　炒牛子4.5克　赤芍3克　蝉衣2.4克　丝瓜络3克

杨立宣，男，2岁，住油坊头，6月15日诊。痤疹夹斑，咽肿，鼻血。

苏荷2.4克　牛子4.5克　桑菊各3.6克　银花4.5克　连翘3.6克　丹皮3克　赤芍3克　络橘1.5克
大贝母3克　丝瓜络3克　通草1.2克

吉成鳌，男，8岁，住李涵村，麻疹见点，色紫滞，腹痛。

苏荷2.4克　丹皮5.4克　忍冬藤4.5克　桑菊各3.6克　赤芍4.5克　紫草4.5克　炒牛子6克　丝
瓜络3.6克　炒青皮3克　生山楂4.5克

韩某，1岁，5月7日诊。时痧，口疮。

苏荷尖1.5克　炒牛子3.6克　霜桑叶3克　桔梗1.8克　象贝母3.6克　西茵陈1.8克　粉甘草1.2
克　赤茯苓4.5克　细木通1.5克　青防风1克　灯心0.3克　丝瓜络1.5克

杨某，5月21日诊。时痧虽透，身热无汗，呛咳气息不平，舌苔中干黄，边白腻，唇干燥，
夜烦，脉数。肺气郁而不宜，胃腑蕴热内伏。拟方宣肺清胃，以冀化重为轻。

苏荷尖2.9克　净蝉衣5个　丹皮3.6克　桑叶3.2克　豆豉6克　大贝母4.5克　炒牛子4.5克　炒
山栀4.5克　丝通草1.5克　连翘心4.5克　芦芽根20克　银花露30毫升　枇杷叶露30毫升

钱某，男，5月3日诊。身微热，痧点密布，苔灰黄。邪热蕴伏尚炽，清透为宜。

忍冬花4.5克　净蝉蜕3个　炒山栀3.6克　连翘4.5克　丹皮6克　冬桑叶3克　炒牛子4.5克
苏荷尖1.5克　滁菊花4.5克　丝瓜络3克　灯心0.3克

王某，7月31日诊。痧疹隐而不透，痉泻并作，壮热无汗，内陷堪虑。

粉葛根3.6克　苏荷尖2.4克　淡豆豉6克　湖丹皮7.5克　炒牛子5.4克　蝉衣3个　京赤芍7.5克
蚕蚀桑叶3克　双钩藤7.5克　西滑石7.5克，大黄0.3克煎水炒　丝瓜卷须9克

某，4月26日初诊。温邪痧隐，身热无汗，咳呛气息不平，证重，姑予透托。

粉葛根3.6克　炒牛子4.5克　连翘4.5克　苏荷尖2.4克　赤芍3.6克　大贝母4.5克　豆豉3.6克
蝉衣3个，去翅足　湖丹皮3.6克　干浮萍3克　西河柳4.5克　荷叶络4.5克

4月27日二诊。温邪痧隐不透，身热无汗，气息不平。邪热伏于肺胃，治宜清透。

粉葛根3.6克　炒牛子4.5克　杏仁4.5克　大贝母4.5克　苏荷2.4克　连翘心4.6克　丝通草1.8
克　豆豉3.6克　炒山栀4.5克　湖丹皮3.6克　灯心0.3克　桑叶络4.5克

4月29日三诊。服药二帖后，得汗热已，痧仍在身，惟苔微腻，腹微胀。清理余邪，佐以
消滞。

炒牛子4.5克　白桔梗1.8克　连翘4.5克　湖丹皮3.6克　大贝母4.5克　炒神曲4.5克　炒麦芽4.5克　杏仁4.5克　炒枳壳1.8克　炒山栀3.6克　灯心0.3克

曹某，4月7日诊。时痧夹斑，逐渐外发，咳声频作，大便泄泻。肺与大肠为表里，脏病传腑势使然也。俟祛邪外达，痧齐热退，泻当自止，毋虑。

苏荷尖1.8克　净蝉衣3个　丝通草1.5克　赤芍6克　济银花3克　秋桔梗1.5克　霜桑叶2.4克　湖丹皮3克　连翘心3克　大贝母3克　甘菊花2.4克　丝瓜络2.4克　灯心0.3克

吴莱宽，男，6岁，住王家楼，6月24日诊。痧后失调，虫滞、感冒互相为患。体温38℃。腹胀痛，发热，证重。

苏梗3.6克　大腹皮4.5克　金铃子4.5克　枳桔各3克　青皮3克　苏荷2.4克　麦芽6克　莱菔子4.5克　炒神曲4.5克　鸡内金3.6克　雷丸4.5克　木瓜15克　炒楂肉6克　枯荷叶6克

某，5月25日初诊。痧后咳嗽音嘶，面部痧点仍有，两口角白腐，喉中痰声漉漉，如水鸡声，喉风堪虑。

霜桑叶3克　白前1.8克　射干3克　甜杏仁4.5克　白茯苓4.5克　冬瓜子4.5克,炒研　川贝母4.5克　丝通草1.5克　橄榄核3个,杵　慈菇叶7片　白萝卜汁1茶匙

二诊：减通草，加枳壳、桔梗各2.4克，蝉蜕5个，僵虫0.9克。

李某，5月4日。痧后毒邪稽留肺络，身热呛咳，齁齁痰鸣，大便泄泻，胸次饱胀，舌色晦暗。

苏荷2.4克　乌扇片1.8克　黄郁金2.4克　豆豉6克　冬瓜子6克　丝通草1.8克　杏仁4.5克　炒牛子4.5克　净蝉衣1.5克　枇杷叶1片,去毛　丝瓜络3克

金某，5月18日诊。痧后冒风，咳嗽气喘，身热，有汗不解，证非轻渺。

苏荷尖1.8克　府杏仁4.5克　射干1.8克　淡豆豉2.4克　白通草1.8克　桑叶3克　炒牛子4.5克　黄郁金2.4克　橘红3克　枇杷叶1大片　白萝卜汁1茶匙

谭某，男，痧后余毒挟湿，又感风邪，面目四肢至茎通肿，身热，疹块隐隐不退。辛以散之，淡以渗之，乃要图也。

荆芥穗1.8克　牛子4.5克　大贝母4.5克　防风1.8克　带皮苓9克　车前子4.5克,包　苏荷1.8克　通草1.8克　丝瓜络3克　桑叶3克　冬瓜皮9克　灯心0.3克

二诊：腹胀痛。

原方加大腹皮4.5克，神曲3克，白蒺藜4.5克，炒枳壳3克。

陆某，男，8岁，4月28日一诊。痧毒入肺，肺胀咳喘，声如曳锯，勉方。

生石膏15克　苦杏仁3克　生麻黄1.5克　粉甘草5克　玉苏子3.6克　炒牛子3克　桃仁3.6克　冬瓜子3克　生苡仁6克　芦根18克　甜葶苈子3.6克,炒研　白萝卜汁1小匙,和服

二诊：病势略退，惟易饥求食。

生石膏改 24 克，加竹茹 9 克，炒黄芩 5.4 克，去葶苈子、生麻黄、萝卜汁。

以上出自《陆正斋医疗经验》

王静斋

1925 年王氏在济南行医时，曾到大连出诊。患者为一小儿，年四五岁，患麻疹已濒于危，王氏到时，见发烧气喘，二便俱无，全家啼哭，已备后事。王氏临行时，曾带鲜苇根一握，遂亲与煎药，徐徐饲之。少顷，见其小便如注，随谓其母曰：小儿已有生机，勿事啼哭也。继与清肺透邪而愈。

《津门医粹》

章成之

孙幼。口颊黏膜散布细小之白点，此点见于发热数日以后，终是麻疹现象。未曾透布，先发惊厥而喉有痰声，预后不能必其安全，是在看护得宜，方法另具别纸。

粉葛根 9 克　桔梗 3 克　炙苏子 9 克，包　粉前胡 3 克　牛蒡子 6 克　芫荽子 6 克　无价散 0.9 克，分两次调入　粉草 2.4 克　扁豆衣 9 克　干荷叶 1 角

二诊：麻疹稀而隐约，关乎体质之薄弱，予补中益气汤，痉厥加地龙、龙齿。

生黄芪 5 克　党参 6 克　橘皮 6 克　当归 6 克　生白术 9 克　升麻 2.4 克　春柴胡 2.4 克　粉草 3 克　青龙齿 6 克，煅，研末冲　大地龙 9 克

张幼。瘄历六日，依旧壮热，脉数，气粗鼻扇，肺气有壅闭之虑，火毒有燎原之势。

生麻黄 2.4 克　生石膏 24 克，先煎　元参 9 克　连翘 9 克　北秦皮 6 克　银花炭 12 克　川贝母 5 克　苏子 9 克　碧玉散 12 克，包　杏仁泥 9 克　射干 3 克

另用干荷叶一角，绿豆衣 9 克，代茶。

二诊：险象大退，仍予开肺气，生津液，解瘄毒，原法循序渐进。

生麻黄 2.4 克　麦冬 9 克　射干 3 克　肥知母 9 克　炙紫菀 9 克　元参 9 克　天花粉 9 克　绿豆衣 9 克　金银花 12 克　粉草 5 克

王幼。身热两日，有上呼吸道感染症状，面色潮红，眼泪汪汪，察其臼齿两旁黏膜有小白点。此为麻疹之先声，当透发。

荆芥穗 5 克　薄荷 3 克，后下　前胡 5 克　牛蒡子 6 克　桔梗 3 克　连翘 9 克　苏子 6 克　橘红 3 克　蝉退 3 克　通草 3 克

宋幼。麻疹将回之际，看护失当，变证蜂起。今高热不退，气急鼻扇，而面色灰败。

生麻黄 2.4 克　生石膏 15 克　鲜生地 18 克　石菖蒲 6 克　炮附块 5 克　远志 5 克　炙紫菀 9 克　胆星 6 克　连翘 12 克　甘草 15 克　杏仁泥 15 克　牛黄抱龙丸 1 粒，化服

张幼。凡麻疹成片成块者，古人称为瘄夹斑，瘄当透发，而斑则须清化。

薄荷 3 克　蝉衣 3 克　前胡 3 克　牛蒡子 9 克　小蓟 9 克　生山栀 6 克　紫草 3 克　丹皮 6 克　绿豆衣 12 克　竹叶 30 张

周幼。麻疹密布如斑，喉痛，有猩红热之嫌，而无杨梅舌，宜凉血。

丹皮 9 克　小蓟 9 克　紫菀 9 克　牛蒡子 9 克　赤芍 6 克　射干 3 克　马兜铃 9 克　夏枯草 9 克　茅根 1 扎

吴幼。麻疹高热，目前吃紧之处凡有两端：一为热势炎炎；二为口唇干燥，口腔糜烂出血。

粉葛根 9 克　连翘 9 克　紫草 5 克　小生地 12 克　粉丹皮 9 克　浙贝 9 克　梗通 5 克　生甘草 2.4 克　白茅根 30 克，打

二诊：古人谓痧毒上燔，以现代观点多是口腔细菌乘机猖獗。

川雅连 1.2 克　蒲公英 9 克　银花 9 克　黑山栀 9 克　紫花地丁 9 克　野菊花 9 克　绿豆衣 9 克　玄参 9 克　大青叶 9 克

杨幼。遍身透布红点，其形状类正痧。所可疑者，在不发热，但正痧亦有不发热者，惟为数甚少。

升麻 5 克　葛根 9 克　白芍 6 克　通草 3 克　粉草 2.4 克　郁金 2.4 克　石菖蒲 6 克

以上出自《章次公医案》

冉雪峰

武昌张某之女，年四岁，患麻甚重，业经收靥，月余身热不退，午后转剧，状如蒸潮，辟辟燥咳，音喑鼻扇，目无神光，口角及舌尖舌边，部分蚀烂，肌肉消脱，腹胀而泻，瘦瘪夹肿，神识恍惚，奄奄不支，此为麻坏证。其医数诊无效，邀予往诊，见如上状。予曰：毒火蒸逼，内陷内搏，麻不怕前半重，只怕后半逆，心液竭，肺阴亡，胃气坏，证已造极。查此病已历月余，外治过时，不成问题，正治清血解毒，杀虫除疳，救治，惟护中气，保留基础，倘中气败绝不能载药，仓扁何能为力，病极若斯，参、术、姜、半必不能容，惟甘淡平缓清涩，变堵塞为调护，庶可受纳。拟方：百合、百部各三钱，苡仁、石莲、藕节、陈仓米各四钱，青木香三钱，干蟾头（研开）、獭肝（研开）各四分，前七味同煎，冲服二末，随病机加减调护。二星期泻止胀减，勉可进食。改方：白薇、百合各三钱，干生地六钱，胡黄连六分，百部根、地骨皮、青木香各三钱，熊胆二分，獭肝四分，前七味同煎，冲服三末，复随病机加减斡旋。又二星期热减神清，食欲渐加，前方生地改为鲜生地一两，去熊胆、獭肝，仍用干蟾头四分，加知母、瓜蒌根各三钱，后以生脉饮、琼玉膏、十味煎，润沃缓调，前后约两月，竟获全愈。

万县刁君，有子女各一，约四五岁。女居长，患麻，点出方知。时予客万，往诊，查得身壮热，口鼻血壳，舌苔黄，底绛，尖端起刺，烦乱，神识欲昏，咳逆，咽喉痛，麻点密布，连皮通红。予曰：此麻证之热毒重者，点已出齐，约为五朝，来势颇旺，不患不透，热毒太重，须防灼干脂液，诱起其他病变，拟方凉血解毒、滋液撤热，微加清轻外托，药用：银花、连花、连翘各三钱，紫背浮萍一钱，佩兰叶三钱，生地、元参各六钱，丹皮、茅根、土贝母各三钱，

甘草八分，鲜芦根四钱。越日复诊（六朝），点至足部，已透，但气盛进行，无收化意，既点出而毒出，尚须点化而毒化，继进原方一剂，搜托余毒，完足日期。过七朝，头面色始略淡，气始渐回，原方去浮萍，生地加为六钱，芦根加为八钱，并加瓜蒌根、知母各三钱。十二朝，点渐收化。十五朝，始热净身凉，神清气平收功。当其女病正进行时，予见其少子在侧，同居一小室。其女逾十二朝，其子即发热，其女麻收，其子麻出，毒重与乃姊等，剧时谵妄，颇显内证，儿轻斡旋，始获全愈。

以上出自《冉雪峰医案》

施今墨

顾某某，男，3岁。麻疹退后两周，继发高热41.5℃，手足痉挛，呕吐，烦躁，神志不清，微咳，痰色如赭石。舌苔未能诊视，六脉细数无伦，手纹青暗，达于命关。辨证立法：麻疹余邪未净，热入心包，神昏抽搐。肺热殊甚，痰如铁锈，急用清热开窍法以挽危势。

处方：安宫牛黄散0.6克，每服0.3克；紫雪丹1.5克，分三次服。两药换用，一昼夜服尽两药，未服完热已降，神志清，抽搐停止。今日体温38.2℃，咳嗽思睡。

处方：旋覆花3克，代赭石3克同布包　半夏曲3克，海浮石3克同布包　黛蛤散3克，枇杷叶3克同布包　炙前胡3克　炙紫菀3克　朱茯神3克　炙白前3克　炙化红3克　朱寸冬3克　白苇根6克　赤茯苓5克　杏仁泥5克　白茅根6克　赤芍药5克　苦桔梗3克　西洋参1.5克　双钩藤5克　蝉退衣3克　黄菊花5克　龙胆草1.5克

三诊：服药二剂，体温降至正常，神志清楚，咳嗽，体倦，前方再服二剂，即可停药。

赵某某，男，2岁。身热、肢冷、烦躁不安已五日，服小儿成药无效。今日胸背隐现浅红色疹粒，目肿红赤，涕泪多，气喘，鼻翼扇动，大便色绿，口围微青，昨日至今腹泻无度，神倦易惊，口渴，不思食。指纹色紫直达命关，脉浮数。舌质红苔白。

辨证立法：麻疹尚未出透，热毒袭肺已成肺炎。急拟清热透疹、宣肺定喘以挽危势。

处方：紫浮萍3克　扁豆衣5克　炒紫菀3克　紫草茸3克　扁豆花5克　炒前胡3克　云茯苓5克　白苇根6克　冬桑叶3克　云茯神5克　白茅根6克　老桑枝10克　黑芥穗3克　蝉退衣3克　苦桔梗3克　炒香豉6克　白杏仁3克　赤芍药3克　山枝衣1.5克　白苡仁6克　赤小豆10克　炙草梢1.5克　安宫牛黄散0.6克，分两次冲服。

二诊：服二剂，头面、手臂、胸背疹点密布，颜色红润，膝下尚少。疹已透发，高热减退。鼻扇气喘已止，咳嗽阵作。大便已变为深褐色，次数减少。口唇仍干，舌绛苔白。病已好转，再接再厉。

处方：炒前胡3克　炒化红3克　白苇根6克　炒白前3克　炒紫菀3克　白茅根6克　云茯苓5克　白杏仁3克　酒黄芩3克　云茯神5克　白苡仁6克　酒黄连1.5克　煨葛根3克　赤小豆10克　苦桔梗3克　蝉退衣3克　赤芍药3克佩兰叶5克　桑寄生10克　冬桑叶3克　安宫牛黄散0.6克，分二次冲服。

三诊：服药三剂，热退、神安、疹色渐消，腹泻已止，时现微咳，有痰。

处方：橘红片，一日三次，每次一片。

以上出自《施今墨临床经验集》

第十七节　痄腮

叶馨庭

病者：叶绍芹，年十二岁，住安徽黟县，小学肄业。

病名：大头瘟。

原因：冬令感寒，伏而不发，至春三月，地气上升，复感时行温毒，上攻头部而始发，发即病势剧烈。

证候：咳嗽气喘，口渴舌燥，壮热便结，神识昏迷，头痛难举，红肿一周，若戴箍焉，箍之内外，红肿成块，游走不定，红块之上，细疱无数。

诊断：脉象浮数，风温热毒显然。今头痛难举，红肿一周，风热上迫也。红肿成块，游走不定，风之善行数变也。壮热不退，神识昏迷，风火内扰也。火乘所胜以侮所不胜，而肺金受炼，故咳嗽气喘、口渴舌燥由是而来。

疗法：因用羚角、钩藤以熄风，银花、甘草以解毒，连翘、贝母清心肺，菊花、白芷散头面，人中黄、黑山栀、酒炒生军以泻火，芦根、石斛以清胃，每日煎药两次。

处方：羚羊角五分，锉末，炖冲　鲜芦根三钱　金银花四钱　连翘心三钱　双钩藤五钱　鲜石斛三钱　生甘草节一钱　川贝母二钱，去心　黑山栀二钱　人中黄三钱　香白芷一钱　酒炒生军一钱　甘菊钱半

效果：上方服三剂，风热渐解，头肿见消。减去羚角、钩藤、生军三味，加冬桑叶三钱，紫马勃（包）一钱，元参心二钱半，于服四剂而痊。

《全国名医验案类编》

汪逢春

崔少爷，十三岁。

头晕汗泄，身热颇壮，一身疼痛，舌苔灰黑而厚，质绛，两脉细弦滑数，右大于左，肾囊肿痛，右睾丸肿坠，两腮痄肿，病属温邪逆传入里。亟以和解少阳阳明，防成痈疡，幸勿轻视。

香豆豉三钱　家苏子钱半　净连翘二钱　紫地丁二钱　嫩前胡一钱　莱菔子三钱　忍冬藤五钱　佛手片三钱　枯子芩钱半　白芥子五分，焙　赤芍药钱半　枳壳钱半　真郁金三钱　犀黄丸七分，匀两次药送服。

二诊：六月十三日。

身热渐退，舌苔中部浮黑，两边白腻，质绛，口渴喜冷，大便干结，两腮痄肿已消，肾囊浮肿渐消，其痛亦缓。再以苦泄通利。

嫩前胡一分　粉丹皮钱半，盐水炒　忍冬藤五钱　山慈菇三钱，打　方通草钱半　枯子芩钱半　香青蒿钱半　全瓜蒌五钱　苏子钱半　赤芍药二钱　枳壳钱半　焦山栀钱半　净连翘三钱　莱菔子三钱　苦楝子钱半

犀黄丸一钱，匀两次药送下。

痄腮逆传入里，右睾丸红肿热痛，舌苔垢黄而厚，大便不畅，两脉弦滑，湿热挟气下迫膀胱。亟以清解分利。

家苏子钱半　枯子芩钱半　净连翘二钱　赤芍药钱半　小枳壳一钱　佛手片三钱　丝瓜络三钱　莱菔子二钱　全瓜蒌钱半　苦楝子钱半　全当归三钱　嫩桑枝五钱　嫩前胡五钱　忍冬藤五钱　真郁金钱半　橘子核钱半，同盐水炒　花槟榔三钱　川军炭钱半，后下

三诊：一月二十三日。

右睾丸浮肿不消，疼痛不止，舌苔渐化，大便未通，两脉细弦。拟再以疏化少阳。

嫩前胡钱半　白芥子五分，培　赤芍药二钱　枳壳钱半，同炒　蒲公英三钱　橘子核钱半，盐水炒　家苏子钱半　枯子芩钱半　佛手片三钱　当归须三钱　荔枝核钱半　莱菔子三钱　夏枯草钱半　苍耳子三钱　台乌药钱半　延胡索钱半　全瓜蒌钱半　苦楝子钱半，同炒

四诊：一月二十四日。

痄腮逆传，睾丸浮肿不消，舌苔浮黄，大便不通，两脉细弦滑数。再以清解化毒，泄化少阳。

枯子芩钱半　赤芍药二钱　小枳壳钱半，同炒　粉草薢三钱　蒲公英三钱　山慈菇三钱　净连翘二钱　紫草三钱　全瓜蒌一两　苦楝子钱半，同炒　丝瓜络三钱　忍冬藤五钱　地丁草二钱　夏枯草钱半　焦山栀钱半

犀黄丸七分，酒军三分，二味同研，小胶管装，匀两次药送下。

五诊：一月二十五日。

右睾丸浮肿未消，其色瘀紫，疼痛不已，大便干结而下，两脉弦滑而数。拟再以清解化毒，通导阳明。

枯子芩钱半　象贝母四钱，去心　紫草钱半　制乳没钱半　净连翘二钱　焦三栀钱半　赤芍药二钱　地丁草钱半　蒲公英三钱　山慈菇三钱，打　忍冬藤四钱　苦楝子钱半　粉草薢三钱　夏枯草钱半

犀黄丸七分，酒制大黄二分，二味同研细末，以小胶管装，匀两次药送下。

六诊：一月二十七日。

右睾丸浮肿渐消，其痛不止，大便通而不畅，舌苔垢厚。再以清解化毒，通导少阳阳明。

枯子芩钱半　忍冬藤五分　山慈菇二钱　紫草钱半　净连翘三钱　全当归三钱　焦山栀钱半　犀黄丸钱半　风化硝三钱　二味同研细末，以小胶管装，匀两次送下。

七诊：一月三十日。

右睾丸浮肿已消，其痛亦止，大便通利甚畅，舌苔中厚，质绛，两脉细弦滑。拟再以清解化毒，以善其后。

净连翘三钱　赤芍药二钱　夏枯草钱半　蒲公英三钱　地肤子三钱　枯子芩钱半　全瓜蒌一两　风化硝一钱，同炒　山慈菇二钱　紫草钱半　忍冬藤五钱　制乳没钱半　焦山栀钱半　地丁草钱半

犀黄丸三分，匀两次药送下。

戚左，八岁，一月三十日。

身热，咳嗽不爽，两腮微肿，腹胀便泻，四肢逆冷，抽掣五次，神烦不寐，舌苔白腻根厚，两脉细数，病由痄腮未透逆传入里。拟以宣降化痰，病甚重，防转痉厥。

薄荷叶五分，后下　家苏子钱半　朱连翘三钱　嫩前胡一钱　莱菔子三钱　鲜枇杷叶三钱，布包　冬瓜子一两　象贝母四钱，去心　白芥五分，焙　鲜橘皮三钱，去白　嫩钩钩三钱，后下

琥珀抱龙丸一丸，匀两次药送下。

二诊：二月二日。

药后抽掣未作，身热渐退，四肢亦温，腮肿未消，小溲通利甚畅，咳嗽，舌苔根厚，两脉弦而滑，病已见效。再以前法加减。

大豆卷二钱　黑山栀钱半　苦杏仁三钱，去皮尖　瓜蒌皮四钱　山慈菇二钱鲜橘皮三钱，去白　嫩前胡一钱　家苏子钱半　鲜枇杷叶三钱，布包　朱连翘三钱　鲜柚子皮三钱　象贝母四钱，去心　莱菔子三钱　保和丸四钱，布包　冬瓜子四钱　鲜芦根一两，去节

琥珀抱龙丸一丸，匀两次冲服。

三诊：二月四日。

身热有余不净，咳嗽痰多，小溲甚畅，大便先干后滞，舌苔根厚，两脉细弦滑。再以宣解通腑。

大豆卷三钱　黑山栀钱半　家苏子钱半　莱菔子二钱　朱连翘三钱　鲜枇杷叶三钱，布包　佛手片三钱　嫩前胡一钱　冬瓜子一两　山慈菇三钱　鲜柚子皮三钱　全瓜蒌一两　枳壳钱半　苦杏仁三钱，去皮尖　象贝母四钱，去心　鲜芦根一两，去节

王少爷，六岁，一月三日。

头晕，形寒身热，两腮疹肿，恶心，两脉细弦滑数，舌苔浮黄，风温上犯。治以两解，生冷荤味宜忌。

白蒺藜三钱，去刺　家苏子钱半　姜竹茹三钱　山慈菇三钱　焦麦芽四钱　嫩前胡钱半　莱菔子三钱　新会皮钱半　鲜枇杷叶三钱，布包　枯子芩钱半　象贝母四钱，去心　夏枯草钱半　小枳壳钱半　赤芍三钱　保和丸五钱，布包　净连翘三钱　忍冬藤五钱　冬瓜子一两

二诊：一月四日。

两腮疹肿未消，身热已退，咳嗽有痰，大便亦通，两脉细弦而滑。再以三子养亲通络化痰，宜乎避风慎口。

家苏子钱半　嫩前胡钱半　鲜枇杷叶三钱　夏枯草钱半　冬瓜子一两　莱菔子三钱　枯子芩钱半　苦杏仁三钱，去皮尖　山慈菇三钱　连翘壳三钱　白芥子五分，焙　象贝母四钱，去心　佛手片三钱　忍冬藤五钱　方通草钱半

三诊：一月五日。

疹腮渐消，疼痛不止，咳嗽有痰，舌苔白腻而厚，两脉弦滑而数。拟再以前法加味。

家苏子钱半　嫩前胡钱半　鲜枇杷叶三钱，布包　夏枯草钱半　莱菔子三钱　枯子芩钱半　保和丸五钱，布包　山慈菇三钱，焙　白芥子五分，焙　象贝母四钱，去心　苦杏仁三钱，去皮尖　鲜梨皮一个，洗净　净连翘三钱　鲜橘子皮三钱，去白　冬瓜子一两

四诊：一月七日。

疹腮渐消，其痛亦止，咳嗽痰多，舌苔黄，两脉弦滑数。再以肃降化痰，仍须忌口避风。

嫩前胡钱半　鲜枇杷叶三钱，布包　家苏子钱半　夏枯草钱半　枯子芩钱半　保和丸五钱，布包　莱菔子三钱　山慈菇三钱，打　象贝母四钱，去心　苦杏仁三钱，去皮尖　冬瓜子一两　鲜梨皮一个，洗净　净连翘三钱　全瓜蒌五钱　小枳壳二钱　鲜橘子皮三钱，去白

五诊：一月九日。

疹腮已消，咳嗽痰多，舌苔中厚，两脉细弦而滑。拟再以泄化痰浊，饮食千万小心为要。

嫩前胡三钱　鲜枇杷叶三钱，布包　苦杏仁三钱，去皮尖　象贝母四钱，去心　鲜橘子皮三钱，去白　全瓜蒌五钱　家苏子钱半　莱菔子三钱　小枳壳钱半　白蒺藜三钱，去刺　冬瓜子一两　焦麦芽四钱　方

通草钱半

王右，十二岁，一月十七日，西河沿一诊。

右腮微肿，头晕形寒，两脉细弦而滑，素有停饮之证。拟以宣化表里，防增痄腮。

薄荷叶五分，后下　家苏子钱五　佛手片三钱　建泻片三钱　方通草钱五　嫩前胡钱五　莱菔子二钱　苦杏仁三钱，去皮尖　焦麦芽四钱　赤芍钱五，枳壳钱五同炒　白蒺藜三钱，去刺　白芥子五分，焙　赤茯苓四钱　净连翘三钱

二诊：一月十九日。

头痛形寒已解，两腮痄肿痛，舌苔白，两脉细弦而滑。素有停饮之证，再以疏和泄化。

嫩前胡钱五　家苏子钱五　佛手片三钱　赤芍药二钱　枯子芩钱五　莱菔子三钱　苦杏仁三钱，去皮尖　忍冬藤四钱　象贝母三钱　白芥子五分，焙　猪苓皮四钱　夏枯草钱五　净连翘三钱　蒲公英三钱

以上出自《泊庐医案》

章成之

林幼。右腮肿胀，咀嚼作痛，时作寒热，大便难。此病最近有流行。

荆芥6克　板蓝根6克　夏枯草9克　僵蚕9克　银花9克　小蓟9克　蚤休6克　桃仁12克　半枝莲15克　生草节3克　防风通圣丸12克，分吞

李幼。痄腮发热，又兼消化不良，腹胀便溏。

升麻5克　板蓝根9克　荆芥6克　僵蚕9克　浙贝9克　带皮槟榔6克　地枯萝9克　焦六曲9克　焦山楂9克

陈幼。发热起于昨夜，喉蛾发作，耳下腺亦发炎，风热上乘之候。

大贝母9克　薄荷6克　射干6克　大力子9克　僵蚕9克　玄参9克　赤芍9克　大青叶9克　板蓝根9克　白茅根30克，打

赵女。痄腮双发，曾有表证；表证退，痄腮仍未消失，清之。

板蓝根9克　净连翘9克　紫丹参9克　大青叶9克　芦荟米2.4克　紫花地丁12克　忍冬藤12克　炙僵蚕9克

以上出自《章次公医案》

施今墨

孙某某，男，5岁。体倦发热，耳下红肿，自觉灼热疼痛，病已七日，经儿童医院诊为腮腺炎。大便干，余无他证。舌苔黄，脉洪数。

辨证立法：瘟毒发颐，灼热疼痛，急用清温解毒法。

处方：金银花10克　紫地丁6克　白苇根15克　金银藤10克　黄地丁6克　白茅根15克　苦桔梗3克　大力子6克　炒香豉10克　薄荷梗5克　青连翘10克　生甘草3克

二诊：药服二剂，热退肿轻，大便通利。拟前方增减，以涤余热。

处方：紫地丁6克　鲜苇根15克　黛蛤散10克，马勃3克同布包　黄地丁6克　鲜茅根15克　酒黄芩6克　金银花6克　象贝母10克　酒黄连3克　金银藤6克　山慈菇6克　盐元参6克　青连翘10克　生甘草5克

《施今墨临床经验集》

第十八节　发颐

王孟英

朱小辉太守令嫒，骤患颐肿，连及唇鼻，乃至口不能开，舌不得出。孟英视之，曰：此温毒也。用射干、山豆根、马勃、羚羊（角）、薄荷、银花、贝母、花粉、杏仁、竺黄为剂，并以紫雪（丹）搽于唇内，锡类散吹入咽喉，外将橄榄核磨涂肿处，果吐韧涎而肿消，诘朝即啜稀粥，数日而愈。

《王氏医案》

方南薰

浙绍胡墨池先生次子仲文，体气素薄，冬月偶沾外感，发热恶寒。医以寒凉利水之药投之，遂引风寒之邪结聚于耳前颊车穴，其处坚肿如盘，饮食动颐，甚为疼痛，旋作毒治，三月未消，王友阁生荐余诊视。切得左手脉浮，右手脉弱，高肿之处色青晕白。余曰："此证成形日久，恐难骤散，且在槽骨之位，虑其穿腮。"先用人参败毒散加防风、苏叶以托表，令热服，汗出，明早视之，则肿移左颈；再服，则收敛如小杯。然后用十全大补汤五剂，晕色转红；再服五剂脓溃而消。可见此肿由风寒而至，正非解毒败毒诸方所能愈也。

《尚友堂医案》

陈憩亭

俞童，时毒风温，上袭两颐，温肿酸痛，汤饮艰难，寒热脉弦，邪热方进也，防其壅闭。
羚羊角、牛蒡、荆芥、连翘、土贝母、薄荷、甘菊、山栀、杏仁、夏枯花。

《虞山墩头坵陈氏方案》

孔伯华

王男幼，三月十九日。温邪内蕴上灼，势已发为颐肿，手关纹赤长，宜清化以消之。

生石膏六钱　全栝楼五钱　地骨皮三钱　板蓝根三钱　忍冬花三钱　鲜苇根六钱　鲜茅根六钱　川牛膝三钱　莲子心钱半　蒲公英三钱　龙胆草二钱　焦栀子三钱　薄荷叶钱二分　荷叶一个　竹茹四钱　郁李仁钱半　六神丸二十粒，研和

白女童，六月十一日。湿热内蓄，兼感时邪，以致身烧，口渴，项肿发颐，大便秘，舌苔

白腻、质红，脉弦滑，治以清疏芳凉透解之法。

　　生石膏六钱　旋覆花三钱，布包　代赭石三钱　栝楼六钱　鲜芦根两　莲子心二钱　栀子三钱　金银花四钱　薄荷叶钱半　龙胆草二钱　知母三钱　黄柏三钱　连翘三钱　蒲公英四钱　大青叶三钱　地骨皮三钱　鲜荷叶一个　紫雪丹四分，分冲

以上出自《孔伯华医集》

第十九节　瘟疫

永富凤

　　有一男儿病时疫，经汗、下十余日诸证不减，谵语如见鬼状，时时直视摸床，不食。一日厥逆而脉伏，诸医束手，其戚某狂走而来请余。余到诊，则瞑目闭口，机转悉绝，唯心下有暖气一块横断上下。乃取熊胆二分，以小刀开牙关灌入，顷刻而苏息。乃作小柴胡汤进之，语言既出，仍未省人事。其明又与熊胆及小柴胡如前，如是七日，病徐徐而退，日啜薄粥一大碗，经数日得愈。斯儿病非重困危笃之证，诸医不知其小腹里少小有痼癖，使邪气不发舒，徒攻以致卒暴之变也。

《漫游杂记》

李铎

　　某子三龄，咳嗽日久，囟陷色夺，肌肉消瘦，气喘，喉中介介有声，腹满而实，明是乳食不慎，壅塞肺道，阻遏脾气，以致脾失运化之职，肺之治节不行而作喘也。按：囟陷本由真元不足，色夺肉消，显然脾肺已伤。不及早为计，将有久嗽成疳之累，理当固本培元，今标证又急，不得不急治其标，是以前进杏仁、厚朴、苏子、陈、半、枳、桔、茯苓宣理肺隧，降气行痰。已获小效，旋停药，怠于调理。近又复感时气，不节油腻，遂致潮热神昏，气喘愈甚。昨投人参败毒散，疏散表邪，侵晨复诊，脉洪，舌苔厚白而滑，中心微黄，口渴引饮，胸腹膨胀，但热无寒，此为时气之明征矣。盖瘟邪之气，原由口鼻吸受而入，邪伏募原，加以食积滞于中焦，焉得不加剧也。又细审斯病，根本已损，治虚碍实，治实碍虚，颇为棘手。姑宗吴又可达原饮，以驱疫邪，仍加杏仁，少佐楂肉，苦降消滞，试服何如。然必须另请明眼调治。非管见所能胜任也。

　　又，昨进达原饮，所下之物皆垢腻痰沫，足见疫邪挟积滞，凝痰为患，非臆说矣。且下后气亦稍平，潮亦差退无加，夜半喘鸣如原，胸满气逆。晨诊脉不静，视其神气萧索，面色㿠白如纸，嗜卧不食，舌苔光滑，已见虚象。依理而论，疫邪因从下解，宜脉静身凉，胸中自应开旷，乃为吉兆。其不得舒展旷达者，缘久嗽损及中州，运化失司令之权，是为虚痞，非实胀也。本应用枳实理中加蔻、半，温理中阳，以治其本。姑议改进半夏泻心汤法，以伏有疫邪余热未清，此方原从理中立法，能治胸痞不开，且内有黄连、黄芩泄热降阳而和阴，人参、大枣补脾而和中，半夏、干姜分阴阳而散痞，似属至当，古法有诸，非创论也。据某老医言，只一伤寒轻证，则仆所论皆谬矣。然仆非愦愦之流，不肯因循误事，廖承相信之笃，不得不稍尽一得之愚，以备参末。

　　吴秋官，年十二，夏初患疫证，医作伤寒治，更医又升、葛、羌、防、秦艽，升散之剂，

以致壮热不退，谵语昏蒙，渐至循衣摸床，撮空理线。协热自利，小便短赤，危证悉具。议导赤各半法，二剂大效。

吴步云之子，年十一，神昏谵语，撮空理线。颇为一惊，细为审究，伤寒传经，即变为热，二三日间，不应见此逆候。惟有疫邪内伏，应下失下，火毒壅闭，大便不通，方有此候。然亦应烦躁不宁，口渴，舌苔燥黄，何以舌苔反见灰色带滑，又兼手足微厥，诊脉又不洪数，兼有虚象，属赋禀不厚，元气亏损，不能胜邪。今大便虽数日不解，亦无实热可征，似宜大剂补之，又恐邪毒愈甚，攻补两难，实为棘手重恙。勉宗陶氏黄龙汤一法，补泻兼施。

大黄　芒硝　枳实　厚朴　人参　当归　熟地黄　一剂大效。

以上出自《医案偶存》

郑守愚

剡北塘口李春帆，病瘟疫十余日不愈，伊父煦亭延余医治。甫入座，未及诊脉，煦亭即述病情，谓小儿年十三，自本月初七日忽然乍寒乍热，至初九日又兼呕黄水，医用和胃之剂不效，至十三日身壮热，舌焦红，日夜躁狂，渴欲饮水，医用三黄汤不效，次日清时又吐蛔二条，改用加减连梅丸，舌略润，渴稍止，而呕仍不减，热亦渐加，证重固不待言，即此十余日不食不便，更属可虑。余曰："外感多不食，不食非病，不便乃病，治所当急耳。况瘟疫邪入阳明，大便闭结，必使里气一通，肌表乃疏，自然汗愈。"语毕就诊，脉得数实有力，且右甚于左，知是阳明腑病，非下不除。余谓煦亭曰："令郎之证，其始之寒热交作者，疫邪初感尚无定著也，其继定呕吐黄水者，疫邪深入，邪正相争也。其后之壮热不已，时而吐蛔，时而空呕者，疫邪传里，胃热如沸，下既不通，浊气上逆，势所必然也。种种变证，总由失下所致，就证用方，惟调胃承气汤，甘草易人中黄为合剂。"煦亭又曰："小儿面浮足肿，元气亏之可知，其何能当此重剂乎？"余直告之曰："急下以存津液，善策也。独惜用之不早耳。前医不知瘟疫治法，故病至于斯。速进药饵，以救危急，无事多赘。"果投一剂而病减半，投二剂而证如失。次朝余乃旋归。越二日煦亭来寓转方。余往新昌麟儿复诊，书一调理方以了事。

《医案梦记》

第二十节　风疹

中神琴溪

东洞院五条南菝原屋仁右卫门之儿，年十三，每及冬，辄总身发疹，痛痒无度，待仲春和暖，自收。如此者凡八九年，调治颇殚，尚无寸效。师脉之，及按其腹石硬，见其右手食指中节而断曰："此疾未发以前，盖别有所患乎？"主人曰然，自罹丙午回禄之厄，聊营藁盖以蔽雨露，钢碓釜灶亦浑然积坐。时年甫三岁，其碓坠误仆儿之头，大破之，又笮指断之，即昏例遽灸之，或洒水面，赖得苏。而请外医治，数旬而渐愈，越二年而生此疾云。曰然，岂其不乎？因与红花散，以紫圆下之，二旬余，复故。

《生生堂治验》

柳宝诒

施。风疹遍发，甚于下部。拟方凉血泄风，兼疏营络。

鲜生地_{薄荷同打} 黑荆芥 丹皮 鲜沙参 牛蒡子 刺蒺藜 首乌藤 赤芍 全当归 桑叶 茅根肉

花。风疹发于肤腠。血分有热，而风邪袭之。当清营疏风。

鲜生地_{薄荷同打} 丹皮_{酒炒} 赤芍_{酒炒} 黑荆芥 刺蒺藜 蝉衣 防风 当归_沙 忍冬藤 生甘草 桑叶 竹心

二诊：风清热化。再拟清养营阴。

大生地 当归_{酒沙} 丹皮 南沙参 金石斛 南花粉 青蒿子 元参黑荆芥 竹叶

以上出自《柳宝诒医案》

袁焯

孙姓子，七岁，腊月间发热恶寒，咳嗽体倦，饮食减少，脉缓不数。初用葱豉汤加薄荷、桔梗、杏仁、甘草等，服后颈项及胸背等处，发现痧点，犹隐约在皮肤里，尚未大现于外也。仍用原方，第三日痧大现，胸背、颈项、手臂等处，均密布而色红艳，夜间热甚口渴，遂改用桑叶、金银花、杏仁、益母草、花粉、贝母、甘草等。第四日，热仍不退，舌色红赤起刺，毫无苔垢，遂易方，用地骨皮、干生地各三钱，麦冬二钱，北沙参一钱，白茅根三钱，贝母一钱，枇杷叶一片。一服热退神安，舌色亦淡而无刺矣，接服一剂痊愈。

《丛桂草堂医案》

陈在山

病者：镜轩之幼女，三岁，乃余之侄女也。

病名：瘾疹（风疹）。

原因：染患冬温，邪入三阴经，腠理固密，疹毒塞于血络，隐隐不透。

证候：初觉发热恶寒，遂即泄泻腹痛，不食，嗜卧，但欲寐，渴不多饮，肤含隐隐红痕不透，咳呛喘促，乃为阴证。

诊断：脉沉细无力，是三阴之肺也。肺经曰：无力里虚，盖人之气，通天地之气。天地之气，行于阳则辟而晓，行于阴则盍而夜。故人之气，行于阳，则动而寤；行于阴，则静而寐。病者嗜卧，但欲寐，邪客于阴经也，明矣。阴伤故泄泻腹痛，邪入里而又逼阳于表，故发热喘促，又兼腠理滞塞，毛孔不宣，使疹毒不得透发而退，气虚之必然也。章虚谷曰：瘾疹不透者，中气虚也，邪在阴经，速用培元温中之剂，宣发血则透，检阅服过之方，皆主解毒凉表，无效。法当通里邪，以解表热，俟疹色宣活，再遵章氏培元温中之品，而气血得暖，必安。

疗法：仿伤寒少阴证，用麻黄附子细辛汤一剂，取其辛温透络，通少阴之表，再服人参加附子煎汤，用其温中助气，驱三阴之邪。

处方：麻黄_{钱，蜜炙} 细辛_{五分} 附子_{八分，淡净}

又方：人参钱　附子五分，淡净

结果：服前方一帖，微汗出，目开喘息，疹色稍活，又煎二方，频频灌之，三日内，其病如揭矣。

《医学杂俎》

徐丽洲

石宝宝。一诊：风痧已布，身热绵延，咳呛稀少，烦躁不安，脉浮舌腻。此系邪未透达，慎防变动，不可玩视，拟以疏解。

大力子钱半　桔梗四分　防风钱半　前胡钱半　苦杏仁三钱　白蒺藜钱半　桑叶钱半　荆芥钱半

二诊：风痧已布，四肢未透，便溏黏滞，烦躁不安，脉弦舌腻。此系邪湿互阻，慎防增剧，拟以宣化。

大力子钱半　煨葛根钱半　炒枳实钱半　冬桑叶钱半　银花炭二钱　赤苓三钱　蝉衣一钱　楂肉炭三钱　车前三钱，包　鸡苏散三钱，包

三诊：风痧已回，身热较淡，咳呛未止，便溏黏滞，脉数舌薄。仍以宣化。

大力子钱半　煨葛根钱半　紫菀一钱　桑叶钱半　银花炭二钱　扁豆衣三钱　蝉衣一钱　鸡苏散三钱，包　白蒺藜二钱

《医案选粹》

施今墨

王姓小孩，发热一日，烦躁不安，眼胞含泪，耳边手梢均冷，此为将发风疹之象，拟用疏表清里剂。

鲜苇根一尺　鲜茅根四钱　浮萍钱半　薄荷梗钱半　蝉蜕衣钱半　淡豆豉三钱　山栀钱半　炒荆芥钱半　忍冬藤三钱　青连翘三钱　桑叶二钱　桑枝四钱

二诊：服药一剂，疹即发出，体温37℃，拟用退热解毒剂。

鲜芦根一尺　鲜茅根四钱　浮萍钱半　淡豆豉三钱　炒山栀钱半　赤茯苓三钱　桑叶二钱　桑根四钱　紫草茸钱半　紫地丁三钱　忍冬花藤各二钱　甘中黄钱半　蝉衣钱半　炒丹皮二钱　青连翘三钱

方义：茅根、苇根、豆豉、山栀、浮萍、蝉衣、桑叶、桑枝，疏表退热；赤芍药、赤苓、紫草、地丁、丹皮、忍冬、连翘、甘中黄，清热解毒。

按：此方连服两剂，热降疹退，病家以小孩服药不易，遂未再服，吃粥数日，即告大痊。

叶某某，男，6岁。一星期前曾发风疹，疹已消退，发热未除，头晕，恶心，咳嗽，倦怠，小便极少，色赤。舌红苔腻，六脉沉数。

辨证立法：疹后余毒未净，三焦热郁。上焦熏蒸则咳嗽头晕；中焦积热则恶心不食；热在下焦则小便不利。当清三焦之热为法。

处方：大生地10克　白苇根12克　鲜生地10克　半夏曲10克，枇杷叶10克同布包　白茅根12克　炙前胡5克　厚朴花5克　酒黄连1.5克　炙紫菀5克　玫瑰花5克　酒黄芩3克　朱茯神6克　车前草10克　冬瓜子10克　朱寸冬6克　旱莲草10克　冬葵子10克　青竹茹6克　炒陈皮3克　甘草梢3克

二诊：前方服二剂，头晕咳嗽均减，热渐退，恶心止，惟小溲仍少，手心热。仍遵前法施治。

处方：炙前胡5克　冬桑叶5克　白苇根10克　嫩桑枝12克　白茅根10克　银柴胡3克　冬瓜子10克　赤茯苓10克　赤白芍各6克　冬葵子10克　赤小豆10克　青竹茹6克　酒黄芩5克　青连翘6克　炙紫菀5克　淡竹叶6克　酒黄柏5克　炒泽泻6克　甘草梢3克

三诊：服药二剂，诸证均有减轻，小便仍少，大便溏泻，食欲不振。拟前方去桑叶、桑枝、竹茹，加葛根6克，白苡米10克，半夏曲5克，霞天曲5克。

四诊：前方服二剂，除小便短赤外，诸证均除，拟丸散方巩固之。服十日。

处方：每日早服益元散15克，开水冲不服渣。夜临卧服通关滋肾丸5克，温开水送下。

以上出自《施今墨临床经验集》

第二十一节　痘（水痘、天痘）

胡慎柔

侄男，甫六岁。三月间，忽然热，三日，左面心胃经部分出痘一颗，如鹅眼大，右眼弦胞皮上一颗，不甚发而没，余有细红筋数条，至五六日不灌浆，发热烦躁，昼夜不睡，肚饱，咬牙，寒战，抽搐，时刻叫喊不安。余视之，六脉俱八九至，幸大便不泻。予思曰：肚饱者，脾胃弱不能输运毒气也；烦躁者，肾水不足而有火也；抽搐咬牙者，水不能生木，枯木生火，风火摇动之象，乘其所不胜也。大法，当先保元气，清肺金，生肾水，水旺木滋，而火自熄，遂合方名保七六三汤，保元汤七分，六味汤料三分也。加门冬、五味。一帖，鼾睡半日，醒而复躁，复半日，遍身如蚊啮之状，甚细。又照前一帖，复睡如前，醒后烦不安。予曰：鼾睡，得药暂元气少复，邪气少退之故；复烦者，里毒未尽出也。复用参芪四圣饮二帖，浆足，黄如蜡色，又七八日方脱。古人云：三日热，三日透，三日昌，三日浆足，三日脱靥，此正气不虚者言也，虚而邪盛者，不拘于此。余曾见咬牙寒战，俱弃之不医，而诸书亦云难治，惟立斋先生有治方，不拘此，神化再出，非庸医可觊其一二者。

《慎柔五书》

程从周

戴毓林三令爱年五岁，三月出麻初愈，尚未复元。四月中旬，又复出痘且稠，审身无完肤，颜色淡白，不能灌浆。医犹用清凉解毒，渐致浑身手足俱冷，大便泄泻，目闭无神，不知人事。九日上弃而不治，已移置于别屋中，乃延予试观之，予曰："尚有生机，此系虚寒之证。药复误用寒凉，故致危殆。"毓林曰："出麻时，因其热极，叠用芩、连、石膏之类，无剂无之，今者或仍是热否？"予曰："正乃麻时寒凉太过，伤其中气耳，中气既虚，何由载毒而出？"予乃速用人参五钱，肉桂一钱，黄芪三钱，附子二钱，黑干姜二钱，炙甘草一钱，糯米三钱。煎作大剂加入酒浆半杯，频频灌之，即熟睡。醒来又灌，灌至天明，手足渐温，痘有红晕。如此日服人参五钱，调理月余，方得落痂而愈。

余奉泉一子年九岁，馆中读书，因先生责治，被惊而起，发热一日，痘即见标，颜色红紫，狂躁闷乱，急用升发解毒芩、连、犀角之类，漫不应药。再以黄龙汤无时灌下一盅，势即稍定。八九日间，抓破面孔，浑身痒塌，狼藉不堪，既而渐变焦黑，嘴唇肿而合缝，汤水药饵皆不能进。幸非牙疳，而齿未动摇，人事不知，手足不动，本家视为必死，乃以蒲席一条，弃卧于过道之间，令一人昼夜看守待尽。试以茶挑进水数匙，随即粪门流出，如竹筒注下之状，谚所谓直肚直肠，安有可生之理？看守十余日，家人俱懈怠而厌恶，父母心肠俱冷，求其速死完局，千万人中无一人说其可活。予观之，独决其不死，所以然者取其瞳仁清亮未昏，肾气不绝，而根本犹存故也。如此，延至十日上，忽然自呼其母，略能转侧，举家且喜且惊，复抱进房，亦不用药，以稀粥调理，半月而痊。噫！尝谓痘之最危者，犹有可生之机，但未若如此之甚。然坏证固多，而眼球必先转绿，或死黑无光。今此痘之不死者，其在瞳仁乎？或亦黄龙汤之有力也。

杨海宇第三郎年五岁，禀赋克实。二月初旬，发热出痘，见标时，泄泻不止，海宇深以为忧，予曰："痘未出齐，痘齐泄自止耳。"乃以升发止泻之剂，服之，痘即齐，而泻果止。予曰："中气由此而虚，痘复稠密，必先用人参，以防其变。"海宇畏用参，而固执不从。至七八日半浆之时，忽然复泻一夜，到天明不下百余度。初泻可以手抱，以时浆灌累累，无处下手，只得以草纸承接一夜。泻至天明，平旦时海宇趋至予寓中，顿足悲啼，谓："早不听先生之言，遽变至此。"余曰："且勿悲泣，待余观之，再决生死。"一进房中，见其痘色光明，根窠未散，乃抚海宇背曰："郎君无恙，但速觅参来，可能立效耳。"其时海宇方信予言，以人参听予，自称入药，两剂而泻除，四剂而浆回矣。虽然，此固侥幸于万一，赖此儿体气充实，虽泻而痘色不变。若体气屡弱，或一泻而即陷伏者，虽有异功，而亦莫能救也。

余孙逢祯甫周岁时，十一月间方热。一日热未退而痘，即见标，且先见于天庭发际，皆值凶险之地，且烦躁不安，身体上窜，或向后仰，如反张状。昼夜不停者两日，药用升发凉惊，皆罔效。初疑痘发不出，恐是多啼，身热口干，此必热极而然。乃以天水散数钱重加辰砂，一服而身定，两服而身凉。再用清热散郁之剂，痘俱出尽。独方广之上贼痘一颗，大若梧桐子，色类沉香，殊为可畏。随用挑破，以药点之，浑身渐渐起发，半月成功。此亦痘之最险者，而功独赖于天水散，古云：药当通神。非虚语也。

康甫兄第四子两岁时出痘，痘颇顺而毒本轻，医视之，以为毒盛，不无过于解利，以致中虚，至八九日，上浆正行时乃复执于清热，不无过于寒凉，以致凝结。其夜忽然身冷，面如土色，浆滞不行，人事昏沉，呼吸欲绝。高原叔视为必死，将移别室以待尽。夜半，延余视之，予曰："速抱归卧房，可一剂而愈。盖此痘本非不治之证，乃寒凉太过，凝滞而然。"予乃用保元汤重加桂附，一剂而红晕回，数剂而痊愈矣。

以上出自《程茂先医案》

郭右陶

陈姓婢十四岁。四月壮热烦闷，腹痛自重，斑痧遍体，脉微而细，触秽之证也。阅腿弯痧筋，放七针，手指放十余针，俱紫黑毒血，烦闷稍松，用宝花散、阿魏丸，清茶微冷饮之，又付活血顺气之剂，腹痛遂止，斑痧渐散，身体轻快，痘即起发。视其形色，已四朝矣，皆如期灌脓收靥而愈。可见痘中触秽，因痧而隐者，比比也。

金权可女四岁，十一月间痘。五朝，放标至足，面痘犹细如芥子，隐隐不发。其腰下痘反有水珠色，真逆痘也。阅左腿弯有痧筋，放一针，手指上痧放十五针，俱紫黑毒血，面痘立时红活起发。余看痧气已绝，惟用十神解毒汤，减大腹皮，加天虫、大力子、山楂、青皮，一剂。次日，面有行浆之势，惟用养血托浆、清凉解毒之药五剂，痘即如其灌脓收靥而愈。

胡丹层子七岁，八月出痘，脱痂光洁，饮食如常，行步如旧。迨二十五朝，忽然叫喊不已，发晕欲咳，皆以为恶痘余毒使然，求余治之。左右手六部俱微细而伏，余思恶痘余毒兆变，脉当沉紧有力，今微细而伏若此，脉证不合，视其痧筋，历历可指，刺出紫黑毒血不愈。用荆芥银花汤，合和脾宣化饮，稍冷饮之，即苏。后小腹痛，变为痢疾，用当归五钱、山楂一钱、大黄五分，加童便微温饮之，稍安。后独用当归、山楂，四剂而痊。

夏子亮幼子五月发热，痰喘气急，四肢战动，两目无神，不省人事，口热如炉，面有隐隐红紫细点。延余看痘，阅其腿弯，有紫筋两条，余曰："两目无神，四肢战动，痘之候也。隐隐微点，痘之形也。口热如炉，红紫之色，热之盛也。便是痰喘气急，有腿弯紫筋两条，必痘因痧胀而发。治宜先放其痧，后发其痘，则痘气起。"用针刺出毒血，随用荆芥、连翘、防风、红花、青皮、桔梗、枳壳、山楂、卜子，一剂。俟稍冷饮之，其痘即发，至十二朝乃痊。

詹福先子六岁，九月间痘四朝，大渴，舌心有黄黑苔，腰腹大痛，面部痘色焦紫，过顶不发。延余，阅有痧筋，放腿弯指头痧二十余针，痛不止。用细辛大黄丸，清茶微冷饮之，痛稍减。付必胜汤，加川连、石膏一剂，微温饮之，痛止苔退，痘渐起胀，犹大便不通，去川连、石膏，日服此汤，灌脓收靥，便通而愈。

金权可子三岁，十二月间痘六朝，左腰痘密有蟢窠形，色如水珠，其面脸痘紫赤满顶不发，服酒浆桑虫一条，反变两颧一片如胭脂色，不分颗粒。右额见飞浆一颗，亦逆痘也。余为放指上痧二十余针，痘即分颗红活。余惟用痧痘可兼治之药，一剂治之。次日痘即行浆，后惟用治痘常药，遂灌脓收靥而痊。

以上出自《痧胀玉衡》

王三尊

夫感寒寒下证，当用生大黄。以其舌干粪结，津液干枯，更佐以芒硝软坚，惟恐下之不速。若经之不坚者，又当减去芒硝；下证再缓者，又当以生熟军并用之。若夫痘证下法，舌不干，粪不大结，下之立通，不必速下。且痘伏毒非一下所能尽。又多毒产阳位，若以生军大泻不止，肠胃空虚。若伏毒再出，何能更下？且阳位之毒终不能去，正取酒蒸多次，将巅顶之火尽从二便而出。如伏毒再出更可二三下之。盖酒蒸则能破瘀宣动，使毒火散而瘀血破，诚妙药也。吴儿，半周出痘，初看时稀朗明润，笑容可掬，似无痛苦内证。但前害耳未痊，至三朝右耳忽发，头面皆肿，浑身痘俱没下。一医下以生军一钱五分，泻后痘出，继而脓出肿消。然从此水声漉漉，大泻不止。至六朝左耳又发痘，又没下，然已大泻三昼夜，不敢再下，至七朝而毙。当时若以熟军缓缓二三下之，则巅顶之火俱去，何致左耳又发而毙乎？盖本草大黄条下云："生用则遗高热之病。"于此可征余言不谬矣。

痘儿系虚证死者，则气血耗尽，无再生之理。若实证死者，瘗土则火毒尽解，犹有复生之机。余居虎墩时，有一痘儿死瘗道旁，其所经宿数，则予忘之矣。一行道者闻其啼声，开土取负而去，此予所亲见者。是知瘗于空野而复苏，苏而复死者不知其几矣。凡痘儿实证死者，可瘗之家中，身上少加细末凉土，多恐压窒气道，但露口鼻上以薄板复之，板上再加凉土，信宿不苏，方可举瘗郊野。此案虽无补于医，然而恻隐之心有所不忍，倘能以此传告，得救一儿，则胜造七级浮屠矣。

仲恭玉三郎，痘后目翳将百日，方延予视，不肯服药，非数帖所能奏效。余尽去难服之药，纯用甘寒及味淡者，如二冬、生地、银花、甘菊、谷精、木贼、荆芥、夜明砂、甘草、羚角、当归、蒺藜、蝉蜕、丹皮、芙蓉叶之类熬膏，以蜜浓收之。一取味甘肯服，一取汁厚易于奏效。待儿时时服之，未二旬翳全消矣。

康圣功孙，五六岁，出痘。一医以熟军首下二次，盖赤岸痘医，皆宗《救偏琐言》，首用大黄下者强半。四朝延予视，色淡形扁，不渴，神安，身微热，腹软微胀，虚证也。恐用温补不信，令换请一医兼视。来医虽云虚证，所开之方，首写生地，予止之。令再请缪平远兼视，平远意与予同，以补中益气汤加减，始终予之，并未涉一凉血之药。灌浆时犹忽作泻，时朱笠至，加以木香、鹿胶，黄芪用至五钱始愈。是知痘证始泻后补者，十中六七。始终有泻无补者，十中二三。始终有补无泻者，百中三四也。岂可概以通套法治之乎？

族侄弘仁出痘，余不知其证若何。至十二朝忽大泻，日夜百余行，所下皆黏滞之物，如白痢状。头顶大半饱脓，余皆白壳，人皆以为必死。兹后竟未投药而愈，此因正气充足，脏腑不致受伤，反能传送毒邪而出，是知十二朝之变泻，与七八朝之变泻，大不同矣。

次亡儿出痘，体甚弱，犯气虚毒胜，医始以熟军下之。予曰："此儿体弱，当超期用补。"医曰："从未有未见起浆之势而遽补者。"又以熟军下之，自是遂努泻不止。至七朝方用参五分，见热势忽起，又以寒药与之，至十一朝而毙。死之时，皮肉抓去，只有脂水而无脓血，其虚可知。此医曾读《痘疹正觉》，何得偏执《救偏琐言》耶？前医不信《救偏琐言》误补，此医执定《救偏琐言》而误攻，则皆不能用书，而为书所用之过也！

痘书以面白娇嫩者皮薄，属虚；红黑者为皮厚，属实。殊不知白而娇嫩者有似于薄，其间亦有体健者；红而黑者，有似于厚，其间亦有体弱者。不可概论也。予大亡儿出痘，体甚健，皮白娇嫩，始而腹痛作泻。医以为皮薄，不敢大泻，聊用清凉之药。至六朝即补，参、芪才进，面浆忽停，后面抓破出血。医方悟为实证。然已无救矣。此医会阅《救偏琐言》而不能用。

何哉?

王迁绚乃老成痘医也，曾言治二痘证，俱系五岁儿。一舌黑，口裂，谵语，狂乱，点如胭脂水洒。先医下以巴豆丸。王用犀、连、紫草各三钱，石膏一斤，余加群药四帖。后犀、连、紫草各一钱，石膏半斤，余加群药亦四帖。十二朝来浆，后用人参收功。一见点甚稀，手足俱冷，其点时现时没，吐瘀血一碗，始终以附子理中汤而愈。予意此二证。一生在曾服巴豆丸。盖痘舌黄，即罕见其生，况黑乎? 须知黑者，乃巴豆丸以火济火所致，非本来之黑，故可愈。二生在吐瘀血一碗。此儿原有蓄血，故身弱。既蓄血能与痘毒并发，则中气虽虚未甚。况瘀血一去，正气立复，好血渐生，再兼痘稀毒微，故愈也。

以上出自《医权初编》

陈念祖

痘为先天之毒，与生俱来，伏于命门之中，即大易所谓地二成火是也。偶与时邪相感触，其势遂勃然而发，初起毒势正欲外泄。须先从太阳以化其气，气化则内蕴之毒自然发越无遗，不致留滞以贻后患。又何必率用芩、连、羚犀诸品，反致有寒中之变耶? 今痘乍出，诊视诸状悉须，因势导之外出，正获事半功倍之效。故援伤寒六经例，先责诸太阳一经，即用桂枝汤加味主之。

桂枝木二钱　白芍药二钱　炙甘草一钱　紫草一钱五分　金银花二钱　生姜三片　大枣三枚

痘为胎毒，必藉元气充旺始克安全托出。今已旬日之期，浆水尚未外达，毒势转欲内陷，渐至滑泄不止，呕恶咬牙。观此症状已属重险可虑，兹姑以救里托毒为法，勉希扶地险关，方许妥稳。

肉桂八分　人参二钱　当归身三钱　陈皮一钱　川朴一钱五分　木香五分　丁香一钱　诃子皮一钱
肉果八分

地界点粒皆齐，事已涉及坦途，今但求之足太阴可矣。中宫得受温补则土气充旺，转瞬成浆脱痂，不难早竟全功。主之以理中，盖取其妥捷耳。

人参三钱　白术三钱　干姜三钱　甘草三钱

浆水虽已充灌，但元气馁弱不运。宜先培养中土，并稍以利水佐之，庶几早图有成。

炒白术三钱　人参二钱　白茯苓二钱　陈皮一钱　炒白芍一钱五分　炙甘草五分

痘靥已收，惟回痂太早，防有余毒未尽。小便短，故以清凉发利为法。

川石斛三钱　生苡仁三钱　白茯苓三钱　百合二钱　沙参一钱　麦门冬二钱，不去心

痘痂已回，补剂不应再投。昔仲仁以清凉助结痂，卓有见地，否则余毒未清，倘或气血壅滞，变证在所堪虑。故宗翁氏法，立方于后:

连翘二钱　淡黄芩二钱　生苡仁三钱　甘草八分　川贝母一钱五分　地骨皮一钱五分　金银花二钱
桔梗八分

先天不足，气血本属虚馁; 又误以寒凉过剂，痘忽塌陷不起，呕吐频作，兼患泄泻。证极重险，治法最为棘手。兹姑以温剂峻补，勉图转机而已。

附子一钱　肉桂二钱　人参三钱　当归身三钱　炮姜一钱　炙甘草一钱

上药六味，以灶心土用井水搅匀澄清，取水煎药温服。

药后呕吐已平，势觉稍为减轻，但泻仍未止。是元阳不振，中气犹虚。非峻剂补托，曷克回春，故仍以温剂主之。

泡附子八分　熟地黄五钱　人参三钱　炙甘草二钱　炒白术三钱　肉桂二钱　淮山药二钱　杜仲二钱　炮姜八分　酸枣仁二钱　枸杞子二钱　陈萸肉一钱　当归身三钱　破故纸二钱　生姜三片　核桃仁三枚

以上出自《南雅堂医案》

中神琴溪

一儿甫三岁，痘疮见点不能光壮，师作反鼻散，服之，即勃然发起。

反鼻散方：反鼻　稻苗连根

上二叶各等份，末之，白汤送下。

《生生堂治验》

程文囿

巴生居近比邻，尊公秉昭翁早子俱殇于痘。是春痘令盛行，儿多夭折。生年数龄，尚未出痘，翁以为忧。一夕急发热呕吐，卧寐不安。比晓迓予，望其颊赤唇干，扪其身热指冷，烦渴舌黄，细验周身标点隐隐，夹有紫斑，顾谓翁曰："此布痘斑闭，险逆之证也。服药斑消痘透，庶可无虞。"方定羌活散郁汤加石膏、灯心。午后复视云："服头渣药后，热盛闷乱，头摇肢掣。"予曰："此欲作惊。"令服复渣，薄暮寒热益甚，昏谵渴饮，舌吐唇外，举家仓皇。旁议剂中石膏过凉，冰伏为害。予辞焉。秉翁坚求拯治，因在邻居素契，且此子又从次儿受业，情难固却，复告之曰："方书虽有痘初宜于升发，忌用清凉，恐其冰伏之说，特此证乃心胃火毒壅遏，致成斑闭，不清其火，斑何由消？痘何由透？前方清药力轻，故不胜任。"于是重用石膏为君，佐以犀角酒炒黄连、玄参、升麻、连翘、赤芍、牛蒡、紫草之属，灯心尖为引。每服另冲无比散，取其去热利小便，亦釜底抽薪之义。方已写就，思舌为心苗，今舌吐弄不休，内服煎药，须外用紫雪丹涂之。奈此物吾乡甚罕，乞诸其邻，所与些微，亦不济事。翁云："吾有紫雪，藏之久矣。"取出称有三钱，快甚。即令蜜调涂舌，并速煎药与服，次早翁来云："昨夕遵谕服药涂舌，至半夜热缓舌收，泻止躁定，似有转机，再烦一看。"果诸证悉平，斑消痘透。予曰："生矣。"询其紫雪，只剩三分，余皆涂去。予笑谓翁曰："此证虽仗力拘回，然非如许紫雪，亦无此速效。"今火势既平，药当退松，酌以十神解毒汤，仍稍用石膏、犀角清其余火，转用太乙保和汤，人参易沙参，加天虫、白芷、贝母、鲜鳞。浆成之后，补脾利水、清凉解毒，渐次收功。此等险证，幸在比邻，朝夕看视，药随病转，得以保全，使病家与医居隔远，仓促变幻，鞭长莫及，欲图庆成，不亦难乎。

族兄女三岁，出痘如蚕种，医初认为麻，越日始识为痘，骇甚辞去。更医泛投清解套药，延至九朝，色白顶陷，势欲痒塌。兄商于予。予曰："毒盛气虚，船轻载重，本属险逆，初起按法图治，尚望生机，今无及矣。"兄恳救治，勉订保元汤，用糯米、鲫鱼、羊肉煮汁煎药，昼夜频灌，喜得浆行陷起。再加熟地、当归、枸杞、鹿茸温补之品，侥幸收功。

无何，妇病感证，两进逍遥散不应，热盛脉数，口渴舌黄。照方加生地、黄芩。次日证仍未减，神昏舌苔干黑。予曰："疾急矣，非重剂莫挽。"乃用大剂甘露饮，令其浓煎数碗，尽今日夜服尽。诘朝复视，昏热舌黑如故，反增胸腹胀闷。旁议二冬寒凉，二地滋腻，与胀不合。予曰："古人论治感证，始终以存津液为主。今热炽舌涸如嘶，舍是别无良法。"兄曰："固知药好，然腹胀药势不行奈何？"沉思良久，令市大西瓜一枚，取汁与服，汁尽少顷，忽寒战，目阖昏睡，汗出如雨，衣被皆濡，至晚始定。兄问故。予曰："此战汗也。非此则邪不能达，今无忧矣。"嗣此热退神清，知饥纳食，惟觉身轻如叶，倦怠不支。徐培养血气而安。

以上出自《杏轩医案》

王孟英

海州刘氏子，五岁出痘，遍体疙瘩，大如瓯，凡三四十枚，医皆不识，一老妪见之曰：此包痘也。吾所见并此而二，决无他虞。六七日疙瘩悉破，内如榴子，层层灌浆皆满，真从来未睹者。痘书充栋，亦未道及。可见医理渊微，即此一门，已难测识矣。

上年秋燥冬暖，略无霜雪，河井并涸，吾杭自九月间起，天花流行，十不救五，小儿之殇于是者，日以百计。孟英曰：此痘疫也。治法当与常痘有异，惜幼科未之察耳。且天令发泄，不主闭藏，入春恐多喉患，特刊"加味三豆饮"，俾未种痘者，预服免患，将出者，恣饮冀轻。又劝人频服"青龙白虎汤"，以杜春来喉恙，不料其言果应，三春不雨，喉证甚多。医者犹不悟其致病之因，仅知发散，正如火上添油。孟英胸有成竹，一以仲景白虎汤为救焚主剂，若已及于营分者，用（王）晋三犀角地黄汤，相机加减，又刊青龙白虎汤、锡类散方，广为印送，赖此以活者，不可胜数。

附：三豆饮

生绿豆、生黄豆、生黑大豆（或用生白扁豆亦可）、生甘草、金银花，水煎服。

孟英自注云：古方三豆饮，为痘疹始终可服之妙药。未出时常服，痘可使稀；将出时急服，重可冀轻；已出时恣服，逆可转顺；尽出时频服，毒可易清。俗专种痘是"密室烘花"，更有初生小儿，于十八内服药，令其出痘之法，是揠苗助长，此等矫揉造作，阴受其害者，古今来不知几矣。至于种种稀痘之方，皆无意义，或以毒药损人元气，或以秽物致生别恙，慎勿为其所惑，惟此方药极简易，性最平和，味不恶劣，易办易服，不必论其体质，久服无弊，诚尽善尽美之王道药也。杭人惑于患痘不食豆之说，甚属可鄙，今特辨明，冀人醒悟。凡小儿能啜饮后，即以此药日日代茶，诚保赤之首章焉。原方用赤豆，性燥伤阴，予以黑大豆易之，更有补阴之绩，虽燥令燥体，皆无碍矣，再益银花、甘草，而化毒之功尤胜，或疑银花性凉，似难久用，不知三豆皆谷也，性能实脾，得银花以济之，更觉冲和。况小儿体禀纯阳，极宜此甘凉补阴之味，岂特稀痘，尤能明目消疳，不生疮疖泄泻等病，其功未能殚述也。

附：青龙白虎汤

橄榄、生莱菔，水煎服。

孟英自注云：此予自制方也。橄榄色青，清足厥阴内寄之火风，而靖其上腾之焰。莱菔色白，化手太阴外来之燥热，而肃其下行之气。合而为剂，消经络留滞之痰，解膏粱鱼面之毒，用以代茶，则龙驯虎伏，脏腑清和，岂但喉病之可免耶？且二味处处皆有，人人可服。特异功优，久任无弊，实能弭未形之患，勿以平淡而忽诸。

附：锡类散

象牙屑（焙）、珍珠各三分，飞净青黛六分，梅花冰片三厘，壁钱二十个（俗名"蟢儿窠"，木板上者勿用），西牛黄、人指甲各五厘，男病用女，女病用男，合送济人，须分别配之，共研极细粉，吹患处，流出恶涎即愈。

孟英自注云：此专治烂喉痧疹之神方也。尤鹤年附载于《金匮翼》云：张符瑞传此方以得子，入予之名曰"锡类散"。

胡韵梅，年已逾冠，因夜坐感寒，患头痛恶冷，呕吐肢冷。孟英视之曰：舌绛脉数，痘疹之候。断非受寒也。幸胡平昔钦信，遂与清透药服之。次日，点形圆绽；细询，果未出痘，但火势甚炽，恐其惑于俗论，嘱请专科王蔚文会诊，所见略同。一路清凉，自起发至落痂，毫不杂一味温升攻托之药，而满身密布，形色粗紫，浆脓痂黑，便秘不饥，渴无一息之停，苟不发是用药，其能免乎？此《建中琐言》之所以功于世也。

周鹤亭令郎，年甫五龄，痘后月余，清凉药尚未辍，忽发壮热。幼科治之，势益张。肢瘛面赤，呕吐苔黄，渴而溺清，时或昏厥，证交六日。其外祖何新之邀孟英诊之，脉甚弦洪滑数，心上拒按，便秘汗多。投小陷胸（汤）加石膏、知母、花粉、竹叶、枇杷叶、贝母、雪羹，二剂，各恙皆减，溲赤便行，继与清养而安。

以上出自《王氏医案》

方南薰

舒姓子，年十八，佣工在外。甲申春，余偕张友月三种痘万方村，其母召之归，乞与种之。未能早忌风寒，发热一天，即颠仆在地，二日出齐，密如蚕种，平铺不起，此夹斑夹疹痘也。且其母又与人洗生还家，兼犯秽浊，以致遍身痘色瘀紫，与蚊迹蚤斑无异，遂大热大渴，烦躁不安，语言错乱，昏迷不醒。余初用羌活发太阳之表，独活发少阴之表，葛根、白芷发阳明之表，柴胡、川芎发少阳之表，加荆芥、防风、牛子、蝉蜕以驱风散热，当归、生地以养血生津，紫草、茸黑、元参、连翘、生甘草以解渴除烦，桔梗、升麻以托毒外出，服二剂热势渐减，斑疹随散，苗色转红。方中去羌、独、葛、柴、升麻、连翘，加生芪、茜草、红花以活血长浆，浆渐足而回水结痂矣。

吴学山先生胞侄，年方四龄，身体肥厚，有生以来，头上溃流黄水，侵发成疮，形如秃蜡，但秃干而疮温，秃白而疮黄，历治未愈。冬月种痘，苗颇稠密，浆亦饱满，乃痘方脱痂，头疮复发，黄水淋漓，兼之手足浮肿，痘生，医生金称痘后余毒，投以清热解毒之药二三剂，遂至面目俱肿，腹胀坚硬，全不思食。先生延余诊视，面色青黄，唇淡舌白，口不作渴，四肢寒冷，指纹沉青，脉息沉迟。余曰："证系脾虚中寒，阳衰不能健行，阴邪横逆莫制，故周身肿满，虽

儿科病卷

属痘后，实非痘毒，若用清凉，阴凝不化，雪上加霜矣。"乃以六君子汤如砂仁、白蔻、肉桂、炮姜，四剂而肿消腹软，喜进饮食，头疮亦为之结痂。

詹燕庭先生次女新春种痘，苗虽稠密，浆未饱满。脱痂后头面、手足、腹背生疮，形似天疱，光如水晶，溃流清水，全无脓血，四围红晕，内托外敷，诸药罔效，延余视之。面赤唇红，鼻穿口渴，五心壮热，躁扰不安，指纹色紫。余曰："此肺热也。肺主皮毛，痘浆未满，遗热于肺，故周身生疮，流清水者，肺气逆而不降也。虽由痘后余毒，不宜苦寒伤胃。"投以泻白散加生地、麦冬、花粉、元参、丹皮、泽泻、连翘、银花、绿豆（连皮）、赤小豆、生甘草，二十余剂疮尽结痂而愈。

靖邑中港甘仁漪子荣官，年甫半龄，新春种痘，发热二日，即放痘苗，又二日，周身出齐，头、面、背、手仅见数粒，惟臀腿间有百十余颗，晕色淡红。余亦不拘痘期，令用鸽肉炖黄芪，多食以催长浆，脓犹未成，越一日而痘收矣。厥后臀、腿、阴囊等处溃流清水，皮脱肉鲜，痛不可忍。其伯跃涛曾游余门，教以雄黄、滑石和灰面扑之，未效。一医视曰："此痘未能灌浆而成毒者也。"投以清热解毒之剂，愈增溃烂。余思此证，现点齐苗，长浆收靥，全不依期者，皆由先天不足，体气虚寒之故；溃流清水者，无阳以化脓也；皮脱者，肺气不固也。因用黄芪以补肺益气，白术以补土制水，附子以驱阴回阳，不数剂而体复如旧。

以上出自《尚友堂医案》

抱灵居士

张子，痘后生疮，发热，用外搽内清不应。作呕，山根青，此感寒也。以正气散去腹皮，加银花一剂而愈。数日又发热，人倦，疮痒痛，青散不应，以六味地黄汤五剂而痊愈。

三甥，发热，日半见点于坎离二宫。或不知烙，以荆、防、柴、葛、甘、桔、苓、元、通、前、姜、灯心一剂，尿黄，屎臭，壮热，四逆烦躁；以荆、防、柴、葛、枳、桔、翘、牛、通、元、军、灯、姜一剂，又加人中黄，不泻。予午视之，热平肢温，口和，舌净，唇淡红，痘滞暗，腹胀，喷嚏，清涕，四日痘起滞暗；以荆、防、蝉、丹、芍、紫、翘、牛、通、灯、元、地、楂一剂，泻下一次，臭恭，肢时温时热，胡荽洗之，眼倦泪长流，喷出清涕，舌润唇淡，痘焦柴，左甚，溺黄，便秘二日；晚以归宗汤加防、蝉、翘、军、楂，泻一次绛恭，五日天庭润；以胭脂封其团聚四处中，痘又滞暗；以归宗汤加紫草、军、楂一剂，上唇干，进食，泻一次，其母经期至，以月月红叶洗面，饮杯以解之，足冷；以胡荽水洗足温，头汗腹软；以消斑快毒饮去连、草，加大黄、紫草、茸、猪尾血一剂，尿少，饮七次茶，六日早泻一次绛恭，安静能食，身稀朗，头汗出，唇舌淡，以消斑快毒饮去玄，加紫草、冲尾血一剂，额热，咳有痰声，头疮汁出；以月月红洗面饮盅，夜恭稀黄，七日早泻黑硬恭，人静能食，大起脓，天庭承浆放白，两颐红盘，尿少，上唇干，头疮大流汁，胡荽水洗还冷；以消斑快毒饮去黄连，加楂肉、灯心、冲尾血一剂，泻一次，发热一阵，尿少，八日早泻硬恭，有黑色，脓八分，咳喉有痰，足冷；以生地、楂、牛、通、桔、蚕、紫、翘、草、苓、尾血、灯心一剂，夜大热，头汗，口流痰涎，足未温，恭晦尿长，九日以活络透毒汤去羌、红，加生地、地丁一剂，夜发热出汗，微痒喜抹，口臭；以消斑快毒饮去草、玄、地丁，加生军不泻，脓十分肥满，面将靥，目微开；十日早以前方加生军泻老黄恭，足冷，口秽气，唇干，午以归宗汤去青皮，加紫草、连翘、牛膝、生军、石膏一剂，夜发热，头汗，口流涎，舌唇淡白，未下；十一日，以归宗汤加连翘、牛膝、川贝、石膏一剂，午后泻金黄恭，二更泻三次，蛔三根，尿清，口有涎，以蛋油搽痂；以米泔水漱口；以乌药搽之；恐成疳也。上身靥，以奏凯和解散去参、扁三剂以调之，夜发热，面痘发，尿多；以猪胞食之止，又以前方加生地、连翘二剂而痊。半月后痂落未尽，或贯数粒脓，夜盗汗热，以清毒活血汤去芩、通、芎、参三剂，汗止，痂易落，血之热也，至此哉？月余泻青恭，尿如米泔，腹胀，以三白汤加木香、楂肉、草薢、防风一剂而止。月余牙疳，以泻黄散而全愈。

开远，痘后发热，烦躁，背上红斑，以生地、赤芍、翘、牛、荆、防、银花、元参、木通、甘草二剂，红散热退，足外臁发毒有深孔，此前之疗失挑也。以黄豆敷之，二日换洗，气臭，孔渐深大，不赤痛；以生芪、归、芍、荆、防、翘、牛、忍冬、牛膝、天丁、甘草二剂，出脓；以拔毒膏盖之，渐小而愈。

李九子，发热、鼻衄一次，二日半见点，大小便如常，人静。以利膈汤加山楂、木通一剂，出齐稀朗，胸背无，三四分之痘，右锁口有痘，灯火淬之，不食；以九味神功散去参，喷嚏、微咳、足冷、头冷汗；以内托散去木香、肉桂、人参，加桔梗、糯米一剂，口渴作饱，泻白，身未温，头汗减，准备以木香、厚朴、生芪、白芍、防风、楂肉、甘草、桔梗、糯米一剂，渴止，腹胀，泻痰恭，夜烦热，头汗止；以青皮、腹毛、防风、桂枝、木香、前胡、云苓、法夏、砂仁、煨姜、甘草，又以银针挑承浆黑项痘，以明雄涂之，手足胀，头面不起；以内托散加糯米、桂、芪一剂，浆起；又食羊肉汤，面部未起顶，夜用内托散加芪、桂一剂，浆起，不渴。次日以内托散去朴、桔，加芪一剂，面微痒；又一剂，痒抓破，额痘出清水，恭红，口臭，夜热，此温补太过也。以四物汤去芎，加丹皮、紫草、木通、寸冬、翘、牛、芪、术、蝉退一剂，外以败草烧灰擦之，口唇收靥，额痘陷，泻四次；以四君子汤，参换芪，加白芷、白芍、翘、牛一剂，阴茎先靥，次日靥下，惟手足不靥，微热喘，大进食，人爽；以苓、术、翘、牛、通、草一剂，又以二牛、苓、通、翘、粉、麦、地骨一剂，夜热便臭，足不靥，时十五日矣。以大连翘饮去车、滑、虫，加灯心三剂，夜热，足发一包；又以前方加银花三剂，外以黄豆、葱敷之，出脓而愈。

赵十四，发热作惊，以如圣汤加牛子、木通、楂肉一剂，喷嚏、咬唇，夜笑，痘出隐隐，下有上伏；以加味升麻葛根汤加连翘二剂，痘现，热未退；早以荆、防、前、紫、蝉、芍、牛、草、楂、姜一剂，唇焦，恭秘，饱烦；夜以生地、白芍、紫草、翘、牛、楂、青、防、生草、姜一剂，六日。早以前方去生地、翘、青，加前、蝉、黑豆一剂，痘起胀，稀朗，唇口先含黄浆，针挑去之；以千金内托散去参、木香、肉桂二剂，大起脓，后不药而愈。

成大子，发热三日，以加味升麻葛根汤一剂，肠鸣，见点作泻；以前方加木香一剂，出齐，间有吐泻；以香砂四君子汤加厚朴、前胡、白芍一剂，日止夜泻，七日脓不起，哈醒纵眉，手冷；以内托散一剂，痘淡白；以芪、芎、归、白芷、防风、羊合、肉桂、糯米、黑豆一剂，夜泻；以肉蔻土炒升麻末服，九日脓起安静；以十全大补汤去地、芎，加莲子、白芷、黑豆、丁香、诃子一剂，大起脓；十日以四君子汤加丁香、诃子、首乌、白芷、龙眼、黑豆一剂，夜腹胀，加腹毛好。日泻四五次而脓灌矣，收靥后复灌，面被抓破，溺赤面肿，以大连翘饮、三豆汤，外以油煎荆、防、紫、红、牛、银、川、椒、甘草擦之，数月患痘疮，以干丝瓜烧灰存性，同麻油擦之，愈。

以上出自《李氏医案》

温载之

瑞太尊蕴廉有疾，常邀余治。余因公外出。其少子因痘后虚弱，医认为外感。屡行解毒表散，以致元气大亏。两腿软弱，不能站立，疑为仆妇闪折，精神日见困败。复加吐泻，气息奄奄。闻余回署，延余往治。诊其六脉沉细，面白唇青，乃元气大亏之象。急宜补养。遂用健脾固气温中之品数剂，始能站立，诸虚悉退而愈。

《温病浅说温氏医案》

巢渭芳

光绪二十六年庚子，疫痧时行，沿门传染，童子或伤六七，乃三十二年丙午，亦同。均曲隔岁初之气出证，乃岁运太过之验也。沈舟珊女孙，年七龄，种鼻苗两次不出，是春即出天花，痘较多，光亮起壳，密布无隙地，左右腮、额均已擦破、无水，两手以布带扎紧，缚在腰际。来孟河雇舟延余往诊，至奔牛时午正，见形脉尚可，无丝毫兼证，非虚也。以羚羊角、银花、紫草茸、川贝母、连翘、粉丹皮、生山栀、冬桑叶、赤芍、茅根汁二两冲。命速饮之。讵料彼翁又兼请入首原医比较方药，以余方出视之，彼医曰："决无羚羊等重剂可救之理。"随立方用太子参、黄芪、白术、陈皮、生草、木香、当归、怀牛膝、红枣而去，时夜已十点钟，仍不闻啜药，甚疑之，女叔恺生面呈实衷，谓坚持勿摇，追速服，除此别无良图。乃翁听理明晰，始佩诺进药，天已晓矣，神躁发热顿觉静畅。二进，羚半减轻投之遂愈，惜乎面部额间略有麻点斑矣。

辛丑年，余治一女小儿，种痘两次不出，其祖与父甚为踌躇，后其母之弟，三岁种花，而家中有三四小儿皆出痘甚顺。惟此女独盛发而重，四肢头面较密，痘空亮无浆，光垒起疱，发热神躁，起伏不安，便溏脉促，延医治之皆服太子参、黄芪、归、术，病势愈剧。延余治之，当书羚羊、连翘清解之品。其叔略知医道，疑而不服，原向前医诊之，仍进参芪。午后服药，至晚，小女竖立发狂，向外而走。其祖曰："不然，仍请渭芳来诊之。"命次子来迓，余仍照前方加犀尖，连进两剂始退，而四肢头面之浆顿时灌足，胸前背后已为搅碎。后经徐调其胃，半月方安。

以上出自《巢渭芳医话》

王堉

乙卯夏在都，一日将直圆明园，衣冠而出，将登车，忽一老妪跪车下，白言伊孙病痘甚危，闻老爷善医，敢乞一救小孙之命。余恐误公，辞以本不善医，痘疹尤所未习，使之再觅他医，而妪涕零如雨，挥之终不去，叩头几见血，旁多代为请者，无奈，急随之，走不数武，已至其家，盖右邻有乳媪，日在街望，阍人告之也。视之，乃一男，约四五岁，见其痘形平板，色不红润，手足发厥，且时作泻。法在危险，而颗粒分明，大小匀称，且日进粥三二碗。余曰：气虚不能托送，又过服寒凉，以致不起。问几日？曰：十日矣。视所服之方，则芩连之属类多，因未以六味回阳饮，其家问几服？曰：须二三服乃可。随言随走，连日公忙，几忘其事。又一日雨后，不能远出，闲到门外，前妪抱儿而至，投地作谢。余方忆其事。诫之曰：痘后之风，当谨避也。妪遂携儿而返。

邻人赵楚仁，天津典商也，家小康而妇甚悍，生数女一男，极钟爱之。戊午夏，其五女，年六七岁，发天花。遣人邀余视之，见其形密如蚕种，平板细碎，几乎遍体。而口唇外，尤环绕无隙，且手足发厥，饮食不进。问几日？曰：大便溏，小便过多。告曰：痘证发热，从头至足，渐次见点，须颗粒分明，形色红润，饮食二便如常方好。今令嫒之痘，不两日一齐拥出，且形色、饮食、二便如此，兼带锁口，真逆证也，恐治亦不效。其妇嫌余言唐突，语涉怨怼，其夫目怒之，乃止。余曰：来看病非生气，请待以十日，果有能治之者，余当师之，拂衣欲出。其夫力求一方，乃以升麻葛根汤加参芪付之曰：此敷衍法也。赵服之，越日而痘稍起，急遣人告余曰：痘有转机，可再视之。余力却之，赵似怨余，乃请他医。不十日，痘靥而毙。其家乃信余言，后遇赵于街，长揖作谢。余曰：病不能治，何谢为？越曰：早听君言，可省药钱数贯。余曰：此亦有定数，不费此钱，恐不殁也。赵含泪而去。

以上出自《醉花窗医案》

费承祖

湖北余述珊之女，天痘八朝，浆清不绽，咬牙寒战，急延余诊，脉来细弱。此元气大虚，不能化毒成浆。必须大补元气，方可挽回。

潞党参三钱　绵黄芪五钱　粉甘草一钱　关鹿茸一钱　当归三钱　川芎一钱　鸡冠血二滴

一剂，咬牙寒战皆止。再剂，浆色苍黄，痘疮起绽。照方去鹿茸、鸡冠血，加大枣三枚。连服二剂，痘疮概行结痂。改用：

银花三钱　连翘三钱　象贝母三钱　天花粉三钱　石斛三钱　桑叶一钱五分　生甘草五分　冬瓜子四钱　鲜竹茹一钱

服三剂，痂落而安。

《费绳甫医话医案》

吴鞠通

周女，一周零一月。身热耳冷，隐隐有点，防痘，夏令感温暑而发。先宜辛凉解肌，令其易出；切忌辛温发表，致表虚发痒溃烂，且助温热。

连翘四钱　苦桔梗三钱　甘草一钱　炒银花三钱　荆芥穗八分　芦根三钱　薄荷八分

二朝：点出未透，仍宜解肌。照前方。

三朝：险痘，三天业已出齐，但顶陷色暗，与活血提顶法；再色白皮薄，两太阴素虚之体，此痘若用羌防，必致痒塌，一进苦降，必致泄泻。

全归二钱，土炒　苦桔梗一钱五分　木通二钱　炒银花三钱　黄芩炭一钱五分　白芷二钱　连翘二钱　焦白芍一钱五分　紫草八分　暹罗犀角一钱　南楂炭一钱

四朝：气虚则根松顶陷，血郁则色淡盘软，毒重则攒簇。且与清毒活血提顶，扶过七日，能用补托，方可有成。不然，九朝塌痒可虑，况现在泄泻。

全归二钱，土炒　苦桔梗二钱　白芷二钱　暹罗犀角一钱　羚羊角三钱　紫草一钱五分　连翘三钱　炒银花三钱　红花一钱　皂针一钱　生甘草一钱五分　公鸡冠血每大半黄酒杯点入三小匙

五朝：痘五天半，气虚不能载毒外出，牵延时日，必致内陷塌痒。今日仍然外感用事，未敢大补，亦须用托法。

绵芪三钱，生　白归身三钱　白芷二钱　连翘一钱五分　苦桔梗二钱　皂针一钱五分　丹皮二钱　燕窝根五钱　紫草一钱　甘草五分　鸡冠血三五匙　浓煎一茶杯，服完，渣再浓煮半杯，明早服。

六朝：六天，少用补托，业已起胀，颜色颇鲜，但皮薄壳亮，今日须大补，明日颁峻补。

党参三钱　生黄芪五钱　白归身三钱　白芷二钱　苦桔梗三钱　炙甘草一钱一分　紫草二钱　燕窝根一两　广皮炭一钱　川芎一钱　鸡冠血每一酒杯三点　公鸡汤煎药。

七朝：两用补托，色鲜而润，陷者复起，但青浆十之二三，壳亮颇多。今到七日，脏腑已周，气血用事，正好施补气载毒之方。

人参一钱　生黄芪五钱　广木香八分　白芷一钱　苦桔梗三钱　炙甘草二钱　川芎四分　煨草果一钱五分　燕窝根一两　广皮一钱　公鸡汤煎。

八朝：八天，痘顶圆绽者不过一二，头面行浆，胸背清浆三四，四肢全然空壳，根盘色淡，此气血两虚。急宜峻补，用参、归、鹿茸合陈氏异功法。

生黄芪一两　黄毛鹿茸五钱，水黄酒另煎　煨肉果二钱　茯苓块三钱　人参一钱　广木香一钱　归身六钱　炙甘草三钱　广皮炭二钱　白芷三钱　燕窝根一两　公鸡汤一碗　上药煮成四茶杯，加鹿茸汁半茶杯，鸡汤一中碗，燕窝汤一碗，和匀，上火煨浓。小人服一半，大人服一半。

九朝：九天。昨用峻补，两臂虽有黄浆，四肢仍然空壳，泄泻之故。用陈文仲大异功散。

嫩生黄芪一两　人参一钱　煨诃子三钱　茯苓块六钱　肉桂一钱，去粗皮为末　广木香二钱　鹿茸尖六钱，酒煎　炒于术五钱　煨肉果三钱　广皮炭二钱　归身五钱，土炒　炙甘草三钱

十朝：即于前方内去肉桂、鹿茸尖、归身，加生黄芪四钱、泽泻五钱。

十一朝：照前方。

十二朝：即于前方内加薏仁五钱。

十三朝：浆未十分满足，四肢间有破损，难保无痘毒咳嗽等事。兹用利水以助结痂，驱逐余毒，即在其中，所谓一举而两得者也。

茯苓块五钱　洋参三钱　广木香一钱　焦于术三钱　薏仁八钱　煨诃子二钱　煨肉果二钱　泽泻三钱　炙甘草一钱五分　广皮炭一钱

十四朝：脚肿胸闷溲短，水不利也。

茯苓块五钱　冬术三钱　炒银花二钱　生薏仁五钱　连翘二钱　广皮炭一钱五分　飞滑石二钱　泽泻二钱　五谷虫一钱五分

乙酉六月二十二日，十二姑，九岁。暑伤两太阴，身热而呕，舌白滑。

云苓皮四钱　连翘三钱　藿香叶二钱　生薏仁三钱　银花三钱　白蔻仁一钱　制半夏三钱　杏仁三钱　黄芩炭二钱

二十三日：痘三天，顶平根松色暗，夹虚夹毒之证。与活血提顶败毒，扶到七天，方好补托。

苦梗三钱　牛蒡子二钱　白芷三钱　防风三钱　紫花丁二钱　红花二钱　连翘三钱　人中黄一钱五分　全归二钱　银花三钱　紫草茸一钱　楂炭二钱

二十四日：痘四天，顶平根松色暗，便闭不食。昨用活血败毒宣络，今夜已见大便，热退能食，头面已有起胀之势，前后心续出盈千，皆根泛顶平暗滞，稍在者顶即陷。应照虚寒例治，与宣气活络提顶，不得过用败毒清里，致令便溏内陷。

当归二钱，土炒　顶高藏红花二钱　楂炭二钱　防风二钱　广木香一钱　蘑菰一钱　银花三钱，炒　穿山甲一钱，炒　甘草五分，炙　白芷三钱　广皮炭二钱

二十五日：痘五天，顶平带陷，根松色暗。昨日即照虚寒例治，而用温煦芳香，今日口并不渴，而舌苔白厚，盛暑之际，尚兼足太阴之暑湿证。七日以前外感用事，必视其在何脏腑而清之，以为七日以后上浆之地。

茯苓皮三钱　当归三钱，土炒　六一散三钱　生薏仁三钱　银花四钱　藏红花二钱　广木香一钱　防风三钱　广皮炭二钱　白豆蔻一钱　白芷三钱　煮四小杯，分四次服。

二十六日：痘六天，顶平多陷，根松色暗，头面色已华，前后心尚多陷而暗，身痛口不渴。与活血提顶，令其易于上浆。

当归三钱，土炒　生绵芪五钱　上上红花二钱　银花五钱　穿山甲三钱　白芷三钱　乳香二钱　广木香二钱　广皮三钱　没药二钱　鸡冠血每杯点三匙　甘草三钱，炙

公鸡汤煎煮三杯，分三次服。

二十七日：七朝已有行浆之势，平顶陷顶尚多，加补托以助之。

二十八日：痘八天，头面行浆已有七成，臂次于手，足次于胸，顺也，胸以下陷顶多，面色灰。仍须温煦以助行浆之势。

绵芪八钱　高丽参三钱　白芷三钱　防风三钱　茯苓块三钱　红花二钱　当归三钱，土炒　广木香三钱　甘草一钱五分，炙　广皮三钱

二十九日：痘九天，正在行浆之际，便频眼天，即是虚象，粘连之处颜色即灰，非虚而何？急急补托，而兼温煦为要。

人参三钱　炙绵芪一两　白芷二钱　于术三钱，炒　肉果霜三钱　广皮三钱　茯苓三钱　广木香二钱　甘草三钱，炙　防风三钱

七月初一日：十天虽已结痂，浆未十分满足，尚有正行浆之处。仍前方再为补托，明日再与收痂未迟。

初二日：十一天，痘已结痂，浆未十分满足之故。皆因连日便频，受暑积滞而成痢疾，先拟温下其积。今视四肢鼓立，胸前全陷，并非正结，恐一进沉降，并四肢而亦陷矣。前方系必不可不用之药，兹且暂停，勉与实脾利水以结痂，少加化积，俟十四朝之后，痘势收场，如积滞未化，再与下法。

生薏仁五钱　茯苓五钱，连皮　黄芩炭一钱五分　焦白芍二钱　槟榔二钱　真山连一钱，姜炒枯　益智仁二钱　神曲三钱，炒　广皮炭三钱　南楂炭三钱

初三日：痘十二天，仍服前方。

初四日：痘十三天，业已结痂，原可妥当收功，不意盛暑流行之际，食物不化，致成欲便先痛、便后痛减、里急后重之痢疾。法当温下，假使畏缩不前，拖延日久，必无好音。莫若乘此邪气初聚之时，急夺其邪，冀邪去正存，方收拾一切未完也。

生大黄五钱，半生，半酒炒半黑　白芍三钱　炒黄芩三钱　熟附子二钱　槟榔三钱　小枳实三钱　赤肉桂一钱五分　神曲四钱　广皮炭三钱　真山连二钱，炒　楂炭三钱

煮成三杯，先服一杯，候一二时，俟其再便腹不痛，即勿服；腹仍痛，再服第二杯，三杯亦如之。

初五日：痘十四天，四肢结痂十有其五。昨日服药后腹痛愈甚，便中粪多积少，日夜共七八次。今用前方减附子一钱、肉桂二分，服后巳刻至未刻便红积一次，腹中仍痛，粪色如赭。后二杯即加赤肉桂八分，约服一杯半，腹痛即便红积，仍有粪色黄；夜半服第三杯，丑、寅时连便两次，粪色仍赭，微有红积，腹仍微痛。

初六日：痘十五天，膝下至足趾痂尚未结全，巳刻便一次，燥粪黄色兼赭色，溏粪微带红积，腹不痛。午刻服下第一杯，至亥刻便一次，粪色黄，丑刻便一次，无积粪黄。

高丽参三钱　白芍三钱，炒　黄芩炭一钱五分　云苓皮五钱　槟榔二钱　赤桂心一钱五分　生薏仁五钱　山连一钱，姜炒　广皮炭三钱　南楂炭二钱　神曲三钱，炒　炙甘草一钱

初七日：痘十六天，痂已结齐，痢已痊可，不必服药。目带微肿，谷精草泡茶饮之。

初八日：青睛有云翳，速清胆络之热毒。

谷精草四钱　连翘三钱　青葙子三钱　茶菊花三钱　桑叶三钱

初九日：痘浆未足，毒流胆络，故青睛白翳，又感时令燥气化火，故白睛起太阴睛疮。考古治法以六味丸作汤，改茯苓为君，再加清胆络之热毒以退翳。

茯苓四钱　谷精草三钱　萸肉一钱五分　生地二钱　茶菊花二钱　丹皮二钱　山药一钱五分　青葙子二钱　桑叶二钱　泽泻一钱五分

初十日：仍照前方服，内加银花五钱、连翘三钱、生甘草一钱五分，目内白翳稍退，烦躁常哭，因痘后血虚化燥故也。与甘麦大枣汤主之。

甘草一钱五分，生　小麦七合　大枣五枚　煮粥服之。

十一日：因疮痛而哭，目内白翳仍有，身上起大小疮十数粒，复生细痘，在旧痂窝内，痘浆未足，流毒成疮故也。仍服初九日方。

十二日：目内白翳退，太阴睛疮仍在，疮未见消落。原方再服。

十三日：目内太阴睛疮仍在，续出之疮痘未退。仍服原方，疮贴紫草膏如烂草炭。

十四日：服原方一帖。

十五日：未服药。

十六日：目内太阴睛疮稍退，仍有翳，身上疮痂已落者复生小疮，未落之处复有倒浆欲溃，总之流毒未清之故也。原方再服，目内翳以四退散治之。

十七至二十三日：痘已满月，目内太阴睛疮未净，翳仍在。仍服原方，又服钱氏蝉退散，一日二服。蝉退为末，每服一钱，羊肝汤下，日二服。

四退散：王治目睛老翳。

人退即手指甲　蛇退　鸡退即凤凰衣　蝉退每药一两，加顶高梅冰片一分，左眼右鼻闻，右眼左鼻闻，每闻少许，两月全愈。

初六日，汪男，三岁。初服痘点，形即繁重，表虚脉滑，心热恣甚。谨防八九朝痒塌，且与辛凉解肌透毒。

银花五钱　苦桔梗五钱　丹皮三钱　连翘二钱，连心　牛蒡子三钱　全归一钱　薄荷三分　杏仁泥二钱

初七日：险痘一天，头面粘连，点现疮阔，足凉，非纯然毒重，亦非纯然气虚。且与活血松肌摆毒，大凉大温皆在难施之例。

犀角五钱，镑　苦桔梗五钱　全归一钱五分　银花五钱　牛蒡子一钱　青皮二钱　连翘三钱　南楂炭三钱　甘草二钱　薄荷八分　猪尾膏三匙　外以胡荽酒洗足。

初八日：险痘两天半，但唇肿右颧肿，心脾之火甚也；足已温，痘苗稍大者即顶陷。

白茅根一两　犀角五钱　楂肉一钱五分　紫花丁五钱　银花五钱　红花八分　苦桔梗三钱　连翘三钱　广皮八分　牛蒡子二钱　全归二钱　甘草一钱五分　猪尾膏三匙

按：白茅根秉燥金之体，感风木而花，藏胎内异于众草，生发最速，其性喜洁，故能化毒开清，其味甘凉，故能走肺胃而不伤肺胃之阴，本草称其主衄证，盖言其所然，而不言其所以然也。但此物性平和，不假以重权，不为功也。凡一切清窍病用之最良，而痘证中护眼护喉，走清道血分，为尤良也。

初九日：险痘三天半，两颧两眼肉肿，疮不肿，心脾之火太甚也。血无不活，故今日不加血药。

羚羊角五钱　元参五钱　细生地三钱　乌犀角五钱　银花五钱　紫花丁五钱　苦桔梗六钱　连翘三钱　白茅根一两　牛蒡子五钱　白芷二钱　生甘草一钱五分　谷精草三钱

初十日：重险痘四天半，额滞于颏，颏滞于身，此阳火有余之象，虽不必大下，仍以败毒为主，而提顶次之。

羚羊角五钱　犀角五钱　紫花丁五钱　次生地五钱　银花五钱　谷精草三钱　苦桔梗五钱　元参二钱　真山连一钱五分　牛蒡子二钱　黄芩二钱　生甘草二钱　白茅根一两　十二茶杯水，煮五杯，分十次服。

十一日：五天半，已有行浆之势，不必提顶托浆，但喉已声哑。趁此犹系外感用事之时，仍用昨日方开提肺气败毒，减其蒸腾炼毒之火，使归于和平，即行此阳火痘之浆法，所谓道无定体者此也，高明以为何如？

仍昨日方一帖，限明日黎明服完。

十二日：六天半，面已有浆，四肢腰背皆空，五更大便两次，痛快而溏。今晚已入气血用事之关，须渐进补托，兼与清毒。

炙绵芪三钱　党参一钱五分　白茅根六钱　乌犀角三钱　银花三钱　苦桔梗一钱　冬白术二钱　白芷二钱　广皮炭一钱　茯苓块三钱　日入后服。

十三日：七天半，头面浆已七八，腰背不足，四肢尚空。今日正是气血当今，已在痒态，必得扶其不及，多得一分浆，少得一分后患，此身小痘多之定法也。

生绵芪五钱　白术三钱，土炒黄　藏红花一钱　茯苓块三钱　党参三钱　广皮炭一钱五分　广木香一钱　白芷二钱　炙甘草一钱五分

十四日：晚足九天，于前方内去红花。

十五日：十天浆足色苍，形势圆绽，四肢陆续上浆，上肤扪之平和，不冷亦不热，脉洪数有力。合观皆情理之正，其不食畏缩，皆痛象也。痘多浆亦多，炼气血而成浆，痛亦情理之正，

断非陷证。议补气以胜痛活络以定痛法，似不歧于路矣。

人参五钱　生绵芪三钱　红花四分　冬术三钱　熟绵芪三钱　厚朴六分　乳香八分　茯苓块三钱　广皮一钱　没药八分　广木香一钱　甘草三钱，炙　白芷二钱

十六日：十一天，大势已在成功之象，犹须防其泄泻作痒。

茯苓块三钱　洋参一钱，炒黄　广木香八分，煨　炒冬术二钱　党参二钱　炙甘草一钱五分　焦白芍二钱　广皮一钱，炒半黑

十七日：十二天，小便长，大便滞。暂与宣化肠胃。

茯苓块三钱　党参一钱五分　五谷虫三钱　谷精草三钱　厚朴一钱

十八日：十三天，痘后肺液受伤，渴而咳。

沙参三钱　地骨皮三钱　象贝一钱五分　麦冬三钱　白茅根六钱　苇根三钱

二十六日，某男。风温发热三天，耳冷尻冷，已有微点，谨防天花。法宜辛凉解肌，芳香透络，最忌三阳表药多汗，致成痒塌。

银花三钱　苦桔梗三钱　芥穗一钱五分　连翘三钱　牛蒡子二钱，炒研　桑叶三钱　薄荷八分　白茅根三钱　甘草一钱

当日晚大泻水粪，加黄芩三钱，泻止。

二十七日：虚寒痘二朝，甫二日热退其半，神气安静，大便溏泄，布痘不多，亦属匀称，但痘形扁阔根松，色亦过淡，观其皮色，脾经素有饮食伤损。议异功保元合法。

生绵芪三钱　人参一钱　广木香一钱五分　云苓块三钱　广皮二钱　炙甘草二钱　生于术二钱

二十八日：仍用前方。

初七日：十二朝，痘虽稀少，浆行薄弱，腰下尚未结痂。乘此机会，再用保元以助余浆。

云苓块三钱　人参一钱　炙甘草一钱五分　生薏仁三钱　绵芪三钱

初八日：仍用前方。

补案辛巳年述。癸酉初夏，余有涟水之游。长女甫二龄，于四月十一日见点，至二十五日已半月矣。余适回家，见其形势鼓立者半，顶陷者半，根抱者半，散者半，毫无汁浆。本系谢宝灵兄调治，因请同看。伊立一方，余视之曰："此方若上得起浆，甘受重罚；此方若上不起浆，亦受罚。"谢兄愕然曰："足下左右皆受罚，何故？"余曰："今且不必明言，明日来视浆色。"伊去后，余仍用其方，照方制二十帖，加燕窝十二两（此味亦原方所有，但加重耳），大公鸡一只重九斤，紫河车一具，并药共十余斤，先分九锅煎，去渣后，复并一锅煎，自早至暮，不敢草率，成浓膏得二碗许。乃母饮半茶杯，小人饮半酒杯。二鼓时，其母因乳胀谓余曰："药甚灵，余无乳者已数日，今忽蓬蓬，岂非药力乎？"余曰："可急令小儿吮之。"彼曰："小儿不得寐者已数日，今方熟睡，可惊之乎？"余曰："限期已紧，所以令汝服药，为以乳汁上浆也。今乳胀，可与之吃矣。"因促之醒，痛吮一饱，少时又寐，漏下三鼓，清浆如露矣。未至四鼓，又令母女服药如前，四鼓未罢，浆如蜡色；五鼓以后，又如茶色浓厚，如及时之浆然，天明已十七朝矣。又延谢兄至，彼一视曰："奇哉！何因得此？"余曰："用君原方。"彼曰："只添得燕窝一味，何神至此？"余曰："余昨云此方或若上得起浆，甘受重罚者，先生于七八朝即用此方，彼时气血方壮，毫无汁浆，今以十五朝气血消耗，岂能上浆乎？余又谓此方不能上浆，亦受重罚者，以先生之方若错，小女早不活矣。"因令伊执之背面视之，伊见照方二十帖之文，又

令视诸药渣，因谢曰："余实不能。"

二十日，某女。十九朝，痘后便溏而频。久则脾肾两伤，补涩为稳。

真云苓五钱　白术三钱，土炒　肉果霜三钱　生薏仁五钱　半夏一钱　诃子肉三钱

二十四日：实脾利水中，兼化清气。

云苓五钱　生薏仁五钱　晚蚕沙三钱　于术三钱，土炒　地骨皮三钱　五谷虫三钱　蝉退七枚，去头足　炙甘草一钱五分

初一日：三十天，痘后余毒肿溃。补托之中，加以败毒。

人参一钱　生薏仁五钱　黄芪三钱　于术三钱　五谷虫三钱　银花三钱　云苓三钱

初四日：痘后余毒肿溃，稍加银花，大便即溏。议于前方去银花，加肉果、诃子。

茯苓块三钱　人参一钱　广木香一钱　生薏仁五钱　于术三钱　五谷虫二钱　肉果霜一钱五分　黄芪三钱　炙甘草一钱五分　诃子肉三钱，炒

初七日：三十六天，痘毒溃烂，应照溃疡例，即用痘科门中之保元合异功法。

人参一钱　生薏仁三钱　于术二钱　云苓五钱　炙甘草二钱　广皮一钱　绵芪五钱

初八日：伤食暮热呕吐，痘后太饱之故。与止渴消食，其热自止，调理饮食要紧。

茯苓三钱　地骨皮三钱　薏仁三钱　半夏二钱　炒广皮一钱　神曲一钱五分

二十日：某男。风木司天之年，又当风木司令之候，风木内含相火，时有痘疹。无论但受风温，身热而不发痘，或因风温而竟发痘，或发斑疹，皆忌辛温表药，惟与辛凉解肌透络为稳。此时医所不知，盖风淫所胜，治以辛凉，佐以苦甘，《内经》之正法也。

银花三钱　苦桔梗三钱　薄荷八分，汗多不用　连翘三钱　牛蒡子一钱五分　桑叶三钱　芥穗一钱　鲜芦根五钱　甘草一钱

二帖。此方治痘初起，多能化少，凉络而易出，见点亦服此。

二十一日申刻：险兼逆痘二天，痘色艳红，唇赤舌赤，见点繁琐，三五成群，毒参阳位。勉与凉血摆毒。

石膏一两八钱，生末　生大黄三钱，炒黑　地丁三钱，紫花　犀角五钱　苦桔梗三钱　桃仁三钱　银花五钱　人中黄三钱　地龙三钱　连翘三钱　白茅根三钱　丹皮三钱

此案为钞录者失去十四帖，大意以犀角地黄汤加连翘、银花、白茅根、细生地等，一味凉血收功。至十五朝犹用犀角，十六朝以辛凉清余热一方，服至二十一朝。

甲子正月十二日，吕男，二岁。状元痘原不必服药，但现在半生半熟，泄泻唇色寒，犹恐遗毒损目。议温托法。

生绵芪三钱　党参二钱　诃子肉二钱　茯苓块三钱　白术一钱　生薏仁二钱　制半夏一钱　广皮一钱　炙甘草三钱

癸亥十二月十三日，吕女。重险痘二天，色重粘连成片，攒簇颇多。第一方以达外感活血松肌为法。

薄荷一钱　牛蒡子三钱　当归一钱五分　芥穗二钱　南红花一钱　前胡一钱五分　半夏二钱　苦桔梗三钱　苏叶一钱　杏仁三钱　生甘草一钱

十四日：早第二方以摆开枭毒为主，盖攒簇者必攻也。况色重乎？

生大黄一两，一半生用，一半酒炒黑　桃仁六钱，半生，半炭　南山楂六钱，半生，半炭　苦桔梗四钱　青皮四钱　人中黄二钱　猪尾膏一小酒杯，研入上上梅冰五厘，每次冲三小匙

申刻，重险痘三天，早用必胜法，现在颜色已退，唇重色绛，抱鬌蒙头，腰中肾俞太重，弄舌哑嘴，心火太重恣。议以凉重败毒。

次生地三钱　杏仁三钱　全归三钱　羚羊角三钱　犀角六钱　川连一钱　苦桔梗三钱　银花三钱广皮一钱五分　牛蒡子二钱　连翘三钱　甘草一钱五分　猪尾膏每次三匙，研入冰片五厘

十五日：险中逆痘四天，气既虚而毒又重，色暗根松，疮阔壳薄，头温足冷，抱鬌攒腰。下不可，补又不可，此其所以难也，勉与活血提顶。

苦桔梗六钱　犀角五钱　银花五钱　紫花丁五钱　全归三钱　白芷三钱　穿山甲二钱　楂肉六钱皂针六钱　人中黄三钱　丹皮五钱　红花一钱五分　猪尾膏研入冰片大厘，每次冲三小匙　夺命丹三粒

十六日：险中逆痘五天，较昨日虽有起色，究竟色滞而重，板着不行，二日不大便，皆系枭毒把持，恐不能行浆，若过此关，则不能再用沉降矣。议必胜法。

桃仁一两，生炒，各半　生大黄一两，半生，半酒炒　红花一钱五分　楂肉一两，炒　苦桔梗六钱　甘草三钱　青皮六钱

十七日：险中逆痘六天，昨日复用必胜法，虽有起色，究竟头面不如周身之半，枭毒把持，阳亢可知。

紫丁香五钱　大黄五钱，酒炒黑　白芷三钱　苦桔梗五钱　犀角五钱　红花二钱　南楂炭三钱　银花五钱　皂针二钱　穿山甲二钱，炙　全归三钱　广皮二钱　人中黄三钱

十八日：险中逆痘七天，头面起发色鲜，周身色淡，逆者已顺，现有行浆之势，一以上浆为主。

党参五钱　生绵芪一两，咀豆大　归身二钱，土炒　洋参三钱，姜炒　茯苓块三钱　防风三钱　桂枝五钱　炒广皮二钱　白芷三钱　于术三钱　炙甘草三钱

十九日：八天，照前方再服二帖。

二十日：九天，身上灰色，四肢尚空，大便频仍，寒战发痒，皆系虚象。急急用陈文仲法，防其内陷。

党参三钱　茯苓块五钱　半夏三钱　洋参三钱，姜汁炒黄　肉果霜五钱　白芷三钱　于术五钱，土炒诃子肉五钱，煨　广皮二钱，炒　官桂一钱，去粗皮　广木香三钱　甘草三钱，炙　附子一钱，熟大枣肉二枚生姜三片

咬牙加公丁香三钱，第二帖做极细末。

二十一日：将昨日第二帖之末药，每服三钱，约两，三时辰做一服。

癸亥十二月初四日，徐，六岁。重险痘三天，骨立无肉，血枯而燥，干红色暗，粘连成片，皆隐在皮中，乃枭毒把持之故。勉与两解重法，若照常理立方，恐鞭长莫及。

紫花地丁一两　大黄四两，半生，半用黄酒炒黑　楂肉三两，半生，半炒　暹罗犀角一两　桃仁四两，半生半炒　银花二钱　红花三钱　青皮二两

加上上梅片三厘，研细冲入汤药内，小猪尾血每次半酒杯。水八碗，煮成三碗。先服半碗，约二时再进，以舌苔退痘起发为度。

初五日：重险痘四天，大下后，业已起发，不必再用沉降，议凉血提顶。

银花八钱　乌犀角八钱　羚羊角五钱　连翘五钱　紫花丁五钱　人中黄三钱　白芷二钱　苦桔梗五钱　白茅根一两　白芷三钱　分四次服。

初七日：重险痘六天，虽然行浆，但火毒太重，不必用补，亦不可用补，犹宜凉血解毒，以为结痂之地。

细生地一两　银花八钱　苦桔梗五钱　乌犀角一两　连翘三钱　人中黄二钱　粉丹皮八钱　元参五钱　白茅根一两　紫花丁六钱

初八日：七天，于前方内减犀角一半，加麦冬五钱。

初九日：八天，浆已满足，色已苍，胃已旺，议辛凉以助结痂之用。

银花三钱　白茅根五钱　麦冬五钱，不去心　连翘三钱　五谷虫一钱五分　甘草一钱五分

十一日：十天，回浆甚缓，微咳，用辛凉少兼实脾。

细生地三钱　连翘三钱　粉丹皮三钱　生薏仁五分　麦冬三钱，不去心　人中黄一钱五分　地骨皮一钱　黄芩一钱　白茅根三钱　冬桑叶一钱

十二日：十一天，仍服前方一帖。

十三日：十二天，再服前方一帖。

十五日：十四天，十分全功，惟败余毒而已。

仙人杖皮二钱　连翘三钱　五谷虫二钱　人中黄一钱五分　丹皮三钱　白茅根三钱

初十日：嵩女，五个月，相火用事，民病温，防发痘。先宜辛凉达表，切忌发汗。

银花二钱　苦桔梗二钱　薄荷五分　连翘二钱　牛蒡子二钱　甘草一钱　芥穗八分　杏仁粉二钱　芦根三把

十一日：险痘一天。

银花二钱　苦桔梗二钱　紫草一钱　连翘二钱　牛蒡子二钱　薄荷八分　芥穗一钱　归横须八分　甘草一钱　芦根一两　煎汤代水。

十二日：脾经险痘二天，色重粘连，船小载重，夜间烦躁。先以活血败毒。

南楂肉三钱　银花五钱　地丁三钱　苦桔梗二钱　丹皮二钱　桃仁泥八分　犀角一钱　当归八分，土炒　人中黄一钱　大黄一钱　红花三分　猪尾膏三小匙　白茅根一两　煎汤代水。

十三日：险痘三天，色重粘连，间有陷顶，宜凉血提顶。

犀角八分　羚羊角二钱　归须八分　连翘二钱　细生地一钱五分　红花五分　银花一钱五分　苦桔梗一钱　甘草八分　丹皮二钱　白茅根三钱　芦根三把

十四日：险痘四天，形色俱有起色，便顶平便溏耳，将就可望有成。

生黄芪三钱　洋参一钱，炒　白茅根三钱　茯苓块三钱　银花二钱，炒　炙甘草一钱五分　白术炭二钱　白芷一钱　鸡冠血三小匙　穿山甲一钱，炒　皂针八分　公鸡汤煎药。

十五日：五天，即于前方内去银花、鸡冠血，加广皮一钱。

十六日：六天，虽针行浆，但不可色灰便溏。

绵黄芪三钱　洋参二钱，姜炒　广木香一钱　茯苓块三钱　肉果一钱五分，煨　诃子肉一钱　焦于术一钱五分　甘草二钱，炙　广皮炭一钱

十七日：七天，业已回浆，十分全功。但便溏湿重，仍意外之虞。法宜实脾利水。

茯苓块三钱　洋参一钱，姜炒　诃子肉一钱　焦于术三钱　薏仁三钱　广皮炭八分　广木香一钱　肉果一钱，煨　炙甘草一钱五分

癸亥十一月初十日：嵩女，三岁。

芥穗一钱五分　苦桔梗二钱　防风一钱　藿香叶八分　桑叶一钱　薄荷八分　生甘草一钱　芦根二杷
连翘二钱

十一日：重险痘一天，热一日而见点，阳明络现，粘连成片，汗多便溏。气虚毒重，九朝痒塌难防，勉与摆毒松肌。

连翘三钱　苦桔梗三钱　归尾八钱　桑叶三钱　牛蒡子八钱，研　芦根五钱　丹皮二钱　猪尾膏三匙，入冰片二厘　银花五钱　甘草一钱　紫花地丁五钱　与银花先煎代水。

十二日：出不爽快。按：未三岁之儿，九日限期，时刻有违限之虑。即于前方内加白茅根五钱、暹罗犀角一钱。

十三日：重险痘三天，面貌繁红，壳薄顶陷根松，粘连成片，身上色淡不起，小便清，大便多而稀，头温足冷，应作气虚不能送毒外出看，总之九朝塌痒之证。勉与活血提顶，而兼补气。

洋参一钱　生绵芪三钱　白芷二钱　犀角一钱　穿山甲一钱　红花一钱　连翘二钱　生甘草一钱
皂针一钱　归尾一钱五分　猪尾膏三匙，入冰片二厘

十四日：重险痘四天，较昨日稍好，然不能起胀，焉得成浆？塌陷之证，勉与提顶。

犀角二钱　生黄芪五钱　白芷二钱　杏仁二钱　苦桔梗二钱　红花一钱　银花二钱　穿山甲一钱
皂针一钱　薄荷八分　鸡冠血五匙　甘草一钱

十五日：重险痘五天，较昨日略好，究竟不能起胀，面红身色灰白，头温足冷，虚寒之极。勉用辛温而甘者助其元阳。

生绵芪五钱　洋参二钱　穿山甲二钱　焦白术一钱五分　半夏一钱五分　藏红花一钱五分　广木香一钱五分　白芷二钱　公丁香五分　煨肉果八分　桑蚕一条，生捣冲　炙甘草一钱五分　浓煎如膏。

十六日：六天，虚寒亮壳。急用峻补，以救万一。

生绵芪一两　洋参六钱　藏红花一钱五分　茯苓块三钱　鹿茸五分　穿山甲三钱　焦于术四钱　归身三钱，土炒　广皮炭二钱　广木香三钱　白芷三钱　炙甘草三钱　煨肉果一钱五分　老公鸡汤煎如膏。

十七日：七天，壳薄无浆，便溏，气血两虚。且陈文仲法。

生绵芪一两　洋参三钱，姜炒　煨诃子二钱　鹿茸尖六钱，酒炒　肉桂八分，去皮净　公丁香八分　焦于术二钱　半夏一钱五分　广皮炭一钱五分　广木香二钱，煨　白芷二钱　炙甘草三钱　公鸡汤煎如膏。

十八日：八天，咬牙泄泻，目开壳薄无浆，皆系寒塌痒之象。急用陈文仲大异功散法，惜无力用参耳。

党参五钱　熟附子一钱　茯苓三钱　洋参五钱　广木香三钱　白芷二钱　于术四钱　肉果霜三钱
广皮二钱　绵芪三钱　诃子肉三钱　炙甘草三钱　肉桂一钱五分　公丁香三钱　浓煎如膏，分七次服。

十九日：九天。昨用陈文仲大异功，仍然塌陷咬牙，水浆不得入口，然根盘未散，断不可弃而不治。议于前方内加肉果二钱、公丁香二钱，连服二帖。

二十日：十天。昨日此方连服二帖，头面业已行浆，下身仍然灰白塌陷。再用前方二帖。

二十一日：十一天。痘灰白色，浆不足必陷，仍服前方二帖。

二十二日：十二天。头面浆足，四肢空壳尚多。于前方内改肉桂为桂枝，再服二帖。

二十三日：十三天。仍须托里温中，白日服完，夜间再服半帖皆可。

二十四日：十四天。灰白咬牙泄泻，犹在险途。

生绵芪五钱　洋参五钱　公丁香六钱　肉果霜六钱　党参五钱　生薏仁五钱　茯苓块五钱　桂枝五

钱 广木香五钱 于白术五钱 白芷三钱 炙甘草三钱 诃子肉三钱 广皮三钱 水九碗，浓煎如膏。

九月初四日，何男，四岁。三天，气虚毒重，粘连成片，兼之色滞顶陷。攻毒则碍虚，温托则碍毒，两难措手，和中安表，更不济事，勉与活血摆毒，不犯中下二焦。

乌犀角五钱 连翘三钱 全当归三钱 羚羊角三钱 紫草三钱 南楂炭三钱 苦桔梗三钱 白芷一钱 直天虫二钱 粉丹皮三钱 薄荷一钱 生甘草三钱 每一酒杯和猪尾膏三小匙。

初五日：四天。昨用活血解毒，大有起色，但喉声微哑，面目浮肿太甚，唇色绛红。时疬之火毒太重，今日犹宜解毒。

暹罗犀角六钱 羚羊角三钱 紫草三钱 连翘三钱 苦桔梗六钱 白芷一钱 丹皮三钱 谷精草三钱 炒楂肉二钱 全归二钱 永黄连一钱 天虫三钱 桃仁一钱五分 人中黄三钱 用银花五钱、紫花地丁五钱，煎汤代水。

初六日：五天半。渐有起色，但险证变幻不一，时刻小心为要。今日仍宜活血提顶，微加托里。

犀角三钱 生绵芪三钱 紫草三钱 银花三钱 谷精草三钱 白芷二钱 连翘三钱 全归三钱，土炒 皂针一钱 红花三分 炙甘草一钱五分 鸡冠血第一酒杯药加三小匙

初七日：六天半。时疬已退，气血用事，头面清浆三四，周身亮壳，非重用温托不可。看守不懈，不致破损，可望成功。

生绵芪八钱 党参三钱 炙甘草三钱 白归身三钱 紫草二钱 燕窝根五钱 广木香一钱五分 白芷二钱 鸡冠血每杯冲三小匙 十二时服二帖。

初八日：七天半。浆未及半，咬牙寒战，灰白塌陷，非陈文仲大异功散不可。

绵芪八钱 茯苓块二钱 白芷三钱 人参一钱五分 焦于术三钱 广皮一钱五分 桂心一钱五分 广木香二钱 糯米一撮 归身四钱 炙甘草三钱 公鸡汤煎。

初九日：八天半。昨用大异功法，咬牙寒战已去大半，但浆犹未足。用异功合参、归、鹿茸法。

绵黄芪一两 人参三钱 诃子肉二钱 鹿茸片五钱 肉桂二钱，去粗皮 煨肉果二钱 茯苓块三钱 全归三钱 广皮炭二钱 焦于术三钱 白芷二钱 炙甘草一钱五分 广木香二钱 浓煎。

初十日：九天半。咬牙寒战已去十分之九，但身上清浆，腿足未灌，泄泻频仍。翁仲仁有泄泻安宁土虚少毒之论，今日犹宜峻补，如泄泻不止，再加涩肠。

绵黄芪一两 人参三钱 诃子肉三钱，煨 生鹿茸五钱，酒另煎 厚朴二钱 广木香一钱五分 上肉桂二钱 白芷二钱 炙甘草二钱 煨肉果三钱 广皮一钱五分

十一日：十天半。用异功得效，但泄泻未止，肤痒浆薄，必有余毒。今日仍可补托一天，议于明日用实脾利水收痂法，俾不尽之热毒，从小便而去。

绵黄芪一两 人参二钱 广木香二钱 上肉桂一钱 厚朴二钱 煨肉果三钱 诃子肉三钱 炙甘草三钱 广皮炭二钱

十二日：十一天半。痂虽结而浆薄，泄泻。以实脾利水为法，仍兼涩肠。

炙黄芪五钱 人参八分 广木香二钱 生薏仁五钱 肉桂一钱 诃子肉三钱 焦于术三钱 厚朴二钱 广皮炭二钱 茯苓块三钱 肉果三钱，煨 炙甘草一钱五分

十三日：十二天。浆薄微嗽，痂痒便溏。仍当补气，兼与实脾。

生黄芪五钱 人参八分 诃子肉二钱 茯苓块五钱 肉果一钱五分，煨 广皮炭一钱 焦于术三钱

薏仁五钱　炙甘草三钱　广木香一钱　厚朴二钱

十四日：十三天。喉哑咳嗽而渴，肺中余毒宜清；便溏溺短，痘后脾虚宜实。

茯苓块三钱　银花二钱，炒　诃子肉二钱，煨　炒冬术三钱　连翘一钱五分　地骨皮二钱　苦桔梗三钱　厚朴一钱五分　五谷虫一钱　生薏仁五钱

己酉九月二十日，何女，五岁。险中逆痘三天，繁红扁阔成片不起，翁仲仁谓毒重壅遏。其形退缩，且烦躁肢冷，唇焦舌黄，溲短腹痛，痘顶先出者已焦。勉用双解法。

芥穗三钱　生大黄五钱　楂肉三钱　银花三钱　苦桔梗三钱　桃仁二钱　连翘二钱　牛蒡子三钱　薄荷一钱　全归三钱　猪尾膏三匙，入梅冰二分　甘草一钱，生

二十一日：四天。艳红扁阔，下后稍见起发，究不肥绽，何能起胀成浆？咳嗽痰多。且与清凉败毒，活血松肌，开提肺气。

犀角三钱　羚羊角三钱　紫草二钱，和猪尾膏　银花三钱　苦桔梗五钱　芥穗三钱　连翘三钱　牛蒡子三钱　归尾一钱　杏仁三钱　南楂炭五钱　甘草一钱

二十二日：五天。密布不齐，身热未退，扁阔瘪陷，形色滞暗，不能起胀，哪得成浆？勉与清毒之中，兼活血提顶。

犀角三钱　羚羊角三钱　白芷二钱　银花三钱　苦桔梗三钱　紫草二钱　连翘三钱　牛蒡子三钱　皂针一钱　杏仁三钱　南楂肉二钱　天虫二钱　归须二钱　鸡冠血每杯冲四茶匙　甘草一钱

二十三日：六天。头面虽有行浆之势，究竟周身平陷，较昨日颜色略润耳。仍与清毒活血提顶，少加托里。

黄芪二钱　苦桔梗五钱　全归三钱　犀角三钱　牛蒡子三钱　天虫二钱　杏仁三钱　穿山甲一钱　紫草三钱　银花三钱　人中黄一钱　白芷二钱　连翘三钱　鸡冠血每杯冲四茶匙　皂针一钱五分

二十四日：七天。头面行浆，周身半塌空壳，用伍氏内托法。

绵黄芪八钱　洋参一钱五分，炒老黄色　炙甘草一钱五分　苦桔梗三钱　川芎一钱五分　燕窝根五钱　牛蒡子三钱，炒研细　紫草二钱　公鸡汤一茶碗　全当归三钱　白芷二钱　鸡冠血每杯冲三茶匙

二十五日：八天。头面浆足，周身平塌者已起，空壳者亦有行浆之势，翁仲仁谓："喉哑声嘶，浆行饱满亦何妨！"再咬牙在七日以后属气虚，况其食少乎？非阴虚也。

洋参一钱五分，炒老黄色　苦桔梗五钱　白芷二钱　黄芪八钱　牛蒡子三钱　天虫三钱　象贝二钱　公丁香四分　鸡汤一茶杯　炙甘草一钱

二十六日：九天。浆已行及大半，但气虚作痒，看守勿懈，毋令破损为要。

绵黄芪一两二钱　洋参二钱　象贝母三钱　苦桔梗六钱　白芷三钱　广木香一钱　牛蒡子三钱　天虫三钱　炙甘草三钱　冬白术二钱

二十七日：十天。浆行已及十之七八，惟痰咳微痒，眼中出脓为可虑。

绵黄芪五钱　连翘一钱五分　谷精草一两　焦冬术三钱　桑叶一钱　生薏仁三钱　苦桔梗三钱　甘草一钱　土贝母三钱

二十八日：十一天。湿重，小便不利，畏寒咬牙。

生黄芪五钱　洋参一钱五分　谷精草三钱　茯苓块三钱　薏仁五钱　广皮炭一钱五分　焦冬术三钱　炙甘草三钱

二十九日：十二天。实脾利水，以收痂止嗽，加辛凉败毒以护目疾。

生黄芪二钱　银花二钱，炒　谷精草三钱　茯苓块三钱　连翘二钱　地骨皮二钱　生薏仁五钱　冬

术三钱，炒　炙甘草一钱五分

十月初一日：十三天。湿行痂结者过半，气化痂落者过半，饮食甚好，目开无恙，已收全功。惟咳嗽减而未清，仍宜实脾利水，复以辛凉败毒。

茯苓块三钱　银花一钱五分，炒　地骨皮一钱　生薏仁三钱　连翘一钱五分　五谷虫一钱　炒冬术三钱　象贝一钱五分

乙酉六月十五日，赵女，十岁。体坚痘少，原可不必服药，但愈少，浆更不可不足，舌苔厚中黄边白。且与清毒一帖，明日再与托浆一帖。

苦桔梗一钱　连翘三钱　人中黄八分　牛蒡子一钱五分　银花三钱　鲜荷叶一角　全当归一钱五分
煮二小杯，分三次服。

十六日：于前方内加生绵芪四钱、白芷五钱、党参三钱、炙甘草一钱五分。

十七日：辛凉结痂，古之正法；实脾利水，亦有湿者所宜施之。兹当暑月，舌苔厚而白，湿也；身热未尽退，热也。二法可全用。

银花三钱　茯苓三钱，连皮　芦根三钱　连翘三钱　生薏仁三钱

福，一岁。三天，布痘稀疏，苗头纯正，但色白皮薄之儿，顶平根松色淡，有壳薄无浆之虑。虽在初起，即用保元汤为当。

党参三钱　连翘二钱　红花三钱　绵芪三钱，生　银花二钱，炒　甘草二钱，炙　胡荽一根　服三帖。

五朝：气血两虚之证，色淡根松顶平，大便溏泄而频，痘不鼓立，焉得成浆？浆即清薄，痂必不厚；虽系顺证，有痘后坏目牙疳之虑。此等证举世轻忽之，及至坏证已现，必不可为，余见之屡矣。议陈氏木香散法，必得浆足结痂为要。

绵芪五钱，炙　高丽参三钱　广皮一钱五分　于术二钱　茯苓块二钱　甘草二钱，炙　白芷二钱　肉果霜三钱　生姜二片　木香一钱　诃子肉三钱　大枣二枚，去核

七朝：痘已成浆，兼有结痂，究竟未满足，大便仍溏。于前方内去高丽参、诃子、白芷，再服三帖收功。

二十九，某。见点之初，神气昏冒。先开心包透络，继以辛凉表达，便其易出，再商后法，切忌发汗伤无辜之表。

紫雪丹二钱　分四次服，凉开水送，以神清为度。

辛凉散七包，二时服一包。

初一日：头面色赤而顶平根宽松，反不如腰以下鼓立，甫三日，小便浊，须兼分利，形体胖本系湿胎，应照毒搏论治。扶过六七朝以后，能用补托方妙。

茯苓皮四钱　猪苓三钱　白通草一钱　苦桔梗三钱　泽泻三钱　芥穗二钱　牛蒡子一钱五分，炒研
连翘三钱　甘草一钱五分　紫花地丁二钱　银花五钱　芦根五钱　晚蚕沙二钱　医者，补偏救弊之谓也。三五日前见有何处偏胜，及时去之，以免七日以后纠缠。时人不知，以为此等方非治证也。

初二日：四天，色陷顶平根松，夜间烦躁，毒气未化，气分更虚，与化毒提顶。

连翘三钱　紫花地丁三钱　白芷二钱　银花三钱　苦桔梗三钱　甘草二钱　丹皮三钱　牛蒡子二钱
苇根五钱　防风二钱　白茅根三钱　煮两杯，分四次服。

初三日：五天，根已抱住，顶平皮薄。议于化毒之中，稍加安表。

苦桔梗三钱　绵芪三钱，生　防风二钱　牛蒡子三钱，炒研　连翘三钱　白芷二钱　人中黄二钱　银花三钱　苇根五钱　白茅根三钱

初四日：六天，面色佳，惟顶间有平者，身上色淡，时有痒意。表虚皮薄之证，重与实表提顶。

洋参二钱，米炒　生绵芪六钱　白芷二钱　银花三钱　炙甘草三钱　芦根五钱　防风二钱

初五日：七天，面上稍有浑浆，余皆清而皮薄。急急内托为要，体胖湿多加苓术，预为收痂之地，又合小异功法。

人参三钱　生绵芪一两　广皮三钱，炒　于术三钱　云苓块三钱　生姜三片　防风三钱　广木香二钱，煨　大枣二枚，去核　白芷三钱

初六日：仍用前方，加肉果霜二钱。

初七日：照前方再服一帖。

初八日：湿体虚痘十天，虽已回痂之期，但破损太多，仍然发痒。暂与护表实脾一帖，明朝再议。

生绵芪五钱　防风二钱　生薏仁三钱　茯苓块五钱　白芷二钱　广皮炭二钱　炒白术三钱

初八日：某。险兼逆痘六天，额颧攒聚，本系毒重，色白皮薄，痘顶下陷，头温足冷，根晕不红。气血两虚，先与提顶，将来能受陈文仲法，方望成功。

人参一钱　煨肉果二钱，去净油　红花三钱　绵芪五钱，生　穿山甲二钱　广皮二钱　防风三钱　广木香一钱五分　甘草二钱，炙　白芷二钱

初九日：险兼逆痘七天，昨用陈氏温托法，今日稍有起色，但顶陷者尚多，已有损坏，亦且汗多不能满湛，焉能炼毒成浆？今日再以陈氏木香散法温中托络，毋使内陷痒塌，看守勿懈，不致再有破损，方可有望。

人参一钱五分　广木香三钱　白芷三钱　绵芪八钱　肉果霜二钱　半夏三钱　于术二钱　藏红花一钱五分　广皮二钱　防风三钱　公丁香一钱　甘草三钱，炙　归身二钱　再加公鸡冠血以提顶。

初十日：便溏而频，加诃子肉，余药分量加重。

自初十日至十五日，皆服此方，惟分量加重。

十六日：白痘十四朝，头面虽然浆足，两足尚在行浆，其势未能十分充满，犹然大便数，又有咳嗽，设大便不调，尚在险关。仍须初涩，兼充养已丧之气血，立方候裁。

人参七分　广木香二钱五分　诃子二钱五分　于术三钱，炒　肉果霜二钱五分　半夏一钱　云苓二钱　赤石脂二钱　广皮二钱五分，炒　薏仁五钱

二十二日，庆，十一岁。痘后余毒未清，又加温疠，阳明发斑，口臭之极，唇肿而黑，目肿而闭，胃儿烂矣！急救犹恐不及，况再缓乎？

元参一两　生石膏八两　知母二两　麦冬一两，不去心　乌犀角一两　丹皮一两　银花一两　人中黄五钱　一时许服一茶杯。

二十四日：得大效，原方再服一帖。匀二日。

二十六日：于原方内减元参为三钱，加射干五钱，黄芩五钱。

丙戌九月十四日，色，五岁。秋日燥气化火，现在君火客气司令，故有发痘之孩，本有自

汗，何可再以羌活发汗，致令表虚，身壮热，肢厥，舌黄赤，口渴，脉洪大而数，晚间微有谵语，大便结，皆火证也；皮色黄，痘之顶平根松，气虚苗也。先以辛凉松肌解毒清热，扶过七日，能用补托方妙。

生石膏五钱　元参三钱　炒黄芩二钱　苦桔梗三钱　连翘三钱　全当归一钱五分　牛蒡子二钱　银花三钱　人中黄一钱五分　紫花地丁二钱　外紫雪丹六分，夜间服。

十五日：险痘三天半，尚未出齐，稍大者业已顶陷，其为气虚可知。虽不大便，未可沉降，与活血提顶解毒。

次生地五钱　苦桔梗三钱　全归二钱　元参三钱　牛蒡子三钱　黄芩二钱　连翘三钱　紫草茸三钱　白芷二钱　银花三钱　人中黄一钱五分　煮三杯，分三次服。

十六日：险痘四天，头面颜色虽重，腿脚甚淡，顶陷者不少，大便已见，舌尖有红刺，而苔白柔润易退，谨防大便溏滑，梦语仍有，口仍渴。且与辛凉清上，芳香透络，使火毒及热邪从内达外。

苦桔梗三钱　连翘三钱　天虫二钱　皂角刺二钱　银花三钱　白芷三钱　白茅根三钱　杏仁二钱　黄芩一钱五分　人中黄二钱　煮三杯，分三次服。另和服局方至宝丹一丸。

十七日：五天，陷者稍起，色渐匀，寐少安，舌苔白腻，是中宫食滞未清；口仍渴，上焦之热未退。仍用前法，兼与和中。

杏仁三钱　苦桔梗三钱　白芷三钱　连翘三钱，半壳半心　藏红花一钱　黄芩二钱　丹皮三钱　南楂炭二钱　广皮一钱五分　皂针二钱　生甘草一钱五分　另服局方至宝丹一丸。

十八日：六天，身半以上清浆七八，惟退过半，颜色尚属适中，顶平便溏舌白，气虚有湿之征。今日宜轻与补托清上，仍不可少，中焦有滞，必须急急清理，能受外剂厚味方妙。

生绵芪三钱　于术二钱　炒神曲三钱　苦桔梗三钱　白芷三钱　广皮炭一钱五分　云苓块四钱，连皮　银花一钱五分　生甘草一钱五分　连翘心三钱　楂炭三钱煮三杯，分三次服。

十九日：七日有奇，正气血用事之期，浆行尚不颟顸，头面颜色亦佳，身上与四肢微觉稍暗，四末微凉，大便溏，微呕，皆脾阳不足之象。今日疏补为宜，稍加香温托里。

生绵芪五钱　白芷三钱　高丽参二钱　云苓块五钱　楂炭二钱　广木香三钱　炒于术四钱　广皮三钱　肉果霜一钱五分，去净油　姜半夏三钱　煮三杯，分三次服。

二十日：八天半，浆不十分浓足，食少便溏，尚觉安静，周身有疼痛之象。气虚而湿重，难于峻补，仍以补脾渗湿为主，稍加宣络定痛。仍须看守防护，不致再有损伤要紧。

生绵芪五钱　于术三钱，炒　肉果霜一钱五分　云苓块五钱　半夏三钱　广皮炭三钱　谷精草三钱　白芷二钱　炙甘草二钱　诃子肉三钱，煨　浓煎三小杯，分三四次服。

二十一日：九天，浆未满足，眼开太早，大便稀溏，有痘毒目疾之虞。喜胃开进食，仍宜补涩。

生绵芪六钱　人参三钱　肉果霜三钱　诃子肉三钱，煨　于术三钱，炒　广皮炭三钱　谷精草三钱　半夏三钱　炙甘草二钱　广木香二钱　白芷二钱　煮三杯，分三次服。

二十二日：浆未满足，即已收痂，气虚火欠，大便已止。且免收涩，与实脾为主。

云苓块五钱　人参一钱五分　谷精草三钱　炒于术四钱　半夏三钱　五谷虫三钱　生薏仁五钱　白芷二钱　广橘皮三钱　广木香三钱　煮三杯，分三次服。

二十三日：实脾，兼收余毒。

云苓块三钱　于术一钱五分　广木香一钱　生薏仁三钱　银花三钱，炒　黄芩炭一钱　谷精草三钱

归须一钱　五谷虫一钱五分

二十四日：气虚湿重之痘，甫经落痂，即作滞下，舌苔白滑，唇淡，脾湿之象。与实脾利水之中，不用守药，加微苦兼入血分。

云苓块五钱, 连皮　猪苓二钱　谷精草三钱　苍术炭一钱五分　白芍一钱五分　南楂炭三钱　广木香三钱　黄芩二钱, 炒　五谷虫三钱　炒银花二钱　归须一钱五分　橘皮炭二钱　丹皮炭二钱

二十五日：便后仍有积垢兼血，脉与舌苔唇口较昨日皆佳，并喜眠食均好，神气亦清爽，痂落尚不艰难。一以实脾为主，兼败毒宣络。

猪苓三钱　茯苓块五钱, 连皮　归须二钱　赤芍一钱五分　广木香三钱　桃仁一钱五分　黄芩二钱　南楂炭三钱　蝉退二钱, 去头足　半夏一钱, 打碎　五谷虫三钱　青皮二钱　银花二钱, 炒　炒丹皮二钱

二十六日：便后垢腻兼血，脾与小肠寒湿，右脉仍大，好在眠食俱佳。与燥湿宣络。

灶中黄土二两, 先煎代水　猪苓二钱　广木香三钱　云苓块五钱　归须一钱　川黄连六分, 姜汁拌炒　苍术炭二钱　蝉退二钱, 去头足　南楂炭二钱　桃仁一钱五分

二十七日：痘后余毒不安，大便中夹有血积红滞，小便白浊，与宣络清湿败毒，兼化浊中清气。

云苓皮五钱　猪苓二钱　黄芩一钱五分　苍术炭一钱　泽泻二钱　白芍一钱　晚蚕沙一钱五分　桃仁二钱　蝉退一钱五分, 去头足　五谷虫一钱五分　银花二钱, 炒　山连八分, 炒黑　南楂炭二钱　煮两大茶杯, 分三四次服。

二十八日：粪后瘀血未净，舌白苔滑，脉滑甚。

猪苓三钱　灶中黄土五钱　地榆二钱, 炒炭　泽泻二钱　苍术炭二钱　归须二钱　半夏二钱　云苓皮三钱　蝉退二钱, 去头足　丹皮二钱　黄芩炭一钱五分　煮三杯, 分三次服。

二十九日：粪后之血已无，惟舌厚苔白，脉洪滑，小便白浊，湿气尚重。

云苓三钱, 连皮　生薏仁三钱　黄芩二钱, 炒　猪苓三钱　苍术炭一钱五分　归须一钱五分　泽泻三钱　晚蚕沙二钱, 炒　蝉退一钱, 去头足　半夏一钱五分　五谷虫一钱五分　煮三杯, 分三次服。

三十日：于前方内加灶中黄土五钱。

初一日：红未见，小便白浊，仍然脉洪大。

灶中黄土五钱　云苓皮三钱　猪苓二钱　飞净滑石三钱　晚蚕沙三钱　泽泻二钱　生薏苡仁三钱　五谷虫一钱五分　白通草一钱　南苍术炭一钱五分　黄柏炭一钱　煮三小杯, 分三四次服。

九月二十八日，色女，六个月。周身湿毒，又加痘疮，舌苔黄厚，脉洪数之至，又赤烂风弦。甫经六月之孩，船小载重，恐难胜任，勉与辛凉解肌败毒。

连翘三钱　茯苓皮三钱　木通一钱　银花三钱　茶菊花一钱五分　桑叶一钱五分　苦梗一钱　人中黄八分　芦根三钱　泽泻一钱　煮两茶杯, 每服半酒杯。

二十九日：险痘三天，湿毒已多，痘亦不少，舌苔黄厚满布。船小载重，恐难胜任。

银花三钱　紫花地丁三钱　冬桑叶三钱　连翘一钱五分　苦桔梗一钱五分　茶菊花二钱　黄芩一钱　牛蒡子一钱　人中黄一钱　丹皮二钱　煮两茶杯, 每服半酒杯。服至明早令完。

三十日：于前方内加细生地二钱。

十月初一日：险痘四天，色太艳，血热也。眼未封，大者顶陷，气亦不旺，外有湿疮，余有原案。与犀角地黄汤法。

犀角一钱五分　细生地五钱　白芍一钱五分, 炒　银花三钱　茶菊花二钱　黄芩八分　连翘二钱　炙

甘草一钱　丹皮二钱　煮两茶杯，分四五次服。

初二日：险痘五天，未周岁之孩，只有七天限期，便要收功，五天后半日，即系三岁以后之七日，勿尔泄泻七八次，大非所宜。急与补托透络。

云苓块三钱　泽泻一钱五分　肉果霜一钱五分　炒于术二钱　白芷一钱五分　广皮炭一钱　广木香一钱　木通八分　煮两茶杯，频频服，以泻止为度。

初三日：险痘六天，业已上浆，但因泄泻之后，顶平有发痒之象。急宜实表内托。

生绵芪五钱　半夏二钱　肉果霜一钱五分　云苓块三钱，连皮　防风二钱　广木香八分　炒于术二钱　白芷三钱　煮两茶杯，分四五次服。

初四日：险痘七天，浆未足而泄泻发痒，喉哑声嘶，必得泻止浆足方妙。

生绵芪五钱　于术三钱，炒　姜半夏三钱　茯苓块三钱，连皮　防风二钱　肉果霜一钱五分　苦桔梗三钱　白芷二钱　广皮炭二钱　广木香一钱五分　煮三杯，自服一半，乳母服一半。

初五日：八天，于前方内肉果霜加至二钱，仍服一帖。

初六日：九天业已收痂，湿疮所生之痘，尚有余浆，大便仍多，犹有痒象。

生绵芪三钱　半夏三钱　肉果霜一钱　炒于术二钱　防风二钱　广木香一钱　云苓块三钱　白芷二钱　五谷虫二钱　苦桔梗二钱　煮两大杯，频频服。

初七日：十天，业已结痂，大便犹溏而频。与实脾利水法。

云苓块三钱　于术二钱　肉果霜一钱，去净油　谷精草三钱　薏仁五钱　五谷虫一钱五分　广木香一钱　煮两大杯，缓缓服。服至明日令完。

初八日：于前方内去半夏，减肉果霜四分。

初九日：十二天，大便溏。

谷精草三钱　云苓二钱　五谷虫一钱五分　肉果霜一钱　于术二钱，炒　广皮炭一钱五分　广木香一钱　蝉退一钱，去头足　煮两杯，分二三次服。

初十日：十三天，痘前本湿疮，赤烂风弦；湿疮随痘已落，惟眼边赤烂虽较前势减而未愈，微有羞明之象。

云苓皮三钱　连翘一钱，不去心　草决明二钱　生薏仁三钱　银花一钱　冬桑叶一钱　谷精草二钱　泽泻二钱

十一日：十四天，于前方内加茶菊花一钱。

十二日：十五天，眼皮之肿较昨已消其半，眼亦能开。仍有辛凉，以清余热。

云苓皮三钱　连翘一钱五分　草决明二钱　生薏仁三钱　银花一钱五分　五谷虫一钱　谷精草二钱　桑叶一钱　煮两杯，分数次服。以肿消为度。

九月初二日，色，二岁。身热瘛疭，脉数自汗，耳冷脚冷唇冷，有风温欲痘之象；大便频仍，亦风邪也。辛甘化风为宜。

连翘一钱五分　苦桔梗一钱　丹皮五分　银花一钱五分　钩藤钩一钱　甘草五分，生　麦冬五分　茶菊花一钱

初三日：瘛疭之后，业已见点，泄泻呕恶太重，里证重于表证，脉滑甚。

连翘三钱　苦桔梗二钱　黄芩二钱　银花三钱　粉丹皮三钱　牡蛎五钱　煮两杯，频频服。

初四日：二天，根松色白，泄泻咳嗽，乳食有不化之形，初起之经表虽热，现在热已退，里虚可知。虽不敢峻补，亦不可再凉。

云苓块三钱，连皮　广木香一钱　藏红花二钱　于术炭三钱　当归须一钱　广皮炭一钱　姜半夏二钱　煮三杯，分三次服。

初五日：三天，色白根松皮薄之虚寒痘。昨日两天，即用两补气血；今日色稍红，泄泻咳嗽大减，但皮薄太甚，恐表虚痒塌。与昨日方内再加实表。

生绵芪三钱　防风二钱　藏红花二钱　茯苓块三钱　归身一钱五分　广木香一钱五分　于术炭三钱　广皮二钱　桂圆肉二钱　姜半夏二钱

初六日：四天，面色稍红，周身尚白。仍宜温托补血。

生绵芪五钱　半夏三钱　藏红花三钱　云苓块三钱　防风二钱　肉果霜一钱　焦于术二钱　白芷二钱　炒广皮一钱五分　广木香一钱五分　归身二钱　桂圆肉二钱　煮三杯，分四次服。

初七日：五天，下半已红，头面行浆。于前方内去红花，减肉果霜七分。

初八日：六天，浆已足，但皮薄易破，看守勿懈为要。

生绵芪三钱　半夏二钱　广皮香一钱五分　茯苓块三钱　防风二钱　炙甘草五分　焦于术二钱　煮两小杯，分四次服。

初九日：七天，业已收痂，大便溏。与实脾利水，兼之补气。

焦于术二钱　云苓三钱　五谷虫一钱　广皮炭一钱　薏仁三钱　煮一大杯，分二次服。

初十日：八天，大便仍溏，与实脾利水，兼之化气。

云苓块三钱　薏仁三钱　五谷虫二钱　焦于术三钱　蝉退一钱，去头足　广皮炭一钱　切忌发物生冷。

十一日：九天，于前方内加晚蚕沙二钱。

十二日：十天，实脾利水。

云苓块三钱　蝉退一钱，去头足　晚蚕沙一钱　焦于术二钱　通草七分　五谷虫一钱　生薏仁三钱

九月二十六日，奕，四岁。痘疮见点一日，面色青暗，阳部白，阴部红，额似轻而白，颏甚重而红，兼之三五成群，游蚕蟢窠不少，实系逆证。勉与活血解毒、松肌透络，令其易出再商。

紫花地丁二钱　连翘五钱　藏红花三钱　苦桔梗五钱　银花五钱　荆芥穗三钱　牛蒡子三钱　薄荷二钱　南楂炭三钱　桃仁泥三钱　归尾三钱　人中黄二钱　煮成三茶杯，和入猪尾膏，加入大梅冰片一分。每次服一黄酒杯，愈多愈妙。

二十七日：逆痘二天，阳部不发，阴部稍有起色。阳部之阳额也，见点若有若无，阳部之阴颏也，其为显透，其为毒郁不发可知；周身根松皮薄，扁阔色暗，其为气虚又可知矣。现当生发之际，舍解毒活血松肌，皆外道也。扶过六天，至七天能用补托方妙。

紫花地丁三钱　银花五钱　荆芥穗三钱　苦桔梗三钱　白芷二钱　南楂炭三钱　南红花三钱　防风二钱　人中黄二钱　桃仁泥三钱　归须三钱

煮三杯，分四次服，仍和猪尾膏，加入梅冰片五厘。

二十八日：三天，逆痘有渐顺之机，夜卧安静，饮食尚可，是其佳处。但攒簇太多，顶平根松，扁阔不起，今日议减败毒，加以提顶，令其起胀，预护将来之虚。

连翘二钱　苦桔梗三钱　红花三钱　芥穗三钱　南楂炭三钱　川芎一钱　全归三钱　人中黄一钱五分　煮三杯，加入猪尾膏，频频服。

二十九日：四天，渐有起色，但根松顶平，扁阔太多，必得鼓立方妙。

银花五钱　苦桔梗三钱　红花三钱　连翘三钱，不去心　穿山甲一钱五分，炒　全归二钱　防风二钱　广木香八分　川芎八分　白芷三钱　人中黄二钱　广皮一钱，炒炭　煮三杯，分三次服。

三十日：五天，虽已起胀，究竟顶平根松，颜色灰白，水疱亦多，大便频而溏，口渴。且与提顶败毒。

银花五钱　苦桔梗三钱　南红花二钱　连翘三钱　穿山甲二钱　白芷三钱　防风二钱　人中黄二钱　广皮一钱五分，炒炭　煮三茶杯，频频缓服，服至明日子前令完。

十月初一日：六天，正在行浆之际，大便溏泄，睡卧安静，痘势虽未塌陷，较昨见改观，颜色虽未灰白，面暗淡根松顶陷，兼有皱纹，正合大虚少毒之象。急与木香散法，令泄止方妙。

生绵芪五钱　人参一钱　肉果霜三钱，出净油　云苓块五钱　防风三钱　诃子肉二钱　炒于术三钱　白芷三钱　广木香三钱　姜半夏三钱　广皮三钱　炙甘草三钱　浓煎三大茶杯，不时频服。

丁亥正月初四日，汪，七岁。痘三天，攒簇四五处，虽不过多，究竟毒遏，与解毒松肌为妥。但痘形扁阔不耸，气虚之苗，扶过七朝，必须补托方好上浆。

紫花地丁二钱　银花五钱　南红花二钱　苦桔梗三钱　连翘三钱　生甘草一钱　牛蒡子三钱　芥穗二钱　猪尾膏三匙　南楂炭二钱　全归二钱

初五日：四天，痘已布齐，神气亦清，无烦躁之象，唇舌不绛，是其佳处。但额上色淡，与面颊四肢亦过淡，形势间有扁阔气虚之征。今日大便已行不干，火毒有限。辛凉只须轻用，七日后必须补托。

连翘三钱　苦桔梗三钱　川芎四钱　银花一钱五分　南红花三钱　全归二钱　芥穗一钱　生甘草一钱　天虫三钱　煮三小杯，分三次服。

初六日：五天，形间扁阔而色鲜明，已有起胀之势，惟足微冷，气虚之微。七朝必须补托，方可浆足。

连翘三钱　苦桔梗三钱　白芷二钱　银花三钱　南红花二钱　甘草二钱　防风二钱　炒广皮二钱　煮两杯，分二次服。明日如再便溏，可加广木香。

初七日：六天，于前方内银花、甘草俱减至一钱五分，连翘减至二钱，加广木香二钱。

初八日：七天，头面虽有行浆之势，但色稍暗而足冷，古谓头温足冷便作虚看。议温托法以助其浆。

人参一钱　生绵芪六钱　白芷二钱　桂枝五分　广木香二钱　广皮三钱　防风二钱　炙甘草一钱五分　煮三杯，分三次服。

初九日：八天，浆未足而大便溏，加宜络塞便，即于前方内加：茯苓三钱，肉果霜二钱，诃子肉二钱，于术（炒炭）一钱五分。

初十日：九天，头面业已回痂，腿足浆尚未足，虽温而不热。犹宜轻轻托之。

人参八分　生绵芪三钱　白芷一钱五分　于术二钱，炒　肉果霜一钱五分　广皮一钱五分　云苓三钱　广木香一钱　甘草一钱，炙　防风一钱　煮二小杯，分三次服。

十一日：十天，业已收痂，足温，大便干而唇赤。与辛凉助结痂，兼解余毒。

连翘三钱　五谷虫三钱　麦冬三钱，不去心　银花二钱　晚蚕沙二钱　甘草一钱　茯苓三钱，连皮

十二日：十一天，唇赤较昨已退，大便干，去茯苓。

戊子正月廿六日，汪，三岁。见点即多攒簇，热重可知。且与辛凉败毒解肌，令其易出。

如明日攒簇太多，再攻未迟。

紫花地丁三钱　连翘三钱　荆芥穗一钱五分　苦桔梗三钱　银花三钱　冬桑叶三钱　牛蒡子三钱　薄荷一钱　人中黄一钱　猪尾膏三匙，加梅冰片三厘　煮三小杯，分三次服。明日午前令完。

二十七日：二天，攒簇太多，必须败毒松肌方妙。

紫花地丁一钱五分　连翘三钱　南楂肉三钱，炒　苦桔梗三钱　银花三钱　归横须二钱　牛蒡子三钱　芥穗二钱　人中黄一钱　猪尾膏三匙，加梅冰片四厘　芦根四钱

二十八日：三天，色重，大便干燥，小便短而白浊，湿重可知。不可用大黄。

细生地三钱　紫花地丁二钱　草薢三钱　连翘三钱　苦桔梗三钱　丹皮三钱银花三钱　牛蒡子三钱　全归一钱五分　元参二钱　人中黄一钱　煮三小杯，分三次服。

二十九日：四天，色艳，大便微溏，小便已长，顶未全起。于前方内去润下，稍加提顶。

细生地三钱　苦桔梗三钱　防风一钱　白芍二钱，炒　紫花地丁一钱五分　白芷一钱　连翘三钱　人中黄三钱　丹皮三钱　银花三钱　煮三小杯，分三四次服。

三十日：五天，大便溏，小便白浊。

连翘三钱　云苓块三钱　白芷二钱　银花一钱五分　广木香一钱五分　广皮二钱，炒　防风二钱　白茅根三钱

二月初一日：六天，大便稀溏，小便白浊。

云苓块三钱　泽泻三钱　生薏仁三钱　于术炭二钱　防风一钱五分　广皮炭二钱　广木香二钱　白芷一钱　煮二杯，分二次服。

初二日：七天，大便泄泻。于前方内去防风、白芷、泽泻，加肉果霜、诃子。

己丑十月二十二日，多，十个月。周岁以内，身热三日，时时恶寒，上令余火太甚，现在冬寒司令，本系寒热交加之际，于兹发痘，最为气分阻遏，身面隐隐有点，背腰尤显。先宜辛凉达表，使外感速清。

连翘一钱　苦桔梗一钱　橘红一钱　银花一钱五分　荆芥穗一钱五分　生姜三片　薄荷一钱　人中黄三分　芦根一钱

二十三日：二天，神识安静，头温足冷，大便稀溏，形势不振，似乎虚寒一边，但面上颜色较身上甚淡，未为无毒，气虚不能送之外出耳。总须顺此机括，方为无虑，姑与开提肺气，使易充长。

苦桔梗一钱五分　银花一钱五分　归尾一钱　荆芥穗一钱　天虫二钱　红花一钱　人中黄五分　蝉退一钱，去头足　白芷一钱　鸡冠血三小匙，冲

二十四日：重险痘三天，两腮攒簇，面色淡于身，即系毒参阳位。身太小，形太弱，既气虚而又毒重，此其所以棘手也。且与活血凉血败毒，令其易出再商。

紫花地丁二钱　连翘二钱　当归尾二钱　苦桔梗二钱　银花三钱　荆芥穗一钱　牛蒡子一钱　犀角一钱五分　南红花一钱　猪尾膏一大酒杯，加冰片五厘　丹皮一钱　人中黄一钱

二十五日：重险痘四天，按：痘四日当齐，兹头面与身较昨日颇长，但色太重，足心尚未见点，为可虑耳！舌苔老黄，毒不为不重。犹宜败毒凉血。

紫花地丁二钱　犀角一钱五分　归横须一钱　苦桔梗二钱　连翘二钱　南红花一钱五分　荆芥穗一钱五分　银花二钱　人中黄一钱　猪尾膏一大酒杯，加生麝香三厘　丹皮一钱五分　广皮炭二钱

二十六日：五天，色渐淡，神清，大便溏。

于术一钱，炒　云苓块一钱　白芷一钱　防风一钱　广木香一钱五分　广皮二钱　川芎七分　高丽参八分　煮一大茶杯，分三次服。

二十七日：六天，色淡便频。与异功法。

云苓块一钱　人参一钱　肉果霜一钱　炒于术一钱　白芷一钱　广橘皮一钱　姜半夏一钱　防风八分　炙甘草五分　广木香一钱　生姜二片　黑大枣一枚，去核　诃子肉八分　煮一大茶杯，分三次服。

二十八日：七天，正届行浆之际，不宜四肢俱冷，急宜温补。

云苓块一钱五分　人参一钱　诃子肉一钱　炒于术一钱　白芷一钱　肉果霜一钱五分　姜半夏一钱五分　防风一钱　公丁香五分　广木香一钱　广皮一钱五分　炙甘草八分　浓煎一大茶杯半，分四次服。

二十九日：八天，色白皮薄之孩，两太阴必虚，易于泄泻，当与实脾。

云苓块一钱五分　人参一钱　广木香一钱　炒于术一钱　广皮一钱五分　炙甘草八分　煮一大茶杯，分三四次服。

己丑十月十一日，舒，六岁。喜痘三天，形小密碎，此毒火过甚，以归宗法主之。然余素不谙此科，仍须高明。

大黄一钱五分　生栀子二钱　厚朴一钱　生地三钱　小枳实一钱　知母一钱五分　麦冬三钱　炙甘草一钱　芦根三把　元参二钱　煮一杯，分两次服。此方文先生所定。

十二日：四天，蟢窠游蚕，是毒重也；足冷顶平，扁阔无伦，腹痛，是气虚也。既毒重而又气虚，两难兼顾，勉与败毒松肌活血。

连翘三钱　紫花地丁三钱　南楂三钱，炒炭　银花三钱　苦桔梗三钱　全归三钱　白芷二钱　大力子二钱　广皮三钱　红花三钱　人中黄一钱五分　芦根三钱　皂针一钱五分　猪尾膏一酒杯，加入麝香五厘，研细

十三日：五天，气虚毒重之痘，昨与活血败毒松肌，今日大有起色，两足已温，血色已活，梦语似谵语，包络中之热也。以紫雪丹清之。

苦桔梗三钱　紫花地丁三钱　白芷二钱　银花五钱　大力子三钱　南楂二钱　连翘三钱　人中黄三钱　芦根五钱　防风二钱　外紫雪丹一钱，分二次，温开水送。

十四日：六天，毒已渐化，梦语已除。大凉大热之品皆在所忌，于和中安表之中，稍加托浆。

银花三钱　生绵芪三钱　广皮三钱　防风三钱　姜半夏二钱　甘草一钱　白芷二钱　苦桔梗二钱　芦根二钱　煮两杯，分三次服。

十五日：七天，痘已放肥，浆清色淡。须与渐次补托，必得浆浓满足方妙。

半夏三钱　生绵芪四钱　白芷三钱　全归三钱　益智仁一钱五分　红花一钱　防风三钱　炙甘草二钱　广皮三钱　煮三杯，分三四次服。

十六日：八天，业已行浆，但空壳居多，根犹有不红者。稍用温托。

防风二钱　生绵芪五钱　神曲三钱，炒　白芷二钱　姜半夏三钱　广皮三钱　青皮二钱　炙甘草三钱　芦根三钱

十七日：九天，浆有渐足之势，仍宜助浆，盖未足九天，犹有空处也。

生绵芪五钱　姜半夏三钱　白芷二钱　防风二钱　焦神曲三钱　广皮二钱　青皮二钱　炙甘草三钱　糯米二钱

十八日：十天，此方缺。

十九日：十一天，业已收痂。与辛凉化毒，兼清湿热。

银花三钱　生薏仁四钱　甘草一钱　连翘二钱　谷精草三钱　芦根三钱　麦冬三钱,不去心　五谷虫三钱

己丑十月二十七日，明女，四岁。重险痘两天，攒簇细碎顶平，谵语色淡。既毒重而又气虚，且与败毒松肌。

苦桔梗三钱　连翘三钱　红花三钱　南楂炭五钱　银花三钱　杏仁二钱　牛蒡子三钱　薄荷三钱　全归二钱　人中黄一钱五分　芥穗三钱　芦根三钱　猪尾膏一酒杯,加入麝香六厘,研细冲　煮三杯，分四次服。

外紫雪丹二钱，分四包，每包五分。今日分服两包，明日再服两包。

二十八日：重险痘三天，大便闭。毒遏不发，与必胜汤法。余有原案。

生大黄五钱,酒炒半黑　银花五钱　南红花三钱　紫花地丁五钱　元参三钱　苦桔梗三钱　南山楂五钱　归尾二钱　牛蒡子二钱　桃仁泥三钱　天虫二钱　人中黄一钱五分　猪尾膏一酒杯,加入麝香六厘,研细冲

煮四大茶杯，分五六次服，服至明日午刻令完。

二十九日：重险痘四天，昨用大黄五钱，大便未通，并小便全无，唇肿渴甚。仍用必胜法，两解气血之毒。余有原案。

生石膏四两,先煎代水　元参五钱　桃仁泥三钱　生大黄一两,酒炒半黑　银花五钱　苦桔梗三钱　紫花地丁五钱　归尾三钱　牛蒡子三钱　猪尾膏一酒杯,加入麝香六厘,研细　天虫三钱　人中黄二钱　煮四茶杯，分四次服。

十一月初一日：重险痘五天，昨日用大黄、石膏，大便已畅，周一昼夜，小便止一次，呛咳，肺气之热可知，形色较昨日颇觉起发，头面已有行浆之势。仍宜败毒凉肺护喉，兼之提顶。

元参五钱　生石膏二两,先煎代水　黄芩三钱　银花五钱　紫花地丁三钱　红花二钱　苦梗三钱　牛蒡子三钱　白芍二钱　防风二钱　人中黄二钱　皂针一钱　天虫二钱　煮三大茶杯，分三次服。

初二日：六天，业已行浆，头面脊背甚可，四肢平顶，稍觉灰白，似当补托。但痘太多，毒太重，身太热，且与清毒护喉，明日七朝再托未迟，寒凉似不可重耳。

细生地三钱　苦桔梗三钱　银花三钱　元参三钱　藏红花三钱　皂针三钱　防风三钱　牛蒡子三钱　白芷三钱　天虫三钱　人中黄二钱　黄芩二钱

初三日：七天，浆行五六，肠鸣下气，恐有泄泻之患。急宜温托。

人参一钱　云苓块三钱　广皮二钱　黄芪六钱,炙　姜半夏三钱　甘草二钱,炙　于术三钱　肉果霜三钱　生姜三片　白芷三钱　诃子肉三钱　大枣二枚,去核　防风二钱　广木香三钱　煮四杯，烤三杯，分四五次服。

初四日：八天，浆行至足，颜色鲜明饱绽，可以成功。再照前方一帖，分八、九两朝浓煎缓缓服。

初六日：十天，业已结痂，惟脚肿。与实脾利水法。

云苓块三钱,连皮　银花五钱　谷精草四钱　于白术一钱五分　连翘三钱　五谷虫三钱　生薏仁五钱煮三杯，分三次服。

初七日：痘十一天，仍用前方再服一帖。

己丑十月二十九日，富使女，十二岁。痘因温毒而发，喉痛身热，鼻衄呕恶，苗出扁阔根松，多不可解。勉与先清温毒。

生大黄六钱,酒炒半黑　苦桔梗五钱　芥穗三钱　连翘三钱　牛蒡子五钱　丹皮三钱　银花三钱　人

中黄三钱　射干三钱　元参五钱　侧柏炭三钱　天虫三钱薄荷三钱　白茅根五钱　马勃一钱五分　煮六杯，分六次服，服至明日午刻令完。

十一月初一日：重险痘二天，苗暗紫而根扁阔。昨用大黄六钱，仍然大渴便闭。先以败毒通腑凉血立法。

生石膏四两，先煎代水　银花五钱　荆芥穗五钱　生大黄一两，酒炒半黑　桃仁五钱　紫草茸三钱　苦桔梗五钱　归尾三钱　人中黄二钱　紫花地丁五钱　射干三钱　白茅根三钱　牛蒡子五钱　煮五大茶杯，分五次服。

初二日：重险痘三天，大便已见，喉痛甚。急清温毒。

紫花地丁五钱　银花五钱　射干三钱　苦桔梗五钱　元参五钱　天虫三钱　牛蒡子五钱　归尾五钱　蝉退二钱，去头足　人中黄五钱　芥穗三钱　马勃一钱　白茅根三钱　煮五杯，分五次服。

初三日：重险痘四天，顶平根松色重，喉痛。且与败毒提顶。

银花五钱　紫花地丁五钱　天虫三钱　连翘三钱　穿山甲二钱　白芷三钱　苦梗三钱　牛蒡子三钱　皂针三钱　全归一钱五分　人中黄一钱　煮三杯，分三次服。

己丑十一月初一日，某男。色暗扁阔，形体太弱，气虚之证，以渴而烦躁，故且与松肌败毒。

苦梗三钱　生石膏六钱　芥穗八分　连翘三钱　南楂炭一钱　红花八分　银花二钱　人中黄一钱　芦根三钱　知母一钱，炒　煮二小杯，分二次服。

初二日：重险痘二天，既气虚而又毒重，泄泻舌绛，烦躁汗多。勉与凉血败毒，须避滑润。

生石膏一两　犀角三钱　凌霄花三钱　紫花地丁五钱　丹皮三钱　炒黄芩二钱　金银花五钱　连翘三钱　人中黄一钱五分　苦桔梗三钱　川连一钱，酒炒　白茅根三钱

初三日：重险痘三天，毒遏不发，正看似少，旁看甚多，身半以下甚显而赤，头面甚暗而平，即系毒参阳位，合之舌绛烦躁泄泻，势非轻浅。

紫花地丁五钱　银花五钱　凌霄花三钱　云苓皮三钱　犀角三钱　炒山连一钱　苦桔梗三钱　丹皮三钱　人中黄一钱五分　炒黄芩二钱　桑叶三钱　白茅根三钱

初四日：重险兼逆痘四天，毒参阳位。昨日大用凉血解毒，今日大有起色，头面颇长，但攒簇太多，根公顶平。毒重气虚，虽当补托，然必清出地界，七日气血用事再商。舌绛不渴，邪归血分，故不用石膏，而加甘润。

紫花地丁五钱　犀角三钱　金银花五钱　细生地五钱　丹皮四钱　苦桔梗三钱　凌霄花三钱　麦冬三钱，不去心　人中黄二钱　猪尾膏一酒杯，加入麝香五厘，研细冲　桑叶三钱　白茅根三钱

初五日：重险痘五天，昨用凉血败毒甘润，今日津液颇回，痘亦充长，但平顶尚多，大便频溏。议于凉血败毒之中，少加提顶理脾，去甘润，扶过明日至七朝，能用补托，可望有成。

苦梗三钱　紫花地丁三钱　丹皮三钱　银花三钱　云苓皮三钱　白芷二钱　犀角三钱　广木香一钱　皂针二钱　防风二钱　人中黄一钱　煮三杯，分三四次服。

初六日：痘六天，已有行浆之势，大便仍频。可少与补托，兼之实脾。

人参五分　云苓块三钱　防风二钱　绵芪五钱　广木香一钱　白芷二钱　于术一钱五分　炙甘草二钱　煮三杯，分三次服。

初七日：七天，浆虽已行，但色淡皮薄，大便溏，气虚之至。重用补托，浆虽不能十分满足，必须八成方妙，男子故也。

炙绵芪八钱　辽参二钱　广木香二钱　云苓块三钱　于术三钱，炒　肉果霜三钱　姜半夏三钱　白芷三钱　炙甘草三钱　诃子肉三钱，煨　广皮三钱　浓煎四大茶杯，一时辰服半杯。

初八日：八天，浆行五六，形势鼓粒，而浆色不黄，微带灰色，四肢空壳尚多。仍须重用温托，成功在此一举。

炙绵芪一两　人参三钱　肉果霜三钱　云苓块三钱　于术三钱，炒　诃子肉三钱，煨　姜半夏三钱　白芷五钱　广木香三钱　公丁香五分　广皮五钱　炙甘草三钱　浓煎四杯，分四次服。

初九日：九天，浆未足而色灰，虽不咬牙，而微有寒战，虽不泄泻，而大便频溏。与十四味异功散法，减其大者之分量可也。

茯苓块三钱　人参五钱　肉果霜三钱，研细　姜半夏三钱　防风三钱　诃子肉三钱　白术三钱，土炒　白芷三钱　广木香三钱　熟附子一钱　肉桂一钱　炙甘草二钱　公丁香一钱五分　广皮三钱　煮三杯，分四五次服。

初十日：十天，浆虽不足，而灰色颇变，间有黄者，大便频溏。仍旧虚寒之象，可怜仍须补托。

云苓块三钱　人参三钱　肉果霜三钱　于术三钱，土炒　白芷三钱　诃子肉三钱，煨　广木香三钱　防风二钱　炙甘草二钱　姜半夏三钱　广皮三钱　煮三大杯，烤二杯，分六次服。

十一日：十一天，业已收痂，浆未足，大便太滑，十四朝犹系险关，仍不得离补托收涩法。

生薏仁三钱　人参一钱　肉果霜一钱五分　云苓块一钱　于术一钱五分　煨诃子一钱　姜半夏二钱　广皮一钱五分　炙甘草一钱　广木香一钱　煮两茶杯，分四次服。

十二日：十二天，仍照前方再服一帖。

十三日：十三天，再服一帖。

十四日：十四天，于前方内去人参、肉果、诃子、云苓，再服一帖。

己丑十一月初三日，张氏，十七岁。重险痘两天，雁行扁阔，胸痞呕恶，头痛口渴。先解温毒为要。

生石膏四两，先煎代水　连翘五钱　黄芩三钱　苦桔梗五钱　银花五钱　知母三钱　薄荷三钱　牛蒡子五钱　芦根三钱　人中黄二钱　芥穗三钱

初四日：重险痘三天，昨因雁行扁阔，胸痞呕恶，大用石膏，今日证退，形势鼓粒，分颗原纯正，不合前医误与发表，甫三日，痒不可解，喉痛。温毒未尽，未可大食。

元参五钱　生石膏二两　黄芩三钱　防风三钱　苦桔梗五钱　白芷三钱　知母二钱　牛蒡子三钱　桑叶三钱　天虫三钱　人中黄二钱　煮三杯，分三次服。

初五日：重险痘四天，痘之形色颇佳，但温毒之喉痛未止，又加性急动肝，则更痛矣。误伤表气之发痒，恐破损致伤，此其所以为险也。

元参五钱　乌犀角三钱　射干三钱　知母五钱　苦桔梗五钱　桑叶三钱　防风三钱　牛蒡子五钱　芦根五钱　白芷三钱　人中黄二钱　煮两杯，分三次服。

初六日：五天，喉痛减而未除，已有行浆之势，但有二三成顶平者。少用托法。

元参三钱　生绵芪五钱　皂针一钱五分　防风三钱　牛蒡子三钱　芦根三钱　白芷三钱　金银花三钱

初七日：六天，头面浆已有七八，肢尚未足，大便未见，口干。

元参五钱　生绵芪五钱　白芷三钱　麦冬四钱，不去心　次生地四钱　芦根三钱　防风三钱　金银花三钱　糯米一撮

初八日；七天，头面浆足，口干热重，大便结。不必再为托浆，与甘润法，以配阳之有余。

元参六钱　次生地五钱　甘草二钱　麦冬四钱，不去心　黄芩炭二钱　芦根三钱　银花三钱

初九日：八天，浆已足，眼未封，多泪不爽。防余毒伤目，兼之辛凉结痂。

元参五钱　谷精草六钱　黄芩二钱　银花三钱　五谷虫三钱　桑叶三钱　丹皮三钱　生甘草一钱五分
芦根三钱

初十日：九天，辛凉结痂，目未封，兼清心胆两经之余毒。

薏仁五钱　谷精草五钱　黄芩三钱　连翘三钱　茶菊花三钱　丹皮三钱　银花三钱　五谷虫三钱
桑叶三钱

十一日：十天，目已愈，有水疱未干，脉已不洪数。与实脾利水。

薏仁五钱　云苓块五钱　于术二钱，炒　连翘三钱　五谷虫三钱　芦根三钱　银花三钱　煮三杯，
分三次服。

己丑十一月初三日，明女，二个月。身热三天见点，有发痘之机，微咳。最忌发表，恐虚表致痒，盖痘由少阴而发至太阳之位，而上浆结痂，以成全功，无辜诛伐太阳，是毁其成功之地，且痘因温热之气而发，又最忌发汗，与辛凉法。

银花三钱　苦桔梗三钱　芥穗一钱　连翘二钱　牛蒡子三钱　天虫二钱　杏仁一钱五分　生甘草一钱
芦根三钱　薄荷六分　煮两茶杯，分四次服。

初四日：逆痘二天，面色青白，身体羸瘦，见点似出不出，毒遏不发，呻吟昼夜，烦闷咳嗽有汗。

苦梗三钱　穿山甲三钱　芥穗二钱　银花五钱　南楂炭五钱　天虫二钱　连翘三钱　牛蒡子三钱
地龙二钱　薄荷一钱　人中黄一钱　煮三杯，分五六次服。

外紫雪丹二钱，分四包。先服一包，晚间服一包，明晨再服一包，与汤药间服。

初五日：重险痘三天，面色稍转，呻吟咳嗽俱减，身腰点亦明亮，惟头面尚不显彰，毒遏不发之故。

苦梗三钱　穿山甲二钱　川芎一钱五分　银花五钱　全当归二钱　天虫三钱　薄荷一钱　牛蒡子三钱
地龙二钱　芥穗二钱　人中黄一钱五分

初六日：重险痘四天，痘形起立，惟色淡，四肢与身不热，不住哭叫，腹不和也。

苦桔梗三钱　白芷二钱　南楂炭三钱　炒神曲三钱　川芎一钱　藏红花二钱　全当归一钱五分　广
皮二钱　人中黄一钱

初七日：重险痘五天，已放肥者皆破损，可虑之至，四肢不热，与温托法。

生绵芪五钱　防风二钱　广木香一钱五分　姜半夏三钱　白芷二钱　炙甘草二钱　藏红花三钱　广
皮三钱　煮三小杯，分四次服。

初八日：重险痘六天，色暗顶平，身不热。虽有行浆之势，但清而不畅。须急与初托。

人参一钱　生绵芪六钱　红花三钱　半夏二钱　广木香二钱　广皮三钱　防风二钱　熟附子八分
生姜三钱　白芷二钱　炙甘草二钱　大枣二枚，去核　煮三杯，烤成一杯。分三四次服，三更令完。

壬辰九月二十七日，刘，四岁。三朝，三五成群之痘，且有迭钱二三块，岂善证哉！且与松肌达表、活血败毒。

苦桔梗一钱五分　连翘三钱　南山楂二钱　全当归一钱　银花三钱　炒黄芩一钱　荆芥穗八分　薄

荷六分 紫草茸一钱 牛蒡子一钱 僵蚕一钱 人中黄一钱五分 猪尾膏半酒杯，研入上上梅冰片五厘 煮三小杯，分三次服。

二十八日：四天，于原方内加石膏（生）一两，生大黄（酒炒）五钱。

二十九日：五天，色淡根松顶平。与败毒活血提顶，于前方内加白芷二钱，防风二钱，皂针二钱，红花三钱。

闰九月初一日：七天，已有行浆之势，但色淡，间有根松。一味托补，使浆行饱满，诸毒随浆而泄。

洋参二钱，炒 生绵芪二钱 白芷二钱 银花三钱 藏红花一钱 全归一钱 防风二钱 炙甘草三钱 煮三杯，分三四次服。

初三日：九天，浆已足，而口渴甚。火未退，与辛凉助结痂之用。

连翘三钱 生石膏一两 黄芩二钱 银花三钱 细生地五钱 桑叶三钱 麦冬三钱，不去心 生甘草一钱 煮三杯，分三次服。口渴止，去石膏。

初五日：十一天，痂已落而热未退。与辛凉清热加纳气归原法。

次生地三钱 地骨皮三钱 黄芩二钱 银花三钱 五谷虫一钱五分 桑叶三钱 连翘二钱 生甘草一钱 煮三杯，分三次服。

壬辰十二月二十一日，孟，三岁。头面腰间有粒身热，防痘。宜辛凉，最忌发汗。

连翘三钱 苦桔梗二钱 元参二钱 银花三钱 牛蒡子三钱 芥穗一钱 薄荷一钱五分 南楂炭二钱 甘草一钱 煮三杯，分三次服。

二十二日：仍服原方一帖。

二十三日：险痘二天，脸面独重，根松顶平，地界不清。

紫花地丁三钱 连翘三钱 东山楂三钱 细生地三钱 银花三钱 粉丹皮三钱 苦桔梗二钱 天虫二钱 荆芥穗一钱五分 牛蒡子二钱 芦根三钱 人中黄一钱五分 猪尾膏半酒杯，加入梅冰片三厘 煮三杯，分三次服。

二十四日：险痘三天，脸面之板滞已化活润，不合两腿鼠迹，不大便。须微攻之。

紫花地丁四钱 银花五钱 苦桔梗三钱 生大黄三钱 连翘三钱 荆芥穗二钱 牛蒡子三钱 天虫二钱 人中黄二钱 猪尾膏一酒杯，加入梅冰片四厘 煮三杯，分三次服。

二十五日：重险痘四天，头面根松顶平，背与两腿蟢窠鼠迹太多，有壳薄浆清之虞。虽不大便，不敢峻攻，以有疤瘰故也，且与提顶拔毒。

紫花地丁五钱 苦梗三钱 白芷二钱 牛蒡子三钱 银花五钱 皂针一钱 白茅根二钱 连翘三钱 天虫三钱 人中黄二钱 防风二钱 芦根三钱 猪尾膏一酒杯，加入梅冰五厘 煮三杯，分三次服。

二十六日：险痘五天，昨用提顶，今日顶起者大半，根亦渐紧，业有行浆之势，大便昨日已通。兹与领清气以行浆。

连翘三钱 苦桔梗三钱 丹皮二钱 银花三钱 牛蒡子三钱 白芷二钱 防风二钱 人中黄一钱五分 天虫二钱 橘皮二钱 白茅根三钱 芦根三钱 煮三杯，分三次服。

二十七日：痘六天，业已气血用事之际，当与托浆。

银花三钱 生绵芪五钱 白芷二钱 防风二钱 白茅根三钱 芦根三钱 丹皮二钱 炙甘草一钱五分 煮三小杯，分三次服。

二十八日：痘七天，仍须托浆。

生绵芪五钱　银花三钱　白芷三钱　细生地五钱　防风三钱　甘草一钱五分，炙　白茅根五钱　煮三小杯，分三次服。

二十九日：痘八天，浆不甚足，仍须托之，于原方内去生地、银花、白茅根，加人参、橘皮。

三十日：痘九天，与辛凉结痂，于原方内加五谷虫、谷精草。

壬辰十二月二十七日早，福女，三岁。身热色绛，谵语癫狂。先与紫雪丹二钱，分二次服，以开心包。

二十七日午：重险痘一天，心经报痘，谵语癫狂，得香开少定；见点已有连珠之形，恐将来攒簇必多；唇舌色绛，心火太急，阳亢不寐，又恐八九朝痒塌。急宜预防，或可避也。

暹罗犀角五钱　银花五钱　桃仁泥三钱　紫花地丁五钱　连翘三钱　荆芥穗三钱　细生地五钱　丹皮三钱　苦桔梗三钱　凌霄花三钱　薄荷一钱　归横须一钱　川连一钱五分　人中黄二钱　猪尾膏一酒杯，加入梅冰片五厘　煮三大茶杯，分五六次服。一帖后得寐。

二十七日：神识不清，仍服紫雪丹一钱。

二十八日：照原方再服一帖。

二十九日：重险逆痘三天，连珠雁行太多，急宜败毒，色重宜凉血，便溏宜坚阴。

暹罗犀角四钱　银花五钱　苦桔梗三钱　紫花地丁五钱　连翘五钱　凌霄花三钱　细生地三钱　川连二钱，酒炒　牛蒡子三钱　猪尾膏一酒杯，研入梅冰片五厘　天虫二钱　人中黄二钱　煮三杯，分三次服。

癸巳正月初二日：痘六天，将至气血用事，业已行浆，变逆为顺，是其佳处。但头面虽起，周身色白。火反不足，与温托法。

银花三钱　生黄芪五钱　白芷三钱　防风三钱　炙甘草三钱　橘皮五钱　煮三杯，分三次服。

初四日：九天，顶下已有结痂之势，大便溏而频。与实脾利水以利痂，少加败毒。

生薏仁五钱　银花三钱　谷精草三钱　云苓块三钱　芦根三钱　五谷虫三钱　于术炭二钱　煮三杯，分三次服。三帖。

以上出自《吴鞠通医案》

杜钟骏

予于痘科一门医书，虽经涉猎，从不为人诊治。有弥勒庵桥某甲，向来相识。一日来恳曰：吾儿天花甚重，现已七朝，痘科名手孙某断为九朝难过，务请一诊，以期挽救。予辞以向不习痘科，某甲曰：痘医已回绝不治，先生医理素精，可以类推。固辞不获，乃许之。见其自顶至踵，密若繁星，几无隙也，痘粒平塌而凹，其色灰白，无一灌浆者。告之曰：此阴阳两亏，无阳不能化毒，无阴不能成浆，将有痒塌之虞，为订参归鹿茸汤一帖而凹处饱起，再帖而色黄浆灌，痘粒颗颗分清，时正九朝，竟获无恙。又三帖而痘悉成痂。是年，痘疫盛行，因此一证挽回，以此多事，求挽逆痘者踵相接矣。予治痘证，于初发热之三日用松肌达表，见点退热之三日即以内托与松肌并用，微以参、芪参于达表之中，起胀之三日纯以参、归内托等法，如涉阳虚，即以保元，参归鹿茸等汤投之，无不浆灌成痂。专科痘家，其误在见点之际不用松肌托里，一味教吃发物，如公鸡头、口蘑、笋尖，甚至鲫鱼、河蚌，将全身之湿气发动，每每痘粒繁密，到成浆之时，气血不足以资助，无以炼毒成浆，往往塌陷且又不知参以补托以助气血，纯用清火败毒，以致阳气消乏变为倒陷，比比皆然，此亦劫运使然，良可慨叹！

《药园医案》

丁泽周

陈幼。天痘见点三天，点已满布，曾经寒热，舌苔薄腻，时气之邪引动先天蕴毒，由内达外，宜以疏解活血。

净蝉衣八分　熟牛蒡二钱　清水豆卷四钱　京赤芍二钱　苦桔梗一钱　苦甘草六分　光杏仁三钱　象贝母三钱　杜红花五分　粉葛根钱半　鲜笋尖三钱

洪幼。天痘已布，咳嗽音声不扬，痘顶起绽，有灌浆之意。姑拟养正托浆，和营解毒。

生黄芪四钱　京赤芍二钱　全当归二钱　净蝉衣八分　苦甘草五分　苦桔梗一钱　大贝母三钱　光杏仁三钱　紫草茸一钱　鲜笋尖三钱　连翘壳三钱　薄荷叶四分

吴幼。寒热渐退，水痘布而渐回，惟胸闷纳少、小溲淡黄，苔薄腻，脉濡数。余邪湿热未楚，脾胃不和，再宜清疏宣化。

清水豆卷四钱　净蝉衣八分　嫩前胡钱半　京赤芍二钱　赤茯苓三钱　陈广皮一钱　象贝母三钱　白通草八分　佩兰梗钱半　炒谷麦芽各三钱　地枯苏三钱　荷叶一角

以上出自《丁甘仁医案续编》

邹趾痕

吴子涵者，四川重庆广生同盐号之会计主任也。逊清光绪二十一年，其小孩岁半出痘。初现点时，即请愚往诊，愚时未究心于儿科，自问空疏，不敢冒昧从事，直告之曰："儿科素未学习，并恳另延小儿专科。"吴君曰："当地儿科，率皆糊涂庸妄，最不可靠，安能如君之见病知源耶？"愚谢曰："痘麻自有专科，愚实不能胜任。"坚辞不往，吴君怏怏而去。五六日后，吴君又来延请，适愚赴友家宴，吴君访寻而至，愚惊曰："君非至舍，由舍访寻而来乎？"吴君曰："然，因为小儿病已濒危，无论如何，万祈枉驾一往。"愚曰："感君信任之专，理合即往，请君先旧，筵终即当踵诊。"吴君唯而退。筵终，辞主而出，见吴君拱立于道旁，愚惊问曰："君未归乎？"吴君悽然曰："心如油煎。"愚益惊曰："然则令公郎病重，胡不早言？早言则愚不入筵，偕君早往施治，亦医应有之义务也。"于是乘车而往。至则已将病孩移于室外之右厢，卧之以褥，覆之以被，临卧处诊视：经纹青黑，头面手足全身皆出痘，颗颗隆起如鱼目，惟痘顶皆塌陷，痘脚皆黑色。腹胀且硬，气促极而鼻孔张弛。愚以医圣之理度之，而知系由太阳之正气不得达表、阳明之胃肠不得通泄之故，为之开方曰：生地黄、生白芍各五钱，西洋参、黄连、黄芩、芒硝、大黄各三钱，生栀子四钱，甘草二钱。嘱曰："病危矣，然尚有一线生机，故出此方救之，但此病必须今夜通夜看护，每一小时灌药一勺，如酒杯之多，八小时灌药八勺，延至明日，则出险矣。"吴君诺诺连声，且曰："敬谨遵命。"愚于是乘舆而归，抵舍甫出舆，则吴君拱立舆旁，愚惊问："君疑愚方乎？"吴君曰："不敢疑，但求明示耳。窃念病孩，痘已塌陷，升补尚恐不及，而方中乃用硝黄峻下之品，恐系酒后误笔，敬求改正。"愚曰："醉诚醉矣，然而开方以救垂危，不敢丝毫忽略。愚初不步视儿科病者，以为六气方不能通治儿科病故也。今一临证，乃知仍不出六气之范围，胸有把握，乃出此方。此证用此方，真有起死回生之力，岂若俗医辈塌者升之、高者降之之死法乎？请君放心，请君大胆照方而用，是为至要。君若私去硝黄，误了大事，君既不利，我亦败名，后悔何及？"吴君致恭而言曰："不敢疑方之不合，但恐偶误耳，今聆伟论，辨证精确，处方有胆有识，乃知君虽被酒而临事不惑，君能以明胜酒，酒不能胜君之明，谨当依方与服也。"明日又延诊，愚曰："昨夜一线生命延到今日，皆昨夜服药如法之功也。"此孩或当有救，遂往诊。用原方加麦冬三钱，生石膏四钱，因未得大便，故芒硝、生大黄仍各三钱。是夜得大便一次而少。至三日乃接连大便，黑涎极多，周身大热，津津而汗，痘顶颗颗升起，痘脚黑气退尽，且转红润，息气不促。鼻不扇动，腹胀亦消。愚曰："今乃脱险，可庆生还，今乃可与起浆之方矣。"用沙参五钱，黄芪六钱，生地黄、麦冬、桔梗、枳壳、生白芍各三钱，大枣六个，生姜、甘草各二钱。服四五剂，痘浆圆足，儿能吮乳，此后痘自结痂收功，可勿药矣。愚自治愈此儿之后，乃知妇科儿科皆不出六气方之范围，于是一切妇科儿科诸证，皆以六气方治之裕如也。有友问愚曰："儿痘塌陷，用补剂升之，理之宜也。君用硝黄，乃亦升之，痘之塌陷者尽起，此何理乎？"愚曰："此理惟能识得阴阳气化之道者，乃能知之。若乎俗医，只知方剂之升降，不知气化之升降，安能知硝黄之能升也？《素问·阴阳离合论》曰：'太阳为开，阳明为关，少阳为枢，三经者，不得相失也。'吴儿之痘下陷者，太阳之气下陷也。太阳之气，与阳明之气，互为开阖，愚用硝黄以通其大便，大便通则阳明之气下降，而太阳之气上升，则儿痘升矣。"此理愚于《会谈日记》中早言之，但不是言太阳阳明，乃是言灶火，以灶火之上升比太阳，以灶门之关闭比阳明，以铁桥下之漏灰比大便之下泄。今儿痘之不升者，以大便不通津液乏竭也；用硝黄以通大便者，乃铁桥漏灰之法也；用参芍地冬等凉润之品者，乃灶内加煤之法也。所以言灶火而不言气化者，因当日到会诸人，皆文理粗疏、浅尝辄止之侪，难与深言，故以比喻出之，欲其易解也。殊知浅浅比喻，仍无解人，开会一年之久，竟无一人可入医圣之门，然诸人虽无学圣学之知识，确有学营业医之卓异，今诸人皆已悬壶各都，名震一时矣，此愚《会谈日记》之所以终止也。

《圣方治验录》

倪明

程氏女，年甫半龄。布痘极多，痘形软，色淡白，前证迭见。近地幼科金用荆、防、蒡、蝉、红花、楂肉、木通、胡荽、笋尖之属。方虽写，而示以凶危险。延余诊视。余曰："毒重气虚，法在不治，但身无热，见证虚寒，不因厉气表邪焉。"用表药，考万氏始终以脾胃为主，以理中汤加丁、桂。与服一剂，肢暖、呕止。再服，利缓痘起。再用参归鹿茸二服，以钱氏异功散，而愈。

西郊吴氏女，年甫四岁。痘系顺证，幼科调治。至浆满成痂之日，忽然烦躁，夜热不寐，晨起安然。医药保元及钱氏五味异功加芍药，与服，热躁益加。又更一医曰："毒气未尽，乃误补之故。"用桑虫浆暨凉解药，服后躁热甚，而添泄泻。邀余视之。观浆痂形色，询平素起居。时日当午，即由六味地黄汤，一服而安。

以上出自《临证汇集》

邹慎

吴佩熙先生小女，出天行痘，住贵州馆街，二十五年十月初诊。

病状：干呕下利，隐点而不胀浆，沉闷而不吮乳。

病因：初起，目赤眼泪，鼻塞黏涕，医未将证认清，予栀翘苦寒等药二剂，及至现点，始知其为天行。连进加味升麻葛根汤，而不胀浆，症状危险，病家深怪误药。医藉天行发现，呈报警局，为先站地位之计，其父持单向余求法。

治法：痘毒原藉热力托出，胃肠气充则浆胀圆满，兹因误服苦寒，损去胃肠之阳，与毒气化水入肠，是以下利；胃肠寒凝，阳不与化，逼气从胃外上逆，是以干呕；已有气逆干呕，不宜升也，况胃肠无阳，又无气可升，痘既现点，更不宜升（汪昂《汤头歌诀》：痘疹已出慎勿使）。该医既苦寒而复辛升，胸无真见，致证危险，惟现状计，首先止利扶元，利止元复，虽延时日，自能胀浆。即开白术、党参、黄芪、乌附、龙骨、故纸、灶土、生姜、醋酒，味厚于气之剂，一服利止。三日后，痘剂胀浆而脱危险。

按语：其父复问曰：医云出痘而利，是泄毒也，先生何以首先止利？今又便风泡何如？余曰：前利与今利不同，前利是胃肠阳损，其利清浠，不先止利，内抽已甚，何能鼓毒出表？今利是痘毒内陷，其利风泡，症状迥然不同，当其毒由腑出躯壳之际，误服苦寒，致毒内返，故隐点不出不散。大肠盘旋于表，毒沿躯壳而下入之，故便风泡，甚或矢气旋凝，姑待利尽毒出自愈。他医亦云：止清利应收下元，方开五味枣皮，先生独用龙骨故纸何也？曰：人生安和全恃木助气升，金行水降。痘毒随木气升泄，用酸收木气，则毒气留恋，故取龙骨故纸，咸敛入肾，益补肝母，而不妨碍肝气之升，用药玄微之妙，不得不审慎。其父敬拜曰：吾女此次生命，乃先生再造也。

《医学特见记》

翟竹亭

邑东南李楼村，李信义之子，年九岁。腊月出痘，迎余时见苗十二日。但见小儿周身之痘，色尽灰白，根盘红晕，走散不收，其痒搔抓不停，痘内均含清水，毫无脓浆，皆是痘证大忌，辞不治。儿父泣啼恳求，余索服药方，大概是凉血解毒、清风止痒之剂。始知药误治为害也。余曰："此证只因误治变逆，本在不治，恐未能挽回。倘若治之不愈，不归咎我乎？"儿父曰："即治不愈，焉敢归咎。"余遂遵《痘疹集要》温中托毒汤大为加减，煎成一帖，早晨服下，午时又服一帖，至晚痘虽无起色，惟痒不止。又服一帖，来日早晨再看，痒已止，痘内清浆略变稠脓。余心暗喜，仍用此汤。日夜大剂连进，与以鸡鸭鱼肉与药并吃，四天服药六帖，大便一次，通体之痘尽成黄脓，颜色苍老，饮食大进，醒睡两安。又连进三帖，逐渐靥结痂，停药三日，痂落而成功，共服十余剂，竟转危为安。后儿父问曰："阁下纯用大热大补之剂，而收全功者何也？请示知以释余惑。"余曰："痘发痒者，乃火衰之故；红晕散漫不收者，乃元气大虚、不能统摄营血归根之理；痘内清浆者，气虚不能化毒为脓也。如田地种豆，天热地湿，豆苗三天可出。若阴晦天寒，六日亦不能出芽。又知气球，气足则起，气虚者陷也。痘属先天阴毒，非借阳气而功不成。"伊闻余言，叹服而退。

温中托毒汤加减

党参 15 克　白术 15 克　炙甘草 10 克　熟地 18 克　山药 12 克　油桂 10 克　炙黄芪 24 克　川芎 10 克　茯苓 10 克　红枣 5 枚　当归身 10 克　黄豆 10 克　水煎服。

友人李茂如令郎，八岁出痘，余诊时已见苗，但见小儿壮热发渴，苗色暗淡，明系元阳不足，倘不早补，痘必中变。余用温中托毒汤：炙黄芪 15 克，白术 15 克，炮姜 12 克，半夏 7 克，油桂 10 克，党参 12 克，龙眼 6 克，红枣 3 个，蒸酒一盅同煎。伊父见方迟疑不决，余知其畏药热之故，明告其理曰："本先天阴毒，痘色暗淡阳虚也。非借热药以扶阳，则痘色灰暗不能灌浆成脓结痂，终归于败，余阅历此痘多矣。若有错误，甘愿受咎。"伊始深信，共服药五帖，以收全功。今已二十余岁矣。

以上出自《湖岳村叟医案》

冉雪峰

武昌张女，年约十四五，体质很弱，传染痘疫时证，发热弛张，日紧一日，三朝现点即烦扰不安，气促呕逆，神识欲昏，筋经瘈疭，俗呼惊痘。延予诊治，问：是否逆证？予曰：初报点即惊掣，神气已受震撼，痘普通须经过十二日或十五日，看出齐后病状如何，此时殊难预定，但初期惊掣与末期惊掣不同。初期惊掣，多系闷闭，伏邪欲出不出，一经透出，疫毒得泄，即可转正向安；末期惊掣，乃毒邪内陷，内脏受损，轻犹可救，重难挽回。此病惊掣，是在初期，两害相权，坏不太坏，除毒邪太重，来势凶猛，慎正弱不胜外，尚可望出后转重为轻，化险为夷，故曰看出后病状如何。此际治疗，谨按程序，符合日期，内开壅闭，外松筋膜，俾得透出，勿俾愈遏愈坏。拟方：升麻一钱五分，葛根二钱，牛蒡子三钱，白茅根三钱，当归、川芎各三钱，甘草八分，同煎。鸡冠血数滴冲服。至宝丹一粒，二次，前药化服。翌日（五朝），点渐出，惊少作，前方减轻麻葛，去至宝，加郁金三钱，建菖蒲八分。复诊（六朝），点至足部，热度适中，惊掣渐止。七朝复诊，改方：黄芪、归身、沙参各三钱，川芎二钱，丹皮三钱，白茅根三钱，甘草八分，鸡冠血数滴。届九朝，已由胀而浆。十二朝，已由浆而靥。后改方清凉以助结痂，十五朝痂落收功。此证始看颇危险，出齐即缓，起胀又缓，灌胀更缓，当进行时，顶圆根束，浆足色苍，整齐光润，小若珍珠，通身不过百数十粒，初期似逆，以后颇顺，此项珍珠痘亦不多见。痘证变化很大，有一路俱顺，突然变逆者，此则开始逆，一路俱顺。吾人苟值逆证，当沉着应付，庶几减免夭折。

陈某，有子年五岁，时疫发痘，疫毒太重，来势凶猛，皮肤热炽烙手，口鼻热炽冲人，如火燎原，三朝报点，一涌齐出，其脉躁数劲急，唇焦，舌上津少，苔黄而灰，底绛，眼膜充血，一身皮肤赤紫，点粒枯涸，顶端干裂紧缩，隐约黑影，似此必难起胀，将何以为戴浆托毒之本，来日大难，证在不治。拟方解毒凉血、松肌外托，药用：银花、连翘、生地、元参、犀角、紫草、茅根、笋尖、鸡冠血，而小其制。方前书简明按语：痘毒太重，一涌齐出，粒干顶枯，何能起胀，证恐难治。拟方聊供参考，请早延痘科专家设法挽救，勿失机宜。陈乃改延吕医诊治，吕曰：痘不起胀，何以不用黄芪、参、茸。因处温补温托大剂，连进三剂，至九朝，发狂，口鼻出血，抓心而死。予闻之恻然。门人问曰："此病方在初期，我师何以断为不可治？"曰：起胀载毒，灌浆托毒，不胀不浆，主死，古已有云，此很易知。又问：无救治方法乎？曰：大剂润下救阴，望救十之三四。痘证疗法，无论为清为温，总是外疏外托，始终不用下，论下为变法，用下为变方，初期用下，更变中之极变，微乎其微，险而又险，安敢妄用。然予深望人之能知，并深望人之能用，知而未用，我心戚戚，濡笔直书，且志吾过。

武昌李姓，为医师而兼业药者。其子年四岁，传染痘疫，以前均自诊，自服西药，届十朝当灌浆之际，已达极期，痘点密布，殊少空隙，热毒太重，口鼻血壳，气逆喘促，烦乱惊呼，点粒多被抓破，一身稀烂，满脸血糊，望之殊堪惊人。李准之西法，无可救药，乃延予诊治，予诊知如上所述状。查病孩体质坚实尚堪托毒，所见无非热毒过重现象，虽点烂破碎，本有毒邪内返内攻之虞，但里证不急，无咬牙寒战，神未昏，声未哑（叶香岩言声不哑者毒不陷），形状是堆瘰发臭，不是塌陷倒靥，人惧其毒邪太炽，我幸其正阳克充，病之险象在此，病之生机亦在此，为治疗如法，解毒清热、益阴和阳，缓缓托住，扶到十二朝至十五朝，俾得安全收靥结痂，方用：鲜生地一两，丹皮、川芎各三钱，犀角（磨汁冲服）六分，地骨皮、桑白皮各三钱，白茅根三钱，鸡冠血数滴。一剂，安好无变，惊烦略缓，续进二剂。复诊（十二朝），身复微热，予曰：此烧盘也，为病中应有现象，勿恐。改方：鲜生地六钱，丹皮、白芍各三钱，犀角四分，土茯苓四钱，土贝母三钱，土木香二钱，鲜石斛四钱，甘草一钱。守服三剂，届十五朝，渐次收靥结痂收功。

以上出自《冉雪峰医案》

第二十二节 黄疸

方南薰

刘迪庵之子殿先，幼患脾虚泄泻，病愈未能善后，以致黄色见面而成黄疸，唇淡舌白，举动气喘，形瘦体疲，缠绵五载，医药罔效。丁酉春，同邑进士刘竹芬侨寓江省，力荐余治。切得六脉迟弱，右手更甚，察其面色纯黄，眼白带青，每日早晚头面四肢发风疤二三次，圆者如曲，长者如枣，痒不可耐，以手搔之，则四周晕红，中间色白。余曰：此证由脾胃停痰，健运失职，故饮食不为肌肤，寒湿久锢，遮蔽阳光，如山川出云敷布太空，故周身色黄至风疤一证。经云：火衰为痒。又云：诸痒为虚。同条共贯，俱是阳虚气弱。法宜芪、术、附、桂补火培土，驱阴回阳；砂、蔻、姜、半，温中散逆，理脾涤饮。盖脾阳旺则燥可去湿，胃阳旺则浊阴下降，肾阳旺则运化有权。嘉言所谓：如天之健，如离之照，阴翳消而清明复，中土燠而稼穑登，尚何黄疸之不退耶？东家见余论病有识，遂任用大剂，连进七十余服，虽朔望不歇，又因疸证有囊在胁，授以丸药，乃得吐出绿痰碗许，面色转红，风疤顿息，不半载而体厚身肥。若非迪庵之深信不疑，安能使余奏厥功以酬知己耶。

洞彻表里故井井有条，起人沉疴，益人神智，弱可使强，郁可使伸，即此足觇全豹。余素不轻荐引，于方君之技实深信不疑，洵非阿所好也。家迪庵其亦解人矣（竹芬刘馨朝评）。

《尚友堂医案》

也是山人

康，十一，湿热内郁，爪目皆黄，腹胀。

绵茵陈、大腹绒、赤苓、川黄柏、赤小豆、泽泻、汉防己。

《也是山人医案》

恽铁樵

汪童，目黄，溲亦黄，面部全黄，此与气候有关，在理可退。八月二十二日。

防己三钱　茅根四分　泽泻八分　羌活六分　赤猪苓各三钱　梗通一钱　茵陈三钱　槟榔八分　荆芥八分　炒车前三钱

二诊：溲清，面黄亦退，目仍微黄，无妨也。八月二十四日。

茵陈三钱　羌活六分　炒车前三钱　赤猪苓各三钱　防己三钱　槟榔八分　泽泻一钱　炒茅术四分　炒枣仁三钱

洪童，初起，发寒热，继而面黄呕吐，脉数，舌色鲜明，此黄疸病也。其面色黄而暗，是脾病夹虚也。九月六日。

柴胡一钱　茵陈三钱　姜夏钱半　制小朴四分，姜炒　葛根钱半　归身三钱　云苓三钱　青陈皮各钱半

章注：黄疸病色泽亮者为阳黄，属热化属实证；其暗者为阴黄，属寒化属虚证。此病未肯定为阴黄，曰脾病夹虚。因寒热，故以柴、葛解表为主疗。

二诊：色脉尚好，面黄一时不易退，脉仍滑数，此外无他。九月八日。

泽泻三钱　姜夏钱半　归身三钱　制小朴三分，姜炒　葛根钱半　防己三钱　云苓三钱　大熟地四钱，炒

三诊：面黄已退多多，脉亦平正，胃呆是脾虚。

归身三钱　象贝三钱　杜仲三钱　炙草六分　野于术二钱，土炒　云苓三钱　橘红钱半　怀膝三钱　姜夏三钱　大熟地二钱

吴童，面黄色枯萎，此败象也。加以发热，舌色鲜明，前曾便血，表固不任，补亦不受，有大危险，未敢贸然任治。九月八日。

茵陈三钱　制附块一钱　归身三钱　生草一钱　防己三钱　薤白头一钱　苡仁三钱　柴胡一钱

章注：发黄而面色枯萎，阴黄的候。发热非外感。主以茵陈、附子、柴胡，所以疏达肝胆，使胆汁循常轨也。

二诊：面黄略退，舌色依然鲜明，仍发热，只称较前差胜一筹。九月九日。

制附块钱半　归身三钱　茵陈三钱　生草六分　青陈皮各一钱　薤白头钱半　苡仁四钱　防己二钱　柴胡八分

三诊：面黄已除，惟仍不华，昨日未发热，自是大幸，前方中肯，须特别慎食。

制附块八分　归身钱半　防己三钱　茯神三钱　橘红钱半　薤白头一钱　苡仁三钱　柴胡六分　生草六分

四诊：病颇顺手，面色晦滞，不能不乞助于药物，此后须练功，宜持之以恒。

归身三钱　苡仁三钱　杜仲三钱　木防己三钱　陈阿胶三钱，蛤蚧粉炒　白芍钱半　谷芽三钱　炙草六分　大熟地四钱　青陈皮各一钱

以上出自《药庵医案》

章成之

周幼，热虽退，肝脏部触之仍痛。

生大黄 3 克　玄明粉 9 克　绵茵陈 9 克　生苍术 9 克　炒决明 12 克　广郁金 3 克，研分 2 次吞　赤猪苓各 9 克　车前子 9 克

冯幼，稚子黄疸属于实质上变化者极少，十之八九消化功能之紊乱，有迁延数月者，其治法不外通便利溲。

竹茹 12 克　茵陈 9 克　车前子叶各 9 克　白薇 9 克　泽泻 6 克　茅根 1 扎

以上出自《章次公医案》

第二十三节　发斑

北山友松

二旬男，肌腹日晡发热，头面无汗，四肢觉冷，恶闻食气，吐逆，遍身将发斑状。头痛脉沉数，或弦数。

初用方：太无神术散对升麻葛根汤，加玄参。

终用方：不换金正气散对升麻葛根汤，加石菖、枳实、人参、生姜。

上数帖前证愈。发黄，眼色如金，口渴。

茵陈五苓散，加葛花。

《北山医案》

张士骧

林小儿，十二岁，病温，斑疹不透，昏谵，大渴，舌赤，狂热，幸尚未现败证。大剂甘寒凉血透斑尚可挽回，迟则内闭难救。

生石膏四钱　犀角二钱　白茅根六钱　大知母二钱　羚羊二钱　川连翘三钱　川银花四钱　元参四钱　川青蒿三钱　丹皮二钱　苇根八钱

又：前方三剂，斑疹已透，数日各恙均瘥。惟余口渴，头面以至周身肿胀，小便短少。当以清涤肺中余热着想。

白茅根一两　生薏仁八钱　冬瓜仁四钱　正川贝三钱　飞滑石三钱　生姜皮三钱　杏仁泥三钱　通草片二钱　茯苓皮四钱　枇杷叶三钱　陈紫菀三钱

肝风扰胃，嘈杂，莫可名状，柔养肝胃，当为合拍。

大麦冬　白芍药　生扁豆　黑芝麻　生甘草　三角胡　生牡蛎　冬桑叶　浮小麦　甘蔗浆

肺燥喉腥，右寸脉大，吐血，胸痛，频吐胶痰涎沫。拟清肺经气分之热。

白茅根四钱　煅石膏二钱　北杏仁二钱　桑白皮三钱　生甘草五分　广郁金钱半　地骨皮二钱　川贝母二钱　生薏仁三钱　陈藕节五个

又：石斛三钱　桑叶三钱　茜根钱半　川贝二钱　南杏二钱　佛手一钱　竹茹六钱　郁金钱半　黑

栀二钱　真降香一钱　枇杷叶三钱

《雪雅堂医案》

也是山人

钱，八岁，感冒时邪，身热脉数，已经见斑。

犀角一钱　郁金一钱　嫩元参钱半　牛蒡子钱半　花粉钱半　黑山栀钱半　连翘钱半　银花一钱　芦根一两

《也是山人医案》

金子久

袁孩，久热不通，新热又加，扁体发斑，定是风暑。

蒿梗、薄荷、六一散、蝉蜕、钩钩、丝瓜络、池菊、桑叶、连翘、山栀、忍冬、丹皮。

《金子久医案》

陈钟元

黄，伏暑身热九日，汗出不彻，斑如蚊迹，胸闷便泄，烦躁少寐，舌苔黄而尖绛起刺，脉细数，邪滞蒸蕴阳明，欲达不达，势防昏痉，正在险津也。

粉葛根七分　鲜藿梗钱半　连翘钱半　粉丹皮钱半　川黄连三分　淡豆豉三钱　江枳壳一钱　炒牛蒡三钱　淡黄芩钱半　桑叶钱半　净蝉衣五分　赤芍钱半，炒

二诊：昨宵烦躁颇剧，斑随汗透，而白痦琐屑不出肌，胸闷，吐蛔，舌苔糙黄，脉细数，伏暑痰滞蕴伏心营，肺卫必是斑痦齐透为妙，否则昏痉可危也。

羚羊角钱半，先煎　炒牛蒡三钱　江枳壳钱半　冬桑叶钱半，水炙　赤芍钱半，炒　川郁金汁五分　小川连五分，水炒　连翘壳钱半　淡豆豉二钱　净蝉衣五分　桔梗一钱　前胡钱半

三诊：病涉十一日，斑透而痦尚少，便泄未止，稍有咳嗽，口渴，舌糙黄，脉右数，邪伏气分偏多，仍以开泄清透，勿致两候昏陷为幸。

羚羊角钱半，镑，先煎　冬桑叶钱半，水炙　净蝉衣五分　连翘壳钱半　黑山栀钱半　粉丹皮钱半　桔梗一钱　大竹叶钱半　淡豆豉三钱　赤芍钱半，炒　炒牛蒡三钱　枳实汁四分

四诊：斑透之后，仍复烦躁，稍有咳嗽而不爽，不渴，舌红起刺，脉数滑，邪伏肺胃，若不外达则有入营之危。

暹犀角尖五分，镑，先煎　赤芍钱半，炒　冬桑叶钱半，水炙　粉丹皮钱半，炒　桔梗汁五分　羚羊角钱半，镑，先煎　大竹叶钱半　前胡钱半　淡豆豉三钱　连翘钱半　老枇杷叶三钱，去毛筋

五诊：烦躁，一昼夜热势猛烈几危，幸而斑痦齐透，口渴，舌苔薄尖红，脉滑数，幼稚阴弱，肺胃邪火鸱张，明日两候期，尚虑昏陷，未入坦途也。

暹犀角一钱，镑，先煎　紫菀钱半，水炙　连翘钱半　枇杷叶三钱，去毛筋　羚羊角钱半，镑，先煎　淡豆豉三钱　枳壳汁五分　桔梗汁五分，二味开水磨冲　大竹叶钱半　桑叶钱半，水炙　粉丹皮钱半，炒　赤芍钱半，炒

六诊：连得大便，白瘔透而复枯，因乎正虚，不克化达，胸闷烦躁，口渴，齿焦鼻煤，舌红而干，阴液为邪火劫烁，将恐入营，致有风舞痉变之虞。

细生地五钱　淡豆豉四钱，同杵　鲜霍斛一两五钱　粉丹皮钱半　花粉钱半　枳实汁五分　赤芍钱半，炒　冬桑叶钱半　遒犀角一钱，镑，先煎　连翘钱半　枇杷叶三钱　失茯神四钱

七诊：病逾两候，邪热化火烁阴，斑瘔之后，热仍不解，口渴，烦躁，少寐，舌津干涸，鼻中煤烟，脉细数，劫津化燥已极，肝风欲动矣。仍以存阴化热，以冀弋获。

犀角尖五分，磨冲　鲜霍斛一两五钱　朱连翘钱半　赤芍钱半，炒　细生地五钱　淡豆豉四钱，同杵　冬桑叶钱半，水炙　大竹叶钱半　粉丹皮钱半，炒　川贝母三钱，去心　花粉钱半　枳实汁五分，磨冲　枇杷叶三钱，去毛筋

八诊：屡投存阴化火，舌津已回，热亦大衰，此转机也。腹痛拒按，频频矢气，其中尚有燥屎，阴液已劫，攻下为难。

犀角尖五分，磨冲　鲜霍斛一两五钱　冬桑叶钱半，水炙　太竹叶钱半　细生地五钱　淡豆豉四钱，同杵　粉丹皮钱半　黑山栀钱半　枇杷叶三钱，去毛筋　枳实汁五分，磨冲　瓜蒌皮钱半　花粉钱半

九诊：宿垢已下，热势渐解，口渴，舌绛起刺，咳呛痰少，肺胃邪火鸱张，阴气已亏。

羚羊角钱半　天花粉三钱　大竹叶钱半　江枳壳七分，切炒　桑叶钱半　黑山栀钱半　川贝母钱半　枇杷叶三钱　鲜霍斛五钱　丹皮钱半　连翘钱半　白茅根六钱，去心

《雪蕉轩医案》

刘民叔

南京人陈庆华之子人豪，年七岁，现住上海市黄浦区河南中路二百七十五号二楼。据述病状经过云：人豪于一九五一年五月三十日起病，右脚踝膝忽然疼痛，次日发热至三十九度半，左足底亦发剧痛。次日左腨腘间发布红点，痛及左肋。有谓为关节炎者，服药无效。有云发热数日不退，恐是伤寒，即服氯霉素，至六月十三日身热退尽，略进薄粥。不意十七日身热又发，红斑又布，面额肿痛。次日肿及颈项。有谓为腰子病者，有谓为腹膜炎者，有谓为伤寒复病者，延至十九日下午三时腹痛大作，是夜九时许，痛极，不能忍，急送至山西医院，诊断疑为急性腹膜炎。因无病房，由卫生局调派至齐鲁医院，诊断为腰子病，即注射青霉素，腹痛稍止。又因该院非小儿专科，乃改入思南路上海儿童医院，住二百零六号 A 病房。诊断为由太饿，缺乏营养。腰子病是实，腹膜炎则无之。次日接得通知云："径启者：病童陈人豪经医师诊治后，认为病势沉重，特为通知，请即来探视是要。此上，家长或负责人。上海儿童医院启。六月二日一时。"由其母黄为平往伴。一面饮以牛奶粥汤，一面注射青霉素。至二十八日痊愈出院。不意七月八日，身热又发，红斑又布，腹痛肢疼。朝轻暮重，连日不退。因往问儿童医院。答云：是蛔虫敏感性反应，不要紧。至十六日偕人豪同赴该院，诊断为皮下出血，治如前法。自是之后，紫斑愈发愈多，腹痛亦日甚一日。不得已乃广求名医诊治，俱诊断为皮下出血所致之紫斑病无疑。决定输血。由其母抽出二十毫升输入儿体。经常注射青霉素、维生素 K、维生素 C，病乍轻乍重，缠绵不瘥。至八月三日晚，腹痛又剧不可忍。儿科医师命赴新闸路余瀛医学化验所验血。次日往取回单（化验结果摘附案后）。途遇谢信礼夫人，介绍中医，改服中药。于八月五日由师接诊续治。

初诊：一九五一年八月五日。环脐痛如刀割，身热肢厥，面目浮肿，两脚挛急而疼酸。紫

斑层出不穷。脉象滑大。舌赤无苔，如剥皮。方用：生蒲黄三钱，布包　生白芍药三钱　生地榆二钱　水萍二钱　泽兰三钱　菴蔺子三钱　银花三钱　菊花三钱　青蒿三钱　生地黄三钱

二诊：六日。腹痛缓，身热减，肢厥回，夜半合目欲眠。方用：生蒲黄三钱，布包　生白芍药三钱　生地榆二钱　水萍二钱　银花三钱　白薇二钱　菴蔺子三钱　蝉蜕二钱　鳖甲五钱　生地黄三钱

三诊：七日。腹痛止，脚不疼；身热未清，面肿未消，紫斑未息。方用：生蒲黄三钱，布包　生白芍药三钱　生地榆二钱　水萍二钱　青蒿三钱　蝉蜕二钱　蚯蚓二钱　茅根三钱　白薇二钱　生地黄三钱

四诊：八日。腹中和，热退，肿消，紫斑渐减。方用：生蒲黄三钱，布包　生白芍药三钱　生地榆二钱　水萍二钱　青蒿二钱　蝉蜕二钱　蛇蜕一钱　银花二钱　白薇二钱　蚯蚓二钱　生地黄三钱

五诊：九日。方用：生蒲黄三钱，布包　生白芍三钱　生地榆二钱　茺蔚子二钱　蚯蚓二钱　水蒲二钱　青蒿二钱　蛇蜕二钱　白薇二钱　生地黄四钱

六诊：十日。方用：生蒲黄三钱，布包　生白芍药三钱　生地榆二钱　茺蔚子二钱　蚯蚓一钱　白薇三钱　蛇蜕二钱　银花三钱　白蒺藜二钱　蒲公英三钱　生地黄三钱

七诊：十一日。诸病皆瘥，眠食如常。方用：生蒲黄三钱，布包　生白芍药三钱　生地榆二钱　蛇蜕一钱　白薇一钱　石长生一钱　薏苡仁五钱　蒲公英三钱　生地黄三钱

八诊：十三日。方用：生蒲黄三钱，布包　生白芍药三钱　生地榆二钱　蛇蜕一钱　白薇一钱　牛蒡子二钱　石长生一钱　石龙刍二钱　薏苡仁五钱　生地黄三钱

九诊：十五日。方用：生蒲黄三钱，布包　生白芍药三钱　生地榆二钱　银花三钱　菊花二钱　连翘二钱　红梅花一钱　绿梅花一钱　石长生一钱　石龙刍二钱　生地黄三钱

十诊：二十日。紫斑又出数点，在两腿内侧。方用：生蒲黄三钱，布包　生白芍药三钱　生地榆二钱　蛇蜕一钱　蚯蚓二钱　银花三钱　茺蔚子二钱　水萍二钱　生地黄三钱

十一诊：二十二日。紫斑全退。方用：生蒲黄三钱，布包　生白芍药三钱　生地榆二钱　蛇蜕一钱　蚯蚓二钱　石长生一钱　红梅花一钱　白薇一钱　蒲公英三钱　生地黄三钱

十二诊：二十六日。病已痊愈。方用：生白芍药三钱　生蒲黄三钱，布包　蒲公英三钱　银花二钱　菊花二钱　甘草一钱　薄荷一钱　白薇二钱　生地榆二钱　生地黄三钱

十三诊：九月六日。经过十日，紫斑不再发，环脐不再痛，两脚不再挛急。方用：生白芍药四钱　甘草一钱　茅根四钱　连翘三钱　银花三钱　菊花三钱　南沙参三钱　大红枣四钱

十四诊：十六日。又过十日，紫斑、腹痛、脚挛急俱不复发。师曰：食以养之，可勿药也。但须忌食虾蟹鳝鳗耳。

十五诊：二十六日。又过十日，前来求诊，问断根否？答云：脉候平和，脏腑安定，一月以来，未尝再发。可告绝根矣。若有疑，过十日再来诊。

《鲁楼医案》

第二十四节　顿咳

曹沧洲

张幼，顿咳，卧则气结，已经络伤失血，肺为娇脏，幼质尤易受损，甚不可忽。

桑白皮　瓦楞子　生草　冬瓜子　枇杷叶　地骨皮　川石斛　橘红　白石英　芦根去节　川贝　竹茹

《曹沧洲医案》

丁泽周

卫孩，食积之火犯肺，顿咳匝月，嗽甚泛吐，苔薄腻，脉滑。此乳滞生痰，逗留肺胃也，拟涤痰肃肺治之。

仙半夏钱半　薄橘红八分　淡竹茹一钱　光杏仁二钱　象贝母三钱　莱菔子三钱　冬瓜子三钱　霜桑叶二钱　十枣丸五厘，化服　山慈菇片四分

《丁甘仁医案》

周镇

刘鹏南，女，一岁，住西棉花巷。乙丑六月初十日诊：远因，其母怀孕，逢战乱惊恐。身热有汗，咳嗽痰声，涕多，脉数纹紫，舌红苔薄，肺闭堪虞。宜清暑散风热，展气化痰。

辰滑石钱半，荷叶包　制僵蚕钱半　光杏仁三钱　连翘二钱　郁金钱半　蝉衣一钱　冬瓜子二钱　通草五分　前胡钱半　牛蒡子二钱　枇杷叶三片，去毛

月石三分，制胆星一分，研，冲服。

十三日复诊：服药痰从便解，夜咳较盛，再清肺化痰。

冬瓜子三钱　光杏仁钱半　前胡钱半　象贝母二钱　紫菀二钱　瓜蒌皮钱半　刺蒺藜钱半　茅根一两，洗剪

另西月石二分，雄精一分，研，冲服。

十四日三诊：痰咳夜甚，气逆有声，暑邪挟风痰袭肺，肺痹防重。

甜葶苈五分　前胡八分　青蒿子八分　冬甜瓜子各三钱　碧玉散三钱，荷叶包　茅根一两　通草七分　兜铃二钱　紫菀钱半　粉沙参三钱　另青礞石一分，制雄丹三厘，研细末冲服。

十八日四诊：咳逆竖抱则平，卧眠咳盛，呕乳呻吟，暑风挟乳蒸痰，肺痹重恙。

甜葶苈五分　竹茹钱半　郁金钱半　冬瓜子二钱　苏叶五分　杏仁泥三钱　前胡八分　枳实八分　粉沙参三钱　芦根一尺　枇杷叶四片，去毛　萝卜汁温冲一调羹　雄精四厘　西月石一分　生明矾七厘　礞石七厘，研细　竹沥一两，温调服

迨夜，小便不通，气更气促，另拟外治，用车前子二分、半夏一分、皂角一分、蝼蛄一只，去头，研末，先摊白布膏药，以回春丹一丸、真麝香一厘半，研，放脐上，加以上药末，贴上膏药。

十九日五诊：昨肺痹不眠不尿，服药呕痰，二便略通，今转身热，热蒸咳浊，变幻须防。

豆豉一钱　黑山栀一钱　薄荷五分　光杏仁钱半　瓜蒌皮钱半　紫菀钱半　兜铃钱半　泡射干五分　通草五分　郁金钱半　冬甜瓜子各二钱　辰滑石三钱，荷叶包　钩铃三钱　枇杷叶三片　天竹子钱半　慈孝竹一尺　另制雄丹三厘，制胆星三厘，研末，竹沥一两，温调服。

二十一日六诊：溲通，大便解，微汗热减，神情转振，惟顿咳口渴，暑邪犹恋，蒸痰犯肺，吸乳宜节。

冬瓜子三钱　光杏仁三钱　粉沙参二钱　紫菀钱半　郁金钱半　川象贝母各钱半　竹茹黄各一钱连翘二钱　银花三钱　枯黄芩一钱　知母钱半　通草七分　天竹钱半　车前子钱半，包　西瓜翠衣六钱芦根一尺

二十七日七诊：顿咳稍爽，热势起，渴饮，幸小溲已多，大便亦通，肺痹之势已转轻象，再清暑泄热、肃肺化痰。

泡射干五分　紫菀钱半　杏仁泥钱半　黄芩钱半　竹茹黄各钱半　青蒿子八分　滑石钱半　郁金钱半川象贝母各钱半　通草八分　车前子钱半，包　银花二钱　知母钱半　鲜竹叶二十片　芦根一尺

咳势已大轻，嘱以慈孝竹、通草、冬瓜子煎饮，渐愈。

谢海昌，龆龄。戊午春暮感风邪，顿嗽甚剧，其则呕吐带红。叠进辛凉清肃降胃涤痰热为法，咳呕均减，而根株不绝，是肺虚留邪。为拟一方，蒸露饮之，全愈。川贝母、甜杏仁、天竹子、苏子、葶苈、功劳叶、百部、兜铃，猪肺洗，同蒸取露，每温饮一杯。愈。后剩露与久咳不除者服之，亦应。

以上出自《周小农医案》

陆正斋

张福来，女，8个月，住油坊头，6月18日初诊。百日咳，咳声频作，喉哮如鸡鸣，寒热，不食。

苏荷梗各2.4克　苦杏仁3克，去皮尖　白前胡2.4克　川百部2.4克　橘红络各2.4克　桑菊各3克炒枳壳2.4克　秋桔梗2.4克　莱菔子2.4克　大贝母3克　榧子肉4.5克　寒食面6克

6月20日二诊。百日咳，咳剧，早晨尤甚。

苏梗2.4克　杏仁泥4.5克　橘红络各3克　赤茯苓4.5克　川百部2.4克　象贝母3克　冬瓜子4.5克　冬桑叶3克　前胡2.4克　榧子肉4.5克　炒枳壳2.4克　秋桔梗2.4克　寒食面4.5克　青竹叶5片灯心草0.3克

李粉女，女，8月17日诊。百日咳，感冒合并证。

苏荷梗各3克　大贝母4.5克　金银花4.5克　光杏仁4.5克　前胡1克　丝通草1.5克　天水散4.5克，包　冬桑叶4.5克　炒枳壳3克　秋桔梗3克

李有旺，男，8个月。百日咳，气急，病重。

苏梗1.8克　广橘红2.4克　百部2.4克　苦杏仁3克，去皮尖　象贝母3克　白前1.8克　射干1.2克赤茯苓3克　榧子肉3.6克　萝卜汁两滴，和服

葛存余，女，6岁，住葛家桥，6月19日诊。百日咳，咳甚，鼻出血。

苏梗3克　广橘红3克　冬桑叶4.2克　光杏仁6克　蒸百部3.6克　榧子肉3克　前胡3克　象贝母4.5克　冬瓜子3克，生杵　炒枳壳3克　寒食面6克　白茅草根4.2克　秋桔梗3克　白萝卜汁1汤匙，和服

黄荣，男，6 岁，住中心区。百日咳，阵阵剧咳，咳甚目赤面红，涕泪俱下。

百部 3 克　橘红络各 2.4 克　炒枳壳 3 克　秋桔梗 3 克　光杏仁 4.5 克　象贝母 4.5 克　寒食面 6 克　水炙前胡 3 克　榧子肉 4.5 克

6 月 17 日二诊。百日咳，痰中带血，体温 37.7℃。

苏荷梗各 2.4 克　瓜蒌仁 2 克, 杵　川贝母 3 克　象贝母 4.5 克　百部 3 克　桃仁 4.5 克　杏仁 2.4 克　冬瓜子 6 克　赤茯苓 3 克　寒食面 3 克　榧子肉 6 克　广橘红 3 克　白茅根 12 克　青竹叶 20 片　灯心草 0.3 克

6 月 18 日三诊。百日咳，血止，咳仍甚。

原方减茅草根、苏荷，加蒌皮 6 克。

郁保保，5 月 7 日初诊。百日咳。

川百部 3 克　青蛤粉 6 克　瓜蒌霜 7.5 克　焦山栀 7.5 克　甜杏仁 6 克　霜桑叶 7.5 克　川贝母 3 克, 去心　冬瓜子 3 克　云茯苓 9 克　薏苡仁 9 克　寒食面 9 克　枇杷叶 3 克, 布包

5 月 12 日二诊。顿咳减十之三四，鼻衄热得外泄，此佳征也，前法增损为宜。

川百部 3 克　蒌仁霜 6 克　青蛤粉 6 克　苦杏仁 7.5 克　广橘皮 3 克　冬桑叶 7.5 克　冬瓜子 6 克　大贝母 6 克　牡丹皮 7.5 克　焦山栀 7.5 克　炒寒食面 9 克　白茅根 9 克

吉保保，男，2 月 27 日初诊。鸬鹚咳久延不已，复感温邪，金受火刑，清肃之令失司，人小病重，拟方候酌。

光桃仁 3 克　冬瓜子 6 克, 杵　薏苡仁 6 克　苏子荷各 2 克　连翘心 4.5 克　济银花 4.5 克　白通草 1.5 克　乌扇片 3 克　甜杏仁 4.5 克　白前 3 克　鲜苇茎 18 克, 洗去节　白茅根 10 克, 洗去皮

3 月 1 日二诊。清金宁嗽。

苏子荷各 2 克　甜杏仁 4.8 克　生薏仁 6 克　蒌仁霜 3.6 克　青蛤粉 4.5 克　川百部 2 克　嫩黄芩 3 克　海浮石 3.6 克　冬瓜子 6 克　鲜苇茎 20 克, 洗去节　青竹叶 10 片

鸬鹚涎丸每丸分成四角，每服一角，日三服，开水送下（此丸是上海胡庆余堂出售）。

3 月 4 日三诊。咳减，胸骨高突（是证名鸡胸，喘息难治），腹胀痛。肺有蕴热，脾虚木侮所致，体虚若此，以后看护宜慎。

甜杏仁 6 克, 去皮尖　蜜炙桑叶 3 克　白茯苓 6 克　广橘白 3 克　沙参 6 克　怀山药 6 克　川贝母 5 克, 去心　肥玉竹 6 克　扁豆 6 克　冬瓜子 4.5 克　活水芦根 20 克　枇杷叶 1 片, 蜜炙

3 月 17 日四诊。肺虚有热，土伤木侮，夫肺为燥金，脾为阴土，金土两伤，颇难兼顾，李士材论之详矣。此时仍宜清金，稍佐益脾，脾土能生金而不相害，金清则木有所畏，脾亦受益，循序调治，冀获效果。

米炒沙参 3 克　怀山药 6 克　玉扁豆 6 克　地骨皮 4.5 克　广橘白 3 克　甜杏仁 6 克　生炙甘草各 1 克　鸡谷袋 3.5 克, 炙研　五谷虫 3.6 克, 炙研　干切茯苓 6 克　炙桑根白皮 4.5 克　炒粳米 10 克

王保保，7 月 7 日初诊。疫咳并发肺炎、菌痢。先有顿咳，咳声连续，痰涎黏滞，继感温邪，发热无汗，口不甚渴，苔薄白，口喎眉皱，唇淡红。乳食不节，中土又伤，其腹胀痛，泻如鱼冻。病情复杂，难以概述，拟方尽力而已。

苏子荷各 2.4 克　光杏仁 4.5 克, 生麻黄 0.3 克同杵　白前 3 克　大豆卷 6 克　丝通草 1.5 克　冬桑叶 3 克　赤茯苓 4.5 克　冬瓜子 6 克, 生杵　象贝母 4.5 克　橘红络各 2.4 克　乌扇片 3 克　慈菇叶 1 片

7月10日二诊。险象甫退，未趋坦途。

苏子荷各2.4克　光杏仁4.5克　赤茯苓4.5克　白前3克　丝通草1.5克　霜桑叶3克　橘红络各2.4克　冬瓜子6克　象贝母4.5克　乌扇片3克　炒粳米10克　水炒荷叶4.5克

以上出自《陆正斋医疗经验》

施今墨

刘姓小孩，年七岁，咳将一月，已入痉咳期，拟用消炎止咳法。

炙前胡钱半　炙白前钱半　海浮石二钱　旋覆花钱半，同布包　半夏曲二钱　黛蛤散三钱，同布包苦桔梗钱半　白杏仁二钱　炙麻黄三分　霜桑叶二钱　家苏子钱半　炙广皮钱半　炙紫菀钱半　冬瓜子四钱　云苓块三钱　炙甘草七分

方义：本方以麻杏石甘汤（去石膏）为主方。前胡、白前消气管炎；桑叶宣通肺气；冬瓜子、云苓块消气管之水气；海浮石、旋覆花、半夏曲、黛蛤散、家苏子、炙广皮、炙紫菀除痰治咳。

二诊：咳嗽已减，夜能安枕，口渴思饮，病邪已有外出之象。

炙前胡钱半　炙白前钱半　炙麻黄二分　生石膏三钱　杏仁二钱　苦桔梗钱半　海浮石二钱　黛蛤散三钱，同布包　半夏曲二钱　苏子钱半，同布包　桑叶二钱冬瓜子四钱　炙广皮钱半　炙紫菀钱半　炙甘草五分

方义：本方与前法同，因其口渴思饮，故加石膏一味，麻黄少用一分。

三诊：咳嗽大减，前方去麻黄、石膏、甘草，加桑白皮钱半，酒条芩二钱，服两剂。

四诊：前方服两剂后，已无连续不断之嗽声，但每日仍稍有咳嗽，颜面亦不潮红，呕吐亦止，食欲尚未大振。

鲜百合四钱　桑叶钱半　桑白皮钱半　白杏仁二钱　炙白前钱半　炙紫菀钱半　川浙贝母各钱半半夏曲二钱　枇杷叶二钱，去毛，同布包　海浮石二钱　天竺黄二钱，同布包　苦桔梗钱半　马兜铃钱半冬瓜子四钱　厚朴花钱半　代代花钱半　炒枳壳钱半　薤白头二钱　佩兰叶三钱　生谷　麦芽各三钱

方义：本病即已入于恢复期，故可用贝母稍敛肺气，再加芳香开胃诸药，食欲一振，病即大痊矣。

王某某，女，5岁。咳嗽十余日，日渐加重，且呈阵发性咳嗽，偶遇哭闹及饭后则阵咳尤剧，甚则呕吐食物，或咯带黏液痰，剧咳发作之时，连续呛咳，面红憋气几至妨碍呼吸，涕泪交流，极为痛苦。常于睡中咳醒，即须坐起，待阵咳平息，方能就寝，因而睡眠不足，饮食失调，大便干，小便黄。舌苔腻，脉弦滑。

辨证立法：咳为阵发，面红憋气，甚则呕吐，痰稀有泡沫，眼睑浮肿，均是百日咳证象。痰浊壅盛，肺失肃降，拟清肺化痰为法。

处方：炙前胡3克　云茯苓5克　代赭石5克　旋覆花3克，同布包　炙白前3克　云茯神5克　莱菔子3克　苦桔梗3克　炙麻黄0.6克　炙苏子3克　白杏仁5克　酒黄芩5克　炙甘草1.8克　炙紫菀3克

二诊：药服三剂，仍咳，只是次数减少，阵咳时呕吐。前方去酒条芩，加紫苏叶2.5克，北沙参3克，化橘红3克，陈橘络3克。再服三剂。

三诊：前方又服三剂，咳嗽次数更为减少，仍是阵咳状态，咳剧时呕吐。

处方：炙麻黄0.6克　白杏仁5克　生石膏6克　炙甘草1.5克　白芥子1.5克　莱菔子5克炙紫菀3克　南沙参3克　炙前胡3克　炙苏子3克　北沙参3克　炙白前3克　紫苏叶2.5克　款冬花3克　苦桔梗2.5克

以上出自《施今墨医案》

章成之

蔡幼。连声咳，咳则痰与涕由口鼻呛出，病甫旬日。下列之药或能效，不效，便缠绵时日。

生麻黄2.4克　嫩射干3克　杏仁泥5克　炙紫菀6克　干蟾皮5克　白前6克　远志肉3克　天竺子5克　粉甘草3克

程幼。咳五日，身热甚壮，六月稚孩，慎防肺闭。

生麻黄2.4克　黄芩5克　浙贝6克　大地龙9克　嫩射干5克　白前6克　连翘9克　苏子6克,包石菖蒲9克　粉甘草3克　牛黄抱龙丸1粒,化服

二诊：痰滑而不能自动咯唾，蓄积气道，故气为之急，鼻为之扇。

葶苈子9克　桔梗3克　连翘9克　黄芩6克　远志5克　苏子9克,包　山慈菇片3克　太乙丹1粒

三诊：闻其咳声，是顿咳之象。气逆，鼻扇，肌热，乃并发证之最严重者。

蜜炙麻黄2.4克　黄芩6克　苏子9克　包射干5克　浙贝母6克　紫菀6克　片姜黄5克　山慈菇片3克　天竺子6克　粉甘草5克

陈幼。据其病态，是百日咳。此证如见壮热，并发肺炎易如反掌。

生麻黄2克　杏仁泥9克　紫菀5克　冬花6克　白芍5克　百部6克　五味子2.4克　旋覆花9克,包　黄芩5克　甘草1.5克　天竺子9克　六轴子0.3克　苏子12克,包　车前子9克

另：1. 鸬鹚涎丸四粒。每服一粒，日服二次。

2. 活麻雀一只。去毛及肠杂，煎汤饮。

章幼。七个月稚孩，病百日咳，不可忽。

生麻黄2.4克　天竺子6克　车前子9克　郁金2.4克　粉前胡6克　桔梗2.4克　陈胆星2.4克　鲜石菖蒲3克

李幼。不咳则已，咳则连续发作，咳时面赤，呕吐，此百日咳。欲求镇咳，必先宣肺。

生麻黄2克　杏仁泥12克　白苏子9克　蒸百部9克　射干3克　石膏12克　紫菀6克　天竺子15克　浙贝母9克　白前5克　甘草2.4克

高幼。不咳则已，咳则连续五分钟之久，弯腰撅肚，不堪其苦，百日咳也。此证以镇咳为主，祛痰为佐。

百部4.5克　冬花5克　杏仁6克　射干2.4克　天竺子5克　紫菀5克　旋覆花5克,包　贝母5克　罂粟壳5克　甘草3克

以上出自《章次公医案》

第一百五十七章 小儿杂病

第一节 寒热

任贤斗

江左郑姓少年，病伤寒，其证寒热往来，耳微聋，胁微痛，头额痛连两侧，惟脑后不痛，呕吐恶食，前医主服太阳表药及清火之剂。余曰：寒热往来，胁痛耳聋，皆少阳经半表半里之证，治宜和解；呕吐恶食乃寒湿滞于阳明胃腑之里证，法宜温中。且头痛阳明在前，少阳在侧，太阳在后，今痛在额及两侧，与太阳何涉？此乃少阳、阳明之两感也。与理中汤加荜茇以温中，合柴胡、青皮、芥子以解少阳之邪滞，二剂略效，四剂全愈。

蒋兰桂，五月病伤寒，服药三日无效。问彼起时如何形状，彼云始起恶寒异常，寒退后方发壮热，头痛身疼，又兼通身作胀，微汗时出，至今口渴喜茶，不拘冷热，诊其脉五至有力。余思若是真正伤寒，始起必寒热交作；若是疟疾，必先寒后热，汗出热退。此病先恶寒，寒止方热，非真伤寒也；汗出热不退，非疟疾也，此必感冒不正之气，从鼻而入，邪居膜原，即瘟疫也。头身痛者，正气被忤不能充达也；通体作胀，壮热不退者，正气被郁而成热也；口渴者，里气亦郁而为热也。与清脾饮减半夏、白术，加石膏，猛进二剂，次日战汗如洗而大安。

清脾饮

青皮 川朴 白术 半夏 甘草 柴胡 茯苓 黄芩 草果

以上出自《瞻山医案》

中神琴溪

新街绫小路南百足屋半兵卫男，年十二，寒热如疟状，日二三发，先生以桂枝麻黄各半汤治之。疾愈之后，项背强直，两手颤动，无休颜色，隐带悲愀。先生曰："此将发心疾，当速治。"以瓜蒂散三分，快吐一升余，乃愈。

《生生堂治验》

黄凯钧

王女，六岁，日发寒热，两月不痊。当病作时，腹痛难禁，牙肉与指甲惨淡无华，神气潦倒，此证俗名胎疟。从前屡次更医，或补或清，总无定见，以余观之，先贤治疟，从少阳居多，此又邪缠募原，太阴受病，腹痛可验，或曰：少阳亦有腹痛。余曰：少阳腹痛，南阳论有明条。但此证脉小而软，略无弦象，所以医贵变通。请以予药投之，即明言之不妄矣。

人参六分　白术一钱　归身一钱　草果五分　白芍一钱　柴胡四分　半夏曲一钱五分　橘皮八分　炙草四分　煨姜三片　大枣二枚

一服愈。

戴，十四，日疟历两月不止，兼有咳呛，舌白脉细而数，此属正虚邪浅。

柴胡　桂枝　青蒿　党参　生地　冬术　归身　白芍　杏仁　橘红　小麦　大枣

六服疟咳皆愈。

以上出自《肘后偶钞》

姚龙光

徐姓有遗腹子，名遗儿，叔平胞侄也，年十岁，夏间病寒热如疟，日发一次，医治两月，未获一效，其母恳治于余。诊其脉，两寸关俱虚软无力，两尺俱滑大，每日疟发，寒不成寒，热不成热，热退无汗，热退又不能尽，饮食减少，神倦无力，二便俱通，面色青黄，舌色淡紫无苔，似有亮光，惟舌根两边有两条白苔，口中微渴，已服藿香正气散数十剂矣。余与表弟蔡律初同诊，因与商曰：此子体质本弱，暑邪深伏，不能托邪外出，又为药伤，正气愈虚，阴阳已有两亡之象，若再驱邪，邪将内陷，乃不可为矣，惟阴阳两补，扶其正气，则邪不待驱而自解。表弟所见亦同，因用六君子汤加石斛、麦冬、白芍，服两帖，便寒热分清，热因汗解，口味稍开。前医见而阻之曰：再服此药，定致喘满不救。为开藿香正气散方，又服两帖，病复如旧，其母知误，仍求治于余，余曰：以吾前景主服五六帖便愈。四帖后果寒热止，饮食进，舌生薄苔，脉有起色，后开八珍糕方，令终年常服，数年来俱无病。

《崇实堂医案》

也是山人

陆，八岁，温邪内郁，寒热如疟，不与少阳同例。

淡豆豉钱半　杏仁三钱　桔梗一钱　厚朴一钱　淡黄芩一钱　连翘钱半　黑山栀钱半

《也是山人医案》

丁泽周

余十一少爷。感受时气之邪，挟湿滞内阻，太阳太阴为病，清不升而浊不降，以致寒热头胀，有汗不解，胸闷不思饮食，大便溏泄，小溲短赤，脉象浮濡而滑。恙势正在鸱张，虑其缠绵增剧。急拟疏解和中，而化湿滞。

炒豆豉三钱　荆芥穗一钱　藿香梗一钱　青防风一钱　赤猪苓各三钱　青皮一钱　腹皮二钱　桔梗一钱　六神曲三钱　楂炭三钱　炒车前子三钱　炒苡仁四钱　荷叶一角

二诊：太阳之邪已解，寒热已退，惟胸闷不舒，腑行溏薄，小溲短少，纳谷无味，脉象濡滑。湿热滞未楚，脾胃不和，清不升而浊不降也。宜和中化滞，分利阴阳。

煨葛根一钱　藿香梗一钱　苦桔梗一钱　佩兰叶一钱五分　赤猪苓各三钱　陈皮一钱　大腹皮二钱

炒车前子三钱　　六神曲三钱　　炒麦芽三钱　　炒苡仁三钱　　陈莱菔英三钱　　干荷叶一角

《丁甘仁晚年出诊医案》

第二节　潮热

方南薰

靖邑熊宗玉女，年方十三，体气素弱，病咳嗽吐痰，医药迭更，多误，遂至骨蒸潮热。诊其脉，细数之极，余曰：令爱尚未长成，何缘得内伤之证？投以六君子汤十剂，脾气健旺，收阳归内，热退身安。次年春，余未抵靖，闻偶沾伤风小恙，恶寒发热，医以犀角地黄汤服之，二剂而亡。噫，伤哉！

《尚友堂医案》

李铎

车鹏龄上舍之女，三龄，脉息沉弦，右更虚。仲景云弦则为减。伤寒已经大汗二日，寒从汗解可知，复又通泻，汗下兼到，津液已伤，是以眼目口鼻干燥，然而不嗜汤饮，神倦嗜卧，入暮微有潮热，此阴虚何疑？法当温补阴分，仿景岳参附理阴煎法甚效。

洋参　熟地　附片　当归　干姜　五味　炙草　红枣

范十一，年十六，童年每遇天暖，阳气外泄，下午必身热，而四肢之未反觉逆冷。此盖由禀薄，中阳易于散越而不能敷布于四肢。自言蹲踞忽起，一时眩晕欲昏，此则下元之阳亦亏。诊脉大有虚象，语言亦欠清圆，培本似宜及早，拟方具后。

潞党　熟附　焦术　酒芪　鹿茸　炒枸杞

陈茗如太守太少君，周岁，青筋散露，面色拖兰，形体羸软，肌肉瘦夺，囟门宽大，哭声短促，元气败极，势成险危，加以旬余潮热不退，时或往来，咳嗽呕恶，烦躁不宁，喘急气促，口渴嗜饮，唇燥缩，舌苔干白，中心略黄，小水短赤而烧，粪色老黄。明是温邪内伏，前医总是发散消导，不知温邪忌散，周龄幼稚，元气几何，能当此热邪熏蒸？阴液劫尽，以致哭无泪，鼻无涕，口干舌燥可征矣，且邪一日不除，则元气一日愈伤，东垣谓火与元气，不两立也。姑议小柴胡去半夏加瓜蒌根、石斛、粳米，清里邪而存阴，为急务也。四月十六日案。

参须　柴胡　黄芩　瓜蒌根　扁石斛　陈粳米　甘草　淡姜渣

按：此方服一剂，潮热已减十六，并能安神，颇属投洽，而亥子交界之时，依然大潮复起，不纳乳食，气喘尤甚，大为棘手，细审此病过服表散，必伤肺气，热邪已传入手太阴经，肺气不得宣通，上焦痹塞，亟宜清降肺气，昨方虽获小效，其柴胡味薄上升，与手经不宜。十七日，改用辛凉清肃上焦轻剂，仿轻可去实之法，用桑皮、地骨皮、杏仁、连翘、青蒿、知母、贝母、花粉、粳米、甘草，甚效，是夜安眠熟睡，嗽喘略平，口亦不渴，是上闭已开，诸窍自爽，大有转机。十八日，去杏仁、花粉，加银柴胡、石斛，尤效，然总虑其元气大伤，未敢稳许愈期。十九日，视其神气略爽，病日减，余热未清，议清养胃阴，益土生金，兼调元气，调理半月，渐次而瘳。

自拟经验方：山参　沙参　淮山　苡仁　石斛　贝母　百合　叭杏仁　云苓　桑叶　甘草

湿邪内伏，愈发散则愈外越而元气愈伤，仿轻可去实之义，以治后兼为调理元气，故无不效。

以上出自《医案偶存》

张士骧

王宅小儿，疹后暮夜烦热口渴，不饮不寐，进以六味地黄汤，覆杯则安。

《雪雅堂医案》

刘子维

某小儿午后至半夜发烧，烧时头出汗，气粗，右颧红，有时手颤，脚杆痛，头痛，鼻孔痛，打嚏流涕，咳，喉痛，小便黄，不能睡，初病时舌苔多。八月。

云苓三钱　陈皮二钱　法夏一钱　寸冬三钱　花粉三钱　神曲三钱　银花四钱　白芍二钱　甘草一钱　车前草引。

此胃不降也。《五脏别论》曰：六腑者，传化物而不藏，故实而不能满。又曰：食入则胃实而肠虚，食下则肠实而胃虚。夫水谷为实，精气为满，六腑非藏精之地，故实而不满。然食下则肠实而胃虚，是胃可暂实而非可久实也，胃为阳土，久实则胃阳不降而心胆二火随之。人之患，莫大于火在上，小儿伤食发烧及杂病发烧皆由于此。八月秋气用事，火在上而秋气收之，故有发烧、头汗、头痛、气粗、打嚏、流涕、右颧红、鼻孔痛、不能睡、咳、喉痛等证；其烧于午后者，阳明旺于申酉戌，金愈收则热愈盛也；又烧于子夜者，卫气夜行于阴二十五度，胃不降则卫气留于阳，留于阳则阳盛而阴虚也；上不能统下，故脚杆痛；金不能制木，故手颤，皆脾胃不降之咎也。湿淫于内故舌苔多，湿郁为热故小便黄。

发烧由于胃不降者，胃降则愈。胃不降由于伤食者，食化则降。故用建曲、陈皮消食和中以治发热之本；银花、寸冬、花粉清降肺胃以治发烧之标；半夏、云苓、车前则统治湿淫；白芍、甘草则制肝安脾也。

服前方稍松，但夜间仍烧，不能睡，咳，其声甚浊，如出瓮中，腹痛并胀，手足冷，额烧，舌苔紧贴，唇红而燥，脉数。

广皮二钱　云苓三钱　前胡一钱　葛根一钱　麻绒二钱，炙　法夏一钱　杏仁一钱　甘草一钱　一付愈。

声浊如出瓮中，舌苔紧贴，腹痛胀者，中土之湿也；手足冷，额烧，唇红而燥，脉数者，外寒之郁也；夜间仍烧，不能睡，咳者，服前方食虽化而外寒转盛，内湿未清，水火犹未济也。二陈汤理中土之湿，麻绒散外寒之郁，合之杏仁降肺，前胡降胆，甘葛起阴气，则火降水升而愈矣。

《圣余医案诠解》

姜成之

蒋天祥令郎，年十三，今秋患伤寒，更数医调治，有用麻黄发汗者，有用石膏泻火者，更有用牛黄、大黄清心行滞者，鲜获一效。后市医以启脾为主，自谓妥当得法矣，亦卒无成功。比及四旬，病势转剧，将治后事，乃延余诊，涕泣哀告，请决行期之早晚，非以望愈也。余观大肉已脱，面赤唇红，时时干咳，午后发热尤甚，六脉浮数，两寸兼大，知其精液被药久伤，肺金为火所烁，是为阴虚阳盛之极，不速治之，必变成痨瘵，虽勿即毙，亦难望愈。所喜者，三部中无弦急不和之状，犹有生机。遂慰其父曰：是病虽重，可以不死，子且勿忧，从前之药，悉属误治，倘能坚信予言，数剂必获全效。方用门冬、青葱、炒参、秦艽、白芍、丹皮、甘草、薄荷、桔梗、桑皮、橘红，一剂热退，再剂身凉。咳犹未除，去薄荷、秦艽，加五味九粒、石斛一钱，连进四服，气平咳止，即思饮食。是余独有确见，所以立方用药，得心应手，因笔之以志一时之见云。

《学山公方案》

王堉

星槎侍御之女，年十三，能读范经、四子书，唐诗古文，略皆上口。写画亦颇有法度。星槎爱如拱璧。乙卯夏，偶患发热，身面皆赤。延医视之，或曰瘟疫也，用藿香正气散；或曰过食生冷，阳郁于脾也，用散火汤；或曰中暑，用香薷饮；或曰实火，用承气汤、天水散，而皆不效。急遣纪纲迎余。问曰：头痛乎？曰否，然则非瘟疫也。问腹痛吐泻乎？曰否，然则非中暑也。问扪之炙手乎？曰否，然则非脾郁也。问烦渴出汗乎？曰否，然则非实火也。余曰：既无此数者，必午后转甚也。曰然。且眼黑耳鸣也。曰然。且口干咽痛也。曰然。星槎惊曰：尚未诊脉，何了如指掌如是。余曰：此为阴虚内热，既非彼，则在此。证如是，脉必沉数，不必诊也。投以大剂归芍地黄汤，加生地、蝉蜕。二服而愈。星槎谢曰：他人诊脉，移时不放，立方之际，不胜迟疑，君寥寥数语，所见如是其捷，奏效如是其速，非绝顶聪明曷有此哉！余谢过奖。

《醉花窗医案》

翟竹亭

和寨张奇峰女，周岁余，咳嗽发闷，潮热不乳，虚汗淫淫。迎余视疗，但见小儿鼻窍壅塞，偎藏母怀，此属外感伤风之证。当用仲景桂枝汤：桂枝尖4克，白芍3克，甘草4克，大枣（去核）1个，生姜两片。煎成令儿饮两酒杯，病减半，又服二酒杯，诸证皆愈。

《湖岳村叟医案》

<h1 align="center">第三节 发热</h1>

胡慎柔

叶少池令郎，年十五。发热，足不能行，且痛。予诊之，六脉俱十至，二尺弦细。此血虚发热，兼湿有寒。用逍遥散加酒柏三分、苍术一钱三分、吴萸三分，二帖全愈，余不意应效如此之捷。

《慎柔五书》

程从周

凝甫兄乃子泰来侄，年十二，所患之恙稍类前案。医治无功，而热不退，渐至面青自汗，唇鼻俱冷，且兼泄泻，亦有半月，将成慢惊。嫂氏见其垂危，昼夜啼泣，以手捶胸，胸为之青。予适他出未归，乃至，速延予过诊。六脉俱缓而无力，人甚倦怠，面青而黄，脚膝俱冷，索其药观之，仍用柴、葛、芩、连、山楂、厚朴，只云有滞未尽，而热未除；不思元气耗虚，所存无几。速用参、芪、苓、术、扁豆、薏苡、山药、陈皮、五味之类，数剂而中气渐回，汗亦随敛。缘热未退，以前方再加归、芍、知母，服五十余剂，方得复元。以上二病俱系此医先治，证亦颇同，故附载于此。

方鸿宇长郎年十三岁时，禀气稍弱。八月初旬，云得感寒之证，未知真是感寒否。医用表散之剂，其热未退。至七日，医云："传经已尽，当再表之。"如此发汗数次，而热益甚。予适过诊鸿宇尊政脉，令与辰砂天水散一服。医暗阻之，曰："此药性寒不可用。"延至半月，反增咳嗽，面赤，口唇燥裂，医仍坚用柴、葛、芩、连、胆草之类。服之烦躁不安，时多妄语，而热转深，势甚危笃。延余视之，予曰："证属元气大虚，表散太过。火与元气不两立，法当补中，庶可退热？"鸿宇犹豫不决，乃弟权年曰："茂翁自有真见，听其裁酌，可也！"予乃用参、芪、归、术、五味、麦冬、甘草、陈皮、茯苓之类，一剂而神安，两剂而热退，调理月余，方得痊愈。但前医谓天水散性寒不可用，而反用芩、连、胆草者，岂芩、连、胆草又系甘温之性乎？静而思之，可发一笑。

以上出自《程茂先医案》

郭右陶

岳瑞升幼子发热面赤，痰喘不已，两目上视，困重沉沉，他医莫治。延余。脉紧而数，先用圆红散，稍冷汤饮之，令其家人刮痧，痧起未愈。用和脾宣化饮，研细辛大黄丸，微冷饮之遂安。

《痧胀玉衡》

李用粹

嘉定孝廉陆佑公长子，童年发热，偏尝凉药，热势更炽，昼夜不减，复认阳明热证。投大剂白虎，禁绝谷食，致肌肉消瘦，渐致危困。迎予往治，见面色枯而不泽，脉现细数，力断大虚之证。速用甘温之药，庶可挽回。佑老骇曰：皆言外感寒热，无问内伤，寒热不齐，今发热昼热不已，而反言内虚者，必有确见，愿聆其详。予曰：阳虚昼剧，阴虚夜剧，此阴阳偏胜，因有界限之分。今脾胃并虚，阴阳俱病，元气衰残，阴火攻冲，独浮肌肤表，虽身热如焚而寒必中伏，况肌肉消铄，脾元困惫也。彻夜无卧，胃气不和也。面无色泽，气血不荣也。脉象无神，天真衰弱也。此皆不足之明验。若禁用五味则胃气益孤，专服寒凉则生气绝灭。宜晨服补中益气汤加麦冬、五味以培资生之本，暮服逍遥散以疏乙木之郁，兼佐浓鲜之品，苏胃养阴，庶元神充而虚阳内敛也。令先饮猪肺汤一碗，当即安睡，热即稍减。遂相信。用药十剂而精神爽快，调理经年，服参数斤，乃获全愈。

《旧德堂医案》

夏禹铸

余长女甫四岁。身上微热，口说诡话，且无所不说，面色紫黄，唇色略红，舌尖独燥，口气如火，精神不弱，口不作渴。据面色却是中暑。但病值三月，暑非其时，以舌尖口气并精神揣之，定是热极似寒。用犀角磨水一杯服之，少顷一吐即愈。此热极似寒，审窍探情之一验也。

《幼科铁镜》

许豫和

桂林洪贯珍兄子，发热、痰嗽、多汗、恶风，日久不愈，求予治。诊其脉滑大。予曰："此风伤卫也。"与桂枝汤，三剂，愈。

汪氏子，五岁，发热痰嗽、自汗恶风、脉来浮缓，此风伤卫也。应用桂枝汤，不信，求他医。十日不愈，复请予治。予曰："天时热矣。"前方少加黄芩。药未服，惑于旁说，复更医杂治。又十日不效，始知自悔。复请予，予不答。叩头垂泣，予始往视。见其发热气促，痰嗽绵绵，汗出如雨。予曰："病虽如故，热久汗泄，正气亏矣。"前方宜再加人参。方用桂枝六分、杏仁、赤芍各五分，黄芩四分，人参、甘草各三分，姜一片，枣一枚，一剂稍安。二剂汗止、热退。再用二陈加人参、炒栀子，四剂而痰嗽渐平。

以上出自《橡村治验》

程文囿

厚兄病愈，其女三岁，发热目赤，医谓证属因风生热，投以羌活荆防，目肿如李，眵流如脓，热甚搐搦。尊公君扬翁，嘱予治之。予曰："此因热生风证也，非清不可。"方用生地、丹皮、山栀、生甘草、菊花、桑叶、石决明、羚羊角服之，热退搐定，目肿亦消。君翁疑而问曰："小孙女之病，医云因风生热，子云因热生风，同一风耳。风则当散，何服散剂而病反增，服清剂而病施愈，此曷故也？"予曰："风热二字不可概言，须知内外标本之别。因风生热者，乃外入之风，风胜则热遏，散其风而热自解，所谓火郁发之，此风为本热为标也。因热生风者，乃内出之风，热胜则风旋，清热而风自熄，所谓热者寒之，此热为本风为标也。医家因风热二字，义未解明，模棱施治，是以多误。"翁喟然曰："医患有明理，理明则治病视诸掌矣。"

《杏轩医案》

齐秉慧

又治三子辑五，年六岁时因麻痘，后患阴虚发热，其证与二子东山无异，亦服前方。一剂而愈。屡发用之屡效。乃一日发时，投之不应，又明日巳刻，人事昏昏，扪之亦热，较夜则轻，余细察之，是阴居六七，阳居二三之证。经曰：火郁则发之，升阳散火汤，是的对之方，果煎服一剂，热退身安，神气清爽。再煎八珍汤，加黄芪、五味子，兼服六味地黄丸，至今不发。

　　曾治子东山，于一岁时出花，不密不稀，红润可喜，精神如常，未药而安。及至四岁而麻出，亦强润如前，至靥未药。因有伏火匿于血分，将与清凉解毒之药。忽徐进士家迫请，因友谊重强去。及二日归，见此子火热已极。人事恹恹，刻不容缓，即请儿科刘卓然先生诊视，曰："病势迫矣，药不能及，速用取蟾酥的癞蛤蟆，劈破扑胸，但得鼻中有水出去之。"果扑二个而应，遂与之药。明日先生复视曰："无忧也，仍服前方。"余知先生确有识见，所用归、地、知、柏、栀子、连翘、桑皮、玄参、桔梗、石膏，连进四剂。而热减八分。仍然精神不慧，先生曰："归师勿掩，穷寇勿追。"歇三日连服二剂，而精神爽慧，行动如常。明年五岁中秋夜二更，忽周身如火，扪之烙手，而人安然熟睡，及至五更，热退身凉。醒来仍然清爽，饮食如常。乃请前医，与以人参败毒散，连服二剂，其热更甚。于滋阴药内加阳药十八剂而不效，病渐昏沉，如痴如醉。自九月初八至十五不大便，摸其腹肚全无影响。余与先生商曰："七八日不大便，得非少阴转阳明乎？"先生依余言而用下法。愚思此子发热一退，身即凉矣。想腹中必有伏阴以致阴邪干犯胃阳，灼干津液，以致热邪结于肛门，不能运送而然。斗胆于方中加黄芪、白术各三钱，大补中气，附子、肉桂各一钱，以助肾中真阳，煎服一剂。是夜稍平，腹中全无响动，天明令伊登厕。催挣时许，果出干软黑粪三寸，余皆稀溏。连日药水尽下，而人事略疏快。即以补中益气汤，滋其化源而热退身安。因幼不肯服药，以致失补，明年前证复作，又治而愈，然竟费手。又明年又发，是夜更甚，余心恨天不明。去请前医，明早已行，自揣顿止。若去请他，仍用发散，静而筹之半日，方得其解。此子由于痘麻后，未与滋阴，以致阴亏火旺。每因失调而作，是以昼则静，夜则热，若用发散，相隔天渊，可见从前治法一概误矣。余用四物汤，生地倍用，加栀子仁、知、柏、黄连、粉丹、柴胡，六味各二钱，酉初煎药，布漉去渣，进服二次。自必阴气回而邪不敢入矣。譬如人家门户，紧防锁钥。严整司更，值宿之仆俱各精健绝伦，贼必望风退却。此亦理之所有者也。故日将晡乃服。服早则至夜不能敌矣。果服后安然熟睡，不发热矣。明夜安好如故，但不能除根，每发则服一剂而安。其效如鼓应桴，自十二岁以后，至今不复发矣。

以上出自《齐有堂医案》

黄凯钧

　　安儿，十三，暮秋，患发热畏风嗳腐，脉弦数，投以消导解肌清热，两服无效，其热夜半稍缓，余无休时，全不思纳，改投柴、葛、石膏、黄芩、知母，两和表里，得汗旋退旋覆出入数剂，加至石膏两余，终不去病。因诊脉紧而甚数，且七八日不大便，解肌清里不愈，必须下之，用大承气汤，解下燥粪一块，继浊秽甚多，身热即减。至明朝起，寒战似疟，傍午热尤甚。予思汗下之后，其病不除，由营卫二气不和，宜清淡之品，况且咳呛，即以竹叶五十片，薄荷一钱五分，甘草三分，白粳米百粒，煎服两帖，热轻寒重，脉带虚形，色惨淡，舌苔少而不渴，小便不热，见火无赤大之象，乃当其未寒前一时许服。

　　半夏　党参　广皮　归身　黄芪　柴胡　升麻　防风　葛根　炙草　大枣　生姜

　　此方意在补脾胃，消痰涎，彻其卫阳，使不内陷。其日寒来甚微，热只二时许，口和思纳。又下日，以黄芪当归建中汤，加半夏、橘皮，服后不知病之去向矣。

《肘后偶钞》

顾金寿

宋，十岁。身热神倦，不语蜷卧，奄奄一息，不能转侧，冷汗时出，脉见虚大，虽在幼童，已见虚脱之象，急宜大补气血，切勿再治外邪。

上党参八钱　大熟地八钱，炒松　蒸于术一钱五分　白归身一钱五分，酒洗　炒白芍一钱五分　大麦冬一钱五分　茯神三钱　北五味二分

又：服药后，神清气爽，热退汗出，索粥频频，已能起坐，脉形渐敛，再照前方加龟板三钱。

又：精神如初，已可出外行走，惟出痘时，调治失宜，胸高背脊，已成损证，丸方仿天真大造加减。

问：此证诸医束手，咸云欲使回春，非仙丹不可，今药投数剂，居然起死回生，得毋别有秘授耶。曰：此子素有损证，气血本亏，偶染时邪，治者俱执体属纯阳，尽情凉散，故见此状，急用气血两调，大剂连下，究系童年，七情未动，故得效神速，仍遵《内经》治病必求其本，并非秘授也。同时有某童，脉证无二疑，余用补太过，仍投清散，二日即毙。相提并论，此子亦不幸中之幸矣。

《吴门治验录》

吴簏

和，子十岁，发热数月，服解表升散及寒凉清热三剂，遍尝无效。余视其面黄体瘦，神气困惫，饮食不纳，脉虚细数，乃脾肾虚损，阴虚发热，即小儿劳损弱证。亦名童子劳是也。即用六味地黄汤以滋阴壮水。遂服十余剂，热稍退。以原方加女贞子、地骨皮、龟板，甚效。又以生脉散、归芍异功散，间以补中益气汤，热退思食。计服药二百帖，方获收功。

京卿查小山三郎，七岁，外感发热，取汗至再而热不退。服清凉滋阴药不应。更用苦寒推荡，反致饮食不思，气怯神倦，呕恶泄泻。余诊脉浮迟涩。此表里俱虚，气不归元，而阳浮于外，所以再热，非热证也。即用六神散加粳米煎，和其胃气，是收阳归内，而自凉矣。立方后，伊去人参，加地骨皮、青蒿，服之其热更剧。因复延视，余曰：系表热去后，又发热者，非人参大补元气不可。遂信。服原方数剂，热减思食。后加黄芪、炮姜，肌热全退。又加熟附、归、芍，调摄月余而愈。

亚相李麓坪当检讨时，令爱十岁，感冒发热，咳嗽，服参苏饮而痰盛喘急，腹胀不食。诊右寸浮数无力，关部沉滑，乃脾肺虚而为风邪所袭。宜用六君子加苏叶、桔梗、杏仁二剂，诸证顿止。继以异功散加麦芽、神曲、归、芍，乃痊。余曰：知先生素精医道，何以不治，反延他人耶？答以家有疾病，从来不肯自医耳。

以上出自《临证医案笔记》

方南薰

一小儿年方五岁，五六月间身热不退，昼夜烦躁异常，身如枯柴，口渴喜饮，小便清长，

医者汗、吐、和解均施，未效。察其证，纯是内热，何以小便清长？且神识精明，绝不似外邪塞窍者。此静坐思之，小便长者，热在血分而不在气分，不须芩、连、知、柏苦寒之味以治实热。于是用大生地十两，阿胶二两，麦冬（去心）二两，共煎浓膏一大碗，以开水冲化，代茶服之，一日而头有汗，二日而汗至胸，三日而汗至腰，四日而汗出足底，热退身凉，后以清凉食物调养而安。

《尚友堂医案》

王廷俊

望而知之谓之神，闻而知之谓之圣，问而知之谓之工，切而知之谓之巧，切居其末。良以一脉能主数十病，不可执脉猜病，而贵因问察脉也，而尤贵善于问，善于答问，方能曲揣病情，按方施治，不致错误。否则习见之人，一时有病，妄凭已见，处方用药，亦无不错。忆予治姨侄周振靡初不问而错，继因问而效捷于转环，功过相抵，至今常惴惴焉。连襟周清贻作买甘肃，春温病死，遗两子振颓、振靡，贫无立锥，茕茕孤寡，无人经理。予接至家抚养之。戊午六月原配大病，多方调理，时鏖予怀，又兼治他人，刻无停晷，形神交瘁，怠忽乘焉。振靡恰于此时病，其母抱之告予曰："二官下午发热，彻夜如火，天明即退。"予漫应曰："非湿即热，不则受暑，藿香正气丸即好，取而与服可也。"次早见之甚清爽，以为愈矣。乃是夜又发，尚不介意，改换白术除湿汤：茯苓、潞参、柴胡、甘草、地骨皮、白术、生地黄、知母、泽泻，全方服后，令睡。黎明予起，伊母已泪痕交睫，云："二官昨夜服药后，反复烦乱，彻夜不眠，似在不救。"予闻而心悸，入室观之，面目青惨，神气飞扬，不禁大骇，乃详询其何由致病，初病何状。始犹语言支离，辞不达意，急语曰："勿太琐琐，直言前日误食何物，因而发热？"曰："食过冰粉，别无他物。"乃憬然悟夏月伏阴在内，冰粉停窒胃气，又加寒冷，午后阴生，入夜阴盛，阳气无权，散漫于外，不能归宅，所以发热。藿香正气、白术除湿两方，一疏其表，一清其里，直砒鸩也，以干姜附子汤与之，服后腹痛泻水两次，其夜不热，乃得安睡。继服理中平补，无所苦矣。噫嘻！小儿发热，本小恙也，伊母不能详告，予亦未经细问，以致用药判若天渊，几促其命，平日动云不错，孰知错至此耶？医无杀人之心，而有杀人之术，三复此言，敢不警惕！

干姜附子汤

干姜—钱　生附子—钱

治下之后复发汗，昼日烦躁不得眠，夜安静，不渴不呕，无表证，脉沉微，身无大热者，此汤主之。

陈灵石曰：太阳底面，便是少阴。太阳证误下之，则少阴之阳既虚，又发其汗，则一线之阳，难以自主，阳旺于昼，阳虚欲援日气之救助而不可得，故烦躁不得眠，阴旺于夜，阳虚，故俯首不敢争，又申之曰不呕不渴，脉沉微，无表证，身无大热者，辨其烦躁绝非外邪，而为少阴阳虚之确证也。证既确，则以回阳之姜附顿服何疑！

本论主治，与陈灵石解，皆与此病相反。而救败求生，侥幸而效，此中消息，具有圆机活法焉。本论昼日烦躁不得眠，夜安静，为阳衰阴盛，此证昼日安静，夜发热烦躁，亦为阳衰阴盛，何言之？阳衰不能敌阴，故虚时烦躁，阴盛足以胜阳，故盛时发热。是为阴躁逼阳外越，故发热。特本论指太阳少阴言，此证指阳明太阴言，大有别耳。究之虚者是阳，旺者是阴，人身中元气周流，分之为三阳三阴，各有疆界，合之为一阳一阴，仍归一家，临证时看不分明，不能选方，搏不融洽，亦不能选方，一眼认定阳虚本论，用之为扶阳故效，此证用之为消阴，亦无不效也，然而难矣！

《寿芝医案》

温载之

忠州广文黄东阳之子年甫十三，春日病温。所现发热，恶寒，口不渴。而微思热饮。医用辛温表散，愈剧。延余诊视，审其六脉，洪数有力。询其小便短涩，时而鼻衄。似此全非寒证，乃属风温也。但风温一证，首以恶热而渴为辨。此病外证全然相反，惟脉洪鼻衄可凭，自应舍证以脉，不然必致错误。余用小柴胡汤去人参、姜、枣，加元参、麦冬、荆芥、葛根、连翘、银花、车前仁等味，连服三剂，小便清利，鼻衄亦止，恶寒反减。再服竹叶石膏汤，二剂诸证悉退而愈。若果拘执成法，不参以脉象，以及鼻衄溺短，仅以发热恶寒辨之，鲜不误事。经云热深厥亦深，即此之谓也。

《温病浅说温氏医案》

柳宝诒

黄。冒寒腠理密，则发热、无汗、恶寒，是表气不通也。拟紫苏饮出入。

紫苏叶　广陈皮　枳壳　前胡　豆卷　大杏仁　制半夏　桔梗　荆芥青葱　连须

《柳宝诒医案》

刘子维

某小，呕吐，初头微烧，是晚即周身发烧，夜甚于昼，手心甚于手背，无汗，舌苔多。已服甘寒清热及消食药不愈。

广皮二钱　云苓二钱　法夏二钱　丹皮二钱　生地三钱　白芍二钱　玄参二钱　薄荷一钱　甘草八分

一付愈。

李俊注：此血分之火郁也。火郁于血分，故烧而无汗；血分为阴，故夜甚于昼；热生于积食内伤，而非风寒外郁，故手心甚于手背；脾湿故舌苔多；夫寒湿同气，土湿者大都水寒，此则土湿而水热，宁非异哉？盖胃之根在肾，胃郁则生热，胃热则消水，是湿者土虚之本气，而热则胃实之郁气也。

二陈汤苦淡辛温以治中气之湿，生地、玄参苦甘咸寒以补肾水之虚，丹皮凉血以开血分之郁，白芍平肝以和血气之乱，薄荷则疏肝泻肺以散头面之热。杂合之病治以杂合之药，相反而实相成，已服甘寒清热及消食之药，而继以本方，故一服即愈也。

生地、玄参，皆治阴虚发热之品，无汗者则加丹皮以开之，有汗则非所宜矣。夫小儿夜间发烧，大都由于伤食，而伤食之所以夜间发烧者，胃为阳土，心为阳中之阳，上焦阳气昼行于阳，夜行于阴，中有食积则心胃之阳不能夜行于阴，而上盛熏肺也，食消阳降则愈矣。前服甘寒清热及消食药，本中窾要，而不愈者，盖已由阳盛于上而伤阴，阴伤则非清热消食所能独治矣。然舌苔多为湿上甚之确据，宜二陈汤之燥湿和中，不宜生地、玄参之滋阴生水；而阴虚则宜生地、玄参之滋阴生水，不宜二陈汤之燥湿和中。兹既湿甚阴虚，故燥湿养阴并行不悖，乃能各随所喜而抵于平，此用药之所以不可偏一是也。

《圣余医案诠解》

也是山人

高，三岁，壮热不已，恶心未减，拟清络热。

羚羊角一钱　郁金一钱　元参一钱五分　小川连四分　丹皮一钱　黑山一钱五分　连翘一钱　卷心竹叶一钱五分

又：清络得效，热止神安，所有咳痰频频，再守前议。

羚羊角一钱　杏仁三钱　苡仁二钱　川贝一钱五分　橘红一钱　块茯苓二钱　霜桑叶一钱　鲜枇杷叶一钱五分

《也是山人医案》

张芝田

庞。质阴亏内热，易于侵感，风邪湿阻。掌灼，舌苔中厚，脉数，防其变幻。

青蒿梗　丹皮　新会皮　赤苓　六神曲　桑叶　料豆衣　苡米　生谷芽　竹茹　泽泻

复诊：掌灼退而脉数亦减，曾经稍泄鼻红，舌尖红。阴虚肺热，再以清化。

青蒿　丹皮　桑白皮　料豆衣　竹茹　橘红　知母　象贝　六曲　生谷芽　薏米仁

《张芝田门诊医案》

陈哲夫

王儿，壮热额汗，手常挖口，欲咳不爽，以痰热虽凝肺经。然日久汗多，阴液已耗，殊难以开肺论治。脉数苔垢枯，当以和化兼顾其元。

青陈皮各一钱半　白云苓一两，打　滁菊一钱半　光杏仁一钱半　炙紫菀一钱半　活磁石八钱　川浙贝母各三钱　煨益智仁一钱半　海浮石五钱　炙桑叶一钱半　淡竹叶一钱半

二诊：投前方后咳嗽较爽，手仍挖口，痰热内凝。形萎面青，竭泪不流，热久液耗。脉数苔白黏，仍当温化。

赖化红一钱半　姜半夏一钱半　炒于术一钱半　光杏仁四钱　炙紫菀一钱半　白云苓一钱　川贝母二钱，去心　益智仁一钱半　活磁石一两　海浮石四钱　蜜炙枳实一钱半

《陈哲夫医案》

张山雷

潘幼。新感痰窒，身热夜甚，鼻燥，唇口红赤，苔有白垢。证情颇匪轻渺，姑议宣展，如能应手，庶几有瘳。

白蒺藜4.5克　青防风1.2克　杜兜铃1.8克　广郁金3克　象贝母4.5克　制半夏3克　路路通

0.9克，去刺　九节菖蒲1.5克　广皮4.5克　薄荷0.9克　胖大海1枚　枳壳1.2克

《张山雷专辑》

魏长春

杨阿东之女，年十岁。住杨街。

病名：疫痉。

原因：感受时行疫毒成痉。

证候：头剧痛，面红目赤，神昏谵语，壮热便闭溲少，咽痛渴饮，烦躁不宁。

诊断：舌红苔黄厚，脉数。肝肠先蕴伏热，口鼻复受温邪。合而上冲，脑热成痉。

疗法：用清脑通腑解毒法。

处方：羚羊角三分，磨冲　钩藤三钱　玄参八钱　淡豆豉三钱　鲜生地八钱　生大黄三钱　元明粉三钱　生甘草一钱　天花粉八钱　金汁水二两，分冲

次诊：一月二十五日。热势减，头痛差，目睛赤纹亦退，神清脉细，舌红苔黄，口渴欲饮。证已转机。沿用清热熄风。

次方：银花三钱　连翘三钱　淡豆豉三钱　鲜生地八钱　钩藤二钱　天花粉八钱　石决明八钱　白菊花八钱　紫雪丹五分，灌　鲜金钗八钱

三诊：一月二十六日。脑热未清，头痛口渴，脉数舌红，苔黄厚带灰，耳内肿烂，厥阴伏热，已从少阳外达，此佳兆也。用介类潜阳、芳香清脑、甘寒润燥法。

三方：紫雪丹五分，灌服　鲜金钗八钱　鲜生地八钱　玄参一两　珍珠母八钱，生捣　生石决明一两，捣　天花粉八钱　银花三钱

效果：服后热退。毒消病愈。

炳按：凡热疫温暑，热毒冲脑，急变痉证，皆可仿此治法，加减设治。

《慈溪魏氏验案类编初集》

沈绍九

一小儿，发热廿一日不退，每日寒热往来，清晨更甚，腹痛口渴，手足时厥，胸满，腹胀，脐痛，每食辄胀，时而头痛甚剧，热甚时则脉弦数甚，热缓脉亦较为缓和，小便短黄，大便尚通。其舌苔花白，应以虫病为主，而外邪未解亦须兼顾。以乌梅丸意立方治之。

乌梅灰二钱　吴萸炒黄连四分　川椒四分　黄芩一钱五分　银柴胡一钱五分　炒老米四钱　茯苓二钱　橘饼四钱　谷芽三钱　苏梗一钱五分

服两剂热退病减，后以甘淡之药调治，遂渐痊愈。

《沈绍九医话》

周镇

陈咏春之女，生仅三月，住南尖。壬戌八月诊：其母怀妊时多郁火，褓褓即目出血，且有鼻塞，丹毒浮肿，肢痛。母怜爱之，习惯卧女于臂，致放手即啼。盛暑居室向西，伏热甚炽。前

月身热，夜发晨减不清。单医与犀、雄精、砂仁末，煎方白术、五谷虫，未效。伏暑起伏，矢气极秽，腹部灼热，不时弄舌，指纹色紫，目眵鼻塞，溺孔肛口均红，溲少便艰，涕结泪少，声音不亮，惊啼，耳脓。脉濡似伏，邪内闭也；舌干中剥，津液耗也；腹灼纹紫，伏火重也；舌乃心之苗，弄舌，火炎心经也；肝火内盛，目故眵也；肺有蕴热，故鼻塞气逆也；啼声忽少，肺痹挟痰也。宜清暑肃肺，凉泄肝脾心火。稚体荏弱，必须养津托其伏邪外达。鲜沙参五钱、鲜石斛五钱，麦冬（辰砂拌）一钱，山栀仁二钱，泡射干七分，雅连（鲜生地八钱同打和）三分，鲜青蒿三钱，益元散三钱，银花三钱，丹皮二钱，竹茹一钱，天竹黄二钱，鲜竹叶三十片，茅芦根各一两。用稻叶露、荷花露、枇杷叶露各二两，代水煎药。

复诊：舌苔较润，涕黄而结，上腭有糜，弄舌，大便深黄，溺孔肛口均红肿，脉濡不振。良以稚体胎热，阴津不充，益以伏暑，总须伏火减轻，阴津生旺，托邪外出，以冀热减。再予生津肃肺，涤暑清心，凉肝化痰。鲜石斛六钱，鲜沙参六钱，竹茹一钱，连翘心钱半，麦冬（连心）二钱，鲜薄荷一钱，鲜青蒿四钱，生雅连（鲜生地六钱同打和）六分，银花三钱，郁金三钱，益元散（鲜荷叶包）三钱，通草一钱，郁李仁三钱，鲜竹叶二十片，茅芦根各一两，灯心一团，仍用花露代水煎药。另熊胆三厘，川贝母一分五厘，雄精三厘，柿霜五厘，研末，白蜜一匙，竹沥五钱，温调服。

三诊：热退三日而仍自复，夜又发热，黎明方退。溲少，便难，涕结，泪少，目眵，弄舌，欲寐则惊啼，音声不亮，耳脓，指纹紫，苔黄转白。夜热如疟。伏暑留恋，阴气不充，胎火亦旺，深恐热伤五液而致惊痫。拟养津托邪，清肝，化乳积，润肠为法。鲜沙参七钱，金石斛五钱，银花四钱，丹皮三钱，青蒿四钱，钩钩五钱，元参三钱，鲜生地（生川连五分同打和）五钱，辰麦冬二钱，鲜首乌七钱，竹茹一钱，紫贝七钱，山栀仁（炒黑）三钱，郁金二钱，火麻仁三钱，鲜菖蒲七分，茅根五钱，仍用花露煎药。第二剂嘱配粹华厂药水，露一宵，晨隔汤温服。热退，全愈。

《周小农医案》

孔伯华

杨，男童，八月初二日。伏热时感，初起即发壮热，头身疼楚，舌苔黄垢，脉大而数，寸关并盛，证属初起，宜辛凉芳解。

生石膏两　连翘三钱　薄荷叶钱半　龙胆草二钱　鲜芦根两　辛夷三钱　地骨皮三钱　白僵蚕三钱　忍冬花五钱　知母三钱　枯黄芩三钱　莲子心二钱　全栝楼八钱　大青叶三钱　鲜荷叶一个　紫雪丹四分，分冲

韩，男童，九月十五日。肝家热邪素盛，每为邪袭，或闭实热，即易动风，脉数而实，当凉降兼通表里以防之。

生石膏五钱　生石决明六钱　钩藤三钱　枳实钱半　杏仁泥三钱　桃仁泥钱半　薄荷叶一钱　焦栀子三钱　栝楼六钱　桑寄生三钱　莲子心一钱　青竹茹六钱　甘草一钱　磁朱丸三钱　太极丸一粒

以上出自《孔伯华医集》

施今墨

郑某某，女，7个月。发热两日，体温38℃左右，手足心甚热，时有汗出，啼哭烦躁，大便

泻绿色沫，日行六七次，食乳如常。舌苔白，指纹色紫达于风关之上。脉滑数。

辨证立法：大便泻绿沫为内蓄郁热，发热有汗为外感风邪，手足心热是属消化不良，啼哭烦躁腹痛不适之故。拟清热解表兼助消化为治。

处方：干苇根5克　酒黄芩3克　赤芍药3克　干茅根5克　酒黄连1.5克　赤茯苓5克　煨葛根3克　蝉衣3克　苍术炭3克　川厚朴1.5克　炒建曲3克　炒香豉5克　白通草1.5克　赤小豆6克　炙草梢1.5克

张某某，女，4岁。发热六日不退，经北京协和医院及第二医院均诊断为流行性感冒，服药打针，烧热未退，体温仍在39℃左右，大便已六日未解，口渴思饮，不食。舌苔黄厚，六脉洪数。

辨证立法：外感时邪，阳明腑实，发热不退。仿凉膈散意化裁为治。

处方：酒黄芩3克　白苇根10克　赤茯苓5克　酒黄连1.5克　白茅根10克　赤芍药5克　黑芥穗3克　酒军炭3克　大生地5克　青连翘3克　炒枳壳5克　鲜生地5克　佩兰叶5克　粉甘草1.5克　紫雪丹1.5克，分2次冲服

以上出自《施今墨临床经验集》

第四节　头痛

程文囿

头痛久而不愈，名曰头风。头风多害眼，方书固已言之矣。尚有一种突变，神迷肢掣，不可救治之证，前贤未经道及。曾见曙翁乃郎，年约十岁，头痛时发，予因他事过其家，见儿号泣，询之，翁告之故，出方药。皆辛散之属。予曰：此由先天不足，木失水涵，风阳上冒，辛散不宜。翁求方，疏归芍地黄汤付之。翁惑旁言，遂置不服，仍请原医看视，以为前药尚轻，更增细辛、藁本，一夕痛剧而厥，手足瘛疭，急来延予。予曰：肝风动矣，不可为也。翁恳拯摇，勉用熟地、党参、麦冬、阿胶、炙甘草、麻仁、枣肉、茯神、白芍合复脉汤，参入牡蛎、龟板、方诸水介潜之法，不验，辞之，更医无功，迁延数日而殁。

续见仇姓稚子及方氏女，证同，皆不治。推详病机，证属头痛巅疾，下虚上实，治当上病下取。医昧病原，恣行辛散，以致变幻，其理显然。凡诸痛厥，可治者尚多，唯此证一经神迷，即莫能救，此其故岂所谓甚则入肾，内夺而厥，则为瘖痱者欤。

以上出自《杏轩医案》

张锡纯

天津李姓童子，年十四岁，得伤寒脉闭证。

病因：其左肋下素有郁气，发动时辄作疼，一日发动疼剧，头上汗出，其汗未解，出冒风寒，遂得斯证。

证候：头疼，身冷，恶寒，无汗，心中发热，六脉皆闭。

诊断：因其素有肋下作疼之病，身形羸弱，又当汗出之时感冒风寒，则风寒之入者必深，是以脉闭身寒；又肋下素有郁气，其肝胆之火必然郁滞，因外感所束激动其素郁之火，所以心中觉热。法当以发表之药为主，而以清热理郁兼补正之药佐之。

处方：麻黄二钱　玄参六钱　生怀山药六钱　野台参二钱　生鸡内金二钱　天花粉五钱　甘草钱半

先煎麻黄数沸，吹去浮沫，再入诸药同煎一大盅，温服取汗，若不出汗时，宜再服西药阿司匹林一片以助其汗。

效果：服药两点钟，周身微发热，汗欲出不出，遂将阿司匹林服下，须臾汗出遍体，翌日复诊，其脉已出，五至无力，已不恶寒，心中仍觉发热，遂去麻黄，将玄参、山药皆改用一两，服至三剂后，心中已不发热，遂将玄参、天花粉各减半，再服数剂以善其后。

一少年常患头痛，诊其脉肝胆火盛，治以茵陈、川芎、菊花各二钱，一剂痛即止；又即原方为加龙胆草二钱，服两剂，觉头部轻爽异常；又减去川芎，连服四剂，病遂除根。

以上出自《医学衷中参西录》

恽铁樵

谢宝宝，头颈酸，头痛，脘闷，泛恶、呕吐，是流行性脑炎。但此病尚未成，可以无须羚羊，里热频重，更有积，当兼消导。三月四日。

胆草四分　淡芩一钱　归身三钱　楂炭三钱　枳实一钱　鲜生地五钱　川连三分　滁菊三钱　元参三钱　炙草六分　芦根一两　大腹皮三钱

王孩，苔黄厚，积甚多，胃气上逆，乃头痛主因，本可达原饮，唯现在须防脑炎。

川连三分　槟榔六分　枳实一钱　归身三钱　藁本五分　胆草三分　竹茹钱半　白薇一钱　常山六分

以上出自《药庵医案》

刘云湖

病者：王基连之子，年十四。

病因：患头痛。

证候：发热如焚，四五昼夜不能着枕，不食但饮而呕，两目红赤，舌黑项强，口吐黑水。

诊断：愚诊六脉洪大而数，问之痛不可忍，但求速死，阖家相骇，惧为当时谣传之老鼠证，愚曰，此瘟疫证，即西医所谓脑膜炎也。

疗法：宜清伏邪疏经络。

处方：郁金、蒌壳、丹皮各三钱，藿香、白芷、赤芍各二钱，归尾五钱，粉草一钱。

效果：一剂而头痛轻，呕吐止，壮热退，惟强项未和，仿仲景桂枝瓜蒌汤。

接方：于原方去丹皮、赤芍，倍加瓜蒌为四钱，桂枝一钱。

效果：二剂而安。

同时内人之姑表陈绪奎与世兄庆云为堂弟兄，其子亦病头痛证，几两月百治不效，庆云乃荐愚治。

证候：头痛剧烈，日夜叫号，汗出如雨，日轻夜重，骨瘦如柴。

诊断：六脉沉细而数，此毒疫深入血络也。

疗法：拟芳香透络、甘寒凉血之剂。

处方：与前方加细生地三钱。

效果：一剂而愈。

理论：是年春，瘟疫流行，相继以死者不可胜数，感惑于两人之鼠疫证流传入中国者，俗医多从而附和之，为之刻板传方，诚可笑也，考鼠疫证，自西历 1894 年，香港疫证大作，英人叶尔杉氏发现魄司脱毒菌，而鼠疫之名以起，后经多数学者公认，而伦敦、印度、新加坡、南海、南满、闽广、归绥等处，此项瘟证，相继蔓延，鼠疫之名，乃哄遍全球，传染病之警告曰，宣统二年冬，百斯笃发现于上海，幸防之甚严，未大流行，而哈尔滨奉天等处，忽有百斯笃侵入，势甚猖獗，政府以外人责言，下令防疫，费努数百万，保奖数十员，报纸宣传，震惊全国，明令一下，群以为必有新法，能战胜疫邪，而孰知其不然，其办法一曰检查，凡患疫或患他病，或未患病，均可目为鼠疫，曾见行路之人，滑冰而倒，即指曰疫也，如捕盗者捕之，一曰隔篱被捕之徒，皆别置一室，灌以消锢水，无不立毙，一日焚化，凡被灌身死之人，殓以薄板，聚而焚之，且美其名曰可免传染，于是防疫之革命生焉，被捕者知其必死，逐结团体，打出局门，吏役追之，竟莫能及，其黠或伪作死状，俟抬出后破板而逃，此种种笑谈，种种怪象，有褚墨所难尽者，夫何中西人士，从无一人悟出正当之办法，以破除其荒诞无谓之恶魔，俾吏疫者死，不疫者亦死，可为浩叹也。

鼠疫欧西自古有之，旧译作黑瘟疫，又名黑眼瘟，又作配斯脱，博医会译作棚疫，日本译作百斯笃，又名黑斯病，又名核疫瘟，吾国旧时有沥子痒、核子瘟、疣疫等名，吴又可之大头瘟、虾蟆瘟、瓜瓢瘟、疙瘩瘟之类，皆鼠之病也。鼠疫二字，吾国旧时亦有之，洪稚存《北江诗话》曰，赵州有怪鼠，白日入人家，即伏地呕血死，人染其气，亦无不立殒者。师道南赋《鼠死行》云，东死鼠，西死鼠，人见死鼠如见虎，鼠死不数日，人死如折堵。昼死人，莫问数，日色惨淡愁云护，三人行未十步多，忽死两人横截路，夜死人，不敢哭，疫鬼吐气灯摇绿，须臾风起灯忽无，人鬼尸棺暗同屋。鸟啼不断，犬泣时闻，人含鬼色，鬼夺人神。白日逢人多是鬼，黄昏遇鬼反疑人。人死满地人烟倒，人骨渐被风吹老。田禾无人收，官租向谁考，我欲骑天龙，上天府，呼天公，乞天母，酒天浆，散天乳，酥透九原千丈土，地下人人都活归，黄泉化作回春雨。不数日道南亦以怪鼠死，此系乾隆壬子癸丑间事，俞曲园笔记云，同治之初，滇中大乱，白骨飞野，通都大邑，悉成丘墟，乱定之后，孑遗之民，稍稍复集，扫除骼髅，经营苦盖，时则又有大疫，疫之将作，其家之鼠，无故自毙，或在墙壁中，或在承鏖上，人不及见，久而腐烂，人闻其臭，鲜不疾者，病皆骤然而起，身上先坟起一小块，坚硬如石，颜色微红，扪之极痛，旋身热谵语，或逾日死，或即日死，请医束手，不能处方，有以刀割去之者，然此处甫割，彼处复起，其得活者，千百中一二而已，疫起乡间，延及城市，一家有病者，则其左右十数家，即迁移避之，踣于道者无算，然卒不能免也，甚至阖门同尽，比户皆空，小村聚中，绝无人迹，老子云，师之所处，荆棘生焉。由是观之，鼠疫之说，由来旧矣，是即所谓大瘟疫者也。大瘟疫之作，多半起于兵灾水旱饥荒之后。当必有一种臭腐恶气，布满空中。而人民当饥饿奔走劳役之余，未有不被其传染也。

今此项头脑剧痛，乃一部分之温毒，由口鼻而入，舍于膜原，上荫脑膜，发热如焚，其热如熏笼之蒸发，要知此种之热，与伤寒中风之热大是不同。伤寒中风之热，热在皮毛，自外而发，此热在肌肉，由内里而出。因疫邪早已熬灼津液，致余焰溢于外也。不食而呕，口吐黑水，疫在膜原，肺胃受灼也。项强两目红赤，太阳神经已受压迫。但求速死，其痛剧可想而知也。

脉沉细而数，与洪大而数，有浅深轻重之不同。头痛几两月，与头痛四五日，亦有缓急之判。但是沉细而数，毒虽深而证尚缓。洪大而数，毒虽浅而证甚急。若以前证作后证比较，恐不能延至两月之久矣。痛至两月之久，若再无良法救济，亦必血沉而坏，生死未可定矣。

方论：此方加用藿香、白芷者，以二药皆芳香，香可逐秽。故加入破瘀剂中也。或问：脑膜炎证，既云忌辛温矣，今用桂枝，不令助热加重乎。答曰：脑膜炎是一种时疫，辛热固所当忌，但有时亦当以为佐使者。不可不从权也。设使尽属寒凉，而无一味活泼流动之品以参之，则凉药终肘于纯滞矣。桂枝瓜蒌汤，仲景为治刚痉柔痉之主剂，盖非桂枝无以通阳，非瓜蒌无以活络。今瓜蒌多用，微加桂枝，又何碍乎。

病者：武昌上新河殷复顺柴铺，嘉鱼人，其幼媳年十二。

病因：前因食滞，误食二丑及神曲末，以耗散其脾液。

证候：今忽发为头痛，沉闷昏不能举，心烦懊恼，渐至两目常闭，状类垂死而已。

诊断：脉左关洪缓无力，右关稍带洪弦，此真阴下夺，阳无阴济也。

疗法：拟养阴济阳、镇风定痛之剂。

处方：熟地、冬术、云神、炙远志各三钱，正光结二钱五分，白芍、枣仁、山药各二钱，炒二芽各一钱五分，天麻、炙草各一钱。

效果：初服不甚见效，延三日服至四次，始获全愈，犹幸中道另拟他方而未服也，不然一误而再误矣。

理论：治病无须求急，急则生变。每见富室治病，药未进而即希病愈，药服稍久而未见有效者，即曰不对证，乃另请甲医，甲视前药无功，另行别法，药后仍未见效，又请乙医，乙医不效，又请丙医，如此有一日更数医者，不独未悉病情，而并未解药理耳，如此而此者不知凡几。书曰，若药弗瞑眩，厥疾不瘳，盖药性之验与否，以一日为原则，其中即有变化，必俟其变化已就百后知其真假，何也。以其服药后必有瞑眩状态也。若此证乃至三日后而有验，其效验可谓太缓矣。假令其中另有别图，不但不愈反而加剧，必归咎于前药之误，不令前功俱没乎。所以医家病家，于此等处宜特别注意。

误食二丑及神曲，皆伐脾耗精之药。神曲助消化之力甚大，而更以黑白牵牛（即二丑）之克伐，当能使脾液消磨。国医之所谓脾，盖指小肠化食作用。小肠化食，参有胆汁和腑液而成胃酸素，今为消耗药所磨灭，胆汁感多输之困难，是以来源竭少，胆汁发源于肝，胆汁之消耗多，必影响于肝，所以两目常闭，昏闷如死也。腑液即脾汁，脾腑虽是两物，同居胃之左方下侧，为消化之长，含有分解各种物质（指蛋白质、碳水化合物等）酵素。《难经》云：脾有散膏半斤，即是腑也。亦名胰，腑胰脾，大同小异，不外消化作用。今消化机能已为二丑打破，精液下夺，不能上灌心脑。所以头沉闷而痛，心烦懊恼，状类如死，若不急救，然亦去死不远矣。

方论：此方为救亡精液、重整消化机能之药也。精液下夺，元阳亦随之而下陷，故头为之沉痛，目为之闭。光结、白芍甘平营养，收复元阳，云神、远志、枣仁、炙草以培养心脑，冬术、山药以整理脾胃，二芽以增强酵素，熟地以滋其精液，其奏效较迟者，因其方过平淡，无奋兴药。若加黄芪、山萸肉于内，其效验必更捷也。

或问：人身精液，当是津液，其用精者，果伤人之精髓乎。答曰：精者精微也，统人身之重要液体，不必专泥于精髓也。《内经》云，水谷之精气，藏于精者春不病温，何尝指精髓哉。云津液者，水素也，如汗液、唾液是也。云精液者，膏液也，统一身血液、髓液，水谷所化之精液也。津液二字，岂可混淆哉。

以上出自《临床实验录》

第五节　伤食

程文囿

子钦兄幼年质弱，偶因停感，发热腹痛，儿科药用荆、防、楂、曲，服后热退痛止，以为应验。讵意次日卧床不起，头垂目合，气怯懒言，不饮不食，急延予至。见其形状倦怠，切脉细软无神，维时伊舅柳荫千兄在座，予告之曰：令甥之恙，乃元气不支，切恐虚脱，亟宜峻补，迟则难救。荫兄云：舍甥病才两日，消散又未过剂，童质固虚，何至遽脱，岂可骤投重补耶？予曰：小儿脏气易为虚实，脉证疲惫如斯，舍此别无他策。仿补元煎方法，与服二剂，病仍未轻。伊乃堂忧甚，予曰：凡治病，补虚与攻实不同，攻实可求速效，补虚本无近功，服药病既不增，虚能受补，即为见效，古称填补如地有陷阱，方能容填，若平地填之，成敦阜矣。仍依原方加入芪、术、茯神、枣仁合归脾汤守服浃旬，头竖目开，饮食照常，如无病。

《杏轩医案》

王孟英

陈荷官病痞积腹胀，发热干呛，善食黄瘦，儿科药广服无功。孟英投以黄连、白芍、牡蛎、鳖甲、鸡金、谷虫、霞天曲、木瓜、山楂、楝实、橘皮、桔梗、旋覆、栀子、丹皮等药，一剂知，旬余愈。

注：此证系肝胃俱强，肝热贼脾。发热干呛，为阴虚肝热袭肺；善食为胃热易消；黄瘦便溏为脾受肝克，脾不能运；尿赤为肝有实热。此证热邪究在肝肺气分。酒炒川连六分，酒炒白芍钱半，苦桔梗一钱，旋覆花（绢包）八分，黑栀皮钱半，粉丹皮一钱，五谷虫二钱，焦楂肉一钱，陈皮七分。更方去川连、白芍、桔梗、栀皮，加川楝实（杵）二钱，鸡金（炙）钱半。再更方去旋覆、丹皮，加血鳖甲四钱、煅牡蛎八钱（二味同先炭煨六分钟），霞天曲（杵）一钱、陈木瓜二钱。

赵女患发热呕吐，口渴便秘，而年甫三龄，不能自言病苦。孟英视其舌微绛而苔色干黄，因予海蜇、鼠矢、竹茹、知母、花粉、杏、贝、栀、斛之药，二剂，果下未化宿食，色酱黏腻。

注：淡海蜇五钱（先煎），两头尖二钱，姜竹茹钱半，姜知母二钱五分，南花粉二钱，苦杏泥（次入）钱半，石斛（先煎）三钱。

《王氏医案》

费伯雄

某。婴儿乳食内伤，腹膨便泻青色，纳乳作恶。治宜导滞分利，还防转痢。

酒炒柴胡三钱　　猪赤苓各一钱五分　　煨葛根一钱五分　　焦白术一钱　　大腹皮三钱，洗　　车前子二钱　　藿梗一钱五分　　半夏曲一钱五分　　川朴八分　　炒麦芽二钱　　六一散二钱，包　　姜竹茹二钱　　荷叶一角

某。乳滞夹邪，发热口渴。宜解表和中。

藿梗一钱　　青陈皮各八分　　楂炭二钱　　赤白芍各二钱　　炒枳壳一钱　　焦神曲三钱　　川朴一钱　　粉葛根一钱五分　　淡黄芩一钱　　黑栀一钱五分　　车前子二钱　　茅根五钱　　姜一片

《费伯雄医案》

李铎

汪姓子，年仅二周，中土先虚，风木掀动，面色青晦，躁烦不宁，啾唧似痛而腹鸣，大便仍有积滞，病延一月之久，扶虚补阳不少，宜安土泄木。

沙参、芍药（炒）、肉桂（黄连少许同蒸）、钩藤、陈皮、谷芽（炒）、茯苓、木瓜、甘草。

高某子，二龄，面色带黄，食伤脾虚，指纹淡红，虚寒之候。据述日久吮乳入口多呕，是胃阳已亏，不能受纳。至夜啼甚，时作时止，必由脏寒腹痛，且阴盛于夜，阴极发热，故烦躁不卧。此阴盛格阳，谓之格拒，议理中安胃法。

纹党、白术、炮姜、甘草、丁香、藿香、蔻仁。

用公猪胆汁和童便少许，将药润湿炒熟，煎服。此《内经》寒因寒用法。盖阴寒太过，阳热之药拒而不纳，故以猪胆、童便用为向导，其始则同，其终则异，下咽之后，阴体渐消，阳气乃发也。

以上出自《医案偶存》

潘名熊

吾友黄云裳之女，十二岁，秋杪患疟，医以柴、葛、羌、防，治而愈之，已进饮食。后复发热，渴饮，微汗津津。医误认复感，仍用表散，热愈炽，渴愈甚。邀余诊，脉得右关独数。余曰，此食滞耳，非外感也。原治疟时，辛散过用，燥伤胃津，胃液不充，因食纳而化迟，渐生积热，以至壅压营卫而不能相和，胃为阳土，故独发热。儿辈病初愈，即频进饮食，每多此证。倘仍苦寒以伤胃，辛散以劫津，斯变幻立殆矣。治法宜选甘凉以养胃生津，胃津充则谷食自化；营卫自和，而肌热自解。仿人参白虎法加减：丽参（同煎）五分，麦冬（连心）、鲜嫩竹叶（剪碎）各二钱，生扁豆（不打）三钱，知母、石膏各一钱，甘草三分，石膏研末，白砂糖拌炒后下，煎服一剂，渴热稍退。三剂全愈。云裳曰，吾今始知伤食亦有寒热也。余曰，更不止此。云裳曰，君能为我备述乎？余曰，试为君略举之。风寒伤于表，营卫不能运行于外，而寒热生；暑湿秽浊与燥气，口鼻吸入，阻其气机，营卫不能转旋，而寒热亦生；食滞阻气之升降，实火扰气之流行，营卫因失其循行之度，而寒热亦生。又况阴虚生内热，阴盛生内寒；阳盛生外热，阳虚生外寒；重阴则热（阴盛格阳），重阳则寒（阳盛格阴）；而阳维为病，更苦寒热，有不关于营卫之和与不和，而急当讲究夫育阴以和阳者耶！云裳曰：然则阴虚寒热与外感寒热，究何以辨别而治之？余曰，以有汗、无汗为别。有汗属营卫不和，因营卫不充，循行失

度，故或发热，或寒热。叶氏论治，谓若用桂枝汤，当重用白芍以敛阴和营。无汗属肝肾奇经，以至阴深远，难隔越诸经以达于阳分，而泄其汗也。叶氏论治，谓当用芳香轻清之品，以宣通八脉、滋阴益血之药，以调养奇经；倘参入当归桂枝汤法治（即桂枝汤加当归），亦须去白芍，芍酸不走络也。

《评琴书屋医略》

沈登阶

丁亥四月二十一日午刻，宝应专足到扬，方三少爷揖翁信云：兆萱小姐吐病复发，身热昏睡数日矣。余于午后三点钟动身，二十二日夜九点钟已到宝应公馆矣。

二十三日诊：因平昔乱吃肥甘生冷零碎之物，以致脾伤气滞，津液损，掌心热，偶尔受凉多食则呕吐身热之病复作，昏昏沉沉，数日不解，合宅惊慌。谛思此证已到发多次，是宿食积于肠胃，内液日干，经云小儿疳积是也。

川朴、神曲、陈皮、茅术、瓜蒌仁、紫苏子、甘草、车前子。

二十四日诊：小儿脏腑脆薄，瞎吃伤脾，泽液耗乏，面青白，面无华色，唇白，舌中白腻而厚，掌心亢热，大便闭塞。胃日强，脾日弱，经所谓胃强脾弱，即是疳积状貌。经云：胃虚则吐。细视面色唇舌，其色淡，此由积滞在内，复为食伤，虚证也。只能扶正胜邪，宜补以润之，或者大肠不燥，胃气和，其积可消。若用消磨攻下之法，重伤正气，是为虚虚矣。拟早服五仁丸，午后服参苓白术散。

人参、白术、茯苓、桔梗、山药、扁豆、砂仁、甘草、莲子。

夜半出黑粒屎如串珠两条，约二三十粒。

二十五日诊：丸药煎方，照前日服，又出黑栗如串珠三四条。

二十六日诊：丸药煎方照服，又下黑栗不少。但屎黑如龙眼核，焦干而无潮润之气，此正气不足，故大便积聚，塞住肛门而难出也。

二十七日诊：小儿有病，皆由受凉吹风，饮食不节，致伤脾气，滞积胶固日久，正气愈伤。细问病之情形，两年来已发十余次，病发则呕吐，发热昏睡，手心烧，大便结，日积月累，内中津液为陈积耗干，胃日强，脾日弱，幸而发未焦枯，如发不润泽，则疳积真矣。余用五仁丸以润大肠，参苓白术散以补脾土，三日间连出黑栗屎甚多，然历年致病之陈积，犹未下也，必须正气充足，脾气健旺，庶可望积消矣。拟补中益气汤以升降清浊，是之道之法也。

黄芪、人参、白术、柴胡、升麻、陈皮、当归、炙草、生姜、大枣。

二十八日诊：昨又出黑栗屎如串珠者两三段，掌心热虽未尽退，以手重按之，似乎不大亢矣。仍服原方。

二十九日诊：从早起至午，连出三次黑屎，其中如豆粒，如纽扣，色黑如铁弹，夹在屎中，顷刻间又出新粪，实属不少，四岁小儿，肠胃多大，数日间出陈屎新屎如此之多，可怕人也，积去病差，非伤食而何？俗云：病从口入。以后切不可再使小儿饮食不节，小心谨慎一百二十天，真气复元，其积自无矣。若不留心，仍蹈前辙，虽和缓亦难挽回，慎之慎之。

《青霞医案》

李俊

某，半岁小儿，病吐泻已止，今胃不食，冷汗不止，吐涎沫。

白术五钱　干姜二钱　沙参五钱　茯苓二钱　厚附片五钱　吴萸一钱　生黄芪五钱　法夏一钱　故纸三钱　砂仁一钱　生甘草二钱　生姜三钱　三付。二付即愈。

此阴气有余也。《脉要精微论》曰：阴气有余，为多汗，身寒。《伤寒论》曰：太阴之为病，食不下。又曰：大病瘥后，喜唾，久不了了者，胃上有寒。又曰：干呕，吐涎沫，头痛者，吴茱萸汤主之。观此则此证详情可知矣。夫吐泻者，脾胃阳虚而气乱于中也；吐泻止则不食，冷汗，吐涎沫者，乱气难平而阴寒犹如故也，当与温药。

土之原在火，理中汤以温补为理，仅在中焦，故用附片、故纸补下焦之火以生之；自汗则表虚，非黄芪不能固表气；胃寒则喜唾，非生姜不能散胃寒；若苓、夏之降逆导水，砂仁之和胃醒脾，吴萸之开郁下气，则皆理中之佐使，以通利为理者也。

《圣余医案诠解》

王埙

里中庞守愚茂才之子，年四岁，忽患痛，浑身发热，见食作吐，汗出不止，已昏昏不知人。庞以训蒙在外，其家乏人经纪，听之，病增甚，乃转人求余治。往而问之，则以未出天花，邻媪以西河柳、胡荽等发之。提其腕，则脉颇弦大。问饮食乎？曰：不食数日，且见食则吐，即粥不进矣。问二便乎？曰，小便赤如血，大便绝无。按其腹胀甚，按胸则张口作痛状。乃告曰，此停食也。不下之，何能愈。乃以平胃散加芩连大黄以进，服后时许，下黑粪数粒，又下赤色粪数次，腹减而醒。又视之，则脉已小，惟胃气尚滞，又用保和丸加槟榔末而进之，晚即呼食，其母以蒸馒头付之，狂啖数口，三更后，病复发矣。次早又请治，得其状，乃责其母曰，小儿何知，食积甫去，顿令食面，恐新积较旧积难去也。仍令服平胃散，重用莱菔子投之。嘱曰，不必再看，一月内谨忌食面，只可以米粥调之，若再发，则不治矣。其母渐而听之。多方调摄，适值中秋，其父酒肉致谢，余以文字交固却之。

东邻李喜阳，与余往来甚契。庚申秋生一女，其夫人乳素壮，凡子女幼时，无不肥健。一日余至其家，见所生女昏睡不醒，喉中如锯，问何病？李曰，不知何故，早来忽得此疾，乳之不哺，二便亦闭，腹大如鼓，定是急惊，恐不救。余曰，何至如此。扪之浑身发热作汗，胸膈高起。告曰，此乳积也，下之可愈。李之表兄梁某在李之前设药肆，命取笔研。开白玉饼方，急令取药捣而灌之，两刻许，胸间漉漉作声，下秽物数次，汗止热退，醒而啼矣。乳之似甚饿，告曰：寄语夫人乳须从容，勿令过急，且乳必坐起，切忌卧乳，永无此疾。其夫人闻之而笑。问何故？则前夕卧乳半夜之所致也。李痛戒之。

以上出自《醉花窗医案》

吴鞠通

乙酉七月十一日，金男，三岁。

幼孩手心热，舌苔厚而浊，呕吐，食积也。法当和胃而醒脾，宜降不宜升。

藿香梗二钱　半夏二钱　广皮炭一钱　神曲炭钱半　厚朴钱半　鸡内金一钱　白豆蔻三分，研　薏仁二钱，研　煨生姜三片

十三日，热退脉平，以调理脾胃为主。

茯苓块三钱　半夏一钱　白扁豆一钱　炒白术二钱　山药一钱，炒　广皮炭六分　炒神曲一钱　厚朴六分

乙酉一月初一日，陶，二岁。

幼孩手心热甚，舌微黄，身微热，体瘦神不足，防成疳疾。与疏补中焦，兼之清食。

云苓块三钱　薏仁三钱　广皮炭一钱　炒神曲一钱　厚朴八分　鸡内金一钱　益智仁七分　煮三小杯，分三次服，三帖而愈。

丁亥十月二十四日，继。

脉大，浮取弦数，脾虚食滞，疳积将成，大便频仍，面肿腹大。与温宣中焦法。

云苓皮三钱　薏仁四钱　益智仁钱半　姜半夏三钱　神曲三钱，炒　黄芩炭钱半　白蔻仁一钱　广皮二钱，炒炭　煮三小杯，分三次服，三帖。

二十八日，大便后见血，乃小肠寒湿，加黄土汤法于前方内，加熟附子一钱、苍术炭三钱、灶中黄土四两，再服三帖。

以上出自《吴鞠通医案》

恽铁樵

程孩，食积为患，胃气逆，故牙痛龈肿。十二月二日。

生石膏钱半　枳实八分　淡芩八分　麻仁丸一钱　炙草五分　竹茹钱半

许孩，食物太多，消化力不及谷，故舌光，已伤食更进食不已，不病何待？今已发，更恣于食物，且成大病。十月七日。

枳实一钱　楂炭三钱　云苓三钱　馒头炭三钱　竹茹钱半　炙草六分　腹皮三钱

以上出自《药庵医案》

周镇

一孩五龄，丙辰春，因多食糯团，倏又寒热，恶寒向暖，脐腹作痛，肢厥不暄。脉匿不起，苔白。初疏葱豉汤，无汗。想春寒虽重，未必纯由外感，廉得其因，即用建曲、谷麦芽、鸡内金、楂炭、苏梗、郁金、枳实、豆卷、莱菔汁。外用皮硝、栀仁、莱菔子、飞罗面、鸡蛋白，打涂敷脐，布扎。连得大解，手足之寒方暖，汗亦自出。可见既有里证，食积横阻，气脉不通，脉滞肢寒有如此者。表之不汗，为里气不宣也。嗣后便溏兼旬，以健运取效。

何芝庭，堆栈业，其子年十余龄，素体脾弱，易于感冒。戊午十二月九日，因天时严寒忽暖，

遂即感邪。大寒壮热，神识沉迷，屡次呼唤，微应即沉昏如睡，初以为劳乏也。越日不省，微作恶心。迨晚来招余诊。脉左濡数，右略滞不爽，舌红苔白，唇干。按胸腹均软不痛，略能吐痰，恶心欲呕，漉漉痰声，口渴，溲清便阻。询知曾服甜物人乳，脾弱不运，感邪挟痰食阻塞胸膈，膻中受邪。余疏栀、豉、枳实、竹沥半夏、竹茹、竹黄、茯苓神、郁金、楂炭、杏仁、瓜蒌、连翘、灯心、茅根。另以月石、雄精、川贝、明矾，研末，用莱菔汁、竹沥、姜汁温调。服后少顷，痰浊一涌而吐，神识即苏，恶心渐定，渴少口苦，寐则多梦纷纭，溲色见红，便犹未通，脉左数于右。是气分已舒，心热痰积未撤。复拟栀、枳、楂、腹皮，赤苓神、竹茹、连翘、辰砂拌木通、银花、紫菀、杏仁、瓜蒌。另半贝丸，用雪梨、莱菔汁温热吞下。痰续吐，便亦解，余证渐祛而愈。

高宝怡，强巷山户。甲寅八月下旬，其子龆龄，在家早餐已饱，复随其父至馆食面。某庙有戏剧，意欲去观，未许，则纵跃大啼者多时，其家以村童顽皮，不理也。下午遂病寒热，热炽神糊，脉伏。诘朝来延早诊，按脉濡细如无，即路玉所谓食填中宫，往往不能鼓运其脉，是以脉象如伏也。舌苔薄黄色，是兼蕴暑邪。疏方豆豉、黑山栀、枳实、陈皮、广郁金、藿香、川朴、茯苓、苏梗、香青蒿、滑石、连皮槟、楂炭，另用保和丸五钱绢包入煎，以莱菔数两浓煎代水。且嘱外用按摩之法。食结于胸脘者渐下，神清脉起，不数剂热退身凉。按：小儿之病，必须探脐腹之坚软痛否，挟食之外，挟痰亦多，不理兼证，病何能已。

以上出自《周小农医案》

孔伯华

袁女幼，十月十五日。停滞化热，右手关纹青，按右手有伏象，腹中尚痛楚不适，治当宣导清化。

石决明四钱，生研，先煎　炒莱菔子一钱　全瓜蒌三钱　冬桑叶三钱　大青叶三钱　炒六曲二钱　炒枳实一钱　杭菊花三钱　小川连一钱　郁李仁二钱　太极丸一粒，分化

二诊：十月十八日。服前方药后，滞热已降，手关纹已退，第舌苔色尚紫，血分阳明犹有余热，再拟前方加减。

鲜石斛三钱，劈，先煎　大青叶三钱　栝楼四钱　生石决明三钱，研，先煎　炒莱菔子三钱　生枳实钱二分　川黄连钱半　六曲二钱　太极丸一粒，分化

王女童，五月初六日。停滞在中，气机阻痛，大便秘结，两目赤，脉来实，当清宣化滞。

鲜苇根两　生枳实钱半　旋覆花钱半，布包　焦六曲三钱　莱菔子三钱　郁李仁一钱　代赭石钱半　肥知母三钱　大腹绒钱半　全栝楼六钱　台乌药一钱　木香一钱　太极丸一粒，研化

以上出自《孔伯华医集》

章成之

成幼。热两日，脉滑数，苔垢腻，不更衣而腹痛。此外感兼肠胃病，当表里两解。

柴胡2.4克　枳壳9克　黄芩6克　槟榔9克　连翘9克　地枯萝9克　蚤休5克　生甘草1.5克

二诊：热大退，大便亦通，腹仍痛，不欲食，以消导为主。

白芍9克　小青皮9克　山楂炭9克　生枳实5克　大腹皮9克　地枯萝9克　生麦芽9克

王幼。有形之积，蕴酿成热，其热多作于日晡，溲赤，睡中齘齿，此非清之下之不能速效。

枳实6克　连翘9克　望江南9克　草决明9克　胡黄连2.4克　槟榔9克蚤休2.4克　黄芩6克　生大黄3克，后下

以上出自《章次公医案》

第六节　滞颐

戴溪桥

陆幼，三岁，和桥人。流涎两月，面色潮红，便艰溲赤，此乃脾胃蕴热而津泛。经云："舌纵涎下，皆属热。"仿钱仲阳泻脾散加减治之。

川连五分　生石膏五钱　生甘草七分　黑山栀三钱　知母一钱五分　佩兰三钱　藿香叶一钱五分　竹茹一钱五分　二剂。

复诊：清阳明蕴热，佐芳香快脾以振动其气机，果见流涎大减。前方既效，再冀应手。

生石膏五钱　佩兰三钱　藿香一钱五分　云茯苓三钱　炒车前一钱五分　黑山栀三钱　瓜蒌仁三钱　淡竹叶三十片

戚幼，常州塘桥，三岁。流涎两颐，浸浦胸前。盖涎为脾之液，口为脾之窍，脾虚不能摄津，故涎从口出。面色苍白，小溲清长，大便溏薄，舌无华色。治当温运脾阳。

制附子一钱五分　干姜五分　木香一钱　白术一钱五分　丁香三只　广青皮各一钱　半夏一钱五分　春砂仁五分

复诊：前进温运脾阳，便溏已愈，流涎稍减。证属缠绵，缓图久乃有功。

木香一钱　干姜五分　白术一钱五分　广青皮各一钱五分　炙甘草七分　砂仁五分　淮山药三钱　茯苓三钱

以上出自《近代中医流派经验选集》

第七节　呕吐

秦昌遇

一儿身肥，读书太劳便见眼晕，恶心作呕。此火动而痰壅也。素嗜猪肉，今后宜少戒之，以清冲和之气，理宜用清火消痰之剂。

二陈去甘草，加楂肉、麦芽、黄连、山栀。

《秦景明先生医案》

郑重光

汪彦玉兄令侄女，年十三岁，夏月喜食瓜果，仲秋患心内怔忡作呕，幼科作气虚治，用参、

术不效。又易医，误认为大虚，用归脾汤，本家恐其过补未服，至夜呕吐，即昏厥，手足逆冷，不知人事，用生姜汤灌下，数刻方苏。次日迎诊，六脉沉弦而紧，身疼头眩，手足冷麻，胸前嘈杂，余曰：沉弦主饮，紧则为寒，此外感风寒，内停冷饮，表里寒邪未解，脉沉怔忡，此痰饮证，非虚也。用桂枝、苍术、半夏、茯苓、炮姜、白蔻、陈皮，数剂呕止，转发呃，更加附子，则每日吐冷痰水碗许，呃乃止，怔忡亦愈。仍用前剂，则夜夜微汗，身发瘾疹作痒，身痛方除，此风邪化热而外解也。继用理中、桂枝、二陈，医治月余，里寒退尽，能食不呕而痊。

《素圃医案》

许琏

项姓子，年十二。脉伏肢冷，舌白不渴，目直神昏，此内伏暑邪，外感寒凉，而本元又虚，若骤用芳香开达，必至元气暴脱。乃以参、附、茯苓、白芍、藿香、冬术、九制倭硫黄、木瓜等。先为扶脾固元，吐泻果止，而肢温脉起。次日，舌旁及尖现红点，目赤口渴，此元阳已复，外寒去而内热乃现，改用知母、石膏、竹叶、花粉、木瓜、藿香、郁金、陈皮、银花、滑石等，服两剂而脉象渐和，惟觉懑甚而胃少纳食，乃余热未清，胃络不和，以轻清之剂清养胃阴，如西洋参、石斛、竹茹、荷叶、麦冬、茯苓、生扁豆、西瓜、乌梅、山栀、木瓜、绿豆衣等出入为方，调理数剂而愈。

《清代名医医话精华》

吴篪

常，子初生半月，吐乳啼叫，手足指冷，察其形色脉证，似属胃弱虚寒之象。即以参姜饮，用人参三分，炙甘草二分，煨姜五分，水煎数沸，不时灌之。初灌半匙，仍呕；次日灌之，微呕；再日灌之，欲呕；此后，每服二三匙，渐加至数匙，不呕而愈。

《临证医案笔记》

浅田惟常

御药局小吏儿生五个月，吐乳日六七次，无他证。唯面色青白，似稍疲倦。父母忧之，请理于予。予曰，此责在小方脉，敢辞焉。渠曰：凡小方理吐乳，非钱氏白术散、香砂六君子汤，则凉膈散、紫丸之类。其变慢脾者，比比皆是，愿君别为处置，以救豚犬命也。恳请不已，予因制一方以与之。半夏为君，茯苓为臣，藿香、伏龙肝为佐，丁香为使，生姜为引，每帖一钱，水煎。别以养正丹为散，以挖耳头挑散子入口中两麻子许，以前药汁送下，日五次。不浃旬而吐止神色复。故此予常用理翻胃方，藉以疗吐乳未足以为奇。而世之哑科徒守常套，而不知此等策，听其夭伤，悲夫。

《先哲医话》

李俊

某小儿吐乳，哭不止，不食乳。

香附二钱　谷芽一钱　生白芍五钱　生栀子三钱　砂仁五分　木通一钱　官桂三钱　法夏八分　银花三钱　干姜八分　白术五钱　生姜三片　五付。

服一付，乳不吐；二付，不啼；药毕痊愈。

此土木不和也。脾胃虚寒则吐而不食，土之不足由于木之有余，木有余则火不降而心烦，土被克而腹痛故哭不止，凡脏气不和之机在木而虚则在土。木火同气，旺则俱旺；土金一德，虚则并虚。知此则调和五行之法思过半矣。

土不足补以白术，木有余平以白芍，土旺木平则肝脾无争而腹痛自已。谷芽、砂仁、二姜、法夏，则统以和胃止吐健脾消食，皆白术之佐使也。《至真要大论》曰：诸逆冲上，皆属于火；诸呕吐酸，皆属于热。夫火宜在下，胃寒吐逆则火上郁而不下。二姜散寒开郁，栀子、银花清上焦有余之热以生水，官桂则补下焦不足之火以生土。盖热虽宜清而寒则宜温，苟知清而不知温，则足以泻上焦有余之热者即足以伤中下不足之阳，不可不慎。香附、木通一则理气血之滞，一则引心火下行，以出于小便者也。

《圣余医案诠解》

也是山人

诸，二岁，热犯脾胃，呕乳自利，最多变惊。

鲜藿香叶一钱　制半夏钱半　六一散二钱　小川连三分　黄芩一钱　淡竹叶一钱　生白芍一钱

《也是山人医案》

陈在山

胡寿山之小女，七岁，素有腿痛之患，他医令服川乌、草乌、细辛等药，觉心中呕呃，欲吐不得，实难忍受，问法于余，余按前所服之药品皆辛苦大热至毒之物，岂宜轻投乎，速用豆腐浆灌之，家人照法而行后，果霍然大愈。

《云深处医案》

丁仲英

严幼，初疹：呕吐清水，头痛偏左，痰湿内蕴，肝胃不和，姑与柔肝和胃。

左金丸五分　仙半夏钱半　炒谷芽三钱　广橘白钱半　炒竹茹钱半　佩兰梗二钱　大腹皮钱半　云茯苓三钱　炒枳壳钱半　青橘叶一钱　代代花五分

二诊：呕吐清水，甚则有血，头内作痛，痰湿内蕴，肝胃不和，再与柔肝和中。

炒白芍钱半　云茯苓三钱　炒谷芽三钱　广橘白钱半　侧柏炭钱半　佩兰梗钱半　大腹皮三钱　左金丸五分　炒竹茹钱半　干藕节三钱　太乙玉枢丹一分，开水磨冲

三诊：头痛呕吐轻减，腹胀不舒，肝阳易升，脾胃不和，再与柔肝和中。

炒白芍钱半　云茯苓三钱　炒枳壳钱半　橘络钱半　左金丸五分　炒竹茹钱半　大腹皮三钱　象贝母三钱　炒谷芽三钱　干藕节三枚　玉枢丹一分，开水磨冲

《医案选粹》

陆正斋

曹维禹，女，9个月。

初诊：面黄，身热，呕吐，稍有咳嗽。

粉葛根3克　广藿香2.4克　制半夏3克　橘皮3克　象贝母3克　防风1.5克　灯心0.3克　陈荠菜花3克

二诊：发热，吐乳。

防风1.5克　制半夏3克　象贝母3克　橘红3克　赤苓7.5克　广藿香3克　灯心0.3克　陈荠菜花3克

三诊：吐止、热减、溏泻，腹微胀。

煨葛根3.6克　白术3.6克　橘红3.6克　法半夏3克　赤苓6克　防风2.4克　谷芽10克

汪粉珍，女，1岁。

初诊：头痛，吐乳，窍干，证重。

苏荷1.8克　橘红3克　制半夏3克　钩藤3克　枳实1.5克　麦芽7.5克　莱菔子3克

二诊：唇干燥，苔黄腻，吐乳。

橘红3克　枳实1.8克　苏梗1.8克　制半夏3克　赤苓4.5克　苦杏仁3.6克　左金丸0.6克　竹茹3克

汪长金，女，5岁。

头眩作，胸闷胀。

莱菔子4.5克　炒麦芽6克　橘皮3克　赤茯苓6克　枳桔各3克　神曲6克　制半夏3克　广藿香3.6克

郑德贵，男，9个月，住利民区。

腹痛，胸闷作呕，来势甚重。

香苏梗1.8克　莱菔子3克　麦芽4.5克　制半夏3克　神曲4.5克　枳桔各2.4克　橘皮3克　山楂3克　杏仁4.5克　广藿香3克

朱子芳，女，3岁，住建设区。

9月22日诊：食滞中脘，嗳腐，腹胀，呕吐，苔腻。

制半夏3克　橘皮3克　麦芽6克　莱菔子4克　神曲4.5克　枳桔各3克　赤苓4.5克　炒山楂4.5克　广藿香4.5克

9月23日二诊：病减，原方加大腹皮绒4.5克，减去桔梗。

张发培，男，3岁，住建设区。

3月22日诊：阵发性腹痛，呕吐。

广木香1.2克　海南子3.6克　青皮3克　砂仁1.5克　金铃子4.5克　雷丸4.5克　使君子2个

另以木香、沉香为末撒于膏药上贴肚脐。

以上出自《陆正斋医疗经验》

中华历代名医医案全库

孔伯华

张女童，三月二十日。客岁曾患痰咳，愈后肺络未净，春令风袭，逆致复发，肌热呕吐，表里不畅，脉大而数兼滑实，舌赤紫，热象较炽，仿前方加减，略重疏化。

生石膏五钱，研，先煎　竹茹四钱　甜葶苈钱五分　知母二钱　麻黄梢二厘　连翘三钱　桑白皮二钱　栝楼三钱　杏仁泥三钱　苏子钱五分　地骨皮三钱　莲子心五分　羚羊角一分，另煎兑入　鲜九菖蒲根三钱，和凉开水捣汁　太极丸一粒，分二次化入

《孔伯华医集》

章成之

朱幼。急性胃炎，呕吐频繁，高热如蒸。

川雅连1.2克　枳实9克　天花粉15克　黄芩9克　全瓜蒌12克　肥知母12克　橘皮9克　竹茹5克

二诊：急性胃炎，服上方而吐止，其热不退，炎证未消也。

青蒿9克　地骨皮9克　金银花12克　白薇9克　杏仁泥15克　黑山栀9克　淡竹茹6克　茅芦根各30克

《章次公医案》

第八节　吐泻

抱灵居士

二甥，哮喘作呕，以导痰汤加麻、杏、禾子不应；以人参败毒散一剂，热退；以枳壳六君子汤加消痰辛散之品不应；又以熟地、于术、麦冬、牛膝、干姜、附子、五味一剂，吐痰而愈。数日泻杂色，白虫，完谷不化，面白筋青，以香砂六君子汤为末，使君子汤送下，泻止；又一剂，不应，潮热；以理中汤去参，加白芍调下末药，热退；以参苓白术散加故纸、使君而愈。

《李氏医案》

程鹏飞

幼，王太仆云：食不得入，是有火也。《内经》云：邪热不杀谷。始起泛呕，继增泄泻，神烦形瘦。从惊风治，呕已止而泻依然，但所吐所下，均带酸腐之气，显系痰热胶黏，上下内外皆塞，不得发越故也。其脉细不实，缘久病之躯，虚弱已臻极点，致成清下两难候矣。年幼病重，慎勿藐视。

真川连、焦建曲、广橘红、炒枳壳、炒竹茹、焦山栀、炒麦芽、宋半夏、香青蒿，加钩藤。

幼，先泻后吐，原是暑湿分传，亦非最重之证。进剂后吐减而泛呕未除，脉细数而滞，神烦，便时作痛，兼有黏腻之象，势非轻浅，此暑湿下迫也。然稚年易虚，慎毋忽视。

制小朴、炒枳壳、炒白术、青蒿梗、白蔻仁、陈皮、赤茯苓、广木香、淡枯芩、益元散，加荷梗。

以上出自《延陵医案》

谢星焕

黄杏帘孝廉之侄女，烦渴吐泻，昏睡露睛，医以丁、蔻、理中治之，反转手足厥冷，时静时扰，神形惊怖（风木侮土之据），面色㿠白，唇红带皱，满舌白苔心中黄燥，此脾虚有火，表邪内陷，阳气抑遏，不能敷布四末，风木肆侮于脾家。与四君子汤加柴、葛、知、芩，服下遍身瘙痒（风邪外达之征），再剂而安。

周祉华乃孙，向有疝疾，今秋痢后泄泻，已获小愈，而食物未节，忽又溏泄，身热呕渴，烦扰躁急，乳食不进，察其神色，均属脾胃大虚，十指梢冷，右手尤甚，外肾右睾丸胀大红赤，诸医咸称当以疝气为治，药宜辛散。余曰：此证脾胃大虚，土受木克，治当大培土气，兼制肝木，否则厥阴阳明合病，最防吐蛔而生变。以苓、术、姜、桂、连、柏、乌梅，酸苦辛热之剂，药方煎时，竟果吐虫，急以药进，始获略睡；再与前药加入川椒一味，是晚安卧，热渴呕泄顿止，睾丸肿大遂消。愈后其医谓余畏姜、桂之热，故以连、柏监之。岂知厥阴之证，每多寒热错杂之例，用药安得不如是乎？

以上出自《谢映庐医案》

李铎

盛氏子，年三岁，病吐泻身热不退者五六日。小儿医初投疏解消导药不效，更医用香砂、胃苓，更加烦渴，一医用七味白术散不应，以吐多将成慢脾，拟进补脾益黄散，煎好未投。余后至，见其身热烦躁，唇红，口气蒸手，脉纹青紫，曰：不可服此，当以凉药治之。众医皆言吐泻多而米谷不化，当补脾，何以用凉药？余曰：此伤热在内也，时六月中，热甚伏入腹中而令人引饮，热伤脾胃即大吐泻也。遂与白虎汤二帖，热退七分，渴止泄减，吐逆已除，再服加参须、麦冬、竹叶、茯苓，即愈。此辨色审窍，不从众论为治之一验也。又治陈姓子，年岁半，秋月患吐泻，其证全不食，神倦睛陷，乳水入口即吐，用六君子去甘草，加藿香、白蔻、姜炒黄连，煎熟，入姜汁，一剂顿止，再剂霍然。

凡治小儿吐泻之疾，须辨寒热虚实，如夏月脾虚挟热者，必用六君子汤加姜、莲、竹茹，少用藿香。白蔻之类，徐徐与服，不可大急，若顿服即不纳。如实热甚者，必用白虎汤、石膏汤多效，但人多以吐泻不敢用凉药也。如寒月用六君子加干姜、砂仁、白蔻之类，或有伤食吐泻者，初服一二剂加山楂、麦芽，决可取效，如不效者，必发慢惊而死。屡试皆验。

《医案偶存》

温载之

予胞侄仁育，年甫三龄，体素孱弱。偶于夏日陡患上吐下泻、口渴不止之证。医用利水润燥止渴之剂，不效。势甚危笃。适予公出归来，静揣此证，非利水润燥止渴能愈，当责之太阴。夫太阴者，湿土也，喜燥而恶湿。按：此证乃湿而兼寒之象，非清润之品所能疗。况当夏日正阴伏于内之时，因阳气不足，脾失健运之权，以致上吐下泻。作渴者，阳气不升也。急用香砂六君子汤加附片、干姜、肉桂。服一剂吐泻俱止，亦不作渴。三剂全瘳。

《温病浅说温氏医案》

陈菊生

乙未，余在上海，福绥里钱姓小儿腹痛吐泻，烦躁不安。其师俞梦池，是吾友也，来速余诊。切其脉，数而濡，审是暑邪内蕴为患，合三黄解毒汤、橘皮竹茹汤为方，一剂，吐泻即止。其家更延医视之，医以为螺纹已陷，病在不治。俞君讶甚，又速予往，予见病机已转，告以保无他虑，令再服前药一剂。明日复诊，腹痛烦躁俱平，眠食亦安，复为调理而愈。

《诊余举隅录》

张士骧

刘小儿，发热呕吐，脾泻，月余不痊，渴饮不止，急防慢脾。

大熟地、大生芪、公丁香、全当归、米党参、生白术、炙甘草、炒白芍、炮姜炭、诃子皮。

《雪雅堂医案》

李俊

张某之小儿，发热咳嗽，吐泻。

紫苏一钱　法夏二钱　白术五钱　生姜五钱　桂枝二钱　防风二钱　甘葛一钱　枳壳一钱　青木香二钱　茯苓三钱　柴胡八分　沙参五钱　三付。

此两感证也。太阴为病，呕吐自利；太阳为病，恶寒发热。此不言恶寒者，小儿未能自述也。脾虚者，咳嗽之本，外感则其标耳。夫两感证者，肾、膀胱，表里之经，或脾胃，或肝胆，同感于邪而病也。此证太阴太阳虽非表里，然土衰不能制水，反侮土而同病亦两感之类也。

参、术、云苓培土泄湿以治内；防、桂、紫苏祛风散寒以治外；补必有通，木香调气宣滞，佐参、术以治吐泻；生姜合防、桂则外散，合法半夏则温降肺胃，治吐与咳。人身清升浊降，此其常也，吐泻咳嗽则升降乱而清浊不分矣。土居中央，斡旋上下，实秉升降之权，故除参、术补中建极外，法夏、枳壳之降浊，甘葛、柴胡之升清，皆使命之职也。

两感证颇难治，故仲景书不立治法，而伤寒里急，下利清谷不止者，则先用不固表邪之四逆汤以救之，未尝表里并治也。后世虽有内温外散之方，然用不当，动关生死，苟非神而明之者，可轻试哉？

《圣余医案诠解》

张锡纯

一数月孺子，乳汁不化，吐泻交作，常常啼号，日就羸瘦，其啼时蹙眉，似有腹痛之意，俾用生硫黄末三厘许，乳汁送服，数次而愈。

《医学衷中参西录》

也是山人

　　吴，二岁，两关脉数，吐乳洞泻，烦躁，睡喜俯卧，是腹痛，按之痛止之象，据述跌仆之后，初泻而呕吐，乳食格拒，惊则气乱明矣，此属蛔厥之证。稚年脾胃气馁不振，四肢厥冷，经旨谓蛔厥多从惊恐得之，是邪非邪，拟方候裁。

　　吴萸炒川连三分　制半夏钱半　炒白粳米钱半　生白芍钱半　草郁金一钱炒黑川椒三厘　茯苓钱半　石菖蒲根　姜汁临服冲入二匙。

　　又，胃衰厥冷，吐泻不止。参须条五分、煨姜五分。

《也是山人医案》

恽铁樵

　　王童，昨晚呕吐，今日泄泻，颜额间不发热，反冷，面无血色，青络满布，此属感寒，来势太暴，故病状如此。若发热，便入正轨，照伤寒治。二月十一日。

　　桂枝四分　枳实八分　小朴三分　炙草六分　竹茹一钱　川连三分

《药庵医案》

陈哲夫

　　张儿，寒湿中伤脾胃，先吐后泻，四肢冷，精神委靡，脉沉细，苔薄腻。按证欲成慢脾，法先扶正运化为先。

　　炒党参一钱半　制附片四分　补骨脂一钱半　炒白术一钱半　茯苓三钱　熟地炭三钱，砂仁末拌　肉桂心一分，研末分冲　公丁香五只　淮山药三钱，米炒　炮姜炭三分　清炙绵芪一钱半　清甘草四分

　　二诊：昨投扶正温运之剂后，四肢略温，大便仍见清水，呕吐较减。惟形神依瘘，睡则露睛，确系渐成慢脾。脉沉细，苔薄腻。脾阳已伤，须防变端，仍宗昨法出入之。

　　伏龙肝炒于术一钱半　米炒山药三钱　白蔻衣五分　炮姜炭四分　米炒党参一钱半　制附片三分　公丁香七只　干荷蒂三个　生姜二片　炙桂枝五分　拌炒白芍　清炙绵芪　补骨脂　清甘草　红枣二枚　一帖。

　　三诊：脾阳尚弱，大便清水较减而胃气未降，故中脘有时满闷作呕。兹以四肢已温，形神似无恢复，惟正气既伤，脾阳仍未振。法当再以扶正温运为主，庶几不成慢脾之证矣。

　　伏龙肝炒于术一钱半　清炙绵芪一钱半　炙桂枝三分　拌炒白芍一钱半　茯苓三钱　炮姜炭四分　米炒党参一钱半　盐水炒陈皮一钱半　半夏一钱半　制附片二分　米炒山药三钱　清炙草三分　生姜二片　红枣三枚　一帖。

　　四诊：自投温运剂后，脾阳已复，大便泄泻无止。惟胃气未降，于食饮后即欲上泛。腹部胀满。口渴嗜饮，以其元阳虽复而阴不足之故。脉滑细，苔薄腻。法以和胃顺气为主。

　　川石斛三钱　法半夏二钱　钩藤三钱，后下　盐水炙陈皮一钱半　焙丹皮一钱半　茯苓三钱　大腹绒

三钱　生熟谷芽各三钱　冬桑叶二钱　白蒺藜三钱，去皮姜汁炒　竹茹二钱　鲜佛手三钱二帖。

《陈哲夫医案》

魏长春

陈福元君幼子，年二岁。住学前。

病名：肠热吐泻。

原因：胃肠湿火内蕴，下注阴囊，溃烂出水，新吸暑气，挟惊化热。

证候：吐泻绿色，昏睡神倦，目眶低陷，气促，口干，潮热不退，阴囊湿烂，虚里穴动跃。

诊断：脉弦数，舌红苔黄，关纹青紫。证系胃肠蕴热，吸入乳汁，变败发酵，产生毒素，血液吸收之，而起自家中毒。西医名为急性胃肠加答儿证也。

疗法：用葛根黄芩黄连汤加味，清解肠胃之热，加抱龙丸定惊消积。

处方：葛根二钱　川连八分　黄芩三钱　炙甘草一钱　鲜荷叶一角　飞滑石三钱　车前子三钱　银花炭二钱　牛黄抱龙丸一粒，去壳研化服

次诊：五月十日。服药后，吐泻止，热退，脉软缓，舌红苔薄。神醒病差，进钱氏白术散加枣芍，健脾和中善后。

次方：葛根二钱　鲜藿香一钱　广木香五分　西党参二钱　于术二钱　茯苓三钱　炙甘草一钱　红枣四个　炒白芍二钱

效果：服后吮乳如常，病愈停药。

炳按：此证三黄解毒汤亦极效。

《慈溪魏氏验案类编初集》

沈绍九

一小儿，年二岁，恣食生冷，脾胃大伤，上吐下泻，两目凹陷，肢冷脉微，病已危笃。用丁香、安桂、炮姜、胡椒、砂仁、白术、灶心土（煮水煎药）以挽救之。服后吐泻减轻，改用桂附理中汤加菟丝子、枸杞、杜仲等以温补脾肾，调理十余日始安。

《沈绍九医话》

徐丽洲

徐宝宝，一诊：便泄溏薄，肠鸣作响，纳下呕吐，胸痞不舒，脉弦舌腻，此系中焦不和，脾胃升降失司，慎防厥逆，拟以分清。

姜川连四分　姜半夏钱半　扁豆衣三钱　炮姜炭四分　藿梗三钱　陈石榴皮二钱　淡吴萸四分　赤苓三钱　楂肉炭三钱　益元散三钱，包

二诊：便泄已减，腹痛未止，胸痞泛恶，烦躁不安，神疲嗜卧，脉弦舌厚，究由邪湿互阻，慎防增剧，仍以分清。

姜川连四分　姜半夏钱半　扁豆衣三钱　炮姜炭四分　猪赤苓各二钱　橘皮钱半　淡吴萸四分　车前三钱，包　梗通一钱　益元散三钱，包

三诊：纳下呕吐，腹痛不和，身热形寒，烦躁不安，脉弦舌腻，此系邪湿互阻，气分不宣，慎防厥逆，拟以苦降。

姜川连五分　藿梗三钱　炒楂炭三钱　淡干姜五分　蒌仁三钱　大腹皮三钱　姜半夏钱半　枳实钱半　黄郁金钱半　玉枢丹三分

四诊：呕吐已止，腹痛不和，便解不畅，烦躁不安，脉弦舌厚，究由邪积互阻，慎防厥逆，拟以通达。

制川朴五分　生川军二钱　枳实钱半　青陈皮各钱半　川萆薢三钱　元明粉一钱　楂肉三钱　猪茯苓各二钱　瓜蒌仁三钱　腹皮三钱

五诊：呕吐已止，便解不畅，腹痛亦除，身热较淡，脉弦舌厚，究由邪积未清，慎防变幻，仍以通达。

制川朴五分　蒌仁三钱　元明粉一钱, 冲　川萆薢三钱　炒枳实钱半　槟榔一钱　猪茯苓各二钱　炒楂肉三钱　生川军二钱　青陈皮各钱半　益元散三钱, 包

《医案选粹》

翟竹亭

邑西莲坡村，王广文子，年七岁，六月旬随母吊丧，归家即病。上吐下泻，指甲微青，精神昏愦，如中鬼祟状。某医以为霍乱，针十余处，又服藿香正气散，病如故。迎余诊治，六脉离乱，毫无统绪。王肯堂先生云："脉无统绪离乱者，乃客忤病也。"余想客忤属秽恶之气，人中此气，闭塞心窍，神明昏乱。奈小儿正在吐泻，药不能进，欲辞不治。儿母含泪苦求，余不得已，忽忆古云"香能辟秽气"。遂用麝香 0.3 克，广木香 6 克，苍术 6 克，白芷 10 克，山奈 10 克，牙皂 3 克，辰砂 6 克，明雄 10 克，丁香 3 克，郁金 10 克。共十味，研为细末。用一火盏，置小儿面前，药面频频撒之，烟冲儿面，一时许，忽得四五喷嚏，吐出稠痰盅余，遂能言，不数日痊愈。

《湖岳村叟医案》

章成之

仇幼，稚孩消化不良，则小溲如米泔汁状，今上吐下泻是其候也。

炮附子 3 克　姜半夏 6 克　海南片 5 克　吴萸 2.4 克　陈皮 5 克　青皮 6 克　地枯萝 9 克　山楂肉 9 克

《章次公医案》

第九节　泄泻

程从周

杨敬川长郎年九岁，泄泻有年矣，一日五度，其母在日亦如是，其家因而习说禀母之气，亦不介意，且不服药。今年，忽患滞下，证亦垂危，利愈后泻仍未止。一人授以参苓白术散，服半月余，并无寸效。乃告于余，予曰："药是矣，不效何也？"乃熟思曰："水道不利，阴阳未

分故也。"乃与加减胃苓汤数剂，每日即减二次。予乃再将前末药内只加肉豆蔻五钱、诃子五钱、升麻五钱，用土枣煎汤，山药粉打糊为丸，梧子大，服至月余，而数年之泻全止矣。

罗鹄南第五孙年方周半，失乳而饮食早，脾气不无过伤。七月间，得泄泻发热之证，服药又迟，渐致疲惫。初医视为内伤，无非克伐，因而自汗，面色青黄，口干引饮，腹且膨，三关筋纹纯青，此肝木凌脾，欲成慢惊之候也，宜速温补，乃其外母坚执不肯用参，谓："此儿热极，宁复温补，如再增烦渴，将若之何？"不知因虚而渴。更医以为是小儿伤寒，将欲从事汗下。予极诤之，以为不可，误则难治。鹄南以予言为然，随用参术理中之剂，一剂知，数剂愈。

余孙逢祯将近一周，因乳少间亦饮食，一旦泄泻，一日三五行，乃用化滞胃苓之类，而泻止。数日后，又复发热，大泻如注，昼夜十四五行，口干作渴，日渐羸与尪。说者谓口干似是内热，欲用益元黄连之类，予曰："此泻久，亡其津液，故引外水自救，非真热也。"乃用钱氏白术散，重加人参，数剂而愈。如此之类，皆似内热而有火，若以参芪补中为畏，则误人多矣！

以上出自《程茂先医案》

夏禹铸

余于岁癸丑北上，到会馆，适陈是痰幼郎脾泻将慢，付予治。问曰：曾服参否？是痰曰：如服一分，便爬上了壁。予心以为南北或亦有异，转思初到都门，恐孟浪来诮。以六君子汤去人参，连服二剂，了无一效。辞接别医，良久，一医拥舆至馆，去后予请所发剂视之，剂属消导。因问彼何人斯，是痰曰：此名震京都之郑小儿科也。予曰：久泻将慢，尚可再用消导之药，用之命不可知矣。乃止。予便不以是痰之言为正，确用六君子汤，倍加人参，且补加附子五分，两服即愈。是痰叹曰：素闻妙手，今果然矣。此辨色审窍，勿以人言为信之一验也。

《幼科铁镜》

王三尊

次亡儿，久泻，不肯服药。贫不能用参，以莲肉去心炒脆，同炒米磨粉，白糖滚水调服，数次饱食而愈。

久泻不止而用八味地黄汤者，前人言之矣。为其久泻亡阴，而于补阴药中加以附、桂，水中补火以生脾土。茯苓、泽泻以利小便。且茯苓、山药亦能补脾，萸肉酸收，即白芍治泻之理而性温，济以地黄、丹皮之甘寒，自能补脾阴而奏效也。至于六味地黄汤治泻，从未之闻。童天立十三岁时，久泻不止，脉浮数，无温补之理，予用六味地黄汤四帖而愈。盖久泻亡阴，而童子纯阳，不必用附桂而亦能奏效也。

虎墩下团吴瘸子之子七八岁，久泻。面黄身瘦，双目生蓝翳。一医谓疳火，令合芦荟丸，而银数星，其人甚贫，无资配药，就于予。予意当温补脾胃，升清降浊，遂以补中益气汤去当归加白芍、赤茯苓、泽泻、木香四帖，泻止翳退。若服芦荟丸，不但翳不能退，则大命随之而倾矣。表重侄缪继祖七岁，时发虫疾。左目生蓝翳，腹不泻，但痛不思食，形体如常。予只攻积去虫，以治翳本，补剂寒剂皆不用。以香砂平胃散加芜荑、雷丸、使君肉、五谷虫、槟榔等，一帖而痛止。去虫尤数条，即思食，目翳渐消。予前云"凡一病皆有虚实而端"，于此可见矣。

以上出自《医权初编》

许豫和

邻家子，脾土素弱，受暑。泄泻、发热、烦渴。初以四苓加葛根、扁豆、厚朴。泻不止，渐加甚。予用六君加乌梅肉，二剂而愈。一时患此者皆用此法，竟不作惊。

俗以乌梅酸收，多不肯服。不知乌梅为解暑妙品，生津和胃，泻热除烦。约束六君，归功脾土。又能平肝木，使不侵脾。安蛔虫，使不妄动。止泄，其余事耳。一药之功而具众妙，世不知用，惜哉。

《橡村治验》

吴簇

少尉五秀川乃郎十岁，患泄泻月余，绝谷数日，形气虚怯，倦怠懒言，两足浮肿，肢体厥冷，脉息细微。予曰：始由生冷饮食伤脾，复服苦寒克伐重剂，以致阳虚气竭，脾土败极，证甚棘手，勉用四味回阳饮速救元阳虚脱。遂叠服数剂，更以六君子及补中益气汤俱加桂、附、炮姜，服药月余，竟获全愈。

《临证医案笔记》

方南薰

靖邑嘉元之子，躯干雄伟，周龄未尝有疾，甲申季夏，偶患泄泻，程友我九，知属中寒，投以附子理中汤数剂，病虽少瘥，药犹未透，更医改用清凉，遂至洞泄不止，呕吐频增。适余里旋，路经躁都，诸友遇见喜出望外，怂恿往治。见其肌肤骨立，手足逆冷，两目神漫无光，指纹隐而不显，举室仓皇，呼号神佑，我九问余曰："此证本系三阴里寒，反见舌黑口渴，何也？"余曰："病有阴阳之殊，证有真假之别，辨治稍失，毫厘千里。兹之舌黑口渴者，乃真阳遭阴气埋没，不能熏腾津液所致，所谓阴证似阳，非真有热，而舌黑口渴也。如此危险之证，非参芪不能益气固脱，非姜附不能散逆回阳，非白术不能补土制水，非大枣不能养胃生津。"因用人参三分，北芪一两，炮姜五钱，熟附八钱，白术一两，红枣五枚，大剂煎服，口渴略减，舌黑渐退，手足温暖，体倦安眠。连进芪附八日，乃得诸证悉除，后以扶脾补肾之品调治而痊，设泥成见，而利水耗气，又或以纯阳之体，炎热之时而忌服参附，未有能济者也。医道之关于识力，岂浅显哉！

《尚友堂医案》

抱灵居士

刘子。吐泻口渴，唇焦、尿少，恭青黄，以胃苓汤去桂一剂吐泻减，大热发渴，尿赤；以小柴胡汤加花粉、白芍、灯心、竹叶一剂，渴、泻减，热在，人倦；以七味白术散加黄芩、花粉、灯心一剂，渴减，热在，泻青绿色；以七味白术散加茧壳一剂，渴止，尿清，泻青黄水，热在，胸膈；以藿香正气散及推拿而愈。

张子。水泻日三四次，食减，舌淡黄，口渴，溺黄，腹胀，以香砂四苓汤，泻止，饱胀打呃，胸痛至脐；以调中饮又水泻；以胃苓、香砂、六君、官桂、干姜、芍药、甘草不应；以理苓汤加良姜二剂，减，食肉胀痛作泻；以消导二陈汤去半夏，加枳实、陈米一剂而愈。

赵女，六月。每泻三四次，月余矣，或泻十余次，口渴，心悸，饱胀，畏寒，冷汗，尿少，以五苓散用苍枝、香砂一剂，泻甚，作呕，冷汗多；以六和汤加乌梅一剂，渴呕泻减，舌纯黑，口干燥；以六和汤去杏、砂，加连、芍一剂，泻渴减，微食则胀；以前方加槟榔、连一剂，冷汗如浴，泻五次，人倦，口干，舌黑，子午热；以升阳除湿汤换白术二剂，进食，尿长；以补中益气汤加麦、味、木香、砂仁四剂而愈。后食少，饱胀，人倦，心悸，口干，泻二次，以保和丸调姜汤，胀好，进食；以七味白术散加乌梅、胡连之类而愈。

以上出自《李氏医案》

费伯雄

某。婴孩夏受暑湿，泄泻不止。

焦白术一钱　猪赤苓各一钱五分　六神曲二钱　车前子二钱　泽泻一钱五分　焦山楂三钱　生熟谷芽各三钱　荷叶一角

《费伯雄医案》

陈菊生

痘之出也，由肾至肝、至心、至脾、至肺，自内及外，自深及浅。古人治法，有用寒凉者，有用温热者，有偏于清下者，有惯于汗下者，有以脾胃为本、保元为生者，诸家议论，各自不同。后人随时论证，择而用之可矣。惟恐择之不精，用之不当，势必变证百出，转而为危。丁亥，余同邑张阳生考廉嗣子，方四岁，痘后患泄泻，日夕数十次，绵延月余，烦躁不安，呛饮殊甚，纳乳又少，证势颇危。余诊之，脉象细而疾，舌苔薄而黄，知是脾肾两虚，余毒未净，以补中益气汤、六味地黄汤合三黄解毒汤，随证加减为方。一剂，便泄愈十之八；再剂，证平，头面、手足、胸腹，毒发如疳，约十数处，盖正气得理，邪向外达也。主人并延外科治之，月余而愈。论证后，泄泻为元气有亏，烦躁为余毒未净，以其有毒而仍用凉解药，必至肠滑不已，以其气虚，而峻用温热药，必至烦躁更加。余遵古复方之义，多方以应之：一益气，一养阴，一解毒，三者备举，诸证以平，如执一不通，安能竟收全效耶？

《诊余举隅录》

邵兰荪

小孩肝泻化肿，脉细数，唇舌均红，阴火不敛，尿少，属棘手凶危之证。勉为立法候正。

熟地三钱　泽泻三钱　淮牛膝一钱五分　蟾蜍干一钱，去头足　丹皮二钱　陈萸肉一钱　炒车前三钱
生白芍一钱五分　茯苓三钱　怀山药三钱　杜赤小豆三钱　　一帖。

《邵氏医案》

吴鞠通

甲申六月十三日，章男，十一个月。泄久伤脾，恐成柔痉，俗所谓慢脾风。议疏补中焦。

茯苓块三钱　厚朴一钱　煨肉果一钱　炒薏仁三钱　莲子三钱，连皮，去心　炒扁豆二钱　广木香五分　芡实一钱五分　广皮炭八分

十四日：今日仍用通补而进之。

茯苓块二钱　人参五分　煨肉果一钱　炒薏仁二钱　半夏二钱　小茴香一钱　藿香梗八分　厚朴八分　焦范曲八分　广木香七分　扁豆三钱，炒　广皮炭八分

十六日：疏补中焦，业已见效，仍不能外此法。

茯苓块三钱　人参五分　煨肉果一钱五分　薏苡仁三钱，炒　于术一钱　炒扁豆三钱　藿香梗八分　半夏二钱　广皮炭八分　广木香八分　厚朴八分

十七日：神气声音稍健，皮热亦觉平和，大有起色，但积虚非旦晚可充。

茯苓块三钱　人参五分　肉果霜一钱五分　淮山药一钱五分　半夏二钱　炒扁豆二钱　广木香八分　莲子二钱　广皮炭一钱五分

十八日：舌有黄苔，小便色黄，微有积，皆脾虚不运之故。且暂停参药，加宣通法。

茯苓块三钱　于术一钱　白蔻仁五分　生薏仁三钱　半夏二钱，炒　鸡内金一钱　煨肉果一钱　厚朴一钱　广皮炭八分　广木香七分　莲子二钱，去心

十九日：大便有不化之形，思乳食为血肉有情，应于疏补之中，加消血肉积者。

茯苓块三钱　薏仁三钱　白蔻仁三分　煨肉果一钱　厚朴一钱五分　鸡内金一钱，炒　南楂肉一钱　神曲八分　广皮炭一钱　广木香七分

二十日：脾虚火衰，则食物有不化之形，肝肾与冲脉伏寒，怒甚则疝痛。

制茅术一钱　茯苓一钱　煨肉果一钱五分　小茴香二钱，炒黑　薏仁三钱　白蔻仁五分　南楂炭一钱五分　乌药八分　广皮炭八分　广木香一钱　青皮六分

二十二日：通补中下。

茯苓块三钱　人参三钱　小茴香一钱五分，炒黑　煨肉果一钱　薏仁一钱五分　白蔻仁五分　广木香六分　苍术八分，制　南楂炭八分

张男，八个月。泄泻四五日，暑邪深入下焦，头热如火，手冷如冰，谓之暑厥，羸瘦难堪，脉迟紧。未必得愈，姑立方以救之。先与紫雪丹五分，作三次服。

桂枝木一钱　猪苓二钱　制苍术一钱　茯苓块二钱　泽泻一钱　广皮炭七分　广木香七分　扁豆一钱

又：略有转机，然终可畏也。

薏仁三钱　茅术炭一钱　半夏一钱五分　猪苓二钱　广木香八分　厚朴六分　泽泻一钱五分　炒扁豆一钱五分　广皮五分

乙酉八月初六日，孟，十五岁。伏暑泄泻，加以停食，欲泻腹痛，泻后痛减，防成滞下。与五苓散加消食。脉弦细而缓。

云苓皮五钱　桂枝三钱　南楂炭二钱　苍术炭三钱　猪苓三钱　小枳实二钱　炒神曲四钱　泽泻三钱　广皮炭四钱　川椒炭二钱

一月后复诊，病已大愈，善后方与调理脾胃。

以上出自《吴鞠通医案》

丁泽周

吴幼。感受时气之邪，挟乳滞内阻，太阴阳明为病，身热口干，腹鸣泄泻，苔薄腻黄，脉象滑数。证势非轻，姑拟疏邪和中而化湿滞。

荆芥穗八分　青防风八分　薄荷叶四分　粉葛根一钱　藿香梗一钱　赤猪苓各二钱　细青皮一钱　大腹皮二钱　焦楂炭二钱　银花炭二钱　六神曲二钱　炒车前子三钱　干荷叶一角

周孩。得汗身热较减不退，大便溏泄。伏邪湿滞未楚，阳明经腑为病，今拟葛根黄芩黄连汤加减。

粉葛根一钱　酒炒黄芩一钱　象贝母三钱　赤猪苓各三钱　细青皮一钱　苦桔梗一钱　六神曲三钱　焦楂炭三钱　清水豆卷四钱　银花炭三钱　大腹皮二钱　炒车前子三钱　干荷叶一角

蒋小。初病太阳阳明为病，继则邪陷太阴，清浊混淆，身热无汗，腹满便泄，舌苔白腻，脉象濡数，防成慢惊。姑拟温经达邪，和中消滞。

熟附片五分　炮姜炭三分　生白术钱半　云茯苓三钱　细青皮一钱　大腹皮二钱　荆芥穗八分　青防风八分　粉葛根一钱　藿香梗一钱　焦楂炭二钱　象贝母三钱　灶心黄土四钱，干荷叶包煎

二诊：昨投温经达邪和中消滞之剂，身热略减，未曾得汗，腹满泄泻，苔白腻，脉濡数。邪陷三阴，阴盛格阳，还虑生变，既见效机，仍守原意出入。

熟附片六分　炮姜炭四分　生白术钱半　大腹皮二钱　云茯苓三钱　荆芥穗一钱　青防风八分　粉葛根八分　焦楂炭三钱　象贝母三钱　银柴胡一钱　灶心黄土四钱，荷叶包煎

三诊：连投温经达邪和胃消滞之剂，腹满泄泻渐减，寒热退而未清，咳嗽痰多。三阴之邪有外达之势，再守原意出入。

熟附片六分　炮姜炭四分　生白术钱半　嫩前胡钱半　赤茯苓三钱　细青皮一钱　大腹皮二钱　象贝母三钱　焦楂炭二钱　苦桔梗一钱　粉葛根一钱　银柴胡一钱　灶心黄土四钱，干荷叶包煎

以上出自《丁甘仁医案续编》

梁右斋

李卝仔之子，半岁。

病名：风热夹积。

原因：七月初旬，患积热泻数次，粪如泡成蛋花。医治以藿香、苍术、桔梗、葛根等药，泻未止而增口渴。易医又以川朴、法半夏等温燥药治，至十四夜，脑陷肢冷而转重。

证候：面青白，目上窜，口渴，舌苔微黄，神迷倦卧，气逆肢厥，溲长频频。

诊断：气逆口渴溲长，肺有热也，面青肢厥，肝经风热甚炽也，幸指纹未射甲，虽危尚可挽救。

疗法：顺气清肺、涤热平肝为主。

处方：北沙参二钱　原麦冬一钱　海蛤粉一钱　片芩一钱　知母钱半　杭白芍钱半　生甘草六分　石决明三钱　全瓜蒌一钱，杵　外针少商穴三呼。

复诊：据述夜半手足温而神苏，惟气促便溏，形瘦神弱，急以提补平剂消息之。

复方：东洋参六分　炒麦冬五分　生玉竹八分　抱木茯神一钱　杭白芍八分，炒　炒扁豆八分　炒糯米一撮　服五剂。

效果：经两星期调补而瘥。

按：凡春末及夏秋之间，小儿患烧热泄泻，粪如泡成蛋花，或如菜绿色，泄出直射甚远，粪门焮红，指纹细、淡红沉滞，腹痛呕哕，四肢逆冷，甚至目窜倦卧，气逆痰壅，均属太阳阳明，燥病居多，或兼暑风。初起治法，宜清凉兼微辛微苦之药，若热稍减，而舌苔淡薄，速宜清淡滋养之品，调补肺脾津液。若舌黄腻燥黑，急宜调胃承气汤下之以救津液为要。穆十数年来，试验准确，毫无疑义，兹录初起及善后大法于上，就有道而正之。

廉按：婴儿风热夹积，患者最多，病亦善变，全在医者随机策应，对证发药，未可以一定之成法执而不化也。此案方法及案后按语，特其临证一得之见识耳。

《全国名医验案类编》

陈在山

宋某之小儿，患脾泻，月余不瘥，三关脉现紫色，喜眠恶食，渴饮便涩，体瘦面黄，此湿久化热之证，宜用清脾利湿之治。

皮苓　仁米　茅术　内金　香附　双花　车前　汾草　山药　焦楂　竹茹　花粉　陈皮　牡蛎　竹叶

宋某之小儿服前方，渴减泻止，颇有饥饿之象，精神亦佳，再用八仙糕半两、消积散半两、天水散二钱，和在一处均作十次服之。

宋某之小儿，服前面药，诸证皆效，病家欲求速愈，议进汤剂。

茅术　仁米　青皮　山药　生芍　花粉　甘草　牡蛎　米壳　枳壳　车前　芡实　莲肉　木香　扁豆　焦楂

王政发之小儿，脾湿作泻，月余不瘥，他医以大黄、榔片克伐等药治之，反剧，今则体瘦如柴，腹胀如鼓，饮水无度，速以通利健脾法，否则生疳矣。

橘皮　厚朴　白蔻　焦楂　花粉　车前　薏米　木青　莲子　苍术　汾草　山药　皮苓　伏皮　胡连　竹叶

之小儿服前方两剂，诸证皆获大效，令其服消积健脾散一二两，每用一钱红糖水送服，可保全愈。

程广生之小儿，温疹腹泻，他医以为寒湿所致，令服专配之面药两付，至晚间偶然抽搐，情急之际，求法于余，余往视之，四肢仍作抽形，诊脉荒大有力，热至极矣，令服卫生保半丸，抽清，次日又服半丸，抽止，再拟清凉解表汤药一剂，复出斑疹一身后，果全愈矣。

犀角　花粉　薄荷　双花　生地　芦根　牛子　枳壳　皮苓　桑叶　汾草　车前　生芍　竹叶

以上出自《云深处医案》

魏长春

刘阿二之子，生甫六月。住完节坊。

病名：泄泻脱证。

病因：感受暑热，夹乳积滞，泄泻旬日。脾元受伤。

证候：呕吐泄泻身热，目光暗淡无神，吮乳无力。

诊断：脉数舌红。关纹青色，气虚伤暑，久泻欲脱，婴孩脏腑脆弱，不胜摧残故也。

疗法：实脾止泻清暑法。

处方：淮山药一两　炒白芍三钱　炙甘草二钱　原滑石三钱　于术二钱

炳按：脾虚久泻，宜健脾化湿，滑石性滑利，久泻不宜用，初病温泻可用，其能利小溲故也。

次诊：六月七日。泄泻虽止，神疲肢冷，自汗面黄，脾肾气弱，恐成慢脾。拟附子理中汤，加淮山治之。

次方：厚附子一钱　西党参三钱　炒白术三钱　干姜一钱　炙甘草一钱　淮山五钱

三诊：六月八日。泄泻已差，肢暖汗敛。脉软，关纹青色。仍宗前法，温补脾胃。

三方：厚附子一钱　西党参三钱　炒白术三钱　干姜一钱　炙甘草一钱　吴茱萸一钱　茯苓三钱　艾叶一钱　诃子一钱

效果：服后泻止，吮乳如常，病愈。

炳按：此证脾肾两虚，若不温补脾肾，必成慢脾风危证。

《慈溪魏氏验案类编初集》

李如九

田某某，男，三岁。大人在外兴修水利，晨起晚归，小儿在家护理不周，患吐痢二月，经治无效，求如九诊治。

诊儿形体浮肿，面色萎黄，精神倦怠，懒于动作。唇口苍白。舌淡无苔。肚腹胀满，按之虚空，食物即吐，物下即泻，完谷不化，小便短少。指纹淡黄，脉无力而弱。如九：此脾阳不振，升降失司，吐泻乃作。

治法：和胃止呕，温脾止泻。

方药：理中汤合小半夏汤加味。

党参9克　炒白术7克　炮姜2.4克　法半夏4.5克　扁豆9克　陈皮4.5克　生姜2片　大枣1枚　伏龙肝鸡蛋大1块，熬水澄取清代水煎药，一日四次。

药服后，吐泻即止，后以参苓白术散加减，调理半月而愈。

《宝鸡市老中医经验选编》

翟竹亭

王性初，邑北王庄人。其子三岁时，患泄泻证，每日夜五六次，自二月至八月不愈，寒热药服过数十帖，均不效。迎余往诊。脾脉滑数，他脉和平，此证因脾有湿痰积热作泄。古云："五泄皆属于湿"，又云："火泻者肠鸣"。问儿之父母，果然。遂用化痰清热汤，连服二帖，病去六七，又服二帖痊愈。

化痰清热汤

半夏10克　胆南星6克　橘红6克　荆芥子6克　黄连5克　陈皮6克　黄芩5克　甘草6克　水煎服。

本城大士阁街路西，冯先生女，年六岁。三月患泄泻证，百治不愈，九月瘦至肉脱骨存，命如悬丝，二目上视，口紧不开，两手握固，湿汗淫淫，抽搐频作，他医误作风治，几濒于危，始请余调治。余见此证，诊其脉，断为柔痉。冯某乃辨为风，余引证前医为之辨论，以释其惑。仲圣曰："太阳病，发热汗出，而不恶寒者，名曰柔痉。"王肯堂先生云："小儿大病后，抽搐口噤身有汗者，人曰慢惊即柔痉也。"宋太医贾才云："小儿柔痉而作风，治未有不毙者。"李东垣先生云："小儿柔痉，多见于吐泻、天花、痘疹、大病后，庸医误作风治，实杀之耳。"伊曰："先生既云非风，因何有抽搐口噤现象？"余云："胃属阳明而荣于口，主宗筋，至于口噤、四肢抽搐，皆阳明血虚不能荣宗筋故也；二目上吊者，足太阳膀胱脉起于目内眦，行头后而走脊；上视者证明是膀胱气血双亏也。"伊闻余言，请赐妙方。遂用参附回阳汤加味，水煎成，令徐徐服之。投一帖少效，二帖诸证均减半。原方共服五帖，方获十全。

参附回阳汤

西洋参5克　杞果6克　辽五味子3克　川牛膝5克　油桂4克　附子5克　巴戟天6克　砂仁5粒　茯神5克　炙甘草6克　熟地10克　炒枣仁6克　当归身6克　山药6克　茯苓10克　杭白芍6克　白术6克　山萸肉5克　大胡桃1个，连老皮打如泥　丹皮6克　川芎5克　水煎服。

以上出自《湖岳村叟医案》

陆正斋

徐纲元。男，6个月。体温38.2℃。吐乳汁，大便溏，身热无汗，微咳，小便少，人小病重，拟方候酌。

苏荷梗各1.5克　橘白3克　光杏仁5克　粉葛根3克　江枳壳1.5克　秋桔梗1.5克　丝通草1.5克　赤茯苓4.5克　象贝母3克　霜桑叶2克　竹茹3克

邵齐保，男，2岁。体温39.9℃。大便泄泻夹白黏液，口渴，微咳，体质太弱，看护留意。

香青蒿4.5克　炒白芍6克　炒黄芩2.4克　金银花6克　鲜荷尖4.4克　鲜石斛4.5克　青竹叶10片　芦芽24克　鲜糯稻根24克

谢保保，男，2岁。吐泻，溲少，腹微胀，目凹，肢凉，防脱水。体温38.5℃。

青竹茹5克　白蔻衣0.6克　车前子5克　新会皮3克　赤茯苓3克　法半夏3克　广藿梗3克　川厚朴1克　姜汁炒川连0.3克

王保安，男，4岁，3月11日诊。木旺土虚之体，客感外侵，发热，口疮，面色青黄，腹痛泻，间有呕逆，防延慢脾，宜慎看护。

水炒防风2.4克　广橘皮3克　秋桔梗2.4克　水炙甘草1.5克　苏荷尖1.8克　赤茯苓5.4克　炒金银花3.6克　建泽泻3克　炒粳米10克　土炒白芍4.5克　水炙荷叶4.5克

张六小，9个月，住平等乡，肠炎脱水。

广橘白3克　金石斛4.5克　赤茯苓10克　金银花10克　车前子4.5克　六一散4.5克，包　扁豆叶4片　鲜荷叶6克　糯稻根叶各4克

陈华年，男，2岁，住奶奶山。泻稀，热减，口微渴，小便少。

细青蒿6克　鲜石斛6克　炒白术4.5克　广橘皮3克　怀山药6克　扁豆叶4片　金银花6克　云茯苓4.5克　炒白芍3克　粉甘草1.5克　鲜糯稻根10克

吉成荣，男，3岁，住庄屋桥。8月18日诊。发热，腹痛肠鸣，泻稀水夹少量白黏液，小便虽清，证重。

煨粉葛4.5克　关防风2.5克　广藿香3克　赤茯苓6克　建泽泻3克　木猪苓1.5克　车前子4.5克　广橘皮3克　香砂仁1.5克　炒谷芽9克　青荷叶9克　土炒白术4.5克

顾女卿，男，6岁，住北鱼塘村。8月26日诊。发热，自汗，腹胀且痛，泄泻稀水，不渴，太息。

煨葛根4克　水炙防风2.5克　赤茯苓6克　鸡苏散4.5克，包　广陈皮3克　煨木香1.5克　春砂仁1.5克　广藿梗3克　莱菔子4.5克　炒谷芽9克　鲜荷叶9克

杨言，住油坊头，8月22日诊。肌瘦，倦怠，泄泻，不思食。

炒白术4克　赤茯苓6克　白扁豆6克　炙甘草1.5克　木猪苓3克　广橘皮3克　建泽泻3克　春砂仁1.5克　淮山药4.5克　生谷芽9克　水炒荷叶9克

江兰英，2岁，发热，吐泻，苔黄，证重。

粉葛根3.6克　炒黄芩2.4克　广橘皮3克　法半夏3克　赤茯苓7.5克　桑叶炒陈米10克

吉正茂，男，4岁。8月18日诊。体温正常，腹胀痛，嗳腐，便溏。

广橘皮3克　炒谷芽9克　制半夏3克　广藿梗1.5克　炒枳壳2克　赤茯苓6克　大腹皮4.5克　炒楂肉4.5克　鲜荷叶9克　莱菔子4克，炒研　扁豆花1串

以上出自《陆正斋医疗经验》

第十节　腹痛

许豫和

郑氏子，日晡潮热，少腹左侧按之痛，人渐瘦，脉沉结，人以为疳。请予治。予曰："此蓄

血也。"用丹参、香附、枳实、桃仁、赤芍、归尾。二剂,下瘀血数行,人渐困。再用丹参二钱,人参五分。二剂而愈。

族侄寰隽子,十岁,患腹痛,半月不止。作寒治,热治,食治,虫治,皆不应。痛在脐之下,日夜四五次。痛则腰曲,腹中鸣,不痛时亦能食。脉小,身不热。及痛至不可耐,方请予治。予曰:"病在肠不在胃。湿热伏于曲肠之中,气行则病亦行,故时痛时止,病名盘肠气。百问所谓腰曲干啼者,为冷盘肠,此则为热盘肠也。"用桔梗、枳壳、炒栀子、大腹皮、甘草、木通、大麦秆。长流水煎,一剂平,二剂止。

以上出自《橡村治验》

程文囿

玉翁大郎,童年曾患头昏,诸药不愈,予作肝风治,疏归芍地黄汤,金谓头昏是有风寒,童子不可轻服熟地,翁排众议,依方多服而瘳。次春又患腹痛,呕吐便泄,延诊,药用温中调气,两服未愈。家人着急,令更他医,日请数人,或以为虫,或以为血,或以为火,治总不验,淹缠旬余,痛甚不止,呕泻不停,寐食俱废,复邀诊视。脉细面青,呻吟疲惫,予思病势增剧,玉翁固虽相信,然旁议纷纷,难与着手,转荐同道余郎亭先生诊治。初投五苓散,续进真武汤,亦俱不应。玉翁坚嘱想法,予曰:非不欲为借筹,奈令郎病久,胃气必空,轻剂谅不济事,若背城借一,尊公爱孙如珍,见方骇然,焉肯与服?翁沉吟云:有一善策,今早友人谈及邻村有扶鸾治病者,家人欲往求方,予呵止之,祈拟一方,予持语家人云,是觇仙所开,自必信服。予曰:策固善矣,治法尚难,令郎之病,初起不过寒凝气滞,本无大害,因求速效,诸治庞杂,痛久伤气,吐多伤胃,泻多伤脾,致困顿若此,倘仍见病疗病,必至土败气脱。计唯扶阳益气,以拯其急,爰议附子理中汤,米水煎饮,气固胃安,庶堪保守。诘朝玉翁来舍,喜云:曩服他药,如水投石,昨服尊方,不但病减,并可啜粥,家人信为神丹,相烦往视,恳为加减。予曰:药已对证,勿轻易辙,今日照方仍服一剂,明日再为斟酌。次早往诊,病势大转,因其体素阴虚,方内除去附子,又服两日,更用参苓白术散调理而痊。是役也,非玉翁平素信心,兼施权变,安能图成,志此以见医家临证,不特病情之难窥,而人情之难处尤甚也。

《杏轩医案》

齐有堂

曾治余甥喻观佑,患脐风,每痛即啼哭不止,将近百日,医治罔效。适余外归,妹求救疗。视之脱证已具,用乳、没、广香为末,调乳灌之,外用连须葱子一握捣烂,焙热包脐,少顷二便俱下,痛去如失(能治盘肠)。

《齐氏医案》

谢星焕

王志耕乃郎,半岁,夜半腹痛,啼哭不已,以热手重按其腹,似觉哭声稍可,久之仍否。

延诸幼科，无非行气消食，误治两日，目珠上瞪，四肢微搐。余视其面色赤中带青，目中白珠颇蓝，手足指尖略厥，小水直无，指纹透甲。危急之顷，静神默悟，详推此证原是寒邪入里，与方脉寒证无异，意拟姜、桂通阳，然细察面色、唇舌、二便，又非无阳可比，倘辛热误用，而稚阳之质，势必血燥津涸，愈增筋掣瘛疭，因思肝藏血，寒伤营，非养血通脉，寒何由解，痛何以除？先以灯火焠腹，疏通凝寒，以仲景厥阴篇当归四逆汤，一剂霍然。

当归四逆汤：当归、白芍、桂枝、细辛、甘草、通草、大枣。

《谢映庐医案》

李省斋

上舍车鹏龄长女，四龄，腹痛兼旬，面色萎黄，唇舌皆白，时痛时止，痛时面色乍赤乍青，唇口战动，咬牙叫喊不绝，二便闭涩。阅诸医，有作火痛者，进栀、连、苦参大寒之味；有作食积者，投青皮、厚朴、曲、麦、山楂之属；有作寒痛者，进香苏饮，愈治愈剧，呻吟不已。闻余治文翰乃郎危证捷效，请余诊治。脉得乍大乍小，审是虫痛为患，盖由脾败脏寒所致，虫因寒而动，虫啮则痛，不啮则止，是以时痛时止，宜以温暖脾脏元气，佐以安蛔杀虫之类，使脾脏气强则寒自除，痛自止，虫亦自安耳。宗仲景安蛔乌梅丸，加君子、榧子，四剂而安。

高丽参、附子、蜀椒、川姜、乌梅、细辛、肉桂、黄连、君子、榧子。

《医案偶存》

徐守愚

沙园张简斋女腹痛治略。二七幼女，伶俐非常，父母极其钟爱，自月前其母急病而亡，日夜啼哭，悲哀太过，不自知焉，近日忽尔腹中大痛，着于一处，手不停按其痛，虽甚幸有时而作有时而止，其间医师朝张暮李，所见不同。有因面白唇红误认为虫积者，用扫虫煎加鹤虱、使君子者；有因身凉息微妄名寒瘀者，用大顺散加降香、晚蚕沙者，药不对证，病乃转增。简斋彷徨无措，延余施治。甫入室，渠即告余曰：前此贱荆腹痛，治不得人，以至不起，今小女病势与贱荆仿佛，所以飞速请救，望先生赐一良方，使小女危而复安，不独生者感德，即亡荆亦相慰于地下矣。语毕就诊，脉左手沉伏，右手浮大，腹痛得此不宜，外证舌红唇燥尿赤便闭，其为热痛显然矣。余谓简斋曰：书云，女子二七而天癸至，令爱适当天癸将至之时，遭此失恃大故，以哭泣之哀致气血之滞，而腹痛由是作焉，且一团郁火挟木邪纵行于腹中，得热为伍，愈肆猖狂，而痛由是甚焉。宜四七汤，合金铃子散，庶几近理。简斋曰：病因固不出先生所论，但施治用方其义云何？敢还质之。余曰：四七汤即金匮半夏厚朴汤，陈灵石之注甚明，其云半夏降逆气，厚朴解结气，茯苓除痰气，苏叶散郁气，生姜去秽气，葱白通阳气。《金匮》主以治灸脔，借诸药行气以奏功也。余移之治腹痛，亦以气为血帅，气行则血行，通则不痛之义耳。而必佐以金铃子散者，方中诸药皆行气，独赖延胡索通血而活络，和一身上下诸痛，诸药皆辛温，妙在金铃子味苦而性寒，引心包相火下行，此相须之殷亦相承制之理，非古法之可易，实活法之在人耳。简斋称善，命速进药饵，谓夜间但得稍愈一二，至明日再诊处方，可图脱然。抑知药一下咽，施即安卧，睡里痛除，遍身发热，醒而索茶，未几高声大呃，连续不绝，简斋失色，以为呃则多凶，复促诊视。余曰：病将退矣，两手脉象渐和，舌红已退，是邪气向衰，正气得复之候。其遍身发热者，郁热外出也；高声大呃者，胃火从肝火上升，即得上散也。再服原方一剂，无有不愈，药后果得立愈。

《医案梦记》

王旭高

冯。脐风由乎脾肾湿热而成。今腹痛便泄，先运其中。

白术　赤芍　茯苓　陈皮　木香　当归　六神曲　龙齿　砂仁

朱。痧后夹积，移热于大肠。腹中热痛，每交寅卯二时则痛甚。拟开肺金之郁，仿丹溪论参越桃意。

高良姜　桔梗　川连　通草　滑石　焦山栀　山楂炭　焦六曲　砂仁

又：痧后腹痛，甚于黎明。阳气为阴寒凝遏，欲升而不得升，故痛甚于黎明也。前用温寒并进见效，今仍前法加减。

桂枝　炮姜　吴茱萸　木香　延胡索　香附　山楂炭　花槟榔　赤苓　焦山栀　白蔻仁

以上出自《王旭高临证医案》

邵兰荪

稚孩湿热内着，脉弦濡，身微热，腹痛坚满，大便忽泻，宜大安丸加减治之。

焦神曲三钱　仙半夏钱半　广藿香二钱　枳壳一钱　炒川连四分　赤苓三钱　通草钱半　佛手片五分　陈皮一钱　炒莱菔子三钱　红藤钱半

《邵兰荪医案》

也是山人

张，六岁，肝火肆横，腹痛脉弦，宜当疏泄。

青皮一钱　煨木香六分　生谷芽一钱　炒厚朴一钱　广皮一钱　炮姜炭三分　南山楂钱半

陆，六岁，腹痛数日，始由跌仆惊恐而得，经旨谓惊则气乱，恐则气下，其气漫无所归，斯痛全在于气。今若是危笃者，误投下蛔，五味扰动厥阴肝络，以致胃伤废食，饮食不思，关脉迟缓，按之痛止，抚摩稍适，色现黑滞，倘加呕逆，乃为顺候。今因戊土残惫，难以立方，勉拟戊己成法，望其百中一幸，戊己汤去参，加半、曲、谷芽。

焦白术钱半　炒焦半曲钱半　谷芽一钱　炙草五分　广皮一钱　茯苓钱半　生白芍钱半

戴，十一，寒客于胃，腑阳不宣，腹痛脉弦，少食，然六腑属阳，以通为用，古人谓痛则不通耳。

生益智七分　炒焦神曲钱半　焦谷芽一钱　南山楂钱半　广皮一钱　块茯苓二钱　制厚朴一钱

陆，六岁，昨用戊己甘缓，痛势略减，饮食稍进，幸之机也，但痛来汗泄，由惊则伤心，致心伤金，是脏气之伤，前以蛔下，腑阳未复，滋当培土泄肝，以扶其正。

桂枝木五分　炒焦乌梅肉七分　煨木香五分　川楝子一钱　土炒白芍二钱　淡黄芩一钱　延胡一钱　茯苓钱半

朱，八岁，腹痛呕逆，惊骇而起，例进辛香，其病可愈。

延胡一钱　郁金一钱　青木香五分　金铃子一钱　制半夏钱半　炒小茴钱半　青皮一钱　橘核一钱，炒

虞，五岁，身热腹痛，前议疏泄得效，缘稚年体质最薄，邪气得以乘虚蔓延，腹痛复作，身热不止，幼科但知治惊，不明《内经》诸痛之义，所用方剂，皆镇惊化痛之剂，不惟腹痛不减，益且大便坚秘，少腹痹热，四肢厥冷，酿成危患。

川桂木五分　南楂炭钱半　茯苓三钱　淡黄芩一钱　橘红一钱　泽泻一钱　苡仁二钱　生谷芽一钱

以上出自《也是山人医案》

金子久

张童，二月。腹痛甚而有形，腹痛瘥而无形，脉象弦紧，痛在中脘，显然脾病。源由水谷之湿，遂使湿胜生虫。及早调治，免成五疳。

瑶桂、金铃、延胡、苏梗、川朴、茯苓、阳春砂、姜夏、乌药、青皮、白芍、使君子。

金童，二月。少腹抽痛，不食面黄。

当归、小茴、延胡、金铃、枳壳、青皮、忍冬、丝瓜络、橘络、白芍、乌药、路路通。

以上出自《金子久医案》

翟竹亭

邑北李庄李玉林女，三岁余。于二月间随母探亲，偶受大寒，由此得病。寒热往来，腹疼咳嗽，吐痰日多，至五月肉脱骨立，卧床不起，饮食大减，服某医药无效，迎余往诊。六脉沉紧，重取微滑，此乃大寒积于肠胃，非温中散寒元气何从而复。余用桂附汤：附子6克，油桂5克，白术10克，炙甘草6克，炮姜10克，荆芥子7克，丁香2克，破故纸7克，半夏6克，砂仁5克，党参6克，巴戟天10克，礞石6克。煎成早晨服下，至晚腹疼咳嗽略减，又服二帖，寒热已去，饮食渐进，共服七帖，渐收全功。又调养月余，方能步行。

马南庄王姓，家甚贫，其子近三岁，终日衣不当寒，食不充饥。初病时发寒热，四肢懒惰，渐至腹大疼痛。迎余诊治，六脉沉而有力，浮取不见，外虚而内实，即大实有羸状也。余用补中消积汤：党参10克，白术10克，穿山甲6克，鳖甲10克，川大黄10克，枳实6克，厚朴6克，焦山楂10克，炮姜10克，芒硝3克，巴豆霜0.1克，京三棱5克。水煎服。午时用下，至晚亦无动静，又将二煎服下，至天明腹中痛甚，欲大便，自觉有物到肛门，苦

不得下，儿母用物挖之，始出粗二指、长三寸之粪便，破开细看，不知何时所食之糠馍也，由此诸病愈。

以上出自《湖岳村叟医案》

章成之

梁幼。经攻积消食药后，便之黏液者，转为泄泻，但按其盲肠部位，仍剧痛，身热如烙。

金银花 15 克　败酱草 12 克　马齿苋 15 克　飞滑石 12 克　五灵脂 9 克　黄柏炭 9 克　焦楂肉 9 克　小蓟 12 克　京赤芍 12 克

二诊：药后热退，腹痛大减，但大便仍溏，中有黏液。

银花炭 9 克　白槿花 12 克　滑石 12 克　晚蚕沙 9 克，包　焦山楂 12 克　马齿苋 9 克　青皮 9 克　焦谷麦芽各 9 克

《章次公医案》

施今墨

关某某，男，3 岁。未足月而产，体质屡弱，经常发烧，睾丸时时上抽，生殖器萎缩，少腹疼痛，消化力弱，大便常溏泻。舌苔薄白，脉象沉弱。

辨证立法：先天不足，阳气不充，小儿竟现虚寒之证。肾为先天之本，脾为后天之本，当从先后天两方培补，以资恢复，本方可常服。

处方：巴戟天 3 克　紫河车 3 克　生熟地各 3 克　荔枝核 5 克　川楝子 3 克，醋炒　米党参 3 克　野于术 3 克　炒吴萸 3 克　酒杭芍 6 克　炙甘草 1.5 克　鹿角胶 3 克，另烊化兑服

《施今墨临床经验集》

第十一节　腹胀

曹存心

诸腹胀大，皆属于热；诸湿肿满，皆属于脾。脾经湿热交阻于中，先满后见肿胀，肤热微汗，口渴面红，理之不易。

防己　茯苓　石膏　腹皮　陈皮

再诊：湿热满三焦，每多肿胀之患。如邪势偏于下焦，小便必少，前人之质重开下者，原为此等证而设。然此病已久，尚盛于中上二焦，胡以中上两焦法施之？诸恙不减，或者病重药轻之故。将前方制大其剂。

竹叶　石膏　鲜生地　麦冬　知母　半夏　五皮饮

原注：此十二岁女子，腹暴胀大，面跗俱肿，面红口渴，小便黄。此证属热，所见甚少。

诒按：此等方治胀病，非有卓见者不能存之，为临证者增一见解。

《柳选四家医案》

徐镛

郡城卜姓女十有三岁，先患痧疹，继患疟疾。医用开泄太过，遂致胀满，肚腹以下坚硬如石。本家疑为虚证，请一老中医专用补药者诊之，岂知竟云痧毒内攻，法在不治。余时初到郡中，遂延余诊。余按其脉沉细而微，脾虚景象，显然如绘。初用钱氏白术散而坚硬消，继用陈氏六神汤而胀满愈。

《医学举要》

姚龙光

范自信三令郎，患单腹胀，服药二十余剂，愈医愈剧，迎予为治，诊其脉沉弱而迟，面黑而黄，身体黑瘦，四肢尤瘦削，惟腹大而坚硬，精神疲惫，饮食不进，大便溏，小便清利，夜间尤多，纯是脾阳大虚之候，前所服药又皆五皮、五苓之类，致脾虚气散，腹日坚硬也，为用理中汤加厚朴、砂仁、益智仁、肉豆蔻驱阴益阳，服三剂腹软食进，八剂全安。

《崇实堂医案》

柳宝诒

黄。热蕴于脾营之内，燔灼胃阴，求助于食，故病如中消。但邪热不能杀谷，多纳少化，渐致脘腹膜胀，大便溏泄。此证若专清胃热，则胀泄必甚；再与温运，则阴液愈伤。刻视舌质紫绛无苔，入暮昏睡谵语，热之燔于营阴者已深。姑与清泄心脾为主，稍佐和中。

西洋参　川连盐水炒　东白芍土炒　枳实　青蒿　炙鸡金　丹皮炭　生甘草　焦六曲　小生地　茅根肉　竹心

另：鲜生地露过药。

二诊：改方，去青蒿，加大腹绒、麦芽炭。

三诊：前与清泄阴分伏热，两三剂后，晚热较平，舌色转淡；惟易饥多纳，脘腹膨胀，仍未少减。此由木火燔灼，脾阴消耗，故多纳少运，随纳随胀，而纳仍不减也。清滋则助滞，疏运则伤阴，两难着手，只可两面兼顾，以消息病机。

西洋参　金石斛　麦冬肉　丹皮炭　元参　炙鸡金　广郁金　楂肉炭　炒枳壳　砂仁　麦芽炭　鲜藕

四诊：内热渐平，脘腹膨胀微减。拟方清养为主，佐以疏运。

西洋参　金石斛　大生地炒炭　丹皮炭　麦冬肉　川连盐水炒　炙鸡金　楂肉炭　焦神曲　紫蛤壳　生甘草　鲜藕

五诊：脾阴虚，则口淡而渴；脾气虚，则少运而胀，内热神倦，大便溏泄，舌色偏红。当清养健运，两法兼用。

西洋参　麦冬肉　金石斛　紫蛤壳　香青蒿　丹皮炭　山楂炭　麦芽炭　焦六曲　茅根肉　鲜藕

《柳宝诒医案》

倪明

徐姓小儿，单胀数月，幼科百治无功。佥用肥儿丸、万安散、磨积丸、绿矾丸、鸡肫药，俱不效。余谓："气分不效，宜治血络。所谓络瘀则胀也。用归须、桃仁、延胡、山甲、蜣螂、䗪虫、灵脂、山楂之类，为丸。"十日全愈。

《临证汇集》

周镇

贾姓孩，沪北。戊申春季，腹满如鼓，起于泻后不便，而有寒热，诊脉濡迟，舌白，按腹块垒不平，决为泻因塞止，积阻不通。疏方：神曲、楂炭、茯苓、陈皮、连翘、莱菔子、使君子、黑山栀、枳实、大腹皮、豆卷。外用山栀仁、皮硝、莱菔子，研，同蛋白、酒糟、面粉敷脐，外用布扎。

《周小农医案》

施今墨

郭小姐，年六岁，发热，恶寒，腹胀而痛，时欲呕吐，西医断为黑热病。

醋柴胡钱半　赤白芍各三钱　鲜生地四钱　鲜茅根四钱　竹茹二钱　竹叶二钱　酒条芩二钱　清半夏三钱　炒香豉三钱　山栀钱半　广皮炭三钱　炒丹参二钱　炒丹皮二钱　蝉退衣钱半　桃杏仁各二钱　炙甘草五分

方义：本方以小柴胡汤为主，因柴胡能杀菌、消肿、退热之故也。茅根、生地、竹叶、竹茹、山栀、豆豉、蝉衣、丹皮，皆为退热药。丹参、桃仁、杏仁，可消肝脾之肿。

二诊：腹胀未消，下午仍热，大便不通已五日，乃前方力薄，未达病所也。

鲜生地四钱　鲜茅根四钱　赤白芍二钱　醋柴胡钱半　桃杏仁各二钱　炮甲珠二钱　郁李仁二钱　清半夏三钱　鳖甲四钱　炒山栀钱半　炒丹参二钱　粉丹皮二钱　蓬莪术钱半　青蒿一钱　酒黄芩二钱　淡竹叶二钱　炙甘草五分

方义：本方仍以小柴胡汤为主，再加青蒿、鳖甲退热；炮甲珠、蓬莪术消肿；郁李仁润肠通便。

三诊：热渐退，腹渐软，大便一次极少。

赤白芍各二钱　醋柴胡钱半　桃杏仁各二钱　鲜生地四钱　鲜茅根四钱　生龟鳖甲各四钱　酒条芩二钱　三棱钱半　炒丹参二钱　炒丹皮二钱　蓬莪术钱半　酒军炭一钱　青蒿一钱　炒山楂三钱　焦远志三钱　瓦楞子三钱，煅　海浮石三钱　炙草五分　炒山栀钱半

方义：前方加龟甲因其能退热，且可软坚；又加三棱、山楂、浮石、瓦楞，消肿力更加强大；远志略助心气，军炭既可活血软坚，又可通便。

四诊：前方连服二剂，腹胀大消，热亦下降至37.4℃，再拟消余肿、退余热法。

醋柴胡钱半　赤白芍各二钱　海浮石三钱，醋煅，布包　瓦楞子三钱　龟鳖甲各四钱　鲜生地四钱　鲜茅根四钱　酒军炭钱半　焦远志二钱　莪术一钱　枳实炭一钱　左金丸二钱　风化硝钱半　炒丹参二钱　炒丹皮二钱　于术一钱　酒条芩二钱　炙甘草八分

方义：于术生胃气，左金丸和胃调中，枳实炭、风化硝通大便。

《施今墨医案》

第十二节　臌胀

王燕昌

杞县王姓，携子十岁，避乱入大梁，子肚大筋青，延医药未愈。一媪以温水洗其脊中段，见红丝一处，用针挑出血数点，嘱其忌食杂物、寒凉，数日全愈。亦妙法也。

《王氏医存》

王旭高

陶，年甫十三，断无忧郁之理，而腹满如臌，微微内热，将及两月，其义何居？良以童心太甚，饥饱不调，冷热不节，向有胃寒呕酸之疾，今反不呕，腹渐胀大，饮食不纳，内热时生，是非劳碌伤脾而失运，乃寒饮停聚而腹胀也。脾虚故内热生，单单腹胀，名之单胀，然治法不同也，今以温利中州，稍佐苦泄，取柔中之刚，能平胃而和脾。

党参、茯苓、半夏、陈皮、白芍、川连（吴萸炒）、炮姜、泽泻、川朴、冬瓜皮。

《王旭高医案》

周镇

霍幼，乙丑夏，久旱大雨，得鼓病。谅由水毒，进下方而愈。五月廿日诊：由疮成鼓，水气结胸作痛，气喘溲秘，颇属危险。拟导水下行，降气泄浊。紫菀、冬瓜子皮、杏仁、葶苈、枳实、竹茹、兜铃、薏仁、大腹皮、车前、半夏、木通、三白草。另西血珀五分，黑丑三分，上沉香二分，保赤丹四厘，研末如霜，开水下。

《周小农医案》

陈憩亭

陈童，疮毒入腹，腹笥形膨，面浮足肿，便溏溲少，复感风毒，遍体瘙块，寒热，舌红苔白，脉弦数，邪势方张也，慎防喘逆。

桑皮、猪苓、木通、焦栀、滑石、贯众、白苓、赤苓、枳壳、苓皮、豆卷、淡竹叶。

复诊：疮膨肿胀，腹笥形臌，便溏少纳而不运，质小任重，勿泛视之。

原方去木通、豆卷，加茵陈、川柏、泽泻。

屈童，流注溃敛之后，腹臌作胀，大便溏薄，小溲浑浊，脉细右弱，左弦，脾土有亏，肝邪乘而侮之也，防成积满。

茅术、广皮、猪苓、赤苓、砂仁、桂枝、麦芽、青皮、枳壳、鸡金。

再诊：疳积腹臌，便溏溲少，目赤咳嗽，脾土有亏，肺气失肃所致。

桑皮、广皮、建曲、枳壳、砂仁、内金、白术、赤苓、猪苓、青皮、大枣。

三诊：疳积腹臌，便溏溲少，脉细内热，舌苔黄质红，目赤少光，脾土失健，阴液有亏所致。防其成臌，拟方候专科裁夺。

生地、茯苓、猪苓、建曲、枳壳、白术、陈皮、腹绒、泽泻、大枣。

许幼，水肿浮胀，腹筒形臌，溲少便溏，纳食不运，防其喘逆增端。

五皮饮加五加皮、泽泻、猪苓、滑石、竹叶。

以上出自《虞山墩头坵陈氏方案》

华秉麾

王小孩，腹中胀如鼓，名曰水臌。惟日久体虚，虚火上炎，牙根失血，加之以鼻衄，而腹中积水，久则腐臭，且露青筋，断为不治之重证。乃连进通络逐瘀之方，即愈。

商陆二钱　川连五分　淮木通钱半　红花二钱　昆布二钱　石膏四钱　海金沙三钱，绢包　生甘草二钱　海藻二钱　防己二钱　金银花二钱　夏枯草二钱

诊断：此腹中毒水久积而为臌病也。方以商陆、昆布、海藻，先去其毒；川连、银花、夏枯草，清解内热；石膏以清胃火，而治牙血；红花逐瘀，此外利水。

《华秉麾医学真传全书》

第十三节　疳疾

秦昌遇

一儿肌肤消瘦，大肉尽去，内热颇正，兼痰涎壅盛，但不曾泄泻，节节尽属危证。且进助脾消痰退热之剂，俟其热气稍减，痰涎稍解，然后议补，方为万全。

橘红　茯苓　芍药　川连　山楂　麦芽　前胡　银柴

二诊：服后身热稍减，痰涎虽正，较前已去十之七矣。但积热虽减，恐元气从此愈削，莫如遵守"热里逢虚，且补虚"之句何如。

人参　茯苓　贝母　白芍　川连　麦芽　骨皮　银柴

《大方医验大成》

许豫和

贺氏子，四岁，潮热两月，腹膨人瘦，颈生瘰疬，烦躁咬牙，类乎疳证。医用消痞药杂治不效。予曰："此儿性躁多怒，盖禀母气而然。又食多郁之乳，宜以逍遥散治之。"服四剂左半手足掣动，其家大恐，以为惊作。予曰："神气清爽，食粥一盂，非作惊之象，此肝气渐舒也。"仍服逍遥散，二十剂而愈。

黄境芳子，五岁，潮热，腹膨，泄泻，目生膜，项生核。先用清热、疏肝、理脾之剂，热

退、泻止。反复再三，左目退出，右目已坏，项核渐大。手、足、胸、背结核五六块，坚硬不痛。半年后，项始溃，内服参苓白术散去砂仁，加白芍，外贴洪少冈膏药。至次年手足皆溃，无内证，再与黄芪内托散，数服竟得收功。始知无辜疳亦有溃者。儿得保全，在治之先后得宜耳。

族侄，肝脾两伤，腹膨内热，雀目羞涩，人渐枯瘦。先与清热消食药数剂，再与柴胡、青皮、谷精草、夜明砂、大青草五味，煮雄猪肝四两，服之愈。

大青草俗名疳积草，又名鸡骨草。一味独煮猪肝，亦治雀目、清肝热之药也。

以上出自《橡村治验》

程文囿

予甥习方，稚年出麻，麻后热久不退，干咳无痰，肌瘠食少，粪如羊矢，神形疲困，诸医束手，姊氏忧惶，抱负来舍。予曰："此麻疳也，病属难疗。"姊嘱拯治。思麻后热久，阴血必伤，干咳便难，津液必涸。计惟养阴保液，清肺润肠，庶可望效。方定麦易地黄汤，加石斛、沙参、玉竹、芝麻、阿胶、梨汁、白蜜。并令饮人乳，食猪汤。姊言："前医以嗽热未清，戒勿食荤。"予曰："谷肉果菜，食养尽之。今病久肠胃干枯，须假物类脂膏，以补人身血液。古有猪肤汤、猪肚丸可法也。"于是药食并进，热嗽渐减，便润食加，调制一月，诸候均愈，肌肉复生，乃送归焉。

子弟倚兰，服贾庐江。戊辰冬，予自中州回，道经彼地，羁留信宿。有王策勋先生者，与予弟善，抱其幼孙，恳为诊治。视其体热面黄，肢细腹大，发焦目暗，颈起结核。予曰此乃疳疾。疳者干也。小儿肠胃柔脆，乳食失调运化不及，停积发热，热久津干，故名曰疳。又谓之丁奚哺露。丁奚者，言奚童枯瘠如丁。哺露者，言愈哺而骨愈露。但是疾，每多生虫，虫蜃日滋，侵蚀脏腑，非寻常药饵所能去病。古方有布袋丸，治此证多验。药用人参、白术、茯苓、使君子肉各一两，芦荟、夜明砂、芜荑、甘草各五钱，共为末，蒸饼糊丸，每粒约重三钱，日用一丸，以夏布袋盛之。另切精猪肉二两，同煮汁服，肉亦可食。如法制就，服完一料而愈。

以上出自《杏轩医案》

吴篪

施，子三周，面黄肌瘦，肚胀泄泻，发热不乳。医皆用大芦荟丸、如圣丸及泻青丸，久而不愈。余按其初病为热疳，过服寒凉峻厉之剂，致脾胃虚损、津液耗伤，久病即变为冷疳。钱仲阳云：诸疳皆脾胃之病，内亡津液之所作也。亟投五味异功散加白芍、煨木香，甚效。以原方加熟附、炮姜，大为温补乃痊。

阿，子六岁，询其患惊风后，复潮热作渴，饮食不思，面黄体瘦，肚大溏泻。余视形气脉证皆因病后脾胃亏损，用药过伤，不能传化饮食，内亡津液，虚火妄动而成疳证。即用胡黄连丸先止热渴，随服蟾蜍丸。旬日后热退渴止，更以加味异功散调理脾胃，诸证悉除。

以上出自《临证医案笔记》

王孟英

陈荷官，病痞积腹胀，发热干呛，善食而黄瘦，便溏溺赤。儿科药广服无功，已将绝望。孟英闻而怜之曰：吾于幼科虽未讨论，姑赠一方，或有生机也。以黄连、白芍、牡蛎、鳖甲、鸡肫皮、木瓜、山楂、楝实、橘皮、桔梗、霞天曲、旋覆、栀子、丹皮、五谷虫等药，一剂知，旬余愈。

《王氏医案》

李铎

陈茗如太守令媛，年四龄，疳积发热如疟，日轻夜重，头疮遍发，溃烂流脓，面目浮肿，印堂尤甚，肢体日渐消瘦，粪溏糟粕不化，肚腹膨胀。此脾虚不运而成疳积，幼科称为脾疳是也。总因杂进肥甘食物，停滞伤脾，遂致如此。昨晚进异功散加鳖甲、青蒿、胡黄连、白芍扶土益木，加莪术、神曲以消其积，夜潮烦躁俱减十六，颇属投机，宜步此意加减，总以固本为上。若但以清热解毒及作疟治，愈损元气，为可虑也。

原方去莪术，加鸡内金。

《医案偶存》

柳宝诒

庄。腹膨内热，齿燥舌光。疳热留恋已久，调治不易。姑与清疳和中。

金石斛　青蒿　炒丹皮　枳实炭　炙鸡金　白芍土炒　砂仁　大腹皮　茯苓皮　生甘草　广木香　荷叶

另：肥儿丸，每服一粒，冰糖汤送下。

朱。病久脾虚，而湿积未化。内热腹臌，面色浮白带青，稍纳谷食，大便即溏，此积久成疳之证。当与健脾清胃，缓缓调之。

炒于术　白芍土炒　炙鸡金　川朴　金石斛　枳实炒　炒谷麦芽各　丹皮炭　茯苓皮　通草　砂仁　荷叶

金。先患积热腹痛，刻下痛势虽减，而疳热伤阴，肝脾两脏均有虚热留恋。脉象偏数，舌色偏红。童年阴气未壮，易损难复。钱仲阳以六味补阴，未免专重于肾，于此证尚未恰合。拟即仿其意，而以肝脾为主，用资生合归脾法。

党参炒　于术土炒　大生地切薄片，烘脆，勿枯　白芍　归身土炒　炒丹皮　山药　扁豆炒　青蒿珠　小青皮　广陈皮　枳实炒　炙鸡金　甘草　麦冬炒　川连土炒　煨木香　金石斛　茯神　上药为末，煨姜二钱、干荷叶二两，煎汤泛丸。

以上出自《柳宝诒医案》

马文植

黄桥，八岁。脾阳胃阴两亏，夹有痰滞。发热，腹大青筋肢瘦，脉细数，已成疳臌之候。拟养阴清热和脾。

南沙参　五谷虫　丹皮　使君肉　神曲　枳壳　青蒿子　冬瓜子　云苓　炒楂肉　鸡内金　青皮_{盐水炒}　胡黄连_{猪肝一块剖开，将连入肉，线扎}

二诊：疳臌热势已缓，而胀未松，腹鸣作痛，便泄。阴伤脾弱，清阳不展。拟养阴和脾，理气化浊。

原方去沙参、青蒿子、胡黄连、鸡内金，加孩儿参、扁豆皮。

三诊改方：

党参　冬术　木香　炮姜　砂仁　炙草　乌梅　淮山药　茯苓　焦谷芽　灶心土

《马培之医案》

巢渭芳

王童，年十二。后天不足，五岁时疟后伤于凉水沐浴，积痞腹膨，形羸食少，便中夹红，延绵数月不愈。以温中化积，炙内金、连皮苓、青皮、延胡索、木香、焦谷芽、槐米炭、香砂仁、焦术屑、大腹皮、蓬莪术、藿梗、煨姜进治。

万绥，陈儿，四岁。泄久脾伤形羸，四肢浮肿，便溏食减，防成慢脾。以焦术屑、藿香、焦山楂、泽泻、炒枳壳、大腹皮、扁豆、煨木香、赤苓、焦谷芽、香砂仁、煨姜、炒潞党服之。

以上出自《巢渭芳医话》

邵兰荪

女孩脾疳化肿，苔白便泻，口渴，脉濡滑左弦，腹大尿少，非轻藐之证。

乌梅_{一个}　蟾蜍干_{八分，去头手足}　地骨皮_{三钱}　省头草_{三钱}　厚朴_{八分}　甘松_{四分}　扁豆衣_{三钱}　通草_{一钱}　炒车前_{三钱}　大腹绒_{三钱}　鸡内金_{二钱五分}　砂仁_{七分，冲}　三帖。

《邵氏医案》

王堉

里中段克宽之孙，得疳疾不起数日矣。遇野医视之曰：此痞也，割之可愈。乃割其耳根并割其手之虎口，而病不去。又数日，则两眼羞涩难间，头大颈细，腹有青筋，时时张口作睡态，无法可施，段乃抱而问余。余视其形状，告曰，野医以为痞良是，但俗之所谓痞，即古之所谓疳也。病有十余种，五脏六腑皆有此病。令孙所患，乃肝疳也。始而发呕，继而胁胀。肝火上冲于目，故流泪羞明，渐而起云翳。不三月，两目瞽矣。目瞽而病蚀其肝，命亦随之而去，此时尚可挽回，若再迟月余，则无救矣。段以仵作积财，家颇裕，而猥鄙特甚。又告曰：此病性命相关，若重财轻命，小效而中止，不如勿治也。段力表其不能，乃先施退翳散，并施逍遥散。

不几日则翳已清，精神亦好。又处以化痞消疳汤服之。数日遇于途，射曰，孙病已全愈，天太热不能多服药。余曰：固知尔之吝也，此时病虽去而元气未复，脾部尚虚，不力培之，将复作也，如不愿服药，宜买芦荟消疳丸过半斤而后可。否则再病，勿求余也。段笑而颔之。不知能听之否？乃知龌龊之流，不足与论病，并不足论事也。

《醉花窗医案》

吴鞠通

丁亥七月二十五日，孙，九岁。疳疾已久，若不急讲调理饮食，则势不可为矣！用药以疏补中焦立法。

姜半夏三钱   云苓四钱，连皮   鸡内金二钱，炒   益智仁一钱五分   厚朴二钱   南楂炭一钱五分   广木香一钱   广皮二钱，炒炭   煮三小杯，分三次服。

《吴鞠通医案》

杜钟骏

江都县谢心畬大令延庚之孙，生未周岁，体肥而白。谢公七子，只有一孙，爱若掌珠，稍啼，乳母辄以乳塞其口，以是积乳成痰，又衣被过厚，表疏易汗，风邪凑袭，咳喘气急，舌苔滑腻，身热汗多。予以宣肺化痰疏风之品，热解喘平，气顺痰降，因谓之曰：此后宜节乳薄衣，否则必有痰厥、惊风、抽搐之变。书云：要得小儿安，常带三分饥与寒。无如其家爱之太深，忧之太过，虽以予言为是，积习终不能改。一旦，忽然痉厥，亟邀予诊，以礞石滚痰丸投之，痰豁痉定厥回。又深诫之，口虽允而饱乳厚衣如故，以致屡愈屡发。告以药不可恃，痰忌屡攻，若不釜底抽薪，久则脾伤，必成疳疾。不能见信，因辞之，嘱另延高手。先后延幼科多人，攻补寒热，纷然杂投，如枳、朴、连、芩、人参、紫河车、肉桂、干姜之类，无不备尝。迁延三月之久，体日瘦削，神日疲惫，头日增大，囟门开张，扇动不已，大便溏泄。乳积不化，痰多气急，终日呻啼，诸医束手。谢公乃与甘泉汤春舫大令商议，复来请予设法，辞以疳疾已成，无可为力。固求不已，乃与约曰：日日诊之，时时药之，于病无济，转伤正气。况小儿脏腑柔弱，尤不胜药力，不效更方与获效急进，过犹不及，其弊则同，并有违《内经》衰其大半则止之训。今为订方五帖，后再商加减，勿蹈从前一日数诊之辙，乃疏西洋参、煅龙齿、柏子仁、酸枣仁、珍珠母、炙甘草六味，养液、熄风、安神、益气。服后呻啼较稀，囟门扇动略定。越日又来邀诊，原方不动，彼颇怏怏。予曰：改方无益，必五帖后再为订法。渠无奈，候至五帖服完，方来邀诊。原方加白芍，二十帖后，囟门合，呻啼止，饮乳较多，精神渐渐复原，惟两足软不能立，改用膏方，服经月无效后，教以服一味鲜何首乌煮浓汁饮之，一月而两足能立。愈后聪明智慧，逊于常人。

《药园医案》

张山雷

吴幼。腹膨作痛，大腑溏泄，脉小舌无苔，疳积之证，虚虚实实，宜两顾之。

南沙参6克　木香1.8克　使君子1.8克　楂炭9克　鸡内金4.5克　五谷虫4.5克　炮姜1.5克　青皮4.5克　干蟾3克　槟榔2.4克　砂壳1.2克

吴幼。疳积腹笥绷结，食不易化，大便不结，时或腹疼，脉小且数，舌滑不腻，尖红。法宜扶脾胃，助消化，须禁生冷面食及碍化者为要。

炒贡潞党4.5克　生淮山药9克，打碎　广木香2.1克　炮姜炭1.2克　枳实1.5克　生鸡内金3克，打　干蟾1只　枣儿槟榔2粒，去壳　使君子肉4粒，去壳　台乌药4.5克　大腹皮6克　壳春砂仁1.2克，打，后入

徐幼。疳积腹膨脐突，大肉尽削，舌光淡白，脉数不细，夜热两月，先前有汗，今已无汗，此疳劳重证。

沙参9克　炮姜1.5克　干蟾2.4克　炙甘草1.2克　冬术4.5克　鸡金6克　五谷虫3克　潞党参4.5克　银柴胡4.5克　鳖甲9克　杞子6克　木香1.5克　青皮3克

某幼。龟背本于先天不足，无可愈之理。但腹高便结，面赤颧红，夜嗽频仍，舌光红而滑，真阴久乏，食滞不消，且有疳积之虞。议毓阴化滞以助脾运，土旺自能生金，庶可扶持以延岁月。且宜节食，忌食生冷干硬碍化诸物。

北沙参6克　炒西党4.5克　淮山药4.5克　炙鸡金2.4克　炙五谷虫2.4克　干蟾半枚　木香1.2克　带壳砂仁2粒，杵　牡蛎12克　全当归2.4克　秦艽4.5克　狗脊4.5克　怀牛膝4.5克　青皮3克　陈皮3克

常服清鱼肝油，早晚各一小匙。

以上出自《张山雷专辑》

戴溪桥

张幼，十六月。八月二十八日。先天不足，后天不敷，脾肾两亏，形尪肉削，发枯如穗，口渴溲多，善纳易饥，两目羞明，舌红无苔，大便干薄无常，灼热往来无定，脉象细数。正气已虚，胃阴已伤，急为养阴生津、和胃扶正。

西洋参一钱　川石斛三钱　炒扁豆三钱　淮山药三钱　白茯苓三钱　银柴胡一钱　野白薇一钱五分　芡实三钱　潼白蒺藜三钱　大麦冬三钱　五剂。

复诊：服药以来，热退渴减，余证如前。书有形不足者温之以气，精不足者补之以味，非草木之功所能为也。

原方去银柴胡、白薇、炒扁豆，加土炒野于术一钱五分，稆豆衣一钱五分。嘱以牛乳代茶，黄芪、红枣汤煮粥，鸡鸭血佐餐。如法服之即愈。此证即属脾肾论治。

戚幼，二岁，横林人。四月十三日。断乳太早，胃实脾虚，喜食香甘之品，以致腹膨且硬，青筋暴露，形神羸瘦，大便时溏时坚，尿若米泔，腹痛作止无定。盖小儿脏腑娇嫩，精气未充，耗伤脾胃，已成疳积，治宜健脾和胃、导滞化虫。

炙蟾皮一钱五分　槟榔三钱　枳实一钱五分　使君子三钱　雷丸二钱　川朴八分　焦山楂三钱　炙内

金一钱五分　砂仁五分　炒于术一钱五分　广青皮各一钱五分　三剂。

复诊：投以导滞和化，药后下酱粪胶固，稠腻不堪，秽臭异常，腹膨渐松，按之已软，是佳兆也。为今之计，仍当调和脾胃，稍佐扶正。

太子参三钱　炒枳壳一钱五分　半夏一钱五分　广皮一钱　云茯苓三钱　淮山药三钱　焦山楂三钱
炙内金一钱五分　香谷芽四钱　春砂仁五分

此证先天充沛，后天失调而已。即作脾胃论治，用先攻后补之法。

以上出自《近代中医流派经验选集》

周镇

全绥臣之女，乙卯九月，患腹大脐不敛之证。已服水气药，不应。来延余诊。脉濡，苔白。询悉自去秋多食滞之物逐渐而来，乃疳积也。即疏使君、川楝、大腹皮、楂炭、扁豆、茯苓、砂仁、鸡内金、薏仁、范志曲、莱菔子、麦芽等味。腹渐软，胀渐松，数剂而畅。续拟白术、茯苓、扁豆、使君、楂肉、鸡内金、芡实、黄精、枣核槟健脾消积之品，为丸，嘱常服。节食生冷糕团之类，胀即全消。

《周小农医案》

方公溥

周孩。八月三十日诊：疳积日久，脾失健运，泄泻频频，手掌烙热，近有咳嗽之患，病勿轻视，先拟健脾消疳。

白扁豆9克　石莲子9克　炒淮药9克　焦六曲6克　新会皮2.4克　炒山楂4.5克　漂冬术4.5克
云茯苓9克　冬桑叶3克　大腹绒3克　车前子4.5克　炙鸡金4.5克

九月一日复诊：内热渐减，夜寐渐安，咳嗽也止，大便尚带溏薄，再与健脾调中。

处方同前，除陈皮、山楂、桑叶、车前，加清炙草2.1克，香谷芽6克，赤石脂（包）9克，炙御米壳1.5克。

九月三日三诊：腹胀大减，泄泻渐有转机，药既应手，再进前意出入。

处方同前，除香谷芽、六曲，加银柴胡1.5克，改炙御米壳3克。

《方公溥医案》

陆正斋

蒋隆生，男，4岁，住三里闸。7月14日诊。

肌瘦，腹胀，泄泻。

广橘皮5克　焦山楂6克　谷麦芽各6克　炒白术8克　建神曲6克　春砂仁1克，后下　赤茯苓6克　莱菔子4克

韩良业，男，5岁，住韩西庄。

发热，肌瘦，腹胀痛。

细青蒿 7 克　炒麦芽 7 克　大腹皮 5 克　山楂肉 7 克　鸡内金 7 克　广橘皮 3.5 克　制半夏 3.5 克　赤茯苓 5 克　炒神曲 7 克　鸡苏散 5 克，包

梅广德，男，1 岁，住薛家村。5 月 28 日诊。
潮热，肌瘦，疳证显著，难以获效。
鲜石斛 4.5 克　云茯苓 4.5 克　左牡蛎 6 克　炒白术 3 克　生甘草 1.5 克　细青蒿 4.5 克　忍冬藤花各 3 克　鲜糯稻根 4.5 克

徐春贵，男，3 岁，住韩家庄，6 月 22 日诊。
疳证显著。
香青蒿 5 克　防风 2.5 克　广陈皮 3.5 克　炒白术 5 克　雷丸 5 克　金铃子 5 克　带皮苓 7 克　鸡内金 3.5 克，炙，杵　使君子肉 3 个　陈荠菜花 4 克

谢有怀，男，1 岁，住货郎庄，6 月 22 日诊。
吐泻，疳证显著。
米炒沙参 4 克　云茯苓 5 克　法半夏 3.5 克　土炒白芍 1.5 克　炒白术 3.5 克　炒谷芽 6 克　水炙防风 2 克　广橘皮 3.5 克　枯荷叶 7 克　陈荠菜花 3.5 克　炙甘草 1 克

丁邦德，男，10 个月，住葛家桥，6 月 23 日诊。
乳食不调，面黄，潮热。
香青蒿 5 克　广橘皮 3.5 克　带皮苓 7 克　炙五谷虫 3.5 克　雷丸 4 克　金铃子 4.5 克　大腹皮绒 4.5 克　鸡内金 4.5 克　使君子肉 1 枚　炒谷麦芽各 10 克

蔡保保，女，3 岁，客船，9 月 20 日诊。
疳魃，疟，痢，不畏食，肌瘦。
粉葛根 4 克　广橘皮 3 克　金铃子 4 克　象贝母 4 克　赤茯苓 4.5 克　炒白芍 3 克　细青蒿 4.5 克　清水半夏 3 克
另外夜明砂 6 克，红布袋盛，佩带身上。

以上出自《陆正斋医疗经验》

孔伯华

王，男童，十月二十五日。疳积兼有虫蚀，脘腹胀痛，心神迷离，兼作呕逆，脉大而弦数，治以攻荡抑肝杀虫化积之品。
生牡蛎四钱　枳实二钱　三棱钱半　煨使君子三钱　生鳖甲钱半　厚朴七分　莪术钱半　煨榧子肉三钱　莲子心钱半　雷丸三钱　六曲三钱　生甘草三钱　大腹绒钱半　醋军炭五分　橘核三钱　元明粉五分　紫雪丹三分，分冲

李，男童，七月十三日。水食相凝，积而成痞，腹部坚硬如石，脾脏运化失常，面色黄瘦，

便溏，脉弦滑，宜消积化痞。

荆三棱二钱　蓬莪术二钱　莱菔子四钱　炒黑丑钱　炒白丑钱　煨木香二钱　生橘核四钱　川楝子二钱　陈皮二钱　大腹绒二钱　台乌药三钱　旋覆花四钱　焦内金三钱　生赭石三钱　生知母三钱　生黄柏三钱　云苓皮四钱　焦谷芽三钱　焦稻芽三钱　鲜藕两　鲜荷叶一个

二诊：七月十六日。晋前方药后，一般情况好，惟午后低烧，大便秘结，再依原方加生鳖甲三钱，全栝楼两（元明粉钱拌）。

三诊：七月二十日。连服前方药，低烧已退，大便近畅，腹中结痞渐消且软，继服前方药。

以上出自《孔伯华医集》

章成之

葛幼。其主要证候：青筋暴露一也；精神萎靡不振二也；便不整调，溲有米泔状三也；嗜食不为肌肉四也。此伤于食，脾不健，酿成疳积者是。

麸炒枳壳9克　莱菔子9克　蓬莪术5克　花槟榔9克　制黑丑6克　干蟾皮2.4克　焦山楂9克　焦六曲9克　皂角9克　蚕沙12克，同捣

《章次公医案》

第十四节　二便闭

缪希雍

华叔蟾乃郎慢脾风，五六日愈，愈甫三四日，即过多饮食，连浴两宵，复痰壅沉迷，面目俱浮，胸腹肿满，呕吐，乳食不进，角弓反张，二便交秘，有欲进以牛黄丸者。马铭鞠曰：下咽死矣，此病后虚证也，然参且勿用，用麦门冬三钱、枇杷叶三片、贝母二钱五分、桑白皮一钱五分、杏仁一钱、藿香一钱、新鲜大糖球一枚、苍术八分、橘红一钱二分，加灯心煎，临服用姜汁，逾时小便随利，腹即宽而诸证悉退，剂尽竟欲。以此知婴儿病后不可不慎。即此儿半年后，下午连食冷鸭子二枚，午间又纵恣饮食，更余病发，上不吐，下不泻，胸腹胀满，目闭气喘，身热，按其胸腹则双手来护。马曰：食也，鸭子黄闭气，得水则化，今尚在胃口，急索大枣数枚，煎汤，入砂仁钱许以通其气，儿渴顿饮碗许，气渐通，目开，手足亦渐流动，再煎饮之，夜半，吐泻交作，次日勿药而愈。

《先醒斋医学广笔记》

胡慎柔

汤如玉，母怀七月而生，后每大便甚艰，须二三时方安，百治不效。予谓：肺肠气血不能吹送，欲来不来，乃脾虚也。脾主信，欲来不来，无信也。当补脾肺，使各施其令，而吹嘘之气自如，调理数月而愈。

评注：每见鸡雏初生，当肛门内犹一片色如卵黄，是人物之生，以肠胃为最后，七月而生

肠力未全，必有补血坚筋强力固肠之法，随时进退与之终身。

《慎柔五书》

陆岳

方思桂君令爱，年十四岁，患大小便不通，已三日。方君与村医商之，投丸药数十粒如芝麻大，服之，大便立通而泻，小便仍秘；又二日，胀满脐突，少腹时常抽痛，不能坐卧，啼泣呻吟，甚至欲求自尽。予诊其脉，沉数而两尺为甚，曰：转胕病也。时正孟秋，天气炎热，予以六一散，井水调服之，而小便稍行，行时阴中极其痛楚，自此两三日间，必努力挣而后出，频挣频出，点滴不畅，大便努责而无积，腹痛时作，痛时如刀刺。予再诊之，脉仍沉数，用升麻三钱、桔梗、柴胡、葛根、甘草各一钱，提其清以降浊，服后大小便俱行，小便纯血，大便亦带血水，其家犹危之。予曰：今无患矣，向者丸药必巴豆也，令爱之秘乃热郁，而以极热之药攻之，向之刺痛，今之尿血，皆巴豆毒使然也。以犀角地黄汤加黄连、山栀，数剂而愈。

《陆氏三世医验》

夏禹铸

同邑绅徐梅宣公郎，痘后四十日，大便闭有七日，他医以承气汤单授之。予舅氏时在徐宅，力荐请予。往视之日，血虚之极，幸未通利，通则不可药矣。梅宣且幸且疑，硬用四物汤一服，便出乃溏粪，带白色。梅宣拍案叫绝曰：一望即知，神何至此，前庸手几败乃事。此望色审窍，知非肺热之一验也。

《幼科铁镜》

方南薰

靖邑熊维周先生女孙，半周失乳，恣食肥甘煎炙，以致热积于内，肠胃枯槁，大便燥结，六七日大解一次，粪如算子二三枚，外裹血丝，艰涩异常，两目胞肿如桃，紧闭不开，将一月矣。余曰：此系脾实血亏之证。宜用生地、白芍、丹皮、泽泻、油当归、火麻仁、麦芽、神曲以养血导滞，服五剂而便通，继以生津润燥之药十余剂，而目肿亦消，晶光莹莹，顾盼如旧。

马光吾兄之女，幼食生柿过多，收涩大便，闭结不解，马兄自以承气汤下之，又用蜜煎导法，毫不为动。延至六日，胀痛欲绝，势莫能支，商治于余，余曰："兄女三焦无病，因大便闭久，粪填坚实，阻塞肛门，药不能透，固非导不出。然柿性寒凉收敛，宜以清油贯入。"复取棉花烘热，熨于肛门，使阳气布达，阴寒自散（阳主开，阴主阖）。依方施之，亦不见效，乃求治于家叔白衢。诊毕，谓曰："汝等所服之方，所导之物，一一合法，但当开弓出矢，若倦困在床，弓不能开，矢无力送。"急宜扶起站立，置几于前，两手按之，势如大便，半刻而粪下。语云：棋逢胜手方知妙，其谓此与。

以上出自《尚友堂医案》

王燕昌

张逆方去，深蒿塞路。一友夫妻俱殁，遗一女十岁，一儿六岁，病疫，皆不知人，舌苔黄厚，便闭。予亟往药肆颓墙下，拾得大黄数钱，贝母两许，川连数节，俾作二服。次日儿大泻而愈。

《王氏医存》

张锡纯

一孺子，年六岁，因食肉过多，不能消化郁结肠中，大便不行六七日，腹中胀满，按之硬如石，用一切通利之药皆不效。为用此法熨之（通结用葱白熨法），至三点钟，其腹渐软；又三点钟，大便通下如羊矢，其胀遂消。

通结用葱白熨法：治宿食结于肠间，不能下行，大便多日不通。其证或因饮食过度；或因恣食生冷；或因寒火凝结；或因呕吐既久，胃气冲逆，皆上逆不下降。

大葱白四斤，切作细丝，干米醋多备待用。将葱白丝和醋炒至极热，分作两包乘热熨脐上，凉则互换，不可间断。其凉后，仍可加醋少许，再炒热，然炒葱时，醋之多少，须加斟酌，以炒成布包后，不至有汤为度。熨至六点钟，其结自开。

《医学衷中参西录》

也是山人

家，十五，正衰偏热，便秘，纳谷安适，良由肺胃阴液未复使然。

川石斛四钱　炒焦半夏曲钱半　枳实皮一钱　炒麦冬钱半　新会皮一钱　生谷芽一钱　块茯苓三钱　大麻仁钱半

仲，八岁，据述平昔每更衣努苦，粪坚若弹丸，加之病后，胃津干涸，腑火传导，阴液愈耗，阳气愈升，而大便愈秘，宜清润以柔药和阳。

鲜生地　麦冬　柏子仁　清阿胶　大麻仁　茯神　川斛

以上出自《也是山人医案》

吴鞠通

保，五岁，夏日痘后受暑，小便不通，脉洪数，玉茎肿亮，卷曲如钩，与凉利膀胱法。

飞滑石六钱　云茯苓五钱　杏仁三钱　苡仁五钱　白通草钱半　蚕沙三钱　煮三杯，分三次服。一帖而通，三帖而玉茎复元。

《吴鞠通医案》

杜钟骏

浙江粮道郑芝岩观察嵩龄之侄，薇卿醛之子，乳名牛子，九岁。在塾读书，师他出，其从兄某戏以手捻其阴，由此遂小便闭塞，点滴不通。幼医某治之用通草、木通、车前、赤苓、泽泻、水葱及八正散之类，先后投之，悉皆罔效。其腹臌胀已经四五日矣，滴水不敢入口，啼哭叫号，翻转床簀。薇卿惶急无措，请予设法。阅视诸方，凡通利水道者，莫不备尝，予曰：此气闭也，无须诊候。用卧龙丹少许，吹入鼻中，须臾，喷嚏大作，小便突下若决江河，遍湿茵席。牛子跃然而起曰：我无苦矣！相与大笑。薇卿仍请订方，予曰：病已去矣，可以毋药，此方书所谓上窍通下窍泄之意也。

《药园医案》

丁叔度

幼儿两岁，患大便不通，在某医院治疗，日以灌肠通大便，住院十余日，而病情越趋严重。病人消瘦如柴，唇焦舌干，脉细而疾数，呕吐不已，目眶塌陷，水、乳、药皆难下咽，如强灌之亦必呕出部分，而大便日夜得 20 余行。此病固然有热，亦要辨虚实燥湿，以两岁之弱质，不辨其大便不下之原因，而施以灌肠治标之法，反引起泄泻频繁，遂为立一方。

处方：扁豆 15 克　山药 15 克　炙甘草 15 克　麦冬 15 克　花粉 6 克　白芍 6 克　竹茹 6 克　陈皮 3 克　黄连 1.5 克　伏龙肝 12 克　缓缓饮之。

服药后一滴未吐，大便已减，夜睡略安，已能乳食而不吐。

方解：扁豆、山药、炙草以健其中；麦冬、花粉生其胃津；以白芍和肝，以竹茹、陈皮降逆而调气；伏龙肝温中止呕。

又诊四次，照原方加减，后以四君子汤加麦冬、竹茹善后调理。

《津门医粹》

第十五节　痞癖

吴篪

郡，子七岁，胁间生有痞块，食少体瘦，日渐胀痛。余曰：两关弦滑，皆由口腹无节，见食必啖，食上加食，脾胃化之不及，则胃络所出之道，以致渐有留滞，留滞不已，则日以益大，而成痞。即用杨氏君脾丸，外用消痞膏，贴之自效。

人参　白术　陈皮　青皮　神曲　麦芽　砂仁　厚朴　干姜各一两　甘草五钱

上炒研为末，炼蜜为丸弹子大，每服一丸，食前细嚼，米饮下。

《临证医案笔记》

柳宝诒

龙芝生令爱病按：起病之初，年甫七龄。始由胁痛及脘，痛甚则厥。屡发之后，左胁结痞，渐至少腹臌硬。每值撑痛，则脘腹俱胀，纳物作呕，几同膈证。两年以来，肝脾之气，郁陷已深，近感新邪，寒热日作，因之痛呕愈甚，而气阻邪窒，汗出不及脘腹，两便均不爽利。窃思肝木之病，犯胃则呕，克脾则胀，上升则撑痛而气逆，下陷则滞痛而便艰。其肝气之自结于本经者，则阻于络而结痞。证虽散于他经，病实不离乎肝木。若泛与健脾和胃，消积消痞，不特满屋散钱，无从贯患，亦且见病治病，有应接不暇之虑矣。此证以病情论，当从乌梅丸法，为入手张本。因小水不畅，恐非酸味所宜，且与兼挟新邪之病不合，拟用四逆散，以疏肝止厥；合泻心法，以平肝气之上逆；鸡金散，以通肝气之中壅；金铃子散，以和肝气之下陷。治虽在肝，而痛呕撑胀，以及暑湿新邪，均入所治之中。非敢谓丝丝入扣也，亦庶几无顾此失彼之虑耳！录方如下，呈候采择。

柴胡醋炙　白芍土炒　枳实　生甘草　川连姜汁炒　淡干姜盐水炒　制半夏　炙鸡金　焦楂炭　金铃子　延胡索醋炒　小青皮醋炒　生姜汁炒竹二青

此方兼备诸法，方中惟金铃子散专泄肝破瘕而设，不能兼顾他病；其余诸药，均有一箭双雕之用。如四逆散原方，本与小柴胡汤相为表里。此以白芍和阴，彼以半夏和胃。此以枳实泄满，移治此证，可以和时感之寒热，可以疏肝火之郁陷；而以枳实一味，合入泻心，更佐姜、茹，则止呕除烦，消痞泄浊，均在其中矣。鸡金散，能于脾中泄木，可以治胀，而消痞导滞之法，亦出于此。是以一药而兼数长者也。

《柳宝诒医案》

傅松元

金占凤之孙年十二，忽腹痛，表无寒热，脐旁有疝气，如梗两竹状，四肢背胁，凡关节处，发红晕如沙碛，脉左右弦急，时时呼痛。余曰："此儿在塾读书，何以得此病？"问其家亦不知因。余只得以腹痛方治之，用炮姜、吴萸、乌药、木香、延胡、沉香一剂。明日来邀复诊云："痛已大减，惟红晕更大，腹硬已退。"余至，见其宅上小童十数人，遂一一询问。一童云，前面河端，余一死狗，胖大异常，诸儿以竹杆撑出，金家儿以竹触破狗腹，其臭无比，诸儿闻臭远走，独伊必欲推至河中。余曰："是矣，此病名曰臭毒。"余教一人用针，刺其红晕之边出血，再为用藿香、茅术、青木香、川连、荆芥、川朴、银花一方，嘱服二剂而愈。

《医案摘奇》

薛文元

钱童，初诊：湿浊积滞，阻于脾胃，面黄肌瘦，腹中痞块，饮食少纳，足背浮肿，脉沉形滑，法当和中泄化。

厚附片钱半　宣木瓜二钱　焦山栀三钱　鲜佛手一钱　大腹皮三钱　威灵仙三钱　西砂仁八分　姜半夏钱半　蚕沙三钱　白梗通一钱

二诊：面黄形瘦，腹中痞块，胀痛，饮食减少，两足浮肿，脉形沉细，寒湿积滞不化，脾阳失运，法当温化。

制附片钱半　炙蟾皮钱半　陈皮钱半　生姜皮四分　白术皮二钱　炙鸡金三钱　江枳壳钱半　西砂仁八分　泽泻二钱　茯苓三钱

三诊：前投温化通阳，面浮足肿，腹中胀痛，均见轻减，脉形沉细，寒湿郁阻，脾阳失运，再以原意加减。

川桂枝六分　炙甘草八分　茯苓三钱　姜皮四分　制附片钱半　大腹皮三钱　汉防己三钱　白术皮二钱　西砂仁六分　焦米仁四钱

四诊：面浮足肿渐退，腹中痞块亦差，寒湿中阻，脾阳失运，再以原意加减

制附片钱半　川桂枝八分　炙鸡金三钱　姜皮四分　白术皮二钱　泽泻二钱　沉香曲二钱　炙甘草八分　西砂仁八分　大腹皮三钱

五诊：连进和化通阳，面浮足肿已退，腹中痞块渐消，脉形沉细，脾虚湿阻，再以和化理中。

白术皮二钱　汉防己三钱　炙鸡金三钱　冬瓜皮三钱　泽泻二钱　带皮苓三钱　焦米仁三钱　大腹皮三钱　西砂仁八分　白梗通一钱

《医案选粹》

翟竹亭

南郭外腊梅庄，卞凤魁次子，乳名二成。二岁时患痞块证，肚大青筋外露，每日午后发热，消积破块之药，服过无数。饮食渐少，形容日见憔悴，无奈就诊于余。六脉紧细，乃虚中夹实之证，攻之元气不支，补之块从何消。左右掣肘，忽忆李东垣先生枳术丸，诚古今消积之妙方。遂用枳术丸加穿山甲15克，三味药共为细末，掺入饭内。日服10～12克，初服60克，发热稍减，饮食渐增。又服120克，腹块消去四五，似有若无。后又服120克，大便脓血四五次，由此块无体胖，气色红融，已复原状。儿父十分感激。

朱本良女，于十一岁时，患疟疾半载方愈。腹内左胁有块，其大如碗，按之则疼，饮食日减，面目黄肿，每日午后冷热，肚大青筋，消积破块之药服二三十剂，如石投水，一毫无效，卧床不起。邀余诊疗，六脉虚细欲绝，元气亏损已极，倘不急补养，女命休矣。余自制一方：常山30克，白术60克，炙甘草15克，红枣300克与药同煎，去药食枣，每日早晚各服15枚。食完一料，肿渐消，元气渐充，块自消。不用消肿药而肿自除，其理安在？请指示以释余惑。余曰："此证原因得于疟疾之后，故用常山仍是攻疟疾之专药，白术、炙甘草二味甘温和平，大健脾土，脾土渐旺，气血充足，肿块自消"。东垣先生云："温中即是发表，补正即是消积"，味此二句，真千古而定论也。

余毗邻张姓，与余素有小隙，伊女五岁，四月染疟疾，至十月百治无效。骨瘦如柴，面目浮肿，腹内左胁下有块，大似碗许，按之微疼，伊无奈，托人求余诊治。诊得脾肺脉有力，肝脉虚数。古云，疟木属肝。胆者肝之腑，乃半表半里，所以寒热往来也。肝脉虚数者，可知肝病。脾为肺母，肺为肾母，脾母受伤，肾肺二经有连带关系，欲补肾子，先补脾母。余制一方，名子母两援汤。白术60克，熟地60克，常山30克，红枣1斤，与药同煮。去药食枣，每日早晚各食15枚。四天而疟疾痊，食完1斤，块消一半，原方又食1斤，诸证均愈，身体复原。张某置礼谢曰："因当年冒犯，不敢请治，小女枉受数月之苦。"余曰："此些小事不足挂齿，余岂能念旧隙者哉。"

以上出自《湖岳村叟医案》

第十六节　消渴

方南薰

一儿甫周岁，五六月间身热不退，昼夜烦躁，竟将自己头面抓破，血流满颊，不知痛楚，

口极渴，小便极多。余审视之，身不离汗，手足俱有润泽，与茶一杯，即饮尽，旋出小便亦有一杯，余曰："此消渴证也。若是实火，何得身热四十余日，尚有润泽，此儿上焦虽有热，而下焦实有寒也，口中纵如火烙，必有冷气直冲乳头。"问之乳母，果然。于是仿崔氏八味丸之法，用附子一钱五分，熟地三钱煎服，夜即能睡。次早倍其数服之，遂不烦不渴，小便亦疏，惟微热未退耳。余见其透体有汗，面白唇淡，息微体倦，改用补中益气汤一剂，而热全清，继以扶脾药善后而愈。

《尚友堂医案》

谢星焕

林寿之子，三岁，脾胃素亏，今夏发热口渴。医者不知其脾虚发热，误用外感之药。其热愈盛，其渴愈加，小便甚多，大便甚难。更医更不究其津液前阴已泄，致后阴津枯便艰之理，误投破气润肠之药，陡泄数次，肌肉消瘦，面唇俱白，舌光如镜，饮水无度，小便不禁，饮一溲二，喜食酸咸之物，亟求余视。谓曰：此消渴之候，遍身肌肉血脉津液皆从二便消泄，而上愈渴，若不治其消，何以止其渴？且败证种种，阴阳两损，前贤已无治法，愚何敢任。所喜两目精采尚存，声音犹响，生机或在于此，但未审能舒此三分之命，服吾十分之药否。曰：无不信从。遂酌裁一方，阴阳两补之意，加以涩精秘气之药，连服三十剂而愈。以后连遇数证，消渴泄泻，诸医执用滋火之方，一经余治，悉用此方加减出入，皆获痊愈。

熟地、人参、白术、干姜、枸杞、黄芪、菟丝、牡蛎、五味、肉桂、鹿茸、甘草、附子、桑螵蛸。以龙眼、莲子汤代茶。

萧占春乃郎，自恃体质坚强，日食桃李，因患疖毒，头项及身大如卵者十数枚，及疖肿大溃，脓血交进，理宜身凉安静，反加身热躁扰。医者不与清金润燥，日与柴、葛、知、芩，胃气益削，口渴饮水，小溲无度，用尽滋水制火之法，消渴愈炽，形羸骨立，始延余治。余曰：痈疽溃后，气血耗泄，非补气养血，渴不能止。处黄芪六钱、甘草一钱、银花三钱。盖黄芪补气，忍冬养血，气血充溢，渴何由作。服之半月，果获痊愈。

徐心田乃郎，年仅七龄。时值六月，患消渴病，日夜不宁。诸医称为实火，叠进芩、连、膏、知之属，渴愈甚，溺愈多。更医见小溲清利，唇舌亦淡，连投八味地黄丸，燥渴愈甚。延余视时，病势已深，望其四肢消瘦，腹胀如鼓，因思三消水火之病，断无腹鼓之证，此必脾胃病也。幼读濒湖《纲目》，曾引《夷坚志》治奇疾，有消渴因虫之患，询知此儿素啖瓜果，内必生虫，虫在胃脘，吸其津液，故口中发渴，饮水致多，土困弗制，小溲遂多，理当补土制虫。处方以白术为君，兼以使君、金铃、胡连、川椒、乌梅、厚朴酸苦辛辣之味，只服二剂，下虫十余条，消渴顿止，腹胀亦消。以异功散调理而安。

以上出自《谢映庐医案》

李铎

邓姓子，年五岁，渴饮不休，旋溺浑浊色如膏脂，肌肉瘦瘦，脉细而数，舌碎绛赤，此属肾消，乃真阴已竭，津液枯涸，势实危殆，岂苦寒直降、清凉止渴所能治？勉拟金匮肾气丸、五味子汤下，滋其真阴，兼助真火蒸动精水上承君火，而止其下入之阳光，庶或可救万一耳。又六味地黄汤，加甜蒙桂、五味子，水煎服。

夏禹铸曰：三消之证，实热者少，虚热者多，不足之证也。若作有余治之，误矣。始而心肺消渴，或脾胃消中，或肾水消浊，传染日久则肠胃合消，五脏干燥，精神倦息，以致消瘦四肢也。恭此可见，此子实因误治而成不治之证矣。

《医案偶存》

王旭高

李，稚龄阳亢阴亏，一水不能胜五火之气，燔灼而成三消，上渴、中饥、下则溲多。形体消瘦，身常发热。法当壮水，以制亢阳。

大生地、川连、麦冬、知母、五味子、茯苓、生甘草、生石膏、牡蛎、花粉。

复诊：夫三消，火病也。火能消水，一身津液皆干，唯水可以胜火，大养其阴，大清其火，乃消本之图，病由远行受热，肾水内泛，当救生水之源。

大生地、沙参、五味子、麦冬、牡蛎、生洋参、桑白皮、蛤壳、天冬。

《王旭高医案》

柳宝诒

黄，热蕴于脾营之内，燔灼胃阴，求助于食，故病如中消，但邪热不能杀谷，多纳少化，渐致脘腹膜胀，大便溏泄。此证若专清胃热，则胀泄必甚；再与温运，则阴液愈伤。刻视舌质，紫绛无苔，入暮昏睡谵语，热之燔于营阴者已深，姑与清泄心脾为主，稍佐和中。

西洋参　川连盐水炒　东白芍土炒　枳实　青蒿　炙鸡金　丹皮炭　生甘草　焦六曲　小生地　茅根肉　竹心　另：鲜生地露过药。

二诊：改方，去青蒿，加大腹绒、麦芽炭。

三诊：前与清泄阴分伏热，两三剂后，晚热较平，舌色转淡，唯易饥多纳，脘腹膜胀，仍未少减，此由木火燔灼，脾阴消耗，故多纳少化，随纳随肿，而纳仍不减也。清滋则助滞，疏运则伤阴，两难着手，只可两面照顾，以消息病机。

西洋参　金石斛　麦冬肉　丹皮炭　元参　炙鸡金　广郁金　楂肉炭　炒枳壳　砂仁　麦芽炭　鲜藕

四诊：内热渐平，脘腹膨胀微减，拟方清养为主，佐以疏运。

西洋参　金石斛　大生地炒炭　丹皮炭　麦冬肉　川连盐水炒　炙鸡金　楂肉炭　焦神曲　紫蛤壳　生甘草　鲜藕

五诊：脾阴虚则口淡而渴，脾气虚则少运而胀，内热神倦，大便溏泄，舌色偏红，当清养健运，两法兼用。

西洋参　麦冬肉　金石斛　紫蛤壳　香青蒿　丹皮炭　山楂炭　麦芽炭　焦六曲　茅根肉　鲜藕

《柳宝诒医案》

曹颖甫

友人郁祖安君之女公子，方三龄，患消渴病。每夜须大饮十余次，每饮且二大杯，勿与之，则吵闹不休，小便之多亦如之，大便不行，脉数，别无所苦。时方炎夏，尝受治于某保险公司之西医，盖友人也。逐日用灌肠法，大便方下，否则不下。医诫勿与多饮，此乃事实上所绝不可能者。累治多日，迄无一效。余诊之，曰：是白虎汤证也。方与：

生石膏四钱　知母二钱　生草钱半　粳米一撮

加其他生津止渴之品，如洋参、花粉、茅根之属，五剂而病痊。顾余热未楚，孩又不肯服药，遂止服。越五日，旧恙复发，仍与原方加减，连服十五日，方告全愈，口不渴，而二便如常。先后计服石膏达半斤之谱。

《经方实验录》

第十七节　肿病

许豫和

吴氏子，腹胀，面青，脉弦细，胀连胸胁，起青筋，渐加潮热，浮肿，亦安卧能食。予曰："肝胀也。"用逍遥加炒栀、车前。十剂，松。又十剂，愈。

族孙，患水肿，已经一月。头面、四肢、腹背、阴囊，无处不肿，腹现青紫筋，肤如熟李子，脉沉细。服利水健脾药，小便不利。予曰："利之不应，此风水也。"经曰：肾汗出，逢于风，内不得入于脏腑，外不得越于皮肤，客于玄府，传为胕肿，名曰风水。水无有不下，水之不利，实由于风，风去则水自行矣。为制加味葱豉汤。二剂，松。又二剂，汗出，水行，病遂愈。

淡豆豉三钱　葱白三寸　桂枝六分　橘红　半夏各五分　赤芍钱半　甘草三分　长流水煎服。

水之为患，其本在肾，其末在肺。淡豉，肾之谷也；葱白，肺之菜也；桂枝，和卫去风；二陈，宣布痰水，不专于利而水自利，所谓治病必求其本也。

毕氏子，五岁，患水肿，周身胀满，安卧能食，但小便不利。予曰："此肤胀也。"用五皮加桂枝，肿渐消。食咸食面，愈而复者三，此脾土弱，不胜食物也。服健脾药，一月始不复。

凡水肿退后，宜健脾，不可断药。宜戒口面食，能助湿热，咸能生水气，尤宜戒。

程氏子，三岁，面目，腹背，下及腰足，漫肿如瓜，独囊不肿，卧则涎涌有声，四肢冷。医用发汗药，不应。利水药，又不应。予诊之曰："此卫气不和也。"经曰：腰以上肿宜发汗；腰以下肿宜利水。肿分上下，故以风水辨之。视此通身漫肿，无上下之分，风水交错于肤腠，当以通剂和之。与桂枝汤，四剂而肿消。

和即解肌之意，实从发汗，利水中推而得之也。

汪氏子，五岁，浮肿，肚胀，四肢冷，脉沉细。先服四苓、五皮，半月不效。予用五苓加附子、干姜。四剂退。

陈氏子，六岁，自七月便血，起服芩、连、栀、柏不效。至九月，面目浮肿，胸腹膨胀。又服燥利药，一月，中气愈伤。请予治，已严冬矣。肿胀已到十分，额汗、肢冷、痰嗽、喘促不得卧，脉微欲绝，尚能饮药。予曰："中气已伤，脾土将败，荣卫不行，水何由利。"以苓桂术甘汤加人参与之。一服而阳回，喘定；二服而水利，腹减；三服而安卧。再与和胃之剂，十日而全。药之对证，其应如响，虽至危不可轻弃也。

以上出自《橡村治验》

黄凯钧

朱女，十四，上下俱肿，半年来病日加重，不思纳食，寤着谵语，咳呛脉数，此气虚兼滞，须补养疏通安神。

党参二钱　龙眼肉七枚　枣仁二钱　茯神一钱五分　砂仁壳一钱　远志一钱　大苏梗一钱　橘皮一钱　杏仁二钱五分，去皮研　桑皮一钱一分，蜜水炒

四服眼鼻分明，踝细大半，夜眠安静能纳，神气通畅，将前方增减药味分两，作丸料。彼父以此女为不起，访予诊治，一决生死，今得如此速效，感激无尽。盖肿胀虽列一门，其实殊途。肿易治而胀难治，缘胀关脏腑，肿则重在水，轻在气，若能别其虚实，辨明所兼，应手取效，亦非难也。欲辨肿胀，但看头足俱浮，大腹不甚坚紧者为肿，独大腹坚紧如鼓，青筋累累为单胀最重。或头面朝肿，两脚晚肿，惟腹无时不然者，始为胀兼肿也。将肿胀缕析于此，以俾学者之豁目焉。

《肘后偶钞》

杨毓斌

唐克齐令嗣。年十龄时，病后失调，渐至囊肿如灯，龟头缩短，肿冷如冰，脐突出，大小腹、四肢俱肿硬拒按，面色浮暗，唇白，苔薄，头热，肢冷，午后恶寒增热，饮食不思，溏泄，脉左浮弦，右沉微弦紧，往来无神，杂治无效。审厥病因，医以阴分重伤，一时难复，命食鳖鱼，连日饱啖，计有七八个，杂以滋阴补剂，由是日益加剧。予曰：似此阴邪充满经络，脏腑同受其困，真阳欲息，论法已在不治。幸少年嗜欲未开，且此证由药误，或有几希可望，然实危不足恃，姑试之，应手为吉。从少阴风水为治，有效再议。

麻黄八分，先煎去沫　细辛四分　桂枝一钱五分　甜葶苈三分　椒目三分　炒小茴五分　木防己一钱二分　熟附块八分　土炒白术一钱五分　生姜皮五分

两服得汗透下，诸证大减。

细辛四分　桂心四分　干姜五分　熟附块一钱五分　白术二钱　茯苓三钱　益智仁二钱　防风炒芪皮八分　小茴八分　生姜两片　红枣三枚

各肿处皮现皱纹，渐有消势，饮食稍进，气逆痰动，少腹微疼。

桂心八分　熟附块一钱五分　法半夏二钱　乌药三钱　炒小茴一钱　荔枝核一个　白术二钱　生芪皮一钱　茯苓二钱　煨生姜一钱　红枣四个

肿减过半，口淡痰多，寒热往来，阴邪将从少阳枢转，大是起色。

乌药三钱　桂心八分　姜半夏二钱　白术二钱　巴戟二钱　醋炒青皮一钱二分　煨草果一钱　炙草五分　生姜皮三分　饴糖五钱

肢冷寒热往来，前方去草果、桂心，加柴胡一钱，桂枝一钱五分。肿硬全消，化疟分清，营卫不谐，余邪留恋未化，脾寒尚欠健运。

桂枝　白芍　甘草各一钱　柴胡　白术　巴戟各二钱　乌药　首乌　姜半夏各三钱　小茴陈皮各钱半　煨生姜二钱　饴糖五钱

疟轻，食香，小便清长。少火尚弱，参以温养下元，两服而安。

乌药　何首乌各三钱　小茴　柴胡各一钱五分　肉桂五分　熟附块八分　白术　益智仁　乌梅炭　巴戟各二钱　炙草一钱　茯苓三钱　煨姜一钱　饴糖三钱　谷芽水煎。

《治验论案》

张士骧

韩宅小儿，六岁。七月初患肿证，先从脚起。延医治之，用五皮饮加减，服二剂，其肿略消。越六日又肿，再延旧医，服五皮饮加入川朴等行气之药。服一剂如故，再服不独不效，而且面亦肿矣。又延他医治之，以为虚，用芪、术、苓、泽、枳壳。服二剂，不独不消，且连及肚腹亦肿。后又延一医，用秦艽、川朴泄湿之药，服二三剂，而肚及脚消其半，再服则复肿如故。后又更一医，用苍术、白术、川朴、春砂等消导去湿药，十余剂其肿更甚，肾囊亦肿，眼肿仅露一线，气喘交作，危证现矣。余八月由申归，即约诊治。观其颜色面舌俱白，询其小便短，大便自服秦艽后泄泻数次，服苍术、白术之药后又二三日不大便。诊其脉弦数无伦次，左肝部尤大。余即从肝脉悟出此证为肝受湿热。肝热则易生风，因风生肿，故有时肿时消之异；积湿化热，故舌微干；热炽又以燥药助邪，故小便少，非脾虚不运也。余用知母三钱，石决明六钱，蛤粉四钱，甘菊一钱，甘草五分，正川贝二钱，郁金、连翘各钱半，胡连八分。一剂头面足消去五成，再服消去七八成矣。诊脉数象渐减，见其面色狼藉，加入白术钱半。服后肿消九成，尚有微肿，再用煅石决明一两，白术钱半，云茯苓三钱，服数剂而愈。但愈后夜间多哭，余知其脾寒，用白术、黄芪、肉桂，服后夜啼亦止。惟一在地久立或服白粥即见泄泻，此乃湿热去而脾土虚也。余嘱多服黄芪、白术，以代茶，服至十月中，身体平复如故。

《雪雅堂医案》

吴鞠通

甲子三月廿一日，兰女，十四岁。脉数，水气由面肿至足心。经谓病始于上而盛于下者，先治其上，后治其下。议腰以上肿当发汗例，越婢加术汤法。

麻黄去节，五钱　白术三钱　杏仁泥五钱　石膏六钱　桂枝三钱　炙甘草一钱

水五杯，煮取二杯。先服一杯，得汗止后服，不汗再服。

廿二日：生石膏八钱　麻黄去节，三钱　生姜三片　炙甘草二钱　杏仁泥五钱　桂枝二钱　大枣去核，二枚

水八杯，煮取三杯，分三次服。以汗出至足为度，又不可使汗淋漓。

廿四日：水气由头面肿至足下，与越婢法，上身之肿已消其半，兹脉沉而数，以凉淡复微苦，利其小便。

飞滑石五钱　生薏仁五钱　杏仁三钱　茯苓皮六钱　黄柏炭一钱　海金沙六钱　泽泻三钱　白通草三钱

不能戒咸，不必服药。

《吴鞠通医案》

丁泽周

金童。初病春温寒热，经治已愈，继因停滞，引动积湿，湿郁化水，复招外风，风激水而横溢泛滥，以致遍体浮肿，两目合缝，气逆不能平卧，大腹胀满，囊肿如升，腿肿如斗，小溲涩少，脉象浮紧，苔白腻，此为风水重证。急拟开鬼门，洁净府。

紫苏叶一钱　青防风一钱　川桂枝五分　连皮苓四钱　福泽泻一钱五分　陈广皮一钱　大腹皮二钱　水炙桑叶二钱　淡姜皮五分　鸡金炭一钱五分　莱菔子二钱,炒研

二诊：遍体浮肿，咳嗽气急，难于平卧，大腹胀满，小溲不利，囊肿腿肿如故，苔白腻，脉浮紧而弦。良由脾阳不运，积滞内阻，水湿泛滥横溢，灌浸表里，无所不到也。恙势尚在重途，还虑易进难退。再拟汗解散风，化气利水，俾气化能及州都，则水湿斯有出路。

净麻黄四分　川桂枝六分　连皮苓四钱　生白术一钱五分　猪苓二钱　泽泻一钱五分　陈皮一钱　大腹皮二钱　水炙桑叶二钱　汉防己二钱　莱菔子三钱,炒研　淡姜皮五分

三诊：连投开鬼门、洁净府之剂，虽有汗不多，小溲渐利，遍体浮肿不减，咳嗽气逆如故，大腹胀满，苔白腻，脉浮紧。良由中阳受伤，脾胃困顿。阳气所不到之处，即水湿灌浸之所，大有水浪滔天之势，尚在重险一途。今拟麻黄附子甘草合真武、五苓、五皮，复方图治，大病如大敌，兵家之总攻击也。然乎否乎？质之高明。

净麻黄四分　熟附块一钱　生甘草五分　猪云苓各三钱　川椒目二十粒　川桂枝六分　生白术一钱五分　福泽泻一钱五分　陈广皮一钱　大腹皮二钱　水炙桑皮二钱　淡姜皮五分　汉防己二钱

外以热水袋熨体，助阳气以蒸汗，使水气从外内分消也。

四诊：服复方后，汗多，小溲亦畅，遍体浮肿渐退，气逆咳嗽平，大有转机之兆。自觉腹内热气蒸蒸，稍有口干，是阳气内返、水湿下趋之佳象，不可因其口干，遽谓寒已化热，而改弦易辙，致半途尽废前功也。仍守原法，毋庸更章。

原方加生熟苡仁各三钱。

五诊：遍体浮肿，十去五六，气逆亦平，脉紧转和，水湿已得分消。惟脾不健运，食入难化，易于便溏，口干欲饮，脾不能为胃行其津液，输润于上，不得据为热象也。今制小其剂，温肾助阳，运脾利水，去疾务尽之意。

熟附块一钱　生白术二钱　生甘草五分　茯猪苓各三钱　炒补骨脂一钱五分　川桂枝五分　福泽泻一钱五分　陈广皮一钱　大腹皮二钱　水炙桑皮二钱　淡姜皮五分　生熟苡仁各三钱　冬瓜子皮各三钱

六诊：遍体浮肿，已退八九，气逆咳嗽亦平，饮食亦觉渐香。诸病已去，正气暗伤，脾土未健，神疲肢倦，自汗蒸蒸，有似虚寒之象。今拟扶其正气，调其脾胃，佐化余湿，以善其后。

炒潞党参二钱　熟附片八分　生白术二钱　云茯苓三钱　清炙草五分　陈广皮一钱　大砂仁八分,研　炒补骨脂一钱五分　炒谷麦芽各三钱　生熟苡仁各三钱　冬瓜子皮各三钱　福泽泻一钱五分　生姜二

片　红枣四枚

朱孩。湿温已延月余，身热不退，腹痛便泄，大腹膨胀，面浮体肿，舌苔灰黄，脉象濡数，纹色青紫，已逾气关。某专科投以银翘、芩、连、滑石、通草、楂、曲、鸡金、苓、术等，意谓疳积成矣。惟按脉论证，此三阳之邪，已传入三阴。在太阴则大腹胀满，在少阴则泄泻体肿，在厥阴则腹痛肢冷。卫阳不入于阴则发热，水湿泛滥横溢，则遍体浮肿。小孩稚阳，病情若此，犹小舟之重载，覆沉可虑！今拟真武、理中、小柴胡复方图治，冀挽回于什一。

熟附片八分　炒干姜五分　炒白术一钱五分　连皮苓三钱　陈皮一钱　炒潞党一钱　软柴胡五分　清炙草五分　川椒目十粒　砂仁八分　大腹皮二钱　六神曲三钱

二诊：服理中、真武、小柴胡复方以来，腹胀满肢体肿均见轻减，泄泻亦止，佳兆也。惟身热晚作，乳食少进，口干欲饮。指纹色青紫已回气关之内，脉仍濡数无力，是阴盛格阳，真寒假热，切勿因身热而即改弦易辙也。仍守原法，努力前进。

原方加嫩白薇一钱。

三诊：肿胀十减七八，身热亦觉渐退，惟神疲形瘦，谷食少进，水湿已化，正虚困顿，脾胃阳衰，鼓舞无权也。仍守原方出入。

原方去柴胡，加焦谷芽三钱、佩兰梗一钱五分。

按：此证疑似之处，最难辨别。认定三阴见象，投以温药，故能无虑也。否则再进寒凉，必致邪陷阳越，而不起矣。

以上出自《丁甘仁医案》

傅松元

协镇王厚山之独子，年十二。春间患疥疮，夏至后发渴多饮，水皆从毫毛出，夜卧床席，如浸水中，所著小衣，夜常湿透，立地三五言时，足印水迹。先请张小亭、王植三医治罔效。延一月余，檀三荐余治，切其脉浮缓无力，形浮肿，色皎白，水从疮口出，按其腹软而满，惟胸次甚坚，问其溲，短而少。余知其支饮变溢饮也。以水从肤乳出，故腹不甚胀；因水渗皮肤，故肌常清而恶风寒，且常着湿衣，体不能温。厚山问曰："此证可能治否？"余曰可。厚山握余手再四诘问，余笑曰："大人因何焦急如是？"左右相告云，因诸名医皆不识其病名，且治多不效，故大人重托先生医治也。厚山又问几日可愈。缘时在初秋，如此常着湿衣，恐复受寒凉，病上加病也。余曰："请毋虑，余家行医六世，未尝以术惊人，惟亦不敢漫为担保，今之病大约服八剂药，八日后可愈。"厚山又问毕竟此为何证？余曰："支饮证。"余乃开方，方用桑皮、腹皮、猪苓、泽泻、厚朴、车前、川柏、牛膝、牵牛子，嘱服二剂后，至第三日再诊。诊时见其肩臂上水不流出，面部缺盆肿已退，照前方去泽泻、牵牛，加葶苈、制军，又二剂。第五日往诊，腹肿已退，胸膈尚满。按之甚坚，乃支饮之根未去也。照前方再去制大黄、猪苓，加芫花、防己，又二剂，足肿亦退，惟膈满不除。第七日去川柏、牛膝，加附子、甘遂，二剂，方去其支饮之根，膈满尽除而愈。第九日厚山再拜而谢曰："先生真神医也。"为之调理病后，用芪术桂苓等十余日，疥亦痊矣。

《医案摘奇》

孔继菼

孙姓儿病积聚，抬来求诊，年十四矣。行不能，立不能，坐亦不能，席于地而仰卧，自腰以上，厚垫衣被，而渐加高，盖平则不息也。面色黄瘦，腹大而坚，心腹两胁，一片板硬，惟小腹之左下少软。从软处按之，病边锋棱，了了可辨。诊其脉，弦而劲。问病起几时？曰：近三月矣，日渐加大。予曰：三月未久，何得结滞如此之甚？此水气病也。《金匮》云：心下坚大如盘，边如旋盘，水饮所作。正是此病。特此证连胸带胁迄小腹，不止如盘耳。仲景主以枳实白术汤，予尝用之以治水病；竟无验，非方不佳，乃药力不如古耳。且此证六脉弦劲，水以寒结，当由暴渴饮冷所致，非温开不可。乃重用枳、术、姜、附，加大黄、厚朴、槟榔、泽泻以利之，服一剂，大小便俱利，脐下消去三四指，能坐矣。再一剂，又去三四指，饮食大进，遂能行立，复来诊。予曰：药已验，不必更方，间日一服，再四五剂，即可全消。俟病尽之后，倘或过弱，再来定方可也。其后十余日不至，问其邻，则归去之后，已施之寺中，但祈佛佑，不借药力矣。嗟乎！使佛能佑人，谁不可佑？必僧而后佑，是私其党也，岂释迦之教哉！然予比年阅历，见贫人服药，往往不能多服，虽应手奏效，亦多废于半途，非难于饮，难于赀也。予因思得一法，凡遇贫人病，非多药不愈者，并数剂为一剂，而令其分服，于贫家儿之病积滞者，尤用此法，每方必合一料，每料必足数十日之用，其中攻补轻重不一格，然必加峻药一二味，令每服得泻少许。所以然者，贫人既已市药，即不肯不服，然不泻则谓不效。每见贫人言病，曾服某先生药，不见宣，某先生药见宣。问见宣何如？曰：泻下几次。彼不问病之当下与否，而总以泻为效，且不曰效，而曰宣。习俗纰缪，往往如此。然诸病积小儿，借此法以全活者，亦不少矣。或问积与癖有别乎？曰：《内经》言积不言癖，犹之言饮不言痰，盖饮是痰，积即是癖，痰特饮之稠者，癖则积之深者耳。《难经》言积有息贲、伏梁、痞气、肥气、奔豚之殊，分属于五脏。《内经》言积有孙络、经输、伏冲、膂筋、肠胃、膜原、缓筋之异，详指其浅深。夫积在膂筋，已居肠胃之后，深莫深于此矣，而亦未尝变积言癖，可知癖特积之别名，无容歧而为二也。世俗动言积可治，癖不可治，讵知癖亦积也，特浅者可治，深者难治；浅而形气壮者易治，深而形气弱者倍难治耳。吾乡老医又有亲见儿死而剖出癖者，云其根出于两肾之间，纤细如指，盘屈而上，处处丝络，连缀甚固，接脾环胃，渐大而阔，至梢扁长，大于手，胃为所蚀，殆如纸薄，提而视之，长可二尺许，千百红丝，皆盘根于脏腑，因为予言，癖形如此，岂复药力所能攻？不知此正膂筋之积，谓之皆出于脊则可，谓皆如此儿之积，接脾环胃，蚕蚀胃腑则不可。以小儿之死于积者不少，其因积而病，因治而愈，亦不少。若尽如此儿，岂复有可生之理哉？然《内经》言积，虽分浅深七八处，而以予所见，诸小儿之积，大半多在胁下，且右胁少，而左胁多。大抵胁本肝部，肝位于左，在表之风寒与肝木之风，同气相求，感而易入故也。夫外邪入里，里气不相拒而相合，则永无自散之期，于是气为之滞，血为之凝，周身中之津液为之吸聚，肠胃外之汁沫因而迫结。故其始起也，发热恶寒，积犹不见，久而见于胁下，久而横侵腹中，又久而满腹而过脐。至满腹过脐之时，饮食日减，肌肉日削，曩之发热者，至此愈热；曩之恶寒者，至此或愈恶，或不恶，或反喜寒矣。以里热甚，则借外寒以自解，而其积遂已成，而不可治。故有此证者，必当图之以早。或曰：积皆起于风寒乎？治此证者，从不闻用表散何也？予曰：《内经》明载数因，曰虚邪中人，始于皮肤则皮肤痛，传于络则痛在肌肉，传于经则洒淅喜惊，传于输则六经不通，四肢肢节痛，腰脊乃强，传于伏冲之脉，则体重身痛，传于肠胃则贲响腹胀，寒则肠鸣飧泄，热则便溏出糜，由是而传于肠胃之外，膜原之间，或着孙络，或着络脉，或着经脉，或着输脉，或着伏冲之脉，或着于膂筋，或着于肠胃之膜原，上连于缓筋，此邪之自外入内，从上而下者也。又曰：足悗胫寒，血脉凝涩。寒气上入肠胃则胀膜，膜胀则肠外之汁沫迫聚不得散，日以成积，所谓积之始生，得寒乃生，厥乃成积者也。又曰：猝然多饮食，则肠满；起居不节，用力过度，则络脉伤，阳络伤则衄血，阴络伤则后血，肠胃之络伤，则血溢于肠外，肠外有寒，汁沫与血相搏，则并合凝聚不得散，而积成矣。又曰：猝然外中于寒，若内伤于忧怒，则气上逆，气上逆，则六输不通，温气不行，凝血蕴裹，结而不散，津液渗涩，着而不去，而积皆成矣。凡此数条，盖风雨伤上，清湿伤下，饮食伤腑，喜怒伤脏，皆致积之由，岂得专责之风寒？然即风寒入里，结而成积，亦非表散所能尽，何也？有气血痰涎为之锢蔽，有津液脂膏为之凝合也。夫中风伤寒，皆外感之暴证也，在表则以汗散，在里则以下解，暴病且然，何况于积？虽然，其中亦有可以表散者，此不问其病之久近，而视积之浅深，亦必兼有表脉，且有疼痛移动，忽轻忽重之时，则一表散，而病可尽，间或不尽，亦甚易为，予尝数遇此证，皆以表散奏功，顾此特千百之一二，岂可胶柱鼓瑟，执此以治众小儿之积哉？且风寒虚邪也，入之气血、痰涎、津液、脂膏之风，则为实邪，更从阳气转化，则为热邪，实而且热，非清凉攻下不可。故体壮能食者，虽重可治，谓其堪任攻下也；体弱不能食，虽轻难治，谓其不任攻下也。本属攻下之证，表散岂可轻投？曰：是则然矣。然在孙络、经输、伏冲、缓筋等处，何以别之？治之以何为主？予曰：以经考之，孙络之为脉也，浮而缓，不能勾积而止之，故常往来上下，移行肠胃，以致水气渗灌，濯濯有音，寒则膜胀雷引，此孙络之积也；其著于阳明之经，则挟脐而居，饱则大，饥则小；其著于缓筋也，似阳明之积，饱则痛，饥则安；其著于肠胃之膜原也，外连缓筋，饱则安，饥则痛；其著于伏冲之脉者，按之应手而动，发则热气下于两股；其著于膂筋在肠后者，饥则见，饱则不见，按之不得；其著于经输之脉者，闭塞不通，津液不下，孔窍干涩。此其擘分指画，未尝不详。而以予所见，则多连胁布腹，绕少阳，入阳明，横带膜原，接连缓筋，甚则下脐，抵伏冲，何由得截然划然，约归一部，而不相侵越乎？故治此之法，攻为主，清次之，然攻积清热之药，未有不伤脾胃者，于是不得已佐之以补，至补多攻少，则病难为矣。间有积成块现，充胁满腹，而身不热，脉不数，膜痛呕吐，小便短少者，则停饮蓄水之证，非真积也，攻其水而病自愈，清法又在不用矣。此皆古人之成规，非予一己之成见也。客首肯称善。

《孔氏医案》

魏长春

病者：翁福根，年八岁。民国十三年三月二十九日诊。

病名：痰火肿泻。

原因：三月廿一日起，身热喉痛，左颈面颊肿大，初延儿科诊治。用辛温疏散，服药后，汗出而不避风，风湿相袭，遍体浮肿。

证候：胸满气逆，便溏赤热，小溲短赤，口气秽臭，多涎沉眠。

诊断：脉象弦滑数，两尺泽洪大，舌红润。痰火夹湿，实肿证也。

疗法：清化痰火，千金苇茎汤加味。

处方：活水芦根六钱　冬瓜仁四钱　川贝母一钱五分　桃仁三钱　生米仁四钱　马兜铃三钱　射干三钱　生甘草一钱

次诊：三月三十日。服药后，吐出胶黏白痰碗许，烦躁不安，遍体肿胀，颈项亦肿。气逆未平，拟牡蛎泽泻散加减。

次方：生牡蛎四钱　泽泻四钱　天花粉三钱　海藻三钱　蜀漆三钱　葶苈子二钱　射干三钱　水芦根五钱　制半夏三钱

三诊：四月九日。溲长便实，浮肿皆退。气平，颈间痰核显露，口气秽臭。脉象弦滑，舌色淡白。拟清肃肺胃痰火，以消除余热。

三方：海藻三钱　昆布三钱　川贝二钱　竹茹三钱　海石四钱　橘皮二钱　茯苓三钱　米仁四钱　制半夏二钱　苦杏仁三钱　泽泻三钱　桑白皮三钱

效果：服后热退，继进和中养胃药善后，调理旬日痊愈。

炳按：由痰火化肿，当先治其肺，冀以清热达痰，通利州都为要。

《慈溪魏氏验案类编初集》

周镇

袁童，十余岁，田里三房。己未七月廿六日诊：遍身俱肿，溲少便秘。湿毒袭脾，俗名河白是也。连皮苓、桑皮、冬瓜皮、薏仁、甜葶苈、通草、五加皮、河白草、陈皮、三白草、炙干蟾、使君、车前、麦秸、杨柳叶、葱须之类，出入为方。另西血珀、麝香、保赤丹，研和服。闰月初一日诊：服药溲黄略多，肿胀已减。始由寒热而来，尚宜搜剔余蕴。香薷、六一散、荷叶、车前、三白草、豆卷、茵陈、干蟾、薏仁，入五皮饮中。三剂。初四日诊：面浮已减，足肿旋消，咳止未楚，睾丸尚肿，湿邪下蕴者尚盛。牛蒡、桑皮、茯苓、腹皮、薏仁、防己、三白草、苏梗、知母、黄柏、海藻、山栀、泽泻、忍冬藤等。余证均退，愈。

《周小农医案》

翟竹亭

南黄义岗黄文祥之子，年方岁余，患肿病三月，面黄身肿，饮食仅可养命。消食消肿之药，服二十余帖皆无效。迎余诊疗，小儿脉如悬丝，声音低馁。此乃先天薄弱，非本实证，又服克伐药太多，所以重上加重。若再不改用温补，速收散失之元气，决无生机，余用十全大补汤加减治之。服两帖稍效，又服二帖肿渐消，饮食加增，共服十余帖，月余气血红和，肌肉复生，由是方获痊愈。古去："病伤可疗，药伤难医"，信矣。

十全大补汤

党参6克　炙甘草5克　白术5克　茯苓10克　大熟地6克　当归5克　白芍4克　炙黄芪6克　油桂4克　芡实6克　白扁豆6克　西砂仁10克　附子1.5克　薏苡仁6克　辽五味子3克　水煎服。

邑北朱寨村，朱某之子十余岁，禀赋不足，常咳嗽发闷。又于八月间随父农作，偶逢天变，北风大雨，感受寒邪，自此加重。三月后身皆浮肿，面色黄如橘皮，饮食大减，就诊余家。肺脉细涩，脾胃脉沉滑，乃寒痰结于胃脘之中，脾胃虚弱不能运化，土不能生金，因此气短食减。《内经》云："脾虚则肿"。以上诸证，皆是寒痰为害。但此痰非寻常之痰药可除，惟有吐之一法。遂用景岳先生参芦饮加减。西洋参6克，郁金10克，白矾6克，赤小豆3.9克，瓜蒂5个。

煎一盅服下，一时许，吐白痰如鸡蛋清形，约有碗许，困苦不堪。余命先饮以稀粥，迨精神安定，再服健脾养胃之药十余帖，渐次痊愈。

健脾养胃汤

党参 12 克　白术 10 克　茯苓 10 克　炙甘草 6 克　山药 10 克　清半夏 6 克　炮姜 10 克　砂仁 6 克　陈皮 6 克　薏苡仁 10 克　白扁豆 10 克　芡实 10 克　水煎服。

以上出自《湖岳村叟医案》

陆正斋

潘某某，男，8 岁，住曲塘镇。

7 月 25 日初诊。

中土不足，暑湿走注，面浮足肿，溲少，大便溏泻，口微渴，舌红苔少，证纠缠矣。

寒水石 1.8 克，6 克官桂同杵　西滑石 6 克，包　带皮苓 6 克　泽泻 4.5 克　木猪苓 4.5 克　薏苡仁 6 克　白术 4.5 克　大腹皮 4.5 克　大豆卷 6 克　广橘皮 4.5 克　活水芦根 18 克　冬瓜皮 9 克

7 月 31 日二诊。

上焦不治，水溢高源；下焦不治，水蓄膀胱。今面浮足肿虽未退而泻稀，小便较前通畅，是胃气渐有恢复，肺气渐能通调之象，仍守前法增损。

干蟾皮 1.5 克，炙杵　春砂仁 1.5 克，后下　川桂枝 2.4 克　土炒白术 4.5 克　枳壳 1.5 克，炒于术同杵　带皮茯苓 9 克　大腹皮 4.5 克　广橘皮 3.6 克　木猪苓 6 克　连皮生姜 1 斤　车前子 6 克，包

8 月 5 日三诊。

风暑均有退意，惟湿渍皮肤尚未浚化，四肢浮肿，腹胀，肾囊肿大，气虚运输之机能失职所致。

生黄芪 9 克　川桂枝 3 克　带皮苓 9 克　木猪苓 6 克　土炒白术 4.5 克　泽泻 3 克　大腹皮 4.5 克　炙桑白皮 4.5 克　广橘皮 4.5 克　连皮生姜 1 片　白糯米 3 克

另用大蒜煮乌鱼代馔。

8 月 7 日四诊。

手肿消退，肾囊肿大，玉茎亦受波及，间有呛咳痰滞。肾者主气化以行水，肾阳不治，故聚水而为患也。再从前意增损，冀获效机。

制附片 3 克　防风己各 4.5 克　府杏仁 6 克　左牡蛎 15 克　带皮苓 12 克　冬瓜子 9 克　泽泻 6 克　怀山药 9 克　薏苡仁 12 克　白通草 2.4 克　败葫芦 9 克　枇杷叶 2 片

8 月 13 日五诊。

中上部肿胀已渐减轻，下部肿势日增，此脾虚不能制水，水蓄下焦，拟牡蛎泽泻散法以疏泄水湿。

左牡蛎 18 克　甜葶苈子 4.5 克　淡海藻 4.5 克　泽泻 5.2 克　制商陆根 4.5 克　天花粉 4.5 克　制附片 2.1 克　带皮苓 6 克　川椒目 1.5 克　防己 4.5 克　败瓢 9 克，瓦上焙存性　车前子 9 克，包

8 月 15 日六诊。

腹部、肾囊、足跗均略松软，肿势未增，玉茎肿胀较前稍大，大小便仍然未能畅行。近日天气反热，身微热，暑邪外侵，当兼顾之。

左牡蛎 18 克　土炒白术 6 克　淡海藻 4.5 克　川桂枝 6 克　制商陆根 4.5 克　法半夏 4.5 克　赤猪

苓各7.2克　天花粉6克　甜葶苈4.5克　泽泻7.2克　冬瓜皮12克　广橘皮3.6克　败瓢6克，焙存性　连皮生姜1片

8月17日七诊。

大小便较前通畅，肾囊肿退十之四五，入暮微有寒热，咳声频作，下焦水湿有宣泄之象。

川桂枝3克　广陈皮4.5克　小苏梗4.5克　赤苓12克　猪苓6克　法半夏4.5克　府杏仁6克　泽泻6克　老蔻仁1.5克　薏苡仁9克　左牡蛎24克　白术6克　车前子9克，包　连皮生姜1片

8月21日八诊。

肾囊肿势大退，溲畅，咳稀，纳谷略增，惟午后身热，半身得汗而解。体虚暑湿外侵所致，拟方疏解。

豆卷9克　杏仁6克　苏梗4.5克　蔻米2.4克　法夏4.5克　苡仁12克　通草3克　藿香4.5克　赤苓12克　广皮4.5克　车前子6克，包　连皮生姜1片

8月24日诊。

肾囊肿势全退，大小便亦畅，惟发热在夜半，午后得汗方解，腹胀痛拒按，干呕，脉象浮滑而数。细思此证，风暑伤于外，湿滞阻于中，显然可见。药拟两解法，以冀应手。

淡豆豉12克　建神曲9克　法半夏6克　广橘皮4.5克　赤茯苓12克　莱菔子6克　焦楂肉9克　炒枳壳6克　山栀6克，姜汁炒　大腹皮绒6克　苏荷3克　炒麦芽9克　鸡内金6克　姜汁炒荷叶9克

9月13日十诊。

肿胀日久不已，四肢日见其剧，大便溏泄，小便短少，间有发热，拟东垣老人法，降浊升清。

水炙防风2.4克　天生术4.5克　泽泻6克　煨葛根4.5克　赤茯猪苓各4.5克　广皮4.5克　卷官桂2.4克　苡仁9克　煨木香4.5克　砂仁衣1.2克　陈蘘衣草30克，煎汤代水

9月15日十一诊。

前仿东垣老人法，身热脉数均见减轻，余恙依然。缘久泻脾阳大伤，不能运以四肢，气虚下陷，肺失治节。此际补火生土，仿王氏"益火之源以消阴翳"法，俾离照当空则阴霾自化也。鄙意如斯，即希裁酌。

上油桂3克　制附片3.6克　左牡蛎15克　泽泻4.5克　干切茯苓9克　怀山药9克　白术6克　煨肉果3克　怀牛膝4.5克　砂仁1.8克，后下　车前子4.5克，包　败瓢12克，瓦上焙存性

吉某某，10月7日诊。

先由风邪犯肺，继感湿气侵脾。腹胀，手足肿，咳嗽，气机膜郁不舒，苔腻，溲少，身热，证势非轻，颇虑蔓延。

苏子梗各3克　大腹皮4.5克　黄郁金2.4克　苦杏仁4.5克　水炙前胡2.4克　通草1.8克　薄橘红3克　淡豆豉6克　乌扇片3克　带皮苓6克　冬瓜皮12克　枇杷叶1片

孙某某　4月24日诊。

三阴不足，湿邪下注，两足胫肿，治以辛温淡渗，运坤阳而化蕴湿。

土炒白术5.4克　宣木瓜5.4克　大腹皮绒5.4克　带皮苓12克　川独活3克　广橘皮4.5克　五加皮5.4克　炒苡仁12克　川朴根4.5克　木防己5.4克　连皮生姜2片　炒冬瓜皮12克

另用杉木皮、生姜、葱煎汤熏洗。

4月27日二诊。

服前方三帖，胫肿微退，以前法增损。

川桂枝4.5克　宣木瓜5.4克　广橘皮4.5克　土炒白术5.4克　五加皮5.4克　木防己5.4克　赤猪苓各7.2克　粉草薢9克　炒苡仁12克　连皮生姜2片　大腹皮绒5.4克　车前子9克，包

以上出自《陆正斋医疗经验》

冉雪峰

　　重庆崔某之子，年八岁，病水气，一身尽肿，腹大如鼓，腿部光泽明亮，面肿色夭，眼似半闭，已不止目下如卧蚕形而已，喘逆不食，病已严重，其母引至我处诊治。问前是服中药抑服西药，答服中药多，似效不效，住某医院月余，曾放水一次，乍松快，续仍肿胀如旧。寸口脉部为肿胀所掩，隐约沉晦，不大明显，殊费周折。拟五苓散加减，方用：苡仁四钱，泽泻、猪苓各三钱，云苓六钱，官桂（细末冲服）五分，厚朴一钱五分，大腹皮、木防己、青木香各三钱。一星期平平。复诊，略显热形，虽诸有水者当以温药化之，而郁久化热，温化清化，所当审度权衡，前方去官桂、大腹皮，加陈皮一钱五分，厚朴加为二钱，六剂，小便渐利，肿胀略消。又复诊，前方去防己、木香，加莱菔子六钱，葶苈子（研）三钱，二丑米（头末去壳吞服）一钱。三剂，未泻，复进三剂，大小便均畅，肿胀消半，前方去二丑，再进二剂，肿胀消十之八，病已向愈。前方并去葶苈、莱菔，嘱守服四剂，再商调摄。讵病孩之母，因事渡江，该孩在家思母，啼哭半日，自是病复发，肿胀突作，几与前埒。越月来诊，深为诧异，询知前情，于前方中仍加莱菔子四钱，再加郁李仁一钱五分，酸枣仁三钱，三剂，肿胀大消，六剂，消尽。后以香砂六君子加减调摄收功。治水气病，不可姑息，亦不可鲁莽轻忽。

《冉雪峰医案》

第十八节　咳嗽

程从周

　　杨敬川次子，年五岁，旧曾闪跌其腰，今则尚类龟背。五月间，患咳嗽发热，吐痰自汗，腰痛不能屈伸。后渐每次吐脓盅许，汗出如珠，终日俯首，饮食渐减，肌肤渐瘦，不能履地。邀余视之，予曰："察色观神，大虚证也。当用大剂参芪补之，不然亦近危矣。"彼曰："发热嗽甚，肺热极矣！今复又用参芪，恐类抱薪救火，乃议其腰痛是上年闪跌，瘀血在内。故今举发化而为脓。"予曰："纵是败血成脓，值此离疲亦难攻击，惟当补接为先。正气有余，邪当自去。盖此证乃脾虚不能培养肺金，致使金虚而嗽。然又出痰如脓者，乃土虚不运，湿郁而成，非真脓也。且汗出如珠，亦因肺气虚也。经云：肺主皮毛。今腠理不密，故汗出无时，出而不流，气虚极矣！若不大补，何由以生？"乃用人参、黄芪、阿胶、贝母、白术、茯苓、甘草、五味、麦冬、桔梗之类。其家畏于用参，乃以人参分数而试之。予曰："药病相宜，须一钱一剂亦所不禁。"乃渐加至五分，热退汗除，咳嗽亦止。一日，忽然烦而微喘，即欲归咎参芪，余曰："若果不宜于参芪，服参后即当加热加嗽。今既嗽止热除，汗又复敛，非参芪之功乌可得耶？"如是方肯锐意煎服，人参加至一钱一剂，调理两月余，平复如初。虽然病且愈矣，若果以参芪为泥，

则此儿安能复活也哉!

郝仲韬乃孙甫五龄,质颇厚。季春时,患咳嗽痰壅,夜卧烦躁,且不时鼻衄,或点滴,或成流。医治多时,有作肺火,而用枝、芩、知、贝者;有作阴虚,而用归、芍、地黄者,药俱罔效。邀余脉之,知其为寒包热也。经云:火郁则发之。乃重用麻黄汤,表散寒邪,开其腠理,火气得泄,嗽衄俱除。乃姊长其二龄,亦同时咳嗽、鼻衄,照前法治之,并愈。

以上出自《程茂先医案》

夏禹铸

九思轩措大方遴萃,举子才两月。证属脾湿动痰,传入肺窍。乃妻呼挑筋妇挑之,证加重,且曰:挑迟了,不可愈。余往视之,拿却无声,审音知痰入肺窍。先用推拿,兼使灯火;随用半夏二钱,桔梗、枳壳、白术各一钱,服之稍愈。遴萃闻予言半夏合证重用之,微动燥气。予即用赤芍等味解之全愈。此脾湿动痰,挑筋无济,用药辄效之一验也。

《幼科铁镜》

郑重光

员秉干中翰长郎年十三岁,出痧之后,咳泻两月,诸药不效,最后医家竟用二神之破故纸、肉蔻,而咳泻更甚,便令予诊。脉长而数,告曰:"此胃热,非脾虚也。必因痧证未用石膏,致余热仍归肺胃,邪热不杀谷,故洞泻,幸热毒未全入肺,赖有洞泻分消其热。若不泻,则咳嗽发热,已成痧劳矣。予以清热为主,热退则泻自止。"遂用苡仁、贝母、瓜蒌、地骨皮、麦冬、知母、桑皮、木通、桔梗、甘草。四剂,反大泻数次而泻减,再十余剂,咳嗽皆愈。治病必求于本。若见病治病,奚有当哉!

《素圃医案》

北山友松

一童患痰嗽,吐血发热,不食,胸痞干呕。用白术、人参、黄芪、干姜、伏龙肝,名白术散,服十帖,证减大半,服五十帖而瘳。若拘于热证之常而用寒凉,乃为泉下鬼耳。医而未至于变法之权,则乌足语此。

《北山医案》

程文囿

汝兄乃郎,年方龆龀,秋间咳嗽,入冬不止。初起呛嗽痰涩,气急面红,渐次潮热脉数,食减肌瘦。药如泻白散,止嗽散,清燥救肺汤,遍尝无验。汝兄虑成童怯,嘱予筹治。令且停药,每日用甜雪梨一枚,去皮粗,雄猪肉四两同切块,清水煮汤啜之,其肉与粳米稀粥同食。儿病日久,戒食荤油,复为药苦,得此可口,食而甘之,数日而效,浃旬而痊。汝兄称谢,并问其故。予曰:"斯证即喻西昌所谓秋伤于燥,冬生咳嗽之候也。夫燥者濡之,其所以服诸清润之剂而不应者，缘童质向亏，嗽久阴伤，凡药皆草木根荄，只可濡其时邪之燥，未能滋其津液之干耳。经云：阴之所生，本在五味，五谷为养，五果为助，五畜为益，故用猪肉、雪梨、粳米诸多濡液滋干之品，气味合而服之，以补精益气，岂寻常方剂可同语耶。"汝兄慨然曰："人知药能疗病，不知药反增病；人知食肉病复，不知食肉病愈。今而后益信医理渊深，不易知也。"

歙俗信神，无知之徒将神庙签诗混编药名，乡愚患病，辄往求之，呼为神药，贻害甚多。靖兄外贸，幼女在襁褓中。时值冬寒，感冒外邪，发热咳嗽，其妻误听人言，往求神签。药用贝母三钱。女流不谙药性，即市煎灌，咳嗽顿止，以为神验。少顷忽痰涌气促，头仰胸高，彻夜搅扰。次早迓予，视其儿身热肢冷，口张鼻扇，啼声如鸦。乃姑告其所以。予曰：此肺痹大证，危期甚速。夫肺主皮毛，皮毛受邪，肺气闭塞，因而发热咳嗽，不为疏解，反投寒敛之品，且单味重用，为害更烈。经云：风寒客于人，使人毫毛笔直，皮肤闭而为热，病入舍于肺，名曰肺痹。孩提弱质，焉能堪乎？辞不举方。友人谭萃州翁代恳试施一方，以图侥幸。予思病既濒危，药非精锐，料难应效。方用麻黄、桂枝、杏仁、桔梗、橘红、半夏、姜汁，并嘱服药，竖抱旋走，勿令卧倒。如此一昼夜，始得咳嗽出声，痰喘略定，知其痹象稍宽。但病势过重，药虽见效，未便骤松，麻黄昨用三分，令其减半，余照原制，再进一剂，汗出肤润，热退喘平。更用六安煎加桔梗，卧稳嗽稀。予曰："痹开病去，大局无虞。古云：小儿勿多服药，盖儿质薄弱，脏腑娇嫩，药多恐伤真气，今可停药，乳哺调之，自然恢复。"果如予言，识此为乡愚信求神药者戒。

以上出自《杏轩医案》

吴簏

医友任君云：有郭氏乃郎，年方舞勺，感冒咳嗽两月，予治无效。故代延视之。余往察其气促喘急，四肢厥冷，脸白无神，脉虚细微。此阳虚土败所致。即用人参五分，制附子四分，炮姜四分，遂七服而喘咳大减。后用四君子及补中益气汤加桂、附、炮姜，四十剂而痊。

《临证医案笔记》

费伯雄

某。小儿感冒风邪，发热咳嗽，憎寒。杏苏饮疏解和中。

蜜炙前柴胡各一钱　桔梗一钱　枳壳一钱　桑叶一钱五分　生草四分　杏仁泥二钱　半夏一钱　象贝二钱　橘红八分　赤苓二钱　姜一片　枇杷叶二张

某。稚儿发热咳嗽，胸闷作吐。宜表里并解。

前胡一钱　制半夏一钱　炒苏子一钱五分　赤白芍各一钱五分　象贝二钱　炒神曲二钱　薄荷五分　薄橘红八分　桔梗一钱　炒枳壳一钱　川石斛二钱　枯黄芩一钱　黑栀二钱　炒车前二钱　茅根四钱　荷叶一角

以上出自《费伯雄医案》

温载之

丁伯度司马之子，年甫一龄，于冬日患咳嗽之证。时医用润肺止咳之剂，愈服愈咳。一连十余日，更易数医，愈形沉重。夜间尤甚，一咳百余声，大有不起之势。始延余诊视。见其经纹直透三关，色暗而沉，吼喘不上，鼻孔扇动，神识昏迷，已濒于危。余云："此证系寒入肺窍。因医误用滋润之品，以致寒邪闭锢，清道壅塞，是以如此。"斯时急宜用小青龙汤驱寒外出，其咳自止。伯度晚年得子，见有麻黄、细辛，恐其过于发散，意尚犹豫。余力肩其任，斯时病至危笃，非此方不能挽回。若再用寻常套方，不可救药。伯度见其言之确凿，始行与服一剂，而减去大半。因闭锢太深，三剂全愈。盖小儿之病，除痘麻而外，与大小无异。仲景之方，只要认证的确，用之无不神效。然医不难于用药，而难于认证。又况时医并不读仲景之书，何由知仲景之方误人不少，良可慨叹。

《温病浅说温氏医案》

张乃修

孙孩，咳嗽甚则呕吐。脉濡滑，舌白。童质泄泻之后，脾运不及，生痰聚湿。复感暑风，邪与痰合，肺胃因而失降。宜降宜下。

制半夏一钱五分　广橘红一钱　白茯苓三钱　枳实三分　光杏仁三钱，打　大力子二钱　粉前胡一钱　炒竹茹一钱　六一散三钱，荷叶包　鲜佛手一钱

二诊：大便畅行，所下秽浊甚多，凝痰乳食，从此而达，发热因而大退。然肺胃邪恋未清，咳嗽呕吐未止。再从疏肺之中，参以甘辛法。

前胡一钱　制半夏一钱五分　茯苓三钱　杏仁二钱　橘红一钱　薄荷七分，后入　炒竹茹一钱　薏仁三钱　姜汁三滴　枇杷叶二片，去毛　活水芦根六钱

三诊：发热已退，咳亦递减，大便数日方行。再疏肺化痰，气降则大腑自通也。

前胡一钱　橘红一钱　制半夏一钱五分　牛蒡子一钱五分　炒竹茹一钱　杏仁三钱　茯苓三钱　桑叶一钱　枇杷叶二片，去毛　芦根五钱　姜汁二滴

《张聿青医案》

张锡纯

抚顺一童，九岁，因有外感实热久留不去，变为虚劳咳嗽证。

病因：从前曾受外感，热入阳明。医者纯用甘寒之药清之，致病愈之后，犹有些些余热稽留脏腑，久之阴分亏耗，浸成虚劳咳嗽证。

证候：心中常常发热，有时身亦觉热，懒于饮食，咳嗽频吐痰涎，身体瘦弱。屡服清热宁嗽之药，即稍效病仍反复，其脉象弦数，右部尤弦而兼硬。

诊断：其脉象弦数者，热久涸阴血液亏损也。其右部弦而兼硬者，从前外感之余热，犹留滞于阳明之腑也。至其咳嗽吐痰，亦热久伤肺之现象也。欲治此证，当以清其阳明余热为初步，热清之后，再用药滋养其真阴，病根自不难除矣。

处方：生石膏两半，捣细　大潞参三钱　玄参五钱　生怀山药五钱　鲜茅根三钱　甘草二钱

共煎汤一盅半，分两次温饮下。若无鲜茅根时，可用鲜芦根代之。

方解：此方即白虎加人参汤以玄参代知母，生山药代粳米，而又加鲜茅根也。盖阳明久郁之邪热，非白虎加人参汤不能清之，为其病久阴亏，故又将原方少为变通，使之兼能滋阴也。加鲜茅根者，取其是有升发透达之性，与石膏并用，能清热兼能散热也。

复诊：将药煎服两剂，身心之热大减，咳嗽吐痰已愈强半，脉象亦较前和平。知外邪之热已清，宜再用药专滋其阴分，俾阴分充足自能尽消其余热也。

处方：生怀山药一两　大甘枸杞八钱　生怀地黄五钱　玄参四钱　沙参四钱　生杭芍三钱　生远志二钱　白术二钱　生鸡内金二钱，黄色的捣　甘草钱半

共煎汤一盅温服。

效果：将药连服三剂，饮食加多，诸病皆愈。

方解：陆九芝谓："凡外感实热之证，最忌但用甘寒滞泥之药治之。其病纵治愈，亦恒稽留余热，永锢闭于脏腑之中，不能消散，致热久耗阴，浸成虚劳，不能救药者多矣。"此诚见道之言也。而愚遇此等证，其虚劳不至过甚，且脉象仍有力者，恒治以白虎加人参汤，复略为变通，使之退实热兼能退虚热，约皆可随手奏效也。

《医学衷中参西录》

巢渭芳

祝某儿，三岁，痧后咳呛唾血，牙龈宣腐，口臭不堪闻，脉数，烦躁不安，证属危险。羚羊、生苡仁、冬桑叶、粉丹皮、南沙参、黑山栀、川贝、川斛、海浮石、炙紫菀、款冬花、淡竹叶。数服即减。

《巢渭芳医话》

袁焯

张华亭子十五岁，癸丑夏间卧病，服药五剂弗效，延予诊之。病人常觉心内烦杂不安，数日未能眠，大便泄泻，咳嗽，咳则右胁作痛，身热，舌边红，苔薄白，舌动则现裂痕，小便黄浊，精神疲倦，脉息软数。阅前服方，则槟榔、枳实、黄连、瓜蒌、薤白、生地、薄荷、桑叶等。盖克削过甚，胃津耗竭，湿热未清而脑力复受损也。拟方用北沙参二钱，百合四钱，枣仁、朱拌茯神各四钱，苡仁三钱，青蒿三钱，佩兰一钱五分，杏仁二钱，枇杷叶一片，朱染灯草二尺作煎剂。服后安睡两小时，心烦定，自觉爽快多矣，大便亦不泄泻，食锅巴糕数片，身热亦轻，脉转缓滑。原方去佩兰、杏仁，加鲜石斛三钱，贝母一钱，枸杞子二钱，茅根三钱，接服两剂而痊。

《丛桂草堂医案》

吴鞠通

癸亥七月十一日，郭男，八岁。咳而呕，胃咳也；痰涎涌塞，喘满气短。

半夏三钱　茯苓块三钱　薏仁三钱　杏仁二钱　小枳实一钱　陈皮一钱　苏梗二钱　藿香梗一钱

生姜二钱

十八日：即于前方内去藿香梗、苏梗，加半夏二钱，苦葶苈一钱五分，苏子二钱。再服一帖。

二十日：小儿脾虚，湿重胃咳。

茯苓块三钱　半夏六钱　焦神曲二钱　生薏仁五钱　杏仁三钱　苏子霜一钱五分　旋覆花三钱，包　扁豆三钱　生姜汁每次冲三小匙　小枳实一钱五分

二十二日：即于前方内去焦神曲，加杏仁二钱，苏子霜一钱五分，广皮三钱。服十帖。

乙酉五月二十四日，刘，十七岁。三月间春温呛咳见血；现在六脉弦细，五更丑寅卯时单声咳嗽甚，谓之木扣金鸣，风本生于木也。议辛甘化风，甘凉柔木。

连翘三钱　细生地三钱　薄荷一钱　银花二钱　苦桔梗三钱　桑叶三钱　天冬一钱　茶菊花三钱　甘草二钱　麦冬三钱　鲜芦根三钱

二十八日：咳嗽减，食加，脉犹洪数，左大于右。效不更方，再服四五帖。

六月初二日：木扣金鸣，与柔肝清肺已效，左脉洪数已减于前。方去气分辛药，加甘润。

沙参三钱　麦冬三钱　冰糖三钱　玉竹三钱

吴，三岁，五岁，八岁。三幼孩连咳数十声不止，八岁者且衄。与千金苇茎汤加苦葶苈子三钱，有二帖愈者，有三四帖愈者；第三四帖减葶苈子之半，其衄者加白茅根五钱。

以上出自《吴鞠通医案》

陈良夫

徐孩。初诊：咳不离肺，而其源则不尽关于肺，《内经》论咳，有十二经见象。咳甚兼呕，所呕半是黏痰，半属食下之物，此乃脾咳胃咳之状。经谓食不化病在脾，又肺为贮痰之所。又云脾咳不已则胃受之，胃咳之状咳而呕，此证近似也，惟夜分咳尤剧，脉细滑数，舌苔垢腻。此乃痰热上壅，肺金失肃而阳明之清降亦乖，致脾失健运，而气易上逆。拙拟和中健脾，参以化痰泄热，以奠中土而廓上游，庶于经旨有合焉。

炒橘红　川贝　炒枳壳　炙紫菀　法半夏　苏子　旋覆梗　款冬花　姜竹茹　枇杷叶　瓜蒌皮　杏仁

二诊：肺为贮痰之所，胃为蕴热之乡，二经均喜润降。咯痰黏而不爽，气易升逆，频频呕吐，脉滑数，苔垢腻，痰热胶结，肺胃之气被窒，肃降无权显然也。想肺与大肠相表里，胃与大肠又一气相生，稚年之体，脏腑娇弱而又不耐寒热，以致升降两乖。今便下艰涩已有五日，腑气不通，秽邪不得下夺，经所谓腑以通为用，又云病在上者取之下，拙拟清热涤痰，姑为治标之计。

旋覆梗　法半夏　瓜蒌仁　紫菀　枳实　杏仁　川贝　煅瓦楞　青礞石　郁金　姜竹茹

《陈良夫专辑》

丁泽周

唐宝宝。两进清解伏温、宣化痰滞之剂，得汗甚畅，身热较轻而未能尽退，腑气已通，小

溲色黄，苔薄腻黄，脉濡滑而数，咳嗽痰多。余邪痰滞逗留肺胃，肺失清肃，胃失和降。既已获效，仍守原意扩充。

清水豆卷四钱　净蝉衣八分　嫩前胡一钱五分　鸡苏散三钱，包　赤茯苓三钱　枳实炭一钱　金银花三钱　连翘壳三钱　光杏仁三钱　象贝母三钱　地枯萝三钱　通草八分　保和丸三钱，包　马兜铃一钱

二诊：伏温已有外达，身热已退，惟咳嗽痰多，小溲淡黄，苔腻未能尽化，脉象濡滑，肺经之伏风未楚，宿滞留恋酿痰，所以痰多而咳嗽。再宜去风化痰，宣肺和胃，更当避风节食，不致反复为要。

清水豆卷四钱　嫩前胡一钱五分　霜桑叶二钱　马兜铃一钱　光杏仁三钱　赤苓三钱　远志二钱　橘红五分　枳实炭一钱　象贝母三钱　通草八分　冬瓜子三钱　鲜枇杷叶三张

三诊：身热退清，惟咳嗽未止，清晨尤甚，舌中后薄腻而黄，脉象濡滑，小便淡黄，腑行燥结，伏风痰热逗留肺络，清肃之令不行。再宜去风清金，和胃化痰。

嫩前胡一钱　光杏仁三钱　冬瓜子三钱　川象贝各二钱　赤苓三钱　炙远志一钱　炒竹茹一钱五分　福橘络八分　瓜蒌皮三钱　炙兜铃一钱　水炙桑叶皮各一钱五分　保赤丹二厘，白糖汤调服。另枇杷叶膏一两，分六七次开水冲服。

《丁甘仁晚年出诊医案》

卢小。脾胃败坏，运化失常，纳少泛恶，腑行溏薄，阴盛格阳，身热形瘦，土不生金，咳嗽痰多，势成慢惊疳痨。姑拟理中地黄汤加减。

炒党参钱半　熟附片四分　米炒于术钱半　炒怀药三钱　炮姜炭四分　云茯苓三钱　仙半夏二钱　陈广皮一钱　蛤粉炒阿胶一钱　炒谷麦芽各三钱　焦楂炭三钱　炒川贝二钱　炙粟壳二钱　灶心黄土四钱，荷叶包

蓝小。疰咳痰多，已延匝月，食积化火，上逆于肺，宜清肺化痰。

水炙桑叶皮各钱半　光杏仁三钱　象贝母三钱　赤茯苓三钱　水炙远志一钱　瓜蒌皮三钱　兜铃一钱　橘红一钱　冬瓜子三钱　炒竹茹二钱　莱菔子二钱，炒研　十枣丸一分，研化服

以上出自《丁甘仁医案续编》

何拯华

室女朱姓，年十五岁。

病名：燥咳似痨。

原因：内因肝郁经闭，外因时逢秋燥，遂病干咳不止，专门产科作郁痨治，服过逍遥散加减，已十余剂。病势增剧，来延予治。

证候：面黄肌瘦，唇燥咽干，懒言神倦，便结溲赤，夜间潮热，逢寅卯时，燥咳无痰，胸胁窜疼，至天将明，寐时盗汗出而身凉，经停三月，饮食渐减。

诊断：脉右浮涩，左沉弦涩，按之尚有胃气，舌红兼紫，此由肝郁气窒，以致血瘀，瘀血化火，冲肺作咳，似痨嗽而尚非真痨也。

疗法：姑先用解郁养营，以消息之。

处方：瓜蒌仁三钱，炒　干薤白钱半　焦山栀二钱　粉丹皮钱半　真新绛钱半　苏丹参三钱　京川贝三钱，去心　广郁金二钱，磨汁，冲　地骨皮露一两，分冲

次诊：连服三剂，二便通畅，饮食大增，潮热盗汗渐减，脉象亦渐流利，解郁养营，幸中病机。惟咳久不止，恐将成痨。再照前方去蒌、薤，加归身一钱，鲜生地五钱，外用紫菀嚼化丸三粒，以通降之。

次定丸方：紫菀五钱　鲜枇杷叶五钱，去毛，炒香　生桑皮三钱　甜杏仁三钱，去皮　款冬花三钱绛通钱半　醋炒生川军钱半　蜜丸，如樱桃核大，每夜嚼化三丸。

三诊：三剂后，潮热盗汗已止，干咳十减八九，面黄渐润，精神颇振，脉亦渐起而流利，舌紫亦退，转为红活。仍用前方，煎送当归龙荟丸钱半，仲景䗪虫丸钱半。

四诊：连进四剂，诸恙俱瘥，寝食精神复旧，惟少腹隐隐作痛，此经水将通之候，脉象流利，两尺尤滑，其明征也。改用寇氏泽兰汤合柏子仁丸加减。

四方：泽兰叶三钱　生赤芍二钱　延胡索钱半，酒炒　生淮牛膝三钱　全当归三钱，酒洗　柏子仁三钱　陈艾叶二分　鸡血藤膏钱半，烊化，冲　卷柏钱半　广郁金二钱，磨汁，冲

效果：连进四剂，经通脉和，寝食俱增而瘥。

廉按：肝郁气窒，以致血瘀者，必先疏畅其气，故首用蒌、薤以宣通上焦之气郁。郁久必从火化，内应乎肝，故继入当归龙荟丸，合仲景䗪虫丸，直泻肝经之郁火以通其经。迨郁解火清，经水有流动之机，然后用温通消瘀，因其势而利导之。前后治法，层次井然，可为似痨非痨者进一解。

《全国名医验案类编》

萧琢如

刘君令郎，年六岁。

病名：燥咳兼泻。

原因：时值夏历八月，先患寒热，医者杂治未愈，始来邀余过诊。

证候：身热咳嗽，无痰口渴，兼以下利清谷，舌色红而苔白。

诊断：脉浮大，比正喻嘉言所谓肺热无从宣泄，急奔大肠也。

疗法：以清肺热而兼润大肠，即与泻白散加减。

处方：黄芩一钱　地骨皮三钱　光杏仁钱半，勿研　陈阿胶一钱，烊冲　生甘草四分

效果：一剂泻即少止，二剂而热渴俱除，再二剂而咳嗽全瘥矣。

廉按：肺与大肠相表里，肺热无处可宣，即奔大肠，此为顺传，每见食入则不待运化而直出，食不入则肠中之垢污，亦随气奔而出，是以泻利无休也。此案悉遵喻法，以润肺之药兼润其肠，则源流俱清。连投四剂，身热咳嗽泄泻，一齐俱止，可为治燥咳兼泻之特效新法。

《全国名医验案类编》

陈在山

马振之小儿，脾虚膨胀不思饮食，咳嗽，脉来沉缓而软，此伏暑之气郁伤脾土，日久化而

为热，热烁肺金之故，病非一二剂所能愈者，用健脾清利法治，俟后随时加减变更，进之可也。

橘红　杏仁　仁米　茅术　皮苓　内金　木香　紫朴　莲肉　山药　甘草　玉竹　车前
广皮　芡实　滑石

第二方去橘红、杏仁、玉竹，加焦楂、金石斛、醋芍。

第三方：金石斛　内金　茅术　车前　仁米　莲肉　木香　紫朴　广皮　山药　芡实　甘
草　茯神　节蒲　枣仁　焦楂

第四方又去金石斛、厚朴、广皮、节蒲、枣仁，加天水散、玉竹、毛橘、杏仁、桑叶等药
治之。

马振之儿服前方数剂，病若全愈，本是阴虚不足之病，当此秋凉清肃之时，一有不慎，必
作咳嗽，况幼儿之阴虚乎，乃用清理之剂进之，必获全愈矣。

桑叶　杏仁　橘红　玉竹　皮苓　山药　莲子　仁米　天水散　木香　茅术　甘草　芡实
贡阿胶

服此剂之后，诸证业经全愈，恐其病后失调，以覆前辙，乃令照前方服一剂，另立丸药一
方，补养身体，缓缓服之，可保无虞，方用（共末，蜜丸，一钱重）：

熟地　玉竹　山药　仁米　芡实　莲子　苁蓉　西参　贡胶　木香　茅术　皮苓　甘草
琥珀　金环斛

黄玉昆之小儿，脾虚咳嗽，体瘦不食，拟用补土生金法治之。

皮苓　仁米　莲子　橘红　汾草　寸冬　车前　杏仁　枳壳炒　山药炒　焦楂　生姜　白糖
金环　内金

小儿服前方，饮食加餐，惟咳嗽不甚见功，再议清肺品。

双花　杏仁　仁米　薄荷　枳壳　寸冬　花粉　汾草　桑叶　橘红　沙参　百部　兜铃
竹茹　白糖

以上出自《云深处医案》

贺季衡

吴童。风痰壅塞肺部，呛咳痰鸣，表热，汗不畅，神迷嗜卧，脉滑数，舌苔腐白。证属非
轻，闭逆可虑。

麻黄五分　白桔梗一钱　射干二钱　大杏仁三钱　薄橘红一钱　川通草八分　瓜蒌皮四钱　马兜铃
四钱　象贝三钱　法半夏一钱五分　枇杷叶三钱

二诊：进麻黄射干汤，呛咳痰鸣及表热俱退，昨又食物欠慎，于是复热，痰鸣呛咳，舌苔
满腻。大有闭逆之虑。

莱菔子三钱，炒　前胡一钱　炒枳实一钱五分　橘红一钱　象贝三钱　苏梗一钱五分　瓜蒌皮四钱
射干二钱　大杏仁三钱　炒竹茹一钱五分　鲜姜皮四分

三诊：呛咳痰鸣虽退，而表热仍有往来，右脉尚数。肺胃余邪未罢，防再反复也。

前胡一钱　苏梗一钱五分　青蒿二钱　橘红一钱　象贝三钱　川通草八分　瓜蒌皮四钱　大杏仁三钱
炒竹茹一钱五分　法半夏一钱五分　枇杷叶三钱

《贺季衡医案》

张山雷

叶幼。病将两旬，起先身热，继则咳嗽不爽，纳饮纳谷不多，时即吐，带有黏痰。昨服柿蒂，吐止而咳仍不滑，看其烦闷情形，中宫必不舒畅，今日自服附片泡汤加生姜汁，觉烦闷少安，咳亦少，自谓此是寒饮。然视之唇色鲜明，指纹粗色深紫，两手透过气关，脉滑大，舌薄白。此外寒束肺，失于开泄，郁久内热，故咯痰黏稠。其所以服附片姜汁而松动者，姜附本开痰饮，不可谓是寒痰确据。虽此时不必用凉药，然温药亦非所宜，拟开泄中宫、疏通肺气。

瓜蒌壳6克　薤白头3克　黄郁金4.5克　象贝6克　甜光杏6克　陈皮3克　宋半夏4.5克　白前6克　白薇3克　路路通6克　土兜铃6克　前胡6克　生紫菀9克　姜竹茹6克

《张山雷专辑》

刘世祯

曹君之外孙女，年四岁，身体强大，食量甚强，患身生红疱子痒甚，时咳嗽，目微红，流浊泪，口燥而渴，切其脉沉迟而紧，知有寒久伏于内，用麻黄附片细辛汤治之。服二三剂，目红更剧，脉略出中部，仍迟紧，再服二剂，目红愈剧，血泪俱下，脉渐起浮部，犹有紧象，毫无躁象。又将原方加升麻、桂枝、甘草服之，目红全退，脉紧亦除，病遂全愈。可知治病不能凭其人身体之强弱，亦不能全凭外证，必须凭脉之动静，而后能决施治之方针也。

《医理探源》

周镇

刘鹏南女，一岁，住西棉花巷。乙丑六月初十日诊：远因，其母怀孕，逢战乱惊恐。身热有汗，咳嗽痰声涕多，脉数纹紫，舌红苔薄，肺痹堪虞。宜清暑散风热，展气化痰。辰滑石（荷叶包）钱半，制僵蚕钱半，光杏仁三钱，连翘二钱，郁金钱半，蝉衣一钱，冬瓜子二钱，通草五分，前胡钱半，牛蒡子二钱，枇杷叶（去毛）三片。月石三分，制胆星一分，研，冲服。

十三日复诊：服药痰从便解，夜咳较盛。再清肺化痰。冬瓜子三钱，光杏仁钱半，前胡钱半，象贝母二钱，紫菀二钱，瓜蒌皮钱半，刺蒺藜钱半，茅根（洗剪）一两。另西月石二分，雄精（非制雄）一分，研，冲服。

十四日三诊：痰咳夜甚，气逆有声。暑邪挟风痰袭肺，肺痹防重。甜葶苈五分，前胡八分，青蒿子八分，冬甜瓜子各三钱，碧玉散（荷叶包）三钱，茅根一两，通草七分，兜铃二钱，紫菀钱半，粉沙参三钱。另青礞石一分，制雄丹三厘，研细末，冲服。

十八日四诊：咳逆竖抱则平，卧眠咳盛，呕乳呻吟。暑风夹乳蒸痰，肺痹重恙。甜葶苈五分，竹茹钱半，郁金钱半，冬瓜子二钱，苏叶五分，杏仁泥三钱，前胡八分，枳实八分，粉沙参三钱，芦根一尺，枇杷叶（去毛）四片，萝卜汁（温冲）一调羹。雄丹四厘，西月石一分，生明矾七厘，礞石七厘，研细，竹沥一两温调服。迨夜，小便不通，气更急促。另拟外治，用车前子二分，半夏一分，皂角一分，蝼蛄一只去头，研末。先摊白布膏药，以回春丹一丸，真麝香一厘半，研，放脐上，加以上药末，贴上膏药。

十九日五诊：昨肺痹不眠不尿，服药呕痰，二便略通，今转身热，热蒸痰浊，变幻须防。

豆豉一钱，黑山栀一钱，薄荷五分，光杏仁钱半，瓜蒌皮钱半，紫菀钱半，兜铃钱半，泡射干五分，通草五分，郁金钱半，冬甜瓜子各二钱，辰滑石（荷叶包）三钱，钩钩三钱，枇杷叶三片，天竹子钱半，慈孝竹一尺。另制雄丹三厘、制胆星三厘，研末，竹沥一两温调服。

廿一日六诊：溲通，大便解，微汗热减，神情转振，惟顿咳口渴。暑邪犹恋，蒸痰犯肺，吸乳宜节。冬瓜子三钱，光杏仁三钱，粉沙参二钱，紫菀钱半，郁金钱半，川象贝母各钱半，竹茹黄各一钱，连翘二钱，银花三钱，枯黄芩一钱，知母钱半，通草七分，天竹子钱半，车前子（包）钱半，西瓜翠衣六钱，芦根一尺。

廿二日七诊：顿咳稍爽，热势起，渴饮，幸小溲已多，大便亦通，肺痹之势已转轻象。再清暑泄热，肃肺化痰。泡射干五分，紫菀钱半，杏仁泥钱半，黄芩钱半，竹茹黄各钱半，青蒿子八分，滑石钱半，郁金钱半，川象贝母各钱半，通草八分，车前子（包）钱半，银花二钱，知母钱半，鲜竹叶二十片，芦根一尺。咳势已大轻，嘱以慈孝竹、通草、冬瓜子煎饮，渐愈。

《周小农医案》

方公溥

柳儿。七月二日风邪外侵，痰热内阻，咳嗽不扬，咯痰不易，头眩胸闷，食欲呆滞，法拟辛泄宣肺化痰。

冬桑叶9克　象山贝6克　粉前胡4.5克　炒牛蒡6克　薄荷1.5克　带叶苏梗6克　玉桔梗3克　光杏仁6克　炒枳壳3克　炒竹茹4.5克　杭菊花4.5克　香谷芽9克

七月四日复诊：投以辛泄宣肺化痰，咳嗽较减，头眩、胸闷已见好转，再从前法化裁。

处方同前，除带叶苏梗、薄荷，加连翘壳6克，生甘草1.5克。

七月五日三诊：肌热较解。腹痛减而未痊，右颈旁痰核初现，再拟泄热散结。

处方同前，除桑叶、桔梗、枳壳、甘草、杏仁、菊花、竹茹，加净蝉衣3克，金银花6克，扁豆衣6克，赤茯苓6克，小青皮3克，制厚朴3克，焦六曲6克。

吴儿。肌有微热，咳嗽时见，面带青黄，治拟疏化之方。

薄荷叶1.5克　炒牛蒡4.5克　净蝉衣2.1克　象贝母4.5克　香谷芽6克　焦六曲4.5克　冬桑叶6克　粉前胡4.5克　连翘壳4.5克　分二三次服之。

复诊：肌热未解，咳嗽频频，夜卧不安，再与清宣肺胃。

处方同前，除牛蒡、谷芽、六曲，加玉桔梗1.5克，清豆卷6克，炒栀皮3克，淡竹叶4.5克。

三诊：寒热已解。夜卧较安，咳嗽亦平，气急亦见好转，药既应手，再从前法出入。

处方同前，除连翘、薄荷、豆卷、栀皮、竹叶，加东白芍4.5克，生甘草1.5克，香谷芽6克，赤茯苓6克，嫩钩尖6克，麦门冬4.5克，南沙参4.5克，肥玉竹4.5克。

张女孩。十二月四日诊：风邪袭肺，郁而化热，咳嗽气逆痰盛，肌热，筋纹青紫，口渴喜饮，急与清宣豁痰。

粉前胡3.2克　象山贝4.5克　净蝉衣1.5克　炒牛蒡4.5克　薄荷叶1.5克　连翘壳6克　冬桑叶4.5克　嫩钩尖4.5克　玉桔梗2.4克　光杏仁4.5克

十二月七日复诊：痰鸣较差，咳嗽较爽，夜卧渐安，口干唇焦，夜有微热，再进一步治之。

处方同前，除薄荷，加甜葶苈3克，苏子霜3克，广橘络3克。

十二月九日三诊：肌热已解，痰鸣气逆渐平，咳嗽亦爽，舌苔白腻，口微干，仍当宣解。

处方同前，除苏子、连翘，加生甘草1.5克，干芦根6克。

十二月十日四诊：痰鸣气急已平，咳嗽减而未痊，再与理肺化痰。

处方同前，除蝉衣、芦根，加莱菔子4.5克。

以上出自《方公溥医案》

孔伯华

郑女，幼，二月二十九日。脾家湿寒，运化不行，兼为风袭，痰涎上阻肺络清肃之令，呼吸痰声极盛，手纹红而长，治宜辛通芳化。

云苓皮钱半　炒秫米钱半　煮半夏一钱　皂角三分　广陈皮五分　苏子霜三分　淡干姜二分　苦杏仁钱半　炙升麻二厘　川柴胡半分　白芥子五分　生甘草三分　栝楼仁钱，元明粉三分拌

王女童，十一月初八日。痰咳既久且剧，中西医治迄未止，近更加甚，痰涕均有血出，脉大而滑数，面浮，苔腻，亟宜辛凉疏化。

生石膏五钱　鲜茅根八钱　鲜芦根八钱　桑白皮二钱　花蕊石二钱　石决明六钱　血余炭二钱　旋覆花二钱，布包　甜葶苈三钱　杏仁泥三钱　代赭石二钱　地骨皮三钱　焦栀子三钱　栝楼三钱　知母三钱　竹茹五钱　天竺黄钱半　川牛膝二钱　鲜九菖蒲根三钱　安宫牛黄丸一粒，分三角和入

以上出自《孔伯华医集》

章成之

朱弟。咳嗽兼见咽痛，咽头充血故也。无须消炎，疏散亦是消除郁血之一法。

冬桑叶9克　杭菊花9克　射干3克　浮萍2.4克　薄荷叶3克　大力子9克　杏仁泥9克　胖大海3只　桔梗5克　生甘草3克

薛幼。咳呛有表证而日久者。三拗合止嗽散最为的当。

生麻黄2.4克　杏仁9克　甘草3克　炙紫菀9克　百部6克　白前6克　桔梗5克　橘皮6克　荆芥5.4克

郭弟。咳声如在瓮中发，惟气管痉挛者有之，故有痰而不易咯唾。以古人经验，当重用开肺。开肺祛痰一也，弛缓痉挛二也。

生麻黄2.4克　炙紫菀9克　白前6克　白芍9克　射干5克　干蟾皮9克　葶苈子9克　桑白皮9克　粉甘草3克

二诊：咳顿挫，再事原方出入。

生麻黄2.4克　白前6克　射干5克　桔梗2.4克　桑白皮9克　炙紫菀9克　葶苈子9克　粉甘草3克

莫幼。凡稚孩平卧则咳剧者，总是痰之作祟。夫痰多而见高热，则痰热交作，肺失清肃，咳、喘、惊乃意中事也。

淡子芩 9 克　炙紫菀 9 克　连翘 12 克　白前 6 克　桔梗 5 克　地龙 9 克　蚤休 3 克　苏子 15 克，包

金幼。热而咳，其热有升降起伏，其咳并不连绵剧烈，作感冒论治。

北柴胡 2.4 克　前胡 6 克　连翘 9 克　僵蚕 4.5 克　黄芩 5 克　桔梗 3 克　苏子 9 克，包　黑大豆 9 克　绿豆衣 9 克

马幼。咳声尚未畅，但因痰而呼吸紧张，此证不能镇咳。

苦葶苈子 3 克　射干 5 克　桔梗 5 克　山慈菇 2.4 克　远志 3 克　橘红 3 克　苏子 9 克，包　莱菔子 9 克　牛蒡子 9 克，炙　紫菀 9 克

以上出自《章次公医案》

叶熙春

吴，男，八岁。九月。余杭。感受秋燥，肺失清肃，形寒身热，咳嗽气逆，胸部隐痛。肺热移于大肠，大便燥结，脉微数，苔燥白。治燥以滋润为主，如今表邪未解，仍须辛凉透达。

桑叶 5 克　白杏仁 9 克，杵　青连翘 6 克　薄荷 2.4 克，后下　淡豆豉 6 克　生粉草 1.5 克　桔梗 2.4 克　原干扁斛 9 克，劈，先煎　枇杷叶 12 克，拭包　苡仁 9 克　橘红 5 克

二诊：见汗热退，咳嗽已稀，胸痛亦减，而唇舌干燥如故，大便仍然未通，矢气频作，脉见小弦。热退津液未还，再拟润肺疗咳。

原干扁斛 9 克，劈，先煎　天花粉 9 克　枇杷叶 12 克，拭包　象贝母 9 克　冬瓜仁 12 克　苡仁 12 克　甜杏仁 9 克，杵　生蛤壳 15 克　生粉草 1.8 克　桔梗 1.8 克　炙橘红 5 克

张，男，十二岁。二月。于潜。哮喘起已十载，时发时止，迩因新感，引起宿患，咳嗽阵作，气逆痰鸣，鼻流清涕，胸闷胁痛，脉滑苔黄。先拟泄肺豁痰。

猴枣粉 0.6 克，分吞　炙桑白皮 6 克　白杏仁 9 克，杵　甜葶苈子 6 克，包　炒苏子 8 克　前胡 6 克　宋半夏 6 克　金沸草 8 克，包　蜜炙橘红 5 克　茯苓 12 克　冬瓜子 9 克

二诊：哮喘未平，有痰不能外吐，气逆难以平卧；但胸闷胁痛，不若前甚，脉弦滑，苔薄黄。

马宝粉 3 克，分吞　蜜炙前胡 6 克　茯苓 12 克　炙酥皂荚子 5 克　炙苏子 8 克　仙露半夏 8 克　甜葶苈子 6 克，包　白杏仁 9 克，杵　生灵磁石 30 克，杵，先煎　白毛化橘红 5 克　煅鹅管石 12 克

三诊：新感已解，哮喘趋平，咳减痰少，而能平卧，胃纳亦醒，仍守原意出入。

宋半夏 8 克　茯苓 12 克　蜜炙橘红 5 克　炙苏子 8 克，包　煅鹅管石 9 克　白杏仁 9 克，杵　炙酥皂荚子 4 克　海石 12 克　生灵磁石 30 克，杵，先煎　金沸草 8 克，包　柿霜 9 克，分冲　马宝粉 3 克，分吞

以上出自《叶熙春专辑》

施今墨

姜某某，男，7 岁。一年以来，时患感冒，近日又突增喘息，日夜不止，晚间尤甚，不能平

卧，咳嗽不畅，痰塞咽间，食欲不好，日渐消瘦，以致疲倦无力，住解放军301医院检查肺部正常，血常规正常，肝脏大，肝功能正常，诊断为支气管哮喘。既往常患扁桃腺炎，并有蛔虫病史。舌苔白腻，脉象弦数。

辨证立法：咽喉为肺之门户，常患感冒及扁桃腺炎，卫外功能不固，呼吸道失其职司，外邪遂得以侵肆。时届初秋，气候多变，外邪侵袭，肺失清肃，哮喘随起。拟清肺调气，以平喘息。

处方：炙前胡5克　炙苏子5克　炙白前5克　炙化红5克　旋覆花3克，生赭石6克同布包　炙麻黄1克　莱菔子6克　白杏仁6克　嫩射干3克　白芥子2克　苦桔梗5克　瓜蒌子6克　条黄芩6克　大力子6克　瓜蒌根6克　青连翘6克　炒枳壳5克　甘草梢3克

二诊：服药四剂，咳喘均见缓解，惟夜间仍重，影响睡眠，再本原意续进。

处方：炙麻黄1克　白杏仁6克　生石膏10克　炙化红5克　西洋参3克，另炖浓汁兑服　旋覆花3克，代赭石6克同布包　炙苏子5克　白芥子2克　建神曲6克　苦桔梗5克　莱菔子5克　半夏曲6克　炒枳壳5克　大力子6克　银杏仁6克，打　云苓块10克　嫩射干3克　炙甘草3克

三诊：药服三剂，仍有咳嗽带痰，入夜因咳喘不能入睡，昨日痰中偶见极小血块，胸部尚感堵闷，卧则仍喘，再作胸透，未见异常，食欲欠佳，大便微干，小便稍黄，脉仍弦数，舌苔微黄。喘息之病，来势虽急，但有其远因，必治其本，本固邪去，即所谓扶正驱邪之意，拟改丸方，标本兼顾。

处方：乌贼骨30克　炙前胡15克　炙百部15克　西洋参15克　炒杏仁30克　苦桔梗15克　冬虫草15克　野于术15克　云茯苓30克　大力子15克　炒苏子15克　条黄芩15克　车前子15克　阿胶块15克　藏青果15克　莱菔子30克　白茅根30克　葶苈子15克　化橘红15克　款冬花15克　川贝母15克　蔗冰糖30克　粉甘草15克　肥知母15克

共研细末，以适量大枣煮烂，去皮核以枣泥合为小丸，每日早晚各服5克。

四诊：丸药即将服完，诸证均有减轻，精神亦好，喘嗽缓解，不发时如常人，喘时仍不能平卧，再改丸方续服。

处方：炒远志15克　使君肉15克　于白术30克　云茯苓30克　炒榧子30克　川贝母15克　乌贼骨30克　肥知母15克　白银杏30克　炒杏仁15克　化橘红15克　葶苈子12克　黑锡丹12克，另研兑入　炙百部15克　炙白前15克　嫩射干6克　西洋参15克　炙麻黄3克　血琥珀15克，另研兑入　条黄芩30克　款冬花15克　陈阿胶30克　大力子15克　炙紫菀15克　蔗冰糖30克　藏青果15克　炙百合30克　苦桔梗15克　炙甘草15克

共研细末，仍以适量枣泥为小丸，早晚各服5克。

《施今墨临床经验集》

第十九节　咳喘

北山友松

北滨宇和岛氏，年甫十三，患吼喘，声闻阃外。且发斑疹，搔之加痒。使婢数辈，隔生绢按之摩之。其母舅志源翁请予诊之云："外甥生未满月，发小疮如痱如痤。一哑科云，是胎毒也。服以摆药，敷以末药，其毒起伏不已。至于孩笑才痉八九，又变痰喘，而请坂阳儿医殆尽。

又访京师出名孺师，莫不求治。治之一旦似痊，过时又作。凡出京者七，赴界者三。近乡草医，遍请诊视，或针或灸，自孩至于舞象并不脱体矣。未审日后能成人乎？"予细视之，精神虽固，身体矮小，年至十三，恍如髫龄。诊之浮弦而促，予曰："经曰夫五脏之有疾也，譬犹刺也；犹污也；犹结也；犹闭也。刺虽久，犹可拔也；污虽久，犹可雪也；结虽久，犹可解也；闭虽久，犹可决也。或言久疾之未可治者，未得其术也。由此论之，令甥未在死证，设得明眼医师下手，安有弗痊之理乎？"翁低首以手加额曰："欲烦先生留神调治，痼疾愈日，报恩有地也。"予笑曰："报恩且置，只图试药耳。"因与大全千金丹三分，磨水，食远服一次，喘减十之二。临卧再进一服，又减十之五，次日又进，又减十之七。临卧复进，其夜吼喘定而熟睡不觉至日出矣。翁与父母大喜曰："小儿得病尔来，未有如昨夜之安眠也，请求煎药杜后。"予曰："斑疹未痊，须臾服之，以至疹退则停药。晬日然后以汤药荡之，未为晚矣。"翁曰："一药能治二疾，甚奇事也。"予曰："证变二三，良由外科敷药逼毒入于肌里膜外，溜于胸膈，变成痰涎。因天之阴晦，时之寒暄，食之增损，是皆能令发喘，又发疹也。其标似异，其本一也，所以一药之兼治二疾也。"后遂与阎氏和中散去黄芪加陈皮，每帖一钱许加姜枣各三分，煎成，日服一帖。至五百余日，脉和而不促，乃止药。或问小儿用药，将及一年有半，无乃过多乎？予曰："《三部九候论》曰：先去后调，无问其病，以平为期。由斯言之，更服百日，未为多也。此儿盖因屡服退疹驱痰止喘杂霸之药多年，故体亦不能长，费调理也。如此焉停药？"后身长体胖，日愈一日。一年间，裁缝衣著者三，以至于加首服之时焉。

《北山医案》

许豫和

曹问麟兄子，百日。内有风痰之患，或一月一发，两月一发，服疏风润肺之剂，旋愈。长夏，火旺烁金，发热、烦躁、痰鸣、喘促，势已危迫。予曰："此子本有痰热，复受风暑，与肺热合邪，是以病急。"因与畅肺饮加黄连，一剂，热势稍平，痰喘如故。续用清肺利痰之剂，甘橘、牛蒡、前胡、杏仁、枳壳、栀子数味，痰开、喘定，七月而全。病家倘不任予危急之际，乱投丸散，殆矣。

贺氏子，六岁，病痰喘，喘甚音哑，证似麻黄，而安卧能食。时值秋燥，予曰："此火旺金伤也。"用桔梗、杏仁、瓜蒌、桑皮、枳壳、栀仁、甘草，梨汁冲服。四剂，喘定音开。

邻家子，忽恶寒，发喘，目瞪鼻扇，声如曳锯，面青、下痢。予曰："此肺中风也。"诊其脉已绝，不可救。是日，又一儿十三岁，喘亦如之，但鼻有涕，喘虽甚，能咳，脉尚滑，药难进。予命煮葱、姜、艾叶，以布囊熨背，冷则易之。一时辰，喘渐松。进三拗汤，汗出而愈。

百问云：凡人为风邪所中，皆自背上五脏俞而入，故以熨法代灸法。倘遇此证，急须为之，缓则无及矣。

程氏子，小暑时，中风，发热，喘促，声如曳锯，汗大泄。予曰："此肺中风也。应服三拗汤，天暑，汗大泄，万不能用。"急与桂枝汤，一服不效，势转迫。尚能饮药，不得已，竟与小剂三拗汤，少加黄芩以制之。服药一时辰，汗止，喘定而安。

急证用药，有当舍时从证者，不可畏也。

汪氏子，二岁，初春，暴患痰喘，目瞪鼻扇，声如曳锯，面青暗，四肢冷，势将危矣。急用麻黄、杏仁、生姜、葱白、橘红、甘草，作汤灌之。暖覆一时，汗出而愈。

以上出自《橡村治验》

中神琴溪

某儿初生五十许日，一夜卒哮喘攻咽，直视厥冷，举家大骇，招医见之。医脉之曰："此为寒所伤也。"于是裹定诸乎炉旁，而所施桂麻灸火，而病势益加焉。因请先生往诊之，脉应矣，腹亦不异常，曰："无毒也。裹定之厚，与药剂，惟毒而已矣。"遽去炉脱衣被，卧之凉处，俄顷热退喘治，啼呼如常。

《生生堂治验》

吴篪

李亚白孝廉云：小子三岁，月前感冒咳嗽，近则乳食不纳，形气委顿，病势日甚。幼医皆回难治。余视其上气喘急，面唇青色，痰涎黏如胶漆，喉间若曳锯声者，此为齁船。按经济论，齁证肺经受风寒，因咳嗽肺停，冷知生痰，致使脏腑有热，睡卧不安，故成齁船。咽喉间如曳锯之声，即用吴子玉方三两服渐效。

白色信石一字，并下豆粉炮研过用　生南星　枯矾各一钱　鹅管石　硼砂各五　绿豆粉　雄黄各一钱五分

上为末糊丸如萝卜子，临卧冷茶清吞下五丸。

《临证医案笔记》

抱灵居士

次甥，发热、痰喘、足冷、面赤，以参苏饮二剂不应；或以升麻、葛根反呕，腹胀，咳汗，便秘；以藿香正气散加山楂一剂，泻后足温；以保和丸调姜汤，热退，咳痰清涕，胸澎齿衄，舌黄人倦；以香砂六君子汤加枳、桔，便秘，痰喘，舌黄，齿血；以凉膈散去硝、黄，加陈、半一剂，血止，咳甚；以华盖散一剂而愈。

《李氏医案》

王旭高

许。音哑喘咳，痰声咿咯。风痰袭肺，肺胀夹惊险候。

麻黄　杏仁　射干　桔梗　桑白皮　菖蒲　枳壳　前胡　白前　紫菀　白萝卜汁冲服

某。马脾风极重险证，危生倏忽。姑与牛黄夺命散。

大黄生切，四钱　槟榔一钱五分　黑牵牛三钱　共研末。分二服，白萝卜汁温调服。

以上出自《王旭高临证医案》

张锡纯

辽宁赫姓幼子，年五岁，得风温兼喘促证。

病因：季春下旬，在外边嬉戏，出汗受风，遂成温病。医治失宜，七八日间又添喘促。

证候：面红身热，喘息极追促，痰声漉漉，目似不瞬。脉象浮滑，重按有力。指有紫纹，上透气关，启口视其舌苔白而润。问其二便，言大便两日未行，小便微黄，然甚通利。

诊断：观此症状况已危至极点，然脉象见滑，虽主有痰亦足征阴分充足。且视其身体胖壮，知犹可治，宜用金匮小青龙加石膏汤，再加杏仁、川贝以利其肺气。

处方：麻黄一钱　桂枝尖一钱　生杭芍三钱　清半夏二钱　杏仁二钱，去皮捣碎　川贝母二钱，捣碎　五味子一钱，捣碎　干姜六分　细辛六分　生石膏一两，捣细

共煎汤一大盅，分两次温服下。

方解：金匮小青龙加石膏汤，原治肺胀咳而上气烦躁而喘，然其石膏之分量，仅为麻桂三分之二。金匮小青龙加石膏汤，其石膏之分量原有差误，曾详论之，而此方中之生石膏则十倍于麻桂，诚以其面红身热，脉象有力，若不如此重用石膏，则麻、桂、姜、辛之热，即不能用矣。又《伤寒论》小青龙汤加减之例，喘者去麻黄加杏仁，今加杏仁而不去麻黄者，因重用生石膏以监制麻黄则麻黄即可不去也。

复诊：将药服尽一剂，喘愈强半，痰犹壅盛，肌肤犹灼热，大便犹未通下，脉象仍有力，拟再治以清热利痰之品。

处方：生石膏二两，捣细　瓜蒌仁二两，炒捣　生赭石一两，轧细　共煎汤两盅，分三次徐徐温饮下。

效果：将药分三次服完，火退痰消，大便通下，病遂全愈。

说明：此案曾登于《全国名医验案类编》，何廉臣评此案云："风温犯肺胀喘促，小儿尤多，病最危险，儿科专家，往往称为马脾风者此也。此案断定为外寒束内热，仿金匮小青龙加石膏汤，再加贝母开豁清泄，接方用二石、蒌仁等清镇滑降而痊。先开后降，步骤井然。惟五岁小儿能受如此重量，可见北方风气刚强，体质苗实，不比南方人之体质柔弱也。正惟能受重剂，故能奏速功。"

观何廉臣评语，虽亦推奖此案，而究嫌药量过重，致有南北分别之设想。不知此案药方之分量若作一次服，以治五岁孺子诚为过重。若分作三次服，则无论南北，凡身体胖壮之孺子皆可服也。试观近今新出之医书，治产后温病，有一剂用生石膏半斤者矣，曾见于刘蔚楚君《遇安斋证治丛录》，刘君原广东香山人也。治鼠疫病亦有一剂用生石膏半斤者矣，曾见于李健颐君《鼠疫新篇》，李君原福建平潭人也。若在北方治此等证，岂药之分量可再加增乎？由此知医者之治病用药，不可定存南北之见也。且愚亦尝南至汉臯矣，曾在彼处临证处方，未觉有异于北方，惟用发表之剂则南方出汗较易，其分量自宜从轻。然此乃地气寒暖之关系，非其身体强弱之关系也。既如此，一人之身则冬时发汗与夏时发汗，其所用药剂之轻重自迥殊也。

尝细验天地之气化，恒数十年而一变。仲景当日原先著《伤寒论》，后著《金匮要略》，《伤寒论》小青龙汤，原有五种加法，而独无加石膏之例。因当时无当加石膏之病也。至著《金匮》时，则有小青龙加石膏汤矣，想其时已现有当加石膏之病也。忆愚弱冠时，见医者治外感痰喘证，但投以小青龙汤原方即可治愈。后数年愚临证遇有外感痰喘证，但投以小青龙汤不效，必加生石膏数钱方效。又迟数年必加生石膏两许，或至二两方效。由斯知为医者当随气化之转

移，而时时与之消息，不可拘定成方而不知变通也。

《医学衷中参西录》

王堉

　　月潭之女，年甫周岁，忽喘嗽交作，浑身发热。月潭以为寻常感冒，忽之，越日益甚。适余视其弟病，亦请一视，见其面发赤，身发热，喉中声如锯，臆断曰痰也。必乳母令睡时吃乳，兼膈间有火，故食为火壅而生痰，但得白玉饼两三枚则可矣。月潭令服之。热稍退而腹作胀，喘嗽仍旧。又请余视，以为已愈，细视之，两目昏闭，精神若无，喉间亦如故。月潭曰：看此形恐不救。余曰：何至此。乃视指纹，则红丝出风关，兼按其膈，则胸中作声漉漉然。顿悟曰：前以为痰，乃水也，必小便不利，眼胞虚肿，兼咳而作呕。乳母曰：是。遂开五苓甘露饮，令当茶饮之。次日，月潭邀同进城，问之，则小便十余次，腹减而精神作矣。因劝以再进一煎，两日如初。

《醉花窗医案》

曹沧洲

　　某幼。肺闭喘急稍平，神蒙口干壮热尚甚，脉数，危险已极，挽回不易。

　　甜葶苈五分，焙去油　桑叶一钱半　牛蒡子三钱　青蒿子一钱半　白杏仁四钱，去尖　钩藤三钱，后下　枳壳一钱半　泽泻三钱　生紫菀一钱　紫贝齿七钱　前胡一钱半　干菖蒲六分　玉枢丹末三分　枇杷露一两，二味调服

《吴门曹氏三代医验集》

张际春

　　李伯埙子，年四岁，住泰兴王垄。

　　病名：马脾风。

　　原因：赤痢延久，未节饮食，致痰滞内蕴，风寒犯肺。

　　证候：先咳嗽数日，倏忽生喘，声嘎鼻扇，身热，面淡白。

　　诊断：指纹隐伏，舌苔厚腻，病因风寒而痰闭于肺。经曰："诸气膹郁，皆属于肺。"肺合皮毛，为气之主。风寒既然外束，肺气焉得舒展，所以内蕴之痰，合邪而愈壅，气道愈塞，塞甚则危矣。

　　疗法：急用葶苈之苦大泻肺气，大枣之甘以保胃气，麻黄辛开，杏仁苦降，甘草甘缓，使肺受之邪，无可逗留其中，陈皮、茯苓以利其气，萝卜汁、姜汁以豁其痰。惟恐药不暝眩，不足以救危疴于顷刻，按本草牵牛子主治马脾风证，故加牵牛子之猛，助诸药之力，俾可从大便而下也。

　　处方：水炙麻黄八分　葶苈子二钱，炒　广皮钱半　光杏仁三钱　姜汁三滴，冲　黑白丑二钱，炒　赤茯苓三钱　炙甘草八分　萝卜汁一小匙，冲　大枣五枚

　　效果：一剂，大便下白黏如痰，痰喘声嘎顿平。三四日后，痢亦随清。

　　廉按：万密斋曰：午属马，为少阴君火。心主热，脾主虚，心火乘肺，脾之痰升，故肺胀

而暴喘，谓之马脾风。马脾风者，肺胀也，上气喘急，两胁扇动，鼻张闷乱，喘喝声嘎，痰涎壅塞，其证危急，宜急攻之。此案外因风寒，内因痰滞，故用麻黄汤去桂枝开肺气以散风寒，用苈、枣、陈、苓、卜姜二汁降肺气以豁痰滞，又佐以黑丑之气味猛烈，使痰浊从大便而下，较之但用牛黄夺命散，尤为周到。与万氏以葶苈丸去防己加大黄除肺之热，合小陷胸汤除肺之痰，一治风寒挟痰而暴喘，一治风热夹痰而暴喘，临危取胜，异曲同工。

《全国名医验案类编》

叶鉴清

陈女孩，年二岁，苏州人。

病名：春温夹痰喘（俗名肺风痰喘，实则肺闭）。

原因：痰热内蕴，又感风温。

证候：壮热有汗，神识昏蒙，微咳喘急，喉有痰声漉漉，便溏溺少。

诊断：纹淡紫，舌苔厚白，脉来细数，已服过麻杏甘膏汤，无效，风痰热交结上焦，肺气将闭，褓褓肺弱，防涌塞骤变，勉拟轻清开泄，以尽医力。

疗法：肺位最高而司呼吸，喉为肺之外候，射干、牛蒡、甘、桔，利肺开喉为君，苏、葶、莱菔子，豁痰宣降为臣，更以杏仁、枳壳、前胡、郁金，宽胸宣郁为佐使也。病在上焦，药用轻清，仿徐之才轻可去实之义。

处方：炒牛蒡三钱 生甘草四分 广郁金钱半 莱菔子三钱 甜葶苈一钱 前胡钱半 泡射干八分 苦桔梗五分 白杏仁二钱 炙苏子钱半 生枳壳钱半

次诊：喘势较平，小溲稍长，热灼之势亦缓，咳嗽痰多，便溏甚黏，痰邪已由肺入胃肠而下行，脉细较扬，右部濡滑数，关纹隐而不显，痰热尚充斥肺胃，质小病重，防喘塞骤变，治再清宣。

次方：炒牛蒡三钱 生甘草四分 广郁金钱半 炙苏子钱半 泡射干八分 苦桔梗五分 白杏仁二钱，勿研 甜葶苈一钱 生枳壳一钱 白通草一钱 广橘白一钱

三诊：喘平，咳声亦松，肺气已得宣利，热退身凉，微微自汗，大便溏薄，溺多而黄，舌苔腻薄，脉象濡滑数，病情已入坦途，治再清肺，顺气化痰。

三方：熟牛蒡二钱 象贝三钱 炙苏子钱半 冬瓜子四钱 囫囵杏仁二钱，去皮尖 炒蒌皮三钱 连翘壳三钱 通草一钱 生枳壳一钱 前胡钱半 莱菔子三钱

效果：服二剂后，诸恙均和，惟尚咳嗽有痰，仍宜清肺化痰，又服二剂全愈。

廉按：邪闭在肺，势极危险，而对证发药，不旬日已全者，因小儿脏腑嫩薄，易入亦易出，所以效力神速也。

《全国名医验案类编》

陈拯华

王姓孩，年一岁零两月，住琶山。

病名：肺风痰喘。

原因：素因儿衣太厚，内有伏热，继因风伤肺而暴发。

证候：身热面红，顿咳抱首，痰鸣气壅，忽然大喘，胸高鼻扇，右胁陷下。

诊断：脉不足凭，看指纹青浮而滞，此《内经》所谓"乳子中风热，喘鸣肩息"，龚云林所云"俗称马脾风"也。小孩最多，病势最急而险。

疗法：必先辛凉散其风，故以薄荷为君，辛润豁其痰，故以梨汁、姜汁为臣，然病势如此急烈，不得不用急救之药，故以保赤散为佐，庶能降痰如奔马，使以白蜜，不过缓保赤散之烈性而已。

处方：薄荷霜一厘　雪梨汁一杯　生姜汁两滴　净白蜜一小匙

上药和匀，器盛，重汤炖一时许，调下保赤散三厘。

效果：一剂即大吐痰而热退，二剂喘鸣已平，即能吮乳。原方去保赤散、薄荷霜，加鲜桑沥一小匙，疾竟全瘳。

廉按：小儿风热暴喘，较之各种疾喘，尤为难疗，俗称马脾风者，言其病势之危急也。儿科名医万氏密斋曰：午属马，为少阴君火，心主热，脾主虚，心火乘肺，脾之痰升，故肺胀而喘，谓之马脾风。马脾风者，肺胀也。上气喘急，两胁扇动，鼻张闷乱，喘鸣声嗄，痰涎壅塞，其证危恶，宜急攻之。若至胸高肩耸，汗出发润，则不可治矣。此案方用保赤散，善能通气开痰，先使痰从口吐出，继则从大便而出，适合急攻之法，调入于降痰四汁饮之中，以柔济刚，处方配合，颇有巧思，非杂凑成方者可比。

《全国名医验案类编》

何拯华

朱姓儿，年九岁，住朱家湾。

病名：风哮。

原因：素有奶哮，由风伤肺而发。

证候：初起恶寒发热，面赤唇红，继则痰涎上壅，喉中齁鮯如水鸡声，或如曳锯，鼻扇口干，二便不利。

诊断：脉右浮滑搏数，左浮弦，舌苔黄白相兼，脉证合参，此由于痰火内郁，风寒外束，《内经》所谓"肺病者，喘咳逆气，身热不得卧，上为喘呼"是也。

疗法：非麻黄不足以开其肺窍，非石膏不足以清镇痰火，故以为君；然痰为有形之物，故又以橘、半、蒌、枳为臣，辛滑涤痰，化浓为薄，化薄为无；佐以杏仁下气降痰，使以甘草调和诸药也。

处方：麻黄五分　光杏仁钱半　生石膏四钱，研细　清炙草五分　广皮红一钱　姜半夏钱半　瓜蒌仁四钱，杵　生枳壳一钱　生姜汁四滴　淡竹沥两瓢，分冲

效果：一剂知，二剂诸证皆减，后用清金丹（莱菔子一两拌炒猪牙皂五钱研细，姜汁竹沥打面粉糊丸，如绿豆大，每服十丸，朝晚各一次，用金橘脯一枚，剪碎泡汤送下），调理旬日而痊。

廉按：小儿奶哮，往往由儿患伤风，乳母不知忌口，凡荤酒、油腻、盐醋、酸咸、姜椒、辛辣、芥菜、面食等一概乱吃，以致乳汁不清，酝酿而成，成则颇难除根。此案汤丸二方，确切病情，宜乎投之辄效，惜近世畏麻黄石膏如虎，不肯放胆照服耳。

《全国名医验案类编》

范文甫

王孩。素有痰湿，复感外邪，障塞气机，肺不清肃，胃不宣通，咳嗽阵作，风温痀龄，证殊不轻。

麦冬12克　象贝9克　杏仁9克　冬瓜子24克　黄芩9克　小生地15克　生大黄9克　生石膏12克　枇杷叶露500克　肺露500克（见注）

二诊：较昨日见瘥。

象贝9克　小生地9克　生甘草3克　炒麻仁9克　生石膏12克　炙鳖甲9克　杏仁9克　麦冬6克　枇杷叶9克　桑叶9克

三诊：热势减轻不少，余邪尚存。

瓜蒌皮9克　炙鳖甲9克　麦冬12克　小生地9克　陈青蒿9克　象贝9克　麻仁9克　清甘草3克　杏仁9克　桑叶9克　枇杷叶露500克

注：肺露。

药物：猪肺（去血洗净）1具，孩儿参、天门冬、麦门冬、百合、川贝母、阿胶珠、丝瓜络各6克，北沙参、黛蛤散、冬瓜子、生玉竹、茯苓各9克，炙桑白皮、炙款冬花、地骨皮、丹皮、知母各4.5克，炙葶苈子、炙马兜铃各3克，芦根60克，炙枇杷叶12克。

功用：清肺化痰。

主治：吐血、衄血，干咳无痰，肺痿咳喘，虚损久咳等证。

制法：上药共置于蒸馏器中，加水蒸馏取药露约2000克。

用法：一般每次30~60克，隔水炖温后饮服，早晚各一次；或冲入煎剂中服用。

吕孩。风温痀龄，误用麻、桂诸药，肺燥已极，一命将难全。

元参24克　小生地24克　麦冬30克　炒麻仁24克　杞子18克　炙甘草3克　杏仁9克　炙鳖甲15克　肺露500克　枇杷叶露500克

裘小孩。风温痀龄，肺热化燥，虽有食，亦不顾及，此乃伏邪因新感引动耳。

水芦根30克　麦冬12克　杏仁9克　炙鳖甲9克　小青皮2.4克　炒麻仁18克　元参9克　清甘草3克　枇杷叶9克　肺露代水煎。

以上出自《范文甫专辑》

魏长春

凌伯祥君幼子，年五岁。住十字桥。

病名：痧出冒风喘泻。

原因：先腹痛，继出痧，痧点已透，复感风邪，转变喘泻。

证候：时痧已透，表邪未清，潮热咳嗽，气逆喘促鼻孔扇张，泄泻清水，溲短。

诊断：脉数，舌红苔白。寒包火证也。

疗法：升清气则表解，化痧毒则热清。

处方：葛根二钱　川连五分　炒黄芩三钱　生甘草一钱　防风一钱　鲜荷叶一张　茯苓四钱　泽泻

三钱　银花炭三钱

次诊：四月十六日。瘄点发透，泄泻已止，小溲清长。脉象弦数，舌红绛糙。壮热唇焦，气促鼻扇，风邪已解，瘄疹亦透，可以专用消法。

次方：玄参五钱　生石膏八钱　知母三钱　生甘草二钱　黄芩四钱　银花三钱　桑白皮三钱　地骨皮三钱　牛蒡子三钱　白前三钱　水芦根八钱

效果：服药后热退，气平病愈。

炳按：时瘄冒风触寒，必内隐转陷化泻，仍须升提外透，苦坚止泻，再透出至表，则循序而回，转危为安矣。

《慈溪魏氏验案类编初集》

周镇

听涛孙，戊辰年二岁。二月初六日身热，晚热盛，咳喘，目上，不寐。初七日晨诊：肢寒喘盛，鼻动口张，啼不出声。山根色青，指纹紫青。风温挟痰袭肺，肺痹凶象。拟枇杷叶三片，茅芦根一两，冬瓜子七钱，光杏仁三钱，枳实一钱，钩钩四钱，郁金三钱，兜铃二钱，通草一钱，丹皮钱半，净麻黄三分，玉泉散五钱，制僵蚕钱半。另礞石五厘，猴枣二厘，牙皂五厘，雄精一分，研细末，冲服。外治用生矾二钱，蓖麻子七粒，麝香一厘，研，鸡子黄、葱头打和，敷胸口。服药后，随吐痰涎。午刻鼻上有汗，面色略正。并令乳母挢去乳汁，防多吃生痰。是日兼请曹君仲容，晚到。案云：热甚于暮，咳不扬而音哑，烦躁，涕泪皆无。按脉形糊数。风温为痰蕴遏，肺气不宣，颇有逆传喘闭之恋。拟开泄达邪，化痰宣窍。豆豉三钱，麻黄（泡炒）三分，牛蒡三钱，泡射干钱半，薄荷头钱半，川石菖蒲五分，郁金钱半，川象贝母三钱，制僵蚕三钱，茅根五钱，光杏仁三钱，麦芽三钱。回春丹一粒，雄精一分，三石丸一分半，同研，蜜调，开水送下。服后夜热气喘略和，泪少，便解二次，中有痰涎，咳少音暗，昏睡略少，脉仍糊数。

初八日曹君复诊：热象略减，音哑不扬，涕泪尚无，苔色浊腻。风湿痰浊互阻，肺气不扬，尚易逆传。治宜泄肺化痰。豆卷三钱，牛蒡三钱，淡射干八分，前胡钱半，桔梗五分，川象贝母各三钱，麦芽三钱，蝉衣七分，赤猪苓三钱，薄荷梗一钱，茅根五钱，枇杷叶三片。另磨郁金三分，石菖蒲根二分，研末，冲服。

初九日余诊：昨服曹君方，夜热气喘有一时略高，便解二次，咳音仍暗。原方。

十一日诊：夜热未止，音犹带哑，吐舌色红。风温挟痰未撤，再开展气机，泄热散风。前胡、连翘、蝉衣、象贝母、光杏仁、射干、郁金、麦芽、竹叶、枇杷叶、茅根、灯心、黑山栀。另明雄黄一分，月石一分，研末，冲服。是日因汗多，故将表药减去。十二日晨又热，沃吐痰涎。原方。

十三日诊：昨药后热甚，即将曹君原方除去麻黄，薄荷用梗。服之，当夜未热，势定；但咳音尚哑，即服末药及二煎，循愈。

许仁全，漆匠子，龆龄，住西门外。壬戌三月，天时暴暖，赤膊迎风，风邪入肺。面浮肿，气喘甚急。风邪内袭肺经，宜辛开肺气，甘寒清热。净麻黄四分，光杏仁三钱，生甘草五分，生石膏五钱，冬瓜子皮四钱，炙桑皮二钱，牛蒡钱半，薏仁二钱，前胡一钱，枇杷叶四片。一剂，微汗，面浮气逆循止。继以轻清之剂清理，愈。

李根富，江北。其子一岁，辛酉正月，身热五日，烦恼多啼，啼声不亮，呕乳，张口气喘鼻扇，涕泪俱无，卧有鼾声，肢寒纹红，苔薄黄微干。卧于风口，寒温入肺，气机窒痹，故二便俱少，有肺胀之险。栀、豉、竹茹、郁金、菖蒲、竹黄、枳实、杏仁、麻黄、煨石膏、代赭石、兜铃、冬瓜子、甜葶苈、茅苇茎、回春丹。外用栀仁、桃仁、回春丹，加葱、面、鸡子白捣，敷脐。服药后，汗解，热大退，张口气喘亦定，便解痰涎，烦躁亦松。予前胡、杏仁、瓜瓣、枳、茹、郁金、兜铃、茅芦根。另月石、竹黄、雄精末以清余蕴。愈。

厚昆子，四岁。庚申二月十三日，寐醒出外冒风，闻爆竹而惊，即身热咳嗽。纹紫，脉数。伏气在于肝胆，因风邪而起。拟桑、丹、蒡、前、象贝、薄荷、豉、栀、蝉衣、银花、钩藤、鲜竹叶、苦桔梗。进药不多，因素有暮汗，服后瞬即布汗。十四日进莱菔、生梨、鲜薄荷叶。便溏五次，咳减，转气逆微呻，多眠，有痰声，口渴。十五日进清肺降痰。冬瓜子、兜铃、茅苇茎、竹叶、银花、蝉衣、甜葶苈、象贝。另西月石、制雄、川贝末、生矾少许。服药后吐痰三口，上午热减，下午热起，气逆殊甚，口渴汗黏，指纹紫青，有肺胀之险。欲进知母、兜铃、鲜沙参、石膏、薄荷、杏仁、枇杷叶、瓜瓣、苇茎、竹叶等，因稚体痰壅未用。晚以芦根二尺，冬瓜子一两煎饮，时哺，其喘忽大减。十七日上午喘减，咳加多汗，头额之热已淡。进辛凉宣达，降胃清热。下午热势未作，小溲清者渐红，眠少，气逆大平。夜间口渴不作。其方即连翘、银花、前胡、蝉衣、黑山栀、枳实、竹茹黄、知母、兜铃、楂炭、枇杷叶、鲜竹叶、茅苇茎、丹皮。十八日清晨，热势更衰，惟咳仍多。煎方如昨出入，加雄精、川贝、杏仁末。咳稍减。十九日热又较著，溲红咳盛，颧红唇干，气微促。进翘、银、前、蝉、蒌皮、枳、茹、知母、兜铃、黑山栀、黄芩、瓜子、象贝、茅苇茎等。是时已七日未食，当日大解一次，七日前积矢也。廿日服二煎。廿一日晨，吐痰甚多，其热全清。

综观是证，明是蕴邪挟痰，凌肺作胀。二方清润，邪不外达，终以清宣降胃涤痰而应，先后之间不容欲速有如是者。

章从新子，年三岁，住梓树巷。丁卯季冬，遍发疥疮，因痒晓夜不眠。其母觅得水银硫黄方，乃假浴锅先浴后擦。时当腊月严寒，水饮内蓄，肺胀暴喘，不乳，面浮，脉伏。经李绍良君推拿，脉渐起。暴喘由于外寒，水气袭肺，肺胀，溲便俱闭，亦急证也。宜温开肺寒，并化水气。净麻黄三分，桂枝二分，淡干姜（五味子五粒同打）二分，北细辛三分，白芍二钱，生甘草二分，宋半夏半钱，杏仁三钱，通草五分，防己五分，茯苓二钱。一剂，脉复喘定，后予轻剂清理湿热而愈。

刘鹏南女，丙寅年二岁。十月初四日诊：伏火内蕴，新风上袭，初仅微咳，略哺糖食，陡变喘逆，热不外扬，烦懊不宁，气上鼻扇，尿少便闭，面色发暗，涕泪俱无，肺数不起，纹紫模糊，肺胀重证也。拟宣痹泄热，通气涤痰。光杏仁三钱，冬瓜子三钱，连翘二钱，黑山栀二钱，兜铃二钱，郁金三钱，射干五分，枳实八分，全瓜蒌三钱，甜葶苈八分，茅根八钱，枇杷叶（去毛）四片，紫菀二钱，通草八分。另猴枣五厘，礞石一分，九节菖蒲一分五厘，保赤丹四厘，研细末，用鲜梨、薄荷、萝卜打汁，温服。

初五日复诊：昨服药后，得尿，得便痰沫，气喘大平，肢体转暖，面色转红，烦懊亦定，略能安眠。肺胀重恙，来势极重，幸而转机，尚宜谨慎，以防喘变。冬瓜子四钱，光杏仁三钱，郁金三钱，射干五分，瓜蒌皮三钱，紫菀二钱，象贝母三钱，兜铃三钱，连翘二钱，枯芩二钱，黑山栀三钱，茅根一两，枇杷叶五片。另西月石一分五厘，雄丹三厘，礞石一分，研细末，鲜梨、萝卜、薄荷打汁一盅，温服。

初七日三诊：喘势虽减，里热未清，面色未正，小溲尚少，大便颇畅。再清热定喘。哺乳宜节。枯黄芩二钱，冬瓜子一两，杏仁霜三钱，射干五分，紫菀二钱，通草一钱，黑山栀二钱，象贝母三钱，兜铃二钱，枇杷叶（去毛）五片，金铃子二钱，连翘二钱，茅根一两。另西月石一分，川贝母（去心）五分，研，冲服。喘热全愈。

以上出自《周小农医案》

陆正斋

董和平，女，10个月，住三里闸，9月18日诊。发热，咳喘，声嘎。

苏荷梗各2.5克　大贝母3克　前胡2克　枳桔各2克　杏仁4克　通草1.5克　桑叶3克　牛子4克　橘红3克　萝卜汁1汤匙

徐怀女，2岁。咳喘，痰鸣，发热。

苏子荷各2.4克　橘皮3克　炒神曲4.5克　前胡2.4克　半夏3克　莱菔子3.6克　炒楂肉7.5克　杏仁2.5克　慈菇芽2个

薛宝宝，女，2岁。体温38.4℃，发热，咳喘有痰声。

苏子荷各2.4克　秋桔梗3克　橘红3克　前胡2.4克　通草1.5克　杏仁7.5克　大贝母3.6克　炒牛子4.5克　莱菔子3克

薛纲儿，男，1岁，住新民区。发热夜甚，微咳，气息不平。证重。

粉葛根3克　橘红2.5克　杏仁4克　苏荷梗1.5克　通草1.5克　桑叶3克　法半夏2.5克　枳桔各1.5克　莱菔子2.5克　荷叶4.5克

二诊：咳喘痰鸣，溲少。证重。

苏梗2.5克　杏仁4.5克　冬瓜子6克　象贝母3克　橘红3克　半夏3克　赤苓6克　通草1.5克　射干1.5克　白前2.5克　萝卜汁1匙

丁保保，男，3岁。体温39℃，发热，咳喘气急。证重。

苏薄荷2克　前胡2克　通草1克　射干1克　橘红3克　大贝母3克　炒牛子3克　桑叶3克　杏仁3克　灯心0.2克　莱菔子3克

徐宝宝，男，7个月。发热，咳喘，体温38.5℃。证重。

苏荷梗各5克　枳桔各2克　杏仁3克　前胡1克　橘红3克　通草1克　象贝母3克　莱菔子3克

贲纲锁，男，3岁。咳喘，发热。证重。

粉葛根4.5克　苏荷梗各2.4克　枳桔各3克　豆豉6克　杏仁泥7.5克　水炙前胡3克　橘红3克　莱菔子7.5克　葱白1个

杨稳，男，4岁，住道士桥，9月19日诊。发热，咳喘，鼻扇，神疲。证重。

苏子荷各2.5克　杏仁4.5克　通草1.5克　白前2.5克　郁金2.5克　豆豉4.5克　射干2.5克　橘红3克　桑叶4克　大贝母4克　冬瓜子4.5克　萝卜汁和服1匙

徐新根，男，1岁，10月4日一诊。发热，咳喘，鼻扇，口渴，窍干。证重。

苏薄荷3克　银翘各3.6克　冬瓜子3克　杏仁7.5克　苡仁6克　通草1.8克　象贝母3.6克　栀豉各3.6克　芦根30克　竹叶20片

二诊：发热无汗，口渴，咳喘，鼻扇。证重。

粉葛根3.6克　豆豉3.6克　银翘各7.5克　黄芩3克　苏荷尖2.4克　杏仁7.5克　山栀3克　通草1.5克　桑菊各3.6克　青竹叶20片

胡宝宝，男，11岁。痰热蕴结于肺，呼吸时短促，肌瘦面黄。

香苏梗5克　杏仁6克　枳壳3克　桔梗3克　半夏5克　沙参6克　茯苓10克　橘红3克　象贝母6克　甘草2克　竹茹2克　广郁金3克　射干2克　冬瓜子3克

钱昌明，男，5个月，住利民区，9月12日一诊。咳喘，身热，腹胀，泄泻。人小病重。

苏荷梗各2.5克　橘红3克　杏仁4.5克　枳桔各2.5克　赤苓4.5克　炒麦芽4.5克　莱菔子3克　大腹皮4.5克　前胡2.5克　通草1.5克　桑叶3克

9月13日二诊：原方加灯心0.3克，象贝母3克。

王小红，女，9个月。发热，咳喘，泄泻，面色青白，无泪涕。证重。

粉葛根3克　苏荷梗各1.5克　橘红3克　赤茯苓7.5克　桑叶3克　杏仁3.6克　象贝母3克　通草1.5克　荷叶4.5克

葛存富，男，2岁，住油坊头，11月5日诊。咳喘吐乳，腹痛，大便水粪，挟白黏液、紫血，目赤，夜热。

煨葛根3.6克　橘红络各5.4克　赤芍3克　水炙防风2.4克　前胡2.4克　赤苓6克　苏荷尖2.4克　大贝母3克　桔梗2.4克　炒谷芽9克　荷叶1角　白萝卜汁和服1汤匙

徐修根，男，6个月。体温40℃，发热，咳喘，吐泻，舌红，苔白，小便短赤。病势危急。

苦杏仁4.5克　苏荷尖1.8克　象贝母3.6克　通草1.5克　橘红络各1.8克　赤茯苓7.5克　冬瓜子7.5克　生苡仁7.5克　忍冬藤7.5克　连翘7.5克　芦根30克　竹叶20片

吉和贵，2个月，住南田乡，10月6日诊。齁鮕，痰鸣。人小病重。

僵蚕、蝉衣、苏荷各等份，研末每服1克。

杨传顺，男，6 个月，住九十亩，8 月 14 日诊。龟鮀。橘红络、半夏、僵蚕、蝉衣、川贝、云茯苓各 1.5 克，研粉每次服 0.3 克。

8 月 20 日诊：龟鮀减轻，新感发热。

苏荷尖 1.5 克　半夏 1.5 克　桑叶 1 克　僵蚕 1 克　橘红 1.5 克　大贝母 1.5 克　灯心 0.3 克

以上出自《陆正斋医疗经验》

孔伯华

王，男幼，四月十二日。湿疹解之未当，闭于肺络，遂致喘促，胸骨凸起，肺胀可知，口渴肌热，手纹紫长。亟宜辛凉芳化，豁痰以消息之。

生石膏六钱，麻黄三厘同煎　代赭石钱五分　桑白皮三钱　鲜芦根一两　鲜茅根一两　白僵蚕三钱旋覆花钱五分，布包　桃仁泥钱半　杏仁泥三钱　薄荷叶钱五分　龙胆草钱五分　栝楼四钱　知母三钱金银花四钱　地骨皮三钱　胆南星二钱　甜葶苈二钱五分

安宫牛黄丸一粒（分四角，每次服一角）。

二诊：四月十六日。连晋前方药，证象渐转，喘息未止，但较前已缓，胸膺凸起尚未平复，肺部仍属肿胀，口舌糜痛，再依前方加减。

生石膏六钱　甜葶苈三钱　桑白皮三钱　鲜芦根一两　鲜茅根一两　旋覆花二钱半　代赭石二钱半黛蛤粉六钱，布包　桃仁泥钱半　杏仁泥三钱　地骨皮三钱　蒲公英四钱　忍冬花三钱　川牛膝三钱　莲子心钱半　天竺黄二钱　通草钱半　益元散四钱，布包　知母三钱　荷叶一个　淮小麦一两　小川连钱五分　板蓝根三钱　鲜九菖蒲根三钱，和凉开水捣汁兑入

安宫牛黄丸一粒（分四角，每次服一角）。

三诊：四月二十六日。险象已除，喘促虽止而胸骨未平，音哑气促，口渴唇烂，汗出血滑，虚而有热，再为变通前方。

生石膏五钱　蒲公英三钱　旋覆花一钱　甜葶苈钱五分　小川连二钱　生赭石一钱　生牡蛎三钱黛蛤粉五钱　盐橘核五钱　天竺黄钱五分　知母三钱　莲子心二钱　竹茹四钱　板蓝根三钱　车前子三钱谷芽三钱　稻芽三钱　浮小麦一两

太极丸一粒（研化）。

《孔伯华医集》

王绍荫

吴某，女，2 岁。患儿因发烧、咳喘，来天津第三医院儿科急诊，神志清醒，流清涕，气促，咳喘，鼻翼扇动，体温 39.2℃，脉搏 165 次/分，呼吸 62 次/分，肺可闻湿性啰音，白细胞 15000/立方毫米，中性 84%，淋巴 16%。儿科诊为"肺炎"收住院，治疗五天未效，遂邀王氏会诊，脉浮数，舌苔薄白兼黄，为"风热犯肺"，治以解表清热、止咳平喘。

桑叶 6 克　菊花 6 克　杏仁 3 克　桔梗 3 克　薄荷 3 克　连翘 3 克　芦根 30 克　甘草 3 克　炒苏子 3 克　葶苈子 6 克

二诊：服前药三剂，症状大减，体温 37.7℃，咳喘已平，食欲增加，肺啰音消失。原方继服二剂，痊愈出院。

贾某某，女，1 岁半。患儿因冬季感寒而咳喘鼻扇，来天津第三医院儿科急诊，体温 37.5℃，脉搏 145 次/分，呼吸 40 次/分，白细胞 15000/立方毫米，中性 86%，淋巴 14%，两肺满布细小水泡音，肺部 X 线透视：右中下、左上肺炎，收住院，治疗三天未效，请王氏会诊。脉浮紧，舌苔白薄。拟解表散寒，宣肺定喘。

麻黄 1.5 克　桂枝 3 克　杏仁 6 克　甘草 3 克　陈皮 6 克　半夏 3 克　茯苓 6 克　生姜 3 克　炒苏子 3 克　炒莱菔子 3 克

服药二剂，咳喘渐平，体温 36.5℃，肺部啰音消失，血象正常，继服二剂，痊愈出院。

以上出自《津门医粹》

高有政

骆姓男孩，两岁，患恶风，发烧，咳喘二天。大便干，小便少而赤，苔白舌红，咽红，指纹紫红，诊为肺热外感之证。治以清肺化痰、止咳定喘之法。

处方：麻黄 3 克　杏仁 5 克　生石膏 10 克　甘草 2 克　黄芩 3 克　桑皮 5 克　前胡 3 克　浙贝母 5 克　小儿牛黄散二付，每日一付（汤药化服），外用贴敷剂二付（敷法同前）。

二诊：发烧已退，咳喘减轻，胃纳好转，大便已见，苔薄白，舌红好转，指纹色红，病势大减，再以前法二剂。

三诊：患儿精神好，已不咳，苔脉基本正常，给小儿妙灵丹二丸，每日一丸，以清余邪。

《津门医粹》

章成之

柯幼。麻疹后一周，气逆鼻扇，肌热不退，啼哭不能出声，肺气有壅闭之虑（麻疹后肺炎）。

生麻黄 2.4 克　玉桔梗 3 克　带心川贝 6 克　淡黄芩 5 克　杏仁 6 克　嫩射干 5 克　净连翘 9 克　石菖蒲 6 克　远志肉 3 克　粉甘草 3 克

另：苏合香丸一粒，研末，分四次调服，每三小时一次。

二诊：药后气逆大定，热挫。假使其热夜间不再上升，有出险之望。

生麻黄 2.4 克　净连翘 9 克　淡黄芩 5 克　远志 3 克　石菖蒲 5 克　川贝 6 克　射干 5 克　紫菀 6 克　苏子 6 克，包　粉甘草 3 克

邢孩。先是寒热、咳呛，据述以受惊而来，但受惊仅是诱因，感冒外邪是主因也。顷诊肌热不甚壮，而咳呛频仍，入夜气急胸高，白昼气急虽稍减，而两鼻扇动，吃紧处尤在脉之细数而软弱。此俗所称之肺风痰喘，远西则属之肺炎。治疗以宣肺强心为主。夫脉为血府，脉软弱，心力衰，血之运行不畅故也。

生麻黄 2.4 克　杏仁泥 10.5 克　川桂枝 3 克，后下　生石膏 18 克　炙紫菀 9 克　射干 5 克　白苏子 9 克　苦桔梗 5 克　粉前胡 5 克　粉甘草 3 克　红枣 5 枚

浓煎频服。

王孩。壮热（39.5℃），两颧发赤。两颧属肺，肺热可知。呼吸微急，进一步便是气急鼻扇。

薄荷5克，后下　连翘9克　黄芩9克　浮萍3克　苏子9克，研炒　桑白皮9克　射干2.4克　地龙9克　冬瓜子9克　茅根1扎　粉甘草2.4克

二诊：体温38.6℃，热虽稍轻，胸中烦热殊甚，咳引右胁下痛，舌前半抽剥，后半垢腻。胁肋为肺之分野，热伏于肺，以辛散之，以苦泄之。

薄荷5克，后下　连翘9克　黄芩9克　前胡6克　杏仁泥15克　桔梗2.4克　桑白皮9克　知母9克　大力子9克　全瓜蒌12克　活芦根1尺

三诊：体温39.2℃，前方不能挫其热势，入夜两颧烘热。今以白虎汤为骨干，舌红加地黄，便秘加芒硝。

生石膏24克　知母9克　鲜生地24克　桑白皮9克　苏子12克，研　玄明粉9克，冲　全瓜蒌12克　活芦根1尺　生甘草5克　粳米1撮

四诊：测温39.5℃，热稽留不退，痰中带有淡红色血液，肺热之鸱张可知。肺与大肠为表里，若不通大便，热不得下泄。

石膏30克　知母15克　黄芩9克　桑白皮9克　麦冬9克　玄参12克　地龙12克　鲜芦根1尺　瓜蒌仁18克　玄明粉9克　白萝卜汁30克，冲

五诊：咳喘颧红，高热不退，痰中带血，其为肺热叶举，殆无疑义。昨起时有寒意，汗亦不多。肺主皮毛，皮毛不得疏泄，则肺气失宣。

鲜芦根1尺　生麻黄3克　生石膏32克，打　知母15克　光杏仁15克　桔梗5克　黄芩9克　连翘12克　甜葶苈9克　地龙15克　石菖蒲9克　生甘草3克

六诊：颧红面积已缩小，肺热亦渐次减轻。咳虽增剧，肺热有外泄之路，不足虑也。

鲜芦根1尺　生麻黄3克　生石膏32克　桑白皮9克　光杏仁12克　桔梗5克　黄芩9克　连翘12克　地龙15克　甜葶苈9克　生甘草6克

七诊：病历第八日，其热已成尾声。清肃肺气，以善其后。

知母6克　麦冬9克　连翘9克　苏子12克，研　炙紫菀9克　象贝母9克　光杏仁15克　桑白皮9克　生甘草5克　清炙枇杷叶9克

赵幼。热五日，入夜神志有昏迷状，要点在咳呛频而痰不爽，风袭于肺，清肃失司，进一步肺将炎矣。

水炙麻黄3克　桑白皮9克　桔梗3克　射干3克　白苏子9克，包　马兜铃5克　冬瓜子9克　瓜蒌皮6克　黄芩6克　连翘9克　白茅根15克

另：琥珀抱龙丸一粒，化服。

陈女。远西治肺炎注重强心、退热、祛痰；中医亦不外此原理，但所应用之术语不同而已。

生麻黄3克　杏仁15克　黄芩9克　苏子9克，包　石膏30克　川贝6克　连翘9克　石菖蒲9克　远志9克　杭白芍12克　粉甘草3克

王妹。因热而唇边生疮，以肺炎与疟多见之。咳声不扬，曾经气逆，故重要不在腹胀下蛔。

蜜炙麻黄3克　葶苈子9克　射干5克　杏仁泥6克　皂角子5克　远志3克　炙紫菀6克　杭白

苟9克　橘红5克　粉甘草5克

　　杨幼。骤然惊厥，当由高热而来。咳呛半月之久，今气急鼻扇，喉中痰声漉漉。温邪犯肺，肺热叶举，失其肃降之常，急以麻杏石甘汤以开其闭。

　　活芦根30克　麻黄1.8克　生石膏18克　杏仁泥12克　苏子9克　炙紫菀6克　射干2.4克　连翘9克　桔梗5克　甘草1.5克

　　二诊：越宿热退神情，以此方清肃肺气。

　　桑叶皮各5克　苏子9克　杏仁泥12克　象贝6克　玄参9克　知母6克　麦冬6克　冬瓜子9克　甘草2.4克

　　邢幼。寒热无汗，咳呛气急，鼻翼扇动，脉弦紧，此俗呼为肺风痰喘。

　　大青龙汤加葶苈子、桑皮。

　　夏幼。壮热三日，鼻扇，啼哭无泪，痰声漉漉，此肺闭也。

　　竹沥半夏9克　胆星5克　生白附子5克　白芥子5克　远志5克　石菖蒲5克　蚤休6克　地龙9克　玉雪救苦丹1粒，化服

　　另：麻黄9克　白芷12克　苏子15克　橘皮　佩兰各9克　煎汤，令吸其蒸气，勿入口。

以上出自《章次公医案》

张汝伟

　　周森达，年十四，武进，住延安东路五四五弄108号。素有哮喘，逢冬必发。今见咳逆，喉中嗄吼，痰吐不出。苔滑腻，脉细弦，宜宣肺开痹化痰理气治之。

　　带节麻黄　玉桔梗各一钱　玉蝴蝶二对　玉泉散四钱　薄荷叶五分，打，包　鹅管石　象贝母　冬瓜子　肥知母各三钱　姜竹茹钱半

　　二诊：服药后，咳止痰爽，嗄吼之声亦无。要求趁此夏令，为之预防冬发，断除病根。乃为之拟膏方一纸。

　　甘枸杞　百合花各一两　款冬花八钱　甜葶苈八钱　川贝母　云茯苓　山萸肉　冬瓜子　功劳叶各一两

　　上药九味，如法制炒，水二大碗，浓煎去渣，再加南枣去核，廿一个，煎烂，烊入冰糖半斤。收膏。每日冲服一调羹。

　　本证始末：此证第一方即愈，因尚未至病发之时，用麻杏甘膏加味之法，确乎有效，膏方，乃预防之方，取法于郭柏良治喘秘方加减而立。方中用功劳叶一味，能起肺痿而化湿热，用之看似与病无关，实为方中主要之药。一九五六年服之，是年冬未发，一九五七年春，其母来诊病，为余言之，方义说明不赘。

《临证一得》

施今墨

　　邸某某，男，11岁。自八岁起，因感冒咳嗽未能适当治疗，此后每届秋冬即犯喘嗽。发作

时喉间痰鸣，不能平卧，口渴，不欲饮食，不发作时亦不如一般儿童活跃。时逾三年，影响发育，今已十一岁，状如七、八岁儿童，精神呆滞，面色青白。舌苔白腻，脉象滑数。

辨证立法：患喘嗽病已三年，肺气壅阻，痰盛喉鸣。肺为贮痰之器，拟清肺化痰降气平喘为治。

处方：炙前胡 5 克　炙紫菀 5 克　炙百部 5 克　炙苏子 5 克　葶苈子 3 克　旋覆花 6 克，同布包　代赭石 6 克　陈橘红 5 克　瓜蒌根 6 克　嫩射干 5 克　陈橘络 5 克　瓜蒌皮 6 克　云茯苓 6 克　苦桔梗 5 克　清半夏 6 克　云茯神 6 克　白杏仁 6 克　酒条芩 6 克

二诊：药服四剂，喘嗽均减，痰涎易咯出，原方再服三剂，后改常方。

三诊：前方又服三剂，喘平咳减，此次发作，治愈甚速，再拟丸方巩固。服三十日。

处方：每日早服气管炎丸 20 粒。晚临卧服指迷茯苓丸 6 克。

李某某，男，15 岁。发热持续十日不退，体温常在 39℃左右，咳嗽喘促，呼吸困难，鼻翼扇动，吐痰稠黏而带血色，烦渴思饮，便干溲赤，北京协和医院诊断为大叶性肺炎，经用青霉素、链霉素，效果不显，特来就诊。舌苔白质红绛，脉数而软。

辨证立法：寒邪犯肺，郁而为热，肺气壅胀不宣，咳喘鼻扇。津液不布，烦热口渴。拟用清热宣肺定喘以治。

处方：北沙参 10 克　炙麻黄 1.5 克　生石膏 12 克，打，先煎　炒杏仁 6 克　鲜苇根 15 克　酒条芩 10 克　陈橘红 5 克　炙苏子 5 克　葶苈子 5 克，大红枣 5 枚去核同布包　陈橘络 5 克　炙前胡 5 克　炒枳壳 5 克　苦桔梗 5 克　桑白皮 6 克，炙　炙甘草 3 克

二诊：服三剂，热退喘咳减轻。前方去苇根，加半夏曲 10 克，天竺黄 6 克。

三诊：服三剂，喘已止，微有咳，惟食欲尚未恢复。

处方：北沙参 10 克　天花粉 10 克　炒杏仁 6 克　陈橘红 5 克　炙苏子 5 克　葶苈子 5 克，大红枣 5 枚同布包　陈橘络 5 克　炙前胡 5 克　佩兰叶 10 克　炙桑皮 5 克　炒枳壳 5 克　苦桔梗 5 克　谷麦芽各 10 克　炙甘草 3 克　半夏曲 10 克，天竺黄 6 克同布包

以上出自《施今墨临床经验集》

第二十节　失音

程文囿

静翁孙女，年甫三龄，夏月发热，医作暑风治，投清散药两剂，忽咳脱音哑，食莫能嚼，饮莫能啜。又以为风中会厌，仍用散药，静翁迟疑，邀予商酌。谓曰："咳属肾，咳脱肾虚之征。肾脉循喉咙，挟舌本，为声音之根。经云，内夺而厥，则为喑痱。儿质本薄，暑复伤气，更服辛散，元气益漓，致变若此，倘再行疏泄，肝风一动，慢惊旋至，不可救矣。"仿左归饮，合生脉散，服之而瘥。

《杏轩医案》

李俊

周某之侄，出麻子声哑，口渴不休，日夜卧床呻吟。

大力三钱　银花八钱　桔梗三钱　寸冬五钱　黄芩二钱　木通三钱　甘葛一钱　百部三钱　白前根二钱　儿茶二钱　硼砂三钱　玄参五钱　三付。

服二付，麻满现声出，不渴，食稍进，服毕病痊。

此麻疹瘖也，发音之本在下而标在上。有内夺而瘖者，其病在本；有窍闭而瘖者，其病在标。麻疹瘖则无在本者，盖麻疹内夹胎毒而外出于肌肉皮毛，脏腑之伤唯肺为甚也。

麻疹之初，往往寒热咳嗽，喷嚏涕泪并见，与外感风寒无异，继则有颗粒绽于皮肤，为外感所无。医书谓麻疹虽为胎毒而多带时行气候者，此也。若表里气郁而不能速发，尽达于皮肤，则非佳兆；或一出即没者，尤为险证。此证则不速不尽，热毒上壅，以致金实不鸣，故口渴而声哑也。

治麻疹以清肺为主而辅以内外两通，外通则肺气得行于皮毛而邪从外解，内通则肺气得行于二便而邪从下解，《内经》五郁治法皆不通者通之，以平为期也。

热之有余者，水之不足也。有余宜泻，故用银花、麦冬、黄芩；不足宜补，故用玄参；此所谓热者治之以寒，而有者无者并求之也。桔梗开肺窍，大力散热壅，白前降痰壅，百部化痰抑肺气于大肠，木通通窍行肺气于膀胱，甘葛升阳散火以通肌腠，此所谓合者治之以开而内外者并通也。然声哑由于窍闭，窍闭由于热壅，以致痰结。故除以寒治热，以开治合外，更佐以化痰生津之硼砂、儿茶。而硼砂咸能软坚，其力尤峻，盖非此不足以清痰热、化痰结、利咽喉而发声音也。

夫热者寒之，本属正治，然实热、郁热、痰热难以概施，故此方分别治之，以期适中肯綮，昔人谓一病有一病之药，洵不诬也。

病有邪实而闭者，治宜有开无合，急去邪以存正。《伤寒论》太阳病之不汗出与胃家实是也。此证之内外两郁，实兼有其象，故立方亦参用麻黄承气二汤之意，而以表里两解为宗。用药虽不同，医理则无二也。

《圣余医案诠解》

曹惕寅

林君炜南之令嫒，伏邪而阻痰滞，病缠近一月。林君固以诊事相识有年矣，特以未知余尚能治幼科。遍邀中西医士，或谓病久邪恋，或谓体乏阴伤。所投之剂，非出于辛温香燥，即属养阴平肝。积久不效，正深忧惧，适其乡友范君内眷往问疾，述及惕寅能治之，遂邀往诊。及门，闻声则躁烦咿哑，问语则指示胸膺，望色则面目黄滞，切脉则乍滑乍数，舌苔黄垢腻，二便均不多，或沉昏睡眠，或狂号欲哭。是病之结郁于中，既经香燥，火炎愈烈。复经滋腻，痰浊凝滞，由是痰火互结，当从畅肺豁痰入手。瓜蒌皮、杏仁、象贝、枳壳、郁金、干菖蒲、生石决明、莱菔子、泽泻等味付之，另以枇杷叶汤调玉枢丹。两剂而一切烦懊难宣之状尽行解除。复于前方去玉枢丹，加芦根、竹沥三剂。语音渐透，再以平肝化痰之药，不数剂即得痊愈。曾赠妙手生春银额一方，亦过承林君之厚信也。故诊者于此类之疾，于补益二字最宜审慎。非俟实邪痰火积滞清彻，万不可急于求功也。犹表证初起五六日时，宜专事驱邪，待其化火，而后进凉剂也。然易曰：高下在心。亦犹医者之相机应变，无拘拘于成例也。

《翠竹山房诊暇录稿》

章成之

陈幼。稚孩之失音，属于阴虚者甚少，大多属于炎证也。大便溏，色绿而黏。古人以色绿当清肝热者，实因芩连能止泻也，不必拘。

生麻黄1克　升麻2.4克　炒防风5克　六神曲9克　射干3克　蝉衣2.4克　干荷叶1角　山楂炭9克　地枯萝9克

《章次公医案》

第二十一节　急惊风

秦昌遇

一儿身热僵仆，昏沉不醒，目睛上视，按两手脉弦而带数。此痰饮稠黏胶固，痞塞不通，荣卫之气不能宣行，明是虚痰。一友以痘治之，且云今晚必见痘样，是晚即身凉，至明午又发。予以消痰丸，并进以祛风消痰之剂，不再剂而金，翁误作痘治，殊为可笑。

陈皮　半夏　胆星　防风　青皮　枳壳　草果　柴胡　黄芩　干葛　槟榔

《大方医验大成》

一儿九岁，忽患手足抽掣、动摇，弄舌吐沫，面白唇青。或作风治，或作惊治，或作火治，或作痰治，杂用珠犀、金石、牛黄、琥珀、蜈蚣、全蝎等剂，几殆予至。诊之，右脉沉弱无力，左脉滑大，此脾虚生风之证。理宜大补，用归脾汤加肉桂一钱，搐之减去桂附，大剂参芪而愈。

《秦景明先生医案》

倪复贞

伯詹王君初得孙，五日，有惊风证候。诸幼科治疗云胎惊，举室仓皇，诸医罔效，已置之度外矣。偶延余诊其长公郎脉，便乞余视其孙。哺乳不纳，目瞪无声，有医艾灸，不知痛楚。余恃中冲一掐，则微哭。余曰：颇有生机，一药可愈。产母闻之甚喜，如获宝珠。诸幼科默然，意儿为不起之候。王君问曰：何以疗之？余曰：曾有朱砂牛黄散专能下痰，余看此病是因哺厚乳，痰滞肺胃之间，大小便闭所致。如药笼中简出此散，则有救矣。言未终，婴之外祖诚意伯刘公至。视其外孙，曰：下痰者是不可作惊，依倪先生法自好。于是诸幼科屏去。余用散药一钱，蜜调灌下。余且就他诊。王君嘱余再视其孙。余复来，王君喜曰：已下许多稠痰，大哭，哺乳矣。余庆贺曰：此长命儿也。幸遇刘公亲信余，兼有对证药，故有机缘如此。才生五日，不曾经验，谁敢下乎？产母亦从此安心，不生产后病证。真药用当而通神矣，妙甚。

《两都医案》

夏禹铸

徐圣绪子患惊痫，不省人事，约五六日。缘乃伯措大伯孚曾与予同砚席邀治。精威二穴，拿之无声，即向肺俞重揉，声虽不出，却有累累贯珠，挣不出来模样。灸肺俞各三壮，用天保采薇汤，倍加半夏，单向大方脉。素与余友善，徐仲石处检药，对圣绪云：在禹铸人信砒霜俱用得，然好也是这一服，不好也是这一服。予临别云：服此一剂，鸡鸣便退烧热。果如期热退，二服全愈。此阳痫已死，揉肺俞探肺窍之一验也。

《幼科铁镜》

王三尊

姚尔玉郎十二岁，疫兼感寒。予视时已半月矣。脉虚数，与大柴胡汤而愈。越三日，食糖复，迟数天，大汗如雨，齐腰而还，遂不语，角弓反张，眼满红云。然舌燥，苔皆化血水而出，内出润舌。予投以滋阴药一帖，继饮雪水而毙。虎墩南庄一人病疫，舌苔浮起，内出润舌。但脉不应指，言语不明，辞未用药。越一日卒。须知此二证皆可治，生脉散证也。凡外感时疫，舌干而死者，不可治。以其阴阳皆绝也。舌润而死者，皆可治，以其阴气犹存。尚可以配补阳之药。此医失补之过也。此证一不语，一语不明者，神气不足也。一角弓反张者，气血不运也。舌苔既浮，润舌已出，邪火渐消，津液渐生。但脉弱而元气不足，无接济之力，苏而不苏，故复死也。若服以生脉散之类，自可阳生阴长，而渐至气血周运，清明思食矣。

《医权初编》

许豫和

张孝占兄女，六岁，患暑风，发搐，壮热，脉洪大，日中时甚，发则面赤、痰响，惊搐随作。请予治，已四日矣。问其曾由发热、呕吐而起。予曰："此暑邪由胃入心胞，白虎汤加黄连证也。"因前医曾经大下，人事昏倦，不敢更用峻剂。先以粥汤调其胃，清心安神之剂养其心。俟其胃气少回，然后用清心之药。至当午热甚，惊复作，面赤、痰响，舌苔黄黑，心热仍在。复用黄连、山栀、木通，以治心；橘红、半夏、菖蒲，以开痰；辰砂、琥珀、牛黄，细研冲服，以宁心定搐。合而言之，全是清心之剂。

三日后，热退，神安，惊搐乃定。

要知下药但能除大腑之热，热在脏无下法。缘此女胃气素强，故仍待清心而愈。倘胃气不回，无能为矣。

程氏子，周岁，患暑风，壮热，搐甚，不省人事。置之凉地，一夜复能吮乳，身发紫斑。予用暑风饮子加犀角，斑渐退而愈。

汪氏女，暑月发搐，搐甚，无汗，壮热，强直。用羌活、防风各八分，山栀、枳壳、木通各六分，钩藤一钱，石膏五钱，一服而表解、搐定。去羌活，又一服而热退。大便闭结不行，加杏仁、元明粉。又一服，二便利而全矣。

王旭林兄孙，患暑风，热甚、惊搐。用解肌汤加黄连、石膏，热退，搐定，但周身痿软。此热伤阴血也。服养阴之剂，一月渐能坐立。

贺氏子，七岁，暑月发搐，请予治，已五日矣。目窜头仰，舒舌出口，壮热，反张，人事不省，二便不行，痰如曳锯，药已难进。予先用生石菖蒲捣汁，和竹沥、姜汁，徐徐透之，以开其痰，少时能咽药。煎剂用黄连、香薷、橘红、半夏、栀子、木通，一服不应。视其目直且赤，舌出不收，身热如火。予曰："此真实火证也。"磨犀角以涂其舌，加石膏一两再进，一服小便利而目渐瞑，安卧片时，惊搐始定。醒时复搐，又进如前。次日除去香薷，加钩藤、僵蚕，又加知母、花粉。十日之内，共计服过石膏一斤，黄连一两。热始退，惊始定，但项强不语。再用生地、丹皮、麦冬、茯神等养正之药，渐加归、芍，服至一月，始能坐立。令服六味地黄丸，百日始能言。予治此一证，守住黄连、石膏，见者皆骇。盖有此证，则当用此药也。

曹氏子，四岁，秋燥，时发热、呕吐，服消散药，二日而惊作。延予治时，搐未定，热未退，脉滑大，舌如杨梅，出口不能收。予曰："此燥火上冲而吐，不与清凉，是以惊作。"视其舌，则为热甚之确据。先用梨汁以润其舌，舌能转动，即以牛黄、生蜜调涂舌上。少顷，舌收，遂能咽药。乃用生地、丹皮、麦冬、连翘、栀子，以清心泻火；丹参、茯神，以宁心；橘红、半夏、天麻、钩藤，以开痰散惊。徐徐进药，至夜搐定，夜半热退，天明人事省，但倦耳。因其吐多，遂与和胃之剂。午后四肢微冷，热复大作，唇红、口渴，人事昏闷，此胃热复甚也。前证当用黄连、石膏，见其胃弱，治以平剂，是以复作。不得已，乃用白虎汤加柴胡、黄连、人参，退而复发，十日乃全。

孙儿，素多内热，复受惊、受暑。发热，夜啼，次日上午发搐。夜啼，心热也；上窜，心热也；肠胃无病，故二便利；当午发搐，君火旺、暑邪盛也。此但暑而无风，不与暑风同治。方用黄连、木通、柴胡、钩藤、辰砂、琥珀。一剂愈。

北门饶氏子，发热两月，屡更医，皆用疏散药。一日，突然发搐，目斜手搦，有时筋急如反张状，脉弦数，无涕泪。此热久阴伤之故。予用生地、丹皮、当归、白芍、山栀、麦冬、天麻、钩藤、羚羊角。二剂定，十剂愈。

张诏苍兄乳子，患惊风，面青指冷，头仰目窜，喉中有痰。医用惊药琥珀、金器、鸭儿花等，杂治不效，势已危急。予视其内有蕴热，外为寒邪所掩，热不得泄，闭而成搐。必专于解散，表气通则惊可定，非辰砂、琥珀之所能治也。用解肌汤加羌活、生姜，一剂汗出而愈。

斗山殷良彩兄子，六岁，发热惊搐、目窜反张、不省人事。请予治，已数日矣。儿质颇实，脉滑大。予谓："肝脏有风，心包有热，风热生痰，固结不解。医用表散药，是病在脏而求之肌肤，邪热何由得出？"为处一方。

丹参、茯神、生地、麦冬、黄连、栀仁、木通以清心火；天麻、钩藤、防风、僵蚕、柴胡以散肝风；胆星、半夏、石菖蒲以开其痰。药已难进，徐徐灌入。

三日后，惊始渐定，人事渐省，热渐退，满口舌上生疮。予喜曰："惊定热退，肝风去矣。"口舌生疮，心热解矣。除去黄连、半夏、胆星、菖蒲，加入甘、桔、牛蒡，数日而全。

张孝占兄子，百日，本有胎热，因受惊风，发热惊搐。始用疏风、退热、散惊药，热不退，搐反甚。至半夜，口、鼻、眼角抽出鲜血，舌胀满口，药不得入，危矣。视其头温足冷、面赤如妆，类乎虚阳上泛之状。相对逾时，不能进药，乃用桂、附为末，生姜捣烂，唾津和成饼，微焙热，贴脐下并两足心，软帛扎定，不一时辰，惊搐渐定，舌肿渐消，能吮乳。再以清热养阴药治之而全。

汪赤崖亲翁孙，素患惊风发搐，质颇旺，多痰。每发，服清散利痰之药即定。

戊子春，忽发如前，始以常法治之，不应。壮热痰响、头仰目直。此风盛挟痰，因用羌活、防风、胆星、半夏、枳壳、僵蚕等药，三日不定。热甚、多汗、啼叫不宁、外见唇如朱、舌生刺、神昏目窜，的系邪热在心。乃以黄连加入导赤散中，一剂而热退。以为再剂则心热除，病当愈。

再剂之后，人事不省，汗大泄、四肢冷，势将危矣。再三审视，全是虚脱之象，乃以养心毓神之剂救之。人参、黄芪、当归、熟地、茯神、五味子、枣仁、龙齿为一剂，徐徐呷之，神气渐回，人事渐省。

因思此证始于内有痰热，兼受惊风而作。惊则神气散，神散则心虚，心虚则邪热乘之，故热甚神昏，病日加甚。宜用秘旨安神丸，一面泻心经邪热，一面养心毓神，则热去而神不伤。今乃重与泻心，热虽去而神不复，故败证迭见。向非急用养心安神之剂，不为汗脱者几希矣。

以上出自《橡村治验》

程文囿

一热即搐，幼科呼为急惊。经云：东方青色，入通于肝，其病发惊骇。昨日惊作，至今热发不退，神识昏迷，哭不出声，唇干鼻燥，舌苔中黄尖绛。虽属时感燥邪，然必挟有伏暑，两邪相合，致病势暴如此。叫喊作努，头仰肢搐，肝风动摇，亟亟清解。守过一候，邪净热退，庶可安稳。

夏暑伏邪，秋时感发，病起三日，热甚作惊，新旧两邪内犯心肝二脏。入心则昏迷，入肝则抽掣。观其撮唇弄舌，尖绛苔黄，伏邪化热显著。夫邪在皮毛，疏散可解；伏热内蕴，非清不除。病来势暴，未可因循，亟当清解伏邪，舍此别无法想。

两服清解，热退七八，惊势虽定，神犹未清，舌仍干黄，唇红目赤，伏邪未尽故也。口中生疮，火寻窍出，心热外解之征，清药仍不可少。虑其热盛伤阴，参以养阴亦可。

九朝惊定复作，余烬复燃，肝风熄而复动。幸病不由吐泻而来，证属急惊，犹可无妨。热蕴在里，外反不热，肢反厥冷，所谓热深厥亦深也。若谓热盛伤阴，理则有之，若直指为虚寒，思投温补，断乎不可，仍当涤邪清热，平肝熄风。

病逾两旬，惊犹未定，神迷齿龋，肢掣头摇。证由夏伏暑邪，兼感秋燥之气，两邪相并，一热即惊。邪传手足厥阴，深伏于里，所谓脏者，藏也，邪难入亦复难出，故治法宜守。更有初、中、末三法，病初邪热炽甚，治宜清解，急驱其邪，不使陷伏，中治则和阳熄风，末治惟有养阴存津、缓肝之急而已。若云初起热甚惊作之时，当服桂枝汤，岂不抱薪救火，而犯桂枝下咽，阳盛则毙之戒乎？是病纠缠至今，尚有生机可图者，幸能纳谷，胃气未败，倘一投桂附温补，阳遇阳则为焦枯，胃气消亡殆尽矣。病势溃裂若此，恐难扭转机关。

伏暑至秋而发，邪陷手足厥阴，证经五十余日，肝风虽定，神躁未安，舌绛唇红，鼻疮便结。虽属病久阴亏，心肝伏邪总未涤净。今岁少阴君火司天，阳明燥金在泉，故多热燥之证，治病须明运气也。缓肝之急以熄风，滋肾之液以驱热。

服药数日，躁安寐安，时或仍有强直之状。经云：诸暴强直，皆属于风。许宣治前辈书称，暑风惊后强直者，属阴虚，治当养阴舒筋，僭仿其旨。

玉翁孙女年四龄，夏间感受暑风，热发不退，肢搐体僵，目斜口喎。予曰："此暑风急惊也。暑喜伤心，风喜伤肝，心肝为脏，脏者藏也，邪难入亦复难出，证虽可治，然非旦晚能愈，且内服煎药，仍须参以外治之法。"令挑黄土一石，捶细摊于凉地，上铺荷叶，再用蒲席与儿垫卧，慎勿姑息，俟热退惊定，方可抱起。药用防风、香薷、柴胡、钩藤、连翘、川连、石膏、木通、生甘草，引加鲜菖蒲、扁荚叶，清暑疏风，一切金石之类，概置不用。盖病因暑风生热，热生惊，金石镇坠锢邪，最为害事。依法服药，守至七朝，热退惊定。渠家以为病愈，恐久卧凉地不宜，将儿抱置床上，当晚热复发。予令仍放土上，热即退。尚不之信，次晚复抱起，热又发，乃问所由。予曰："邪未净也。"又问："邪何日可净？"予曰："伤寒以十二朝为经尽，大概亦需此期。"届期上床安卧，不复热矣。药换养阴调和肝胃，诸恙皆平。惟喑哑不能言，其母忧甚。予曰："无伤，将自复。"阅三月，果能言。予按此证，小儿夏间患者甚多，治不如法，往往不救，较之寻常惊证特异。考诸古训，鲜有发明。惟近时吾郡许宣治先生，叙有十则，辨论颇详。至若卧置土上，垫用荷叶一法犹未言及。予治此证，每用此法获验，盖土能吸热，荷叶清暑故耳。特其惊之作，必由热盛而成。然有一热即作者，有热二、三日而作者，其状悉皆昏迷搐搦，肢厥咬牙，轻者时昏时醒，重者七日方苏，极重者至十二朝始转。若由吐泻而起，脉细质亏，不能受清凉者，多不可治。倘不因吐泻，一热即惊，脉洪质实，能受清凉者，十中可救七八，勿视其危而弃之也。再按惊后喑哑一证，诸书亦未论及，每见证轻者，病后多无此患，重者有之。然有喑至一两月愈者，有三四月愈者，有终身不愈者。予堂侄女，惊后数载始能言。又见保村族人子，惊后喑哑，至今十余年，竟不能愈，其故总因多服金石之药所致。若未服此等药，虽包络暂闭，当自开耳。

以上出自《杏轩医案》

顾金寿

夏，盐城，13岁。脉不洪弦，内风暗动，头掉左侧，喉中有声。今岁厥阴风木司天，其发更甚，急宜养阴熄风。趁此木火大旺之时，或可因其势而折之。

原生地五钱　陈阿胶一钱五分，蛤粉炒　石决明一两，盐煮　羚羊角三钱　茯神三钱，朱拌　川石斛五钱　炙龟板三钱　炒牛膝一钱五分　生牡蛎七钱　飞金十张

又：养阴熄风，未见有效。左眉梢青筋入鬓，肝热生风无疑。但病久络虚，功效甚缓，先用养荣活络法。

鲜生地一两　当归一钱五分　白芍一钱五分　忍冬藤三钱　羚羊角四钱　茯神五钱，朱拌　煨天麻四分　石决明一两，盐煮　山慈菇一钱　天竺黄一钱　陈胆星三分　竹沥半酒杯　姜汁二匙

又：细参病情，左耳复有酸痛，此系厥阴、少阳、阳明交会之所，络虚风积，故头牵左侧有声，药投无变无增，入夜则静，晨起则动，再用抑阳入阴法。

石决明一两　煅磁石二钱　生铁落三钱　抱木茯神五钱　粉丹皮一钱五分　泽泻一钱五分　原生地五

钱　当归须一钱五分　桑枝三钱

煎好，和入大活络丹半丸。

又：照前方加铁落二钱，磁石一钱，生地三钱，竹沥半酒杯，姜汁一匙，龟板三钱，橘络三钱。

加减摩风膏

草麻子十四粒，去皮生捣　络石藤三两　忍冬藤三两　蝎尾五钱　白芥子五钱　虎项骨一两　草乌一两　川乌一两　归尾一两五钱　桑枝三两　桂枝尖五钱

上药共熬浓膏，滴水成珠为度，再将蓖麻子连油和入，加麝香一二分，瓷瓶收贮。早、中、晚取一小匙，两手心摩极热，摩其患处。

又：夏至阴生，肝阳渐敛，故外疮内风，俱有转机，趁此重用育阴潜阳，柔以熄风一法，务要除绝根株，不致为终身之累方妙，脉亦渐和。

原生地六钱　陈阿胶一钱五分，蛤粉炒　炙龟板四钱　石决明一两，盐煮　粉丹皮二钱　泽泻二钱　赤苓三钱　草龙胆五分　生粉草五分　煅磁石三钱　生铁落三钱

煎好，和入大活络丹半丸。

又：诸证渐减，耸息抬肩，间有声唤，究属肝木动肺，所谓撞之则鸣也。再用平肝熄风以安肺金。

白蒺藜三钱　川石斛五钱　小青皮五分，醋炒　阿胶一钱五分，蛤粉炒　明天麻五分，麦煨　池菊炭一钱五分　钩藤三钱　石决明一两，盐煮　青花龙骨三钱　独活七分，酒炒　谷精草一两

桑麻丸每空心，开水送五钱，常服。

《吴门治验录》

吴篪

阿，子生未两月，患壮热吐呃，身体强直，手足抽掣，目反直视。察其病状，似胎惊风证之象。按薛氏所论，此证多因妊娠忿怒，惊恐调摄乖常，或挟外邪，内伤于胎。盖母有所触，胎必感之。当用猪乳膏拭儿口中，或用惺惺散加漏芦，令母煎服，使药通乳中，儿病自愈矣。如法治之，果效。

景京卿子甫及三月，啼不吮乳。幼医皆作胎惊治之不应。视其眼闭气息，啼声如鸦，舌上如粟，聚唇撮口。乃由胎中受热，兼初生不慎，风邪入脐，流毒于心脾，遂致撮口恶候。别无治法，只用艾灸脐中，或可望痊。灸后次日，形气略苏，口舌和，欲呷乳。令服甘草煎汤，取吐风痰，继用益脾散补之而愈。

王女，两周，口噤痰涌，发热抽搐，面青便秘，印堂左腮赤甚。由于心肝二经风热相搏，乃急惊，形病俱实之证。即投泻青丸料，加炒黄连，煎服颇效。又以小柴胡汤加山栀、钩藤钩而安。

唐，子四岁，忽患惊风，按脉浮数洪紧，此内有实热，外挟风邪，心经受热而积惊，肝经生风而发搐。亟用琥珀散疏风清热。服三日，风热顿退。更服四物汤加钩藤钩、羚羊角、归、

芍以养肝血，乃愈。

福，据述小子六岁，前因坐车跌伤足膝，即搐搦颤动，左腮色青，眼斜反张。余曰：左关无脉，乃惊则气散，又兼风热郁滞所致。幼科诸书皆以小儿急惊因闻大声或惊而发搐。搐止则如故也。宜宗薛氏先用四君子加升麻、柴胡、钩藤钩，二剂，其脉即至，病亦减。更以四物加柴胡、防风、钩藤钩生血补肝。

以上出自《临证医案笔记》

王孟英

陈姓小儿，发热肢搐，幼科与惊风药，遂神昏气促，汗出无溺。孟英至而视之，曰：暑也。令取蕉叶铺于泥地，予儿卧之。投以辰砂六一散加石膏、知母、西洋参、竹叶、荷花露，一剂而瘳。

继有胡氏女，病略同，儿科云不治，因恳于孟英，亦以此法活之。

乔有南侄，甫五龄，发热数日，医予柴葛解肌汤一剂，肢搐而厥，目张不语。其母孀居，仅此一脉，偏求治疗，毫无寸效。所亲徐和甫，托王瘦石访一擅幼科之长者。瘦石谓：宜求善于外感者。盖人有大小，病无二致，切勿舍大方（脉）而信专科，此喻嘉言活幼金针也。盍延孟英视之？徐从之。孟英曰：病是暑邪，治以风药，热得风而焰烈，津受灼以风腾。乃风药引起肝风，再投俗尚"惊风"之剂，稚子根本不牢，而狂风不熄，拔折堪虞。与王氏犀角地黄汤加羚羊角、生石膏、元参、桑叶、菊花、银花、牡蛎、知母、麦冬、竹叶诸药，数服而痊。

以上出自《王氏医案》

抱灵居士

儒子，季夏抽风，仰后胸紧，微热自汗，以乌药顺气散去姜、麻，加羌活一剂，矢气减，泻七八回，口渴，舌黄，发热自汗；以柴苓汤去桂，加米一剂，减泻，喘汗；以小柴胡汤加白芍、禾子米一剂，喘好，泻青紫杂色；以小柴胡汤加吴萸、木香、川连、白芍、米一剂，好。次日又喘，发热，以温胆汤加柴胡、米一剂而愈。

《李氏医案》

温载之

小儿急惊一证，古无其名，不知创自何时。余著有《急惊治验》一书，经李太守听齐刊送流传。兹有曾姓之子，生甫一周，染患此证。医用清热祛风化痰之剂，愈见口渴便闭，角弓反张，四肢抽掣，已无生理。医辞不治。伊戚王姓知余能医此病。时已三更令，其叩门求治。余视经纹告曰："此名痉证，俗号惊风。"问曾服凉药否，曰数剂矣。余曰："此寒也，非火也。服凉药大谬。幸而今晚求治，明日殆矣！"余即与以葛根汤。令其服药后覆取微汗，其搐搦自止。

次晨抱来复诊，诸证悉退。再用桂枝加葛根汤而愈。

《温病浅说温氏医案》

陈菊生

小儿仓猝骤然惊搐，名曰"阳痫"，从实热治，古人用凉膈散为主方。盖膈上邪热，逼近膻中，络闭则危，故治法以清通膈间无形之热为先，若误认伤寒，殆矣。乙未夏，余从里门至上海，适李叔伦观察之小公子，两岁患惊风，一日惊五次，闻余至，夜半，速余往诊。指纹青紫，直透辰关，眉眼间绕有横纹，亦系青紫色，气促神昏，势甚可危。所幸面色沉晦中，宝光时露，风火难炽，真气未漓，遂以芳香利窍法与清凉血分法，次第治之，数服而愈。按：惊为七情，内应乎肝。肝病发惊骇，木强火炽，其病动不能静，来最迅速，故治法亦急。如果窍塞神昏，牛黄丸、至宝丹、紫雪丹可用也。如果劫烁血液，犀角地黄汤可用也。方书有镇坠金石之药，有攻风劫痰之药，虽非常用，不可不考。

《诊余举隅录》

余听鸿

某宦女，素系寒体，中阳不足，便溏气弱，因染疫寒热，咽微痛。余进以辛凉微温开解法，觉发热略重，喉胀较甚。即更疡科，进以羚羊、山豆根、金锁匙、芩、栀等苦寒清热，寒热即止，脉细，红痧隐于皮肤之里，舌腻不渴，神烦昏愦，咽痛极甚，目珠上视，或目珠转旋，手足抽挛，背脊角弓反张，言语不出，已成痉厥之险。邀余诊之，即以至宝丹研细，以化痰开肺之品，合竹沥、姜汁调匀灌之，痉止厥平。后以化痰宣肺和解缓缓治之，七八日喉中吐脓血而痛缓。始终二十余日，未能见一寒热，红疹隐隐，未得透发，此早服寒药失表之证。后传染数人，余急先开表，辛凉外解，使其得汗，用喉刀刺其胀处出血，三四日得汗后，痧透热止，咽痛已平，未有遭如此危险者。所以瘟毒温邪之始，苦寒当慎，恐热遏不透，变厥证也。

《余听鸿医案》

张锡纯

天津康某某幼女，年九岁，于孟秋得温病兼大气下陷。

病因：因得罪其母惧谴谪，藏楼下屋中，屋窗四敞，卧床上睡着，被风吹袭遂成温病。

证候：初得病时服药失宜，热邪内陷，神昏不语，后经中西医多位诊治二十余日，病益加剧，医者见病危已至极点，皆辞不治。继延愚为诊视，其两目上窜，几不见黑睛，精神昏愦，毫无知觉，身体颤动不安，时作嗳声，其肌肤甚热，启其齿见其舌缩而干，苔薄微黄，偶灌以水或米汤犹知下咽，其气息不匀，间有喘时，其脉数逾六至，左部细而浮，不任重按，右部亦弦细，重诊似有力，大便旬日未行。

诊断：此外感之热久不退，灼耗真阴，以致肝脏虚损，木燥生风而欲上脱也。当用药清其实热，滋其真阴，而更辅以酸收敛肝之品，庶可救此极危之证。

处方：生石膏二两，轧细　野台参三钱　生怀地黄一两　净萸肉一两　生怀山药六钱　甘草二钱共煎汤两大盅，分三次温饮下，每次调入生鸡子黄一枚。

方解：此方即白虎加人参汤，以生地黄代知母，生山药代粳米，而又加萸肉也。此方若不加萸肉为愚常用之方，以治寒温证当用白虎加人参汤，而体弱阴亏者，今加萸肉借以收敛肝气之将脱也。至此方不用白虎汤加减，而必用白虎加人参为之加减者，因病至此际，非加人参于白虎汤中，不能退其深陷之热，复其昏愦之神明也。此理参观药物人参解后所附医案自明。

复诊：将药三次服完，目睛即不上窜，身体安稳不复颤动，噫声已止，气息已匀，精神较前明了而仍不能言，大便犹未通下，肌肤犹热，脉数已减，不若从前之浮弦，而右部重诊仍似有力，遂即原方略为加减，俾再服之。

处方：生石膏两半，轧细　野台参三钱　生怀地黄一两　净萸肉六钱　天冬六钱　甘草二钱

共煎汤两盅，分两次温饮下，每次调入生鸡子黄一枚。

三诊：日服药一剂，连服两日，热已全退，精神之明了似将复原而仍不能言，大便仍未通下，间有努力欲便之象，遂用灌肠法以通其便。再诊其脉六部皆微弱无力，知其所以不能言者，胸中大气虚陷，不能上达于舌本也。宜于大剂滋补药中，再加升补气分之品。

处方：生怀山药一两　大甘枸杞一两　沙参一两　天冬六钱　寸麦冬六钱　生箭芪三钱　野台参三钱　升麻一钱　桔梗一钱

共煎汤一盅半，分两次温服下。

效果：将药煎服两剂，遂能言语，因即原方去升麻减沙参之半，再加萸肉、生麦芽各三钱，再服数剂以善后。

说明：医者救危险将脱之证喜用人参，而喻嘉言谓气若上脱，但知重用人参转令人气高不返，必重用赭石辅之始能奏效，此诚千古不磨之论也。此方中之用人参原非用其救脱，因此证真阴大亏，惟石膏与人参并用，独能于邪火炽盛之时立复真阴，此白虎加人参汤之实用也。至于萸肉，其补益气分之力远不如参，而其挽救气分之上脱则远胜于参。诚以肝主疏泄，人之元气甚虚者，恒因肝之疏泄过甚而上脱，重用萸肉以敛肝使之不复疏泄，则元气之欲上脱者即可不脱，此愚屡次用之奏效而确知其然者也。

天津董姓幼女，年三岁，患瘛疭病。

病因：暮春气暖着衣过厚，在院中嬉戏，出汗受风，至夜间遂发瘛疭。

证候：剧时闭目昏昏，身躯后挺，两手紧握，轻时亦能明了，而舌肿不能吮乳，惟饮茶汤及代乳粉。大便每日溏泻两三次，如此三昼夜不愈，精神渐似不支，皮肤发热，诊其脉亦有热象。

诊断：此因春暖衣厚，肝有郁热，因外感激发其热上冲脑部，排挤脑髓神经失其运动之常度，是以发搐。法当清其肝热，散其外感，兼治以镇安神经之药其病自愈。

处方：生怀山药一两　滑石八钱　生杭芍六钱　连翘三钱　甘草三钱　全蜈蚣两条，大者　朱砂二分，细末

药共七味，将前六味煎汤一盅，分数次将朱砂徐徐温送下。

效果：将药煎服一剂，瘛疭已愈，其头仍向后仰，左手仍拳曲不舒，舌肿已消强半，可以吮乳，大便之溏已愈。遂即原方减滑石之半，加玄参六钱，煎服后左手已不拳曲，其头有后仰之意，遂减去方中滑石，加全蝎三个，服一剂全愈。

以上出自《医学衷中参西录》

陈秀山之幼子，年三岁。

病名：燥痉。

原因：外感燥热而发。

证候：周身壮热，四肢拘挛，有抽掣之状，渴嗜饮水，大便干燥。

诊断：婴儿脉不足凭，当舍脉从证，知系燥热引动其肝经风火，上冲脑部，致脑气筋妄行，失其主宰之常也。

疗法：直清阳明为主，佐以熄风舒筋。

处方：生石膏一两　生甘草一钱　薄荷叶一钱　全蜈蚣二条　肥知母三钱　生粳米二钱　钩藤钩三钱　煎汤一盅，分两次温饮下。

效果：一剂而抽掣止，拘挛舒。遂去蜈蚣，又服一剂，热亦退净而愈。

廉按：《内经》谓"阳明之上，燥气治之"。故凡燥热致痉，即《伤寒论》阳明热盛，习习风动之候。此案直清阳明为主，佐以熄风舒筋，却是正治。惟蜈蚣性温微毒，病家每不敢服，然据张氏《药学讲义》云：蜈蚣性有微毒，而转善解毒。凡一切疮疡诸毒，皆能消之，其性尤善搜风，内治肝风萌动，癫痫眩晕，抽掣瘛疭，小儿脐风；外治经络中风，口眼歪斜，手足麻木。用时宜带头足，去之则减力；且其性原无大毒，故不妨全用也。

那姓乳子，生月余。

病名：燥痉。

原因：闻邻家艾姓幼子前有抽风，经愚治愈，遂抱之来院求治。

证候：周身壮热抽掣，两日之间，不食乳，不啼哭，奄奄一息。

诊断：指纹不足凭，但凭现证，知系燥热动风，上激脑筋，卒发痉厥之危候也。

疗法：辛凉复甘寒法，为其系婴孩，拟用前白虎汤方减半，为其抽掣甚剧，薄荷叶、钩藤钩、全蜈蚣仍旧，又加全蝎。

处方：生石膏五钱，杵　肥知母钱半　生甘草五分　生粳米三十粒　薄荷叶一钱　钩藤钩三钱　全蜈蚣二钱　制全蝎三个　煎药一盅，不分次数，徐徐温灌之。

效果：历十二小时，药灌已，而抽掣愈，食乳知啼哭矣。翌日又为疏散风清热镇肝之药，一剂全愈。隔两日，其同族又有三岁幼童，其病状与陈姓子相似，即治以陈姓子所服药，亦一剂而愈。

廉按：乳子燥热动风，每多发痉。此案辛凉复甘寒法，却为清热润燥熄风镇痉之正治，惟全蝎与蜈蚣并用，病家多畏不敢服。然据张氏《药学讲义》云：蝎子色青味咸（本无咸味，因皆酶以盐水故咸），性微温，其腹有小黄点两行，数皆八，始可入药。夫青者木色，八者木数，原具厥阴风木之气化，故善入肝经，搜风发汗，治痉痫抽掣，中风口眼歪斜，或周身麻痹，其性虽毒，转善解毒，消除一切疮疡，为蜈蚣之伍药，其力相得益彰也。

以上出自《全国名医验案类编》

何长治

幼。稚子纯阳之体，热甚引动木火，发为痉厥；舌灰脉数。拟方裁用。

犀角尖四分，磨冲　肥知母钱半　鲜生地四钱　蝉蜕十只　真川连三分　生黄芩钱半　天花粉三钱

甘中黄六分　制军三钱　白蜜一匙

《何鸿舫医案》

费承祖

镇江游桂馨之子，发热口干，苔黄溲赤，肢掣发厥，诊脉弦滑洪数，此急惊风也。邪热入里，三焦火盛，引动肝风上扰。治必生津清热，邪热外泄，肝风自平。

天花粉三钱　川贝母三钱　甘草三分　羚羊角一钱　冬桑叶一钱五分　薄荷叶一钱　酒炒黄芩一钱　黑山栀一钱五分　连翘一钱五分　竹茹一钱五分　鲜芦根二两　服二剂，汗出热退而安。

《费绳甫医话医案》

吴鞠通

乙丑九月十六日，陈，三岁。燥气化火，壮热，舌黄脉数，瘛疭而厥。法宜辛凉解肌，切忌发表。

银花八钱　羚羊角三钱　黄芩二钱　连翘六钱　苦桔梗六钱　丹皮三钱　杏仁四钱　牛蒡子三钱　甘草二钱　薄荷二钱　共为粗末，分五包。一时许服一包，芦根汤煎，去渣服。

十七日：燥气化火，身壮热，渴甚。于前方内去薄荷、羚羊角、牛蒡子、丹皮，加煅石膏、生地、麦冬、炒知母。

乙丑闰六月二十五日，陈，十五岁。病久阴伤已极，骨瘦如柴，又加猝然中暑中热气，舌绛芒刺，唇干液涸，无怪乎痉厥神昏，十指蠕动，危险之至！以脉尚浮弦而芤，勉与一面香开心包，一面大队填阴，兼咸以止厥法。先与紫雪丹二钱，凉开水和服。共服六钱。

犀角五钱　羚羊角三钱　白芍五钱　鳖甲五钱　细生地二钱　阿胶三钱　牡蛎五钱　炙甘草二钱　麻仁二钱　浓煎，缓缓服。

二十八日：神识未清，间有谵语。

犀角五钱　直生地八钱　麦冬八钱，不去心　鳖甲五钱　生白芍五钱　麻仁三钱　阿胶三钱　炙甘草六钱

七月初一日：邪少虚多，用复脉已当；但舌上黑苔未化，宿粪未见。兼加润法。

元参二两　直生地八钱　麦冬六钱，不去心　鳖甲六钱　生白芍六钱　麻仁五钱　犀角五钱　炙甘草四钱　阿胶三钱　煮成三碗，分三次服。

初五日：服前药五帖，见宿粪若许，黑苔已化，但神识尚未十分清楚。用三甲复脉汤加犀角。即于三甲复脉汤内加犀角四钱。

初八日：神识尚未清楚，汤药照前，间服牛黄丸三丸。

乙丑闰六月二十八日，岳。八个月。未及岁之儿，温毒头肿，既痉且厥，壮热气促，脉极数。大恐真阴不胜阳邪，先以普济消毒宣毒外出，必去升麻、柴胡之直升少阳阳明者，加犀角、羚羊角泻心胆之热。

连翘六钱　苦桔梗三钱　薄荷二钱　银花六钱　牛蒡子六钱　芥穗二钱　元参五钱　板蓝根二钱

天虫三钱　马勃三钱　人中黄二钱　共为粗末，分八包，一时许服一包；外以鲜荷叶一张、鲜芦根一两，煎汤代水，加犀角（镑）四钱、羚羊角（镑）四钱，另包，不必为末，于前药每包加犀角五分、羚羊角五分，同煎。

尹，十五岁。卒中暑风，瘛疭口歪，四肢抽掣，头微痛。与清少阳胆络法。

羚羊角二钱　连翘二钱　粉丹皮一钱　苦桔梗一钱五分　银花二钱　冬桑叶一钱　茶菊花二钱　薄荷八分　生甘草一钱　钩藤钩一钱　五帖全愈。

以上出自《吴鞠通医案》

丁泽周

陈幼。两目上窜，时剧时轻，今晚角弓反张，脐腹疼胀，舌强不利吮乳，舌尖边淡红，中后薄腻，脉濡弱，哭声不扬。气阴暗伤，虚风内动，痰热逗留，肺胃气机窒塞，窍道不通。与熄风安神，化痰宣肺法。

煅石决三钱　朱茯神三钱　川象贝各二钱　嫩钩钩三钱，后下　青龙齿三钱　炙远志一钱　陈木瓜二钱　山慈菇片五分　净蝉衣八分　炙僵蚕三钱　珍珠粉一分，冲服　金器一具，入煎

二诊：角弓反张之势已和，舌强不利吮乳，手足心热，哭泣声哑，脉象弦细。风阳挟痰热上阻廉泉，横窜络道，肺胃气机窒塞不宣。再拟熄风涤痰，清热宣肺。

霜桑叶二钱　朱茯神三钱　川象贝各二钱　嫩白薇一钱五分　甘菊花三钱　远志肉一钱　炙僵蚕三钱　青龙齿三钱　净蝉衣八分　煅石决三钱　山慈菇片四分　嫩钩钩三钱，后入　淡竹沥一两，冲服　真猴枣、珍珠粉各一分，冲服　金器一具，入煎

《丁甘仁医案》

杨幼。两目上视，时轻时剧，今晚角弓反张，脐腹疼胀，舌强吮乳不利，舌尖边淡红，中后薄腻，脉象细弱，哭泣音声不扬。气阴暗伤，虚风内动，痰热逗留肺胃，枢机窒塞，还虑增变。宜熄风安神，宣肺化痰。

煅石决三钱　青龙齿三钱　净蝉衣五分　朱茯神三钱　炙远志一钱　炙僵蚕三钱　川象贝各二钱　陈木瓜一钱　山慈菇片八分　珍珠粉一分，冲服　嫩钩钩三钱，后入　金器一具

吴幼。风痰堵塞肺络，清肃之令不得下行，痰多气逆咳嗽，声音不扬。虑成肺风痰惊，姑拟轻宣肺邪而化痰热。

净蝉衣八分　嫩射干七分　光杏仁三钱　象贝母三钱　苦桔梗一钱　嫩前胡钱半　云茯苓三钱　炙紫菀八分　蜜炙麻黄二分　莱菔子钱半，炒研

另：保赤丹二厘，白冰糖汤调下。

二诊：咳嗽气逆，甚则鼻扇，哭不出声。风痰堵塞肺络，清肃之令不得下行，还虑变迁，再宜开肺化痰，尚希明正。

净蝉衣八分　嫩射干八分　光杏仁三钱　象贝母三钱　抱茯神三钱　炙远志一钱　霜桑叶三钱　川郁金钱半　炙紫菀八分　炙兜铃一钱　冬瓜子三钱

《丁甘仁医案续编》

何拯华

章山麓之子,年五岁。

病名:风痉似惊。

原因:去年冬,气暖失藏,今春寒温间杂,小儿上受风温,先伤肺经而起。

证候:初起寒热自汗,咳逆气粗,继即肢牵目窜,烦躁神蒙,痰壅鼻扇,甚至口噤痉厥。

诊断:脉浮洪滑数,舌尖边红,苔滑微黄。脉证合参,即张仲景所谓"风温之为病,剧则如惊痫,时时瘛疭",亦即徐嗣伯所谓"痰热相搏而动风,风火相乱则闷瞀",病虽似惊而实非真惊也。

疗法:初用桑菊饮加减,辛凉开肺,驱风泄热;继用羚麻白虎汤,加生莱菔汁、雅梨汁,甘寒咸降,熄风镇痉,以涤热痰;善后用吴氏五汁饮加减,清余热以养胃阴。

处方:霜桑叶一钱　滁菊花一钱　双钩藤钱半　苏薄荷七分　光杏仁钱半　天竺黄八分　京川贝一钱,去心　茯神木二钱

次方:羚角片八分,先煎　明天麻八分　生石膏四钱,研细　知母二钱　生甘草四分　蜜炙蚕螂一对　生莱菔汁　雅梨汁各一瓢,分冲

三方:甘蔗汁一瓢　雅梨汁一瓢　生藕汁半瓢　生荸荠汁半瓢　鲜生地汁一瓢　加枇杷叶露一两,重汤炖滚十余沸,温服。

效果:初方一剂不应,改服次方,叠进两头煎,大便解后,热减神清。终进三方,连服二剂,热净胃动。嘱用甘蔗、雅梨煎汤,调理而痊。

廉按:风痉似惊,由温邪陷入,阴液内耗,陡动肝风,挟痰热上冲神经,以致或痉或厥,实非惊恐致病也。若于病未猖獗之前,先以辛凉开肺,继以甘寒化热,佐以润剂降痰,两候自能痉可。奈病家惶惧,辄云变惊,于是专科动辄挑惊,乱推乱拿,药则动用冰麝香开,耗散心神,每致不救,良可慨焉。此案于肝风大动,气血并上之时,开肺涤痰,清镇肝阳,使气火俱潜,则上升之血自降,肝风顿熄,神经即平,而诸证自除矣。

金阿生,年三岁。

病名:燥痉昏厥。

原因:素因胎热,现因秋令久晴,新感燥热而发。

证候:头痛身热,唇焦齿干,神烦惊啼,继则脊强肢瘛,气升痰壅,甚则昏厥。

诊断:指纹青紫,直窜命关,舌干苔焦。此吴鞠通所谓燥气化火,消烁津液,亦能致痉也。

疗法:首当清热熄风。故以翘、竹、桑、菊、钩藤为君,其次润燥舒筋,故以鲜生地、元参为臣,木瓜为使。然痉厥兼臻,肝风挟痰,直冲神经,故佐以至宝丹之开窍清神,以定昏厥也。

处方:青连翘一钱　冬桑叶一钱　双钩藤二钱　鲜生地钱半　鲜竹叶一钱　滁菊花一钱　宣木瓜七分　乌元参钱半　局方至宝丹一粒,研细,药汤调下

次诊:神气虽清,常欲烦躁,肢瘛虽静,尚多痰喘,时而鼻扇,时而惊啼,此皆燥火烁肺,肺气欲痹之危候。急宜五汁饮调猴枣,以润降之。

次方:生莱菔汁一瓢　荸荠汁半瓢　杏仁精十滴　鲜雅梨汁一瓢　淡竹沥一瓢　真猴枣一分

上用五汁饮,重汤炖温,调下猴枣,缓缓与服。

三诊：痰喘已平，咳逆大减，惟昏昏欲睡，懒于语言，气怯神弱，身不转动，幸而指纹已隐，燥去津回。用樊氏五汁饮，甘润育阴，和中养胃，复其神气以善后。

三方：鲜石斛二钱　鲜生地汁两瓢　鲜梨汁两瓢　青蔗浆两瓢　生藕汁一瓢　佛手花一分

先将鲜石斛煎百余沸，滤取清汁一杯，再将鲜生地等四汁，煎十余沸，冲入佛手花，乘热即服。

效果：调养四日，诸证悉平，胃动纳谷而瘥。

廉按：燥与火不同，火为实证，热盛阳亢，身热多汗，法宜苦寒夺其实而泻其热；燥为虚证，阴亏失润，肌肤烦燥，法宜甘寒养其阴而润其燥。此案燥热发痉，痉而兼厥，病势不可谓不急矣，幸而初、次两方清凉甘润，对证发药，药用当而效捷，故能转危为安。

以上出自《全国名医验案类编》

周镇

厚昆子年四岁，忘其住址。

病名：冒风夹惊。

原因：素有暮汗，庚申二月十三日寐醒即起，出外冒风，陡闻爆竹而惊。

证候：一起即身热咳嗽，时发惊窜，咯痰不爽，状似欲痉而不痉。

诊断：指纹紫，脉搏数。此伏气在于肝胆，猝因风邪而起。

疗法：以荷、蒡、蝉、豉、前、桔、象贝等疏风开痰为君，桑、丹、藤、竹、栀、银等清泄肝胆以佐之。

处方：苏薄荷五分　炒牛蒡六分　净蝉衣四分　淡香豉八分　前胡八分　苦桔梗四分　象贝五分　焦山栀八分　冬桑叶一钱　粉丹皮八分　双钩藤一钱　银花八分　鲜淡竹叶十片

复诊：一剂即汗，身热虽减，痰嗽如前，急进三汁饮顺气降痰。

次方：生莱菔汁　生雅梨汁各两大瓢　鲜薄荷汁四滴　重汤炖十余沸，温服。

三诊：溏便五次，咳大减。转气逆，微呻多眠，喉有痰声，口渴喜饮。此热壅肺也，仍进清肺降痰。

三方：甜葶苈五分　川象贝各五分　马兜铃八分　银花八分　净蝉衣四分　冬瓜子一钱　鲜茅根二钱　鲜芦根三钱　鲜竹叶十片

另用西月石三厘、制雄精一厘、川贝母四厘、生白矾二厘，研匀，药汤调下。

四诊：服后吐痰三口，上午热减，下午热起，气逆殊甚，口渴汗黏，指纹紫青，防有肺胀之险，急进加减苇茎汤消息之。

四方：活水芦根一两　冬瓜子一两　鲜枇杷叶一两，去毛筋净

五诊：上午喘减，咳加多汗，头额之热已轻，姑进辛凉宣达、降胃清热法。

五方：银花八分　连翘一钱　蝉衣五分　前胡八分　焦山栀一钱　枳实八分　竹茹一钱　竺黄八分　知母一钱　马兜铃七分　净楂肉一钱

先用鲜枇杷叶五钱、鲜茅芦根各五钱、鲜竹叶三十片，煎汤代水。

六诊：昨日下午热势未作，小溲清者渐红，眠少，气逆大平，夜间口渴不作，清晨热势更衰，惟咳仍多。

六方：前方去蝉衣、焦栀、知母，加光杏仁一钱、川贝钱半。

七诊：热又较盛，咳气微促、颧赤、唇干、小溲红，仍仿前法加减。

七方：银花一钱　连翘一钱　蝉衣五分　前胡八分　瓜蒌皮一钱　枳实八分　淡竹茹一钱　知母一钱　马兜铃一钱　焦山栀一钱　枯芩八分　冬瓜子钱半　象贝八分

先用鲜茅、芦根各五钱，煎汤代水。

效果：二十日服后，大便一次，乃七日前积矢也。再服二煎，廿一晨吐痰甚多，其热全清而愈。

廉按：此即俗称急惊风之候。综观是证，明是蕴热挟痰凌肺作胀，早用二方清润，反致邪不外达，叠次以清宣降胃涤痰而应，可见小儿痰证之不易肃清也。惟其不易肃清，所以先后之间不容欲速，欲速则不达，有如是者，可为病家欲求速效者炯鉴。

《全国名医验案类编》

方铸新子，二岁，常熟顾山，住城中横街。己巳二月下浣，染脑疫。西医刺耳验血，云确是。拟用新术，于背脊抽去毒水，其家畏不肯用。三十日延余诊。案云：感受热邪，有汗口渴，颈强不能俯，目上视，溲黄，便紫。脉数，舌红。犹衣厚服。时行脑疫，拟清热泄肝退脑炎为法。鲜薄荷（洗）二钱，鲜菖蒲十四片，连翘二钱，黑山栀二钱，藁本二钱，滁菊二钱，丹皮二钱，银花三钱，郁金三钱，制僵蚕二钱，蝉衣一钱，紫贝五钱，芦根（洗剪）一两，钩钩（后入）三钱。另磨羚羊角七厘，九节菖蒲三分研细末，冲服。外治脑热，用薄荷精二钱水化，敷后脑及颈。三月初一日复诊：清热凉肝、熄风退炎，颈项之强略能活动，目已有泪，鼻窍尚干，后脑遍布红疹，脑膜之炎有外达之征，惟矢气不便。再参浙绍何氏引脑热下行之法（原本程祖植意）。鲜沙参六钱，鲜竹茹钱半，鲜薄荷（洗）二钱，连翘心壳二钱，黑山栀二钱，滁菊二钱，钩钩五钱，七孔决明（捣碎）五钱，银花四钱，藁本三钱，制僵蚕二钱，鲜菊叶十片，茅芦根（洗剪）各一两，鲜菖蒲十四片。另磨犀角七厘，磨生军四厘，雄精五厘研细相和，开水冲服。初二日诊：大便酱色气秽，后脑之炎随身热由重而轻，鼻窍尚干，涕少唇揭，脉数，舌红、口渴，颈已活动，可以转顾，目微上。热邪熏蒸肺胃、直冲脑部者，已有下退之势。再肃肺清胃，以清脑炎。鲜竹茹二钱，鲜沙参六钱，鲜石斛（先煎）六钱，光杏仁三钱，统薄荷七分，玉泉散四钱，连翘心二钱，黑山栀二钱，牛蒡子三钱，滁菊二钱，藁本钱半，茅芦根（洗剪）各一两，银花四钱，枇杷叶（去毛）四片。另万氏牛黄清心丸二分，石菖蒲一分，郁金一分，研细末，开水冲服。服后热势大减，原方去玉泉散一钱，减薄荷二分，又除万氏牛黄清心丸。再服一剂而定。其家以幼孩服药颇艰，辍药二旬，因耳脓不知清理，就西医以药水洗耳，脓陡少，余热留恋，面肿，身有红疹，又就余诊。予鲜菊叶、苦丁茶、青蒿、银花、蒲公英、紫花地丁、蚤休、生雅连、生甘草、黑豆衣、绿豆、牛蒡子、僵蚕、地肤子、地骨皮、化毒丹四分。红疹退，面肿亦消。越数旬，发觉其耳竟聋。

《周小农医案》

陈作仁

刘小孩，年甫二岁。

病名：风温发痉。

原因：时值春令阳升，适被温风袭肺。外风引动内风，遂发痉而状如惊痫。

证候：初起热咳微喘，涕泪交流，显系风疹现象。前医妄投辛温风药，以致风助火势，陡变哭无涕泪，皮里隐隐见点，手足抽搐，目睛直视，角弓反张。

诊断：面赤兼青，指纹沉紫，此由疹毒内郁，热盛生风，仲景所谓状如惊痫、时时瘛疭是也。故世俗通称急惊，其实似惊而非真惊耳，然亦险矣。

疗法：急急救济，议以重剂清解法，重用银花、连翘以清热解毒为君，以芥穗、薄荷、浮萍、桔梗透疹宣表为臣，佐以桑、菊、钩藤熄风镇痉，贝母、竺黄利窍豁痰，使以甘草，和诸药解疹毒也。

处方：净银花三钱　青连翘二钱　苦桔梗七分　川贝母一钱　荆芥穗一钱　紫背浮萍钱半　苏薄荷七分　冬桑叶一钱　双钩藤钱半　滁菊花钱半　天竺黄半钱　生甘草五分

次诊：前方连进二剂，痉瘛已平，遍身已现红点。险象既除，谅无意外之虞。前方减去芥穗、钩藤，加杭白芍钱半、广陈皮八分，接进二剂。外用西河柳芽、鲜芫荽共煎水，洗前后心、手足心，日洗二次。

三诊：遍体疹点满布，烧热渐退，惟咳嗽口干，大便未通。此系热邪伤阴所致，再当养阴清肺，以为善后调理。

三方：元参心二钱　杭麦冬二钱，去心　鲜石斛二钱　川贝母钱半　白芍钱半　广陈皮五分　北沙参二钱　生甘草三分

效果：连进三剂，各证全愈。

廉按：风温发痉，多由于外风引动内风，风动发痉，状如惊痫，病势之常也。奈专科一见此证，每称急惊，辄用挑法，因此偾事者，目见甚多。此案认为疹毒内郁，热盛生风，诊断颇有见地，用药层次井然，后学深可为法。

《全国名医验案类编》

傅松元

滕骏宝五六岁时，身热不适，寐频频惊骇，抽搐战栗，如人将捕之而恐吓，按其脉弦数。此热甚生风，欲变痉厥也。为之用羚角、川连、胆星、石菖蒲、连翘心、辰茯神，钩藤煎汤，送下回春丹，得睡，汗出，热解而愈。

《医案摘奇》

贺季衡

王童。始而吐利，继之惊搐目直，角弓反张，呛咳痰鸣，舌苔黄腻，脉不起。证属险要，姑从急惊为治。

薄荷一钱　西枳实一钱五分，炒　川郁金二钱　射干一钱五分　云苓三钱　瓜蒌皮四钱　炒僵蚕二钱　连翘二钱　双钩藤四钱　天竺黄一钱五分　炒竹茹一钱五分　荸荠汁一瓦匙，冲

二诊：惊风手搐目直，角弓反张，呛咳痰鸣，舌苔黄腻。风痰尚重，犹在险途。

羚羊角二钱　明天麻八分　双钩藤四钱　川郁金一钱五分　天竺黄一钱五分　炒僵蚕二钱　炒枳实一钱五分　云苓三钱　连翘二钱　薄荷一钱　炒竹茹一钱五分　金戒指一只，先煎代水

三诊：惊风虽定，两目仍上视，痰鸣有声，舌苔浮黄。风痰留结不化，闭逆可虑。

莱菔子二钱，炒　射干一钱　双钩藤四钱　瓜蒌皮四钱　前胡一钱　大杏仁三钱　炒枳实一钱五分　连翘二钱　薄荷一钱　炒竹茹一钱五分　芦根八钱

吴童。孩提不时惊搐，角弓反张，口角流涎，逾时甫退，历一昼夜，必数十次，舌白，关紫。当从定惊熄风入手。

薄荷炭一钱　炒僵蚕二钱　杭菊花二钱　明天麻八分　白蒺藜三钱　天竺黄一钱五分　煅龙齿五钱，先煎　炙蝎尾八分　炒竹茹一钱五分

二诊：孩提惊搐不已，左肢尤甚，口角流涎，日夜数十次。最难着手，原以熄风定惊为事。

羚羊片二分，磨冲　双钩藤四钱　明天麻一钱　炒僵蚕二钱　云苓四钱　天竺黄一钱五分　煅龙齿五钱，先煎　炒麦芽四钱　炙甘草五分　炒竹茹一钱五分　金戒指一只，先煎代水　　以上出自《贺季衡医案》

张山雷

某幼。风痉期月，先则目上视不见黑瞳，今年少少相安。前两授潜降抑肝，右足能运动，反张亦渐轻。指纹深紫，大腑燥结带血，数日一行臭秽，明是内热动肝。头额血管瘪陷不起，可见血分久薄。前法再参滋养，聊为标本兼顾之计。

沙参9克　白芍6克　首乌6克　牡蛎9克　玄精石6克　代赭石9克　胆南星3克　菖蒲3克　当归2.4克　象贝9克　杏仁9克　陈皮3克　玄明粉1.5克　条芩4.5克

　　　　　　　　　　　　　　　　　　　《张山雷专辑》

魏长春

周德甫君幼子，名文麟，年二岁，住向御史房。

病名：热厥。

原因：暴受惊恐，引动肝胆伏热。

证候：猝厥昏不识人，头热足冷。

诊断：脉数，关纹青紫，舌红。热厥证也。

疗法：开窍化痰达邪。

处方：紫雪丹五分，灌　鲜石菖蒲一钱　牛蒡子三钱　钩藤三钱　橘红一钱　淡豆豉三钱　葱白五个　前胡八分

次诊：四月二十四日。脉洪数，指纹青紫。舌红苔白。头足皆热。遍体有汗，目睛呆钝。虚里穴动跃。热痰仍蒙清窍，肝胆郁热上升。用熄风清热化痰法。

次方：紫雪丹五分，灌　鲜石菖蒲一钱　钩藤三钱　真滁菊二钱　蝉衣一钱　蝎尾三条　僵蚕二钱　牛蒡子三钱　益元散四钱　川贝二钱　天竺黄一钱五分

三诊：四月二十五日。便下黑色酱粪。热势稍减。头热足温。目出泪，口流涎。溲多，脉滑。指纹紫色。舌赤，喉间红肿，吮乳如常，咳嗽微有寒热。仍用清化痰热法。

三方：苦桔梗一钱　苦甘草一钱　僵蚕一钱　蝉衣一钱　川贝二钱　苦杏仁三钱　牛蒡子三钱　银花三钱　天竺黄一钱　瓜蒌皮三钱　竹茹三钱

四诊：四月二十六日。热减，咽肿亦消。咳痰鼻涕，脉滑，关纹红，舌润，病将愈。用轻

剂调治可也。

四方：橘红一钱　钩藤三钱　生白芍三钱　生米仁四钱　苦杏仁三钱　苦桔梗一钱　桑叶三钱　丹皮二钱　酸枣仁三钱　黄菊花三钱

五诊：四月二十七日。微有寒热，脉缓，关纹微红。舌润，大便色黄，溲长，咳痰。用温胆法，清化痰湿。

五方：橘红一钱　制半夏钱半　茯苓三钱　炙甘草一钱　竹茹三钱　苦杏仁三钱　浙贝母二钱　青蒿二钱　瓜蒌皮三钱

效果：服药后。寒热退，咳爽病痊。

炳按：小儿热甚生痰，痰闭转厥，昏迷不省人事，俗医皆云急惊是也，急宜开窍豁痰，清热熄风，则闭得开，厥能回，使便下神清，如前法等是也。若不从正治，而妄用针刺杂治，则危矣，惟此证推拿法，亦可用之，然非手术灵敏，确有经验者，不可以尝试也。

董三根之子良民，年六岁，住太湖石。

病名：冬温痉证。

原因：冬令气候，冷热不调，感受温邪，变成痉证。病起四日。

证候：头热疼痛甚剧，四肢厥逆，虚里穴动跃，口噤不语，项强无汗。

诊断：脉弦，舌红苔白。客寒包火，热邪内闭，转成刚痉重证。

疗法：清热透邪。用经方葛根汤逐寒，以开太阳，加紫雪、羚羊角、瓜蒌根清脑，以散温邪。

处方：葛根五钱　麻黄一钱　桂枝五分　生白芍三钱　炙甘草一钱　生姜一钱　红枣四个　天花粉四钱　紫雪丹三分，灌　羚羊角二分，磨冲

效果：服后头痛止，肢暖神清，病瘥停药。

炳按：此证桂枝少用通血络，多用则温散，甘草宜易白薇，红枣易钩藤，更佳。

以上出自《慈溪魏氏验案类编初集》

·

翟竹亭

北郭外李庄李芳春女，一岁有余，患刚痉，即俗云"急惊风"是也。迎余往疗，但见小儿二目天吊，口噤吐沫，两手握拳，坚固不可开，面红气喘，身热如火，小便色赤，实热实象，一时齐发。看服过药方，大概羌活、麻黄、防风之类。正如火上加油，炉中添炭。吁！误矣。余用犀角地黄汤加减，当归10克，生地10克，羚羊角1克，龙胆草4克，胡黄连4克，丹皮5克，木通3克，大黄6克，钩藤5克，生白芍5克，生甘草5克。水煎徐服下，一时许，泻二次，诸证渐止。又服养阴退热之药二帖痉愈。李某问曰："此女病经三医，皆曰急惊风证，而针药罔效，阁下不用针，而用凉药见效何也？"余曰："经云'诸风掉眩，皆属于肝'，而动象属于阳，此明系肝热火炎之证。彼用除风之燥药，火借风势，风助火威，此女不死者幸也。余用凉泻药，如金风送暑，炎热自消，不逐风而风自熄。沾沾除风，岂不误治。"李某闻言唯唯。

《湖岳村叟医案》

章成之

陈幼。头向后倾，右腿屈伸不利，两手时时抽搐，瞳孔反应消失。西医诊为结核性脑膜炎，注射链霉素五十瓶无效。预后堪虑。

炮附块3克　党参9克　生白术9克　云苓12克　炙僵蚕9克　蝎尾1.5克　明天麻2.4克　远志3克　清炙草2.4克

顾幼。病甫三日，壮热口噤，角弓反张，舌尖红绛；无论触动转侧，皆能引起痉之发作；睡梦中时时叫唤；直其两腿有抵抗感。其病灶在脑，勉拟下方，聊尽人谋。

乌犀尖1.5克, 磨冲　鲜生地32克　粉丹皮9克　赤芍9克　地龙9克　蚤休5克　钩藤钩9克　明天麻5克　蝎尾0.9克, 研冲　当归芦荟丸5克, 包

以上出自《章次公医案》

冉雪峰

抗日战争时，予僻处山岩，一日傍晚，有彭姓少妇来请出诊曰，病孩惊厥已三日，音哑鼻扇不知人，遂与同往。至则见病孩僵卧床上，目正圆，赤筋暴露，舌上无津，干缩，皮肤炕煤，郁热蒸蒸，询知发热八九日，三日前狂谵，续变晕厥，诊脉弦劲。予曰：热入心包，风阳上巅，心脑同遭震撼，液为火蚀，窍为邪蔽，病已濒险。拟方润液救津，撤热散结，宁心透络，回苏醒窍，用鲜生地一两，元参心四钱，连翘心、连心麦冬各三钱，莲子青心七分，卷心竹叶四十片，苦百合四钱，犀角八分磨汁，冲服。鲜苇茎三两，煮水煎药，分二次化服至宝丹一粒，当晚一剂，明日晨午一剂，下午复诊，病无进退，询知多日未大便，仍用煎剂，改至宝一粒为碧雪二钱，二次化服。越日再诊，得大便一次，皮肤微似汗，眼活动，半有知觉，惟不语，仍以前药，再化服至宝一粒，翌日厥回神清，知呼饮，后以清宫、清络、生脉、复脉加减全愈。

汉口张姓子，年十二，头剧痛，高热，住后湖某医院治疗，羁延多日，卒至音哑神昏，气逆鼻扇，两目天吊，颈项强直，某医院断为脑炎，不可救治，嘱令抬回。予诊时见其昏不知人，痰声漉漉，头汗出，左颧有红块如棋子大，两目无光，黑睛几似煤炭，脉躁急兼滞涩。予曰：此与《素问》血之与气并走于上，则为大厥，血菀于上，使人薄厥相似；又与《素问》色营两颧，营未交，与厥阴争见者死相似。予筹思良久，拟方：鲜生地二两，捣汁，汁冲服，滓同诸药煮，怀牛膝四钱，珍珠母四钱，龟板四钱，代赭石三钱，赤石脂三钱，寒水石四钱，琥珀末八分，犀角磨汁八分，竹沥四钱，上八味，以水五杯，煮取一杯半，去滓，过滤，再入生地汁、犀角汁、竹沥，频频灌之。翌日复诊，略缓，尚不显著，仍用前方，加紫雪八分。越日再复诊，目已能动，渐有知觉，仍用前方，去紫雪，用碧雪一钱，是夜得大便一次。又翌日再复诊，神识大清，改用犀角地黄汤加减二剂，后以生脉、百合地黄二方，合裁加减收功。

以上出自《冉雪峰医案》

施今墨

闫某某，男，1岁半。神识不清，时现抽搐，但未发高热，已有半月之久，经医院诊断为结

核性脑膜炎。现证项强，神识不清，时有呕吐，常用小手打头，大便秘结，微有咳嗽。舌苔白，指纹色红入于气关，脉滑细。

辨证立法：体质素弱，积热蕴郁上焦，引动肝风，项强抽搐，脾运不健则呕吐不食，腑气不通大便闭结。拟清肝镇惊，健脾止吐法。

处方：双钩藤5克　制全蝎3克　龙胆草1.5克, 酒炒　白蒺藜5克　黄菊花3克　冬桑叶3克　蝉退3克　米党参3克　野于术3克　东白薇3克　酒当归3克　鹿角胶3克, 另炖兑服

二诊：药服三剂，神识渐清，呕吐仍作，大便尚未通畅。

处方：酒军炭3克　旋覆花3克, 代赭石、半夏曲各3克同布包　白扁豆10克　炒枳壳3克　双钩藤5克　白蒺藜5克　龙胆草1.5克, 酒炒　黄菊花3克　东白薇3克　焦三仙10克　炙甘草1.5克

三诊：服三剂大便已通，但干燥，神识时清时昏，抽搐次数减少，咳嗽仍有。

处方：白蒺藜6克　双钩藤5克　白僵蚕3克　东白薇3克　节菖蒲3克　蔓荆子3克　黄菊花5克　白扁豆10克　冬桑叶3克　炙前胡3克　炒远志3克　嫩桑枝10克　炙紫菀3克　首乌藤6克　杏仁泥5克　炙草梢3克

四诊：前方服之甚效，证象均见好转，连服六剂，神识清楚，抽搐已止，大便通利，不呕吐，渐能食，时常哭闹，小便少，微咳。前方去白扁豆、首乌藤，加夏枯草5克，再服三剂。

五诊：药后现除有时用手打头哭闹外，无其他症状。

处方：白蒺藜6克　双钩藤5克　苦丁茶3克　龙胆草1.5克　白僵蚕3克　蔓荆子3克　黄菊花3克　冬桑叶3克　节菖蒲3克　炒远志3克　酒丹参3克　蝉退3克

吕某某，男，3岁。高热二日，头痛呕吐，四肢抽搐，颈项强直，角弓反张，昏不知人，经医院抽脊髓液检查，诊断为流行性脑脊髓膜炎。治疗两日未见好转，情势危急，拟服中药，以冀万一。口紧未见舌苔，六脉细数无伦。

辨证立法：感染时疫，邪热炽燔，热盛风动，四肢抽搐，热入心包，神识昏迷。险象堪虑，泻肝清热，辛香通窍，以复神志，姑拟清热镇惊通窍法治之。

处方：龙胆草2.5克　白僵蚕5克　酒地龙5克　干蝎尾3克　全蜈蚣1条　双钩藤6克　西洋参3克, 另炖兑服　首乌藤10克　白蒺藜10克　黄菊花6克　酒杭芍10克　大生地6克　青连翘6克　炙甘草2.5克　鲜生地6克

另：当门子0.15克，西牛黄0.3克，羚羊角0.6克，研细末分两次随药冲服。

二诊：昨日一昼夜尽一剂，夜间即现缓解，热势渐退，抽搐停止，神识仍昏迷，喂药曾吐一次。

处方：前方去当门子、西牛黄、蜈蚣、蝎尾、大生地、鲜生地。加郁金5克，夏枯草3克，节菖蒲3克，明玳瑁5克，仍用羚羊角粉0.6克随药冲服。

三诊：前方连服两剂，体温恢复正常，神志清楚，但精神倦怠思睡。病邪乍退，正气未复之象。

处方：北沙参10克　焦远志5克　大生地10克　盐元参10克　寸麦冬5克　黄菊花6克　青连翘6克　紫贝齿15克　白蒺藜10克　双钩藤6克　杭白芍6克　制首乌10克　炙甘草1.5克

《施今墨临床经验集》

第二十二节　慢惊风

秦昌遇

一儿水泻四日不止，作渴好饮，面色脱神，手足逆冷，将成慢惊。亟以实脾利水为治。

白术　茯苓　山药　陈皮　甘草　车前　猪苓　泽泻　肉桂

二诊：服一剂后诸证稍减。即前方去桂，加参五钱，三剂而愈。

《大方医验大成》

一富家儿病手足瘛疭，延至二十余日转笃。予诊，左脉洪大，右脉沉弱似有似无。右手属气，此主气分大虚也。经曰：土极似木，亢则害，承乃制。脾虚为肝所侮而生风也。似乎风，治风无风可治，疗惊无惊可疗，驱痰无痰可驱。法当行气，气行而疾自消，兼宜养血行血，而风自灭。见肝之病，知肝当传脾，又当实其脾土，此所谓防患于未然也。否则恐变慢脾而治无及矣。

六君去茯苓，加黄连、钩藤、肉桂、当归、白芍、黄芪。

《秦景明先生医案》

夏禹铸

竹塘陈讳春者，一子十一岁，患病十余日，不知人事。初人见其不醒，以为惊死，于鞋带穴人中掐咬，破烂不堪，请予往治。见其唇口晦色如酱，不抽不掣不渴，肢冷如冰；治用灯火十五元宵，随服小续命汤去麻黄，一剂即苏。此望色审窍而知为柔痉之一验也。

余幼女于壬寅冬，值先君辞世之会，麻证有失经理，冷泻成慢，幼甥同证，热泻成慢。妹婿闻远波僧精于此道，呼治之日，索药价丸如绿豆大，每丸银三钱，屡服证加重。子女眼闭不开，约十余日，问乳母，幸吮乳不辍，面上宝色有存。予用固真汤加附子五分。服三剂，眼一开，顷又闭。揣之药力未及，连服十剂愈。甥慢虽同，寒热迥别，知不可治。妹婿嗔予有亲疏之别。药吝参附，与予妹反目。远波僧见予甥光景强壮如故，满口许其必生。予作色辨曰：尔以健壮为生耶？独不思热则气壮。况热泻明知肺热，用参反伤乎肺，不用则慢无治法。将谓清肺，再用参，一清则脾气即绝。清不得，补不得，何生之有？远波默然趋去，越三日死。此慢证虽同，寒热迥异，不可不察之验也。热慢不多见，亦学者之所宜治。

固真汤：治慢惊四肢冷。不省人事。

附子　甘草　人参　山药　黄芪　肉桂　白术　白茯苓　姜枣引。

以上出自《幼科铁镜》

许豫和

程氏子，五岁，患泄泻，唇红，口渴，发热不退，五心尤甚。十日后发搐，一身痿软，医谓已成慢惊。予曰："非也。此湿热甚也。"甩四苓加防风、黄连。二剂愈。

黄氏子，三岁。秋深时，久泄成慢惊，面㿠白，四肢冷，奄奄一息，委之于地，有时手搦，有时足惕，有时嘘气，问之尚能食粥。予以白术散和粥中，与之，泄渐止，惊渐定，十日而全。备用白术散，人参、白术、茯苓、炙甘草、煨诃子、木香，共为细末，瓷瓶收贮。

张夔一兄女，七岁，摇头喊叫，岁发三五次，病二年矣。渐发渐近，甚至日发一二次，两月不休，面青人瘦，医谓血虚生风，用四物加阿胶，久服不效，脉弦滑。予曰："此心胞、肝胆风痰生热也。必由惊时痰入心胞，久而不去，病日加甚。"方用橘红、半夏、石菖蒲、僵蚕、全蝎、胆星、天麻、防风、炒栀子。十余剂而全。

三十年前，曾见毕载源兄子，泄泻已成慢惊，吃下药物随时吐出，不能停止，众医束手。汪履嘉先生用鸡子黄调赤石脂末，炖热，六君子汤溶化，服之，泄止，惊不复作。亦妙法也。

汪赤崖亲翁第五孙，晋三兄子也。初秋，患伏暑，泄泻，泻甚人倦，招予治，已三日矣。予曰："水泄而困倦若此，不发热而烦渴，津液受伤，舍参、术无与治也。"与六君加葛根、扁豆、木瓜，一剂泻不止。更加木香，一剂又不止。渴转甚，额上热。予曰：此暑邪内陷，非清不可。六君除半夏，加生扁豆、炒黄连。一剂渴、泻如旧，反增烦热。又一剂泻稍止而浑身大热矣，有时指冷，有时烦躁，或渴，或呕。此因服过参、术三日，正气渐回，邪热欲出之势，莫若乘其机，与以和解，柴胡、葛根、陈皮、半夏、炒黄芩、生甘草。一剂大热退，泻全止。热退泻止，能乳而小便利，则脉当平，神当转。犹复头倾视深，倦到十分，此热则痿软，非脾困也。脉大不平，病为未愈。又以甘淡清凉之剂解之。是夜惊作，由亥子丑时至日出，抽掣无定，目斜手搦，啼叫咬牙，皆肝热生风之象。同道视此，以为泻后慢惊，不可为矣。予不忍弃，再四推求。此证发因伏暑伤阴、泻久伤阴，病作之时，但知救脾胃，何暇顾肝肾。及至泻止，而肝肾亏矣。肝肾亏而惊作矣。治法当从肝肾议药。生地（酒洗，焙）三钱，丹皮、白芍（酒炒）、茯苓、山药、麦冬各钱半，天麻、钩藤、桑寄生、代赭石、炒栀子、泽泻各一钱。日夜尽一大剂，惊定，脉未平。醒时烦躁，啼叫，唇红，咬奶，舌起黄苔。除去白芍、山药，加入竹叶、石膏，再进一剂。人静、脉平，精神渐起矣。此一伏暑泄泻证，十日之后，至于生惊。粗工视之，六君之后，更无他法。孰知逐日推寻，至于病愈。六变其方，节节应手。病情无定位，治法其可拘乎。

以上出自《橡村治验》

中神琴溪

某氏儿，生二岁，患惊风。其瘥后，犹吐乳，缠绵不止，众医为之技穷，而及于先生诊之。无热而腹亦和，即作连翘汤服之，一服有奇效。

连翘汤方：连翘三钱。

上一味，以水一合，煮取半合，温服。

《生生堂治验》

程文圃

余氏子八龄，形瘦阴虚，夏患瘅疟，愈后失调。值秋燥时，偶作寒热，幼科泛投疏散之剂，转致躁扰搐搦，危证百出。余翁求视，以决生死。予视其儿，肢掣痰鸣，身热烦躁，势颇危笃。诊脉神根未败。予曰："疾固剧矣，然尚可生。"翁喜叩其说。予曰："惊风一证，时世无传，小儿受害，不可胜数。喻氏虽辟其谬，特重外感轻内伤。经曰：东方青色，入通于肝，其病发惊骇。医昧病因，用方通套，偶遇强实而应者有之。特此儿所患，本非外因，良由肾水下虚，肝失所养，木逢金制，故作寒热，状似外感，误投疏散，津液更伤，因而肝风鼓动，变幻若此。予尚望其生者，因其脉犹未败耳。方拟六味地黄汤。滋水生木，更加归芍甘草钩藤之属，和阳熄风，风熄而惊自定矣。"翁闻言甚悦。服药痰平热退，不搐不烦，另制膏子药与服全愈。

典翁外孙女，年三岁，病经旬日，发热便泻。初服疏导药不应，忽作抽掣，复请前医视之，云系动惊，更加金药琥珀。典翁邀予商酌。望其儿，色白神疲，头身虽热，四肢冰冷，按脉沉细无力。谓曰："病乃质亏感邪，便泻多日，脾元受伤，以致肝风内动，金石之品，不可用也。"拟六君子汤加炮姜、桂枝。服药热退泻稀，再服肢温泻止，惊亦不作。

梅翁令爱，年甫两龄，仲夏时，发热吐泻。渠宅同事方心树兄知医，作暑风食滞治。热甚烦渴，吐泻益频。延予至，心兄述其病状，并用药大意。予视其儿，身热肢冷，舌绛苔黄，烦扰不定。谓心兄曰："证属暑邪扰胃，热气上冲，以故渴饮吐泻。经云：诸逆冲上，皆属于火，暴注下迫，皆属于热。但婴儿质脆，暑邪酷烈，最易激动肝风。许宣治先生论暑风惊候，由吐泻而后发搐者，谓之慢惊，治之不易。且吐甚于泻，吐多胃伤，不能宣布津液，是以诸药无验，必得生机活泼，方转灵轴。所制黄土稻花汤一方甚妙，予遇此证，每仿其法，治多应手。"于是方疏黄土、稻花、沙参、茯苓、甘草、半夏、乌梅、木瓜、扁荚叶。因其热甚，再加黄连，一剂而效。夏月小儿感受暑邪，热渴吐呕，不利于香砂术曲者，服此方而效。

以上出自《杏轩医案》

吴篪

观察余鹭门任刑曹时，李郎七岁，患惊风两月，治俱不应。予视其神困气促，面色淡白，四肢逆冷，吐泻食少，脉迟沉细。此因急惊屡发，屡用攻泻，则脾损阴消，胃弱阳败，而变为慢惊。即幼孩劳怯证也。宜用六君子加熟附、炮姜以温补脾土，而回元阳。遂连服数剂，间用温胃饮、养中煎，日渐见效。后以附子理中汤调理三月乃痊。

黄，女八岁，停食吐泻，服消导利食之剂，更加咬牙发搐。余曰：面色青白，眉唇抽动，手指逆冷，脉虚迟细。此皆脾胃虚寒，因药致伤，复被肝木所乘，而成慢惊矣。遂用六君子加木香、柴胡、升麻、熟附，三帖顿愈。

以上出自《临证医案笔记》

李铎

丁姓子，二周，口频撮，其母谓是风，市抱龙丸服之，口愈撮，神困嗜卧，延余医治。余用黄芪异功散，二剂而愈。

按：唇应乎脾，气出于肺，脾虚不能生肺，故口频撮，乃气不和也。异功散加黄芪补脾生肺，灵验如此。

《医案偶存》

温载之

余四子年三岁时，因大病后，阳虚气弱，时作吐泻，致成慢惊。午间四肢微动，至三更后，忽而四肢冰冷，沉迷僵卧，气息奄奄。急用逐寒荡惊汤，浓煎频灌，幸能下咽。须臾，腹中漉漉有声，四肢微动。天明复苏。随用健脾温中固气之剂，调理而愈。夫慢惊一证，多由脾阳不健，吐泻而成。非同急惊，外感风邪而作。庄在田先生《福幼篇》治慢惊最为得法。患此证者，可取而读之，兹不重赘。

《温病浅说温氏医案》

学山公

吐泻，六脉微弱，面青肢冷，气脱神疲，中气衰而脾阳欲脱，已成慢脾风候。拟参附理中一法。

人参六分　附子三分　广皮八分　藿香六分　半夏八分　茯苓钱半　乌梅一枚　炮姜三分　陈米一撮

服一帖，去乌梅、参、附、姜、米，茯苓减去五分，加炙草三分，白术钱半，益智仁五分，三帖痊愈。

《龙砂八家医案》

陈匊生

小儿肌肉柔脆，脏腑怯弱，最易致病，多延时日，变证错综，饮食绝而脾虚，泄泻久而肾虚，元气无根，孤阳外越，每至壮热不退，酿成慢惊，即古所称阴痫是也。治法以理中汤为主方，重则十全大补之类。己巳，余从先严至城南前横镇浩正茶室内，见有一孩置墙根窗格上，先严问儿置此何为，主人曰："儿将死。"先严视之曰："不死，设法与治。"越时渐苏。先严治病，奇功甚多，曾诏余曰："医者，意也。读古人书，当师其意，以意治病，其技乃神。"丁亥十月，余又至此镇西，有潘纪福之子方三岁，病两旬余，面色萎白，大便时泄，所谓慢脾风是也。前医与以清润之味，已服过半，余曰："此药幸未服完，若服完，恐不治矣。"因师古人治阴痫意，用理中汤加附子、砂仁为方，一服，泄止；再服，纳乳；三服，喜笑如恒，而其病若失。使执惊风之名，概用重坠之药，又或散风清火，豁痰破气，遗过将不可胜言矣。

《诊余举隅录》

张乃修

陈幼。案遗失。

陈胆星　竹沥半夏　郁金　菖蒲　竹茹　枳实　云茯苓　川石斛　礞石滚痰丸一钱，先服

二诊：大便解出黏痰，烦扰顿然宁静，恶心口渴亦止。乃日晡又复烦渴，吮乳口中虽热，却不甚盛，涕泪俱无，头摇不定，面有青色，舌光无苔，脉象细软。胸中之结痰稍开，而脾气胃阴并虚，肝风因而震动。慢惊情形，仍在险境。姑养肺胃之阴，而培脾土以熄肝木。

西洋参　生于术　云茯苓　土炒白芍　钩钩　大麦冬　生甘草　川石斛　生山药　回春丹

三诊：舌燥转润，热势渐退，而四肢搐动，甚则手足拘挛，头摇反张，便泄腥酸。自夏徂冬，不时身热。童真不足，阴分未病先虚。兹以风温外搏，痰气结聚，散邪达痰，病邪虽退，元气愈加亏损，以致真水不能涵濡，真气不能伏制，肝风鸱张，经所谓曲直动摇，风之象也。慢惊重证，恐难固治。拟理中地黄汤大意。

台参须一钱　土炒白芍三钱　炮姜五分　生牡蛎一两　熟地炭四钱　炙甘杞二钱　大麦冬三钱　五味子三分　怀山药三钱　炙绵芪三钱

四诊：补气养肝，安土熄风，便泄大减，然仍肢搐风动，涕泪俱无。肝风鸱张，窍络闭阻，深入重地。勉拟标本并治法。

台参须五分　生牡蛎六钱　炒怀药三钱　煨天麻一钱五分　天竺黄二钱　金石斛三钱　土炒白芍一钱五分　阿胶珠三钱　石菖蒲五分　全蝎二分，去毒炙　牛黄清心丸一丸，分两次化服

五诊：补气养阴，以涵肝木，惊搐之象渐轻，面青较退，便泄已止。涕泪虽无，而干燥颇渐转润。的属阴虚木旺，从效方再望转机。

台参须五分　阿胶珠三钱　土炒白芍一钱五分　生牡蛎五钱　煨天麻一钱　西洋参一钱　金石斛三钱　川贝母一钱五分　炒怀药三钱　白茯苓三钱　盐水炙橘红五分

六诊：惊搐已定，面青色续退，然犹涕泪不下。舌上转润，而上下唇犹然干燥。脉象细数。其为阴虚气弱，木旺生风，显然可见。既略转机，自宜从效方扩充。

台参须五分　阿胶珠三钱　土炒白芍一钱五分　生牡蛎五钱　煨天麻一钱　西洋参一钱　金石斛三钱　川贝母一钱五分　炒怀药三钱　白茯苓三钱　盐水炙橘红五分

七诊：惊搐之象已定，啼哭渐有涕泪，便泄亦止，惟面色带浮，还是脾虚木旺之象，所谓面肿曰风也。再拟培养气阴。

台参须五分　生于术一钱　大麦冬三钱　炙草三分　生牡蛎五钱　盐水炙黄芪一钱五分　炙生地四钱　炙甘杞二钱　怀药三钱，炒　煨天麻一钱五分　酒炒白芍一钱五分

八诊：扶正气以御肝木，益荣血以涵肝木，风木已平，惊搐自不复发，津液回而涕泪下，面青既退，脉亦柔缓。足见慢惊究属虚证，然又有阳衰阴弱之辨。

台参须五分　大生地　白茯苓　阿胶珠　生山药　盐水炙绵芪　生于术　杭白芍　大麦冬　生牡蛎　甘杞子　淮小麦

高童。镇肝潜阳，痉厥未发，饮食如常，并无呆滞情形。守前法以观动静。

龟板　白蒺藜　橘红　茯苓神　丹皮　青葙子　牡蛎　半夏　金器

二诊：自潜阳镇肝，痉厥似瘥，足见痰藉风升，风因火动，火从木生，木燥水亏，火风时起。药既应手，宜再扩充。

生龟甲　炙龟甲　白蒺藜　丹皮　生熟甘草　生牡蛎　黑豆衣　青葙子　金器

三诊：痉厥虽经复发，来势已减十七。再潜阳熄肝。

炙龟板五钱，先煎　生牡蛎一两　阿胶珠一钱五分　生鳖甲四钱，打，先煎　杭白芍二钱　煅磁石二钱　白蒺藜三钱　茯苓三钱　金器一件，悬煎

以上出自《张聿青医案》

张锡纯

辽宁侯姓幼子，年七岁，于季秋得慢脾风证。

病因：秋初病疟月余方愈，愈后觉左胁下痞硬，又屡服消瘀之品，致脾胃虚寒不能化食，浸至吐泻交作，兼发抽掣。

证候：日晡潮热，两颧发红，昏睡露睛，手足时作抽掣，剧时督脉紧而头向后仰俗名角弓反张，无论饮食药物服后半点钟即吐出，且带出痰涎若干，时作泄泻，其脉象细数无力。

诊断：疟为肝胆所受之邪，木病侮土，是以久病疟者多伤脾胃。此证从前之左胁下痞硬，脾因受伤作胀也。而又多次服消导开破之品，则中焦气化愈伤，以致寒痰留饮积满上溢，迫激其心肺之阳上浮，则面红外越而身热，而其病本实则凉也。其不受饮食者，为寒痰所阻也；其兼泄泻者，下焦之气化不固也；其手足抽掣者，血虚不能荣筋养肝，则肝风内动而筋紧缩也；抽掣剧时头向后仰者，不但督脉因寒紧缩，且以督脉与神经相连，督脉病而脑髓神经亦病，是以改其常度而妄行也。拟先用《福幼篇》逐寒荡惊汤开其寒痰，俾其能进饮食斯为要务。

处方：胡椒一钱　干姜一钱　肉桂一钱　丁香十粒，四味共捣成粗渣　高丽参一钱　甘草一钱

先用灶心土三两煮汤澄清，以之代水，先煎人参、甘草七八沸，再入前四味同煎三四沸，取清汤八分杯，徐徐灌之。

此方即逐寒荡惊汤原方加人参、甘草也。原方干姜原系炮用，然炮之则其气轻浮，辣变为苦，其开通下达之力顿减，是以不如生者。特是生用之则苛辣过甚，故加甘草和之，且能逗留干姜之力使绵长也。又加人参者，欲以补助胸中大气以运化诸药之力，仲师所谓大气一转，其结即痰饮乃散也。又此方原以胡椒为主，若遇寒痰过甚者，可用至钱半。又此物在药房中原系背药，陈久则力减，宜向食料铺中买之。

复诊：将药服后呕吐即止，抽掣亦愈，而潮热泄泻亦似轻减，拟继用《福幼篇》中加味理中地黄汤，略为加减俾服之。

处方：熟怀地黄五钱　生怀山药五钱　焦白术三钱　大甘枸杞三钱　野党参二钱　炙箭芪二钱　干姜二钱　生杭芍二钱　净萸肉二钱　肉桂一钱，后入　红枣三枚，掰开　炙甘草一钱　胡桃一个，用仁捣碎

共煎汤一大盅，分多次徐徐温服下。

方解：此方之药为温热并用之剂，热以补阳，温以滋阴，病本寒凉是以药宜温热，而独杂以性凉之芍药者，因此证凉在脾胃，不在肝胆，若但知暖其脾胃，不知凉其肝胆，则肝胆因服热药而生火，或更激动其所寄之相火，以致小便因之不利，其大便必益泄泻，芍药能凉肝胆，尤善利小便，且尤善敛阳气之浮越以退潮热，是以方中特加之也。

《福幼篇》此方干姜亦系炮用，前方中之干姜变炮为生，以生者善止呕吐也。今呕吐已止，而干姜复生用者，诚以方中药多滞腻，犹恐因之生痰，以干姜生用之苛辣者开通之，则滞腻可

化，而干姜苦辣过甚之性，即可因与滞腻之药并用而变为缓和，此药性之相合而化亦即相得益彰也。

此方原亦用灶心土煎汤以之代水煎药，而此时呕吐已止，故可不用。然须知灶心土含碱质甚多，凡柴中有碱质者烧余其碱多归灶心土，是以其所煮之汤苦咸，甚难下咽，愚即用时恒以灶圹红土代之。且灶心土一名伏龙肝，而雷敩谓用此土勿误用灶下土，宜用灶额中赤土，此与灶圹中红土无异，愚从前原未见其说，后得见之，自喜拙见与古暗合也。

效果：将药连服两剂，潮热与泄泻皆愈，脉象亦较前有力。遂去白术，将干姜改用一钱，又服两剂全愈。

辽宁张某某幼孙，年四岁，得慢脾风证。

病因：秋初恣食瓜果，久则损伤脾胃，消化力减犹不知戒，中秋节后遂成慢脾风证。

证候：食欲大减，强食少许犹不能消化，医者犹投以消食开瘀之剂，脾胃益弱，浸至吐泻交作，间发抽掣，始求愚为诊视，周身肌肤灼热，其脉则微细欲无，昏睡露睛，神气虚弱。

诊断：此证因脾胃虚寒，不能熟腐水谷消化饮食，所以作吐泻。且所食之物不能融化精微以生气血，惟多成寒饮，积于胃中溢于膈上，排挤心肺之阳外出，是以周身灼热而脉转微细，此里有真寒外作假热也。其昏睡露睛者，因眼胞属脾胃，其脾胃如此虚寒，眼胞必然紧缩，是以虽睡时而眼犹微睁也。其肢体抽掣者，因气血亏损，不能上达于脑以濡润斡旋其脑髓神经，《内经》谓上气不足则脑为之不满。盖血随气升，气之上升者少，血之上升亦少。可知观囟门未合之小儿，患此证者，其囟门必然下陷，此实脑为不满之明证，亦即气血不能上达之明征也，是以神经失其常司而肢体有时抽掣也。此当投以温暖之剂，健补脾胃以消其寒饮，诸病当自愈。

处方：赤石脂一两，研细　生怀山药六钱　熟怀地黄六钱　焦白术三钱　乌附子二钱　广肉桂二钱，去粗皮后入　干姜钱半　大云苓片钱半　炙甘草二钱　高丽参钱半，捣为粗末

药共十味，将前九味煎汤一大盅，分多次徐徐温服，每次皆送服参末少许。

方解：方中重用赤石脂者，为其在上能镇呕吐，在下能止泄泻也。人参为末送服者，因以治吐泻丸散优于汤剂，盖因丸散之渣滓能留恋于肠胃也。

效果：将药服完一剂，呕吐已止，泻愈强半，抽掣不复作，灼热亦太轻减，遂将干姜减去，白术改用四钱，再服一剂，其泻亦止。又即原方将附子减半，再加大甘枸杞五钱，服两剂病遂全愈。

说明：按此证若呕吐过甚者，当先用《福幼篇》逐寒荡惊汤开其寒饮，然后能受他药，而此证呕吐原不甚剧，是以未用。

邻村赵姓幼男，年八岁，脾胃受伤，将成慢脾风证。

病因：本系农家，田园种瓜看守其间，至秋日瓜熟，饥恒食瓜当饭，因之脾胃受伤，显露慢脾风朕兆。

证候：食后，饮食不化恒有吐时，其大便一日三四次，多带完谷，其腿有时不能行步，恒当行走之时委坐于地，其周身偶有灼热之时，其脉左部弦细，右部虚濡，且至数兼迟。

诊断：此证之吐而且泻及偶痿废不能行步，皆慢脾风朕兆也。况其周身偶或灼热，而脉转弦细虚濡，至数且迟，此显系内有真寒外有假热之象。宜治以大剂温补脾胃之药，俾脾胃健旺自能消化饮食，不复作吐作泻，久之则中焦气化舒畅，周身血脉贯通，余病自愈。

处方：生怀山药一两　白术四钱，炒　熟怀地黄四钱　龙眼肉四钱　干姜三钱　生鸡内金二钱，黄色的捣　生杭芍二钱　甘草二钱

共煎汤一大盅，分两次温服下。

复诊：将药煎服两剂，吐泻灼热皆愈，惟行走时犹偶觉腿有不利，因即原方略为加减，俾多服数剂当全愈。

处方：生怀山药一两　熟怀地黄四钱　龙眼肉四钱　胡桃仁四钱　白术三钱，炒　川续断三钱　干姜二钱　生鸡内金二钱，黄色的捣　生杭芍钱半　甘草钱半

共煎汤一大盅，分两次温服。

效果：将药煎服两剂，病遂全愈，因切戒其勿再食生冷之物，以防病之反复。

以上出自《医学衷中参西录》

袁焯

戴姓子甫周岁，壬子夏间，泄泻发热，延幼科治之，服药三四日，病益剧。延予诊之，则已喘促不安，目上视，手足抽搐，作舞蹈状。舌光红无苔，面色惨淡，头微热，手足微冷，身不热，胸部觉饱满，忽喘忽搐，搐则目上视，无片刻安宁，口渴，与以茶则少安，顷刻又喘又搐上视矣。病甚危险。予见其母衣孝服而哭甚哀，盖其父殁缠一月也。为之恻然，遂勉力治之，用四君子汤：党参二钱，白术一钱五分，茯苓一钱，甘草五分，加干地黄三钱，朱拌茯神三钱，扁豆三钱，木香八分，作煎剂。盖以泄泻多日，胃气已虚，而舌光无苔，气喘手冷，又为阴阳两虚之证。其手足抽搐而目上视者，则筋无液养而现脑筋症状，昔人所谓痉病是也。姑以此方救其元气，养其阴液，非能必其活也。据次日清晨，病家遣人来告，谓此药服后，即能安眠，喘痉俱止，至夜间两点钟时，解大便一次，胸满遂平，惟神气疲弱，仍以原方加枸杞子二钱，麦冬一钱，山药三钱。并令以乳与饮，及以米粥与食。如此调养数日后始痊。

《丛桂草堂医案》

费承祖

孟河王春发之子，肌热，泄泻，肢掣发厥，舌色淡红，唇口皆白，诊脉沉细，此慢惊风也。土虚木乘，培土抑木尚可救。

党参三钱　茯苓二钱　白术一钱　甘草五分　陈皮一钱　炮姜炭一钱　炒白芍一钱五分　大枣三枚

二剂而愈。

《费绳甫医话医案》

吴鞠通

癸亥闰二月二十九日，温。甫六十日之幼孩，痉已二十余日，现在脉不数，额上凉汗，并无外感可知，乃杂药乱投，致伤脾胃，故乳食有不化之形，恐成柔痉，俗所谓慢脾风。议护中焦，乃实土制风法，又肝苦急，急食甘以缓之之义也。

生薏仁五钱　肉果一钱，煨　明天麻三钱　茯苓块五钱　干姜二钱　广木香八分　焦于术三钱　甘

草三钱,炙　煨生姜一片　甘澜水五茶杯,煮成两茶杯。小人服十之一二,乳母服十之八九;渣再煮一茶杯,服如前法。

三月初一日:赤子不赤,而舌白兼青,脉迟凉汗,舌苔白滑而厚,食物不化洞泄者,必中寒。按:痉必因于湿,古所谓柔痉是也。议从中治,经谓:"有者求之,无者求之。"此证全无风火之象,纯然虚寒,乳中之湿不化,土愈虚则肝中内风愈动,若不崇土而惟肝是求,恐日见穷促矣。

生于术一钱　人参四分　明天麻一钱　焦白芍一钱　肉果五分,煨　生薏仁一钱　广木香五分　甘草一钱,炙　广皮炭三分

初二日:风湿相搏,有汗为柔痉,形若反弓者,病在太阳;俯视目珠向下者,病在阳明,以阳明为目下纲也。今久病为杂药困伤脾胃,大便泄,乳食不化,为湿多风少,痉时俯视多,为病在阳明,故此证以脾胃为主。议补中益气法渗湿下行,内用风药领邪外出。

人参三分　茯苓块三钱　山药一钱　桂枝二钱　甘草五分,炙　焦白芍二钱　葛根二钱　白术一钱　生薏仁一钱五分

初三日:寒湿柔痉,昨用升阳益气法,从阳明提出太阳。兹精神倍昔,颜色生动,舌上白苔化净,大便已实,甚为可喜。但痉家有灸疮者难治。

人参三钱　茯苓块一钱　薏仁一钱　于术一钱　嫩桂枝三分　葛根二分　白芍一钱,炒　广皮炭二分　甘草五分,炙　莲子三粒,去心不去皮,打碎

初四日:痉家自汗有灸疮者难治,刻下且保住脾胃,从脾胃中土以条达四肢,是久痉一定之至理。若镂治其痉,是速之也。

茯苓块一钱　人参三分　诃子肉五分,煨　焦于术八分　桂枝二钱　煨肉果三分　生薏仁一钱　广皮三分　炙甘草八分　茅术炭六分

初五日:痉家重为苦寒所伤,脾阳下陷,又有灸疮,其痉万万不能即愈。议护中阳,勿致虚脱为要,非深读钱仲阳、陈文仲、薛立斋、叶天士之书者,不知此义。

茯苓块一钱　人参四分　诃子肉六分,煨　炒于术一钱　桂枝三分　广皮炭三分　煨肉果六分　白芍二钱　炙甘草一钱五分　广木香四分　薏仁一钱五分　浓煎。

初七日:脉仍不数,大便犹溏,但舌苔微黄,神气渐复,不似前虚寒太甚之象。宜退刚药少进柔药,医经谓上守神、粗守形;兵法谓见可而进、知难而退,此之谓也。

人参三分　茯苓一钱　莲子一钱,整用　于术一钱,炒　炒白芍一钱　广皮四分,盐水炒黑　麦冬一钱,米炒　炙甘草七分

初九日:诸证渐退,神气亦佳,但舌上复起重浊之白苔,乳湿之故。暂停参药,且用疏补法。

茯苓块一钱　麦冬一钱,不去心　焦神曲八分　生薏仁一钱五分　厚朴五分　广皮炭五分　广木香四分　莲子一钱,整用

乙酉六月初三日,张,十三岁。脉沉细而弱,舌苔白滑。幼童体厚,纯然湿邪致痉,一年有余。

生薏仁六钱　桂枝三钱　川椒炭三钱　云苓皮五钱　广皮三钱　白蔻仁一钱　苍术炭三钱

初八日:痉证发来渐稀,效不更方。

连翘一钱,连心　生石膏三钱　厚朴一钱　银花二钱　杏仁泥二钱

十六日：脉至沉至细至缓，舌白滑甚，湿气太重，故效而不愈，于前方加劫湿而通补脾阳之草果、调和营卫之桂枝、白芍、甘草。五帖。

二十一日：痉证脉沉细至缓，舌白滑甚，湿气太重，与温淡法，发来渐稀，未得除根。于前法内去刚燥，加化痰。

半夏六钱　云苓块五钱　广皮三钱　桂枝四钱　益智仁二钱　甘草一钱，炙　薏仁五钱　炒白芍三钱
姜汁三匙，冲

二十五日：服前方四帖已效，舌苔仍然白滑，六脉阳微。照前方再服四帖。

二十九日：前方已服四帖，诸证皆安，惟痰尚多。再服四帖。

六月初九日：前方又服九帖，痉证止发一次甚轻，已不呕，吐痰尚多，脉甚小。照前方再服。

百，五岁。痘后余邪入少阳阳明之络，但唇口与眼皮瘛疭，致饮食不能收合，每从口张时随即吐出，四肢不掣。与清二经之络法。

连翘二钱，连心　细生地三钱　钩藤一钱　银花二钱　苦桔梗二钱　桑叶二钱　麦冬三钱，不去心
茶菊花二钱　生甘草一钱　丹皮二钱　刺蒺藜一钱

三十日：照原方一帖，分二日服。

先服汤药数帖，后以三十帖作散，每日早、中、晚三次各服二钱。服至半年方愈。

以上出自《吴鞠通医案》

傅松元

北宅璇珍，余之三房侄女也。在其岁时，夏秋间忽患泄泻，日数十次。一月后忽变慢脾风证，角弓反张，瞳神反背，泻利如故。父亲谓余曰："璇珍病殆难挽回矣。"余询知病状，答曰："儿尚有一法，可用异功散加炙蝎尾三分作汤服，外用灸法，期门一壮，两耳前各三壮，炷如麦大，试观其效。"少顷，我父来云："灸期门毕，背即平，灸耳前毕，瞳即正。"后服异功散加蝎尾至五日，利亦止。因叹赏曰：此法有效，宜录之以益后人。

《医案摘奇》

贺季衡

钱童。小儿水泄如注，既止之后，肢冷目陷，角弓反张，自汗溲少，口干舌灰，扪之无津，烦扰不能畅哭。热蕴于中，阳不分布，延有慢脾风之害。

姜川连四分　川桂枝六分　淡干姜三分　大白芍一钱五分　炒白术二钱　炙甘草五分　正滑石四钱
炒麦芽四钱　赤苓三钱　灶土一两，荷叶包扎刺孔煎代水

二诊：昨进泻心汤加桂枝，肢冷随和，口渴及自汗亦减，舌苔灰黑亦略有津，惟仍角弓反张，两目深陷，入夜又忽肢冷。阳气郁遏，里热未清，仍属险候。

姜川连四分　川桂枝六分　正滑石四钱　淡干姜三分　炒麦芽四钱　炙甘草五分　酒子芩一钱五分
姜半夏一钱五分　新会皮一钱　生姜一片

三诊：迭进泻心汤出入，肢冷已和，舌心黑色已退，惟烦扰未除，脉小数。此阳明寒热虽

解，而宿痰未尽，阳气未和所致。

姜川连四分　藿香一钱五分　姜半夏一钱五分　薄橘红一钱　炒枳实一钱五分　炒谷芽四钱　正滑石五钱　云苓三钱　姜竹茹一钱五分　姜汁三滴　荸荠汁一瓦匙，冲

郭童。乳子久病，枝节多端，刻增叫喊内吊，角弓反张，乳汁不入，舌苔又复腻黄，便闭溲少。本元日伤，痰热阻胃，慢惊可虑。

南沙参三钱　炒谷芽四钱　炒枳实一钱五分　橘络八分　双钩藤四钱　法半夏一钱五分　明天麻八分　薄荷一钱　射干一钱五分　瓜蒌皮四钱　枇杷叶三钱，去毛炙

以上出自《贺季衡医案》

戴溪桥

张幼，二岁，由沪来乡就诊，时病已匝月，前医处方均系健脾温阳之法。九月初三日。泻已月余，日夜无度，迷蒙如睡；舌绛起刺，唇红如朱，面色青滞，脉象细数，渴饮干呕，目露项软，四肢不和，内热绵绵。胃阴已伤，脾阴已亏。胃脉通心，还恐昏痉。

西洋参一钱，糯米炒　霍山石斛一钱　麦冬三钱　白芍一钱五分　淮山药三钱　扁豆三钱　朱茯神三钱

复诊：病势如昨，无甚轩轾，迷蒙如前，内热颧红，干呕虽减，自利不止，证势仍危。再宗前法更进一筹，以观动静。

西洋参一钱五分　霍山石斛一钱五分　麦冬三钱　白芍一钱五分　扁豆三钱　朱茯神三钱　乌梅五分　行军散一分，另服

三诊：药后迷蒙大退，自利渐减，粪色带黑，热之象也。邪势不从外越，从中化热，热劫津液，是舌绛起刺之所由来也。为今之计，原议更进救阴生津之品。

西洋参一钱五分　鲜石斛五钱　生地炭四钱　麦冬三钱　云茯苓三钱　川贝一钱五分　竹叶心二十片

四诊：舌绛梅刺已平，扪之微润，迷蒙已清，大便半日未行矣，却有一线生机。方既应手，原法增损。

原方鲜石斛仍易霍山石斛，加淮山药三钱。二剂。

五诊：迭进扶正养阴、止渴生津，舌绛转为淡润，大便二日未更，稍能进谷，已能语言了了，可见正气充旺，津液内生，已化险为夷矣。

北沙参三钱　扁豆三钱　白芍一钱五分　淮山药三钱　茯苓三钱　炙甘草五分　香谷芽四钱

《近代中医流派经验选集》

翟竹亭

南关张善初女，年两岁余。患慢脾风证，即《幼幼集成》所谓柔痉也。诸医皆作风治，以致瘛疭搐搦，二目天吊，虚汗类雨，面白气喘，四肢厥逆，腹内肠鸣，大便泄泻，昼夜二三十次。迎余诊视，余见凶证俱现，恐难挽回，辞不治。女子父母苦求敦恳，余曰："此病九死一生，倘治之不愈如何？"伊曰："不愈者命也，安敢归咎。"投以桂附回阳汤，戌时服下，至明日来告曰："此女病证虽未痊愈，已愈二三。"原方又服数帖，渐收全功。噫！凡小儿刚柔二痉而

作风治者，读《幼幼集成》书，可以憬然悟矣。

桂附回阳汤加减

熟地10克　党参10克　白术6克　丹皮5克　油桂4克　炙甘草6克　附子5克　龙骨10克　山萸肉6克　炮姜5克　肉豆蔻6克　巴戟天6克　山药6克　破故纸5克　水煎服。

《湖岳村叟医案》

孔伯华

孙男童，二月二十五日。初患热因邪袭，体气素虚，中风初起，半身抽掣，中西医治，误为热风，抽脊髓后，虚虚之祸实难补救，初药入虽可支持，然痰涎与肝邪并盛，下虚上实，殊难望治，姑予滋补达络，清其上而摄其下。

生牡蛎四钱　生龙齿三钱　云茯苓三钱　桑寄生五钱　桂枝尖五分　怀山药三钱　盐炒芡实米三钱　清半夏二钱　土白术一钱　磁朱丸二钱，布包　大熟地三钱，砂仁拌　沙苑子三钱　杏仁泥三钱　金毛狗脊三钱　盐陈皮六分　盐炒杜仲一钱　猪脊髓一两

《孔伯华医集》

第二十三节　痫病

中神琴溪

建仁寺街近江屋某女，年甫八岁，患狂痫。休作有时，发则心气恍惚，妄言不已，诸治不验。延及十四岁春，愈益猛剧，每夜发者三四，医皆束手。其父母甚忧之，谒师请治。师捉其女于浴室，灌之冷水者食顷，既而与麻黄汤覆取汗者二三次，遂不复发。

间街五条南松屋某儿十岁，方浴顿踬而仆，呼而不答，家人大惊，漉水其面，乃得苏。自是厥后卒倒，每月二三回，色甚脱。先生与浮萍汤兼漆漆丸二分，覆取汗，夕以达旦。其儿大烦热，身发紫斑，复浮萍加大黄汤数十帖，全瘳。

以上出自《生生堂治验》

程文囿

振兄乃郎，出胎两月，突然肢搐目斜，逾时乃定。乳食如常，以为偶然。次日又发，幼科作胎惊治。药用疏风镇惊不应。发经数日，俱在巳午时候。予视之曰："此非胎惊，乃胎痫也。"振兄云："胎惊则尝闻之矣，胎痫之名，请问出于何典？"予曰："名出《内经》。帝曰：人生而有癫疾者，病名曰何？安所得之？岐伯曰：名为胎病，此得之在母腹中时，其母有所大惊，故令子发为癫疾也。经云：癫痫也。夫惊之搐搦无定，痫之发作有时，大人之痫疾亦然，惟其发作有时，故较惊稍轻耳。"爰用茯神、远志、麦冬、丹参、甘草、白芍、菊花、钩藤、桑寄生，以安神定志，养肝熄风；少入橘红、半夏曲，以涤扰心之痰涎。盖疾由母腹受惊而得，病在心肝二脏，神安风熄，其疾自平，妄行疏散，则风益动。褓褓胃气薄弱，金石镇坠，尤非所宜。

服药其发渐轻，未几而定。后见数儿证同，皆照此法治愈。

《杏轩医案》

吴篪

杨，子三岁，啼叫不乳，眠睡恍惚不安，气短息数。由于幼小血脉不敛，骨气不聚，为风邪所伤，惊恐所触，其邪在心，故积惊成痫。遂投虎睛丸先祛心经邪热，更用钱氏蛇黄丸及七宝镇心丸，顿安。

《临证医案笔记》

谢星焕

傅芬圃之子，忽尔眼翻抽搐，喉内痰鸣，胸紧气促，发热汗出。盖不知为虚风之病，乃归咎于神煞所害，医巫杂治，合室惶惑。余至其厅，锣鼓喧扬，男妇杂集，声满房中，急为视之，面色黄白浮浮，两眼白珠纯青，一老妇擎杯灌药，余将药嗅，乃麝、片之香，因掷其杯，大声曰：此等治法，真属可笑。先令将锣鼓停止。盖病全是虚怯，正当安神为止，锣鼓声动，惊则气散，其药虽云截风，内有麝、片，皆能散气耗神。且天气暑热，加以人气满房，熏蒸逼炽，仓迫之际，纵有明者主张，医者高见，亦当怵惕塞机，将何恃以望生耶。品翁敬服，辞巫散人。诊其额热气冷，胸紧痰鸣，便泄尿短，黑珠上吊，角弓反张，此乃脾虚痫搐之证。诚由胃气久弱，不能运化乳食，痰涎凝滞于胸，阻塞灵窍为病。盖阳明胃者，主束骨而利机关，饮食入胃，游溢散精，上归转输宣布洒陈之义，全赖胃气运行之力。今胃气既困，机关不利，运行失常，所以反张直折。治之之法，全以助胃扶脾为主，但使胃气旺，便能复其稼穑之常，运行之旧，其风岂非不截而自止乎。先与理中丸调灌，随以星附六君子汤加天麻、钩藤，数剂而安。

《谢映庐医案》

杨毓斌

外孙龙官，甫周岁，病惊痫。日夜频作，发时面纯青，吊眼咬牙，抽掣，鼻干，指纹青紫直透三关，半时方苏。苏则哼啼不宁，状甚烦难，时时下气泄泻，元阳虚弱，脾气下陷，木邪内贼，风火交扇，扰乱神明，刻不能安，勉为治方，三服获瘳。乃经年以来，靡月不发，皆持此方，一两帖而愈。因命用原方十剂熬膏，逐日小调之，尽两膏始全愈。

霜桑叶二钱　杭菊花一钱五分　干霍斛三钱　羚羊角汁四分　煅牡蛎四钱　炙野白术一钱五分　抱茯神三钱　姜汁炒竹茹二钱　黄芪三钱　炒黄芩一钱　龙齿二钱　生草五分

《治验论案》

张锡纯

一六岁幼女，初数月一发痫风，后至一日数发，精神昏昏若睡，未有醒时，且两目露睛，似兼慢惊。遂先用《福幼篇》治慢惊之方治之，而露睛之病除。继欲治其痫风，偶忆方书有用三家磨刀水洗疮法，因铁锈能镇肝，以其水煎药，必能制肝胆上冲之火，以熄内风。乃磨水者，但以水贮罐中，而煎药者，误认为药亦在内，遂但煎其水服之，其病竟愈。后知药未服，仍欲煎服。愚曰：磨刀水既对证，药可不服。自此日煎磨刀水服两次，连服数日，痫风永不再发。

沈阳县乡间童子，年七八岁，夜间睡时骚扰不安，似有抽掣之状，此亦痫风也。亦治以此丸（硫化铅、生赭石、芒硝各二两，朱砂、青黛、白矾各一两，黄丹五钱，共为细末，复用生怀山药四两为细末，焙熟，调和诸药中，炼蜜为丸，二钱重，当空心中，温开水送服一丸，日两次），服四十丸痊愈。

以上出自《医学衷中参西录》

也是山人

沈，五岁，痫厥病来迅速，醒后两脉皆洪，四肢搐搦，身热。由阳气怫逆，势防络闭。

暹罗犀角一钱　陈胆星三分　嫩元参钱半　羚羊角一钱　橘络一钱　石菖蒲根四分　连翘钱半　卷心竹叶钱半

《也是山人医案》

徐锦

汪竹君舍人令弟，年才七龄，就诊，神明不慧，言语不清，溲便不知，手舞足蹈，脉弦细，虎口纹紫，已透三关，痰火肝风扇动，癫痫之证也。询由胎中受惊，因告其家人曰：此等证即目下少瘥，将来恐其不寿。珍珠母丸去参、归、沉，加决明、菖蒲、远志、胆星、胡连、川贝、橘红。

《心太平轩医案》

恽铁樵

王孩，色脉尚无他，厥不可常发，常发即成痫，须止之。二月十八日。

鲜生地三钱　滁菊二钱　钩尖三钱　川贝三钱　桑芽三钱　回天丸半粒　蒺藜三钱　杏仁三钱　赤芍钱半　归身三钱

《药庵医案》

刘民叔

李永瑞君，住上海市新成区新闸路济康里二号，其子昌俊，年十一岁，在镇江南门枣园村读书。于一九五二年四月四日暴发"蛇痫"，数治无效。其母戴氏携之来沪，初求治于针灸针，至十一日朱延庚嘱其就诊于夫子。

初诊：一九五二年四月十一日。头摇弄舌，口动如嚼物，目上视不得眠，手舞足蹈，抽掣不已，盘旋如蛇缠。不受脑之主宰，言语不清，坐卧不安，一身尽痛，心慧然若无病。方用：
蛇蜕三钱　蜂房三钱　蝉花二钱

二诊：十二日。蛇痫渐平，四肢动无定向。方用：蛇蜕三钱　蜂房三钱　蝉花二钱　僵蚕二钱

麻黄二钱　麻仁三钱　蚯蚓三钱　鼠妇二钱

三诊：十三日。蛇痫更平，烦躁不能入睡。方用：蛇蜕三钱　蜂房三钱　蝉花二钱　蝉退二钱
僵蚕三钱　蚯蚓二钱　水蛭二钱　虻虫二钱　全蝎二钱　菊花四钱　干地黄四钱

四诊：十四日。略能睡眠。方用：蛇蜕三钱　蜂房三钱　水蛭二钱　虻虫二钱　全蝎三钱　菊花
四钱　龙胆草一钱　大黄一钱　寒水石一两

五诊：十五日。大便行而不畅。方用：蛇蜕三钱　蜂房三钱　水蛭二钱　虻虫二钱　全蝎三钱
菊花四钱　龙胆草一钱　大黄一钱　红花二钱　骆驼毛五十根

六诊：十六日。蛇痫已平，余波未了。方用：蛇蜕三钱　蜂房三钱　水蛭二钱　虻虫二钱　全
蝎三钱　龙胆草一钱　大黄一钱　红花二钱　赤芍二钱　骆驼毛五十根

七诊：十七日。四肢懒惰无力，手握，足行不能如愿。脉不虚，切勿补。方用：蛇蜕三钱
蜂房三钱　水蛭二钱　虻虫二钱　全蝎三钱　龙胆草一钱　制军一钱　泽兰二钱　刺蒺藜二钱　骆驼毛五
十根

八诊：十九日。蛇痫全平。方用：蛇蜕三钱　蜂房三钱　水蛭二钱　虻虫二钱　全蝎三钱　龙胆
草一钱　制军一钱　僵蚕四钱　骆驼毛五十根

九诊：二十一日。精神安。手足随心所欲，九窍通利，音声出，言语清。方用：蛇蜕三钱
蜂房三钱　全蝎三钱　水蛭二钱　虻虫二钱　红花二钱　龙胆草一钱　制军一钱　紫草一钱　骆驼毛五
十根

《鲁楼医案》

第二十四节　厥证

何平子

小孩，先天不足，感触温邪，身热发厥。表证已解，内风不熄，以致心悸厥逆，呕吐痰涎。
诊得六脉弦细少力。不宜纯用导痰，鄙拟调中安魄，佐疏肝法，斯为稳计。

制于术　白归身　陈胆星　炒枣仁　橘白　半夏曲　煨木香　白茯神　煅龙齿　磨冲沉
香末

丸方：黄芪皮　制于术　夏曲　茯神　炒枣仁　陈胆星　细菖蒲　炒白芍　沉香末　橘白
石决明　淮山药　钩藤汤法丸。

《壶春丹房医案》

谢星焕

郭大兴之子，因食桃李甚多，腹痛口渴，四肢厥冷，泄泻半日，饮水即吐，以后大便不通，
人事虽困，然吐声甚洪，痛声甚厉，舌虽不燥而唇极焦。一医不明先泻后闭之义，更不细审内
伏之情，且不知沉涩之脉，妄谓无脉，迫以附子理中汤急投。余见而止之，与左金合四逆散，
加元明粉五钱，下秽物甚多而痊。盖桃李生硬难化之物，最能助肝犯土，阻格中焦，以致胃气
抑遏，故腹痛而厥，乃阳不能舒布之象；起先腹痛下利，不过热结旁流之泄，究竟燥结未下，
故虽利而痛不减；后因水入即吐，肠中槁而无下利矣。古云：食不得入，是有火也。且因吐泻
甚频，舌虽不燥而唇已焦，势虽笃而声甚厉，种种明证，如宝炬当空，幽怪悉显，奈何其医匆

匆不察，遂有毫厘千里之差。古谓医者意也，如操舟之工，如对敌之将，其可不尽心乎？

《谢映庐医案》

李铎

王某子，五龄，昨晚先寒后热，四鼓而退。今下午猝然喊叫有人鞭打，眼目翻上，身体反张，身热而手足微厥，似急惊风状，其实一太阳证也。按：太阳主筋，此儿赋禀甚薄，血少体弱，不耐伤寒，寒邪伤营，故见诸端，告嘱不可作惊风治，与当归四逆汤，二剂而痊。

喊打目翻，身热肢厥，谁不谓是惊风，独辨是太阳证而用当归四逆，洵能体认入微。寿山

上舍黄时和女，年八岁，体质清瘦，面白。一日午饭后猝然角弓反张，眼目翻腾，见白而不见黑，手足搐搦，痘科某作急惊风治，投丸药不效，拟进附、姜、芩、半等味。余后至，诊毕，其母呜咽向余急求牛黄丸。余晓之曰：勿惊惶，一剂可疗。遂用厥阴门中当归四逆汤，下咽片晌，黑睛稍现，反张之状亦减，渐渐安睡，天将曙，醒唤茶饮，旋即思食，晨起诸病如失，竟勿药矣。

陈姓子，年甫四龄，患身热泄泻，肢末厥冷。医以姜、附、芩、术、木瓜、扁豆补涩之药，而肢厥愈甚，身热不退，唇红舌干，口气蒸手，目则微露一线，黑睛翻上，此明是热极厥生之证。古人谓，热深厥亦深。遂与柴胡、白芍、枳实、黄连、泽泻、甘草，煎服后，神气稍醒，厥亦略回，再服，气亦平，泻亦稍疏。次晨复诊，知药已获效，但脉仍沉数，身热尚未退清，口渴嗜饮，仍以原方加花粉，连进二帖而愈。

按：寒热二厥，其脉与证，天渊之异，临证自宜分辨，每见医者一见手足厥冷之证，便投姜、附、四逆、理中，不辨阴阳即寒热也，即作寒治，误人匪浅。

又按：此证是传经之厥，由内热亢极，有阳无阴，血脉不通，四肢路远，故厥先见于肢，但阴厥之至极，则热亦极，故热传厥阴，而见厥多热少，则病进，热多厥少，则病退。若直中之厥，其厥面惨而晦，食则不思，手则厥冷，先或泄泻而后厥，脉则沉迟，此为的辨耳。

车文翰秀才乃郎，年甫二周，偶因一跌，即致寒热，啼哭不宁。群医作惊风治，辄用清热化痰，祛风镇惊，香麝、牛黄、黄连之属，遂致危笃，举家惊惶无措。夜半飞舆相召，余至见其眼闭神呆，面色青暗，口角青遮，鼻准冷，唇燥裂，舌苔干白，声如鸦音，指纹沉散，脉息沉微，大便溏泄青白，小水时青时赤，虽头面上身壮热不已，而两足冷痹至膝腕矣。余曰：此直中阴寒证，非惊之为病，缘跌仆惊神，神移而病发也。且此儿赋禀阳虚，寒中阴分而寒热作，误投药治，焉得不成危候。且眼闭肝绝，鼻冷土败，面色青暗，诸医谓青为肝风，不知沉寒凝滞亦见青黑。嘉言《色论篇》曰：寒多则凝滞，凝滞则青黑，是寒凝于中而形于外，显然无疑矣。涕嚏全无，唇燥自动，因溏泄下利不止，阴津已竭，不能灌溉于上也。有谓热泄者，背谬尤甚。凡热泄暴注下迫，最易辨也，奈何不察，一至于此，辗转而筹，法属不治，而其家人尤坚信前医，谓是肝风惊搐，仍求镇惊丸药为治。余谓果属惊风，频服牛黄、抱龙、如意等丸何以不效，而反加剧？如此之证，如此之脉，非温理阳气以祛阴邪，必无生机，急与桂附理中丸一枚（约三钱）调服，方投其半（系其家人畏而不敢多进之故），则哭声微出，尽其丸则眼神稍

动，旋以回阳救急去陈、半一大剂，频频与服，漏尽热退神清，竟得熟睡。次早霍然而愈。斯时形气之危，万无生理，非桂附回阳之力，何能速效如此？设或再遇前医，以热痰惊风，用寒凉辛散，死不旋踵矣。次日早膳后，未及进药，家人见诸候平善，以为弗药可愈，讵复眼闭神呆，危殆如前，乃药力已过之验，再投前丸一枚，渐次就醒，仍进前方加减大剂，其家妇女惑于群言，不肯任进，谓恐补主风也。余激谓文翰曰：病急药缓，杯水舆薪，势不可治，余非愦愦之流，不肯因循误事，如信仆，自应任吾进药，倘若信若疑，余当告退矣。文翰许余曰：先生论证虽然明白，但群言肝风惊搐，亦不无可疑之处，即先生力谓无风，而唇口常动何也？既无热，口鼻眼目干燥何也？余曰：唇口属脾，津乏脾伤，昨已言之，兹再申其理，小儿唇口干燥，不能唤水止渴，势欲引津自救，而唇动矣，既是风证挟热，进参、术、姜、附大热纯阳之剂，当变角弓反张，手足搐掣，眼目直视，二便闭结，何以侵晨得骤效？其所以复变者，药不胜病也，且大便溏泄药水，昭然脾肾已败，虚寒何疑？喻嘉言曰：惊风一门，古人凿空妄谈，后世之小儿受其害者，不知千百亿兆。此数言总括已尽，世之小儿科不宗此旨，而擅言惊风，谬妄惑人，以夸其功而售其术，欺心谋利也。文翰曰：善，见热投凉，人皆知之，先生定见不移，必有妙理。乃督促家人速进汤药，至更后，大呕冷痰一盂，神色倏然清朗，是夜䎱䎱大睡，醒而烦躁思食，皆桂附回阳鼓舞胃气，温理中焦之效。次早改用丁蔻理中一剂，晚间进参附理阴煎平补阴阳，后以香砂六君调理而瘳。

以上出自《医案偶存》

杨毓斌

雉皋李桥镇孙董内子，晚寝安然，四鼓后大汗不止，眩晕，伏枕不能动摇；人言稍重，虚烦欲绝；蒙被蜷卧，壮热，恶寒怯风，气弱如丝，脉沉微细涩。先有医谓：风温重证，用疏解品。予曰：此真阳不固，元精亏损故耳。法宜阴阳双固。立方一服，竟瘳。后晤孙董，戏诘之，果然若如前医，不立脱乎？

方用：熟附块　煅牡蛎　炙黄芪　当归　朱茯神　龙骨　炙草　五味子　砂仁　炒大熟地　制半夏　龙眼肉

《治验论案》

余听鸿

治病之道，失之毫厘，谬以千里。余在师处，正值小暑之时，见一陈姓三岁儿，其母孀居，子系遗腹，偶有腹痛，不甚。请屠姓医治之，以为虫痛，书花椒、干姜、乌梅、吴萸、雷丸等。其母偕儿在药肆中买药，置小儿于地，儿将腹贴地，覆面而卧。余见之曰：此孩暑热入里，腹中热甚。其母不以为意。不料此儿服药后，即四肢面额俱寒冷，目睛上反，无汗，不啼不哭，脉伏气绝。其母哭之甚哀。他人目：费兰泉先生看过否。其母曰：未也。即抱至吾师处，余代诊之。脉伏肢冷，遍体如冰，目反气绝，惟胸中尚热，牙关紧闭。余不能解，告吾师曰：昨见此孩覆地而卧，屠先生服热药，不料今日变证如此。吾师再三细视，曰：满目红丝，目珠上反，白珠属肺，火刑金也。瞳神属肾，目珠反白，肾阴竭也。此乃热深厥深之证。因西瓜尚早，若有西瓜，犹可一救。旁一人曰：戴姓庄房西席，有昨在常州带来西瓜。吾师即付钱二百，请其觅得西瓜一枚，即绞汁，将牙关撬开，频频灌入。约两时许，灌下瓜汁一碗，即进以人参白虎汤。西洋参三钱，生石膏八钱，知母二钱，生甘草一钱，粳米一两，麦冬三钱，五味子四分。曰：服西瓜汁后，可少缓进药。服后至四更，小儿始醒，啼哭数声，又厥。明晨仍抱至寓中，余诊其脉仍伏，目珠生翳，瞳神色白，惟四肢稍温，肌肤微热。吾师细看之，谓其母曰：再服两剂，可保无妨。即将前方去石膏，加鲜石斛一两，细生地五钱，元参三钱。服二剂，即厥回体和，瞳神转黑，饮乳如常矣。余问师曰：何以目白无光，断其不死。师曰：五脏六腑之津液，被热劫尽，精气不能上输于目，而无光矣。投以辛凉，火郁发之，佐以甘寒，保其津液胃汁，以五味子之酸，收其元神，故津液可复，精气上承，其目亦自明矣。吾师曰：不但此证。昔有小儿痢疾一年，他医专以枳、朴、槟榔、曲、楂等消导攻积，后痢久两目青盲，瞳神色白，以异功散、参苓白术散调理收功，后目光渐复，已二十余年，惟光线稍短耳。余至琴川张泾桥庙，有两儿，一七岁，一十三，痢已半年，两目青盲，瞳神色白，眼闭不能开，瘦削内热，眼科施以阴药，均不效。余曰：治痢为先，痢止则目亦可明。投以四君子，以党参换太子参、北沙参，加石斛、山药、莲子、红枣等，服二十余剂，兼服参苓白术散末，每日三四钱，匝月痢止。阴虚内热不清，服六味地黄丸，日久两目白而转黑，其光散而复收。治病必求其本，洵夫。

常熟东门外叶泳泰布行一童子，名锦兰，年约十二三。吐泻止后，即就余诊。两尺皆伏，惟寸关脉浮，汗多气促。余曰：此证大有变局。进以和中分清芳香淡渗之品。至明日又邀余去诊。汗如珠下，面红目赤，肢厥脉伏，口中要饮井水雪水，烦躁不休。余曰：此证阳已外脱，若认为热证，一服寒凉即死。若畏其死，即无法矣。病家人曰：听君所为，死不怨也。余曰：吾开方后，不可再请他医，因他医以余方为是，死则归罪于彼，若以余方为非，而更立一方，死则其罪愈不能辞。证既危险，死生不如余独肩其任。即以干姜一钱，附片一钱，肉桂八分，猪胆汁一钱，童便二两，三物先煎，将汁滤清，和入胆汁、童便，沸一二次冷服。此证本可用白通四逆加人尿猪胆汁为是，因证已危险，故去参、草之甘缓，恐其夺姜、附之功，加以肉桂之辛，如猛将加以旗鼓，万军之中，以夺敌帜。不料时已在晡，胆汁、童便俱无觅处。病家先以姜、附、桂三味煎而饮之，欲将胆汁、童便明晨再饮。余闻而大骇，即送字与其父，曰：姜、附、桂阳药，走而不收，一误犹可，胆汁、童便阴药，守而不走，再误不可，一服即死。明晨速即将原方照服，或可挽回万一。明晨果照方服一剂。至午，余又去诊之，汗止，口渴亦止，面目红色亦退，脉细如丝而已见。余曰：脉已微续，可无虑矣。即进四逆加人参、人尿。再一剂而病霍然。吾友曰：如此酷暑，十余岁小童，服如此热药，倘一挽回不转，其咎何辞。余曰：不然。为医者当济困扶危，死中求生，医之责也。若惧招怨尤，袖手旁观，巧避嫌疑，而开一平淡之方以塞责，不徒无以对病者，即清夜自问，能无抱惭衾影乎？

以上出自《余听鸿医案》

周镇

章根泉之女菊蓝，年二岁，住惠山。

病名：暑厥兼肺痹。

原因：暑邪挟风，以致乳痰内壅。其家因兵燹后拮据，不延医，酿变昏厥。

证候：咳嗽身热，热甚昏闭不苏，目干无泪，不啼不乳，已三日。

诊断：脉伏，舌红，此暑热挟痰内闭也。

疗法：清暑宣痹，开降肺气，以泄痰浊。

处方：青连翘三钱　黑山栀三钱　薄荷尖一钱　银花三钱　益元散六钱，鲜荷叶包　光杏仁三钱　葶苈子五分　粉沙参三钱　豆豉三钱　鲜石斛八钱　鲜青蒿六钱　鲜石菖蒲六分　鲜竹叶三十片　紫雪丹四分，另冲

外治方：取意引痰下行。

山栀仁十粒　生矾一钱　光桃仁十粒　蓖麻子仁七粒　回春丹一粒　研细，用干面、鸡子白、葱根，捣和敷脐。

效果：一剂药，连哺二日方毕。目方活动，有呻吟声，其父又化服琥珀抱龙丸一粒。又越数日，方出哭声，渐愈。

廉按：夏令受热，昏迷若惊，此为暑厥，即热气闭塞清窍所致，若乳子挟痰者，多兼肺痹，法用清暑开肺，以泄痰浊，方固对证，即所服琥珀抱龙丸，亦有捷效。一经痰开热泄，清窍通而哭声出，其病自瘥。

《全国名医验案类编》

梁右斋

李卝仔之子，半岁，住小西门内陈氏祠堂。

病名：风热夹积。

原因：七月初旬，患积热泻数次，粪如泡成蛋花。医治以藿香、苍术、桔梗、葛根等药，泻未止而增口渴。易医又以川朴、法半夏等温燥药治，至十四夜，脑陷肢冷而转重。

证候：面青白，目上窜，口渴，舌苔微黄，神迷倦卧，气逆肢厥，溲长频频。

诊断：气逆口渴溲长，肺有热也，面青肢厥，肝经风热甚炽也，幸指纹未射甲，虽危尚可挽救。

疗法：顺气清肺、涤热平肝为主。

处方：北沙参二钱　原麦冬一钱　海蛤粉一钱　片芩一钱　知母钱半　杭白芍钱半　生甘草六分　石决明三钱　全瓜蒌一钱，杵　外针少商穴三呼。

复诊：据述夜半手足温而神苏，惟气促便溏，形瘦神弱，急以提补平剂消息之。

复方：东洋参六分　炒麦冬五分　生玉竹八分　抱木茯神一钱　杭白芍八分，炒　炒扁豆八分　炒糯米一撮　服五剂。

效果：经两星期调补而痊。

《全国名医验案类编》

曹惕寅

粤东范君之女，年五龄。自楼窗跌仆下坠，狂妄躁语，与饮饮吐，得食食呕，不能辨识父母，目不交睫。或云肝阳夹痰，或谓温邪痰滞。历五日夜，医药罔效。后经其友绍余往诊，切其脉错乱无定，外既不伤于风寒，内亦无病于痰滞，筋骨肌肉亦无重伤，实以身躯颠倒重震，浊气反上，清气下陷。姑宗镇胃降浊法治之，独味煅代赭石五两，煎汤三大碗，每隔十分钟用

小匙饮五六匙。饮未及半，神识大清，呕吐亦止，啜粥一盅，安卧而瘥。

《翠竹山房诊暇录稿》

朱应征

傅幼。向因感冒食滞易发厥痉，开始则寒热腹痛，山根青色，神倦昏睡，磨牙，大便不畅，苔滑，据述昨服理中汤愈见疲困，脉沉而蒙，初无烦渴诸状，岌岌欲痉，此盖三焦闭伏，犹口之欲呼而声不能外达也，急宜蛰启伏邪，通利腑气，冀免热深厥深而贻悔咎，正不知能弋获否。

玄明粉　锦纹大黄　炒枳实　象贝母　楂炭　谷麦芽　淮木通　竹叶　带心翘　双钩钩　全蝎　赤苓

复诊：大解通，神志较清，痉象已不再至，脉洪且数，是邪已达其半也，再事清解。

焦栀皮　上雅连　福泽泻　炒枳壳　淮木通　车前子　带心翘　僵蚕　荷梗　芦根　茯苓　象贝母　鲜生地　稆豆皮　谷芽炭

《淞滨实验录》

刘世祯

丁未年，居浏城，有一女孩年十岁上下，忽患发热、气促，渐至手足拘急，目直视，服药无效，请余诊治。适余离城，越二日始返，家人即以此情相告，并谓连来求诊数次矣。余急往视，至其家即闻哭声，知已气绝。询悉病情，据述似痉证，余以为痉证不致二三日丧命，疑是风痰痹，或尚可救。手足尽冷，口尚未开，摸其胸前尚温，气口脉虽无，人迎微动，令煎附片、葱白灌之，不能下咽。遂灸关元穴二壮，手足渐温，久按之气口脉似有微动之意，令将棉被覆盖，约五分钟后鼻便生息，脉亦渐动。再以葱、附、生姜汤灌之即能下咽。切脉微细，继以四逆汤救之，其病竟愈。当时全城轰动惊骇相告，吾邑称余为神仙者盖自此始。此案可证明凡阳气将绝不能进药者，可灸关元穴，因灸关元穴是回阳之妙法也。

灸法：用艾叶、细辛略捣，以皮纸紧包如箸头大，再用生姜切薄片置关元穴上，灸姜上约一息之久，即停，不效，再灸一壮。灸后须用棉花薄覆灸处，一恐风寒侵入，一恐火泡破而溃烂。古人灸法不用生姜，余因此法较为和缓，屡用之而生效，特述之以供参考。

《医理探源》

章成之

孟幼。浴后，旋有热，因热之高，而合目有惊惕状，退热利尿不容缓。

淡黄芩6克　杭菊花6克　七叶一枝花6克　净连翘9克　嫩白薇9克　地枯萝9克　双钩钩5克，后下　大地龙9克

吴幼。骤然而厥者，非虫厥即食厥。此当考其既往证及得病之由。病者是食厥，大便溏不爽，其的证也。

柴胡5克　枳实9克　黄连0.9克　白芍9克　葛根9克　黄芩3克　粉草2.4克　蚤休3克　大地

龙9克　钩藤9克，后下

以上出自《章次公医案》

冉雪峰

汉口某姓子，方五岁，突尔晕厥，冥然若死，请速往救。按其脉，平平微数，无大异，扪其体，不大热，不冷厥，亦无大异，鼻息微粗，时偶一太息，惟不知人，不语，僵卧几似尸厥。问之昨晚临睡时甚好，无他病，今晨察其有异，再审，始知晕厥。予曰：此卒中也，类似客忤中魇，内部闭阻，连脏则死，连腑则生。今脉和如常，体温无异，并无脉停脉死及冷逆青紫等现象，与扁鹊所谓血脉治也，而何病类似，大抵气过血还，移时方瘳，半日一日间，可望苏醒。拟方：苏合香丸一粒，用竹沥三钱，姜汁数滴，加温水半杯，二次化服，半日二剂，午后复诊，手足渐可移动，眼珠微活，改苏合香丸为至宝丹，服法如上，服至一粒半，渐次眼睁，随即坐起，傍晚再诊，嘱令静养，明日将剩下半粒药服完，以后不必再服药。或问：卒中中恶古人仓公散、外台丹砂丸、录验五疰丸、八毒赤丸，均大毒大温，今所用苏合香微温，通则有余，温则不足。曰：此病无沉寒痼冷证象，故不取其温，惟取其通。又问：既用苏合香之温，何以又用至宝之寒？曰：此病既无大寒，又无大热，故寒温并用，多方以求，随其所宜，适得其平。治病不可不明古方，不可不明古法，又岂可泥守古方，泥守古法，一言以蔽之曰，以适合现实病机病情则宜。

《冉雪峰医案》

第二十五节　心悸

李铎

吴元丰参军长女，年十二龄，诊脉乍大乍小，模糊不清之象。据述因惊而起，妄言神鬼，战栗而作，身倦气怯，面色时青时白，食减多汗，唾中带血，平日胆怯，恬静成性，此心神先虚，邪祟为患。喻嘉言治杨季登女，邪祟附入脏腑，确然有据矣。治法仍祖之。

犀羚角二钱，锉　龙齿二钱　鹿角霜二钱　牡蛎粉二钱　高丽参二钱，锉　黄芪二钱　白芍钱半　茯神二钱　川贝二钱　因唾中带血故用之，以童女不用虎胫骨，选上药共为末。

《医案偶存》

施今墨

陈某某，男，8岁。平素体弱，过事活动则心动过速，经医院检查心脏扩大，下肢时现浮肿，经常气短睡卧不安，甚则失眠，消化力弱，食欲不振，周身关节疼痛，颜面苍白。舌质淡，苔薄白，脉象细数。

辨证立法：心气不足，脾运不健，证现心跳气短，浮肿纳差，睡卧不安。气血不充，周身疼痛。拟健脾胃，和气血，补心安神法。

处方：黄芪皮6克　野于术3克　焦内金6克　炒枳壳3克　当归身3克　酸枣仁6克　朱茯神6

克　炒远志6克　柏子仁6克　龙眼肉6克　酒杭芍6克　油松节12克　炙草节3克

二诊：服药三剂，精神好转，睡眠安稳，惟纳食欠佳，大便二日一行。前方去朱茯神、油松节，加莱菔子5克，莱菔英5克，佩兰叶6克。

三诊：前方又服三剂，诸证均有改善，心气不足，体力孱弱，非短期所能获效，配丸药常服图治。

处方：每日早服强心丹10粒，晚临卧服神经衰弱丸10粒。

四诊：服丸药一个月，心跳好转，精神较佳，食仍不正常，下肢浮肿，睡眠时好时坏。

处方：早服复方胚宝片2粒，午服人参归脾丸3克，晚服强心丹10粒。

五诊：丸药又服一个月，心跳腿肿大为好转，精神转佳，能与同学玩耍，食欲尚不正常，睡眠有时不安。

处方：早服人参健脾丸3克，午服香砂养胃丸3克，晚服天王补心丹5克。

《施今墨临床经验集》

第二十六节　嗜卧

曹颖甫

余尝治上海电报局高君之公子，年五龄，身无热，亦不恶寒，二便如常，但欲寐，强呼之醒，与之食，食已，又呼呼睡去。按其脉，微细无力。余曰：此仲景先圣所谓少阴之为病，脉微细，但欲寐也。顾余知治之之方，尚不敢必治之之验，请另乞诊于高明。高君自明西医理，能注射强心针，顾又知强心针仅能取效于一时，非根本之图，强请立方。余不获已，书：

熟附片八分　净麻黄一钱　炙甘草一钱

与之，又恐其食而不化，略加六神曲、炒麦芽等消食健脾之品。次日复诊，脉略起，睡时略减。当与原方加减。五日，而痧疹出，微汗与俱。疹密布周身，稠逾其他痧孩。痧布达五日之久，而胸闷不除，大热不减，当与麻杏甘石重剂，始获痊愈。一月后，高公子又以微感风寒，复发嗜寐之恙，脉转微细，与前度仿佛。此时，余已成竹在胸，不虞其变，依然以麻黄附子甘草汤轻剂与之，四日而瘳。

《经方实验录》

第二十七节　啼哭

缪希雍

华虚舟五郎，尪其善哭，周岁中，每哭即气绝，绝而苏，一饭时许矣。至三岁外，其病日深，哭而绝，绝而苏，甚至经时，初则一月一发，后则频发，有日再发者，投以此药（琥珀丸），人参、圆眼汤下数丸，遂瘳。

琥珀丸方：琥珀三钱　天竺黄二钱　人参三钱　茯神二钱　粉甘草三钱　朱砂钱半　山药一两　胆星二钱　莲肉三钱　炼蜜丸，朱砂为衣，每服一钱。

《先醒斋医学广笔记》

吴篪

庆，子甫及半周，夜啼吐乳，面白唇青，乃脾胃虚寒，为冷气所乘。按：《小儿直诀》云：夜啼者，小儿筋骨血脉未成而多哭，脾脏冷而痛也。遂用温白丸兼以六君子汤而愈。

《临证医案笔记》

谢星焕

陈庶凡之子，素禀木火阴亏体质，及周时当季夏，每多夜啼，渐至口糜舌烂，唇红齿燥，面白颊赤，小便赤短，时忽惊叫，微有搐搦，用尽石膏、竹叶、芩、连、木通之药，苦寒叠进，其火愈盛，前医束手辞去。庶几来寓请救，余视之，果属火证，并无他歧，前医之药，种种皆是，然凉之不效，乃太仆所谓，大热之甚，寒之不寒，是无水也，当滋其肾。况此阴亏之质，纯阳之姿，内火发外之证，岂六淫外入之疾者比，以六味地黄汤、生脉散，数服而安。

《谢映庐医案》

张汝伟

吴幼，年八岁，广东。肺气膹郁，痰热入络，寐着则哭泣，呼醒则如常，天天如此。经月不愈，以致面黄肌瘦，而饮食二便如常。但哭泣之时，手足痉挛，非常痛苦，与寻常梦魇不同，脉来滑数，苔腻中剥。按：人身卧则魂入于肝，而魄藏于肺。因痰气扰于络，故筋不舒，而见痉挛；心神不宁于位，故舌中剥；而阴虚，以致魂魄不安；肺叶不舒，而哀哀欲哭。用化痰理气安神定志法治之。

竹沥半夏　川贝母　朱茯神　瓜蒌仁　朱翘心_{各三钱}　苍龙齿_{五钱}　陈胆星八分　广郁金　青陈皮　枳壳　姜竹茹_{各钱半}　细菖蒲_{一钱}

本证始末：此是中山县吴联芳之侄女，因治愈他奔豚证后，延伟往诊，投此方一剂即霍然而愈。

方义说明：本方以半夏、川贝、胆星化其痰，翘心、龙齿安神，菖蒲宣窍络，郁金、枳壳以利气，青陈皮、竹茹、瓜蒌和脾胃以润腑气，枳壳化滞，其主要者在菖蒲与胆星耳。

《临证一得》

第二十八节　血证

许豫和

惟楷侄之孙，十二岁，更齿，摇伤出血不止。请予治，已二日夜矣。血流盈盆，面已失色。时天暑，自汗、心慌，已成脱象。前医作牙宣，治用甘露饮。予曰："有损而动，非邪宣也。急宜养心益气，外用敷药堵之。"人参一钱，丹参、茯神、生地、麦冬各二钱，白芍、山栀各六分，生甘草四分。服药后，外用多年粪桶箍烧灰，井中苔捻如豆大，拈灰堵之，应手而止。次日发热、身痛。予曰："血亏也。"方加当归一钱，二剂退。

巴雪坪兄子，隽堂世兄也。六岁时，病咯血，间或鼻衄，内热，脉弦。予用六味地黄丸加龟板二两，犀角屑一两。服之一年，血证不发。此先天真阴不足，虚火上干，宜重与补阴。若用知柏，恐伤胃气。犀角，血肉之属，加入地黄丸，大能益阴清热，故效。

以上出自《橡村治验》

黄凯钧

浦女，十一，久呛伤肺，痰内带红，左脉弦数，肝火刑金。

丹皮　桑叶　钩藤　白芍　苡仁　茯神　杏仁　橘红　麦冬　甘草　沙参

四服减半，改用而痊。

张童，十四，自述前年嬉戏举石，旋即便血，此为努力伤脾，脾不统血，久则肾亦不固，肾为胃之关，当双补之。

党参一两五钱　蒸冬术一两五钱　生茅术一两　黄芪二两　橘皮一两　山药一两五钱　山萸肉一两五钱　菟丝子饼二两　砂仁末七钱　茯苓一两五钱　炙草五钱　侧柏叶一两

枣肉为丸，晨服四钱，一料痊愈。

以上出自《肘后偶钞》

柳宝诒

窦。便血数年不已。湿伤脾陷，肝营不守。幼年生气不荣，宜从肝脾培养，佐以清摄。

党参　黄芪炙　炒丹皮　炒归身　炒于术　广陈皮　升麻醋炒　甘草　柴胡　大生地炙　炙鸡金　煨木香　砂仁　茜草根炭　侧柏炭　阿胶蒲黄粉拌炒　上药为末，用荷蒂一两，煎汁泛丸，每服三钱，空心开水送下。

《柳宝诒医案》

吴鞠通

癸亥十二月初二日，毛，十二岁。粪后便血，责之小肠寒湿，不与粪前为大肠热湿同科。举世业医者不知有此，无怪乎数年不愈也。用古法黄土汤。

灶中黄土二两　生地三钱　黄芩三钱，炒　制苍术三钱　阿胶三钱　甘草三钱，炙　熟附子三钱　白芍三钱，酒炒　全归一钱五分　水八碗，煮成三碗，分三次服。

初七日：小儿脉当数而反缓，粪后便血，前用黄土汤业已见效，仍照前方加刚药，即于前方内去白芍、全归，加附子一钱、苍术二钱。

《吴鞠通医案》

陆正斋

赵心友，男，13岁。一诊：鼻出血，咳吐痰血。

炒山栀 4.5 克　小生地 10 克　丹皮 4.5 克　冬瓜子 10 克　黄芩 4.5 克　玄参 10 克　白茅根 30 克

二诊：咳血已止，间吐黄痰。前方去山栀、黄芩、白茅根，加白薇 4.5 克、生甘草 2.5 克、米炒沙参 4.5 克、麦冬 6 克、丝瓜络 4.5 克。

《陆正斋医疗经验》

张汝伟

葛幼，年十二，常熟。伏热内蕴，外袭风邪，形寒微热，延经月余，不予治疗。猝然之间，溲血不止，乃如诊治。据述大便坚约，胃呆少纳已久，面色黄滞。良由伏热郁之，入于营分，乃从肝肾下达而溲血也，宜疏解营分之邪，兼以化滞。

荆芥穗　炒防风各钱半　细生地　大腹皮　干藕节　茜草炭　车前子包　带心翘　益元散包，各三钱　薄荷八分

本证始末：葛姓小孩，系伟故邻居，家世寒素，体质藜藿，起病月余，不以为事，未曾服药，家中父母，见小便溺血，乃图求治。此方一剂即愈者，抵抗力强，外邪至营分而已轻，血化汗解，药用荆防，清血分血热，一方清血止血，利小便，导邪出路，所以一剂即愈。此溲血，与寻常不同也。录之为另一例，本证方义说明，已详列本条，不再另立。

《临证一得》

第二十九节　汗证

吴篪

庆，子四岁，盗汗少食，闻药即呕。此胃气损伤所致，当用浮小麦炒为末，每服少许，以乳调服，兼旬呕止乳进。佐以六君子汤乃痊。

《临证医案笔记》

陈匊生

辛卯秋，应试都门，陈聘臣太史之哲嗣公坦，年十四岁，病已数月，每日清晨，醒后出汗，食少气弱，医以为童年怯证，迭治不痊，来延余诊。切其脉，濡而数，审是病由内热，有热不除，阴液受耗，故至阳气发动时，阴不济阳，蒸而为汗，用益阴汤加味治之。数剂即愈。

《诊余举隅录》

周镇

袁女，己亥喉痧之后，寐汗嗌干，询知喉痧重时表药甚重，此表疏气阴亏耗，予沙参、石斛、麦冬、女贞、生山药、枣仁、牡蛎、淮小麦、莲子心等。服之喉润汗少，转用芪皮、生白芍、枣仁、牡蛎、柏子、女贞、料豆、小麦、莲子心、乌梅、红枣。三诊汗仍不止，多梦神烦，因忆灵胎批叶案有云：盗汗以凉心为主。因宗其意，用辰麦冬、炒枣仁、辰茯神、女贞、淮麦、

地骨皮、白芍、莲子青心、牡蛎、龙齿、生地、朱砂安神丸三钱，另用五倍子末，乳汁调涂脐中，膏药掩，一剂即无汗矣。

《周小农医案》

张汝伟

石学根，年十二岁，宁波，住茂名南路五十六号。先天薄弱，阴分不足，湿热内蕴，胃呆纳少，手足心热，神情消瘦。主要病证，夜分盗汗淋漓，每夜不断。脉细弦，苔白腻。宜清肺与小肠之热，而健脾和中治之。

青防风钱半 绵黄芪炒 炒白术 南沙参 冬瓜皮 绵茵陈 山栀皮 云茯苓各三钱 嫩白薇 炒广皮 生甘草各一钱 潼木通一钱

二诊：进清肺健脾之法，热度已退，盗汗顿减，胃纳尚佳，大便稀水，小溲短赤，身发小瘰，湿热积滞。宜再利水止汗，清热导滞。

嫩白薇 枳实炭各二钱 南沙参 山栀皮 大腹皮 炒芪皮 青蒿梗 碧桃干 云茯苓 益元散包 浮小麦各三钱

本证始末，此证诊二次，第一方服三剂，第二方服五剂后，盗汗已止，照常读书，其母来诊，云已痊愈。

方义说明：第一方，用芪皮、防风、白术玉屏风之义以止汗，但小儿阴分不足，属于先天性，故不予滋阴，热清阴不伤。用白薇、木通以清肝热，山栀、冬瓜皮以清心胃之热，茵陈、茯苓清郁热而化湿，所以能见效。第二方，仅加浮麦、碧桃干止汗而已。大便稀水，仍有积热，故用枳实炭化滞，所以能见效。

《临证一得》

<h1 align="center">第三十节   淋证</h1>

胡慎柔

三月间，予六弟年九岁，先于二月十八日病痧，疹退发热不已，不飨饭食，惟饮冷水，啜数口，少顷即出，延至三月来报。余思之曰：不思食，脾胃虚也；欲饮水，热也；饮少顷即吐，中虚假热也；且兼吐酸水，此木旺土衰之病。以六君加姜炒山栀，服二剂，热住，少顷复热，此中气虚极，得药力则退，药衰则热，此药力少而病气重也。往诊之，脾胃脉弦无神，五六至不定，见迟，左三洪漫，看指上三关俱透，命关脉已黑，喘气昼夜不休，遍身发热六日，十日余不更衣矣。遂胆导一次，出粪不黑不硬而带溏，非真元之热，乃脾胃气虚不能升降耳。小便赤涩，欲便则叫呼痛楚之极，乃阳气馁而下陷，升降失司，气化失职所致。用补中合六味汤三帖，加麦冬、五味子，喘气即止，热亦退，惟小便涩痛不已；仍用补中益气加麦冬、五味子、牛膝、车前、干姜（炒黑），清肺生水，升阳益胃暖中，一剂小便出血，并血块若干，乃邪火煎熬，阴血干枯而成也；又二剂痛止，饮食顿增，痊愈矣。予曰：用前剂而获如此之效，岂非补脾养肺，金盛水生，气化自出之谓乎。了吾先师云：无非清气下陷，不升不降。此翁谆谆而言之，治百病无不验。识此以语后昆。

评注：此肺热气陷，蓄血于膀胱之分也，脉证宜细看。

《慎柔五书》

程文圃

族子年方舞勺，初时小便欠利，不以为意，后每尿，茎中涩痛，医作淋治，尿更点滴不通，少腹胀硬，卧床号叫，昼夜不安，延余至家，其母手拈一物，与予视之，云病者连日小便全无，昨夕努挣多时，突然尿出此物，尚觉痛快，喜为疾却，今又复闭，岂尿管内尚有此物塞住耶？予视其形如豆，色苍而坚，置臼中捣之不碎，考方书虽有石淋一证，即予平素目睹患此者，亦不过如盐沙之细，今此石形大如豆，从未之见，初以为妄，试取簪柄探入茎中，拨之，铿然有声，方信尿之不通，竟由于此。思将此石取出，特古无是法，不敢妄出意见，辞不与治。闻后石不得出，茎根烂开一孔，溲由彼泄，迁延而殁。越数年，道出庐江，遇吕墨从先生，言彼邑昔有徐姓老医，能治此证，亲见其治愈数人，其术用刀将阴茎剖开，取出石子，敷以末药，旬日即愈。予心异之，欲求其方，其人已物故矣。因并志之，倘后有患此者，须求巧手剖之可也。

《杏轩医案》

丁泽周

俞小。两天本亏，湿热滞内阻，脾胃运化失常，小溲淋涩不通，溺时管痛，胸闷纳少，大便溏薄，苔薄腻，脉濡滑。证势非轻，宜和中化湿，分利阴阳。

煨葛根钱半　赤猪苓各三钱　苦桔梗一钱　炒扁豆衣三钱　陈广皮一钱　大腹皮二钱　六神曲三钱　焦楂炭三钱　炒车前子三钱　干荷叶一角　滋肾通关丸二钱，包煎

《丁甘仁医案续编》

第三十一节　疝证

薛铠

一小儿睾丸作痛，小便赤涩，寒热作呕，此肝火湿热不利，用小柴胡汤加山栀、车前子、茯苓而愈。

一小儿睾丸肿痛，小便黄涩，寒热作渴，此肝火所致，用小柴胡汤加柴胡、车前子，并九味芦荟丸间服而消。

一小儿小便涩滞，阴囊肿痛，寒热，此肝经湿热也，用龙胆泻肝汤而消，但内热倦怠，此脾气虚也，用四君、柴胡、山栀、芎、归而愈。

一小儿阴囊赤肿，因乳母怒气及饮酒而发，余审之，因于怒则用加味逍遥散，因于酒则用加味清胃散，并加漏芦、干葛、神曲，与母子服之，随愈。

一小儿阴囊肿痛，小便赤涩，用加味小柴胡汤加漏芦，母子并服而愈。

一小儿禀肝肾虚弱，睾丸常肿，用六味地黄丸料加柴胡，母子并服，两月余而痊。

刘武库子，睾丸作痛，小便赤涩，寒热作呕，用小柴胡汤加山栀、车前子、茯苓而愈。

一小儿茎萎湿痒，后阴囊焮肿，茎中作痛，时出白津。余诊之，肝火也，用龙胆泻肝汤、六味地黄丸而愈。

一小儿阴囊赤肿，余作胎毒治，瘥后发热痰盛等证，诊其母素有郁热，用加味归脾、逍遥二药，子母俱服而愈。后吐泻，小便赤涩，两目瞤动，视其寅卯二关脉赤，此肝经风热也，用柴胡清肝散，加钩藤钩、木贼草而愈。

以上出自《保婴撮要》

朱增藉

辛卯六月杪，奉命誊录六经，适族媚谭氏子甫二龄，患囊缩证，延馥至。氏将乃子阴囊紧揪不敢释。云："昨夜乘热贪凉，适卧房北牖风入。抵鸡鸣，是子发热，呼号，小腹胀满痛甚，阴囊缩入。"审视指纹隐隐淡红，默思厥阴经脉，绕阴器，抵小腹。风寒直中厥阴之经，故小腹胀痛，阴囊缩入。发热，乃风寒怫郁，指纹淡红，明系寒征。速令灌豆淋酒一盏。随主桂枝汤倍生姜加吴茱萸、附子。服一剂而病顿解。谨附于此，可见风寒直中厥阴，有温里攻表兼施之一则。

豆淋酒

黑豆一升　烧酒二升　黑豆炒令烟出，随用烧酒沃之，去豆温服。

《疫证治例》

也是山人

宗，十一，稚年阴囊肿大，小溲通利，此属水疝，开太阳以驱邪。

川桂木五分　桑白皮钱半　姜皮四分　汉防己钱半　苡仁二钱　茯苓皮三钱　厚朴一钱

《也是山人医案》

第三十二节　虫证

汪逢春

杨幼，十岁，九月十七日，一诊，新开路。

舌苔根厚质绛，肥刺满布，两脉细弦而弱，脘腹皆痛，曾服温补通泄之味，一月以来，未尝小可。病乃虫积，蕴蓄肠胃，姑以甘和苦化，籍觇其后。

煨葛根一钱　使君子三钱，炒　苦楝根钱五　鸡内金二钱，水炙　生熟麦谷芽各三钱　保和丸五钱，布包　五谷虫三钱，炒　刺猬皮三钱，炒　连皮苓四钱　台乌药钱五　花槟榔三钱，杵　苦杏仁三钱，去皮尖　淡吴萸钱五，胡黄连一钱同炒　山楂炭三钱

二诊：九月十八日。

药后泄泻十余次，脘腹疼痛已减，两脉细弦而滞，舌苔白腻垢厚，肥刺满布。滞水虽化，虫积未下。再以升阳和中，苦甘杀虫。

煨葛根一钱　五谷虫三钱，炒　淡吴萸钱五，胡黄连一钱同炒　山楂炭三钱　鸡内金三钱，水炙　保和丸四钱，布包　使君子三钱，炒　佛手片三钱　台乌药钱五　刺猬皮三钱，炒黄　花槟榔三钱，杵　新会皮钱五　连皮苓四钱　生熟谷麦芽各五钱

三诊：九月二十一日。

屡投甘和苦化，大便已调，下虫甚多，脘腹疼痛已止，两脉细弦而濡，舌苔白腻垢厚，肥刺满布。滞水化而虫积未净。再以升阳和中，佐以杀虫之味。

煨葛根七分　花槟榔三钱，杵　新会皮钱五　山楂炭三钱　生熟麦谷芽各四钱　保和丸五钱，布包　使君子三钱，炒焦　刺猬皮三钱，炒黄　乌药片钱五　鸡内金三钱　淡吴萸钱五，枳壳钱五同炒　五谷虫三钱，炒焦　连皮苓四钱　香橼皮钱五，佛手片三钱同炒　胡黄连七分，赤砂糖一钱同炒

《泊庐医案》

中神琴溪

膳所米花屋嘉兵卫者，师之弟也。其女年十有四，热痢窘迫，腹肚筑痛，日夜百余行，水谷入口辄逆，惫羸日甚。藩医皆为疫痢，所行百方，一无应焉。于是主人自来具告之，师仓皇趋访之。面色未脱，脉微数，脐下磊乎如裹石。而抚之曰："是无他，蛔已久矣哉，藩医之妄举也。"即作海人草汤三帖，帖重三钱。与之少顷，上圊下细虫数百条，前证徐寝。师之归京也，既明旦矣，使人寻到曰："呕逆之遣特如忘。"复与三帖。帖重如前。翌复告曰："下三蛔，长各尺余，加餐倍于昔日。"凡三旬余全瘥。

海人草汤方：海人草

上一味水煎。

乌丸近江屋某女，十有五岁，四肢挛痛，不能步蹰。已而颈项间，累累核起者数处。医以为寒湿，若霉而治之，不验。先生诊之，曰："蛔虫也。"即与鹧鸪菜汤三帖，果下蛔虫十三头，其长尺许，或三四寸，挛痛减半。复与五帖，又下八头，而后其累累者，亦经日消去。

以上出自《生生堂治验》

费伯雄

某。寸白虫久延未愈，面黄肌瘦。拟用丸法调理。

苦楝皮三钱　黄柏一钱　乌梅一个　胡连一钱　雷丸一钱　吴萸一钱　槐角一钱　川椒三十粒

上药共研末。用猪肠一段，洗净，饭锅上蒸烂和药为丸，如绿豆大。早晚米汤送下二三分。

《费伯雄医案》

柳宝诒

金。脘痛吐涎头晕。此风木犯胃，将成虫积之候。与苦辛甘合法。

归身　白芍土炒　川连吴萸煎汁，拌炒　黄柏酒炒　干姜盐水炒　使君子肉　槟榔　青皮醋炒　乌梅肉　姜半夏　广陈皮　生姜

《柳宝诒医案》

方耕霞

姜。呕蛔大小不等，发时腹中绞痛，小儿得此，乃喜食香甘之物所致。拟杀虫安胃。

川椒　使君子　白术　麦芽　木香　黄连　半夏　青皮　黄柏　吴萸　生姜

陈幼。虫疳由湿热而生，蚀胃则饥，蚀脾则痛，忽来忽止，畏进谷食，喜食果品，肌肤灼热，心中烦躁，形渐瘦削，兼有新感，当分治之。

藿香梗钱半　姜山栀三钱　生米仁四钱　青陈皮各一钱，醋盐水炒　使君肉三钱　焦楂肉三钱　胡黄连四分，乌梅一枚，煎炒　云茯苓三钱　益元散三钱，白蔻仁五分，同打，包　炒枳壳钱半

另：生牡蛎一两，炙鸡金三钱，煎汤代水。

以上出自《倚云轩医话医案集》

巢渭芳

周华宝孙，恣食甘果香物，积为虫痛，频年举发，屡携孙至渭芳处诊之，初以楝实、吴萸、雷丸、大腹皮等即愈。六七年来，发作颇勤且甚险，或一月两次，呕吐夹蛔，进海藏安胃数剂勿应，改投椒姜汤暂平而矣，甚则鼻窍逸出蛔虫。华宝趋舍商之曰：可有杀虫法否？渭答曰：纵有之，汝亦不敢啜也，惟以红砒炼熟研末，面裹进一分，此亦行险而侥幸也。华宝低徊而去，越一旬，到舍谈其遇幸事，小孙腹痛顿失，喜出望外。缘其子因春间鼠势方祟，购红砒五十文，又购麻糕一块，摘碎，和存磁盘中，置水缸板上，停二日来检点，麻糕已无存，惟盘底少有砒屑，责问再三，已为小儿偷吃。后此病绝不复作焉。

孙童，蛔厥屡发，腹痛肢冷，有时呕吐，宜安蛔和中。淡吴萸、川连（姜汁炒）、槟榔、雷丸、川楝子、青皮、使君子（打）、木香、藿香、鹤虱、炙乌梅一个、煨姜。

脾虚积伤脘腹疼痛，面色萎黄，喜食糠泥虫蟮之物。当与苦温安蛔法。川楝子、木香、炒白术、使君子、藿香、雷丸、当归、红花、大腹皮、乌药、炙内金、壁土四两（包）煮汤代水煎药。效。

以上出自《巢渭芳医话》

王仲奇

孩。饮食未节，小肠回旋失舒，腹痛肠凸有形，傍晚发热，咳嗽，肌瘦肢细，恐疳劳之渐也。

佩兰钱半　青蒿钱半　杏仁二钱，去皮尖　蒲公英钱半　百部六分，蒸　无花果钱半　陈枳壳八分，炒　玉苏子一钱二分　槟榔一钱　淡吴萸八分　使君子肉一钱　南瓜子二钱，炒　石榴根皮四分

二诊：条虫已下，傍晚热除，腹痛获安，小肠叠积回旋渐得纾徐安适，而受盛磨化亦得逐渐灵转。守原意出入治，但宜节其饮食耳。

佩兰钱半　蒲公英钱半　使君子肉一钱　白苏子一钱二分　广皮六分　当归钱半　金钗斛钱半　无花果钱半　南瓜子二钱　陈大麦三钱，炒杵去粗皮　石榴根皮四分

翁右。小东门，九月廿七日。胸脘不舒，食入有酸水上涌，头眩耳鸣，大便恒溏，肛痒有条虫蠕动而出，脉濡弦。肠胃为病，治以苦酸辛。

法半夏钱半　川黄连三分，淡干姜六分同杵　陈枳壳钱半，炒　川楝子钱半，煨　贯众钱半，炒　蒲公英三钱　茯苓三钱　山楂三钱，炒　槟榔二钱　芜荑一钱　使君子肉钱半

二诊：十月初四日。便溏稍硬，肛痒有条虫蠕动而出，近日虽不可得见，然大便往往有冻胶而无糟粕，头仍痛，胸闷腹胀，食欲不健，或有酸水上涌，脉弦。仍从肠胃治。

法半夏钱半　泡吴萸六分　淡干姜六分　川楝子钱半，煨　陈枳壳钱半，炒　胡黄连一钱，炒　乌梅肉四分　芜荑一钱　槟榔二钱　茯苓三钱　使君子肉钱半　川椒红四分，炒

三诊：十月廿日。条虫冻胶俱弭，便溏转硬，酸水已安，头痛向愈，惟腹胀至午夜而剧，脉弦。仍从肠胃治，参以疏达肝脾可也。

川楝子钱半，煨　青皮一钱二分，炒　槟榔二钱　陈枳壳钱半，炒　泡吴萸六分　山楂二钱，炒　广木香六分　茯苓三钱　半夏曲三钱，炒　川芎八分，炒　新会皮钱半　使君子肉钱半

孟童。海盐。腹痛，大便有条虫，气候寒凉即有咳嗽，形瘦，脉濡弦。疳候之渐，及早注意可也。

乌梅肉　胡黄连炒　泡吴萸　缩砂仁　山楂饼炒　槟榔　干蟾皮炙　芜荑　川楝子煨　百部蒸　石榴根皮　使君子肉

二诊：大便中条虫业已不见，但腹中仍痛，头疼胕酸，容黄咳嗽，脉濡滑。疳候之渐，未可忽也。

乌梅肉　胡黄连炒　川楝子煨　泡吴萸　缩砂仁　槟榔　芜荑　雷丸　干蟾皮炙　使君子肉　前胡　百部蒸　石榴根皮

以上出自《王仲奇医案》

丁泽周

王女孩。脾阳胃阴两伤，湿郁生虫，腹痛阵阵，午后潮热，形瘦神疲，大腹胀满，势成疳积。宜健脾养胃，酸苦杀虫。

生白术钱半　川石斛三钱　连皮苓三钱　陈广皮一钱　银柴胡一钱　使君子三钱　嫩白薇钱半　陈鹤虱钱半　白雷丸钱半　炒谷麦芽各三钱　陈葫芦瓢三钱

二诊：腹痛较减，入夜潮热，腹满便溏，兼之咳嗽，脾土薄弱，湿郁生虫，燥邪入肺。今拟扶土和中，清肺杀虫。

生白术钱半　连皮苓四钱　炒扁豆衣三钱　陈广皮一钱　大腹皮二钱　象贝母三钱　炒怀药三钱

六神曲三钱　　使君子三钱　　陈鹤虱钱半　　白雷丸钱半　　荷叶一角　　陈葫芦瓢三钱

吴幼。新寒引动厥气，挟宿滞虫积交阻，脾胃不和，胸闷呕吐，腹痛阵阵，苔薄黄，脉弦小而紧。证势非轻，姑拟和中化浊，辛开苦降，佐以杀虫。

藿香梗一钱　　仙半夏二钱　　水炒川连五分　　淡吴萸一分　　赤茯苓三钱　　陈广皮一钱　　枳实炭一钱六神曲三钱　　使君肉二钱　　陈鹤虱三钱　　白雷丸钱半　　炒麦芽三钱　　姜竹茹钱半

另：玉枢丹二分，开水磨冲服。

张童。腹痛时作时止。脾弱生湿，湿郁生虫，肝脾气滞，姑拟酸苦杀虫，而和肝脾。

大白芍二钱　　川楝肉二钱　　延胡索一钱　　云茯苓三钱　　新会皮一钱　　春砂壳八分　　使君肉三钱　　陈鹤虱三钱　　白雷丸钱半　　开口花椒七粒　　炙乌梅五分　　煅瓦楞四钱

以上出自《丁甘仁医案续编》

傅松元

沈女年五岁，肛门延出寸白虫，乍多乍少，已十月余，别无所苦。余为之用川椒红、芜荑仁、胡黄连、白雷丸、铅粉等五味，椒、连各三分，余各一钱五分，共为末，分五服，加砂糖调食而痊。

《医案摘奇》

戴溪桥

赵童，九岁，无锡人。二月初八日。饮食不节，停滞中州，损伤脾胃，脾虚生湿，湿热郁蒸，变化生虫。面黄形瘦，绕脐腹痛，痛止则其病若失。两颊白痕如圈，唇内粒点。治当杀虫化湿，湿化则脾旺，脾旺则诸虫自消矣。

苍术一钱五分　　川朴二钱　　槟榔四钱　　雷丸三钱　　鹤虱一钱五分　　炒枳实二钱　　使君子三钱　　炙百部三钱　　胡黄连一钱　　黑丑一钱五分　　二剂。

复诊前进杀虫化湿，大解蛔虫约二十余条之多，大小不一，痛势已定。原方二剂，又下五条即愈。

孙幼，五岁，无锡人。正月初九日。平素经常便虫。陡然腹痛如绞，头汗淋漓，面色㿠白，狂叫号哭，声彻邻里，肢冷脉沉，势将痛极生厥。急宜温运安蛔，乌梅丸加减治之。

党参三钱　　当归一钱五分　　乌梅一钱　　黄连二分　　黄柏一钱五分　　干姜五分　　川椒四分　　制附子一钱五分　　木香一钱五分　　砂仁五分

服药后即痛止脉复，尚纳呆体倦，继进补脾扶正之方，调理一时，再用化虫丸排虫而愈。

以上出自《近代中医流派经验选集》

周镇

丁孩，十一月初六日诊：脘痛，屡吐蛔虫，既愈复发，脉沉弦。脾湿停阻，生虫之因，防其痛厥。鹤虱钱半，连皮苓三钱，薏仁五钱，芜荑钱半，青陈皮各一钱，榧子二钱，高良姜三分，香附三钱，乌药钱半，川楝钱半，制黄精二钱，乌梅八分，椒目二十粒。另鸡内金一钱，九香虫四分，使君子十四粒，研末，糖汤下。三剂痛止，蛔自便解。

《周小农医案》

孔伯华

李男童，九月二十八日。湿涎上犯，时作吐涎，旧有腹痛虫蚀，饮食不为肌肤，盖多吐伤津所致也。面色黄滞，脉象弦滑。治以杀虫化湿，育液调中之法。

连皮苓四钱　雷丸三钱　炒秫米三钱　炒橘核三钱　乌药二钱　铁皮石斛二钱　炒枳实钱半　肥玉竹三钱　川牛膝三钱　醋竹茹五钱　槟榔一钱　甘草三钱　肥知母三钱　青黛五钱，布包先煎　酒川军四分，开水泡兑　风化硝五分

二诊：十月十八日。连晋前方药，证象已转。第脾湿郁久，不能即化，腹中虫积不能即清，痛楚已减，再以前方加减。

连皮苓四钱　鲜石斛四钱，劈，先煎　雷丸三粒，打　清半夏三钱　甜葶苈二钱　炒枳实钱半　青黛五钱，布包　盐橘核四钱　炒秫米四钱　槟榔炭一钱　乌梅一枚　台乌药二钱　生甘草三钱　生川牛膝三钱　杏仁泥三钱　车前子三钱，布包　风化硝六分，冲　大青叶三钱

《孔伯华医集》

章成之

吴女。绕脐痛，迄今匝月，痛有轻重而无休止，痛则发厥，徒用镇痛剂无效，下之。

海南片9克　青皮6克　郁李仁12克　山楂肉9克　川楝子9克　生枳实6克　芦荟5克　黑丑6克　杭白芍9克　乌梅5克　石榴皮6克　陈红茶6克

二诊：根据其痛之时日延长，又曾数次发厥，其痛上及胃脘，牵及腰背，在成人亦当疑及虫积。

海南片9克　制乌梅6克　小青皮6克　杏仁泥12克　制黑丑9克　石榴皮9克　川楝子9克　羌活6克　旋覆花9克，包

徐幼。少腹硬而时痛，此虫积也。小便不爽利而频，亦因于此。

海南片9克　江枳实9克　石榴皮6克　赤苓9克　川楝子9克　杭白芍9克　乌梅5克　葫芦瓢12克　谷麦芽各9克

某弟。满腹胀大，青筋暴露，形质日渐消瘦，无结核、肝硬化等病史，是虫积也。病者绍兴籍，恐是地方性之姜片虫病。

黑白丑各5克　槟榔9克　大戟5克　芫花6克　甘遂3克　鹤虱9克　芦荟3克　大枣12枚

以上出自《章次公医案》

张汝伟

高幼，年十二，常熟。杂食伤胃，以前风寒伤肺，以后本一温邪，误治延入厥阴，以致厥

逆而吐蛔，医者见虫杀虫，在此三个月中，杀虫之药服遍，而虫之出也愈多，诊时已目陷神无，手足僵直，气息如丝，溲便不觉，脉细如游丝，苔光如裂镜，虫犹从口鼻中蠕蠕而出。余曰，如须死中求活，不可再用杀虫，遂书甘麦大枣，合六君法，以图万一。

西洋参一钱　生甘草一钱半　乌梅炭一钱　生白芍　淮小麦　云茯苓　白扁豆　黑大豆各三钱　广橘白一钱　津红枣五个

上方煎后，不分头煎二煎，尽一日夜间，频频灌服。

前方服后，在此一日夜间虫未有出，气息似较有力，眼能略开，神亦较旺，津液全无，仍宜从甘润生津上着眼。

西洋参一钱　铁皮石斛五钱，先煎　生淮药　云茯神　桑寄生　野于术　生白芍各三钱　广橘白二钱　生炙甘草各八分，另炼蜂蜜一匙冲入

本证始末：此儿系常熟特写浜高吾山君之子。时伟设诊所于梅李锁电气厂内，由友人吴念臣君之介绍，去诊时，家君已预备棺木在厅堂矣。此病在三个月中间，共口中吐出蛔虫，计十八条，大便中出蛔虫七条，鼻中蠕出蛔虫三条，计凡杀虫之药，西药不计外，中药如雷丸、槟榔、使君、芜荑、鹤虱、花椒、川楝子等，无一不尽量狂投。服余方后，而虫始止，先后共诊七次，时及一月，痊愈，复元而能读书，此第一、第二诊方，以后不过照此加减耳。

方义说明：虫是湿热腐化而生，亦因气血混乱乃扰，至于如此证之越杀越多，致本身之津液垂竭，即虫尽杀灭，而人身之生机，亦与之俱灭矣。五味之中，甘能生津养胃，上书二方，本扶正而祛邪，理气端先安胃之意，譬如用兵之后，急于宣抚安民之道，余即本此意以立方，所以见效。若见虫必须杀虫，杀虫更要尽绝，方是治疗正规，则吾不敢知也。《内经》明有勇者，气行则愈，怯则著而为病之说也。

《临证一得》

叶熙春

鲍，女，六岁。八月。临安。饮食不节，脾胃受伤，形体消瘦，腹痛时作。两月前，曾患顿咳，至今未痊。今晨起，腹痛如绞，呕吐频作，口出蛔虫，饮食不进，大便数日未落，腹部膨胀，坚硬拒按，面青肢厥，躁烦不安，舌起朱点，苔厚腻，脉象弦滞。病属蛔虫内扰，法当驱蛔安胃，用酸苦辛滑温通之剂。

生菜油30克，先服　炒川椒5克，包　炙甘草5克　白芜荑6克，包　雷丸12克　蒸熟百部6克　淡吴萸1.8克　炒枇杷叶12克　山楂肉12克　炙前胡6克　炙当归9克　花槟榔9克

二诊：前方服后，大便泻下三次，先后解出蛔虫五十余条，肢温厥回，面青亦退，腹痛略轻，膨胀亦减，稍进薄粥，夜能安寐，脉象弦滑，舌苔厚腻略退。蛔患未平，再拟安蛔和中。

米炒上潞参9克　炙甘草5克　炙当归9克　槟榔9克　乌梅9克　雷丸9克　炒川椒5克，包　炒杭芍6克　炙新会皮9克　煨南木香5克　苦楝根皮15克

三诊：两日来，便中续下蛔虫四十余条，腹部胀痛俱瘥，胃气未苏，苔薄腻，朱点减少，脉象小弦。中气未复，再进健脾调中。

米炒上潞参9克　炒于术6克　茯苓12克　炙甘草5克　天仙藤9克　焦陈皮8克　宋半夏8克　盐水炒娑罗子9克　带壳春砂2.4克，杵，先煎　炒谷麦芽各9克　炙鸡内金9克

盛，男，十一岁。三月。杭州。胃脘阵痛，痛甚面青唇紫，肢末作冷，呕吐涎沫，曾经多次吐出蛔虫，脉沉伏，苔白薄。病属蛔厥，亟拟温通安蛔。

乌梅9克　蜜炙桂枝5克　干姜5克　雷丸12克　使君子肉12克　白芜荑9克，包　鹤虱9克，包　炒川椒2.4克，包　甘松5克　四制香附9克　花槟榔6克　炙甘草3克

二诊：前方服后，便下蛔虫多条，腹痛已减，肢冷转暖，脉象弦滞。虫积未尽，再宗原法出入。

蜜炙桂枝2.4克　干姜6克　乌梅9克　苦楝根皮9克　雷丸9克　鹤虱9克，包　蒸熟百部8克　使君子肉12克　白芜荑9克，包　四制香附9克　甘松5克

胡，男，六岁。四月。绍兴。周前曾下蛔虫，迩仍绕脐腹痛，痛无定时，纳谷不馨，便下溏薄，肢冷，面色㿠白，脉虚细，苔薄白。治以温中驱蛔。

米炒上潞参9克　炙黑甘草5克　炒香白术6克　干姜5克　炒川椒5克，包　乌梅肉9克　使君子9克　淡吴萸1.8克　鹤虱9克，包　雷丸12克　茯苓12克

二诊：前方服后，便中续下蛔虫，腹痛减轻，纳谷见增，肢冷不若前甚。再宗原法化裁。

米炒上潞参9克　炒白术6克　炒黑甘草5克　炮姜6克　乌梅肉9克　雷丸12克　炒川椒2.4克，包　苦楝根皮15克　泡吴萸1.5克　炒当归6克　鹤虱9克，包　炒使君肉6克

以上出自《叶熙春专辑》

施今墨

李某某，女，6岁。平素时现胃疼腹痛，甚则呕吐，大便不规律，或干结或溏泻，食欲亦时好时坏，日渐消瘦，经常流鼻血。面色不华，白黄相间，俗称谓虫花之象，舌上有花点，苔斑剥不匀，六脉滑实乍大乍小。

辨证立法：望诊切脉俱为虫积之象，饮食营养被消耗，故日渐消瘦，食欲无常，积滞不消，食积生热，证现鼻衄。拟驱虫和胃消积法为治。

处方：炒槟榔5克　炒吴萸0.6克　姜厚朴3克　炒建曲5克　炒黄连2.4克　姜半夏3克　使君肉10克，炒　炒榧子6克　炒枳壳3克　野于术3克　壳砂仁3克　莱菔子5克　炙甘草1.5克

二诊：前方服三剂，便下蛔虫数条，胃疼腹痛未作，只鼻衄一次，再拟一方清热和胃肠，与前方交换服用，每周服二剂，无须再诊。

处方：鲜生地10克　炒吴萸0.6克　厚朴花3克　鲜茅根10克　炒黄连2.5克　代代花3克　莱菔子5克　春砂仁1.5克　杭白芍5克　莱菔英5克　白蔻仁1.5克　炒枳壳5克　姜竹茹10克　广皮炭3克　益元散10克，鲜荷叶包　节菖蒲3克　炙草梢1.5克

《施今墨临床经验集》

第三十三节　痿证

永富凤

有一男儿，十二岁，左右足痿如无骨者，语言謇涩，目脉赤，无故悲愁，经数医不治，请

余。余到，诊其脉滑数，腹部逼胸胁，脐下如空。审问其平生，气禀猛烈过群儿，方其怒骂之时，眼光烂烂，血气如涌，盖气疾之一种，而全与偏枯相类，唯老嫩异而已。与参连汤，兼用熊胆二分十四日，病稍轻，续服参连汤六十余日而全愈。

《漫游杂记》

程文囿

临兄女三岁，右肢痿软，不能举动，医作风治。予曰："此偏废证也。病由先天不足，肝肾内亏，药当温补，若作风治，误矣。"临兄曰："偏废乃老人病，孩提安得患此？"予曰："肝主筋，肾主骨，肝充则筋健，肾充则骨强。老人肾气已衰，小儿肾气未足，其理一也。"与右归饮，加参、芪、鹿角胶，数十服乃愈。

《杏轩医案》

许琏

牛羊司巷陈铭甫世兄，年十三，身长如二十余。十二岁而阳已发动，是以骨力不坚。试观草木易于荣长者，而枝干必娇嫩，其理一也。丁亥春患咳嗽，痰多，食少体倦，两足痿弱，不能起立，目合则遗精，甚至日间心有所思，夜则梦寐不安。乃延余治，诊脉左关弦数，右关虚大，两寸两尺俱虚软无力。余曰："证属木强土虚，肾气不坚，心火刑克肺金。治当先保肺胃之阴，取土金相生之义；且胃为后天之本，土能生化万物。经云：纳谷者昌。待胃气渐旺，然后可用血肉有情，同类相感，补精益血，病自渐愈。"于是先用桑叶、沙参、钗斛、炒麦冬、枇杷叶、白蒺藜、仙半夏、橘红、竹茹、谷芽、茯苓、茯神、紫菀、百合、毛燕屑、女贞子、莲子、淮山、芡实等清淡之品，出入为方，服二三十剂而痰渐少，胃渐开，乃用舒养筋脉、滋血和肝之药，如归、芍、金樱子、钗斛、山药、山萸、续断、杜仲、麦冬、西洋参、五味子、阿胶、沙苑蒺藜、参、贝、陈皮、人乳、蒸茯神、龙骨、牡蛎、芡实、丹参等。又三十余剂，遗精梦寐等皆愈，但足仍无力。后用血肉有情之品，收合成膏，如吴鞠通"天根月窟膏"法，每服五六钱，一日早晚两次，至戊子春步履如常，强壮逾于平昔。可见补益之药，必久服乃效。

《清代名医医话精华》

林佩琴

族儿。脊骨手足痿纵，此督脉及宗筋病。《内经》治痿，独取阳明，以阳明为宗筋之会，阳明虚则宗筋失养，无以束筋骨利机关也。童年坐卧风湿，虚邪袭入，遂致筋脉失司，欲除风湿，须理督脉，兼养宗筋乃效。方用归、芍、参、术、牛膝、鹿胶、茯苓、木瓜、寄生、桑枝、姜黄、威灵仙，十服肢体运动已活。去鹿胶、姜黄、川芎、木瓜、威灵仙，加杜仲、玉竹、杞子、虎胫骨，数十服行立复常。

《类证治裁》

浅田惟常

一处女年七八岁，两脚痿弱不能立，右足心发水泡及足跗浮肿，指头色点黑。此痿弱更不能流通血气，故为毒肿也。先与桂枝加术附汤，时时以紫圆下之则愈（此即东洞先生衣钵，东郭先生亦续其传灯）。

《先哲医话》

陈莲舫

沈，十岁。自幼惊风起因，四肢不仁。近年两足弛软，右部为甚。脉息弦细，右关浮弦。肝营肾液不得涵养筋骨，阴气亦不为振，盗汗潮热，腹痛屡见。以脉合证，童体似难专靠温养，必须佐以滋阴为妥。

制首乌　生绵芪　川杜仲　嫩鹿筋　宣木瓜　桑寄生　潞党参　梧桐花　菟丝子　炙龟板 淮牛膝　功劳叶

《莲舫秘旨》

孔继菼

有问于予者曰：去岁夏秋之交，小儿多得奇证，不寒不热，饮食如常，二便如故，周身亦无疼肿之处，惟颈项肢体软不能举，行坐屈伸俱废；诊其脉，亦无危恶不治、甚实甚虚之象，而卧床不起者，比比是也。此为何证？当作何治？予曰：以经考之，此为痿证，肺病也，治当兼取阳明。曰：痿为虚证，多出于酒色过度之人。小儿天真完固，何以亦有此证？且痿之属于肺，何也？予曰：五脏皆禀于胃，而为之传送者，肺也。肺为气之总司，荣卫之气自肺而布，始能达于筋脉，充于肌肤，运于肢体，周于皮毛。若肺病而治节不行，则五官百骸皆不得禀气以为运动之资，即欲不痿得乎？经曰：肺热叶焦，则皮毛虚弱急薄，著则生痿躄，此之谓也。又曰：五脏因肺热叶焦，发为痿躄。夫肺不自热，必君火内生，相火旁烁，然后枯燥叶焦，至叶焦而气不运，则膹郁熏蒸，其热益甚，诸脏亦因之而愈热矣。因而心气热则脉痿，枢折胫纵，足不任地，肺兼心病也。因而肝气热则筋痿，胆泄口苦，筋膜干急，肺兼肝病也。因而脾气热则肉痿，胃干口渴，肌肉不仁，肺兼脾病也。因而肾气热则骨痿，腰脊不举，骨枯髓减，肺兼肾病也。夫病至脏证迭现，岂小儿所能任？亦岂专病小儿？而小儿多病者，童年心火独亢，兼之烈日炎风，不知畏避，盛夏之时，肺已受伤，入秋之后，复感燥气，火有余威，而金乏水润，故一病而痿不能起。此非天真不完之故，乃脏气偏盛之害也。至谓痿为虚证，理亦不谬，然考之《内经》，脉痿或由于亡血，筋痿或由于好内，肉痿或由于居湿而多饮，骨痿或由于忍渴而多劳。其故不尽关于肺热，而亦不尽出于酒色，统而归之酒色过度，则俗传之误也，且与小儿之痿证无涉。曰：痿为肺病，治当专归之肺，而又兼取阳明何也？予曰：此亦《内经》法也。宗筋者，毛际横骨上下之竖筋，贯腹背，上头项，下髋臀，主束骨而利机关者也，而阳明实润之。冲脉者，三阴三阳十二经之海，渗诸阳，灌诸经；渗诸阴，灌诸络，主养筋而温肌肉者也，而阳明实合之。夫藏精起亟岂阳明一经之力，然阴阳总宗筋之会，而会于气街，属于带，络于督，而实阳明为之长。阳明虚则宗筋纵，而诸脉皆弛，乃堕废而不用矣。故痿虽肺病，而土实金母，抑且万物之母。阳明无病，虽有肺热，但病肺耳，必不成痿，以胃中上升之精华，不能由肺而散布于肢体，而中州外行之余气，犹可由经而营养其筋脉也。惟肺热叶焦，阳明又虚，乃致筋脉失养而成痿。治痿者安得不兼取诸此？曰：君言甚为确凿，亦尝用此法以治此病否？予曰：

向在曲阜，有周姓女，年十三矣。病颈软足软，手不能举，坐立俱废，一人抱以来。其叔父素以医名，不能治也，谆求诊视，且询病情。予为书案立方，一剂而效，再剂而愈。又某姓儿，病亦类同，踵周而来，并恳如周立方。予诊之曰：周女之脉数而缓，肺热而脾家之湿气盛也。此儿之脉数而滑，肺热而胃中之湿热并盛也。病形虽同，法当异治，若用一方，必不效矣。书方与之，亦获效。此二证犹能记忆，大约随证立治，不必一格，而肺胃之药总不可少，犹舍规矩不能成方圆，舍六律不能正五音也。君以为何如？其人曰：善。惜吾不读《内经》，未能深谙此理，盖犹疑痿为肺病，与兼取阳明之说。噫，予亦多言乎哉！

《孔氏医案》

李如九

李某之女，10 岁。陕西省委家属，1953 年 12 月 3 日就诊。

患者四年前开始易疲劳，逐渐懒言少动，纳差，面色少泽，因患左肺门结核已愈，恐乃体虚之故，故未引起重视。逐渐见前额及眼周围色如古铜，继则黑色加深，精神更加萎靡，软弱无力，体重明显减轻，始到处求医，在西安、北京长期治疗证情未见减轻，而来诊治。

证见面色如墨无泽，前额、眼周围特甚，骨瘦如柴，体质羸弱，行走十余步即喘息微咳。食欲异常不振，大便偏稀，稍多食则腹胀满难忍。腰背酸楚，四肢痿软不能久立及持重。全身畏寒，心慌不宁，小便频失控。脉左沉弦涩，右脉沉细迟尺部细甚，舌淡白薄白苔。证属脾肾阳虚，命火式微挟有瘀血瘀结，拟用温肾健脾，佐以活血化瘀。

处方：大党三钱　白术三钱　云苓二钱　陈皮一钱　炙芪四钱　灵脂二钱　鸡血藤膏二钱,炖化　熟附片一钱　上元桂八分　破故纸三钱　仙灵脾二钱半　熟地四钱,砂仁拌炒　山芋二钱　益智仁二钱　炙草五分　十剂。

二诊：精神好转，纳食增进，心慌气短有所改善，脉左弦涩象减，但右脉沉细迟仍尺中细甚，舌同前。

处方：大熟地八两　怀山药四两　山芋四两　粉丹皮三两　云苓三两　川泽泻三两　上油桂一两半　炮明附片一两半　丽参一两半　鹿角胶三两　炼蜜为丸，每服二钱，一日两次，淡盐汤送下。服此药近三月，基本痊愈。后二年随访一切正常。

按：此证当时虽未有西医确诊之据，仅患者家长口诉云为阿狄森病，李老则诊为肾疳，骨痿之属。以脾肾从事论治，虽有脾虚见证，但"花萼之荣在根柢，釜灶之用在柴薪"。一派阴寒之象，然起始则不宜辛热刚燥，恐久病再耗气伤阴，处方趋于平，兼顾脾土中州之运。二诊时始单刀直入，斩关夺门，但仍虑其"阴中求阳"之义。其次虽挟有瘀，亦不宜大刀阔斧，因虚极不任耗伤于顷俄，仅以参、脂相配，缘《脉诀汇辨》："……人参与五灵脂合剂，善于浚血……"先贤之案，辅佐而已。如此沉疴，未盈四月而愈。

《宝鸡市老中医经验选编》

周镇

丁鹤皋之外甥女，十龄许，乙卯冬，寒热之后，下体厥冷痛痹，不能行动，无意手触，痛甚则啼，起居需人，二便自遗。脉沉细，苔白。是寒气内袭，血脉痹而不通。初疏桂枝尖、当归须、玄胡、橘络、新绛、乳香、松节、白茄根、益智仁、萆薢、续断、独活、葱须。服数剂，腿足之痛，由密转疏，由重转轻，大便已调，小便尚遗，足仍痹而不能行。是兼痿也。即用营养络隧益肾固气之药，如桑螵蛸、巴戟肉、补骨脂、归身、杜仲、杞子、狗脊、续断、黄芪、防风、牛膝、首乌、菟丝等。另用健步虎潜丸，兼自服药酒。迨丙辰春，已能行走自如矣。

张培，仓浜，子十余岁。己未三月患温邪，越两月后，余热逗留，肉削肤枯，体痿不起。五月招诊，述知当热重时，谵妄昏痉，多医贵药，且事巫神，华祖仙方龙眼百粒，炮姜一钱，且进之也。示其体仅剩皮骨，面形枯腊，大股无肉，宛若截竹，危状若斯，以资乏拟不予治。询可治否。余思热久伤阴，如云难治，其家必坐视其殆，乃允设法。见证形羸，干咳，便艰，溲赤溷浊，痿软不起。脉虚数，苔措淡黄。是脏阴大伤，余热尚蒸。宗吴氏甘苦合化阴气法，甘露饮加味，如石斛、生地、天冬、黄芩、黑山栀、北沙参、地骨、花粉、桑皮、功劳子叶、白薇、珍珠母、黑芝麻等，出入为方。另嘱以甜杏仁、西瓜子去壳，杵烂，煮酪饮之。咳止便润，溲淡热清。续以香粳米粥、猪肺肚腰煮汤以养之，并饮人乳，渐能起坐。越半月，能步行，肤转润泽，肉渐壮复。拟石斛、丹皮、生地、山药、玉竹、二冬、白芍、牛膝、龟板、鳖甲、西洋参，以清养脏阴。乃痊。

以上出自《周小农医案》

翟竹亭

睢县西岭寺村，马姓夫妇，家贫甚，夫以笔耕，妻以针黹，生一子，方四岁，得痿证，卧床年余，调治乏资，终日忧虑，适逢临证彼处，趁时请疗。诊得小儿肝肺脉均滑数，此属湿热为病，非清热除湿不瘳。遂开一方，名曰起废汤，二帖见效，八帖痊愈。儿父曰："此儿余以为终身作废人，蒙先生一医而愈，大德大恩，恨今生难报于万一也。"

起废汤

玄参12克　茯苓12克　郁李仁10克　黄柏6克　黄连3克　黄芩6克　葛根6克　苍术6克　生地12克　防风10克　木通5克　甘草6克　水煎服。

《湖岳村叟医案》

陆正斋

史永年，男，11岁，住中坝区。10月15日一诊：病历一月，四肢瘫痪，视线衰弱，足冷不知痛痒，头疼，夜热，项软，腹背皮肤痒痛，食欲减少，语言謇涩，声音低微，唇绀，面部潮红。苔黄腻，脉细数。症状复杂，颇难获效。姑拟程氏五痿汤加减。

米炒沙参6克　米炒麦冬6克　白茯苓9克　当归身4.5克　薏苡仁9克　粉甘草1.5克　生白术4.5克　炒黄柏1.5克　知母肉1.5克　鲜石斛6克　甘菊花4.5克　绵杜仲4.5克

10月18日二诊：服药三剂后，言语清晰，面部潮红消退，食欲增进，手能活动，但持物即颤动不已。

原方加：夏枯草4.5克、怀牛膝4.5克、川百合8克。

原案自注：服十剂后，两足已能移动，夜热消退，头不疼，大便每日一次，苔黄腻渐化，精神清爽，手能持物，唯移步仍感不便。服十五剂后，诸证消失，行动如常，恢复健康。

《陆正斋医疗经验》

章成之

叶幼。软骨病多半属于营养不良，先天不足亦有之。古籍以肾主骨、肝主筋，理当从肝肾论治。

怀牛膝9克　全当归9克　冬青子9克　萸肉9克　大熟地15克　枸杞子9克　虎胫骨9克，炙酥
阿胶珠9克

《章次公医案》

施今墨

孙某某，男，9岁。1952年夏月患儿孙智明年9岁，因小儿麻痹证住某儿童医院。住院期间，经多次会诊，确诊为小儿麻痹证，已予注射服药治疗20多天，未见显效。伊母石玉璞同志任平安医院耳鼻喉科医师，经介绍约往旧址儿童医院出诊。检查患儿周身颓软异常，下肢更甚，不能行立，有时且作痛楚之状，低烧，夜不安寐，脉现浮数不扬，沉取无力，确属小儿麻痹类型。为之立方，初用疏风透表、解毒清热、通调经络煎剂，药如：桂枝、独活、防风、芥穗、葛根、薄荷、秦艽、威灵仙、板蓝根、赤白芍、粉丹皮、生地、天麻、夏枯草、黄连、黄芩、地龙、全蝎、忍冬藤、石南藤、鸡血藤、豨莶草、桑寄生、海桐皮、豆黄卷、蒲公英、大小蓟、木瓜、牛膝、青葱叶、丝瓜络各品味，更换三方，出入为治。继改清热解毒、和肝强肾、活血助气之法，但急病速治，仍宜汤剂，选用三黄、知母、山栀、玄参、麦冬、银花、连翘、归、芎、芍、地、元胡、蛇肉、川楝、柴胡、枳壳、紫菀、菖蒲、防己、黄芪、白术、续断、菟丝子、金狗脊、功劳叶、山萸肉、薏苡仁诸药，又易三方。但前后各方剂，用药程序，记忆不清，调看该院当年病历，也因医院搬迁时大半遗失，无从查核。服汤剂以来，前后约历十数日，逐渐痛除，麻木减少，身体稍觉灵活，偶然起步，需扶墙杖，不能持久，呈病邪渐退元气未复之象。拟用丸方，补助气血，增加营养，仍兼清热通络。丸剂多种为：全鹿丸、薯蓣丸、河车大造丸、参茸卫生丸、豨桐丸、紫雪散、云南白药、大黄䗪虫丸等，陆续服用。住院月余，行动便捷，壮健如初，身体发育至18岁时，已如成人。后曾就读北京101中学，毕业后考入哈尔滨军事工程学院。

《施今墨临床经验集》

<h2 align="center">第三十四节　中风</h2>

冯楚瞻

一汪姓儿，年九岁，因惊痫屡发抽搐，言语不清，势甚危笃，来请余治。按其脉坚弦，久而无力，询其由，乃曰：痘后未久，因跣足园中走动，忽脚面浮肿，疑其外染草露之毒，乃服清凉解毒数剂，渐肿至腿，以为水肿，乃服五子五皮饮数剂，忽一日僵仆卒倒，乃成惊痫之疾矣。余曰："此非惊痫，乃痘后气血大虚，所以脚肿，误服清凉乃肿至腿，复加渗利削伐，所以

虚火上乘，无故卒倒，犹大人中风证也。惟宜峻补气血，调益中气，佐以舒筋活络之药，乃用当归、白术、芍药、煨天麻、熟地黄、茯苓、牛膝、金银花、秦艽、熟附子之类，三四剂后，其势稍缓，乃以前方，冲人参汤，调理一月而愈。

齐化门外张宅令郎，未及一周，卧于低炕，睡中坠下，幸炕低而毫无伤损，嘻笑如故，似无痛苦也，但自后右手足瘫软不举，手不能握，足不能立，脉则洪大，久按无力，乃知先天不足，复为睡中惊触，气血不周行之故也。乃以熟地四钱、炒麦冬一钱五分、炒白术二钱四分、牛膝二钱、五味子四分、制附子五分，煎小半盅，另用人参二钱，煎浓汁二三分冲服，每早空心服之。张友见其参附，似有疑惧，余曰：凡人气血旺而精神强，气血衰而精神弱；强则百体康泰，弱则骨腠空虚。火在下而水在上则循环运转，百病俱无，生之兆，寿之征也；火在上而水在下则机关绝灭，百病踵起，死之由，夭之象也。大人之虚由斫丧，小儿之虚禀之先天，乃真虚也。况人之睡乃阳会于阴，元气凝聚于内，真阴长育于中，阴阳混合，造化潜孚，荣卫周行，百达和畅。正当其时，一伤惊触，行者遽止，盛者遽衰，清者不升，浊者不降，转运失常，机关不利，偏枯痿痹所自来矣。中风之证成于跌后者居多，然诸痿独重阳明者，以气血之海，能润宗筋达百脉也。其为筋为骨，又肝肾所属，故熟地、白术补脾肾，乃先天后天首以重之，但一润一燥，何能逐队，水土忌克，难成一家，用炒麦冬和之，俾土生金，金生水，水生木，化源有自，既相克所以相成，复相生所以相继。再入牛膝、五味，则更得纳气藏源，澄清降浊。但诸药和缓，大功难建，虽调营卫，经络难通。更入乌附，既助药力，复可行经，且使真阳能交于下，真阴自布于上，既济之象一得，燥涸偏枯之势自和。复入人参以驾驭药力，补助真元，火与元气势不两立，元气生而火自息矣。此余得心应手之方，凡治中风大病阴虚发热，吐血喘嗽，一切虚劳重证，更治沉重斑疹，喘促躁热欲绝者，赁斯捷效，实有神功。如水不足者有六味，水火不足者有八味，气不足者有四君，血不足者有四物，气血不足者有十全、八珍，心脾不足者有补中、归脾，独脾肾不足兼心肺之火宜抑而肝肾之阳宜温者实无其药。余梦寐求之，始定此方，加减出入，亦水中补火之法，土内藏阳之义，为土金水一气化源之药也。幸无疑焉，张友大悟，照方投服，六剂而手足轻强，精神更倍。

以上出自《冯氏锦囊秘录》

张锡纯

王姓童子，十二三岁，于晨起忽左半身手足不遂，知其为痰瘀经络致气血不能流通也。时蓄有自制半夏若干，及武帝台旋覆花若干，先与以自制半夏，俾为末徐徐服之，服至六两病愈弱半，继与以武帝台旋覆花，俾其每用二钱五分，煎汤服之，日两次，旬日痊愈。盖因其味咸而兼辛，则其利痰开瘀之力当益大，是以用之有捷效也。夫咸而兼辛之旋覆花，原为罕有之佳品，至其味微咸而不甚苦者，药房中容或有之，用之亦可奏效，若并此种旋覆花亦无之，用此方时，宜将方中旋覆花减半，多加赭石数钱，如此变通，其方亦权可奏效也。

《医学衷中参西录》

金子久

陆童，童年阳亢阴亏，风火乘入于络，目窍抽动，牵及口角，育阴潜阳，熄风清火。生地、龟板、山药、茯苓、芝麻、滁菊、牡蛎、鳖甲、丹皮、蒺藜、桑叶、杞子。

《金子久医案》

第三十五节　虚损

胡慎柔

王姓女，六岁。痘后患咳嗽，将三月，不思食。迎予视之，六脉弦细，此脾肺虚寒也。六君加姜、桂、门冬、五味四剂。饮食顿进，嗽亦稍止，此真元未散，药力易得，再十余剂，云十九。然脉尚弦细，较前不过略和，教以服前剂，不允而止。明年复患如上，脉亦仍前，以煎剂治之，全愈，第脉终未和缓，犹带弦细也。予曰：病虽瘳，脉气未复，又明年三月，重患如前，又视之如故，以十全大补汤、门冬、五味，四服而愈。予思之，犹未脱也。当补中大补剂百余，方获五脏坚牢，而宿疾亦不再起矣。不然，年盛时色念一动，将有不胜，其喘患矣。世医以咳嗽之疾，全作痰火，尽治以清痰降火顺气克伐之剂，遂至脾土中损，多致不救。不知咳嗽之疾，缘脾胃不和，肺金失养，金不生水，心肝二火陡起于内，乘所不胜咳嗽不止，而肺病奄奄，脾胃益虚，此子病母忧，化气使然也。正宜补脾胃，生肺金，不拘剂数，使脾肺得养，五行暗化，土盛金生，而咳嗽自休矣。

钱心卓令爱，五岁，先于十二月间患肛门肿痛，且碎且疮，不思饮食，以翰示予。曰：此脾胃虚弱，虚阳内郁不伸，下溜侵肺，金受克之故，宜六君加升、柴、吴萸、制黄连炒黑色三分，二剂即瘳。第未全复。延至正月尽，发热不思食，眼剳泪出而红，泄泻。服他医煮肝治疳之药不效，复语予，亦以四味肥儿之品与之。初觉有效，数日反益重，此元气已虚，攻伐太过也。遂乘舟来就诊之，则右关弦细，左关洪漫，发热日夜更甚，晚间泻十数次，咳嗽。予尝观脾胃不足及久病之人，未有不左脉大过于右者，正东垣左脉克右脉之说，理势使然。况脾土一虚，肺金益衰，水涸木枯，枯木生火，焉得左脉不大于右？用前剂加姜、桂、门冬、五味，送下四神丸，六七帖。暂进暂退，脉细如故，此元气未充，不宜改方，彼亦深信，又服四剂，眼剳略疏矣，此真元渐有复意。适了吾师至，云所用之方，止减陈皮，泄气不能堪也。又去陈皮十余剂，病减十八，再数剂全愈。

以上出自《慎柔五书》

夏禹铸

予会试都门，有粤东臬司张玉川令爱，年十三岁，身极瘦弱，每食只能一茶盅许，终日微微烧热，下午加甚。都中医俱作童痨治不效。延予一望，知为血虚，血虚必肠胃无滋，以至窄狭，故不能多食。用四物汤如厚朴、橘红，服十剂，兼用熟大麦米为饭。半月愈，此望色审窍，而知血虚烧热之一验也。

《幼科铁镜》

程文囿

子钦兄幼年质弱，偶因停感，发热腹痛，儿科药用荆防楂曲，服后热退痛止，以为应验。

讵意次日卧床不起，头重目阖，气怯懒言，不饮不食。急延予至，见其形状倦怠，切脉细软无神。维时伊舅柳荫千兄在座，予告之曰："令甥之恙，乃元气不支，切恐虚脱，亟宜峻补，迟则难救。"荫兄云："舍甥病才两日，消散又未过剂，童质固虚，何至遽脱，岂可骤投重补耶?"予曰："小儿脏气易为虚实，脉证疲惫如斯，舍此别无他策。"仿补元煎方法，与服二剂，病仍未转，伊乃堂忧甚。予曰："凡治病，补虚与攻实不同，攻实可求速效，补虚本无近功，服药病既不增，虚能受补，即为见效。古称填补如地有陷阱，方能容填，若平地填之，成敦阜矣。"仍以原方加入芪、术、茯神、枣仁合归脾汤，守服浃旬，头竖目开，饮食照常，俨如无病。

《杏轩医案》

黄凯钧

陈，八岁，童子咳呛内热，已经三年，证属童劳。治宜滋养化源，清降肺气。

党参　北沙参　茯苓　苡仁　地骨皮　桑皮　生冬术　麦冬　橘皮　炙草　枇杷叶

方立甚妙，童劳安得不愈，三年沉疴，四服而愈。

《肘后偶钞》

吴篪

相国蒋砺堂任赣南道时，长郎六岁，伤风发热，医者见其体弱，不敢解散，只用寒凉清热，延绵月余，病势甚危。余视其面白羸弱，懒言气促，肢体递冷，食少溏泻，脉息细微。此缘过服寒凉，以伤阳气，故致脾胃虚寒，元气败极。亟用四味回阳饮加白术速救元阳，迟则恐有虚脱之虞。主家畏参、附，以病重勉服之。服后说胃中嘈辣难过，合家怨服前药，拟用萝卜汁解之。余视脉证如前，其所以难过者，因脏腑娇嫩，不能受姜、附之热辣。然脾得温补即安。少顷，果熟睡。醒来觉饿而索粥。次日神苏脉旺。以原方倍加参、附，嗣以附子理中汤、异功散、六君子汤，逐日增减，调摄而痊。

《临证医案笔记》

王孟英

王燮阉幼时，痧后食酸太多，咳呛不止，年余骨立，五心烦热，已近童劳。一人教于每日黎时，以头窠鸡子一枚，打千余下，入盐少许，沸汤沦服，百日而痊。

《归砚录》

张乃修

巫左。先后并亏，任督俱损。胸凸背耸，童损情形也。

生地炭四钱　厚杜仲三钱　茯苓神各二钱　川桂枝三分　橘红一钱　炙绵芪二钱　川断肉三钱　制半夏一钱五分　生熟谷芽各一钱五分

二诊：脉象虚弱，气口及左关俱带浮弦，其为气血亏损，风邪乘虚而入，略见一斑。前法参以祛风。

川桂枝五分　炙绵芪二钱　川独活一钱　厚杜仲三钱　西党参二钱　香白芷一钱　川断肉三钱　白归身二钱　防风二钱　生熟谷芽各一钱五分

《张聿青医案》

丁泽周

高幼。阴虚潮热，纳少形瘦，脉象弦小而数，是成童痨。勉宜养正和解，而醒脾气。

南沙参三钱　银柴胡二钱　嫩白薇钱半　抱茯神三钱　怀山药三钱　青蒿子钱半　陈广皮一钱　焦谷芽三钱　冬瓜子三钱　干荷叶一角

《丁甘仁医案续编》

张山雷

李幼。稚阴未充，夜热往复，今天自汗，前则腹痛，进以和土行气，痛止而热仍未止。脉小数而舌滑尖红，大便先结后溏。脾土不健，再以和阴健脾。

米炒贡潞6克　生西芪3克　炮姜炭1.8克　山萸肉6克　甘杞子1.5克　生鸡内金4.5克　广木香2.1克　小青皮2.1克　炒白芍4.5克　淮山药4.5克　天台乌药4.5克　带壳春砂仁1.2克　另生鳖甲1.2克、生牡蛎12克，二物先煎。

杨幼。体质柔弱，脾阳不充，大便不坚，色淡而少秽气，脉细，指纹淡紫，胸脘气闭，咳声不爽，绵延日久。宜养脾阳，疏通气滞，少参化痰。

潞党参4.5克　甘杞子4.5克　北沙参4.5克　瓜蒌皮4.5克，炒　旋覆花6克，包　杜兜铃4.5克　青蒿珠6克　银柴胡4.5克　台乌药4.5克　炙干蟾腹1只半　陈皮4.5克　宋半夏6克　生紫菀6克　炒丹皮3克　春砂仁6克，作

二诊：稚龄脾阳大虚，土不生金，肺气闭窒，便溏日久，气怯洞泄。授剂神气稍振而气促未平，咳嗽不扬，仍宜扶脾肾而开肺气。

炒潞党4.5克　生芪皮4.5克　清化桂心0.6克　生紫菀6克　路路通6克　甘杞子4.5克　南沙参6克　炒黄川贝母4.5克　象贝母4.5克　焦冬术4.5克　苦桔梗4.5克　生远志肉6克　砂仁壳1.2克　炙鸡金1.8克　炙干蟾皮半只　带皮苓3克

李幼。热病月余，热解后阴伤未复，头痛足软，无力不能任身。胃纳如常，精神萎靡，左目青盲，小溲滴沥，时复瘰疬，无一非阴虚见象，脉虚大无力，宜滋肝肾之阴。

川楝子9克　南沙参9克　北沙参9克　杞子9克　牡蛎15克　怀牛膝6克　巨胜子9克　川柏4.5克　元地9克　青皮2.4克　陈皮2.4克　炙甘草1.5克　全当归4.5克　天麻6克　川断6克　杜仲6克　独活2.4克

以上出自《张山雷专辑》

魏长春

魏福祥，年九岁，住魏家桥。

病名：肺损挟温邪。

原因：乃父劳损吐血，病中所种，先天不足，阴液素亏。新感温邪咳嗽，服疏透散表及清肺之剂，时阅二旬，表邪虽解，而营阴被劫。

证候：咳逆气促抬胸，便溏酱色，小溲短赤，夜间潮热，胃气大衰，久不思食。

诊断：脉象滑数，舌色四边绛而中糙。阴亏夹感，邪微正虚之证也。

疗法：急清肺胃温邪，兼救津液。若畏其虚，遂予补剂，究非正当疗法。盖邪留则真损，病去正始复。

处方：桑叶三钱　枇杷叶三片，去毛　生石膏四钱，杵　鲜生地四钱　冬瓜仁四钱　生米仁四钱　桃仁三钱　淡竹茹三钱　原麦冬三钱　鲜苇茎二尺，去节

次诊：十二月六日。咳逆胃呆，小溲短赤，胸部高突，溺管刺痛，虚里穴震跃，唇裂出血。左脉弦细，乃肝肾真阴不足。右脉滑数，为肺胃燥火炽盛。舌色红绛，苔黄微铺。上实下虚，消灼津液，拟清润法。

次方：桑叶三钱　生石膏四钱　西洋参一钱　天花粉三钱　鲜枇杷叶十片，去毛　甘草梢一钱　生米仁四钱　木通一钱半　鲜生地三钱　原麦冬三钱　鲜淡竹叶三十片　鲜苇茎一尺，去节

三诊：十二月八日。小溲略长，溺管痛止，大便溏薄黄色，咳嗽乍寒乍热，胃气较振，口角出血。左脉弦数，右脉弦细。舌色四边红绛，苔黄薄铺。肺胃温邪渐清，肝肾阴虚未复，仍宗前法治之。

三方：桑叶三钱　白菊花一钱半　天花粉三钱　竹茹三钱　瓜蒌皮三钱　西洋参一钱　白毛燕三钱，包煎　甘草梢一钱　西党参三钱　生米仁四钱　淮山五钱　生石膏四钱　生石决明四钱　枇杷叶十片，去毛

四诊：十二月廿五日。小涩清长，溺管痛止，胃气微苏，咳嗽呕逆，内热口干，脉象滑数，舌色红润。治宜清肃肺胃。

四方：桑叶二钱　竹茹三钱　天花粉三钱　北沙参三钱　原麦冬三钱　鲜生地四钱　叭杏仁三钱　丹皮一钱半　知母一钱半　生石膏四钱　枇杷叶五片，去毛

五诊：十二月二十八日。阴虚未复，日晡内热，脉象细数，舌色红润。咳嗽不寐，拟育阴潜阳。

五方：炙甘草一钱　北沙参三钱　叭杏仁三钱　生白芍三钱　生龟板四钱　生鳖甲四钱　大生地四钱　原麦冬四钱　鲜金斛三钱　夜交藤四钱

六诊：十一年一月六日。脉象软弱，舌色光绛，咳止气平，胃苏寐安，二便通调。惟时有虚热，肌肤羸瘦，久病之后，阴虚未复也。宜育阴醒胃以善后。

六方：炙甘草一钱　生白芍三钱　原麦冬三钱　北沙参四钱　西党参三钱　淮山三钱　生龟板六钱　大生地五钱　鳖甲四钱　地骨皮三钱　丹皮二钱

效果：服后虚热退，病愈。

炳按：此证肺虽虚弱，兼受风热，而心与小肠蕴有结热，表里同病，气血受热蒸逼，偏治气热，则血热愈结，其难即在此也。

《慈溪魏氏验案类编初集》

章成之

唐幼。受惊，入寐惊惕，因汗多而小溲少，手足不温，予温潜法。此徐小圃先生法也。

淡附片5克　杭白芍9克　云苓9克　煅牡蛎18克，先煎　灵磁石12克，先煎　生白术9克　山萸肉6克　浮小麦9克　细辛1.8克　淡干姜2.4克　炙草3克　肉豆蔻5克

《章次公医案》

张汝伟

陈右，十五岁，潮州。先天不足，心、脾、肾三脏交亏，潮热骨蒸，咳嗽盗汗，大便溏薄，胃呆纳少。脉弦滑数大，面色青晦。以上诸是肺病忌欬病已年余，服药无效。经汝迭进建中归脾法出入，诸证均已减退。近因梅雨兼旬，心中郁闷，诸证又作，较前略轻。拟大建中法加减之。

杭白芍三钱　上桂心二分，同炒，土炒潞党参　淮山药人乳拌　淮小麦　野山于术　绵黄芪土炒　山萸肉　冬瓜子各三钱　炙甘草八分　津红枣三全　带心莲子七粒

本证始末：此证由河南路时和首饰号经理廖景濂君介绍余治。此方共服二十剂后，诸证均愈。面庞亦胖而有华色。复诊，为之稍予清养，痊愈。此证前后共诊八次，此案为第七次方也。同时，治南市大码头谢慎余君之幼女，年已十八，停经不至，用四物加丹参、党参、白术、甘草等数剂，不通经而经自通矣。于是知童女之停经，万不可通，戒之戒之。

方义说明：《内经》曰：二阳之病发心脾，在女子为不月。上述之证，真是二阳之病，有不得隐曲者。前医见咳而治肺，见经闭而通经，见潮热而用柴芩，见溏薄而用止涩，以刻舟求剑之法，所以愈治愈危。此方根据心脾隐曲之治。故用大建中合归脾六味丸三方，随证情变化增减出入治之，所以见效，阅者当细味之。

《临证一得》

第三十六节　胎疾

陈寿

东阳陈叔山小男二岁，得疾下利，常先啼，日以羸困，问佗。佗曰：其母怀躯，阳气内养，乳中虚冷，儿得母寒，故令不时愈。佗与四物女宛丸，十日即除。

《三国志》

薛铠

一小儿患胎惊，诸药不应，用紫河车研烂如泥，每用一钱许，乳化服之，更以十全大补汤加钩藤、漏芦与母服。两月余举发渐轻，年余举发渐稀，服半年余不再发。至出痘后复发，取紫河车研烂，又入糯米粉丸小豆大，每服百丸，以乳送下，服二具全瘥。

一小儿患胎惊，用紫河车丸及十全大补汤及钩藤膏而愈。

一小儿颅解足软，两膝渐大，不能行履，用六味地黄丸加鹿茸治之，三月而起。

一小儿十四岁，解颅，自觉头大，视物昏大，畏日羞明，此禀赋肾气怯弱，用六味丸加鹿茸及补中益气汤加山药、山茱萸，半载愈，二载而囟合。

一小儿年十三岁，患前证，内热晡热，形体倦怠，食少作渴，用六味丸加鹿茸补之，不越月而痊。

一小儿四肢患胎毒发丹，外势虽轻，内则大便秘结，此患在脏也，服大连翘饮，敷神效散而瘥。

一小儿患胎毒发丹，赤晕走彻遍身，难以悉砭，令人吮四肢胸背数处，使毒血各凝聚而砭之。先用活命散米酒调二服，又以金银花、甘草节为末，用人乳汁调服，渐愈。数日后两足复赤，或用犀角解毒丸之类，致乳食不进，肚腹膨胀，此复伤脾胃而然也。敷神功散，服补中益气汤加茯苓而瘥。

一小儿腿如霞片，游走不定，先以麻油涂患处，砭出恶血，其毒即散，用九味解毒散而安。

一小儿臂患胎毒发丹，砭出恶血而愈。惑于人言，服护心散，以杜后患，服之吐泻腹胀，患处复赤，手足并冷，余谓此脾胃虚弱，前药复伤，用六君子汤一剂顿愈，又以异功散加升麻、柴胡而痊。

一小儿患胎毒发丹，砭之而愈，但作呕不食，流涎而黄。余谓此脾气虚弱，用异功散加升麻治之，吐止食进；又用补中益气汤涎收而安。

一小儿患毒发丹，砭之而愈。翌日发搐作呕，手足并冷，此胃气虚而肝木侮之，用异功散加藿香、木香，诸证顿止，又用异功散加升麻、柴胡而痊。

一小儿腿上患胎毒发丹，神思如故，饮食如常，余谓毒发于肌表，令急砭出毒血自愈。不信，外敷寒凉，内服峻剂，腥胀不乳而死。

一小儿遍身皆赤，砭之，投以解毒药而愈。

一小儿患胎毒发丹，二便不利，阴囊肚腹俱胀，急用砭法，随以活命饮加漏芦、木通、大黄为末，时用热酒调服，至两许，二便俱通，诸证顿退，却去三味仍前时服而愈。

一小儿患胎毒发丹，二便不利，腹胀咳嗽，用活命饮加漏芦、木通、麻黄为末，时时热酒调服，二便随通，遍身出汗，诸证顿退，鼻息似绝，气无以动，时或似燥，此邪气去而元气虚也，急用当归补血汤而愈。

一小儿面赤皎白，手足常冷，伤食患丹，余谓此因脾胃虚弱。不信，另用克伐之剂，更吐泻腹痛，吐涎不乳，口舌生疮，此脾胃复伤，而虚寒格阳在外，非实热也。先用六君、干姜，又用五味异功散而愈。

一小儿生下臂外臁肿一块寸许，月余忽赤肿二寸许，久赤晕，势欲走散，此脓毒内焮，针之随出脓，赤晕退，儿退安。诊乳母肝胆脉弦数，按之有力，先用加味小柴胡汤加黄连二剂，去黄连又二剂，却用加味逍遥散与乳母服，儿寻愈。

一小儿生下，小腹患肿一块，年余不溃，寒热往来，此禀肝火而然也。其母果经事不调，内热体倦，用地黄丸、八珍汤与母服，子日服半杯，寻愈。

一小儿生下胸胁间肿赤，年余不消，余谓禀肝血热，但治其母。不信，另用铁箍散、犀角丸，作呕不乳，此胃气虚而复伤，余用五味异功散救子之胃气，用加味逍遥散治母之肝火，顿愈。

一小儿生下有痔疮，三岁后作痛，服化毒丹、犀角丸以治大肠之火，更腹痛作泻，咬牙呵欠，仍欲治火，余曰：呵欠咬牙，属肝经之证。《内经》云：因而饱食，筋脉横解，肠澼为痔。此禀肝火为患。儿服地黄丸，母服逍遥散加漏芦而愈。

一小儿阴囊赤痒，或时如无皮状，两目常闭，服化毒益甚。余曰：化毒丹、犀角丸，治脾胃实火之剂，前证乃禀肝肾经阴虚也。不信，仍服之，几危。余用六味地黄丸、四味肥儿丸，母服加味逍遥散而痊。

一小儿口舌生疮，延及头面胸背脓水淋漓，此胎毒也。内用牛黄解毒丸，外用当归膏调黄柏末涂之而愈。

以上出自《保婴撮要》

蒋宝素

经以胎癫乃在母腹中时，其母有所大惊，故令子发痴呆不慧，眩仆羊鸣，终身之累矣。可服医话灵犀通圣丸三钱，用紫河车一钱、白檀香一钱煎汤送下。不拘时，多多益善。

医话灵犀通圣丸：灵犀角、桃花瓣、白苦参、天门冬、蚕退纸、牙皂角、生大黄、川黄连、元明粉、生石膏、白知母、龙胆草、芦荟、制南星、琥珀、枯矾、青礞石、雷丸为末，生铁落煎水和竹沥叠丸，朱砂、雄黄为衣。

以上出自《问斋医案》

王旭高

李，胎惊之病，得之于母腹胎孕之后，其母有所大惊，气应于胎，惊气入肝，故数月婴孩即有胎惊之患，往往不能愈。姑拟一方备采。

羚羊角、天竺黄、陈胆星、石菖蒲、大黄，共研末，竹油或钩藤汤调服五分。

《王旭高临证医案》

曹沧洲

金转方，据述雪口稍退，胎火为病最易反复，泄热之法尚不可少。

小川连、鲜生地、赤芍、甘中黄、锦纹生军（磨汁冲）、青果（打）、土贝。

徐，胎癞延蔓颇甚，胎火鸱张，未易即效，兼之伤风，法当两顾。

羚羊角、前胡、白杏仁、赤苓、石决明、牛蒡子、象贝、泽泻、丹皮。

以上出自《曹沧洲医案》

沈祖复

老棚下茶肆小儿初生十日，两内股及褶衣缝小便红肿去皮，日夜啼哭，不能吮乳。先生曰："此胎火也，与梅毒猢狲疳有别。但芽童不禁受此痛楚，殊为可虑。"先生用大黄、川连、银花煎汤与服，另以外科解毒丹加西黄渗之。未满一时，小儿安卧如常，且能吮乳，两日痊愈。

尤童患鸡肫疳，膀胱湿热下注也。滑石、车前子、赤芍、猪苓、广皮、黄柏、川草薢。

以上出自《医验随笔》

陈憩亭

金左，风热挟胎毒上乘，口疳糜烂，饮乳艰难，寒热脉数，舌黄便溏。邪在肺胃两经，防其音哑腹膨，勿可忽也。

羚羊角、薄荷、黄芩、连翘、桔梗、鲜石斛、元参、生草、芦根。

叶幼，胎毒挟风热上乘，豆瓣疳，满口腐烂作痛，乳饮艰难，寒热，防其音哑腹膨。薄荷、元参、焦栀、淡芩、杏仁、鲜藿石斛、花粉、连翘、蔷薇露。

二诊：喜瓣疳，糜烂，痒痛，寒热未已，仍以清解阳明。

薄荷、元参、焦栀、连翘、杏仁、石斛、花粉、淡芩、人中黄、蔷薇露。

以上出自《虞山墩头坵陈氏方案》

翟竹亭

胡子厚举一子，甫七日，啼哭口噤。有老妪曰："是七天疯证。非针不可。"伊不通医，任其乱治，针十余处，又服牛黄丸、一摄金等药，儿涉于危。老妪术穷，绝迹不往。又延余往诊，见小儿声音洪帝，禀赋甚厚，知属胎热使然。经曰："脾开窍于口。"儿口紧乃阳明经热甚，宗筋胀急。啼哭者，心火炎上，烦躁不宁。以上诸证，总归胎毒。余用黄连犀角汤：当归3克，黄连2克，木通2克，金银花3克，栀子2克，生地2克，犀角2克，连翘3克，甘草2克，大黄2克。水煎，服二酒杯，泻下红黑粪二次，诸证如失。

邑西邵凹村邵姓之子，年未周岁。适患腹疼，呕吐乳食，腹膨胀满，四肢发凉，啼哭不止。邀余往视，面色淡白，口唇微青，哭声低微，问其大便色白，形证相参，确系胎寒脾虚之证。余用参术汤加减：党参6克，白术4.5克，茯苓6克，白扁豆4.5克，炙甘草3克，薏苡仁4.5克，肉桂3克，炮姜2克，砂仁4克，煎成一小茶杯，来日病减四五，原方又服一帖，不日痊愈。

邑庠生魏馨山先生，余厚友也，少难子嗣，年四十余，始举一子，七八日内啼哭不止，乳食减少，约余往视，但闻儿声壮厉，满面红光，身有微热，此乃胎毒，决非风证。当用清热化毒之品，以解胎毒。愈后，更免赤游丹、鹅口等证。此防患未然之良法也。先生闻余之论，深信不疑。遂用二花连翘汤：金银花6克，川黄连1.5克，生地3克，连翘3克，丹皮1.5克，木通1.5克，大黄1.5克，生甘草3克，煎成两酒杯，二次服下。一时许，小儿泻下黑黄臭粪，胎毒已去，由此一帖而愈。

本邑广济院内高姓，卖卜为业。举一子，生半月面黄肌瘦，气色虚馁，乳食减少，哭声低微，延余往视，余云："此儿种种虚象俱现，定是胎元不足之故，倘作风证治，悔之何及。"遂用参苓白术散加减：党参5克，茯苓3克，油桂2克，附子1.5克，枸杞子3克，煎成徐徐饮下，一日夜共服五六酒杯，越日病状减轻，又投一帖，气血充足，乳食大进。古云"治小儿如哑科"。只因脉不可作凭，又无可问，愚父愚母，妄言病源，如同呆子说梦。医者无所适从，再无阅历，捕风捉影，虚实颠倒，婴儿之命，岂可问乎！

以上出自《湖岳村叟医案》

第三十七节　解颅

费伯雄

某。两天不足，风阳上升，致成解颅，筋节酸软。宜调营和中，兼以息风和络。全当归　杭白芍　云茯苓　焦白术　金毛脊　川续断　川独活　左秦艽　怀牛膝　嫩桑枝　甜瓜子　甘菊花　川杜仲　生姜　红枣

《费伯雄医案》

张山雷

某幼。病起呕吐，天柱软倾，面色㿠白，渐以解颅，头大如六七岁之人，哭声不扬。父母年逾知命，先天之弱，恐无治法，姑与鹿茸0.3克研细末分三日服；外用旧法，细辛3克，肉桂3克，干姜15克研细温开水涂囟门。

二诊：神色稍振，头能举动，形已缩小，笑颜可掬，肤润泽，面有血色，但囟门虽起，而软处大逾径寸以外，未可乐观。

潞党参6克　黄芪6克　冬术4.5克　甘草3克　紫河车1.2克　明附片1.2克　鹿角片1.8克　陈皮4.5克　前方子母同服。

另用鹿血片0.6克研分十四服，外敷药如前。

《张山雷专辑》

第三十八节　囟填

过铸

金邑侯汪公友竹之孙女，囟门肿突，面白而露青筋，夜则身热不寐。时医不知治法，投药罔效。余曰："是名囟填，乃肝热郁结之证。"面白者，小孩气血未足，不若囟陷之由于虚弱而成，须用固真汤等补剂也。方用：

龙胆草　连翘　川芎　羌活　栀子　归尾　荆芥　防风　赤芍各二钱　大黄　甘草各五分　竹叶七片

重者用黄柏末，水调涂两足心效，两剂愈。

《过氏近诊医案》

第三十九节　龟背

孙一奎

令孙女子才六岁，忽发寒热，一日过后，腰脊中命门穴间骨节肿一块，如大馒头之状，高三四寸，自此不能平身而立，绝不能下地走动，如此半年，人皆以为龟背痼疾，莫能措一法，即如幼科治龟背古方治之，亦不效。予曰：此非龟背，盖龟背在上，今在下部，必初年乳母放在地上坐早之过，此时筋骨未坚，坐久而背曲，因受风邪，初不觉，其渐入骨节间而生痰涎，致令骨节胀满而大，不急治之，必成痼疾，今起未久，可用万灵、黑虎、比天膏贴之，外再以晚僵沙醋洗炒热，绢片包定，于膏上带熨热之，一夜熨一次，再以威灵仙为君，五加皮、乌药、红花、防风、独活，水煎服之。一月而消其半，骨节柔软，不复肿硬，便能下地行走如初矣。人皆以为神奇。此后三个月，蓦不能行，问之，足膝酸软，载身不起，故不能行。余知其病去而下元虚也，用杜仲、晚蚕沙、五加皮、薏苡仁、当归、人参、牛膝、独活、苍耳子、仙茅，水煎服二十剂，行地如故。

《孙文垣医案》

费伯雄

某。两天不足，致成龟背。宜调营卫，兼利经络。

潞党参　云茯苓　冬白术　杭白芍　春砂仁　白归身　川独活　金毛脊　川断肉　左秦艽

嫩桑枝　陈广皮　黑料豆　荞饼

《费伯雄医案》

邓养初

唐幼，鸡胸鳖背，关乎先天不足而况形体瘦弱，不时寒热，均属虚象，法当补肾。

九制大生地七钱　元武板四钱，酥炙　破故纸一钱半，盐水炒　广陈皮八分，盐水炒　甘杞子二钱　淮山药三钱，土炒　云茯苓三钱　春砂仁七分　野于术一钱半，土炒　湘莲七粒，打去心

《邓养初医案》

第四十节　遗尿

薛铠

一小儿三岁，素遗尿，余视其两颊微赤，此禀父肾与膀胱二经阴虚也，与六味丸服之，赤色渐退而遗尿亦愈。

一小儿四岁，饮食少思，便泄腹痛，素遗尿，额颊青黑，虽盛暑而恶风寒，余谓：经云热之不热是无火也。用八味丸治之，诸证悉愈。

以上出自《保婴撮要》

戴溪桥

六岁小儿。先天禀赋不充，自幼哺乳不足，形瘦面黄，经常遗尿，气虚不摄、膀胱失约而成。法当益气固摄。

常参三钱　炙黄芪一钱五分　煅牡蛎七钱　益智仁三钱　淮山药三钱　炒白术二钱　炙甘草七分　桑螵蛸三钱　覆盆子三钱　金樱子三钱　菟丝子三钱

复诊：服药以来，中间两夜未作，昨今又遗，良由药力未足，当再扩充。

党参三钱　黄芪二钱　白术三钱　炙甘草七分　煅牡蛎七钱　赤石脂三钱，包　益智仁三钱　金樱子三钱　桂心五分　白芍一钱五分　五剂。

七岁小儿。肾开窍于两阴，与膀胱相为表里，热客于肾，引动其火，故梦中遗溺也。大便艰燥，唇红溲赤。治当六味加减。

大熟地四钱　丹皮三钱　泽泻三钱　茯苓三钱　白芍一钱五分　益智仁三钱　黑山栀三钱　淮山药三钱　山芋肉三钱　五剂。

复诊：溲色已淡，遗溺两夜未作。方既应手，毋庸更张。

原方加煅牡蛎七钱、金樱子三钱，五剂。

以上出自《近代中医流派经验选集》

第四十一节 误治

程茂先

方鸿宇长郎，年十三岁，时禀气稍弱，八月初旬，云得感寒之证，未必真是感寒否，医用表散之剂，其热未退，至七日，医云传经已尽，当再表之，如此发汗数次而热益甚。予适过诊鸿宇尊正脉，令与辰砂天水散一服，医暗阻之，曰此药性寒，不可用。延至半月，反增咳嗽面赤，口唇燥裂，医仍坚用柴、葛、芩、连、胆草之类服之，烦躁不安，时多妄语而热转深，势甚危笃，复延余视，予曰：证属元气大虚，表散太过，火与元气不两立，法当补中庶可退热。鸿宇犹豫不决，乃弟叔年曰：茂翁自有真见，听其裁酌可也。予乃用参、芪、归、术、五味、麦冬、甘草、陈皮、茯苓之类，一剂而神安，两剂而热退，调理月余方得痊愈。但前医谓天水散性寒不可用而反用芩、连、胆草者，岂芩、连、胆草又系甘温之性？平静而思之，可发一笑。

凝甫兄乃子泰来侄，年十二，所患之恙稍类前案，医治无功而热不退，渐至面青自汗，唇鼻俱，且兼泄泻，亦有半月，将成慢惊。嫂氏见其垂危，尽夜啼泣，以手捶胸，胸为之青。予适他出未归，及至，速延予过诊，六脉俱缓而无力，人甚倦怠，面青而黄，脚膝俱冷，索其药观之，仍用柴、葛、芩、连、山楂、厚朴，只云有滞未尽而热未除，不思元气耗虚，所存无几。速用参、芪、芩、术、扁豆、苡仁、山药、陈皮、五味之类，数剂而中气渐回，汗亦随敛，缘热未退，以前方再加归、芍、知母，五十余剂方得复原。以上二病俱此医先治，证亦颇同，故附载于此。

罗鸪南第五孙，年方周半，失乳而饮食早，脾气不无过伤，七月间得泄泻发热之证，服药又迟，渐致疲惫，初医视为内伤，无非克伐，因而自汗面青黄，口干引饮，腹且膨之矣，筋纹纯青，此肝木凌脾，欲成慢惊之候也，宜速温补。乃其外母坚执不肯用参，谓此儿热极，宁复温补，如再增烦渴，将若之何？不知困虚而渴。更医以为小儿伤寒，将欲从事汗下，予极诤之，以为不可，误则难治。鸪南以予言为然，随用参术理中之剂，一剂知，数剂愈。

以上出自《程茂先医案》

冯楚瞻

内阁部堂彭老先生之二令孙，年三岁，忽一日发热，延治。余见其虽初发热，神气困倦，脉按无力，肌肉皖白，面颊微红，体虽热而久按则和，身有微汗，已知禀赋最薄，外感轻而内伤重也。书曰：外感少，内伤多者，但补其中，益其气而邪自退，不必攻邪。奈病家必欲发散，余不敢应命而退。不意余回之后，渠家饮以葱头汤半盏，以薄棉被覆之，令其邪从汗解也，自后溃汗不止，四肢不收，面青目闭，乳食不进，时刻咬牙，或以为慢惊，或以为慢脾，俱立方而不敢下药，咸以为坏证也。所用之药，皆天麻、胆星、钩藤、半夏、僵蚕惊门之药也。余视之云，此药非以治此病也。此乃先天原已不足，今当外感少内伤多，理当温补之证而更汗之，则阳亡矣。所以四肢不收，僵卧不醒。汗者，血也。汗血溃亡阴耗竭矣。牙属肾阴，今咬不止，肾将败也。急当重滋肾水之中以补真阳，冲入人参汤，庶可保全，否则断难为力矣。余以八味去附子，加牛膝、麦冬、五味作汤，冲以人参三钱。无如彭老先生疑其药剂太大，人小不能抵挡，必欲减半，内肉桂仅四分，人参仅一钱五分，余不得已勉从其命。服后竟安然，咬牙顿止，至下半日，咬牙诸势仍然发作。余曰：此药小力短之验也。乃令以所减之半剂补之，服后而其效如响。次日病家胆气已壮，乃能照方大剂调服。三四日后，咬牙全止，始能手足移动，口能吮乳，然舌尚无力，如是调理半月痊愈。可见内伤认作外感，葱汤薄被几致伤生，何况用药发散克伐寒凉者乎。纯阳之子尚然，何况元阳残败者乎。

《冯氏锦囊秘录》

恽铁樵

何孩，发热咳嗽，口渴，舌苔黄厚，有积，宜消导。三月廿七日。

葛根钱半　竹茹钱半　象贝三钱　麻仁一钱，入煎　枳实八分　橘红钱半　杏仁三钱

二诊：热退不清，大便溏而黏，且色青。照例不青，细询病因，因服回春丹故青，此儿有生命之险。

葛根钱半　云苓三钱　炙甘草六分　杏仁三钱　茅根三钱　橘红钱半　腹皮三钱　焦谷芽三钱　象贝三钱

三诊：热可炙手，后脑更热，无些微汗，目光无神，啼无泪，虚象甚著，今已入阴分。皆回春丹有以致之，仍下青粪，委实无办法，且以辛温救逆。

熟附块一钱　钩尖三钱　云苓三钱　青蒿一钱　炒扁衣三钱　姜夏钱半　柴胡八分　陈皮一钱

章巨膺注：病机属于病在表而误下之例。而表邪复格拒于表，故表热炙手；内下青粪，脏气紊乱，致目无精光，啼无泪。以绥抚内脏为急，故以辛温救逆。

四诊：无汗，无泪，神色些微见好，然危险仍在。便溏色青，恐成慢惊。

制附块钱半　姜夏钱半　归身三钱　杏仁三钱　象贝三钱　焦白术一钱　柴胡八分　青蒿一钱　云苓三钱　炙草六分

章巨膺注：此后尚三诊，四诊之后不言表热，一路以四逆汤法，至七诊而大便才正路，顽强之极，其后以健脾法竟功。初误于攻泻，表邪悉陷于里，拨乱反正，幸赖斡旋。

胡孩，山根以下，直至人王部，均隐青紫色，是内伤不轻。据云曾服回春丹，是为热病所忌，有大危险在后。勉予退热，倘热退但咳，即较易着手，一月五日。

葛根一钱　象贝三钱　橘红钱半　炒扁衣三钱　云猪苓各三钱　川连三分　杏仁三钱　方通八方　炒建曲一钱　白茅根三钱

章巨膺注：山根以下青色，为脾虚消化不良之外候；若青而紫者，为误药胃肠受戕之形能；热退但咳，为邪陷于内者得出，故云较易着手。

以上出自《药庵医案》

王堉

杨清礼之女，年六七岁亦得热证，请江湖士常治之，常以为温，用荆防败毒汤不效。又请

朱医治之，朱素作贾，粗知药性，又以为风，用通圣散而热仍不退。杨不得已，邀余治之，见其脉象沉数，身热如火，告曰，此与余舅母同病，并非风，亦非温，但清其血，热自止。若用荆防等发之，要知春冬腠理为风寒所闭，故用散药解之。此时皮肤皆开，长夏酷热，散之不益耗其气乎。杨曰，医者意在发汗。余曰，无汗，汗之可也。有汗，何容发也。杨又谓，医以为此汗是热天之汗，非应出之汗也，故发之。乃晓之曰，汗无非人身精液，容有二乎。此时之汗从令爱身上流出，难道以药发出之汗，从他人身上出乎！必以为此时之汗为非汗，以药发出之汗为真汗，必使用麻黄柴葛，使汗出不已，真气耗竭而后已。医道不通至此，几何不误人性命耶。杨语塞。请一方，乃仍用三黄解毒汤。杨痴物，久不见，未知应效否，余不愿问之，然亦难保也。

《醉花窗医案》

第四十二节　其他

倪复贞

顺天文学赵千里席间偶问余小儿滑精，遍医莫效，何法可治之。余细询病者才交十四岁，情窦未开，又随父书房同榻，屡服固精药，病乃愈甚。余曰：此非滑精也。《内经》云："男子十六而精通。年方十四，况情窦未开，乃湿热所化，肝脾二经候也。赵公云：只闻心肾二经或动相火梦遗滑精者，未有肝脾二经以致精滑者。余云：公论固是，非原非精也，素禀肝木旺克制脾土，脾土又失所养，因脾土受伤而有湿，湿则生热，热则流通，所以滑浊之物渗入膀胱而从小便中出也。常有婴孩溺白似精，皆因湿热所化，安得是精乎？席客皆以余为是。次早召余诊，果肝脉洪数，脾脉细滑，用平肝理脾、燥湿化痰，分清之剂，四服而愈。药以柴胡、白芍、苍术、白术、陈皮、半夏、泽泻、赤苓、灯心甘根，空心煎服，二剂即止。

《两都医案》

陈念祖

童年翻肛，脾气虚弱下陷，真阴不充，且面唇淡白无华。宜于益气之中兼以摄阴，庶为合治。

升麻三分，炒　柴胡三分，炒　人参一钱五分　炒白术二钱　当归身一钱　炒白芍一钱　陈皮八分　五味子八分　炙甘草五分

水同煎服。

《南雅堂医案》

中神琴溪

一儿年十余，神气郁郁，在阿母之目下，不好从群儿嬉戏。师诊之，脉微数，面色青黄，鸠尾一边，膨起如覆掌。与凉膈散兼金玉丸，岁余复故。

一妇人，负婴儿来请治曰："此儿生甫三岁，饮食无度，不须臾绝于口，禁之则啼泣喃喃，以骂母。且大便泄泻，往往下完谷。更医数家，皆不验，所在疳药几尽，然唯徒身体羸尫如此。"师诊之，脉细微，而指下或失之，腹亦固脱曰："世所谓疳虫，其证虽或危笃，许多神术奇方，死中犹得生路者，予往往睹之。然此儿比他之病疳虫者，则其证徐轻，而其腹脉最凶，非汤药之所能救也。余尝有一术，一儿病疳虫，其家甚贫，不能乞医药治，其父母相泣曰，此儿固可死，宁从彼所欲。于是纵其饮食，令厌饱，厌饱极而饮食自减，不逾月而其疾自治。今此儿亦当然作稀粥，随儿意而食之，则可。"妇大喜，月余果有效。

大宫通大工新藏之男，年十四，两足微肿，颇懒惰。师诊之曰："脚气也。法当下缓剂，姑息恐有后患。"即作大剂桃花汤与之，后三日来报曰："大泻矣，肿气虽由是消也，身体从惫甚。唯峻补治之何如？至蔓衍否？""其毒未减三分之一，非拔其根柢，必复蔓衍至，不可以救矣。"新藏性怯弱不肯用。师言时惟复比至流火，果复肿，又请师。师诊之，脉急促，乳下扇动，曰："毒漫弥矣，不可救。"辞然犹不为意，不逾十日，水气冲心而杀之。

师尝诣某氏，见一小儿肥而笑靥辅可爱，问年生甫三岁。熟视之，私谓主人曰："可怜有遗毒，若无祟于五官，必厄于痘疮。"主人乃悯然有忧色，曰："仆固贱愚，未识其恙，徒顾之，复之亦何异乎养尸。先生苟有医方疗之，幸甚。"曰："非大发其毒，则除之不得，弟数日烦矣。"主人素信师，哀恳请治。即与浮萍汤，二三日果大发疹，匝一身，其密无隙，啼号不绝，日夜无就一睡，即历十日，犹未见其结靥之机。脓血交溢，举家涕泣，以为必毙，乃招师请曰："毒发如此，疲亦孔矣。闷呼之声，人不忍闻，愿使其得暂睡眠，精气亦舒调乎。"曰："毒发如此，何足惊恐。"乃以西瓜皮末二三匕，水搅之，涂全身，其翌悉干。举家大喜，益神先生。既而夜半急走叩门，师起而问之，则曰变出意外。往视之，呼吸短促，喘迫抬肩，脉微促，于是乎始自知其西瓜皮之陷攻。先以瓜蒂汤，令上涌者二三次，诸证顿退，将就睡，众皆奇之。翌日夜半，前证复发，遂殁。

以上出自《生生堂治验》

程文囿

邻村方氏女，年才四岁，其母抱负来舍求治。予问何疾？曰：带下。问：疾何时起？曰：女夜遗尿，常以帛垫卧，旧春晨起晒帛，乍见白物，以为偶然，后频下不已，渐觉面黄肌瘦，饮食减少，今经一载，时发时止，附近求医，皆言未见之证。予曰：此先天禀弱，脾虚挟湿故也，但童真未充，早泄诚非之所宜，令夜服地黄丸，早服参苓白术散，匝月而效。半载后，疾复发，仍令原方服愈，嗣后不闻消息，及阅《怡堂散记》，载一七岁幼女患此证，虽已治痊。后出室怀孕，一产即脱，亦夭之由也。方氏女孩，得无类此。

《杏轩医案》

齐秉慧

又治予八女，年六岁，寒热往来，每于梦中惊叫而醒，爬上人身，且哭且怕，至十余夜，不能瞑目，将合眼即大叫大哭。维时予南署外回，归家妇语以故。余曰："此为胆虚热乘。"用小柴胡汤去黄芩（未见口苦咽干不用黄芩），加白茯神、远志宁心安神，竹茹开郁，真琥珀定惊。一剂而安。语云：熟读王叔和，不如视证多。信然！

《齐有堂医案》

吴簏

文，女八岁，忽自笑不休，神昏失志。诊心肝两部浮弦数滑，乃邪热攻心，则自笑不休，固由心火热甚，亦由肝经风火、痰血塞于心窍所致。宜用止笑散加减为丸，以清心疏肝、利窍豁痰，服未两月而痊。

黄连　生地　麦冬　犀角　丹砂　甘草　栀子　石菖蒲　川郁金　茯神　贝母　当归　上炒研为末，加竹沥、姜汁为丸。

夔府刑友桂月村乃郎五岁，以脚踢铁球，口含玩弄，不觉吞入咽腹，其父母号呼求治。余曰：别无良法。即宗张景岳治王氏子吞铁钉法。用活磁石二钱、朴硝四钱，并研为末，令以熬熟，猪油加蜜和调药末。遂如法于午日吞之，至夜半忽解下一物，大如龙眼，药护其外，拨而视之，则铁球在其中矣。景岳曰：本草所载，铁畏朴硝，盖硝非磁石，不能使药附铁；磁石非硝，不能逐铁速出，非油则无以润；非蜜则未必吞，合是四者，则着者着、逐者逐、润者润，同功合力，裹护而出矣。嗣余见蔡葛山相国集中所载，治小儿吞铁物方曰：吾校四库书坐沘字夺俸者数矣。惟一事深得校书力，吾一幼孙偶吞铁钉，医以朴硝等药攻之不下，日渐尪弱，后校苏沈良方见有此方，作方试之果验，乃知杂书亦有益也。方用剥新炭皮研为末，调粥三碗，与小儿食，其铁自下，依方试之，果炭悄裹铁钉而出。此书世无传本，惟《永乐大典》收其全部，苏沈者苏东坡、沈存中也，二公皆好讲医药，宋人集真所论为此书云。

以上出自《临证医案笔记》

李铎

吴某女，年十岁，形肥面黄，患带下，状如米泔。其老姑询余曰：区区童女，何以有此病耶？余曰：此非白带，是白浊耳，乃脾家湿痰下流。与健脾利湿药，十余帖而愈，后尝治数女子皆验。

按：白带、白浊、白淫三种，三者相似而迥然各别。白带者，时常流出，清冷稠黏，此下元虚损也；白浊者，浊随小便而来，浑浊如泔，此胃中浊气渗入膀胱也；白淫者，常在小便之后而来，亦不多，此男精不摄，滑而自出也。

《医案偶存》

巢渭芳

余治六洲及本街程姓两小儿小溲不通。诸医但知服药，尚勿摹捻何故？后为余用线、刀穿开龟头之包皮方愈，如服药反致胀成病。

陈学，六岁，女童。春末天时燥热，感受风热，烦热日夜叫号，遍体肌肉红晕，干涩不润，口渴脉滑，右肠角高肿作痛，人疑是痧邪，又为肠痈。余指为遗毒也。方用薄荷、连翘、生苡仁、川石斛、大贝、马勃、冬桑叶、银花、怀牛膝、蝉衣、生草、淡竹叶，复方加羚羊、角针。经治数次而愈。

以上出自《巢渭芳医话》

忍公

某店一小子，年十四五，坐店内操贸易业。时当夏月，柜下有门，上饰铜环。小子无事，出阳物入环内玩弄，不意阳物暴胀不得脱，小子号啼。观者填门，咸无法可施。适叶天士乘肩舆过，邀视。天士附耳语舆夫，著取冷水一大盆，潜至背后，出其不意，从头倾下。果惊缩而脱。

《怪病神医录》

张山雷

包幼。二十七日闻雷惊仆，初尚相安，至初二午后又生恐畏，乃蒙被蜷卧，惊怯异常，竟至毫不识人。按脉六部滑大，重按相等，左手较为有力，证情不可谓不奇，总是因惊气乱，气血上涌，亦脑神经之病耳。面赤唇红，舌色亦鲜红无苔且润，大腑四五日未行，姑先镇坠摄纳开痰以通大腑，冀地道一通，下行为顺，庶有瘳乎。

龙齿9克　　牡蛎30克　　石决明30克　　胆星4.5克　　竺黄4.5克　　菖蒲2.4克　　大贝母9克　　茯神6克　　郁金6克　　柏子仁6克　　连翘心4.5克　　玄精石9克　　当归龙荟丸12克，包煎　　生铁落60克，先煎代水

《张山雷专辑》

施今墨

吴某某，男，9岁。患儿1951年6月出生，生后不久即发现容貌皮肤异常，于1953年10月18日入北京医学院附属第一妇婴医院儿科检查，当时年为28个月。

患儿系8个月早产，未届满月即发现全身皮肤发硬成团，头皮薄，眼突，鼻尖，与正常婴儿不同，生后头发尚多，至4、5个月即渐脱落。

患儿为第三胎，因母妊娠合并高血压于孕期8个月引产。母乳喂养至5个月改喂牛乳，均按医院指导喂养。曾接种牛痘、卡介苗、百日咳、白喉预防针。13个月出牙，14个月能行走，患过麻疹。28个月时体重仅8700克。父母健康，无结核病及性病史。有姐姐二人，身体、皮肤及容貌均正常。

患儿于北京医学院就诊为早老证；北京阜外医院诊断为周身动脉硬化证。1960年7月来求诊时已9岁，体高若5、6岁，然奇瘦异常，头面、四肢、皮下无脂肪，皮肤不能用手捏起，皮下血管明显可见，俨然皮包骨骼，头发稀疏而干硬，眉毛缺如，双眼突出，耳壳极薄而透明，鼻梁突起如房脊，口小唇薄，腹部皮肤僵硬无弹性，可触到大小不等之团块与皮肤紧密粘连，不能捏起。

患儿聪慧活泼，说话流利，饮食起居一如他童。营养食品特殊照顾，丰腴胜过一般，乃逾食逾瘠，维持至今，尚可做体操游戏，自觉似无太大痛苦，乍睹畸形，令人惊诧。此证世界少见，据文献记载类似病历自 1886～1956 年仅有 27 例，临诊数十年亦仅见此病例。察其脉象，涩兼沉微，如此消瘦，脉微难于触知，既无先例可循，只能摸索图治。

窃以患儿赋形具体根本不类常人，经络隧道细小已甚显见，时常不能全部畅通；而经络隧道实为人身气血通行之路轨，医籍所谓"营行脉中，卫行脉外"是也，一遇梗阻，气血瘀滞，荣养濡润均不可得，隧道愈来愈窄，甚而干瘪，一切营养不复吸收，继而肌肉消削，脂肪全无，形成枯腊之状，较诸老年瘠癃尤远过之。如何着手施治，能否得效，诚属毫无把握，今暂认为病在经络，周身隧穴空隙多闭塞不通，以致营卫气血随处稽留，营养物质无法吸收，所以腠理不密，皮聚毛落，神经中枢营养不充，也曾发生严重之脑证，及上下肢麻痹。苟患儿经络尚无损缺，脏腑亦未见特异状况，即应设法图治。拟用大通经络隧道，调卫和营，伴随重量滋补气血之剂，先汤后丸，需以时日，冀获万一疗效，肌肉脂肪再生，健康恢复。

处方：西红花 3 克　山甲珠 10 克　炒桃仁 10 克　地龙肉 6 克　绵黄芪 18 克　全当归 10 克　酒川芎 3 克　生地黄 10 克，细辛 3 克同打　杭白芍 10 克，桂枝 3 克同炒　淮牛膝 6 克　米党参 10 克　白人参 3 克　威灵仙 5 克　漂白术 6 克　香附米 6 克　苦桔梗 5 克　炒枳壳 5 克　紫苏梗 5 克　炙草节 5 克　鹿角胶 5 克，另烊兑服

另：橘络、丝瓜络、桑枝、桑寄生、通草、路路通各 15 克；白蒺藜、骨碎补各 12 克；白芷 6 克煮汤代水煎药。

另用血琥珀、真血竭各 1.5 克，原麝香粉 0.3 克，沉香粉 0.3 克共研细粉，装胶囊 12 枚，分四次随药送服，两日服一剂。

二诊：前方服八剂，服药期间未发生头痛，精神甚好，食欲较前增加，脉象略见活跃，转显流利。

处方：陈橘络 5 克　粉丹皮 6 克　川桂枝 3 克　陈橘皮 5 克　紫丹参 6 克　杭白芍 10 克　炒柴胡 3 克　茺蔚子 6 克，酒炒　香白芷 5 克　苏桔梗各 5 克　酒川芎 3 克　骨碎补 5 克　酒地龙 6 克　于白术 6 克　红人参 3 克　淮牛膝 6 克　炒枳壳 5 克　蕲蛇肉 3 克　炙黄芪 24 克　山甲珠 6 克　全当归 6 克　山萸肉 6 克　香附米 6 克，酒炒　红丝线 5 克，煎碎布包　炙草节 3 克　干薤白 3 克　西红花 5 克　青葱叶 10 克

另：青毛鹿茸粉 1.2 克，血琥珀、三七粉各 1.5 克，原麝香粉 0.15 克，合匀装胶囊分四次随药送服，两日服一剂。

附：常服丸及食谱。

1. 丸方：青毛茸 30 克　绵黄芪 30 克　当归身 30 克　朝鲜参 30 克　大熟地 60 克　龟板胶 30 克　云茯苓 30 克　陈阿胶 60 克　杭白芍 30 克　酒地龙 30 克　野于术 60 克　酒川芎 30 克　象牙屑 15 克　骨碎补 30 克　山萸肉 90 克　穿山甲 30 克　甘枸杞 30 克　血琥珀 30 克　紫草茸 30 克　香白芷 15 克　川桂枝 24 克　当门子 3 克　刘寄奴 18 克　威灵仙 30 克　三七粉 30 克　川附片 30 克　炙甘草 30 克　紫河车 30 克　蕲蛇肉 30 克　真血竭 15 克　怀山药 60 克

上药共研细末以猪骨髓 60 克，枣肉 600 克，捣合小丸，每日早晚各服 3 克，白开水送服。

2. 食谱。

早餐：牛奶 120 克，葡萄干 30 克，花生米、黑豆皆连皮淡盐汤煮，各食 15 克。

午餐：白面 120～150 克，青菜 250～500 克（可做一菜一汤），酌在菜中用猪油 15 克，猪肉 30 克。

晚餐：大米 120～150 克，青菜 250～500 克，鸡蛋 1 枚，植物油 30 克，猪肉或牛羊肉 30 克。

周某某，男，8 岁。四年前患痢疾一个月，愈后又再发热，周身关节肿痛，经北大医院诊为类风湿关节炎，曾住院治疗，此后四年来多次发热身痛，十指及肘部拘挛不伸，于阴雨时发作更甚，食睡尚好，经常夜间遗尿。舌苔白腻，脉象沉滑。

辨证立法：痢后体弱，风湿入侵，稽留经络，屡治未能根除，感遇寒邪即行发作。当以散风活血通络为治，兼治遗尿。

处方：桑寄生 12 克　川桂枝 3 克　北细辛 1.5 克　嫩桑枝 12 克　杭白芍 10 克　生熟地各 5 克　乌蛇肉 10 克　酒地龙 5 克　酒川芎 5 克　酒当归 6 克　生银杏 10 枚, 连皮打　益智仁 5 克　桑螵蛸 5 克　节菖蒲 5 克　炙草节 6 克

二诊：服药四剂，除遗尿见好外，关节肿痛未见变化，但食睡正常，精神甚好。

处方：川桂枝 3 克　生鹿角 10 克　北细辛 1.5 克　杭白芍 10 克　嫩桑枝 15 克　生熟地各 5 克　豨莶草 10 克　桑寄生 15 克　金狗脊 10 克　伸筋草 10 克　酒川芎 3 克　酒当归 6 克　乌蛇肉 10 克　酒地龙 6 克　双钩藤 10 克　炙草节 3 克　虎骨胶 3 克, 另烊化兑服

三诊：前方连服四剂，颇见功效，曾电话询问是否来诊，嘱效不更方，多服数剂。现已服至十六剂，关节肿痛全消，手指、肘部伸屈较前灵活，遗尿基本去除，拟回乡，要求常服方。

处方：破故纸 5 克　巴戟天 5 克　乌蛇肉 6 克　川桂枝 2.4 克　伸筋草 10 克　地龙肉 6 克　酒当归 6 克　嫩桑枝 15 克　酒川芎 3 克　赤白芍各 5 克　桑寄生 15 克　节菖蒲 5 克　桑螵蛸 6 克　生银杏 10 枚, 连皮打　炙甘草 5 克　虎骨胶 3 克, 另烊兑服

隔日一剂，至愈为度。

以上出自《施今墨临床经验集》

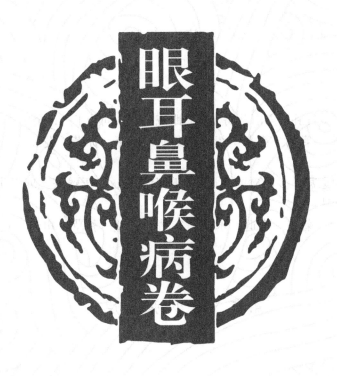

眼耳鼻喉病卷

第一百五十八章　眼睑病

第一节　针眼

陈在山

张佩玉，眼疾，眼皮红肿，多泪羞明，兼有眼疮之患，问治于余，余用清凉发表法。

双花　连翘　薄荷　菊花　苍术　薏苡　车前　汾草　赤芍　花粉　谷精　皮苓　青皮　竹叶

服药后，眼皮红肿愈甚，多泪愈。自觉热气随泪流出，口干饮茶无度，此邪热随湿气化出之效也，再用散湿通利法。

苍术　薏米　车前　菊花　蝉退　木贼　谷精　月砂　甘草　川连　川羌　皮苓　青皮　木通　竹叶

《云深处医案》

第二节　风弦赤烂

胡慎柔

徽州方奉安令郎，十二岁。孩时乳母无乳，且喜酒，恐其父知无乳，私以果米食喂之，乳哺三年后，便眼弦红烂，此受母湿热故也，渐至眼不得开。延予治之，六脉俱洪。予曰：此肾水不足之疾，当益水以滋肝木，以六味汤加柴胡、山栀，数十帖而愈。时方秋候，余复言宜多服前剂，预培肾水，以助来春生发之气。彼怠缓不果，至春遂如予言。他医治以芩、连凉心之剂，进至五日，眼不开，且发热不思食，作泻，咳嗽，此过伤苦寒，收降太过，致阳气受亏，胃气不升发也。复请视之，六脉俱八九至，按至骨则细无神，左心肝洪大于右，按之无力，此气血大虚，元气大惫之证。幸童子真元未散，尚可救药，亦服药半年，方可见效，治以四君加黄芪、山药、门冬、五味三月。发热、咳嗽稍可，作泻犹未止，教以服补剂参苓白术丸，间以前药，至半年，脉退六七，眼亦开矣，第赤烂上下黏腻未除，或时可，或时黏，此正气未全复，邪火未全退也，还当扶元气，而邪火自息。彼怠于参弗，复用别医，以补血当归、生地之类，一两月，前证复作，眼复赤烂不开，反增恶寒发热，作泻、咳嗽如旧，事已告急，复求予诊，切脉俱细数，比前更甚。余许以八帖之后，恶寒不减，便不可回。服保元加白术、门冬、五味。四剂后，恶寒顿退，惟发热不已。余曰：盖恶寒者，阳气虚也，服四剂而祛之，阳尚强，尚可救疗，后以保元、四君加山药、门冬出入服之。至冬，眼弦赤烂已去，数脉俱退，止五六至，按之无力，眼中不时两皆有红翳入睛，此阳虚上越之故也。以补中汤去升麻，入熟附一二分，七八剂翳退，数脉亦退，仍服前剂而全愈。

杨宅使女，年八岁。两目眵泪不干，眼眶赤烂，此脾胃湿热，以胃苓加酒炒黄芩、连翘，六七帖而愈。

以上出自《慎柔五书》

抱灵居士

次子，右口角生疮，平日咬牙，突生一齿二月左目赤痛，艮宫起翳一点，左额左吻生包疖，痛连目，两耳红痒，以洗肝散去大黄，加归、芍、石膏、连翘、柴胡、蝉退三剂；以苦参散洗之，目疮疖之痛好，眼开，翳在，泪涕不痛，眼皮赤烂，两耳红；以车前子散不效；以升阳活血汤去芪，加栀子、蝉退一剂，目开；又以前方去升麻，加木贼、赤芍，赤退翳小，连泻青恭；以归、芍、柴胡、防风、蔓荆、甘草、木贼、白芷、蝉退一剂，恭黄翳小；以前方加栀子一剂而消。后月余发，又以前方去栀子二剂而痊愈。

《李氏医案》

也是山人

虞。两目疮疡，缠延一载不全。服羚羊角反剧。眼癣。

川连四分　白甘菊一钱　生甘草二钱　夏枯花一钱　桑皮一钱五分　苡仁一钱　土贝二钱　连翘一钱五分　茯苓皮二钱

又。前方已服三帖，略效，再拟。

制军一钱五分　银花一钱　桑皮一钱五分　夏枯花一钱　丹皮一钱　连翘一钱五分　大贝二钱　炒山楂一钱五分　川楝子皮一钱

又。前方又服三帖，大效，又拟。

制军二钱　金银花一钱　川楝子皮一钱　夏枯花一钱　桑皮一钱五分　黑山栀一钱五分　大贝二钱　连翘一钱五分

《也是山人医案》

何拯华

孔春林，年廿八岁，业农，住南门外谢墅村。

病名：目风眼痒。

原因：素嗜辛辣酒物，适冲风冒雨，遂发目疾。

证候：眼睑作痒，似烂非烂，头重怕风，四肢倦怠。

诊断：脉左浮弦，右软滞，舌苔白腻。浮弦为风，风动则痒，软滞为湿，湿重则烂，苔白而腻，尤为风湿触目之明证也。

疗法：内外并治，外用洗药，内用荆、防、蒺、蝉疏风止痒为君，赤苓、薏仁去湿收烂为臣，然眼痒必擦，烂亦必揩，揩擦则发电生热，故重用滁菊、谷精以清热散风为佐，其烂者必因风湿，风湿盛必有留瘀，故用红花为使以消散瘀血也。

处方：荆芥穗钱半　青防风一钱　白蒺藜钱半　净蝉蜕八分　赤苓三钱　薏仁霜一钱　滁菊花二钱

谷精珠一钱　片红花七分

洗方：羌活钱半　防风钱半　蕤仁钱半　生桑皮三钱　净胆矾二分

如洗时有刺激性，改用硼酸水，放入白矾少许，常在痒烂轻轻频抹亦妙。

效果：三剂轻减，再进三剂而痊。

廉按：目风痒烂之证，其因虽多，总不外受风则眼痒，兼湿则眼睑烂。此案内外二方，虽皆清稳有效，若眼睑有泡点高起、或生椒粟疮等，必须用毫针轻轻刺破，方能立时止痒。惟病者须忌辛燥油腻，更避冲风冒雨，则其病庶可全愈。

《全国名医验案类编》

第三节　眼丹

李用粹

吴淞一女，在闺时，患左眼上胞内生疙瘩，日渐长大，下垂遮目，红肿重坠，痛楚异常。前医始以驱风治标，继以养血治本，迁延岁月，未获稍减。余诊其脉，左关弦强搏指，右关艰涩。予曰：目廓应肝，内轮应脾，肝脾两脏，性喜疏利，故忧思伤脾则气结而血瘀，恚怒伤肝则气郁而热生。由是火炎血沸上腾空窍，目廓积闭，火旺赤肿也。治宜疏中宫之滞，泻东方之实，则郁开，火降，瘀化，肿消耳。用龙胆泻肝汤数帖，疙瘩渐消。复以六味丸料加龙胆草、白蒺藜、决明子、牡蛎，与滋阴之中兼以清火之品，逾日而平复。

《旧德堂医案》

王孟英

朱养之令弟媳，初患目赤。服药后，渐至满面红肿，壮热神昏，医者束手。孟英切脉，洪实滑数，舌绛大渴，腹微胀。以酒洗大黄、犀角、元参、滑石、甘草、知母、花粉、银花、黄芩、连翘、薄荷、菊花、丹皮，两下之，竟愈。

《王氏医案》

张汝伟

周右，年六十五，常熟。素体娇养，处近古稀，又值烽火流离，经文所谓失精，肝胆之火，郁遏于内，肺胃之热，滋扰于中，两火相扇，上逆而注于目，以致右眼焮赤肿胀，延及面颊，目不能开，脉右寸独大，余部弦数，苔薄质绛，已成眼丹。宜清肺胃之火，而化肝胆之热。

冬桑叶　甘菊花　天花粉　细生地　草决明　炒丹皮　炒赤芍　蔓荆子　京元参各三钱　玉泉散五钱，包　石决明一两，先煎

二诊：进清肺胃肝胆之热后，目已能开，而眦角有微痒，面部赤色已退，肿势亦减十之五，苔转化黄，仍用前法加减。

豨莶草　甘菊花　蔓荆子　细生地　连翘壳　草决明　丹皮　炒赤芍各三钱　石决明　珍珠

母各一两，先煎

本证始末：此证在齐芦交战时，避难来申，先患泄泻，经伟治愈，嗣病目赤，入医院治，久不能退，来诊时，面大如斗，目闭成一缝。面肿处绯红如锦，二方服后，竟告十全。

方义说明：此证处方，不用苦泄之芩连柏等，而用桑菊玉泉散，因同一火也，在于肝胃，否则目痛，并不及于面，面属阳明，且痒而不甚痛者，知尚有风邪，故用蔓荆子、草决明等以熄风，生地、赤芍、元参以清营分之热、以养阴。至用石决、珍珠母等，亦平肝之逆，以熄无形之火而已。

《临证一得》

第四节 椒疮

张乃修

徐右。目为肝窍，为脏腑精气之所聚。目疾之后，眦痒多泪，脉数微弦。此风热未清，风为阳邪，其气通肝，所以风即为热。拟养血清肝熄风，俾不致伤精气为止。

制首乌四钱　蜜炙桑叶一钱　滁菊花一钱五分　炒地骨皮二钱　决明子四钱晚蚕沙三钱　炒荆芥一钱　桔梗八分　黑豆衣四钱　赤芍一钱五分

二诊：脉证相安，但右目不赤不痛，不因见风亦时常流泪。是肝胆气弱，肾水不足，虽有风邪，不能自越。以丸药缓图之。

大熟地三两，川椒二钱煎汤蒸制　上瑶桂一钱，去皮另研和入　建泽泻一两五钱　蜜水炒川芎一两　粉丹皮一两五钱　熟附片一钱　黄肉炭一两　炒山药二两　茯苓二两

《张聿青医案》

何拯华

凌长友，年三十六岁，住凌家岸头。

病名：目风。

原因：风热上受，首先犯目。

证候：头痛恶风，身热自汗，目白眼睑红肿生眵，或痒微痛，迎风流泪，视物羞明。

诊断：脉右浮数，左浮弦，舌边尖红，苔薄白。色脉合参，《内经》所谓风入系头，则为目风眼寒也。虽云眼寒，实则眼受风热也，新医学谓之沙眼。究其病理，泪液为风热所逼，则分泌泪液较速，故一迎风即流泪。其流出之泪液，被风燥热耗，则渐稠而或痒，生眵而微痛。目中风热既盛，则目睛光线弱，不克抵抗外来阳光，故羞明。其脉浮弦而数者，浮弦属风，数为风热内逼而上盛也。

疗法：先用硼酸水洗目，内服则以清风散火汤为主。盖以风气通于肝，肝开窍于目，故用桑、菊、荆、丹辛凉散风以泄热为君；风热盛则血瘀痛痒，故以归尾、赤芍、红花破瘀开结为臣；然目白属肺，眼睑属脾胃，故佐以黄芩清上焦，焦栀清三焦，使肺脾胃之瘀热上从气道、下从水道排泄而去，则风热清而痛痒自除；使以夏枯花散郁结者，须知眼病多郁结，无论红肿痛痒，必以开郁散结为先也。

处方：冬桑叶二钱　荆芥穗一钱　归尾钱半　片红花六分　焦山栀三钱　滁菊花二钱　粉丹皮钱半　赤芍钱半　酒炒片芩钱半　夏枯花钱半

效果：连服四剂，诸证皆减。惟红痛未除，原方去芥穗、栀、芩，加酒炒生川军、酒洗龙胆草各钱半，叠服三剂，痛痒亦止。目尚羞明，原方再去生军、胆草、归尾、赤芍，加细生地四钱、白归身一钱、生白芍三钱、盐水炒甘杞子一钱、生羊睛珠一对，俾目能视，连进十剂，光线复原而愈。

廉按：《内经》谓"五脏六腑之精华，皆上注于目"，目非自病，必因外感，或内伤，以致脏腑有偏寒偏热偏盛偏衰，影响于目而始病。故医必查明病因，因外感而病目者，治愈外感则病根除，而目病自愈，何用眼药为，因内伤者亦然。须知病因为治疗要诀，即为治万病之定例，病因既明，无论其病态多端，见之确，守之定，投药直攻，效如桴鼓。此案因风病目，当然以散风清目为首要，方亦面面顾到，轻稳灵通，惟此病愈后，切忌辛辣酒物助痒延烂，试观眼病烂痒喜食辛辣者，未有不痒烂更甚也。

《全国名医验案类编》

陆观虎

潘某某，女，20岁。

辨证：眼疾（眼疮）。

病因：风火上炎。

证候：两眼红肿，瞳上起蒙，眼涩痛，多泪。脉细弦。舌质红，苔薄黄。

治法：清火明目。

处方：霜桑叶9克　大贝母9克　木贼草9克　杭甘菊6克　炒赤芍6克　谷精草9克　密蒙花6克　栀子皮6克　草决明子9克　净蝉衣3克　天花粉9克

方解：霜桑叶清热疏风。大贝母、炒赤芍凉血散结。杭甘菊、木贼草、谷精草、密蒙花、草决明子、净蝉衣明目退翳。天花粉清热生津消肿。

王某某，男，39岁。

辨证：眼疾（沙眼）。

病因：素患沙眼，兼以肝火上炎。

证候：沙眼发红，痰多，脉细弦。舌质红，苔薄黄。

治法：清火明目。

处方：霜桑叶9克　谷精草9克　净蝉衣3克　上川连3克　木贼草9克　石决明12克　杭甘菊9克　炒赤芍6克　牛膝9克　密蒙花9克　炒黄柏6克

方解：霜桑叶祛风明目，清热燥湿凉血。净蝉衣、谷精草、木贼草、密蒙花清火明目，退翳。石决明、杭甘菊平肝明目，散风清热。上川连、炒黄柏清热泻火。炒赤芍、牛膝活血散结，引火下行。该方服三剂而愈。

以上出自《陆观虎医案》

第五节　胞生痰核

高锦庭

唐某某，湿痰气郁不化，上升结于眼胞，皮里肉外，致成眼胞痰核，形如豆料，硬肿不痛，推之移动。拟二陈合清脾饮加减。

陈皮　半夏　连翘　制蚕　决明　茯苓　甘草　黄芩　夏枯草

《谦益斋外科医案》

王孟英

冯媪，患左目胞起瘰，继而痛及眉棱、额角、巅顶脑后，筋掣难忍。医投风药，其势孔亟。孟英诊脉，弦劲，舌绛不饥。予固本丸合二至丸加桑（叶）、菊（花）、犀（角）、羚（羊角）、玄参、牡蛎、鳖甲、白芍、知母、石斛、丹皮、细茶等，同入互用，匝月始愈。

《王氏医案》

缪芳彦

杨，右眼上胞皮中有小核，触风则痒而肿，此中有风。风挟火，故痒而肿。其初得此疾必因于风，感风之后，寒气外束，风不得泄，火郁为热，其热未散，结为小核。气血凝滞，故感风即发，古无是证，以意治之。

兔右眼上皮一片　当归一两　山贝一两，去心　新绛三钱

煎浓汤微火拌炒，干磨为末二两净用，苍耳虫数十条捣入。

甘菊一两　土贝一两　赤芍一两　海藻七钱　桑叶一两　石决明一两　丹皮一两　连翘一两　淡菜二两　白芷三钱　荆芥七钱

上为净末，用料豆皮三两煎膏，和入赤小豆一两煮烂，连汁捣合丸。每服三钱开水下。

《缪芳彦医案》

陆观虎

芮某某，男，26岁。

辨证：眼疾（眼瘰）。

病因：食滞不消，化热上炎。

证候：右眼起瘰，胸胀头晕，纳少，便稀。脉细弦。舌质红，苔微黄。

治法：健胃消食，清热利湿。

处方：焦稻芽15克　大贝母6克，去心　川通草3克　杭甘菊9克　炒赤芍9克　炒栀子6克　连翘6克　山楂炭6克　扁豆衣9克　石决明12克，蔽包　益元散9克，包

方解：焦稻芽、山楂炭健胃消食导滞。大贝母、炒赤芍清热散结。川通草、扁豆衣、益元

散益脾利湿清热。炒栀子、连翘清热解毒。石决明、杭甘菊平肝清头目，以消眼瘰。

《陆观虎医案》

第六节　眼睑癌

高锦庭

　　金某某，眼胞属脾，脾气呆钝，湿痰浊气上升，滞于膜里，眼胞菌毒数载，日渐长大垂出，当以清化。

　　薄荷　荆芥　赤芍　连翘　防风　元参　陈皮　决明　甘草　淡芩　夏枯草

《谦益斋外科医案》

第一百五十九章　白睛病

第一节　风热赤眼

胡慎柔

一女人，年五十余。素眼疾，因服祛风散热之剂，忽口干，且发热，多眵，开合不得，红筋薄翳满目，六脉洪数五六至，浮沉俱无力，此气有余而血不足证也。四物加黑柏二分、山栀、陈皮，八帖而愈。

《慎柔五书》

顾金寿

杨。病后失调，阴虚阳越，左目全红，珠痛上连头角。诊脉沉滞，缘虚火为寒凉所逼，郁而不舒，急宜温理血脉，恐伤瞳神。

当归须二钱，酒洗　川芎七分，酒洗　红花五分，酒洗　炒丹皮三钱　荆芥一钱　蔓荆子一钱　密蒙花一钱，酒炒　黄甘菊一钱，去心　桔梗五分　冬桑叶三钱，米炒　谷精草八钱　煎汤代水，饱后服。

又。脉象稍起，眼红渐退，早晨尚有胀痛者。风为阳气，虚则不易散，法当扶正散风，活血为治。

生黄芪一钱五分　防风八分　川芎六分　当归须三钱，酒洗　蔓荆子一钱五分　蜜炙升麻三分　红花五分，酒洗　冬桑叶三钱，米炒　密蒙花一钱五分，酒炒　谷精草八钱　煎汤代水。

又。眼红头痛虽止，精气未免受伤，仍宜养肝和血，为病后调理，必不可少。

原生地三钱，酒洗　大熟地三钱，炒松　川石斛三钱　北沙参三钱，米炒　炙黄芪一钱五分　归身一钱五分，炒　大白芍一钱，酒炒　甘菊花一钱　甘枸杞一钱五分，炒黑　冬桑叶二钱　黑芝麻三钱　羊肝一两　煎汤代水。

俞妇。脉象沉软，素质血虚肝郁，始由左目红胀不痛，显系肝经虚火上炎，治者反用凉散刮法，致酸痛难开，便结纳少，急宜温养肝肾，庶可无损瞳神。

炒枯熟地六钱　归尾一钱五分，炒黑　蕤仁一钱，炒　白蒺藜一钱五分，炒去刺　川石斛四钱　炒白芍一钱五分　车前子一钱，炒　冬桑叶一钱五分　池菊炭一钱　盐煮石决明一两

又。照前方去白芍，加瓜蒌仁三钱、郁李仁三钱。

又。得便不畅，脉象稍平而软，左目仍红而难睁，胸中反觉嘈杂。究属肝阴受伤，总宜温养血分，且在立秋大节之前，自以扶正养营为主。

炒枯熟地七钱　归尾一钱五分，炒黑　桃仁七粒，去皮留尖　红花三分，酒洗　北沙参五钱，米炒　麦冬肉一钱五分　川芎三分，酒洗　冬桑叶一钱五分，米炒　池菊炭一钱　盐煮石决明一两

又。照前方去红花、川芎，加密蒙花一钱、小黑豆五钱、川石斛五钱。

又。脉象稍起，目红渐淡而能睁，再照前方加减。

炒枯熟地八钱　归身一钱五分，炒黑　北沙参五钱，米炒　肥玉竹四钱，米炒　冬桑叶一钱五分　密蒙花一钱　川石斛五钱　池菊炭一钱　盐煮小黑豆五钱　谷精草一两　煎汤代水。

又。目疾将次向安，复缘腹泻两三日，胸膈不舒，胃纳渐减，脉象沉软，正当经转之时，自应脾肾双调为是。

炒枯熟地八钱　于术一钱五分，炒黑　炮姜炭七分　炒怀山药三钱　茯苓三钱　归身一钱五分，炒黑　蒸五味十四粒　白蒺藜一钱五分，炒去刺　新会皮一钱　盐煮黑豆五钱　谷精草一两　煎汤代水。

又。目疾渐愈，胸脘亦可向安，惟脉仍软，究宜脾肾双调。

炒枯熟地一两　炒黑于术二钱　炮姜炭五分　蒸五味十四粒　白蒺藜三钱，炒去刺　小黑豆五钱，盐煮　炒黑归身三钱　肥玉竹四钱，米炒　谷精草一两　煎汤代水。

又。照前方去炮姜、黑豆，加酒炒宣木瓜一钱五分、诃子皮一钱五分、夜明砂（淘净）一钱五分。

丸方：大熟地六两　炒黑归身三两　炒白芍二两　上党参四两　炒黑于术二两　茯苓三两　肥玉竹六两，米炒　白蒺藜四两，去刺　宣木瓜一两五钱，酒炒　小黑豆四两，盐煮　四制香附二两　川石斛六两　黑山栀二两　粉丹皮二两　冬桑叶四两，米炒

上药治末，先用谷精草六两，合欢皮八两，金汁菜一斤，熬浓汁，去滓，入阿胶三两代蜜为丸，桐子大，每空心，淡盐开水送四钱。

问：眼科多以清凉为剂，且用刮点等法，今二证俱以温补收功。岂治目切忌凉泻软？曰：目虽外疾，实由脏腑而发，虚实之间，辨之不明，往往误人不浅。如前杨证，由病后而得，正气既虚，血热上升，已有阴亏阳越之势，故与温散镇纳而愈。后二证，或由劳苦而发，或因血虚而生，皆虚火也。治者但用眼科套方，清凉遏抑，几乎结就冰翳；又妄用刮法，未免大伤胃络，幸早来诊治，得温补兼调而愈。总之，虚实既明，自能对证发药，断不敢用随手套方，以致贻误。但目疾各有所因，又不可缘凉泻多误，但遵温补，亦足误人，即如上证，愈一阅两月，食海鲜火酒而发，甚发唇干舌燥，二便艰少，又用鲜生地、大黄等方，清泻而愈。一人之身，前后施治，大相悬远，可见病证千变，全在治者，方寸灵明，毫无偏执，庶几益多而损少矣。至俞妇一证，女子以血为主，血虚则热而易升，若不温调肝肾，清通阳明，焉能就痊。迨目疾渐安，忽又腹泻胸满，仍系平时所服凉剂，久停膈中，得温调而化，又不得不脾肾双调，且向有经后带多之证，亦由此而愈。

所谓治病必求其本也。虚实之间，失之毫厘，谬以千里，顾思命者慎之。

以上出自《吴门治验录》

李文荣

李楚生三兄患目，二目皆病，左目尤甚，红痛异常，瞑不能开，勉强开之，盲无所见，头痛难忍，亦左为甚。尤可怪者，大渴欲饮，每日饮浓茶十大碗。蔡医以白虎汤投之，石膏每剂一两许，愈服愈渴，数剂后，浓茶加至三十大碗。饮食不思，神烦不寐，终日终夜饮茶而已。两月有余，困顿已甚，乃延予，诊脉皆弦数而大，而右关数疾之中，尤欠和柔。予笑曰："此非白虎汤证也！白虎汤乃伤寒时邪，胃有实热，大渴欲冷饮证所用。今因患目而渴饮，欲热饮，

不欲冷饮，乃素嗜浓茶，伐胃气，胃液干枯，求饮滋润，而其实润之者，乃更伤之，故愈饮愈渴。彼石膏辈能治实热，不能治虚热，《本草》载：虚人禁用，恐伐胃气。彼庸庸者不知，以为渴饮则当用石膏，而不知外感内伤有天渊之别，热饮冷饮有毫厘千里之分，率意妄投，不独损人之目，即损人之命不难也！"其仲兄乃秀才也，问曰："闻目属肝，何患目而胃病如此？"予笑曰："肝开窍于目，夫人而知之；乙癸同源，肝亏则肾亏，亦夫人而知之；不知五脏六腑、十二经脉、三百六十五络，其血气皆禀受于脾土，上贯于目而为明，故脾虚则五脏之精气皆失所使，不能归明于目矣。以脾与胃相表里，而为胃行精液，胃主降，脾主升，胃降然后脾升，饮食入胃，游溢精气，下输于脾，然后脾气散精而上输于肺也。今胃汁干枯，胃气不降，脾有何精液可升？尚能归明于目哉？况病者肝肾本亏，肾不养肝，肝虚生热，热盛生风，以久虚之胃木，火乘之，故不独燥热难堪，饮不解渴，且胃无和气，直致饮食不思，胃不和则卧不安，故夜不能寐也。至目痛自属肝火，头痛自属肝风，而今欲治之，必先救胃，救胃必先戒茶，然后大养胃阴，并养肝肾。胃喜清和，得滋润而气自能降，木虑枯燥，得涵濡而火自能平，火平则风息，眼无火不病，头无风不疼。如此调治，证虽险，无虞也！"病者虑茶不能戒，予曰："非戒饮也，特戒茶耳！"于是以菊花、桑叶代茶，而先投以养胃阴、扶胃气重剂，十日后即不思饮茶。然后兼调肝肾，并或清肺，以滋生水之源；或清心以泻肝家之热，千方百计，乃得渐痊。二年后，其尊人亦得目病，蔡医以为能治，不必延予，而一目瞽矣！

《仿寓意草》

王孟英

五天成牙行一妇，年五十余，初患左目赤，渐至发热，医投温散，便泻而厥。进以补剂，少腹宿瘕攻痛，势极危殆。丐孟英诊之，脉甚弦实，舌绛而渴。予苁蓉、橘核、当归、元胡、龟板、石英、螵蛸、茯苓、栀子、楝实、吴茱萸、黄连，数服而安。逾年以他病卒。

《王氏医案》

林佩琴

族妇。久患目赤，产后郁怒，赤肿难开，服散火解郁之剂，未效。诊其脉脾弱肝强，议扶土制木，目疾可瘳。砂仁、陈皮、白茯苓、白术、天麻、炙草、甘菊、川芎、山栀、草决明加枣。外用洗药，蚕沙、夏枯草、冬桑叶、菊叶煎汤熏洗，数次而病若失。

《类证治裁》

抱灵居士

式堂，右眼赤痛。或以青葙、芜蔚、菊花、蝙蝠之类，头右麻木，目肿痛有翳，泪多，舌黄，口干；以洗肝散加生军一剂，汗泻三次；以菊花茶调散一剂，头麻止，眉棱骨痛，出汗恶风，泻三次；以栀子胜奇散去贼决明，加生军一剂，泻二次，右面麻；以前方去生军一剂，泻一次；又去生军二剂，赤翳自上散下，痛泪喷嚏；以生地、归尾、赤芍、羌、防、瓜霜、黄芩、甘草二剂，上轮翳散，喷嚏，羞明，眉痛减；以选奇汤加蝉退二剂，眉痛好；以通圣散去硝、麻、术、朴，加羌活二剂，红翳散半；以生地、归、芍、芩、连、栀、羌、防、蝉、贼三剂，泻绛恭有血，赤翳大散。间日怒后受风，头痛生翳，以九味羌活汤加柴胡一剂，头痛好，鼻红；以退赤散加羌、防一剂，翳散。时天寒发怒，又上翳赤泪，以通圣散去麻、硝、术、朴、芎、军一剂，泻三次，脉沉缓，手足冷，天热则温，翳减；以生熟地黄汤一剂，热泪生翳；以生地、归、芍、芩、连、栀、羌、防、蝉、贼五剂，翳退，赤在；以黄连羊肝丸一料翳全散，心悸；以退热散二剂，咽痛；以甘桔汤加黄芩一剂，好，红未全退；以万蝉花散加羚羊角、七厘为末，白睛赤未散；以花粉、瓜霜、双皮、黄芩、寸冬、桔、归尾、赤芍、丹皮而全愈。

儒妇，右目生翳赤脉，泪多痛，恶寒清涕。或以清肝不应，此病在表也。以荆防败毒散加细辛、白芷一剂，恶寒除，出汗，翳小；以前方加黄芩、白术为君，反痛甚；以驱风散去大黄，加黄连一剂，目痛减，夜重，目闭不开，泪多赤散，以升阳活血汤去芪，加黄芩、赤芍一剂，目开，泪痛减，无红丝，有翳一点；以前方加木贼、蝉退一剂，目开；又以栀子胜奇散加大黄数剂而愈。

以上出自《李氏医案》

陈筋生

目赤有三：一曰时眼，二曰热壅，三曰气毒。古书用羌活胜湿汤、蝉化无比散、龙胆汤、菾仁膏等方，大率辛凉苦寒之味为多；病久致虚，又有明目地黄、益气聪明汤与一切养阴理气之剂，他若四生丸、补肾丸、夜光椒红丸等方。大抵治肾中火衰，目无精光之宿疾，非治新害赤眼也。而余谓病无定情，治无定法，目证亦然。丙申秋，余入都，吾友赵剑秋病目，红而不肿，尿赤便结，脉来数盛，知是暑火内伏，风火外燃之致。余用凉膈散去芒硝，加元参、麦冬、僵蚕数服即痊。越半月，因劳复发，误饮耗散之剂，以致流泪羞明，较前更剧，又延余诊，切其脉，濡细而数，盖缘病后写作过劳，又因误药劫伤真阴所致，是为重虚，非急与滋补不可，以羚羊、地黄、阿胶、白芍、麦冬、生草、蒺藜、花粉、车前为方。数剂，病势渐平，胃气不旺，仍前方去花粉、车前，加党参、白术，调理而愈。甲午秋，都中有戚某害眼颇重，潘君爽卿代延余诊，两胞赤肿，痛极羞明，珠旁有浮白痕，若生翳然，脉来虚迟细弱，审知此人气血本虚，由虚致寒，适因恼怒动肝，肝木虚火，上乘本窍，以致赤肿，所谓真虚似实，真寒似热，此证是也。法当引之使下，非若外感之火，可用清下法折之也。遂以吴萸、熟地、干姜、肉桂、当归、牛膝为方，并嘱冷饮，两服即平，后又加黄芪、党参、白术、炙草，补益而愈。此二证也，前用古人目赤法治之，后取火衰宿疾意治之，病皆应手而效，可知证之寒热虚实有必辨，而新久之说，可不拘已。

《诊余举隅录》

刘子维

周某之室，目翳流泪，胀痛夜甚。己酉八月

防风二钱　独活五分　荆芥花一钱　薄荷八分　生香附三钱　前胡一钱五分　细辛三分　山栀仁一钱，炒　蔓荆一钱，炒　白芍三钱　沙参三钱　生地三钱　木香一钱　夏枯草五钱　熟地三钱二付。

李俊注：此水虚金郁也。金郁于外，则阳内遏而生热；水虚于内，则木失养而生风。八月收气盛，目者，肝之窍，风火内燔，欲泄不泄，随经上冲而壅于目，故为翳、为泪、为胀痛。夜甚属阴虚，肝热则流泪，皆水不足所致也。

闭者，治之以开，防风、独活、芥花、薄荷、前胡、细辛、蔓荆等泄之，此外托也；热者，治之以凉，山栀入肝解郁热，夏枯入肝散结热，此内清也；生地入心凉血，实则泻其子也，熟地入肾滋水，虚则补其母也。火克金，沙参护之；木生火，白芍平之，香附、木香疏畅气血，各以平为期。眼病无外郁不得肆行发散，此证目胀、流泪为外郁之确据，故散药颇多。

前方服毕，诸病皆愈，但视物不明，又方：生熟地各五钱　郁金二钱　细辛四分　枣皮二钱　怀药五钱　当归一钱　丹皮二钱　独活四分　菟丝三钱　白芍五钱　五味一钱　生香附三钱

三付服毕痊愈。

李俊注：且肝肾之阴足则耳能听，而目能视，服前方，外郁与内热虽解，而里阴未复，故视物犹不明也。

损者，益之，二地、菟丝生水益精明目，以补其虚；散者，收之，枣皮、怀药、白芍、五味平肝敛阴，以复其散。惟经清秋外郁、风火内燔之后，不无余热伏火留滞手足厥阴阴分。故用香附、当归通血中气；郁金、丹皮理血中滞，清血中热，以免伏留为患；阴无阳不生，故用细辛、独活通畅以生里阴也。

《圣余医案诠解》

何长治

左。劳心木火上炽，下焦气化失司。时常目赤，周身筋络跳动，无力，小溲短，阳缩，腰足发冷；脉细数不调，系火不下降。当从滋养，调复非易也。节烦少食，忌咸冷为要。

生芪　焦冬术　归身　秦艽　白芍　山栀　甘草　木瓜　茯苓　陈皮桑枝　荆芥　金毛狗脊

左。风热眼痛减，赤翳亦退，脉细数不静。拟清化法，调理非易也。

羚羊片五分，加煎　炒山栀钱半　甘菊花钱半　真川贝二钱　桑白皮二钱　橘白八分　谷精草钱半细生地三钱　天花粉三钱　赤芍药钱半　蔓荆子钱半　生甘草四分　薄荷六分

以上出自《何鸿舫医案》

丁泽周

王左。风温时气客于上焦，引动厥少之火升腾，睛明珠肿红焮痛，左目合缝，寒热苔腻，宜普济消毒饮加减。

薄荷叶八分　熟牛蒡二钱　荆芥穗一钱　甘菊花三钱　苦桔梗一钱　轻马勃八分　金银花三钱　连翘三钱　生赤芍二钱　炙僵蚕三钱　板蓝根三钱　犀黄醒消丸一钱，吞服

《丁甘仁医案续编》

王理堂

病者：桂兰英妇人，年二十八岁，芜湖人，住九江张官巷。

病名：风火眼疾。

原因：感受风热，首先犯目。

证候：左眼赤痛，流泪羞明，大便秘，小便赤。

诊断：脉浮数，舌苔黄。此即含有传染性之时眼痛也。

疗法：先用桑菊红花汤熏洗两目。内服以荆、蝉、桑、菊、密蒙、青葙，清散风热为君；然赤痛由热郁血分，故以芜蔚、赤芍、明砂行血止痛为臣；佐以酒浸生川军使血热从下焦分消，谷精、蕤仁明目止泪；使以蒺藜，通络以活血也。

处方：荆芥穗一钱二分　蝉衣八分，去翅足　霜桑叶一钱　白菊花钱半　密蒙花一钱　青葙子一钱二分　芜蔚子钱半　夜明砂二钱　谷精珠钱半　酒浸生川军八分　赤芍二钱　白蒺藜钱半　蕤仁五分，去油
水煎服。

次诊：连服三剂，眼白已渐退，惟眼珠尚有红丝，痛而羞明流泪，改用杞菊四物汤加味，凉血泄热以止痛。

次方：鲜生地三钱　生赤芍二钱五分　当归须钱半　抚川芎四分　白池菊三钱　北枸杞一钱　白蒺藜一钱八分　川红花八分　四制香附五分，打　芜蔚子钱半　净蝉衣五分　淮木通六分　水煎服。

三诊：昨服方三剂，大效。白眼珠红丝退净，眼痛全愈。今将四物汤前方去赤芍换白芍，生地换熟地，归须换归身，加桑菊养血驱风以善后。

三方：大熟地四钱　杭白芍二钱五分　当归身三钱　抚川芎五分　冬桑叶八分　白菊花一钱五分
水煎服，二剂全愈。

效果：服初方白眼珠红退，尚有红丝；服二方红丝退净，眼痛除；服三方眼明如常。

廉按：此治风火时眼，妙在生川军一味，则升散与泄降互用，为眼科表里双解之良法，虚证不宜。

《全国名医验案类编》

何拯华

杨谢氏，年三十岁，住绍兴昌安门外杨江。

病名：目风流泪。

原因：内因肝经郁热，外因感冒温风。

证候：初起头胀，微觉怕风，继即两目红肿，眵泪交流，流下面皮自知烫灼。

诊断：脉左浮弦兼数，舌边红，苔白薄。引迎风流泪之证，初但为风泪热泪，久则变为虚泪，视物羞明也。

疗法：先用洗目七星散以治外，继用散风止泪汤以治内。方用荆芥、蔓荆、菊花为君，以清散其风邪；草决、蕤仁、丹皮为臣，以泄热而止泪；然非归、芍、夏枯，无以养肝血而开郁热，故又以为佐；而使以炒车前者，取其利窍下渗，收吸泪管之作用耳。

处方：荆芥穗八分　滁菊花二钱　蕤仁一钱　白归身一钱　夏枯草钱半　蔓荆子二钱　草决明三钱　丹皮钱半　生白芍二钱　炒车前钱半

洗方：洗目七仙丹，为治风热流泪发痒之轻剂。

防风　蝉衣　银花　薄荷各一钱　散红花四分　净胆矾二分　煎汤，先熏后洗。

效果：内外并治，三日减轻，五日两目复原而愈。

廉按：流泪之证有三：一为风泪，无故见风即流泪，不能自禁；二为热泪，眵泪交流，红肿热痛；三为虚泪，一交秋冬，常流冷泪。此案处方用药，但为风泪、热泪者设法，若治冷泪则无效。

《全国名医验案类编》

陈在山

何炳文，目痛，多泪昏花，眼皮红肿，口干饮冷，腹胀不食，脉来弦数，乃脾湿化热之证，法当清利为主。

菊花　蝉退　青皮　车前　赤芍　木贼　皮苓　茅术　山药　甘草　薄荷　木通　焦楂　厚朴　竹叶

何炳文服前方，目疾觉清，渴止进食，腹内仍属膨胀，再拟面药，缓治之，则能全愈矣。

茅术　青皮　生地　香附　厚朴　山药　薏米　菊花　车前　甘草　谷精　蝉退　木贼　焦楂　蒺藜　月砂　薄荷　皮苓　木通　共研细面，每服二钱，茶水送下。

《云深处医案》

曹惕寅

肝系通于目，内郁肝热，外受风邪，则目易赤而痛。故治目疾初起，最忌寒凉，宜先散风热，再服清凉，反此而行，每致纠缠。奥西张士奇君患目疾，经年不愈。来就诊，谓初起时，遂服大苦大寒之剂，何以至今不痊耶？余乃告其致病之由，本非抑遏所能建功也。令以菊叶打涂目眶，内服桑叶、蔓荆、赤芍、甘菊、密蒙花、谷精珠等味。间数日连服四五剂，如此者半年，目疾得瘥。乃令以桑叶、菊花代茶，并日服石斛夜光丸二钱半，渐次收功。

《翠竹山房诊暇录稿》

贺季衡

张女。左目幼时失明，今春右目又复赤痛，上及半头，干涩或多眵，不能睁视，幸神光未损，月事先期，心烦少寐，脉弦细，舌苔糙白。肝肾两亏，水不涵木，木火上升，抟动湿热所致。滋降疏泄并施。

中生地六钱　生石决一两，先煎　大白芍二钱　白蒺藜四钱，盐水炒　金石斛四钱　杭菊花二钱　泽泻一钱五分，盐水炒　当归二钱　密蒙花三钱　云苓神各三钱金针一钱　夏枯草三钱

另：先服龙胆泻肝丸一两，每次三钱；后服石斛夜光丸一两，每次一钱。

二诊：进滋水抑木，兼以分化湿热，右目掣痛，波及半头者已减，而目力未充，干涩或多眵，脑后筋脉不时抽搐，月事先期，心烦少寐，脉弦细右数，舌白转黄。湿热化而未清，肝阳未潜、肾水不升之候。不宜偏补，守原意更进。

大生地六钱　生石决一两，先煎　龙胆草一钱五分，酒炒　白蒺藜三钱　大白芍三钱　杭菊花二钱　粉丹皮一钱五分　金石斛三钱　女贞子三钱　海蛤粉三钱　夏枯穗三钱

三诊：右目掣痛波及半头虽减，而脑后筋脉仍不时抽掣作痛，目涩多眵，视线不清，月事先期，心烦少寐，脉弦数转细，舌苔浮腻初退。湿热初化，肝阳未潜，水不上承也。当柔降之。

大生地六钱　生石决一两，先煎　乌玄参四钱　大白芍二钱　云神四钱　白蒺藜四钱，盐水炒　甘杞子二钱，盐水炒　杭菊花二钱　清阿胶二钱　生牡蛎一两，先煎　大麦冬二钱　夏枯穗三钱

四诊：改进柔降，右目珠掣痛，波及半头脑部俱减，心烦少寐已安，惟目涩多眵，视线不清，月事先期，脉弦细，舌苔浮黄。湿火初平，肝肾之阴未复，虚阳莫藏也。

大生地六钱　乌玄参四钱　大白芍二钱　甘杞子二钱　谷精珠三钱　杭菊花二钱　生石决一两，先煎　云神四钱　大麦冬二钱　金石斛四钱　白蒺藜四钱　夏枯穗三钱

《贺季衡医案》

赵文魁

十一月三十日酉刻，赵文魁请得淑妃脉息：右寸关滑而近数，左寸关弦数。肝经有热，气分不调，以致目赤胸闷，时作烦急。今拟清肝调中明目之法调理。

酒全归四钱　赤芍三钱　丹皮三钱　青皮一钱五分　生栀仁三钱　茜草三钱　酒芩三钱　茺蔚子二钱　枳壳一钱五分　苏木二钱　秦皮二钱　丹参三钱　黄连一钱五分，研

按：本病由情怀抑郁，肝气不舒，郁而化火，气不得舒则火不得泄而成肝经郁热之证。脉弦数，时作烦急即其象征。肝开窍于目，火性上炎故见目赤，气分不舒则见胸闷。肝体阴而用阳，肝气不疏，缘由肝血不足，且肝气抑郁不舒，故致冲任失调而经少经闭。故以当归、赤芍、茜草、苏木养血柔肝，和血调经。苏木为肝经血分药，性能破血行瘀，《本经逢源》云："若因恼怒气阻经闭者宜加用之。"丹皮清泄肝经血分之郁热。青皮破气开郁，利肝气之疏泄。生栀仁，苦寒清降肝经郁热。枳壳行气宽胸以解胸闷。茺蔚子入肝经，活血调经，疏风清热，以治月经不调、目赤。秦皮苦寒入肝经，清热明目，用以治目赤，《药性论》云其"主明目，去肝中久热，两目赤肿疼痛。"引用丹参入肝经活血祛瘀以调经。黄连仿左金丸意，清泄肝经郁热。

十二月初二日，赵文魁请得淑妃脉息：右寸关滑而近缓，左寸关沉弦。肝气轻减，惟蕴热尚欠清和，所以两目尚赤，胸膈较闷，今拟调经养荣退火之法调理。

生赤芍三钱　归尾二钱　桃仁三钱，研　青皮子三钱　丹皮三钱　茜草三钱　生栀三钱　胆草三钱　炒枳壳三钱　酒军二钱　酒芩三钱　茺蔚子三钱　胜仁三钱

以上出自《赵文魁医案选》

范文甫

一妇人。两目皆红而肿，不能见亮光，且痛不可忍，眼科疗半月不愈。余曰：盖虚极，真阳上越也。以炙甘草汤全方，内中用安桂一钱，五帖而瘥，五十帖而愈。

《范文甫专辑》

孔伯华

刘男童，三月二十二日。大肠与肺相表里，并为湿邪所郁，肝家心包络并热，外为风袭，目生赤翳，暴作痛楚，脉大而数，下患脱肛，宜疏化凉降。

生石膏八钱，研，先煎　龙胆草二钱　木贼草三钱　知母三钱　莲子心二钱　忍冬花四钱　净蛇蜕三钱　僵蚕三钱　青竹茹四钱　全蝉衣三钱　薄荷叶钱半　杭菊花三钱　脏连丸三钱　川黄柏二钱　桃仁泥钱半　杏仁三钱　六神丸三十料，布包煎二次化入

二诊：三月二十五日。晋前方药，目疾已转，惟赤翳尚未尽退，脱肛亦稍有好转，六脉仍数，热象尚炽，再以前方略为增减。

生石膏八钱，研，先煎　龙胆草二钱　蛇蜕三钱　地榆钱半　杭菊花三钱　石决明六钱，生研，先煎　青竹茹四钱　蝉衣三钱　僵蚕三钱　薄荷钱半　莲子心二钱　木贼草三钱　槐实钱半　知母三钱　桃仁泥钱半　杏仁泥三钱　脏连丸三钱，布包　荷叶一个　犀角一分半，另煎分兑

《孔伯华医集》

陆观虎

李某某，男，32岁。

辨证：眼疾。

病因：内有蕴热，外感风邪。

证候：眼红、口干、痰黄、身肢发酸、乏力。脉细数。舌质红，苔微黄。

治法：清热散风明目。

处方：冬桑叶6克　大贝母6克　白蒺藜6克　炒赤芍6克　炒栀子6克　杭甘菊6克　丝瓜络6克，炙　川通草3克　忍冬藤9克　苏薄荷3克，后下　黛蛤散9克，包煎

方解：冬桑叶、苏薄荷散风清热。大贝母、炒赤芍、黛蛤散清火散结。白蒺藜、杭甘菊祛风清火明目。丝瓜络、忍冬藤活络清热。栀子清三焦之热。川通草清热利溲。

宋某某，女，24岁。

辨证：眼疾。

病因：热郁血滞，肝火上炎。

证候：左眼红肿，头痛、牙痛、耳痛、腹痛、腰痛、四肢疼痛。月水方见色暗。脉数。舌红，苔黄。

治法：清热散瘀。

处方：连翘6克　大贝母6克　蒲公英9克　忍冬藤9克　炒赤芍6克　月季花6克　白蒺藜9克　川杜仲9克　延胡索9克　当归尾9克　益母草9克

方解：连翘、忍冬藤、大贝母、炒赤芍清热解毒，活血消肿。蒲公英清热解毒消肿。月季花、延胡索、当归尾、益母草活血调经，散瘀止痛。白蒺藜清热散风邪。

徐某某，女，20岁。

辨证：眼疾（眼红）。

病因：肝热上冲。

证候：眼痛发红，生眵而糊。脉细数。舌质红，苔微黄。

治法：清热平肝。

处方：上川连3克　炒栀子6克　石决明12克　川通草3克　密蒙花6克　杭甘菊6克　木贼草9克　丝瓜络6克　谷精草9克　桑叶6克　青陈皮各6克

方解：上川连、炒栀子清三焦热。石决明、密蒙花、杭甘菊、木贼草、谷精草平肝明目。桑叶清热疏风。丝瓜络通经活络，清热行血。青陈皮理气和中。

刘某某，女，24岁。

辨证：眼疾。

病因：湿热上蒸。

证候：眼红眵多，乳少，腹痛，溲痒。脉细弦。舌红，苔黄。

治法：清热利湿。

处方：赤小豆12克，杵　炒赤芍6克　猪赤苓各6克　连翘6克　川通草3克　石决明9克，杵　净银花6克　大腹皮9克　杭甘菊6克　谷精草6克　木贼草6克

方解：连翘、净银花清热解毒。炒赤芍凉血散结。猪赤苓、赤小豆、川通草、大腹皮渗湿利尿，通乳。石决明、杭甘菊、谷精草、木贼草平肝清热，明目退翳，消红肿。

杨某某，女，60岁。

辨证：眼疾（眼红）。

病因：气郁肝热。

证候：眼红，胸胁作痛，打呃，腹痛，纳少。脉细弦。舌质红，苔白微黄。

治法：疏气清热。

处方：上川连3克　沉香曲6克　代代花3克　杭甘菊6克　谷精草9克　佛手3克　青陈皮各6克　木贼草9克　白茅根15克　粉丹皮6克　猪赤苓各6克

方解：沉香曲、佛手、代代花、青陈皮健胃平肝理气。上川连、白茅根、粉丹皮清热散结。猪赤苓利湿通溲。杭甘菊、谷精草、木贼草明目退翳消红。

李某某，女，28岁。

辨证：眼疾（眼丹）。

病因：阴虚风动，虚火上炎。

证候：右眼红，头晕痛年余，脘堵。脉细数。舌红，苔黄。

治法：平肝明目。

处方：明天麻3克　知母6克　怀牛膝6克　杭甘菊6克　麦冬6克　通草3克　白芍6克　细生地6克　陈皮6克　钩藤9克，后下　川连3克　胡麻9克

方解：胡麻益肝润五脏。明天麻、杭甘菊、白芍、钩藤清热平肝，熄风清头目以止晕痛。知母、麦冬、细生地滋阴清热。怀牛膝降浊气止痛。通草利湿。川连清火明目以退眼红。陈皮芳香开胃以消脘堵。

二诊：右眼红退，头晕痛年余渐减，脘堵已消，脉细弦。舌红布刺，苔黄。

处方：按前方去知母、麦冬、鲜生地、怀牛膝、陈皮，加白蒺藜（去刺炒）6克，石决明15克，霜桑叶（水炙）6克，炒栀子6克，左牡蛎9克。

方解：白蒺藜、石决明、炒栀子、霜桑叶清热散风，平肝明目以清头目，而止头晕痛。左牡蛎益阴凉血平肝。

郭某某，男，52岁。

辨证：眼疾（眼红）。

病因：气血不和，湿热上攻。

证候：眼红，左手指麻痛。脉细数。舌质红，苔微黄。

治法：清热平肝。

处方：上川连6克　木贼草9克　嫩桑枝30克　霜桑叶9克　净银花9克　蝉衣3克　宣木瓜9克　杭甘菊9克　丝瓜络6克　牛膝15克　谷精草9克　晚蚕沙9克

方解：霜桑叶、杭甘菊、净蝉衣、木贼草、谷精草、晚蚕沙散风清热，平肝明目，退眼热。上川连清心火燥湿。丝瓜络、宣木瓜、牛膝通经络，行血脉，引热下行。

以上出自《陆观虎医案》

施今墨

赵某某，男，46岁。起病急骤，两目肿赤而痛，时已二日，畏光、怕风、头晕、口燥。舌苔薄白，六脉弦数。

辨证立法：风为阳邪，常袭头面，病人发病急骤而畏风，肝开窍于目，外邪引动肝热，以致两目肿赤而痛，头晕、口燥，六脉弦数。急用清肝热、散风邪法治之。

处方：木贼草10克　龙胆草4.5克　鲜生地10克　密蒙花10克　酒川芎4.5克　鲜苇根15克　赤茯苓6克　冬桑叶6克　黄菊花10克　赤芍药6克　蝉衣4.5克　白蒺藜10克　东白薇6克

《施今墨临床经验集》

第二节　白睛溢血

王仲奇

严，后马路，二月廿四日。肝脉另入络脑，连目系，诸脉皆属于目。思字从心从囟，思想用神太过，非但劳心，且伤脑力。旧有眩晕，忽作搐搦，厥逆，口角流涎，而脑筋目系之微丝丝络迸裂，目珠白壳其赤如火，与外障目赤迥不相侔。速宜固其已裂之络，泄其壅滞之血；倘血灌瞳仁，则恶矣。

紫贝齿三钱，煅，先煎　玳瑁片二钱，先煎　淮牛膝三钱，炒　粉丹皮二钱，炒　丹参二钱　新绛一钱　忍冬藤四钱　仙鹤草三钱　丝瓜络三钱　茯神三钱　荷叶筋三钱　西珀屑四分，研细泛丸吞

二诊：二月廿八日，脑筋目系微丝丝络迸裂，血留于目珠白壳之内，其赤如火，前以轻清宣泄，泄其壅滞之血，清其已裂之络，稍退一二，但日来叠有遗泄，目白珠发现黄色。胆附于肝，为肝所挟持，随肝势升降，相火内寄肝胆，遗泄之因，亦不外是。

紫贝齿三钱，煅，先煎　玳瑁片二钱，先煎　石决明五钱，煅，先煎　淮牛膝三钱，炒　地榆三钱，炒　粉丹皮三钱，炒　蒲公英四钱　仙鹤草三钱　忍冬藤四钱　丝瓜络三钱　谷精草三钱　荷叶筋三钱　茯苓四钱　西珀屑四分，研细泛丸吞

三诊：三月初四日，目珠白壳内血的痕迹较退，血迹皆在锐眦，锐眦黄而内眦不黄，黄即血已退而未尽也。昨有遗泄，今觉头晕者，脑原精髓耳。

紫贝齿三钱，煅，先煎　玳瑁片二钱，先煎　石决明五钱，煅，先煎　白蒺藜三钱　地榆三钱，炒　粉丹皮二钱，炒　丹参二钱　仙鹤草三钱　凌霄花二钱　紫地丁三钱　谷精草三钱　荷叶筋四钱　西珀屑四分，研细泛丸吞

四诊：三月十一日，目珠白壳血迹十退八九，锐眦内之黄亦淡，黄为血色之淡，淡则退之将尽也。昨日澡浴，身心摇动，又复遗泄，头微眩。宜加静养，使精固脑安为要。

紫贝齿三钱，煅，先煎　玳瑁片二钱，先煎　石决明五钱，煅，先煎　白蒺藜三钱　粉丹皮钱半，炒　地榆三钱，炒　仙鹤草二钱　金樱子三钱　金钗斛二钱　丝瓜络三钱　谷精草三钱　荷叶筋三钱　西珀屑四分，研细泛丸吞

《王仲奇医案》

第三节　白膜侵睛

王堉

乔某之子名夏清，忽踵门，先以函入，拆视之，词极文雅谦抑，延之入。问之，已入县庠。据云一别十余年，家道零落，又以嫂氏妒悍，避其虐，舌耕于祁县。春来乍得眼疾，两珠痛楚，夜则尤甚。易数医，无少效。因忆前治家君之病，甚有确见，故特来请治。余拨其眶视之，则黑珠周围起白膜，带二三红血点。诊其脉，则左关弦滑，尺微细。乃曰，此阴亏肝郁也。幸未久，尚无害。若再迟数月，则生外障，翳膜遮睛，则揭去匪易。乃先开一疏肝散，又继以杞菊地黄汤，二方并付之。告之曰：先服疏肝散三四剂，痛当止；继服地黄汤十剂，当无事矣。每晚临卧，以火酒洗之，避风寒辛热，遥遥数十里可勿再来省往返也。夏清揖而去。半月后，忽自称谢，谓目疾痊愈，专申感恫，并偕邻村郭某来云，亦有病求治，余适在城中宴会，未及见，后果不来。

《醉花窗医案》

第四节　胬肉攀睛

胡慎柔

左光禄丞，年及四十。两目俱瘀肉满珠，他医与以祛风散热之剂，不效。余谓：脾主肌肉，此脾胃肉滞也。以桃仁泥二钱，枳实一钱半，连翘一钱半，元明粉二分，白芷二分，山楂肉一钱半，晚上日服一帖，至十帖而全愈。余以此方治数百人患者，俱未尝不效。第先曾服多苦寒之剂，已伤脾胃，不思饮食者，禁不可与，如勉用之，则眼必坏，且致虚损。如患此证，服过寒凉，已伤中气，且宜静养守之，亦得渐退，不可造次，至于失明。盖此证医者罕识，阳明多

血多气之经，而经云：血实宜决之，此方决之之意也。如患者脾胃素虚，必欲服之，或间日一帖，或间二日一帖可也，急服则损目伤脾也。邱豫章，患瘀胬满眼，医以大黄行之，祛风散热之剂服之，俱不退，以前方三四剂而愈。

《慎柔五书》

周镇

志晶堂弟妇丁氏，年三旬。辛酉，因乳子天痘殇，遂染豆毒，面生痘点。以手拭目，其毒又染于眼。病经二旬，白睛红肿有胬肉，大便干结，连宵失眠。脉左弦数，舌红。痘毒兼肝火上升也。宜速解痘毒，兼清肺肝。银花三钱，生甘草一钱，绿豆衣四钱，稽豆衣三钱，谷精珠二钱，丹皮二钱，白蒺藜三钱，石蟹五钱，龙胆草八分，草决明二钱，枯黄芩二钱，木贼草八分，羚羊尖（磨冲）二分。当归龙荟丸三钱，开水下。两剂。复诊：胬肉渐消，红肿亦退。惟迎风流泪，面黄胃呆，因丧子而肝气抑郁也。理气养肝，息风和胃。郁金二钱，制香附二钱，蓬莪术二钱，白芍五钱，当归钱半，甘杞子三钱，远志八分，稽豆三钱，白蒺藜三钱，密蒙花钱半，黄精三钱，玉竹三钱，山药二钱。四剂。泪减胃旺，诸恙全愈。

《周小农医案》

陆观虎

郭某某，男，27岁。

辨证：眼疾（眼窝）。

病因：气郁肝热。

证候：左眼起胬而痛，头晕，脘痛，左胁下作鸣，泛恶。脉细弦。舌红，苔黄。

治法：疏气清热，佐以健脾利湿。

处方：白蒺藜9克　焦苡米12克　陈皮6克　代代花3克　佛手花3克　杭甘菊6克　谷精草云茯苓9克　木贼草9克　猪赤苓各6克

方解：焦苡米、茯苓、猪赤苓清热健脾利湿。白蒺藜、杭甘菊、谷精草、木贼草明目退翳消胬。陈皮理气和中。代代花、佛手花平肝理气。

《陆观虎医案》

第五节　目涩证

张锡纯

天津崔某某，年三十四岁，患眼干，间有时作疼。

病因：向因外感之热传入阳明之腑。服药多甘寒之品，致外感之邪未净，痼闭胃中永不消散，其热上冲遂发为眼疾。

证候：两目干涩，有时目睛胀疼，渐至视物昏花，心中时常发热，二便皆不通顺，其脉左右皆有力，而右关重按有洪实之象，屡次服药已近两年，仍不少愈。

诊断：凡外感之热传里，最忌但用甘寒滞泥之药，痼闭其外感之邪不能尽去，是以陆九芝谓如此治法，其病当时虽愈，后恒变成痨瘵。此证因其禀赋强壮，是以未变痨瘵而发为眼疾，医者不知清其外感之余热，而泛以治眼疾之药治之，是以历久不愈也。愚有自制离中丹，再佐以清热托表之品，以引久蕴之邪热外出，眼疾当愈。

处方：离中丹一两　鲜芦根五钱　鲜茅根五钱

药共三味，将后二味煎汤三杯，分三次温服，每次服离中丹三钱强，为一日之量，若二种鲜根但有一种者，可倍作一两用之。

效果：将药如法服之，至第三日因心中不发热，将离中丹减半，又服数日眼之干涩疼胀皆愈，二便亦顺利。

《医学衷中参西录》

陆观虎

李某某，男，24岁。

辨证：眼疾（眼干）。

病因：肝胃失和。

证候：眼干，脘闷，纳少。脉细弦而濡。舌红，苔微黄。

治法：平肝和胃。

处方：焦稻芽15克　半夏曲9克　荷梗6克　杭甘菊6克　丝瓜络6克　石决明12克　陈皮丝6克　土泽泻6克　白蒺藜9克　山楂炭6克　绿萼梅3克

方解：焦稻芽、半夏曲、陈皮丝、山楂炭健胃（消食）理气除湿。荷梗升清通气。杭甘菊、石决明、白蒺藜平肝明目。绿萼梅平肝调气。土泽泻利湿降浊。丝瓜络凉血活络。

《陆观虎医案》

第一百六十章 黑睛病

第一节 凝脂翳

高锦庭

龚某某，肝阴不足，火逆有余，目珠疼痛，睛明结肿，延恐穿溃成漏。

川连 丹皮 杭菊 连翘 蒺藜 黄芩 赤芍 决明 甘草 夏枯草

《谦益斋外科医案》

齐秉慧

曾治门人梁世杰，及门肄业，未十日而两目红肿，羞明怕日，痛不可忍。余因外回，见左目乌珠，暴出一团，状若兰豆二颗。门人呼号曰："吾年二十，行止未亏，无故患此恶证。有何颜面偷生也。"余慰之曰："无伤也。天师有方治此等证，神验之至。"乃与前方四剂，而肿痛顿消，暴出之物，化为乌有。又与六味地黄丸料，加柴胡、白芍、白菊各三钱，五味子一钱，四剂而安。又服六味地黄丸而久不发。

曾治程监生患目痛而涩，红赤无泪。自谓知医，一味清热发散，反羞光怕日。来寓求治，余曰："尊目乃火衰水亏，肝木无养，虚火上炎。若用清热发散则误矣。"令服逍遥散吞左金丸二剂，以舒肝木，乃与大剂地黄汤，加柴、芍四剂而安。

《齐有堂医案》

沈祖复

西门外仓滨夏姓妇久患目疾，黑珠溃烂，不能视物，将有伤明之势。先生开服羚羊角、犀角、濂珠、元参、川连、鲜生地、谷精草等，外用真熊胆三分，清水化烊点眼，旬日而愈。

《医验随笔》

王堉

郭鹤轩名昌年，医士也，货药于村。甲辰夏，忽患目痛，因自知医，用黄连、山栀、菊花、薄荷之类清之，转益增剧。不得已，延余视之。观其不红不肿，又无翳障，惟黑珠起红一点。诊其脉，沉数细弱，知为阴虚血热，郁于肝脏，无怪寒凉之不应也。因以杞菊地黄汤易生地而投之。一服而疼减，三服而红点除，疼全止矣。遂设席请教，乃告之曰：凡眼疾有内外之分，前人虽谓眼无火不病，然火有虚实，病有内外。如暑天酷热，天行暴肿，羞涩难开，此外证也，但用黄连、蝉蜕等洗之即可。如湿热内淫，脾胃郁火，因而攻目，必兼头晕口渴、上下眶暴肿，此内实热也，可下之。若夫不红不肿，又无翳障，断为阴热无疑。君用寒凉，截其生发之源，能无增剧乎。经云："阴虚生内热"。又云："乙癸同源"。又云："壮水之主，以制阳光"。合此数者观之，其用丹溪之法必矣。若夫阴虚而寒，必生翳障，转成大证，又不可同日而语矣。鹤翁乃谢不敏。

《醉花窗医案》

贺季衡

李男。右目赤痛，且起蟹珠，月余不退。善梦，脉弦数，舌红中黄。肾虚肝旺，湿火上升也，久延非宜。

龙胆草一钱五分，酒炒　生石决一两，先煎　决明子五钱　京赤芍二钱　正川贝一钱五分　白蒺藜四钱　冬桑叶一钱五分　杭菊花二钱　木贼草三钱　中生地六钱　夏枯草三钱　石蟹八分

另：军末三钱　黄柏一钱五分　黄丹一钱

研末用蛋清调成饼，贴太阳穴。

二诊：右目赤痛已退，蟹珠高突未平，脉沉数右细，舌红中黄。肝阳初平，湿火上迫未退，水不上承之候。

中生地五钱　生石决一两，先煎　木贼草三钱　决明子五钱　乌玄参四钱　海蛤粉四钱　正川贝一钱五分　白蒺藜四钱　谷精珠三钱　川黄柏一钱五分　夏枯草三钱　石蟹八分

另：芦甘石五分　煅月石三分　海螵蛸五分，漂净　犀黄五厘　大梅片二分珍珠一分　野荸荠粉五分

上味研取细末无声，以人乳蘸点。

三诊：右目赤痛先退，蟹珠高突亦渐平，惟红丝缠绕未楚，视线因之不清，舌苔已化，脉尚数。肝阳湿火未清，肾阴又不足所致。

龙胆草一钱五分　生石决一两，先煎　大生地五钱　木贼草三钱　正川贝一钱五分　乌玄参四钱　海蛤粉四钱　谷精珠三钱　京赤芍三钱　密蒙花三钱　夏枯草三钱　石蟹八分

另：用自制眼药外点。

《贺季衡医案》

第二节　赤膜下垂

胡慎柔

一朱友，年三十外，患左目自上而下，红瘀兼翳，俗曰垂帘。其势自上而下，象垂帘之状，故云。用加味逍遥去白术，加川芎，少白芍。十数帖，去其十六，再十帖而全愈。复令服地黄丸。

《慎柔五书》

徐守愚

剡东陈邨竹锦川，年臻六旬之人，素患目疾。近因触怒动肝气，两目遂觉上红瘴，厚而不

痛，十余日来饮食减半，兼之大便燥结，小便短数，按脉两手微弱。医作阴虚火旺治，大谬。盖目得水之精而能视，得火之用而能明，故在天为日月，在人为眼目。其为病也，有得之阴虚者，有得之阳虚者，有得之阴阳俱虚者，内伤目疾知不外斯，一切寒热偏胜之剂胡可漫施？按《金匮》云：阴阳俱不足，当调之以甘。药虽为虚损立方，而内伤眼目之治即寓其中，拙见以古没竭散为主，佐以活血润燥滋水熄风，庶几近理。

麻仁　苁蓉　菊花　血竭　没药　杞子　归身　石决明　稆豆衣

服三剂后麻仁易枣仁，再服三剂。

《医案梦记》

王仲奇

程，汉口，梅林，八月廿六日。肾阴亏弱，肝阳亢害，目有红筋障膜，舌络微麻，腰尻之间亦曾作麻，痰多而味咸，夜寐多梦不安，脉濡弦。仿古乙癸同源法治。

金钗斛二钱　丹参二钱　野料豆三钱　夜交藤三钱　石决明四钱，煅，先煎　潼沙苑三钱　甘菊花钱半　谷精草三钱　女贞子三钱　肥玉竹三钱　茯神三钱

二诊：九月初三日，腰尻麻已见愈，寐梦纷纭较安，舌络偶仍微麻，关键松懈未固，小溲澄澈有粉，目有红筋障膜。仍从肝肾同治。

龙骨三钱，煅，先煎　左牡蛎三钱，煅，先煎　石决明四钱，煅，先煎　桑螵蛸二钱，炒　菟丝饼三钱　潼沙苑三钱　野料豆三钱　女贞子三钱　楮实子二钱　南烛子三钱　茯神三钱　肥玉竹三钱　谷精草三钱

三诊：精耗肾亏，神欠安宁，络失荣养，腰尻之麻已愈，舌络之麻亦减，舌根微硬，寐多梦而善寱，小溲澄澈有粉。仍从心肝肾一源调治。

龙骨三钱，煅，先煎　左牡蛎三钱，煅，先煎　石决明四钱，煅，先煎　桑螵蛸二钱，炒　龟板五钱，炙酥先煎　大熟地四钱，炒　茯神三钱　山萸肉二钱，去核净　野料豆三钱　女贞子三钱　覆盆子三钱　潼沙苑三钱　远志肉一钱，炙　金钗斛三钱

四诊：九月廿七日，腰尻与舌络之麻皆愈，舌边生瘰则痛而微硬，寐仍多梦，间有遗泄，脉濡弦而数。仍以强肾阴，清心火，参以凉肝。

龙骨三钱，煅，先煎　龟板六钱，炙酥先煎　生地黄四钱　桑螵蛸二钱，炒　野料豆三钱　玄参二钱　女贞子三钱　甘草一钱，炙　远志肉一钱，炙　潼沙苑三钱　苏芡实三钱　金樱三钱　丹参二钱　金钗斛二钱

《王仲奇医案》

第三节　圆翳外障

王三尊

星士萧友桐，已损一目，一目又生新翳。系风热外障，微红不肿。予惟以驱风散翳之品发之，又恐时值夏月。其人年五十，发散太过，表里俱虚，所关非小。奈贫不能服参，以生芪、生术佐之，只使以酒芩一味，即生地亦不用，点以大辛热之药。予始允以十帖见效，不意服至七帖已见微光，十五帖翳全消矣。

《医权初编》

周南

庄次郎年未及冠。右目红肿多泪，始疑为时行赤眼，久而翳障遮睛，高突纯白，五更眼眶作痛，已经两月。今更左肋下紧痛，按之气急，不可着席。此肝气胀于内，而目睛突于外，皆属有余，治宜疏肝，使内证平而目翳自退。先以疏肝散加利气祛风之药，五剂而肋痛平和，左侧可卧。次以泻白散加伐肝去翳之药而眵泪少，翳亦淡薄。后以养血清火而目不涩不痛，又加补肝而光复如前。总计四十剂，方凡五易，而收全功。因咏一联以赠之曰：雨散天还，碧云开，月复明。呵呵！

《其慎集》

中神琴溪

河东小野田屋，重兵卫之妻，妊娠五月，患头痛。一六月左眼生浮翳，遂失明，右眼寻亦发赤色，医治多方不效。先生与凉膈散，作吹鼻散兼用之，使以出鼻涕。眼翳随去，数日全瘥。又一妇人年二十余，妊娠七月，头痛如割，而双眼赤色，如涌血，左遂不得视，复以前方愈之。

吹鼻散方　瓜蒂　皂荚各等份

上末搐之鼻内。

《生生堂治验》

抱灵居士

香林，白睛有翳，微赤脉，眉棱痛，目胀坠，脉弦长缓，以栀子胜奇散三剂，目胀好；以前方为末，服半月，目胀齿痛；以加减地黄汤加石膏、木通不应，此枣花外障也。以羚羊角、羌、防、夏枯、细辛、云苓、知母、车前草、石斛、枸杞等份为末效；以羊肝一具合羚羊角饮子，加夏枯、石斛、羌活蜜丸一料而明。伊不戒酒，次年眉障白膜浸睛，视物昏花，以羚羊角、茯苓、元参、车前、枸杞、谷精、羌活、知母、玉竹、熟地、细辛、石斛、桔梗、防风、黄芩、夏枯蜜丸一料而明。

《李氏医案》

温载之

张姓幼女年九岁，两目患云翳，羞见灯日之光，终日紧闭双目。按眼科去翳之法，屡医不效。托友央余医治。褓负而来。拨开双睫。见其云翳满遮，见光瑟缩。审其六脉沉细。全是阴霾之气，遮掩睛光。人之眼目如天之日，不容纤尘，今被遮掩，非寻常套方所能愈。应用《内经》外散之法，消其阴翳。如云消日出，必能见其光也。余用麻黄附子细辛汤，外加干姜，令其外熏内服三剂而愈。仲师伤寒之方何尝不能治染病，但未之思耳。

《温病浅说温氏医案》

张乃修

周左。五脏六腑之精气，皆上注于目，而为之睛。阴虚于下，痰湿上盛，精气不能贯注而上，浊火转从上蒸，气轮翳膜遮睛。拟化浊熄肝。

制半夏一钱五分　白蒺藜三钱，去刺　赤白芍各二钱　决明子三钱　木贼草三分　生薏仁三钱　广橘红一钱　晚蚕沙三钱　青葙子三钱　木猪苓二钱

二诊：化浊熄肝，脉证相安。前法出入，再望应手。

熟地炭三钱　盐水炒菟丝子三钱　白茯苓三钱　制半夏一钱五分　决明子三钱　煅磁石四钱　甘杞子三钱　潼沙苑三钱　黑豆衣三钱　酒蒸青葙子三钱

三诊：一阳来复，肝阳走入胃络。暂为清养，参以熄肝。

川石斛三钱　白蒺藜三钱　粉丹皮一钱五分　酒炒女贞子三钱　甘菊花一钱五分　石决明四钱　黑豆衣三钱　大麦冬三钱　钩钩三钱　鲜活水芦根六钱

四诊：羞明稍减，而偏左牙痛头痛。肝经之火，袭入少阳阳明之络。再为清养。

细生地四钱　大麦冬二钱　西洋参二钱　桑叶一钱五分　晚蚕沙三钱　大天冬二钱　川石斛四钱　粉丹皮二钱　黑山栀二钱　荷叶边三钱

《张聿青医案》

金子久

操用心机，血为之耗，丧明多郁，气为之伤。肝为风木之脏，其体阴而用阳，又为将军之官，其性急其气躁，多烦多劳，肝阳必炽，多郁多嗔，肝火必旺。乘仲夏阳气之升泄，挟时令暑火之蒸腾，互相扇动，胶结募原，欲疟不达，久缠阴耗，以致阳失依附，亢而化火，上热下冷，烦冤自汗。因虚误补，投用别直，阳得参力而更张，火得参力而益横，浮阳难以扑灭。无隙可出，上注于目，左目已晄无所见，右目起翳而昏糊。现在纳食如昔，寐寤如常，口中自觉干燥，两足自觉虚软，肝胃络热，显然昭著。年逾六秩，下元已虚，肝肾精营渐竭，筋骨荣养失司，痿躄之患，不得不防。更衣燥结，是属血燥，所谓大肠得血始润也。左右脉象弦细而数，舌质满苔薄白而腻，细按病情，都属内伤，欲求渐图恢复，端在怡悦性情。

西洋参　首乌　柏子仁　滁菊　桑叶　夜明砂　霍山石斛　女贞子　石决明　丹皮　蝉蜕　谷精草

二诊：五脏之精华皆上注于目，精有亏，目不明，目为肝窍，目疾无不注重于肝，肝气通心，肝病无不牵连于心。心主君火，肝主相火，从中扇动，乘机旋扰，左目之瞆，无从措施，右目之翳，亟应预图，若再因循贻误，恐亦难保无虞。头痛耳鸣，风阳上乘也，矢气肠鸣，风阳下趋也，足部痿软，属胃络弛缓，以胃脉主乎机关也，便溺涩滞，属肾阴亏乏，以肾窍开于二阴也。左寸关脉独见弦数，肝阳主火炽盛显然无疑。昨宵不成寐，亦是肝阳扰胃，所谓胃不和则卧不安也。治法壮水以制火，参用育阴以潜阳，希冀缓图，难期速效。

生首乌　白芍　丹参　黑芝麻　桑叶　木贼草　女贞子　石决明　丹皮　夜明砂　滁菊　谷精草

《金子久专辑》

丁泽周

李右。目为肝窍，神瞳属肾，肾虚精不上承，两目无光，目珠生衣，形瘦神疲，宜益肾养

血、明目消翳。

川石斛三钱　潼蒺藜三钱　黑芝麻三钱　熟女贞三钱　抱茯神三钱　谷精珠钱半　怀山药三钱　稽豆衣三钱　石蟹三钱　象贝母三钱　夜明砂钱半

《丁甘仁医案续编》

范琴若

江银仙女，年十五岁，体瘦，住金华清渠。

病名：目风生翳。

原因：初由风热浸目，失治而内陷生翳。

证候：两目微红不痛，但见白翳浸睛，眵多羞涩难开，视物不清。

诊断：脉浮弦涩，浮弦属风，涩属瘀热，此由风热盘踞目白，目白属肺，肺热络瘀而生翳也。

疗法：外用搐鼻散，以宣肺窍。内服汤药，以白及、木贼、蝉退、蛇蜕去翳为君，归、地、荷、芎、枯芩活血清热为臣，佐以桔、甘宣肺气，使以砂仁、车前运气化以泄余热也。

处方：白及二钱　木贼草钱半　净蝉退七个　蛇蜕五寸　归尾一钱　细生地三钱　苏薄荷八分　川芎七分　枯黄芩一钱，酒炒　苦桔梗一钱　甘草梢五分，生　砂仁三料　车前子八钱

效果：初诊二剂，眼转红肿略痛，中用手术外治，未诊二剂，日渐翳去肿退，目光回复而痊。

廉按：此治风热生翳之方法，若实热与阴虚皆忌。风药助火劫阴，故医必查明原因，随证发药为首要。

《全国名医验案类编》

张锡纯

王君，年近五旬，高等检察厅科员，住奉天。

病名：处境不顺，兼办稿件劳碌，渐觉头疼，日寝加剧。服药无效，遂入西人医院，治旬日，头疼未减，转添目疼。

证候：越数目，两目生翳，视物不明，自言脑疼彻目，目疼彻脑，且时觉眩晕，难堪之情，莫可名状。

诊断：脉左部洪长有力。脉证合参，知系肝胆之火，挟气血上冲脑部，脑中血管因受冲激而膨胀，故作疼。目系连脑，脑中血管膨胀不已，故目疼生翳，且眩晕也。因晓之曰：此脑充血证也。深究病因，脑疼为目疼根，而肝胆之火挟气血上冲，又为脑疼之根。

疗法：当清火平气，引血下行，头疼愈而目疼生翳及眩晕，自不难调治矣。其目翳原系外障，须兼用外治之法，用磨翳药水一瓶，日点眼上五六次，自能徐徐将翳尽消。

处方：怀牛膝一两　生杭芍六钱　生龙骨六钱，打　生牡蛎六钱，打　代赭石六钱，生打　乌玄参四钱　川楝子四钱　龙胆草三钱　生甘草二钱　磨取铁锈浓水煎药。

附磨翳药水方

生炉甘石一两　蓬砂八钱　薄荷叶三钱　蝉退三钱，带全足，去翅土

上药四味，先将前二味药臼捣细，再将薄荷、蝉退煎水一大盅，用其水和所捣药末入药钵内，研至极细。将浮水者，随水飞出，连水别贮一器。待片时，将浮头清水，仍入钵中，和所余药渣研细，仍随水飞出。如此不计次数，以飞净为度。若飞过者还不甚细，可再研再飞，以极细为度，制好，连水贮瓶中，勿令透气。用时将瓶中水药调匀，点眼上日五六次。若目翳甚厚、已成肉螺者，加真藏硇砂硝二分另研，调和药水中，此方效力，全在甘石生用，然生用则质甚硬，又恐与眼不宜，故必如此研细水飞，然后可以之点眼。

效果：服一剂，觉头目之疼顿减。又服两剂，其头疼、目疼、眩晕皆愈，视物亦较真。

廉按：头风害目，即西医所称之脑充血也。近世眼科专家虽不知脑充血之病理，然知其为肝热生风，逼血与气，并走于上，轻则为头目痛，重则为晕厥。其方用羚角、石决明、珍珠母、生玳瑁、石蟹、桑叶、滁菊、谷精草等潜镇清熄，亦颇有效。外用切法，以极细毫针十数支扎在一把，于两太了及脑后，轻轻刺切，先出黄水，继放瘀血。约两星期一切，辄多默收敏效，余见之屡矣。此案直断为脑充血，用降血下行之法，大致与眼科相同，而药价则便宜多多矣。经济困难者，不可不知有此法。惟重用牛膝一味，为降血导下之峻品，必先查问明白，男则有否遗精，女则有无血崩素因，如其有之，慎毋重用以招谤，后学宜注意之。

《全国名医验案类编》

陈在山

鄂质庭之内人，患目疾有年，日重日轻，延余诊视，脉来两手弦细而涩，云翳遮满乌珠，知是肝郁气逆，阴虚血亏之证。先舒肝气，退云翳，养阴补血为法。

甘菊　均青炒　厚朴　醋柴　醋芍　丹皮　当归　蝉退　月砂　甘草　枳壳　木贼　生地　车前

服前方，随时加减十余剂，云翳退有大半，脉来稍觉有力，乌珠亦见清亮，知是肝气舒通，再加滋阴补肾之品。

生地　当归　月砂　枸杞　车前　甘菊　汾草　生芍　川芎　黄肉　枳壳　丹皮　丝子

依前方，随时加减又服十余剂，大见功效，惟阴分尚未全足，时常视物不清，余告以静养法，俟阴足血壮必能全愈矣。常且明目养肝丸。

《云深处医案》

第一百六十一章　内障病

第一节　绿风内障

胡慎柔

刘夫人，年五十余，忽眼疾，医以祛风散热养血之剂治之，不效。已五六日矣，眼珠痛，声撼邻。予诊之，左关洪喘且大。此肝血不足，肝自生风也。细观之，左瞳神散大，痛不可忍，无红筋，加味逍遥一帖，服之痛止，一二时复作，此药力尽也。日服二剂，将六七帖，痛减十六，十二三帖全愈，后教以服六味地黄以生肝木。

《慎柔五书》

第二节　青风内障

袁焯

史姓妇年约三旬，患目疾，服药不效，延予治。视其两目，并不红肿，又无翳膜，问之但觉昏花作痛，畏见日光、灯光，头晕神疲。此劳神太过，血液衰耗，脑力不充，血不足以养目也。经云："目得血而能视。"治宜养血为主，初用集灵膏合二至丸，作煎剂，接服五剂大效。嗣以原方作膏剂，服至半月，目力如常矣。

《丛桂草堂医案》

第三节　圆翳内障

北山友松

木村氏患内障，左失明，右少光，头重耳鸣。前与补中益气汤，及益气聪明汤、六味丸等剂，右眼复光。今春为官役自纪至武，路途劳神，觉鼻塞、眼暗、上气等证。脉左浮弦，右弱弦。

初用方：蔓荆子　羌活　决明子　当归　川芎　芍药　黄芪　熟地黄　甘草　防风　陈皮　苍术　升麻炒　柴胡炒　沙参　共十五味。

次用方：前剂加青皮、人参。

终用方：人参　黄芪　白术　当归各二钱　五味子二十粒　黄柏　山茱萸　牡丹皮　泽泻　茯苓各二钱　熟地黄四钱　甘草五分

《北山医案》

顾金寿

卜世兄。目疾因劳神而起，止而复发，其非外感风热可知。专科喜用苦寒，以致虚热凝结水轮，已见白星，恐其久而增重，脉沉少力，非温补兼散不可，实火宜泻，虚火宜补，东垣、丹溪之言不欺也。

大生地三钱，酒洗　大熟地三钱，炒　当归须一钱五分，酒炒　川芎五分，酒炒　蕤仁一钱　蔓荆子七分　炒枳壳一钱五分　黑豆皮三钱　红花三分　米炒冬桑叶二钱　饱后服。

又。红淡星火，脉亦稍起，再照前法加减。可见虚火为寒凉所逼也，照前方去生地，加蝉蜕一钱，夜明砂（淘净）一钱五分，谷精草三钱。

又。目疾复因劳而发，右目红而羞明，水轮复见白星，诊脉浮数少力，仍宜温补兼散。

原生地三钱，炒　大熟地三钱，炒　当归须一钱五分，酒炒　北沙参四钱　川芎三分，酒炒　蕤仁一钱　蔓荆子一钱　蝉蜕一钱，去头足　夜明砂一钱　红花三分　黑豆皮三钱　米炒冬桑叶二钱　三服后，每早开水送磁石六味丸四钱。

《吴门治验录》

王孟英

胡季权之子珍官，甫六岁，目患内障，继则夜热痰嗽，小溲过多，医作童损治。服滋补数月，病日以甚。孟英持脉，右大，口渴，苔黄。曰：伏暑在肺，法当清解。及详诘其因，始言病起痦后，盖余邪未净，而投补太早。与滑石、知母、花粉、桑叶、茅根、枇杷叶、芦根、冬瓜子、杏仁，服二剂，遍身发出斑块，又二剂，斑退苔化。乃去滑石，加沙参饵之，其热头面先退，次退四肢，以及胸背。又数日甫退于腹。人皆诧其热退之异。孟英谓：热伏既久，复为半年之补药腻滞于其间，焉能一旦尽涤？其势必渐清而渐去也。热退既净，溺亦有节，痰嗽递蠲，餐加肌润，而内障亦渐除矣。

《王氏医案》

赵海仙

先后天不足，肝旺肾虚，浮阳上越，瞳仁生有白云。治之非易，拟方徐图之。

活灵磁石三钱，盐泥封煅　木贼草　冬瓜仁四钱　炉甘石三钱　珍珠母三具，盐泥封煅　白蒺藜三钱，去刺　密蒙花一钱五分　瓜蒌霜八分，去油　夜明砂一钱五分　川石斛三钱　荷叶一角

复诊：加沙苑子二钱，青葙子一钱二分，净蝉衣五只。

《寿石轩医案》

第四节　视物不清

费伯雄

某。二天并培，化痰明目。

人参　冬白术　云茯苓　川杜仲　当归身　杭白芍　怀牛膝　川断肉谷精珠　净蝉衣　甘菊花　象贝母　仙半夏　陈橘红　红枣

《费伯雄医案》

许恩普

王小岑洗马患目昏花不能视物。时医以为肝热，清风退火之药，病逾甚。延余诊视，脉沉细，知为气亏内障，拟以八味还睛散去风药，重加参、芪，服三十余剂，遂能视书写字。适考试，京察一等，召见简放襄阳知府。

《许氏医案》

余听鸿

太平洲沈姓，以赌博为生，终年彻夜不寐，兼嗜烟色，后眼白泛淡红色，目珠少光，至清晨则如行云雾中，日晡至天明，灯光之中，视物明亮如故。就诊吾师。吾师曰：晨暗夜明，是阴盛阳衰，虚阳上僭。天地惟火能烛物，水能鉴物，晨暗而夜明，是火不能烛物，清阳之气，不能上升，当服补中益气汤。十余剂后，服归脾汤十余剂而愈。《内经》云：五脏六腑之气，上输于目，而为之精，精之精为瞳子。何脏虚，宜治何脏，徒退热清热无济也。

《余听鸿医案》

曹惕寅

有沈某者，南浔一丝商也。行素方正，偶以酒后失足花丛，致染梅毒，深以误入歧途为憾，乃叠请疡医用峻剂通药。泻经七阅月，渐至视物目花，犹疑毒去未尽，复嘱成章丝号之友延余诊治。自谓睹物昏花，当为毒火上冒之象，请以重剂治之。即按其脉，弦而无力，望其色㿠白无华，察其神强自振作。因书一三寸见方大字，持向病人，由远而近，令其阅之，伊谓："远则模糊，渐近则渐觉清楚。"并设灯一盏，隐灯心，露光芒，使视之，亦不见目痛。今两试之，我知其为肾虚无疑。水不充满，故艰于远视。阴少上输，故羞见灯心。即令其服熟地炭、山萸肉、怀山药、菟丝子、沙苑子、丹皮、甘菊、磁朱丸、五味子等，逐剂见效。彼仍信疑参半，后以年事返浔，其戚绍以眼科医士。因询其病起何时日，答为日已久，服药亦多，并出示各方。医士即检余方，谓之曰："此方可重剂服之，自冬徂春，尊眼定可原复，不必疑虑。"遂连服三月，不仅目明，体亦转健。故年少者当努力春华，及时奋发，俾不致逸淫忘善，毁誉伤身也。

《翠竹山房诊暇录稿》

贺季衡

刘女。年甫四旬有二，天水已四年不行，并无腹痛结瘕等患，可见阴血暗亏，肝阳遂无所制，暴升于上，触动湿热，于是左目外障蔽睛，视而不见，左畔头痛，下及齿颊。此来右目瞳神不敛，视线不清，脉弦细，舌黄。最难速效之候。

大生地五钱　正川贝一钱五分　大白芍二钱　白蒺藜三钱，盐水炒　海蛤粉四钱　川石斛四钱　木贼草一钱五分　石蟹八分　谷精珠三钱　云苓三钱　生石决一两

另：珍珠一钱　煅石燕三钱　川贝母三钱　生石决一两　海螵蛸三钱，漂净炙

为极细末，每晨用木贼草一钱五分，泡汤调服一钱。

邓男。湿热蒙蔽清阳，两目猝然不见，眵泪交多，头目眩痛，舌苔腐白满腻。一派湿火见象，久延非宜。

龙胆草三钱　柴胡八分　杭菊花二钱　京赤芍二钱　生甘草八分　白蒺藜四钱　决明子五钱　密蒙花一钱五分　泽泻一钱五分　云苓三钱　正川贝一钱五分　石燕八分

二诊：两目视线渐清，眵泪尚多，头痛作恶，善噫，舌苔满布已化，湿热就清，肝胃未和也。守原意更增调降。

生石决一两，先煎　白蒺藜四钱　决明子五钱　密蒙花一钱五分　杭菊花二钱　旋覆花一钱五分，包川郁金二钱　正川贝一钱五分　大白芍二钱　云苓三钱　石燕八分　佛手八分

王男。左目少光已久，右目又复瞳神散大，视而不见，并无赤脉，饮食如常，脉弦数鼓指，舌苔浮黄。水不涵木，肝阳暴升，酒湿积热上乘清窍也，势无速效可图。

大生地六钱　生石决一两，先煎　正川贝一钱　谷精珠三钱　白蒺藜四钱，盐水炒　黑料豆四钱　生白芍二钱　杭菊花二钱　决明子五钱　泽泻一钱五分，盐水炒　夜明砂一钱五分

另：石斛夜光丸一两，每服二钱，开水下。

二诊：进滋水柔肝，脉之弦大鼓指已减，瞳神散大如故，视线仍不清了，舌苔浮黄白腻。肝阳初潜，酒湿积热未清，水又不能上注于目也。

大生地六钱　正川贝一钱　生白芍二钱　女贞子四钱　密蒙花三钱　川黄柏一钱五分，酒炒　谷精珠三钱　泽泻一钱五分　生石决一两，先煎　潼白蒺藜各三钱　夜明砂二钱

从外障立法：炉甘石一钱　海螵蛸一钱　大梅片二分　野荸荠粉五分　朱砂三分　煅月石三分珍珠一分

以上出自《贺季衡医案》

周镇

陈仰卿，好色多妾。乙巳患眼病之后，畏光不能视物，而外无浮翳，恐成内障。脉虚弦，舌滑。余谓肝肾内虚，非点药可瘳。生地、天冬、丹皮、杞子、蒺藜、菊花、决明、元参、谷精。又嘱服固本还睛丸。取效。

《周小农医案》

陆观虎

李某某，女，62岁。
辨证：眼疾（眼糊）。
病因：肠胃停滞，肝热上冲。

证候：眼前模糊，右侧头痛，纳少。脉细弦。舌红，苔黄。

治法：理气化滞，平肝清热。

处方：焦稻芽15克　山楂炭6克　杭白芍9克　苏梗6克　木贼草9克　代代花3克　广木香3克　谷精草9克　石决明12克　杭甘菊9克　越鞠丸6克，包

方解：焦稻芽、山楂炭、苏梗、广木香健胃消滞，理气和中。杭白芍、木贼草、谷精草、石决明、杭甘菊平肝明目。越鞠丸和胃祛滞。代代花平肝开胃。

韩某某，男，35岁。

辨证：眼疾（眼花）。

病因：脾胃失运，食水不化。

证候：眼花，全身乏力，纳少，形瘦，喜饮。脉细弦。舌红，苔黄。

治法：健脾和胃。

处方：云茯苓6克　建曲炭9克　黑豆衣9克　扁豆衣9克　焦苡米12克　山楂炭9克　杭甘菊6克　丝瓜络6克　猪赤苓各6克　忍冬藤6克　通草3克

方解：云茯苓、扁豆衣、焦苡米、黑豆衣、猪赤苓、川通草健脾利湿清热。建曲炭、山楂炭健运和中化食。杭甘菊平肝清头目。忍冬藤、丝瓜络清热通经络，以增体力。

以上出自《陆观虎医案》

施今墨

钟某某，女，50岁。关节疼痛，已患十年，心跳气短，足跗浮肿，屡经求医，均诊断为慢性风湿性心脏病，近数月来视物模糊，睡不实，头常晕。舌苔正常，脉细软。

辨证立法：目得血而视，今血不上荣，遂致视物不清。血不足者，心之疾也，拟强心养血佐以清肝明目之味治之。

处方：鹿角胶10克，另烊化　炒远志10克　酸枣仁12克　柏子仁10克　白蒺藜6克　密蒙花10克　节菖蒲6克　炒桑枝20克　磁朱丸6克，包煎　北秫米12克　沙蒺藜6克　川杜仲10克　川续断10克　桑寄生20克　谷精草10克

二诊：服药十剂，心跳、气短、头晕、跗肿均甚减轻，视物不清如旧，拟用丸剂缓图。

处方：鹿角胶30克　大生地30克　柏子仁30克　陈阿胶30克　大熟地30克　龙眼肉30克　紫河车30克　制首乌30克　朱茯神30克　原寸冬30克　酒川芎15克　白蒺藜30克　炒远志30克　沙苑子30克　石决明60克　节菖蒲15克　黄菊花30克　密蒙花30克　谷精草30克　磁朱丸30克　酸枣仁30克

共研细末，炼蜜为丸，如小梧桐大，每日早晚各服10克，白开水送。

三诊：服丸药月余，即将服完，经过情况良好，诸证均减。现证：头时晕，多动则心跳气促，晚间看书时间长则感眼力疲劳。

处方：再按原方配丸一料，以资巩固。

《施今墨临床经验集》

第五节 目盲

方南薰

靖邑陈振声之弟双目失明，诸医罔效，求治于余。余谓害明之故有三：一曰火毒攻目，一曰风寒外蔽，一曰痰厥上涌。火毒攻目者，面必红，口必干，脉必数而有力，今数证俱无，且屡服寒凉之药未效，其无火毒，可知也；风寒外蔽者，脉必浮，其人必发热而兼恶寒，今数证俱无，且屡服驱风发表之药未效，其无风寒外蔽，又可知也；诊得六脉弦滑，舌白不渴，手足厥冷，发则太阳筋脉突起如指，直冲后脑，汩汩有声，呕吐涎沫，饮食不下，两目白云遮睛，毫无红丝，如此脉证，其为痰厥上涌无疑。头重痛者何？《难经》云：诸阴脉皆至颈胸中而还，惟足厥阴与督脉上会顶巅，所以厥阴例中有地气加天，头痛如劈之证。左侧者何？肝受气于左也。今用滚痰丸去大黄、黄芩，恐伤脾阳，加吴茱萸、橘红、砂仁、白蔻、肉桂以通肝气之厥。依方制服，诸苦悉除，翳障渐豁。因路途遥隔，札嘱程友我九，以善其后。

《尚友堂医案》

李铎

一老妇，年七十，忽目失明，内外无障，目珠如常，脉见沉微无神。余用黄芪一斤，附子一两，熬浓汁频服二日，视物稍能分辨，再服一料，两目渐明。盖由阳光不振，肾中之阳不足，肾中之阴有余，医者以纯阴药滋之，阳愈虚而阴愈盛，是以昏黑无光也。后服真武汤加鹿茸数十剂，目明复旧。

按：东垣、丹溪专用参芪补气血而明目，盖目主气血，盛则玄府得利，出入升降而明，虚则玄府无以升降，出入而昏。余师其意，审知其证阳虚无火，精气无收藏，以致两目无光，加以误服补水滋阴之药，埋灭阳光，是以失明，余偏治其阳而化其阴，故获捷效。凡病偏之至极，不得不从偏治，但治病用偏用平，要在审证与脉明确，若脉证果应偏投，则药虽偏而不偏矣。

《医案偶存》

余听鸿

人身无病，不可论药，一日服药，十日不复。余幼在孟河见有服参误事者，今志之以昭后诫。有一广东郑姓，在申营业，将上好人参二两，用老鸭一只，洗净，以人参二两纳鸭腹中，煮而食之。五日后，觉目光模糊，十日后，即两目青盲，不能视物。就诊费伯雄先生，述其缘因。曰：五脏六腑之精，上输于目，因食参太多，气机过塞，清气不能上蒸，精气不能上注，故盲也。《内经》云：益者损之。时正在仲秋，孟城青皮梨甚多，伯雄先生曰：不须服药，每日服梨汁一碗，使大便每日利二三次，服十余日，两目见物，至一月，两目复元，能察秋毫矣。治法虽极平淡，非伯雄先生做不到。余后治常熟北乡某，年约十六七，体本丰盈，父母恐其读书辛苦，兑人参两余，服后，其童忽变痴状，所读之书，俱不能记忆。余诊之，脉弦实而滑，问其言，但微笑而已，面白体肥，不知何病。其父细述服参情由。余曰：能容各物者，其气必虚。其体本实，再充而益之，气有余即是火，煎熬津液为痰，清窍充塞不灵。即用化痰清热之品，以损其气，而其补自消，进以羚羊、川贝、竹黄、竹沥、胆星、山栀、菖蒲、远志、连翘、白金丸之类，再饮以蔗浆、梨汁等。服数十剂，神气日清，读书亦能记忆，然神情应对，总不若未服参前之玲珑也。噫，爱之适以害之，为父母者，不亦难哉！又顾吉卿子，自小在李军门长乐处，亦多服补药，至十六七岁，知识尚未大开，亦多服补剂之害也。又一人久疟，脾虚足肿，服别直参一两，当夜即毙。此脾弱不胜补也。又一女子发疟，口渴索饮，适有桂元参汤，即取半碗与饮，明日即毙。此皆补药之害也。故药能中病，大黄为圣剂，药不中病，人参亦鸩毒，服药者可不慎乎。

《余听鸿医案》

刘民叔

上海市高昌庙江南造船厂工人黄金根君之妻，顾红英女士，现年四十三岁，江苏省松江县枫泾人，住龙华路小木桥东三街六号。目盲已久，据云：赴斜桥第九医院，诊断为高血压目炎，屡经中西眼科诊治，延至一九五四年一月九日，始求治于夫子，凡处十方不到一月而痊愈。

初诊：一九五四年一月六日。目盲不明，不红不肿，胞弦微痒，脉浮数，头痛泪出。方用：金蝉花四钱　川蓼子三钱　防风三钱　僵蚕三钱　辛夷三钱　白芷三钱　川藁本三钱　细辛一钱　甘草一钱　生姜三片

二诊：八日。头痛除，目渐安。方用：金蝉花四钱　川蓼子三钱　防风三钱　菊花三钱　白芷三钱　川藁本三钱　辛夷二钱　细辛一钱　甘草一钱　生姜三片

三诊：十日。胞弦不痒。方用：金蝉花四钱　川蓼子三钱　防风三钱　秦皮三钱　白芷三钱　川藁本三钱　辛夷二钱　细辛一钱　甘草一钱　生姜三片

四诊：十二日。方用：金蝉花四钱　川蓼子三钱　防风三钱　蕤核三钱　白芷三钱　川藁本三钱　辛夷二钱　细辛一钱　甘草一钱　生姜三片

五诊：十四日。方用：金蝉花四钱　川蓼子三钱　川蒿本三钱　川芎二钱　决明子四钱　防风三钱　千年白三钱　龙须草三钱　甘草一钱

六诊：十七日。目能略视，但羞明。方用：金蝉花四钱　川蓼子三钱　川藁本三钱　川芎二钱　决明子四钱　防风三钱　千年白三钱　柴胡三钱　甘草一钱

七诊：二十日。泪全止，视物更清。方用：金蝉花四钱　川蓼子三钱　当归三钱　川芎二钱　防风三钱　通草二钱　白芷二钱　柴胡三钱　决明子四钱　甘草一钱

八诊：二十四日。不羞明。方用：金蝉花四钱　川蓼子三钱　当归三钱　枸杞子四钱　谷精草三钱　木贼草二钱　防风三钱　白芷二钱　柴胡三钱　甘草一钱

九诊：二十八日。能视远近诸物。方用：金蝉花四钱　川蓼子三钱　当归三钱　枸杞子四钱　龙须草三钱　菊花三钱　防风三钱　千年白三钱　甘草一钱

十诊：三十一日。自云全愈。方用：金蝉花四钱　川蓼子三钱　当归三钱　枸杞子四钱　龙须草三钱　菊花三钱　防风三钱　桑椹三钱　谷精珠四钱　云母石四钱　甘草一钱

河北省安次县白家务村人张瑞峰君，男，现年四十二岁，住上海市常熟区华山路二百二十九街三十八号，电话七五四九三号。向供职于振华橡胶厂，病目年余，经湘人金汉生君介绍，

前来求治于夫子，兹照录其亲书病历于后。

病者于一九五二年二月左眼发红，即往本市光华眼科医院治疗，两月左右，右眼又发红，当时光华眼科医院诊断为红眼。又转往四川北路闸北水电厂后面一个日本医院，治疗十余天无效，两眼视力开始减退。又转往上海眼科名西医张福星处医治，十余天仍未见效。又到本市中山医院眼科医治五次，亦未见好。又到本市刘占英眼科诊疗所医治，检查结果是"玻璃体混浊"，医治两个多月，仍不见好。视力继续减退到连报纸的大字都看不清楚。又到本市同济医院用苏联组织疗法医治两个月，及上海医学院用组织疗法继续医治四个月，均未见效。两眼视力减退到不能辨别人的面貌，书报均不能看。情况相当严重。自是而后，虽在咫尺之内亦不能辨别人物，行路时高一步低一步。

初诊：一九五三年四月二日。张目外视，黑雾满前。检其形质，都未变异；诊其脉，细驶而劲。阴精既虚，火又潜炽。方用：干地黄一两　元参一两　女贞子一两　苦参五钱　秦皮三钱　白蔹三钱　云母石一两　枸杞四钱　菊花四钱　黄檗二钱

二诊：四日。方用：干地黄一两　元参一两　女贞子一两　苦参五钱　秦皮三钱　白蔹三钱　云母石一两　枸杞四钱　菊花四钱　决明子四钱

三诊：七日。方用：干地黄一两　元参一两　女贞子一两　苦参五钱　千年白五钱　白蔹三钱　云母石一两　枸杞四钱　菊花四钱　珊瑚三钱

四诊：十一日。方用：干地黄一两　元参一两　女贞子一两　苦参五钱　谷精珠五钱　千年白五钱　白蔹五钱　云母石一两　枸杞四钱　珊瑚三钱

五诊：十四日。连服四方，大便畅，睡眠安。方用：干地黄一两　元参一两　女贞子一两　苦参五钱　决明子五钱　千年白四钱　云母石一两　枸杞子四钱　珊瑚三钱　蒙花三钱

六诊：十八日。方用：干地黄一两　元参一两　女贞子一两　苦参五钱　千年白四钱　云母石一两　枸杞子四钱　珊瑚三钱　秦皮三钱　青蒿三钱

七诊：二十三日。饮食渐增，肌肉渐充。方用：干地黄一两　元参一两　女贞子一两　苦参五钱　决明子五钱　谷精珠五钱　云母石一两　枸杞子四钱　桑椹四钱　黄精五钱

八诊：二十七日。方用：干地黄一两　元参一两　女贞子一两　苦参五钱　决明子五钱　蕤核四钱　云母石一两　枸杞子四钱　黄檗二钱　菊花四钱

九诊：五月一日。据云：常欲张目视物，苦无所睹，且感不安适。方用：干地黄一两　元参一两　女贞子一两　苦参五钱　决明子五钱　人参叶三钱　云母石一两　枸杞子四钱　青蒿三钱　菊花四钱

十诊：六日。方用：干地黄一两　元参一两　女贞子一两　苦参五钱　谷精珠五钱　沙蒺藜三钱　云母石一两　枸杞子四钱　青蒿子一钱　珊瑚三钱

十一诊：十一日。方用：干地黄一两　元参一两　女贞子一两　苦参五钱　谷精珠五钱　当归四钱　金蝉花四钱　云母石一两　枸杞子四钱　千年白三钱

十二诊：十六日。据云：两目无所苦，极安适。方用：干地黄一两　元参一两　女贞子一两　苦参五钱　夜明砂五钱　决明子五钱　金蝉花四钱　云母石一两　枸杞四钱　千年白三钱

十三诊：二十日。方用：干地黄一两　元参一两　女贞子一两　苦参五钱　夜明砂五钱　决明子五钱　当归四钱　云母石一两　枸杞子四钱　珍珠母五钱

十四诊：二十六日。方用：熟地黄五钱　生地黄五钱　元参一两　女贞子一两　苦参五钱　夜明砂五钱　决明子五钱　云母石一两　枸杞四钱　当归四钱　黄精五钱

十五诊：三十一日。方用：熟地黄五钱　生地黄五钱　元参一两　女贞子一两　苦参五钱　夜明

砂_{五钱} 决明子_{五钱} 云母石_{一两} 枸杞_{四钱} 当归_{五钱} 黄精_{五钱}

十六诊：六月四日。据云：昨日两目忽然有光，颇能视人，但尚不能辨别面貌。方用：熟地黄_{五钱} 生地黄_{五钱} 元参_{一两} 女贞子_{一两} 苦参_{五钱} 夜明砂_{五钱} 决明子_{五钱} 云母石_{一两} 枸杞_{四钱} 当归_{五钱} 黄精_{一两}

十七诊：八日。方用：熟地黄_{五钱} 生地黄_{五钱} 元参_{一两} 女贞子_{一两} 苦参_{五钱} 夜明砂_{五钱} 决明子_{五钱} 石斛_{五钱} 云母石_{一两} 枸杞_{四钱} 黄精_{一两}

十八诊：十三日。方用：熟地黄_{五钱} 生地黄_{五钱} 元参_{一两} 女贞子_{一两} 苦参_{五钱} 千年白_{三钱} 决明子_{五钱} 石斛_{五钱} 云母石_{一两} 枸杞_{四钱} 地骨皮_{三钱}

十九诊：十八日。方用：熟地黄_{五钱} 生地黄_{五钱} 元参_{一两} 女贞子_{一两} 苦参_{五钱} 千年白_{三钱} 决明子_{五钱} 云母石_{一两} 地骨皮_{三钱} 茺蔚子_{三钱}

二十诊：二十日。据云：已能辨识男女面貌。方用：熟地黄_{五钱} 生地黄_{五钱} 元参_{一两} 女贞子_{一两} 苦参_{五钱} 千年白_{三钱} 决明子_{五钱} 云母石_{一两} 枸杞子_{四钱} 蕤核_{四钱} 金蝉花_{三钱}

二十一诊：二十六日。方用：熟地黄_{五钱} 生地黄_{五钱} 元参_{五钱} 女贞子_{一两} 千年白_{三钱} 决明子_{五钱} 云母石_{一两} 枸杞子_{四钱} 当归_{五钱} 黄精_{五钱}

二十二诊：三十日。方用：熟地黄_{五钱} 生地黄_{五钱} 元参_{五钱} 苦参_{五钱} 女贞子_{一两} 千年白_{三钱} 夜明砂_{五钱} 决明子_{五钱} 枸杞_{四钱} 当归_{五钱} 茺蔚子_{三钱}

二十三诊：七月四日。据云：颇能看书读报。方用：熟地黄_{五钱} 生地黄_{五钱} 元参_{五钱} 女贞子_{一两} 千年白_{三钱} 决明子_{五钱} 枸杞_{四钱} 秦皮_{三钱} 珊瑚_{三钱}

二十四诊：八日。方用：熟地黄_{五钱} 生地黄_{五钱} 苦参_{五钱} 元参_{五钱} 女贞子_{一两} 千年白_{三钱} 决明子_{五钱} 夜明砂_{五钱} 夜交藤_{五钱} 当归_{五钱} 蕤核_{五钱}

二十五诊：十三日。方用：熟地黄_{五钱} 生地黄_{五钱} 苦参_{五钱} 女贞子_{一两} 千年白_{三钱} 夜明砂_{五钱} 夜交藤_{五钱} 当归_{五钱} 金蝉花_{二钱}

二十六诊：十九日。据云：经视检查结果，视力已恢复至能看检查表第六排小字。方用：熟地黄_{五钱} 生地黄_{五钱} 元参_{五钱} 苦参_{五钱} 女贞子_{一两} 夜明砂_{五钱} 千年白_{三钱} 蕤核_{五钱} 云母石_{一两} 当归_{五钱}

二十七诊：二十三日。方用：熟地黄_{五钱} 生地黄_{五钱} 元参_{五钱} 苦参_{五钱} 女贞子_{一两} 夜明砂_{五钱} 决明子_{五钱} 千年白_{三钱} 云母石_{一两} 当归_{五钱} 菟丝子_{五钱}

以上出自《鲁楼医案》

第六节 近视

程文囿

两尺细涩，肝肾下亏，必得之醉而后使内也。壮时血气方刚，故无所苦，自强仕以来，渐觉目盲不能远视，耳如蝉吟蛙鼓，虚里其动应衣，阖目转盼，则身非己有，腰膝酸楚，行步不正，种种病状，就衰之征。经云：肝开窍于目，肾开窍于耳，目得血而能视，耳得血而能听，血气衰耗，不能上充，故视听失其常度。心为君主之官，血虚心无所养，故挈动不安。脑为髓海，下通命门，上气不足，头为之苦倾。腰者肾之府，肾疲则惮于转侧。膝者筋之府，筋疲则艰于屈伸。方用人参为君，形不足温之以气；地黄、河车、龟鹿胶为佐，精不足补之以味，更用山萸、五味，摄纳肾气归元，气旺精充，百骸司职，收视而视明，返听而听聪矣。

《杏轩医案》

第七节　夜盲

王三尊

贲大成幼子，五六岁。夏月久雨，垣颓被压，忽目夜盲不睹灯月，且风痰有声。凡有损伤，不论何处，积血必流肝家，今被压而兼以风痰阻塞肺窍，是肝与肺痰血互相壅滞也。肝属于阴，开窍于目，故至阴分不明。予用川芎、赤芍、归尾、桃仁、红花、熟军、夜明砂、穿山甲、大贝、橘红、前胡、杏仁，四帖而愈。

《医权初编》

杨毓斌

郭小园。眼昏，唇燥，苔白，痰多，神志不清；日晡后盲若无见，神愈痴眠，食、二便正常，脉亦和缓。杂医不效。问治于予。予知素恒抑郁不遂，心欠开达。语曰：此神志间病，非药能疗。姑就证论治。按：心藏神，脾藏意，肾藏意与志。忧劳伤神，思虑伤意，抑郁不遂伤志，伤必先耗血，耗于肝则视不明。以目得血，则能视也。耗于心则神失守；耗于脾则唇燥而意不乐；耗于肾则真水亏，邪水上泛为痰。夫血生于心，统于脾，藏于肝，为五液中之一大液也。肾主五液，志不遂则液与俱伤。治法自以养血为君，当以灵活手笔处之。然非怡畅其心志，以辅药力，亦未必大效。为立言，八九服颇效，后以忧郁，致前功尽弃，遂不获瘳。志之以证所论不谬。

霜桑叶　三角胡麻　软白薇　酒炒白芍　甘枸杞　煅龙齿　茯神　茯苓

《治验论案》

柳宝诒

孔。至晚目光昏黑，不能视物，脉象数而兼弦，肾水亏而肝火旺。病因本原不足，不仅由外感。用凉肝养神法。

生地　白芍　丹皮　元参　川石斛　生甘草　砂仁　刺蒺藜　石决明　甘菊花　谷精珠　夜交藤

二诊：改方，去川石斛、谷精珠，加羚羊角、归身。

《柳宝诒医案》

周镇

周女，十余龄。丁巳秋，暮分目赤，视不见物。形体长而消瘦。此阴亏肝燥，木火上炎。未与煎剂，嘱服六味地黄丸。一服，目赤退而暮能见物。续服而愈。

《周小农医案》

孔伯华

张女童，九月二十日。两眼晨起尚清，晡后则发黑，不能辨物，此阴虚之证，脉弦而有力，治宜养肝肾。

九孔石决明六钱，生研先煎　莲子心三分　左牡蛎五钱，生研先煎　甘枸杞三钱　草决明四钱　生龙齿四钱　白蒺藜三钱　甘菊花二钱　谷精草三钱　细生地五钱　晚蚕沙四钱，布包　女贞子三钱

《孔伯华医集》

第一百六十二章　其他

第一节　眼跳

陆观虎

李某某，男，49岁。

辨证：眼疾（眼跳）。

病因：肝热上冲。

证候：左眼下窜露白经久。脉细弦。舌质红，苔薄黄。

治法：清热熄风。

处方：嫩钩藤9克　炒栀子9克　珍珠母9克　丝瓜络9克　制僵蚕6克　杭甘菊6克　杭白芍6克　石决明12克　粉丹皮6克　荷梗6克　绿萼梅6克

方解：嫩钩藤、炒栀子、粉丹皮清热凉血，熄风。丝瓜络清热，疏通经络。制僵蚕散风化痰。珍珠母、杭甘菊、杭白芍、石决明、绿萼梅平肝清热。荷梗升清通气。

《陆观虎医案》

第二节　目痛

王三尊

雉皋陈绵祚，目有旧疾，复感风寒而发。众医以为素有积火，所用皆寒凉之药，毛窍愈闭，郁火愈甚，头目痛不可忍。家岳先吹以搐鼻散，痛犹不止。此日属甲，又不可灸头目，遂令寻火酒药二丸，研碎和葱白捣汁敷之，其痛立止。此古书所未载，乃出心裁，洵奇想也。世人治目，惟知用极寒之药，而孰知用极热之药之理哉？

《医权初编》

王孟英

江萝花如君，患两目肿痛，不能略张。医投风药，昏谵欲厥。浼孟英诊之，脉至洪滑，大渴、便秘，予白虎汤二剂，霍然。

《王氏医案》

李铎

江姓妇，年五旬，目珠夜痛，服辛散清凉药不应，点苦寒药更甚，近日加胀，常如突出。

按：黑珠属阴，为风轮，夜痛亦属阴虚，点苦寒药反剧，夜与寒皆阴也。娄全善曰，目珠连目本，即目系也，胀如突出，乃厥阴肝虚气结也。理宜通阳化阴，兼调肝气。

夏枯草_{禀纯阳之气，有补养厥阴之功，能治之者，阳胜阴也} 香附_{通行十二经八脉，分利三焦，解六郁，止诸痛，}合夏枯草为补肝散 白芍_{治厥阴肝血不足，退火益阴则肝血自足} 羚角_{入足厥阴，明目去障} 木贼草_{入足厥阴、少阳血}分，益肝胆而去障明目 益母子_{益精明目，行中有补，为血滞病目者要药} 花椒_{辛热纯阳，能散阴寒，并能下行导火归}元，亦能明目 桂心_{气味辛温，为诸药先聘通使，木得桂而枯，故能抑肝明目，陈氏曰，凡阴邪盛与药相拒者，非此不能入}也 甘草_{调和诸药}

水煎服，十帖而愈。

《医案偶存》

费伯雄

某。荣虚风毒入络，挟少阳风火相扇，初则左眼疼痛而肿，羞明，继之右缺盆骨胀，皮色微红，痛如锥刺，肩胛不利，恶寒发热。法宜和荣祛风，以熄少阳之络热。

羚羊片_{一钱半} 晚蚕沙_{三钱，包} 秦艽_{二钱} 川芎_{八分} 炙鳖甲_{四钱} 丹皮_{二钱} 鳖血炒柴胡_{一钱} 夜交藤_{三钱，切} 麦冬_{二钱} 知母_{二钱} 酒黄芩_{一钱} 生草_{五分} 菊花炭_{二钱} 钩藤_{三钱} 丝瓜络_{一钱半} 桑枝_{五钱} 桑叶_{二钱}

《费伯雄医案》

何拯华

张谢氏，年三十六岁，住绍兴偏门外张家葑。

病名：头风害目。

原因：体素肝热，适感风温，头痛屡止屡发，酿变头风。医者不辨病源，误用头风套方，如荆、防、藁、芎等辛燥升散，遂巅痛而延累左目。

证候：时而头巅疼，时而左目痛，左目痛轻则巅疼甚，巅疼甚则眼痛轻，互相消长，累月不愈。甚至肝热冲动水轮，当瞳仁处忽变白色，忽微蓝色，忽而缩小，忽而昏矇。

诊断：脉左浮弦搏数，右浮洪或散大，沉按细涩，舌边紫赤。脉证合参，病之本在于肝，肝之脉络于巅，肝之窍开于目，而其所以互相消长者，病之标则在于脑。脑有十二对神经，其肝热冲激于头巅神经则头巅疼，冲激于左目神经则左目痛也。其冲动水轮，当瞳仁处而形色乍变者，以目系入脑，脑之精为瞳仁，全赖玻璃体中之水晶样液以保护之，今被肝热冲激，深恐明角罩中之水晶样液被蒸冲而浑，则瞳仁生翳迷矇，不能明辨三光五色矣。故世有一目失明而头风顿愈者，殆因脑中之血热，已从目窍排泄而出欤。

疗法：首当潜镇清熄，故以羚角、石决、珠母等具有灵动之性质，潜镇肝阳以熄内风为君，而羚角尤擅清肝明目、直达巅顶、善平脑热，入于咸平镇潜之中，奏功尤速。然诸痛皆属于心，心热则肝热，肝热则脑热，故又以童便、川连咸苦达下以泻心，白芍、胆草酸苦泄火以泻肝为臣。佐以酒炒生牛膝，取其上行入脑下行纳冲，善引头目之血热从速下降。使以青葙子，随羚角直清脑热，能散瞳仁处昏矇也。

处方：石决明_{一两，生打} 珍珠母_{一两，生打} 小川连_{八分} 龙胆草_{一钱} 生白芍_{五钱} 生淮牛膝_五

钱，酒炒　青葙子三钱　羚角尖一钱，磋研极细，药汤调下清童便两盅，分冲

次诊：前方连服四日，巅疼眼痛悉除，当瞳仁处变象亦减十之六七，舌边紫转红色，脉搏浮洪弦数均已大减。惟视物不甚清爽者，以目得血而能视，目血为肝热消耗，精光不足故也，法当滋肝血以益肾阴。

次方：陈阿胶钱半，烊冲　生白芍四钱　大生地四钱　大熟地四钱　甘杞子钱半　黄甘菊二钱　沙苑子三钱，盐水炒　菟丝子三钱，盐水炒　谷精珠钱半　羊乌珠一对

效果：次方连服十剂，肝血充而肾阴复，目自还光而明矣。

廉按：头风害目，惟妇女为最多。皆因血郁生热，血热生风，风动而逼血上脑则脑充血，脑充血则神经被逼，著于头巅之知觉神经则痛在头巅，著于眼部之知觉神经则痛在眼，此新发明之病理也。此案论病探源，一眼觑定肝脑，则骊珠在握，而选药处方，自然精切。初方妙在羚角，羚之灵在角，角之灵在脑，其性凉而味咸，故善平脑热，其色白而气腥，故能消肝肺血热瘀积。凡内障之脑脂下注，瞳神变色，外障之黑珠白珠云翳遮厚等证，果能重用此药，奏效如神。其清肝明目、熄风镇痉，尤有特长。惜近时价值太昂，如欲代之，惟羚羊角一味，即俗称黑羚羊，性质功用，与羚角大同小异，价又便宜大半也。接方妙在谷精珠、羊睛两味，凡眼病诸证悉退，滋养日久而视物尚不清爽者，其因有二：一由灵窍不通，一由睛光不复。谷精珠善通灵窍，羊睛善能还光，所以十剂即能回复原状者，此也。

《全国名医验案类编》

傅松元

唐家妇年五十余，先曾患崩漏十年。愈后，虚火上冲，头痛连两目，至不成寐，羞明怕火，甚至头颅肿胀。自觉如火灼，他人按之，则不甚热也。脉沉弦，尺肤紧涩。此阴虚火炎，火甚生风，风火上入巅顶，肝开窍于目，故眼珠先痛。立方以滋阴、潜阳、熄风火、平肝为治。用大生地、龟板、沙苑蒺藜、草决明、蝎尾、乌梅、川连、胆星、磁石、石决明、滁菊、羚羊角，加生铁落，一服即止。愈后间一年又发，但目珠痛胀羞明，头不肿痛，而心胸烦躁异常，脉弦寸数。余用前方去蝎尾、乌梅、羚角、铁落，加濂珠三分，西黄一分，而目痛即定。

《医案摘奇》

陆观虎

孙某某，女，31岁。

辨证：眼疾（眼痛）。

病因：气郁肝热。

证候：眼痛，左侧头痛，右腹胀脘坠。脉细数。舌红，苔白。

治法：疏气清热。

处方：白蒺藜9克，去刺炒　炒赤芍9克　炒栀子9克　杭甘菊9克　大腹皮9克　石决明12克　苏梗6克　陈皮6克　佛手3克　广木香4克　代代花3克

方解：白蒺藜、石决明、杭甘菊散风平肝，以清头目而止痛。炒赤芍、炒栀子散结清热。大腹皮利湿消胀。苏梗、广木香、陈皮理气和中。代代花、佛手芳香疏气，和胃平肝以消腹胀。

郭某某，女，32岁。

辨证：眼疾。

病因：心肝有火，外感风邪。

证候：眼红作痛而腐，喉间有痰，大便色黑。脉细数。舌质红，苔微黄。

治法：清热泻火，散风明目。

处方：上川连3克　谷精草9克　炒黄柏6克　净蝉衣3克　木贼草9克　生甘草6克　霜桑叶9克　炒赤芍6克　栀子皮6克　杭菊花9克　密蒙花6克

方解：谷精草、木贼草、密蒙花、净蝉衣明目退翳清火。上川连、炒黄柏、栀子皮、炒赤芍清热泻火，活血化瘀以退三焦之火。生甘草泻心火，和中解毒。

以上出自《陆观虎医案》

第三节　突起睛高

郭右陶

江道城患心中烦热头眩，忽两目红肿大痛，饮热茶热酒，眼珠挂出。左目尤甚，至晚即昏沉发晕，延余诊视。左脉微细无根，痧毒之为害也，放痧不愈。用金银花、茜草、连翘、黑山栀、枳壳、丹皮、赤芍、牛膝、石斛、草决明，加童便，微冷饮之，眼珠始收，调理而愈。

《痧胀玉衡》

第一百六十三章　耳病

第一节　耳疮

顾金寿

胡。脉沉而缓，按之少力，阳明素有湿热，因耳疮，过服凉剂，阳分益虚，故发热、恶寒、头昏恶心，宜先与固表疏散为治。

生黄芪一钱五分　防风七分　蒸冬术一钱五分　茯苓三钱　泽泻一钱　紫苏叶五分　上党参三钱　大白芍一钱五分，炒　炙甘草五分　苍耳子一钱　生姜一片

又。外感已清，耳疮久而不愈，左脉虚滑，自是阴虚阳越，拟育阴潜阳法。

大生地三钱　大熟地五钱　炙龟板四钱　炒牛膝二钱　茯神三钱　粉丹皮一钱五分　泽泻一钱　苍耳子三钱　元参炭一钱五分　炒山栀二钱　炒赤芍一钱　橘叶十片

又。照前方加生地二钱、鲜霍斛四钱，每晨空心，开水送六味地黄丸五钱。

问：此证由耳疮肿痛，服专科药，不但耳疮不愈，寒热大作，诸证业起，今始与固表疏散，继用育阴潜阳，诸证俱愈，耳疮亦痊。岂专科徒负虚名耶。曰：经云肾开窍于耳。又云阳明之脉环耳前后。此人素有湿热，积于阳明。又缘水不制火，上炎为耳疮。若早用和阴疏散，原可不致他变，奈专科但知苦寒降火，以致火郁变生，今既疏解其郁，复育阴潜阳，以治其本，自然痊愈。彼专科不过捡拾外科数方，不知虚实，不问经络，一门凉泻，遇实证亦能见功，然欲以此遂为治耳专门，恐难尽信也。

《吴门治验录》

陈在山

赵金一，脉浮数，耳内肿硬，痛甚，心烦喜饮冷水，是邪热加湿之为患也，用清热解毒之药。

双花　连翘　皮苓　花粉　寸冬　甘草　元参　桔梗　薄荷　芥穗　丹皮　生地　赤芍竹叶

赵金一耳内肿硬等证，原来一派热象，屡用清凉解毒法，无灵。又细诊其脉，两尺微浮，余皆沉细，此必肾阴不足、虚火上腾之证也，令服六味地黄丸，数日大有奇效，若长久服之，则必全愈矣。

《云深处医案》

<h1 style="text-align:center">第二节　耳痈</h1>

胡慎柔

周近巷令爱，年十九。左耳下红肿。发热作痛，脉之，六部俱数，八至无神，且素弱，经水不调。予曰：此运气病也。以小柴胡合四物加牛蒡子，内黄芩用酒炒，四剂而愈。

近菴令子室，年二十余。两耳下俱红肿，痛甚发热，其状可畏。医者以大黄行数次，又用敷药，反觉坐卧不安，亦运气病也。诊之六脉俱细数少力，恶心不食。先以人参败毒散一剂以发之，又用甘桔加牛蒡、射干、陈皮、半夏含漱之，次将小柴胡汤内加牛蒡，六剂而肿消，饮食犹未贪，异功散加牛蒡，四五剂，脾胃健而全愈。

以上出自《慎柔五书》

高锦庭

邵某某，木失所养，肝风上逆阻络，耳外结肿成痈，日久坚硬如石，消之不易，人宜安闲节食，药则养血泄风。

归身　白芍　煨天麻　刺蒺藜　决明　防风　钩藤　桑叶

二诊：养血息风，耳痈肿势虽小，木硬仍然，牙咬坚结，神疲色萎，从阳以为化妥。

熟附　苁蓉　巴戟天　桂枝　元参　刺蒺藜　五味　菖蒲

三诊：前服方后神气觉健，耳痈根收顶突，佳兆也，再以补阴潜阳。

补阴汤加归身、白芍、茯苓、桑叶。

《谦益斋外科医案》

李文荣

京口协领柏邃庵，予三十岁时馆于其家，彼此契好，不啻手足，计今三十余年矣。邃庵方正从无淫邪，奈廿余岁初次进京，未知检点，竟不知于何处旅店蒙其不洁，头生颗粒，有似广疮。急延外科医治，想用捺药，随即痊好。而年余发下疳，外科调治，久而不愈。予劝以仙遗粮汤下五宝丹，由渐而愈。邃庵最畏服药，愈后未经清理，后乃发为阴癣，腰以下，腹以上，蔓延无隙，其痒异常。然三十二年以来竟无他患。不意于道光十一年忽有教以医癣者，用紫荆皮为末，以白及磨汁调敷。予闻之再三劝以勿治，盖疥癣之疾不足忧也，设使治愈，必生他患。奈邃庵竟为所惑，不纳予言，日以二药裱敷下体，自秋徂冬，癣竟全收，不复作痒，欣然得意。十一月望后，忽患耳痛，就予诊脉。其时适值云汀宫保忽患吐红，专体见招，是日诊后即束装赴省。余谓几辈曰："邃庵脉象大为不好，恐有重证，而余适不在家，奈何？"儿辈唯唯。盖其一切如常，予言似不确也。赴省一月，予接家信，据云邃庵病势沉重，有朝不保暮之象，请子速回，或可一诀。余不胜骇然。幸宫保恙已痊愈，随即买舟南下，一日达镇，即诣柏府看视。见其耳连项肿，稠脓淋漓，臭不可近，人则一丝两气。盖已米饮不下者九日矣！见余至，亦不能多言，唯曰："弟虽来，吾亦不吃药也！"询之伊子："病势如此，何为不肯服药？"据云：一月之中，所请内、外科服药不少，大抵清凉居多，以致胃败，故邃庵誓不服药矣。予因转为邃庵曰："兄之病源唯予深知，他人不及知也。不知者认为寻常之火毒，必用凉药。须知此证不但不可用凉，且宜用温。兄如服弟药，三剂必然有效。如不效，再不服药何如？"邃庵闻以温易凉，不觉首肯。予遂以归脾汤加减，另以五宝丹加西牛黄与服。三剂后臭味顿减，口味大开，精神渐振。邃庵问予："何药之神也？"予笑曰："兄之病根在三十年前，他医不及知，即兄亦念不及此也。兄当年曾沾染恶气，误服捺药，后变为下疳，愈后未经清理，渐化为阴癣。此癣为余气之出路，且周身之湿热皆从此而出，原万无治理者也。奈兄误听人言，忽然欲治，居然治愈，而究之风湿热毒从何而去，不觉上攻清窍。又值现与统军不合，告老罢官，虽素阔达，究非得已，心怀未免不畅。心寄窍于耳，故病发于耳也。医者不知，肆用寒凉，使热毒欲发不发，遏成臭气，异乎寻常。人之脾胃喜香而恶臭。此等恶臭积于胃中，胃气焉得不败？尚冀饮食之甘乎？且夫治余气之法，以升透为主，尤以扶正为主。盖余气即邪气也！正气衰则邪气陷而入内，正气旺则邪气托而达外。常见庸庸者治湿毒之证，专主苦寒攻下，百无一愈，诚昧于医理也。兄之证情节过多，医更难明，动辄得咎。予用归脾汤法可以养心，可以健脾，可以扶胃，可以开郁，可以建中，可以托邪；又用加味五宝丹诸多宝贵，败毒搜毒，专使外透，不容内蕴。用药得当，似乎通神。虽然现幸获效，仍需癣发方许收功也。"数日后，癣渐作痒，十数日后，癣遍下体，而耳患痊愈，饮食倍常。始终总此一方，并未改易方。

《仿寓意草》

孔伯华

温妇，脾湿肝热，周身发生湿疮；右耳生痈，已经溃破流水，作痛而痒，烦闷不畅；舌苔垢腻，脉弦滑而数。亟宜清热渗化。

生石膏五钱　蒲公英四钱　连翘三钱　川牛膝三钱　真青黛三钱, 布包　莲子心二钱　焦栀子三钱　生知母三钱　生黄柏三钱　龙胆草二钱　杭菊花三钱　竹茹六钱　全栝楼六钱　生滑石块四钱　荷叶一个　地肤子三钱　生石决明八钱白蒺藜三钱　六神丸三十粒, 分一次吞

《孔伯华医集》

第三节　耳后痰毒

高锦庭

周某某，阴亏肝亢，耳后发痰。

刺蒺藜　归身　白芍　决明　郁金　云苓　钩藤

另丸方：六味　阿胶　洋参　归身　决明　白芍　牡蛎

《谦益斋外科医案》

费伯雄

某。风热上升，耳根痰毒硬胀，发热疼痛。宜解邪行散。

连翘壳二钱　大贝母三钱，打　茯苓二钱　银花三钱　炙僵蚕三钱，打　丹皮二钱　赤芍一钱半　桔梗一钱　广橘红一钱　牛蒡子三钱，炒　夏枯穗三钱　茅根一两

《费伯雄医案》

方耕霞

王。痰热蕴伏少阳之络，右耳下坚肿延及项下，白色不甚焮突，已成痰毒，体虚成脓不易，非风温，痰也。宜束毒透脓，化坚升举。

皂角针一钱　炙甲片三钱　炒枳壳钱半　川芎七分，酒炒　广木香五分　广郁金钱半　西赤芍钱半　小青皮一钱　炙乳香钱半　炒僵蚕三钱　大贝母三钱　大连翘三钱　姜竹茹钱半　夏枯草钱半

二诊：耳根痰成，脓不能透毒外溃，致风邪走窜两颐肿胀，宜疏风束毒，稼脓速溃为要。

皂角针一钱　大连翘三钱　西赤芍钱半　炒僵蚕钱半　粉丹皮钱半　金银花三钱　大豆卷三钱　大贝母三钱，打　生甘草三分　冬桑叶钱半　石决明四钱，先煎　元参三钱　云茯苓三钱　竹叶二十片　薄荷五分，后下

《倚云轩医话医案集》

周镇

赵章吉，乙丑喉痧后，右耳后胀起有形。疡科谓其结毒，敷贴不减，转就西医，治经数旬。且有遗精，泄后耳胀加剧，易于忿怒。延余调治。阴虚火炎，与知、柏、龙胆、牡蛎、决明、丹栀、夏枯、钩钩、车前、元参、大贝母、郁金、白芍、绿萼梅。又查耳为坎卦，嘱服滋阴八味丸，甚合。交冬为制丸方，服之耳后胀垒即平。案云：喉痧之后，右耳后胀，遗精之后，其胀加剧，甚或左耳亦肿。脉左弦数，阴虚火旺，风火上升，痰浊入络。当以育阴潜阳、止遗涤痰软坚为法。大生地八两　归身二两　鳔胶六两　山药四两　川楝三两　龟胶三两　丹皮二两　首乌四两　阿胶三两　茯神二两　黄柏二两　滁菊二两　白芍三两　石莲二两　川贝母一两　牡蛎五两　天冬二两　芡实三两　石决明四两　夏枯草三两　狗脊三两　西洋参二两　车前子二两　研末。猪脊髓十两蒸，桑椹膏八两，糊丸桐子大，晒。早晚各服四钱。愈。

《周小农医案》

第四节　耳痛

黄凯钧

沈，三七，肝肾之火，上冲清道，左耳胀痛。

羚羊角　夏枯草　丹皮　黑栀　知母　川柏　香附　通草　葱管

两服出脓而愈。

《肘后偶钞》

林佩琴

王。七旬耳猝刺痛，伏枕不减，右尺沉按有力。凡来势骤者莫如火，老人真阴涸，故相火

易炎。权用镇摄法。灵磁石一钱　黄柏五分，酒炒　山栀钱半　熟地三钱　二剂效。

《类证治裁》

李铎

刘，三十。两耳气闭，前后痛，面颊赤，身热呕逆，脘不爽，不欲食，胸胁隐痛，多怒不寐，便难，左关脉实数。明是肝火炽盛，议柴胡饮子，吞左金丸一钱。

柴胡水炒　沙参　赤芍　当归　青皮　大黄　甘草

水煎服，四剂。

又：当归龙荟丸，早、午、晚各二钱，开水送下。

此证服龙荟丸三两，诸证十愈六七，后服泻青丸四两余，而全瘳。

肝木为生火之本，肝木盛，则诸经之火相应而起，为病不止一端，故以泄肝为要。寿山

杨应春令堂，年六十二。右耳掣痛，极楚难忍，诊脉弦数，显属肝胆风火上郁，非肾虚也。治宜辛凉宣窍。

菖蒲　夏枯　僵蚕　薄荷　苦丁茶　山栀芦荟　青菊叶　荷叶蒂

又：昨进辛凉法，止而复痛，是少阳风火未熄之征。按：肝脉络于耳，胆脉亦附于耳，仍从肝胆主治。

羚角　柴胡　胆草　苦丁茶　鲜菊叶　节蒲　连翘　山栀　泽泻　黄芩

又：肝火炽盛，服前二方痛犹不止，以当归龙荟丸，早晚各服二钱，计服至二两而愈。

人但知肾开窍于耳，不知肝胆脉络亦附于耳，诊得弦脉，即从肝胆二经施治极是，可谓读书得间。寿山

以上出自《医案偶存》

刘子维

周某，耳心痛，不能卧，不食三日夜。

生地一两　玄参一两　菖蒲一钱　枳壳五分　寸冬一两　黑豆五钱　白芍三钱　熟地一两　石斛三钱

三付。服一付减半，二付痊愈。

李俊注：此水不足也。耳心痛而不发寒热，不见红肿，非风寒外邪可知也。夫肾为水脏，开窍于耳，心为火脏，寄窍于耳，三焦之脉入耳。《至真要大论》曰：少阳之胜耳痛。以六气论少阳，即相火也。经言其胜，乃岁气之胜。在人身，肾水不足，则相火偏胜，与岁气之胜何异？火既偏胜，其胜气之所至，莫不为灾，故淫于耳则为耳痛也。阳不入阴，昼夜皆痛，故不卧不食。

阳不入阴者，阴虚于下而水不升，则阳亢于上而火不降，即《方盛衰论》所谓至阴虚，天气绝是也。阴虚宜补，而由阴虚所生之内热则有气分、血分之别，在气分者，宜玄参之壮水制火；在血分者，宜生地之壮水凉血，故与熟地之滋水生精并用也。阴得补足以宅阳，则火降水升，清阳之气上出于耳，而耳复其常矣。火性浮动宜治之以静，故用白芍静肝，石斛静胃，黑豆静肾，以为之守。火刑金，麦冬清之，枳壳降之；火伤气，枳壳破气，故不多用；葛、蒲开心孔、通九窍、明耳目则任使命之职者也。夫阳不统阴者，宜扶阳以统阴，此证则阴不含阳，

故一意扶阴，以为阳之宅也。

《圣余医案诠解》

陆观虎

戚某某，女，21岁。

辨证：耳痛。

病因：郁火上炎。

证候：耳痛，心慌，头晕，怕冷，泛恶，腰背发酸，微咳。脉细弦。舌红而光。

治法：清火解郁，理气化痰。

处方：连翘6克 大贝母6克 石决明9克 净银花6克 炒赤芍6克 炒竹茹6克 杭甘菊6克 丝瓜络6克 陈皮丝6克 冬瓜子6克 炒桑叶6克

方解：连翘、银花、石决明、炒赤芍、杭甘菊解郁清火以治耳痛、头晕、发冷。大贝母、竹茹、冬瓜子、桑叶、陈皮理气祛痰止晕，润肺止咳，兼去泛恶。丝瓜络通经活络而治腰背发酸。

吴某某，男，31岁。

辨证：耳痛。

病因：外感风邪，郁火上蒸。

证候：耳痛，发热喉痛，口黏涎身。脉细数。舌红，苔黄。

治法：散风清热。

处方：连翘6克 大贝母6克，去心 炒青蒿6克 净银花9克 炒赤芍6克 蒲公英9克 紫花地丁6克 炒栀子6克 金灯笼6克 炒竹茹6克 苏薄荷3克

方解：连翘、净银花、苏薄荷、蒲公英、紫花地丁散风清热解毒。青蒿、赤芍泻肝火散邪滞，行血止痛。炒栀子清三焦郁火。金灯笼清热消肿，利咽止痛。竹茹凉血清热，治烦止呕。

李某某，男，41岁。

辨证：耳痛。

病因：痰热上蒸。

证候：耳痛眼红，咳嗽有痰，腹胀。脉细数。舌红，苔黄。

治法：清热化痰。

处方：连翘6克 冬瓜子6克 生枇杷叶9克 净银花6克 炒竹茹6克 川通草3克 夏枯草9克 大腹皮9克 炒栀子6克 大贝母6克 炒赤芍6克

方解：连翘、净银花清热解毒。夏枯草解热散结。冬瓜子、生枇杷叶、大贝母宣肺止咳化痰，清热散结。炒栀子清三焦之火。炒竹茹清热化痰。赤芍清火活血散结。川通草利小便，引热下行。大腹皮消胀行水。

张某某，男，40岁。

辨证：耳痛。

病因：阴虚火盛。

证候：右耳下作痛，唇干微咳。脉沉弦。舌质红，苔微黄。

治法：滋阴降火。

处方：鲜石斛9克，先煎　大贝母6克　生枇杷叶6克　上川连3克　炒赤芍6克　朱通草3克　黛连翘6克　扁豆衣9克　蒲公英9克　净银花6克　鲜茅根15克

方解：鲜石斛滋阴降火。大贝母、枇杷叶散结清热，润肺止咳化痰。上川连泻热清火。连翘、银花、蒲公英清热解毒消肿。扁豆衣、通草利湿清热，引热下行。赤芍清热散结。鲜茅根利小便除伏热。

庄某某，女，60岁。

辨证：耳堵。

病因：肺火郁结，感风上炎。

证候：右耳作堵，咳嗽。脉浮数。舌质红，苔浮黄。

治法：散风清热。

处方：冬桑叶6克　大贝母6克　冬瓜子6克　炒赤芍6克　石决明9克　连翘6克　炒栀子6克　生枇杷叶9克　云磁石9克　炒竹茹6克　黛蛤散9克，包

方解：冬桑叶、连翘清热祛风。大贝母清热散结化痰。冬瓜子、枇杷叶、黛蛤散宣肺清热，化痰止咳。炒赤芍清热化瘀。石决明、云滋石补肾镇肝潜阳。竹茹清热化痰止逆。炒栀子清三焦之火。

以上出自《陆观虎医案》

第五节　脓耳

缪遵义

耳内流脓，昔人谓之肾疳，用六味丸加味治。今用其法，兼清少阳。

六味丸加桑螵蛸、黄甘菊、山栀、石决明、桑叶、黄柏（盐水炒）。

猪脊髓、芡实、粥为丸。

《缪氏医案》

何书田

元虚骨热，木火上炎，耳窍流脓。此由三阴内亏，久恐失聪。治宜清泄。

龙胆草　石决明　丹皮　菊花　苦丁茶　羚羊片　冬桑叶　山栀　甘草

《簳山草堂医案》

费伯雄

某。耳疳津脓外流气秽，耳傍红硬，痛甚不止，寒热，势有窜延外溃之虞。

羚羊片一钱，先煎　黑山栀三钱　菊花二钱　酒黄芩一钱　连翘壳二钱　薄荷一钱　茅根四钱　炙僵

蚕三钱　花粉一钱　丹皮二钱　陈皮一钱　柴胡八分　钩钩三钱，后入　鲜竹叶三十张　灯心十尺　生甘草八分

外用蛇衣煅研细，加冰片，稀碱水调，再以小葱管插进，止痛。

复诊：少阳之火兼阳明湿热上乘，耳疳津脓，外亦肿痛，寒热，口渴，便溏，防有窜延耳后脓出之虞。急宜清化。

前方去僵蚕、花粉、丹皮。加鲜木通、石斛、煨葛根各二钱，桑叶二钱。

某。始则耳疳，时流腥水，继则肿痛，皆由风火湿热上蒸所致。尚宜清解。

薄荷一钱　牛蒡三钱　僵蚕三钱　桔梗一钱　大贝三钱　防风一钱　赤芍一钱　甘草节八分　马勃六分　连翘二钱　山栀三钱　黄连四分　木通一钱　花粉三钱　竹叶三十张

以上出自《费伯雄医案》

柳宝诒

梅。左脉较为浮数，左耳胀痛流水。阴弱火升，昔人谓之耳疳。盗汗形寒，癸期偏速，皆阳浮阴耗之象。拟养营潜熄。

大生地　白芍　白薇　蛤壳　丹皮炭　石决明　穞豆衣　刺蒺藜　女贞子　归身　菊花炭

童。便血后，两目失光，或作或否。营中必有余热，不仅由于虚也。耳腔流脓，是风热上攻之象。脉数舌红，阴液久耗。当养阴而兼清泄。

细生地　洋参　丹皮　黑山栀　滁菊　晚蚕沙　刺蒺藜　夏枯草　制马料豆　磁朱丸入煎　竹二青

柳宝诒曰："眼目一证，于实则曰风、曰火；于虚则曰肝血少、肾水衰，言之亲切有味，而施治则毫无效验。凡目痛者无不因医而致瞽。盖此证除风火赤肿外障等证外，而一切目视无光，及昏黑倦视等证，皆为阳虚。心肺为上焦之阳，心属火，火能烛物；肺居金，金能鉴物。二脏之阳不宣，则火不能烛，金不能鉴矣。医者不知，以补血之药滋肝，以补水之药滋肾，下焦之阴愈盛，则上焦之阳愈虚；且令下焦阴气上加于天，白昼如夜，爝火有光，阴云四合，龙雷飞腾，原欲滋阴以降火，其实滋阴以助火，火盛则渐成废疾矣。"

以上出自《柳宝诒医案》

丁泽周

童幼。耳疳流脓痒痛，肝胆之火挟湿热上蒸，风邪外乘，宜柴胡清肝汤加减。

薄荷叶八分　银柴胡一钱　赤茯苓三钱　六一散三钱，包　连翘壳三钱　熟牛蒡二钱　生甘草一钱　通草八分　天花粉三钱　黑山栀二钱　淡黄芩一钱　象贝母三钱　滁菊花三钱

《丁甘仁医案续编》

曹惕寅

桃花坞江姓女始以耳内作痒，用针挖伤出水，此乃肝火湿热借端发泄也。渠即以西药掺入

敛之。反致痛如抽掣，腮外尽肿，甚至牙关拘紧，启闭不利。加以耳门外曾为滋水浸润，皮破冒风，耳下又起伏核，痛楚异常，引起形寒身热。其母以风痰疑之，观此层波叠浪，颇形忧虑。余曰："证虽多端，病出一余，只须用化湿清热之旨，分头治之，便可霍然。"耳内用皮纸卷翠琥散封设一头塞之，以吸毒水，旋湿旋换；外以桑叶苏叶汤煜之，抽痛遂止。耳外碎处用棉花蘸油擦净，以上末药调油擦之。不数日完功。医者负有御灾捍患之责，当随时指示先机。如内证中妇人带多如注，宜调治以防血崩。肥儿熟睡初醒，号哭不已，不可迎风，以防肺风痰喘。肥人巨擘发麻，宜慎养以防中风。头痛抽筋及目，宜平肝以防目损。外科中如沿皮碎腐，宜避风以防作肿。患疔宜慎养忌荤，防毒散及起红丝。湿疮宜禁水洗以防滋蔓。初起脓瘰禁指甲抓扒以防酿毒。足不利于行宜安坐防起胯核。此不过举其常者约略言之。凡病必有先机，医者知之，病者往往不知也，故宜预告之，俾防患于未然，遏其源源，不受痛苦。医为仁者之术，于此可不慎乎？

《翠竹山房诊暇录稿》

陈约山

素有聤耳证，发作时见脓稍愈，今外面肿势必内外交溃。脉象弦数，左关带硬，此肝胆肾三经受病。拟用内外调治，俟溃后肿乎，再商补剂。

羚羊角　石决明　天花粉　山栀皮　料豆皮　新会皮　白蒺藜　鲜荷叶

二诊：肿势虽平，脓水未尽，脉象虚弦。法当和补，但溃口骤难收敛，拯宜加意调治。

防党参　白茯神　沙蒺藜　石决明　料豆皮　赤丹参　冬桑叶　青荷蒂　川石斛

震耳方：沙蒺藜　料豆皮　左牡蛎　女贞子　白茯苓　怀牛膝　土沉香　灵磁石　奎白芍　洋青铝

耳为肾之外候，肝胆二经俱络于此。今耳窍肿塞，稍见清脓，微痒化疼，乃风火相搏，已成聤耳之证。脉形浮滑。拟祛风散邪，冀其痛缓。脓多再商滋培本，否则恐成耳漏。

青防风　白蒺藜　薄荷梗　青皮　钩藤　白桔梗　柴胡梢　石菖蒲

以上出自《陈氏医案》

张山雷

朱左。聤耳加以头鸣，总是阴虚于下，阳浮于上，证关肝肾根本，非滋填不可，且非可求效于旦夕者。脉象弦大而涩，舌苔不腻，宜清肝滋肾，标本两顾，似可多用无弊。

砂仁 1.2 克, 同炒　大元地 6 克　生延胡 4.5 克　龙胆草 2.4 克　潼蒺藜 4.5 克　甘杞子 6 克　象贝 6 克　生杭芍 9 克　杭菊花 4.5 克　女贞子 6 克　红旱莲 6 克　枣仁泥 6 克　木通 3 克　生打牡蛎 6 克　生龙齿 6 克　石决明 12 克　生代赭石 9 克, 以上四味先煎　白鲜皮 4.5 克

另羚羊角尖（水磨冲服）1.2 克。

徐左。肝胆火炎，挟痰上壅，右耳胀肿，其势甚炽，是聤耳之重者也，当以疗法论治。颊车不利则络为之闭也，拟清肝化痰、抑降宣络。

真羚角尖水磨浓汁 0.9 克冲服　生石决明 24 克　生打牡蛎 9 克　生磁石 9 克　象贝母 9 克　陈胆星

4.5克　鲜竹茹4.5克　湖丹皮4.5克　焦栀子9克　怀牛膝6克　玄明粉4.5克，冲　鲜荷叶边半圈，入煎
橘红2.4克

以上出自《张山雷专辑》

孔伯华

谢男童，三月十八日。肝胃实热太盛，耳底溃烂不敛，两颧赤色极重，易怒喜食，脉数实，治当清泻。

生石膏五钱　地骨皮三钱　忍冬花二钱　龙胆草一钱　石决明六钱　竹茹四钱　甘草五分　生枳实
一钱　薄荷一钱　栀子二钱　栝楼三钱　知母二钱　太极丸一粒，分二次和

《孔伯华医集》

陆观虎

童某某，女，40岁。
辨证：耳疾。
病因：湿热上蒸。
证候：耳部流水，音哑，痰多，头部起瘰。脉细弦。舌质红，苔浮黄。
治法：利湿清热。
处方：冬瓜子皮各6克　大贝母6克　胖大海6克　炒赤芍6克　炒知母6克　蝉衣3克　栀子皮
6克　川黄柏6克　豨莶草9克　粉丹皮6克　益元散6克，包
方解：冬瓜子、益元散、豨莶草、栀子皮利湿清热。冬瓜子、胖大海、蝉衣、大贝母利咽清热，开音止咳。知母、黄柏清下焦湿火。赤芍、丹皮活血破瘀清热。

黄某某，男，20岁。
辨证：耳疾。
病因：湿热上蒸。
证候：耳底淌黄水，头皮发痒，起屑，眼胀。脉细弦。舌质红，苔微黄。
治法：清暑利湿。
处方：蒲公英9克　淡竹叶6克　连翘6克　茯苓皮9克　谷精草6克　净银花6克　扁豆衣6克
石决明12克　冬瓜皮6克　炒赤芍6克　益元散6克，鲜荷叶包刺孔
方解：蒲公英、连翘、银花清热解毒。淡竹叶、茯苓皮、冬瓜皮、扁豆衣、益元散清热利湿。谷精草、石决明清热明目。炒赤芍活血泻火。

佟某某，男，51岁。
辨证：耳疾。
病因：湿热上蒸。
证候：耳痛，流脓水，右脸作痛，无汗，纳少。脉细数。舌质红，苔黄微白。
治法：清热利湿。

处方：茯苓9克 土贝母6克 泽泻6克 炒苡米6克 炒赤芍6克 焦稻芽12克 冬瓜皮6克 栀子皮6克 杭甘菊6克 川通草3克 石决明12克

方解：茯苓、苡米、冬瓜皮清热利湿。泽泻、通草利湿清热通溲。焦稻芽和胃进食。杭菊、石决明清热镇肝。贝母、赤芍散结化瘀，化痰平肝。栀子泻热利湿。川通草利水清湿热。

二诊：耳痛流脓水已轻，咳嗽，痰不易咯，大便不畅，小便赤短，口热乏味。脉细弦。舌苔薄黄。

处方：按初诊方去焦稻芽、栀子皮、杭甘菊、石决明，加猪赤苓各6克，陈皮6克，枇杷叶9克，益元散（包）9克。

方解：益元散、猪赤苓清热化湿利水。陈皮行气化痰。枇杷叶止咳化痰。

三诊：咳嗽已止，耳仍流脓水，口干，腹胀，往往得汗为快，足部湿气不收。脉微弦。舌质红，苔灰黑。

处方：按二诊方去枇杷叶、陈皮丝、泽泻、益元散，加连翘六克，银花藤6克，盐知母6克，川黄柏6克。

方解：连翘、银花藤清热解毒。知母、黄柏降火除湿，清热润燥滋阴。

四诊：耳流水已止，微痒，腹胀已消，口热、二便近常。脉细弦。舌红，苔薄黄。

处方：按三诊方去知母、黄柏，加五加皮6克，牛膝6克，除湿利水，引药下行。

何某某，女，38岁。

辨证：耳疾。

病因：湿热流皮。

证候：左耳肿流脓水，喉痛，皮肤起瘰发痒。脉细数。舌质红，苔浮黄。

治法：清热利湿。

处方：青黛1克，包 连翘9克 大贝母9克，去心 猪赤苓各6克 净银花6克 炒赤芍6克 金灯笼6克 紫花地丁6克 蒲公英9克 冬瓜皮6克 粉丹皮6克 苡米9克

方解：连翘、银花、蒲公英、紫花地丁、青黛清热解毒。猪赤苓、冬瓜皮、苡米利湿清热。大贝母、金灯笼清热散结利咽止痛。丹皮、赤芍滋降活血。

以上出自《陆观虎医案》

施今墨

江某某，男，34岁。病已四月，右耳道肿胀，灼热流黄水，听觉不敏，曾注射青霉素未见功效。舌苔薄白，脉浮数。

辨证立法：耳者，手足少阳俱会其中，三焦及胆经有热，外感风邪，风热相搏，遂致耳道肿痛。舌苔薄白是属表证。脉浮数者，风热也。当疏表清热为治。

处方：龙胆草5克，酒炒 蝉衣5克 冬桑叶10克 青连翘10克 黄菊花10克 苍耳子6克 节菖蒲6克 苦桔梗5克 东白薇6克 白蒺藜10克 酒军炭6克 怀牛膝10克

二诊：服三剂，耳内黄水减少，肿胀轻松，听觉稍清。近日周身遍发红疹作痒，此为内热外透之象，仍遵前法。

处方：蒲公英15克 漏芦6克 黑芥穗6克 赤芍药6克 紫地丁6克 忍冬花10克 赤茯苓6克

紫草茸6克　忍冬藤10克　苍耳子6克，炒　蝉衣5克　节菖蒲6克　炒防风5克　苦桔梗5克　炒山栀5克　鲜生地12克　鲜茅根12克　甘草节6克

三诊：前方服四剂，黄水消失，听力恢复，肿痛大减。现证只余皮疹尚未痊愈，改用丸方收功。

处方：每日早晚各服防风通圣丸6克。连服六日。

《施今墨临床经验集》

第六节　耳衄

何书田

耳窍流血，齿出脓而鼻垂秽涕，皆真阴亏损也。不易治。

西洋参　龟板　粉丹皮　麦冬肉　石斛　生地　阿胶　料豆皮　肥知母　牡蛎

经多面黄，耳流脓而失聪。阴虚之候，恐难奏效，且防肿满。

附子　白芍　补骨脂　山药　萸肉　熟地　茯苓　菟丝子　于术　泽泻

丸方：

附子　于术　萸肉　五味　破故纸　怀膝　肉桂　熟地　枸杞　山药　白茯苓　泽泻

腹皮煎汤泛丸。

以上出自《簳山草堂医案》

费伯雄

某。耳为肾窍，肾水久亏，肝胆之火逼血上行，耳中出血。宜滋肾柔肝，以降虚火。

细生地　天麦冬　南沙参　生龟板　茯苓　山药　生石决　茜草根　牡丹皮　牛膝　藕　童便

《费伯雄医案》

第七节　耳鸣

北山友松

石原氏，壮年。四月间，遍身发小疮，如麻如斑。服药愈后，伤风吐痰，左手足不便于动，左胁如有物冲气动，耳左鸣不闻，有时脚膝弱，或左腕肿，脉左右上部浮弱数，下部弱而数。

当归　川芎　芍药各二钱　威灵仙　忍冬各三钱　羌活　黄柏　石菖蒲红花各二钱五分　蝉蜕一钱　防风　枳壳各七分　甘草五分　生地黄一钱　桂枝三分　柴胡　升麻各八分

四旬男，患下疳，愈后耳鸣身痛。一医用药，鸣定呕逆，脉浮细弱。

初用方：附子理中汤。

次用方：六君子汤加天麻。
终用方：前剂加干姜、黄柏。

以上出自《北山医案》

齐秉慧

曾治少宰李浦汀，耳如蝉鸣。服四物汤，耳鸣益甚。余曰："此足三阴虚极也。"食前服补中益气汤，更服六味地黄丸而愈。

又治大司马，因怒耳鸣，吐痰作呕，默默不欲食，寒热胃痛。余用小柴胡汤，合四物加陈皮、山栀、茯神，服之而愈。

以上出自《齐有堂医案》

何书田

龙雷之火不静，则耳窍作鸣矣。补剂从缓。
川连　丹皮　白茯苓　川黄柏　甘菊花　生地　山药　建泽泻　肥知母　料豆衣
晨服知柏八味丸。

木火内盛，左耳作响，兼流臭水；右脉弦大。忧郁烦劳所致，交春防其加剧。
羚羊角　山栀　蒺藜　料豆衣　茯神　石决明　桑叶　菊花　天花粉菖蒲

厥阳之火内扰，耳鸣失聪，脉弦不静。恐不尽关乎肝肾之亏也。拟用泄木火法，亦退一步策。
龙胆草　丹皮　羚羊角　菱皮　菖蒲　石决明　蒺藜　山栀　池菊　陈皮

以上出自《簳山草堂医案》

林佩琴

侄。肾开窍于耳，胆脉亦络于耳。夜读神劳，素有遗泄，弱冠内真阴未充，虚阳易于升动，故气闭清窍，若闻鸣响。宜用轻剂清少阳胆火之郁。鲜桑叶、丹皮、栀皮、连翘、甘菊（炒），食后泡汤服，久之，一日耳中忽清亮，如凉风卷雾，豁然朗彻矣。

《类证治裁》

何平子

营虚内风扇动，耳鸣脚痛，六脉弦大。宜柔剂平补。
熟首乌　石决明　归身　炒苏子　生米仁　法半夏　淮牛膝　甘菊　木瓜　细桑枝

《壶春丹房医案》

费伯雄

某。人身十二经脉，有三百五十六络，其气血皆上注于目，而走空窍。其别气走于耳为听。劳烦无度，心肾皆亏，肝阳升动，气血乖和，两耳作鸣已久，年来渐加重听。心开窍于耳，肾之所司也，肾阴不升，心火无由下降，气道不利，肝阳不潜，职是之故。法宜交心肾，兼以潜阳，多服以冀轻减，是否候正。

生地三钱，蛤粉拌炒　当归二钱　淮山药三钱　柏子仁二钱　麦冬二钱　沙参三钱　陈皮五分　牡蛎四钱　茯苓三钱　灵磁石三钱　石菖蒲五分

《费伯雄医案》

李铎

丁某，年卅二，因大怒气闭，耳鸣作呃，咳嗽口苦，明是肝胆风火上乘，治宜苦降辛通。

杏仁　厚朴　夏枯草　薄荷　半夏　菖蒲　连翘　木通　青皮　桑叶

又　龙胆泻肝汤四剂大效。

《医案偶存》

张乃修

沈左。下则遗精，上则眩晕，甚至呕吐欲仆，耳鸣失聪。脉弦尺虚。此肾本空虚，木失涵养，致阳气化风，尽从上越。拟滋水潜阳法。

炙龟板六钱　大生地四钱　酒炒杭白芍一钱五分　滁菊花二钱　生牡蛎六钱　黑豆衣三钱　粉丹皮二钱　盐水炒潼沙苑三钱　磁朱丸二钱，先服

二诊：遗精眩晕，耳鸣渐聋，右目翳障。脉弦尺涩且数。阴虚火盛。拟滋水清肝。

生龟板四钱，先煎　羚羊片一钱五分　石决明六钱　甘菊花二钱　大生地三钱　野黑豆三钱　黑山栀三钱　粉丹皮二钱　蛇蜕七分　白金丸五分，药后服

三诊：左耳稍聪，右耳仍闭，头胀眩晕，目翳障不化。水亏木旺。前法出入。

炙熟地四钱　粉丹皮二钱　建泽泻一钱五分　酒蒸青葙子三钱　野黑豆三钱　密蒙花二钱　炒萸肉一钱五分　山药三钱　蛇蜕七分　石决明五钱

四诊：耳鸣窍闭，头胀眩晕，滋肾养肝。脉弦且带滑数。稠痰灰黑，目翳障不化。肾水不足，木火上腾，炼液成痰，痰随火生，清空之地，遂为痰火所占。急则治标，缓则治本，经训如此。

黑山栀三钱　桑叶一钱五分　川雅连三分　广橘红一钱　粉丹皮二钱　淡黄芩一钱五分　制半夏二钱　陈胆星一钱二分　晚蚕沙四钱　煨明天麻一钱五分　白蒺藜三钱，去刺炒　竹沥一两，滴入姜汁少许

五诊：清火豁痰，脉弦滑转为细弱，浊火已退三舍。而眩晕呕吐，咽燥口干。经谓头痛巅疾，下虚上实。再填实其下，以治其本。

炙龟板一两　生牡蛎八钱　黑豆衣三钱　酒炒杭白芍一钱五分　大熟地五钱　粉丹皮二钱　甘杞子三钱　白茯苓三钱　磁朱丸三钱，包入煎

六诊：目障翳稍退，光明较开，耳鸣略定。然眩晕仍然不止。阴腻之药，并不碍胃，其下

虚可以概见。效方扩充之。

炙龟板一两二钱　甘杞子三钱　杭白芍三钱　酒蒸女贞子三钱　大熟地五钱　肥玉竹三钱　生牡蛎八钱　元参三钱　黑豆衣三钱　磁朱丸三钱　炒萸肉二钱　陈关蛰一两，煎汤代水

七诊：滋水填阴，眩晕大退，耳鸣亦减。药既应手，再为扩充。

炙龟板一两　炙熟地五钱　生牡蛎五钱　炙鳖甲六钱　甘杞子三钱　炒萸肉一钱五分　盐水炒潼沙苑三钱　酒炒杭白芍一钱五分　酒炒青葙子三钱　密蒙花二钱　元参三钱

唐右。湿痰素盛，每至春升之际，往往神情迷倦。平时精神不振，耳鸣如蝉。脉象细弦。虽有湿痰，而营分更虚，风阳上逆，所以舌心剥脱也。拟养营而不涉柔腻。

白归身二钱，酒炒　黑豆衣三钱　土炒奎白芍一钱五分　海蛤壳五钱　制首乌四钱　奎党参三钱　潼白蒺藜各二钱，盐水炒　云茯苓三钱　竹沥半夏一钱五分

二诊：补气以助健运，则湿痰不化而自化；养营以助滋涵，则肝阳不熄而自熄。前方已见和平，仍守前意。

奎党参三钱　白归身一钱五分　白茯苓三钱　海蛤粉四钱　炒于术二钱　竹沥半夏一钱五分　广橘红一钱　制首乌四钱　潼沙苑三钱，盐水炒　六君子丸三钱

以上出自《张聿青医案》

柳宝诒

岳。阴气不足，不能滋养肝木，则木火易升。更兼烦劳，则阳气偏张，阴液愈耗。平时耳鸣头晕，少寐神烦，甚则肢冷内热，皆属阴损阳浮见象。夫肝木体阴而用阳，凡血不养肝者，易生虚火。火愈动则神愈烦，而阴血因之愈伤。辗转相引，势将损而不复，必须息心静养。用养血柔肝之药，渐与滋补，俾木气得滋，则风阳自息矣。拟煎方暂服十剂，续用丸药常服。洋参元米炒　大生地　归身　白芍　滁菊花炒　丹皮炒　刺蒺藜　朱茯神　枣仁炒　制首乌　磁石醋煅　龙眼肉

另：羚羊角先入

方。健忘恍惚，自觉心无把握，不能应事。脉象小数而糊。病历一载，卧食不安，时觉耳鸣头晕。此木火挟痰涎乘惊恐之气，上蒙灵窍。拟方千金定志丸，增入清肝豁痰之品。

洋参　茯神　枣仁川连煎汁炒　远志甘草汤泡　郁金　明矾　羚羊角磨　黄丹水飞　胆星　天麻　蒺藜　菖蒲打冲　沉香磨　竹沥、姜汁泛丸，辰砂为衣。

秦。老年胃气先虚，风木之气，易于内犯。木性怫郁，则化风化火，心嘈不寐，扰于中而为呕闷，窜于上而为耳鸣头胀，凡此皆肝风应有之变态。刻诊左脉弦硬而数，肝火未能静熄，而舌苔带浊，中焦兼有痰阻。当以泄肝和胃为法。

青盐半夏　茯苓　广陈皮盐水炒　江枳实　东白芍　姜川连　刺蒺藜　石决明　羚羊角　黑山栀姜汁炒　滁菊花　竹二青　党参　炒丹皮

又膏方：潞党参　生熟地黄各　粉归身　东白芍　刺蒺藜　石决明盐水炒　左牡蛎　丹皮炒　黑山栀　滁菊花炒　马料豆制　辰茯神　怀牛膝炒炭　净枣仁川连煎汁，拌，炒黑　煨天麻　西砂仁

广陈皮　制首乌　上药煎汁滤净，烊入阿胶、白蜜收膏。

二诊：病情大致向安，而肢节尚形屈强。总缘肝木不和，血燥生风，筋失所养，故病象如此。调治之法，固不外乎养血熄风、和肝调气为主。而以积虚久病之体，求其营血之骤复，势难速冀。且血生于谷，变化取汁，权在中焦。《内经》以脾为营气之原，而前人调气养血，亦必以归脾丸为祖方，职是故也。兹即参以此意，复与前膏方间服。再拟丸方一则，录候采择。

生熟地各　野于术米汤拌蒸　云茯神　酸枣仁炒　粉归身米汤蒸黑　人参须　广木香煨　远志炭　炙甘草　丹皮炭　东白芍　刺蒺藜　橘络　川断肉炒　西砂仁盐水炒　怀牛膝　上药为细末，用龙眼肉熬膏，打和熟蜜为丸。

以上出自《柳宝诒医案》

刘子维

某，因受意外之辱，忿恚不平者，数月病耳鸣、窒塞不清。己巳年冬月。

枸杞三钱　巴戟三钱　钩藤二钱　生白芍三钱　茯苓四钱　何首乌五钱　生甘草一钱

一付愈。

李俊注：此忿恚伤肝也。《师傅篇》曰：肾主为外，使之远听。《脉度篇》曰：肾气通于耳，肾和则耳能闻五音。又曰：五脏不和则七窍不通。《六元正纪大论》曰：木郁之发，甚则耳鸣。《阴阳应象大论》曰：清阳出上窍，夫五脏各有真气主宰于内，故能各司其窍之知觉，而不失职。耳鸣、窒塞不清者，肾气不和则浊阴上干，而清阳不出也。此证得之忿恚伤肝，自由木郁之发，而非少阴本病。然木郁之发，而病见于肾之窍者，《四气调神大论》曰：逆冬气则少阴不藏。《难经》曰：子能令母虚际，兹冬月闭藏之候。肾欲藏而肝泄之也。

白芍平肝和血，首乌补肝养血，钩藤息风静火，此肝病治肝也；巴戟壮元阳而祛风，枸杞生精血以益志，则补肾生肝也。论开合则必肝之疏泄有度，而后肾之封藏无虞，论生养则必母气足而后子气充，故肾不藏宜敛肝，肝不足宜补肾也。合之茯苓通窍，甘草和中，则司听之官未有不复其常者矣。

《圣余医案诠解》

陈莲舫

杨湘泾，某。肝风厉风袭于奥窍，耳痛雷鸣，颊车肿而不开，脉息沉弦，抽搐正在鸥张。

石决明　白藁本　梧桐花　抱茯神　灵磁石　生白芍　路路通　嫩双钩　苍耳子　炒僵蚕　苍龙齿　淮牛膝　广陈皮　荷边　鸭血一匙，冲

《莲舫秘旨》

何长治

左。耳属肾，心主窍，耳鸣且闭，脉来虚细。水弱肝虚，以乙癸同源也。

生地三钱　龟板三钱　怀山药二钱　山萸肉钱半　湖丹皮钱半　茯苓三钱　川斛三钱　稽豆皮三钱

福泽泻钱半　灵磁石四钱

《何鸿舫医案》

曹南笙

某左。肾开窍于耳，心亦寄窍于耳，心肾两亏，肝阳亢逆，故阴精走泄，阳不内依，是以耳鸣时闭，但病在心肾，其源实在于郁，郁则肝阳独亢，令胆火上炎，清晨服丸药以补心肾，午服汤药以清少阳，以胆经亦络于耳也。

丸方：

水煮熟地　麦冬　龟板　牡蛎　白芍　北味　建莲　磁石　茯神　沉香　辰砂为衣。

煎方：

夏枯草　丹皮　生地　山栀　女贞子　赤苓　生甘草

《吴门曹氏三代医验集》

陈良夫

孙男。初诊：耳为肾之窍，少阴之脉，上络于耳，行于脑后，浊证之后，耳听欠聪，不时鸣响，牵连脑后，是风阳之浮越也，亦真阴之不足也。脉弦数，苔糙黄。宜清熄滋养治之。

苍耳子　制女贞　白芍　穞豆衣　炒滁菊　钩藤　白蒺藜　生地炭磁石粉拌　生石决　甘杞子　泽泻　路路通

二诊：水不足则火有余，肾为水之主，肝为火之母，水即阴也，火即阳也。耳听欠聪，不时鸣响，是肾阴不足，风阳上越也，溲时茎中不舒，亦属风阳之跃动。脉弦细，苔黄腻。宜滋养之，清泄之。

制首乌　煅牡蛎　甘杞子　生石决　滁菊花　苍耳子　白蒺藜　生地　炒川柏　钩藤　路路通

曹女。耳聋有虚实之分，虚属风阳，实由痰火。伤风之后，耳鸣失聪，纳呆腹胀，痰多口苦，脉弦滑，苔薄而腻。脾经痰湿，郁结化火，壅塞清窍，拟清化治之。

炒陈皮　制半夏　佛手　谷芽　煅礞石　茯苓　川贝　山栀　石决明　蛤壳　丝瓜络　路路通

程女。经云壮火食气。肌肉之易瘦，责之内火之偏亢。火盛则生风，故耳常鸣响；口燥咽干，肾虚则水亏。脉象弦细，舌红苔少。欲平其火，当养其阴，俾得阴平阳秘为妙。

生熟地　制冬青　川石斛　天花粉　炙鳖甲　炒知母　京玄参　地骨皮　泽泻　谷芽　生石决　灯心

以上出自《陈良夫专辑》

丁泽周

陈左。腰为肾府，耳为肾窍，肾虚则腰酸耳鸣，阳胜则心悸跳跃，咽喉干燥。宜清上实下主治。

生白芍二钱　黑穞豆衣三钱　青龙齿三钱　左牡蛎四钱　朱茯神三钱　炙远志一钱　酸枣仁三钱　潼蒺藜三钱　熟女贞三钱　川石斛三钱　灵磁石三钱　嫩钩钩三钱,后入　黑芝麻三钱　金器一具

陈先生。耳为肾窍，目为肝窍，肝肾两亏，精气不能上充，厥阳易于上扰，肾阳不得下藏。是以耳鸣目眩，足趾畏冷，久而不除。食入之后，痰沫时有，中阳不运，水谷入胃，易于生湿生痰也。脉象细弱，舌中后薄腻。姑拟培土养阳，佐以化痰。

吉林人参一钱　熟附片四分　花龙骨三钱　云茯苓三钱　仙半夏二钱　煅牡蛎四钱　生于术二钱　甘杞子三钱　灵磁石三钱　补骨脂钱半,合桃肉二枚拌炒　淡苁蓉三钱　厚杜仲三钱　生姜一片　红枣四枚

李左。耳痛已减，耳鸣欠聪偏右，肾阴亏耗，肝阳上升，充塞清道，宜清上实下主治。

小生地六钱　粉丹皮钱半　生牡蛎六钱　生石决八钱　抱茯神三钱　怀山药三钱　甘杞子三钱　滁菊花三钱　潼蒺藜三钱　黑穞豆衣三钱　熟女贞三钱　灵磁石三钱　黑芝麻三钱

以上出自《丁甘仁医案续编》

章成之

邬女。左耳蝉鸣，昼夜不休。头眩，摇摇欲仆，饮食入口则吐。近日其眩瘥可，亦稍能进食。自诉终岁操劳，思虑过度，实为致病之由。

明天麻9克　甘杞子9克　抱木神12克　当归9克　阿胶9克,烊　牡蛎60克,先煎　白芍9克　五味子9克　穞豆衣12克

《章次公医案》

陆观虎

赵某某，男，31岁。

辨证：耳疾。

病因：风火上炎。

证候：耳鸣，胸胁作痛，腰腿痛。脉细数。舌红浮刺。

治法：清火散风。

处方：冬桑叶9克　冬瓜子9克　薤白头6克　宣木瓜6克　连翘6克　大贝母6克　嫩桑枝12克　金银花6克　炒赤芍6克　荷梗6克　川通草3克

方解：冬桑叶祛风。冬瓜子、大贝母止咳化痰。薤白头理气止痛。木瓜、桑枝利筋骨祛湿热，治腰腿痛。赤芍活血散瘀结。连翘、银花散热解毒祛风。通草引热下行，利小便。苏梗升清通气。

王某某，男，44岁。

辨证：耳疾。

病因：内热感风。

证候：耳鸣、头晕作痛，咳嗽，腹痛。脉浮数。舌红，苔黄。

治法：清热散风。

处方：枇杷叶9克　冬桑叶6克　冬瓜子6克　通草3克　白蒺藜6克　陈皮6克　杭甘菊6克　大腹皮6克　石决明6克　大贝母6克　苏薄荷3克,后下

方解：冬桑叶、白蒺藜、杭甘菊、苏薄荷清热散风，以止耳鸣、头晕。枇杷叶、冬瓜子、大贝母清热化痰以止咳嗽。通草引热下行，而利小便。大腹皮、陈皮消胀利水，理气和中，以止腹痛。石决明清肝热。

尹某某，女，34岁。

辨证：耳疾。

病因：受惊、心火上炎。

证候：耳鸣身抖，夜眠不安，腿痛。脉细数。舌质红，苔薄黄。

治法：清热镇惊。

处方：朱茯神15克　丝瓜络6克　朱通草3克　炒赤芍9克　夜交藤12克　远志肉6克　陈皮丝6克　合欢皮9克　忍冬藤6克　朱砂安神丸9克,冲服

方解：朱茯神、夜交藤、远志肉、合欢皮、朱砂安神丸、朱通草养心安神，定智镇惊清热。丝瓜络、忍冬藤、赤芍活血破瘀通络，以治腿痛。陈皮顺气宽胸和中。焦稻芽导滞消食。

田某某，男，45岁。

辨证：耳疾。

病因：湿痰互滞。

证候：耳鸣，咳嗽、气短、胸闷心跳。脉细滑。舌质红，苔滑白。

治法：利湿化痰。

处方：冬瓜子9克　川通草3克　广陈皮15克　炒竹茹6克　云磁石9克　制半夏6克　生石决明12克　苏梗3克　炒枣仁6克　白蒺藜9克　杭甘菊6克

方解：冬瓜子、制半夏、陈皮除湿顺气，化痰润肺止咳。川通草利溲清热。炒竹茹宽胸止逆化痰。石决明、磁石清热镇肝，补肾益精聪耳。苏梗下气宽中。菊花、蒺藜清头目，祛头风。枣仁养心安神。

杨某某，男，17岁。

辨证：耳疾。

病因：胃肠积滞，肝肾郁热。

证候：耳鸣、头晕，大便不畅，肢酸乏力。脉细濡。舌红，苔黄。

治法：清热化滞。

处方：鲜生地9克　山楂炭6克　扁豆衣6克　杭甘菊6克　焦六曲9克　火麻仁9克　石决明12克　天花粉9克　丝瓜络6克　益元散9克,包　白蒺藜6克

方解：鲜生地滋阴凉血。山楂炭、六曲健胃消积导滞。杭甘菊、石决明、白蒺藜镇肝清热，治头晕耳鸣。扁豆衣、益元散调胃除湿，升清降浊。火麻仁、天花粉生津润燥。丝瓜络通经活络。

张某某，女，68岁。

辨证：耳疾。

病因：肠胃寒滞，肝肾虚火。

证候：耳鸣、头响三月，脘部发凉跳痛，便溏。脉弦细。舌质红，苔浮黄。

治法：健脾散寒，佐以清肝。

处方：白蒺藜9克　荷梗6克　石决明9克　杭菊炭6克　扁豆衣9克　紫丹参6克　云茯苓9克　焦稻芽9克　大腹皮9克　焦苡米6克　淡姜炭3克

方解：白蒺藜、杭甘菊、石决明镇肝清虚火，以治耳鸣头响。荷梗升清通气。扁豆衣、焦苡米和胃除湿利水。云茯苓健脾渗湿行水。大腹皮消胀利水。淡姜炭理气祛寒止痛。丹参破瘀生新。焦稻芽和肠胃消食导滞，以化寒滞。

武某某，女，48岁。

辨证：耳疾。

病因：心肝虚热。

证候：耳鸣、头晕痛，眼花心悸，脘堵腰痛。脉沉细。舌质红，苔薄黄。

治法：滋补肝肾，养心和血清热。

处方：潼蒺藜9克　丝瓜络6克　黑豆衣6克　杭甘菊6克　杭白芍9克　川通草3克　石决明12克　佛手3克　代代花3克　川续断9克　柏子仁6克

方解：潼蒺藜、杭甘菊清头风、明目。黑豆衣、川续断补肾肝，以抑虚火上越，并治腰痛。川通草清热利湿。丝瓜络活络通经。白芍、石决明敛阴和血，清热平肝。佛手、代代花理气开郁，以治脘堵。柏子仁养心滋肝，聪耳明目。

孟某某，女，42岁。

辨证：耳疾。

病因：血不养肝，肝火上炎。

证候：耳鸣，心悸，乏神，气短，脘闷，纳少，泛恶。脉细弦。舌红而裂。

治法：镇肝潜阳，滋阴养血。

处方：朱茯神9克　生牡蛎9克　黛蛤散9克，包　远志肉6克　石决明9克　杭白芍6克　焦稻芽9克　珍珠母9克　黑芝麻9克　青陈皮各3克　合欢皮6克

方解：朱茯神、远志肉、合欢皮养心气，安神定智，以治心悸。杭白芍敛阴平肝养血。焦稻芽消食导滞。生牡蛎、石决明、珍珠母镇肝潜阳，清火滋阴。青陈皮宽胸。黛蛤散清热化痰。黑芝麻滋阴，益肝肾，明耳目。

二诊：耳鸣已减，神复气顺，心悸脘闷已轻。得食泛恶未止。脉细。舌红而裂。

处方：原方去焦稻芽、黛蛤散，加炒竹茹6克、夜交藤6克，以养血安神，清热化痰止逆。

三诊：耳鸣心跳已止，胸闷已消，得食见舒，又现两胁发胀。脉细。舌红。

处方：按二诊方去青陈皮，加白蔻仁3克，散滞气，化食消胀，除寒燥湿。

李某某，男，54岁。

辨证：耳疾。

病因：肝肾虚火上炎。

证候：耳鸣重听，鼻塞，头眩发胀。脉细数。舌质绛，苔薄白。

治法：清火开窍。

处方：霜桑叶6克　白蒺藜9克　白茅根6克　辛夷3克　杭甘菊6克　丝瓜络6克　苍耳子6克　蔓荆子6克　石决明9克　左牡蛎9克　明天麻6克　胡麻仁9克，炒

方解：霜桑叶、白蒺藜、杭白菊、蔓荆子散风清热，凉血利窍治头痛。白茅根除伏热。丝瓜络行血脉，通经络。辛夷、苍耳子主治鼻塞，头胀，耳重听。石决明、左牡蛎清肝热明目。明天麻通血脉，治头眩发胀。胡麻仁益肝肾之阴以潜虚火之上越。

黄某某，男，41岁。

辨证：耳疾。

病因：肝肾虚火上炎。

证候：耳鸣，时重听，头痛。脉细弦。舌质红，苔薄黄。

治法：清火泻肝。

处方：连翘6克　大贝母6克　黑豆衣9克　净银花6克　炒赤芍6克　土泽泻6克　丝瓜络6克　路路通3个　石决明12克　当归龙荟丸6克，包

方解：连翘、净银花清火解毒。大贝母清热散结。黑豆衣补肝肾。丝瓜络、路路通通经络，行血脉。土泽泻利水泻热。炒赤芍泻肝火，散恶血。石决明平肝潜阳，清热止头痛。当归龙荟丸清热泻肝。

二诊：耳鸣已减，耳重听见聪。脉细弦。舌红，苔黄。

处方：按前方去当归龙荟丸、黑豆衣，加茯苓皮9克、冬瓜皮9克、云磁石9克，利水清热，益肾潜阳。

以上出自《陆观虎医案》

第八节　耳聋

中神琴溪

乌羽口人年可六十，舆疾来请治。两耳聋，腰挛曲，为之箕踞者二年云。先生脉之，沉而有力，曰："是霉毒所沉结。"予桃仁解毒汤，以熏药如法，七八日乃有起。一日遣门人足立文哉代诊之，时病夫大发吃逆，万方不收，文哉即按其章门边，吃逆辄应，而筑动，因角其上，忽然而愈，一坐皆惊。后三旬，其人徒行而来谢，两耳亦能听。

越前松山人某，年三十，患霉。两耳聋塞，咽喉亦烂，而得一窍，其会渊左边臭脓，不绝口。众医施疗，既百有余方，皆不验，断然自待死耳。会闻师鸣医于京师，不远千里，自来请治曰："积年已误治，致患至如此，则死固不爱。宁死一得蒙先生之治，泉下无悔。况开生路于万一，何灵如之？"先生诊之，脉沉实，曰："非巴豆、轻粉无治。"其人有惮色，故先生舍之塾中，以视轻粉之尝无害，以七宝丸，如法服之。及诸证稍消，复续七宝丸下之，或以四贤丹，洗其口内，凡月余全瘥。

以上出自《生生堂治验》

何书田

年逾六旬，水亏火炽，耳不聪而舌绛少津，脉左歇至，非所宜也。急须滋养真元，乃为要策。

党参　石膏　麦冬肉　牡丹皮　川石斛　熟地　知母　五味子　料豆衣　芦根

真阴内亏，舌本滑而干缩。宜用温补。

制附子　炙龟板　怀山药　西党参　茯苓　大熟地　山萸肉　炙甘草　五味子

以上出自《簳山草堂医案》

方南薰

周某患两耳卒聋，烦躁不安，脉数，口苦，此火闭也。用花粉、元参、生地、泽泻、丹皮、连翘、白芍、石菖蒲、蔓荆子、青盐十余剂，先开左耳，又十剂，而右耳亦开。

《尚友堂医案》

费伯雄

某。耳为肾窍，肝阳上扰，肾穴受伤，聆音不聪，夹有脓血。先宜滋肾柔肝，参以清越，六味丸加味主之。

女贞子　粉丹皮　福泽泻　白蒺藜　杭甘菊　云茯苓　净蝉衣　石决明　川百合　福橘饼　黑芝麻　红枣　大生地　霜桑叶　淮山药

某。耳为肾窍，肾气久虚，不能上达，耳渐失聪，宜补肾达聪之治。

大熟地　女贞子　黑料豆　潼沙苑　茯苓　远志肉　丹皮　甜杏仁　薄橘红　制半夏　象贝　灵磁石

原注：耳聋因肾虚、痰火上升壅塞清道者居多。老人加龟板（打）五钱。

以上出自《费伯雄医案》

李铎

周某，年四十余，因夜行闻风声，以为鬼祟，心中忐忑，疾走而回。比夜憎寒发热，天明寒热退而耳鸣失聪，越三日，求治于医，医以益气聪明汤，重用黄芪，嘱服数帖，耳愈聋闭。转求于余，细绎其故，猝然因惊恐而耳失聪，盖惊则伤心，恐则伤肾，明是心肾交病，宜乎益气升阳所不中窾矣，况疾走而回，气逆不下者乎？又闻风声而惊疑致病，势必风邪入耳，与气相搏，故是夜寒热互作，医者早知用疏风散邪、下气通窍之法，继以补心肾而镇逆，何致耳愈聋闭也？余用三因方，以全蝎四十九个去梢洗净，生姜切厚片如数，铺砂锅内，置蝎于姜片上，慢火烙姜片至黄色，蝎干研为细末，菖蒲酒调，夜间徐徐尽量饮醉，五更睡醒，觉耳中轰轰，划然一声而听聪矣。然亦时闭时聪，随以磁石、龟甲、沉香、远志、菖蒲、牛膝、锁阳、辰砂、熟地、苁蓉之类，服二十剂，耳聪如旧。

聪因夜行受惊恐而顿失，此亦一奇，不用奇方，以治乌乎能？ _{寿山}

《医案偶存》

王旭高

金。左手脉沉弦而涩数不调，乃血虚而肝风暗动也；右关脉独缓滑，胃有湿痰；尺寸俱弱，金水两虚。证见耳聋，两肩膊酸而难举，痰多，口中干腻，是其征也。

大生地　麦冬　归身　石决明　半夏　蒺藜　钩钩　橘红　牡蛎　元参　指迷茯苓丸

《王旭高临证医案》

柳宝诒

张。病后渐觉耳聋，舌强甚至两窍俱室。据述服补药而渐重，此由痰气阻室清窍，病久恐难得愈。姑与泄痰宣窍法。

苍耳子　白芥子　远志炭　橘红　干菖蒲　陈胆星　黑山栀　归身片　川贝　广郁金　茯苓　刺蒺藜　姜竹茹

《柳宝诒医案》

凌奂

钱（局前巷，年十五岁，六月）。阳明湿火熏蒸，耳为宗脉之所，清窍不利，耳钝不聪，休作无定，脉象弦数，治宜清降。

元参　土贝　石决明　绵茵陈　翘壳　黑栀　炒白蒺　赤苓　夏枯草　丹皮　玫瑰花　石菖蒲
或用紫雪丹亦可。
肾虚用左磁丸方。

《凌临灵方》

何长治

左。烦心木火上亢。耳鸣失聪，鼻塞头胀，咽梗，脉细数无力。关内风扇引外风所致。先从上焦清化，未审是否？

生黄芪_{钱半}　青防风_{钱半}　白蒺藜_{三钱}　煅瓦楞壳_{三钱}　远志_{钱半}　生草_{四分}　制首乌_{三钱}　秦艽_{钱半}　甘菊花_{钱半}　炒山栀_{钱半}　广皮_{八分}　辛夷蕊_{八分}　细桑枝_{五分}

《何鸿舫医案》

王堉

直隶藩库厅张一斋，介人也，以名家子，赴直候补。内艰归里，与余时时作觞豆之会，人亦潇洒不群。以其犹子张文泉司马与余为同谱，故叔呼之。庚申夏，忽患耳聋，人与言者，必大声疾呼方可。适余约作销夏之会，入门与语，貌甚痴。怪问之，方知其聋。谈次便请一诊。

问其得自何时？曰：四月中旬。延医数四，皆以为肝气，用平肝药数十付竟不效。乃诊之，觉其六脉沉而数，兼带弱象。因告之曰，此阴火上冲也。耳主肾，肾气壮则耳通；肾气虚则耳闷；肾气寒则耳枯；肾气热则耳塞。君所患乃肾热，绝非肝气，吾乡小儿多患此，甚则流黄汁，一予散肝，不益悖乎。一翁问服何药，乃以知柏地黄汤进。一翁似嫌过凉。余曰，长夏气冲，兼胃中有湿热，必无碍。但耳不聋，则勿服也。否则须服麦味地黄丸，其功稍缓。一斋归而服之。余略不记忆，越年许，与其兄张立翁茂才谈及，方知四付耳即通。因忆其事，申谢再再。

《醉花窗医案》

曹南笙

某左。壮年脉来小促数，自春月风温咳嗽，继以两耳失聪，据述苦降滋阴不效，是不明虚实经络矣，《内经》以春病在头，高粱之质，厚味助痰助火，固非治肾治肝可效。

晚卧时服茶调散。

鲜荷叶汁　羚羊角　石膏末　连翘　玄参　鲜菊叶　牛蒡子　午服。

《吴门曹氏三代医验集》

孔伯华

王男，九月十八日。时邪误治，既不得解，复不得泻，热实于中，清窍闭阻，耳聋头晕，口渴舌赤，脉大而数，亟宜清疏凉化之。

生石膏一两，研，先煎　冬桑叶三钱　酒黄芩三钱　薄荷叶钱五分　杏仁三钱　龙胆草三钱　知母三钱　地骨皮三钱　鲜苇根一两　白僵蚕三钱　莲子心二钱　全栝楼一两　连翘三钱　竹茹八钱　酒川军六分，开水泡兑　小川连三钱　鲜菖蒲根三钱　荷叶一个　紫雪丹四分，分冲

二诊：九月二十二日。温邪误治，服辛凉疏解之品已转，第肝热胃燥，清窍闭阻，多梦纷纭，脉尚数大，再以前方加减。

生石膏两，研，先煎　龙胆草三钱　知母三钱　莲子心二钱　石决明一两　地骨皮三钱　川黄柏三钱　条黄芩三钱　鲜苇根一两　薄荷叶钱半　连翘三钱　栝楼一两，元明粉一钱拌　荷叶一个　鲜菖蒲根三钱　大青叶三钱　安宫牛黄丸一粒，分二次化入

三诊：九月二十七日。证已大愈，余热未清，心包络尚为邪扰，耳窍已较通，口渴未除，阳明尚盛，再为清滋凉化。

石决明一两，生研先煎　龙胆草三钱　莲子心二钱　川黄柏三钱　生石膏一两　地骨皮三钱　肥知母三钱　栝楼八钱　生鳖甲钱五分　鲜竹茹一两　栀子炭三钱　薄荷叶钱五分　鲜菖蒲根三钱　荷叶一个　炒稻芽四钱　紫雪丹四分，分冲

《孔伯华医集》

陆观虎

陈某某，男，59岁。

辨证：耳聋。

病因：外感风邪，肝火上逆。

证候：耳聋，头痛，流涕，脘热，口苦。脉细数。舌质红，苔微黄。

治法：散风平肝清火。

处方：冬桑叶 6 克　大贝母 9 克　石决明 9 克　白蒺藜 9 克　炒赤芍 6 克　黛通草 3 克　杭甘菊 6 克　云磁石 9 克　炒栀子皮 6 克　苍耳子 6 克　苏薄荷 3 克，后下

方解：冬桑叶、白蒺藜、杭甘菊散头风，清肝明目。大贝母散结，清热化痰。石决明、云磁石镇肝降火。通草利小便引热下行。栀子皮清三焦火。苏薄荷散风清热。苍耳子祛风湿，治头痛、鼻渊。

高某某，女，47 岁。

辨证：耳聋。

病因：痰火上炎。

证候：耳聋，头皮作痛，头晕，气短，咳嗽有痰，不易咳出，四肢不利，纳食不香。脉弦滑。舌红，苔白。

治法：清火化痰。

处方：白蒺藜 9 克　石决明 12 克　嫩桑枝 30 克　杭甘菊 9 克　丝瓜络 6 克　宣木瓜 9 克　冬瓜子 9 克　青陈皮各 3 克　云磁石 9 克　炒竹茹 6 克　生枇杷叶 6 克

方解：白蒺藜、杭甘菊散头风清热，以止头痛。石决明、磁石清热聪耳。桑枝、木瓜行水祛风湿，利关节。丝瓜络通经活络，以治四肢不利。冬瓜子、竹茹、生枇杷叶清热化痰止嗽。青陈皮伐肝宽胸，和中化痰。

倪某某，女，60 岁。

辨证：耳聋。

病因：痰热上蒸。

证候：耳聋为甚，作鸣七天，咳嗽口干。脉细数。舌质红，苔黄而干。

治法：平肝清火，润肺化痰。

处方：冬瓜子 6 克　大贝母 6 克　杭甘菊 6 克　青竹茹 6 克　丝瓜络 6 克　川通草 3 克　云磁石 9 克　路路通 3 个　白茅根 9 克　枇杷叶 6 克　石决明 12 克

方解：冬瓜子、大贝母、竹茹、枇杷叶清热润肺，化痰止咳。杭甘菊清头风除热。丝瓜络、通草、白茅根通经活络，除伏热利小便，治肺热烦渴。路路通明目除湿。石决明除肺肝风热。磁石除烦祛热。

杨某某，女，60 岁。

辨证：耳聋。

病因：气水不化，肝胃郁热。

证候：耳聋，鼻干，头晕，脸胀不舒，腹胀作痛，溲少。脉细弦。舌红，苔黄。

治法：理气开郁化水，清热。

处方：苏梗 6 克　山楂炭 9 克　沉香曲 6 克　广木香 3 克　青陈皮各 3 克　杭甘菊 9 克　云磁石 9 克　川通草 3 克　焦稻芽 15 克　大腹皮 9 克　猪赤苓各 6 克

方解：苏梗、木香理气和中。焦稻芽、山楂炭、沉香曲、大腹皮、青陈皮消食磨积，理气宽胸，和胃消胀，止脘腹胀痛。川通草、猪赤苓清热化湿，以利小便。杭甘菊清热散风。云磁石益肾潜阳，聪耳明目。

二诊：耳聋见聪，鼻干已润，脘腹胀见消，小便渐多，头晕未清，咳嗽气水见化。脉细弦。舌红，苔黄。

处方：因气不见化又增咳嗽，故按前方去青陈皮、沉香曲，加生枇杷叶6克、黛蛤散9克，清热化痰，宣肺止咳。

刘某某，女，51岁。

辨证：耳聋。

病因：肺气失宣，脾胃不运，气水互滞，蕴火上蒸。

证候：耳聋四五年，脸、腿均肿，咳喘痰多，得食不化，腹胀乏味。脉细弦。舌红，苔黄。

治法：健脾消胀，宣肺止嗽。

处方：冬瓜皮子各6克　大贝母6克　山楂炭6克　大腹皮6克　茯苓皮9克　苏子6克　陈皮6克　通草3克　海浮石9克　焦稻芽6克　云磁石9克

方解：冬瓜皮、茯苓皮、通草健脾利湿消肿，引热下行。冬瓜子、大贝母宣肺散结，化痰止咳。山楂炭、焦稻芽健脾和胃，消食导滞。苏子、陈皮、海浮石清肺化痰，降气定喘止咳。云磁石益肾纳气，聪耳明目。大腹皮消胀利水。

二诊：仍耳聋、咳喘，脸、腿肿见消，腹胀已消，得食见化。仍纳少。脉细弦。舌红，苔黄。

处方：按前方去大腹皮、川通草，加焦六曲9克、炒银杏9克，以增进食欲，加强定喘之功效。

以上出自《陆观虎医案》

第九节　耳痔

丁泽周

温左。耳痔焮痛流血，阴虚肝火湿热上蒸清窍所致。姑拟育阴清解。

小生地四钱　生赤芍二钱　粉丹皮二钱　薄荷叶八分　生甘草八分　白通草八分　金银花四钱　连翘壳三钱　天花粉三钱　银柴胡一钱　大贝母三钱　黑山栀二钱　夏枯花钱半

外用八宝月华丹、硇砂散。

《丁甘仁医案续编》

第十节　耳癌

高锦庭

程某某，阴虚阳越，耳内生菌，项间结核，拟壮水制阳。

大补阴丸　白芍　元参　牡蛎　决明

《谦益斋外科医案》

第一百六十四章　鼻病

第一节　鼻疖

丁泽周

沈右。风热外乘，肺火上升，鼻孔生疔，肿红焮痛，虑其增剧，急宜清疏消解。

薄荷叶八分　甘菊花三钱　地丁草四钱　生草节八分　金银花四钱　连翘壳三钱　大贝母三钱　京赤芍二钱　天花粉三钱　夏枯草钱半　活芦根一两，去节

《丁甘仁医案续编》

陈约山

鼻中腐烂，原由结毒未楚蕴于肺经所致。现在外面红肿，恐其溃烂，脉象弦数。今拟煎、末两方，以冀渐渐取效，乃为可喜。至辛辣鲜发之物尤当戒忌。

羚角片　地骨皮　银花　生草　花粉　鲜土茯苓　犀角尖　橄榄核　石决　桔梗　芦根

末药：珠子　真川连　犀角　西黄　滑石　滴乳石　川贝母　辰砂　用土茯苓汤调散。

二诊：贵恙少有效验，颇证药石之功，再宜。耐性调摄扶过，夏令不使反复，期为佳境。

羚片　犀角　银花　桔梗　鲜土苓　地骨皮　甘中黄　栀皮　石决　芦根

末方：珍珠子　广黄光　川连炭　灯草灰

吹用：寒水石　白硼砂　青黛　上冰片

《陈氏医案》

陆观虎

杨某某，男，39岁。

辨证：鼻病。

病因：内有郁热，外感风邪。

证候：鼻肿，发冷发热，咳嗽，四肢乏力。脉浮数。舌红，苔黄。

治法：宣肺散风，清热解毒。

处方：连翘6克　大贝母6克　丝瓜络6克　净银花6克　炒赤芍6克　枇杷叶9克　冬瓜子6克　紫花地丁6克　粉丹皮6克　蒲公英6克　苏薄荷3克，后下

方解：连翘、银花、薄荷散风清热解毒。赤芍、紫花地丁、丹皮、蒲公英散结清热，解毒消肿。大贝母、枇杷叶、冬瓜子宣肺清热，止咳化痰。丝瓜络通经活络。

二诊：服前剂鼻肿见消，发冷已减，热退，仍咳嗽、头痛、乏力。脉细弦。舌质红，苔

浮白。

处方：按前方去粉丹皮、大贝母、丝瓜络、薄荷，加前胡6克、白前6克、青蒿9克、杭甘菊9克。

方解：前胡、白前散风降气，消痰止咳嗽。甘菊熄风除热，以止头痛。青蒿清其寒热。

于某某，男，30岁。

辨证：鼻病。

病因：风火郁结上炎。

证候：咳嗽，唇鼻发肿，脘中不舒，发冷。脉细数。舌质红，苔薄黄。

治法：散风清热。

处方：冬桑叶6克 大贝母6克 陈皮丝6克 杭甘菊6克 炒赤芍6克 川通草3克 白蒺藜6克 焦稻芽9克 生枇杷叶9克，去毛 冬瓜子6克 薄荷叶3克

方解：冬桑叶、薄荷清热散风解表。白蒺藜、杭甘菊散风清热。冬瓜子、大贝母、生枇杷叶宣肺散结，化痰止咳。焦稻芽、陈皮丝消食开胃，化痰顺气。炒赤芍活血清热。川通草通气利溲，引热下行。

张某某，女，33岁。

辨证：鼻证（鼻疮）。

病因：肠胃不和，感受暑邪。

证候：鼻孔生疮，纳呆，头晕，脘中不舒大便白沫。月水将三月未至。脉细弦。舌质红，苔微黄。

治法：清暑热和肠胃，佐以消肿解毒。

处方：连翘6克 淡子芩6克 草决明6克 净银花6克 杭白芍6克 荷梗6克 杭甘菊6克 扁豆衣9克 陈皮6克 炒萸连6克 佩兰叶6克，后下

方解：连翘、银花清热解毒，以消鼻疮。佩兰、扁豆衣、荷梗祛暑，升清降浊，和肠胃。杭甘菊、草决明散风清热平肝，以治头晕。炒萸连、杭白芍（戊己丸）泻心清火，行气解郁，以止便沫。陈皮调中快膈，理气燥湿。淡子芩泻火补水。

二诊：服前药症状减轻纳增，眼痛，鼻疮见消，头晕已止，脘中未舒，大便白沫。月水三月未至。脉细弦。舌质红，苔微黄。

处方：按前方去淡子芩、草决明、杭甘菊、佩兰叶，加桑寄生9克、焦稻芽6克、代代花15克、佛手花3克。

方解：桑寄生益血追风，安胎。代代花、佛手花理气开郁。焦稻芽健脾开胃消食。

刘某某，女，38岁。

辨证：鼻证（鼻疮）。

病因：肠胃火滞。

证候：鼻孔生疮作痛，流血，泛恶，腹胀，便稀。脉细弦。舌质红，苔薄黄。

治方：清热解毒，消肿止血。

处方：上川连3克 杭甘菊9克 侧柏炭9克 连翘6克 大贝母6克 炒赤芍9克 净银花9克

藕节炭9克　大腹皮6克　莲房炭9克　蒲公英9克

　　方解：连翘、净银花、蒲公英清热解毒，消肿止痛。川连泻火清心燥湿，以和肠胃。杭甘菊平肝阳，解毒热。大贝母、赤芍清热散结，化痰凉血，行血。侧柏炭、藕节炭、莲房炭养阴润肺，凉血止血通气。大腹皮行气消肿行水，和肠胃止便稀。

以上出自《陆观虎医案》

第二节　鼻窒

何书田

　　肝胆之火郁结于脑顶，则发胀而鼻窍闭塞，时流清涕。久之，即是鼻渊之候。
　　生首乌　羚羊角　桑叶　肥知母　茅根肉　牡丹皮　山栀　甘菊花　石决明

　　少阳胆热，上移脑顶，鼻流秽涕。暂用清泄之法。
　　生首乌　龙胆草　羚羊角　生山栀　甘菊　牡丹皮　冬桑叶　石决明　肥知母　茅根

　　向患痰红，近兼鼻窍时通时塞，间流清涕。昨因跌仆受伤，痰红又作。此肺家蕴热不泄，积来鼻渊之候。至吐红，则属肝络内损，不可兼治。暂拟清肺凉阴，急切恐未能奏效也。
　　生地　牡丹皮　石决明　桑白皮　橘红　麦冬　生首乌　肥知母　羚羊角　茅根

　　久患鼻渊，阴虚头晕。年高不能全愈。
　　生地　阿胶　石决明　料豆皮　麦冬　生首乌　女贞　甘菊花　冬桑叶　橘红

以上出自《簳山草堂医案》

李铎

　　何某，患鼻塞不闻香臭已经半载，服辛散通窍之剂不少，卒不能开，求治于余。诊得肺脉浮数，是火郁清道，宜清金降火，用凉膈散加杏仁、白芷、菖蒲数剂，火降气通，渐次而愈。又治一人鼻塞，气不通利，浊涕稠黏，屡药不效，已经年余。脉两寸浮数，亦属火郁之证，忆《类案》江氏引越人云，肺热甚则出涕，故热结郁滞壅塞而气不通也，投以升阳散火汤十余剂，果验。后以清肺药调理而瘳。

《医案偶存》

何游

　　阳不交阴，鼻塞不通，两膝麻而不暖，乃命门火微也。用潜阳温补。
　　熟地四钱　茯神二钱　杞子二钱　半夏一钱五分　胡桃肉二钱　归身二钱　枣仁三钱　苁蓉一钱五分
新会皮一钱

内风扇烁，肺气不宣，以致鼻窍不利，面部红肿搐动。以清金化风，热邪自泄。此方暂服。

羚羊角　桑白皮　石决明　甘菊　豨莶草　荆芥　生米仁　地骨皮　知母　生甘草

接服方

熟首乌　归身　桑叶　泽泻　生甘草　麦冬肉　丹皮　豨莶　黑山栀

以上出自《何澹安医案》

柳宝诒

蒋。鼻窍闭塞，咳嗽内热，肺胃之气不和。用清泄法。

蔓荆子　牛蒡子　薄荷头　连翘　桔梗　枳壳　南沙参　川石斛　苦丁茶　辛夷　杏仁　通草　甘菊炭　枇杷叶

二诊：用清泄法，鼻窍得通，咳逆亦减。但新邪虽解，而宿病难清。再与养阴清上，冀其渐可。

北沙参　细生地　小麦冬　丹皮　黑山栀　橘红　川石斛　蔓荆子　苦丁茶　辛夷　甘菊花　桔梗　淡竹叶　鲜荷叶

《柳宝诒医案》

张汝伟

洪勤和，女，年四十岁，无锡，住五原路二七二弄十号。后脑并脊椎骨，相引而痛，鼻腔发炎，窒息而痛，形寒渐渐然，并不发热，已有月余。诊脉，右滑而左弦。此由肝胃不和，痰热内蕴，风寒外袭所致。宜宣肺和肝、疏风清热治之。

辛夷　苦丁茶　羌独活　玉蝴蝶各一钱　香白芷四分　天花粉　潼沙苑夏枯花　制女贞各三钱　苏叶梗钱半　通天草二钱

二诊：鼻塞较通，脑后脊椎之痛亦较减，风邪犹未全透，痰湿亦未化净，所以口腻不爽。素无痰吐，风尽而痰自化。拟用九味羌活法加减，一鼓而平之。

川羌活钱半　香白芷五分　北细辛四分　玉蝴蝶一对　仙半夏　藁本　炒广皮各二钱　刺蒺藜三钱　清防风　炒荆芥　姜竹茹各钱半

本证始末：此大中华橡胶厂总经理洪承祖之弟妇。诊治二次，鼻通炎退，诸恙痊愈。

方义说明：此证着眼，在形寒不发热，是人于络而不及于腑，故纯用舒风通窍，轻清治法。第二方之细辛一味，直达少阴，疏透之力尤剧，所以能见效神速。

《临证一得》

陆观虎

赵某某，男，40岁。

辨证：鼻证（鼻塞）。

病因：风火上炎。

证候：鼻塞，发冷发烧，头晕，咳嗽。脉细濡。舌质红，苔微黄。

治法：清风火解热毒。

处方：冬桑叶6克　连翘6克　酒桑枝15克　杭甘菊6克　净银花6克　苏薄荷3克　白蒺藜9克　大贝母6克　蒲公英9克　丝瓜络6克　路路通5个

方解：冬桑叶、白蒺藜、杭甘菊、苏薄荷散风清热解表。大贝母解表清热，止咳嗽。连翘、银花、蒲公英清风火解热毒。桑枝、丝瓜络、路路通行水祛风活络通经。

《陆观虎医案》

第三节　鼻鼽

齐秉慧

治一男子，面白鼻流清涕，已三年矣。且不闻香臭，余曰："此肺经气虚。"补之宜用补中益气汤，加麦冬、山栀，多服而愈。

《齐有堂医案》

张乃修

金左。浊涕结聚，鼻窍不通。肺胃湿热熏蒸，浊气闭塞清窍，名曰鼻鼽，久必至衄。

炒黑山栀仁二钱　桔梗一钱　马兜铃一钱五分　酒炒淡芩一钱五分　冬瓜子三钱　广郁金一钱五分　生薏仁四钱　茯苓三钱　泽泻二钱　干枇杷叶三片

二诊：浊涕稍减，鼻窍仍然窒塞。湿热熏蒸于上。上病而下取之。

炒黑山栀仁三钱　冬瓜子三钱　生熟薏仁各二钱　煨石膏四钱　马兜铃一钱五分　桔梗七分　木猪苓二钱　炙升麻三分　礞石滚痰丸三钱，开水先送下

三诊：湿热上攻，不克下达。再清泄其上。

炒山栀仁三钱　苍耳子一钱五分　白茯苓三钱　淡黄芩一钱五分　冬瓜子四钱　生薏仁四钱　元参肉三钱　苦桔梗一钱　干枇杷叶三钱　藿胆丸每日卧服八分，开水先送下

龙井茶炭八分　橄榄核炭二钱　二味研细代鼻烟。

《张聿青医案》

陆观虎

王某某，男，27岁。

辨证：鼻病。

病因：湿热上蒸。

证候：鼻红作痒。脉细数。舌红浮刺，苔黄。

治法：清热解毒利湿。

处方：茯苓皮6克　大贝母6克　土炒泽泻6克　焦苡米12克　炒赤芍6克　猪赤苓各6克　连翘6克　蒲公英9克，青黛粉拌　川通草3克　净银花6克　鲜茅根30克

方解：茯苓皮、泽泻、猪赤苓、焦苡米渗湿利水，健脾通溲。川通草清热，使热下行。贝

母、赤芍、茅根清热解毒，活血凉血。银花、蒲公英、连翘清热解毒。服二剂而愈。

潘某某，男，44岁。

辨证：鼻病（鼻热）。

病因：肺胃郁热，感受风邪。

证候：鼻热发痒。脉浮数。舌红布刺，苔黄。

治法：散风清热。

处方：白蒺藜9克，去刺炒　炒赤芍9克　薄荷3克　连翘9克　炒栀子6克　鲜茅根15克　净银花9克　炒黄芩6克　蒲公英9克　炒川连3克　川通草3克，青黛拌

方解：白蒺藜、薄荷散风清热。连翘、银花清热解毒。栀子、黄芩、川连、川通草清热利水。炒赤芍、蒲公英散结活血，清热消肿。鲜茅根消瘀除热，利小便。

二诊：经服前药鼻热已减，痒止风热见化。脉细。舌质红，苔浮黄。

处方：前方去白蒺藜、薄荷，加大贝母6克、粉丹皮6克，散结化痰，泻火凉血和血，破瘀。

以上出自《陆观虎医案》

施今墨

邵某某，女，41岁。

十多年来，每届夏历六七月间即发病，眼鼻腭部胀痒，涕泪不止，喷嚏频繁，头部闷胀不适，口常干渴。经北京协和医院检查，诊断为花粉性鼻炎。舌苔薄白，脉弦微浮。

辨证立法：风热上扰，鼻窍不通，涕泪交流，头胀不适，治以疏风清热，辛香通窍。

处方：矮康尖10克，后下　鲜薄荷6克，后下　苍耳子10克，炒　辛夷花5克　香白芷5克　酒条芩10克　黄菊花10克　霜桑叶6克　木贼草10克　南花粉12克

《施今墨临床经验集》

第四节　鼻痔

北山友松

浅井氏，平常少饮。左鼻孔生痔。体温则通，遇寒则塞。

初用方：补中益气汤加白芷、细辛、辛夷、木通、川芎、石菖。

终用方：辛夷　木通　防风　细辛　藁本　升麻　白芷　葛根各三钱　黄芩　甘草　薄荷　石菖各一钱五分

《北山医案》

李铎

戴某，年二十六，患鼻瘜，窒塞疼痛，不闻香臭。此因过食厚味，积热于肺，日久凝浊结

成瘜肉，滞塞鼻窍，如雨霁之地突生芝菌也。先以防风通圣散加三棱、海藻，研末调服数剂，继投泻白散加黄芩、杏仁、天麦门冬十余剂，又仿韩氏以白矾末加硇砂少许吹其上，果渐消化，后以此法治数人，悉验。

鼻生瘜肉，证不多见，此治甚善。_{寿山}

《医案偶存》

马文植

大桥，朱左。鼻瘜多年，胀垂窍外，鼻梁痈肿，头昏耳目不聪，湿火上蒙清窍，阴分已亏。拟养阴以清肝肺。

北沙参　石决　枇杷叶　麦冬　赤芍　甘草　丹皮　丝瓜络　大贝　连翘　玄参　藕节

二诊：阴虚肝肺蕴热，鼻痔壅塞，头目不清。养阴清肺。

生地　沙参　丹皮　羚羊角　石决　玄参　夏枯草　竹茹　赤芍　蛤粉　大贝　黄芩　天麦冬　竹叶

三诊：头目稍清，鼻痔稍缩，午后马口不洁，似有遗沥，气虚阴虚，湿热内蕴。还拟养阴清化。

原方去竹茹，加石膏。

《外科集腋》

沈祖复

北栅口许某之孙，年十四，面色黄瘦，小溲时带白腻，时常鼻塞，似伤风状。他医诊之，服发散药。先生细审其鼻孔内，左有瘜肉，甚大，右孔较小。先生曰："此儿正元素亏，气虚湿热下注，是为膏淋。况风热上蒸于肺，鼻为肺窍，故瘜肉生焉。"但瘜肉本可用冰螄散点之，因许君子已早亡，只此一孙，未便用猛烈品，以老式冰片一味研末点之。方用辛夷、白术、川萆薢、海金沙、黄柏、泽泻、桑白皮、黑山栀、桔梗等。逾数日又来诊，视左鼻瘜肉已缩小，呼吸顺利矣。录此后，先生谕源曰："临证宜细心详察，不可草率从事。此病本非奇异，皆未得要领，慎之！"

《医验随笔》

赖松兰

鼻痔有年，时常流血，血虚则风动，故头疼眩晕也。脉沉涩属肝，肝肾阴亏。虚火铄金，金不制木，风阳所由上越也。拟和中熄风为主。

大生地　料豆皮　黑归身　焦白芍　池菊　旱莲　女贞子　茜草根　枸杞子　石决明　白花百合

《赖松兰医案》

陈学三

宋，鼻息不利，按脉芤弦。此肝阳扰肺，非小恙也，最宜养性。

枇杷叶　杏仁　决明子　苏子　桑叶　通草　钩藤　桔梗

二诊：鼻生旋螺，此系肺火又增。咳呛气逆，脉仍弦大，夏令伊迩须防咯血。

羊片　青铅　蒌仁　杏仁　陈皮　兜铃　苏子　枇杷叶　芦根　竹茹

《陈学三医案》

孙采邻

吴妪，年四旬，道光癸未二月初二诊。素喜烧酒，左鼻息肉有年。迩来疼痛无时，牵连左目头角，痛极防其失明，脉浮数有力。病起数载，治之匪易。方用酒炒枯芩、酒炒知母、薄荷、甘草、桑白皮、陈皮、池菊、辛夷，加荷叶边一小个，河水一盏半，煎至一半服。服后左鼻痛有停时，非前之痛极难忍可比也。

换方：原方去陈皮、荷叶边，加小生地、元参、白芷、酒焙龙胆草八分，同煎。服四帖，鼻痔痛减其半，且有时不痛，即痛亦大缓矣。后仍于前方出入，而痛平矣。至于鼻息，外用硇砂少些，同明矾同研。日点息肉上，待其滴尽清黄水，希其渐消为妥。然亦须戒酒，或可图之。

《竹亭医案》

孔伯华

贺男，九月十一日。肺经为湿热所郁而成鼻痔，业经溃破，涕中带血，耳窍亦闭塞，病在上焦，脉象滑数兼弦，当用辛夷清肺法加味。

生石膏五钱　炒甜葶苈三钱　生桑皮三钱　滑石块四钱　苏梗一钱　辛夷三钱　酒黄芩三钱　地骨皮三钱　杏仁泥三钱　槐花三钱　炒栀子三钱　全栝楼六钱　川牛膝钱半　薄荷三钱　知母三钱　荷叶一个　犀黄丸六分，二次吞下

外用药：葛根三钱，研细末，和膏常搽鼻孔中。

《孔伯华医集》

第五节　鼻渊

周南

林彦四郎，年十五岁。禀质甚弱，面黄体瘦，脉虚，胃火上蒸，疳蚀牙落，口气甚臭，胃脘时痛。素有脑漏，鼻塞不通，气从口出，寝食之时气闷甚苦。经曰：天气通于鼻，地气通于嗌。口与鼻虽若有殊，然阳明之脉络脑，而鼻之浊涕壅滞，莫非地气之湿热上腾，以致天气之怫郁不利也。治宜以清胃火为君，开肺气为佐，而体弱脉虚之子又不可以苦寒者伤其胃气，惟辛甘以清阳明之经，不用浊阴以泻阳明之腑。先以葛根汤加甘桔散其久郁之火，经所谓"火郁发之"之义也。四剂而疳淡臭减，继以竹叶石膏汤加花粉、甘、桔，以消在腑之热，取其甘寒胜热不致伤胃也。二剂而口臭消，即以泻白散加细辛、川芎、薄荷、甘菊，五剂而鼻气通，脑亦愈。继以六味地黄丸调养之，以先天不足故也。

《其慎集》

高锦庭

高某某，性情躁急，阳动太过，气火上升，郁于隧窍，脑热暗泄，而为鼻渊。络道失和，颈项结核。东垣升散阳火，丹溪统治诸郁，咸取苦辛为法。然药乃片时之效，欲得久安，须怡悦情志为要。

川芎　连翘　土贝母　郁金　制蚕　迎春花　昆布　海藻　香附　黑栀

冯某某，阴精不足，脑髓不固，鼻渊淋下，并不稠浊。每遇晴暖则稍止，逢阴雨则益甚，其为阳虚显然，宜天真丸主之。

人参　黄芪　白术　山药　苁蓉　归身　天冬　羊肉

陆某某，胆移热于脑而为鼻渊，浊涕自出。

辛夷　白芷　藁本　苍耳子　升麻　川芎　防风

二诊：证势渐平，丸药缓图。

广藿梗一斤、雄猪胆十枚，为末泛丸如绿豆大，每服一钱。

《谦益斋外科医案》

何世仁

赵，向患痰红，近因跌仆受伤，红证复作，兼之鼻窍时通时塞，间流清涕。此由肺家蕴热不泄，积成鼻渊之候。至吐血则肝络内伤，势难兼治。暂拟清肺凉阴，急切恐未必奏效也。

羚羊　生地　桑皮　石决　生乌　麦冬　知母　丹皮　橘红　茅根

《清代名医何元长医案》

李文荣

张瑞郊大兄，予世交也，忽得鼻渊证。伊家常延徐医，因请调治，两月有余，浊涕脓臭不减，更增鼻塞不通，头昏而痛。徐医自称所用之药皆古人鼻渊治法，查书可证，奈此证最难治耳。张大兄不得已，来就予诊。情形恍惚，予诊脉毕，谓之曰："证非难治，但治不得法耳！"初诊立方，令服药三帖，鼻涕大减，鼻全不塞，头不昏痛。再诊，原方加减，令服七帖，竟痊愈矣。照方令加二十倍，熬膏常服，以杜后患。有伊友问予曰："他人医两月余无效而加病；老翁一见，以为无难，一二诊而果痊愈，何其神也？"予笑应之曰："此非足下所知也！行医必知古方，不知古方有合用者，有不合用者，全在医有灵机，不可泥古也！况鼻渊一证，古方全不合用。予向过浒关，适有总办张姓正患鼻渊，诸医不效，托总库黄拙安恳予诊治。予阅所服之方，无非泥古法者。盖古方治此病，大抵用辛夷、苍耳辈通脑之药，殊不思《内经》云：胆移热于脑，则心颏鼻渊。今不知治热之来路，唯用辛热之药上通于脑，脑愈热而臭涕愈多。日久脑虚，头昏头痛所由来也。治不得效，甚有谓之脑寒者。经明云：胆移热于脑。何得谓之寒？夫鼻渊由脑热而来，脑热由胆热所致。只须凉胆，使无热可移于脑，脑虽有余热，自由浊涕而去，何愁病之不愈哉？予竟将此理开于脉案，方用犀角地黄汤，以羚角易犀角清补肝胆。盖胆在肝短叶之下，相为表里，清胆必先清肝，甲乙皆得所养，则不生火而热自清。再合温胆汤，重用竹茹，兼清肺胃以化痰。药煎成后，入猪胆汁少许以为引。一药得效，数服痊愈。今治张兄之病，予若不思而得者，盖有成竹在胸也。"其友闻之，称拜服而去。

《仿寓意草》

王孟英

程秋霞之子，患脑漏，医与辛夷、苍耳之药，渐有寒热，改用柴、葛、羌、防数帖，遂至寒热日发数次，神昏自汗，势甚可危。孟英用竹叶石膏汤一剂，寒热退而神清进粥，继以甘凉清肃，复投滋润填阴，旬日而愈。

《王氏医案》

李铎

余妪，年七十，患鼻渊病。数年来，至夜鼻流清涕益甚，鼻中窒塞，香臭不闻，频频头痛昏晕，服参、芪、术、附补剂则痛稍缓，一进疏风通窍则头痛愈甚，近又牙关松颏。

按：鼻渊由风热铄脑而液下渗为病。经曰脑渗为涕。又曰胆移热于脑，辛颏鼻渊。肺热甚则出涕，鼻为肺窍，肺气清则通，肺气热则塞。论此当必以疏风清热通窍之剂，乃为正治，今服辛凉药增剧，又非实证。且老人头痛昏眩，多属阳虚而致，盖头为诸阳之首也，牙关为诸风之司，下颏松颏固由肺肾气虚不能收束也。诊脉细软无力，治宜理阳益气固肾，议补中益气加附子、枸杞、沙苑、苁蓉之类，且方中有升、柴能升清降浊，与老人鼻渊合宜。若少年体壮患此，当从实治，此乃从治之义，服至十余剂而诸款皆善，令其多服久服，必臻其效。惟鼻渊老恙，难望向愈，仅堪带病延年耳。

凡证有实即有虚，不必泥定鼻渊尽是阳明火动，读此可见。寿山

《医案偶存》

徐守愚

新昌城中俞某鼻渊久病治案。

鼻渊俗名脑漏。据述自感风邪，咳嗽鼻塞而起。余思肺主出气，皮毛为肺之合，风邪客于皮毛，则肺之窍道闭，闭则清气不升，浊气不降而鼻渊生焉。苍耳子散为治鼻渊本药，以湿与热上蒸于脑，疏散则愈。至入鼻而瘜肉，犹之湿地得热而生芝菌，异病同源，理固有诸。夫天气通于鼻，一呼一吸，自有常度。今鼻气太通，清涕滴沥不断，腥臭异常，脑中似觉空甚而喜慰热手，沥沥恶寒，四肢倦怠，饮食无味，按脉浮濡细代，其阳气大亏可知矣。寻常胜湿清热之药，未中病情，须变法治之。

生碧苏木三钱　生黄芪三钱　附子一钱　防风一钱　蔓荆子一钱　苍耳子一钱　茯苓三钱　生姜三钱　生甘草一钱　白芷一钱　大枣三钱

《医案梦记》

柳宝诒

贾。胆火上升，脑液被铄，则流浊涕，而阴分由此而伤，内热神倦，脉数少纳。木气受病，生生之气不荣也。当以清木养阴为主。

黑山栀　丹皮　白芍　白薇　夏枯草　刺蒺藜　广陈皮　苡仁　生甘草　茯苓　枣仁川连炒　左牡蛎　竹茹

二诊：酒性入胆，其热上升于脑，脑铄液流，下出于咽，病情于鼻渊相似。左关脉斜出而弦，胆热上盛。用清上泄热之法。

黑山栀　丹皮　辛夷　夏枯草　薄荷头　银花炭　连翘　淡黄芩　生甘草　藿香梗　鸡距子　竹二青　竹叶

又方：藿香头（晒干）、生甘草、黑栀仁，研末，用猪胆汁拌丸，青黛为衣。空心开水送下。

王。木火为风邪所遏，左偏头痛，鼻流浊涕，正与鼻渊相似。当从少阳疏泄。

黑山栀　丹皮　辛夷　夏枯草　刺蒺藜　银花炭　连翘　荆芥　甘菊花　牛蒡子　羚羊角　广橘皮　竹茹　荷叶

许。热毒走入髓海，又为凉邪所束，脑气闭塞不爽，势将留为鼻渊。古人以鼻渊为壅疾宜通，今仿其意。

苍耳子　菖蒲根　辛夷　薄荷头　黑山栀　白芷　连翘　刺蒺藜　生甘草　夜交藤　竹茹　竹叶

以上出自《柳宝诒医案》

刘子维

某，鼻流浊涕，天膛肿痛，声嘶耳闭，头昏项痛。

薄荷八分　防风二钱　苍耳子三钱　辛夷三钱，去毛　白芷一钱　黄芩二钱　桔梗二钱　天麻一钱　川芎八分　生白芍一两　茯苓五钱　甘草二钱　银花八钱

三付，服二付即愈。

李俊注：此鼻渊也。《素问·五癃津液别论篇》曰：肺举则液上溢。《素问·气厥论篇》曰：胆移热于脑，则辛颏鼻渊。鼻渊者，浊涕下，不止也。王注：颏谓鼻颈，辛谓酸痛。夫上焦为阳，阳中有阴，应乎天而主降。肺为五脏六腑之盖，脑为髓之海，皆富于金水之气，位上焦而司清降之职。热在肺，不能布水谷之精以下溉，而溢出于鼻，俗谓之热伤风。热入脑，脑液失守，下渗如泉，合不布之水津，源源溢出，则谓之鼻渊。胆为少阳相火之气，其移热于脑者，火克金也，然必先肺而后脑，必热伤风不治而后酿为鼻渊也。三阴三阳之经脉、上下项、耳、目、口、鼻诸上窍，皆在天气范围中。天膛痛、声嘶、耳闭、头昏、项痛诸病，皆上焦清肃之令不行，风热痰浊壅滞所致也。

肺开窍于鼻而通脑，故下渗之脑液及不布之水津，皆得出焉，然鼻涕有得之下虚上实者。《素问·阴阳应象大论篇》曰：人年六十，涕泣俱出是也；有得之神不守精者，《素问·解精微

论篇》曰：志悲则脑渗为涕是也。鼻渊为病，则得之风寒外郁，风热上壅，虽未下虚而上实则一，虽未悲哀，而神不守精则一。

方以白芍安定脏气为主；薄荷、防风、苍耳、辛夷、白芷、桔梗、天麻、川芎则祛风散寒，豁痰开窍，以通天气；银花、黄芩则散热泻火以清天气；茯苓则通上窍以出清阳；甘草则缓中气，以和诸药者也。

诸辛药之躁动，得白芍之柔静，以节制之，则邪去而正不扰。《素问·至真要大论篇》曰：补上治上制以缓，故用甘草。夫鼻渊之为热，本由风寒外郁，而非阴虚，故不养阴生水，然至阳盛则地气不足，亦有热甚则消水而成阴虚，宜治以六味及犀角地黄等汤者，此证虽阳盛于上，犹未至于阴虚也。

《圣余医案诠解》

方耕霞

周。风邪入脑而为脑漏，拟轻清泄肺。

辛夷　川芎　白芷　细辛　甘草　薄荷　沙参　桑皮　香附

再诊：经谓胆移热于脑则为鼻渊。知此病不独热入脑，亦有经之热也。

辛夷　川芎　白芷　藁本　枳壳　枣仁　胆星　生地　山栀　薄荷　竹茹

《倚云轩医话医案集》

赖松兰

鼻渊头风，目眩，形寒形热，脉弦，治以和降。

辛夷花　香白芷　苍耳子　薄荷尖　池菊　钩钩　石决明　东白芍　绵杜仲　炒川断　紫石英　生米仁

《赖松兰医案》

陈莲舫

李。鼻渊淹缠，渐至头痛，舌剥，经事愆期，肝肺两虚，连及八脉，急宜调理。

北沙参　肥玉竹　黑料豆　炒当归　光杏仁　白蒺藜　川贝母　柔白薇　制女贞　生白芍　鱼脑石　潼蒺藜　荷叶

八帖后用淡秋石泡汤，煎吉林须随服。

《莲舫秘旨》

何长治

劳心，木郁火炽。致鼻渊常作，脉细数。当从肝肺滋化。

生黄芪钱半　中生地三钱　焦山栀钱半　煅牡蛎三钱　茯苓三钱　甘草四分　制首乌二钱　甘菊花钱半　秦艽钱半　远志钱半　陈皮八分　细桑枝五钱　辛夷蕊八分

左。头疼鼻渊，已患十年，近发较甚；骨热，舌尖碎，脉数不静。由烦火上炽，肝液受耗也。暂从清化法。

当归尾　川芎　荆芥　生甘草　炒山栀　桔梗　白芷　酒炒黄芩　辛夷蕊　川贝去心

水少些，一沸即斟服。

左。脑漏久，肺液受伤。脉左关仍数，木火不熄也。拟养肺清肝法。

生黄芪二钱　枸杞子三钱　秦艽钱半　川芎八分　中生地三钱　远志钱半　制首乌三钱　怀牛膝三钱　炒山栀钱半　生甘草四分　甘菊花钱半　广陈皮八分干荷蒂三枚　细桑枝五钱

左。劳心过度，郁火上侵脑府。头痛，鼻塞多秽涕，脉细数不调。暂从清化法。

鲜生地四钱　石决明三钱　天花粉三钱　玉桔梗一钱　炒川朴八分　广陈皮八分　炒山栀钱半　秦艽钱半　甘菊花钱半　怀牛膝三钱　生甘草四分　鲜竹茹二钱　辛夷蕊八分

以上出自《何鸿舫医案》

孙采邻

予妹素多肝郁，胸中常闷，木火上炎，或目珠红肿，或有时鼻衄，或偶尔舌痛，已有年矣。今于道光癸未春，忽左鼻出臭水，或清或浓，或如豆腐脑者，其臭不堪。始为鼻渊，继成脑漏，病成而前之鼻洪目肿舌痛等，并不一发。合证脉而详审之，皆肝火郁而冲肺，肺窍开于鼻，木火侮金，故见于左鼻也。肝与胆为表里。经云：胆移热于脑，发为鼻渊，甚则漏下如豆腐脑者，此之谓脑漏也。虽分两名，其理一也。予于斯而得一探本究源之治。庶几无蕴矣。

不落水猪脑一具，用辛夷末五钱，白芷末三钱，同猪脑拌和，放瓷盆内，再以陈酒二两拌匀，置饭锅上，蒸熟备用
广藿香叶三两　北沙参三两　焦冬术二两　百合三两　茯苓二两　炙甘草一两半　薄荷头八钱　归身一两　白芍一两，炒　北柴胡五钱　黑山栀一两半　苡仁三两，炒

上药十二味为细末，再入制熟猪脑捣和，用神曲打糊为丸。每服五钱，食后滚水送下。

服此一料，左鼻臭水及如豆腐脑者俱止。因停药多日，又渐有鼻水，并无臭气，索性停剂。数月间，日渐水多，味仍带臭，以后如豆腐脑者益多，夜睡则清黄水常有，起身后头一举，则脑中之浊水由喉舌而出，午后如腐脑者尤甚。嘱其再将前丸合服，自尔平可，而执意不听，必欲速愈方快。于甲申九秋，予妹倩王履安访得祝由之术，以为数日建绩。往返数里，服符水半月，毫无功效，而尚不思服药，予亦无如之何矣。后于冬十月，适有鲍君名嘉应者，官居浙省玉泉场，告假来吴，延予诊治。一日偶谈及向有鼻渊，治之罔效。后遇故乡郑公，用六味地黄汤，加沙苑蒺藜，服之觉臭水少减。适又遇一友，亦得此疾多年。有教伊单服沙苑蒺藜一味，煎汤作茶饮，服之痊愈。因亦用此煎服，日二三次无间，月余而鼻渊全瘳矣，永不再发，诚平淡中之神奇也。予闻之甚快，因将是方嘱予妹服之，日服三四盏，不可间断。如言服之，不一月而脑漏臭水内如腐脑之成块者，俱十去其五六矣。再如前服，两月而证霍然矣。

《竹亭医案》

丁泽周

朱左。水亏不能涵木，肝阳上升，清空逼脑液而下流，鼻渊腥涕，头胀眩晕，心悸少寐，脉象弦小而数，舌光绛，宜育阴潜阳而安心神。

川石斛二钱　明天冬二钱　大生地三钱　花龙骨三钱　左牡蛎四钱　酸枣仁三钱　朱茯神三钱　天花粉三钱　肥知母钱半　灵磁石三钱　夏枯花钱半　金器一具　琥珀多寐丸钱半，吞服

吴右。阴虚肝胆火升，风燥外乘，鼻渊腥涕，内热口干，拟育阴清泄。

京元参钱半　甘菊花三钱　苍耳子钱半　生石决五钱　净蝉衣八分　薄荷叶八分　生甘草六分　天花粉三钱　夏枯花钱半　苦桔梗一钱　冬桑叶三钱　陈辛夷八分　川象贝各二钱　活芦根一尺

另用陈辛夷八分、苍耳子一钱半、炒薄荷八分、青葱管一钱半，煎汤熏鼻。

以上出自《丁甘仁医案续编》

邵杏泉

风邪湿火上乘为鼻渊。

辛夷三钱　防风　薄荷　丹皮　蒺藜　白芷七分　连翘　桑叶　滁菊三钱　鸡冠花头一个　鲤鱼牙四个，煅研　搐鼻。

《三折肱医案》

章成之

唐男。外观是中风质，面色潮红而偏头痛；此番外感侵袭，其痛益甚。大便难。涕有腥味，表示风热上冲。

桑叶9克　天麻9克　草决明12克　白芷6克　连翘9克　菊花9克　蒺藜9克　芫蔚子12克　秦艽9克　紫背浮萍6克　木贼草9克

另：清肝保脑丸90克，每服9克，一日两次。

《章次公医案》

陆观虎

潘某某，男，28岁。

辨证：鼻病（鼻渊）。

病因：风寒化热上蒸。

证候：鼻塞、流黄白色涕半年。头晕痛，眉棱痛，便燥。脉细弦。舌质红，苔薄黄。

治法：散风清热。

处方：连翘9克　大贝母9克　丝瓜络9克　生甘草3克　荷叶1角　净银花6克　蒲公英9克　杭甘菊9克　紫花地丁9克　白藁本6克　全瓜蒌9克　净辛夷3克　炒赤芍6克

方解：连翘、净银花、蒲公英、紫花地丁清热解毒消肿。大贝母、炒赤芍凉血散结化瘀。

丝瓜络通筋活络。荷叶升清降浊。杭甘菊散风清热明目。全瓜蒌润燥宽胸利便。白藁本、净辛夷散风通窍，以治鼻渊、鼻塞、流涕。

二诊：鼻塞涕多，头晕痛减。眉棱仍痛，夜眠不安，大便已下。脉细。舌质红，苔微黄。

处方：前方去大贝母、炒赤芍、全瓜蒌、荷叶，加路路通7个、白蒺藜9克、夜交藤15克、合欢花6克。

方解：白蒺藜散风清热。夜交藤、合欢花养血安神，活血止痛。路路通除湿舒络。

三诊：流涕仍多，头晕痛渐轻，眉棱痛减，夜眠见安。脉细。舌质红，苔微黄。

处方：原方去生甘草，加夏枯草6克清热散结。

四诊：流涕已减，头痛，眉棱痛大减，耳鸣，夜眠梦多。脉细弦。舌红有刺。

处方：原方去丝瓜络、路路通、夏枯草、合欢皮，加朱茯神9克、苍耳子6克、净蝉衣3克、石决明9克。

五诊：涕中带血，头痛，眉棱痛均止，夜眠已安，耳鸣已止。脉细。舌红有刺。

处方：原方去藁本、辛夷，加丹皮6克、栀子6克。

梅某某，女，41岁。

辨证：鼻病（鼻漏）。

病因：湿痰郁热上蒸。

证候：鼻漏，后颈作痛，咽喉不利，月水经久未至，便燥。脉细数。舌质红，苔浮黄。

治法：清热降火，渗湿化痰。

处方：前胡6克　白前6克　大贝母6克　瓜蒌皮仁各12克　炙百部6克　炙兜铃6克　焦苡米9克　冬瓜子9克　生枇杷叶6克　射干6克　橄榄核9克

方解：前胡、白前降气化痰止咳。大贝母润心肺清痰。全瓜蒌利气润肺，清火。兜铃清肺热，降肺气。百部润肺止咳。焦苡米健脾渗湿，以化痰热。冬瓜子、枇杷叶清肺热，化痰郁。射干、橄榄核清热解毒，利咽喉化痰结。

以上出自《陆观虎医案》

施今墨

游某某，男，45岁。

头常晕痛，鼻塞，涕多浓稠有异味，嗅觉不敏，已有年余之久，眠食二便均正常。舌苔薄白，脉浮数。

辨证立法：鼻为肺之窍，肺气流通，鼻始为用。肺胃积热，郁蒸上腾于鼻，以致浊涕如渊，窒塞不通，嗅觉不敏，治宜辛通清热为主。

处方：辛夷花6克　香白芷5克　南薄荷5克　杭菊花10克　酒川芎5克　明藁本5克　北细辛3克　酒生地10克　青连翘10克　节菖蒲5克　酒条芩10克　炒防风5克

二诊：服药五剂，浊涕渐减，异味亦轻，鼻塞基本通畅、嗅觉稍好，效不更方，嘱将原方多服至愈为度。

《施今墨临床经验集》

第六节　鼻窍异物

杜钟骏

乡人子，六岁，与群儿嬉，以炒蚕豆塞在鼻孔内，既而鼻涕下流，豆沾涕湿发胀，痛楚甚剧。倩薙发匠用镊取之，豆皮著涕滑不留手，愈镊则豆愈向上，直抵鼻根。久之，外面亦胀甚而痛，无法以出之。乡人惶急来求设法，仓促间予亦无可着手。沉思良久，忽得一法，以卧龙丹吹入右鼻孔中，须臾，喷嚏大作，其豆因连嚏之力推至鼻孔之边，乃紧捺其上游，以尖刀剖豆而出之。乡人率子叩头，欢跃而去。

《药园医案》

第七节　鼻衄

倪复贞

太常路公天衢，鼻衄年余，愈而复衄，以犀角地黄汤加茅根等药皆不能效。一日召余至饶阳诊视。余望其色，两颐红润，膈嗳肠鸣，切其脉肺胃滑大，余脏皆平。因知胃满则嗳，腹空则鸣，恍然悟前贤倒仓之法有推陈置新之妙，胃为仓廪之官，今胃满法宜倒仓，且二阳为病，发于心脾，人之面属阳明胃经，胃中有火，故面红而润。胃在肺下，胃中浊气浊痰变而为火，熏蒸肺经，积温成热，肺气热极，鼻乃肺窍，故血从鼻中流出耳。理不必清肺止血，只令阳明胃经一清，太阴肺经不受浊气熏蒸，衄自止矣。

九蒸大黄二钱　　酒炒中枯黄芩一钱　　炒黑山栀一钱　　山楂一钱五分　　枳实一钱　　玄明粉七分

煎取清液。一服，果两颐不红不润。二服，膈宽不嗳。三服，肠鸣除，鼻衄不行矣。

《两都医案》

程从周

冯元度，年近三旬，面白而气弱，因习举子业，弗售于时，故多抑郁，盖体弱不能任劳，每作文构思，间即遗精于白昼，以故药饵不离，饮食常少。今年五月间，忽然鼻衄不止，塞其鼻则口中涌出。医用犀角地黄汤不应，更用滋阴，并童便磨金墨饮之，亦不止。血余、榴灰之类吹之，漫然不应，间或稍止半时，又复流出，人事昏沉，面如黄土，手足渐寒。及延予诊视，已经二日矣，去血甚多，血尽乃流黄水，六脉虚浮而缓弱，所喜不甚数，微有生机在此耳。乃用人参一两、麦冬五钱、北五味一钱，令其煎服。又一老医来谓："鼻衄乃属肺火，书云：人参补肺药也。肺寒则可服，肺热还伤肺。今此证肺热之极。又云：血热则流通，血寒则凝滞。今血热妄行，安可复用人参。纵可用，亦不过三分、五分、一钱而止，岂可将参当饭？"予曰："此不佞少年浅见，非前辈所知，独不闻张仲景云血脱益气者是何说耶？"于是，老医作色而退。病家药已煎成，尽剂而饮，神思顿清，略能安寝。寤后又进一剂，其血遂止，便能食粥一盂。于是，方用血门之药，重加参、芪，调理五十余日而痊。

《程茂先医案》

任贤斗

　　李升吉之妻，衄血，面色微红，口渴欲饮不欲咽，喉中如火烧，脉细神倦，腿膝俱冷。余曰：此证乃阴盛格阳，用熟地、附、桂一二剂必愈。主家见口渴喉热，不信，另请庸劣之辈，投芩、连、犀角等药，病至垂危，复恳主方。余曰若信服，余方一二剂即安，乃与镇阴煎一剂，口渴喉烧即止，二剂衄血亦止。此为审证的确，用药通神之一验也，第此妇因妄信庸流，误投寒凉，虽得一剂衄止，虚损之病迭出，后补脾养血之药十数剂，方得复原。

　　镇阴煎：熟地　泽泻　牛膝　肉桂　附片　炙草

《瞻山医案》

陈修园

　　衄血两日虽已止，奈脉象虚兼数，舌光无苔，面色不华，唇白，怠倦，乏力，心悸畏明，额汗出。是虚阳虽降而失血后血虚，无以统摄其气，气虚无以斡运其血，气血有涣散之势，阴阳有脱离之象。证之险恶，恐防厥冒。于法急宜双补，庶气血有所依附，并佐以酸咸属味，收摄以降敛之。

　　人参三钱　熟地五钱　酸枣仁三钱，炒　生白芍二钱　阿胶一钱五分　天冬一钱五分　白茯神三钱　枸杞子三钱，炒　秋石三分，冲　炙黄芪二钱　大枣两枚

　　水同煎服。

《南雅堂医案》

程文圃

　　汪氏妇，夏月初患齿衄，衄止旋吐血，血止，鼻又衄，大流三月，诸治不应，诊脉弦搏，知其肺胃火盛，非寒凉折之不可。乃用犀角地黄汤，取鲜地黄绞汁，和童便冲药，外用热酒洗足，独蒜捣涂足心，一昼夜衄仍不止。因忆门人许生曾言，人传止衄奇法，先用粗琴线数尺，两头各系钱百文，悬挂项下，再用手指掐定大溪穴，神验。外治之法，于病无伤，今既诸治罔效，姑一试之，衄竟止。惟神形疲困，头昏少寐，思血去过多，真阴必伤，改用麦易地黄汤，加龟板、石斛、白芍、女贞、沙参、阿胶，旬日霍然。识此以广见闻。

《杏轩医案》

高锦庭

　　丁某某，血热妄行，鼻痔而兼鼻衄。大补阴治其本，四生丸治其标。

　　鲜生地　侧柏叶　荷叶　芦根　大补阴丸

《谦益斋外科医案》

李炳

　　癸丑夏，吾母病衄，衄已出黄涕。医令服蔗浆、阿胶、羚羊角。服已，困甚，于是头痛，

右臂、右足掣痛而倦。翁曰："病得之阴虚．天令炎热，肝阳上冲，故衄。黄涕者，肝之余气也。头属胃，胃之络脉行于右，故见诸证。不必治衄，惟宜养肝滋胃土。"用白芍、山药、扁豆、甘草，四剂而愈。

《李翁医记》

齐秉慧

曾治雷元子，素患衄血。一日长流不止，奔走求治，至即昏晕倒地，观者骇然。予曰："不妨。"乃用黄栀子一枚、香白芷一钱，纸卷烧存性为末，以笔管吹之，其血立止而苏，令人扶归。乃父曰："今承妙方，虽然止住，但每月数发，其流异常。敢求先生垂怜，再施妙剂，拔去根株，否则此子终必亡于此病也。"予曰："我有收血妙方，治之当效。"用黄芪、熟地、生地、当归各一两，黑荆芥穗、黑侧柏叶、黑姜炭各三钱，用水煎，调三七末三钱。明日前证即作，乃与一剂，少顷其衄微流而止。此方补血而不专补血，妙在补气；止血而不专止血，尤妙在引血归经。夫血既归经，气又生血，自然火不沸腾，相安无事矣。果服一剂而安，连进补中益气汤，加麦冬、五味三十余剂，兼服八仙长寿丸，至今不发。

《齐有堂医案》

黄凯钧

陆，十八，衄血久而不止，身热脉数，重取豁然，鼻衄方药，施用殆遍，全无一效，不知去血过多，虚而发热也。

黄芪四钱　熟地六钱　归身二钱　白芍一钱五分　牛膝二钱　荆芥炭一钱　陈皮八分　侧柑叶汁一小杯

此方出余臆见，名加味补血汤，三服即愈。

《肘后偶钞》

顾金寿

程。左脉浮弦而紧，风温郁于阳明，寒热两日，得鼻衄而止。舌黄余热不清，法宜清解，最忌温散。

南沙参三钱　麦冬一钱五分　鲜霍斛三钱　赤芍一钱　炒黄芩一钱　茯苓二钱　桑叶一钱　炙甘草五分　橘叶七片

又。舌黄已退，右脉渐平，左手关尺尚大。肝肾两火未平，引少阳甲火而升，故鼻衄不时举发，宜滋阴降火，二便一爽，自可豁然。

细生地三钱　茯苓三钱　泽泻一钱　粉丹皮一钱　地骨皮一钱　炒黄芩一钱　赤芍一钱　白茅根三钱

又。脉左洪，右濡。血虚内热气虚不摄，故鼻红时见，头昏疲倦，咳痰白色，饮食渐减，口内作干，宜清营化热为治。

原生地五钱　暹罗犀角三分　赤芍一钱　粉丹皮一钱五分　炒黄芩一钱　北沙参四钱　麦冬肉一钱五分　茯苓三钱　生甘草五分　白茅花灰五分　米炒桑叶一钱

又。右脉已和，左脉似数。头昏鼻衄，虽属上焦虚火，究系阴虚阳越，仿磁石六味法。

原生地五钱,酒洗　粉丹皮一钱　黄甘菊花一钱　茯苓二钱　川石斛三钱　白茅根五钱　怀山药二钱,炒　泽泻一钱　煅灵磁石一钱

又。照煎方加瓜蒌皮三钱。

三服后，彻煎剂，每空心开水送。

磁石六味丸三钱。

问鼻衄由于血热妄行，犀角地黄治之而仍发，竟以磁石六味收功何也。曰：犀角地黄汤但治其标，磁石六味则治其本。人知鼻衄为血热妄行，不知所以血热妄行者，皆由水亏火旺，阴虚阳越之故。磁石既可重镇，又能补水，为上实下虚之圣药也，故能奏效。究系上病下引，治法可与汗证参者。

《吴门治验录》

张千里

杭州裘，服育阴潜阳药以来，春时竟不梦遗，是可喜也。然晨易心悸，悸即易怒多疑，懊恼，此肝胆包络尚有郁热，凡郁热之冲，原无定时，而心胃独当其冲，所以目泪鼻血，齿痛口干，舌黄，便溺不能了了，脉弦实，相应而来也。宜清肝之用，养肝之体，以调疏泄之职，则胆与包络皆和也。

西洋参一钱五分　白芍一钱五分　陈海蜇二钱　炒山栀一钱五分　霜桑叶一钱五分　大生地三钱　丹皮一钱五分　金石斛三钱　白蒺藜二钱　石决明三钱　荸荠两枚　火麻仁二钱　女贞子三钱

临卧仍用灯心汤下朱砂安神丸四五钱。

姚光祖按：丹溪云，上升之气多自肝出，此方平肝清肝，一线穿成。

《千里医案》

吴簏

龚，忽尔鼻血自午至西，衄有三碗许。察其六脉细微，神疲气促，手足厥冷，呼吸垂危。余曰：此阴虚于下，格阳于上，则真阴失守，血随而溢，故大衄不止也。速用镇阴煎，多加人参，使孤阳有归，则血自渐止。服二剂，衄乃止；再剂，身乃温。后用温补之剂，调理而痊。

郑亲王之大阿哥，鼻血不止，盗汗烦热，气短神倦，势已濒危。脉来数大无力，乃先天不足，劳损伤阴，则水亏不能制火。虚火上浮，致血热妄行也。古皆云：凡鼻衄必出于肺，盖以鼻为肺之窍也。亟进一阴煎加茜根、泽泻、阿胶、女贞子，专以滋阴清降。投三帖，血少脉缓，惟气虚烦渴，以前方去泽泻、茜根，与生脉散合煎，服之而安。

以上出自《临证医案笔记》

何书田

素体阴虚火炎，近交炎令，内外交迫，以致鼻衄，流溢不止。体灼热而脉静细不数，真阴

亏极矣。盛暑如何支持耶？用清阴降火法，得衄止为幸。

犀角尖^磨　原生地　青黛　肥知母　川斛　侧柏炭　川黄连　牡丹皮　玄参　麦冬肉　花粉

阴不足而火上炎，鼻衄所由作也。

原生地　牡丹皮　麦冬肉　淮山药　炒怀膝　炙龟板　料豆皮　肥知母　川石斛　芦根

血郁成痞，木火上炎，时发鼻衄。病在厥阴肝经，急切不能霍然也。

生鳖甲　生白芍　归须　炒怀膝　赤苓　旱莲草　原生地　牡丹皮　郁金　侧柏炭　泽泻

劳伤营热，而发鼻衄也。

生鳖甲　牡丹皮　地骨皮　天花粉　白薇　原生地　香青蒿　肥知母　秦艽肉　侧柏炭

劳伤络热鼻衄。治宜凉营。

生鳖甲　牡丹皮　香青蒿　肥知母　赤茯苓　原生地　淡黄芩　地骨皮　秦艽肉

青年体怯，骨蒸，鼻红，发咳。治以清肺化热法。

西洋参　地骨皮　银柴胡　川石斛　橘红　肥知母　桑白皮　牡丹皮　天花粉　茅根肉

络伤营热而鼻衄也。防音哑喉痹。

小生地　北沙参　地骨皮　肥知母　生苡仁　牡丹皮　麦冬肉　桑白皮　天花粉　橘红

骨热络伤，鼻血吐红，恐成童劳之候。

西洋参　地骨皮　冬桑叶　牡丹皮　橘红　肥知母　香青蒿　银柴胡　天花粉　藕节

疟后肝阴大亏，内热咳呛，鼻衄盗汗，脉弱经断。恐延成虚怯之候，不可忽视。

生鳖甲　牡丹皮　地骨皮　麦冬肉　生苡仁　原生地　香青蒿　西洋参　川石斛　藕节

劳力内伤，感热鼻衄，半月而止。面黄脉微，气阴两竭矣。殊非易治。

西党参　原生地　牡丹皮　麦冬肉　川石斛　西洋参　炙龟板　制女贞　肥知母

劳伤络热，鼻衄吐红，兼之下血，营分已损，重患也。宜节力。

生地炭　炒白芍　炒黄芩　炒枣仁　煨木香　炙鳖甲　炒丹皮　炒远志　炒苡仁　血余炭

骨热络伤，鼻血吐红，恐成童怯之候。

银柴胡　地骨皮　牡丹皮　肥知母　橘白　香青蒿　冬桑叶　西洋参　天花粉　藕节

以上出自《鞣山草堂医案》

王孟英

赵秋舲进士令郎子循，每啖蔗，则鼻衄必至。或疑蔗为大热之性。孟英曰：蔗甘而凉，然甘味太重，生津之力有余。凉性甚微，荡热之功不足。津虚而热不甚炽者，最属相宜。风温证中救液之良药，吾名之曰："天生复脉汤。"若湿热痰火内盛者服之，则喻氏所谓"翻受胃变"，从而化热矣。凡药皆当量人之体气而施，岂可拘乎一定之寒热耶？今子循之体，水虚而火旺者也。蔗性不能敌，反从其气而化热，正如蔗经火炼则成糖，全失清凉之本气矣，枸杞子亦然。

孙执中，春前四日，忽然鼻衄如注，诸法莫塞。黄夜请孟英视之，脉弦而数。曰：冬暖气泄，天令不主闭藏，今晚雷声大震，人身应之，肝阳乃动，血亦随而上溢，不可以其体肥头汗，畏虚脱而进温补也。投以元参、生地、犀角、牡蛎、知母、生白芍、牛膝、茯苓、侧柏叶、童溺诸药，一剂知，二剂已。

既而胁痛流乳，人皆异之，孟英与甘露饮加女贞、旱莲、"三甲"而瘳。

蒲艾田，年逾花甲，陡患鼻衄，诸法不能止，速孟英救之。面色黑暗而有红光，脉弦洪而芤。询知冬间广服助阳药，是热亢阴虚之证。与大剂犀角、元参、茅根、女贞、旱莲、石斛、茯苓、泽泻、天冬、知母，投匕而安。续与滋阴药，填补而康。

吴蕴香之仆吴森，在越患感，旋杭日，鼻衄数升，苔黄大渴，脉滑而洪。孟英投白虎汤二帖而安。遽食肥甘，复发壮热，脘闷昏倦。孟英以枳实栀子豉汤而瘥。数日后，又昏沉欲寐，发热自汗，舌绛溺涩，仍求孟英诊之，左尺细数而芤，右尺洪大。是女劳复也。研诘之，果然。与大剂滋阴清热药，吞獭鼠矢而愈。

以上出自《王氏医案》

林佩琴

王。春初鼻衄，口干恶热，由努力伤络，血凝气聚，脐左板硬如掌，脘痞不容侧卧，脉左大右小。肝乘络伤，应地气上腾，直犯清道。先进缓肝降逆，俟衄止，再商理瘀。黑山栀、郁金、蒌仁、白芍、阿胶（烊化）、当归（醋炒）、麦冬、丹皮、炙草。一啜甚适，三服衄止，脉左敛。原方去芍、胶、归、草，加牡蛎、降香、牛膝、归须、桃仁。二服便下瘀黑，脘腹俱宽，盖血以下行为顺，上行为逆。故降逆佐甘缓，理瘀佐软坚。

吕氏。暑热烦劳，下崩上衄，屡次晕厥，肢冷胸温，苏醒后胁满心忡，惊汗不寐，脉虚芤。此心肝血失所统，而气随血脱也。急须固气以摄血，乃阴从阳长之理。用洋参五钱，茯神三钱，枣仁、龙骨各二钱，黑甘草钱半，龙眼五枚，小麦二合，五味八分。三剂神安熟寐，逾日血仍至，复晕而苏。用理中汤加荆芥（醋炒黑），数服得止。

肖。去秋阴疟，病延今夏，三日两发，热重寒轻，鼻衄左孔，膝胫热蒸，乃肾阴下亏、胆火上冒。仍用柴、防升动，致汗多渴眩，衄衄不已，皆误药贻咎。生地、丹皮、山栀、知母（酒炒）、牛膝（酒蒸）、白芍、乌梅、桑叶，三四服病已。嗣此多服六味丸以滋下元。

王。当春大衄，由情志拂逆，胆火上迫，致血直犯清道，昏眩不时。速用清降，以遏少阳升逆之威。羚羊角、黑山栀、丹皮、阿胶、生地、鲜桑叶，二服衄止。脉来小涩模糊，胸际隐痛，晡时足肿，由俾作伤阳，元气不振，惧其遇劳辄发。法宜和补脾阳，潞参、白术、炙草、茯神、白芍、当归（醋炒）、郁金（汁）。数服愈。

族子。劳力伤阴，口干鼻衄，颊赤神疲，是冬阳不潜，当春脉洪晡热，系引动温邪。先治温，后治劳。黑山栀、生地、白芍、丹皮、麦冬、沙参、蔗汁。三服脉洪已退，鼻衄亦止，而右尺不静，龙焰未熄，宜滋阴潜阳。六味丸料去泽泻，加龟板、淡菜、五味、白芍。煎服十剂效。

以上出自《类证治裁》

方南薰

靖邑舒允弟兄，寓省得病，服药发汗，旬日不退，旋归医治，大热口渴，鼻血淋漓，汗出便闭，烦躁不安，余曰："此春温热证也。"先以白虎汤服之，继以滋阴泻火，乃得大便，热退身安。

《尚友堂医案》

蒋宝素

再经不解，鼻衄二次，身热不退，但头汗出，齐颈而还。在内为血，发外为汗，汗血同归一体。经中阳盛则衄，衄血过多，故汗不能遍身，随诸阳上会而见于头。非阳气上脱及水结胸可比。大便色黑，兼有蓄血。可知水液浑浊，皆属于热。溲浑而赤，热入膀胱，清肃之令不及州都。舌苔干黑，试水回润，阴亏五液不足以济二阳之火。脉来软散而空，谨防呃逆、神昏之变。公议灵犀玉女煎挽之。

灵犀角尖　白知母　白芍药　羚羊角尖　桂府　滑石　大贝母　生石膏　白通草

昨进灵犀玉女，竟得大汗如浴，诸证悉平。安不忘危，善后宜慎。再拟《医话》三露饮，以渥余焰。

生地露　银花露　荷花露无花以荷叶代

三露等分和匀，重汤温服，代茶饮，不拘多少。

《问斋医案》

张大曦

鼻衄盛发，成流不止者已三日，面赤，足冷至膝，脉数、寸关尤甚。血去过多，心荡神驰。阴亏内热之体，厥阳化火上逆，扰动脉络，血行清道，从高灌注而下，非若吐红之易定。血有几何，岂堪如此长流。拟仿志火升腾治例，用凉血滋降法。

犀角七分　炒女贞子一钱五分　黄连五分　熟地六钱　青铅一枚　炙龟板一两　旱莲草一钱　煨磁石五钱　阿胶一钱五分,蛤粉拌炒　盐水炒牛膝一钱五分

诒按：此证甚险，用药尚称得力。方中当加童便冲入。

再诊：鼻衄虽止，而面色唇口㿠白；虚阳虽降，而额汗心悸畏明。脉虚而数，舌光而颤。气乏血涵，血无气护，阴阳有离脱之象，气血有涣散之险。急进双补法，庶几有所依附，再佐咸降酸收以摄之。

人参一钱　天冬一钱五分　炒枣仁三钱　秋石二分，烊入　熟地一两　枸杞炭三钱　白芍一钱五分　阿胶一钱五分　茯神三钱　大枣二枚

《柳选四家医案》

何平子

狂放鼻衄，厥阴化风，兼患头痛。以密腠理，佐黑归脾法。

炙芪　制首乌　归身　茯神　枣仁　决明　菊花　女贞　桂圆

鼻渊方：

防风　苏子　生草　花粉　米仁　甘菊　薄荷　辛夷　决明

肺窍受伤，上焦热蕴，肺气不宣，津失上承，鼻塞口干。当此发生阳动之候，宜化风泻热。

羚羊角　金银花　元参　青黛　米仁　桑白皮　象贝　知母　生草　茅根

以上出自《壶春丹房医案》

费伯雄

某。鼻衄屡发，近日眉心发疡焮肿，眼额头部皆痛，发热。治宜清化降火。

牛蒡子三钱，炒　炙僵蚕三钱，研　柴胡一钱　薄荷叶一钱　生草八分　桑叶三钱　黑山栀三钱　赤芍二钱　赤苓二钱　夏枯草穗二钱　淡竹叶三十张　茅根四钱，去壳

《费伯雄医案》

浅田惟常

儿四五岁，鼻衄血月一次或二三次，每次五六勺，多至数合，其血暗紫而稠黏，或鲜红而稀薄。当其发，必气逆面赤，手足微冷，消谷善饥，大便秘，小便数也。此证有乳癖腹痛后发者，有痘后发者。千金竹茹汤方中去芍药、人参、术、桂，加麦门冬、黄檗、栀子、升麻效。（竹茹、甘草、川芎、黄芩、当归、麦门冬、栀子、升麻、黄檗。上九味加茜根佳。）

《先哲医话》

凤实夫

谢左。鼻衄盛发成流而不止者已三日矣，面赤足冷至膝，脉数，寸关尤甚。血去过多，心荡神驰，阴亏内热之体，厥阳化火上逆，扰动脉络血行清道，而灌注从高而下，非若吐红之易定者。夫人身血有几何，岂堪长流，拟宗内因五志之火升腾所致，以凉血补降法。

乌犀角七分，生磨冲　川连五分，盐水炒　女贞子二钱，炒　大熟地七钱　阿胶钱半，蛤粉炒　旱莲草钱半　炙龟板一两　牛膝七分，盐水炒　青铅一块，敲扁　煅磁石五钱

复诊：鼻衄虽止，面色唇口㿠白，虚阳虽降，额汗心悸畏明，脉虚而数，舌光而剥。盖以气乏血涌，血无气护，阴阳脱离之象已著，气血涣散之险亦至急。宜双补，使其依附，各有所归，佐以盐降酸收之法以摄之。

人参—钱　天冬二钱，秋石烊入，二分　熟地—两　阿胶钱半，烊入　杞子炭—钱　云神三钱　生白芍二钱　炒枣仁三钱　南枣二枚

《凤氏医案》

徐守愚

剡北屠芳亭，秋后晚发，拖延数十日而始愈。迩来疮疡大发，过服清凉之剂，饮食因之顿减。平素房帏纵欲，精气内虚，是以病后不易复元。忽一日夜半鼻衄，至天明不止，约血数升，及日中小睡，间似梦女接，败精遗下甚多。嗣后寤而不寐，凡他人手一着身，如麻姑瘙痒，下部白浊即淋漓焉。二证接踵，已属棘手，况大病甫愈者乎！诊脉浮濡而芤，仰卧如尸，转侧无力，最难施治。方欲滋阴清降以止衄，则精之下流浊道者因所降而益甚矣；方欲固摄升提以治浊，则血之上行清道者得所升而愈逆矣。医者当此，正跋前疐后之时，窃思古法上下交病，执中央以主治。遂以理中汤加血余，一日频服二剂，补中宫土气，俾上能散津于肺，下能输精及肾。入夜继服龙骨牡蛎汤一剂，以介类潜阳，俾阳入阴而睡得安，亦阴丽阳而精乃固。如此调治四日，而上红下白始得尽除，胃亦渐开。后仍以理中汤为君，间服归脾、八味等方收功。

东洋参三钱　仙居术三钱　炮姜—钱，为末冲服　血余炭三钱　炙甘草—钱　生龙骨四钱　生牡蛎四钱　桂枝二钱　炙甘草—钱　炒芍药二钱　炮姜炭二钱，为末冲　制附子二钱　生龟板四钱

《医案梦记》

张仁锡

西塘伍姓，年二十余岁，体壮力强。初夏，鼻衄如涌，势殊危笃。三日来芩、连、知、柏，鲜不备尝。余诊时，见其面白息微，脉形虚弱，身冷如冰。鼻中犹涓涓不绝。余以为此气虚不能摄血，定非火证。若不急进温补，恐去生不远，正古人所谓"有形之血不能即生，无形之气所当急固"者也。用黄芪二两，党参、炙草各五钱，熟附三钱，煎浓汁频服之，衄遂止。继以四君子加归、芍，服数剂而安。越月，新埭吴秀成亦患鼻衄旬余，遍求方药无效。时余初游善地，尚未著名，以许衡如荐就诊于余。余曰："是非错经妄行，乃阴虚格阳之重候也！宜益火之源，以消阴翳，庶几有济。"用六味地黄汤加肉桂、淮膝，服两剂而衄止。

《清代名医医话精华》

雷丰

城西孙某，感冒风邪，丰用微辛轻解法加杏仁、象贝治之。服二剂，复来赶请，谓方药无灵，病忽益剧，息贲胸闭，鼻衄如泉。即往诊之，寸脉皆大，沉按滑数而来。丰曰：此风痰壅闭于肺，化火劫络之证也。方中并无补剂，何得加闭？又无热药，何得动衄？询其日昨所食之

物，乃火酒下鸡，夫鸡乃关风之物，酒为助火之物，宜乎增剧，无怪方药。遂用金沸草汤去细辛、荆芥，加葶苈、杏仁降肺气以开其闭，黄芩、栀炭清血热而止其衄，连服三煎，即中病机。若以楂肉、鸡金消其积，葛花、枳椇解其醒，便是刻舟求剑矣。

《时病论》

陈菊生

世之称医道者，每曰"术究天人"。诚以天有六气，人有七情，病虽千变万化，其大致要不外是。甲戌夏，予与友汤某雇一叶舟，偕往澄江应试，黄昏解缆后，汤某齿缝见血，据云，前患衄血两次，盈盆盈碗，几濒于危，今又有血，将若之何？余切其脉，浮大而数，询是当午阳盛之时，负日而行，背受熏灼所致。因令舟人去一窗板，嘱伊起坐，以背承其夜气，觉冷，然后安眠。伊惧曰："又添感冒奈何？"余曰："以凉治热，以阴济阳，适可而止，何感冒之有焉？"依法试之，果愈。壬辰，余客天津，湖南太守周君之仆，病胸满食少，脉象虚细无神，余与以温补之剂，周君谓伊中有所郁，恐不任补，余问何郁，答云："昨接家书，知母不悦其妇故。"余曰："是为虚也，明矣。凡人之情，怒则气上，悲则气消，此等家事，身亲其境者，决无怒理，只自悲耳。"服药数剂，果愈。此二证也，一于天时中尽人事，一于人情中见天理，何谓天时？书与夜是；何谓人事？取夜之凉治昼之热是；何谓人情？念父母顾妻子是；何谓天理？不敢以爱妻之故迁怒其母是。盖惟尽人事，可以济天时之穷，亦惟循天理，所以为人情之至。试质诸今之善识时务者，与善用情面者，然乎？否乎？

《诊余举隅录》

张乃修

潘左，咳嗽鼻衄，腰酸肢重。肝肾空虚，恐延衰证。

丹皮炭　杜仲　当归　生地炭　丝瓜络炙黑　川断肉　白芍　川贝母　牛膝炭　海蛤粉　白茅花　麦冬炒

二诊：补肾清金，衄血未来，咳减纳加。的是水亏而虚火上炎，载血逆行也。乘此善调，以图恢复为要。

生熟地各三钱　杜仲三钱　麦冬三钱，炒　川贝母二钱　杭白芍一钱五分　生山药三钱　茯神三钱　牛膝炭三钱　龟甲心五钱，先煎　代赭石四钱

《张聿青医案》

通意子

病由负重受伤，心背脉络皆痛，咳嗽吐痰，鼻溢血块，脉数而涩，舌起红点。此上焦火炽，逼及心肺之阴，阴随阳冒使然也。若不急治，恐为先血入损之累。

旋覆花一钱半，绢包　猩绛七分　归尾一钱，酒炒　桑白皮一钱半　延胡一钱半，酒炒　前胡一钱半　瓜蒌仁三钱，炒，打　冬瓜仁三钱，炒，打　石菖蒲七个　桃仁泥一钱半　白薇一钱半　丹皮一钱半，炒　杜苏子三钱，炒，打　参三七一钱，研末冲　酒桑枝七钱　侧柏叶三钱，酒炒

二诊：服前剂。鼻血胸背痛均止。惟喉窒气逆，痰黏不爽，是肺阴被热灼伤。先望清肃之司，证难小愈，病根未拔，还当加意慎调。

旋覆花_{猩绛七分合包} 瓜蒌仁 冬瓜仁 贝母 橘红 杏仁 沉香 川郁金 黑山栀 连壳砂仁 竹二青

《贯唯集》

姚龙光

予族中熙斋之女，年十四岁，秋间病寒热，日发一次，至热剧时则鼻中出血，有如泉涌，顷刻盈盏，色鲜紫而厚，日三四次不等。初则有寒有热，继则纯热无寒，热乃不退，精神疲怠，心中烦闷，头眩眼花，身疼不能起床，病者日夕思余一诊，虽死亦心服矣。予闻而怜其幼失怙恃，急往诊之，其脉则左手浮洪而数，按之则弦，右手则浮数而弱，予曰：尔以阴虚之体而受暑热，既重陷入血分，致有此候，尔无恐，两剂可愈。用鲜生地、麦冬、元参、鲜青蒿、鲜泽兰叶各三钱，茜根、桃仁、赤芍、侧柏叶各一钱，茅草根一撮，鲜荷叶一个，煎出，调益元散五钱，与服一剂，便热减、血缓，两剂便愈，后为调理而痊。

《崇实堂医案》

柳宝诒

孔。素质木火偏胜，营络为肝火所激，则血从上溢，而为鼻衄。向患三月坠胎，亦属木火为患；所嫌呕吐痰涎，中焦亦有湿浊。于泄肝清络之中，似不可过于滋腻。

东白芍 小生地_炒 炒丹皮 茜草根炭 黑山栀 刺蒺藜 牡蛎 茯苓 苡米_{姜汁炒} 于术 金石斛 制料豆 归身_{炒黑} 竹茹

加减：如鼻衄甚，加秋石、茅根肉。

席。肝火不平，冲任之血，上升为衄。脉象弦数，色黄内热。当用清火泄木之法。

全当归 白芍 丹参 黑山栀 白薇 延胡索 川楝子 牛膝炭_{苏木煎汁，拌炒} 茺蔚子

刘。血行清道而为衄血。其故由于肝火不平，蒸灼营阴，以致血络沸腾，屡发不已。阴血日耗，肝失血养，木火愈盛，驯至逆行肺金，喘逆鼻扇，神色枯瘁。上损之候已深，而纳少跗肿便溏，中气亦坏。脉象细数如喘，右尺躁动浮数。所伏之肝火，不特上克肺金，抑且下吸肾阴，肝肾不主摄纳，病见于上，而根属于下，在损证为最深之候。姑与清肝肃肺，培土纳肾之法。气阴两顾，扶过炎夏伤金之令，方可从长议治。

台参须 白芍 丹皮 归身 川百合 淡天冬 淮山药 女贞子_{用墨汁旱莲同米汤拌，蒸晒三次} 大生地 牛膝_{青盐化水拌烘} 牡蛎 五味子_{蜜炙} 紫白石英各 毛燕窝_{绢包} 竹茹

曹。风温之邪，恋于肺胃。刻下木火易动，以致肝络之气，有升无降。内热气升，痰红鼻衄。脉象浮细而数，舌中苔浊。拟和络清肝，泄降肺胃。

旋覆花_{猩绛同包} 鲜石斛 淡黄芩 黑山栀 前胡 丹皮 南沙参 蛤壳 桑皮叶各 苡仁

杭菊花　广橘络　茅根肉　枇杷叶

苏。鼻红屡发，右脉浮数。肺冒火浮，故血从清道而溢。用清泄合咸降法。

鲜生地　细生地　丹皮　元参　黑山栀　银花炭　牡蛎　秋石　稽豆衣　杭菊花　枯芩　竹茹

二诊：改方去银花、杭菊，加天冬、知母。

三诊：鼻红减而未止，脉象左关及右寸浮大而数。木火刑金，肺络不能清降。

羚羊角　鲜生地　细生地　丹皮　元参　知母　黛蛤散　天冬　牛膝　荆芥炭　侧柏炭　竹茹

以上出自《柳宝诒医案》

刘子维

曾某之子，流鼻血，三四日不止，昏迷，如用纸条子塞鼻，就成血条子。

百草霜三钱　侧柏叶三钱　鲜荷叶一张　白芍二两　枯芩八分　生地三钱　枳壳五分　牛膝五钱　银花三钱　辛夷二钱　甘草二钱

二付，服一付即愈。

李俊注：此鼻衄也。肺开窍于鼻，阳明之脉侠鼻。《百病始生篇》曰：阳络伤则血外溢，血外溢则衄血，是论其经脉所至及渗出之窍，则属于肺胃二经。《海论》言：冲脉为十二经之海，冲脉至则十二经无不至。是衄之甚者，又无不连及冲脉。《至真要大论》曰：少阴之复，郁冒不知人。又曰：诸热瞀瘛，皆属于火。瞀与郁冒皆昏迷之象。盖火热之气乱于上，而神明忽失所主也。《六元纪大论》曰：木郁之发，目不识人，缘风木之脏，喜畅恶郁，郁则鼓动以逞其势至暴。凡冲逆之势甚者，莫非肝为之厉，故《阴阳应象大论》以天地之疾风名之，此证血热阳躁，神不内恬，君主之官方苦自乱，更何堪母邪之助疟。是其神志之昏迷，又为木火之气偏盛而属于心与肝者也。

木火之气主升，偏盛则肺令不行，降负于升，血气遂并上，故重用白芍以平其冲逆，牛膝从血分散结下行，枳壳从气分破滞下行，为之佐使，则过者可折，而强者可泻矣。惟心主血，故用生地补阴凉血；惟火克金，故用银、芩清肺经气分，侧柏清肺金血分，以抵于平，此皆所谓逆者正治也；鲜荷叶升清气以散头月之瘀，百草霜止诸血以散风火之标，辛夷宣肺气以复天德之常，则所谓从者反治，又所谓肝欲散，急食辛以散之也。至于肝苦急，宜食甘，治上者，制以缓，皆有用甘草之义焉。

血气并于上，则头面血气之壅滞可知，惟轻清轻畅之品可以散而去之，白芍、牛膝未能胜此任也。《玉机真脏论》曰：其高者，因而越之是已。盖上窍不开则交通不表，恶露不发，肝木之气终不能调畅，故守者、行者、上者、下者皆有相辅而行之妙，未可或缺也。

肝郁下迫，里急后重者，宜平肝而通庚金，以折其郁气；肝郁上迫而气涌血溢者，宜平肝而通辛金，以散其郁气，上下虽不同而调和金木则一，此本方用辛夷之义也。

病无口渴及中焦痞滞等象，足征气分热轻，脾胃尚和，无须顾虑，惟用甘草以缓之，缓中即所以缓肝也。

《圣余医案诠解》

方耕霞

朱。水不养木，肝阳相火独旺，为目赤，为鼻衄，无非阳升太过也。拟壮水以凉营分。

生地　川连　桑叶　夏枯草　归身　菊花　川芎　车前　山栀　丹皮　赤芍　茅根

《倚云轩医话医案集》

凌奂

沈右（年二十五岁，二月），感受风温，扰于阳明，头胀身热，脘闷咯痰，血自鼻孔中流出，《伤寒论》所谓红汗而解也。脉弦数而浮，治宜清解。

元参　黑山栀　丹皮　鲜竹茹　银花露　薄荷尖　橘红　象贝　方通草　连翘　川郁金　怀牛膝　白茅根

暑风鼻红，宜从此方。多捣荷叶汁、生地汁、茅根汁为妙。

《凌临灵方》

何长治

左。气阻络伤，鼻衄，又兼吐血；脉细数不调，舌干黄失液；两胁引痛，胸闷。是真阴不能涵毓厥阴，木火亢越，娇脏侮矣。拟清肺养肝之法。长夏宜养息为要。

生黄芪钱半　羚羊角五分，另煎　炒丹皮钱半　左秦艽钱半　生鳖甲三钱　大麦冬三钱　广陈皮八分　生甘草四分　中生地三钱　川石斛三钱　枇杷叶二片，去毛　藕节四枚

《何鸿舫医案》

也是山人

戴，瘀咯初净，肺胃阴液未充，值天时燥气加临，阳易旋动，清窍不司其肃，衄血乃因复发。脉右寸关搏而疾大，是阳明燥气鼓舞之征，议滋清益阴肃上。候裁。

原生地四钱　拣麦冬一钱五分　淮牛膝炭　龟腹板五钱，酒炙　陈阿胶二钱　连翘　稽豆皮一钱五分　真川贝二钱，去心研　炒黑侧柏叶一钱五分

又。脉左和静，右动搏已减，衄血渐止，口干，望色紫滞已退，凡动皆火易就燥，议益阴潜阳，佐清阳明燥热。

原熟地四钱　龟腹板五钱　拣麦冬一钱五分　陈阿胶二钱，另烊冲　淮牛膝一钱五分　真川贝二钱　霍石斛一钱五分

又。

原熟地四钱　龟腹板五钱　拣麦冬一钱五分　阿胶二钱，另烊冲　淡天冬一钱五分　真川贝二钱　川斛一钱五分　制洋参一钱五分

又。

原熟地一钱　真川贝二钱　川斛一钱五分　陈阿胶二钱　建莲二钱　茯神二钱　拣麦冬一钱五分　西党参一钱五分　九孔石决明三钱，煅研

《也是山人医案》

王仲奇

胡童，洋行街，十月十一日。鼻衄脱血之后，面容萎黄不泽，头眩，虚里闪烁，动若穿梭。

宗脉血耗，心房之舒缩遂亢进而失和平也，以镇静宁络之剂。

牡蛎三钱，煅先煎　龙齿三钱，煅先煎　石决明四钱，煅先煎　紫贝齿二钱，煅先煎　金钗斛二钱　潼沙苑二钱　茯苓三钱　丹参二钱　夏枯草三钱　忍冬藤三钱　野料豆三钱　女贞子三钱

二诊：十月廿三日，形色较强，虚里闪烁亦较安静，鼻衄已愈，头眩获安。再以宁心安脑制膏。

生地黄四两　茯苓三两　丹参二两　金钗斛三两　旱莲草三两　女贞子三两　杭白芍两半，炒　淮牛膝两半，蒸　野料豆三两　潼沙苑三两　南烛子二两　桑椹二两　陈阿胶三两，烊化和入　红枣三两

上药入铜锅内慢火熬透，去渣取汁，将阿胶烊化和入，加冰糖一斤收膏。每早以开水冲服一羹匙。

《王仲奇医案》

吴鞠通

己丑正月十六日，暨，四十岁。衄血，右脉洪大，误用大剂当归，以致大衄不止，无论辛走行气之药不可用，即凉血和血，而不走清道者亦不见效，议清清道之热。

侧柏炭五钱　连翘三钱，连心　银花炭三钱　黑山栀四钱　桑叶三钱　白茅根一两　凌霄花三钱

煮三杯，分三次服。

廿一日：衄虽止，而气血两虚，脉双弦而细。法当补阳，以衄血初罢之候，且与复脉法。

大生地五钱　麦冬四钱，不去心　灼白芍三钱　生鳖甲五钱　阿胶二钱　炙甘草四钱　生牡蛎五钱麻仁二钱

煮三杯，分三次服。

廿五日：前日衄血初止，六脉俱弦而细，气血暴虚也，似当补阳而未敢骤补，与一甲复脉汤四帖；今日六脉俱大而滑，气血暴复也。仍与翕摄真阴，与三甲复脉汤法。

大生地六钱　白芍四钱　生牡蛎五钱　生鳖甲五钱　麦冬四钱，不去心　生阿胶三钱　生龟板五钱麻仁三钱　炙甘草五钱

煮三杯，分三次服。

《吴鞠通医案》

丁泽周

金左。阴虚质体，风燥之邪袭肺，引动肝火上升，始而气短，继则鼻红。先宜清燥润肺而化痰瘀。

冬桑叶二钱　粉丹皮二钱　甘菊花三钱　生石决八钱　茜草根二钱　侧柏炭钱半　川象贝各二钱鲜竹茹二钱　薄荷炭八分　黑稽豆衣三钱　白茅根两扎　白茅花一钱，包　夏枯花钱半

《丁甘仁医案续编》

王经邦

李忠荣，年三十余岁，业商，住宁海东路李家庄。

病名：温病鼻衄。

原因：由于阳明郁热，迫血妄行，而上冲于脑，脑通于鼻，故衄。

证候：独热无寒，面赤沸红，衄如涌泉。

诊断：温证如遇脉象洪大浮芤，必发鼻衄，先用解肌清热，可无后患。若用辛温燥湿等物，立时衄血。欲止其血，当用此方为妥，虽有余邪，不致贻害。切不可用参、芪、地、芍等补气敛血滋阴之药，其衄血虽止，恐余邪未清，至后变端百出，亲睹数人，致成不治，皆因余邪未清之故。

疗法：青蒿、竹叶、连翘清其表热，黄连、黄芩、丹皮、山栀清其里热，荷叶凉血而消瘀，木通、茅根驱邪而达下。

处方：青蒿脑二钱　淡竹叶钱半　青连翘钱半　小川连七分　黄芩一钱　粉丹皮二钱　焦山栀二钱　鲜荷叶一钱　汉木通一钱　茅根四十支

效果：一服衄即止，不劳他药而痊。

廉按：温热逆升清窍而衄，其衄后热势必衰，故用清泄之法，亦与前证不同，是方加鲜生地五钱、捣生锦纹五分，效更捷。

《全国名医验案类编》

陈在山

李某，年二十余岁，自说染患时令，衄血。延余调治，将至伊家观病者，面上气色，颇有火象，由屋内出外意欲小解，忽然昏倒气绝，居家内外嚷成一片，抬至屋内停床，以为死矣。余曰：此人少壮，并能自己行走，向外出恭，视其面色并无死象，令其家人，急取热童便灌之，少时气息复还，再用大凉血药进之，一服立愈。

黑元参　生地炭　丹皮　双花炒　花粉　当归　生芍　天水散　柏叶炒　焦栀　青叶　桔梗　薄荷　竹叶

《云深处医案》

傅松元

施云章之子，自早至暮，鼻衄如流水，已盈二大盂，合家含泪求治。余安其心曰无妨，莫惊病人，乃为之用犀角地黄，加白茅花、旱莲草、小蓟、牛膝、川柏、蒲黄炭、血余炭、陈棕炭、童便，一服即止。继之以沙参、鲜地、二冬、茅花、旱莲、知母、川柏、牛膝，又二剂，从此不再衄矣。大凡出血如潮涌者，虽属雷火、龙火、胃火、上逆，其心营不伤，必不至是。余之母用犀角而立止者，正所谓心与灵犀一点通，良有意也。

《医案摘奇》

赵文魁

衄血多是肺热，邪热迫营，血则外溢。右手寸关弦数而滑，鼻为肺窍故耳。清其阳络，血液自止，少佐化瘀，防其留邪。

鲜侧柏叶四钱　鲜茅根八钱　小蓟三钱　醋制花蕊石三钱　蒲黄炭一钱半　黄芩三钱　竹茹三钱

按：鼻为肺窍。正常情况下，肺气以清降为顺。今肺中积热，肃降无权，邪热内迫营血，损伤阳络，则血液不循常道而妄行，经肺窍奔涌而出，是为鼻衄。右手寸关部候肺胃，肺胃有热，脉必应之，弦数为邪热内郁不得伸，滑主血中有热，脉流薄疾。治疗必用清肺泻热、凉血止血之法，方能遏止其奔涌之势。"清其阳络"者，即清肺之络脉也。肺热得清，络和血宁，则出血可止。少佐化瘀之品，旨在疏通脉道，防其留邪也，因清热之品多寒凉，而血脉"寒则涩而不流"也。清、止、通三法并用，庶无弊端。

方中侧柏叶、茅根、小蓟，清热、凉血、止血。花蕊石、蒲黄炭，止血化瘀而不留邪。黄芩撤肺中之热而治鼻衄之源。竹茹清胃降逆，且能疏通络脉。药证相符，想来用之必效也。

光绪某年四月二十九日臣佟文斌、赵文魁请得老佛爷脉息：浮数而滑，左关弦数。此系肝胃有热，兼受风凉，以致头晕鼻衄，身肢酸倦。谨拟疏解清热止衄之法调理。

荆芥炭三钱　薄荷二钱　甘菊三钱　防风二钱　粉丹皮三钱　黑山栀三钱　元参四钱　军炭三钱　生地四钱　犀角一钱五分，另煎兑　侧柏炭三钱　生草一钱

引用鸡内金三钱。

按：脉息浮数而滑，浮则在卫分，数乃一息六至，滑脉为阴中之阳，又主痰疾，确是卫分风温病。左关弦数乃心肝郁热之象。本病乃内蕴郁热为主，身热头晕全是风热上受之象。心肝之热迫及血分，故鼻衄、身肢酸倦、疲乏无力。文中所谓兼受风凉，实乃温热内蕴，故方中不以解表、发汗为主，而用疏解之法，温热之邪由疏解而祛；又因温邪内蕴，故以清热。

方中荆穗炭、薄荷、防风疏解卫分风温，山栀、丹皮、生地、元参甘寒凉血清热止红，军炭、侧柏炭、生甘草皆活血止红之品，鸡内金导滞，犀角为凉营止血之良药。清代本品甚多，故古方记载每用数钱。今日货源缺乏，用时仍以粉剂为好，用量只可0.3~0.6克或1~2克，也可以用水牛角、广角代用。

十一月二十五日，赵文魁请得淑妃脉息：右寸关滑而近数，左寸关弦而稍数。气道较畅，只肝热未清，以致热升上焦，鼻衄肢烧。今拟清热和肝止血之法调理。

青皮子二钱，研　香附一钱五分，炙　生地三钱　赤芍二钱　牡丹皮三钱　黑栀三钱　归尾二钱　川断二钱　淮牛膝一钱五分　酒芩三钱　丹参一钱　泽兰一钱

引用茜草二钱、木香三分。

按：右寸关滑而近数，为内有郁热，壅迫脉道，左寸关弦而稍数，为肝郁日久化热，经上药疏肝调气之后，气机渐畅。肝主疏泄，调节人体的气血情志。古人认为，木气有生发的冲和条达之象，以此来形容肝的疏泄功能，主要指肝具有疏通、畅达、宣泄的作用。肝之疏泄功能不及呈抑郁状态，它在精神上常表现为闷闷不乐，意志消沉。气郁则血滞，故胸腹胀痛，月经不调。气郁日久则化火，在精神上常表现为性情急躁易怒，失眠多梦，郁热上冲，可见头晕胀痛，甚则鼻衄，如在月经期或可出现所谓倒经现象。故立清肝泄热为主，养血和肝，兼以止衄之法。

用生地甘苦寒养阴清热，凉血止血。用赤芍凉血活血，祛瘀止痛，常用于血瘀经痛，药用当归能补血调经、活血止痛，而归尾通经活瘀血之力更强。丹参能活血祛瘀止痛，养血安神除烦。上药共合既有四物汤之义，养血和营，活血调经，又能清解血分郁热。用青皮子疏肝破气，

散结消滞。用香附疏肝理气，调经止痛；二药相合以疏调肝郁为主，木香行气调中止痛，以宣畅脾胃气滞为主，三药配合调畅肝胃气机，辅助行瘀散结。用丹皮、黑栀相合，清泄肝火，常用于肝郁火旺之身热暮甚、头痛目涩、颧赤口干、热浮吐衄等证，加黄芩，清解肝热之力更强。用川断壮腰脊，补肝肾而调经脉。用牛膝活血化瘀，引血下行，血降热也降。用泽兰辛散温通，不寒不燥，性较温和，行而不峻，能疏肝气而通经脉。用茜草凉血和血，活血祛瘀。本方相互配合清肝热凉血分而解郁，调气机行血滞而止衄。

十一月二十六日，赵文魁请得淑妃脉息：右寸关滑而近缓，左寸关沉弦。气道和畅，惟上焦浮热未净。今拟清热和肝舒化之法调理。

青皮子二钱，研　生地二钱　赤芍三钱　归尾三钱　牡丹皮二钱　黑栀三钱　川断二钱　泽兰一钱　淮牛膝一钱五分　茜草一钱　苏木一钱五分，打

引用煨木香三分。

按：上诊脉象滑而近数。郁热较重，服药后脉象转为右寸关滑而近缓。缓脉是指脉转从容和缓，不徐不疾，一息四至，在通常情况下，这是有胃气的表现，也说明郁热渐轻，但滑脉之象犹存，且左寸关沉弦，表明上焦浮热未净。根据病机可知，或仍可见到心烦急躁、夜寐不安、失眠多梦等证。该诊看来，鼻衄虽止，惟恐气热上浮，而再致动血，故仍宗原法大意而求其功。

用生地、赤芍、归尾，凉血活血，和营柔肝，以降浮热上越。用青皮子、木香疏肝理气兼以和胃。用丹皮清热凉血，活血消瘀；黑栀泻火除烦，凉血止血，并且二药相配善清泄肝经郁热。用川断强腰脊，调癸事。用牛膝、泽兰，活血化瘀，引气血下行；用苏木活血通经，祛瘀止痛，常用于血滞瘀阻之痛经、经闭之证；用茜草凉血止血，活血散瘀通络，四药相配活瘀血、通经络，止腹中疼痛。

十一月二十八日，赵文魁请得淑妃脉息：右关沉滑，左关沉弦，诸证均愈，惟肝热尚欠调畅。今拟清热和肝调中之法调理。

青皮子二钱，研　赤芍二钱　归尾二钱　泽兰二钱　牡丹皮二钱　黑栀二钱　胆草一钱　牛膝二钱　炒枳壳二钱　腹皮一钱　木香三钱

引用焦楂三钱。

按：经上述治疗，腹痛、肢热、鼻衄诸证悉除。此诊右关沉滑，左关沉弦，脉沉主里，滑为有热，弦脉主郁，合而观之，可知仍有郁热在里，未能尽除。肝热日减，但尚欠调畅。肝失疏泄，气机不能调畅，最易横犯脾胃，则可出现食欲不振、纳呆腹胀、中脘痞闷。李冠仙《知医必辨》说："人之五脏，唯肝易动而难静。……惟肝一病即延及他脏。肝位于左，其用在右。肝气一动，即乘脾土。"治宜清解郁热，和肝养营，理气调中。

用青皮子辛散温通，苦泄下行；枳壳破气消积，化痰除痞，其性苦泄辛散，行气之力较猛；木香理气和中，三药相合疏调肝胃气滞。大腹皮下气宽中，利水消肿，配焦楂消食化积，活血散瘀。用赤芍、归尾活血化瘀，养血调经，泽兰、牛膝活瘀血，通经脉，引血下行。用丹皮清透阴分伏火，黑栀宣透清热、止血除烦，龙胆草清泄肝胆实火，三药相配疏肝解郁、清泄火热之力尤甚。可见，经上述调治病已告愈矣。

以上出自《赵文魁医案选》

范文甫

姜女。鼻衄、牙衄不止，遍身有瘀斑，此名曰"肌衄"。面色㿠白，舌淡白，中有出血点，

脉细而弱，证非轻也，防猝变。

白术9克　党参15克　黄芪15克　当归9克　甘草3克　茯苓9克　远志3克　木香3克　龙眼肉9克　大枣6枚　枣仁9克　参三七3克　驴胶珠12克

《范文甫专辑》

邹慎

杨伯勋先生，涌水鼻衄，住成都梓潼桥街待漏居，民国二十六年一月十九日诊。

病状：衄自辰起至午后二时不止，胸痞满而悸，面黄白，鼻准亮，苔微黄而泽甚（胸中即肺，肺为水之上源，仲景谓鼻亮，有水停胸中），面左麻木（肝被水濡），大便难（水停胸中而不达表），牙痛难开，脉右寸紧而尺伏（可知少阴寒）。

病因：据称其素喜饮而痰湿重，前患腰漏，经四圣祠西人，挖其子腿肉皮补之。今尚未愈，兹因服芪术，致胸痞鼻衄不止。诊其病状，种种都是水涌肺衣，以芪术填补中焦，水道淤塞，将水留注；下寒重而上热轻，寒胜热副，上犯肺阴，迫其血不循经运化，从鼻衄出。验其血之多而色淡红，可知是涌水而非火热红汗也。

治法：曾经多医罔效，病者要求止衄为先要。余曰：衄止，急宜温下，止衄中法已穷其术，非针止不可。先用雷佛奴尔，行静脉注射，取敛纳以停止血行，故针之衄止未全竟，必须内服中药。本拟用二陈合理中，但衄未全止，不敢温耳。仍取凉能止血之义，用加味杏子汤（苦杏仁、石膏、根朴，加蒲黄、橘络、粉丹、侧柏、灶土）服之，衄全止。入寝经四小时，忽口吐浊水，眼目失明，小便欲解不解，病家栗然。复请往诊，余曰吐尽自止。即拟温下方，用加味附子理中汤。现炖参汤问可进否？余曰须和附子理中汤服，如单服恐吐反甚。归馆思之，病家既连延多医，其说不一，恐不服理中，今夜即危，我针获咎；即遣徒送壮阳丸二枚与食。病家疑而不食，遣子来问针与服药之义。可知对病家胡说者多矣。乃曰：汝父既患腰漏年余不愈，气血衰败，今又衄血之多，证当危险，如不服壮阳丸温下，恐难过亥子，至三更乃予服之，其人是以得救。

按语：此证依学理经验之研究，其要点有八。

服芪术何以致涌水鼻衄耶？以其人素有痰湿，久患腰漏。既挖肉补之未愈，由阳虚不化，法当助阳化痰、舒络除湿、温中带疏，以调和气血。何得用芪术补中托脓，亦将挖补之肉，一同溃脓乎？中焦填补，水道滞塞而不下行，涌于肺衣，该医其不明理之甚也，此用芪术补死人之一验案也。

服杏子汤何以衄止耶？以侧柏敛止肺阴之血；蒲黄以散其瘀；杏子、粉丹、石膏以清降其气，气降则不上逆而衄自止；根朴、橘络以舒通脾络，使水行血运；灶土温中化气，故服之衄止，得稍安入寝。

何以旋发生口吐浊水，眼目失明，小便欲解不解耶？盖根朴、橘络舒膲膜而窍道通，吐时水气上蒙肝窍，故眼现波澜而失明。灶土火候未透，虽用温中，有石脂堵塞之性，故气下则小便欲解，气上则不欲解。兼石膏清胃热，胃热清则气上涌，是以浊水吐出。

有归咎于汤内石膏、粉丹性凉，是以致吐不止也。观病者，吐浊水有瓷盆之多，试问用何药能将此水利去乎？仲景曰：少阴病，胸中实，不可下也；当吐之。该医既不知应吐，岂知此方致吐之妙哉？石膏、灶土合用，有同瓜蒂栀豉之意。陶节庵曰：瓜蒂散、栀子豉汤，无香豉则气不涌，不能致吐也，此方灶土下堵，温中化气上涌；石膏清去胃热，下堵上决，故得吐之，胃方得堵，水溢大肠，而大便难自解。

应吐何致久吐不止耶？盖吐因气逆，参助气升，病家不听余言，单予参汤服之，故久吐不止。社会医行恶习，凡病垂危，都予参汤，以为升提阳气，其人不死。在热入血室之人，服之如火添油；在阴虚阳越之人，服之反致阳以速脱。故仲景四逆汤，治少阴病脉沉者，与膈上有寒饮干呕者，均去人参；以人参补气升上，脉沉为下虚，不宜升也。膈上寒饮干呕者，已有气从胃外逆，更不宜升也。吐因气逆，何又以参汤升气耶？可叹社会医者病家，动辄令服参汤，皆不明此理也。

有谓中药与西药相反，毁余既用西针，又进中药，是一致吐不止之原因也，该医既不懂西药，又不懂中药，如谓中药与西药相反，譬如西人来中国，中国人到西国，皆亲善和蔼，何以不相反耶？药有相反，中西药皆然，只看用之何如耳。

此证何以首先主张温下耶？以其人少阴寒甚，气虚弱而阳不下化，温下则阴霾全消，上下阴阳持平而愈。

总论此证，谓针之未当，衄何以止？谓吐之未当，何以吐尽则安？谓温下未当，衄止吐止何以经六七日而不死乎？语云：药医有缘人，方虽对证，而信仰不坚，非缘人也，何必案之，案之以参识验故耳。

《医学特见记》

刘云湖

病者：陈家咀道士湾，陈昌则之第三子，年二十余。

病因：田畈工作，不免受有暑热，医者未揣病情，竟与苍术、秦艽之类，变为衄血。

证候：大放不止，共有成盆之多，头痛胸闷，人事昏脱，阖家惶惧，百计止衄，不得其效，次日乃请愚治。

诊断：脉沉虚细数，此暑热内伏，医用辛燥之所致也。

疗法：姑与凉血固脱，黄连阿胶汤合二甲复脉汤加减之。

处方：细生地、元参、炙远志、炒枣仁、阿胶、生赭石各三钱，丹皮、黄连各二钱，生龙骨、生牡蛎、炙草各一钱五分，桂圆肉一钱。

效果：一服血乃止，惟入夕壮热，头痛甚，胸闷不开，此暑热未去之患也。

接方：生地、元参、丹皮、黄芩、滑石各三钱，黄连、栀炭各二钱，阿胶、人中黄各一钱五分，鲜荷叶边一具。

效果：服之稍愈，数日后又晚热头痛。据述觉自少腹之热，上冲于胸，则头痛剧而心烦增加，数日不大便。此暑热结在阳明，上荫头脑，以调胃承气汤加减之。

三方：生大黄、生地、丹皮、蒌壳、滑石各三钱，黄芩、麻仁各二钱，黄连、枳壳、桃仁各一钱五分，炙草一钱，鲜荷梗三寸。

效果：得快利而热退头痛止，人事随健。

理论：此证因田畈工作，感受暑邪，深入血分，医者不知，竟用苍术之燥，秦艽之辛，引起血中伏暑，致发腾沸，循冲脉而上，使鼻黏膜破裂，而不能制止也。彼百计求止衄之法，譬如沟渠之水，不节去其源，而徒阻其流，其可冀其必止乎？头痛是血出过多，亦暑邪上僭之咎。

胸闷是血热上攻之咎。壮热不退，足征暑热内伏，非徒以抑血了事也。

方论：首方急则治标，以固脱止血为要务，故用生龙骨、生牡蛎以止血救急。血得固涩下潜之品，自然潜伏，然血中尚有伏暑，故以生地、玄参、丹皮、黄连以凉血清暑。血出多则心慌乱，以远志、枣仁、阿胶、桂圆养血宁心。热随血上，头脑剧痛，当抑其血，则热自降，头脑自清，故以生赭石为降血热要品也。次方加鲜荷叶边，因头痛未止也。加滑石、栀炭，因暑热未清也。然不若第三之大黄、桃仁，得快利而热毒悉解也。凡治衄证者，幸勿泥衄为血虚，不堪利用下药也。

病者：细松林家太普，年近四旬。

病因：病衄血证，医用耗血之药。

证候：致口鼻大放，头目眩晕，四肢倦怠，难以起立，几有欲脱之势。

诊断：脉沉细而涩，面色黄。

疗法：以养固血。

处方：菟丝子六钱，炒白芍、破故纸各三钱，五味二钱，全当归、炙甘草各一钱五分，生龙骨、生牡蛎、正光结各一钱，小红枣三枚。

效果：服二剂衄止，惟腰微痛。

接方：抱木神、炙远志、柏子仁、川杜仲、补骨脂各三钱，于术、续旦各二钱，正光结、淮牛膝、炒白芍、胡桃肉各一钱五分，炙草一钱。

效果：一帖见效，今以此方作丸药吞之。

理论：衄之病理，前篇已俱论之，但此证与前证大同小异，彼则入夜大放，病在至阴之分，此则不分昼夜，正气因已大伤，头目眩晕，四肢倦怠，难以起立，皆血出过多，气随血亡，不能支持躯体也。

方论：本方以菟丝子为君，菟丝子无根，为寄生之蔓草，常缠络于他植物上，而他植物为之不茂，其善能吸他物之气以自养可知，《本经》谓其主治续绝伤，补不足，益气力，肥健人。今血脱内虚之人，用之足能补精血，益气力，况其脂肪最富，气味和平，即多服之，亦无损也，今加故纸、白芍、五味、正光结以佐之，大有营养气血之能力，而又以龙骨、牡蛎敛之，可保气血永固之益矣。次方纯真心肾，兼益肝阳，庶可冀其健康矣。

以上出自《临床实验录》

周镇

任左，大渲。丁巳春有鼻衄，气逆作咳，力乏。在沪服调补药，有温补味，血证时发。追六月中旬来诊，咳嗽不甚，里热神疲，多动气逆，味苦，小溲黄赤。脉弦数，苔薄白。是素体阴亏，肺胃蕴热。用竹茹、沙参、天冬、功劳子、旱莲草、山栀仁、石斛、桑枝、地骨皮、牛膝、杞子、蛤壳、知母、八仙长寿丸。

复诊：左脉弦减，右数未退。加淡芩、枇杷叶。

三诊：脉弦数未靖，掌灼，微咳，不甚酣痹，气短，苔黄，味苦。是虚中挟热，拟上清下潜，清其至阴之热。沙参、元参、百合心、桑皮、兜铃、栀仁、白薇、功劳子、旱莲草、石斛、地骨皮、麦冬、莲子心。另獭肝末，卧服。

四诊：咳愈稀，口苦减，溲色淡，寐安，里热亦微。惟脉虚弦数，腰痛力乏。拟峻补真阴，摄纳浮阳，复入清热。如熟地、山萸、茯苓神、山药、牛膝、杜仲、泽泻、丹皮、二冬、五味、龙齿、獭肝、鳖甲、茜草、珠儿参、元参、杞子、黄柏、蛤蚧尾、阿胶、龟胶为丸。

《周小农医案》

章成之

朱女。宿有鼻衄，今夏曾以大发作而就诊。止后不大发。今晨大衄如注，面色不华。

阿胶珠 12 克　黑料豆 12 克　牛角鰓炭 9 克　五味子 5 克　大熟地 30 克　全当归 9 克　藕节 9 克　小蓟炭 12 克

另：黄芪 9 克、仙鹤草 12 克、大枣 10 枚，常煮服。

钱男。鼻衄虽是局部病，但亦有关系全身者，血压亢进故也。

冬青子 9 克　生熟地各 12 克　丹皮 9 克　怀牛膝 12 克　仙鹤草 15 克　大小蓟各 9 克　桃仁泥 12 克　夏枯草 12 克　煅石决 30 克　茺蔚子 12 克　白茅根 1 扎

孙男。血压如此之高（200/120 毫米汞柱），其鼻衄如注。此种证候，若用止血药则误矣。

生大黄 9 克　黄柏 9 克　丹皮 9 克　川黄连 2.4 克　生石膏 60 克　赤芍 6 克　茺蔚子 18 克　桃仁泥 18 克　草决明 9 克

陈男。形瘦而见鼻衄。其衄久不止者，往往为肺病之前驱。午后微有潮热，此非外感可比。

银柴胡 5 克　炙鳖甲 24 克，先煎　阿胶珠 9 克　青蒿 9 克　白芍 9 克　大生地 15 克　侧柏炭 9 克　女贞子 9 克　旱莲草 9 克　仙鹤草 12 克　白茅根 30 克

按：鼻衄多因肺胃之热，久不止，则肺阴必伤。此病人午后潮热，即见一端。

方用生地、女贞、旱莲草、阿胶、白芍以养肺肾之阴。银柴胡、鳖甲、青蒿、茅根以清肝肺之热。茅根功善清热凉血，为鼻衄要药。

以上出自《章次公医案》

王文选

赵某某，男，11 岁。1957 年 7 月 13 日初诊。

患者近日鼻流血不止，遇热加重，头昏，西医检查鼻甲肥大充血。脉数，舌质红，苔淡白微燥。病系暑热伤肝，肝郁火伤肺。鼻为肺窍，热气熏蒸，热伤其络，致使鼻衄。治以清肺之热，平肝之火，三剂而愈。

处方：天冬 4.5 克　山栀 3 克　连翘 3 克　羌活 3 克　知母 4.5 克　白芍 3 克　远志 4.5 克　甘草 1.5 克　胡连 1.5 克　茜草 1.5 克

张某某，男，11 岁。1958 年 8 月 23 日初诊。

患儿素有流鼻血之病，此次先因外感，经治后表证已解；唯旧病复发，鼻流血不止，时多

时少，点滴不止，咽喉微痛，发渴，脉数，舌红无苔，咽部红甚微肿，上腭红有小疹，鼻内干燥，鼻梁外按之即流血。家属时时以冷敷鼻额部，间或能止血。此上焦有火，主以清火。

处方：桂枝1.5克　赤芍3克　丹皮3克　山栀3克　天冬4.5克　藕节3克　桔梗3克　元参3克　连翘3克　甘草1.5克　柴胡3克　苏叶3克

三剂，水煎，空心服。

8月22日二诊：鼻血已止，咽疼大减。因素有鼻衄之病，以知柏地黄丸、滋阴泻火治本，杜绝其源。

处方：熟地3克　山萸4.5克　山药6克　泽泻3克　丹皮4.5克　茯苓4.5克　知母3克　黄柏3克

炼蜜为丸，每丸6克重，日服2次，每次1丸。茅根煎汤冲服，忌食辛辣物。

以上出自《中医医案医话集锦》

叶熙春

王，女，二十八岁。七月。杭州。鼻衄时发时止，已有年余，近日来势如涌，头昏目眩，腰背酸痛，每次经汛超前而来，量多色红，夜来寐况欠安，且多梦扰，精神委顿，步履乏力，两脉弦细而数，尺部反见浮大，舌苔燥白。女子以肝为先天，良由水不涵木，肝火上腾，迫血上行而衄。欲降其火，必先滋阴；欲养其血，必先调气。拟圣愈汤加味，气阴并顾，以冀引血归经。

炒上潞参9克　炙当归9克　炒阿胶珠9克　炙川芎2.4克　生黄芪15克　生白芍9克　细生地15克　艾叶炭2.4克　墨旱莲9克　甘菊6克　炒女贞子9克　炙侧柏叶9克

二诊：衄血已止，头昏目眩不若前甚，而腰背酸疼如故，夜来寤多寐少，脉象仍然弦细，防虚未复故也。前方既见效机，再守原法出入。

细生地15克　生白芍12克　米炒上潞参9克　炒枣仁9克，杵　炙当归9克　生黄芪9克　制远志5克　生牡蛎15克，杵　炒阿胶珠9克　旱莲草15克　制女贞子9克

三诊：衄血已止，头昏目眩减轻，昨日月经来潮，量不甚多，而腰酸更甚，寐况仍然不安，脉象弦细微滑。衄血过多，营血必伤，虽在行经期间，不宜补摄，但滋阴养血，尚为必要，续拟两调气营。

炙当归9克　炙川芎3克　炒晒白术5克　炒川断9克　米炒上潞参9克　炒丹参9克　益母草9克　炒白芍9克　辰茯神9克　炒阿胶珠9克　炙陈皮5克

四诊：此届经来，四日即净，精神较前好转，而腰背酸楚，始终如故，睡眠仍欠酣适，脉细而弦。真阴不足，肝经之火有余，心肾失交，神不敛舍。再拟气阴两顾，佐以清火。

大生地15克　生白芍12克　辰茯神12克　麦冬12克　炒阿胶珠9克　炙当归9克　川连1.5克，炒　枣仁12克，杵　炒川断6克　煨补骨脂9克　墨旱莲9克　制女贞子9克　米炒上潞参9克　生黄芪9克

五诊：鼻衄止已两旬，未见再来，腰酸跗软较前减轻，寐况亦有好转。阴虚渐复，再拟原法增减。

米炒上潞参9克　麦冬9克　川连1.5克　炒枣仁12克，杵　炙艾叶3克，包　炒阿胶珠9克　辰茯神12克　细生地15克　炒白芍12克　旱莲草15克　炙当归9克　甘菊6克　炒女贞子9克

六诊：诸恙均瘥，原方去茯神，加制首乌9克，气阴并补，以资巩固。

施，女，三十岁。七月。余杭。风热外袭，头痛身热，咳嗽不爽，咽干口渴，今晨鼻血外溢，量多色鲜，脉象浮数芤，舌红苔黄。此乃热郁于肺，治当清泄。

冬桑叶9克　白杏仁9克,杵　薄荷叶3克,后下　连翘9克　黑山栀9克　甘菊5克　鲜芦根1尺,去节　淡子芩5克　炙前胡6克　白茅根15克　象贝9克

二诊：昨进辛凉泄肺，身热已解，鼻血未见复来，头痛口渴亦除；惟咳嗽未平，脉象弦滑，舌苔薄黄。再拟清宣气分。

冬桑叶9克　白杏仁9克,杵　淡竹茹9克　川贝5克　甘菊6克　淡子芩5克　瓜蒌皮12克　炙前胡6克　冬瓜子12克　鲜芦根1尺,去节　清炙枇杷叶6克

按：鼻衄多因肺胃热盛，上壅清道；或因肝肾阴亏，木火上扰，迫血妄行而致。本例乃表热郁肺，故见身热、咳嗽、脉浮等证。法用清肺泄热，表解热退，衄血自止。

以上出自《叶熙春专辑》

施今墨

时某某，女，19岁。两年来齿龈经常出血，时发鼻衄，两腿均现出血点，月经量多，经期不定。近时头晕而痛，心跳气短，全身乏力，来诊时曾化验血小板 80×10^9/L。经某医院诊断为：原发性血小板减少证。舌质淡，脉沉弱。

辨证立法：齿龈、鼻腔经常出血，癸水量多，两腿时现溢血斑点，均是血不归经之象，原于血燥心火过盛，迫血妄行，出血愈多。营分益亏，转而心阳不振，故心跳、气短、头晕等证遂现，舌质淡，脉沉弱，是气虚血亏之故，拟养心益气摄血法治之。

处方：生地炭30克　沙蒺藜10克　川杜仲10克　熟地炭30克　白蒺藜10克　川续断10克　二仙胶10克,另烊化兑服　陈阿胶10克,另烊化兑服　祁艾炭10克　侧柏炭12克　紫丹参10克　当归身10克　朱茯神10克　朱寸冬10克　炒远志10克　炙黄芪25克　漂白术6克　炙甘草6克

二诊：前方服二十剂，除出血减少外，余证无大进退。近日睡眠不良。前方去祁艾炭、侧柏炭，加仙鹤草15克、五味子10克、生熟枣仁各10克，服二日，停一日，再进二十剂。

三诊：自从视诊以来，共服汤剂四十剂，月经量大减，只来四日即净，两年间无此佳象。齿龈出血停止，鼻衄只见一次，量亦少，两腿出血点已消退。头晕、心跳、气短均好转，检查血小板数仍为 80×10^9/L，未恢复正常。

处方：老紫草10克　仙鹤草12克　小蓟炭10克　二仙胶12克,另烊兑服　生地炭20克　朱茯神10克　陈阿胶10克　熟地炭20克　朱寸冬10克　炙黄芪25克　酒当归10克　西党参10克　漂白术10克　炙甘草10克

引用米醋60克入药同煮。

四诊：前方服十四剂，检查血小板已增至 140×10^9/L，饮食睡眠均好。精神旺健。要求常服方。三诊方加五倍，研细末枣泥为丸，每日早晚各服10克。

《施今墨临床经验集》

范宜斋

李怀，男，34岁，住蔡家坡车站。1962年3月，邀余往诊，自述旧有鼻衄。近日来因劳累

过度，旧病复发，一昼夜大衄5次，眩晕不能坐起，心烦口渴，浑身疼痛。诊其脉浮而芤，知其气虚不能摄血，遂用当归补血汤加味。

黄芪30克　当归6克　焦芥穗5克　白茅根15克　藕节15克　生地12克　炙草6克　灶心土60克（烧柴禾者）捣碎，以开水沉淀，取水煎药

服后大愈。

按：当归补血汤用于多种急性、慢性出血疾患，均有显效，非独鼻衄一证也。本方黄芪量于当归五倍，而却以当归命名者，当归者，血药也，出血者，血病也。然气为血帅，血为气母，气者阳也，血者阴也，尤其大失血之危证，古有"有形之血不易骤生，无形之气急当所固"。以及"补气应在补血之先，养阳当在养阴之上"之明训，故尔重用黄芪以补气，气充则统摄有权而不妄行。方中生地甘寒以凉血，炙草、灶心土暖脾以统血，寒热并用，协调阴阳。芥穗、茅根、藕节皆为常用止血之妙品。

《宝鸡市老中医经验选编》

第一百六十五章　咽喉病

第一节　乳蛾

高锦庭

　　孙某某，阴不上乘，阳失下降，喉蛾肿痛逾月。适值大节，病势加增。脉左弦右大，渴饮火升，病难霍然，用清营制火，冀其渐松。

　　犀角　桔梗　山栀　川贝　杏仁　花粉　芦根　川连盐水炒

　　二诊：昨得便泄一次，左脉弦象稍和，再从清补育阴培其本。

　　二原地　霍斛　洋参　阿胶　五味　川贝　杏仁　燕窝汤代水。

　　三诊：经曰：少阴之脉循喉咙，挟舌本。少阴之液素亏，君相之火无制，舌胀咽痛痰块所由来也，须血肉有情之品为补。

　　海参　淡菜　燕窝　浮石　蛤壳　叭杏　海蜇　荸荠

《谦益斋外科医案》

许琏

　　正红旗满洲人，年三十许，患喉蛾肿痛未破，三日汤水不能下咽。脉洪大而数，先刺两曲池、少商出血，喉间即觉宽松。吹以开关散、稀涎散，吐出胶痰碗许。食能下咽矣。方用皂角、牛蒡、僵蚕、贝母、白芷、薄荷、甘草、桔梗、马勃、元参、青黛、山栀、条芩，投之而瘳。

《清代名医医话精华》

吴篯

　　农部欧梅甍，次女五岁，烦躁啼哭，气急声哑，乳粥难入，药不沾滴。医皆以惊风难治。余看其唇红颊赤，口舌干燥，咽喉两旁红肿，中间圆突如珠。此火毒结于喉间，致成双乳蛾，非惊风重证也。即用针刺患处，出血甚多。投以雄黄解毒丸，痰涎涌出。又用加味二连散吹之，少顷，神苏哭止，且能食乳。复用抽薪饮以清咽降火，末药频吹。更以服蛮煎加桔梗、射干、山豆根，数剂而愈。若作惊风，不用针刺出血，几致不起。

《临证医案笔记》

张乃修

　　某。素有痰喘旧证，前以辛温开饮，极著成效。又以劳动感邪，于九日前忽先寒后热，继但热不寒。刻今热势虽衰，而淋淋汗出，欲寐未寐之际，谵如梦语，肢搐引动，咽中作痛，喉关偏右白糜星布。脉数濡滑，舌绛赤，苔黄罩灰。此由邪湿内蒸，所有浊痰，悉化为火，致肺胃之阴津消灼。阴分愈亏，则火热愈炽，有虚脱之虞。勉拟泄热和阴一法。谋事在人，成事在天。

金石斛四钱　朱茯神三钱　北沙参五钱　大元参三钱　光杏仁三钱　冬瓜子三钱　煨石膏三钱　制半夏一钱五分　炒黄川贝一钱五分　枇杷叶四片　青芦管八钱　竹沥四钱　濂珠三分　川贝五分　犀黄三厘三味，研末吹喉　枇杷叶并鲜竹茹水代茶

二诊：泄热和阴，而清肺胃，咽痛糜腐大退。的属痰热化火铄阴。药既应手，姑宗前方扩充。

北沙参五钱　大麦冬三钱　煨石膏三钱　川贝母二钱　生薏仁三钱　炒蒌皮三钱　光杏仁三钱　冬瓜子四钱　青芦管八钱　竹沥四钱

《张聿青医案》

刘子维

廖周氏，头痛，喉右生白，每闲坐，身上一股一股冷气。

防风三钱　枳实一钱　生地三钱　薄荷一钱　生石膏一钱　香附三钱，酒炒　生栀子五钱　木通二钱　寸冬五钱　生甘草三钱

二付愈。

李俊注：此金郁火郁也。《阴阳应象大论》曰：肺在地为金，在色为白。《至真要大论》曰：诸禁鼓栗，皆属于火。《卫气篇》曰：上盛则热痛。夫上焦为阳，肺为阳中之阴，喉右生白者，金郁也；身上频作冷气者，火郁也；头痛者，上盛也。惟金郁而上焦之阳不行于皮肤、分肉故外寒而鼓栗，上盛而头痛也。

火郁发之，故用防风、薄荷发之肤表；过者，折之，故用栀子、石膏折之于心肺。《伤寒论》热入阳明，但烦渴而大便未结者白虎汤，已结者承气汤。此证本非正伤寒，且未至烦渴便结，故惟从上焦发之、折之，而不治阳明也。火有余则水不足，故补以生地；火克金，故清以寸冬。火性升，故降以木通、枳实；火性急，故缓以甘草。若香附之开郁理气，则与防风、薄荷同功而有内外之别耳。

《圣余医案诠解》

余听鸿

余同乡某，假馆广东，至京都朝考。广东岚瘴湿热，疫毒熏蒸，又兼轮船煤气熏灼，饮食皆需煤火，热郁咽喉肿痛，京中之医，治以玉女煎重剂，一服而平。朝考毕回南，咽喉又痛，两旁作肿。余以轻扬解散普济消毒饮加减之，觉发热较甚，喉痛亦增。病人云素体阴亏，切不可服发散。因京中服玉女煎一剂而平，若不服生地、石膏等，断不得愈。余一时眩惑，徇病人之情，亦投以玉女煎，去牛膝，加甘凉之品。自此寒热止，舌腻，痧疹隐隐不出，脉变滞，晨清晡甚，至夜呓语，烦躁不寐，咽喉更痛，双蛾作胀，温邪蒙蔽，有作痉之势。余曰：先误于京医之玉女煎，遏热于里，再误于余之玉女煎，更秘其热，湿邪上泛，病变湿温。一徇病人之

情，即遭此危险。治病其权在医，不可徇情，致生疑惑。即进二陈、温胆法，加枳、朴、藿香苦温芳香，三四剂，亦无大效。再将喉刀刺出毒血，将前方加以苦温化湿，淡以泄热，药内冲生姜汁半酒杯，服后喉痛即止。后服燥湿泄热十余剂而愈。用药一误，挽回如此费力，用药可不慎哉。

《余听鸿医案》

袁焯

家嫂于今年九月，陡患喉证。初起时，仅咽喉两旁红肿起白点，发热恶寒，头疼，舌苔淡黄而腻，脉滑，盖湿热痰滞酝酿为患。初用薄荷四分，桑叶一钱，连翘四钱，瓜蒌、金银花、贝母各三钱，金果榄二钱，鲜生地六钱。煎服。外吹蓬莱雪。次日寒热退，而咽喉两旁则破烂；汤水难下，舌苔淡黄厚腻，右脉滑数，乃痰伏上焦也。前方去薄荷、桑叶，加杏仁三钱，冬瓜仁、丝瓜络各四钱，黄芩二钱，木通一钱，石菖蒲四分，梨汁一酒盅，和服。第三日复诊，喉部溃烂未至蔓延，咽内常觉痰阻，舌苔黄腻，痰浊甚重，轻剂下能治也。乃易方用旋覆花二钱，贝母四钱，海浮石、蒌仁、半夏曲、麦冬、生地各三钱，川连五分，橘皮一钱五分，梨汁、莱菔汁和服。并另用梨汁、莱菔汁与饮，痰渐活动，能稍稍咯出矣。然舌苔则满布黏腻，口黏而干，大便数日未通，右脉滑数，乃以原方去海浮石，加滚痰丸三钱，同煎。盖欲通其大便，使痰浊下降也。此药服后，夜间能睡一二时，知饥欲食，而病势遂大退矣。然并未大便，惟吐痰甚多，舌苔尚腻，仍以前方去滚痰丸，服后诸恙俱退。家嫂以药太苦，遂不服药，但以薄粥调养，越日大便始通，而起居如常矣。

《丛桂草堂医案》

费承祖

湖北知德安府事盛挨丞，太守，杏荪之长子也。其令媛患喉证，红肿白腐，壮热口渴，咳嗽气喘，来势极险。挨丞因前两日，次子患此证，已为药误，夜间亲自延余往诊。脉来浮弦滑数，此邪热挟秽浊，燔灼肺津，清肃之令不行，病势虽危，尚可补救。遂用：

鲜芦根二两　冬瓜子四钱　冬桑叶一钱五分　牡丹皮二钱　生石膏八钱　薄荷叶一钱　牛蒡子一钱五分　净连翘三钱　净银花三钱　马勃五分　象贝母三钱　蒌皮三钱　人中黄五分　竹沥二两

进一剂，喘咳皆平。照方加犀角尖一钱、鲜生地三钱、川石斛三钱。服三剂，汗出热退，咽喉红肿白腐皆消。惟口渴引饮，此邪热外泄，而津液虚也。改用：

南沙参四钱　川石斛三钱　天花粉三钱　生甘草四分　甜川贝三钱　牡丹皮二钱　冬桑叶一钱五分　鲜竹茹一钱五分　鲜芦根二两　青皮甘蔗四两

服两剂，霍然而愈。同室患此证者二十余人，皆以前法加减治愈，诚快事也。此亦庚子年事。

杭州程君质彬，病发热出疹，咽喉红肿作痛，口渴引饮，苔黄带灰，呕吐黄黑水，势极危险，延余往诊，脉象弦数。风邪化热，挟秽浊阻塞肺胃，肃降无权。法当生津泄邪，清热解秽。

牛蒡子一钱五分　薄荷叶一钱　川雅连一分　淡吴萸一分　川石斛五钱　银花三钱　连翘一钱五分

象贝三钱　马勃八分　人中黄八分　鲜竹茹一钱五分　冬瓜子四钱　鲜芦根一两

进服一剂，呕吐咽喉作痛皆止。照前方加鲜白茅根三钱。再进一剂，汗出热退而痊。

南京宗子荣司马之夫人，喉间腐烂作痛，内热口干，肢节痛不能动。余诊脉弦滑而数，邪热挟痰入络。治必清络泄热豁痰。

羚羊角一钱　牡丹皮二钱　冬桑叶一钱　京玄参一钱五分　天花粉三钱　川贝母三钱　瓜蒌皮三钱马勃八分　金银花三钱　连翘三钱　鲜竹茹一钱　鲜竹沥四两　芦根三两

进六剂而霍然。

常州盛杏荪宫保之第四女，壮热无汗，红疹满布，咽喉红肿白腐，舌绛苔黄，诊脉浮弦洪数。温热中挟秽浊，气血皆受燔灼，非用大剂生津泄邪，两清气血，令邪热外泄，秽浊下行，势必深入，至脏腑腐烂而后已。此证须照瘟疫例治，非寻常喉证可比。

生石膏三两　犀角尖一钱，磨冲　酒炒黄芩一钱　丹皮三钱　牛蒡子三钱　薄荷叶一钱五分　银花三钱　连翘三钱　天花粉三钱　马勃八分　象贝母三钱　金汁二两　芦根四两　竹沥四两

进三剂，汗出淋漓，发热渐退。照前方加石斛五钱、桑叶三钱。进三剂，大便畅行，热势尽退。照前方去牛蒡、薄荷，加鲜生地四钱。咽喉红肿白腐皆消，惟口渴引饮，心烦不寐。改用：

天冬二钱　麦冬三钱　大生地二钱　南沙参四钱　石斛三钱　天花粉三钱　川贝母三钱　竹茹一钱五分　甘草五分　白芍一钱五分　青皮甘蔗四两

连进五剂，遂愈。斯时盛氏本人传染是气，亦患喉证，状与前同。照前法减轻治之，一候即痊。行辕患此病者，共四十余人，皆用前法治愈。所不及救者，惟如夫人刘氏，邪未清而阳已越，使女兰香，正不胜邪而内陷耳。

以上出自《费绳甫医话医案》

丁泽周

童先生。经云："一阴一阳结，谓之喉痹。"痹者，闭也，即今之喉风乳蛾是也。一阳一阴之火上升，风温疫疠之邪外乘，挟痰热蕴袭肺胃两经，乳蛾双发，肿红疼痛，妨于咽饮，脉濡滑而数，大便溏泄，身热畏风，有汗不解，舌质红，苔罩白。肺邪不得外达，而反陷于大肠也，颇虑痰壅气逆之险！急拟辛凉清解，而化痰热、仿经旨火郁发之。结者散之之义，尚希明正。

薄荷叶八分　荆芥一钱五分　清水豆卷四钱　甜苦甘草各六分　桔梗一钱　嫩射干八分　轻马勃八分连翘壳三钱　生赤芍三钱　大贝母三钱　炙僵蚕三钱　挂金灯八分　鲜竹茹一钱五分　活芦根一尺

二诊：乳蛾双发，肿红疼痛，妨于咽饮，寒热较轻，痰多鼻塞，舌质红，苔薄腻，脉濡滑而数，旧有便溏，厥少之火上升，风热之邪未楚。昨投辛凉清解而化痰热，既见获效，仍守原法进步，尚希明正。

薄荷叶八分　荆芥穗八分　冬桑叶三钱　山豆根一钱五分　苦桔梗一钱　甜苦甘草各八分　轻马勃八分　炙僵蚕三钱　连翘壳三钱　生赤芍三钱　大贝母三钱　藏青果一钱五分　鲜竹叶三十张　活芦根一尺

《丁甘仁晚年出诊医案》

翁左。乳蛾双发，肿红焮痛，左甚于右，风火痰热蕴袭肺胃两经，厥少之火升腾，妨于咽饮。虑其增剧，仿经旨火郁发之，结者散之之意。

薄荷叶八分　熟牛蒡二钱　荆芥穗钱半　淡豆豉三钱　甜苦甘草各八分　苦桔梗一钱　嫩射干八分　炙僵蚕三钱　轻马勃八分　连翘壳三钱　大贝母三钱　黑山栀二钱　鲜竹叶三十张　活芦根一尺，去节

二诊：乳蛾双发，肿红焮痛，左甚于右，妨于咽饮。厥少之火上升，风邪外乘，痰热蕴袭肺胃，再宜辛凉清解而化痰热，去疾务尽之意。

前方去淡豆豉、黑山栀，加熟石膏四钱、生赤芍二钱。

陈奶奶。乳蛾双发，肿痛白点，妨于咽饮，寒热头胀眩晕，口干欲饮，舌质红，苔黄，小溲短赤，三四日未更衣，脉象滑数不静。少阴伏热上升，风温痰热蕴袭肺胃两经，宜辛凉清解而通腑气，此表里双解之义。

薄荷叶八分　冬桑叶三钱　甘菊花三钱　京元参二钱　甘中黄八分　川雅连四分　通草八分　象贝母三钱　炙僵蚕三钱　生赤芍二钱　连翘壳三钱　凉膈散四钱，包　鲜竹叶三十张　活芦根一尺，去节

吴右。乳蛾肿痛白点，偏于左关，妨于咽饮，形寒发热。厥少之火上升，风热之邪外乘，姑拟辛凉清解。

京元参一钱　荆芥穗一钱　连翘壳三钱　炙僵蚕三钱　薄荷叶八分　甜苦甘草各八分　京赤芍二钱　藏青果一钱　冬桑叶二钱　金银花三钱　大贝母三钱　鲜竹叶三十张　活芦根一尺，去节

潘右。厥少之火上升，风热之邪外乘；乳蛾双发，焮红肿痛，形寒身热。急宜辛凉清解。

薄荷叶八分　淡豆豉三钱　轻马勃八分　炙僵蚕三钱　熟牛蒡二钱　甜苦甘草各六分　连翘壳三钱　生赤芍二钱　荆芥穗一钱　苦桔梗一钱　象贝母三钱　挂金灯八分　鲜竹茹钱半　活芦根一尺，去节

王幼女。乳蛾屡发，经事不行。营血本亏，厥少之火上升，风热之邪外乘。先宜清温化痰，和营通经。

薄荷叶八分　熟牛蒡二钱　京元参二钱　冬桑叶三钱　苦桔梗一钱　连翘壳三钱　生赤芍二钱　象贝母三钱　紫丹参二钱　茺蔚子三钱　轻马勃八分　炙僵蚕三钱　藏青果一钱　月季花八分

章先生。经云：一阴一阳结，谓之喉痹。痹者，闭也，即今之喉风、乳蛾是也。一阴者，少阴也；一阳者，少阳也。厥少之火上升，风温疫疠之邪外乘，挟痰热蕴袭肺胃两经，乳蛾双发，肿红疼痛，妨于咽饮，身热畏风，有汗不解，舌质红，苔罩白，脉象濡滑而数。大便溏泄，肺邪不得外达而反移于大肠也。颇虑痰壅气逆之险证，急宜辛凉清解而化痰热，仿经旨火郁发之，结者散之。希高明正之。

薄荷叶八分　荆介穗一钱　清水豆卷四钱　甜光杏二钱　甜苦甘草各八分　苦桔梗一钱　嫩射干八分　轻马勃八分　连翘壳三钱　京赤芍二钱　象贝母三钱　炙僵蚕三钱　挂金灯八分　鲜竹叶三十张　活芦根一尺

李右。咽喉肿痛偏左，不时疼痛。肝火挟痰瘀蕴结，血凝毒滞，屡经清解化痰，未曾见效，今拟解肝郁消宿瘀。

银柴胡八分　生香附钱半　黛蛤散四钱，包煎　生赤芍二钱　甜苦甘草各六分　炙僵蚕二钱　山慈菇片八分　川象贝各二钱　苦桔梗一钱　瓜蒌皮二钱　生蒲黄三钱，包　陈海蜇皮一两，漂淡，煎汤代水

郑左。蕴毒湿热留恋，肝阳上扰清空，咳嗽咯痰不爽，咽喉干痛。宜清泄厥阳，解毒宣肺。

京元参二钱　薄荷叶八分　冬桑叶三钱　甘菊花三钱　苦甘草六分　苦桔梗一钱　光杏仁三钱　象贝母三钱　生石决五钱　苍耳子钱半　嫩钩钩三钱，后入藏青果一钱

二诊：蕴毒湿热留恋络道，肝阳化火升腾，肢节酸痛，腿足尤甚，咽痛头痛，咳嗽纳减。病情夹杂，非易速痊，再宜解毒通络，清泄厥阳。

京元参二钱　生石决四钱　冬桑叶二钱　甘菊花三钱　朱茯神三钱　苦甘草六分　苦桔梗一钱　光杏仁三钱　川象贝各二钱　威灵仙钱半　川牛膝钱半　嫩钩钩二钱，后入　嫩桑枝三钱　活芦根一尺　至宝丹五分，吞服

以上出自《丁甘仁医案续编》

贺季衡

王童。烂喉痧，咽喉两旁腐白，蒂丁垂肿，痰多，语音不响，并无寒热，脉不起，舌红中黄，项之左右结核。风燥之邪与痰热相搏肺胃，势颇险要，亟为开化。

生石膏八钱，先煎　青升麻八分，后入　牛蒡子四钱，炒　山豆根四钱　连翘三钱　白桔梗一钱五分　生甘草八分　蜜炙桑叶一钱五分　酒子芩一钱五分　京赤芍二钱　炒僵蚕二钱　鲜竹叶三十片

二诊：昨进升麻石膏汤加味，烂喉痧咽左腐白已退，蒂丁垂肿亦减，喉右尚腐白，项间焮核已退，脉略起，午间闭逆痰鸣，伏邪为痰热所困，肺气仄塞，仍在险途。拟麻杏石甘法。

麻黄七分　生石膏八钱，先煎　大杏仁三钱　生甘草七分　射干一钱五分　白桔梗一钱五分　橘红八分　京赤芍二钱　山豆根四钱　炒竹茹一钱五分　枇杷叶三钱，去毛炙　大力子四钱，炒

三诊：烂喉痧，右喉及咽底腐白成片，呛咳音嘶，痰鸣气粗，脉小数。风邪痰热壅结于肺，肺气仄塞，小儿闭逆可虑，殊为险要。

生石膏八钱，先煎　麻黄七分　大杏仁三钱　射干一钱五分　方通草八分　象贝母三钱　马兜铃四钱，炙　白桔梗一钱五分　法半夏一钱五分　旋覆花一钱五分，包　生甘草五分　活水芦根八钱，煎代水

四诊：烂喉痧，腐白日退，音嘶渐响，项间焮核亦日退，痰鸣声嘶亦减，惟气尚粗，间或腹胀，脉小数，舌起白苔。据此见象，不宜再用重剂，开肺化痰可也。

前胡一钱五分　射干一钱五分　白桔梗一钱五分　象贝母四钱　瓜蒌皮四钱　方通草八分　炒僵蚕二钱　法半夏一钱五分　旋覆花一钱五分，包　云苓三钱　枇杷叶三钱，去毛炙　灯心十茎

华童。小儿蒂丁腐白，饮咽不利，鼻仄不通，幸表热已退，脉尚数。时燥之邪，直犯肺胃而发，势成烂喉痧，证非轻候。

天花粉四钱　白桔梗一钱五分　山豆根四钱　乌玄参四钱　酒子芩二钱　京赤芍二钱　生甘草八分　薄荷一钱　射干一钱五分　炒僵蚕二钱　净连翘三钱　淡竹叶三十片

另：六神丸七粒，开水化服。

另：淡吴萸三钱、川黄柏一钱五分。

上为末，鸡子清调作饼，贴于左足心。

金女。双蛾高突，左大于右，左耳焮痛，寒热迭作，脉浮弦，舌白。风燥上干肺胃而来，势尚未定。清解为先。

薄荷一钱　白桔梗一钱五分　射干一钱五分　川郁金二钱　香豆豉四钱　京赤芍二钱　冬桑叶一钱五分　藿香一钱五分　炒僵蚕二钱　大力子四钱，炒　生竹茹一钱五分　灯心二十茎

二诊：双蛾高突大减，寒热亦从汗解，左耳焮痛亦平，惟胃纳未复，脘次不畅，脉弦细，舌白。风燥之邪初退，肝胃未和使然。

瓜蒌皮四钱　白桔梗一钱五分　川郁金二钱　白蒺藜四钱　京赤芍二钱　冬桑叶一钱五分　大力子四钱，炒　炙僵蚕二钱　乌玄参四钱　生竹茹一钱五分　灯心二十茎

金男。烂喉蛾，两旁高突，腐而不化，不能饮咽，痰多便结，曾经寒热，脉沉数，舌苔灰黄。风燥与痰热相搏，亟为疏泄。

南花粉四钱　白桔梗一钱五分　乌玄参四钱　山豆根四钱　射干一钱五分　炒僵蚕二钱　京赤芍二钱　连翘三钱　大力子四钱，炒　酒子芩一钱五分　生甘草八分　生竹茹一钱五分　灯心二十茎

二诊：烂喉蛾，右畔肿痛已减，左畔未退，寒热已清，大腑迭通，脉尚数，舌心灰黄。风燥及痰热未清，当清降凉化。

上川连五分，酒炒　乌玄参四钱　山豆根四钱　射干一钱五分　京赤芍二钱　大力子四钱，炒　炒僵蚕二钱　酒子芩一钱五分　白桔梗一钱五分　大贝母四钱　生甘草八分　淡竹叶三十片

以上出自《贺季衡医案》

朱应征

于左。发热恶寒三日，喉内现有白点，肿痛，口渴，苔黄，脉洪数。此疫气郁于肺胃，邪欲达而热阻之，拟除热化毒。

粉葛根　黄芩　焦栀皮　僵蚕　蝉蜕　象贝母　木通　牛蒡子　桔梗射干　薄荷　草梢带心翘

复诊：肺胃热渐退，肿渐消，白亦化，脉仍数，再宜清伏热。

鲜生地　连翘　赤茯苓　象贝母　银花　福泽泻　竹叶　芦根　马勃玄参　广郁金　赤芍

《淞滨实验录》

范文甫

许君。寒包火乳蛾，苦喉痛，喉已白烂，脉紧，舌淡红，苔白。外有风寒，内有郁热，寒不散则火不去也。

淡附子3克　生大黄9克　元明粉9克　半夏9克　生甘草3克　细辛0.9克

二诊：好多。

淡附子3克　生大黄9克　元明粉9克　半夏9克　生甘草3克　细辛0.9克　牛膝9克　板蓝根24克

俞荫庭。胃火上冲，乳蛾溃烂，见白腐之脓液不少，舌绛苔黄。热势极其猛烈，请高明调治更好。

大生地30克　元参15克　麦冬15克　生大黄9克　生甘草3克　紫花地丁12克

二诊：身热稍退，但此证极重，还须当心。

鲜、大生地各30克　生甘草3克　象贝9克　鳖甲12克　杏仁9克　板蓝根15克　生大黄9克

冰硼散吹咽喉。

三诊：已瘥。

生大黄9克　鲜、大生地各30克　板蓝根30克　地丁草30克　生甘草3克　麦冬15克　生石膏18克　桃仁9克

以上出自《范文甫专辑》

曹颖甫

王左。乳蛾双发，红肿疼痛，妨于咽饮，身热，微微恶风，二便尚自可，脉微数，舌微绛，宜辛凉甘润法。

薄荷一钱，后下　杏仁三钱　连翘二钱　象贝三钱　桑叶二钱　生草钱半　赤芍二钱　蝉衣一钱　僵蚕三钱，炙　桔梗一钱　马勃八分　牛蒡二钱　活芦根一尺，去节

另用玉钥匙吹喉中。

《经方实验录》

汪逢春

王左，十一岁，一月八日。

咽关偏右蛾肿，延至上腭，其肿甚大，形寒身热，大便秘结。有溃脓之势，亟以清解化毒，速延专科治疗为要。

连翘三钱　象贝母四钱，去心　真玉金钱五　紫贝齿一两　忍冬藤五钱　甘中黄三钱　杜牛膝三钱　地丁草钱五　赤芍二钱　板蓝根三钱　盐青果二枚

紫雪丹五分，研细末，匀两次，药送下。

二诊，一月十二日。

右蛾已溃脓，血甚多，寒热均退，舌绛无苔，两脉细弦而滑，拟再以清解通腑。

连翘三钱　粉丹皮钱五　盐青果二枚　全瓜蒌一两　忍冬藤五钱　香青蒿钱五　杜牛膝三钱　紫地丁钱五　赤芍二钱　焦山栀钱五　象贝母四钱，去心　冬瓜皮一钱

紫雪丹五分，研细末，匀两次冲服。

《泊庐医案》

高有政

房氏，男，30岁。发热已三日之久，咽喉肿痛，饮水咽下剧痛，大便三日不通，舌质红绛，舌苔黄厚干燥，咽部扁桃体肿大化脓，脉象洪数，诊为双喉蛾。

处理：①切开喉蛾引流放出脓血；②局部吹敷珠黄散；③黄连解毒汤加味三剂。

黄连10克　黄芩15克　川柏10克　栀子10克　大青叶15克　川军10克　元明粉10克，冲服　银

花 15 克　金灯 10 克

二诊：热退，喉肿消失大半，能饮水吃稀饭，服药后大便每日 2~3 次，舌红苔白，脉静身凉。

处理：①再以珠黄散吹喉；②上方减川军、元明粉，给药三剂而愈。

《津门医粹》

章成之

蔡男。喉蛾双发，焮红肿痛，恶寒已罢，当清其热。

紫花地丁 16 克　板蓝根 9 克　大青叶 9 克　山豆根 9 克　连翘 9 克　黄芩 9 克　桑白皮 9 克　绿豆衣 16 克　知母 9 克　甘草 3 克

戎弟。乳蛾双发，微有白腐，其白腐松浮，与白喉可以鉴别。

山豆根 5 克　桔梗 3 克　菊花 9 克　大贝母 9 克　生草节 3 克　板蓝根 6 克　射干 2 克　前胡 5 克　炙僵蚕 9 克

二诊：咽头白腐消失，乳蛾仍肿，尚有中度发热，便难。再予前法，兼通腑气。

板蓝根 6 克　射干 3 克　杭菊花 6 克　黄芩 6 克　紫花地丁 9 克　元参 9 克　桔梗 3 克　元明粉 6 克，分冲　生甘草 3 克

高幼。热两候，作起伏型，入暮有寒意，主因在喉蛾双发。

元参 9 克　黄芩 9 克　大青叶 6 克　青蒿 9 克　山豆根 5 克　菊花 9 克　连翘 9 克　紫地丁 12 克　桑白皮 9 克　藏红花 5 克

另：元明粉 18 克，溶于温开水漱口。

陈幼。其热起于昨夜，喉蛾双发，耳下腺亦发炎。风热上乘之候。

大贝 9 克　薄荷 6 克　射干 6 克　大力子 9 克　僵蚕 9 克　玄参 9 克　苏子 6 克　大青叶 30 克　板蓝根 9 克　白茅根 30 克，打

王幼。乳蛾而大便难者，宜凉膈散。

谢幼。喉头焮红上罩白腐，身热，此不可忽。

连翘 9 克　银花 9 克　山豆根 6 克　生地 15 克　薄荷 6 克　黄芩 6 克　射干 3 克　菊花 6 克　粉草 3 克

二诊：喉头之白腐虽未去净，其热则降至常温，此非真性白喉。

连翘 9 克　银花 9 克　赤芍 9 克　山豆根 6 克　苦桔梗 6 克　浙贝 6 克　玄参 6 克　白茅根 30 克

以上出自《章次公医案》

张汝伟

吴右，年三十，吴兴，住南昌路五十一弄二号。痰热内蕴，肝火上越，双乳蛾肿痛，形寒痰多。脉弦滑，苔厚黄腻。宜宣肺化痰，疏肝泄热。

冬桑叶　金果榄　炙竹茹各钱半　玉桔梗一钱　炒杭菊　大连翘　山豆根　象贝母　焦山栀京元参各三钱　薄荷叶八分，后下

本证始末：此证一诊即愈。伟治喉证，比较略多，喉蛾一证，亦属颇偏。特录一方，以资参考而已。

方义说明：大凡治喉证者，有过用疏表，有过用寒凉者，均多流弊。此方用桑菊薄荷辛凉透表，桔梗宣肺，山豆根、连翘清热，山栀、竹茹泄肝，元参滋液，象贝化痰，金果榄止痛，但必外用吹药以辅之。伟用吹药，中白散、柳华散、冰梅竹月丹、珠黄散四方。视病之深浅，配合孰多孰少吹之。四方药味及制法，详在伟著《咽喉病》书中。《咽喉病》系一九三一年大众书局出版，特此附记。

《临证一得》

陆观虎

刘某某，女，20岁。

辨证：喉蛾。

病因：风火互滞。

证候：喉蛾有脓、肿、痛，小便溲血。脉细数。舌红，苔黄。

治法：清热解毒，散风降火。

处方：连翘6克　大贝母6克　甘草梢6克　净银花6克　炒赤芍6克　牛膝梢15克　紫花地丁6克　金灯笼6克　粉丹皮6克　蒲公英9克　藕节炭9克

方解：连翘、银花清热解毒散风。紫花地丁、蒲公英、赤芍化热毒，消肿。丹皮泻火凉血。金灯笼利咽消肿。大贝母行滞泻火，化痰结。甘草梢、牛膝梢和中解毒，引热下行散血破结。藕节炭解热毒，消瘀血，凉血止血。

二诊：服前药喉蛾肿消痛止，小便血止。月水适至。脉细弦。舌质红，苔微黄。

处方：按前方加黛蛤散（包）6克、炒丹皮6克、茺蔚子9克、淡子芩6克、酒延胡索6克。

方解：本方以清热解毒，滋阴活血为主。黛蛤散和前方连翘、银花、金灯笼清热解毒，平肝降逆。淡子芩、丹皮和前方大贝母、赤芍清热活血滋阴。茺蔚子、酒延胡索活血调经利气。

高某某，男，37岁。

辨证：喉蛾。

病因：风火互滞。

证候：蛾肿咽痛，口唇生疮，头晕欲倒，脘闷。脉细数。舌红布刺，苔浮黄。

治法：散风清火，消肿解毒。

处方：连翘6克　金灯笼3克　川通草3克　金银花6克　黛蛤散9克,包　白蒺藜6克　紫花地丁6克　蒲公英6克　杭甘菊6克　大贝母6克　赤芍6克

方解：连翘、银花、白蒺藜、杭甘菊散风清热解毒，以祛风火。金灯笼、紫花地丁、蒲公英清热解毒消肿。通草清热利水，引热下行。炒赤芍、黛蛤散、大贝母清热活血，化瘀散结解毒，以消蛾肿咽痛，口唇生疮。

范某某，女，38岁。

辨证：喉蛾。

病因：风火互滞。

证候：左蛾红肿，右咽作痛，身懒发热。脉弦数。舌质红，苔黄腻。

治法：清热解毒消肿。

处方：连翘6克　大贝母6克　炒栀子6克　净银花6克　板蓝根9克　藕节9克　金灯笼6克 大青叶6克　炒赤芍9克　生甘草3克　金果榄6克

方解：连翘、净银花、生甘草散风清热，解毒和中。大贝母、炒赤芍、炒栀子散结清热，化痰，活血化瘀。大青叶、板蓝根、金果榄、金灯笼解热毒，利咽喉。藕节凉血散结。

曹某某，女，47岁。

辨证：喉蛾。

病因：风火上炎。

证候：喉蛾肿大，妨咽微咳。脉细数。舌红，苔黄。

治法：清热解毒，活血消肿。

处方：夏枯草6克　土贝母6克　制僵蚕6克　连翘6克　炒赤芍9克　蒲公英9克　净银花6克 制乳没各3克　金灯笼6克　紫花地丁6克　鲜茅根30克

方解：连翘、净银花、蒲公英、紫花地丁、鲜茅根散风清热解毒，以祛风火。夏枯草、大贝母、赤芍、金灯笼消肿清热散结，化痰止咳，利咽以消蛾肿。僵蚕、炒乳没散风清热，散结止痛消肿。

二诊：喉蛾偏左，仍肿大妨咽，痰多咳嗽，颌下作痛。脉细弦。舌质红，苔微黄。

处方：按前方去制僵蚕、制乳没、蒲公英、鲜茅根，加黛蛤散（包）9克、金果榄9克、竹茹6克、生枇杷叶9克。

方解：炒竹茹、生枇杷叶、黛蛤散清热化痰以止咳嗽。金果榄清热解毒，消肿利咽以消蛾肿。

裘某某，女，28岁。

辨证：喉蛾。

病因：风火上炎。

证候：蛾肿头痛，鼻塞咳嗽。脉弦紧。舌质红，苔浮黄。

治法：散风清热，解毒消肿。

处方：连翘6克　大贝母6克　丝瓜络6克　净银花6克　炒赤芍6克　薄荷3克，后下　杭甘菊6 克　生枇杷叶9克　冬瓜子6克　金果榄6克，杵　金灯笼3克

方解：连翘、银花、薄荷、甘菊散风清热解毒。大贝母、赤芍、冬瓜子、生枇杷叶清热化痰，活血消肿，宣肺止咳。丝瓜络祛风通络。金灯笼清火利咽消肿，以治蛾肿。

以上出自《陆观虎医案》

第二节　喉痹

高锦庭

时某某，平时肝郁不舒，风邪乘之，肺金被灼，咽喉肿腐成痹。脉数带弦。此司天之病。

天符之火，与时令之火，相交而成，所以今年此病颇多，与从前之劳病喉痹有别。以其挟风邪也。窃恐地气闭塞，而难下咽。

　　射干　桔梗　麦冬　沙参　麻仁　郁金　枇杷叶

《谦益斋外科医案》

齐秉慧

　　曾治钱仲仁患喉痹，阴火上蒸，津垢积而成块，坚白如骨，横于喉间，痛痹异常。其证恶寒嗜卧，二便不利，舌苔滑而冷，口不渴而懒言。观诸证形状，总属虚寒。何以二便不利？盖为阴邪上逆，喉间清涎成流而出，津液逆而不降，故二便不利。吾用生附子驱阴散寒，熟附片助阳温经，桔梗苦以发之，炙草甘以缓之，半夏辛以开之，阿胶以润咽膈。服一剂。喉间白骨即成腐败而脱去其半。痹痛稍缓，略可糜粥，小便渐长。三四剂而大便行，粪多且溏。如是十二剂而愈。由今思之，曩时学识犹欠，阿胶、桔梗可以不必用。当用黄芪以助胸中之阳，白术以助脾中之阳，接引真阳上达，方为合法。

《齐有堂医案》

吴篪

　　阿，咽痛项肿，延及头面颈项俱肿，烦热作渴，饮水难入，脉浮洪数。此染天行瘟疫之气，邪热壅甚，上攻头项，而为瘟毒喉痹最凶之候。急用普济消毒饮，以清诸经火毒，兼泻阳明之热。服三帖，其头项肿痛尽消。随用清咽降火之剂乃痊。按瘟毒喉痹，燕都北方尤多。余每遇斯证，皆用东垣普济消毒饮，无不应手奏效。

《临证医案笔记》

许琏

　　毕佐廷，甲申冬患伤风，误服辛温表药，遂病咳嗽，缠绵不愈，至次年二三月，燥咳无痰，音哑色夭，喉中渐烂，色白不肿。至夏六月不起床矣。方延余诊，历阅前方，寒热温燥杂投，脉象弦细而数，身发潮热，面色时赤时白。余曰："病本可治，但误于药太甚矣。此证初起本属伤风小恙，误服麻、桂、干姜大辛大热之品，风火益炽，肺金受铄。至春令发升之际，少阳之木火上升，是以津枯音哑，而更助以燥药则火土燥烈，夏令火旺而金益受制，治当金水两滋以助肺之化源。但须久服缓效，欲求速愈则余谢不敏矣。"方用二冬、石斛、桑叶、贝母、蜜炙紫菀、蜜炙款冬花、生地、龟板、青蒿、鳖甲、阿胶、山栀、丹皮、五味子、蒺藜等出入为方。服三十余剂，方能起床，饮食渐进，声音渐出，继以十味地黄汤加减，又二十余剂而烂孔渐平。后以人参养荣汤加阿胶、牡蛎、石斛、百合等，前后服百剂而始痊。

《清代名医医话精华》

何书田

　　痰火内炽，音闪咽燥。久恐喉间作痛，而成喉痹，殊不易治。

羚羊角　旋覆花　桑白皮　川贝母　生草　石决明　肥知母　白杏仁　天花粉　橘红

肺家感风蕴热，久而不泄，郁蒸生痰，以致音哑咳喘。恐延肺痿之候，甚难治也。
玉桔梗　桑白皮　紫菀　白杏仁　橘红　马兜铃　地骨皮　阿胶　川石斛　射干

日来天气郁蒸，又兼恼动肝火，肺音闪烁，总属真水不足之候。拟用清凉轻剂，得音亮为妙。然火令渐旺，恐烈焰中燔，肺阴益被耗耳。
羚羊角　冬桑叶　川贝　知母　川斛　茅根　石决明　人中白　杏仁　花粉　橘红
复诊：声音略清，痰红亦止，肝阳尚未平息。仍宜前法。
羚羊角　清胶　紫菀　花粉　茅根　冬桑叶　兜铃　麦冬　橘红

火铄肺金，咽痛音哑，脉数而促。此喉痹已成者，殊难调治。
石膏　冬桑叶　洋参　麦冬　天花粉　知母　马兜铃　阿胶　甜杏　枇杷叶

咳久音哑，咽痛欲裂，脉左弦右细。此木火上铄肺金，金液竭，斯无声矣。喉痹已成，难治。
川连　洋参　川贝　知母　人中白　枇杷叶　阿胶　麦冬　杏仁　花粉　鸡子黄冲

积劳咳血，久而音哑，咽痛，脉细而数，金令竭矣。夏令火升，防其加剧。
炒川连　冬桑叶　炙桑皮　川贝母　人中白　炒阿胶　牡丹皮　肥知母　天花粉　枇杷叶

喉痹根深，现兼咳血咽痛，如何能治耶？
紫菀茸　甜杏仁　生蛤壳　地骨皮　橘白　北沙参　川贝母　人中白　天花粉　枇杷叶

失血音哑，喉痛而痹，不可治之证也。
川黄连　甜杏霜　京玄参　知母　川斛　人中白　清阿胶　川贝母　桑白皮　花粉　橘白
鸡子黄

劳伤吐血，渐至火铄肺金，多咳咽痛，已成喉痹。难治也。
炒阿胶　麦冬　生蛤粉　冬桑叶　川斛　橘白　北沙参　川贝　人中白　枇杷叶　蔗浆
橄榄

木火铄金，金液亏则咽痛而声嘶，所谓金破无声也。喉痹已成，难许全愈。
炒川连蜜拌　炙龟板　川贝母　杏仁　枇杷叶　知母　炒阿胶　鸡子黄　天花粉　川斛　人中白

少阴君火上炎，喉间白翳，时而发红，咽干，久恐肿溃。以清阴化火主治。
川连　玄参　川贝　花粉　人中白　生地　丹皮　知母　橘红　灯草心
吹药：牛黄五厘　广珠五分　石膏三钱　月石二钱　人中白一钱　冰片一分　甘草四分

上药共研细末，不时吹入患处。

君火上炎，肺金被铄，咽痛音嘶，脉来细数。天炎恐有喉痹之虞，不易治也。

川连　桑叶　川贝　麦冬　人中白　阿胶　丹皮　杏仁　知母　枇杷叶

以上出自《鞜山草堂医案》

王孟英

一男子，患喉痹，专科治之甫愈，而通身肿势日增，医者惊走。孟英诊之曰：病药也。投附子理中汤，数剂而愈。予谓喉痹治以寒凉，法原不谬，而药过于病，反成温补之证，是病于药也。尝闻孟英云：病于病而死者十之三，病于药而死者，十之七，以余观之诚非激论也。吁！可叹矣。

潘馥堂令媛，患感。沈悦亭治之渐愈，惟咽阻无形，水谷碍下。孟英以竹叶石膏汤加紫菀、白前、旋覆、枇杷叶以清肺热而降肺气。果即帖然。

许安卿，患咽痛，疡科黄秀元，连予升散之药，延及龈肿，牙关不开，舌不出齿，自汗脉涩，绝谷濒危。孟英往勘，即令洗去满颈敷药。以菊叶捣涂，吹以锡类散，煎犀（角）、羚（羊角）、射干、马勃、栀（子）、贝（母）、山豆根等药，灌之，数日而痊。

以上出自《王氏医案》

何平子

音哑咽痛，吐痰不利，左脉弦紧，膈次不和。是厥阴气郁，木火刑金，非水亏咳痰。宜用保肺苦泄法。

川黄连三钱，另煎冲　陈阿胶二钱，烊冲　北沙参二钱　麦冬二钱　云苓二钱　人中白一钱　杏仁钱半，研　川贝母二钱，去心　广红一钱　枇杷叶两张　鸡子黄一枚

时疾后失调，君火内炽，咽干溺痛，以交心肾理肺，不致延入本元。

炙芪　茯神　莲须　萆薢　北沙参　麦冬　枣仁　人中白　橘红　枇杷叶

复诊：粗玉竹　麦冬　萆薢　橘红　川百合　北沙参　莲须　牡蛎　米仁　桑叶　梨肉

复诊：地骨　麦冬　萆薢　茯苓　北沙参　米仁　百合　牡蛎　生地

丸方：西党　沙参　牡蛎　米仁　湘莲　百合　生地　麦冬　萆薢　云苓　龟板　黄柏蜜丸。

以上出自《壶春丹房医案》

费伯雄

某。温邪内蕴，风热上僭，故咽喉红痛。姑拟清化。

桔梗一钱　大力子三钱　薄荷一钱　连翘二钱　黑山栀三钱　马勃六分　玄参一钱　象贝三钱　酒芩一钱　橘红八分　银花三钱　生石决六钱，打　青蛤粉三钱　活贯众五钱　胆矾三分　挂金灯两枚

某。肝火上升，肺金受克。呛咳内热，咽喉作痛，悬雍下垂。宜滋肾柔肝，清肺化痰。

广皮白一钱　毛燕三钱，另煎，冲入　甘蔗冰糖一两　海蜇皮一张，漂淡　南沙参四钱　京玄参二钱　天麦冬各二钱　茯苓三钱　山药三钱　丹皮二钱　川贝二钱　炒枣仁三钱　生石决四钱，打　冬青子二钱　蒌皮三钱　牛膝二钱　甜杏仁三钱　冬虫夏草九分　玉竹三钱

复诊：语言已亮，呛咳咽痛已退。

某。喉痹痛肿已减，咳嗽口干亦轻，发热亦退，既见效机。仍以原法。

前胡一钱　鳖血炒柴胡一钱　杏仁泥二钱　象贝母三钱　酒黄芩一钱　蒌皮二钱　知母一钱五分　炒苏子一钱　橘红一钱　南沙参三钱　麦冬二钱，去心　桔梗一钱　玄参一钱　生甘草五分　茅根四钱　梨三片

某。痰火上结，咽喉红肿，蒂丁（即悬雍垂，属少阴）下垂作痛，防发烂喉痹。急宜疏风化痰火。

连翘　银花　玄参　马勃　大力子　丹皮　川连　黄芩　橘红　桔梗　生草　赤芍　桑叶　射干　挂金灯　金锁匙

某。水不滋木，肝阳上升，挟三焦之火，上窜咽喉，蒂下缩短作痛，巅顶亦作痛。宜滋肾柔肝，息风清火。

明天麻　甘菊花　炙生地　净蝉衣　海蛤粉　黑山栀　瓜蒌皮　夏枯草　京玄参　粉丹皮　霜桑叶　川石斛　竹叶　荞饼

以上出自《费伯雄医案》

李铎

徐某，年五十，喉痹咽痛，妨食拒纳，如有物碍阻。服寒凉清咽，反加泄泻，而咽痛愈甚，显属龙相上腾，非泛泛客热，最不宜治，姑拟壮水以制阳光一法，试服之何如？

熟地　云苓　淮山　萸肉　丹皮　泽泻　龟板　牛膝

又：昨据来札所述喉痹病状，拟进之方，因未临诊视不敢遽投。兹诊脉沉小无力，视喉内淡白，痛而拒纳，气喘声微，小便清长，大便滑泻，此火虚于下，格阳于上，乃无根之火，即肾中之真寒也，非温补命门不可，议景岳镇阴煎，引火归原也。

大熟地　川膝　甘草　泽泻　熟附子　肉桂

水煎冷服，一帖痛减，三帖全愈。

虚火上炽，必引火归原方效。即此见，仓猝向医素治而不将脉细诊，亦难药与病符。寿山

刘某，年三十六，咽喉痛痹，口臭项肿，乃少阴证也。《内经》曰，一阴一阳结谓之喉痹。一阴者，手少阴君火，一阳者，手少阳相火，二经火与气结则痹而为痛也。宗仲景甘桔汤之旨。

　　甘草　桔梗　射干　薄荷　牛子　川贝　炒芩　豆根

以上出自《医案偶存》

王廷俊

　　喉痹，非死证也，而外感时疫，风热客于肺胃，不知升散，只用凉泻，山豆根、射干、黄芩、元参诸药，朝夕服之，则肺胃壅闭而死。下元衰惫，水土寒湿，阳不濡布，阴枯反燥，燥气上升，客于咽喉，有类阳热，医者不察，肆用苦寒，金水之源断绝，肺肾两脱，其死更速，以予所治张氏妇有足述焉。妇体肥白，素有痰饮。甲子七月，痛其父之客死他乡也，而哭诸野，归患喉痛，饮甘桔汤不瘥，延外科古先生疗治。古先生谓喉蛾当刺，刺之，出紫血数口，痛不减而气紧，自谓如有人扼其喉者，水浆入口即呛，红肿增剧。更医，仍用通套药冰硼散吹之，冀其开而纳食，缓为调理。孰意痰涎壅塞，刺破处红者反白，黏腻不开，痰在喉间，声如曳锯，万分难耐，乃邀予诊。诊得两尺细如属丝，两关弦滑，两寸则无脉可寻，知中宫痰阻，阳不上腾，细阅前方，又皆青黛、僵蚕、芩连、知柏之属，乃豁然曰：痰之阻，药之寒为之也。脾胃之运转，非真火上升，不足以行其关键。今只知治喉痛，而不察其痛之由，无惑乎愈降愈逆，且阳明燥金，不敌太阴湿土，经所谓"出入废，则神机化灭；升降息，则气力孤危也"。危乎！危乎！此非大辛大降，万难望其津液上升。主用白通汤，以逐寒饮而通肺肾之气，分两皆照原方，毫不增减。一剂而痰化，二剂而气通，食饮可进，改用苓桂术甘汤，温中降逆，五帖后喉证悉愈，惟小便了而不了，知膀胱气化不行也，肾气丸缓治之，缓缓向安，一月后全愈。

　　白通汤：葱白四茎　干姜一两　生附子一枚，去黑皮用

　　按：《伤寒论》，治少阴病下利者，此方主之。陈灵石解云：白通汤主少阴水火不交，中虚不运者也。用生附子启水脏之阳，以上承于心；葱白引君主之火，以下交于肾；干姜温中焦之土，以通上下，上下交，水火济，中土和，利自止矣。论与解俱无一字治喉痛，予用之而效，是有道焉。经云：少阴肾经之脉，入肺挟舌，循于喉咙。今肾经寒极，水脏之阳，几于渐灭，太阴湿土，无火蒸化，不能上输于华盖，肺亦干槁。咽喉无津液以润之，焉得不痛？气道壅塞，焉得不肿？医者不明此理，误认阴躁为阳亢，一味以苦寒之品直折之，上中下三焦，皆冰凝石涸矣。故得生附子逐寒温经，通下焦之阳使之上；葱白开窍导气，通上焦之阳使之下；干姜守中燠土，交接上下使之环抱于中宫。正如婴儿姹女，得黄婆而媒合也。古人贵阳而贱阴，义取诸此。经方如神龙变化，善用之，无不效如桴鼓，只视其人之运用何如耳。

　　前方因水土寒湿，阴极发躁而用，病不多觏，其外感时疫，风热客喉，痹痛时吐涎沫者，则用升麻胃风汤、羌活散，两方接续服之，极易奏效，效后至夜，喉干津液少者，可用桂附八味丸，导火下行，引火上升，一月余全愈。方列于后，存心活人者采择焉。

　　升麻胃风汤，牙痛疟腮俱可服。

　　升麻一钱五分　葛根两钱　白芷二钱　苍术一钱　甘草二钱　蔓荆子三钱　藁本三钱　川芎二钱　枳壳二钱　羌活一钱五分

　　葱姜引，水煎服。

　　羌活散：升麻一钱五分　麻黄一钱五分　黄芪二钱　当归二钱　藁本二钱　黄柏二钱　黄芩二钱　黄连一钱　川芎二钱　苍术一钱二分　香附二钱　柴胡二钱　草蔻仁一钱，炒带紫色研

　　以上二方，因阳明寒气郁结不通，无以遂其下降之性，反而上逆，燥而为火，故痰涎壅盛，

喉舌干痛，项背几几。医者一见火逆，径直折之，寒药过多，其火愈炽，转成喉痹，结为白泡，愈降愈寒，致使肾之真阳，淹没闭塞，有如前案，不旋踵死矣。李东垣深明此理，始制此方，以鼓舞胃阳而散风寒为主，寒既解散，火亦畅遂，胃得遂其下降之性，脾得遂其升津之能，干者润，痛者解矣。牙痛、痄腮皆可服者，亦以二证，皆阳明风热所成，寒散则火行也，予治喉痹，初起，投之无不立效，特普告之。

《寿芝医案》

徐守愚

剡北孙嶼孙，冶峰，余旧友也。当六月患目疾后，忽然喉间肿痛，牙关紧闭，舌苔白滑，腹中饥甚而不能食，即滴水下咽，痛如刀割，如是者三日。就诊于余，脉沉迟而紧，目尚红痛。谓曰："此阴亏于下，阳隔于上，法宜引火归原。"伊口不能言，举笔书之曰："服药至今，皆是辛凉发散，未有议及温剂者，但此方服后当若何？"余曰："一剂渐平，二剂喉开，可进汤水，三剂肿消痛除，定能饮食。然必日进二剂，始合古人频服之法。"服药后果如所言。越三日冶峰超寓而揖余曰："兄活我如同再造，真神方也。但此方非兄高明不能立，非弟深信不敢服。"余应之曰："然。"

生熟地各六钱　元参六钱　淮药三钱　萸肉三钱　丹皮二钱　淡附子三钱　桂枝三钱　茯苓三钱　泽泻三钱　僵蚕二钱　牛蒡子二钱　桔梗一钱

上药煎成，冰冷与服。此等喉证，咸丰戊午年迭医数人，犹堪记忆，并识于左。

长乐镇钱佳灿喉证，视此较重，余用镇阴煎方加元参、僵蚕、牛蒡子，冰冷与服，医法仿佛，但其效有不同耳。盖他初服一二剂如故；至三四剂而吐瘀血数口，左边牙关亦开；五六剂而吐瘀血较多，右边牙关亦开，喉间疼痛十减七八；后用甘桔汤加元参、桂枝、僵蚕，十余剂而愈。

西乡丁家星榆乃郎禹景喉间热痛，牙关亦紧，水饮不进者五日，其病形颇同而舌苔红燥，刺裂顿异。药一入口，痛不可当，用粽箬贴舌上，然后药汁灌下。不数剂而口吐瘀血甚多，始得喉间痛减，能食稀粥。其方以八味为主，桂心易以桂枝加生甘草、桔梗、牛蒡子。

嵊城东门外南货店伙常姓者，上下牙床糜烂不堪，兼之喉间痛甚，饮食难进。一日之内勉吞糯米汤团几个耐饥。延至旬余，并糯米汤团亦不能吞，势不可为矣。就余诊视，余用八味丸原方煎好冰冷与服四五剂。而方中桂心亦以桂枝易之。

以上出自《医案梦记》

雷丰

城东陈某之室，偶沾温毒而成喉痹，来邀诊治，见其颈肿牙闭，不能纳食，惟汤水略为可咽，脉象浮中不著，沉分极数。丰曰：此温毒之证，过服寒凉，则温毒被压，益不能化，索前方一阅果然，据愚意理当先用温宣，解其寒凉药气，俟牙松肿减，而后以凉剂收功。满座皆曰：然。遂以谷精、紫菀开其喉痹；薄荷、荆芥宣散风邪；橘红快膈化痰；甘草泻火解毒；桔梗载诸药之性在上，仍能开畅咽喉；细辛治喉痹有功，且足少阴本药，以少阴之脉，循喉咙也。速令煎尝，另用玉钥匙，即马牙硝钱半、硼砂五分、僵蚕三分、大泥冰片一分，擂细吹喉，令涎多出。自日晡进药，至二更时候，牙关略展，忽作咳嗽连声。次日复邀诊视，告以病情。丰曰：有生机也。脉形稍起，苔色纯黄，此温毒透达之象。改以元参、细地、绍贝、牛蒡、参叶、射干、大洞果、金果榄等药。送进三剂，颈肿尽消，咽喉畅利，咳嗽亦渐愈矣。

或问曰：观先生数案，皆用法而不用汤。尝见古人治斑疹颐喉，皆不出吴氏举斑汤、钱氏升葛汤、活人玄参升麻汤、东垣普济消毒饮等方，方内皆用升麻。窃思斑疹赖其透发，颐喉借其升提，今先生舍而不用者，是何意也？答曰：吴淮阴云：升腾飞越太过之病，不当再用升提，说者谓其引经，亦愚甚矣。诚哉非谬也！丰深有味乎斯言。即遇当升透之病，莫如荷叶、桔梗为稳。升麻升散力速，他病为宜，于斑疹颐喉，究难用耳。

《时病论》

温载之

刘云从游戏冬日，患喉痛之证。医用清火祛痰之剂，数日愈形肿大，水米不能下咽。举家惶恐，延余诊视。审其六脉沉细兼紧。观喉咙虽然肿满，其色淡红。知非实火，乃系少阴伤寒。夫少阴之脉，挟咽，萦于舌本。热为寒逼，是以上犯，以致喉痛。若再服凉药，必然气闭而死。余用麻黄附子细辛汤。因误服凉药，寒滞中焦，复加干姜于内以温之。一剂微汗，痛肿全消，二剂而愈。

余任叠溪时，署侧有一寡媪，仅只一子，全仗刈草斫薪为活。一日，忽闻哭声甚哀，询之左右，云："老媪之子患喉痛，此地无有良医。又兼家贫，自拣大黄服之，其肿痛尤甚。现在水浆不入，四肢冰冷，奄奄待毙。是以其母哭而哀之。"余悉之下心甚恻然。但仅隔一墙，可令负来诊视，试看尚可救否？有一老兵欣然前往，须臾负来。诊其六脉状而不现，肢冷过肘，惟一息尚存。余即用麻黄附子细辛汤，外加干姜。服一剂，汗出肿消，四肢温暖。二剂痊愈。熟读仲景之书，只要将证认准，投之无不立刻奏效。正所谓经方起死人而肉白骨也。

以上出自《温病浅说温氏医案》

汪廷元

黄颢仰兄尊堂咽喉肿痛，复生重舌，颈与肩井、胸膛诸筋高起，粗劲掣痛，面赤而火上升，日发多次，须人以手揉捻，筋始平软。又或颈旁发肿，左髀及臂麻木而痛，淹缠两月，脉弦劲而疾。予详脉证，乃君相邪火亢盛沸腾，法宜滋阴壮水，以治其本；清热散结，以治其标，而后病斯已也。生地、麦冬、龙胆草、羚羊角、元参、钩藤、黄连、丹皮、马勃等，十余剂，又增损为丸服之，患遂渐瘥。

《广陵医案摘录》

许恩普

甲午冬，程从周军门少君绍周太守患喉痹。时医误以温补治之，遂致喉肿，水不下咽三日矣。延余诊视，脉沉细。余曰："此证肺胃肾虚火上冲喉咙成痹，单者重而双者轻，最忌刀针刺破喉咙，引毒入内，不治。并忌温药助邪；散药发邪；凉药伏邪。误服温补助邪，项肿以致于此。余为先刺少商、商阳二穴，出黑血以泄毒。贴金刚匙以拔毒，吹吴氏丹药以消毒，拟以滋阴清肺汤加减和解之。服药时许，饮水，晚间食粥，次日加托里透脓之品，数服外溃内消而愈。

《许氏医案》

王旭高

汪。《内经》云：一阴一阳结，谓之喉痹。指少阴君火合少阳相火上逆而为病也。病由内生，非关外感风温，故治之不易速效。养阴降火化痰，每相须为法。惟嫌脉息太细，系素禀六阴，真阳不足。然清药亦宜酌用，恐阴未足而阳先伤耳。慎之。

沙参　石决明　白扁豆　元参　怀山药　蛤壳　川石斛　生甘草　茯苓　川贝　桔梗

另：元明粉一钱、朱砂五厘、冰片二分，研细末，吹。

孙。痧回热减，温邪初退之余，咽喉反腐，虚火又从而起。良由久患喉痹，阴虚火亢，热淫摇动，亢焰复张。用方最宜加谨，过清恐伤脾胃，早滋恐恋余邪。姑拟甘凉平调肺胃，冀其上焦清肃。

鲜石斛　大贝母　元参　生甘草　丹皮　沙参　羚羊角　扁豆　稆豆衣　雪梨

杨。一阴一阳结谓之喉痹。一阴者，厥阴也；一阳者，少阳也。相火寄于肝胆，君火一动，相火随炽，上炎灼金，痹喉之证作矣。

鲜生地　元参　麦冬　焦山栀　大生地　石决明　沙参　桔梗　生甘草　稆豆衣　梨肉

以上出自《王旭高临证医案》

马文植

周丰岐令媛。经以一阴一阳结谓之喉痹。一阴者，厥阴风木也；一阳者，少阳相火也。夫相火内寄于肝，听命于心肾。阴不足，加以操劳，心火肝阳同移于上，阳明痰热，借以上升。始则喉际作痛，继生白点，咽关肿胀，数年来或轻或剧，兼作咳呛，喉际作梗，此痰气郁结上焦，即经谓喉痹是也。迩来夜热烦躁不寐，寝则汗出，经事后期，脉象虚数，左关弦而右关滑，君相不宁，阳明积痰不清，神不安舍，舍空则痰火踞之。拟养阴清肃肺胃，以安君相。

北沙参　竹茹　蛤粉　龙齿　麦冬　象贝　枇杷叶　蒌皮　丹皮　枳壳　合欢皮　茯神

二诊：当归　淮山药　西洋参　紫石英　枣仁　柏子仁　浮小麦　生熟甘草各　红枣　佩兰　生地　龙齿　麦冬

三诊：服前方诸恙较好，惟盗汗尚未全收，夜寐仍未安静。

原方去紫石英，加玄精石、茯神。

又膏方：加川贝、牡蛎、阿胶、女贞子、白芍。

《外科集腋》

刘子维

某之母，喉肿痛，兴寒冷，小便少，大便溏。

紫苏一钱五分　广玄参一两五钱　生军三钱　木通二钱　银花八钱　寸冬五钱　薄荷一钱　明雄三钱，冲　桔梗二钱　生地五钱　柴胡一钱　生甘草八钱　牛膝五钱

五付，服二付痊愈。

李俊注：此喉痹也。《六微旨大论》曰：相火之下，水气承之，君火之下，阴精承之。夫少阳为相火之气，少阴为君火之气。承之者，所以制其太过，不克则不生也。二经之脉并系咽喉，水不足以济火，则火上炎而为咽喉不利，此《阴阳别论》所以言一阴一阳结谓之喉痹也。《生气通天论》曰：营气不从，逆于肉理，乃生痈肿。《正理论》曰：热之所过，则为痈肿。《痈疽篇》曰：寒气客于经络之中则血泣，血泣则不通，不通则卫气归之，不得复反。故痈肿者，寒气化为热，热胜则肉腐，肉腐则为脓也。《至真要大论》曰：诸禁鼓栗，皆属于火。夫痈肿与喉痹，皆为结毒外因，则皆由寒束于外，热郁于内，以渐而成其内热而外反寒者。盖火不郁则热不盛，郁则卫外之阳不得复反于外，而外之寒气独留也。迨内热既极，蒸于肌肉，则恶寒自罢矣。肺为水之上源，热则通调失职，故小便少，大便至。津热则津液内涸，应大便燥，兹反溏者，盖由曾服下药所致，非其本也。《至真要大论》曰：暴注下迫，皆属于热。以此观之，大便溏亦何尝无热证，然必有暴注下迫为凭，非仅之溏谓也。

肾为水脏，血属于心，火有余则水不足而血热，故用玄参以壮水制火，生地以生水凉血；火克金则伤肺，故清以寸冬、银花，导以木通；卫阳郁则恶寒，故散以紫苏、柴、薄，开以桔梗；阳明热结则宜生军；痰涎壅塞，则宜雄黄；血气上并，则宜牛膝；若甘草则缓正于中，俾药得以从容理乱，即《至真要大论》所谓治上者制以缓之义也。

雄黄为治风寒暑湿结毒要药，非结毒不可妄用，喉证固结毒也。然非痰涎涌盛，亦不可妄用。

　　　　　　　　　　　　　　　　　　　　　　　　《圣余医案诠解》

方耕霞

世兄。少阴之脉循喉咙，厥阴之脉布胁肋，少阴阴虚，厥阴火旺，则喉干胁痛。拟补阴以泄厥相之火。

生地　玄参　黄柏　山栀　新绛　生草　麦冬　龟板　川贝　旋覆　葱管　丹皮

二诊：嗌干不减，脉两手俱大，厥少阴火偏炽，再从前法。

秋石炒生地　黄柏　知母　龟板　远志　麦冬　冬桑叶　花粉　泽泻　丹皮

三诊：前恙虽减，左脉尚未静，再当毓养。

洋参　麦冬　生地　龟板　知母　丹皮　女贞子　山药　萸肉　荷叶

汪。痰热伏于肺胃，外触新寒，肺气不宣，胃中伏热上乘，咽嗌气痹而胀，咽物不便，外则牙床肿痛形寒，脉弦紧，苔薄而黄，痰热挟风流行经络。宜先疏外风，兼清里热。

大豆卷三钱　粉丹皮钱半　京元参三钱　黑山栀三钱　苏梗钱半　射干七分　炒杭菊钱半　云茯苓三钱　冬桑叶钱半　象贝母三钱　宋半夏钱半　大连翘三钱　姜竹茹钱半　海蛤散四钱，绢包　炒荆芥

钱半

服此方外肿内碎，邪热已达。

改方：去射干、豆卷、荆芥，加杏仁、桔梗、甘草、芦根。

以上出自《倚云轩医案医话集》

巢渭芳

孟城东门，有费彭龄者，素耽赌、色，年已四旬，形瘦脉细。因早日作东，恣啖酒肉，兼值继娶新燕，陡然夜间咽舌肿痛，服药无效，急至喉科诊视，所进皆荆防、僵虫、乳没、大贝等味。引渭视脉，患者舌底肿大如假山之石，累累不受针，舌本僵硬上舐，咽喉阻塞，耳项亦肿，汤水难下。病者曰，吾不生矣。渭曰：前药尚未对证，如服对证之药，尚可背城一战。遂进雅连、大贝、马勃、黑山栀、川石斛、生草、玄参、连翘、玄明粉、鲜生地、银花、丹皮、荸荠汁。一剂见松，复方生地减半，加青果服之即愈。

《巢渭芳医话》

陈莲舫

青浦，王。喉痹复发，咽干发咳，脉象浮弦。阴虚热炽，挟风上炎，治以清泄。

北沙参　真川贝　天花粉　紫马勃青铅扎　粉蛤壳　新会红　盆秋石　光杏仁　生白芍　冬桑叶　白茯苓　毛燕窝

赵。喉痹哽痛，内咽起白，轻而复重，脉息沉弦。必有感冒风邪引动湿热，上扰喉关，致汗多气怯，咳呛痰多，时刻泛恶。风与热，热与痰，皆升而少降。先拟清降，接以滋养。

西芪皮　经霜叶　川贝母　盆秋石　川石斛　白茯苓　黄防风　紫马勃　山豆根　光杏仁粉蛤壳　广陈皮　枇杷叶

复方：吉林须　盆秋石　白柿霜　冬虫夏草　白茯苓　生白芍　金石斛　川贝母　光杏仁粉蛤壳　白苡米　枇杷叶

许。遗泄吐血，上下为损。气有余为火，阴被销铄。喉痹三年，蒂丁不收。咽喉干痛，脉息细弦带虚。久防进怯，治以清养。

北沙参　白柿霜　紫马勃　生白芍　粉蛤壳　抱茯神　川贝母　冬虫夏草　川石斛　制女贞　大丹参　广橘红　白木耳

以上出自《莲舫秘旨》

曹沧洲

某左。病起年余，转重以来亦逾四旬，喉痹妨咽，声音哑极，咳嗽，脉细数。虚劳重证，防喘塞变端。

黛蛤散五钱　白杏仁四钱　川贝三钱　白石英四钱　生甘草五分　竹茹二钱　款冬花二钱　冬瓜子一两　射干七分　马勃七分　玉蝴蝶三分　枇杷叶露一两

某左。咽关红肿已三月，伏痰伏热，理之不易。

鲜桑叶三钱　马勃七分　通草一钱　白杏仁四钱　甘中黄一钱　生蛤壳一两　金锁匙一钱　土贝五钱，去心　飞中白一钱半　滑石四钱　鲜芦根一两

以上出自《吴门曹氏三代医验集》

金子久

喉痹失音，起于已久，肝肾下元阴伤，已及上焦阳分，阳虚生背寒，阴虚生腹热，水不归壑，气不归源，咳呛气逆，有所来也。形瘦纳减，时或便溏，不独营卫之偏虚，抑且脾土之亏损，脾土既虚，金无资养，清肃安能有权，气机多升少降，左右脉象沉弱。治当甘补上焦之阳，柔填下元之阴，方呈政服。

绵芪　米炒江西术　橘红　川贝母　白芍　五味子　麦冬去心　冬虫夏草　茯苓　煅左牡蛎　南枣　炙黑甘草

《金子久专辑》

丁泽周

陈右。喉痹燥痛，咳嗽咯痰不爽，头疼眩晕，产后阴液亏耗，厥少之火上升，肺失清肃。宜滋阴清肺而化痰热。

大生地三钱　京元参二钱　大麦冬二钱半　蛤粉炒阿胶钱半　生甘草八分　苦桔梗一钱　霜桑叶三钱　川象贝各二钱　瓜蒌皮三钱　甜杏仁三钱　藏青果一钱　冬瓜子三钱　猪肤三钱，刮去油毛　干芦根一两，去节

朱右。喉痹燥痛渐见轻减，色红未退，少阴阴伤，虚火易升。再宜育阴清解。

小生地四钱　霜桑叶二钱　苦桔梗一钱　瓜蒌皮二钱　京元参钱半　生甘草六分　川象贝各二钱　白通草五分　藏青果一钱　北秫米三钱，包　猪肤三钱，刮去油毛

李先生。喉痹燥痛已久，时轻时剧，厥阴之脉循喉，少阴之脉绕喉。少阴阴虚，厥阴火升，以致内热口燥，夜不安寐。微有泛恶，大便不实，舌边红，苔干腻黄。火久津液为痰，痰浊中阻；肝热胆寒，心肾不得交通也。病情夹杂，非易速痊，姑拟滋阴清肺，涤痰安神，尚希明正。

京元参钱半　薄荷叶八分　冬桑叶三钱　川象贝各二钱　朱茯神三钱　枳实炭一钱　鲜竹茹二钱　川雅连三分　银花炭三钱　连翘壳三钱　炒山楂三钱　通草八分　活芦根一尺　朱灯心二扎

陶左。喉痹燥痛，咳嗽音声不扬，脉象细弱。肺肾阴亏，金碎不鸣，虑成肺损，宜培土生金，养肺化痰。

蛤粉炒阿胶二钱　川象贝各二钱　甜光杏三钱　蜜炙马兜铃一钱　抱茯神三钱　怀山药三钱　南沙参三钱　净蝉衣八分　冬瓜子三钱　冬桑叶三钱　瓜蒌皮三钱　北秫米三钱，包　凤凰衣钱半　猪肤三钱，刮去油毛

秦左。阴虚厥少之火升腾，风热之邪外乘，喉痛焮红白点，口舌破碎，妨于咽饮，脉象滑

数，苔黄。证势非轻，宜滋阴清肺而疏风热。

鲜生地四钱　京元参二钱　薄荷叶八分　冬桑叶三钱　甘中黄八分　细木通八分　川雅连四分　金银花三钱　连翘壳三钱　生赤芍二钱　大贝母三钱　凉膈散三钱，包　活芦根一尺，去节　鲜竹叶三十张

黄右。阴虚少阴伏热上升，胎火内阻，咽痛嫩红，内关白点，妨于咽饮，咳呛咯痰不爽。宜滋阴清肺而化痰热。

生地六钱　元参二钱　薄荷五分　川象贝各二钱　冬桑叶三钱　生甘草五分　淡条芩八分　天花粉三钱　金银花三钱　连翘壳三钱　肥知母二钱　藏青果一　钱鲜竹叶三十张　活芦根一尺，去节

以上出自《丁甘仁医案》

贺季衡

严女。喉痹半月，右喉根胀，饮咽不利，项外亦结肿，胸宇不舒，脉沉涩，舌红根黄。肝家气火与肺胃之宿痰相搏，最难速效。

旋覆花一钱五分，包　炙乌梅一钱五分　薄荷一钱　川郁金二钱　刺蒺藜四钱　射干一钱五分　大白芍二钱　法半夏一钱五分　白桔梗一钱五分　大杏仁三钱　炒竹茹一钱五分　金果榄二钱

二诊：喉痹梗痛已减，项外结肿亦退，而食后尚胀，脉细数，舌红边黄。气火初平，肝胃未和。原法出入。

旋覆花一钱五分，包　川郁金二钱　白蒺藜四钱　炙乌梅一钱五分　射干一钱五分　左金丸八分　煨木香八分　炒枳壳二钱　白桔梗一钱五分　大白芍二钱　金橘皮四个　金果榄二钱

另：沉香顺气丸二两，每服二钱，开水下。

杨女。气火喉痹已久，喉底红点粒粒，发则作痛，舌裂出血，舌红嗌干，月事不调，或先或后，少腹或胀痛，比增呛咳，痰色黑，脉弦滑细数。血热肝旺，气火上升，肺受熏灼也。润化为先。

北沙参四钱　大麦冬二钱　白桔梗一钱五分　乌玄参四钱　瓜蒌皮四钱　赤白芍各二钱　大杏仁三钱　青蛤壳五钱，先煎　云苓三钱　川贝母一钱五分　枇杷叶三钱，先煎　生竹茹一钱五分

另：玄参四钱　麦冬三钱　桔梗一钱五分　西洋参一钱　大梅片八分　煅中白一钱五分

上味研末，炼蜜糊丸，每用一粒含之。

以上出自《贺季衡医案》

张山雷

叶左。痰热上扰，喉痛虽不红肿，而起刺密点，是喉痹也。脉甚弦劲，肠腑燥结，舌苔黄腻甚厚，痰黏不滑。治宜化痰泄降。

瓜蒌皮6克　黄射干6克　紫马勃2.1克　杏仁泥12克　象贝母9克　姜半夏6克　炒竹茹6克　陈皮4.5克　连翘壳4.5克　藏青果2.4克　莱菔子9克，炒打　炒枳实2.4克　黄郁金4.5克

吴左。酒后阳升，咽痛红肿，蒂丁亦肿，痰涎黏腻，脉弦劲且大，舌赤苔黄。治法先当泄降。

瓜蒌皮 6 克　象贝母 9 克　玄参 9 克　黄射干 4.5 克　枳椇子 12 克　藏青果 2.4 克　板蓝根 9 克　牛膝 6 克　焦栀子 9 克　陈胆星 2.4 克　鲜竹茹 6 克　金铃子 12 克　黄郁金 4.5 克　连翘 4.5 克

汪左。旧恙喉痹，不时频发。脉细舌薄，时且失音，宜与泄化，弗事滋腻，虽难速愈，尚非不可治之候。但宜静养弗劳，且慎鲜发腥物、烟酒辛辣为上。

象贝母 9 克　黄射干 4.5 克　鲜竹茹 4.5 克　怀牛膝 4.5 克　人中黄 3 克　桑白皮 4.5 克　陈皮 4.5 克　生磁石 6 克，打　杜兜铃 4.5 克　路路通 6 克，去刺　木蝴蝶 10 片　银花 9 克　菊花 4.5 克

唐右。阴分久虚，浮阳上泛。喉哽悠久，有红丝而不红肿，蒂丁垂长，黏痰牵绕，脉左大右极细，舌有薄苔，已是不滑，肠腑干结。总之津液久枯，药难速复，滋养阴血本无速功。法宜清养，未可蛮补。

瓜蒌皮 4.5 克　南北沙参各 6 克　炒山萸肉 4.5 克　枸杞子 4.5 克　象贝母 6 克　大元地 3 克　淡鳖甲 6 克　炒枣仁 9 克　柏子仁 9 克　黄射干 4.5 克　橘红 3 克　丝瓜络 4.5 克　当归身 3 克

黄右。肝肾阴亏，浮阳上恣，咽关两旁形突，时进时退，已历两载。脉尚带数，舌质不腻，从前夜央烘热，昨授填摄，诸恙胥应。宜当踵步，徐图康复。

砂仁末 1.2 克，同打　大生地 9 克　山萸肉 6 克　甘杞子 6 克　象贝母 9 克　女贞子 9 克　丝瓜络 4.5 克　旱莲草 6 克　广藿梗 4.5 克　贯众 4.5 克　藏青果 1.5 克　苏木屑 3 克　生玄胡 4.5 克　制半夏 4.5 克

二诊：阴分素弱，形瘤色脱，肝胆木旺，上凌清窍。蒂丁鲜红，咽关两旁结为形块，已延年余，随时消长，脉小舌薄垢，纳谷尚安。法当填阴涵阳，和血宣络。

砂仁末 1.2 克，同打　大生地 9 克　山萸肉 9 克　甘杞子 4.5 克　生玄胡 4.5 克　苏方木 4.5 克　大象贝 6 克　台乌药 4.5 克　广藿梗 4.5 克　大白芍 6 克　旱莲草 7.5 克　制香附 4.5 克　制女贞 9 克

丁左。齿龈浮肿，起已经年。体质清瘦，本是阴虚，以致虚阳浮越。龈肉不红，喉痛不肿又不红，寒药大非所宜，肠腑干结，亦是液少。议滋潜降火。

干石斛 9 克，先煎　肥知母 6 克　黄射干 4.5 克　象贝母 9 克　北沙参 6 克　白茅根 12 克　干芦根 12 克　怀牛膝 6 克　陈皮 4.5 克　藏青果 2.4 克，打　炒山萸肉 4.5 克　半硫丸 2.4 克，饥时开水吞服，以肠腑畅行为度，不可多服

二诊：阴虚体质，浮火上凌，昨授清滋，喉痛已轻。今有新风外感，身发微热，脉弦右手带浮，舌苔仍滑。再踵前步，稍稍疏风。

霜桑叶 9 克　广藿梗 4.5 克　炒瓜蒌皮 4.5 克　川贝母 3 克　象贝母 6 克　怀牛膝 6 克　黄射干 4.5 克　甘杞子 4.5 克　原枝金石斛 9 克，劈开先煎　陈皮 4.5 克　藏青果 2.4 克，打　炒谷芽 4.5 克　天台乌药 4.5 克

三诊：真阴薄于下，阳反上浮，齿龈又胀。昨日偶尔小腹胀满，亦是肝络不疏之故，脉左弦劲右细实。仍守清养，庶为标本两顾。

北沙参 6 克　苦桔梗 4.5 克　肥知母 6 克　生石膏 9 克　润玄参 9 克　川贝母 4.5 克　象贝母 6 克

黄射干 4.5 克　新会皮 3 克　焦栀皮 4.5 克　旱莲草 6 克　制女贞 9 克　生紫草茸 9 克

四诊：龈浮已瘥，喉塞亦舒，脉仍细实，仍守清养。

南沙参 6 克　北沙参 9 克　生玄武板 9 克　大生地 9 克　炒山萸肉 4.5 克　甘枣杞子 4.5 克　炒黄川贝 4.5 克　当归身 4.5 克　大麦冬 9 克　广橘红 3 克　原枝金石斛 6 克，劈开先煎　带壳砂仁 1 粒，打

以上出自《张山雷专辑》

翟竹亭

邑西堤外平厂村李某，系余瓜葛亲，其妇年四十余，染喉证数日。请余时声哑痰鸣，已濒于危，辞不治。伊再三恳求，念其情切，先用三棱针刺少商二穴，又刺二尺泽穴，均泻肺经温毒，又刺两曲池穴。服养阴清肺汤，加大黄 18 克、芒硝 12 克、黄连 6 克、金银花 24 克、青果 8 个、栀子 10 克、龙胆草 6 克。午时服下，申刻大便，泻下污秽臭粪。第二日早晨，复邀往视，诸证皆轻，后用养阴清肺汤，原方又服三帖而愈。

《湖岳村叟医案》

冉雪峰

抗日战争期间，避难住万县时，有魏姓女，患喉痹，咽喉肿痛，滴水不入，药不得下，病来较暴，俨已封喉，唇口色乌，眼面俱肿，气痰漉漉，筑筑然若将窒息，病势颇危。抬至某医院求救，断为不治，谢绝不收，复抬至我处。予曰：热毒太炽，肿毒太剧，但非必死证，以雷氏六神丸五粒，置近舌根上端，以温水少许润之，令其含化咽津，煎剂不下，权用噙剂，一日三作，气略缓，呼吸较通。第二日，噙剂改为一日二作，肿痛渐消，茶水米浆，勉可吞下。第三日，噙剂改为一日一作，肿痛锐减，呼吸平调，勉可下药，兼服养阴清肺汤，原方薄荷减半，生地加倍。越第四日停用噙剂，计五日用六神丸三十粒，一星期诸病消失，气平神清如常人。

《冉雪峰医案》

施今墨

王某某，男，27 岁。前日起作寒热，咽喉疼痛，吞咽时咽痛更甚，喉内灼热不适，似有梗塞，有时刺痒欲咳，声音低哑难出，眠食欠佳，大便微干，小便黄。舌苔微黄，脉浮数。

辨证立法：肺胃蕴热，外感风邪，邪热上炎咽喉，以致肿痛，音声难出。治宜疏解清热为法。

处方：鲜芦根 15 克　蒲公英 12 克　鲜茅根 15 克　轻马勃 5 克，青黛 5 克同布包　鲜生地 12 克　大力子 6 克，炒　南薄荷 5 克　炒芥穗 5 克　金果榄 10 克　黑元参 10 克　酒条芩 10 克　苦桔梗 6 克　炙甘草 3 克

二诊：服药二剂，各证均大减轻，仍有咽痛，音哑不出。

处方：苦桔梗 6 克，生炒各半　诃子肉 10 克，生煨各半　粉甘草 3 克，生炙各半　大力子 6 克，炒　炒僵蚕 6 克　天花粉 12 克　金果榄 10 克　锦灯笼 10 克　板蓝根 10 克　酒条芩 10 克

《施今墨临床经验集》

第三节　喉痛

程从周

汪兆初之女年十七，患咽喉疼痛，不利声语，大便五日不通，医用甘桔汤，加黄柏、知母、玄参不效。又医用四物滋阴之类，亦不效。请治于余，予乃用大柴胡汤倍加酒大黄，一剂而痊。或曰："此何术也。"予曰："此手阳明实热，火炎上焦故也。盖咽喉乃肺之标，大肠乃肺之腑，今五日不更衣，阳明之热极矣，故邪反干肺金。今医乃用前项之药，所谓求标而舍本，其何能济？予乃直泻阳明之热实，窃灶底抽薪之法耳。诸君徒扬汤止沸，何以奏功？"

《程茂先医案》

黄凯钧

某，风寒犯肺，咽喉肿痛，当辛散。

苏叶　杏仁　粘子　橘红　薄荷　桔梗　蝉衣　甘草　姜皮　葱头

愈后旬余，咽喉复痛，起于夜分，忽然如髓，左边起泡如蚕，此阴火上冲，当清解，前恶寒脉浮，今不恶寒脉细，以此分温清两法，昧者不察，混施方药，贻误非细。

元参　连翘　马勃　薄荷　桔梗　甘草

白，三七，咽痛起于暮夜，而多痰涎，属冬藏不密，浮火上升，治法须苦味潜阳，苦辛散火，以甘和之，一服而愈。

元参二钱，能清阴火　连翘一钱五分，能清浮火　川斛三钱，清胃火消痰涎　杏仁三钱，辛散苦降　橘红五分，辛利上焦之气　桔梗一钱，开肺散郁火　薄荷一钱，清利咽喉　甘草三分，甘以和之

陶，二四，伏热在内，时交冬至，阳气内动，相因为病，咽喉燥痛，痰涎缠绕，渴饮冷水，咳嗽痰血，入暮寒热，舌白如垩，脉来细数，此实火证。非大寒之剂不能疗，莫谓寒冬怕用寒剂，舍时从证，古贤有之。

石膏八钱　川连一钱　丹皮一钱五分　生地三分　麦冬二钱　杏仁三钱　薄荷一钱五分　橘红一钱连翘一钱五分　甘草四分

服下即吐痰涎碗许，诸病减半，再剂而愈。

朱，十四，脉浮畏风，身热咽痛，肺邪欲泄，势将发疹。

杏仁三钱　薄荷一钱五分　防风一钱五分　粘子二钱　橘红一钱　桔梗一钱　元参一钱五分　连翘一钱五分　蝉衣七分　甘草四分　西河柳二钱

一服肌痒见点，再剂而愈，乃翁见惠盆梅，作七绝一首谢之。"珍重堂前短一梅，含苞看起到齐开，傍人问我从何日，道是山翁当杏栽。"

以上出自《肘后偶钞》

顾金寿

汪。脉沉细而数。风邪湿热秘于肺部，未能开泄。咳嗽不畅，久而咽肿微痛，会厌下垂，声音不亮，过服苦寒，又复移寒于大肠，腹痛便泄不爽，皆缘火因寒逼，肺气不舒，恐成烂喉重证。

旋覆花一钱　苏叶五分，蜜炙　炒枳壳一钱五分　炒厚朴七分　薄荷叶三分，蜜炙　生甘草五分　桔梗五分　泡淡菜三钱　细生地三钱　猪肤五钱，刮净油

煎汤代水。

又。脉见右部稍平，自述服药后，得汗少些，便觉精神清爽。舌色咽痛俱减，仍防肺气久秘，喉痛不免，再照前方加减。

旋覆花一钱　蜜炙苏叶四分　炒元参炭一钱　夏枯草一钱　炒枳壳一钱五分　细生地三钱　橘红一钱五分，蜜拌　瓜蒌皮三钱，火炒　桔梗四分　生甘草四分　泡淡菜三钱　薄荷叶二分　猪肤五钱，刮净油

煎汤代水。

又。色脉渐渐复原，惟右关尚有微数。午后咽痛减而未止，声音尚欠清亮，法宜金水两调，议固本二陈法。

原生地三钱　炒松熟地三钱　天冬一钱，火炒　麦冬二钱，米炒　制半夏一钱五分　陈皮一钱　茯苓三钱　炙甘草五分　桔梗五分　泡淡菜五钱

又。左脉颇平，右脉仍见微数。咳吐白痰，胸腹颇畅，咽痛时有时无。舌心微带黄色，声音不能清亮。肺胃余热未清，用煎丸并进法。

北沙参五钱，米炒　瓜姜皮三钱　天冬一钱五分，米炒　川贝母一钱　橘白一钱　茯神三钱　鲜霍斛三钱　生甘草五分

煎送六味地黄丸四钱

又。脉平证适，精神亦渐来复。惟舌心微黄未净，胃膈湿热不清，再用清胃宽中一法。

肥玉竹三钱，米炒　北沙参三钱，米炒　鲜霍斛三钱　瓜蒌皮二钱　象贝一钱五分　稆豆衣一钱五分，炒　陈皮白一钱　白蔻仁五分　生甘草五分　炒枳壳七分

上药煎好，送八仙长寿丸四钱，五服后，即彻煎剂，但每晨空心开水送。

问：声嘎咽痛，在劳怯已成不治。今先用清疏，得汗而解，后以滋纳收功，岂此证非劳怯欤？曰：实证似虚，此类是也，劳怯之声嘎咽痛，必由久咳肺痿，肝火刑金，三阴俱损，非药饵所能挽回，兹咳嗽不畅，咽肿微痛，声音不亮，腹痛便泄，类系风热为苦寒所遏，三阴尚未大亏，只须于清疏中微带和阴，自然郁火潜散，三阴得安，何患烂喉重证耶？若识认虚怯，一派滋降火，郁久而自焚，鲜不烂喉而死矣。即烂喉痧一证。古书不载，近十数年来，吴门发而死者极多，要皆审证不明，多用寒凉，遏抑所致。余曾小试数人，于初起时，仍用温散，或带清疏，竟得无恙。可知非皆死证也。若时毒疫疠，发为丹痧，顷刻杀人者，当又于吴又可瘟疫论求之。若初起，即用大剂承气汤泻之，或十有一二生者，然而难矣。

《吴门治验录》

何平子

气郁生风，嗝塞咽痛，从肝肺柔养，勿使内损营络。此方暂服。

　　归须　桃仁　杏仁　新绛　人中白　金沸草　瓦楞　橘红　郁金　枇杷叶

　　接方：紫菀茸　枇杷叶　石决明　小郁金　橘红　甜杏仁　陈阿胶　淮牛膝　人中白　山慈菇

《壶春丹房医案》

李铎

　　乙卯，余侧室费氏，患喉痛。余因在荷岭陈宅诊病，淹留数日，店伙不明寒热，谓喉痛总属于热，开手即用元参、甘、桔、牛子、芩、连之类二帖，及吹清凉药末，其痛益甚。迨余回寓，见其形寒面清，气喘溏泄，视其咽喉不红，右边微肿。诊脉微弱，知为肾伤寒证，误服凉药，以致身寒异常，加以桔梗载气上浮，致令气喘急迫，且少阴伤寒喉痛，乃久伏寒气而发，故先发头痛，次必下利，余用姜制半夏二钱、桂枝二钱、甘草一钱、生姜五片同煎，侯略温徐徐呷之，一剂寒除痛缓，再剂霍然。姑记之，以为拣方治病者戒。

　　按：诸病皆有寒热，何止喉痛一节，有热无寒，苟能临证细审，病真处悉见，自然药与病合，不致枘凿。譬如此证，只服半夏散及汤二剂而使其病悉除，其妙何可胜言哉？

　　《内经》曰：寒湿所胜，平以辛热，佐以甘苦，半夏、桂枝之辛以散经寒，甘草之甘以缓正气。

《医案偶存》

王燕昌

　　一商人，四十余岁，咽疼，更迭医知治数日，益甚，饮食不下，求救。诊得左脉细数，右寸洪滑。速吹西瓜霜，并觅陈年粪坑砖半段，洗净，用木柴煅红，为末，开水冲，取清汁一碗，徐徐浸润而饮下，饮至半碗，顿觉通顺，遂全饮下，一日而愈。又服白芍、贝母、柴胡、黄芩、生地、麦冬、瓜蒌、甘草、车前子、丹皮等药数剂。

《王氏医存》

吴达

　　五月之望，怡和洋行公和船陆炳章兄，请诊倪珊如之恙。咽喉胀塞，难于言语，诊脉短数，舌苔白腻，寒热头汗，口渴，溺赤，乃肥体多痰，太阴湿盛者，湿郁于中火越于上，故见是证。方用云苓、川斛、花粉、半夏、薄荷、桔梗、僵蚕、白芍、前胡、淡芩、生草、姜竹茹、竹叶治之。两剂喉胀减半，余邪未能尽彻，易方用青蒿、滑石、金果榄（川产）、苦甘草、半夏、薄荷、花粉、桔梗、僵蚕、淡芩、前胡、枳实、竹茹、竹叶。数剂后诸恙悉平。

《医学求是》

陈虬

　　家慈邱太孺人，以五弟卧床未起，昼夜操劳，月余失眠，自觉咽间紧小而微燥痛，脉皆虚数。予以素性肝燥，又值连日不寐，断为肝肾阴虚，投以滋阴之剂，如龟板、胶、地等，七剂而咽痛依然，膈间反增痰涎。予初亦不解，一日姨母来视，问曰："姐夏间患咽干，尚未愈耶？"始知六月予兄弟赴省试后已有此患，但不似今之剧，前太孺人仓促不及备告耳。乃曰："此证已得治法，可勿以常例拘也。"遂以大熟地二两、甘杞子一两、巴戟天五钱、五味八分，浓煎顿服之。一剂知，二剂已，三剂痊愈。家人问故，乃晓之曰："前以病起近日，阴亏未久，故投以寻常轻剂，其得药而痰聚者，胶冬腻补之物，得火则蒸而成痰。盖些少阴药，以之补下焦之虚则不足，以之助膈上之痰则有余，始则得药而痰觉愈多，继则因痰而药愈难达，故取熟地杞子之甘而多液者，以填补肾精。而又恐上焦之劫而为痰也，又取巴戟增志温肝之品，为化痰降气之用。盖是证之痰，由火升而致，故但与温纳坎阳，则痰自降。不可误施桔、半燥烈等味，且得五味之微酸又为甘酸化阴法。顿服者，取直达下焦也。古人七方，原首大方今人皆畏不敢用，近唯张景岳、陈远公尚有其遗法，然须审证精确，若药不中窍，祸亦烈焉。愈后未匝月，突患癃秘，因检方治之，殊未效。一日午饭，见案有梅浆，遂询所自，则以太孺人苦无别蔬，食此已旬余矣。予以太孺人肝气素盛，常劝令断止酸味，家人不知其能致病，故背予而私食之。予曰："经云：酸味令人癃病，正由此，解其物性，病当自已。"因思梅实色青，酸味极重，所以周秦以前，常以梅代醋，且先春而花，秉木气最厚，故味酸而性热。冬瓜秉秋金之气而成色白而味淡，金能克木，淡可解酸，宜可以制梅浆，恣意饮之当有验也。果服三日而愈。或问："秋时所成之物色白味淡者甚多，何以专取冬瓜？"予曰："此间亦正不可少。盖治病者，当审其寒热虚实，的属何经何腑何脏，而后求入经入脏入腑之药以治之，不得曰寒者热之，虚者补之，笼统瞎治也。冬瓜仁，古方取其利水，故冬瓜能愈此疾。若因食梅而致咳逆，则病在肺经，当取白柿治之，冬瓜即不中病，徒有滑脱之虑矣。诚能由此隅反，则头头是道，无一非药笼中物也。"太孺人素不信方药，见予谈医即频蹙曰："奈何舍正业不务，而欲效江湖术士之所为耶？"至是始信，乃曰："若后药真仙丹也。药能愈病，至今始信，儿可善为之，以苏苍生。"虬谨诺而不敢忘，记曰：为人子者，不可不知医，厥有旨哉。

《蛰庐诊录》

陈菊生

咽喉二窍，同出一脘，异途施化，喉在前，连接肺本，为气息之路，主出；咽在后，下接胃本，为饮食之路，主纳。故经云：咽喉者，水谷之道也；喉咙者，气之所以上下也。其证有寒热虚实之分。辛卯春，余客济南，高君仲闻之妾，患咽痛，饮食不进，夜寐不安，身热便闭，病势颇危，用符祝针砭法治之，不应，来延余诊。脉象洪大，审是温邪内蕴，不能下达，迫而上升所致，用三黄泻心汤加石膏、小生地。一剂，痛减；二剂，痛平。后以清养药，调理而愈。乙未夏，余寓上海，有张姓某喉辣心震，举发不时，病由劳怒后得，已经半年，问治于余。余切其脉，浮细而数，知是脏液不充，虚阳上乘所致。以四君子汤加白芍、山萸为方，数剂，证减，后更调治而愈。此二证也，一用苦降，一用甘温，俱应手奏效，乃咽喉病之轻者。他如缠喉风、走马喉风、双单乳蛾、喉疔、兜腮痈、喉疮、喉瘤、肺绝喉痹、经闭喉肿、梅核气诸证，轻者亦易疗，重者则至险。考古治法，皆急于治标，而缓于治本，以咽喉为要隘之地，缓则伤人，故治标为急耳。

《诊余举隅录》

张乃修

鲍右。咽喉作痛，遇劳即发，颧红目涩。此心胆火郁，恐成喉痹。

连翘壳三钱　净蝉衣一钱　黑山栀二钱　生甘草三分　射干五分　元参肉三钱　桔梗一钱　荆芥一钱　细生地四钱　郁金一钱五分

二诊：昨进甘凉，中脘痞阻，而目痛火升咽痛，足厥不温。气火尽从上浮。再反佐以进。

广郁金　煅磁石　半夏曲炒　白蒺藜　光杏仁　炒枳壳　香豆豉　茯苓　滋肾丸三钱，分二次用淡盐汤下

三诊：咽痛稍减，足厥转温，然中脘仍然不舒。还是气郁火难下降。前法再进一步。

制半夏　炒枳壳　广郁金　橘皮　生熟香附　茯苓　川连二分，干姜四分同炒　滋肾丸三钱

四诊：苦辛开降，中脘稍舒，咽痛略减，颧红稍退。水性常降，宜使之升，火性常升，宜使之降，中焦为升降之总道。再拟苦辛合化，引导火热下行。

制半夏　炒枳实　广郁金　肥知母　黄柏　云茯苓　广皮　竹茹　上瑶桂三分，去皮研末，泛糊丸桐子大，先服

五诊：胸次稍舒，饭食稍增，然足仍厥逆，咽喉仍痛。还是虚阳上逆。用金匮法。

漂净猪肤六钱　白蜜二钱　生甘草三分　桔梗一钱　炒黄粳米粉二钱　茯苓三钱　滋肾丸三钱，药汁送下

费毓卿夫人，由瘀化水，水性就下，流入足三阴经，郁而生热，遂致腿股赤肿。肝胆之火，亦因之而起，火既用事，阴分愈铄，不特分利泄湿，不能却病，即育附之剂，未见全功。足肿赤痛，口啐咽疼、知是阴虚之极，阴不藏阳，阳气炽于阴分之中，而浮越于外。随进《金匮》肾气以导火归原，散越之火，应手而伏，两足赤痛顿定，肿大如瓜之状，十消五六，可谓冒险逢生。理宜渐渐和平，徐徐图复，岂期散越之火，一扫而尽，而咽中之痛，稍缓复盛。脉数右寸关较大，而不耐重按。窃思少阴肾藏，是藏精之地，为乙癸之源。考少阴之脉系舌本，循喉咙，诸经之火既收，何独咽痛不与偕退。良由肾液燥涸之甚，阴气不能下吸，则虚阳难以潜伏。诚恐糜腐大起，阴阳不相抱负，而致虚脱。兹与屐莓仁兄先生商用仲景猪肤汤，以救少阴之燥，合阿胶鸡子地黄汤，以救肝肾之阴。转变百出，而致于此，得失之数，在此一举，若得应手，便是转危为安也。

真阿胶　生山药　熟地　鸡子黄　白粳米　麦冬　炒黄川贝　川石斛　猪肤　白蜜

复诊：诸火渐收，而少阴大亏，阴不下吸，虚阳依然上炎，已申明于前案中。夫阴不下吸，为水亏也，猪肤汤以救肾燥，胶地以滋水源。无如虚阳既从上炎，肺金受铄，肺为水之上源，源头不生，则滋育之品自为杯水车薪，无从应手。遂以崔氏八味为之反佐，而口糜仍然不退，壮水而水不能壮，导火而火不能归，转觉口腻涎黏，胃中生浊，独何故欤。盖一饮一食，皆赖脾胃为之磨化，然后化津化气，足以养生。而脾胃之磨化，尤赖肾中之一点真阳蒸变，炉薪不熄，釜爨方成也。今虚阳尽从上越，则命火之蒸变，反属无权，脾胃之旋转失职，胃本无浊，而浊自生矣。此时虚阳挟得些微之浊，流露于外，则结糜尤易。若投化浊，则燥药更易伤阴。若叠壮水原，则胃中之浊，必拒而不受，即复能受，虚浊必愈堆愈满。若大队引导，则阴不下吸，导之必不能下。兹拟以极轻之品，益水之上源，金为水母，所谓虚则补其母也，芳以泄浊，以避燥也，复以纯阴之品，以制阳光。然否正之。

炒黄北沙参　盐水炒竹茹　炒焦豆豉　炒黄枇杷叶　金钗石斛　盐水炒橘白　炒黄白粳米　炒麦冬　茯苓神　上濂珠　川贝母二味研极细，先调服用，白荷花露冲

孙左。问有痰嗽，去冬感受风温，以致热与痰合，蒸腾损肺，咽喉作痛，音暗声嘶，内热连绵，痰稠如胶，而色带青绿。脉象细数。气火尽从上凌，太阴肺津，悉为痰热所耗，金水不能相生，肾脏之水，日形亏乏。虚劳喉痹，恐非草木可以为功。

元参　花粉　桔梗　川贝母　白莱菔绞汁半杯温冲　杏仁　郁金　茯苓　海浮石　青果五枚，打汁冲　玉泉散　陈海蜇一两五钱，漂　大荸荠五枚，打汁冲

二诊：清化痰热，咽痛音暗，仍然不减。脉象细数，颇有促意。足见痰热虽壅于上，而肾水内亏，虚阳亦从上逆。再上下分治，以觇造化如何。

大生地炭　生甘草　丹皮　蝉衣　黑元参肉　川贝母　桔梗　山栀

龚右。头痛内热俱减，然咽中仍然作痛。喉痹情形，极难调治。

北沙参五钱　细生地四钱　川石斛四钱　射干五分　粉丹皮二钱　川贝母二钱　大麦冬三钱　竹衣一分　天花粉二钱　黑元参三钱　郁金一钱五分　青果二枚

二诊：咽痛音暗稍减，而咽中哽阻。肺胃燥痰未化也。

北沙参　川贝母　云茯苓　青果　川石斛　郁金　光杏仁　竹沥　炒蒌皮　黑元参　陈关蜇　地栗

三诊：诸恙皆减，而咽燥甚，则暗亦随之俱甚。气液之耗伤，即此可见。

北沙参　川贝母　元参肉　青蛤散　郁金　川石斛　天花粉　光杏仁　大麦冬　青果　梨片

四诊：咳暗而且吐血。据述病由受寒而起，投补而剧。于无治处求治，姑从此着眼，以希天幸。

炙麻黄五分　光杏仁三钱　象贝母一钱五分　炙桑叶一钱　藕节二枚　净蝉衣一钱五分　炒当归一钱五分　煨石膏六钱　云茯苓三钱　生甘草五分

五诊：辛温寒合方，咳嗽递减。肺伤邪伏，再尽人力，以待造化。

炙麻黄五分　生甘草五分　元参肉三钱　射干五分　煨石膏六钱　炒蒌皮三钱　净蝉衣一钱五分　竹衣二分　北沙参五钱　川贝母二钱　梨肉一两五钱

六诊：久暗久咳，本无发越之理。病从受寒而起，所以辛温之药，叠见应效。药向效边求，从前法进退。

炙麻黄　光杏仁　茯苓　元参　青果　煨石膏　生甘草　花粉　梨肉

七诊：稍感新凉，咳嗽顿剧。太阴伏寒，非温不化也。

炙麻黄三分　北细辛三分　橘红一钱　五味子六粒，老姜两片同打　川桂枝三分　光杏仁三钱　炙黑甘草三分　制半夏一钱五分　云茯苓三钱

八诊：叠进辛温，咳退十六，姑守前法以希天幸。

炙麻黄四分　光杏仁三钱　炙橘红一钱　云茯苓三钱　竹衣一分　北细辛三分　炒苏子三钱　生熟甘草各二分　桔梗一钱

九诊：音声稍爽。再清金润肺，以觇功静。

天花粉　川石斛　桔梗　水炒竹二青　北沙参　黑元参　生甘草　梨肉　光杏仁　云茯苓

竹衣

十诊：心中炙热，致音爽复瘖。良以痰热上凌。再清金化痰。

瓜蒌皮　桔梗　生甘草　竹沥　生鸡子白一枚，冲　北沙参　麦冬　云茯苓　郁金

十一诊：经云：人猝无音者，寒气客于会厌，则音不能发，发不能下，其开合不致，故无音。夫猝然者，非久之之谓也。今暗起仓猝之间，迁延至两年之久，揆诸久病得之为津枯血槁之条，似属相殊。不知其得此暗病之时，并非久病而得之，实以暴而得之，绵延日久不愈，虽久也，实暴也。但寒久则与暴客究有不同，以寒久则化热，所以心中有时热辣，而咽中有时作痛。前人谓失之毫厘，谬以千里，不可不辨而漫为施治也。拟消风散以治其内客之邪。至火邪遏闭，咽干声嘶而痛，古法往往宁肺清咽，即参此意。

台参须一两　苦桔梗一两三钱　松萝茶一两五钱　广皮一两三钱　大麦冬四两　川羌活一两五钱　生甘草一两三钱　防风一两五钱　炙款冬三两　荆芥穗一两五钱　牛蒡子三两　川芎一两五钱　白僵蚕二两　川贝母三两　光杏仁四两　云茯苓四两

共研细末，淡姜汁泛丸，如凤仙子大，不可过大，大则力下行，恐过病所也。临卧服三钱，食后服一钱五分，青果汤下。

邵左。冬令过温，少阴之热，循经而发，喉痛数日，势虽不甚，今交戌亥时，肢节筋脉，忽作牵掣两次，而无表邪见证。夫少阴属肾，内藏相火，相火寄于肝胆，胆为少阳而属风，木火动则风生，风扇则火炽。经云：一阴一阳结，谓之喉痹。即风火相合之意。今肢节掣引少阳之风从内而鼓，诚恐火势因之暴炽，胡可再投表散，以张其焰。惟有甘凉镇润，为合古人治法。

细生地　大麦冬　白蒺藜　桑叶　生甘草　大白芍　元参肉　黑山栀钩钩

二诊：投剂后喉痛大定，筋脉牵掣亦未复作，饮食自调。诚以火风从内而发，镇之则风平，润之则火熄，火与风合，其来也勃然，火与风分，其去也条然。脉形沉弱，面色青黄。《脉经》谓营气不定面色青，卫气不足面色黄。肝为营之源，肾为卫之本，平日肝肾之不足，略见一斑。仍从前法出入。

细生地　稽豆衣　粉丹皮　元参　甘草　大麦冬　滁菊花　大白芍　钩钩

三诊：喉痛既平数日，忽于戌亥之交，梦在凉月中行，陡然惊瘖，肢体又作震战。夫阳气藏于阴中，阴气敛之，则阳方静谧，戌亥为至阴之际，少阴之敛藏不固，则阳气从阴中勃然而出，经谓肾之变动为慄者此也。拟大剂育阴，以助蛰藏之令。

大生地　怀牛膝　云茯神　大麦冬　钩钩　稽豆衣　白蒺藜　东白芍　元参肉

四诊：投剂之后，震战以次渐平，肾之变动为栗，经训确然无疑。夫肾何至于变动哉。良由冬令过温，少阴不主潜藏，阴中之火从而升动，阴火者，犹雷电之火也，故其发也，作为战栗之状。药既应手，自宜叠进，以期阴平阳秘。

大生地　东白芍　云茯神　金石斛　怀山药　怀牛膝　大麦冬　钩钩

鲍右。经治诸恙稍退。春升木火燃动，不为乳胀，即为咽痛矣。

广郁金　桑叶　白蒺藜　朱茯神　瓜蒌皮　钩钩　黑山栀　胡黄连　黑豆衣　吴萸

二诊：节令之后，木火不熄，咽中热痛，头胀牙痛。前法再参育阴。

元参　山栀　丹皮　石决明　灯心　豆豉　郁金　桑叶　滁菊花　青果

三诊：昨兼清泄，咽痛牙疼稍减，然咽次仍有哽塞之象。气郁痰滞，木火欲降无由。再开

展气机，气行痰利，火自降也。

香豆豉　黑山栀　竹茹　白茯苓　甜杏仁　灵磁石　瓜蒌皮　郁金　炒枳壳　枇杷叶

以上出自《张聿青医案》

王旭高

吴。暑热蒸迫，心火暴甚。喉舌肿痛，及今旬日，势防成脓。用凉膈散加犀、羚，解上焦以泄君火之燔。

牛蒡子　犀角　连翘　焦山栀　生军水浸　大贝母　元明粉　竹叶　芦根　薄荷

又：消管丸。

胡黄连一两　刺猬皮一两，炙　象牙屑一两　五倍子一两，炙　蟾酥三钱，酒化　陈硬明角灯二两，炙

上药为末，炼蜜丸。用上好雄精三钱，泛上为衣。每朝三钱，金银花汤送下。

渊按：方极佳。惟蟾酥大毒走窜之品，每日服分余，未知可否。减半则稳当矣。此治外证久而成管者。

《王旭高临证医案》

姚龙光

殷春台为余至好。善青乌术，既博学而又得真传，每谈地理，明白晓畅，似甚平常，而精义即在其中，余先君及先室皆任其一人经理，又如江西陈纶阁、浙江俞麑轩两位老先生均深信而委任焉。其二令妹患喉痛，邀余往诊，其脉濡弱无力，畏寒恶食，舌苔白滑。余向春翁曰：凡喉疼齿痛，妇孺皆知为热，而令妹之恙独不然，若吾用药，定不肯服，盖请他医为治，不效，吾再进剂不迟。乃请市医为诊，果视为肺胃之热，用石膏、黄芩等与服，二剂后，喉痛加剧，胸膈板塞烦闷，全不知饥，滴水不入，复挽予治，予曰：令妹本脾虚多湿，寒痰闭肺窍之喉痛。一两剂便可见效，以川厚朴、杏仁、生苡仁、大贝母各三钱，茯苓、陈皮、苍术、白术各二钱，砂仁、枳壳、桑白皮、莱菔子各一钱半，紫菀一钱，生甘草五分，与服一剂，胸宽食进，两剂全愈。

《崇实堂医案》

柳宝诒

储。脉象弦数不静，左部尤甚。病因肝木不和，郁化风火，上结于咽。刻视蒂丁下垂，喉间多痰而无红紫之色。盖以阴火上炎，与外感风热之证，本不同也，且纳谷似梗，肝火逆刑于肺。治法当以清降阴火为主，佐以肃肺化痰清咽之品。

鲜生地薄荷同打　羚羊角　炒丹皮　黑山栀　旋覆花　白薇　制僵蚕　牡蛎　小川连大麦冬包扎，刺孔　元参　川贝去心　广郁金　生甘草　银花炭　枇杷叶　鲜竹茹

《柳宝诒医案》

邵兰荪

白马山李。温热寒热，脉弦寸口芤，呛咳咽痛，舌白尖赤。证属阴虚，宜防喉燥。

元参三钱　橘红一钱　金果榄钱半　桑叶三钱　象贝三钱　焦山栀三钱　光杏仁三钱　射干钱半　马勃钱半　白前钱半　胖大海三钱　枇杷叶五片，去毛

三帖。

又：咽痛稍差，脉弦右大，舌黄红，呛咳。寒热不清，宜防喉燥。二月十二日

元参三钱　薄荷钱半　金果榄钱半　桔梗二钱　象贝三钱　橘红钱半　粉丹皮二钱　甘草八分　马勃钱半　炒知母钱半　山茶花钱半　枇杷叶五片

三帖。

又：咳逆稍减，自利未除，脉濡数，舌滑根焦，尚润形光。最怕变幻。四月廿一号甲辰初五日

桔梗钱半　银花钱半　广郁金三钱　淡竹叶钱半　连翘三钱　大豆卷三钱　橘红一钱　蔻仁七分，冲　光杏仁三钱　赤苓四钱　通草钱半

清煎二帖。

史介生评：张仲景云：少阴病，下利咽痛，胸满心烦者，猪肤汤主之。今此案是属伏气自少阴而内发之咽痛，虽不用猪肤汤，而初方以宣散温邪，清火解毒，得以咽痛少差。次方则从甘桔汤加味，以清少阴内发之热，而咳逆稍减。三方因其自利，兼用辛淡渗湿，俾湿走脾健，自能告痊。

《邵兰荪医案》

王仲奇

洪，嵩山路，三月十六日。肾亏肺燥，阴少上承，气难肃降，咳呛曾经失血，喉痛不爽，且觉干燥，声欠清扬，脉弦。速以清燥救肺可也。

海蛤粉三钱，包　金钗斛三钱　野料豆三钱　甘草一钱　南沙参四钱　玄参三钱　天花粉三钱　紫荆皮三钱　射干一钱　木蝴蝶四分　蝉衣八分　干芦茎三钱

二诊：三月十九日，少阴肾脉循喉咙，喉咙即肺之系，为声音之路。肾亏液燥，阴少上承，气难肃降，咳呛、唾血、喉痛、咽干、声哑失扬，小便频数，脉濡弦滑。仍以滋肾救液可也。

海蛤粉三钱，包　金钗斛三钱　野料豆三钱　冬青子三钱　生地黄六钱　肥知母三钱　玄参三钱　南沙参三钱　紫荆皮三钱　射干八分　蝉衣八分　干芦茎三钱　柿霜三钱，冲

三诊：三月廿三日，唾血已止，咳呛见减，喉痛、咽干稍瘥，声哑时通时室，胸字气闷，小溲频数，脉濡弦。仍滋肾保肺可也。

海蛤粉三钱，包　金钗斛三钱　野料豆三钱　冬青子三钱　生地黄六钱　肥知母二钱　玄参三钱　南沙参三钱　射干钱半　瓜蒌根三钱　肥玉竹三钱　柿霜三钱，冲　干芦茎三钱

右。阴虚液燥，喉腭内帘干涸而痛，寐觉弥甚，舌糙。先以润喉清燥，用充阴液；痛经之患，姑缓治之，不必畏首畏尾也。

鲜生地　玄参　粉丹皮炒　甘草　射干山栀炒焦　天花粉　金果榄　海蛤粉包　飞青黛包　肥玉竹　火麻仁杵　肥知母炒　条芩炒　白药子　鲜石斛　鲜芦茎

二诊：燥热较平，唇吻稍淡，喉腭内帘涸痛未愈，寐觉弥干。仍以清燥理阴，润喉利咽可也。

鲜生地　鲜石斛　玄参　灯心　粉丹皮炒　天冬　山栀炒焦　海蛤壳粉包　天花粉　肥知母炒

白药子　柏子霜　甘草　川贝母_{去心}　淡竹叶　西瓜子

三诊：咽喉燥痛获愈，更予调理奇经。

生牡蛎_{先煎}　当归　西藏红花　白鸡冠花　片姜黄　玄胡索_炒　苏木屑　条芩_{酒炒}　刘寄奴　泽兰　制没药　莶蔄子　罂粟壳　瘪桃干_{炒焦}　卷柏_{炒炭}　茜根_炒　乌贼骨_炙　制香附米

会厌为声音之门户，乃咽喉、口、鼻之机关，屡经咯血，阴精不足以上举，更加风温咳呛，重伤阴液，喉络坼裂，会厌萎缩，咽饮呛逆难下，痰涕俱从鼻出，声嘶不清，行动息促。病生要害，勿泛泛视之。

霍石斛　野料豆　甘草　射干　青果　金果榄　海蛤粉　青黛　箬叶炭_{后三味蜜丸}

以上出自《王仲奇医案》

王埙

同谱张月翁之三弟，血燥食重，亦得热病兼喉痛。请张宝玉视之，张吓曰：此红痧蛤蟆瘟也，病甚险，治变恐不效。其母惊而不安。月翁邀余治。余曰无碍，非痧，非瘟。不过阴亏血热四字耳，二药可愈。月翁疾索方，因以六味地黄汤加芩、连进之。次日往见月翁，则其三弟已笑迎于门矣。问其病，则曰，药后酣睡至三更后，则心体具清；此时惟浑身稍软。余戒之曰，病初退，尚未痊愈，须节饮食，省奔走方可。不然，再发则无救矣。尚知信从，数日后，入学而读矣。

《醉花窗医案》

徐渡渔

咽痛百余日矣，少阴之脉，循喉咙，挟舌本，是少阴水亏不制虚阳，以钱仲阳补肺阿胶汤更添入咸苦。

二更宜加元参、玉桔梗。

《徐渡渔先生医案》

陈在山

郭林阁之二少，脉来沉缓，属阴，患咽喉肿痛，舌黄口渴，气息喘促，身热头痛乃阳证也。只得舍脉从证，用清解之药治之。

大生地　寸冬　薄荷　川朴　桑叶　甘草　豆根　双花　皮苓　蒌仁　枳壳　仁米　天水散　广角　竹叶

郭林阁之二少，服前方大见功效，虽有咽喉之余邪不解，自觉表证全清，惟胃气不佳，饮食稍觉无味，再用清淡脾胃之剂。

皮苓　仁米　山药　莲肉　枳壳　寸冬　汾草　广皮　薄荷　射干　滑石　双花　桑叶　竹叶　糯米

《云深处医案》

曹惕寅

宁康里程君之夫人由苏避难，卜居于此。忽患形寒喉痛，寓近喉医，即往诊之。医者作温毒痰热治之。两服寒凉，形寒加甚，喉又起腐，转而质之于余。乃以寒热计察之。热度高至一百零二度，寒战不已，头痛喉痛，见其腐肉板木，欲咳不出。一派温邪不得外达之象。病家且坚欲用白虎汤法。余严为警告之，此乃热痰为寒邪所包，宜从透解入手，俟其表解化火，再用寒凉清化，未为晚也。若强泥忌表之说，致使外感之寒邪，与内蕴之痰热，交蒸于上，郁遏化火，则音闪腐变，指顾间事耳。乃方用薄荷、牛蒡、蝉衣、赤芍、土贝、马勃、中白、莱菔子、石决明、金锁匙、枇杷叶、泽泻，一剂而表解热退。转方去薄荷，加桑叶。又诊，则去蝉衣、牛蒡，略事清化，即得安然无恙。故治病于因势利导之法，不可不知也。

《翠竹山房诊暇录稿》

刘云湖

病者：堵城李文先君之长郎名亚子，年十四，寓武昌上新河恒心里五号。

病因：春温证微恶寒壮热，晚更甚，前与银翘散，病不稍减。

证候：反加喉痛，视之内有红块，因疑肺火内郁，恐发白喉先兆，令延白喉专科治之，亦不效，至夜热如熏蒸。

诊断：脉关尺沉数有力，此少阴伏火内炽，与肺胃之火相合也。

疗法：治宜苦降，不宜辛散。

处方：黑元参、冬桑叶各四钱，黄芩、连翘、鲜芦根、生大黄各三钱，浙贝母、枳实、蒌壳、苦杏仁各二钱，粉甘草一钱。

效果：比服热退，下黑粪数次，次日喉痛稍愈，尚有余咳，令唳蔗汁而愈。越二日其母亦病喉痛，发热面赤，热与亚子相似，此为传染所致，愚与桑菊饮，连进二服，热与面赤虽退，而喉痛仍在，入夜干渴，即于渴时唳生梨一颗，当愈。

理论：此伏气与外感并病也。《内经》云，冬伤于寒，春必病温，冬不藏精，春必病温。夫不藏精伤于寒，皆温病之极大原因。陈修园谓少阴伏热内起，发于太阳而为温病，即《伤寒论》太阳病发热而渴不恶寒者为温病是也。然微恶寒者，以太阳为寒水之经，在经之邪，与经相应，故恶寒，稍久温邪大发，即不恶寒矣，此本少阴伏火，应时而出，与温毒合，郁于手太阴肺部，故其证蒸蒸发热，然其喉肿有红块者，以手太阴之脉循喉咙也。推此原因，良由先天真水不足，相火发动，又适与温毒菌有隙可乘之机也。

方论：温病宜辛凉轻解，而此则不宜宣解者，以有伏气故也。此证为龙火升腾，龙宜潜藏，故滋水以安之。以元参、桑叶安金水二脏。黄芩、连翘、贝母、蒌壳、杏仁、芦根，以大清其肺火。用生大黄以引之下降。无辛以犯上之弊，有苦以下抑之功也。

或问白喉、痧喉均可用宣散之剂，如麻杏甘石薄荷等，此则不宜用者何也。答曰，白喉痧喉，均外来之邪，故宜宣散，便之从外而出，若伏火上冲，虽有时疫相间，断不可用轻宣之法，以伏火乃雷龙之火，稍一升散，则相火即随之而起，蔓延莫制，故白喉忌表，《抉微》一书，一再申禁，正为其为相火内炽，治宜苦降，不宜轻宣也，业医者切勿固守常法可耳。

《临床实验录》

周镇

谢蕙廷，泸南，羊毛业。酷嗜酒，且喜海味。历年膏滋以别直参、鹿茸为主，又好人参再造丸，以为珍贵者必非常物，购而服之，冀筋强骨健。因屡丧子，悒郁不舒，气机窒塞。癸丑春初，寒热自汗，多医调治，湿热未清。浙慈张君狙于病后，予温补方。自暮春至夏末，服参百余金，芪枣汤数旬，反见气窒神呆，面油懒言，胸膺灼热如积火盆。以致咽喉灼痛，鼻中火出，嗳噫日百余声，不知饥饱矣。夏季以避战事回锡，憔悴其容，与之寒暄不答，绝似虚弱已臻极峰之状。初延温明远先生诊，脉刚劲，舌红苔黄。案为肝肾亏损，气火蒸灼。以介属潜阳，佐以运化中枢，如白芍、生地、龟甲、杜仲、石斛、玉竹、白术、茯苓、半夏、滑石、荷茎等。十余剂未见甚效，后招予诊。予思此证误药半年，积热充斥，决裂有喉痹之险；且病者之信仰真诚未可知，少投未必即操胜著，因婉辞之。见者亦谓病已成瘵，尼予不必独辟机械，以顺众为是、逆众为非也。翌日，病者敦促诊视，脉象弦大而数，苔厚质红，各恙未觉其减。审知隐有悲怀，木火灼于内，湿浊阻于中。因大反前案，宗王孟英法清化肝火，疏解气郁及蕴湿积痰。如元参、丹皮、蒺藜、川贝母、苏噜子、郁金、旋覆、光杏、薏仁、枇杷叶、木蝴蝶，以鲜藕、萱花、芦根大剂，煎汤代水。服后自觉适宜。连进三剂，湿火下行，便溏肛灼，所下漆韧，气秽极重。脉弦陡柔，舌红大淡。是以前温补湿热有下泄之势。向本无痰，涌痰灰色。外觉轰热，目中火出。咽灼渐减，嗳气亦松。惟胃气未复，神情仍疲。嗣去元参、丹皮、苏噜、蒺藜、木蝴蝶、杏仁、旋覆，加入建曲、车前、通草、苏梗、香附、莱菔子之类。正在病势转机，而其亲友以病久泄泻，迫令停药，一时疑阵顿起。余劝其日寻喜笑。据述脘中板痛，欲笑不能，俯仰不能自如。续以开郁降浊，泄热通络。至八月初，余火从臀上起一外疡，咽中燥痒。再解肝胃之热而祛络蕴之邪。如川贝母、竹茹、金铃子、旋覆、黑山栀、丝瓜络、橘红络、忍冬藤、黛蛤、花粉、萆薢、桑枝。湿火尽下，疡溃。时外科欲以参、芪温托。予晓之曰：疡为蕴热外泄之生路，补则呆滞其上。咽灼，喉证宜防也。但以呼脓败毒，脓出数碗，缠绵匝月方敛。停药已久，因谢之亲友或劝其别诊，或令服签方也。据后得仙方系西河柳，疑之方止。余火复炎，目赤牙肿，咽辣而糙，胸背灼热，沃痰韧厚。询悉曩服再造丸，以附、桂辛热，蛇、虫攻窜，积热深沉，毫无疑义。即疏清咽太平丸加减，如川贝母、犀角、柿霜、薄荷、月石、雄精、化州橘红、桔梗、元参，生研为末，竹沥和蜜丸，嘱其卧前服。晨起，痰吐黄韧而厚，是温补留恋于膈者有松动之机。另服煎剂如瓜蒌、牛蒡、浙贝母、杏仁、竹茹、射干、蝉衣、郁金、苦丁香、冬瓜仁、瓦楞子等。胶痰大吐，苔反转厚。竟加白金丸数分，涌吐稠痰两盅，灼热咽痛循止，嗳气大减矣。终因络隧被攻窜留邪，肩时酸痛，肝火易旺，嗔怒易起。时已季冬，向之病者之或亲或友掣肘隐谤者，至此虽已引退，然谢固掌数万之巨富，委心相从，至此又以补之一字相聒。温明远先生谓谢系色欲过度，肝肾大伤，拟以鹿茸温润为主，补其督脉。余则宗叶氏法，清肝胃，养络隧，与达气郁，涤痰浊。仿匮药法，以羚羊、生地、霍斛、玉竹、天麻、滁菊、丹皮、寄生、牛膝、首乌、麦冬、阿胶为末，以丝瓜络、忍冬藤煎汁泛如痧药大；再以元参、川贝母、郁金、苏噜子、橘皮络、叭杏、薏仁、半夏曲，研末，竹沥层层拌泛，匮补品于内，嘱其服之，各证渐退。明年夏，余气尚从颈项诸处发出，热疖甚多，而饮食起居，旋已复原。此证盘根错节，极不易治。或谓服清药过多，恐后不能生育。今（丙辰）闻其令阃又怀娠，迨夏生子矣。

《周小农医案》

陆观虎

某某，戴，女，40岁。

辨证：风火喉痛。

病因：风火上炎。

证候：喉红、咽痛作堵。脉浮数。舌质红，苔淡黄。

治法：解毒清热，疏风宣表。

处方：连翘6克　金果榄6克　金灯笼6克　净银花9克　大贝母6克　生枇杷叶6克　紫花地丁6克　炒赤芍6克　粉丹皮6克　薄荷3克，后下　黛蛤散9克，包

漱口水（冰片0.1克、硼砂1.5克、兑水120毫升），一瓶频频漱口。

方解：金果榄、金灯笼之苦寒治其咽痛喉红作堵。银花、连翘、紫花地丁轻宣散结，清热解毒。赤芍、丹皮泻肝泻伏火祛瘀凉血。大贝母、黛蛤散清化痰热。枇杷叶清肺兼治咽喉作堵。薄荷辛凉宣表散风热。嘱先服三剂。

二诊：

证候：喉红咽痛已减有痰，风火未清。脉细。舌质红，苔黄腻。

处方：连翘6克　大贝母9克，去心　生甘草3克　银花9克　炒赤芍6克　栀子皮6克　炒竹茹6克　紫花地丁6克　金灯笼6克　黛蛤散9克，包　鲜茅根30克

方解：病者连服三剂后，喉红咽痛已减，有痰，脉已不浮数。舌仍红，惟增苔腻。再以清化痰热。前方内减金果榄、粉丹皮、枇杷叶、薄荷，竹茹化痰热，栀子清三焦之热，茅根除伏热消瘀凉血，生甘草入凉剂，则有泻邪热之用。又服三剂病即告痊。

张某某，女，47岁。

辨证：风食喉证。

病因：内热受风，肠胃不和。

证候：喉红肿痛，头晕，纳呆腹胀，大便干燥。脉细濡数。舌质红，苔黄微腻。

治法：清热疏风，兼和肠胃。

处方：连翘6克　大腹皮9克　石决明12克，敲　净银花9克　山楂炭6克　蒲公英9克　焦稻芽15克　杭甘菊6克　陈皮6克　白茅根15克　瓜蒌皮仁各9克

方解：银花、连翘、蒲公英轻宣散结、清热解毒治其喉红肿痛。杭甘菊疏风热而止头晕。再加石决明平肝潜阳，配甘菊治肝热生风头眩晕之恙。白茅根除伏热，消瘀凉血。全瓜蒌润便兼清痰热。大腹皮消腹胀。焦稻芽、陈皮、山楂炭开胃健运，与全瓜蒌两和肠胃之用。

顾某某，女，14岁。

辨证：风食喉证。

病因：肠胃郁火，感风上炎。

证候：纳少，发热身痛、喉痛、头痛，脘堵作吐，腹中时痛。脉细数。舌质红，苔薄黄。

治法：疏化食积，清解风热。

处方：鲜佩兰6克，后下　杭甘菊6克　连翘6克　六曲炭6克　炒栀子6克　焦稻芽9克　净银花9克　山楂炭9克　金灯笼6克　鲜藿香6克，后下　益元散9克，包煎

方解：鲜藿香、鲜佩兰芳香和中开胃。焦稻芽、六神曲、山楂炭化食积而止腹痛。连翘、银花、金灯笼、栀子轻宣散结，清热解毒治其喉痛。杭菊疏风热，而止头痛。益元散渗湿利溲清暑，因病值夏令，故方内加入鲜佩兰、鲜藿香及益元散三味。

马某某，男，35 岁。

辨证：实为喉证。

病因：内有实火，外感风邪。

证候：发热头痛，腹胀、口苦发酸，喉红肿痛。脉细弦。舌质红，苔浮黄。

治法：清化风火。

处方：连翘6克　大腹皮6克　金灯笼6克　炒栀子6克　陈皮丝6克　紫花地丁6克　炒赤芍6克　蒲公英9克　杭甘菊6克　鲜薄荷3克，后下

方解：连翘、银花、紫花地丁轻宣散结，清热解毒治其喉痛。金灯笼、蒲公英化热毒而治喉痛，并消红肿。杭甘菊、薄荷清解风热，而止头痛。陈皮、大腹皮治腹胀。炒栀子清三焦之热，而治口苦发酸。

连服三剂热清风解病即霍然。

李某某，男，29 岁。

辨证：实火喉证。

病因：实火上扰，外束风邪。

证候：咳嗽，腹胀，头痛，喉痛咽肿，颈部结核，自汗乏力。脉细数。舌红，苔黄。

治法：清化风火。

处方：连翘6克　大贝母6克　蒲公英9克　银花9克　炒赤芍6克　金灯笼6克　冬瓜子9克　大腹皮9克　丝瓜络6克　粉丹皮6克　鲜茅根30克

方解：连翘、银花轻宣散结，清热解毒治其咽喉肿痛。金灯笼、蒲公英消其咽痛喉肿，并治颈部结核。赤芍泻肝散瘀。丹皮泻伏火、祛瘀、凉血和血、止咽喉肿痛，兼消结核。大腹皮治腹胀。冬瓜子止咳嗽。大贝母清痰热。丝瓜络通经络。鲜茅根除伏热消瘀凉血。

连服三剂即愈。

单某某，男，39 岁。

辨证：虚火喉证。

病因：虚火内蕴，复感外邪。

证候：舌根咽痛，年余未瘥、右齿龈亦痛。脉细弦数。舌红，苔黄。

治法：清化虚火，而疏风邪。

处方：橄榄核9克　大贝母6克　金灯笼6克　射干6克　炒赤芍6克　制僵蚕6克　黛连翘6克　炒栀子6克　蒲公英9克　净银花9克　白茅根15克

方解：连翘、银花、金灯笼轻宣散结泻火解毒。射干、橄榄核下气除烦化痰，开泻治其咽痛。蒲公英、赤芍、茅根泻火散瘀消肿，治其右齿龈痛。炒栀子清三焦之热。大贝母化热痰，而散结。僵蚕祛风化痰，喉痹咽肿亦能治之。青黛泻肝散郁火。

邱某某，男，47 岁。

辨证：虚火喉证。

病因：肺肾两虚，虚火上炎。

证候：咳嗽痰白，喉痛，小便不利，内痔作肿，右肩疼痛不能高举，腰膝无力。脉细数。舌红，苔黄。

治法：两调肺肾，兼治虚火。

处方：冬瓜子 9 克　桑寄生 9 克　煨益智仁 12 克　川通草 3 克　胖大海 6 克　黑豆衣 9 克　朱茯神 9 克　熟女贞子 9 克　淡竹茹 6 克　净槐米 9 克　金灯笼 6 克　蜜炙枇杷叶 6 克　灯心草 3 扎，青黛拌

方解：金灯笼、胖大海治其喉痛。益智仁、女贞子、黑豆衣、桑寄生补肺肾。通草、朱茯神、灯心草安神利小便。青黛泻肝郁火，兼清虚热。槐米祛大肠湿热，而治内痔作肿。冬瓜子止咳嗽。

刘某某，女，34 岁。

辨证：湿热喉证。

病因：湿热互滞上蒸。

证候：喉痛咽红微肿，头晕、脘闷、咳嗽。脉细数。舌红，苔微黄。

治法：清化湿热。

处方：冬瓜子 9 克　大贝母 6 克　生枇杷叶 6 克，拭毛　连翘 6 克　杭白芍 9 克　大青叶 9 克　净银花 6 克　板蓝根 6 克　生甘草 6 克　赤茯苓 9 克　金灯笼 6 克　蒲公英 9 克

方解：连翘、银花轻宣散结，清热解毒。金灯笼、蒲公英、板蓝根清热消肿。大青叶解热毒。以上药味都是针对治其喉痛咽红微肿。枇杷叶、冬瓜子清肺止咳。大贝母化燥痰，散结热。杭白芍止头晕而清热。赤茯苓利水渗湿疗其脘闷。生甘草入凉药之中则泻邪热。先后共服六剂而愈。

陈某某，女，65 岁。

辨证：气痰喉证。

病因：气痰互滞，肠胃不和。

证候：纳食喉堵且痛，气短微咳，有痰，脘闷，便燥。脉细弦。舌红，苔薄黄。

治法：疏化气痰，兼和肠胃。

处方：夏枯草 9 克　大贝母 6 克　白茅根 15 克　橄榄核 9 克　制僵蚕 9 克　射干 6 克　炒赤芍 6 克　小金丹 2 粒，药汤冲服　黛蛤散 9 克，包煎　天花粉 12 克　炒栀子 6 克　蒲公英 9 克　广郁金 6 克

方解：射干、橄榄核下气除烦，化痰止其喉堵且痛。蒲公英、夏枯草清热散结，大贝母化痰毒而散结。栀子清三焦之热。白茅根泻火散瘀。天花粉化热痰而润便。郁金开脘闷，疏气分。黛蛤散清肝热而化痰。小金丹消肿散结，止喉堵。

齐某某，女，64 岁。

辨证：气痰喉证。

病因：气痰互滞，兼有伏热。

证候：喉间堵痛，气攻有痰，乏力。脉细数。舌红，苔黄。

治法：疏化气痰，清伏热。

处方：橄榄核9克　大贝母6克　佛手3克　射干6克　炒赤芍9克　代代花3克　蒲公英9克　陈皮6克　丝瓜络6克　粉丹皮6克　黛蛤散9克，包

方解：射干、橄榄核下气除烦化痰，治其喉间堵痛。代代花、佛手理气止气攻。丝瓜络通络治其乏力。蒲公英清热散结。大贝母、黛蛤散化痰散结清热。陈皮理气化痰。赤芍、丹皮泻伏火，散瘀凉血。

以上出自《陆观虎医案》

第四节　喉痈

许琏

武林丁松翁三世兄，患风热喉痈。初起觉微寒，旋即发热，阅三日，喉关之内，小舌两旁，如有物梗塞。至五六日，脓成痛甚。始悉喉内两旁双发喉痈。先延他医治之，处以辛凉疏风轻剂，至七八日，乃召余诊。脉之寸关二部浮数，两尺虚软无力。证属风热上壅，先以清火解毒为主。幸前方无误，脉象清爽，证虽危而可安，但勿求速效，走入歧路，致增跋涉尔。松翁深以为然，乃用羚羊、石膏、知母、银花、僵蚕、薄荷、竹茹、青黛、山栀等，清化上焦之风热，大便闭结则用大黄、芩、连、元明粉等以通利之。吹以消肿解毒拔脓之药。至二十余日脓腐未尽，人益困惫，举家惶惑，乃用斑蝥等外治之药，欲提其毒从外而出。余至，急令揭去，甘草汤洗之，诚以脓腐已化，断无外提之理，徒使毒气散漫，迁延难愈。至二十余日脓腐方尽，脉亦平静而肿痛依然。方信余言不谬也。乃用生甘草六钱，生绿豆一盏煎汤。再加化毒清火养阴之药。次日肿痛果瘥。后以养胃安神之剂，出入加减，月余始瘥。

《清代名医医话精华》

张千里

神墩僧，先喉中介介，继以咳嗽，音哑而痛，痰来日以碗许，近更吐血，喉间臭气喷溢，迄今年余，脉浮大数，右手为甚，此内喉痈也。病不在咽，故纳食无大碍，然高年肺气大耗，岂能无虑。

鲜生地三钱　紫菀一钱五分　炙草四分　枇杷叶两片　驴皮胶三钱　元参一钱五分　牛蒡二钱　茅草根二钱　马兜铃一钱五分　川贝二钱　杏仁二钱

姚光祖按：喉科之证，吹药第一，汤药次之。

《千里医案》

王旭高

某。结喉痈生于咽喉之上，视之不见，胀塞不通，汤水难进，极为险重。急以化痰宣窍、开通肺气方法。

射干　牛蒡子　僵蚕　薄荷　荆芥　桔梗　山豆根　贯众　生甘草　茅芦根

渊按：吹喉之药必不可缺。

赵。咽喉肿及上腭，的属喉痈。汤水难咽，痰多便闭。证交四日，邪火炽张。秀翁主以清化涤痰，极是。鄙意竟用凉膈散通彻表里，尤为简净。仍候裁正。

凉膈散加牛蒡子、桔梗、芦根。

以上出自《王旭高临证医案》

方耕霞

蒋。痰气阻痹肺络，木火乘之结而为热，咽中胀痛，色红形圆如瘤，此喉痈之萌也，宜清气化痰治之。

南沙参三钱　冬桑叶钱半　玉桔梗一钱　粉丹皮钱半　石决明五钱　象贝母三钱　京元参三钱　薄橘红一钱，盐水炒　生甘草三分　黑山栀三钱　射干七分　大连翘三钱　水炙竹茹钱半　海蛤散五钱，绢包，先煎

《倚云轩医话医案集》

陈莲舫

王。咽喉红肿，势防出脓，寒热，脉弦，治以清泄。

淡豆豉　炒防风　炒天虫　大力子　炙苏子　冬桑叶　山豆根　轻马勃　薄荷梗　光杏仁薄橘红　荷叶　生甘草

《莲舫秘旨》

袁焯

张文卿君夫人，年三十岁。今年五月初十日来诊，咽喉两旁肿塞，汤水不能下咽，虽口津亦不能咽，胀塞非常，口有秽气。两旁既肿塞，而其下复溃烂，身热口渴，舌苔白腻，脉息滑数有力。盖温毒痰热蓄积上焦，污血壅阻而成喉痈。治不得法，致肿势日盛，将成喉闭而死矣。救急之法，当先放血以开其闭，否则牙关拘急，口不能张，呼吸闭塞，神丹莫救矣。乃以刀刺喉内肿处，出紫黑血块甚多，盖皆毒血也。随以蓬莱雪吹之，并以金银花、紫花地丁、黄芩、贝母、瓜蒌、金果榄各三钱，鲜生地八钱，干生地四钱，川连八分，橘皮一钱作煎剂，加梨汁一酒盅和服。下午复诊，喉内见黏有稠脓，乃以毛笔蘸水洗涤，洗出稠脓甚多，喉肿觉松，复于两臂曲池穴，针刺出血，以分毒血上行之势，仍以原方再进一剂。明日大雨倾盆，未及来诊。第三日来复诊，则热全退，喉肿大消，能进薄粥两碗，舌苔亦退，又得大便，脉息亦转软滑矣。易方以金银花、贝母、花粉、苡仁、茯苓各三钱，佩兰一钱，元参、麦冬各二钱，干生地三钱，接服两剂痊愈。凡喉痈肿势过甚者，皆由污血为患，急宜刀刺放血，万万不可姑息也。

金乎卿君哲嗣，年八岁，体质素瘦，今年三月出痧，痧后又生疱疮，至六月初旬，又病喉痧，发热咽痛，初由西医蒋某治之，用冷水浸毛巾罨颈项，又用水浴法及服"安知必林"与盐水漱喉等法，均无效，病势益剧，其岳家童姓荐予治，时六月十五日也。身热，咽喉两旁上下

皆溃烂腐秽，舌红无苔，口渴溲黄，脉息软数，盖阴液大亏，热邪燔灼于上焦也。热不难解，惟咽喉全部腐烂而阴液亏耗，断非实证可比，危险已极，幸神不昏，呼吸不促，不烦躁，尚可挽救。拟方以增液汤为主：鲜生地一两，麦门冬、元参各三钱，鲜石斛、金银花、连翘各三钱，黄芩一钱，天花粉二钱，知母一钱，甘草六分，作煎剂服，外吹锡类散，先用淡盐汤漱喉，嗽后吹药。金君自以寒暑针置病人口中验热度，已有一百零五度之高。予谓寒暑针，虽能验热度之高下，然不能分虚实，万不可泥以论病。若只准寒暑针所验之热度，以定治法，则当用三黄、白虎，然则脉象、舌色而论，则不独三黄、白虎，不可误投，即西药中的退热剂，亦非所宜，否则危亡立见，噬脐无及矣。金君韪之，遂以予方煎服焉。

十六日复诊，四肢不热，身热亦轻，舌色红艳而光，毫无苔垢，大便通利，溲色黄浊，言语多，口不渴，彻夜不寐，喉烂如故，脉息虚数，原方去黄芩、花粉、知母、鲜生地；加西洋参一钱五分，枣仁、朱拌茯神各三钱，干地黄五钱；用百合一枚，煎汤代水煎药。

十七日复诊，舌上红色转淡，夜间能睡一二时，谵语亦减，咽喉上部腐烂较退，惟下部及膈帘等处，仍然腐烂，精神疲惫，脉息虚细无神，是气血大虚之候也，急宜培补，拟方以大补元煎合增液汤法。西洋参二钱，炒熟地炭三钱，干地黄四钱，怀山药三钱，朱染茯神四钱，麦门冬、元参、石斛各二钱，人中黄四分，吹药仍用锡类散，日吹数次。

十八日复诊，夜寐甚安，谵语亦止，稍能进粥汤，喉烂减退大半，脉息仍细弱无神，仍用原方，熟地加至四钱，又加莲子三钱、女贞子三钱。

十九日复诊，喉烂全退，用毛笔蘸水拭之，腐物随笔而出，全部皆现好肉，不比前数日之黏韧难拭矣。脉息亦较有神而现滑象，舌色仍淡无苔，小便清，能进薄粥，仍用原方。熟地减用三钱，去石斛，加扁豆三钱。

二十日后复诊，饮食较多，乃以原方减轻其剂，接服两日，眠食俱安，但忽又发热，或轻或重，而热之时间又不一致。金君复以寒暑针验之，仍在一百零五度及零三四度之间，其以为忧。予曰："无恐也，此气血未能复原，营卫未能调和，而邪热之内伏者，仍不免有余蕴也。"且现在喉烂全愈，眠食俱安，种种生机与七日以前之危险现状相去不啻天渊，乃以前方去熟地，酌加青蒿、佩兰、苡仁、地骨皮等药，接服两剂，遍身发出白㾦，如水晶、如粟米而热遂退，饮食亦渐多，但仍不能起床行立，嘱以饮食培养，如鸡、鸭汤粥饭之类，尽量食之，自是遂不服药。越数日为其祖母诊病，此儿犹未能起床，但饮食甚多，每日夜须食六七餐。至半月后，始稍能行动；一月后，始能出卧室。可以想见其病之危，体之虚矣。当其未能出卧室之时，亦间有发热、便秘、面目浮肿诸现状，皆未以药治之，盖此为病后应有之现象。一俟气血精神恢复原状，则自瘥矣。此病得瘥，固由病家始终坚信，旁无掣肘之人，而夏君子两赞助之力，亦足多焉。予用熟地炭时，病家不敢服，虑其补也，赖夏君为之解说，盖夏与金固旧交，而亦精于医者也。

以上出自《丛桂草堂医案》

杜钟骏

湖州凌某之子，七岁，白皙而肥，感受时气，咽喉腐痛，壮热口渴，头身悉痛，舌苔薄白，脉浮而数。予以银翘散辛凉疏解，一帖汗出热解，再进忽大热，咽喉剧痛，汤水难入，胸脘痞满拒按，舌转厚腻，脉转滑实。大惑不解，何以一变至此，细询其母，始尚讳言，再三诘之，方说昨日食糯米饭一碗后，即变出此象。知为余邪得食复炽，改拟达邪消滞，如栀、豉、枳、朴之类，壮热如焚竟不能解，烦满异常，舌苔干黑无津，势不能不用清热开胸，以清心凉膈散合小陷胸汤，如栀、芩、翘、连、蒌、枳之类，热仍不解，津仍不回，复增谵语渴烦，益以硝、黄下夺之品，得便后热势渐溃，舌苔干黑如故，烦满不衰，水谷不进，病象益危，辞以不治。病家坚请设法，不肯另延他医，思维再四，病已兼旬，疏表、宣中、清解、下夺，先后次第备用，邪虽稍杀，正气已伤，痰滞停于脘膈，胃气失于通降，津液不能上承，实无相当之方法。因借用安胃汤，重用连、梅、枳实，轻用椒、姜、西洋参，取酸甘化阴、辛甘化阳之意，且椒、姜之辛足以通中、下两焦之阳，连、梅之酸苦足以敛阴而泄胸中郁热，枳实之攻痰去积、得洋参则不伤气，洋参之扶正生津、得枳实不致守口滞胃，药品互制，适成和剂。是方投后，舌上津回，黑苔腐化，咽关开，脘痞释，口不干燥，思食粥糜，竟得化险为夷。

《药园医案》

丁泽周

李右。喉痛偏左，肿硬疼痛，妨于咽饮，延今匝月。肝火挟痰瘀蕴结上焦，风热外乘，急宜辛凉清解而化痰瘀。

薄荷叶八分　冬桑叶三钱　嫩射干八分　大贝母三钱　熟牛蒡二钱　甜苦甘草各六分　轻马勃八分　炙僵蚕三钱　京赤芍二钱　苦桔梗一钱　连翘壳三钱　生蒲黄三钱，包　鲜竹叶三十张　活芦根一尺，去节

贴起泡膏药、内吹玉钥匙。

严右。厥少之火上升，风热之邪外乘，喉痛肿痛偏左，妨于咽饮。证势非轻，急宜辛凉清解。

薄荷叶八分　淡豆豉三钱　炙僵蚕三钱　轻马勃三钱　熟牛蒡二钱　甜苦甘草各八分　嫩射干八分　淡竹叶三十张　荆芥穗一钱　苦桔梗一钱　黑山栀二钱　连翘壳三钱　象贝母三钱　活芦根一尺，去节

六神丸临晚吞服十粒。

以上出自《丁甘仁医案续编》

袁焯

张文卿夫人，年三十岁。

病名：温毒喉痈。

原因：吸受温毒，因循失治，或误治而致剧，于五月初十日，始来求诊。

证候：咽喉两旁肿塞，汤水不能下咽，虽口津亦不能咽，胀塞非常，口有秽气，两旁既肿塞，而其下复溃烂，身热口渴。

诊断：脉息滑数有力，舌苔白腻。盖温毒痰热，蓄积上焦，污血壅阻而成喉痈。治不得法，致肿势日盛，将成喉闭而死矣。

救急之法，当先放血以开其闭，否则牙关拘急，口不能张，呼吸闭塞，神丹莫救矣。乃以刀刺喉内肿处，出紫黑血块甚多，盖皆毒血也。随以蓬莱雪吹之。

金银花三钱　　紫花地丁三钱　　淡黄芩三钱　　川贝母三钱　　瓜蒌皮三钱　　金果榄三钱　　鲜生地八钱　干生地四钱　　小川连八分　　广橘皮一钱

另加雅梨汁一酒盅和服。

次诊：下午复诊，喉内见黏有稠脓。乃以毛笔蘸水洗涤，洗出稠脓甚多，喉肿觉松。复于两臂曲池穴针刺出血，以分毒血上行之势。仍以原方再进一剂，明日大雨倾盆，未及来诊。

三诊：第三日来复诊，则热全退，喉肿大消，能进薄粥两碗，舌苔亦退，又得大便，脉息亦转软滑矣。

金银花三钱　　川贝母三钱　　天花粉三钱　　生苡仁三钱　　浙茯苓三钱　　佩兰叶一钱　　干生地三钱　　元参二钱　　原麦冬二钱

效果：接服二剂全愈。

说明：凡喉痛肿势过甚者，皆由污血为患，急宜刀刺放血，万万不可姑息也。

廉按：喉风不吐痰，喉痛不放血，皆非其治也。然其间有必须刺者，有不必刺者。沙耀宗经验方治云：咽喉痛肿者，紫艳未溃，或已溃而未深，而项外漫肿坚硬，痰气壅闭，汤水难容者，急用喉针，在喉之两旁高肿处，刺入分许二三下，略去紫黑毒血，随时吹药，不致大溃。或用衣针，刺两手大指内侧爪甲根分许，即少商穴也，刺入分许，挤尽紫血，泄肺经热毒。然喉烂可进汤水，或色淡不艳，溃烂过深者，皆不必刺。脉细神昏，毒已内陷者，亦不必刺。此案同外兼治，竟收全功者，由开刀放血之效力也。故专门喉科者，必先熟悉外治诸法，试为节述其要：一要备撑嘴钳，凡牙关紧闭之时，若用金铁之器硬撬其口，必伤其齿。用乌梅、冰片搽擦之法，若又不开，则必用撑嘴钳，缓缓撑开其口，牙环宽而齿不受伤，最为灵妙。二要备压舌片，凡看喉之际，将舌压住，则喉关内容之形色，一目了然。三要备杏仁核弯刀，凡杏仁核肿大，势必胀塞喉关，药食难下，必用弯刀于杏仁核上，放出脓血，则喉关宽而药食可下，且无误伤蒂丁之弊，较喉枪喉刀，尤为便利。四要备照喉镜，察看喉关之内容，能隐微毕显，以补助目力所不及。五要备皮肤针，以便射入血清，急解喉痧之毒微生物，奏功最捷，此名血清疗法，凡治喉痧初起，历试辄验。六要提疱以泄毒，用异功散（斑蝥四钱，去翅足、糯米炒黄，去米不用，血竭、没药、乳香、全蝎、元参各六分，麝香、冰片各三分，共研细末），如蚕豆大，放膏药上，贴患处喉外两旁，一周时起疱，夏日贴二三时即能起疱，不必久贴，起疱后，速即挑破，挤出黄水，倘紫色或深黄色，宜用药贴于疱之左右，仍照前挑看，以出淡黄水为度；再用大蒜头捣烂如蚕豆大，敷经渠穴（在大指下手腕处寸口动脉陷中），男左女右，用蚬壳盖上扎住，数时起疱，挑破揩干以去毒气。七要漱喉以去毒涎，取鲜土牛膝根叶，捣汁一碗，重汤炖温，不时漱喉，漱毕，即低头流去毒涎，再漱再流，须耐心流十余次，毒涎方净。此品为治喉圣药，善能消肿散血，止痛化痰，无论何种喉证，用之皆效，以其能去风痰毒涎也。凡喉证以去风痰毒涎为第一要义，倘红肿白腐，用紫金锭三钱，热水冲化，俟冷，含漱患处，吐出，再含再漱，此法不独能去喉腐，且能导吐风痰。八要吹鼻以通气吐痰，凡喉痧肺气无不窒塞，首用吹鼻一字散，猪牙皂七钱，雄黄二钱，生矾、藜芦各一钱，蝎尾七枚，共为细末，吹少许入鼻孔，即喷嚏出，而吐毒痰；若鼻塞喉闭，必用喉闭塞鼻枣，蟾酥七分、细辛四分、辰砂三分、麝香二分五厘、冰片二分五厘、猪牙皂四分、半夏三分、辛夷四分、巴豆（去油）四分、牛黄二分、雄黄四分，研极细末，用红枣切破一头，去核，将药少许纳入枣内，用线扎封枣口，左痛塞右鼻，右痛塞左鼻，若小孩鼻小，枣不能塞，或用棉花包药扎塞，亦可，但不能令药靠肉，以免肿疱之患；若喉闭势重者，用两枣将两鼻齐塞。治喉痧喉闭，气息不通，命在垂危者，有起死回生之功，较之用卧龙丹、紫金丹，开关各法，不能得嚏，百无一生者，不若此枣一塞，痰气渐松，人事转醒，洵多神效也。九要吹喉以解毒去腐退炎止痛，首用烂喉去腐药（用杜牛膝根叶汁之晒干净末一两、苏薄荷末五分、浣花青黛五分、梅花冰片三分，共研匀，瓷瓶密藏，不可泄气受潮，如潮但可晒干再研，不可火烘），以流去毒涎；接吹锡类散（象牙屑焙、珍珠粉各三分，飞青黛六分，梅花冰片三厘，壁蟢窠二十枚，墙上者佳，西牛黄、人指甲焙各五厘，将各焙黄之药，置地上出火气，研极细粉，密装于瓷瓶内，勿使泄气，专治烂喉时证，及乳蛾、牙疳、口舌腐烂，凡属外淫为患诸药不效者，吹入患处，濒死可活），以去腐止烂；末用珠黄散（珍珠粉六分，西牛黄三分，京川贝、煅龙骨各四分，煅青果核三枚，共研细末，瓷瓶密藏），以清余毒而生肌。十要刮后颈以散毒，于颈窝处，搽真薄荷油少许，用钱一文，如刮痧样，往下顺刮，须千余刮，显出块点，用瓷片锋刺破，即以蜞口吮出恶血，无蜞时，则用小吸气筒以吸出之，散毒最为神效。此治喉痧、喉痹、喉痈、喉蛾，及各种风火喉证之第一妙法也。

《全国名医验案类编》

贺季衡

孙男。左咽赤肿作痛，牙关强紧，势属喉痈，已俱脓之象，寒热迭作，脉滑数。风燥痰热上干肺胃所致。

南花粉四钱　山豆根四钱　京赤芍二钱　净连翘三钱　大贝母四钱　酒子芩一钱五分　大力子四钱，炒　薄荷一钱　炒僵蚕二钱　乌玄参四钱　射干一钱五分　淡竹叶二十片

二诊：喉痈脓出痛止，惟赤肿未消，牙关强紧，寒热已退，脉滑数。里热未清，当再清化。

南花粉四钱　牛蒡子四钱，炒　炒僵蚕二钱　白桔梗一钱五分　射干一钱五分　大贝母四钱　京赤芍二钱　乌玄参四钱　净连翘三钱　薄荷一钱　生甘草八分　淡竹叶二十片

朱男。喉痈肿胀，牙关强紧，咽喉肿痛，不能下咽，曾经寒热，脉小数，舌白。风邪痰热甚重之候，痰壅可虑。

薄荷一钱　白桔梗一钱五分　大力子四钱，炒　射干一钱五分　连翘二钱　京赤芍二钱　炒僵蚕二钱　山豆根四钱　大贝母四钱　酒子芩一钱五分　生甘草八分　生竹茹一钱五分　灯心二十茎

另：西黄金锁匙，吹咽喉。

另：六神丸十四粒，开水化服。钩痰丸两粒，每日含化一粒。

二诊：喉痈右喉肿痛已退，牙紧亦开，左咽尚肿痛。风燥痰热未清，当再疏化。

南花粉四钱　白桔梗一钱五分　炒僵蚕二钱　连翘二钱　大贝母四钱　京赤芍二钱　乌玄参四钱　山豆根四钱　射干一钱五分　酒子芩一钱五分　白芷片一钱　淡竹叶三十片

以上山自《贺季衡医案》

翟竹亭

余毗邻冯泽臣，于八月间患喉证。请余诊治时已六七日，六脉洪数，温毒正盛，咽关下有一核大如枣许，时时吊服，喉内几乎肿闭，再三参想，喉内结核必是喉痈，若不用刀刺破，放

出脓血，断无生理。当时与患者言明，用小尖刀刺核上十余下，即吐出恶血若有益许，不多时见效，即能饮食，后用清温化毒三帖痊愈。

邑东北店有朱明伦者，年三十余，患喉证。就余治时，咽痛发闷，饮食难进，午后潮热，肺胃二脉沉数有力，此系温毒喉证，非下不可。用调胃承气汤，一服而愈。即大黄 15 克，芒硝 10 克，甘草 10 克。水煎服。

本邑文孝廉胡雍甫先生，春月合家染温毒喉证，独二公子百森甚重，约余诊时已六七日矣。诊得六脉细微无力，病证确系疫喉，因某医用凉药太过，阳变为阴，不明《内经》中病即止治法，所以致此。此时不敢再用凉药，非格外治法不可。遂用桂附汤加减，煎成冷服，因满喉皆烂，桂附味辣，服之甚疼。后着一人用手按其头部，嘱令勉强饮咽。服完头煎，病无增减，再服不甚疼，二剂服尽，喉内略轻，后去桂附又服三帖，方获十全。

加减桂附汤：熟地 15 克　山药 15 克　茯苓 15 克　丹皮 12 克　山萸肉 10 克　川牛膝 10 克　紫油桂 6 克　附子 10 克　鲜青果 5 个

以上出自《湖岳村叟医案》

第五节　失音

任贤斗

长沙一正旦，忽然声重而嘶，服班中常用之药，乃诃子、枳壳之类，无效。诊脉六至有力，问证鼻塞，头微痛，身微热，略有咳嗽，彼云恐是劳病新起，余曰非也，此乃伤风闭塞皮毛，致内脏气滞痰凝，窒碍吸门而声重也，与六安煎减杏仁，加柴胡、细辛，四剂病安声亮。

六安煎：陈皮　半夏　茯苓　甘草　北芥　杏仁

任姓女，值麻疹，疹子稠密，大热气粗，喉痛声哑，乃火毒上炎之候，火刑金沸故咳嗽而喘，咳嗽必由吸门而出，吸门被火蒸熬，液涸失润而声暗也。投以芩连消毒饮降火润燥下气，日服二剂，三日后疹毒已散，热退气平，惟音尚不能出，余思津被火灼不能速回，故疹毒虽散，吸门尚欠润泽，故尚暗哑，乃与百合固金汤补阴润燥，四五剂而声响如常。

芩连消毒饮：柴胡　桔梗　羌活　防风　黄芩　黄连　甘草　枳壳　连翘　荆芥　白芷川芎

吉学勤，十余岁时在馆读书，晨起无声，用力挣读一时，方有声出，午后瞌睡一时又无声，仍要挣读，一时声出始亮。余思既无外邪，又无内热，亦非虚损，何致而暗，必有痰涎结于会厌，睡时阳气趋下，喉间之阳颇微，则痰愈结，初醒时阳气不能冲于上，故暗。努力挣读，气方随力而上，气冲于上，会厌之痰方开而声响，然痰既开音必愈矣，何复寐而复暗乎？此必饮冷食凉，致痰凝胃口，寐时阳气入阴，湿痰乘虚上泛，结聚会厌，致有开而复暗之弊。宜温中开痰，兼破胃中之滞，与姜附六君子汤加诃子以开凝结之痰，更加砂仁、川椒以行胃中之冷滞，四剂全安。

以上出自《瞻山医案》

中神琴溪

一男子，年三旬，不语岁余，凡百医疗及秘咒祷祀无不尽。先生诊之，心下急，腹内如盘。试开口令发声，辄其舌随挛缩。与大陷胸加乌头汤，兼以漆漆丸五六日。通身发紫斑，灼然如虾鱼之新发于鼎闷，痒不可耐，使人搔爬无寡隙焉，病者弥愤如，突然喝曰："伽由曰"（和言痒谓伽由曰与沉吟之声交发）。一坐大骇，令复言，辄如欲挨口出者状。及至翌日，喉舌殊旋转，言足达意，斑亦经日愈。服前方百余贴，为他医所拒，竟辞药。

《生生堂治验》

曹存心

松江沈。金空则鸣，金实则无声。无声之证，其为金实无疑。然金木本空也，何反言实？实者，热也。热在上焦者，因咳为肺痿。痿则相传无权，清肃失职。金受火刑，六叶两耳中之二十四窍痿而不通，此音不扬之所由来也。肺与大肠相为表里，肺既病于上，大肠焉得安于下？上下阴阳两络见血，俱虚火之为害，亦云甚矣。诊得脉象弦数，其形颇大。弦数属痰与热，大则又主阳明。显系肺与大肠之病，又被阳明痰热所累也。治病必求其本。法当固本，兼治其标。

芦根　生米仁　生蛤壳　丝瓜络　牛蒡　冬瓜子　白杏仁　忍冬藤　粳米　马兜铃　清阿胶　地骨皮　甘草

《延陵弟子纪要》

潘名熊

凡治病，问其见证如何，问其致病之因如何，似较望、闻、切为倍要，余尝医郭廉访夫人，年约三十外。廉访久以计偕宿京，得第补外，因接眷外任。夫人得喜信后，忽患喑病，咳多痰少，夜里每觉火升，喉舌微痛，而日间饮食无碍。遍访名医，迭治罔效，延余诊。余曰，贵恙咳先乎？抑喑在乎？家人曰，喑先，余恙后渐起者。余复问曰，起此恙日，曾多饮醇酒乎？曰，无，偶因夜坐，看木鱼书劳神，明早即觉音破耳。余诊其脉，两尺动数有力。阅旧服方虽多，亦不外清肺疏肺，止咳除痰，中上两焦药。余转用上病治下一法，龟板八钱，大生地、黄柏各四钱，知母、茯苓各二钱，羚羊、丹皮、泽泻各一钱。余曰，据述病因，与脉相对，沉疴似易起者，药不十帖当见效。家人速于赴任，闻余言喜甚。时吾友谢司马茹坪偕余往，郭其戚也，独讶余言，曰，痰咳而用龟、地，谅难见颜色，且重用黄柏，更属不通。余笑曰，子姑验之。次日初七复到诊，是夜已不觉火升、咳呛、喉舌痛矣。仍用前方，黄柏减一钱，再服。初八诊，两尺渐缓，声音渐起，仍用前方，去丹、泽，方中改用龟板四钱，羚羊、黄柏各八分，加鲜菖蒲五分煎，调入珍珠末七分服，连服三帖。十一日复到诊，音出已亮，但欠清耳。又转用清肃上焦气分方法，沙参八钱，丽参、黄芪、天冬、麦冬（连心）各一钱，白菊、杭菊各四分，四南枣四枚、鸡子白一枚同煎（鸡子先蒸熟，去壳、去黄，取白煎），仅服四帖，声音渐清而愈。茹坪曰，药已效矣，吾究未得其解也。余曰，此酌情度理耳。夫妻契阔数年，一旦相聚有期，谁复无情？况夜静独坐，倍易触拨情思，且我粤之木鱼书，多艳写男女之私，以过去之情，感未来之情，相火尤易妄动。脉更得两尺动数，证亦由迅速而起（五行中最迅速者，莫若风火），谓非龙相火而何？龙火一动，势必上升，上升必凌铄肺金，金空则鸣，金实则无声矣。夫肾脉循喉绕舌，厥阳惯从子丑奔腾，此喉舌夜痛所由来也。余用地以滋之，龟以潜之，知、柏、丹、泽、苓、羚以降之、泄之，而复疏通之（羊角最灵动，能疏泄火邪之入络者），斯龙雷潜伏而安其位，肺金清肃而守其常，其喑又安有不速愈者？茹坪曰，善！善！审问之，慎思之，明辨之，作医之道，亦当如是乎！

《评琴书屋医略》

吴鞠通

乙丑二月初二日，朱。右脉洪数有力，金实无声，麻杏石甘汤证也。奈已为前医发汗，麻黄未便再用，议清音汤加石、杏。

半夏六钱　苦桔梗六钱　石膏六钱　杏仁粉五钱　芦根五钱　生甘草二钱

水五杯，煮成二杯，渣再煮一杯，分三次服。

初三日：肺脏本热，为外风所搏，实而无声，究系麻杏石甘之法为速。

生石膏一两　麻黄五钱，去节　炙甘草三钱　杏仁泥六钱　半夏五钱

初四日：右脉之洪数有力者已减其半，而音亦渐开，仍用麻杏石甘加半夏一帖。

生麻黄三钱，去节净　生石膏一两　杏仁霜七钱　姜半夏七钱　炙甘草三钱

甘澜水八碗，煮成三碗，分三次服。以后病减者减其制。

乙酉正月廿九日，沈，二十岁。六脉弦细如丝，阳微极矣。咳嗽便溏，纳食不旺，由上焦损及中焦。所以致损之由，初因遗精，继因秋伤于湿，冬必咳嗽，外邪未清，骤然用补，使邪无出路，致咳嗽不已。古谓病有三虚一实者，先治其实，后治其虚。现在喉哑治实，先与开提肺气；治虚与诸虚不足之小建中汤。

苦桔梗四钱　云苓块五钱　杏仁泥二钱　姜半夏四钱　生薏仁五钱　生甘草二钱

煮二杯，分二次服。

二月初六日：六脉弦细之极，阴阳俱损，急须用补，以外感未净，喉音未清，暂与理肺，二帖后再诊。

茯苓块四钱　苦桔梗二钱　生甘草三钱　甜杏仁四钱　冰糖四钱　鲜芦根四钱　姜半夏三钱

煮三小杯，分三次服。

珠，四十五岁。酒客失音，与麻杏石甘汤。

生石膏四两　麻黄五钱　杏仁四钱　炙甘草三钱

又：服一帖，汗、音不出；服二帖，微汗，音出不甚响。仍用前法。

蜜炙麻黄三钱　生石膏三钱　炙甘草三钱　杏仁四钱

又：服五帖，音大出，但脉滑耳。与清音汤。

苦桔梗六钱　姜半夏六钱　炙甘草二钱

又：服五帖，音清，脉滑，痰饮不尽，与外台茯苓饮法，减辛药。

茯苓八钱　沙参三钱　半夏五钱　广皮二钱　甘草一钱五分　麦冬五钱，不去心　小枳实一钱五分

七帖而安。

歌儿，十五岁。失音，歌唱劳伤，肺火喉哑。

洋参—两，切薄片　鲍鱼四两，切薄片

早晚各取鲍鱼二钱、洋参五分，煎汤顿服之。歌时取鲍鱼、洋参各一片，贴牙后腮间，咽其津液，以后不复哑矣。

以上出自《吴鞠通医案》

曹沧洲

某左。初诊：结毒、腐定、空处未长，音闪不扬，尚是火势燎原，痊愈非易。

羚羊角　鲜生地　石决明　玄武板　飞青黛　黑山栀　桑白皮　地骨皮　甘中黄　土贝　银花　泽泻　生军

二诊：结毒大势日松，唯已腐之孔不易长，已闪之音不易复，热未清而阴气先伤也。

生龟板　石决明　地骨皮　甘中黄　飞辰砂　桔梗　蝉衣　桑白皮　土贝　泽泻　竹茹　仙遗粮　败草子　马兜铃

三诊：结毒渐瘥，音闪较扬，肩腐尚多未脱。

生龟板—两　石决明—两　忍冬藤四钱　桑白皮三钱　地骨皮—钱半　马勃七分　马兜铃五分　土贝四钱　甘中黄—钱　凤凰衣—钱　川通草—钱　丝瓜络三钱　连翘三钱　滑石四钱　败草子三个

《吴门曹氏三代医验集》

丁泽周

颜右。体丰之质，多湿多痰，风寒包热，干于肺系，咳嗽失音，咽痛蒂坠，气逆胸闷，泛恶纳少。苔腻，脉本六阴，按之沉细而滑。肺气窒塞，金实不鸣。拟麻杏石甘汤加味。

净麻黄五分　光杏仁三钱　熟石膏二钱　嫩射干八分　薄荷叶八分　生甘草八分　苦桔梗—钱　轻马勃八分　枳实炭—钱　仙半夏二钱　炒竹茹钱半　象贝母三钱　胖大海三个

二诊：服药三帖，音声渐开，咽痛亦减，咳呛咯痰不爽，纳少泛恶，苔腻已化，脉沉细而滑。今制小其剂，从证不从脉也。

净蝉衣八分　嫩射干八分　薄荷叶八分　熟牛蒡二钱　生甘草八分　桔梗—钱　仙半夏钱半　马勃八分　马兜铃—钱　光杏仁三钱　象贝母三钱　枳实—钱　竹茹钱半　胖大海三个

杨小姐。去秋跌后，音暗无声，会厌受伤，恐难为力，姑拟养肺开肺，而化痰热。

南沙参三钱　苦桔梗—钱　轻马勃八分　瓜蒌皮三钱　生甘草六分　抱茯神三钱　川象贝各二钱　冬瓜子三钱　凤凰衣钱半　竹衣三分　玉蝴蝶—对

戴左。咳嗽已久，音声不扬，肺肾两亏，土不生金，迩来形寒，纳少泛恶，舌苔灰腻，风邪乘隙而入也。再宜标本同治。

炒黑荆芥—钱　水炙桑叶二钱　甜光杏三钱　抱茯神三钱　炙远志—钱　象贝母二钱　仙半夏钱半

炙款冬钱半　　生苡仁三钱　　广橘白一钱　　北秫米三钱，包　　冬瓜子三钱　　凤凰衣钱半

以上出自《丁甘仁医案续编》

孙少培

丁贵之女，年四岁，住南京碑亭巷口。

病名：风咳失音。

原因：春病风温，病已小愈，越旬日忽咳嗽音哑，某医误用温表，次日即大汗大喘。

证候：面色青暗，头汗如注，咳喘音嘶，饮水作呛，目上视，不得眠，头倾肩抬，口鼻只有出气。

诊断：脉两手俱不应指，病势甚危。其声哑者，由于肺热，热盛则熬液成痰，痰因火而生，火因痰而炽，痰火交结，最易障碍清窍，以致变证丛生，肺失清肃之权也。前哲费建中云："肺虚者，咽水呛喉。"今仿其意，作虚脱证断。

疗法：肺虚必先补其母，故用潞党参、淮山药补脾为君，阿胶、糯米补肺为臣，杏仁、兜铃清金润肺，麦冬、五味敛肺定喘为佐，炙甘草、鸡子白和中清音为使。

处方：潞党参五钱　　淮山药五钱，生打　　陈阿胶三钱，烊冲　　杜兜铃钱半　　炙甘草八分　　甜杏仁三钱　　原麦冬二钱　　五味子五分　　鸡子白二枚　　生糯米五钱，煎汤代水

效果：一日连服两剂头煎，次日复诊，喘平汗止，语言如常。惟咳唾黏痰，肺虚而燥，进甘咸润燥法。原方去党参、淮药、兜铃、五味等四味，加暹燕窝一钱，北沙参、川贝、水晶糖各三钱，叠进三剂，再邀诊脉，六脉软滑有神，目灼灼有光，嘱其不必服药，用光燕窝一钱、葡萄干数粒、真柿霜一钱，调养旬余而愈。

廉按：此因风咳过用散消，肺气骤虚而变，看似危险，实则根本未漓，故用参麦散合阿胶补肺散大剂培元，挽回得及。若因病久元虚，见此现状，则肺痨末路，决难救济，此种方法，亦如水投石矣。

《全国名医验案类编》

赵继庭

咳呛延已多日。金空则鸣，金破则喑。咳久失音，现在又增咽痛，此水不涵木，木扣金鸣，土不生金，金气大伤，已成败证，终难完全。姑拟猪肤甘桔汤合扶土泻木之品，观其动静。

甜桔梗　　生白术　　野百合　　米炒牛子　　土炒白芍　　糯稻根　　生甘草　　留白陈皮　　象贝母　　南沙参　　明天冬　　猪肤一块，刮净

《赵继庭医案》

邵杏泉

少阴脉循喉咙，系舌本。今咽中干而音闪，询之素病白浊，少阴久虚，再延防成喉痹重证。

元参　　桔梗　　杏仁　　牡蛎一两　　生草　　桑皮　　萆薢一钱半　　泽泻

《三折肱医案》

孔继菼

族叔道千公父子来就诊。族叔体素丰，常苦积湿，予治之以何首乌，已数年矣。子年二十余，与予为十世兄弟，体亦丰胖，音哑无声，时患喉中痛闭，寐过热，则鼾齁而醒。族督指谓予曰：是病此三年矣。日服甘桔，总不效。昨医又加诃子，亦无功。吾意必有积痰，非攻去不可。汝细诊之，并立一案，以详证治。予唯唯。既诊脉，乃书案曰：右关滑大，脾家湿痰过盛，此系肥人本病；左关鼓击上冲及寸，肝木之气挟心火而上升，肺欲不病，岂可得乎？经曰：饮食入胃，游溢精气，上输于脾，脾气散精，上归于肺。今脾已湿矣，既以精华上输肺腑，复以浊痰填其窍隧，而木火通明，又从而蒸之，填而又填，蒸而又蒸，致使清肃之府，遂为痰锢。如屋之有游，如树之有萝，如石之有苔，虽欲发声出音，而涂蔽已深。铃中塞绵，钙中实土，音从何出？肺之受病，与喉之痛闭，职此之由。是则欲治此病，非清肺祛痰不可。然肺不容不清，而肺中之痰不可不祛也。何也？肺为傅相，治节出焉，周身之气皆司于肺。护外之卫气，胸中之宗气，三焦之元气，皆肺运之。肺病而音不出，乃至喉闭鼾齁，其不能健运可知。当此之时，又以峻药攻其痰，而痰之藏于肺中者，经火热之熏灼，已内湿而外燥，内宽而窄，如莲实之嵌于蓬内，蜂子之藏于房中，痰药一至，倏然退避，徒令将军从天而下，搜捕无从，则所伤者，正肺中之真气耳，是虚而益其虚也。痰可攻乎？然痰又不容不攻也。攻之何由？曰：痰之来路，即痰之去路。城狐社鼠，急切不可剪除。而所以源源不窃者，脾之饷道也。今但以健脾渗湿为主，而又以其间养肝之阴，清心之热，使心肝之火不上升，肺中之痰日渐活，而脾气运动，无复湿气上行，则肺中之痰，将以渐而转入于胃，可降而下，可吐而出，以人卧则气归于胃，痰将随之而入故也。夫至痰转于胃，则问之所以生病者，今即借之以祛病，病去而音自清，气自顺，痛闭诸证，自不复作。较之攻药之伤气，其相去何如哉？医不察此，而徒以甘、桔等治其喉，毫厘千里，误矣！误矣！案出，复附以方，族叔阅一过，无言，持之径去。其后数月，不闻耗顾，亦未知其以为不然也；抑服之猝不见效，遂弃而不用也。大抵今时治病，止论现在之证，隔二隔三之说，医家既不讲，病人安从识。如此证，病在肺，而治在脾，宜乎不信。然予立此案，实渊源于喻嘉言先生。病情治法，具有至理，非创为臆度也。

《孔氏医案》

贺季衡

薛男。饮酒冒风，兼食冷物，风热为冷抑遏，肺气仄塞，声带无以发音。声嘶三月，饮食如常，痰极多，亦不呛咳，脉沉细而滑，舌根黄腻。一派实象，与肺损音哑不同，最忌腻补。

南沙参四钱　白桔梗一钱五分　射干一钱五分　法半夏一钱五分　方通草八分　薄橘红八分　炒苡仁五钱　云苓三钱　金沸草一钱五分，包　净蝉衣七分　生诃子肉一枚，磨冲　生西瓜子壳二钱，咬开勿碎

另：生诃子肉三枚　法半夏二钱　白桔梗一钱五分　射干一钱五分　败叫子五个　凤凰衣二钱

上味共研细末，用鸡子清加白蜜调化，为丸如桂圆核大，噙之。

王男。痰鸣气粗如哮喘，业经半年，入夏又增失音，脉弦滑右浮，舌苔腐腻。风痰伏邪互蕴已久，非开化不可。

麻黄七分　白桔梗一钱五分　法半夏一钱五分　薄橘红一钱　大杏仁三钱　瓜蒌皮四钱　射干一钱五

分　金苏子一钱五分，炒　　淡天冬三钱　　象贝母三钱　　枇杷叶三钱，去毛炙

改方：加金沸草（包）一钱五分。

二诊：痰鸣气粗，状如哮喘者，又复萌发，且音嘶不响，痰多难出，舌苔腐腻，化为糙黄，脉沉数而滑。风邪久伏肺俞，业经半年，收效不易。

瓜蒌皮四钱　　射干一钱五分　　薄橘红一钱　　炒苏子一钱五分　　前胡一钱五分　　青蛤壳五钱，先煎　　淡天冬三钱　　大杏仁三钱　　马兜铃四钱，炙　　金沸草一钱五分，包　　鹅管石二钱，煅　　煅枇杷叶三钱，去毛炙

林女。产后诸恙俱退，惟声嘶未复，强之则气不接续，脉细数，舌光。阴气两虚，守原意更增黄芪，以益其气。

北沙参四钱　　炙黄芪三钱　　大麦冬二钱　　五味子八分　　白蒺藜四钱　　冬桑叶一钱五分　　白桔梗一钱五分　　炙甘草五分　　肥玉竹四钱　　大白芍二钱　　凤凰衣一钱五分

徐男。据述因恼怒气火上升，音哑无声，咽底红累粒粒，饮咽作痛，呛咳，痰多白沫，内热，脉虚数，舌红根黄。肺肾之阴更为气火所灼，入怯可虑。

北沙参四钱　　大麦冬三钱　　白桔梗一钱五分　　五味子八分　　生诃子皮一钱五分　　肥玉竹四钱　　叭杏仁三钱　　乌元参四钱　　马勃八分　　旋覆花一钱五分，包　　凤凰衣一钱五分　　猪肤一块，约三寸长一寸宽，去浮油

二诊：日来咽痛及红点累累已退，久咳未减，痰多白沫，音哑无声，脉虚数，舌红。虚阳气火初潜，肺肾之阴未复，入怯可虑。

北沙参四钱　　大麦冬三钱　　五味子八分　　乌玄参四钱　　白桔梗一钱五分　　肥玉竹四钱　　生诃子肉一钱五分　　叭杏仁三钱　　川百合四钱　　马勃八分　　凤凰衣一钱五分　　猪肤一块五寸

另：吹药用西黄散、柳华散。

三诊：经治来，咽痛及红点日退，而仍音暗无声，久咳未减，痰多白沫，脉虚数，舌红无苔。虚阳气火初平，肺肾之阴未复，入怯日深，收效不易。

北沙参四钱　　大麦冬三钱　　肥玉竹四钱　　五味子八分　　冬桑叶一钱五分　　生诃子肉一钱五分　　白桔梗一钱五分　　乌元参四钱　　大熟地五钱，蛤粉拌炒　　川百合四钱　　凤凰衣一钱五分　　猪肤五寸

四诊：日来咽痛及关上红点俱退，久咳多痰如故，入夜尤甚，音哑无声，内外或灼热，脉虚数，舌红。气火初平，肺肾之阴未复，入怯已深，收效不易。

大熟地五钱，蛤粉拌炒松　　黄芪皮二钱　　北沙参四钱　　肥玉竹四钱　　大麦冬三钱　　生诃子肉一钱五分　　乌元参四钱　　当归二钱　　五味子八分　　白桔梗一钱五分　　地骨皮四钱　　凤凰衣一钱五分

五诊：经治来，咽痛及关上红点大减，渐能纳干物，惟仍音哑无声，久咳多痰，内热自汗，脉虚数，舌红，阴不敛阳。前方既受，仍率旧章进步。

大熟地五钱，蛤粉炒　　炙黄芪二钱　　生诃子肉一钱五分　　白桔梗一钱五分　　北沙参四钱　　五味子八分　　叭杏仁三钱　　地骨皮四钱　　大麦冬三钱　　肥玉竹四钱　　冬桑叶一钱五分　　凤凰衣一钱五分

六诊：咽痛及红点虽退，饮咽仍不利，或由鼻而出，音暗无声，脉虚数。水亏金燥，气火无制也。入怯已深。

大熟地五钱，蛤粉三钱拌炒　　大麦冬三钱　　五味子八分　　北沙参三钱　　生诃子肉一钱五分　　冬桑叶一钱五分　　白桔梗一钱五分　　肥玉竹四钱　　生黄芪二钱　　叭杏仁三钱　　川百合四钱　　凤凰衣一钱五分　　榧子肉三钱，炒香过口

另：八仙长寿丸三两，每服三钱，开水下。

七诊：日来音暗较响，咳亦减，而右喉红肿复来，且作痛，饮咽不利，甚则由鼻而溢，脉虚数，舌光。水亏金燥，虚阳上升无制。入怯已深，图治不易。

大麦冬二钱　大熟地五钱，蛤粉二钱拌炒　五味子八分　生诃子肉一钱五分　白桔梗一钱五分　炙黄芪三钱　肥玉竹四钱　乌元参四钱　大杏仁三钱　凤凰衣一钱五分　榧子肉三钱，炒香过口

八诊：久咳肺管破裂，音哑无声，右喉红肿一条，饮咽则痛，或由鼻溢出，兼之水泄，脉虚数，舌白。水亏金燥，虚阳上升，为入怯已深之候，最难着手。

北沙参四钱　大麦冬三钱　五味子一钱　蜜桑叶一钱五分　生诃子肉一钱五分　肥玉竹四钱　大熟地五钱，蛤粉二钱拌炒　炙黄芪二钱　川百合四钱，炒　乌元参四钱　白桔梗一钱五分　百药煎二钱　榧子肉三钱，炒香过口

张童。乳子瘵后，肺阴已伤，痰热内蕴，肺气不清，音带闭塞，呛咳无声，脉细数，舌起碎点。当润养肺气。

南沙参三钱　白桔梗一钱　法半夏一钱　象贝母三钱　淡天冬二钱　大杏仁二钱　马兜铃三钱，炙　川通草八钱　蜜桑叶一钱五分　枇杷叶三钱，去毛炙　凤凰衣一钱五分

以上出自《贺季衡医案》

赵文魁

十月初九日申刻，赵文魁请得端康皇贵太妃脉息：左关弦而近数，右寸关缓滑。肝肺结热，中气欠调，外受浮风，声音哑闷。今拟化风清肝理肺之法调理。

大元参六钱　寸冬三钱　赤芍三钱　薄荷二钱　生知母三钱　蝉衣一钱　酒芩三钱　炒栀三钱　杏仁泥三钱　防风二钱　枳壳三钱　酒军一钱五分

引用胖大海五个、鲜青果（打）七个。

十月初十日，赵文魁请得端康皇贵太妃脉息：左关沉弦，右关滑缓。蕴热轻减，惟音哑如昨。今拟照原方加减调理。

大元参六钱　寸冬四钱　赤芍三钱　花粉三钱　生知母三钱　蝉衣一钱　薄荷二钱　炒栀三钱　胖大海五个　枯芩三钱　诃子三分　桔梗八分

引用鲜青果（打）七个。

十月十一日，赵文魁请得端康皇贵太妃脉息：左关沉弦，右关沉滑。诸证经减，惟肺热尚欠清和。今拟清肺还音抑火之法调理。

大元参六钱　赤芍三钱　寸冬四钱　花粉三钱　胖大海五个　枯芩三钱　炒栀三钱　薄荷一钱五分　净蝉衣一钱　胆草三钱　枳壳三钱　酒军一钱五分

引用鲜青果（打）七个。

十月十一日端康皇贵太妃代茶饮方：

金石斛二钱　寸冬三钱　川贝母二钱，研　诃子一分　胖大海二个　知母一钱

水煎一沸，去汤，兑鲜青果十个。

按：肝热内郁，浮风外受，肺热内蕴，咽喉不利，风火内郁，前服清肺利咽之剂，诸证虽减，但肺热尚欠清和，故仍需清肺利咽抑火之法调理。方中薄荷、蝉衣疏风利咽；元参、寸冬、花粉清润肺胃以还音；赤芍、枯芩、炒栀、胆草、酒军清肝肺之热；胖大海疏风清热利咽；引

用鲜青果酸甘，入肺胃经，清热生津，养肺胃以开音。所饮之饮料，取甘寒之品清热生津，以利咽痛。

《赵文魁医案选》

张山雷

俞左。病起外感，渐以音暗于今两月。咳痰已减，而音尚不扬，脉左部尚和，右手浮中如常，而沉分愈重按则愈弦劲大。此肺气遏抑，窒金不鸣，舌根黄腻，前半鲜明红赤，虽有火象，不宜凉降，姑议开泄肺气。

生紫菀9克　炒牛蒡子6克　生麻黄1.5克　杜兜铃3克　木蝴蝶14片　瓜蒌皮15克　霜桑叶9克　光杏仁9克，打　石决明15克，生打　生石膏12克　生甘草1.2克

二诊：音暗上午稍开，午后则烘热面赤，头痛虽皆略减，而尚未净。脉左软、右手沉分仍劲，惟较前日和缓，舌红润无苔，根腻亦化，此阴火上乘，肺气为之闭塞。踵前意参之泄降，以潜藏阴火。

瓜蒌皮4.5克　生紫菀12克　晚蚕沙12克，布包　杜兜铃4.5克　木蝴蝶14片　生石膏12克　光杏仁9克　象贝母9克，打　宋半夏4.5克　生麻黄1.2克　甘草0.9克　苦桔梗4.5克

何左。失音起于去秋，几已半载。咳嗽多痰，仍是饮邪窒塞，脉右小而沉，左手数大，舌根白腻。阴火不藏，肺金不肃，本虚标实，调治颇费周章。姑先肃肺蠲饮。

生紫菀12克　霜桑叶6克　陈麻黄1.2克　宋半夏4.5克　苦桔梗4.5克　玉蝴蝶14片　杜兜铃3克　黄射干2.4克　藏青果2.1克　怀牛膝6克　人中黄1.8克

张左。阴虚阳浮，失音多时，总是气火上郁于肺。近更目赤眶痛，头昏显见，肝胆阳浮。脉左极细，肝肾阴虚，右脉稍大而涩滞不利，舌无腻苔，胃纳尚佳，夜寐喉燥，津液已伤。拟柔肝肃降，毓阴纳气。

大贝母9克　肥知母12克　生桑白皮12克　甘杞子6克　草决明15克　石决明15克　路路通7个　浮海石4.5克　柔白前9克　怀牛膝6克　当归龙荟丸2.4克，分吞　菟丝饼2块

胡幼。稚阴未充，潮热起伏，音暗无声而呼吸有曳锯之状。脉小数，舌如平人，此恐是金败不鸣，洄溪老人有言，不无可虑，况复胃呆癃瘠者耶？姑拟展布肺金，以觇进退，恐亦无以应手。请明者裁之。

杜兜铃3克　象贝母6克　鲜竹茹4.5克　南沙参4.5克　苏半夏4.5克　旋覆花9克，包　生打代赭石9克，先煎　路路通6克，去刺　大白芍4.5克　桑叶6克　紫马勃1.2克

以上出自《张山雷专辑》

范文甫

天童和尚。忽然暴哑，口不能言，以手指喉，又指胸腹，作无可奈何之状。余问陪伊同来和尚，云：此小和尚上山管竹笋，见山上鲜草、鲜果必欲食之。余即以生姜9克、白蜜2匙与

之。煎汤三服而瘥，五服安然而愈。问之，果不出所料，误食生半夏之故也。

朱师母。伤风骤时音哑。外感风寒，侵袭于肺，太阳之表不解，以致邪内及阴分。少阴之脉循喉咙挟舌本，太阴之脉挟咽连舌本散舌下，厥阴之脉循咽喉之后。外邪搏之，则肺实，肺实则音哑，用小青龙汤两解表里，使风寒之邪去，则肺自用矣。又据《素问·阴阳应象大论篇》"因其轻而扬之"之义，小青龙汤用最除半夏9克外，余皆用0.9克。

桂枝0.9克　生白芍0.9克　炙甘草0.9克　麻黄0.9克　生姜0.9克　五味子0.9克　姜半夏9克　细辛0.9克，

开水泡服。

郑右。失音多时，前医皆从阴虚着想，不效。舌淡红，苔白，寒邪客于肺卫故也。

桂枝0.9克　生白芍0.9克　炙甘草0.9克　麻黄0.9克　生姜0.9克　五味子0.9克　姜半夏9克　细辛0.9克

夜间开水泡服，覆被取汗。

吾友以小青龙汤治伤风失音不效，盖分量依照伤寒论原方。余减其量，泡茶服，则一服即效。不达经旨之义，其为无效也必矣。

郁女。苦咽痛，咽干喉燥，失音，舌中脱液，脉细数，肺经有燥热也。

元参24克　僵蚕9克　蝉衣6克　板蓝根30克　象贝9克　麦冬9克

金锁匙吹入喉中。

二诊：见瘥不少。

前方再服。

以上出自《范文甫专辑》

魏长春

冯张氏，年约三十余岁。民国十二年五月十六日诊。

病名：伤风误补失音。

原因：正月由慈赴沪，舶中感风，鼻塞身倦，自以为虚，欲思进补。适有友人，馈以关东参汁糖，据称其性大补，投其所好，每日食之，不知甜黏滋补，恋邪壅肺，遂成失音。

证候：咽嗌哽塞，呼吸不爽，语声不扬，微咳有痰，目睛微黄。

诊断：脉软，舌红，苔薄白。肺痹气塞，金实不鸣证也。

疗法：治宜轻清开上。若再进滋补，有造成虚劳之虞。

处方：冬瓜仁四钱　生米仁四钱　桃仁三钱　淡竹茹三钱　蝉衣钱半　薄荷一钱　瓜蒌皮三钱　海石四钱　马兜铃一钱　胖大海三钱　川贝钱半　枇杷叶三片，去毛

次诊：五月十九日。肺痹气塞，音嘶不断，胸闷，乍寒乍热。脉软。舌淡红，苔薄白。拟清轻开闭。

次方：水芦根八钱　冬瓜仁四钱　生米仁四钱　桃仁三钱　全瓜蒌五钱　桑叶三钱　苦桔梗一钱　生甘草一钱

三诊：五月廿五日。音斯稍扬，肺燥气逆，清肃之令不行。拟甘寒生液，润燥开音法。

三方：生蛤壳四钱　生玉竹三钱　原麦冬三钱　大生地四钱　天冬三钱　生甘草一钱　地骨皮三钱　牛蒡子三钱　粉沙参三钱　知母二钱　天花粉三钱　紫菀三钱

四诊：六月二日。咳止音扬，咽嗌如常，胃纳甚强，脉滑舌红。拟清补肺胃阴液，轻宣气机。

四方：北沙参三钱　生甘草一钱　冬瓜仁三钱　川贝二钱　桑叶二钱　紫菀三钱　玉蝴蝶七对　挂金灯七只

效果：服药二剂，语声响亮，病愈。

炳按：甜腻补塞肺气管，音哑，前法开音，宣肺通窍之法甚妙。

童正福，年六十二岁。民国十五年二月二十五日诊。

病名：痰热肺痹音哑。

原因：嗜酒湿盛生痰，新感风温客肺，痰热阻于肺窍，恣食油腻音哑。

证候：咳嗽、痰白黏、音哑不扬，精神强健，起居如常。

诊断：脉滑，舌红，苔黄。此乃痰热油腻，壅塞肺窍，而致音哑，即金实不鸣证也。

疗法：清泄痰火，麻杏石甘汤合射干马兜铃汤加减。

处方：蝉衣一钱　生甘草一钱　射干三钱　马兜铃三钱　麻黄一钱　生石膏四钱　紫菀二钱　苦杏仁三钱　全瓜蒌四钱　玄参三钱　黄芩二钱　生米仁八钱

次诊：二月廿九日。咳嗽减，音未扬，语声重浊，脉滑，舌红，苔黄腻。痰火湿热内蕴，肺气不宣。拟苦辛寒清宣气机。

次方：生石膏四钱　麻黄一钱　苦杏仁三钱　生米仁八钱　冬瓜仁二钱　桑白皮三钱　葛花三钱　鸡距子三钱　瓜蒌仁三钱　南沙参三钱　葛根三钱

三诊：三月四日。咳嗽已止，语声响亮，胸痹已开，痰湿未清，脉缓，舌苔黄腻。拟疏化肺胃痰湿。

三方：麻黄一钱　射干三钱　款冬花三钱　黄芩三钱　紫菀三钱　苦杏仁三钱　金果榄三钱　蝉衣一钱　南沙参三钱　桑白皮三钱　瓜蒌仁三钱　天花粉四钱

效果：病愈停药，对其嗣后，不宜过饮。

炳按：痰热肺痹失音，初中末所列各方，的确对证，效果甚速，可法可师。

张荣水君，年五十七岁。民国二十年一月十二日诊。

病名：抑郁咯血失音。

原因：上海自创商店，经营洋货，被日军闸北战争，将所有店货，尽付一炬，受此损失，抑郁不乐，感受伤风，咯血失音。

证候：形寒内热，咳嗽痰多，咯血音嘶。

诊断：脉滑，舌红。病因抑郁生热，外感伤风犯肺，咯血失音，虚中夹实之证也。

疗法：不宜从虚劳治法，当开郁润肺，化痰通络，宗缪氏法，先治其血。

处方：苏子三钱　旋覆花三钱，包煎　降香一钱　生白芍三钱　茜草炭三钱　丹皮炭三钱　叭杏仁三钱　十灰丸二钱，吞　苦桔梗一钱　玄参三钱

次诊：一月十四日。血止咳差，音嘶未扬，形寒，脉迟，舌白。客寒袭肺，痰阻窍窒，此非金破不鸣，勿宜进补，再当透达。

次方：炙麻黄五分　苦杏仁三钱　苦桔梗一钱　前胡一钱　冬瓜子三钱　桑叶三钱　炙甘草一钱 炮姜一钱　浙贝母三钱　款冬花三钱

三诊：一月十六日。咳差，语音稍扬，脉软，舌红。风寒未清，仿千金麦门冬汤法治之。

三方：炙麻黄八分　冬瓜子三钱　生米仁八钱　生甘草一钱　射干一钱　马兜铃二钱　苦桔梗一钱 北细辛三分　原麦冬三钱　制半夏三钱

四诊：一月十八日。咳差音开，脉缓，舌红，苔薄黄，畏寒。用千金麦门冬汤合玉屏风散 加减。

四方：炙麻黄一钱　冬瓜子三钱　桑白皮三钱　生甘草一钱　生米仁八钱　生黄芪四钱　防风一钱 冬术三钱　苦杏仁三钱　北细辛三分　原麦冬三钱

效果：服后畏寒解，声音响，病愈。

炳按：抑郁生火咯血失音，先止其血，继以开肺清音，循序立法，有条不紊，自然而愈。 若非胸有成竹，何能有此效果。

以上出自《慈溪魏氏验案类编初集》

周镇

李左，年廿余岁，住石塘。去夏咳嗽，延至今春，咽痛寐汗。乡医投干姜、五味、旋覆、 白芍、百合等，不减。丁丑四月九日来诊。述知初因受寒，稍止复发。春来咽痒痰红，五心内 热，火升颧红，咽痛音暗。肺病已成。病虽受寒，中夹火象，不易图治。制僵蚕、款冬、百部、 竹茹、桔梗、紫菀、马勃、瓜瓣、茜草、元参、白薇、银柴胡、青蛤散、麻黄银。另浮麦、茅 根，煎代水。黑蜜冲服宁嗽丸。

十七日复诊：火升寐汗均减，咽痛音暗，劳力则痰红，胸闷兼痛。脉转数，苔黄。溲色常 黄，顿咳。去冬少雪，寒包火邪，拟为解散。冬瓜子、生薏、牛蒡、款冬、元参、板蓝根、百 部、马勃、金铃子、黄芩、竹茹、知母、山栀仁（炒黑）、挂金灯、茜草、竹衣、茅根、宁嗽 丸，颇属相宜。

《周小农医案》

第六节　喉癣

高锦庭

王某某，脉数久嗽，音哑而痛，喉癣之象也。

杏仁　沙参　桔梗　橘红　丹皮　紫菀　银杏

二诊：喉癣，咽痛，音哑，已成劳瘵。

生地　天冬　沙参　麦冬　百合　甘草　五味　茯苓

《谦益斋外科医案》

何书田

阴亏火炽，初起喉癣，渐至舌绛，心黄而碎，脉形不静。天炎，防红腐日甚。深可虑也。

川连　丹皮　川贝　玄参　人中白　阿胶　桑叶　杏仁　知母　茅根

阴不足而火上炎，喉间红粒累累，咽哽，脉细弱。喉癣之候，静养为要。

川连　桑叶　知母　天花粉　橘红　阿胶　丹皮　杏仁　人中白

阴亏火炎，而致喉腐咽痛，六脉沉微。肺胃之气垂绝，何能为计耶！

原生地　炒阿胶　麦冬肉　炒知母　人中白　炙龟板　肥玉竹　川贝母　川石斛　水梨肉

《簳山草堂医案》

王孟英

孙位申室人，平昔阴虚肝滞，痛胀少餐，暮热形消，咽痛喉癣，不孕育者，九年矣。往岁汛愆，人皆谓将不起，而孟英切其脉，尚不细，而肌犹卓泽，许筹带病延年之策，果月事仍行，而诸恙皆缓。且能作劳，唯饮食日不过合米。

今秋，延孟英往诊，（自）云：经自三月至今未转，一切旧恙，弥见其增，君术虽仁，恐难再延其算矣。及举脉，弦滑左甚。遽曰：岂仅可延其寿算哉，有熊罴入梦矣。其家闻之骇异，迨季冬，果得一子，颇快而健。

《王氏医案》

王仲奇

沈，三马路盛泽。肾脏有亏，阴少上承，液难荣溉，前尝失血，既而喉痛，悬雍下垂，声音嘶哑弗扬，脉濡弦涩。喉癣恶候，未易疗治。

海蛤粉包　飞青黛包　百药煎　诃子皮　金钗斛　紫荆皮　白药子　玄参　蝉退　射干　干芦茎

二诊：失血之后，肾亏肺务，阴少上承，液难荣溉，喉痛，悬雍下垂，声音嘶咽失扬，脉濡涩而弦。喉癣恶候，慎旃切切。

海蛤粉包　金钗斛　百药煎　诃子皮　南沙参　玄参　甘草　紫荆皮　瓜蒌根　木蝴蝶　射干　干芦茎

三诊：喉咙燥痛较愈，声音嘶哑较响，但未清亮，脉濡弦。肾亏液燥，阴少上承，守原意以治，音清为幸。

海蛤粉包　金钗斛　百药煎　诃子皮　紫荆皮　甘草　玄参　射干　南沙参　潼沙苑　苏芡实　瓜蒌根

《王仲奇医案》

张山雷

柳左。素禀弱质，阴虚火浮。咳沫日久，喉癣痒痛，不红不肿，音嘶不扬，服刺参而开一筹，滋阴可见一斑。脉不甚细，亦不甚数，右尺不藏，相火可见，肺药无功。

熟地15克　萸肉9克　牡蛎24克　龙齿6克　紫石英12克　龟板9克　鳖甲9克　紫菀9克　归身4.5克　白芍4.5克　巴戟肉1.8克　炒丝瓜络9克　木蝴蝶2.4克　陈皮2.4克　带壳砂仁10粒

另大块生人中白细研漂净。

《张山雷专辑》

第七节 喉风

王孟英

德清蔡初泉，陡发寒热，咽痛大渴，脘闷舌绛。孟英诊脉，甚数。径投大剂犀（角）、羚（羊角）、元参、丹皮、桑（叶）、栀（子）、银花、花粉、（连）翘、（牛）蒡，服后，遍身发赤疹，而热退知饥矣。

《王氏医案》

余听鸿

喉证之始，苦寒之剂当慎。喉证在急，刀针不可不用。余同乡某宦使女喉痛，疡医进以苦寒直降，寒热猝止，喉肿秘塞不通。又以土牛膝汁等灌之，更不能入。饮不能入，言不能出，喉中痰鸣，已一日夜。是日邀余诊之，细视喉四围胀肿，无隙可通，呼吸将绝，与其饮，摇手而已，问其语，点首而已，药不得入，无法可施。余即将喉枪露锋一分半许，刺其两旁肿处十余刺，出其毒血。再用棉条，以筷两只将棉条头夹住卷紧筷上，用冷水湿软，拭去恶血。再将筷连湿棉条卷紧，探其喉作哕，吐出胶痰半碗。再刺再探吐，共刺三十余力，探吐三次，共呕吐血痰一碗，以凉水漱口涤去血，饮必淡盐汤即可下，言语亦可出，肿亦渐消。此乃肿秘痰塞，若不动刀针探吐血痰，挨延半日，呼吸不通，痰涎涌塞，岂有生理。喉科刀针断不可缺，专恃汤药，点滴不入，无所用耳。

常熟南门鸿源衣庄查姓女，九岁，素体柔弱，忽起喉风，痰如曳锯，声哑言不能出，目眶微陷，幸面色不青。他医治之，已有两日。邀余诊之，余曰：如急喉风，不过二三时，多者一日而已。既有两日，虽属危险，不致伤命，因其肺中未曾阻塞，尚有呼吸可通。急将开关散吹鼻数次，犹能得嚏二次，喷嚏之后，呼吸渐灵，再将白萝卜四两、鲜梨四两、鲜荸荠三两、鲜姜（捣汁）一钱、竹沥五钱，和入风化硝一钱，频频呷之。用牛蒡、桔梗、甘草、人中黄、马勃、翘、栀、元参、芦根、竹沥、川贝等服之，时时用灯心捎鼻管，使其喷嚏，吹以朱黄、人中白、风化硝等开泄化痰药。如此两日，痰声渐平，眼泪渐出，三日微闻其音，后以清宣肺气、养阴滋降，三四日痊。此乃喉风之轻者也。

余在师处见治一施姓小儿，喉中声如曳锯，音哑，涕泪皆无，吾师曰：马脾风证也。鼻孔扇动不息，以麻黄、芥子、黑白牵牛、大黄、杏仁、石膏等下之而痊。太平洲藜藿农家之子则可，若吴中柔脆之孩，医虽能用，病家必不肯服，即病家肯服，医家亦不肯书也。所以吴中喉证不治者多，临证最难，若以此法使之轻病弱体，不堪设想矣。古人云：药必中病，一言尽之矣，如百步穿杨，九十九步不及，百零一步太过矣。吾辈治病，若云药能中病，恐天下为医者，不敢言也。

以上出自《余听鸿医案》

赖松兰

喉风腐烂，连及上腭，咽物有碍，脉形弦数，此由浊痰上蒙、风毒郁蒸所致，拟清降法。

羚羊片　山豆根　黑山栀　京元参　板蓝根　玉桔梗　甘中黄　薄荷梗　马勃　竹叶

复方：淡豆豉　连翘壳　黑山栀　细生地　半枝莲　银花炭　京元参　草河车　山楂炭　竹卷心　马勃

《赖松兰医案》

曹沧州

某右。初诊：喉风甫溃两日，已经舌上劫津，脉左数右细。表热壮，邪郁深重，势收风动，重证弗忽。

鲜生地　桑叶　牛蒡　石决明　淡豆豉　钩藤　竹茹　白杏仁　金石斛　前胡　马勃　枇杷叶

二诊：舌津回，喉风红肿，咽底腐，脉数。阴气虚，温毒盛，极易生波，弗以小效为恃。

鲜生地　蝉衣　朱茯神　竹茹　淡豆豉　牛蒡子　紫贝齿　马勃　黑山栀　赤芍　甘中黄　土贝

某右。初诊：烂喉风肿腐，脉数，口干，躁不安寐。温邪化热，宜清透泄化。

桑叶　石决明　竹茹　通草　牛蒡子　赤芍　朱茯神　白前　川石斛　土贝　白杏仁　枇杷叶

二诊：烂喉风满腐大退，红肿亦减，舌灰黄较化，脉数，音不扬。痰热壅肺，最防作喘。

桑叶　甜葶苈　全瓜蒌　瓦楞壳　枇杷叶　白前　竹茹　泽泻　苦杏仁　象贝　黑山栀　风化硝

某左。缠喉风肿甚，肿连上腭，痛楚，杓水难咽，形寒脉数，温疠痰浊蒸郁肺胃，其势不轻，防塞逆骤变，重证勿忽。

制牙皂　前胡　制僵蚕　连翘　甜葶苈　白前　全瓜蒌　土贝　白杏仁　莱菔子　鲜芦根　鲜竹沥　风化硝

以上出自《吴门曹氏三代医验集》

丁泽周

鲍左。锁喉痰毒，漫肿疼痛，根盘焮红，风温痰热，蕴结上焦。拟辛凉清解。

荆芥穗一钱　青防风一钱　薄荷叶八分　炒牛蒡二钱　生草节八分　苦桔梗一钱　轻马勃八分　大贝母三钱　炙僵蚕三钱　金银花三钱　连翘壳三钱　海蛤粉四钱　六神丸十粒，吞服

二诊：清解后，证象较松，药既合病，仍宗原法进步。

薄荷叶八分　生草节八分　大贝母三钱　熟牛蒡二钱　苦桔梗一钱　炙僵蚕二钱　青防风一钱　轻马勃八分　京赤芍二钱　金银花三钱　海蛤粉三钱　山慈菇片八分　六神丸十粒，吞服

《丁甘仁医案》

吴左。肝郁挟痰瘀凝结，时气之邪外乘，锁喉病痰，肿硬疼痛，妨于咽饮。羔势非轻，姑拟消托兼施。

生黄芪三钱　全当归二钱　赤芍二钱　生草节六分　苦桔梗一钱　连翘壳三钱　大贝母三钱　炙僵蚕三钱　淡昆布钱半　陈海蜇皮二两，漂淡，煎汤代水

顾左。阴虚少阴伏热上升，疫疠燥邪外乘，喉风焮痛白点，身热晚甚。先宜滋阴清肺而化燥邪。

京元参钱半　薄荷叶八分　淡豆豉三钱　生甘草八分　苦桔梗一钱　金银花三钱　连翘壳三钱　黑山栀二钱　通草八分　冬桑叶三钱　象贝母三钱　藏青果一钱　鲜竹叶三十张　活芦根一尺，去节

杨小。慢喉风肿红焮痛，妨于咽饮，已有旬余，厥少之火上升，风热之邪外乘，急宜辛凉清解。

薄荷叶八分　京元参二钱　冬桑叶三钱　苦桔梗一钱　连翘壳三钱　生赤芍二钱　大贝母三钱　藏青果一钱　鲜竹叶三十张　活芦根一尺，去节

许左。少阴阴液本亏，厥少之火上升，喉风焮痛，妨于咽饮，延今一载。姑宜育阴清解。

小生地四钱　生甘草八分　金银花三钱　京元参二钱　苦桔梗一钱　连翘壳三钱　大麦冬二钱　肥知母钱半　象贝母三钱　活芦根一尺，去节　藏青果一钱　猪肤三钱，刮去油毛

陈右。阴虚厥少之火上升，风热之邪外乘，喉风焮红肿痛，内关白点，纳少便溏，舌苔干腻，脉象濡滑。宜辛凉疏解。

京元参钱半　薄荷叶八分　荆芥穗一钱　冬桑叶二钱　苦桔梗一钱　甜苦甘草各五分　炒银花二钱　连翘壳三钱　象贝母三钱　生赤芍二钱　焦楂炭二钱　鲜竹茹钱半　藏青果一钱　通草八分

王左。阴虚少阴伏热上升，疫疠之邪外乘，喉风肿痛白点，妨于咽饮，入夜身热，急宜滋阴清肺而解疫毒。

鲜生地四钱，淡豆豉三钱同拌　京元参二钱　薄荷叶一钱　冬桑叶三钱　甘中黄八分　黑山栀二钱　细木通八分　川雅连五分　大贝母三钱　金银花三钱　连翘壳三钱　藏青果一钱　鲜竹叶三十张　活芦根一尺，去节

吴左。疫喉风肿痛白腐，腑行燥结。形寒内热，疫疠之邪引动厥少之火，蕴袭肺胃两经，宜辛凉清解。

京元参二钱　薄荷叶八分　冬桑叶三钱　生甘草六分　细木通一钱　川雅连四分　金银花三钱　连翘壳三钱　象贝母三钱　生赤芍二钱　藏青果一钱　凉膈散三钱，包　鲜竹叶三十张　活芦根一尺

陆左。阴虚少阴伏热上升，疫疠之邪外乘，疫喉风白腐肿痛，身热晚甚，腑气不行，脉象数，舌苔黄。宜滋阴清肺而通腑气。

鲜生地五钱　冬桑叶三钱　川雅连五分　大贝母三钱　京元参三钱　生甘草八分　金银花四钱　凉膈散三钱，包　薄荷叶一钱　木通一钱　连翘壳四钱　黑山栀二钱　鲜竹叶三十张　活芦根一尺，去节

王幼。锁喉痰毒，漫肿疼痛，牙关拘紧，妨于咽饮，寒热晚甚。风温时气之邪，挟痰瘀蕴结上焦。证势非轻，急宜疏散消解而化痰瘀。

薄荷叶八分　熟牛蒡钱半　荆芥穗一钱　生草节八分　苦桔梗一钱　轻马勃八分　连翘壳三钱　京赤芍二钱　大贝母三钱　炙僵蚕三钱　青防风一钱　生蒲黄三钱，包　六神丸十粒，分二次服

二诊：锁喉痰毒，漫肿疼痛，连及颊车，牙关拘紧，寒热晚甚，腑行溏薄。还虑增剧，再拟疏散消解而化痰瘀。

薄荷叶八分　荆芥穗一钱　青防风八分　象贝母三钱　生草节八分　苦桔梗一钱　轻马勃八分　炒银花三钱　连翘壳三钱　京赤芍二钱　炙僵蚕三钱　生蒲黄三钱，包　茵陈散三钱，秘制，包煎

杨左。锁喉毒内外肿痛，厥少之火上升，风热之邪外乘，挟痰瘀凝结，妨于咽饮。急宜疏散消解。

薄荷叶八分　荆芥穗一钱　象贝母三钱　轻马勃八分　熟牛蒡二钱　苦桔梗一钱　炙僵蚕三钱　生蒲黄三钱，包　京赤芍二钱　连翘壳三钱　生甘草七分　山慈菇片八分　梅花点舌丹一粒，去壳，研末化服

以上出自《丁甘仁医案续编》

孙少培

孙西海（即少培次子），年五岁，住南京仓巷。

病名：喉风。

原因：平素口腹不慎荤腥，痰滞俱重，阻遏气机，酿痰为咳，喉音顿失。

证候：咳有痰声，痰难唾出，始起即觉音哑，至夜半转为音嘶，次晨视其喉，下关微有白点。

诊断：喉风一证，与白喉相近，每当盛行之时，死亡载道，征诸喉科专书，虽载有各种喉风图考及治法，遇有是病发生时，尝依法施治，结果则收效甚少。次男西海患是病，日暮时，忽咳嗽，至夜半渐觉音嘶，痰声亦响，心疑为喉风。次晨起急视其喉，蒂丁下垂，喉关微有白点，动则生喘，诚为喉风重证。乃邀中医濮凤笙君、西医欧阳晓堂君，共商治疗方法，濮君先至，诊脉诧曰："病人气息虽粗，精神甚爽，且行走如常，喉中微有白点，以证象论，何至六脉皆闭，断为喉风初期。六脉俱闭者，乃痰火壅遏，空窍闭塞，盖肺主一身之气。《脉经》云：气动脉应阴阳之义，是病痰火上干，清肃之令不行，故六脉俱闭也。斯时用药，恐有缓不济急之虞。"适欧阳君亦至，诊视以后，公决先用血清注射法以开其闭，手术既毕，越一小时脉即回，濮君复审察一度曰："证虽险恶，所幸医治尚早。颊红唇绛者，肝胃伏火为虚，《内经》谓一水不能胜二火，然阳盛者阴必虚，今按脉滑大而实，滑者痰也，大者虚也，实者胃实也，书云下之则愈。惟斯时险象已过，用药宜遵《内经》补上治上制以缓之义。"爰共商治法，制法如下。

疗法：汤液疗治，以糯米专于补肺，并清金化热之沙参为君，甜杏仁、川贝母止嗽化痰为臣，海浮石活痰定喘为佐，更用花粉止渴、疗喉痹，白蜜润燥通幽为使。

处方：糯米一撮　南沙参三钱　甜杏仁二钱　海浮石二钱　川贝母三钱　花粉三钱

先以糯米煎汤代水，煨药加入白蜜三钱冲服。

效果：照方一剂服完，喘即平。次日濮君来诊，则曰病已转危为安。惟咳嗽音哑，饮水作呛，肺虚显然。补肺之品，无有出糯米之右者，食粥作呛，何妨煮烂饭与之。以后逐日来诊，

但审察其形状而已，逾半月喉音乃复。

廉按：喉风有实有虚，此治肺虚喉风之方法，故仿前哲钱仲阳阿胶补肺散意，方亦清稳。濮凤笙君、素以喉科名，品学兼优，人颇诚实。此案所述，决非谎语，后学不必以糯米黏腻，致生疑惑也。

《全国名医验案类案》

燕庆祥

姜孔印，年四十余岁，江西永修人。

病名：缠喉风。

原因：其人素好饮酒，奔走路途过多，感受秋燥而发。

证候：喉忽红肿，项外亦然，汤水不能下咽，痰涎壅塞，声如曳锯。发后约四句钟时，呼吸几绝，忽又发狂，手舞足蹈，六七人不能揿住。

诊断：虽因其狂不能诊脉，而证实见表面，一视便明。盖由肺胃积热，复感风燥，则明明为缠喉风。

疗法：此为急证，不可缓图。即嘱其用多数人，将病者揿住，用针刺两手少商穴，随用温水两盅、桐油两匙，将鸡翎蘸油探入喉内，连探两次，涌出许多痰涎，病势稍平。

处方：生石膏一钱 硼砂六分 牙硝三分 胆矾三分 元明粉二分 梅冰片二分

名白绛雪散。加牛蒡子八分、射干一钱、青黛六分，共研细末，用笔管吹入喉中三次，其肿已消一半。

接方：牛蒡子一钱 青连翘二钱 煅石膏六分 川贝母二钱 元参三钱 苏薄荷一钱 金银花二钱 片芩一钱

名加减清咽利膈汤。外加紫雪丹五分、射干五分，药汤调下。

效果：服二剂，病即全愈。

廉按：缠喉风一证，多属风痰缠喉，其来也速，其去也亦速，全在善治者，辨证确当，治当敏捷，方能默收捷效。此案尚属轻证，故但用一外吹、一内服，两方奏功。

《全国名医验案类案》

贺季衡

汤孩。缠喉风，两旁腐肿，音嘶痰鸣，喘逆多汗，脉小数，左手至数不清，舌苔灰白。风邪痰热，壅遏太阴，肺气仄塞也。拟麻杏石甘汤，挽此沉疴。

麻黄八分 生石膏五钱，先煎 大杏仁三钱 生甘草八分 白桔梗一钱五分 射干一钱五分 炒僵蚕二钱 瓜蒌皮四钱 前胡二钱 象贝母三钱 金沸草一钱五分，包

二诊：缠喉风，午后进麻杏石甘汤法，开肺化痰，舌苔转见灰黄，咽间腐白已退，肿突如故，痰鸣自汗，呛咳鼻仄。风邪痰热尚薄于肺之象，犹在险途。守原方更进为事。

麻黄八分 射干一钱五分 生石膏五钱，先煎 生甘草八分 白桔梗一钱五分 前胡一钱五分 竹沥半夏一钱五分 瓜蒌皮四钱 僵蚕二钱 生竹茹一钱五分 枇杷叶三钱，去毛炙

三诊：昨日两进麻杏石甘汤，缠喉风白腐渐脱，痰鸣，自汗俱减。惟气仍粗，脉小数。舌

苔转黄，风邪渐解，痰热尚留于肺络，仍在畏途。

生石膏五钱，先煎　象贝母五钱　大杏仁三钱　白桔梗一钱五分　蜜炙麻黄八分　瓜蒌皮四钱　射干一钱五分　前胡一钱五分　生甘草八分　生竹茹一钱五分　枇杷叶三钱，去毛炙

四诊：迭投麻杏石甘汤，缠喉风喘平、汗止，咽喉两旁腐白亦脱，惟舌心尚黄。风邪初解，痰热尚未清，虽已转机，尚宜慎重。

瓜蒌皮四钱　乌玄参四钱　大杏仁三钱　白桔梗一钱五分　生甘草八分　射干一钱五分　马兜铃四钱，炙　象贝母四钱　炒僵蚕二钱　生竹茹一钱五分　枇杷叶三钱，去毛炙

王童。缠喉风，咽之腐赤气粗鼻扇，投以麻黄石膏汤，证情较定，表分渐热，时若闭关，脉滑数鼓指。风燥与痰热相薄于太阴，肺气仄塞也。仍在险途。

麻黄六分　生石膏五钱，先煎　射干一钱五分　大杏仁三钱　薄荷一钱　白桔梗一钱五分　瓜蒌皮四钱　薄橘红八分　皂角灰二分，冲

另：神犀丹一锭，分三次开水磨服。

二诊：进麻黄石膏汤及神犀丹，咽喉腐白渐退，气粗鼻扇已平，呛咳痰亦活，表热已解，脉滑数。肺胃风邪痰热初化，守原法减剂主之。

麻黄五分　生石膏五钱，先煎　大杏仁三钱　象贝母三钱　瓜蒌皮四钱　薄橘红八分　川通草八分　白桔梗一钱五分　射干一钱五分　生竹茹一钱五分

以上出自《贺季衡医案》

第八节　喉疳

中神琴溪

一男子，咽喉肿痛，一医刮之出血而疾顿已。日后寻复发，其肿痛倍于前，饮食不下，死在旦夕。先生乃窥其咽中赤如燃，而舌白苔。曰向阴茎发一疮，不待药自愈。先生曰："霉也。"与章门丸一钱服之。经二日，其人自来谢曰："服已毕，而腹痛暴至，泻下数十行以达晓。而腹中缺然，腰脚罢弱，力不能出厕，匍匐就寝。便食饼子数枚，咽喉不痛，始知其疾之愈矣。"后与再造散以酒服之，数月不再发。

《生生堂治验》

许琏

宁波一妓，年三十余，患广疮，外科始用升药，疮虽愈而毒聚于咽喉，腐溃绵延，小舌烂尽，通于鼻孔，服寒凉药数百剂，以致面色㿠白，同于枯骨，声哑肤寒，连唇舌俱呆白色。腹胀便溏，脉象沉细虚软，萦萦如蛛丝，延余诊之，余曰："寒凉过度，脾胃伤败，阳气消减，将登鬼录，先保命根，休议其病。"遂用附、桂、茯苓、于术、参、芪、姜、草等温补之。服十余剂，渐有起色。饮食、腹胀、便溏悉愈。乃以人参养荣汤、朝服五宝丹以化其毒，吹以珠黄散。始终用温补药加化毒之品。至月余而诸恙皆愈，烂孔平满，但烂去小舌，不复生耳。

《清代名医医话精华》

费伯雄

某。喉疳腐烂，身热作痛，咽饮不利，寒热。

牛蒡子三钱　玄参二钱　白桔梗一钱　薄荷叶一钱　射干八分　生甘草八分　黑山栀三钱　银花三钱　淡黄芩一钱　象贝三钱　薄橘红八分　天花粉二钱　淡竹叶三十张　茅根四钱　灯心一扎

《费伯雄医案》

沈祖复

北栅口单某，年三十余，咽喉、满口腐烂，音哑不能言语。他医以为温热也，先生曰："此非温热也，是霉毒，服轻粉提药，上攻咽喉所致。"询之，果然。方用犀角、大青、银花、人中黄、黑山栀、连翘、丹皮、仙遗粮、金汁，外以珠黄散吹之，数旬而愈。

《医验随笔》

袁焯

刘子衡君令堂，年六十三岁。今年夏间，因孙儿病逝，悲哭太过，遂患喉证，延予治之。予视其发白如霜，舌红如朱，中间略有薄苔，咽喉两旁满布白腐，以毛笔蘸水拭之，则依然鲜红之好肉，并不溃烂，烦躁不宁，彻夜不寐，脉息虚软。盖劳神太过，虚火上升，心肾不能相交，水火不能既济之病也。而况守节四十年，持齐二十载，其精血之衰，脑力之耗，为何如耶？乃与增液汤。干地黄五钱，麦冬、元参各三钱，西洋参二钱，鲜石斛、枣仁、朱拌茯神、百合各三钱，一服烦躁定，能安睡，接服四剂痊愈。

《丛桂草堂医草》

丁泽周

陈左。喉疳咽喉内关白腐，内热口燥。少阴伏热上升，燥邪外乘，急宜滋阴清肺而解燥邪。

鲜生地六钱　薄荷炭八分　甘中黄八分　通草八分　京元参二钱　冬桑叶三钱　川雅连四分　天花粉三钱　金银花三钱　连翘壳三钱　大贝母三钱　凉膈散四钱，包　鲜竹叶三十张　活芦根一尺，去节

钱小。气喘渐平，咳嗽喉有痰声，咽喉内关白腐，项颈漫肿，脉数身热，还虑变迁，今拟清解伏邪，清肺化痰。

薄荷叶八分　川象贝各二钱　金银花五钱　板蓝根二钱　桑白皮二钱　京元参二钱　马兜铃一钱　京赤芍二钱　光杏仁三钱　生甘草八分　连翘壳三钱　冬瓜子三钱　茅芦根各一两，去心节

真猴枣末二分，用陈金汁、淡竹沥各一两，炖温冲服。

以上出自《丁甘仁医案续编》

贺季衡

张男。喉疳，腐烂势大，渐及蒂丁，饮咽不利，迭经寒热，项间疬核延久，脉数，舌黄。

亟为清解泄化。

南花粉四钱　大贝母四钱　人中黄一钱五分　白桔梗一钱五分　炒僵蚕二钱　大力子四钱，炒　山豆根四钱　乌玄参四钱　上银花五钱　京赤芍二钱　连翘二钱　灯心二十茎

二诊：喉疳腐烂如故，赤肿已减，项间疬核累累，脉数，舌黄。余毒尚重，势无速效可图。

细生地六钱　天花粉四钱　白桔梗一钱五分　山豆根四钱　乌玄参四钱　上银花五钱　人中黄一钱五分　京赤芍二钱　马勃八分　炒僵蚕二钱　藏青果八分，杵

三诊：喉疳腐烂势大，饮咽不利，项间结核，脉滑，舌苔黄。余毒尚重，清化为宜。

南花粉四钱　白桔梗一钱五分　大贝母四钱　生甘草八分　上银花四钱　射干一钱五分　京赤芍二钱　旋覆花一钱五分，包　乌玄参四钱　炒僵蚕二钱　炒竹茹一钱五分　枇杷叶三钱，去毛炙

另：五福化毒丹，每服一粒，开水化服。

四诊：喉疳腐烂日退，饮入作呛亦减，而痰尚多，脉沉数而细，舌红无苔。阴伤余毒未尽，仍难求速效也。

大麦冬三钱　乌玄参四钱　细生地五钱　肥知母一钱五分　马勃八分　白桔梗一钱五分　生甘草八分　南花粉四钱　上银花五钱　大贝母四钱　枇杷叶三钱，去毛炙　生竹茹一钱五分

钱男。喉疳延久，寐爽痛甚，近增腐白成片起晕，饮咽不利，脉弦细小数。淋浊亦延久，可见肾阴已亏，余毒未清。适值初春，万物发育之际，亟以清润泄化为先。

南花粉四钱　上川连八分，酒炒　生甘草八分　大力子四钱，炒　马勃八分　乌玄参四钱　白桔梗一钱五分　上银花五钱　连翘三钱　肥知母二钱　灯心二十茎　仙遗粮一两

以上出自《贺季衡医案》

第九节　梅核气

黄凯钧

钱，六二，胸中之气，上冲清道，而痛即欲呕吐饮食，此为梅核气，噎证之渐也。近添泄泻，是系新病，理宜分治。推究病情，必是酒客好饮，谷减胃气必虚，盖阳明以降为顺，虚则失其传导之权，更必气性多躁，木火上炎，直冲会厌，以成斯病，然乎否乎？病者首肯，以为虽素知亦不能如是明悉，况初诊乎？即请予处方。

人参八分　代赭石一钱五分　生白芍一钱二分　橘白一钱　半夏一钱　枳实六分　旋覆花一钱　川连七分　乌梅肉六分

服两剂，喉痛呕吐止。增减其味，以为丸料，常服可许脱然。切宜节饮戒性，庶得万全。

《肘后偶钞》

林佩琴

尹氏。久患梅核，气塞如梗，妨咽不利，非火非痰，乃气郁为患。用郁金、木香、贝母、桔梗、陈皮、瓜蒌皮、甘草，数服效。

《类证治裁》

曹存心

咽中介介，如有炙脔。痰气交阻为患。

苏叶　半夏　川朴　茯苓　竹茹　陈皮　石决明　牛膝

原注：此咽膈也。痰结于肺，用四七汤，以理其气；合温胆汤，以化其痰；去积实，换牛膝者，欲其达下焦也。

《柳选四家医案》

李铎

王泰瞻上舍，年富形伟，素服茸、附、姜、桂阳药相宜。癸亥冬夜，偕友观剧万寿宫，食毛栗一握，忽然喉咙间如有物梗阻之状，即至药肆问药。医者作寒痰阻气，进附桂理中丸一枚，旋服附、姜、丁、蔻、参、术药一瓯，未尽剂，而气愈急，阻塞咽喉，呼吸语言甚艰，茶水都不能入。三鼓急召余诊，余曰：此梅核证也，窒碍于咽喉之间，咯不出，咽不下，如梅核之状是也。进是药恶得不加剧也。且书云缓治杀人，余急以甜梨捣汁半杯啜之，下咽觉其气略开，稍可谈病，旋即又塞，急煎加味四七汤服之，气渐下，是夜至天明连服二剂，次晨仍照原方加减以进，调理旬日，其气全消。

厚朴　半夏　苏子　茯苓　杏仁　沉香

按：此证始则喜怒太过，继则过食辛热炙煿之物及大热纯阳之药，积蕴日久而成郁热，疠痰结气，故致斯疾耳。

又方：橘红　厚朴　苏子　半夏　云苓　缩砂　神曲

凡遇此等证，医者不识何病，若但以其人素服何剂，不知变通，不辨虚实，妄进补药，真杀人之事也。

许氏妇，孕五月，患腹痛。服当归芍药汤差愈，右边胁肋气痛，牵引肩髃，复渐痛入心窝，呕痰不已。余诊之，脉弦滑，此病必由七情郁结而成，加以归、术、芎、芍、甘草柔和保胎之味阻遏阳气，痰涎结聚在心腹间，随气上下作痛。今痛减而气不通，塞于咽膈，咯不出，咽不下，每发欲绝，逆害饮食，势甚危迫。方书称为梅核证也，《金匮》有妇人咽中如有炙脔，半夏厚朴汤主之。仿以为法，遂用半夏、厚朴、苏叶、茯苓、香附、陈皮、生姜，一剂病减，数剂而安，胎亦无恙。

以上出自《医案偶存》

徐守愚

剡南上杨邙青霞后母炙脔证治案。

内伤宿恙，病情多歧，难以缕分。而脉总宜浮软微弱，庶不失虚损本色。兹诊得左脉沉伏，尤甚在关，右脉浮滑，多见于寸。明系愤怒伐肝，肝气郁而不伸，忧思伤肺，肺气逆而不降。所以左胁不时跳动，腹中刺痛，乍作乍止，甚至十日来咽中贴有结气，大如黑枣，吐之不出吞之不下，一得饮食，便觉窒塞。此仲圣所谓咽中如有炙脔者，俗名梅核气证是也！由七情郁结、痰气凝阻居多。《金匮》主以半夏厚朴汤，藉诸气药行气以奏功。今咽病炙脔而兼胁跳不止，腹痛不移，不独得之气滞，抑亦得之血凝矣。宜半夏厚朴汤合旋覆花汤，方中药皆行气，独新绛入血分而通络。再加白前入喉间为向导，协诸气药而其济斯，气调血活而炙脔一愈，胁腹泰然矣。

方义：半夏降逆气，厚朴解结气，苏叶散郁气，茯苓治痰而渗湿气，生姜去秽而得正气，旋覆花下胁间满气，新绛行血中滞气，葱白通阳气，白前开肺窍、清肺气、且直入喉间，而向导诸药之气，俾气药齐进，真有一鼓而擒之势。盖炙脔贴于咽当中者，气病也，胁跳腹痛之有定处者，血病也，亦气病也。《金匮》积聚证用旋覆花汤治肝着，肝着者，肝经气血滞着，其人常欲手摩胸上，胸乃肺之部，所谓肝横行乘肺之病也。余窃取此义，以《金匮》半夏厚朴汤治炙脔为主。其胁跳腹痛以旋覆花汤之治肝着者，移而佐之，病有兼证，方乃合用。初非以己意与乎其间也。

妇寡居多年，家政自掌，平素婆媳不洽，情志稍有不适，即喘息，胸满、呕恶频频，饮食难进，其肝气有如此者，迄今变为炙脔，重证施治五日而脱然。厥后因怒复发，投以此方立愈。

半夏　厚朴　茯苓　苏叶　旋覆花　新绛　生姜　白前　青葱

《医案梦记》

黄堂

邹，咽中噎塞，如有物状，无非气火郁结所致。仿《金匮》法。

姜半夏　杏仁　枳壳　黑栀　茯苓　紫菀　苏梗　桔梗　玄参　橄榄汁

二诊：化痰开结有效。然少阴厥阴之脉，循喉咙。前方参以滋养，治其本也。

生地　半夏　杏仁　桔梗　橄榄汁　麦冬　茯苓　苏梗　元参　猪肺管

《黄氏纪效新书》

戚金泉

上村朱女咽喉梗塞，吞咽如有物碍，是为炙脔，肝气郁结所致，非清凉可解，宗仲景辛散开结之法，用半夏厚朴汤。

制半夏　制厚朴　真紫苏　赤茯苓　生姜

《龙砂八家医案》

柳宝诒

范。咽喉如炙脔，病载《金匮》，由乎肝气上逆，肺金不降，张鸡峰谓之神思间病。心藏神，脾藏思。脾郁结，肺胃不降，五志之火，因而浮扰。其病本属无形，与胸痹噎膈，因乎痰饮阻瘀者不同。拟舒散心脾，清降肺胃，开其无形之气；其最要者，在乎舒怀清养，乃能奏功。

旋覆花　香瓜子　川贝母　瓜蒌皮　南沙参　桔梗　黑山栀　橘络　百合　紫菀　竹茹枇杷叶

《柳宝诒医案》

赖元福

杨左，寒热往来，时甚时轻，久而不已，兼之梅核格吐咽不舒，结瘀攻痛，脘胀脉弦。姑以和中祛邪为法。

川桂枝四分　新会皮一钱五分　真川贝一钱五分　东白芍三钱　制半夏一钱五分　辰茯神四钱　炙甘草三分　白杏仁三钱　川郁金一钱　砂仁壳四分　七香饼二钱

二诊：前拟和中理肺之法，服之诸恙向安。按脉沉细，再以和脾调中为治。

嫩西芪三钱　辰茯神四钱　炒枳壳一钱五分　防风根一钱五分，同炒　新会皮一钱五分　焦白芍三钱　炒于术一钱五分　法半夏一钱五分　炙甘草三分　砂仁壳四分　淮小麦三钱

《赖氏脉案》

陈莲舫

浦东，某。梅核格起，咽喉哽塞，胸膈不宽，气痹凝痰，治以和降。

旋覆花　法半夏　橄榄核　瓜姜仁　川贝母　沉香屑　代赭石　广陈皮　白柿霜　炒苏梗子　姜竹茹

《莲舫秘旨》

王堉

邻人杨本檀之岳母，贫不能自存，衣食悉仰给其婿，而杨亦失业家居，日用颇窘，面目相觑，日抱忧郁，以爱女故，遂增咳喘，肚腹胀满，饮食不思，杨不忍坐视，邀余治之。至则面目黄瘦，气息仅属。告余曰，不食数日，喉中如有物塞者，咽之不下，唾之不出，他人以为时气，请一决之。诊之则六脉沉弱，两尺如丝。告曰，此大虚证也，须大剂峻补之方可，且药必得数十付，再能节思忍气，可保万全。若喉中之物，即所谓梅核气，并非时气，药不三服可去之。杨曰，但使喉中通利，饮食能进，其余缓缓保养。至精神大虚，用药调补，弟近况实艰，药资无从出也。余曰：亦是，乃开四七汤加橘皮、香附以疏之，药入口至夜觉喉中之物如坠于腹者，呼吸通利，药两进则思食，而精神作矣。杨疾告余曰：家岳病似全愈。余曰：不然，四七汤只能疏通道路，与其本病毫无干涉。盖病日久，故觉爽快，若再迟数日，恐饮食仍不进也。且脉象甚不佳，不如听之，徒费银钱无益也。杨然之。

《醉花窗医案》

曹惕寅

庆祥里陆年颐先生夫人病缠年余，每更医药，必奏小效，一二剂后，病复如旧。乃致日久不愈，形瘦骨立，语音极低，咽间哽塞，吞吐不利。不可以风，风则必病。脉来细弦不和，或作喉痹治之，或谓将成劳怯。言人人殊，莫衷一是。陆君循其友之请，来邀余诊。云："此病百药罔效，先生其有善法治之乎？"及诊，乃知既非喉痹，又非劳怯，所谓梅核气者是也。当从平肝化痰镇逆入手，方用旋覆花、瓦楞粉、沉香屑、元参、白芍、料豆衣、盐半夏、海浮石、川

贝、绿萼梅、谷芽等。三剂后稍瘥。加赭石，又三剂，咽物较利。易以炒松生地、归身、白芍、竹沥、制半夏、川贝、浮石、瓦楞粉、鸡金、沉香曲、绿萼梅诸味，至蛰藏之令，继以膏滋补方。冬去春来，体力转强，沉疴全却。是治病贵于审辨精微，明察病机，则不难迎刃而解。

舅母来诊所，谓其嫂包氏患痓厥病廿余年矣。始得于产后，计约年发一次，继则每产一次，病发递勤。生育已近十胎，该病益增其剧矣，大便非二十余日不解。医者所立方味，大抵寒凉化痰，羚羊、钩钩、竹沥之类。余因思久病无实，而昔之寒凉又无效果，乃投以养血平肝润肠之剂，佐以甘凉之味，如归身、生地、元参、鳖甲心、白芍、甘草、柏子仁、松子仁、石决明、磁石、丹皮、甘菊等。一药之后，厥病即由渐转稀。遂令服白马乳，每日一盂，不可间断。未及一月，其病全瘳。良以寒剂只可治其标，制其急，而不可达本通源。肝为藏血之脏，又号将军之官，失其所养则急，其主为筋，故病搐搦。得归身、生地、白芍、甘草等甘凉之味，则急者以缓，加以白马乳专清肝热。而乳汁又为血肉有情之品，滋其亢性，润其急迫，则冲逆之气自解。至于头晕耳鸣，纳少形瘦，大便难行，溲热，辄易烦躁，甚至合目即厥，种种见证，无一非肝之过也。肝藏既平，诸恙悉瘥，亦其宜也。大概治血虚肝热之病，上则宜清肝之热，养肝之阴。下则宜润其广肠，益其津液。则上逆之浮阳得降，下结之枯粪得泄。纵肝之暴，何恶之能为？

以上出自《翠竹山房诊暇录稿》

范文甫

丁全兴。病梅核气，方书名炙脔，咽中如有物梗，咽之不下，吐之不出。其实是湿痰结成，半夏厚朴汤。

半夏9克　厚朴9克　苏叶9克　茯苓9克　生姜3克　大枣4枚

二诊：较前稍瘥。

原方再服。

三诊：详前。已有效，将愈。

原方再服二帖。

《范文甫专辑》

章成之

吴女。咽中如有炙脔，经医院检查，排除实质性疾患。苔薄，脉弦滑，宗仲景法。

制川朴9克　半夏9克　党参15克　山药15克　广木香9克　全当归9克　晚蚕沙12克，包　砂仁4.5克　绿萼梅4.5克

刘男。咽喉如有炙脔，一种是甲状腺病；一种是神经系疾患。今颈圈窄紧，为前者。

昆布9克　醋柴胡15克　归身9克　佛手9克　娑罗子4.5克　海藻9克　川楝子9克　台乌9克白芍9克　越鞠丸9克，分3次吞

按：此病人颈圈窄紧，咽喉如有炙脔，为甲状腺病。中医认为系痰气为患，称为瘿病。昆

布、海藻化痰消瘦，实均富含碘质，为防治单纯性甲状腺肿的有效药。其他如柴胡、川楝、佛手、台乌等药，均是用以疏肝理气。

以上出自《章次公医案》

第十节 烂喉丹痧

高锦庭

王某某，疫毒疠气，吸受口鼻，四五日来不发痧，但喉腐者，殆因年值五旬，相火已衰也。念此证虽曰里先受病，较之平常外感，宜先表而后里者有异。第外入之邪，总以外达为先，再为疏解，谅亦近理。今且左脉尚沉，舌苔尚白，热不甚猛，口不甚渴，屡屡大便溏泄，化火之形未具，而下陷之机已著，曷可藐视！姑从经义火郁发之意。

葛根　甘中黄　牛蒡子　连翘　桔梗　元参

范某某，暴寒骤加，伏热更炽。邪郁则气血壅遏，痧疹不能外达。咽喉胀痛，痰气交阻，神昏喘促，渐入心包络中，势有内闭外脱之变。热注下迫，自利黏腻不爽。法当开其闭结，解其膻中之热壅，必得神清，方无变端。

连翘　滑石　石菖蒲　射干　银花　通草牛黄丸一粒，化下

以上出自《谦益斋外科医案》

王孟英

段春木之室烂喉，内外科治之束手。姚雪蕉孝廉荐孟英视之，骨瘦如柴，肌热如烙，韧痰阻于咽喉，不能咯吐，须以带帛搅而曳之。患处红肿白腐，龈色皆糜，米饮不沾，汛事非期而至。按其脉，左细数，右弦滑。曰：此阴亏之体，伏火之病，失于清降，扰及于营，先以犀角地黄汤清营分，而调妄行之血，续与白虎汤加西洋参等，肃气道而泻燎原之火，外用锡类散扫痰腐而消恶毒，继投甘润药，蠲余热而充津液，日以向安，月余而起。

吴雨峰明府家，嘱儿科为其仲郎所出之两孙种痘，下苗二三日，发热咽痛，医以为痘之将形也，投以升透之药，赤斑似锦，咽烂如焚，半月之间，阖家传染，诸医莫敢入其室。孟英往诊时，见其三郎耕有，四郎小峰尚未病。亟曰：已病者固当图治，未病者尤宜防患，传以青龙白虎汤代茶恣饮，竟得无恙。其令阃洪宜人、及仲媳，皆为之治愈。此外如其长媳、其令媛、其三孙、其仆、其探病之女戚，殒于是病者七人焉。时雨峰、筑岩两乔梓咸官于外，仲郎料幕游江右，不料因种痘而酿此家祸，益信孟英劝人勿种痘之说为可中训也。

潘洪畴，托儿医为其仲郎所出之孙种痘，下苗三日，即咽痛，发热斑烂，七朝而夭。春波及其弟祥衍，皆染其病。春波之证，顾听泉治而愈矣。祥衍之恙，咽喉烂至于舌，胸膈痞塞不通，牙关紧涩，小溲淋痛，口流紫黑血块，人皆谓其脏腑烂焉。孟英视之，曰：恶血毒涎，正欲其出，吹以锡类散，用碗承其口，流出涎血甚多，咽喉、牙环、胸膈皆得渐舒。投以犀角地黄汤，加元参、银花、童溺、藕汁、竺黄、花粉、贝母、石菖蒲之类，渐以向安。继与生津填

补而痊。

陈书伯之二令妹，亦患喉痧，汛事适行，四肢酸痛，略难举动，气塞于咽。孟英诊脉，弦滑。以犀（角）、羚（羊角）、旋（覆）、赭（石）、（竹）茹、贝（母）、兜铃、牛蒡、射干、豆根、花粉、银花、海蜇、竹沥、丝瓜络等，出入为方，兼吹锡类散而瘥。

陈书伯庶母，同时患喉糜，而头偏左痛，心悸欲呕，壮热烦躁，脉弦细数。孟英曰：此兼阴亏风动也。初以犀（角）、羚（羊角）、元参、菊花、丹参、栀（子）、桑叶、马勃，投之。外吹锡类散，咽愈热退。续用二至（丸）"二冬"、生地、石英、苁蓉、龟板、茯苓，滋阴潜阳而瘳。

陈书伯庶堂令弟保和，年未弱冠，患失音咽痛。孟英予犀（角）、羚（羊角）、石膏、元参、豆根、牛蒡、射干等大剂清肃之药，音开而咽糜。吹以锡类散，糜愈而疹点满布，左目及耳后皆肿。方中加以鲜菊叶二两，疹愈。（但）痰嗽不已。仍主前法，服三十余帖而痊。此证脉滑且数，口大渴，初终未曾误药，故能愈。

以上出自《王氏医案》

张乃修

金幼。时疫七日，丹痧回没太早，火热内灼，口疳咽痛，热胜则肿，面目肢体虚浮。脉象弦数。恐变肿胀。急导火下行。

鲜生地五钱　玄参三钱　茯苓皮三钱　细甘草五分　元明粉一钱　车前子一钱五分　木通五分　丝瓜络二钱　金银花二钱　上湘军二钱

二诊：身热已退，口疳稍轻，四肢仍带肿胀。火风阻闭，脾湿因而不运，随风流布。恐肿胀日甚。再理湿祛风。

大腹皮二钱　宣木瓜一钱　冬瓜皮四钱，炒　茯苓皮三钱　泽泻一钱五分　生米仁四钱　汉防己一钱五分　猪苓二钱　青防风一钱　左秦艽一钱五分

原注：服后渐愈。

金。热势甚重，咽肿作痛，丹痧透露未畅，胸闷神烦。脉形紧数而弦。时疫之邪，郁于肺胃。恐邪化为火，致生枝节。

荆芥　炒牛蒡子　连翘壳　玄参　薄荷　枳实　郁金　生甘草　范志曲　淡子芩　黑山栀

二诊：痧瘖畅达，兼发起浆白疹，其风火热毒之重可知。再拟利膈清咽，而导热下行。

连翘壳　川雅连三分　防风　淡芩　玄参　丹皮　人中黄四分　牛蒡子防风通圣散三钱

张左。外风引动温邪，邪从内发，即化为火，喉风发痧。舌心焦黑，黏痰缠扰咽中，咯吐不尽。脉数弦滑。时行急病，变端不测。

紫背浮萍一钱五分　大元参四钱　桔梗一钱　马勃一钱　光杏仁三钱　生石膏六钱　生甘草五分　连翘三钱　射干七分　广郁金一钱五分　白茅根肉一两　竹沥一两

二诊：痧疹畅发，咽中黏痰稍利，痛势略轻。舌苔焦黑已化，而里质绛赤，干燥无津。喉关之内，白腐星布。肺胃之火，灼铄阴津，恐其暴窜。

磨犀尖五分　鲜生地一两，洗打　细生地五钱　大麦冬三钱　桔梗一钱　粉丹皮二钱　炒知母二钱　煨石膏四钱　大玄参二钱　金汁七钱，冲　茅根肉一两　鲜芦根一两　银花露一两，冲

原注：以后未来看，病亦渐松矣。

严右。咽痛红肿，丹痧已透三朝，上至头面，下至足胫，是为透足。邪从痧出，热随邪达，理当病退十七，乃热势仍然不减。咽痛稍轻，仍然赤肿。脉象滑数，舌红无苔。足见邪势太重，半发丹痧透露于外，半化火热郁于肺胃。况当经水适行，若肺胃之热，乘血分之虚，袭入营中，便是热入血室。今当出入之际，治法不可不细论也。经云：火郁发之。则开泄之药，在所必用。又云：热者寒之。则清化之药，在所难缓。而白喉忌表。殊不知白为金色，火热亢盛之极，金受火刑，所以喉间结成白点，甚者起出白条。凡表药之性，皆带升泄，恐升动火热，所以忌用。即非白喉，如喉风喉疳喉蛾之甚者，往往亦有白腐，其为火甚刑金，则一也。刻下咽痛较昨稍轻，白点似有若无，喉证之势已得稍缓。而痧点渐化，热势不减，其火热之渊薮，不在喉间，而蕴于肺胃，显然可见。肺主皮毛，则开泄肺气，是散邪，即散火也。清泄上中，是化热，好防其入血室也。拟清泄一法。即请商榷行之。

川郁金一钱五分　淡黄芩一钱五分　大连翘壳三钱　黑山栀三钱　紫丹参三钱　大力子三钱　泽兰叶二钱　白桔梗七分　薄荷八分　白茅根一两

二诊：辛凉解表，微苦泄热，参以和营，遍身痧点畅发，邪从痧透，怫郁之热自得稍松，喉间赤肿大退，热势略得减轻。然脉仍滑数，舌红无苔，不时恶心，还是胃火逆冲，胃气不降。良由邪势太重，泄者虽泄，留者仍留，总望痧退之后，继之以汗，热势步退，方为正色。再拟清化法。即请商裁。

大连翘三钱　紫丹参二钱　赤茯苓三钱　盐水炒橘皮六分　牛蒡子三钱　黑山栀三钱　苏薄荷一钱　水炒竹茹一钱五分　淡黄芩一钱五分　广郁金一钱五分桑叶一钱五分　白桔梗七分　茅根肉一两

改方去薄荷、桔梗，加芦根一两、竹叶三十片。

三诊：热势递减，咽痛亦轻。然痧点出而不化，瘰难成痞，多言而时有错语。脉数细弦，舌红无苔，边尖皆布红点。此由热甚之时，经水时行，血海空虚，邪热乘虚而入血室，神藏于心，魂藏于肝，而心主血，肝藏血，今热扰血中，所以神魂不能安帖，灵明渐次为之扰乱，二十二日案中早经提及，正为此也。恐致神昏痉厥，不得不为预告也。拟养血凉营，以宁神志。即请商榷行之。

大生地四钱　磨犀尖三分　粉丹皮二钱　紫丹参二钱　朱茯神三钱　川贝母二钱　生赤芍一钱五分　水炒竹茹一钱五分　辰灯心三尺　上濂珠三分　西珀血四分　真玳瑁三分，以上三味研极细末，蜜水调服

金。痧点较昨稍透，兼有起浆白疹，咽赤作痛，偏左起腐。肺胃蕴热，未能宣泄。病起三朝，势在正甚。

连翘壳　马勃　荆芥　薄荷叶　桔梗　射干　牛蒡子　蝉衣　广郁金灯心

二诊：痧点虽布，面心足胫，尚未透发，烦热、胸闷、咽痛。舌苔黄糙少津。肺胃之邪，不克宣泄，夹滞不化，恐化火内窜。

净蝉衣　牛蒡子　连翘壳　麻黄三分，蜜炙　苦桔梗　苏薄荷叶　广玉金　炒枳壳　煨石膏

茅根肉

三诊：咽痛稍轻，肌肤丹赤，投辛温寒宣泄肺胃，热势大减。苔黄大化，而舌边红刺。邪欲化火，再为清泄。

连翘壳　广郁金　滑石块　炒枳壳　煨石膏　黑山栀　淡豆豉　杏仁牛蒡子　竹叶心

四诊：肌肤丹赤，而痧点未经畅透。肺胃蕴热不能宣泄，邪势化火，劫铄阴津，舌绛干毛。恐邪热内传，而神昏发痉。

犀尖三分，磨　丹皮二钱　鸡苏散四钱　玄参三钱　杏仁三钱　荆芥一钱　鲜生地五钱　牛蒡子三钱　连壳三钱　广郁金一钱五分　茅根肉八钱　竹叶二十片灯心三尺

五诊：丹痧渐化，而火风未能尽泄，咽痛甚重，大便不行。舌绛无津。拟急下存阴法。

犀尖三分，磨　丹皮二钱　玄参肉三钱　防风一钱　元明粉一钱五分　生广军三钱　鲜生地五钱　大贝母二钱　荆芥一钱　黑山栀三钱　生甘草五分　桔梗一钱

六诊：大便畅行，咽痛大减。然仍热甚于里，舌红尖刺无津。痧化太早，邪势化火，劫铄阴津，未为稳当。

玄参肉　细生地　连翘壳　桔梗　银花　郁金　天门冬　山栀　生甘草　竹叶　鲜芦根

七诊：咽痛渐定，热势大减。舌绛刺亦退，然后心尚觉干毛，还是阴津未复也。

细生地四钱　连翘三钱　银花一钱五分　鲜石斛五钱　天花粉二钱　大玄参三钱　生甘草五分　天门冬三钱　绿豆衣三钱　山栀三钱　芦根一两五钱　竹叶三十片

八诊：脉静身凉，履夷出险，幸甚幸甚。拟清养肺胃，以澈余炎。

大天冬　大云参　连翘　白银花　茯苓　绿豆衣　川贝母　竹叶心　鲜芦根

金左。春温疫疠之邪，从内而发。发热咽痛，热势甚炽，遍身丹赤，痧点连片不分，咽痛外连颈肿。右脉滑数，左脉弦紧，舌红边尖满布赤点。此由瘟疫之邪，一发而便化为火，充斥内外，蔓延三焦。丹也，痧也，皆火也。刻当五日，邪势正盛，恐火从内窜，而致神昏发痉。拟咸寒泄热，甘凉保津。

犀尖五分，磨　鲜生地七钱　粉丹皮二钱　大青叶三钱　金银花二钱　霜桑叶一钱五分　大力子二钱　黑玄参三钱　薄荷五分　金汁五钱　鲜茅芦根肉各一两

二诊：咸寒泄热，甘凉保津，丹痧较化，热亦稍轻。然咽中仍然肿痛，左耳下结块作胀，亦属火风所结。大势稍定，未为稳当。

大连翘　黑山栀　粉丹皮　淡黄芩　白桔梗　人中黄　大玄参　大力子　荆芥　芦根

以上出自《张聿青医案》

张锡纯

天津沈姓学生，年十六岁，于仲春得温疹兼喉痧证。

病因：因在体育场中游戏，努力过度，周身出汗为风所袭，遂得斯病。

证候：病时微觉恶寒头痛，翌日即表里俱壮热，咽喉闷疼。延医服药病未见轻，喉中疼闷加剧，周身又复出疹，遂延愚为诊治。其肌肤甚热，出疹甚密，连无疹之处其肌肤亦红，诚西人所谓猩红热也。其心中亦自觉热甚，其喉中扁桃腺处皆红肿，基左边有如榆荚一块发白。自言不惟饮食疼难下咽，即呼吸亦甚觉有碍。诊其脉左右皆洪滑有力，一分钟九十八至。愚为刺

其少商出血，复为针其合谷，又为拟一清咽、表疹、泻火之方俾服之。

处方：生石膏二两,捣细　玄参六钱　天花粉六钱　射干三钱　牛蒡子三钱,捣碎　浙贝母三钱　青连翘三钱　鲜芦根三钱　甘草钱半　粳米三钱

共煎汤两大盅，分两次温服下。

复诊：翌日过午复为诊视，其表里之热皆稍退，脉象之洪滑亦稍减，疹出又稍加多。从前三日未大便，至此则通下一次。再视其喉，其红肿似加增，白处稍大，病人自言此时饮水必须努力始能下咽，呼吸之滞碍似又加剧。愚曰：此为极危险之病，非刺患处出血不可。遂用圭式小刀，于喉左右红肿之处，各刺一长口放出紫血若干，遽觉呼吸顺利。拟再投以清热消肿托表疹毒之剂。

处方：生石膏一两,捣细　天花粉六钱　赤芍三钱　板蓝根三钱　牛蒡子三钱,捣细　生蒲黄三钱　浙贝母三钱　青连翘三钱　鲜芦根三钱

共煎一大盅半，分两次温服。

方解：赤芍药，张隐庵、陈修园皆疑是山中野草之根，以其纹理甚粗，与园中所植之芍药根迥异也。然此物出于东三省，愚亲至其地，见山坡多生此种芍药，开单瓣红花，其花小于寻常芍药花约三倍，而其叶则确系芍药无疑。盖南方亦有赤芍药，而其根仍白，兹则花赤其根亦赤，是以善入血分活血化瘀也。又浙贝治嗽，不如川贝，而以之治疮，浙贝似胜于川贝，以其味苦性凉能清热解毒也。

效果：将药连两剂，其病脱然全愈。

说明：《灵枢·痈疽》篇谓："痈发于嗌中，名曰猛疽，猛疽不治，化为脓，脓不泻，塞咽半日死。"此证咽喉两旁红肿日增，即痈发嗌中名为猛疽者也。其脓成不泻则危在目前，若其剧者必俟其化脓而后泻之，又恒有迫不及待之时，是以此证因其红肿已甚有碍呼吸，急刺之以出其紫血而红肿遂愈，此所谓防之于预也。且化脓而后泻之，其疮口恒至溃烂，若未成脓而泻，其紫血所刺之口半日即合矣。

喉证原有内伤外感之殊，其内伤者虽宜注重清热，亦宜少佐以宣散之品。如《白喉忌表抉微》方中之用薄荷、连翘是也。由外感者虽不忌用表散之品，然宜表散以辛凉，不宜表散以温热，若薄荷、连翘、蝉退、芦根诸药，皆表散之佳品也。

或有谓喉证若由于外感，虽麻黄亦可用者，然用麻黄必须重用生石膏佐之。若《伤寒论》之麻杏甘石汤，诚为治外感喉证之佳方也。特是，其方原非治喉证之方，是以方中石膏仅为麻黄之两倍，若借以治外感喉证，则石膏当十倍于麻黄。若遇外感实火炽盛者，石膏尤宜多加方为稳妥。是以愚以此方以治外感喉证时，麻黄不过用至一钱，而生石膏恒用至两余，或重用至二两也。然此犹论喉证之红肿不甚剧者，若至肿甚有碍呼吸，不惟麻黄不可用，即薄荷亦不可用，是以治此证方中止用连翘、芦根也。以上所论者，无论内伤外感，皆咽喉证之属热者也。而咽喉中之变证，间有真寒假热者，又当另议治法。

《医学衷中参西录》

巢崇山

某。初诊，寒热不清，咽喉肿痛，色赤，痧子外发，喉痧也。脉浮数，呕吐痰沫。乃湿热蕴于肺胃，太阴阳明同病，治以宣达。冀其汗出痧透为吉。

豆豉　薄荷　桑叶　前胡　茅根　蝉衣　桔梗　象贝　马勃　炒牛蒡　通草

二诊：温邪郁伏，寒热汗微，咽喉赤肿而腐，头眩目赤，口燥渴饮，脉数苔黄，丹痧渐布，邪在肺胃，势将化燥。急急内清外透，用辛甘凉合法。

蜜麻黄　桑叶　生甘草　炒牛蒡　薄荷叶　芦根去节　生石膏　枯芩　玄参心　连翘　象贝母　净蝉衣　轻马勃　竹叶　金银花

三诊：温邪郁伏，病方三天，热正鸱张，咽喉肿腐，丹痧遍发，色红如锦，汗有不畅，胸中痞闷，口燥头眩。脉数大，舌绛。邪郁化火，燔灼肝胃，颇虑劫津铄液，肝风内起，为蒙为厥，勿泛视之。急急大辛大凉，合甘缓甘泄，三焦表里并治，以冀阴不伤而邪从汗解为安。

麻黄　牛蒡研　银花　杏仁　枯芩　蝉衣　生草　连翘　玄参　桑叶　石膏　马勃　羚羊先煎　薄荷　芦根去节　竹叶心

四诊：丹痧遍体，宛如红锦，且堆白沙，泛泛空恶，胸脘闭闷，壮热汗少，且有谵语。脉象洪数，舌质鲜绛无苔。此邪火炽盛，燔灼心营肺胃之间，胃被火冲而作恶，心被火灼而为谵，肺被热蒸而痧上堆痧也。病涉四朝，邪火如是，颇虑劫铄气阴，肝风窃起，正未可以痧子畅透而大意也。

净麻黄　银花　牛蒡炒,研　生石膏　玄参　马勃　粉甘草　连翘　杏仁　竹叶心　薄荷　桑叶　羚羊　芦根　竹茹

五诊：痧将回而喉痛，痧火所致也，火迫肠胃，腹中痛而便薄恶心，火甚生风，鼻窍阻塞，脉形浮数，舌鲜绛，邪火未尽，气阴已伤。拟辛凉清解，合甘寒以救气阴为治，病过一候，可无妨碍。

豆豉　桑叶　川贝　玄参　石膏生地同　打先煎　薄荷　甘草　丹皮　羚羊　银花　连翘牛蒡　芦根　竹叶

六诊：痧子渐回，热仍未退，咽喉腹中皆痛，大便不解，脉数，舌鲜绛，口中燥渴，尚有谵语。痧回而痧火内逼，心肺不免受灼也。仍守前法，存阴退热为治。

薄荷　桑叶　犀片　牛蒡炒　羚羊　丹皮　连翘　马勃　甘草　石膏　玄参　芦根　知母　生地　川贝　银花　竹叶

七诊：按痧子回而表热退，痧火不清，咽喉腐痛，舌绛起刺且破碎，鼻窍依然阻塞。脉数而躁，溺少。燥火内灼，犹虑伤阴耗气，致生遗毒。议再甘寒救液，合清凉败毒法。

薄荷　银花　丹皮　牛蒡炒　人中黄　石膏　桑叶　马勃　甘草　连翘　羚羊　犀尖　玄参　生地　川连　知母　川贝　竹叶　芦根　金汁冲

八诊：丹痧已回，痧火内甚，火热上冲，痰涎上溢，咳咯不利，鼻窍阻塞，咽喉结腐不化，脉左弦数，右滑数，舌鲜绛破碎，口干渴饮，大便欲解不遂，小溲更为短赤，痧火伤阴耗气也。拟再辛凉甘寒，豁痰清热，并解毒一法。

薄荷　连翘　玄参　牛蒡炒　大贝　川连　银花　马勃　犀尖　生地　人中黄　金汁　羚羊　石膏　芦根　丹皮　知母　淡竹叶

九诊：脉数身热，项肿颈痛，痰涎未尽，鼻窍尚塞，此痧火余邪所致也。再以清热存阴。

薄荷　羚羊　人中黄　牛蒡炒　连翘　生地　桑叶　银花　大贝　马勃　石膏　知母　玄参　川连　枯芩　丹皮　金汁　芦根

十诊：丹痧脱皮而回，鼻窍犹未清通，脉数，舌边破碎，痧火未清，肺燥热痹。并进辛甘

凉合法，清痧火以润燥，开热痹以通塞。

薄荷　花粉　知母　牛蒡_炒　枯芩　生地　桑叶　甘草　川贝　银花　连翘　玄参　羚羊　芦根　竹叶

十一诊：诸恙渐松，惟两腮肿块未消，脉数，舌边碎，鼻塞身热，余邪未尽，痧火留恋，防成痧毒。急为消退，免致成脓。

薄荷　连翘　丹皮　牛蒡　象贝　赤芍　桑叶　银花　羚羊　桔梗　玄参　甘草　马勃　猴枣_研　芦根　竹叶　金汁_冲　竹沥_{入开水送猴枣下}

十二诊：痧毒结硬下消，左边更甚，稍为绵软，成脓之象。而右边硬而不软，尚在进出之间，脉数便秘，温温身热。拟以清热豁痰。

桔梗　连翘　猴枣　甘草　羚羊　玄参　象贝　杏仁　瓜蒌　马勃　桑叶　银花　竹沥　牛蒡

十三诊：痧毒一块已经内溃，一块仍然结硬，大便不解，身热如昨，还是痧火所致。宜轻清开泄痧火，不可补托也。

桔梗　牛蒡　鲜梨_{去核}　甘草　象贝　玄参　连翘　马勃　银花　薄荷　杏仁　蒌仁　桑叶　芦根

十四诊：痧毒已经内溃，出脓亦不为少，何以复肿？盖膜内之毒虽泄，而膜外之毒逗留也。只便闭六七天，其大肠火热不泄，环而攻之，胃热肺燥；睡醒出汗，烘热咳嗽，舌肿腮肿，痰多不便食饮，脉仍数躁。大创之余，气阴两伤，外证实为可虑。以釜底抽薪、大生津液，以御热毒。是否有当，尚祈政之。

桔梗　川贝　连翘　蒌仁_{生研}　甘草　牛蒡　玄参　杏仁　马勃　石斛　桑叶　芦根　人中黄　银花　生地　石膏　麻仁　竹沥　金汁

十五诊：两颐之结块，即少阳郁伏之邪火，虽溃而不见消，脉且躁数，其邪火热毒之盛，可想见矣。今晨忽然吐血，乃倾口频吐，计盈数碗，是亦邪火热毒所致也。惟病经二十天，大创之余，阴阳气弱，而犹经此吐血，虽系邪火热毒之泄越，而究之血属阴，阴愈耗则火愈炽。火能生风，窃恐内风骤起，昏蒙厥逆，皆意中之事也。急急大滋大凉，以救燎原，而挽危机，方候裁正。

桑叶　人中黄　犀片　羚羊　麦冬　川贝　石斛　生地　马勃　甘草　丹皮　玄参　银花　杏仁　鳖甲　石决明

十六诊：左虚痧毒，漫然而肿，按之软绵，脓将成矣。惟连晨失血，竟至盈碗。虽由痧火所迫，究之血为阴类，阴气大伤矣。且脉仍弦数而躁，舌绛而痛，口涎时流，流则咽喉干燥。当此液耗阴伤，而犹蒸灼煎熬，则阴液阳津，尚有几何？此最可虑者也，至危至险之证。勉尽心力，仿喻嘉言清燥救肺之一法，以冀挽。即就哲政。

沙参　甘草　石斛　川贝　生地　杏仁　麦冬　白芍　石膏　桑叶　丹皮　蒌皮　玄参　麻仁　蒲黄　鲜梨　枇杷叶

十七诊：血既不吐，又可安睡，胃纳如昨，气火较平一筹矣。痧毒已溃，出脓甚多，脉形弦数，热势略减。然气虽见平，而阴液大受夷伤矣。再宜养液和阳，以清燥金。

沙参　生地　玄参　贝母　石斛　丹皮　麦冬　杏仁　白芍　甘草　石膏　桑叶　银花　蒌皮　蒲黄_炒　花粉　鲜梨　枇杷叶

《巢崇山医案》

袁焯

　　牛瑞堂先生令媳，筱川兄夫人，今年二月患喉痧证，服药不效，筱川邀予诊。痧出鲜红，咽喉右边破烂，色红而兼有白腐，并不大肿，舌前半红赤无苔，颧红、唇红、作恶，汤水不能下咽，脉数身热，此阴液素亏，感受温热为病。先宜养阴清热解毒。拟方用细生地、麦冬、金银花、紫花地丁、连翘各三钱，贝母、知母各二钱，甘草五分，橄榄三枚，作煎剂。外吹锡类散。明日上午九时复诊，述昨药服后，夜间能安睡两小时，热减恶定，能进茶汤，仍用原方。下午十时复诊，诸恙无大进退，惟舌光红无津，片刻不饮茶，则燥硬不柔，身微热，不能寐，盖日间亲戚问病者多，言语劳神。以阴亏之病，骤然劳神，则津液益亏，脑力益衰，而虚火亦益炽，此所以舌本燥硬而光赤无津，不能寐也。非大剂养液安神之法，断难有济。幸筱川父子见信，乃以大剂增液汤为主。干地黄五钱，麦冬、元参各三钱，鲜石斛三钱，朱拌茯神、枣仁各四钱，百合三钱，甘草五分，莲子心四分。予坐俟煎药，且监视其煎药之法。第三日复诊，诸恙悉减，喉烂亦退，惟精神疲弱，夜间不能多寐，仍以原方，减轻其剂，并加茅根、沙参、地骨皮等药，接服两剂，喉烂全平，身热亦退，痧亦脱皮，但不思饮食，舌淡无苔，脉息软小而兼有滑象，盖津液虽复，胃气尚虚，乃以四君子汤加干地黄、炒熟地炭、生谷芽、炒扁豆、莲肉等药，调补数日而痊。

　　　　　　　　　　　　　　　　　　　　　　　　　　　　《丛桂草堂医案》

　　金子卿哲嗣，年八岁。

　　病名：烂喉疫痧。

　　原因：体质素瘦，今年三月出痧，痧后又生疱疮，至六月初旬，又病喉痧，发热咽痛。初由西医蒋某治之，用冷水浸毛巾罨颈项，又用水浴法，及服安知必林与盐剥水漱喉等治，均无效。病势益剧，其岳家童姓荐予治，时六月十五日也。

　　证候：身热，咽喉两旁上下，皆溃烂腐秽，口渴溲黄。

　　诊断：脉息软数，舌红无苔，盖阴液大亏，热邪燔灼于上焦也。热不难解，惟咽喉全部腐烂，而阴液亏耗，断非实证可比。危险已极，幸神不昏，呼吸不促，不烦躁，尚可挽救。

　　疗法：内服以加味增液汤为主，外以吹喉锡类散频频吹之。先用淡盐汤嗽喉，漱后吹药。金君自以体温计，置病人口中验热度，已有一百零五度之高。予谓体温计虽能验热度之高下，然不能分虚实，万不可泥以论病。若只准体温计所验之热度以定治法，则当用三黄白虎。然就脉象舌色而论，则不独三黄白虎不可误投，即西药中之退热剂，亦非所宜。否则危亡立见，噬脐无及矣。金君韪之，遂以予方煎服焉。

　　处方：鲜生地一两　原麦冬三钱　元参三钱　金银花三钱　肥知母一钱　鲜石斛三钱　天花粉二钱　黄芩一钱　青连翘三钱　生甘草六分

　　次诊：十六日复诊，四肢不热，身热亦轻，舌色红艳而光，毫无苔垢，大便通利，溲色黄浊，言语多，口不渴，彻夜不寐，喉烂如故，脉息虚数。原方去黄芩、花粉、知母、鲜生地，加西洋参、枣仁、茯神、百合等品。

　　次方：西洋参钱半　炒枣仁三钱　朱拌茯神三钱　原麦冬三钱　干地黄五钱　鲜石斛三钱　元参三钱　青连翘三钱　生甘草六分　金银花三钱

　　先用百合一枚，煎汤代水煎药。

三诊：十七日复诊，舌上红色转淡，夜间能睡一二时，谵语亦减，咽喉上部腐烂较退，惟下部及隔帘等处，仍然腐烂，精神疲惫，脉息虚细无神，是气血大虚之候也。急宜培补，拟方以大补元煎合增液汤法，惟吹药仍用锡类散，日吹数次。

三方：西洋参二钱　炒熟地炭四钱　干地黄四钱　怀山药三钱　元参二钱　鲜石斛二钱　朱染茯神四钱　麦门冬二钱　人中黄四分

四诊：十八日复诊，夜寐甚安，谵语亦止，稍能进粥汤，喉烂减退大半，脉息仍细弱无神，仍用原方加味。

四方：西洋参二钱　炒熟地四钱　干地黄四钱　朱茯神四钱　怀山药三钱　元参二钱　鲜石斛二钱　原麦冬二钱　人中黄四分　湘莲三钱　女贞子三钱

五诊：十九日复诊，喉烂全退。用毛笔蘸水拭之，腐物随笔而出，全部皆现好肉，不比前数日之黏韧难拭矣。脉息亦较有神，而现滑象，舌色仍淡无苔，小便清，能进薄粥，仍用原方加减。

五方：西洋参二钱　炒熟地三钱　干地黄四钱　朱茯神四钱　元参二钱　湘莲三钱　原麦冬二钱　怀山药三钱　人中黄四分　女贞子三钱　扁豆三钱

六诊：二十日复诊，饮食较多，乃以原方减轻其剂，接服两日，眠食俱安。但忽又发热，或轻或重，而热之时间又不一致。金君复以体温计验之，仍在一百零五度，及零三四度之间，甚以为忧。予曰：无恐也，此气血未能复原，营卫未能调和，而邪热之内伏者，仍不免有余蕴耳。且现在喉烂全愈，眠食俱安，种种生机，与七日以前之危险现状，相去不啻天渊。乃以前方去熟地，酌加青蒿、佩兰、苡仁、地骨皮等药。接服两剂，遍身发出白痦，如水晶，如粟米，而热遂退，饮食亦渐多。但仍不能起床行立，嘱以饮食培养，如鸡鸭汤粥饭之类，尽量食之，自是遂不服药。

效果：越数日，为其祖母诊病。此儿犹未能起床，但饮食甚多，每日夜须食六七餐，至半月后，如稍能行动，一月后，始能出卧室，可以想见其病之危，体之虚矣。当其未能出卧室之时，亦间有发热便秘、面目浮肿诸现状，皆未以药治之。此为病后应有之现象，一俟气血精神，恢复原状，则自痊矣。此病得瘥，固由病家始终坚信，旁无掣肘之人，而夏君子雨赞助之力，亦足多焉。予用熟地时，病家不敢服，虑其补也，赖夏君为之解说，盖夏与金固旧交，而亦精于医者也。

廉按：疫痧时气，吸从口鼻，并入肺经气分者则烂喉，并入胃经血分者则发痧。故烂喉者色多白，病在肺而属气；发痧者色多赤，病在胃而属血，其疫则一也。一发于咽喉之地，一达于肌表之间，在肺则曰烂喉，在胃则曰发痧，是以名烂喉痧。喉痧气血同病，内外异形，其病根不外热毒，热胜则肿，毒胜则烂，热非清凉不解，毒非芳香不除，清凉解毒，芳香逐秽，治疫要领，再视其气质之虚实何如，随证而变通之。此案为救误而设，纯仿阴虚烂喉例治，故以救阴为主，略参解毒，乃治烂喉疫痧之变法也。

牛筱川夫人。
病名：春温喉痧。
原因：今年二月患喉痧证，服药不效，遂邀予诊。
证候：痧出鲜红，咽喉右边破烂，色红而兼有白腐，并不大肿，颧红唇红，身热作恶，汤水不能下咽。

诊断：脉数，舌前半红赤无苔，此阴液素亏，感受温热为病。

疗法：先宜养阴清热解毒，外吹锡类散。

处方：细生地三钱　原麦冬三钱　金银花三钱　紫花地丁三钱　川贝母三钱　白知母二钱　生甘草五分　青连翘三钱　西藏橄榄三枚

作煎剂。

次诊：次日上午九时复诊，述昨药服后，夜间能安睡两小时，热减恶定。能进茶汤，仍用原方。

三诊：下午十时复诊，诸恙无大进退，惟舌光红无津，片刻不饮茶，则燥硬不柔，身微热，不能寐。盖日间亲戚问病者多，言语劳神，以阴亏之病，骤然劳神，则津液益亏，脑力益衰，而虚火亦益炽，此所以舌本燥硬，而光赤无津，不能寐也。非大剂养液安神之法，断难有济，乃以大剂增液汤为主。

三方：干地黄八钱　原麦冬四钱　元参六钱　朱拌茯神四钱　百合三钱　鲜石斛三钱　炒枣仁四钱　甘草五分　莲子心四分

四诊：第三日复诊，诸恙悉减，喉烂亦退，惟精神疲弱，夜间不能多寐，仍以原方减轻其剂，并加茅根、沙参、地骨皮等药。

五诊：接服两剂，喉烂全平，身热亦退，痧亦脱皮。但不思饮食，舌淡无苔，脉息软小而兼有滑象。盖津液虽复，胃气尚虚，乃以四君子汤加味。

五方：潞党参三钱　生于术钱半　云茯苓三钱　清炙草五分　干地黄三钱　炒熟地炭四钱　生谷芽二钱　炒扁豆三钱　湘莲七枚

效果：调补旬日而痊。

廉按：喉痧有轻有重，轻则温邪仅在经络，疏而达之，则痧透而喉痛即解；重则疫火灼伤脏腑，虽用疏达，而痧出鲜红，喉烂起腐者，以阴液素亏，不耐疫火之熏蒸也。余曾数见不勘矣。此案初方，即用养阴清热为君，参以解毒，继用大剂增液安神，终用益气滋阴，双补阴气以收全功，纯为阴虚者患春温喉痧而设。陈继宣谓喉痧阴虚者，灼热无汗，喉烂神昏，痧红成片，舌绛且光，阴液燥涸，其毙甚速，故其方不得不注重养阴清喉也。

以上出自《全国名医验案类编》

曹沧洲

某左。初诊：形寒转壮热，头痛，舌中淡黄，口腻作干，小舌坠，痰多胸闷，脉数，便通溲利。温邪内伏，正在方张，未可忽视。

淡豆豉三钱　桑叶三钱　薄荷一钱　白蒺藜四钱　白杏仁五钱　象贝五钱　枳壳一钱　竹茹三钱　莱菔子五钱　车前子四钱

二诊：壮热头痛，舌中根黄垢，前半少苔，口干，喉间哽痛，脉数，胸闷，便溏，溲赤少。温邪深伏不轻，防热转重。

淡豆豉三钱　生山栀二钱　桑叶三钱　薄荷一钱　牛蒡二钱　连翘三钱　枳壳一钱半　竹茹三钱　银花四钱　生石决明一两

另给吹喉药珠黄散、锡类散合用，漱后不时吹敷患处，漱口用月石三钱、儿茶二钱，开水化烊，候冷另贮，吹前漱喉。

三诊：表热甫得转轻，舌黄质红，喉关红碎，胸闷至甚，脉数不畅，肌肤不清，梦语，溲少，便溏不多。温邪郁伏不达，极易为传变端，略有松机，断不足恃。

桑叶三钱　牛蒡子三钱　赤芍三钱　蝉衣五分　银花四钱　辰连翘三钱　枳壳一钱半　竹茹三钱　白杏仁四钱　象贝五钱　芦根二两

吹药，珠锡合用。

四诊：温邪疬毒，深郁不达，表热貌似得解，舌根黑尖见红刺。脉数而少力，大便热散，夜来糊语甚多，胸闷，痧光满布。种种现象皆为邪毒不达，缩陷最为可虑。

鲜生地六钱　淡豆豉三钱　蝉衣七分　牛蒡子三钱　连翘三钱　赤芍三钱　紫贝齿一两半　天竺黄三钱　银花三钱　甘中黄七分　枇杷叶四钱　白茅根一两

五诊：表热似解，病毒蒸郁营分，痧光满布，药后夜寐较安，糊语得止，便泄转闭，小溲连下两次，色黄而混，脉小数，胸痹体痛。病势渐得转轻，而反复变端，尚在意中也。

淡豆豉三钱　鲜生地一两　赤芍三钱　蝉衣七分　牛蒡子三钱　白杏仁四钱　银花四钱　桑叶三钱　滑石四钱　车前子五钱　连翘三钱　芦根二两

六诊：表热幸未复作，舌光红少液，舌下痛，咽干，昨宵咳嗽气急，药后即平，便闭溲黄，脉小数，仍觉胸痞，痧光略退。病热渐得转松，然不虞荐至，仍在意中。

桑叶三钱　鲜石斛一两　丹皮三钱　赤芍三钱　杏仁五钱　鲜生地一两　黄芩三钱　芦根二两　石决明一两　甘中黄一钱半

七诊：热退后，幸得站定，舌根黄，咳嗽夜甚，咽痒，胸痞，脉滑数，大便色黑不畅，小溲通。疬毒犹多，蒸郁营分，转松尚不足恃也。

桑叶三钱　地骨皮四钱　生草七分　白杏仁四钱　象贝四钱　知母三钱　花粉四钱　大竹叶三钱　银花四钱　芦根一两　枇杷叶四钱

八诊：病后诸羔均安，惟气火不潜，寐不甚熟，两太阳筋跳动不已，作魇，脉濡滑左弦，大便由溏转闭，溲利。宜清化浅降，兼和阴分。

炙鳖甲一两　石决明一两　磁朱丸四钱　西洋参一钱半　元参四钱　生白芍三钱　枳壳一钱半　竹茹三钱　辰连翘三钱　鲜竹沥一两，冲

附喉科吹药方：

珠黄散：珠粉一钱　犀黄五分　西月石八钱　飞中白二钱　冰片四分　飞青黛五分

锡类散：真象牙屑一两二钱　熟石膏一两二钱　飞滑石一两二钱　飞中白八钱　甘中黄四钱　珠粉五分　冰片五分

某左。昨起寒热，咽痛痧子隐约，脉细数，口干。邪火先期交透，阴分先已枯乏，殊非寻常表证可清，不可泛视。

真枫斛四钱　枇杷叶三钱，去毛筋　朱灯心三分　扁豆衣三钱　朱茯苓四钱　赤芍一钱半　甘中黄一钱半　生蛤壳六钱　桑叶一钱半　大贝三钱，去心　马勃七分　蝉衣一钱

某左。初诊：病前劳乏不寐，少阴之气先伤，阳明疬毒遍发，身热三日，密布痧痧，咽关肿腐哽痛，脘闷形寒，大便溏泄，舌黄，脉弦数。惟素体阴气极薄温邪疬毒阻中，欲达未达，防化燥昏陷。

真枫斛四钱　赤芍三钱　薄荷一钱半　甘中黄一钱半　桑叶一钱半　象贝三钱，去心　朱连翘四钱

白前一钱半　牛蒡三钱　莱菔子三钱　马勃一钱　赤芍一钱半　枇杷叶三钱,去毛筋

二诊：顷投剂后，面部痧子较显，身热似衰，但喉关肿势不退，舌苔白垢，脘窒腹鸣，脉弦数。表分未解，浊阻中焦，姑拟泄肺化痰，以宣上焦。

原金斛四钱,先煎　白前一钱半　莱菔子三钱　薄荷一钱半,后下　白杏仁三钱,去尖　大腹皮一钱半　枇杷叶三钱,去毛筋　象贝四钱,去心　赤芍三钱　通草一钱

三诊：表热较衰，痧子渐回，喉关白腐亦退，而紫肿依然如昨，舌黄边尖绛，脉弦数。邪恋阴伤，治宜兼顾。

真枫斛四钱　银花一钱半　赤芍三钱　细生地四钱,切　元参四钱,盐水炒　连翘三钱,辰拌　大腹皮一钱半　辰灯心三分　桑叶一钱半　大贝三钱,去心杵　竹卷心三钱　川通草一钱　枇杷叶四钱,去毛　石决明五钱,煅　甘中黄二钱

某右。初诊：痧子三日，面部见而不多，壮热烦闷，神思躁扰，经事先期而行。营阴被邪火销铄。最易热入血室之虑。拟以养阴清营泄热。

鲜霍斛七钱　竹卷心一钱半　石决明一两,煅　细生地三钱　朱连翘三钱　杭甘菊三钱　冬桑叶一钱半　枇杷叶二片,去毛筋　元参三钱　象贝三钱,去心　赤芍一钱半　橘络七分　鲜芦根一两

二诊：昨宵安稳，今痧渐回，舌苔转光，脉弦数。阴薄火旺，变迁易，未可忽。

鲜霍斛一两　元参三钱　赤芍一钱半　石决明一两　知母一钱半　象贝四钱　桑叶一钱半　竹叶一钱半　丹皮一钱半　川通草五分　朱连翘三钱　银花三钱　枇杷叶二片,去毛筋　鲜芦根一两半　细生地三钱　杭甘菊三钱

三诊：痧子已回，身热亦衰，经事先期而行，肝阳升动则眩晕，耳鸣，神疲不安寐，关节痛，脉弦数，舌绛满刺，咽肿渐消。温邪化热伤营，胃阴日损，木火上冲犯易起痧。

鲜霍斛七钱　冬桑叶一钱半　竹茹一钱半　原生地七钱　丹皮一钱半　石决明一两　元参三钱　赤芍三钱,炒　杭甘菊三钱　知母一钱半　金银花三钱　朱茯神四钱　川通草五分

以上出自《吴门曹氏三氏医验集》

曹南笙

某左。疫疠秽邪从口鼻吸受，分布三焦，弥漫神识，不是风温客邪，亦非停滞里证，故发散消导即犯劫津之戒，与伤寒六经大异。今喉痛丹疹，舌如砝，神躁暮昏。上受秽邪，逆走膻中，当清血络以防结闭，然必大用解毒以驱其秽，九日外不致昏愦，冀其邪去正复。

犀角　连翘　生地　元参　菖蒲　广郁金　银花　金汁

某左。疫毒口糜。痳疹喉哑，治在上焦。

犀角　鲜生地　玄参　连翘　石菖蒲　银花　金汁　至宝丹

以上出自《吴门曹氏三代医验集》

凌履之

查官官。咽赤欲腐，肿及项外，加之身热无汗，似有烦闷，据述，秋间曾发红痧，发不透

密，邪不清彻，留恋于肺胃之间，近遇风温，互相感动，防不但咽喉肿腐，势必外见疹点。是以脉象弦数均浮，舌淡黄腻，急宜升泄，俾得邪由表达为顺。

薄荷尖　杏仁　玉桔梗　连翘壳　荆芥　青果　牛蒡子　象贝　生甘草　炒僵蚕　荷叶

复诊：痧疹渐现，喉间白腐未退，身热未清，脉来尚带弦数，舌苔较黄，边尖俱红。邪虽未彻，但风温化热，最易铄津，不得不虑，况童体纯阳，复值久晴寒燥，其铄津无不更易乎，再拟轻扬宣泄，稍佐清化。

净连翘　蜜炙牛蒡　光杏仁　黑山栀　马勃　荷叶　净银花　川象贝金蝉蜕　生甘草梨皮

三诊：痧诊布后，身热略减，内关白腐未尽，大便燥结，脉象较前稍静，舌红微有黄苔。邪热虽犹未彻，而汗泄尚易，无须再提，恐过提则肺胃阴竭，反有燥热之虞，盖汗以阴液为体，阴液既涸，汗将何作，虽有余邪留恋，亦不能出矣，再拟存阴泄化。

京玄参　连翘壳　光杏仁　净蝉衣　焦山栀　青果　川石斛　净银花　川贝母　生甘草梨皮

《云间凌履之医案及药性赋》

丁泽周

杨左。风温疫疠之邪，引动肝胆之火，蕴袭肺胃两经，发为喉痧。痧布隐隐，身热，咽喉肿红焮痛，内关白腐，舌苔薄黄，脉象郁滑而数。天气通于鼻，地气通于口，口鼻吸受天地不正之气，与肺胃蕴伏之热，熏蒸上中二焦。咽喉为肺胃之门户，肺胃有热，所以咽喉肿痛，而内关白腐也。邪势正在鸱张之际，虑其增剧。经云：风淫于内，治以辛凉，此其候也。

净蝉衣八分　苦桔梗一钱　金银花三钱　京赤芍二钱　荆芥穗八分　甜苦甘草各六分　连翘壳三钱　鲜竹叶三十张　淡豆豉三钱　轻马勃一钱　象贝母三钱　白茅根二札　薄荷叶八分　黑山栀一钱五分　炙僵蚕三钱

二诊：痦痧虽布，身灼热不退，咽喉肿痛白腐，脉洪数，舌绛。伏温化热，蕴蒸阳明，由气入营，销铄阴液，厥少之火，乘势上亢。证势沉重，急宜气血双清，而解疫毒。

犀角尖五分　甘中黄八分　象贝母三钱　鲜竹叶三十张　鲜生地四钱　苦桔梗一钱　连翘壳三钱　茅芦根各一两，去心节　生石膏四钱，打　轻马勃一钱　黑山栀一钱五分　鲜石斛三钱　粉丹皮一钱五分　陈金汁一两　枇杷叶露四两，冲

三诊：痦痧已回，身热不退，项颈漫肿疼痛，咽喉焮肿，内关白腐，舌薄黄，脉沉数。温邪伏热，稽留肺胃两经，血凝毒滞，肝胆火炽，一波未平，一波又起，殊属棘手。宜清肺胃之伏热，解疫疠之蕴毒。

薄荷叶八分　甘中黄一钱半　京赤芍二钱　鲜竹叶茹各一钱五分　京玄参二钱　苦桔梗一钱　生蒲黄三钱，包　黑山栀一钱五分　连翘壳三钱　炙僵蚕三钱　淡豆豉三钱　象贝母三钱　益母草三钱　活芦根一尺，去节

《丁甘仁医案》

薛小姐。痧子十三天，痧回里热不清，咽喉内关白腐，肢节肿痛亦减，脉象累数。少阴阴

液已伤，阳明余热留恋，能得不生变端，可望转危为安。仍拟生津清温。

天花粉三钱　京玄参一钱五分　桑叶皮各一钱五分　川象贝各二钱　金银花三钱　嫩前胡三钱　连翘三钱　鲜竹茹一钱五分　生赤芍二钱　鲜石斛二钱　丝瓜络二钱　肥玉竹一钱五分　活芦根一尺　枇杷叶露四两，后入

二诊：痧子十五天，里热未清，咽喉内关白腐渐退，左手足肢节疼痛，脉象弦小而数。少阴阴液已伤，阳明余热留恋，还虑变迁。再宜生津清胃而通络道。至于牙齿脱落，亦胃热之故也，清其胃即是固其齿之意。

天花粉三钱　京玄参一钱五分　熟石膏二钱　嫩白薇一钱五分　肥知母二钱　桑皮各一钱五分　川象贝各三钱　鲜竹茹一钱五分　连翘壳三钱　生赤芍一钱五分　金银花三钱　丝瓜络二钱　活芦根一尺

枇杷叶露、野蔷薇花露各二两，二味冲服。

三诊：痧子十七天，咽喉白腐渐愈，肢节疼痛亦减，而里热仍炽，继发红疹，布于胸膺脐腹之间，咳嗽不爽，舌质淡红，脉象濡数。阴液已伤，第二层之伏温渐渐外达，肺失清肃，再宜生津清温而通络道。

花粉三钱　玄参一钱五分　石膏二钱　生甘草五分　桑叶皮各一钱五分　光杏仁三钱　蝉衣七分　银花三钱　连翘三钱　川象贝各二钱　赤芍二钱　丝瓜络二钱　活芦根一尺

柳少奶。疫喉痧，痧虽布而鼻部不现，身灼热，汗泄不多，咽喉焮痛，内关白点，妨于咽饮，项外漫渐减，腑气亦通，口干不多饮，舌质红绛，脉濡滑而数。风温疫疠化热蕴蒸肺胃、厥少之火升腾，荣热已炽，气分之温下达，阴液暗伤，津少上承，羔势尚在重途，还虑增变。仍宜生津清温而解疫邪，尚希明正。

天花粉三钱　京玄参二钱　薄荷叶八分　甘中黄八分　荆芥穗八分　熟石膏三钱　净蝉衣八分　川雅连四分　生赤芍三钱　金银花三钱　连翘壳三钱　川象贝各三钱　鲜竹叶三十张　鲜茅芦根各一两

二诊：疫喉痧七天，痧子布而渐回，鼻部未透，身灼热略减，项核漫肿渐消，咽喉内关白腐，妨于咽饮，舌质红，脉濡滑而数。阴液暗伤，少阴伏热上升，风温疫疠之邪，蕴袭肺胃，一时非易清澈。再拟生津清温，而解疫毒。

天花粉三钱　京玄参二钱　薄荷叶八分　甘中黄八分　荆芥八分　熟石膏三钱　金银花四钱　连翘壳三钱　川雅连四分　生赤芍二钱　川象贝各二钱　冬桑叶三钱　鲜竹叶三十张　鲜茅芦根各一两

郭世兄。疫喉痧四天，痧子虽布，额鼻不显，发热得汗不多，口干不多饮，泛泛呕恶，舌干燥无津，脉象濡滑而数，项颈痧毒偏左肿硬疼痛，咽喉焮红，内关白点。风温疫疠之邪化热蕴袭肺胃，厥少之火上升，阴液暗伤，津少上承。自服蓖麻油，大便溏泄，亦热迫湿泄也。证势非轻，急宜生津清温而解疫毒，尚希明正。

天花粉三钱　京玄参一钱五分　薄荷叶八分　大贝母三钱　荆芥穗八分　熟石膏三钱　甜苦甘草各五分　炙僵蚕三钱　银花四钱　连翘壳三钱　净蝉衣八分　板蓝根二钱　鲜竹茹各一钱五分　活芦根一尺

二诊：疫喉痧五天，痧子布而渐多，身热得汗不畅，口干不多饮，咳嗽，腑行溏薄，项颈结块疼痛，舌质淡红，脉象濡滑而数。疫疠之邪，化热生痰，逗留肺胃，厥少之火升腾，阴液暗伤，津少上承，还虑增剧。仍宜辛凉清解疫毒，尚希明正。

天花粉三钱　京玄参三钱　薄荷叶八分　蝉衣八分　荆芥穗八分　甜苦甘草各五分　金银花三钱　炙僵蚕三钱　连翘壳三钱　生赤芍三钱　大贝母三钱　板蓝根二钱　鲜竹叶茹各一钱五分　鲜茅芦根各

一两

三诊：疫喉痧十天，痧已回，昨有鼻衄如涌，名曰红汗。身热较轻，不欲饮，舌质红绛无津，项颈颊车结块，肿硬疼痛，势成痧毒，虑其酿脓。痧火由气入荣，逼血妄行，痰热蕴结阳明之路，血凝毒滞，还虑增变。今宜生津清荣，解毒清温，尚希明正。

鲜石斛三钱　天花粉三钱　京玄参一钱五分　川象贝各二钱　冬桑叶二钱　粉丹皮二钱　生赤芍三钱　板蓝根二钱　甘中黄八分　金银花四钱　连翘壳三钱　犀角片三分　鲜竹叶三叶张　鲜茅芦根各一两

以上出自《丁甘仁晚年出诊医案》

刘幼。喉痧七天，痧子早没，发热无汗，咽喉内关肿痛白腐，项外漫肿，舌红绛，脉弦数。温邪疫疠化热生痰，蕴袭肺胃，厥少之火上升，证势危笃，再宜清解败毒。

薄荷叶八分　甘中黄钱半　净蝉衣八分　大贝母三钱　熟石膏三钱　荆芥穗一钱　京元参二钱　天花粉三钱　金银花六钱　京赤芍二钱　连翘壳三钱　板蓝根二钱　茅芦根各一两，去心节　鲜竹茹叶钱半，三十张

二诊：喉痧八天，痧子早没，发热不退，项颈漫肿渐减，舌红绛，脉弦数。温邪袭里，化火生痰，蕴蒸肺胃，还虑增变，再宜清解败毒。

薄荷叶八分　甘中黄八分　金银花四钱　大贝母三钱　熟石膏三钱　京元参钱半　连翘壳三钱　京赤芍二钱　荆芥穗一钱　天花粉三钱　川雅连四分　粉葛根钱半　茅芦根各一两，去心节　板蓝根二钱

珠黄散吹喉。

金小。风温疫疠引动伏邪，挟痰热蕴袭肺胃两经，疫喉肿红，内关白腐，气喘鼻扇，喉中痰声漉漉，脉象欲伏，舌苔薄黄。证势危笃，勉方冀幸。

净麻黄三分，先煎，去白沫　生石膏三钱　嫩射干八分　薄荷叶八分　光杏仁三钱　生甘草八分　京元参钱半　冬瓜子三钱　桑叶皮各钱半　马兜铃一钱　活芦根一尺，去节　淡竹沥一两，冲服　真猴枣粉二分，冲服

贴起泡膏、吹金不换。

林宝宝。风温时气之邪，引动伏邪，蕴袭肺胃两经，痦痧八天，布而渐回，身热咳嗽，音声不扬，梦语如谵，咽喉焮痛，苔薄腻黄，脉象濡数，虑其增剧。姑拟辛凉清解，宣肺化痰，尚希明正。

荆芥穗一钱　薄荷叶八分　净蝉衣八分　金银花四钱　连翘壳三钱　生赤芍二钱　光杏仁三钱　象贝母三钱　全瓜蒌三钱，切　冬瓜子三钱　马兜铃一钱　活芦根一尺　朱灯心二扎

喉科雄黄解毒丸（《疫痧草》）。

明雄黄一两，选透明者，研极细，水飞，晒干　郁金一钱，晒研　巴豆去壳，取白色肉十四粒，去皮炒熟，研如泥，用纸包去油

以上三味，如法制后，合研匀，用米醋煎浓汁，面和为丸，绿豆大。每用四分，茶汤泡软，溶化送下。小人减半。专治缠喉、走马急证。雄黄能破结气，郁金能散恶血，巴豆斩关夺门，能下恶涎，下咽无不活者。但此属厉药，不得已而用之；若非急证，不可妄投。

淞沪商埠督办丁文江令郎，疫喉痧六天，痧子已布，身灼热已汗，咽喉焮红肿痛，内关白腐，妨于咽饮，烦躁少寐，舌红绛无津，脉弦数。温邪疫疠化热，由气入营，伤阴劫液，厥少

之火内炽，阴液已伤，津少上承，邪热尚在重途，还虑变迁。今拟凉气清营而化疫毒，尚希明正。

犀角片四分，另煎，冲服　薄荷叶八分　京元参三钱　熟石膏八钱，打　生甘草八分　金银花五钱　连翘壳三钱　天花粉三钱　生赤芍三钱　川象贝各三钱　鲜生地四钱　陈金汁一两，冲服　鲜竹叶三十张　茅芦根各一两

王左。疫喉痧四天，痧子虽布，头面不显，壮热头痛，汗泄不畅，胸闷懊憹泛恶，咽喉焮痛，妨于咽饮，舌苔粉白而腻，脉象濡滑而数。风温疫疠之邪，蕴袭肺胃，厥少之火升腾。还虑增剧，宜辛凉疏解，芳香化浊。

薄荷叶八分　净蝉衣八分　荆芥穗一钱　淡豆豉三钱　苦桔梗一钱　苦甘草五分　连翘壳三钱　生赤芍二钱　象贝母三钱　炙僵蚕三钱　枳实炭一钱　藿香梗钱半　炒竹茹钱半　玉枢丹一分，磨冲

唐世兄。风温疫疠之邪，引动厥少之火，蕴袭肺胃两经，疫喉痧四天，痧虽布布而不透，身灼热无汗，咽喉肿痛白腐，妨于咽饮，烦躁懊憹，难以名状，苔薄黄，脉濡数。汗少便泄，邪有内陷之象。证势危笃，急宜辛凉疏解而化疫毒，冀疫毒之邪，能得从气发而解为幸。

薄荷叶八分　净蝉衣八分　粉葛根二钱　荆芥穗一钱　生甘草八分　苦桔梗一钱　金银花五钱　连翘壳三钱　生赤芍二钱　大贝母三钱　炙僵蚕三钱　鲜石菖蒲八分　鲜竹叶三十张　鲜竹茹钱半　京元参钱半

李右。传染喉痧四天，痧子隐隐，布而不透，咽喉焮痛，寒热头胀，三四日未更衣。风温时气之邪，引动厥少之火上升，蕴袭肺胃两经，宜辛凉清解而通腑气。

薄荷叶八分　熟牛蒡三钱　藏青果一钱　京元参二钱　甜苦甘草各六分　象贝母三钱　生赤芍二钱　苦桔梗八分　鲜竹叶三十张　金银花四钱　连翘壳三钱　凉膈散四钱，包

蔡奶奶。怀麟八月，风温疫疠之邪，蕴袭肺胃两经，疫喉痧四天，寒热不退，痧子隐隐，布而不透，咳嗽泛恶，咽痛焮红，舌质红，苔粉白，脉象濡滑而数。邪势正在鸱张，适值腰酸漏红，颇虑不足月而产，致生变迁。急宜辛凉汗解，化痰宣肺，尚希明正。

荆芥穗钱半　薄荷叶八分　净蝉衣八分　熟牛蒡二钱　苦桔梗一钱　江枳壳一钱　轻马勃八分　淡豆豉三钱　连翘壳二钱　光杏仁三钱　象贝母三钱　鲜竹茹二钱　芫荽子钱半

叶少奶奶。疫喉痧四天，痧子布而不透，咽喉肿痛白腐，偏于右关，妨于咽饮，脉象濡数，舌苔灰黄。风温疫疠之邪，引起厥少之火，蕴袭肺胃两经，证势非轻，急宜辛凉清解，而化疫毒。

薄荷叶八分　京元参钱半　荆芥穗一钱　淡豆豉三钱　甜苦甘草各六分　苦桔梗一钱　金银花三钱　净蝉衣八分　连翘壳三钱　生赤芍二钱　象贝母三钱　藏青果一钱　鲜竹叶三十张　活芦根一尺

陈奶奶。时疫痧子虽回，灼热未退，口干欲饮，曾经模糊谵语，逾时渐清，咳嗽不爽，续发白㾆，布而不透，舌质红绛，脉象弦滑而数。伏邪化热，由气入营，阴液已伤，津少上承，阳明伏温未解。曾经小产，热搏营分所致。还虑变迁，急宜生津清营，清温凉气，冀营分之伏

热得从气分而解为吉。

鲜生地五钱　京元参二钱　连翘壳三钱　熟石膏四钱　生甘草六分　川象贝各二钱　薄荷叶八分
铁皮石斛四钱　生赤芍二钱　天花粉二钱　金银花三钱　净蝉衣八分　鲜竹叶三十张　活芦根一尺

二诊：时疫痧子布而渐回，身灼热无汗，口干欲饮，神识模糊，谵语妄言，白痦布而不透，舌质红绛，脉象洪滑而数。微有形寒之状，曾经小产，伏温化热，由阳明入于厥少，由气分而传入血分，即是热入血室。阴液已伤，邪火愈炽，颇虑风动痉厥之变。再宜生津。

郭世兄。疫喉痧十天，痧子布而已回，昨有鼻衄如涌，名曰红汗。身热较轻，口干不欲饮，舌质红绛无津，项颈颊车结块，肿硬疼痛，势成痧毒，虑其酿脓。痧火由气入营，逼血妄行，痰热蕴结阳明之络，血凝毒滞。还虑增变，今拟生津清营，解毒清温。尚希明正。

鲜石斛三钱　天花粉三钱　京元参二钱　川象贝各二钱　冬桑叶三钱　粉丹皮二钱　生赤芍二钱
板蓝根三钱　甘中黄八分　金银花三钱　连翘壳三钱　犀角片三分，另煎冲　鲜竹叶三十张　活芦根一尺
茅根二扎

窦先生。痧子已布，表热较轻，而里热口干，时有呃逆，舌质红绛，脉象濡数无力。风温疫疬化热，蕴蒸肺胃，气火上升，阳明通降失司，宜生津清解，宣肺通胃。

天花粉三钱　净蝉衣八分　熟牛蒡三钱　生甘草六分　连翘壳三钱　金银花三钱　川象贝各二钱
柿蒂十枚　鲜竹茹二钱　活芦根一尺，去节　生赤芍钱半　朱茯神三钱　鲜枇杷叶四张，去毛

朱老太太。喉痧愈后复感新邪，袭于肺胃，初起身热，咳嗽胸闷泛恶，神识时明时昧，痧子透而暴回，大便溏泄，次数无度，四肢逆冷，口干欲饮，脉沉伏，苔薄腻。高年正不胜邪，其邪不得从三阳而解，反陷入三阴，书所谓：里气虚而表邪陷也。脉证参合，危险万分，勉拟扶正助阳，冀望转机为幸。

熟附块一钱　潞党参三钱　生白术二钱　云茯苓三钱　炒扁豆衣三钱　银柴胡一钱　煨葛根钱半
炙甘草五分　诃子皮钱半，炒　御米壳钱半，炒　灶心黄土一两，包

林童。痧子布而不透，咽喉内关白腐，项颈结块，身热无汗，咳嗽咯痰不爽，舌质红绛，脉象濡滑而数。风温伏邪蕴袭肺胃，营分之热已炽，卫分之邪不达。证势非轻，姑拟清温败毒，生津清肺，冀望应手为幸。

薄荷叶八分　京元参二钱　天花粉三钱　荆芥穗一钱　熟石膏三钱　生甘草六分　苦桔梗一钱　象贝母三钱　金银花四钱　连翘壳三钱　生赤芍二钱　板蓝根二钱　鲜竹叶三十张　活芦根一尺，去节

二诊：痧子布而不透，咽喉内关白腐，项颈结块，咳嗽喉有痰声，舌质绛，脉滑数。风温疫疬化热生痰，逗留肺胃，阴液暗伤。还虑变迁，再宜清营生金，清温败毒，而望转机为幸。

鲜生地五钱　京元参二钱　薄荷叶八分　熟石膏三钱　生甘草八分　天花粉三钱　金银花四钱　连翘壳三钱　象贝母三钱　生赤芍二钱　板蓝根二钱　冬桑叶三钱　鲜竹叶三十张　活芦根一尺，去节

另：陈金汁一两、淡竹沥一两、珠黄散二分，同冲炖温服之。

锡类散同珠黄散和吹喉。

苏右。喉痧八天，痧子渐回，咽喉焮痛白腐，妨于咽饮，身热晚甚，温邪疫疬化热，蕴袭

肺胃两经，证势非轻，宜滋阴清肺，而解疫毒。

鲜生地三钱　京元参二钱　薄荷叶八分　熟石膏三钱　生甘草五分　川雅连四分　白通草八分　金银花三钱　连翘壳三钱　川象贝各二钱　鲜竹叶三十张　活芦根一尺，去节　陈金汁一两，冲服　淡竹沥一两，冲服

吹金不换、锡类散。

徐奶奶。疫喉痧四天，得汗身热轻，痧子布而不足，咽喉焮痛，内关白腐，妨于咽饮，舌质红，苔黄，脉象濡数。伏温疫疠，挟痰热蕴袭肺胃两经，厥少之火上升，阴液暗伤，津少上承，虑其增剧，姑拟生津清解而化疫疠之毒，尚希明正。

薄荷叶八分　京元参钱半　净蝉衣八分　天花粉三钱　生甘草六分　川雅连四分　通草八分　川象贝各二钱　金银花三钱　连翘壳三钱　生赤芍二钱　炙僵蚕三钱　鲜竹叶三十张　活芦根一尺

二诊：疫喉痧五天，痧子已布，身灼热亦减。惟咽喉肿红焮痛，内关白点，妨于咽饮，舌质红，苔灰黄，脉濡数。阴液已伤，厥少之火上升，伏温疫疠之邪，挟痰热蕴袭肺胃两经。还虑增剧，再宜清营凉气而解疫毒。

鲜生地三钱　京元参二钱　薄荷叶八分　熟石膏三钱　甘中黄八分　川雅连四分　通草八分　净蝉衣八分　金银花三钱　连翘壳三钱　川象贝各二钱　炙僵蚕三钱　鲜竹叶三十张　活芦根一尺

任小。疫喉痧六天，痧子虽布，布而未透，咽喉肿痛白腐，妨于咽饮，汗泄不多，脉数苔薄腻。湿邪疫疠蕴袭肺胃，厥少之火升腾，证势重险，急宜辛凉疏解。

荆芥穗一钱　薄荷叶八分　净蝉衣八分　淡豆豉三钱　甜苦甘草各六分　苦桔梗一钱　金银花三钱　连翘壳三钱　生赤芍二钱　象贝母三钱　炙僵蚕三钱　挂金灯八分　鲜竹叶茹各钱半　白茅根一扎

李小。传染喉痧，痧子已布，寒热不退，咽痛焮红，风温时气蕴袭肺胃，腑行溏薄，肺移热于大肠也。宜辛凉清透，宣肺化痰。

薄荷叶八分　净蝉衣八分　淡豆豉三钱　甜苦甘草各六分　苦桔梗一钱　轻马勃八分　金银花三钱　连翘壳三钱　生赤芍二钱　象贝母三钱　生楂肉二钱　鲜竹叶三十张　干荷叶一角

二诊：传染痧子，布而渐回，身热晚甚，有汗不解，右颐颈下，肿硬疼痛，口角腐烂。颇虑延成牙疳，急宜清温解毒。

薄荷叶八分　京元参钱半　炙僵蚕三钱　金银花四钱　连翘壳三钱　板蓝根三钱　生甘草六分　苦桔梗一钱　熟石膏三钱　生赤芍二钱　大贝母三钱　鲜竹叶三十张　活芦根一尺，去节　陈金汁一两，冲服

三诊：传染痧子，布而渐回，身热未退，颐颈漫肿渐减，口疮腐烂。阳明积火上升，痧毒未楚，再宜清温解毒。

薄荷叶八分　连翘壳三钱　金银花四钱　京元参二钱　甘中黄八分　生赤芍二钱　熟石膏三钱，打　苦桔梗一钱　大贝母三钱　炙僵蚕三钱　板蓝根三钱　鲜竹叶三十张　活芦根一尺，去节　陈金汁一两，冲服

四诊：传染痧子，布而渐回，身热渐退，咽喉内关白腐，咳嗽音喑，项颈漫肿疼痛。温邪疫疠化热，蕴袭肺胃，厥少之火上升。还虑变迁，再宜清温解毒。

薄荷叶八分　京元参钱半　金银花四钱　连翘壳三钱　甘中黄八分　生石膏四钱，打　生赤芍二钱　川象贝各二钱　炙僵蚕三钱　板蓝根二钱　鲜竹叶三十张　活芦根一尺，去节　陈金汁一两，冲服　淡竹

沥一两，冲服。

五诊：传染痧子，布而渐回，身热较轻未退，咽喉内关白腐，咳嗽痰多，项颈漫肿。温邪疫疬化热，蕴蒸肺胃，厥少之火上升。还虑增剧，再宜气血双清而解疫毒。

鲜生地三钱　京元参钱半　薄荷叶八分　甘中黄八分　金银花四钱　连翘壳三钱　大贝母三钱　炙僵蚕三钱　生石膏四钱　板蓝根二钱　陈金汁一两，冲服　淡竹沥一两，冲服　鲜竹叶三十张　活芦根一尺，去节

王右。疫喉肿痛白点，妨于咽饮，寒热头眩。阴虚少阴伏热上升，风热之邪外乘。先宜辛凉清解。

薄荷叶八分　冬桑叶三钱　京元参钱半　荆芥穗一钱　淡豆豉三钱　生甘草六分　苦桔梗一钱　金银花三钱　连翘壳三钱　象贝三钱　藏青果一钱　金锁匙八分，即苦甘草

以上出自《丁甘仁医案续编》

丁泽周

傅君，年廿余岁。

病名：风毒喉痧。

原因：传染而得，已有八天。前医之方，皆是养阴清肺汤等类。

证候：壮热无汗，微有畏寒，痧麻隐约，布而不显，面色紫暗，咽喉肿腐，滴水难咽，烦躁泛恶，日夜不安。

诊断：脉郁数不扬，舌苔黄腻。余曰：此喉痧误认白喉也。傅氏数房，仅此一子，老母少妻，哭泣求救。余对之曰：证虽凶险，正气未败，尚可挽回。

疗法：随投透痧解毒汤，加枳实、竹茹，疏达开豁，兼刺少商出血，开闭泄火。

处方：荆芥穗钱半　净蝉衣八分　粉葛根二钱　青连翘二钱　紫背浮萍三钱　炒牛蒡二钱　炙僵蚕三钱　淡香豉三钱　嫩射干一钱　轻马勃八分，包煎　小枳实钱半　鲜竹茹二钱　生甘草五分　前胡钱半

效果：一日夜服两剂后，即得畅汗，麻痧渐布，面色转红，咽喉肿腐亦减，连进数剂，三四日即愈。喉痧之证，有汗则生，验之信然。

廉按：治病必先其所因，凡烂喉痧原因，都由瘟毒吸入肺胃，又遇暴寒折郁，内伏肠胃膜原，复触时令之疬风而发。其发也，蕴蒸之毒，弥漫三焦，幸而获治，则毒散而气化，不致牵连传染。不幸失治，则毒聚成疫，触之即病，以次递传，甚至累年不已，如近日沪绍情形，愈发愈盛，迄今未之或息也。陈氏所谓疫痧，余氏所谓疫疹，信矣。其证重在痧子，不重咽喉。初起治法，必先急与开达，轻则如蝉衣、牛蒡，重则如麻黄、葱白之类。其次驱风，荆、薄在所必需，若已从火化者，桑、菊、银翘，亦可参用。又次开肺，肺气开则皮毛亦开，自无壅滞不透之患，故前桔、射干，亦为要药。又次解毒，玉枢丹、太乙紫金丹等，又当兼用。其他如杏仁、橘红之化痰，青箬、柽柳之循经速达，皆为此证转佐之良品，此初起一二日之大概情形也。至于二三日间，外束之风寒已解，内蕴之毒火方张，凉泻攻毒，急急宜投，如犀角、鲜地、川连、生军、风化硝、金汁等，尤为釜底抽薪之妙法，腑气通畅，痧火自熄，咽喉亦渐愈矣。若仍执辛散开透之方，则火势愈炽，肿势方增，腐亦滋蔓，必至滴水下咽，痛如刀割，炎势燎

原，杀人最暴。遇有议用凉泻者，反以郁遏诽谤之，此偏于发散开达之为害亦巨也。总而言之，要惟于先后次第之间，随机权变，对证发药，斯为中其綮矣。此案但用解肌透痧汤即愈者，特其病势之轻浅者耳。

夏君，年二十余。

病名：温毒喉痧。

原因：患时疫喉痧五天，痧疹虽已密布，独头面鼻部俱无，俗云白鼻痧，最为凶险。曾经服过疏解药数帖，病势转重。

证候：壮热如焚，烦躁谵语，起坐狂妄，如见鬼状（病家以为有祟为患），咽喉内外关均已腐烂，滴水难咽，唇焦齿燥。

诊断：脉实大而数，舌深红。余曰：此疫邪化火，胃热熏蒸心包，逼乱神明，非鬼祟也。

疗法：头面鼻部，痧虽下显，然非但用升葛等升散可治，急投犀角地黄汤解血毒以清营，白虎汤泄胃热以生津，二方为君，佐以硝黄之咸苦达下，釜底抽薪。

处方：黑犀角六分，磨汁，冲　鲜生地一两　赤芍二钱　丹皮二钱　风化硝三钱，分，冲　生石膏一两，研细　白知母四钱　生甘草六分　生锦纹四钱

效果：服后，过数时得大便，即能安睡。次日去硝、黄，照原方加金汁、竹油、珠黄散，服数剂，即热退神清，咽喉腐烂亦去。不数日而神爽矣。

廉按：同一喉痧，有时喉痧，疫喉痧之别。无传染性者为时喉痧，因于风温者最多，暑风及秋燥亦间有之，其证喉虽红肿且痛，而不腐烂，痧虽发而不兼痦。有传染性者为疫喉痧，因于风毒者多，因于温毒者亦不鲜，其证喉关腐烂，而不甚痛，一起即痦痧并发，痦则成片，痧则成粒。丁君自制解肌透痧汤，为治风毒喉痧之正方，凉营清气汤，为治温毒喉痧之主方，各有攸宜，慎毋混用。若不辨而误用，无不起剧烈之反应，而其寿立倾，临证之时，必先注意而慎重之。

李氏，年四十余岁。

病名：温疫喉痧。

原因：由侍他人之喉痧，遂致传染。前数医谓此妇素体阴亏，仅用薄荷、元参、桑、丹、茅芦根等，方药平淡而不效。

证候：发热五六天，麻痧布而不匀，咽喉肿痛欲闭，牙关拘紧，喉中痰声漉漉，滴水难下，便闭数日。

诊断：脉郁数不扬，舌不出关，苔薄腻黄。余断之曰：此温疫之邪，为外寒所束，痰热交阻膈中，壅塞肺胃之间，危在旦夕也。

疗法：急投透痧解毒汤，加六神丸、凉膈散、竹沥、萝卜汁等。解其表邪，通其腑气，以挽救之。

处方：荆芥穗钱半　粉葛根二钱，生　炒牛蒡二钱　嫩射干二钱　前胡钱半　净蝉衣八分　紫背浮萍三钱　青连翘二钱　淡香豉三钱　白僵蚕三钱　淡竹茹三钱　生甘草五分　桔梗一钱　六神丸七粒，先吞　凉膈散三钱，包煎　淡竹沥　萝卜汁各一瓢，冲

效果：一日两剂，服后得汗与便。外以香菜煎水，揩其肌肤，以去外束之寒。次日痧布，喉关渐开，数日而愈。

廉按：风温时毒，酿成喉痧，近今发现为最多。此案疗法，表里双解，合解肌透痧、涤痰通肠等药，使疫毒半从汗出，半从便出，双方兼顾，面面周到。惟方中生甘草一味，凉膈散内已备，可删。证既喉肿欲闭，痰声漉漉，葛根太升，亦可减去。

叶妇，年二十余岁。

病名：喉痧变烂喉。

原因：侍其夫喉痧而得此疾。前医恐其亦出痧麻，连进辛凉透解，未敢骤用滋阴清降，毫无应效，病反转重。

证候：身热甚壮，咽喉腐烂，汤饮难进，烦闷口渴。继则发热更甚，躁扰不安，起坐如狂，甚至谵语妄言，咽喉间满腐，蒂丁去其大半，口唇焦燥。

诊断：脉洪数有力，舌灰黄，此疫毒由口鼻直入肺胃，悉从火化，由气入营，伤津劫液，内风欲动，势将痉厥也。

疗法：急投犀角地黄汤，凉营解毒为君，佐竹叶石膏汤，清燥救肺，加减数味，合而为凉营清气之剂。

处方：犀角尖五分，磨汁，冲　鲜生地八钱　京赤芍二钱　粉丹皮二钱　川连五分　鲜石斛八钱　京元参三钱　生石膏八钱　焦山栀二钱　薄荷叶八分　青连翘三钱　生甘草八分　鲜竹叶三十片　陈金汁一两，冲

先用鲜茅根、芦根各一两，煎汤代水，每日服珠黄散二分。

效果：一日夜连进四剂，即热退神清，咽喉腐烂亦退，三四日即愈。似此危险重证，得庆更生，亦可谓幸矣。可见有痧麻而喉不腐者有之，喉腐而不出痧麻者亦有之。

廉按：此因喉痧遗毒，以致血毒内溃，肺叶受灼，而喉乃白烂，凉营清气，治法适当。似此佳案，足为后学师范，惟犀角、石膏、金汁等三味，尚可酌加用量，力图速效。否则杯水车薪，药虽对证，尚恐不足以胜病。虽然，此际之调剂，全在医者诊断之精确，用药之胆识也。

顾君，年十余岁，在上海南市。

病名：疫喉痧。

原因：从时疫传染而得，患已七天。

证候：寒热无汗，咽喉肿痛，牙关拘紧，痧麻布而隐约，甚则梦语如谵。

诊断：脉郁数不扬，舌苔薄腻而黄，余曰：此疫邪失表，将欲内陷之候也。

疗法：非麻黄不足以发表，非石膏不足以清里，急进麻杏甘膏汤主之。

处方：净麻黄四分　生石膏四钱，研细　光杏仁三钱　生甘草六分

效果：连服两头煎，得畅汗，痧麻满布，热解神清，咽喉红肿亦退，数日而安。

廉按：疫喉痧一平，不外乎风寒温热瘟疠之气而已。其证初起，凛凛恶塞，身热不甚，并有壮热而仍兼憎寒者，斯时虽咽痛烦渴，先须解毒透痧为宜，即或宜兼清散，总以散字为重，所谓火郁则发之也，俾汗畅则邪达，邪达则痧透，痧透则喉烂自止，此即是案用麻杏甘膏汤之原理也。惟麻黄用于喉痧之理由，曹氏心怡，阐发最详。其喉痧正的云：瘟疠之邪，郁之深而发之暴，不能自出于表，以至上窜咽喉。苟非洞开毛窍，何以泄其毒而杀其势，此开手所以必用麻黄也。用麻黄之法，有独用者，有炙入豆豉内者（吴人称过桥麻黄）。凡时令严寒，或证起数日，表邪郁极，当急与解散者，可独用，分量少只三分，多至五分，不过取其轻扬之性以达

毛窍，非若西北正伤寒之需重汗也。或时令温暖，邪郁不甚者，可炙入豆豉内用之，分量亦少至三分，用豆豉三四钱，同水炙透，去麻黄，煎服，仿仲圣麻沸汤之法，然亦不可拘。若时令虽暖，而表邪甚急者，仍当专用为捷。若在暑月，可用桑白皮监之。或其人素有痰血，或病中曾见衄血者，俱宜兼用桑白皮，此局方华盖散之遗制也。至于救逆诸法，则有麻黄与白膏同用者，如邪郁数日，已从火化，苔黄口渴者，以麻黄、豆豉、鲜石斛同用，舌尖微绛者尚可用。有与黑膏同用者，如误治在前，表邪未达，痧透不畅，而舌色绛赤者，麻黄可与豆豉、生地同用。手足瘛疭者，可参用羚羊角，并有与石膏同用者。如发于暑月，而复误治，痧火与暑邪交并，热甚生风，手足瘛疭，神识瞀乱，而邪仍未达，舌焦黑口渴者，不得已可试用之。即非暑月，但见以上诸证者，亦可参用，活法在人，是在临证者审体之。其言之详明如此。奈近世病家，辄畏麻黄、石膏而不敢服。医者迎合其意，随改用薄荷、蝉衣、牛蒡、银花、连翘、细辛、芦笋、玉枢丹等，或用葱白、豆豉、紫背浮萍、青蒿脑、紫草、丹皮、青箬叶、鲜茅根、太乙紫金丹等，皆轻清芳烈之品，仿洄溪治温疫之法，服之虽亦能发汗透痧，然总不及麻杏甘膏汤之速效。曹氏心怡所谓喉痧一证，历来鲜善治者，以不敢用麻黄畅发其表也。丁君在沪，行道数十余年，医名甚盛，乃敢用数千年历劫不磨之经方，可谓医林之铮铮者矣。

王君，年二十岁。

病名：烂喉痧疹。

原因：新婚之后，阴液早伤，适因喉疫盛行，遂传染而甚重。

证候：痧疹虽布，壮热不退，烦躁不寐，汤饮难咽。

诊断：延余诊治，病已七天，切脉弦洪而数，舌鲜红起刺。余曰：此温疫之邪，化火入营，劫津伤阴，内风欲动，势将痰涌气喘，危在旦夕间矣。

疗法：急投犀角地黄汤，清营解毒为君，竹叶石膏汤，清气达邪为臣，佐以金汁珠黄散，清喉制腐，使以竹沥，清润涤痰。

处方：磨犀粉五分　赤芍二钱　青竹叶三十片　金银花三钱　鲜生地八钱　丹皮二钱　生石膏八钱，研细　青连翘三钱　金汁二两，分冲　淡竹沥一两，分冲　珠黄散珠黄　琥珀七分　西黄五分　西瓜霜一钱
药汤调下。

先用活水芦笋二两　同生石膏煎汤代水。

效果：叠进二剂，诸证大减，调理数日而痊。

廉按：丁君案后自注云：行道数十年，诊治烂喉痧疹，不下万余人，方不外汗清下三法。其汗法约有四方：一为解肌透痧汤，荆芥穗钱半、净蝉衣八分、嫩射干一钱、生甘草五分、粉葛根二钱、炒牛蒡二钱、轻马勃八分、苦桔梗一钱、前胡钱半、连翘壳二钱、炙僵蚕三钱、淡豆豉三钱、鲜竹茹二钱、紫背净萍三钱。如呕恶甚，舌白腻，加玉枢丹四分冲服。专治痧麻初起，恶寒发热，咽喉肿痛，妨碍咽饮，遍体酸痛，烦闷泛恶等证（痧麻见咳嗽为轻，无咳嗽为重）。二为加减麻杏甘膏汤，净麻黄四分、生石膏四钱、象贝母三钱、鲜竹叶三十张、光杏仁三钱、射干八分、炙僵蚕三钱、白萝卜汁一两、生甘草六分、连翘壳二钱、薄荷叶一钱、京元参钱半。专治痧麻不透，憎寒发热，咽喉肿痛，或内关白腐，或咳嗽气逆之重证。三为加减升麻葛根汤，川升麻五分、生甘草五分、连翘壳二钱、炙僵蚕三钱、粉葛根钱半、苦桔梗一钱、金银花三钱、鲜荷叶一角、薄荷叶八分、京赤芍二钱、净蝉衣八分、萝卜缨三钱。专治痧麻虽布，而头面鼻独无，身热泄泻，咽痛不腐之证。四为败毒汤，荆芥穗钱半、薄荷叶一钱、连翘壳三

钱、生蒲黄三钱、生石膏四钱、炒牛蒡二钱、象贝母三钱、益母草三钱、生甘草六分、京赤芍三钱、炙僵蚕三钱、板蓝根钱半。如大便泄泻，去牛蒡、石膏，加葛根、黄芩、黄连。专治痧麻未曾透足，项颈结成痧毒，肿硬疼痛，身热无汗之证。其清法亦有四：一为加减黑膏汤，淡豆豉三钱、薄荷叶八分、连翘壳三钱、炙僵蚕三钱、鲜生地四钱、生石膏四钱、京赤芍二钱、净蝉衣八分、鲜石斛四钱、生甘草六分、象贝母三钱、浮萍草三钱、鲜竹叶三十张、茅芦根各一两，专治疫邪不达，销铄阴液，痧麻布而不透，发热无汗，咽喉肿红，嫩痛白腐，口渴烦躁，舌红绛起刺，或舌黑糙无津之重证。二为凉营清气汤，犀角尖（磨冲）五分、鲜石斛八钱、黑山栀二钱、牡丹皮二钱、鲜生地八钱、薄荷叶八分、川雅连五分、京赤芍二钱、京元参三钱、生石膏八钱、生甘草八分、连翘壳三钱、鲜竹叶三十张、茅芦根各一两，金汁一两冲服。如痰多，加竹沥一两冲服，珠黄散每日服二分。专治痧麻虽布，壮热烦躁，渴欲冷饮，甚则谵语妄言，咽喉肿痛腐烂，脉洪数，舌红绛，或黑糙无津之重证。三为加减滋阴清肺汤，鲜生地六钱、细木通八分、薄荷叶八分、金银花三钱、京元参三钱、川雅连五分、冬桑叶三十张、连翘壳三钱、鲜石斛四钱、甘中黄八分、川贝母三钱、鲜竹叶三十张、活芦根（去节）一两。如便闭，加生川军三钱，开水泡，绞汁冲服。专治疫喉白喉，内外腐烂，身热苔黄，或舌质红绛，不可发表之证。四为加减竹叶石膏汤，青竹叶三十张、桑叶皮各钱半、金银花三钱、鲜苇茎（去节）一两、生石膏六钱、光杏仁三钱、连翘壳三钱、白萝卜汁一两、生甘草六分、象贝母三钱、冬瓜子四钱。专治麻疹之后有汗，身热不退，口干欲饮，或咽痛蒂坠，咳嗽痰多等证。其下法亦有四：或单用生川军汁苦寒直泻；或并用硝、黄，咸苦达下；或兼用凉膈散，发表攻里，肃清三焦之邪热；或重用陈金汁，以浊泄浊，且有防腐止烂之效能。究其来历，大都从陈氏《疫痧草》、夏氏《疫喉浅说》、曹氏《喉痧正的》三书脱化而出，已扼喉痧证治之大要矣。

汪元洪之令侄，年七岁，住大义。

病名：瘄夹喉痧。

原因：去年冬瘄疫盛行，轻者但发时瘄，重者或夹斑，或夹痘，极重者夹烂喉痧麻。今儿感染疫毒而并发。

证候：一起即壮热烦渴，咳嗽气喘，先发瘄疹，色赤如丹，继则痧密肌红，宛如锦纹，咽喉肿疼，神昏谵语。

诊断：脉右洪盛滑数，左沉弦小数，舌赤且紫，刺如杨梅。此疫毒外窜血络，瘄与痧麻并发，乃膯疫最重极险之恶候也。

疗法：凉解血毒为首要。上午先进普济消毒饮加减，以透其瘄疹；下午续进清营解毒汤，以化其痧麻。

处方：苏薄荷一钱　炒牛蒡二钱　青连翘三钱　金银花二钱　西紫草二钱　鲜大青五钱　粉丹皮钱半　元参心二钱，直劈去皮

先用活水芦笋二两、鲜茅根（去皮）二两，煎汤代水。

次方：鲜生地八钱　拌捣淡香豉二钱　金银花二钱　粉丹皮钱半　连翘心一钱　元参心二钱　粉重楼二钱　甘中黄一钱

先用野菰根尖二两、紫背浮萍（藕池中取）五钱，煎汤代水。

次诊：前方各进两头煎，均无大效。而面色青晦，神昏不语，惟烦躁阵作，发躁时将臂乱挖，若不知痛，挖破处血出紫暗不流，喉间紫赤，间有白腐，舌仍如前，脉浮诊混糊，沉按细

数，左寸搏颈而躁。此瘟毒郁于营中，半从外溃，半攻心肺，其寿可立而倾也。欲图急救，必使瘟毒有外泄之机，乃有挽回希望。姑以紫雪芳透于前，神犀丹清解于后再用大剂清营逐毒汤。

三方：紫雪一钱　叶氏神犀丹一颗

均用鲜卷心竹叶三钱、灯心五分、鲜石菖蒲根叶（剪碎后煎）钱半，煎取清汤调下。

四方：犀角尖八分，磨汁　鲜生地四两　生川军四钱，开水浸半点钟，绞取清汁　生玳瑁三钱，剪碎　金银花三钱　元参心三钱　粉重楼三钱　羚角片钱半，先煎　青连翘三钱，带心　陈金汁二两，分冲　藏红花一钱

三诊：陆续频灌，从上午至黄昏，仅得大便溏黑者一次。灌至次日清晨，尽药两剂，又得黑溏极秽臭不可闻者两次，神识时清时昏，昏少清多，舌上翻出浮腻黄苔，喉间白腐，时退时起，颈肘腰腿，发现紫痕硬块，大小不一，脉皆浮洪搏数。此血毒虽从下泄，而营中之伏火尚炽也。姑用伍氏清血解毒汤，合绛覆汤、叶氏神犀丹，凉透血毒，宣络清神，以消息之。

五方：鲜生地一两　粉丹皮二钱　藏红花八分　青连翘三钱，带心　老紫草三钱　真新绛二钱　旋覆花钱半，包煎　拌神犀丹三颗

先用紫花地丁八钱、银花露一斤，煎汤代水。

四诊：一日夜药尽两剂，大便又秘，小溲赤涩，神识多昏少清。凡上部如颈肩手臂，下部如腰脊膝胭等处，从前有紫痕硬块者，亦皆红肿作脓，不特咽喉溃烂，并肛门亦溃烂流脓，脉仍搏数按之有力，血毒虽从外溃，病势总在险途。急拟救阴活血，败脓逐毒，背城一战，以图幸功。用仲景败脓散合大黄牡丹汤加味。

六方：生锦纹三钱　粉丹皮二钱　小枳实钱半　生赤芍五钱　元明粉二钱，后入　光桃仁钱半　桔梗一钱　鲜生地一两

先用冬雪水、银花露各一汤碗，代水煎药。

五诊：药仍陆续频灌，灌至一昼夜，约服四五汤碗，二便始畅。惟粪带脓血杂下，一节黄燥，一节溏黑。从此神识清醒，时时叫痛，咽喉肛门溃烂均减，六脉搏数已转弦软。治以养阴活血，败脓化毒，与五汁饮加味。外用紫金锭一钱、制月石三分，和以净白蜜，时时扫喉，清化其毒。

七方：鲜生地二两，开水浸，捣汁　雅梨汁两瓢　甘蔗汁一瓢　生藕汁一瓢　陈金汁二两，分冲

先用鲜茅根（去皮）二两、金银花五钱，煎取清汤；再炖四汁，滚十余沸；冲金汁，时时灌之。

六诊：连服三日，咽喉及遍身溃烂处，均已渐次收功，便中亦无脓瘀，胃纳绿豆清汤，舌转嫩红，脉转虚数。此瘟毒虽皆外泄，而血液已经两亏，与五鲜汤滋养，以善其后。

八方：鲜生地六钱　鲜梨肉一两　鲜建兰叶五钱　鲜石斛五钱　鲜茅根一两

效果：连服六日，胃健纳谷，喜笑语言如常。嘱其用北沙参四钱、光燕条一钱、奎冰糖三钱，日进一剂，以调补之。

廉按：此种瘟毒瘄疫，十中难救一二。设病家胆小如鼠，医家迟回审慎，不敢连用峻攻大剂，无论如此重笃之病，不能挽救于垂危。即使幸而转机，而后半如此风浪，亦不敢冒险担任，则不能收全功于末路。况大便一节黄燥，一节溏黑，此等疫证，其宿垢最不易清，即毒火亦不易净，往往有停一二日再行，有行至五六次至十余次者，须看其病情如何，以定下与否，切勿震于攻下之虚声，遂谓一下不可再下，因致留邪生变，而酿功亏一篑之慨也。此案胆识兼全，

非确有经验，博历知病者，断不敢担此重任，背城借一以图功。

以上出自《全国名医验案类编》

叶馨庭

程崇和，年逾弱冠。

病名：冬温喉痧。

原因：腠理不密，冬温上受，袭入肺胃。

证候：咽喉上腭，白点满布，有胶黏痰，势将溃烂，饮食难下，呕吐口渴，身热便结，肌红发疹。

诊断：脉象弦数，舌红苔黄燥，此冬令严寒，寒极生热，袭入肺胃，肺胃之火上冲即吐，熏咽成痰，阻碍咽喉，故肿腐疼痛焉。盖手太阴之脉，上从肺系，足阳明之脉，上循喉咙故耳。

疗法：喉痧一证，虽由肺胃之火上升，而诸经之热有以助之，故用犀角、石斛泻心胃火，牛蒡、浙贝、桔梗、万年青清肺利咽于上，山栀、元明粉推泻于下，生地、丹皮、川连清心肝，马勃、人中黄消热毒，牛黄化热痰。每日煎药两次，外治用冰硼散和紫雪丹，频吹喉内。

处方：犀角尖八分，锉末　牛蒡子一钱　苦桔梗八分　焦山栀二钱　鲜生地二钱　鲜石斛三钱　浙贝母二钱　万年青二片　元明粉二钱　粉丹皮一钱　马勃一钱　人中黄二钱　真牛黄三分，研末，冲

次方：冰硼散和紫雪丹，频吹喉内。

效果：上方服二剂，喉痧见松，呕吐得止，身热已退，大便亦解。减去犀角、牛黄、丹皮、元明粉等味，加鲜芦根五钱、金银花二钱、甘草五分，再服三剂，则安然无恙矣。

廉按：夏春农曰：疫喉痧，以三焦相为火发源，以肺胃二经为战场，以吸受疫疠之气为贼渠。其证初起，咽喉即腐，或左或右，或左右全腐；其色或白或黄，或红或紫；其痛或重或轻，或不痛；遍身热如火燎，皮肤红晕如斑；苔色或白或黄，或灰黑，或黏厚；脉象或浮数，或弦数，或洪大，或沉伏；呕吐气喘，神烦昏冒，自利溲赤，口干唇红，躁乱惊惕，或微恶寒，面垢肢凉，谵言搐搦，轻者犹可救疗，重者多不逾三日而死，何也？缘手少阳三焦经，与手厥阴心包络经，相为表里，三焦相火沸腾，直犯心包，故神糊不识人也。前贤谓温病首先犯肺，逆传心包。予谓疫喉痧三焦火炎，直犯心包，同一危疴。奈病来仓促，成法无稽，以致治者聚讼纷云，或谓先治其喉、禁用寒凉，或谓首重斑痧、当宜升托，然总难获效。不知疫疠之气，充斥三焦，猝然而发，咽喉一腐，遍身皮肤紫赤，如斑如痧，并无颗粒可分，世所谓烂喉痧是也。考前贤以伤寒胃热失下，合君相二火，尚为斑疹，何况疫喉痧本是君相二火为害乎？此疫喉痧之不宜升托也明矣。且予历验之于患疫喉痧者，疫痧一回，无不皮肤甲错，可见营血亢害已极。每见投风药升散过度者，或幸不致毙，然皮肤蒸热逗留，总不易清，必须凉营清热救阴之品，日夜频进，大作汤液，直待营阴来复，而外热始清，是疫喉痧亦当以清透化毒、凉营泄热之法为正治。不必分治喉治痧之先后也，又明矣。此案内外方法，悉宗夏氏薪传，故能特收敏效。

《全国名医验案类编》

刘荣年

许童，年十余岁。

病名：烂喉痧。

原因：外感风热时毒而成。

证候：喉中肿烂白腐，顽涎甚多，浑身大热，兼有疹子，烦渴饮冷，昏迷不识人，大便闭结，小溲短赤。

诊断：脉象浮洪，舌红苔黄腻。合参各证，确系烂喉痧。此缘外受风温入于阳明，上蒸于肺，故咽喉溃烂，兼有疹子，正是温热欲出不得所致。与白喉证之喉中干燥，五心烦热者，迥乎不同。医家泥于《白喉治法忌表抉微》一书，以白喉法烂喉痧，专用滋阴之药，闭塞外邪，使不得出，故致神昏不识人。夫风寒温散，风温凉散，凡是外感，自无不用表散之理，喉痧乃温证最重之一端，非用大剂清解，何以驱此温邪也。

疗法：内服汤药，外用吹药，葛根主身大热烦渴，用以为君，佐以薄荷、菊花以解其表，再用石膏以清其里，板蓝根、贝母、土牛膝以清理咽喉，鲜芦根以透发疹子，双花、丹皮、芍药以为之使。又因过服滋腻之药，再加瓜蒌以治胸结，又恐喉间肿甚，不能下药，先用圣惠方地龙、鸡子白法，以开喉闭，外吹锡类散，以治腐烂。

处方：生葛根五钱　白菊花二钱　板蓝根三钱　土牛膝三钱　金银花二钱　苏薄荷二钱　生石膏三钱，捣　川贝母三钱　鲜芦根五钱　粉丹皮二钱　生白芍二钱　全瓜蒌三钱　粉甘草一钱

用水六茶碗，单煮葛根成五茶碗，再纳诸药煮成三碗，分三次服。

又方：圣惠方治喉闭法，用鲜地龙（一名蚯蚓，俗名曲鳝）一条，研烂，以鸡子白（即鸡蛋清，去黄用）搅和，灌入即通。

又方：锡类散见尤在泾《金匮翼》、王孟英《温热经纬》二书，故不赘录。

效果：服地龙后，喉肿渐消，饮水即不再呛。服药后，身热渐退，疹子渐消。吹锡类散后，白腐即随涎而出。次日好将原方减去葛根、菊花、薄荷，共服药三剂，即行全愈。

说明：余愤时医以白喉法治烂喉痧，枉死者众，因将二证异点，细心分辨，征之历年经验，著有烂喉痧证治辨异一书。

廉按：辨证明晰，用药切当，惟此属普通治法。如现舌绛，咽喉红肿，肌红如锦，音哑口干，灼热神昏，亦须大剂滋营增液、清热解毒之法，不可执守成法为妥。

《全国名医验案类编》

叶鉴清

钱左，年八岁。

病名：疫喉痧。

原因：传染时疠致病。

证候：喉痛红肿有腐、凛寒壮热，面赤肤红如锦纹，胸头手肢稍见点粒，杂有白色细点，烦闷大渴，时有谵语，便闭溺赤，头面有汗，阳明热甚，气血两燔。

诊断：脉来洪数，右部尤甚，舌鲜绛，苔黏浊，体温一百零四度半，来势速而且险，此疫疠传染极重之喉痧也。幼稚质弱，抵抗力薄，防津涸陷闭骤变。

疗法：宜以大剂清解，生津败毒，冀其转机，速请高明酌进为妥。喉痧是疫毒最危之候，余师愚有清温败毒饮，重用石膏，直入胃经，退其淫热，生地、石斛保其津液为君；羚羊角、丹皮、赤芍，清泄气血之热，参以凉肝为臣；银翘、甘中黄之解毒，兼元参之清喉养阴为佐；

葛根、蝉衣、茅根，转扬宣透为使也。

处方：生石膏二两，研细　鲜石斛一两，先煎　牡丹皮三钱　甘中黄八分　净连翘五钱　鲜生地一两　羚羊片钱半，先煎　赤芍二钱　板蓝根四钱　金银花五钱　粉葛根一钱　润元参四钱　蝉衣一钱　茅根四两，去心衣，煎汤代水

另用茅根、芦根，煎汤代茶。

次诊：红痧较透，壮热汗多，喉腐红痛，而有稠痰，渴思生冷，脘闷烦躁，间有谵语，舌绛苔黏浊，便闭，溺赤如血，脉数大，体温一百零四度二，此时疠传染，直入阳明，气血均受燔灼，病仅三日，津液已经大伤，证势危险，变迁极速，与寻常感冒风痧不同。今拟生津凉胃，清解热毒。

次方：生石膏二两，研细　鲜石斛一两　大青叶三钱　甘中黄八分　牡丹皮三钱　鲜生地一两　元参五钱　天花粉四钱　川贝四钱　黑山栀三钱　金银花五钱　净连翘五钱　茅根肉五扎，去心衣　犀角四分，磨冲

三诊：红痧稠布，神识尚清，仍壮热汗多，大渴大饮，喉痛红腐，舌干绛，苔垢厚，烦躁气闷，未见轻减，大便五日未行，溲赤茎痛热甚，为毒充斥阳明，津液灼伤殊甚，致肠腑宿垢，不得下行，频转矢气奇臭，即是明证，脉来六部一律数大，体温一百零四度半，病势正在险途，今日仍议清胃生津，通利大便。

三方：生石膏二两，研细　鲜石斛一两　瓜蒌仁五钱　生草梢七分　黑山栀三钱　鲜生地一两　肥元参五钱　元明粉一钱，与瓜蒌仁同打　生大黄三钱　丹皮三钱　青连翘五钱　金银花五钱　犀角四分，磨冲

四诊：大便两次，先燥屎，后微溏，解后热势较和，烦躁气闷渴饮亦稍缓，红痧稠密，喉腐已化，红痛略减，溺赤茎痛，脉来数大稍静，体温一百零三度，舌干绛，津伤热甚，稚年阴分不充，病虽小愈，不足恃也。治再清胃，生津解毒。

四方：生石膏一两半　鲜石斛八钱　生草梢七分　牡丹皮三钱　净连翘四钱　鲜生地八钱　元参四钱　细木通四分　焦山栀三钱　金银花四钱　大竹叶三钱　茅根肉五扎，去心衣

五诊：红痧稍回，蒸热有汗，喉痛稍和，而有稠痰，夜寐稍安，烦躁渴饮等亦较平，溺赤茎痛，脉大虽似稍敛，数象尚甚，舌质绛，苔已化，体温一百零二度。阳明邪热有余，津液不足，慎防生变，治守原意。

五方：生石膏一两，研细　鲜石斛七钱　天花粉四钱　净连翘四钱　竹叶心三十根　鲜生地八钱　川贝母三钱，去心　元参四钱　金银花四钱　灯心三扎　生草梢七分　塘西甘蔗皮五钱

六诊：红痧渐回，身痒，表热较淡，内热烦闷渴饮等亦较和，种种邪退之象，邪既退化，津液即可保全，舌绛稍淡而润，喉痛已和，溺赤茎痛，脉来弦数，体温一百零一度半，邪疠虽退，蕴热尚盛，童年阴未充足，须加意谨慎，勿变方妥。今日仍议生津清化。

六方：生石膏七钱，研细　元参三钱　生草梢五分　净连翘四钱　竹叶心三十根　鲜石斛七钱　天花粉四钱　绿豆衣五钱　金银花四钱　灯心三扎　嫩芦根一两，去节　塘西甘蔗皮五钱

七诊：热势大衰，红痧循序而回，诸恙悉见和平，脉来右弦数，左尚和平，舌红润，根薄，体温一百零一度，邪势日退，津液日回，胃纳亦展，种种逢凶转吉，化险为夷，治再清养。

七方：西洋参一钱　元参三钱　净连翘三钱　大竹叶三钱　灯心三扎　鲜石斛四钱　嫩芦根八钱，去节　金银花三钱　绿豆衣四钱　塘西甘蔗皮四钱

八诊：痧回热减，惟寐醒后，嗌燥口干苦，须饮汤水，方能言语。喉痧乃疫毒之病，极伤

津液，大便欲行而不解，肠燥有留热也。脉来右尚弦数，体温一百度。治守原法，参以润肠。

八方：西洋参一钱　元参三钱　净连翘三钱　瓜蒌仁四钱　大竹叶三钱　鲜石斛四钱　大麻仁四钱，研　金银花三钱　松子仁三钱　嫩芦根八钱，去节

九诊：大便仍欲解不行，后用洋蜜锭纳谷道中，逾时始得下行，尚畅，即古人蜜煎导法，最稳妥效速。暮分尚形肌热口干，津液不复，余热未清，所幸粥饮渐加，夜寐顿安，体温一百度。静养调理，自可复元。

九方：西洋参一钱　元参三钱　净连翘三钱　绿豆衣四钱　原金斛三钱　东白薇钱半　金银花三钱　嫩芦根八钱，去节　塘西甘蔗皮四钱

十诊：表热已解，大便又行，溺黄，邪热已退，津液来复，脉至数象已和。病后调理，贵乎平淡。

十方：西洋参一钱　稆豆衣三钱　绿豆衣三钱　淡竹叶钱半　甘蔗皮四钱　原金斛三钱　生谷芽三钱　嫩芦根四钱　灯心三扎

十一诊：诸恙皆和，脉来和软有神，安谷甜睡，再以平淡调理。

十一方：西洋参一钱　川石斛三钱　稆豆衣三钱　淡竹叶钱半　橘白一钱　南沙参三钱　生谷芽三钱　绿豆衣三钱　灯心三扎

效果：服三剂全愈。

廉按：治喉痧之法，宜辛凉横开，以陈氏疫痧草、喉疫浅说两书，最为善本，其次余氏疫疹一得。此案亦守是法，首尾十一方，随机应变，法稳方妥，可为后人效法，诚有功于世之佳案也。

《全国名医验案类编》

陈务斋

黄云之，年四十岁。

病名：温毒喉痧。

原因：素因嗜酒无量，并食辛热太过，以致肠胃积热，适秋感温燥疠气而发。

证候：初起发热，痧疹并见，咳嗽音哑，喉头痒痛。继则目赤面青，大热昏狂。延旬日间，焦躁异常，更见昏迷，手常撕其喉腭，不能制止，鲜血常流，形枯体瘦，唇焦面黑，不能语言。

诊断：左脉洪弦，右则浮大而数，舌苔黑燥，边尖深赤起刺。脉证合参，此喉痧危证也。查阅前医方法，太遵修园禁令，绝无清凉，纯用温散，耗津助火，则毒火升炎，胃腑热燥，津液将竭，痧邪与气血交混，达之不得，清之亦不易，势甚危急。今所幸者，脉尚有根未散，或可救治。

疗法：先用卧龙丹搐鼻通关，开窍通气。紫雪消解邪火，透毒清神。继用羚羊黑膏汤加减，取羚角、莲心、生地、元参、紫草清心平肝、凉血润燥为君，桑叶、蒺藜、麦冬、贝母润肺清热、降逆化痰为臣，生军、元明粉败毒荡下、釜底抽薪为佐，淡香豉、人中黄泄浊解毒为使。连进二服后，人事已醒，手不撕喉，血出已止，体热亦减。诊其左脉略静，右仍躁数，又用桑丹泻白散为汤加减，取其润肺降逆，平胃清热，凉血养阴，化痰败毒。连进十余服后，食量已进，喉中不痛。惟有微咳微燥，不能安眠，诊脉左则缓静，右关略数，又用石斛元参汤加减，取其润肺降逆，清热养胃。

处方：卧龙丹方

西牛黄一分　麝香肉一分　梅冰片一分　蟾酥一分半　猪牙皂二分　羊踯躅三分，即闹羊花　北细辛

二分　灯草灰一钱　金箔十张

共研末，飞过，瓶贮，用一分吹鼻，用五厘冲。后服紫雪八分，用竹叶心五十支、灯心五分，煎汤调下。

又方：羚羊黑膏汤方

羚羊角二钱　淡豆豉钱半　鲜生地五钱　冬桑叶二钱　白蒺藜钱半　黑元参四钱　破麦冬三钱　老紫草钱半　莲子心四钱　杏仁三钱　生大黄三钱　元明粉钱半　川贝母二钱　人中黄钱半

三方：桑丹泻白散为汤加减方

冬桑叶五钱　牡丹皮二钱　元参四钱　天花粉三钱　杏仁四钱　川贝母二钱　桑白皮四钱　地骨皮四钱　甘草一钱　鲜生地三钱　知母三钱　大黄三钱

四方：石斛元参汤加减方

鲜石斛四钱　黑元参三钱　杏仁五钱　瓜蒌仁三钱　鲜生地四钱　破麦冬三钱　生甘草钱半

效果：五日人事已醒，喉痧亦减，血止热退。十五日食量已进，喉证亦除。二十日食进体健，元气已复。

廉按：此仿曹心怡喉痧正的之方法，妙在先用卧龙丹开窍宣气，紫雪芳透清神，惟人中黄不如用金汁，泄热逐毒，较有肤功。

《全国名医验案类编》

尹榘山

郑继功，年逾三旬。

病名：瘟毒喉痧。

原因：本年正月下旬赴诸城，路经济南，与友人盘桓多日。家人专丁送信报告云：阖家俱染瘟证，已殇一幼女矣，闻耗变欢乐为忧伤，匆匆旋归，见家人皆病，非常忧闷，不但殇女之悲也，因之己亦感染。

证候：初得时，喉疼咽干而呛，满嗓色白腐烂，水难下咽，目赤唇焦，全身现疹，危险已极。经医生张某，用刀割三次，病势益剧。

诊断：六脉洪数，惟尺浮大有力，舌白而尖绛，干燥少津液。予向家人曰：此瘟毒喉痧也。乃阳明三焦郁火炽盛，上干肺脏之病。其喉生肿疼者，皆挟热为之。若风毒结于喉间，其热盛则肿塞不通，而水浆不入，俗名狼掐脖，证势险而速。按世医疗此证者，尽知忌发表，诚恐用荆、防等品，因风吹火，酿成燎原之势，因执定养阴清肺汤以为主方。不知此证，若专系燥热在内，但现白喉，养阴药犹可重用；既兼痧疹，必有表邪，当痧疹将现未现之际，经络贵乎透泄，而用地、冬滋腻等品以填初之，反将瘟毒遏住，大非所宜，当用竹叶石膏化毒汤为治。

疗法：先服紫雪丹以救急，次服银翘散以透解热毒，又次加减竹叶石膏汤。而以生石膏直清胃热为君；金汁、银翘、元参，以解火毒为臣；竹叶、木通、人中白等，以泄小肠之积热为佐使；末用粉草，引用芦根者，所以和中气而使邪热透出肌表也。

处方：生石膏四钱，研细　金银花二钱　净连翘二钱　大元参四钱　淡竹叶一钱　细木通一钱　鲜生地五钱　甘中黄钱半　粉甘草八分　鲜芦根一两　鲜茅根一两，去衣，二味煎汤代水　金汁二两，分冲

又方：生石膏三钱，研细　犀角一钱　金汁二两，冲　川贝母三钱，去心　细木通一钱　竹叶一钱粳米一大撮

效果：调服丹散后，继服前汤药方三剂，后汤药方三剂，病遂全愈。

廉按：喉痧与白喉，医者辄多误治。今揭其异点于下，俾学者一览了然。喉痧由于风温时毒，或湿热秽浊之毒；白喉由于风燥霉毒，或煎炒辛热之毒，其异点一。喉痧初起，即憎寒壮热，或乍寒乍热；白喉初起，即浑身发热，或身反不热，其异点二。喉痧初起，即痧点隐约，甚或密布，肌红且多，发于邪盛火旺之时，其色鲜红而紫艳；白喉初起，并不发痧点，即或见痧点，亦多发于邪退毒轻之际，其色淡红而枯燥，其异点三。喉痧初起，喉红肿黏涎，继即色现深紫，或紫黑黄腐灰白不等；白喉初起，喉微痛，或不痛，有随发而白随现者，有至二三日而白始见者，有白腐假膜成片者，有白点、白条、白块不等者，甚至有满喉皆白者，其异点四。喉痧初起，皆毒盛火亢，初隐则耳前后肿，颊车不开，再陷则神昏谵语，痉厥立至，鼻扇音哑，肺阴告竭而毙；白喉初起，即毒铄阴虚，初溃则白块自落，鼻孔流血，再溃则两目直视，肢厥神倦，黏汗自出，肺气上脱而毙。其异点五。而其所殊途同轨者，同为喉烂，同为疫毒，同为传染，同为毒盛血热，同为气液两伤，阴津枯涸耳。惟治疗之法，喉痧繁杂，白喉简单，喉痧之繁，繁在初治，初治之杂，杂在新邪。盖因喉痧一证，虽由疫毒内伏，其发也，往往伏邪因新邪引动而出，或因风寒，或因瘟毒，或因风热风燥，或因湿热秽浊，皆当查明原因，对证发药。此案系瘟毒喉痧，初用紫雪、银翘二方，芳透解毒于前，继以竹叶石膏汤加减，清凉透解为后盾，处方步骤井然，宜其应手奏效。堪为温毒喉痧之独树一帜。

《全国名医验案类编》

姜德清

乔升礼，年四十余。

病名：烂喉丹毒。

原因：平素无病，因多食炙煿辛热，致肺胃热盛，骤感风热而病发。

证候：身发灼热，神气怯弱，四肢沉重，胸膈板闷，不欲饮食，胸胁大小腹内夹核如杏核，大小长短不一，约十数个，按之不痛，咽喉微烂。

诊断：六脉沉数，舌红苔黄。脉证合参，此烂喉丹毒也。其病之发源于胃，胃居膈下，而胃之食管在膈上，与喉管相近，因而累及于肺，肺有毒则发痧，胃有毒则发斑，肺胃二经毒火炽，则外露丹痧。此胃毒甚，故只见丹不见痧。

疗法：外敷汤丸并进。令其先吞六神丸一次，再用清瘟败毒饮，以生石膏为君，重清胃热；犀角、川连、黄芩、连翘、元参，泄心肺之火为臣；丹皮、赤芍、栀子、生地、知母，凉血行痧，泄肝经之火为佐；僵蚕、牛蒡子、丝瓜络，通十二经为使；外用鲜丝瓜捣敷。

处方：牛蒡子三钱，杵　白僵蚕二钱　丝瓜络三钱　知母六钱　鲜生地八两，捣汁　焦栀子三钱　赤芍三钱　丹皮三钱　连翘三钱　元参八钱　黄芩三钱　小川连四钱　犀角一钱　生石膏二两

水煎，日服二次。外吹锡类散。

效果：一诊稍轻，二诊大减，三诊将原方加鲜石斛、鲜大青各三钱，去蒡、蚕、芩、连、石膏，六日全愈。

廉按：名虽烂喉丹毒，实系核疫之一种，与西医所称腺百斯笃相类。方用余师愚清瘟败毒饮，吹锡类散。内外并治，却有效力，方中再加调玉枢丹，芳透解毒，则效当更速矣。

《全国名医验案类编》

傅松元

光绪二十八年，南乡陈家栅、金家村疫作，日毙数人，河北仅一水之隔，无有也。旬日间，疫延刘镇。其证始发热，如喉风之状，喉痛而红肿，身热如烙，喉即腐烂，烂即满口如疳，喘促气臭，身发丹痧，有延至三四日而死，有一二日即死者。余先治一外科潘守愚，得不死。继治者，即守愚之大姨沈桂山之妇。自守愚家侍疾染毒回家，已身热而咽痛。第二日邀余治，喉肿红痛，白腐如疳，身热不食，言语含糊，脉弦数。因谓之曰，此染潘家疫毒之证，为之用凉解化毒法。牛蒡、石膏、龙胆草、板蓝根、乌梅、芩、连、柏、栀、翘等，加射干、山豆根，一剂，煎送六神丸。喉吹珠黄散，此散即守愚家带来之药也。明日午后复诊，身热亢燥，满口臭腐，如走马疳状，脉洪数，开口仰息，有刻不可延之急。余因其既贫且啬，惜钱如命，乃危辞晓之曰："如守愚不死，全家同庆，如陈家栅金家村死一人，而延及百数十人，真可畏也。今汝病危在顷刻，无惜小费可乎？"其家忸怩而应曰："只得从命。"方用前法，去牛蒡、石膏、板蓝、乌梅，加犀角、大黄、生地、寒水石一剂，去六神丸。另研明濂珠、西瓜霜各三分，西牛黄、橄榄核炭各一分，冰片三厘，薄荷三叶，合为散，嘱以今晚须时时不断吹喉。明晨邀余复诊，八点钟至，诊其脉微数，身热已退而未解，口舌齿咽喉腭，红腐尽除，可见珠黄散之真赝，其效不效有如此也。后以轻浅之方，化其余邪，又三剂而霍然愈矣。此举其重而急者录之，其年自余一手而治愈数十人，未尝一失，如他人先治，而后属我医者，余若未许其生，亦无一生者。

《医案摘奇》

贺季衡

孙男孩。喉痧腐烂，饮水由鼻而出，壮热烦扰，神识不清，脉小数。伏邪甚重，系极险之候。

生石膏八钱，先煎　薄荷一钱　大力子四钱，炒　白桔梗一钱五分　京赤芍二钱　酒子芩一钱五分　山豆根四钱　连翘三钱　射干一钱五分　生甘草八分　青升麻八分　双解散四钱，包煎

曹女。喉痧，咽喉腐痛已退，痧亦透布，而唇角及手背起疱流脂，可见时毒之重；神识仍未清，谵语不已，经行已止，右脉不楚。余邪尚重，仍防内陷。

鲜生地八钱，切　玄参心四钱　黑山栀二钱　人中黄一钱五分　升麻八分　上银花五钱　连翘二钱　粉丹皮一钱五分　薄荷一钱　赤芍二钱　益元散五钱，包

吴童。喉痧由传染而来，右畔腐烂，左畔赤肿，饮咽不利，寒热交争，脉滑数，舌心浮黄。热颇未定。

香豆豉四钱　鲜生地八钱　连翘二钱　射干一钱五分　大力子四钱，炒　薄荷一钱　乌玄参四钱　山豆根四钱　白桔梗一钱五分　僵蚕二钱　生竹茹一钱五分　灯心二十茎

以上出自《贺季衡医案》

范文甫

蔡君。咽喉肿痛溃烂，病属喉痧，痧遍而不透。苔色焦黄，舌质红绛中有裂纹，脉数无伦，

津液已竭。非急下存津无生路矣，但恐药不及病。

生大黄 12 克　元明粉 12 克　鲜生地 30 克　小生地 30 克　桃仁 24 克　板蓝根 9 克　水芦根 60 克 生黄芩 12 克　木通 3 克　麦冬 24 克

二诊：泻下多次，喉痛见减。

板蓝根 9 克　鲜水芦根 30 克　小生地 30 克　鲜生地 30 克　麦冬 24 克　生大黄 12 克　元明粉 12 克 元参 30 克　黄菊花 9 克　桃仁 9 克

三诊：痧透，热势渐减。

前方去元明粉，加地丁草 9 克。

四诊：热退，痧亦隐。

地丁草 30 克　麦冬 24 克　元参 24 克　鲜生地 30 克　小生地 30 克　生甘草 3 克　冬瓜子 24 克　桃仁 9 克　水芦根 30 克　山豆根 9 克　皂刺 9 克　板蓝根 9 克

严师母。喉痧重证，极其危险，痧已发透，咽喉烂亦极盛，脉微细。元已不支，甚是危急。

鲜、小生地 30 克　麦冬 24 克　板蓝根 9 克　元参 24 克　生甘草 3 克　马勃 6 克　玉竹 9 克　西洋参 6 克　火煅人中白 9 克　生姜汁 1 滴，冲

以上出自《范文甫专辑》

魏长春

稽联棠夫人顾氏，年三十一岁。民国十五年五月四日诊。

病名：喉痧。

原因：外感温邪，引动血分伏热，相火沸腾，逐成喉痧。

证候：遍体红痧，身热灼手，咳嗽咽痛，便闭，经事尚未届期，趋先而来。

诊断：脉象洪数，舌红，苔黄白腻。血分热毒上干，成喉痧证也。

疗法：辛凉清透为主。

处方：蝉衣一钱　薄荷一钱　玄参三钱　生甘草一钱　牛蒡子三钱　鲜竹叶二钱　射干二钱　丹皮二钱　连翘三钱　银花三钱　僵蚕二钱　水芦根四钱

次诊：五月五日。身热未清，咳引胸痛，呕吐便闭。脉数，舌红，苔薄白腻。用辛凉清透伏热法。

次方：鲜竹叶二钱　牛蒡子三钱　淡豆豉三钱　薄荷一钱　象贝三钱　蝉衣一钱　赤芍三钱　紫花地丁草三钱　旋覆花三钱，包煎　生米仁八钱　鲜生地四钱　全瓜蒌四钱　苦杏仁三钱

三诊：五月六日。红痧虽隐，喉痛未已，胸痛，便解燥矢，咳嗽甚剧。脉缓，舌红，苔白腻铺。用清燥化痰法。

三方：旋覆花三钱，包煎　枇杷叶三片，去毛　茯苓四钱　苦杏仁三钱　米仁八钱　益元散四钱　紫菀三钱　前胡一钱　全瓜蒌四钱　枳壳一钱　桑白皮三钱　丝瓜络三钱　天冬三钱　麦冬三钱

四诊：五月十二日。身热已退，二便通调，嘈杂，干咳无痰。脉缓，舌淡红润。用清肺润燥法。

四方：紫菀三钱　苦杏仁三钱　生甘草一钱　炒白芍三钱　橘白一钱　茯苓四钱　米仁四钱　桑白皮三钱　丹皮二钱

效果：服后咳止病愈。

炳按：喉痧风热时毒伏于肺胃，以辛凉横开透达则痧疹外透，内毒即轻，咽喉用外吹药，随治随愈。

林彭年，年十三岁。民国二十二年四月二十五日诊。

病名：喉痧。

原因：天序冷热不调，发生喉痧。

证候：遍体酸痛，肌发红痧，壮热喉痛便闭。

诊断：脉滑，舌红，苔色薄黄。喉痧毒盛热炽，即西医所谓猩红热也。

疗法：透表解毒通腑。

处方：防风一钱　紫花地丁草三钱　玄参五钱　生大黄三钱　生甘草一钱　紫草三钱　银花三钱　元明粉三钱　牛蒡子三钱

次诊：四月二十六日。便下一次，潮热未退，喉痛，遍体红痧密布，骨节疼痛，脉数，舌红，苔薄。用麻杏膏甘汤，合凉血清热透达之。

次方：紫花地丁草五钱　玄参五钱　紫草三钱　牛蒡子三钱　麻黄一钱　苦杏仁三钱　生石膏八钱　生甘草一钱　全瓜蒌五钱　薄荷一钱　鲜竹叶二钱

三诊：四月二十七日。脉数，舌红，身热未退，咽痛便闭，红痧渐隐，骨痛。用紫草承气汤，合辛凉清解表里。

三方：紫草三钱　生大黄三钱　元明粉三钱　生甘草一钱　玄参五钱　丹皮二钱　天花粉三钱　牛蒡子三钱　薄荷一钱　草河车三钱　地丁草三钱　银花三钱

四诊：四月二十九日。喉痛已愈，红痧渐隐，热退，骨节疼痛亦差。脉缓，舌红。拟清搜血分余热。

四方：杜红花三钱　丝瓜络三钱　生米仁八钱　带皮苓四钱　秦艽三钱　天花粉三钱　丹皮二钱　刺蒺藜三钱　桑叶三钱　连翘三钱　知母二钱

效果：服后喉润痛愈，胃苏病痊。

炳接：猩红热，乃风热时毒，伏于血分，其发时面鼻或肌肉，隐出红紫之色，肌热如灼，咽喉疼痛不烂，急宜清解血毒，不急治，则死矣。喉痧则咽喉肿痛，白腐，甚而腐烂，身虽灼热。初候面鼻不赤，至用透达药后，伏热外达，肌表则现赤疹，或红晕如痧，而内毒已轻矣，不若猩红热，至身体高热，即现如猩猩面鼻之红色，故谓猩红热，待病作而伏血分之毒，已猖獗猛烈，不可收拾矣，故为最急之传染性病也。

以上出自《慈溪魏氏验案类编初集》

曹颖甫

前年三月间，朱锡基家一女婢病发热，请诊治。予轻剂透发，次日热更甚，未见疹点。续与透发，三日病加剧，群指谓猩红热，当急送传染病医院受治。锡基之房东尤恐惧，怂恿最力。锡基不能决，请予毅然用方。予允之。细察病者痧已发而不畅，咽喉肿痛，有白腐意，喘声大作，呼吸困难不堪，咯痰不出，身热胸闷，目不能张视，烦躁不得眠，此实烂喉痧之危候，当与：

净麻黄钱半　生石膏五钱　光杏仁四钱　生草一钱

略加芦根、竹茹、蝉衣、蚤休等，透发清热化痰之品。服后，即得安睡，痧齐发而明，喉痛渐除。续与调理，三日全愈。事后婢女叩谢曰，前我病剧之时，服药（指本方）之后，凉爽万分，不知如何快适云。

《经方实验录》

周镇

袁女，己亥喉痧之后，寐汗嗌干。询知喉痧重时，表药甚重。此表疏气阴亏耗。予沙参、石斛、麦冬、女贞、生山药、枣仁、牡蛎、淮小麦、莲子心等。服之喉润汗少。转用芪皮、生白芍、枣仁、牡蛎、柏子、女贞、料豆、小麦、莲子心、乌梅、红枣。

三诊：汗仍不止，多梦神烦。因忆灵胎批叶案有云，盗汗以凉心为主。因家其意。用辰麦冬、炒枣仁、辰茯神、女贞、淮麦、地骨皮、白芍、莲子青心、牡蛎、龙齿、生地、朱砂安神丸三钱。另用五倍子末乳汁调，涂脐中，膏药掩。一剂即无汗矣。

《周小农医案》

方公溥

陈女。十二月九日诊。喉痛殊甚，头痛，肢楚，浑身遍发红疹，脉数殊甚，急与清泄解毒。以候，哲政。

金银花9克　连翘壳9克　炒牛蒡9克　薄荷叶3克　净蝉衣3克　京元参9克　轻马勃4.5克　嫩射干4.5克　甘中黄9克　干芦根9克　飞青黛3克，包象山贝9克

十二月十五日复诊：喉痛、身热已平，红疹亦清，四肢痹痛已不复觉，惟咳嗽未净，再与清肃理肺。

冬桑叶9克　光杏仁9克　象贝母9克　净蝉衣3克　炒牛蒡9克　嫩桑枝9克　生甘草3克　粉前胡6克　京元参9克　生白芍9克　炒栀子9克

《方公溥医案》

翟竹亭

泽臣病愈后二日，其妻又患喉证，初觉形势大恶，身如被杖，寒热如疟，非常疼痛，饮食锐减，日晡更甚。迎余诊治，六脉洪数浮沉有力，发闷极重，余曰："此证感邪太深，内藏红痧之毒，最难透出。"遂用清肺汤，两帖病情稍轻，又两贴红痧透出，喉疼略减，原方又服三帖。每日午后发热，改用调胃承气汤，大便泻下滞黏秽物极多，诸证痊愈。后月余头发、皮肤均脱，危乎幸也。

谓胃承气汤：川大黄15克　芒硝12克　粉甘草10克

水煎服。

养阴清肺汤：杭寸冬15克　玄参12克　白芍21克　生地15克　金银花12克　知母10克　丹皮10克　山栀子6克　连翘10克

加鲜青果 6 个同煎。

《湖岳村叟医案》

丁叔度

患者某某，女，38 岁。患烂喉痧邀诊，患者咽喉上腭皆腐烂，舌有疳，齿龈赤肿，项部粗硬，气喘呼吸不匀，且有恶气味，面部及周身皮肤干涩无汗，红疹含于皮内，乃令其家属用芫荽、黄酒、热水擦浴上半身，内服养阴清热解肌药。

处方：生地 90 克　元参 60 克　银花 60 克　芦根 120 克　连翘 24 克　蝉蜕 24 克　大青叶 24 克　葛根 24 克

翌日，红白痧一齐涌出，喉痛渐减，周身已潮润。又连服清解药数剂，脱皮如白屑遂痊愈。

《津门医粹》

章成之

王幼。丹痧发于遍身，骨节酸痛异常，喉痛，此喉痧重证。舌红起刺如杨梅，是其特征。

浮萍草 5 克　前胡 5 克　板蓝根 9 克　紫草 2.4 克　山栀皮 9 克　蒲公英 9 克　薄荷 6 克　大力子 9 克　射干 2.4 克　丹皮 6 克　连翘 9 克　六一散 9 克，包　白茅根 30 克，打

另：玄明粉 30 克，水冲多次漱口。

二诊：喉痧重证，表之后当清之。

小蓟 9 克　玄参 9 克　麦冬 9 克　连翘 9 克　升麻 2.4 克　板蓝根 9 克　知母 9 克　银花 9 克　生山栀 9 克　通草 3 克　鳖甲 24 克，先煎　藏青果 5 枚

另：陈莱菔英 120 克，煎汤代茶。外吹锡类散。

三诊：再投养阴凉血之属。

鲜生地 12 克　小蓟 9 克　白薇 9 克　麦冬 9 克　夏枯草 9 克　梗通 15 克　玄参 9 克　浮萍草 5 克

四诊：喉痧寻愈，一身关节疼痛，不利转侧。

浮萍草 6 克　西河柳 9 克　豨莶草 9 克　桃仁泥 9 克　丹皮 9 克　薄荷 6 克　白芍 9 克　汉防己 12 克　海桐皮 6 克　晚蚕沙 9 克，包

《章次公医案》

张汝伟

陈左，年十六，常熟。先患时痧，经治愈后，已一月余。因多食伤胃，劳倦感风，一日之间，猝起喉痛而腐，漫延甚速，高热神糊，脉数大无伦，舌红如杨梅，斑斑粒刺，急宜清营解毒，兼养阴疏化。用犀角地黄加味法。

乌犀尖二分，磨冲　镑羚羊片四分，先煎　鲜生地一两　鲜石斛一两　粉葛根一钱　炒赤芍三钱　甘中黄三钱　川贝母三钱　带心翘三钱　炒银花三钱　大竹叶三十片

本证始末：此陈幼之君幼弟，"一·二八"避难来甲，寓居于宁波路铺寿里。此证先患时痧，经伟治愈，嗣后病者之侄子女六七人，均患时痧，俱经伟治愈。此病后复发，当时

诸兄急迫，促余半夜往诊，幸得此方投下，即腐止蔓延，热退七八，嗣又诊一二次，即告痊愈。

方义说明：此证病势虽急，但无复杂证候，所以绝不用一些透表及化痰化滞之品，其得力固然不是犀羚为主要，而中黄、银花之解毒，亦必不可少。其他鲜地、鲜斛等，更为应用之品也。

《临证一得》

冉雪峰

武昌黄土坡严某之妻，病温，热毒颇剧，六日发疹，点粒攒簇，头面肿如大头瘟状，咽喉肿痛，凡物不得下咽，昏顿瘛疭，前医以为不治辞去。予诊时已届十日（疹出第四日），谓同诊门人曰：此病造极，颇难挽救，此时首要问题，在于服药不得下咽。因仿五汁饮意，给梨汁一两、荸荠汁一两、甘蔗汁一两、青蒿露、银花露各五钱，缓缓咽之，如汁得下，续以六神丸五粒，温水浸湿，置舌面，含化咽津。讵他物不得下咽，此汁则病人能咽喜咽，丸药亦咽下二次，续续频进五汁。翌日复依，咽喉肿痛已缓，勉可通气，头面疹点虽深赤，其气有回意，拟用至宝丹一粒先化服。又方：生地汁一两，大黄一钱，犀角、羚角（磨汁）各五分，鲜蒲公英（捣汁）二两，竹沥八钱，和匀烫微温，分三服，居间仍以前五汁当茶。越日复诊，喉肿渐消，神识渐清，仍用前方去至宝，生地加为一两五钱，大黄加为一钱五分，药后得大便畅行一次。又越日复诊，上半身点粒渐化，神清气平，已能进稀粥，以归、地养营，竹叶石膏去参、半，复脉去姜、桂等收功全愈。门人问曰：此病药不下咽，先生用药得下，何故？予曰：叶香岩云：热甚拒药，徒用煎剂无益。此病热毒太盛，得此甘润清凉，如得上池玉液，故可下。又问：初诊病危用药甚轻，复诊病渐轻药反渐重，何故？予曰：此是喉痧，须注意疹点，六日疹点始出，是为迟出，十日只能作普泛七日看，其热甚炽，其气正旺，不敢遽尔重药清里，防点化毒未化，内攻生变。复诊头面气已渐回，已届十一日（为普泛八日正靥之期），故可清下。

《冉雪峰医案》

施今墨

王某某，女，32岁。病历四日，初起寒热并作，继而喉痛，右颈亦肿，昨日全身遍起红疹微痒，小便短赤。舌苔白垢，脉数。

辨证立法：风邪外受，湿阻中焦，郁热不得宣透下利，攻之于上，以致颈肿喉痛，入之于血，遂发红疹。急应清热凉血，解毒消肿，佐以芳化宣透，以免病势扩延。

处方：大力子6克，炒　赤芍药12克　白茅根12克　赤茯苓10克　白芦根12克　马勃绒4.5克，青黛3克同布包　山慈菇10克　嫩桑枝15克　苦桔梗4.5克　青连翘10克　冬桑叶10克　佩兰叶10克　厚朴花6克　山栀衣4.5克　蝉退衣4.5克　玫瑰花6克　甘草梢3克

二诊：服药二剂，寒热退，红疹消，颈肿见好，喉痛减轻，但左颊又显红肿，触之皮肤有热感，食纳不佳。

处方：金银花6克　青连翘10克　鲜石斛10克　金银藤6克　鲜生地10克　大力子6克　川黄连

6克　苦桔梗4.5克　瓜蒌皮6克　条黄芩6克　瓜蒌根6克　马勃绒4.5克，青黛3克同布包　玫瑰花4.5克　冬桑叶6克　厚朴花4.5克　佩兰叶10克　嫩桑枝18克　炒谷芽10克　炒麦芽10克　甘草梢4.5克

三诊：前方服二剂，又觉发寒热，左颊肿痛较甚。

处方：鲜茅根12克　忍冬藤10克　赤茯苓10克　鲜芦根12克　忍冬花10克　赤芍药10克　炒香豉10克　黑芥穗10克　苦桔梗4.5克　炒山栀6克　大力子10克　粉丹皮10克　南花粉12克　轻马勃4.5克，青黛3克同布包　青连翘10克　大生地10克　鲜生地10克　粉甘草3克

四诊：服药三剂，寒热退，左颊红肿未再扩大，但未见消，心烦，不思食。前方去炒香豉、山栀衣，加蒲公英15克。

五诊：服药二剂，左颊红肿见消，寒热未作，小便短赤。

处方：前方去大力子、芥穗，加酒黄连3克、酒黄芩10克。

《施今墨临床经验集》

第十一节　白喉

张乃修

荣左。冬暖阳气不藏，交春阳气更加发泄。肾水亏损，不能制伏阳气，以致内火亢盛，上蒸肺胃，喉间肿痛，喉关之内，已布白点白条，头胀恶寒发热，遍体不舒。津液为火所蒸，变成痰沫，以致痰涎上涌，正所谓痰即有形之火，火即无形之痰也。白喉风证，为时行险恶之疾。姑清肺胃之热，益肾之水以制火。

生石膏五钱，薄荷头一钱，同打绢包　大生地五钱　大元参三钱　知母二钱　大麦冬三钱　瓜蒌仁六钱　川贝母二钱　绿豆衣三钱　生甘草五分　金银花二钱　鲜芦根一两五钱，去节

二诊：喉间白条已退，肿胀稍定。然仍凛寒发热，汗出则松，大便六日不解，火热结闭，舌红苔黄。李先生釜底抽薪法，陆先生泄热化痰法，从两方之中，参合并用，未识然否。

鲜生地七钱　大连翘三钱　黑山栀三钱　元参肉三钱　苏薄荷一钱　大力子三钱　川贝母二钱　生广军三钱　淡黄芩一钱五分　元明粉一钱，冲　竹叶心二十片　活水芦根一两五钱

三诊：釜底抽薪，便行两次，蕴热稍得下行，咽喉肿痛大退。然仍作胀多痰，凛寒发热。邪风蕴热未楚。拟清咽利膈法。

川雅连四分　生山栀一钱五分　黑元参三钱　竹叶二十片　白桔梗一钱　大力子三钱，打　连翘壳三钱　青防风一钱　广郁金一钱　荆芥穗一钱

四诊：咽赤肿痛大退，脉静身凉。邪势已解，出险履夷，幸至极矣，但腹中气觉呆钝。热化湿动，再清余炎，兼理湿邪。

大力子三钱　白桔梗八分　通草七分　滑石三钱　连翘三钱　范志曲一钱五分　黑山栀二钱　赤苓三钱　枳壳一钱

改方去连翘，加瓜蒌仁五钱、光杏仁三钱、黑山栀一钱。

《张聿青医案》

刘子维

杨某，患喉证已十余日，喉内现白点，吃茶水均难，又发寒热，大便四五日不解，小便短。

广玄参八钱　犀角三钱　寸冬一两　兰草根五钱　薄荷二钱　银花五钱　浙贝三钱　连翘三钱　生桑皮三钱　马勃一钱　生甘草八钱　生军二钱

三付，服一付减八分，二付进食，三付痊愈。

李俊注：此白喉也。五脏分五色，白为肺之色，五脏真色之不可见，与真脏脉等。故《素问·脉要精微论篇》曰，五色精微象见者，其寿不久也。医书称白喉为热伏少阴，盗泄肺气所致，多发于燥气流行之年。盖热证色应红而反白，斯其所以为伏热与燥气欤？

考《内经》六经皆有喉痹，惟少阴上火下水有属于虚火者，余皆为热证。此证四五日不大便，阳明内实也。热结于上而水源涸，故小便短；热郁于内而阳不舒，故发寒热。

热者寒之，郁者开之。寸冬、银花、桑皮、浙贝、连翘、犀角等共泻心、肺、胃之热，以治其有余；薄荷、马勃、蓝草根、生军等共开上、中、下之郁，以治其不通；热盛则水不足，故重用玄参以壮水。治上者制以缓，故重用甘草以缓中。

大黄除血分之热结，犀角除血分之热毒，皆阳明药也。然一以猛烈直攻，有降无升。热结在中，下者宜之；一以清灵泛应，上下解散。热毒在中，上者宜之。此证热毒在上，热结在下，故并用也。

《圣余医案诠解》

周声溢

白喉之为热证，夫人而知之矣，独希绸之白喉为寒证。希绸患喉证内外关多白块，切其脉，六脉皆沉迟。余曰：此寒证也。投以附桂重剂一服而白全退，亦安适矣。希绸问余曰：白喉之有寒证未尝闻之也。余有一友人某君者业医专治喉科，所制药末皆寒凉之品。尝曰：白喉无寒证，余之喉证幸而遇君，投热剂而立愈。若延某君投以西瓜霜之类，与此相反，必有不堪问者。余曰：凡病有一热证，即有一寒证，此阴阳相须之理。天之有冬有夏，地之有水有火，皆为此理。喉之白，寒热之积而为毒也，毒积而成白色，不仅热毒为白，不过热证多而寒证少耳。寒热之邪气或外来或内生，行上则冲于头面，冲于咽喉；行下则现于两便，现于腿脚，在中则驻于腰腹。然须审其气之发于某家喉证之现象，不知者以为专因于脾胃也。不知五家之脉络，非循喉而上，即循喉而下，脾胃之病可见于喉各家之病，独不可见于喉乎？各家之热证可见于喉，各家之寒证独不可见于喉乎？喉之寒热因于各脏之寒热，治其各脏之寒热而喉证愈矣，此一定不易之理也，而何疑乎？

《医学实验》

李伦青

陈汉仙，忘其年。

病名：风毒白喉。

原因：患烂白喉痛数日，医用清润解毒诸剂而病愈剧，已二日余矣。其家视变证蜂起，仓皇惧甚，延余往治。

证候：发热恶寒，痰涎上涌，声如曳锯，汤水不能下咽，视喉内淡红微肿，内关白点已陷，小便不通。

诊断：两手脉弦而紧，舌苔白滑，此误以清凉凝闭风寒，阻滞经络，使病毒不得外泄，遂化生痰涎，上涌咽喉，恐骤变喉闭急证。

疗法：即用坎宫回生丹合开关立效散，连吹二三次，立刻上下交通，饮食即进，随以柴胡饮提已陷之邪，二剂诸证悉除。后以加减六君子汤调理。

处方：坎宫回生丹，已载周案。

开关立效散，治一切白喉牙关紧闭、汤水难入等证。

真雄精一钱　北细辛一分　真牛黄一钱　生牙皂二分　真麝香四分　苏薄荷六分，去梗　大梅片五分

除片麝、牛黄外，共研极细末，过绢筛，合片麝、牛黄再研极细，瓷瓶收贮，蜡封固瓶口，勿使泄气。临时以三四厘吹两腮内，或以少许吹鼻孔，立刻开窍。

柴胡饮：川柴胡二钱　羌活二钱　法半夏二钱　制僵蚕二钱　桔梗钱半　济银花钱半　净蝉衣七只　川厚朴五分　陈皮一钱　粉甘草一钱　鲜生姜三片

水煎服。

加减六君子汤：西潞党五钱　生白术三钱　东白芍三钱　云茯神三钱　法半夏二钱　白归身钱半　制僵蚕钱半　陈皮一钱　济银花一钱　清炙草一钱　煨姜三片

水煎服。

效果：连服十剂而痊。

廉按：风毒白喉，有挟寒挟热之分。挟寒者，初起头痛恶寒，身疼发热，满喉淡红，微肿略痛，白腐多见于关外，或见于关内，形色多明润而平，尚能饮食，二便通利，脉多浮细而紧，舌苔多白滑，此风邪尚在表之候也。治宜荆防败毒散加减，祛风解毒，开痰发表，使疫毒从汗排泄，则喉痛自愈。喉如腐烂，轻则用玉钥匙品白金丸频吹，重则用坎宫回生丹。即使汗已出透，但有一毫恶寒胸闷，或身尚作热，苦寒药仍不得夹杂，惟有轻清泄热，以尽余邪而已；必俟皮脱肤凉，胸闷全消，鼻见清涕，而或有里热未清，及阴虚津亏者，方可酌进甘寒之品，庶几无害。此案为风毒挟寒之白喉救误而设，尚非初起之正治法。若挟热者更非其治，惟用坎宫回生丹合开关立效散连吹喉间，此属外治急救之要法。然就余民所见白喉险证坏证，牙关紧闭，痰涎上涌，有不能服药亦无可吹药者，法宜先开关以扫其痰涎，甚则针刺各穴以出恶血，通经活络，使立时清醒，再行吹药服药，庶有挽回之希望。虽然，白喉无论寒热证，如汗出似油者不治。失音动痰气喘者不治，目光直视者不治，用针无血者不治，吹药无涎者不治，吹药即刻痛止白落、过日复患者不治，满喉皆白、刮之紫肿带黑者不治。医者如遇此等证候，切勿轻与用药，纵人尽天回，其能侥幸于万一者，亦未可知，但总不如先事告明之为愈也。

沈筱岚，忘其年。

病名：风毒白喉。

原因：初由大舌边起白泡数颗，医用元、麦、赤芍、竹叶之类，连进三剂。一宵忽痰涎上涌，精神疲倦，恶寒发热，胸结，饮食不能下咽，延余往治。

证候：喉内白块已满，色如霜雪，痰涎稠黏不断，胸膈痞满。

诊断：脉两寸浮弦，右关沉紧，舌苔白滑，此风毒挟寒在表，未经宣发，误以寒凉迭进，变成坏证也。

疗法：用荆防败毒散以祛表邪，吹坎宫回生丹以祛疫毒。

处方：荆芥钱半　防风钱半　羌活一钱　独活一钱　制僵蚕二钱　柴胡一钱　前胡钱半　枳壳一钱

桔梗一钱　法半夏二钱　银花钱半　粉甘草一钱　鲜生姜三片

坎宫回生丹，已见周案。

次诊：次日白块退净，而胸膈为风痰阻隔，食入少顷即吐，不能直达中下二焦，证类关格。其家惧甚，复巫医杂投，百计罔效。余细察脉证，犹属风痰之毒阻隔，与喉无干。遂以拔毒及引龙归海之法，始两耳颈项稍发红疹；再用艾叶、皂角、白酒炒热，布包熨之，随熨随发，遍体红疹无间。其家以为变证，惧之尤甚。余曰：此佳兆也。必欲提毒表出，始能开其阻隔。次日果胸膈豁然，饮食即进，随以人参败毒散再提表以托毒。

次方：西洋参二钱　防风二钱，去芦　白芷二钱　浙贝二钱，去心　桔梗三钱　银花三钱　白僵蚕三钱，姜汁炒　鼠黏三钱　荆芥一钱　人中黄一钱　蝉退七只　皂角刺三针

平险如意散，治一切白喉内外俱肿急证。

赤小豆四钱　大黄四钱　芙蓉叶四钱　文蛤三钱　四季葱三根　鼠黏三钱　燕子窠泥五钱

共研细末，将四季葱杵汁，以陈茶水、白酒各半共调和，炒微热，敷颈项，拔毒外出，消肿止痛。

引龙归海散，治寒证白喉急证。

本制附片四钱　吴茱萸三钱

共研细末，白酒调作二饼，贴两足心涌泉穴。若天气寒，用火微烘。庶无根之火浮越于上，得此引之而自降，亦以类相来之法也。

效果：以人参君主之药保元，鼠黏、僵蚕利咽，法夏、陈皮以清痰饮，银花、蝉退以清余毒，连进三剂，诸证悉除。后用六君、八宝以收全功。

廉按：此由喉痧误用凉遏而喉转白烂，故用内外兼治，多方透表以排毒外出，可见凡治白烂喉，以查析原因、辨明证候为首要。爰将陆氏辨证法，节录其要，以告当世之研究喉疫者。

陆培初云：比年来白烂喉盛行，死亡相继，此非不治之证，皆由医家未能辨别病源，误药所致。

证分三种：一为外感实证，表受风温，病在肺。病状恶寒发热，白腐仅在外面，浮面多系白点，不至成块，舌质赤，舌苔薄润，身上或有疹或无疹，治宜辛凉解表，用前、蒡、翘、贝、勃、蝉之属，外治用薄荷、真青黛、硼砂、马牙硝等研末吹之；一为内伤虚证，阴亏燥热，病亦在肺。病状无寒热，白腐在里，如粉如石灰，发呆白色，初起成点成块，一二日即粘连成片，满布喉间，舌质红，舌苔或白或微黄或无，而必燥涩，毫无滑腻黏涎，治宜凉润清降，用养阴清肺汤之属，外治用金银花、生甘草、象牙屑、濂珠粉、指甲、灯心灰等研末吹之；一为内伤实证，湿热熏蒸，病在胃而袭于肺。病状无寒热，间亦有寒热者，必在午后，而热不扬，寒不甚，白腐处带黄明色，必黏沫满喉，舌质红，舌苔厚腻黄滑，重者口喷秽气，治宜化湿清热，如三仁汤之属，或滑石、通草、子芩、茯苓、苡仁、金果榄、山豆根等，外治亦用金果榄、山豆根加滑石、人中白等研末吹之。其辨别全在舌苔之为燥为润为腻，以及平素体质、大小二便详察之，三证互误，均能杀人。

周定安夫人，忘其年。

病名：阴寒白喉。

原因：病已数日，杂证多端，尚不知为白喉，因不甚痛故也。一日偶言喉痛，始延余往治。

证候：头痛项强，身重恶寒，咳嗽痰壅，肢冷腹痛，视内关白块两条，色如凝膏。

诊断：脉沉细弦紧，舌苔白厚而滑。余曰：此阴寒白喉也，幸而未服凉剂，犹可以治。

疗法：先用姜桂二陈汤，以破阴通阳，顺气开痰，继以壮阳温胃汤，散其寒凝，祛其阴毒，外治吹坎宫回生丹。

处方：生姜汁十滴，冲　姜半夏三钱　浙茯苓六钱　制僵蚕二钱　青化桂五分　炒广皮钱半　粉甘草一钱　春砂仁一钱

接方：姜半夏三钱　制附片三钱　丽参条五钱　制僵蚕三钱　炒广皮一钱　黑炮姜一钱　粉甘草一钱　炒银花钱半

坎宫回生丹，治寒疫白喉及乳蛾喉风等证。

真血竭一钱　大梅片四分　生附片一钱，炙焦　制牙皂二分　郁金一钱　真雄精二钱　真麝香六分　北细辛一分　飞月石一钱

上药除片麝外，共研极细末，过绢筛，合片麝再乳精细，瓷瓶收贮，蜡封固瓶口，勿使泄气。临时计每次以三厘对掺艮宫除害丹一厘，用铜风鼓吹入白处，含嚼片时，使毒气随风涎吐出，便立刻回生。

艮宫除害丹，专治一切白喉证。

真珍珠三钱，放水豆腐上蒸三尺香久　地虱婆放银窝内微火焙焦二厘　真琥珀三钱　真玛瑙三钱，入砂坛内火煅七尺香久　手指甲五分，瓦焙焦　真麝香五分　真珊瑚三钱，入砂坛内火煅七尺香久　蚯蚓六分，瓦焙枯　大梅片六分　真辰砂三钱，水飞　蚕茧七只，烧灰存性　苏马勃三厘

共研极细末，过绢筛，再研精细，瓷瓶收贮，蜡封固瓶口，勿使泄气。辨寒热证，临时对用。

效果：服初方二剂，白块减半，惟痰嗽肢冷不减，腹仍冷痛，继服接方三剂，诸证皆痊。

廉按：时疫白喉，虽属燥热证多，阴寒证少，其间寒热二证，判若冰炭，临证时若不详审，杀人易如反掌。且每见白喉之死，死于热证者少，死于寒证者多，大抵人知有热证，而不知有寒证，皆误于疫之一字也。即以疫论，岂皆染热疫，独不染寒疫乎？况其病多见于黄河以北诸省之天气寒冷地方，发生于冬令之时为多。兹特约选萧李二家验案二则，以破世俗之迷信白喉抉微一书者。

长沙李兰生夫人，忘其年。

病名：风火白喉。

原因：素因血虚肝旺，现因风热传染而发。

证候：初患喉痛，发热恶寒，头疼心烦，口渴便涩，鼻出血丝，继见内关白块两条，肿痛异常，汤水难咽。

诊断：脉左关浮数，右寸独大，舌苔边白中黄，此足厥阴风火上冲手太阴而成也。

疗法：初用银翘败毒散，吹离宫回生丹，以除肿痛；次用八物甘桔汤，以退白烂；终用六味地黄汤加瓜蒌皮、鲜茅根，育阴柔肝以善后。

处方：银花三钱　荆芥一钱　蝉蜕八分　牛蒡子二钱　西洋参一钱　连翘三钱　薄荷一钱　僵蚕钱半　甘中黄一钱　川贝母二钱

离宫回生丹，治热证白喉及乳蛾喉风等证，极效。

熊胆二钱　西洋参二钱　硼砂二钱　人中黄一钱　上青黛五分　黄连六分　山慈菇一钱　儿茶五分　真麝香三分　苏薄荷七分　大梅冰一钱　真牛黄一钱

除熊胆、牛黄、片麝外，共研极细末，过绢筛，合牛黄、片麝、熊胆（如湿润放银窝子内

微火焙干），再乳精细，瓷瓶收贮，蜡封固瓶口，勿使泄气。临时计每次以三厘，用喷药器吹入白处。含噙片时，使毒气随风涎吐出，便立刻回生。

八物甘桔汤：生花草二钱　银花钱半　制僵蚕一钱　霜桑叶三钱　苦桔梗一钱　麦冬钱半　牛蒡子一钱　陈金汁二两，分冲

六味地黄汤：大熟地四钱　淮山药三钱　粉丹皮钱半　瓜蒌皮钱半　山萸肉钱半　云茯苓二钱　福泽泻一钱　鲜茅根一两

效果：初用败毒散及吹喉药，肿痛俱减；次用八物甘桔汤，白块退净，诸证悉除；终用六味地黄汤加味，调养而痊。

廉按：时疫白喉虽以白喉杆菌为原因，而其发病之诱因，或因燥热，或因风火，或因虚热，或因阴寒。医者临证之时，必先其所因，伏其所主，而用药始能奏效。此案系风火白喉，所用初中末三方，虽亦寻常，然足以破白喉忌表之偏见。故凡治时疫白喉，风寒外束则宜表，郁燥化火则宜清，风火交扇、标本两急则宜表清双解，且有全系寒郁则宜用温剂，无非凭证用药。凡与证不对者，均所宜忌，何独忌表乎。熟玩之，自悟其谬。

以上出自《全国名医验案类编》

何拯华

周增福，年三十八岁。

病名：燥疫白喉。

原因：深秋吸受燥气，内伏肺络而不发，至初冬新感暴冷，与所伏之燥火互相冲激，猝乘喉间清窍而发。

证候：身痛发热，恶寒无汗，喉间初发白点，继发白块，咽燥无痰，咳则胸痛。

诊断：脉左浮紧，右浮数，按之反涩，舌边尖红，苔罩白滑，此肺经伏燥内发，太阳新寒外束也。

疗法：吴氏鞠通曰："燥气为病，轻则为燥，重则为寒，化气为湿，复气为火。"故先用麻、杏为君，宣肺气以达皮毛，迅散其外束之新寒。臣以甘石。石膏为治燥火主药，其气腥，能达表，其性凉，能清里。凡喉间一见白点白块，此味急不容缓，配以炙草之甘缓，一以监制麻黄，一以濡润喉关。切不可误于耐修子忌表二字，使外寒与内燥互相牵引也。佐以生莱菔汁，使以鲜枇杷叶者，借其辛润止咳，轻清肃肺耳。

处方：麻黄五分　光杏仁三钱　生莱菔汁两瓢，后煎　生石膏五钱，研细　清炙草五分　鲜枇杷叶三大片，去毛筋

效果：连服两剂头煎，津津微汗，而身痛恶寒除。惟热势大盛，喉间发白未退，遂去麻黄，倍石膏，加西洋参二钱、元参四钱，冲鲜银花露、陈金汁各二两。又用活水芦笋、鲜白茅根各二两，先煎代水。连进三剂，十去八九，喉中但觉燥痛。又加鲜生地汁、雅梨汁、淡竹沥各两大瓢，叠服两剂，病遂全愈。

廉按：凡时疫白喉起于秋冬之间，遇有新寒外束者，放胆用麻杏甘石汤，颇有捷效。奈近时病家畏麻黄石膏如虎，以致医不敢用，坐失病机，良堪太息。今援吾友恽铁樵君以征明之。其言曰：小女毛头，才六岁，咽喉痛。视之一边有白腐，如花生仁大，其症状发热恶寒无汗。余于评白喉忌表时，即认定此种症状等于伤寒太阳病，唯此病传变，始终不离咽喉，且舌绛口

渴，是温热症状，其脉类洪数，大都无汗，于初起时得汗，则喉痛立减，此表闭阳郁之证也。今不问其喉烂与否，仅解其表而清其热，在法当瘥。其时已夜三钟，不及买药，姑俟明日。乃晨六钟视之，喉间白腐，两边均有，其面积较三钟前增加一倍，病毒进行之迅速，良为可惊，即以麻杏石甘汤予服。而内子见报端广告，有某药房保喉药片，急足往购，每半钟含药一片。向午汗出，傍晚热退，喉间白腐面积缩小，作黄色，微带绿，其不腐处则作殷红色，痛则大瘥，是夜得安寐，翌晨霍然。余深信麻杏石甘汤之中肯，而内子颂保喉药片之功德不置。讵女儿才瘥，十二岁之儿子复病，病状尽同。余已有把握，不复惊惶。然颇欲知保喉药片与麻杏石甘功效孰胜，因勿予药，专服保喉药片。越三钟视之，白腐仍增大，惟不如不服药片者之速，痛亦不甚剧，而壮热无汗则略不瘥减。更进保喉药片，胸闷泛恶，不能受矣。内子惶急，促余予药。余曰：君谓药片佳，故余欲一观其成绩也。内子怒余以目，谓此何等事，乃作隔岸观火态度。余乃令屏保喉片弗服，更两钟，喉痛觉增剧，乃予麻杏石甘汤。喉遂不痛，越宿霍然愈矣。嗣是每值此证，予麻杏石甘，无不效者。

张明仙，年念六岁。

病名：白喉并病。

原因：白喉虽由肺经伏燥，今则挟君相火而发。

证候：初起头痛身热，口干咽燥，喉旁发白，中间红肿而痛，甚则腮颈亦肿，咳逆痰多，胸闷心烦，不寐昏谵。

诊断：脉右滑数，左关浮弦搏数，舌根微硬，中紫尖绛，此燥热合君相火并发，乃肺心胆三经并病。遂明告之曰：其来势之猛烈，寿可立倾，勿谓言之不预也。

疗法：外内并治，一先于喉间红肿处，用喉刀刺出恶血以杀其势；继则三经药并用。故以叶氏犀角地黄汤加桑、丹为君；泻心胆以清营，白虎汤去草、米，加蒌、贝为臣；涤热痰以清气，佐以大青、地丁、金汁凉解血毒；使以莱菔、青果，既清燥火之闭郁，亦开痰涩之停留也。

处方：磨犀粉钱半，药汤调下　鲜生地一两　银花三钱　青连翘四钱　鲜桑芽五钱　粉丹皮二钱　生石膏一两，研细　肥知母四钱　瓜蒌仁五钱，杵　京川贝四钱，去心　鲜大青五钱　紫花地丁四钱　陈金汁二两，分冲

先用生莱菔（切片）四两、鲜青果两枚（切去头尾劈）煎汤代水。

效果：一日连进两剂，一剂而诸证略减，再剂而痰火渐清。原方略减用量，去犀角、青果，加生玳瑁四钱、淡海蛇四两（同生莱菔先煎代水），又进两剂，便畅热退，神清谵除。改用吴氏五汁饮加减（鲜生地汁、甜梨汁、生藕汁、解晕草根汁、青蔗浆）调理以善其后。

廉按：凡燥疫白喉，其发白或点、或片、或块，色如鸡脂，或发热后数日始见，或一起即白喉满布，其来势虽各有轻重，而其为肺轻燥毒则一。其间如有红肿者，或紫而痛甚者，挟有心经君火，胆经相火，相助为虐也。若火毒盛极，喉间紫胀，甚则两颐项背俱肿者，乃三经并病，危在顷刻之喉痹急证也，往往朝发夕死，夕发朝死，急急刺出恶血，以泄其气，用杜牛膝汁漱喉，以涌吐其痰，然后用重剂急灌，庶可转危为安。此案确系燥火白喉之三经并病，治虽急救得法，药亦大剂频服，然就余所见，间亦有不效者。

赵运发，年卅二岁。

病名：燥疫白喉。

原因：秋冬之疫，久晴无雨，燥气流行，从口鼻吸入，潜伏化火，适感风而暴发。

证候：初起头痛恶风，身热微寒，咽干无痰，喉间介介如梗，发白如粉皮样，或干咳或不咳，或咽痛或不痛。

诊断：脉右寸浮数，按之微涩，舌苔薄白而糙，此肺病燥火本证也。其他肺热喉病少发白，而此独发白者，以实扶的里菌盘踞喉头，乃生假膜，其色呆白，刮之亦甚坚韧也。

疗法：先嘱其用白喉血清注射，内服喻氏清燥救肺汤加减。以色白微苦性清质轻之西洋参，色白气腥味淡性寒之生石膏为君者，此二味为清肺经燥火之特效药；臣以桑叶、薄荷、苦杏、甘草，取其辛凉而合苦甘也。悉遵燥淫于内，治以辛凉，佐以苦甘之经旨。然疫必有菌，菌必有毒，故佐以金汁、银花露之甘咸解毒，而使以白蛇退者，以蛇性喜清洁，一染秽气细菌即褪壳而换新皮，取其善退喉间之假膜也。

处方：真西参二钱　苏薄荷钱半　光杏仁三钱　生甘草八分　白蛇退三寸　生石膏八钱，研细　霜桑叶二钱　银花露二两　陈金汁一两，二味同冲

效果：注射后，喉间假膜渐化，色转淡黄。继服汤药，一日二剂，诸证轻减。三日喉间白腐退净，色转嫩红，微咳黏痰。原方去石膏、薄荷、杏仁、蛇退、金汁五味，加瓜蒌仁四钱，京川贝、鲜石斛各三钱，雅梨汁、枇杷叶露各两瓢，连服四剂，咳止胃动而痊。

廉按：白喉之证甚多，其因不一。必喉间发白生假膜或片者，乃为真时疫白喉也。互相传染，大人易治，小儿难疗者，以小儿在四五岁内，咽喉服药处处不能如法，故治之较难也。此案探源辨证，按经处方，从喻氏救肺汤加减，不拘于养阴清肺，而应效反速者，注重于燥火二字耳。方中发明蛇退之生理作用及医治效用，语虽新颖，却有理由。

骆开明，年念五岁。

病名：白喉坏证。

原因：病本燥疫白喉，前医误认为风毒喉痧，用荆防葛根汤，大剂透发而剧变。

证候：初起身热自汗，咽燥无痰，喉间发白块。七八日后，忽白块自落，音哑气喘，痰声漉漉，势如潮涌。

诊断：脉右浮大滑搏，左反细数，舌绛且干，此由燥火过盛，肺液将涸，反用大剂辛燥升散，遂致激动肝风，冲气挟龙雷之火，随肾水而上逆，壅聚于喉咙之间，悉化为痰。余遂晓之曰：病不可为，无药可救。奈病家再四哀求，不得不于百无一活之中，筹万有一生之策。

疗法：潜镇摄纳为首要，先用羚角、西参、淡秋石煎汤，调下真猴枣以消息之。幸而药能下咽，痰气稍平。于是重用龟板、牡蛎、珍珠母、玳瑁等，得至静之精介以潜阳为君；冬、地、西参专保肺液，胶、芍、玄参兼导龙雷为臣；佐以金汁水，清咽润喉，载引诸药以下行；使以熟地露，滋肾救肺，增阴液而不滞；仍用猴枣，镇纳冲气，以坠上壅之热痰也。

处方：羚角片一钱，先煎　西洋参一钱　淡秋石五分　真猴枣三分，药汤调下

接方：珍珠母一两，生打　左牡蛎八钱，生打　提麦冬四钱　玄参八钱　生白芍六钱　龟甲心六钱，生打　生玳瑁四钱，剪细　大生地一两　西洋参三钱　真陈阿胶二钱，烊冲　陈金汁二两，冲　猴枣三分，药汤化下　熟地露二十两，代水煎药

效果：日服接方两剂，一剂而喘促稍安，再剂而痰声如失。原方酌减用量，去金汁、猴枣，加鲜石斛四钱，甘蔗浆、甜梨汁各两瓢同冲，连服四剂，声音清亮，胃纳稀饭，竟侥幸而得奏全功。

廉按：此为白喉极重危候，妙在首先用具有性灵、善能熄风之羚角，而猴枣坠痰，尤为神应。其色青黑，与肝肾二脏相合，故能摄纳龙雷之火，故闭证之痰热上塞，得之足以泄降。即脱证之虚痰上壅，亦可借以摄纳，并不虑其镇坠之猛，故一服后即痰气稍平。接方用大剂潜镇摄纳，又是必不可缓之要药，以平其逆涌之势，镇其龙雷之动。一日叠进两剂，亦属急证急治之方策。似此危证，幸奏全功，堪为遇此疑难大证者，别开益智之宗，新增续命之汤也。

以上出自《全国名医验案类编》

萧琢如

李楚枏女，年方十岁。

病名：燥证红喉转白。

原因：前医从风毒喉痧治，服发散药，米饮不入口，已数日矣。

证候：身大热无汗，口渴心烦，夜不安枕，满喉发白。

诊断：脉浮大而芤，舌无苔，鲜红多刺，幸有浮液，不甚干燥。余曰：此乃燥证误表，挽回甚难。

疗法：疏养阴清肺汤，取其润燥清喉、消痰制腐之作用，大剂频服，或可挽回。

处方：鲜生地一两　元参八钱　原麦冬六钱　丹皮四钱　生白芍四钱　川贝母四钱　苏薄荷二钱半　生甘草二钱　银花三钱　连翘三钱

效果：连服三剂，次日遍身露红斑，几无完肤。余曰：内邪外出，此生机也。仍守原方大剂加味，每日夜尽三剂，三日而平复，续以养阴方善后。闻愈后半月，发肤爪甲尽脱，燥证误表为害，有如此者。

廉按：此血毒喉痧而转白烂者，前医见其红喉，身大热无汗，用发散透痧药，亦不得竟谓其误表。改服大剂养阴清肺汤后，次日即遍身露红斑，几天完肤，显系烂喉丹痧之症状，惟口渴心烦，夜不安枕，此属胃热蒸心，由气分而转入营分。此案养阴清肺汤中，薄荷、丹皮、银花、连翘诸药辛凉宣通，与大队增液川贝、甘、芍等一派凉润之药并用，既能散邪，尤能清热，所以服之辄觉捷效也。

舍弟萧璋如。

病名：白喉兼泻。

原因：秋杪感温燥而发。

证候：身无寒热，口不渴，满喉发白，又兼泄泻，小便时清时浊。

诊断：脉浮涩满指，舌苔淡白而薄，底面微露鲜红色。审由燥气所发，因兼泄泻，始尚犹豫。继乃恍然大悟曰：此肺移热于大肠，病邪自寻去路也。

疗法：即疏喻氏清燥救肺汤，取其寒以制热、润而滋燥，为深秋燥热伤肺之主方。

处方：霜桑叶三钱　北沙参三钱　原麦冬钱半　生石膏二钱　生甘草七分　陈阿胶八分，烊冲　黑芝麻一钱，炒　甜杏仁一钱　枇杷叶露一两，冲

效果：一剂知，再剂已。

廉按：喻氏宗缪仲淳甘凉滋润之法，制出此方，名曰清燥，实以滋水，即易所谓润万物者莫润乎水是也。名曰救肺，实以补胃，以胃液为肺津之母也。此案借治白喉兼泻，虽不脱养阴

清肺之法，而其妙在煅石膏一味，石膏经煅，味淡微咸，西医推为盐类利尿药。尿利，则肠中水分从小便排泄，不止泻而其泻自止。况煅过石质坚凝，又有坚肠之作用，萧君可谓善用成方矣。

工人王某，年近三十。

病名：泻转白喉。

原因：初患秋燥泄泻，日数十行。医以表散温燥药进，泻略减，而咽喉痛，杂见白点。

证候：身大热，汗出，遍体红斑，咳痰中带鲜血，口干，不甚喜饮，小溲短赤而数。

诊断：年未三十，两人掖而求诊，脉浮数而促，舌鲜红多刺，苔微黄。余曰：此乃秋燥证。泄泻者，肺热移于大肠，脏邪传腑，自寻出路，正是佳兆，乃反其道以行之，幸泄未全止，治节之权，尚存一线，而喉关见白而痛，咳嗽带血，则肺金受伤，已非浅显，及今图治，或可挽救。

疗法：与大剂养阴清肺汤加石膏、知母，清胃燥以救肺，保肺液以制腐。

处方：鲜生地一两　乌元参八钱　原麦冬六钱　生白芍四钱　丹皮四钱　川贝母四钱　苏薄荷钱半　生甘草二钱　生石膏六钱　知母四钱

效果：连进三帖，证减大半，嗣就原方加减，又十余帖，始获全愈。

廉按：此因秋燥伤肺，肺移热于大肠，故作泻。若仿喻西昌秋燥泄泻例治，二三剂即可奏功。前医不知燥气病理，率用表散温燥，势必升腾燥热，则火焰愈炽，伤津劫血，以致喉痛白烂，咳痰带血，幸而不激动肝风，发为痉厥，又未致音哑气喘，肺炎叶腐，犹可用大剂养阴清肺汤加膏、知以救药误，否则殆矣。就余所见，此系伏暑内发，秋燥外搏，因误药而转变白喉，非真时行之义膜白喉也。

以上出自《全国名医验案类编》

袁焯

家嫂，年四十岁。

病名：燥疫白喉。

原因：今年九月间疫喉盛行，感染而陡患喉证。

证候：初起时仅咽喉两旁红肿，继起白点，发热、恶寒、头疼。

诊断：脉滑，舌苔淡黄而腻，此燥挟湿热，痰滞酝酿为患。

疗法：辛凉甘润，以泄热解毒、豁痰清喉，外治吹蓬莱雪。

处方：苏薄荷四分　冬桑叶一钱　青连翘四钱　瓜蒌皮三钱　金银花三钱　川贝母三钱，去心　鲜生地六钱　金果榄二钱，杵

次诊：次日寒热退，而咽喉两旁则破烂，汤水难下，舌苔淡黄厚腻，右脉滑数，乃痰伏上焦也。仍以前方加减，再进一剂。

次方：金银花三钱　青连翘四钱　川贝母三钱，去心　金果榄二钱，杵　鲜生地六钱　淡黄芩二钱　光杏仁三钱　冬瓜仁四钱　石菖蒲四分　丝瓜络四钱　汉木通一钱　雅梨汁一酒盅，和服

三诊：第三日重诊，喉部溃烂未至蔓延，咽内常觉痰阻，舌苔黄腻，痰浊甚重，轻剂不能治也。

三方：旋覆花二钱，包煎　川贝母四钱，去心　海浮石三钱　瓜蒌仁三钱　半夏曲三钱　原麦冬三钱

鲜生地三钱　小川连五分　广橘皮钱半　雅梨汁一酒盅　莱菔汁一酒盅，和服

并另用梨汁、莱菔汁与饮。

四诊：痰渐活动，能稍稍咯出矣。然舌苔则满布黏腻，口黏而干，大便数日未通，右脉滑数。用以原方去海浮石，加滚痰丸三钱同煎，盖欲通其大便，使痰浊下降也。

五诊：此药服后，夜间能睡一二时，知饥欲食，而病势遂大退矣。然并未大便，惟吐痰则甚多，舌苔尚腻，仍以前方去滚痰丸。服后，诸恙俱退。家嫂以药太苦，遂不服药。

效果：但以薄弱调养，越日大便始通，而起居如常矣。

廉按：过玉书曰：白色喉蛾、白色喉痹、白色喉风、白色虚喉、白色喉痈、痨证白喉，以及喉疳之白腐、喉痧之白点，皆南方常有之证，均非北方之时疫白喉也。此案虽系燥疫白喉，然挟湿热痰滞，故初用辛凉甘润、解毒豁痰，继因痰浊甚重、注重开痰为君，佐以清润，终加滚痰丸消降痰火，尤为着力，故服后诸恙悉退而痊。惟生地、麦冬阴凝滞气，究与痰浊不相宜，当易竹沥、金汁为妥。

刘子衡令堂，年六十三岁。

病名：虚火白喉。

原因：今年夏间，因孙儿病逝悲哭太过，遂患喉证。延予治之，予视其发白如霜。

证候：咽喉两旁，满布白腐，以毛笔蘸水拭之，则依然鲜红之好肉，并不溃烂，烦躁不安，彻夜不寐。

诊断：脉息虚软，舌红如朱，中间略有薄苔。盖劳神太过，虚火上升，心肾不能相交、水火不能既济之病也。而况守节四十年，持斋二十载，其精血之衰、脑力之耗为何如耶！

疗法：与增液汤加味。

干地黄五钱　原麦冬三钱　元参三钱　朱拌茯神三钱　西洋参二钱　鲜石斛三钱　枣仁三钱　苏百合三钱

效果：一服烦躁安，能安睡，接服四剂全愈。

廉按：白喉普通病名也，悲哭太过，激动虚火，病因也。方用增液汤加味滋阴清火，看似对证疗法，实则为原因疗法之一种，深得先其所因，伏其所主之经旨。

以上出自《全国名医验案类编》

尹小闰

李式平，忘其年。

病名：燥疫白喉。

原因：素禀阴虚，染时行燥疫而发。患此十余日，自知不起，流涕求救。

证候：喉燥纯白，咳吐黏涎，鼻塞颔肿，口干便秘。

诊断：脉缓滑而大，舌苔白厚带灰而糙；此伏火内盛，燥毒外引，酿成时疫白喉也。

疗法：用调胃承气汤以荡涤肠胃宿垢实热，合养阴清肺汤以润燥活痰，佐以郁李净仁破大肠气滞，使以枳壳直达幽门。

处方：生川军钱半，酒洗　元明粉二钱，后入　生甘草一钱　北沙参四钱　原麦冬三钱　鲜生地五钱　粉丹皮三钱　京川贝三钱，去心　苏薄荷一钱　生白芍二钱　郁李净仁二钱　生枳壳一钱

效果：叠进两剂头煎，便下如脓，自觉喉间黏涎划然而下，所患若失，而舌苔犹现灰色，再进一剂而退。继用前方去硝、黄、枳壳、郁李仁、薄荷等五味，加元参四钱，养阴清肺、壮水制火而痊。

说明：此证始于天行，盛于传染。凡人鼻气通天，口气通地，温燥吸入，蕴结上中二焦，阻其脾胃升降之机。湿热郁蒸，津液不得四布，脘闷生涎，上蒸华盖。外则颔颐结肿，宛如时毒，内则盘踞咽喉，蒸成浊痰，邪无出路，愈结愈坚，而死亡随之矣。治当以邪从口鼻入者，仍驱之从浊窍出。其间有表证者，乃里气之滞也。邪留于胃，里气滞，表气因之不通。如目痛，眉棱骨痛，目眶痛，鼻干不眠，膝眼正面痛，此皆邪溢阳明之表，所谓里中之表也。如腹痛胀闷，四肢厥逆，或者溏粪下利，如烂柿、如败酱、如倭瓜藕泥，胶滞稠黏，至死不结，此则里中之里。法宜速用调胃承气，以元明粉易朴、硝为之君，以酒军为臣，以甘草、枳实为佐使，急通其里，里愈而表自愈。至于脉缓滑而大者有之，缓洪沉缓抵骨者亦复不少，气道不利故也，若必俟洪数劲指，十不获一。十余年来，已验之人，历历不爽。如病人畏忌大黄，可用元明粉拌捣瓜蒌，每奏奇功。初下每如常粪，再下则变红中杂黏液胶滞，后复得黄粪为邪尽。若红黑色为未愈，仍宜守方下之，不变黄不止，既变黄又不可速止，此为秘诀。

廉按：时疫白喉之病原在菌，而所以失其抵抗菌之能力，致令此菌集结于肺部喉关，阻碍人之呼吸生机者，皆由肺胃之津液，因熏灼而化生黏涎稠痰之过也。就余所验，挟外感之风燥者，其势重，无外感之风燥者，其势轻。此案见其痰涎胶滞上中二焦，肺气因之失降，故用大黄、元明粉，遵《内经》上病取下之旨，因势利导，一鼓廓清，使毒有出路。仍参以养阴清肺者，盖为素禀阴虚，挟有燥热者而设。处方刚中寓柔，非确有胆识者不办。案后说明，亦有见地，洵阅历有得之言也。

《全国名医验案类编》

庄虞卿

项云禅令郎，年五岁，体弱。

病名：燥疫白喉。

原因：素体阴虚，肝热内盛，至深秋复感温燥而发喉证。

证候：初起恶寒发热，满喉皆粉白，音哑鼻塞，面青神倦，大便溏泻。

诊断：脉浮无力，左关弦数，舌红苔粉白，指纹青紫。脉证合参，此真白喉证也。

疗法：治之之法，惟有以厚重之药镇其上层，如巨砖盖鼎使焰不上腾，复以清凉之药润其次层，如以温棉御炮使火不内射，既镇且润，火毒自骏驯而下行。惟大便泄泻太甚，又宜兼顾脾气，庶无滑脱之虞。方用生地、元参、丹皮、炒芍以清其血分之热，川贝、麦冬、生草、石膏以清其气分之火，加薄荷、银花、连翘以消其肿而解其毒，粳米以补其脾而挽其泻。白喉兼泻，《白喉论》原有加藿香、砂仁之训，但香砂辛温，利于泻不利于喉，兹易以粳米，较用香砂似觉平稳，盖粳米甘凉，清热补脾两擅其长故也。外以瓜霜散加牛黄频吹，以清毒而消肿。

处方：细生地五钱　原麦冬三钱　炒白芍二钱　生粳米一合　苏薄荷一钱　乌元参四钱　湖丹皮二钱　生石膏三钱，研细　川贝母二钱　生甘草一钱

每日服两剂。

又方：西瓜霜一钱　飞朱砂三分　梅花片一分　人中白二分，煅　西牛黄二分　雄黄精三分

研细末，频吹喉内白点上。

效果：二日神色明亮，白块束小。五日泄泻亦减。七日白点退净，饮食如常。十日声音稍亮。再以竹叶、石膏、北沙参、破麦冬、生苡仁、生甘草、川贝母治之，两旬诸恙悉退矣。

廉按：此法治真白喉证，感邪已轻内热尚重者用之。惟五岁小孩日服两剂，分量尚厌太重，在善用者斟酌之。

《全国名医验案类编》

陈务斋

梁德荣，年三十岁。体壮。

病名：燥疫白喉。

原因：素因过食酸滞，嗜酒无量，诱因秋天炎燥，是年白喉盛行，毒菌飞扬，由口鼻吸受，直接传染。

证候：恶寒发热，头目眩痛，背胀腰刺，全体骨节疼痛，咽喉干涸，微现硬痛。继则体中大热，咽喉疼痛势不可忍，喉头起白点白块微烂，外面微肿，口干而渴，头部更痛，声破不能言，目赤唇焦，气逆喘急，气热而臭，顽痰上涌，鼻流鲜血，神志烦闷，睡寤恍惚，神识昏迷，面色微黑。

诊断：脉左洪弦，右浮数，体温一百零五度，此燥疫白喉证也。查阅前医方药，纯为表散治风之方，反使其毒分窜经络，火势愈猛，血涌于鼻，痰阻关窍，顿致心神昏愦，危在顷刻。今所幸者，左脉尚存根气，或可救治。

疗法：先用仙方活命汤加减。取犀角、莲心、胆草、山栀清君相之火为君，石膏、知母、黄柏平阳明燥热为臣，生地、中白、银花、白芍、甘草凉血养阴和中败毒为佐，元参、兜铃、蓝根、瓜蒌下气化痰润肺降逆为使。连进三服，鼻血止，人事醒，体热亦退，面唇略润。继用养阴清肺汤加减，连进五服，白喉已退，咽润津复，略能言语，稍进薄弱。惟腹中满胀，大便不行，诊脉左则缓静，右关尺数有力。用白虎承气汤加减，推荡瘀热，二服后，泻下黑燥粪数次，眠安食进，诊脉已缓。终用生脉散合白虎汤，助气生津，清胃润燥。

处方：仙方活命汤加减方

龙胆草三钱　马兜铃三钱　瓜蒌仁五钱　元参三钱　川黄柏二钱　鲜生地八钱　板蓝根二钱　生石膏八钱　犀角尖二钱，磨冲　白芍三钱　生甘草一钱　焦山栀三钱　莲子心三钱　人中白三钱　白知母四钱　济银花三钱

煎服。

次方：养阴清肺汤加减方

鲜生地六钱　麦冬四钱　白芍三钱　薄荷六分　元参三钱　丹皮二钱　川贝二钱　生甘草钱半　胆草三钱　生石膏五钱，研细　犀角三钱

煎服。

三方：白虎承气汤加减方

芒硝三钱　生大黄四钱　生石膏四钱，研细　瓜蒌仁三钱　知母四钱　鲜生地五钱　黑元参四钱

煎服。

四方：生脉散合白虎汤方

生石膏四钱，研细　麦冬三钱　五味一钱　知母四钱　西洋参三钱　粳米五钱　甘草钱半

效果：五日人事已醒，热退体和，白喉已减，鼻血亦止。十日喉证已除，略能言语，食量略进。二十日病除食进，元气已复。

廉按：此仿张善吾、郑梅涧辈治燥疫白喉之法，耐修子《白喉抉微》一书皆用此等方药，全在临证者辨明真燥白喉，始可仿用，否则贻误反多，学者宜注意之。

《全国名医验案类编》

丁泽周

叶女，年十余岁。

病名：燥疫白喉。

原因：素因阴虚肝热，现因染燥疫时气，与内蕴伏热相应为患，病已四天。

证候：喉旁左右两关腐烂，蒂丁亦去其半，身热不壮，四日粒米不进。

诊断：脉象濡数，舌质淡红，中后薄黄。余曰："此疫疬之邪熏蒸肺胃，而心肝之火内炽也。"

疗法：郑梅涧《重楼玉钥》续集云："白喉遇燥气流行而发，用药以养阴清肺为主。"今仿其法而加减之。

处方：鲜生地六钱　京元参三钱　冬桑叶三十张　金银花三钱　汉木通八分　鲜石斛四钱　甘中黄八分　川贝母三钱，去心　青连翘三钱　薄荷叶八分　川雅连五分　鲜竹叶三十片　活水芦根一两，去节

效果：一剂即咽喉腐烂渐脱，反觉焮痛，此由腐烂虽去，新肉未生，故焮痛。仍用原方加花粉三钱，因未大便，加生川军三钱，开水泡绞汁冲服，得大便甚畅，胃热下行，白喉随愈。肺与大肠相表里，腑热下达，肺火亦从下降，病遂就痊。

廉按：郑氏养阴清肺汤，专为燥疫白喉而设，虽属正治，然就余所验，江浙患真白喉证少，染烂喉痧者多，若不明辨而误用，每致贻人夭札。吾友杜君同甲，所以著《白喉抉微》驳议，叮嘱以警告病家也。

《全国名医验案类编》

张锡纯

孙搏九，年二十岁。

病名：虚火白喉。

原因：得白喉证，屡经医治，不外忌表抉微诸方加减，病日增重。医者诿谓不治，始延愚为诊视。

证候：喉关纯白，黏涎甚多，须臾满口，即得吐出。

诊断：脉细弱而数，舌胖嫩淡红，知系脾肾两虚，肾虚气化不摄，则阴火上逆，痰水上泛，而脾土虚损，又不能制之，故其咽喉肿疼黏涎若是之多也。

疗法：投以六味地黄汤，滋补脾肾以清虚火，又加于术，少加苏子，制痰水上泛。

处方：大熟地六钱　淮山药四钱，生打　山萸肉二钱　云茯苓三钱　粉丹皮钱半　福泽泻钱半　生于术钱半　苏子八分

眼耳鼻喉病卷　　4077

效果：连服十剂而痊。

廉按：此为脾肾双补之和剂，妙在加苏子一味，不但能治痰水上泛，且能降阴火上逆，十剂而痊，信然。张君平时最喜用熟地，尝用六味地黄丸作汤，加川芎、知母以治如破之头痛，加胆草、青黛以治非常之眩晕，加五味、枸杞、柏子仁以敛散大之瞳子。且信其煎汁数碗、浩荡饮之之说，用熟地四两、茯苓一两以止下焦不固之滑泻，用熟地四两、白芍一两以通阴虚不利之小便。又尝于一日之中，用熟地斤许，治外感大病之后忽然喘逆脉散乱欲脱之险证。且不独治内伤也，又尝用熟地、阿胶大滋真阴之类治温病脉阳浮而阴不应，不能作汗，一日连服两剂，济阴以应其阳，使之自汗，可谓深悉熟地之医治作用矣。

《全国名医验案类编》

萧瑞器

周某，忘其年。

病名：阴寒白喉。

原因：素禀阳虚，传染阴毒而发。

证候：喉间初现白点，继则白块满喉，饭粒可进，惟饮水及咽津则痛甚，身微热，四肢厥逆。

诊断：脉沉缓无神，舌苔灰白而滑，如结痂状。此即《金匮》阴毒之为病，咽喉痛，五日可治，七日不可治也。

疗法：非助阳不足以破阴，故用附姜之辛热为君，佐以炙甘草者，甘平以解毒，使以童便，速驱喉毒从下而泄也。

处方：蜜炙黑附块三钱　川干姜二钱，蜜炙　炙甘草一钱　童便二大瓢，冲

效果：一剂知，二剂已。

说明：家严瑞器公，自弱冠厌弃科举，究心医学，于《伤寒》《金匮》二书确有心得，里鄽咸称颂之。前清光绪癸未甲申间，吾乡数十百里内，多患阴寒白喉，他医率用表散或清滋，十不一治，家严独得其秘，每用通脉四逆汤奏效，甚者方中用生乌附八钱至一两，连服五六剂、七八剂而愈。同道中莫不骇为奇异，一遇上证，咸逊谢推荐。计当时经手治愈者，不下数十百人。伯章自行医以来，经验他种白喉极多，独于以上阴寒剧证，未曾一见，不审当日何以若此之多，而家严独能于仲景伤寒方中探骊得珠，宜为同辈所叹服也。

廉按：阴寒白喉，患之者多属阳虚，虽少所见，然亦未尝无其证。前清归安名医包岩曰：白喉混称也，其中有阴虚，有阳虚。阳虚白喉，并不痛痒，并不寒热，饮食偶或不利，望之不红不肿，证属阳衰火息，非附桂不能疗是也。但就余在光绪十一年间所见，其证有表里轻重之别。一为轻证，初起白见于关内或关外，色必明润而平，满喉淡红，微肿略痛，头痛恶寒发热，饮食如常，二便和，脉多沉紧而弦，舌苔白，此阴寒尚在表之候也，治宜荆防败毒散加减；一为重证，一起白见于关内，成点成块，或满喉俱白，色如凝膏，喉内淡红微肿，时痛时止，头项强痛，身重恶寒，发热咳嗽，结胸声低，痰壅，不思饮食，目眩倦卧，手足逆冷，腹痛欲吐，脉多沉微欲绝或沉缓无神，舌苔白滑而厚，此阴寒直入里之候也，治宜椒附白通汤加减，王氏桂姜汤亦可酌用（紫瑶桂、黑炮姜、炙甘草各五分，共归碗内，取滚水冲入，仍将碗炖于滚水，掉药含口，慢慢咽下，颇效）。若证在疑似之间，先用生川附切片，涂白蜜，火炙透黑，取如细

粞一粒，口含咽津；如咽喉痛减轻，然后再用汤药，较为稳健。此案初起，即用通脉四逆汤，非辨证精确，胆识兼全者不办。

《全国名医验案类编》

丁佑之

郭吉人，年三十八岁。

病名：伏热白喉。

原因：热邪内蕴，上蒸喉白。

证候：寒热喉痛，已有白腐，口渴神烦。

诊断：脉象右寸浮数，苔黄，由热邪内伏肺经所致。

疗法：清热解毒，生津保肺，肺经一清，喉部自愈，再吹锡类散。

处方：黑犀角三分，先煎　生石膏五钱，研细　鲜生地四钱　天花粉二钱　原麦冬二钱　京川贝钱半，去心　淡子芩钱半　小川连五分　元参心三钱　苦桔梗五分　生甘草五分

效果：三剂伏热肃清，喉腐退净，后用清养法调理而痊。

廉按：喉为肺气管之口，肺有伏热，日渐熏灼，喉炎起腐，病势进行之常。方用凉血解毒，清气化痰，以治喉腐之本；外吹锡类散，以治喉腐之标。三剂热清腐退，可为伏热白喉之适当疗法。

《全国名医验案类编》

翟竹亭

邑南阁老庄石某，年七十余，染白喉十日外。迎余诊治，肾脉虚弱，中取不见，肺脉虚极而数，此乃肺受疫邪，肾水又亏，毒气不能传送，所以缠绵不已。肾为子，肺为母，母受人辱，子想救而不能。试看患者，口干无津，舌生芒刺，肾水不能上潮以救肺，即子不能救母之明验也。余用子母两济汤，熟地15克、山药15克、杭寸冬15克、山萸肉15克、丹皮10克、泽泻10克、茯苓12克、玄参12克、知母10克、甘草6克、鲜青果5个。水煎服。两剂而白膜已退四五，又服二剂，白膜尽落，共服六帖，芒刺全无，口生津液，饮食渐进，诸证自瘳。

本城内李金镇，于四月间，合家均患白喉。金镇有两女，大者十岁，次者岁余，同时而病。小者不甚在意，及已剧乃迎余治，时败证俱见，辞不治，次日而殁。大者天性执拗，死不尝药，病至五日，夜间鼻孔忽流鲜血，约有半碗，自觉不了，未晓即邀余往，及诊六脉皆无，痰声如锯，天庭黑暗，不可救药，当日而殒。金镇之弟金镜，禀赋极薄，亦病白喉，鉴侄女日前车覆，初得即为诊治，用养阴清肺汤加减，一日两剂，二日痊愈，又二日，金镇之母年六十余亦病，白喉甚重，寒热如疟，周身骨节酸疼，昏不知人，全家惊恐，急备后事。余诊脉尚有神，亦用养阴清肺汤，四帖痊愈。

加减养阴清肺汤：杭寸冬18克　玄参15克　白芍21克　生地15克　金银花30克　知母12克　丹皮10克　栀子12克　全当归10克　连翘12克　青果24克　木通10克　龙胆草10克　焦山楂12克　泽泻10克　甘草6克

水煎服。

北门内李姓老妇，患白喉。延余诊治，肺胃脉洪大有力，年虽老病属有余。用养阴清肺汤，加大黄 15 克、连翘 12 克。水煎服一帖，大便泻下二次，满喉白膜已退，又服养阴清肺汤三帖而愈。

邑南关张某，女方九龄，七月间，染白喉五日。迎余诊治，满喉皆白，呛食声哑，幸脉有神，生机或在。于是余用养阴清肺汤，守定不移，每日二帖，两天后病热减半。又服二帖，白退能食，声已不哑。独大便燥且难，又服小承气汤一帖，方收全功。

小承气汤：川厚朴 10 克　炒枳实 10 克　川大黄 15 克

水煎服。

彭庄宗德全女，八月间，染白喉甚重。五日就诊于余，满喉皆白，二日天吊，湿汗淫淫，痰声似锯，六脉微细，余辞。伊父母恳求甚切，无奈，勉为先针十宣穴，又针尺泽穴，均令出血，以泻肺经温毒。内服养阴清肺汤，加大黄 15 克、芒硝 10 克、犀角 6 克、黄连 6 克。服一帖，大便泻下臭秽极多，由此稍轻。原方去芒硝、大黄，又服三帖痊愈。

以上出自《湖岳村叟医案》

第一百六十六章　口腔病

第一节　口疮

沈璠

分巡道朱一凤，幼孤而贫，读书作文，借酒陶情，湿热蕴蓄于胃中，上熏于口而糜烂，愈后每月一发，或两三日发，发必咽痛而口碎，干饭入胃，痰涎溢出口角，已经六载，不能却去病蒂。雍正三年，夏末秋初，延余诊视，面色红亮，大便燥结，不渴，畏茶汤。先以苍术、厚朴、广皮、旋覆花、石膏、枳壳、黄柏、莱菔子，汤药连进三剂，颇觉相宜，细思湿痰非汤液所能治，即以前药去旋覆，加瓜蒌实为末，用淡姜汤法丸服。半月，觉膈舒畅，大便去黏腻，痰饮不计，口内不流涎，亦不糜烂矣。

《沈氏医案》

高锦庭

沈某某，肾阴不足，心火肝阳上亢，发为舌疳。舌根破碎成窟，不时内热。夫舌为心苗，肾脉贯膈，循喉咙，挟舌本。肾阴不升，心火不降，未济之象也，当以滋水制阳。

石斛　麦冬　生地　丹皮　元参　女贞子　大贝　甘草

尤某某，阳明胃火上升，口舌红而糜，口干，寒热，便闭，宜凉膈散法。

薄荷　连翘　大黄　银花　丹皮　黄芩　芦根　黑栀

以上出自《谦益斋外科医案》

齐秉慧

曾治一人患口舌生疮，鼻中不时流血，口中不时吐血，来寓求治。予曰：此乃火气勃于上焦，不能分散，故上冲而吐衄、口舌生疮也。其法当用寒凉之品，以清其火热燎原之势。并泻其炎上巅顶之威，遂与生地一两，捣成泥汁。当归一两，老芎五钱，玄参一两，黄芩三钱，炒黑荆芥三钱，甘草一钱。水煎调三七末服之，连进三剂而效。此方妙在不用大苦大寒以逐火，而用微寒之药以滋阴。盖阴气生，则阳气自然下降。尤妙用黑荆芥引血归经。用三七末以上截其新来之路。加黄芩以清其奔腾之路，诚恐过于寒凉，冷热相战，又加甘草以和之，此治热之最巧妙法也。若用寒凉之重者折之，非不取快于一时，然火降而水不足，则火无所归，仍然焰生风起，必较前更甚。而始以清补之药救之，则胃气已虚，何能胜任？今之速效者，是病之初起也。若再迟缓，主治者又自当有法，又不可作如是治疗也。

《齐有堂医案》

王孟英

牙行王炳华妻，患舌疮，痛碍饮食，内治外敷皆不效。孟英视其舌红润，脉形空数。曰：此血虚火浮也。以产后发热例施之。用熟地、当归、酒炒白芍、炙甘草、茯苓、炮姜投之，其病如失。

《王氏医案》

浅田惟常

一妇年五十余，患舌疳，其形舌旁疳蚀如翻肉，而腐烂及于齿龈，乃以腐药拔去其翻肉，服以黄连解毒汤，而外用熏药者，凡百日，余毒尽，病痊愈。行熏药者，后不用下剂，则无全功。舌疳者，用紫圆。若由霉毒者，龙门丸主之。近世患真流注者甚少，今见流注状者，身体必为疮痕，与《外科正宗》所论大异。

《先哲医话》

徐守愚

剡北一妇人，年二十余。忽然唇口焦黑结壳，喉痛齿痛，牙床糜烂，饮食不能入口者五日，投以此方二剂，稍减一二。

生甘草三钱　桔梗三钱　川柏二钱　知母二钱　桂枝一钱　骨碎补三钱　桑叶二钱　丹皮二钱五分
白芷　青盐五分，冲

此即甘桔汤合滋肾丸。以唇者阳明经所过之地，甘桔汤可以治之，喉痛火是虚炎上者，滋肾丸可以治之。其间参入白芷，清阳明胃湿热，骨碎补固齿祛风，冬桑叶治少阳气热，丹皮清少阳血热，青盐引浮火归根，所以用之得当耳。

次诊：前方已频服五剂，证减大半，此方服五剂后又加熟地、附子，再服五剂，诸证脱然。此妇剡北石头堆习老兄令媳，诸医束手，余以此二方收功，此等证候，世所罕有，余以未之多觏。

生地五钱　淮药三钱　萸肉一钱　元参三钱　丹皮一钱半　泽泻一钱半　川柏一钱半

《医案梦记》

王旭高

某。舌根边僵木不痛，已经数月，防变香疳。此属心脾郁火。治以清养营阴，稍参苦降。

鲜生地　川连　元参　丹参　麦冬　生甘草　丹皮　桔梗

又：川连三分　蒲黄一钱　冰片二分　五灵脂一钱　人中白四分，煅

上味共研细末，吹舌根。

《王旭高临证医案》

马文植

某。咽喉上腭溃烂，脉弱而细。宜调养气血，兼以甘凉解毒，毋服苦寒。

黄芪三钱　西洋参二钱　生赤首乌六钱　桔梗一钱　射干根二钱　大生地五钱　甘草一钱　生苡仁四钱　上银花三钱

二诊：已得见效，原方加玄参一钱、甘菊一钱、夏枯草一钱。

三诊：溃烂渐次向愈，此得补药之力也。

黄芪三钱　洋参二钱　生赤首乌六钱　射干根八分　甘草一钱　天花粉一钱　大生地四钱　银花三钱　夏枯草二钱

《外科集腋》

巢崇山

某。蕴毒内留，唇口疳碎而且痛，痛连齿舌，大便不爽，小溲短赤，脉小数，舌微赤。宜清热解毒，兼通腑气。

鲜生地　上川连　银花　芦根　人中黄　生石膏　天花粉　淡竹叶　桔梗　连翘　黑玄参　湖丹皮　黑山栀　肥知母

二诊：清热解毒兼通腑气，舌痛已松，大便尚结，唇口干燥，牙龈微痛，鼻孔燥塞，溲少，纳呆，脉小数。宜清胃泄热，佐以解毒。

鲜生地　天花粉　粉丹皮　陈金汁　薄荷　人中黄　肥知母　芦根　玄参　金银花　连翘　淡竹叶　黑山栀　桑叶　枯芩

三诊：余毒未清，唇口成疳，舌剥而绛，脉小数。宜清热解毒，以平胃热。

川石斛　银花　天花粉　陈金汁　肥知母　玄参　连翘　芦根　丹皮　块滑石　赤芍　甘草　枯芩　象贝母

《玉壶仙馆外科医案》

巢渭芳

朱童，三岁。心脾火郁，舌本结有白点，云片成垒，身烦苔黄，声音低哑。以羚羊片、升麻、大贝母、射干、马勃、生草、黑山栀、连翘、银花、桔梗、荸荠、淡芩。煎服。

《巢渭芳医话》

陈莲舫

上海，某。袖口疳，无感不发，郁邪攻之太过，邪未尽除，肝营肾液两受其亏，致筋骨作痛，逢憇尤甚；头痛项强，肌灼易汗，咳呛耳鸣，营液愈亏，火与邪愈炽。脉弦细带数，治以清养。

西洋参　梧桐花　左秦艽　川杜仲　桑寄生　生白芍　炙龟板　白蒺藜　粉草薢　沙苑子　黑料豆　新会皮　丝瓜络

《莲舫秘旨》

曹沧洲

某左。满口疳腐极甚，形寒脉数，温邪化毒势如燎原，不易即愈。

鲜生地一两　淡豆豉三钱，同打　石决明一两，盐水煅　马勃七分　甘中黄一钱半　飞中白一钱半　连翘三钱　赤芍三钱　土贝五钱，去心　黑山栀三钱　银花三钱　青铅五钱　绿豆一两　贯众一两，二味煎汤代水

某左。口疳腐碎，子舌坠，曾有寒热，宜宣泄上焦。

桑叶一钱半　赤芍一钱半　马勃七分　连翘一钱半　土贝四钱　甘中黄一钱　牛蒡子三钱　白杏仁四钱　泽泻三钱　枇杷露一两

某左。身热，口疳满腐，咳嗽不停，宜清肺胃，以防热甚起惊，弗忽。

青蒿子　前胡　桑叶　钩藤　白杏仁　紫菀　连翘　鲜芦根　象贝　冬瓜子　飞滑石　鲜荷梗

以上出自《吴门曹氏三代医验集》

丁泽周

叶小。心脾湿火上升，口舌碎痛。拟导赤汤加味，引热下趋。

鲜生地三钱　京元参钱半　薄荷叶八分　生甘草六分　小川连四分　白通草八分　连翘壳三钱　象贝母三钱　冬桑叶三钱　鲜竹叶三十张　灯心一扎

张左。上腭碎痛，咽饮不利，头眩屡发，舌质红苔黄，脉象濡数。阴虚厥少之火上升，风燥之邪外乘，宜育阴清解。

细生地四钱　京元参二钱　大麦冬二钱　薄荷炭六分　朱茯神三钱　生甘草八分　霜桑叶三钱　生石决六钱　青龙齿三钱　黑穞豆衣三钱　象贝母三钱　嫩钩钩三钱，后入　藏青果一钱　朱灯心两扎

二诊：上腭碎痛，咽饮不利，胸闷气塞，夜不安寐，脉象濡数。阴虚厥少之火上升，燥邪外乘，宜滋阴清肺而安心神。

鲜生地四钱　京元参二钱　大麦冬二钱　薄荷叶八分　朱茯神三钱　冬桑叶三钱　生甘草六分　川雅连四分　象贝母三钱　鲜竹叶三十张　活芦根一尺，去皮　藏青果一钱　朱灯心两扎

内吹金不换。

邵小。口疮碎痛，妨于咽饮，阴虚胃火循经上升，风热之邪外乘。今拟导赤汤加味，引火下行。

鲜生地三钱　京元参二钱　薄荷叶八分　冬桑叶二钱　白通草八分　木通八分　甘中黄八分　川雅连四分　金银花四钱　连翘壳三钱　川象贝各二钱　竹叶三十张　活芦根一尺

黄右。舌疳腐烂偏左，痛引耳根，妨于咽饮，脉象细数，阴虚肝脾积火上升，证势沉重，宜育阴清降而化蕴毒。

吹金不换、柳花散、珠黄散。

小生地四钱　生石决八钱　甘中黄八分　金银花三钱　京元参二钱　川象贝各二钱　胡黄连六分　天花粉三钱　肥知母钱半　藏青果一钱　通草八分　寒水石三钱　鲜竹叶三十张　活芦根一尺

野蔷薇露漱口。

二诊：舌疳腐烂，头痛偏左，脉象弦小而数。阴分亏耗，积火上升，证势甚重，再宜育阴清降，佐入引火归原。

小生地四钱　生石决六钱　胡黄连四分　鲜竹叶三十张　瓜蒌皮二钱　生甘草八分　川象贝二钱
京元参二钱　通草八分　金银花三钱　活芦根一尺

滋肾通关丸一钱五分，包煎

以上出自《丁甘仁医案续编》

曹颖甫

孙宝宝。

初诊：满舌生疮，环唇纹裂，不能吮饮，饮则痛哭，身热，溲少，脉洪而数，常烦躁不安，大便自可，拟葛根芩连汤加味。

粉葛根四钱　淡黄芩钱半　小川连六分　生甘草三钱　灯心三扎　活芦根一尺

二诊：口疮，投葛根芩连汤，不见大效，宜进一步，合承气法。

粉葛根四钱　细川连八分　生川军二钱　生甘草三钱　淡黄芩钱半　枳实钱半　玄明粉钱半，分冲

按：次日，孙君来告，此方之效乃无出其右，服后一小时许，能饮水而不作痛状，夜寐甚安。越宿醒来，舌疮大退，肯吮乳。嘱减量再服，遂愈。乃知大黄内服，却胜冰硼外搽，因此散我固曾用于二三日前也。

《经方实验录》

孔伯华

杜女幼，十一月二十一日。心胃热邪上灼，脾湿亦盛，口疮渐愈，生白糜痛楚颇甚，左手关纹伏，右紫大，当清化内消。

生石膏三钱　青黛五钱，布包　知母钱半　黄柏钱半　地骨皮钱半　竹叶卷心钱半　桑白皮钱半　莲子心五分　川黄连一钱　滑石块二钱　薄荷六分　犀角一分，另煎兑　六神丸十三粒

马妇。十一月十二日。脾湿为肝胃实热所冲动，蒸灼于上，口疮糜烂，吐水味苦，略有微咳，脉滑数而大，经前期而上迟，血分亦为湿邪所困，宜清疏凉化之。

青竹茹六钱　知母三钱　条黄芩三钱　地骨皮三钱　生栀子三钱　川黄柏三钱　桑叶三钱　益元散四钱，布包　小川连钱半　莲子心钱半　藕两　薄荷叶八分

以上出自《孔伯华医集》

张汝伟

刑文荣，年三十五，上海，住钜鹿路四百九十二号（军属），心胃热毒内燔，舌旁四周腐蚀，深刻起糜作痛，饮食为难，肺气不宣，咳窒不爽，苔碎，脉弦滑。宜清心胃之火，而肃肺化痰。

小川连一钱　淡黄芩钱半　天花粉三钱　人中白三钱　忍冬藤三钱　象贝母三钱　生山栀仁三钱　连翘心三钱　京元参三钱　淡竹叶一钱　生甘草一钱

另吹柳华、中白、冰梅、竹月，丹方见前。

二诊：腐蚀较减，不再蔓延，咳嗽亦松，痰吐较畅。右寸关脉，仍见弦滑，痰热未清，饮食仍难。宜再从前意加减之。

盐水炒川柏一钱　小川连一钱　板蓝根一钱　大青叶一钱　人中白一钱　生草梢一钱　淡竹叶一钱

三诊：舌甘腐烂处，已减七八，余火未清，而津液已被灼，转干，咽中干痛，舌中心剥红。此时宜养阴生津，以清心脾之热，避免苦寒。

鲜石斛三钱　细生地三钱　京元参三钱　山栀仁三钱　象贝母三钱　冬瓜子三钱　绿豆衣三钱　忍冬藤三钱　生蒲黄一钱　生甘草一钱　炙竹茹钱半

本证始末：此证诊三次，每次用一些外治吹药，经过两个星期痊愈。他先在西医医治，用双氧水洗之无效，来余处诊也。

方义说明：中医根据舌为心苗，腐蚀是有热毒。但第一第二，都是根据此理用药。第三方，则养阴清热，善后之法也。

归右，年十五，常熟。口疳如糜，色白腐烂，遍于上下二唇及舌中，咽中红痛，形寒身热，大便坚结，渴欲饮水，难咽而痛，此风邪袭肺，热恋肠胃，宜与辛凉疏解，不可过于寒凉。

冬桑叶钱半　金果榄钱半　杭菊花三钱　连翘壳三钱　天花粉三钱　川贝母三钱　炒银花三钱　炒丹皮三钱　生甘草八分　薄荷叶八分　茅根肉一两，去心打

另予吹药：柳花散、人中白散，二方详见于大众书局出版伟著《咽喉病》书中。

本证始末：以证是友人归雨生君之令媛，仅服药二剂，身热退净，疳腐已平八九，三日后，其父来取吹药，云已愈。大凡喉证初起，只宜辛凉疏解，如前方，倘当时狃于形寒，而投过表之剂，或见满口腐蚀，而遂用犀羚石膏等大凉，均必致变，而延缠不已，即无如此之效也。

以上出自《临证一得》

陆观虎

于某某，女，24 岁。

辨证：舌疳。

病因：风火上炎。

证候：舌部生疳，喉肿，眼病。脉细数。舌质红，苔浮黄。

治法：清热解毒，利湿消肿。

处方：连翘6克　大贝母6克　土泽泻6克　净银花6克　炒赤芍6克　大腹皮6克　炒桑叶6克　炒栀子6克　金果榄9克　蒲公英6克　黛蛤散9克，包

方解：连翘、银花清热解毒。大贝母散结化痰，清肺止嗽。桑叶祛风清头。栀子清三焦之火。赤芍活瘀消肿。泽泻、大腹皮渗湿利水消胀。蒲公英清热消肿。黛蛤散化痰消热。金果榄利咽消肿止痛。

潘某某，男，45 岁。

辨证：舌疳。

病因：肺胃风火上炎。

证候：舌部生疳，口淡，腿酸，喉紧微咳。脉细数。舌质红，苔薄黄。

治法：清火解毒。

处方：连翘6克　净银花6克　大贝母6克　冬瓜子6克　炒竹茹6克　生枇杷叶9克　黛蛤散9克，包　细白前6克　丝瓜络6克　陈皮丝6克　桑枝6克，酒炒

方解：连翘、净银花、大贝母清热解毒，消疳肿，止痛。冬瓜子、炒竹茹、生枇杷叶、细白前、黛蛤散清炎润肺，止咳化痰。丝瓜络、陈皮丝、桑枝通经活络消痰止咳。

范某某，女，29岁。

辨证：舌疳。

病因：肺胃热滞，风邪外束。

证候：舌底作裂，气短、喉痒、咳嗽，脉细数。舌质红，苔浮黄。

治法：清热祛风。

处方：连翘6克　大贝母9克　陈皮9克　苏薄荷3克，后下　金银花6克　炒赤芍6克　黛蛤散9克，包　冬瓜子9克　栀子皮6克　金灯笼6克　胖大海6克，杵　生枇杷叶6克，去毛包

方解：连翘、薄荷、银花清热解毒散风。大贝母、枇杷叶、冬瓜子散结化痰润肺，下气止咳。陈皮宽胸化痰和胃。栀子皮清三焦郁火，使邪热从小便出。金灯笼、胖大海利咽止痒，开音止痛。黛蛤散清热化痰止嗽。赤芍和血清热。

安某某，女，34岁。

辨证：舌疳。

病因：肺热痰滞。

证候：舌部起疳裂痛，晚间发热，咳嗽有痰，头痛颈掣。脉细弦。舌红而裂。

治法：清热化痰。

处方：连翘6克　炒赤芍6克　石决明9克　净银花6克　丝瓜络6克　黛蛤散9克，包　上川连3克　杭甘菊6克　生枇杷叶9克，去毛包　冬瓜子6克　光杏仁6克

吴某某，男，24岁。

辨证：口疮（口疳）。

病因：肺胃之火上炎。

证候：口角生疳，喉痛，咳嗽，胸闷，腰痛。脉细数。舌质红，苔黄而裂。

治法：散风清火消疳。

处方：连翘6克　大贝母6克　丝瓜络6克　净银花9克　冬瓜子9克　炒赤芍6克　金灯笼6克　炒竹茹6克　生枇杷叶6克　川通草3克　黛蛤散9克，包

方解：连翘、净银花清热解毒。通草、丝瓜络利水活血通络。大贝母、冬瓜子、竹茹、生枇杷叶润肺止咳，消热散结，消胀化痰。炒赤芍、金灯笼、黛蛤散清血热，解毒活血化瘀。

雷某某，男，40岁。

辨证：口疮。

病因：肺胃风热上炎。

证候：两腮起泡，头晕，乏神，梦多，喉干，痰不易略，眼干、纳少，小便少、畏冷。脉细数。舌质红，苔浮黄。

治法：清热散风。

处方：扁豆衣6克　炒青蒿6克　白蒺藜6克　杭甘菊6克　炒竹茹6克　朱连翘6克　冬桑叶6克　大贝母6克　大腹皮6克　焦稻芽9克　生枇杷叶9克

孙某某，男，25岁。

辨证：口疮（口疳）。

病因：肠胃之火上炎。

证候：口角生疳，头晕，腹中不舒，大便干燥，纳少。脉细。舌红布刺，苔微黄。

治法：清火润肠。

处方：连翘6克　银花6克　焦稻芽9克　山楂炭6克　大贝母6克　炒赤芍6克　全瓜蒌18克　甘菊6克　荷梗6克　泽泻6克　保和丸6克,包

方解：连翘、银花、杭甘菊、炒赤芍、大贝母清热解毒，活血止痛，散结化痰。焦稻芽、山楂炭和胃消食。瓜蒌皮仁、保和丸宽胸行气，和胃润肠。荷梗、泽泻升清通气，消胀利水。

赵某某，女，58岁。

辨证：口疮（口疳）。

病因：肠胃之火上炎。

证候：口角生疳，头晕，胸闷，大便不畅，左胁作痛。脉细数。舌质红，苔如腐。

治法：清热理气。

处方：净银花9克　连翘6克　炒赤芍6克　白蒺藜9克　杭甘菊6克　苏梗6克　草决明9克　益元散9克,包　天花粉9克　广木香3克　大贝母6克

方解：银花、连翘、赤芍、大贝清热解毒，消肿止痛。白蒺藜、杭甘菊、草决明清热明目，散头风祛头晕。木香舒气。苏梗和胃。益元散利水消胀安心。天花粉滋阴润便。

二诊：

证候：口角生疮见化，晕止，右胁作痛已减，腹胀而硬。脉细弦。舌质红，苔如萃。

处方：按前方去草决明、天花粉，加川通草3克、大腹皮6克。

张某某，女，43岁。

辨证：口疮（口腐）。

病因：肠胃之火上炎。

证候：口疮积膜如腐，夜眠不安，脘堵作闷，打呃，得食不化，便燥，月水色粉。脉细弦。舌质红，苔干厚而裂。

治法：清热滋阴。

处方：鲜石斛9克,先煎　大贝母6克　酒延胡索6克　连翘9克,青黛拌　炒赤芍6克　益母草9克　净银花6克　黄芩6克　鲜茅根30克　粉丹皮6克　山楂炭9克　朱砂安神丸9克,冲服

方解：鲜石斛、大贝母、炒赤芍清热滋阴，生津消肿止痛。连翘、银花清热解毒。延胡索、益母草调经养血化瘀。黄芩、鲜茅根、粉丹皮清热凉血。山楂炭消食磨积。朱砂安神丸养心安神。

张某某，男，25 岁。

辨证：口疮（口干）。

病因：津液亏耗，风火上炎。

证候：口干，生疮，有痰，大便不通。脉细数。舌红，苔黑。

治法：清火散风。

处方：冬桑叶9克　大贝母6克　火麻仁9克　连翘6克　炒赤芍9克　瓜蒌仁皮各9克　忍冬藤6克　炒黄芩6克　炒栀子6克　炒竹茹6克　鲜茅根30克

方解：冬桑叶、大贝母、炒黄芩、炒竹茹清热散风，润肺化痰。火麻仁、全瓜蒌润燥通便。忍冬藤、连翘、炒栀子、鲜茅根清热凉血，解毒消肿痛。

二诊：

证候：口干见润，疮消，大便已下，但不顺。脉细弦。舌质红，黑苔已退。

处方：前方去忍冬藤、炒竹茹、炒黄芩、全瓜蒌，加天花粉9克、淡竹叶6克、土泽泻9克、川通草3克。

方解：本方清热凉血，润燥通便，利水消胀。土泽泻、通草清热利水。天花粉、淡竹叶润燥通便，清热泻火。

刘某某，男，20 岁。

辨证：口疮（口疳）。

病因：素体肾虚，肠胃热郁。

证候：口角生疳，腰痛。脉细弦。舌红，苔黄。

治法：清热固肾。

处方：连翘6克　净银花9克　紫花地丁6克　川杜仲9克　川续断9克　金毛狗脊9克　威灵仙6克　丝瓜络6克　杭白芍9克　路路通3个　防己6克

方解：连翘、净银花、紫花地丁清热解毒，消肿止痛。川杜仲、川续断、金毛狗脊壮腰健肾。丝瓜络、杭白芍活血通经。威灵仙通经止痛。路路通、防己通经活络，祛风湿。

以上出自《陆观虎医案》

施今墨

范某某，女，48 岁。

齿龈肿胀，口舌均有浅溃疡，疼痛流涎，咀嚼不便，妨碍饮食，喉间阻闷不畅，头晕，大便干结，小便黄，睡眠不安，病已逾月。舌尖红，黄苔，脉弦数。

辨证立法：口属脾胃，舌属于心，齿龈肿胀，口舌生疮，是为脾胃积热、心火上炎之证。拟用清泻法。

处方：绿升麻3克　北细辛3克　酒黄连3克　山栀衣6克　大生地10克　酒黄芩10克　大力子6克　酒军炭6克　青连翘10克　苦桔梗5克　炒枳壳5克　金银花15克　川黄柏10克　炙甘草3克

另：生蒲黄粉 30 克，涂擦患处，每日四五次。

二诊：服药二剂，齿龈肿、舌溃疡大有减轻。仍按原法立方。前方去黄柏，枳壳易为枳实 6 克，加蒲公英 15 克。蒲黄粉未用完仍继续涂擦患处。

三诊：服药二剂，诸证均愈，大便已畅，食眠亦佳，恐其再发，特再就诊。嘱其效不更方，照前方再服二剂，隔日一剂。

汪某某，女，25 岁。

病起于两年前，初时口唇发痒，夜晚尤甚，继而形成溃疡，流水结成黄痂，经久不愈，饮食俱痛，苦恼异常。经协和医院诊断为维生素 B_2 缺乏证。近来两腿出现红斑，有热痛之感，头晕痛，心慌，睡眠多梦，习惯性便秘，饮食正常。舌质红，苔薄白，脉沉数而细。

辨证立法：脾胃郁热；证现口唇肿烂，大便燥结，久则燥热入血，郁滞生斑。心主血，心火过盛则心慌多梦。应以养阴，清热，润燥，活血为法。

处方：绿升麻 1.5 克　朱茯神 10 克　北细辛 1.5 克　朱寸冬 10 克　晚蚕沙 10 克，炒皂角子 10 克同布包　川黄柏 10 克　酒元参 12 克　火麻仁 15 克　紫地丁 6 克　蒲公英 10 克　桃杏仁各 6 克　紫草根 5 克　炒蒲黄 10 克　东白薇 6 克　炒远志 6 克　生甘草 5 克

二诊：服药十剂，口唇痒止，溃疡也极见好转，睡眠安稳，心慌、头晕均效，腿上红斑未现，希望用常方巩固。仍遵前法，每周服二剂，至愈为度。

处方：绿升麻 1 克　紫地丁 6 克　紫浮萍 5 克　北细辛 1 克　黄地丁 6 克　紫草根 5 克　川黄柏 10 克　青连翘 10 克　东白薇 6 克　桃杏仁各 10 克　夏枯草 10 克　火麻仁 15 克　炒蒲黄 10 克　炒皂角子 10 克，晚蚕沙 10 克同布包　生甘草 5 克

以上出自《施今墨临床经验集》

第二节　口糜

高锦庭

钱某某，湿滞于中，热蒸于上，口发白疳，小寐，不渴。开上郁，佐中运，利肠胃，法在宣通三焦。

生于术　桔梗　米仁　寒水石　陈皮　猪苓　泽泻

《谦益斋外科医案》

王孟英

沈春旸之母，偶患咽喉微痛，服轻药一剂，即觉稍安，且起居作劳如常。第五日，犹操针黹至四鼓；第六日，忽云坐立不支，甫就榻，即昏沉如寐。亟延王瘦石视之，用犀角地黄汤化万氏牛黄丸灌之，继邀徐小波（诊），亦主是汤。云：恐无济，乃邀孟英决之。切其脉，左数右滑皆极虚软。曰：王、徐所见极是。但虽感冬温，邪尚轻微，因积劳久虚之体，肝阳内动，灼液成痰，逆升而厥，俨似湿邪内陷之候。方中犀角靖内风，牛黄化痰，不妨借用，病可无虞，今日不必再投药饵矣。

翌日复诊，神气虽清，苔色将黑。孟英予：肃肺蠲痰，熄风充液之剂，热退而苔色松浮。孟英曰：舌将蜕矣。乃予前药。

越宿视之，苔果尽褪，宛如脱液之舌，且呕恶时作，大解未行。孟英于甘润生津药内，乃佐竹茹、竹沥、柿蒂、海蜇，数剂。呕止便行，而舌上忽布白腐之苔，及齿龈唇颊满口遍生，揩拭不去，人皆异之。孟英坚守肃清肺胃，仍佐竹茹、竹沥，加橄榄、银花、建兰叶，数剂，白腐渐以脱下，舌色始露，惟啜粥则胸次梗梗不舒，夜不成寐。孟英曰：胃汁梳，热疾未净也。仍守前议。病家疑之，复商于瘦石，瘦石云：勿论其他，即如满口腐苔，酷似小儿"鹅白"，大方证甚属罕见，苟胸无学识者见之，必按剑而诧，今医者有不惑之智，而病家乃中道生疑，岂求愈之道焉？沈大愧服，一遵孟英设法。既而吐痰渐少，纳谷颇适，两胁又添辣痛。孟英诊脉，左关弦数，曰：必犯忿怒矣。诘之果然。加（山）栀、（川）楝、旱莲、女贞、生白芍、绿萼梅等，数服，各恙皆减，肤蜕如片，而右腿肿痛，不能屈伸。或疑风气，思用艾灸，孟英急止之曰：此阴亏耳，误灸必成废疾。吾以妙药奉赠，但不许速效也。疏方以西洋参、熟地、苁蓉、桑椹、石斛、木瓜、（当）归、（白）芍、二冬、杞（子）、菊（花）、楝实、牛膝、无核白葡萄干为剂，久服果得向愈。越三载，以他疾终。

瞿氏妇，患舌糜，沈悦庭知其素禀阴亏，虚火之上炎也。予清凉滋降之法，及珠黄（散）等敷药而不愈。孟英视之：舌心糜腐、黄厚，边尖俱已无皮，汤饮入口，痛不可当。此服药所不能愈者，令将锡类散糁（掺）之，果即霍然。或疑喉药治舌，何以敏捷如斯？孟英曰：此散擅生肌蚀腐之长，不但喉舌之相近者，可以借用，苟能隔反，其功未可言罄，贵用者之善悟耳。且糜腐厚腻，不仅阴虚，要须识此，自知其故。

以上出自《王氏医案》

邵杏泉

阳明伏热为口糜。

薄荷　花粉　丹皮　银花三钱　人中白七分　连翘　知母　赤芍　土贝人中黄七分　西黄四厘

濂珠四分　土贝一钱，三味同研，以羊毛笔洗净口内，将三味拭上

《三折肱医案》

周镇

谢惠庭妻王氏，丁丑年六十岁。十月七日诊：阴虚肝火上炎，中治甚久，且有善后，根株难绝。近服西药数日，舌根等处起白糜，此热烈伤阴之征。今腹中气痛，治痛之药流动，又恐碍其上。勉拟育阴去糜，兼治气痛，安神平肝。细生地五钱，潼木通一钱，生甘草梢六分，淡竹叶三钱，金铃炭三钱，白芍八钱，丹皮三钱，制香附三钱，乌药钱半，人中白五钱，火麻仁三钱，夜交藤八钱，麦冬三钱，炒枣仁四钱，辰灯心七尺。另龙涎香六分，伽楠香一分三厘，参三七一钱，玄胡钱半，研末，分二次，洋参汤送服。九日诊：肝气撑痛，退而又作。舌根之糜略为减少，舌质殷紫，脉虚弦微数。阴虚之体，西药误投，热性伤阴为糜，犹恐不能退尽，咽梗艰食。再养阴化糜，祛膀胱之移热。西洋参二钱，霍石斛三钱，淡天冬三钱，细生地四钱，

辰茯神三钱，木通一钱，淡竹叶三钱，甘草梢一钱，白芍八钱，首乌藤五钱，炒枣仁四钱，金铃子四钱，丹皮三钱，橘核三钱，玳瑁一钱。另濂珠二分，犀黄四厘，研末，冲服。数服渐愈。

《周小农医案》

方公溥

方女。胎火上升，口糜、焦病、夜卧不安，法当清降安胎。

子黄芩6克　天麦门冬各9克　生熟地黄各9克　金钗斛9克　生甘草3克　生白芍9克　京元参9克　云茯苓9克　炒栀子9克　炙枇杷叶9克　鲜石斛24克，另煎代茶

复诊：进清降安胎，证情较有转机，再宗原意扩充。

处方同前，除麦门冬，加肥玉竹12克。

《方公溥医案》

翟竹亭

北罗庄魏信三，小儿半岁余，大病后忽起鹅口白，身热不退，诸医不曰湿热，便曰邪火，屡进寒凉，无稍效，日近危笃，请余起疴。但见小儿面青气喘，四肢厥凉，误作真热治之，殆矣。华元化曰："虚其虚实其实而死者，医杀之也。"余用桂附地黄汤，水煎冷服，遵《内经》用热运热之法，一帖遂效，二帖全瘳。

桂附地黄汤：

熟地6克　山药5克　山萸肉5克　油桂2克　附子2克　茯苓5克　川牛膝3克　丹皮5克　巴戟天5克　杞果5克　五倍子2克　炙甘草2克

水煎服。

《湖岳村叟医案》

第三节　唇风

朱增藉

族克斋患环唇麻痒，刻难忍过，时以五指掐之。睡必令人频频替掐不可停，否则痒觉。延余治，余以甘菊一两，知母三钱，甘草二钱与服。适王槐溪先生在座，阅余方曰："此唇风耶，吾未之见及，斯病得君方愈矣。"果一服而效。

《疫证治例》

丁泽周

端木。旧有便血，屡次举发，唇肿不消。胃火上升，湿热入营，拟清胃汤加减。

小生地三钱　熟石膏三钱　川升麻三分　生甘草八分　薄荷叶八分　天花粉三钱　生赤芍二钱　大贝母三钱　甘菊花三钱　活芦根一尺　杜赤豆一两　苦桔梗一钱

屠右。传染毒火，右手臂肿红焮痛，不能举动，牙唇肿痛，寒热头胀。宜清火解毒。

薄荷叶八分　熟牛蒡二钱　甘菊花三钱　地丁草三钱　金银花四钱　连翘壳三钱　板蓝根二钱　天花粉三钱　生草节六分　大贝母三钱　炙僵蚕三钱　川雅连四分　白通草八分　活芦根一尺，去节

另：甘中黄四两，研细末，以金银花露，白蜜调敷手肿处。

紫金锭五角，用菊花露磨涂作底。

吹药柳花散、玉钥匙。

胡左。人中肿红作痒，目泡亦痒，目光模糊，肝肾本亏，风湿热客于上焦，宜清营祛风而化湿热。

小生地三钱　粉丹皮钱半　肥知母钱半　茯苓皮四钱　通草八分　生赤芍二钱　光杏仁三钱　象贝母三钱　甘菊花三钱　生甘草五分　梧桐花钱半　黑芝麻三钱

以上出自《丁甘仁医案续编》

孔伯华

张妇，三月二十日。去冬患天行时疫，治后血分余毒未清，近发唇肿，思食冷物，发颐割治迄未合口，脉弦数，防成疔毒，治宜清血败毒。

生石膏八钱　鲜竹茹六钱　薄荷钱半　川黄柏三钱　鲜茅根两　龙胆草二钱　知母三钱　大青叶三钱　紫花地丁三钱　黄花地丁三钱　杭菊花三钱　僵蚕三钱　全栝楼六钱　甘中黄三钱　梅花点舌丹四粒

《孔伯华医集》

第四节　唇疳

陆观虎

卢某某，男，33岁。

辨证：唇疳。

病因：风火上炎。

证候：唇部生疳，发热头晕。脉浮数。舌质红，苔薄黄。

治法：散风清火。

处方：冬桑叶9克　大贝母9克　泽泻6克　白蒺藜6克　炒赤芍6克　炒竹茹9克　杭甘菊6克　薄荷3克　白茅根9克　粉丹皮6克　连翘6克

方解：冬桑叶、杭甘菊、白蒺藜祛风清去头晕。泽泻利湿通溲。炒竹茹止呕。粉丹皮、炒赤芍清热散结活血。大贝母清热散结，化痰止咳。薄荷散风清热。白茅根清热利水。连翘清热解毒。

刘某某，男，32岁。

辨证：唇疳。

病因：痰热郁结，外感风邪。

证候：唇部生疳起瘰，头痛咳嗽。脉细数。舌质红，苔微黄。

治法：散风清热，化痰止咳。

处方：白蒺藜9克　枇杷叶9克　川通草3克　杭甘菊6克　蒲公英9克　冬桑叶6克　炒赤芍6克　广陈皮6克　冬瓜子9克　大贝母6克　石决明12克

方解：白蒺藜、冬桑叶、杭甘菊、生石决明散风清热以止头痛。枇杷叶、大贝母、冬瓜子清肺化痰下气，以止咳嗽。赤芍、蒲公英清热活血消肿，以消唇疳。广陈皮宽胸顺气止咳。通草利湿清热通气。

张某某，女，35岁。

辨证：唇疳。

病因：湿热流注。

治法：清热化湿，佐以调血。

处方：冬瓜皮9克　炒赤芍6克　延胡索6克炒　茯苓皮9克　蒲公英9克　益母草9克　焦苡米12克　淡子芩6克　金灯笼6克　粉丹皮6克，水炒　鲜茅根30克

方解：冬瓜皮、茯苓皮、焦苡米祛湿利水止痒。炒赤芍、丹皮、蒲公英、淡子芩散结，清热消肿，以化瘰。金灯笼利咽消肿止痛。延胡索、益母草止痛，调经养血。

董某某，男，26岁。

辨证：唇疳。

病因：肠胃食滞，郁火上蒸。

证候：唇部生疳，腹中不舒，大便次多，皮肤起瘰。脉细数。舌质红，苔微黄。

治法：清火消食。

处方：炒黄连6克　大贝母6克　川通草3克　六曲炭6克　银花炭6克　蒲公英9克　广木香3克　山楂炭6克　炒赤芍6克　冬瓜皮9克　茯苓皮6克

方解：炒黄连泻心清火，行气解郁。大贝母散结止嗽，清热化痰。川通草清热通气，引热下行。冬瓜皮、茯苓皮健脾利湿，治便次多。木香疏气和气。赤芍清热活瘀。六曲炭、山楂炭导滞消食。蒲公英消瘰解毒。银花炭清热止泻。

贾某某，男，37岁。

辨证：唇疳。

病因：肺胃之火上炎。

证候：口唇裂痛生疳，发热，身痛，喉痛，发干。脉细数。舌红而裂。

治法：清热解毒。

处方：连翘6克　大贝母6克　丝瓜络6克　净银花9克　炒赤芍9克　黛通草3克　紫花地丁6克　炒栀子6克　金灯笼6克　金石斛9克　淡竹叶6克

方解：连翘、净银花、紫花地丁、炒赤芍清热解毒，活血消疳止痛。大贝母、丝瓜络、黛通草散结通经络，利水解热毒。炒栀子、金灯笼、金石斛、淡竹叶清热滋阴，止喉痛发干。

郑某某，女，30岁。

辨证：唇疳。

病因：肺胃风热上炎。

证候：口唇角部生疳，咳嗽、喉痛，左耳痛失聪，腹痛作吐，右臂疼痛。脉细数。舌红，苔黄。

治法：祛风清热。

处方：冬桑叶6克　净银花6克　蒲公英9克　白蒺藜6克　苍耳子6克　丝瓜络6克　连翘6克　炒赤芍9克　大腹皮6克　粉丹皮6克　薄荷3克, 后下

方解：冬桑叶、白蒺藜、净银花、连翘、薄荷祛风清热解毒，止嗽、消肿、止痛。蒲公英、苍耳子、丝瓜络、炒赤芍、丹皮凉血通络开窍，消肿止痛，以治口唇生疳，耳痛失聪。大腹皮利水理气消胀。

孙某某，男，38岁。

辨证：唇疳。

病因：肺胃之热上炎。

证候：口唇生疳，纳食不香。脉细弦。舌红布刺，苔黄。

治法：清热和胃。

处方：冬瓜子9克　大贝母6克　川通草3克　炒竹茹6克　炒赤芍6克　蒲公英6克　上川连3克　炒栀子6克　炙枇杷叶9克　焦稻芽12克　山楂炭6克

方解：冬瓜子、大贝母、炙枇杷叶、炒竹茹润肺清热化痰。赤芍、蒲公英、上川连、栀子活血消肿，清热止痛。焦稻芽、山楂炭、通草消食开胃，利水导热外出。

徐某某，男，39岁。

辨证：唇疳。

病因：脾胃虚弱，湿痰停滞。

证候：唇部生疳，舌干腹痛，大便白黏，头痛自汗，夜眠不安，腹硬作胀，口木身燥。脉细濡而滑。舌质白，苔浮黄腻。

治法：利湿化痰，健脾补肾。

处方：茯苓皮9克　通草3克　夜交藤15克　焦苡米12克　荷梗6克　冬瓜皮9克　广陈皮9克　浮小麦12克　鸡内金9克　焦稻芽12克　焦麦芽12克　潼沙苑子6克　化痞膏1帖, 外贴

方解：茯苓皮、冬瓜皮、焦苡米、通草清热利湿，行水健脾。夜交藤、沙苑补肝养血安神。沙苑补肾散风。浮小麦止虚汗。荷梗通气升清。鸡内金、焦稻、麦芽、陈皮健脾和中，消食除胀。化痞膏外贴能除腹内痞块积聚。

以上出自《陆观虎医案》

第五节　唇疔

王孟英

余在海门，见沈氏司炊者患唇疔，自辰至午，口不能开，医投葱矾不能吞，用活命饮亦无

济。易医屡进寒凉，遂硬肿至项，色白不变。最后一医砭肿处，出血筋一条，流血不止，知饥不能食，至三十一日而死。夫唇疔急证也，色白无红阴证也，发于手足阳明交会之所，误投寒凉克伐之药，内热为外寒所束可知。若初起时刺委中及阳明诸穴出黑血，进点舌丹汗之，外涂蟾酥，或有可效。惜诸医皆不知之，不然急证安能延至一月余之久？人不知死于药也，哀哉！

《归砚录》

过铸

余再从侄女适胡氏，下唇患疔。余往视之，其疔生于承浆穴（属任脉，其毒最盛），微痛而痒。下颏肿胀，毒外驰矣。余曰："证逾三月，恐难消散，何不早服菊花二丁饮？"至云因产未及月，药味寒而不敢用。余曰："何寒之有？菊花、蒲公英（且能通乳）气俱平和，紫地丁虽微寒而带辛，俱系疔证要药。佐以当归、川芎，服之何碍？"因与服大剂，刺患处恶血无多（已散开矣），外敷以药。两日后肿似收而硬如故。又邀余之箧藷室张氏往诊。张氏归，谓余曰："此时火毒甚炽，大便团结，非泻其毒，不能散也。"余曰："其奈新产何？"张氏曰："产后胃纳甚好，自生此证，胃口不开，饮食大减，此疔不散，势必走黄，与其坐以待毙，不如泻之为愈也。且服药而泻者，欲止即止，非如产后病泻之不易止也。"余然之。与服泻毒丸泻四五次，饮米汤而止。隔日往视，已消散矣。未几，饮食亦如故矣。

按：仲圣治产后疾，用石膏、白薇等药，无不神效。盖产后瘀血，热结者多，惟见其真寒结瘀，方可温散。徐灵胎云产后宜温之说，世俗之邪说也。

《过氏近诊医案》

第六节 唇衄

程文囿

唇衄之名，医书未载，而予则亲见之，证治之奇，理不可测。乾隆壬子秋，一商人求诊，据述上唇偶起一疮，擦破血出不止，或直射如箭，已经旬矣，求与止血之药。按唇属脾，必由脾热上蒸，以故血流不止。初用清剂不效。因血流多，恐其阴伤，更用滋水养阴之剂，亦不效。及敷外科金疮各种止血药，又不效。挨至月余，去血无算，形神羸惫，自分必死，忽梦其先亡语曰：尔病非医药能治，可用栗一枚，连壳烧灰，同硫黄等份，研末和敷自愈。醒后依法敷之，血果止。商人亲向予言，真咄咄怪事也。

《杏轩医案》

第七节 上腭痛

周南

萨摩板本吉左卫门，五旬。禀厚。据云：去冬过岭嚼雪救渴，今春上腭肿溃穿脑，语言鼻音。予思雪寒物也，疮热毒也，岂有感寒而发热毒之理？必其前有毒蓄；因触而也。询之果然。

脉沉数，独右寸关有力。沉数为内热，有力为毒发。所以日晡火升，大便结。治宜降火清毒以清脑。方用泻白散加桔梗、玄参、芩、翘、薄、荆、藁本。三剂仍热，加大黄酒制，六剂而热退，脉缓，大便利，脑中脓亦少。去大黄加黄芪，又十剂而收全功。

《其慎集》

高锦庭

马某某，暑热为新凉遏伏，肺胃不宣，撞舌悬痛并发，声嘶气促，虑其喘闷痉厥之险。

牛蒡　香薷　川连　桔梗　杏仁　薄荷　射干　连翘

《谦益斋外科医案》

陈莲舫

周。郁火上冲，上腭肿腐，出血翻大，例在难治，但求带疾延年耳。

北沙参　川贝母　川石斛　白茯苓　新会皮　紫丹参　寸麦冬　黑料豆　白茅根　女贞子光杏仁　石决明　青黛拌灯心

《莲舫秘旨》

丁泽周

戴右。上腭痛虽溃，得胀不多，肿硬不消，左颧亦肿，肝火挟痰瘀蕴结阳明之络，血凝毒滞，证势非轻，姑拟解肝郁而化痰瘀。

薄荷叶八分　川象贝各二钱　炙僵蚕三钱　生草节八分　苦桔梗一钱　连翘壳三钱　生蒲黄三钱，包紫丹参二钱　京赤芍二钱　合欢花钱半　大地栗二两，洗打，煎汤代水　陈海蜇皮二两，煎汤代水

《丁甘仁医案续编》

第八节　舌疔

高锦庭

王某某，心脾火毒上攻，舌发紫泡，形如豆粒，坚硬疼痛，寒热交作，当以清解。

犀角　鲜生地　丹皮　黑栀　连翘　甘草　银花

《谦益斋外科医案》

第九节　舌痈

林佩琴

刘。舌根肿，自用黄连泻心，两旬后寸脉犹浮大，舌边紫泡，咽肿妨食，耳痛，乃上焦火风阻络，宜辛凉轻剂。薄荷、连翘、桔梗、山栀、钩藤、灯心、苦丁茶叶、菊叶、竹叶、竹叶

心，服愈。

《类证治裁》

陈莲舫

碳石，蒋太太。郁火毒发于舌质，高肿有形，色略带紫。最虑渐滋暗长，溃则出血。脉息细弦。向有肝气，肝邪郁火蒸痰，扰入心脾两经，急宜调服。

西洋参　抱茯神　大丹参　白蒺藜　左牡蛎　绿萼梅　广陈皮　荆树叶　天竺黄　远志肉　生白芍　潼蒺藜　柔白薇　代代花　青黛拌灯心

《莲舫秘旨》

丁泽周

施右。风邪挟痰瘀凝结，舌根痈肿硬疼痛。虑其增剧，宜疏散消解。

薄荷叶八分　大力子二钱，炒　京赤芍二钱　荆芥穗一钱　生草节八分　苦桔梗一钱　轻马勃八分　象贝母三钱　连翘壳三钱　炙僵蚕三钱　生蒲黄三钱，包　山慈菇片八分　梅花点舌丹一粒，去壳，研末化服

二诊：舌根痈硬疼痛，略见轻减，适值经行。再宜疏散消解，祛瘀通经。

前方去山慈菇、蒲黄、马勃，加杜红花、丹参、茺蔚子。

三诊：舌根痈肿疼痛较前大减，结核未能尽消，舌质淡红。肝火挟痰瘀凝络道，营卫不从，再宜祛瘀化痰而疏风热。

紫丹参二钱　京赤芍二钱　熟牛蒡二钱　薄荷叶八分　生草节六分　苦桔梗一钱　川象贝各二钱　炙僵蚕三钱　连翘壳三钱　杜红花八分　福橘络一钱　炒竹茹钱半　大荸荠五枚，洗打

《丁甘仁医案续编》

第十节　痰包

倪复贞

司农半石洪公，舌本下每起一泡，饮食语言痛楚皆难。患有数年，已而复发，其泡刺破则出脓血，暂安，如饮酒茹煿即复起。诸名家治以犀角地黄汤等剂，谓舌乃心之苗也，专泻心火可已，其患而究不止。余诊得左寸沉微，左关微涩，左尺浮而无力，右寸浮洪，右关数大，右尺弱软。按六脉乃心火有余，肾水不足，肺金燥热，肝木气旺，脾土积热，命门真火太虚故也。夫舌虽名心苗，半属脾经，言本乎心火动，本乎脾土，上下唇亦属脾土。今公唇若涂朱，脾火必旺，心火虽旺，不必泻也。经云：泻南方不如补北方，坎水上升，离火自降。主用滋肾清脾之药，分为早午，补其下清其中，使水火既济，阴阳两平，斯无不效矣。公欣然甚信，遂空心服滋肾丸药，午后服清脾煎剂。服未弥月，果验。

《两都医案》

巢崇山

某。痰包久延，变为渣屑，舌底肿突坚硬，出渣不少，心脾火湿结聚。宜清心理脾，化痰通络。

薄荷　姜半夏　炙僵蚕　上川连　大贝母　荷蒂　浙苓　甘草节　淡竹沥姜汁同冲　陈皮　枯苓

二诊：渣屑将尽，硬块余肿未消，涎沫未尽，牙龈浮痛，不时头眩，痰火所致。治宜泄化。

桑叶　姜半夏　川贝母　浙苓　橘红　淡竹沥姜汁一小匙和入　钩钩　玄参　上川连　甘草节

《玉壶仙馆外科医案》

第十一节　舌衄

高锦庭

贡某某，舌衄如注，心胃邪火炽甚，逼血妄行，宜清解凉血。
川连　鲜生地　槐花　丹皮　黑栀　郁金

《谦益斋外科医案》

吴篪

侍御杨静庵夫人，舌上无故出血如缕。余曰：脉见数大，乃阴虚血热，以心脾肾之脉，皆及于舌。诸经有火，则皆能令舌出血。宜投金花煎以清三阴之火，或用蒲黄炒焦为末敷之，或炒槐花为末掺之。外用石膏、月石、冰片、僵蚕为细末，敷之亦可。

黄柏三钱　黄连一钱　黑栀二钱
咀以水二盅，浸一宿，煮三沸，去渣顿服。

《临证医案笔记》

余听鸿

常熟东门老塔前卢姓太太，是晚至寓就诊。脉来浮数，满口出血盈碗，彼自谓出自齿缝。余灯下观之，血凝满口，不能清切，以齿衄治之，投以玉女煎，阳明少阴合治。明日出血更甚，邀余就诊其家。脉仍浮数，满口血糜模糊，吐血满盆。余令其用凉水漱口，将血拭净，细看其齿龈不胀，并无血出，见其舌上有血衣一层，用箸拨开，舌衄如注，舌上小孔无数，皆如针头。余曰：此乃心脾郁热，迫血妄行，舌衄也。急用蒲黄、槐花炭研末敷之，进犀角地黄汤加蒲黄炭、中白、青盐咸寒滋降等品，合四生饮，一剂而愈。所以诊病苟不细心，仍作齿衄治之，不效血出过多，难免危险。

《余听鸿医案》

王堉

同年娄丙卿，壬子捷南宫，得庶常，亦寓于三忠祠。素有唾血疾，人不知也。一日宵坐，其仆携汤药来饮之。因问君何病，所服何药。丙卿曰：弟有血疾，经数年矣，医药不啻百辈，竟无效。昨遇医士，以为肺金受火伤，赐一方服之。虽不甚效，然尚平平无大误，弟觉病非旦夕病，故药亦无旦夕效也。余请一诊视，丙卿曰，润翁解此乎？相处不知，几交臂失之。乃伸其腕，觉六脉沉细而数，脾部尤甚，而肺部却浮短而涩，非病脉也。乃告曰：君所患为阴亏生内热，兼思虑伤脾，脾不统血，故午后有时发热，水泛为痰，或梦遗失精，怔忡惊悸，然否？丙卿曰，所言之证，无毫发差，当作何治？乃视其所服之方，则救肺饮也。告曰，君病在脾肾两经，与肺并无干预，果肺病，当喘咳。君不喘咳，而以紫菀、兜铃凉之，是诛伐无过也。久而肺寒气馁，则成瘵矣。此时夏令，宜常服麦味地黄丸。令金水相生，水升火降，血亦当少止。秋后以人参归脾丸摄之，不过二斤，保无病矣。丙卿乃买麦味丸服之。五日后，热退神清，唾少止，继以归脾丸。至仲秋后分手时，则血全止而无病矣。次年散馆作武邑宰，秋寄函问余，有曰：自服君药，顿去沉疴，怀念良朋，时形梦寐，每公余独坐，犹忆握腕清淡时也。余复谢焉。

《醉花窗医案》

章成之

欧男。舌衄时发时止，古人以为心火上炎，现代谓血液缺乏凝固物质。

生阿胶 30 克，烊化　干地黄 18 克　女贞子 12 克　藕节 15 克　小蓟 15 克　仙鹤草 18 克　旱莲草 12 克

《章次公医案》

第十二节　舌裂

肖伯章

内子，年五十时，患舌裂作痛，无苔，色紫暗不润，口渴喜饮，脉缓略带弦象。余因其体羸素偏血虚，又以舌乃心苗，如心肝脾补血活血兼请血热等方，进服殆遍，无一应者，又试服他医数十百方。前后三年，毫无效验，幸饮食尚可，惟咸辣不能进口，因医药无灵，已置之不理矣。值余以公务久住县城，一日因臂痛，请鲁卿从兄举方，用当归三钱、川芎三钱、酒芍三钱、片姜黄二钱、桂尖四钱、香独三钱、北辛一钱、台乌三钱、秦艽三钱、续断三钱、广皮二钱、甘草一钱、香加皮一钱，服三剂臂痛愈，舌裂痛亦如失。他日以方告，怪之，莫名所以，询之鲁兄，亦曰：开方时，但注意臂为风寒所伤，故尔作痛，他非所知也。穷思舌为心之外候，而脾络系舌旁，肝脉亦络舌本，大抵内子平日或因月事及生产偶有瘀血留滞各经脉络，以致邪气循经上行，见于舌端，邪气进则正气退，裂痛所由来也。又舌色紫暗，口渴喜饮，亦属瘀血之见证。方中片姜黄，时医但云能入手臂，治风寒湿痹，不知为逐瘀妙品，合之桂尖、当归、川芎及芫辛各品，更有补正去邪之功。妇人臂痛，多由瘀血阻滞经络，或兼风寒使然，故上药

变方并治，皆能奏效。

《遁园医案》

第十三节　重舌

郭右陶

翁珍硕舌下起重舌，苦难尽述，有以少阴君火治之不应。余按其脉，左寸沉微，右关无力。若据脉宜补，据证宜凉。取痧筋验之，放腿弯痧十余针，皆紫黑毒血，求余立方。余曰："向所服者俱清凉之味，宜少加川连，所吹者俱引涎之物，宜多加冰片，即尔奏效于所疾也。但服药不当温饮，略觉微温是矣。"三日而痊。

《痧胀玉衡》

夏禹铸

予于丙午科，同从弟铎再从侄谟乡试白下。侄忽患重舌，弟伴向外科，用刀刺破，流出如鸡蛋清，归寓又肿，如此两回不愈。予执舌乃心苗立方，用黄芩、黄连、木通、枳壳、甘草二剂。舌消一半，喉痰忽壅，予揣必是误用黄芩之弊。盖心火刑肺，肺已不安，误将肺泻，焉不痰壅？于是去黄芩，加五味子二钱，一剂并愈。此因苗治脏，照证立方，见药不可误用之一验也。

《幼科铁镜》

吴篪

枳将军舌下肿出如舌，胀满痛硬，饮食不进。余云此为重舌，又谓之子舌，皆因心火上炎，热壅舌根故也。当用砭针刺去其血，用蒲黄、冰片为末，常刷舌上。次早，肿略退，能咽唾，惟舌赤而硬，仍以针刺出紫血，即以黄连煎汁，细细呷之，专泻心火，旋服清胃降火之剂，而肿消舌软如常矣。

《临证医案笔记》

林佩琴

房侄。舌下地下丁左畔略肿，诵读劳倦则发渴颊红，脘闷痰稠，呼吸不利，脉沉少力，或进寒凉药，腹痛食减。此素禀阴气不足，神劳则五志火动，脾气困倦，故痰气壅而成痹也。经言一阴一阳结谓之喉痹，一阴少阴君火也，一阳少阳相火也，二经之脉，夹咽循喉，火动痰升，结而不散，其源总由肾阴素虚，水不制火使然。用六味丸。熟地（砂仁末拌蒸）、丹皮（酒炒），加参、麦、贝、膝、藕粉，蜜丸。服而平。

《类证治裁》

过铸

山阴李君友范大，舌下生小舌（名重舌，又名蝉舌风），小舌日长大，舌日缩，涎痰满口，日夜吐数盂，仍觉不爽，且寒热频作，喉肿拒纳，大便固结已久。余曰："此重舌而兼喉痛，其势甚凶。日夜所吐者，沫也，非痰也。"当用导痰开关散（即稀涎散加味：牙皂（去皮炙）一两、僵蚕五钱、白矾五钱、杜牛膝根汁末一两，五六月间取根叶打汁晒干研末，用瓶固藏，土牛膝即臭花娘草，共为细末）导去稠痰，喉间以元珠丹（硼砂、元明粉各五钱，制，朱砂六分、梅片五分共研细末）吹之，重舌以瓜霜散（本瓜霜一两、人中白一钱，煅，梅片一钱、明雄黄三分、朱砂二钱共研细末）擦之。是证应用黄连解毒汤，时值严寒，又降大雪，乃用犀角地黄汤（轻者已可），复用润肠散通其大便。虽痰少、食纳、喉证已愈，而重舌仍然。乃改用加味黄连解毒汤，以三棱针刺近重舌相连之根际（似有皮带住者），并刺大舌下金津、玉液两穴，再刺重舌上红紫之处，出紫血少许（大舌下总筋不可刺，误伤则出血不止，霎然而死，上腭之小舌亦然），随即大为松动。再用青矾一钱炙透，退去火毒，硼砂三分、元明粉三分、冰片一分、麝香五厘碾末擦之，重舌渐缩，不久即瘥。

《过氏近诊医案》

余听鸿

常熟冲天庙贡某，先因湿温，漫热不寒，脉来滞涩，胸脘痞阻，溲赤作哕。邀余诊之，以温胆汤加入淡渗苦泄之品，不能速效。病家又延某，即病家之至友也。病者商于医曰：若能下去宿垢，腹中痞阻可松。某徇病人之请，即于方中加凉膈散数钱及瓜蒌仁、元明粉等下之，皆稀粪。明日漫热不止，腹中仍痞阻不舒，其因下之不效，代延其师诊之，仍用瓜蒌、芒硝、枳实等下之，不效。后两颔作胀，舌涩言语不清，停二三日，汤饮不能下矣。举家惊惶。其兄某来寓，商之于余，再往诊之。已有疡科某诊过，方案中有云：舌卷囊缩，鞭长不及马腹，不治之证矣。余脱病人裤，视其肾囊，纵而不收，并不缩，燃灯细视其舌，肿而且厚，虽短不瘪，以指扪之，强硬无津，所以饮不能入，语不能出也。或曰：肾津告涸，非人参、五味不能救，或云非生地、阿胶不能滋。余曰：此证非津竭也。如津竭舌缩，其舌当瘪，皮皱色紫，颔下不胀。余扪其后强硬而厚，此乃热陷心脾，重舌、舌疔之类也。《内经》云：重舌，刺舌柱以铍针也。《外科金鉴》曰：重舌等将针刺其舌，血色红者生，色黑死。非针刺不可，阿胶、生地、人参、五味，有虚实霄壤之殊。他人皆云好刺更妙，非君不可。余曰：事急矣。余虽非外科，且从权耳。将针一枚，用竹箸一只劈开夹在其中，用线扎紧，露锋二三分，按舌刺之，共七八处，以纸拭之，血色尚红。后再刺之，见舌上有白泡，以指掠出看之，脓也，再尽力按之，脓渐溃出。进清热消肿之方，当夜喉间渐松，渐能进饮，数日渐消，能进稀糜。后手臂伏兔等处起流痰数块。余曰：即请疡科治之。疡科治月余，皆曰脓尚未成。有江阴戚彦卿先生来常熟，荐其诊之，曰：脓皆成熟，若不开泄，伤筋烂骨矣。彦卿一一开之，进以补托，数月而痊。所以内外兼证，内外科各相推诿，延宕时日，鲜有不误事者也。

《余听鸿医案》

丁泽周

孔宝宝。心脾之火上升，风热之邪外乘，挟痰瘀凝结上焦，重舌、舌根痛内外肿硬疼痛，寒热咳嗽，痧疹隐隐不透，舌质红，苔薄腻，脉象滑数。内外夹杂之证，宜辛凉清解而化痰瘀。

薄荷叶八分　荆芥穗一钱　净蝉衣八分　生草节六分　苦桔梗一钱　连翘壳三钱　生赤芍二钱　象贝母三钱　炙僵蚕三钱　鲜竹菇钱半　山慈菇片八分

二诊：重舌肿势略减，舌根痛肿硬疼痛，连及颊车，身热有汗不解，咳嗽痰多，痧疹隐隐，布于背部，苔薄腻而黄，脉象滑数。风温时气挟痰瘀凝结上焦，血凝毒滞，再宜清疏消解而化痰瘀。

薄荷叶八分　荆芥穗一钱　净蝉衣八分　生草节六分　苦桔梗一钱　连翘壳三钱　轻马勃八分　象贝母三钱　炙僵蚕三钱　鲜竹茹二钱　生赤芍二钱　生蒲黄三钱，包　白茅根一扎，去心

《丁甘仁医案续编》

第十四节　掉舌

王孟英

一人无故舌出于口寸余，或以巴豆烟熏之，饮以清心脾之药，不效。余取鸡冠血涂之，使人持铜钲立其后，卒掷于地，声大而腾，病者愕顾，视其舌已收矣。或请其故。曰：无他，舌为心苗，心主血，用从其类，必鸡冠者，清高之分，精华所聚；掷于地者，惊气先入心，治其原也。

《归砚录》

第十五节　舌癌

高锦庭

陆某某，老年情志不适，郁则少火变壮火，知饥脘中不爽，口舌碎腐，心营暗损，木火劫铄精华，肌肉日削，须怡悦情为佳。

金石斛　川贝　丹皮　茯苓　连翘　桑叶

二诊：养心脾之营，略佐苦降。

洋参　白芍　茯神　丹皮　川连　小麦

胡某某，舌为心苗，肾阴不足，心火肝阳上升，发为舌菌。舌尖肉翻如豆，内热咳呛，头眩，心神不安，肺胃亦亏，当滋水制阳，兼清肺胃。

石斛　生地　川贝　元参　麦冬　桔梗　丹皮　沙参　茯神

以上出自《谦益斋外科医案》

马文植

某。心脾之火夹痰上升，舌岩坚肿破碎，饮咽不能，证非轻浅。拟清火化痰。

麦冬　蛤粉　海藻　大贝　僵蚕　橘红　生甘草　连翘　蒲黄　地栗竹茹

吹：清阳、柳华散加琥珀、橄榄灰、蒲黄、冰片。

复诊：肿已渐软。原方加羚羊片、丹皮。

《外科集腋》

陈约山

舌菌如黄豆大，生于舌中。初起时出血，渐流不止。

羚角片　山栀　甘草　川贝　灯心

二诊：血已止，用药线结上抹药。

生地　石斛　远志　茯神　百药煎　丹皮　元参　丹参　芦根　莲心

抹方：蒲黄　乌梅　月石　冰片

三诊：已经缉去。即原方去石斛、百药煎，加蒲黄炭、桔梗，合丸药。

《陈氏医案》

第十六节　牙痛

胡慎柔

家慈，年五十三岁。齿痛不食，已几月矣。人误以旧方野蜂窠填入盐椒，羊胫骨为末擦之，满口皆碎，倍痛，愈不能食，而母以人中自涂疳散抹之，方可进汤水，遂乘舟入城。诊之，右三脉俱伏，左寸关细，左尺洪缓。怃曰：拣方医病，不如以理思之。右三部伏，因齿痛不便食，脾胃失养故也；左寸关细者，缘脾胃虚，不能荣养心肝之血而然；左尽洪缓，乃湿热耳。用白术、甘草、陈皮补脾胃，四物汤以养阴血，苍术、茯苓、黄柏、知母以除尺之洪缓、胃之湿热，四帖而愈。

崔友，年二十外，素好色，忽患齿病，遣使来云：病齿龈肿痛，且流血不止。予思之曰：此木克土之象，肝肾血虚，风火妄动，乘其所不胜也。以加味逍遥散二剂治之，服一剂则痛减血收，二剂全愈。盖凉肝肾之阳，治风热之标，培脾土之虚，经云：木郁则达之，火郁则发之。正此谓也。

师祖存碧，年四十余。素脾胃不充，忽一日齿痛，两口角流涎不止，灰挹满斗，楚声撼邻。脉之，右关弦急，此脾胃虚寒之证，用补中益气汤加吴茱萸、干姜、肉桂各三分，内人参五分，服之顷间，痛未解而反增，坐卧不安，此药力未施也。再顷之，疼虽减，而涎犹不止。予曰：涎乃脾家液，不宜过去，即煎前汤加人参八分，明日又如上一剂，痛止，液亦不去，再三帖全愈。

以上出自《慎柔五书》

陈念祖

一人患齿病。每有房劳，齿即俱长痛不可忍，热汤凉水俱不得入。凡有恼怒，病亦如之。

十年前尚轻，十年后殊甚，每发必三五日，呻吟苦状难述，竟绝欲，服补肾丸、清胃饮，俱不效。一日因疾作，七日不饮食。予视之，诊其脉，上二部俱得本体，惟二尺洪数有力，愈按愈坚。予曰："此肾经火邪太盛也。"以滋肾饮饵之，厚黄柏三钱，青盐一钱，升麻一钱，水五碗煎汤频频漱之咽下，药入口，且漱且咽，下二盏。随觉丹田热气升上有咽而出，复进二盏，其痛顿止，齿即可叩，遂愈，永不再作。

《陈修园医案》

程文囿

綗兄质亏多病，予为调治，所用药剂，不外归脾汤、补元煎之属。一日遣使相促，至时薄暮，綗兄蜷卧榻上，起告予曰："早晨齿牙忽痛，甚不可耐，至今不止，恐挟风热外因，故停前药，相烦诊视，暂解标邪。"切脉沉细无力，见证形寒足冷，谓曰："此属虚寒，非关外感，不徒用补，更须以温。"爰仿古方八叶地黄汤，加骨碎补，一服痛已。

《杏轩医案》

齐秉慧

曾治春桥魏表弟，素禀阳虚，牙龈不时肿痛，针出服血即已。诊其脉浮大而空，余曰："此太阴脾肺二经气虚，兼足太阳膀胱经虚热所致。"遂与人参理中汤，加山萸、山药煎服而瘥。

《齐有堂医案》

李文荣

甥婿刘桐村嗜酒成牙痛证，痛则牵引至额，以至巅顶，一月数发，痛不可忍。予曰："面额属阳明，牙龈属阳明，齿属肾厥少阴，会于巅顶。此湿热太重，蕴积于胃，兼伤肝肾之阴。"以景岳玉女煎加西茵陈三钱，嘱服七剂，且嘱节饮，可以不发。伊一服即愈，因思不能戒酒，不若将此方多服，竟服至廿余剂，后竟永不复发。

吾友赵义之牙痛，缠绵月余不已，忽诣予要方。诊其脉，左关尺数，以六味地黄汤加升麻三分，柴胡五分与之曰："此药服后，未免更痛，然片刻即止矣。"次日告予："昨服药而卧，忽然痛不可忍，急得骂汝，后竟安寐，天明不知牙痛之何往矣！药即对证，又多此一痛，何也？"予曰："齿乃骨之余，而肾主骨；足下肾水太亏，肾火上浮而为牙痛，故用六味全剂补之泻之。然其浮于齿牙之热不能下降至肾也，不若用升、柴以透之，升透之时，未免较痛；能潜阳，火不复上作痛，且得安寐也。"义之兄本通品，闻之拜服。后予以此方治肾虚牙痛者，无不立效，更胜于玉女煎。

武生盖七下牙床作痒，至不能受，不寐者累日矣。偶值予，求治。予笑曰："此大肠风也！上牙床属足阳明胃，下牙床属于阳明大肠；大肠有积热，热生风，风生痒。"问大便结否？曰："结甚。"以调胃承气，小其制，加生地、槐花、荆芥、防风与之，一药得大解畅行而愈。

《仿寓意草》

林佩琴

王氏。风热牙痛，用辛凉解散。荆芥、薄荷、桔梗、山栀、防风、赤芍、甘草，二服愈。

房兄。胃火牙痛。用石膏（煅研），开水冲服，随手而效。

以上出自《类证治裁》

费伯雄

某。牙齿属肾，牙龈属胃，肾胃交热，郁于气分，牙痛日久，龈肿而胀。拟滋肾饮合清胃汤加减。

鲜生地四钱　升麻四分　知母一钱半　熟石膏四钱　当归一钱半　丹皮二钱　防风六分　荆芥六分 黄柏二钱　细辛三分　青盐四分

《费伯雄医案》

张畹香

肝风齿痛后，右手芤，左手涩。再益肝血，血足风灭也。舌苔尚滑，胃有湿痰，须消之。

大生地八钱　当归三钱　甘杞子炭三钱　茶菊炭五钱　矾半夏三钱　陈皮八分　怀山药四钱　煅石决明五钱　川续断三钱　茯苓三钱　干荷叶一角

齿痛已有月余，今大痛亦三四日，两太阳痛，诊脉数，舌白燥。当用肝分法。

炒刺蒺藜三钱　蔓荆子三钱　薄荷一钱半　生地六钱　羚羊角一钱半，先煎　冬桑叶一钱　当归三钱 炒白芍二钱　生牡蛎五钱　陈皮八分　荷叶一角

《张畹香医案》

杨毓斌

自治牙龈酸痛透骨，上及耳门，太阳头角内及舌右咽喉尽痛不可忍。此少阳火郁，热蒸阳明，相火灼金，金不调不能生水制水。治以灌根、散郁、清金、平肝，一剂知，二剂已。

霍斛二钱　瓜蒌根二钱　苦桔梗二钱　醋炒竹茹八分　炒子芩一钱　薄荷五分　枸杞根二钱　细生地二钱　生草五分

《治验论案》

汪廷元

家履吉姪齿痛，上连头脑，面热恶寒，喊声彻于户外。诊其脉，皆浮弦而紧。予以齿痛多属手热，此为客寒犯脑，宜辛甘发散。羌活、防风、桂枝、当归、白芷、细辛、川芎、甘草，一剂汗出即已。

《广陵医案摘录》

朱增藉

余友刘君校亭妻王氏，患齿颧痛。延余诊治之，脉沉细数。云病自舌根如电掣痛，抵齿龈旋转入左颧骨下，按摩不及，其痛莫何。余思舌为心苗，而肾脉萦舌本，齿乃肾余，颧骨肝部，舌根如电掣痛，抵齿龈旋转左颧骨下，此肾病及肝，乙癸同源也。以脉验证，乃寒中少阴循脉道上逆。主理阴煎加北辛温散肾邪。因脉数左颧痛，更加丹皮以解肝热。一服病减，二三服全痊。

理阴煎

熟地　当归　干姜　甘草炙

水煎热服或加肉桂。

《疫证治例》

许恩普

刘次方于庚寅年为巡御史时相招宴饮，余赴道谢言："未曾面何见爱之深。"刘云见余脉案，拟方真有道理，愿为疾病扶持之交。余以小道偶中，逊谢无何。刘患牙疼面肿，太阳筋跳如锥痛。诸药罔效，寝食俱废。延余诊视，脉数无力知为虚热，气血相搏邪火上蒸。内服玉女煎加减；外以开水熏洗痛处以和气血；又以热手巾焐之；再用烧酒以小指蘸滴耳内。如火外发顷刻痛止，气血和矣。再用唾膏贴之消肿；再用硼砂、冰片、细辛、蒲黄、黄柏、青盐共研细末，频擦牙龈，消肿止疼。内服滋阴以退虚热即愈。又水部张蔚如夫人，牙疼异常，饮食俱废，亦如法加减治遂愈。此虚火疼十之八九；若实火疼宜用连翘、银花、绿豆皮、芦根等清凉之药；若虫牙痛用明雄黄、松香等药擦之即死。以上诸疼七十方中无此妙也。萨嘉乐太史夫人患牙疳，肿疼异常，已落一齿，几于穿鼻透腮。延余诊视，脉洪有力知为内毒，内服金银花散加减；外用硼砂、冰片、红枣烧灰，儿茶、人中白、陀僧、青盐、枯矾研细末敷；继用犀黄散加轻粉，麝敷之，旬日遂愈。

《许氏医案》

过铸

牙痛虽小证，痛时则万份难受，且常发则饮食减少，体气渐亏，甚至牙龈空黑，变成牙岩而不治。治牙之药，有今日效而明日不效者，有今日不效而后忽效者，盖有风火虫之不同也。治牙之方，盈千累百，求其统治各种牙痛立刻见效者，竟不可得。即西医之药，亦未能尽验。余牙痛三十余年，苦楚万状，上下之齿尽落始克。拟得一方，无论何种牙痛，含之立效。兹特刊出行世，俾天下之牙痛者，不致长受此苦也。

立止牙痛神效方，即消腐散：藁本、槐花、当归、白芷、升麻、防风、生甘草、地骨皮、川芎、细辛、薄荷各一钱，水煎去渣，温含口中，牙痛立止。冷暖须自试，以止痛为度，果能冷暖得宜，一服即止。痛甚者，两三服，无不止矣。

《过氏近诊医案》

陈菊生

牙痛，不外风、火、虫、虚，肿痛连腮，风火为多，时证常有之，世每疑为外证，误矣。丙申冬，余客都门，王莨臣大令左偏牙跟连腮肿痛，延余往诊。脉数，左尤有力，审是外风引动内风，兼挟痰火为患，治以加味元丹汤。二剂，肿消痛止，惟牙跟有粒未消如豆。王君疑是外证，令外科治之，复肿如前，烦躁不安，又延余诊，脉象涩滞，舌苔灰腻，知为误药所致，仍用前法，二剂即平，再加调理而愈。盖病发于表，根则在里，无论非外证也。即遇外证，凭理立方，亦能奏效。丁亥，余授徒于家，及门李浩泉少腹生一疽，跟盘约四寸许，外科名为"肚痈"，贴以膏药。余知之，令去膏药，治以白虎涤邪汤法，二剂即消。乙未夏，余寓上海，有李姓某左腿生疽二，一大如碗，一小如杯，疼痛异常，坐卧不便，余切其脉，滑大而数，与以一甲黄龙汤法，一剂，已成脓者溃，未成脓者消。丁酉春季，余寓天津，有事至武备学堂，适崔君少和病海底肿痛不堪，有类悬痈。余诊之，脉右关尺数大沉实，知是肠胃湿热下注，治以黄龙解毒汤，二服即平。此三证也，均属外证，以内证法治之，随手奏功，可知外象悉本内因，内患既平，外虞自弭。凡是如是，治病其小焉者耳。

《诊余举隅录》

张乃修

姚右。营分久虚，木失涵养，阳气上逆，乘于胃络。牙痛牵引颊际。宜养血而引导阳气下行。

白归身　白僵蚕　大麦冬　女贞子　炒地骨皮　上安桂　肥知母　川柏片　黑豆衣

二诊：前拟桂柏等方，原为引导虚阳而设。夫齿属于肾，龈属于胃，牙肉常肿，是阳气乘入胃络。特刚药可以制病，不能生水，改进和阳熄风法。

大天冬　煅决明　生牡蛎　大生地　女贞子　川石斛　旱莲草　广皮白　真二泉　阿胶蜜水炒香附

《张聿青医案》

柳宝诒

周。两颊车胀强难开，动则酸楚作声。病因肝火走入经络，当按经施治，勿徒泛与清泄。

羚羊尖　刺蒺藜　夜交藤　木瓜酒炒　滁菊花炒　炒丹皮　钩钩　当归　象贝　广郁金　骨碎补去毛　白芍　夏枯草花酒炒

《柳宝诒医案》

刘子维

某，年五十余，左上牙床尽处，微痛微肿。

白芷二钱　细辛六分　生地三钱　白芍五钱　木通一钱　甘草三分

一付愈。

李俊注：此胃肾二经之厥气也。齿者，骨之余，肾之标，上下齿属手足阳明，阳明之厥气，随经上壅于断，而不得泄，则为牙床肿痛；足少阴之厥气，随经上壅于齿而不得泄，则为牙痛。经言阳受风气，阴受湿气，而气厥之故，在足阳明则因于风热，在足少阴则因于湿寒，可知也。此证左上牙床肿痛，盖胃、肾二经之厥气所致也。经气上壅则生热，热在气分而口渴者，宜石膏，不渴者，热在血分，故仅用生地，从血分以清之。已厥之气宜散，故用白芷、细辛分别胃、肾以散之；未厥之气宜敛，故用白芍平肝和血以敛之，木通则通经脉以降火下行，甘草则和诸药以缓正气也。药虽数味，无不中肯，故一服即愈也。

齿牙痛除肾虚火炎，但痛而不肿或夜甚于昼，宜于补肾水药中加通气药以治之外，其余皆宜内清外散。若恶寒、头痛，则防风、荆芥以及三阳经表药均可按证酌加，至外治法则寒痛宜干姜、荜茇、细辛；热痛宜石膏、牙硝；风痛宜皂角、僵蚕；虫痛宜石灰、雄黄。对证而施，无不愈也。

《圣余医案诠解》

方耕霞

瞿。湿痰郁结，引动木火，化风上窜，走入少阳之络，左颊车紧强，肿胀始由牙痛而起，是阳明先有湿热也。背微恶寒，头略胀痛，苔白脉数，防成牙龈痛，先以疏风清火法治。

大豆卷三钱　西赤芍钱半　象贝母三钱　生甘草三分　冬桑叶钱半　薄荷叶五分，后下　元参二钱　大连翘三钱　炒荆芥钱半　黑山栀三钱　炒僵蚕钱半　玉桔梗一钱　竹叶廿片　茅柴根五钱，去心

二诊：虚阳渐敛，颐肿已退，而风仍未熄，伏热从营分而达，经事先期，脉转濡细而弦，苔见微黄，体阴本虚，痰热留恋，用清肝肃肺化痰，导热下行之品，愈轻愈合。

白蒺藜四钱，盐水炒　生苡米四钱　东白芍钱半，酒炒　川贝母钱半　炒杭菊钱半　黑山栀三钱　云茯苓三钱　大杏仁三钱，去尖打　南沙参三钱　粉丹皮钱半　生牡蛎六钱，先煎　炒青陈皮各一钱　姜竹茹钱半　川通草五分

三诊：营虚痰湿恋膈，肺气不宣，引动木火，化风上逆，始由牙床肿痛，投搜风和络之品，左颐胀出色红，颊车开合已便，脉弦苔白，宜用熄风清肝，佐以化痰。

冬桑叶钱半　象贝母三钱　炒杭菊钱半　粉丹皮钱半　黑山栀三钱　青蛤散五钱，绢包，先煎　石决明六钱　大连翘三钱　生甘草三分　生枳壳钱半　京元参三钱　炒淡芩钱半　薄荷叶五分，后下　金银花三钱

《倚云轩医话医案集》

张锡纯

天津王姓，年三十余，得牙疼病。

病因：商务劳心，又兼连日与友宴饮，遂得斯证。

证候：其牙疼甚剧，有碍饮食，夜不能寐，服一切治牙疼之药不效，已迁延二十余日矣。其脉左部如常，而右部弦长，按之有力。

诊断：此阳明胃气不降也。上牙龈属足阳明胃，下牙龈属手阳明大肠。究之，胃气不降肠中之气亦必不降，火随气升，血亦因之随气上升并于牙龈而作疼，是以牙疼者牙龈之肉多肿热

也。宜降其胃气兼引其上逆之血下行，更以清热之药辅之。

处方：生赭石一两，轧细　怀牛膝一两　滑石六钱　甘草一钱　煎汤服。

效果：将药煎服一剂，牙疼立愈，俾按原方再服一剂以善其后。

说明：方书治牙疼未见有用赭石、牛膝者，因愚曾病牙疼以二药治愈，后凡遇胃气不降致牙疼者，方中必用此二药。其阳明胃腑有实热者，又恒加生石膏数钱。

《医学衷中参西录》

何长治

左。烦心，木火上炽；值秋燥，内外火交灼。齿痛，脉细数。当从滋化。

原生地　麦冬　知母　牛膝　石膏　盆秋石　竹叶　生姜

《何鸿舫医案》

孙采邻

文学汪书蕉二兄，道光丙戌四月初九。上下齿龈作痛偏左，左脉细小兼数。心肝虚火上炎，法宜养阴以降火。方用小生地、元参、薄荷、茯神、甘草、青皮、当归头，加雪梨肉二两同煎。服三帖大减，尚有悠悠而疼。再以六味地黄汤，去泽泻，加女贞子、炙甘草等，三帖而痊。

《竹亭医案》

红杏村人

胡左，凡齿痛上属足阳明胃，下属手阳明大肠，两经皆病则上、下齿俱痛。实宜清火，虚宜滋阴。见证虽有上、下之殊，然总皆隶于阳明，毋庸分歧图治。

石膏　生地　丹皮　地骨皮　山栀　花粉　川斛　连翘　元参　粉草

又复：齿乃骨之余，本属少阴，而隶于阳明之位。肾水充处自能坚固而不衰，胃火盛则浮痛而易脱。至若两颊之酸痛，是又肝阳腾扰之所致也，当责少阴不足，阳明有余，兼佐和阳熄风。

《医案》

费承祖

镇江吴君季农，患齿痛龈肿，外科指为牙痈，用凉药清热，齿龈肿痛更甚。又加胸脘气闷，夜难平卧，汗出颇多。余诊其脉弦细。此外感风邪，引动湿痰阻塞，胃气不降，郁而化热。经云：火郁发之。邪解气通，其热自清。

冬桑叶一钱五分　陈皮一钱　半夏一钱五分　象贝母三钱　厚朴花八分　台乌药一钱　苡仁二钱　茯苓二钱　冬瓜子四钱　佛手五分

两剂即愈。

《费绳甫医话医案》

徐渡渔

齿痛将两月而不瘥。齿乃骨之余，亦阳明所属。少阴本也，阳明标也，摄少阴，清阳明，宜张会稽法。

玉女煎加白茅根、人中黄。

《徐渡渔先生医案》

丁泽周

黄左。齿乃骨之余，肾虚则齿酸，入夜更甚，不时头痛。宜育阴清降，引火下趋。

大生地四钱　粉丹皮二钱　川石斛三钱　抱茯神三钱　生石决六钱　黑穭豆衣三钱　川象贝各二钱　天花粉二钱　怀牛膝二钱　甘菊花三钱　青盐三分　生甘草六分

赵左。齿属肾，龈属胃，肾阴不足，胃火循经上升，牙痛内热，拟玉女煎加味。

大生地五钱　粉丹皮二钱　霜桑叶三钱　熟石膏四钱　生甘草八分　天花粉三钱　薄荷叶八分　甘菊花三钱　大贝母三钱　青盐三分　鲜竹叶三十张　活芦根一尺，去节

刘左。胃火循经上升，风热之邪外乘，牙痛龈肿，时轻时剧。宜清胃汤加减，清阳明风热。

小生地二钱　粉丹皮钱半　荆芥穗一钱　熟石膏三钱　生甘草七分　苦桔梗一钱　川雅连四分　薄荷叶八分　连翘壳三钱　青盐三分　鲜竹叶三十张　活芦根一尺，去节

另用：川升麻三分　生石膏三钱　薄荷叶八分　青盐三分　生甘草五分　细辛三分　煎水，含牙痛处。

以上出自《丁甘仁医案续编》

秦乃歌

某左。纳食不宣，牙龈胀痛，脉息浮大沉数，总属胃阴不滋。《灵枢·杂病》篇谓：齿痛恶清饮取手阳明，不恶清饮取足阳明。今从两经主治。

川石斛　益元散　银花　知母　沙参　米仁　细生地　生石膏　山栀　玉竹　竹心　荷叶

《灵兰书室医案》

赵文魁

正月初二日，赵文魁等请得端康皇贵妃脉息，左关弦数，右部沉滑。肝胃有热，略感风邪，以致牙龈肿痛便秘烦急。今议用化风清肝调胃之法调理。

荆芥穗三钱　防风三钱　薄荷二钱　甘菊三钱　次生地六钱　玄参六钱　胆草三钱　赤芍四钱　生石膏六钱，研　炒栀四钱　枳壳四钱　瓜蒌六钱

引用酒军三钱。

漱药方：川羌活二钱　防风二钱　细辛六分　红花二钱　生石膏四钱　银花二钱　食盐二钱

水煎兑醋少许，随时漱之。

按：本案为素体肝胃郁热，挟感外风，致风火热邪上壅，龈为胃之络，故见牙龈肿痛。胃热则便秘。肝热则烦急。脉左关弦数，右部沉滑，为肝胃郁热之象。证属内外同病之实热证。治当表里同治以疏风清肝调胃之法。

用荆芥穗、防风、薄荷疏散外风；甘菊、胆草泻其肝热；石膏、炒栀、枳壳、瓜蒌、酒军泻胃腑之热，合而治之于内。以胃为多气多血之腑，肝为藏血之脏，故用赤芍、生地、玄参凉血消肿。更配合治用漱口汤方治疗局部牙龈肿痛，其方义亦在于疏风散热消肿。唯方中用细辛，其性虽热然配于大队清泻药中，可远其热性而取其辛味，《本草备要》谓之"辛散浮热，故口疮喉痹、鼻渊齿痛者宜之。"

五月初十日戌刻，赵文魁请得端康皇贵妃脉息，左寸半弦数，右寸关滑数。肺胃有热，肝气欠调，以致牙龈肿痛，肢臂抽疼。今拟清肝理肺活络之法调理。

川羌活二钱　防风二钱　薄荷二钱　僵蚕四钱，炒　生石膏六钱，研　赤芍四钱　元参四钱　寸冬四钱　橘红络各三钱　枳壳三钱　酒军三钱　条芩四钱

引用瓜蒌（捣）六钱、川柏四钱。

按：牙龈肿痛多究于火，火有虚火实火之别。实火者外感风热之邪，或肺胃蕴热，或肝火炎上。虚火则肝肾阴虚火旺。此案和正月初二日脉案病机相似，病起于肝郁化火，肺胃蕴热，外兼有风热之邪上攻。其病总在中上二焦有热，故脉见寸关弦数或滑数。肢臂抽疼实因风邪阻络，络脉不和而成。施治大法不外疏风散热，清热理中。案中"清肝理肺活络"即是外散风热、内清里热的意思。风得去，火得降，自然活络和顺，肿痛消退。方中羌活配防风理风，去肢节疼痛；薄荷、僵蚕疏风清热，治牙龈肿痛；石膏、寸冬理肺胃蕴热而生津止渴；赤芍、玄参清血分之热，血热清，热毒得解，则疼痛可缓；条芩、黄柏、酒军旨在加强清热的力量；因病家素有痰热内蕴，故用枳壳、瓜蒌、橘红络行气化痰通络。诸药之用，共奏散风清热化痰之功，其病可望得除。

五月十一日，赵文魁请得端康皇贵妃脉息，左关弦数，右寸关滑数，肺胃结热，肺胃结热，肝气欠舒，以致牙龈肿痛，肢倦烦急。今议清上舒肝调胃之法调理。

荆芥穗三钱　薄荷三钱　防风三钱　葛根三钱　生石膏八钱，研　赤芍四钱　连翘四钱　银花四钱　炙香附六钱　青皮六钱　胆草四钱　枳壳四钱

引用夏枯草三钱、酒军三钱、瓜蒌（捣）六钱。

按：此接上案继用清解肺胃方法。因虑病家素有肝郁不遂之疾，故加用疏解肝郁之品，如香附、青皮、夏枯草之类；用微温之芥穗易羌活，有疏散之功而无助热之虞。观全方之药物配伍紧扣肝、肺、胃和风、热、痰，非阅历深者不能为之。

五月十二日，赵文魁请得端康皇贵妃脉息，左关弦而稍缓，右关滑数。肝气渐和，惟肺胃湿热尚盛，以致口渴烦急，龈肿头痛。今议用清上调中化湿之法调理。

甘菊花四钱　荆穗三钱　薄荷三钱　川芎三钱　生石膏一两，研　胆草四钱　生栀六钱，仁研　条芩六钱　溏瓜蒌八钱，捣　枳壳六钱　酒军三钱　郁李仁三钱，研

引用：西瓜翠衣熬汤煎药。

皮肤作痒擦药方：炒僵蚕三钱　薄荷一钱五分　羌活三钱　防风三钱　六一散四钱　赤芍三钱　轻粉一钱　青盐三钱

共研细面布包擦之，五月十八日赵文魁谨拟。

按：药后脉息弦象稍缓，是知药力已行为肝气转和之征，惟肺胃湿热尚未得尽除，仍仿上法而重调中化湿。观方中药物实以清热燥湿为主，因其湿热之得全是于饮食肥甘厚腻辛辣之品，故调中不在补虚。

擦药方由疏风清热化湿之品组成。据方测证，当为外有风热之邪侵犯表卫，内有湿热蕴郁，与风热之邪交阻络脉，络脉不和，而见皮肤瘙痒，甚有红疹。

以上出自《赵文魁医案选》

魏长春

桂延柱君，夫人张氏，年二十七年。住太阳殿林家。

病名：风火牙痛。

原因：素质阴虚火旺，新感风邪牙痛。

证候：齿痛喉疼，便闭腹胀，呕吐胃呆，寒热不寐。

诊断：脉象细数，舌红光滑脱液。阴虚津燥，风火牙痛证也。

疗法：清散风火为主。

处方：桑叶二钱　青蒿三钱　连翘二钱　赤苓三钱　夏枯草二钱　生白芍三钱　生米仁四钱　滑石三钱　川连三分　竹茹三钱　防风八分　全瓜蒌四钱

次诊：八月廿四日。呕吐得止，寒热较减，齿痛亦愈，卧能安寐，脉缓，舌淡光滑。续拟清肝和中。

次方：桑叶二钱　茺蔚子三钱　茯苓三钱　黄菊花二钱　刺蒺藜三钱　明天麻一钱　木贼一钱　鲜首乌三钱　白芍三钱　全瓜蒌三钱　仙半夏二钱　夜交藤三钱

三诊：八月廿六日。咽润痛止，腹畅胃苏。脉象软缓，舌色红润。治宜育阴养胃和肝。

三方：桑叶二钱　茺蔚子三钱　茯苓三钱　黄菊花二钱　刺蒺藜三钱　木贼草二钱　制首乌三钱　炒白芍三钱　夜交藤四钱　丹参二钱　丹皮二钱　天花粉三钱　玄参三钱　原麦冬三钱

效果：服后病愈。

炳按：风火牙痛、牙床肿者，宜散风清胃热，如桑菊、薄荷、石膏、知母、焦山栀、连翘、金银花等味，火退肿消而愈。

黄亚侠君夫人，年约三十余岁。住县政府。

病名：肾虚牙痛。

原因：劳烦过度，阳浮牙痛，久服苦寒凉药，清胃止痛，无效。相火上升，牙痛更剧。

证候：牙痛时辍时作，畏寒头痛。

诊断：脉缓，舌淡红，阴虚相火上炎证也。

疗法：用肾气汤加减，引火归原。

处方：瑶桂片八分　淡附子一钱　丹皮二钱　茯苓三钱　泽泻三钱　大生地八钱　淮牛膝三钱　山萸肉三钱　细辛五分　川柏一钱

效果：服药二剂，牙痛痊愈。

炳按：本案肾虚牙痛，乃龙火上腾而痛，或因苦寒凉降过度所致，用金匮肾气汤，以导龙入海、引火归原为从治。若因肾火挟胃热直升，牙根浮长，牙床不肿，以景岳玉女煎二三剂，牙根即平，疼痛辄除，屡试屡验，不用二方。

以上出自《慈溪魏氏验案类编初集》

刘云湖

病者：族婶夏孺人，年近五旬。

病因：形体清瘦，屡患牙痛。

证候：不红不肿，时恶寒足冷。

诊断：医与六味地黄汤不效，后用十全大补膏，重加熟地，服之痛加剧，日夜不止。愚诊六脉沉弱，谓之曰，此虚寒牙痛也。

疗法：治宜温补。

处方：车前子五钱，淮牛膝、故纸、泽泻、干姜各三钱，小茴、边桂各二钱，青盐少许。

效果：一剂而安。

理论：牙者骨之余，肾之所属也，牙龈属脾，颊又阳明经过之地，故牙痛多龈肿连于外颊，阴病而及于阳也，牙痛属虚寒者十七八，属实热者无二三。古今治牙痛无善法，每每药用寒凉，愈清火而肿痛愈甚者，皆未知此证之由来也。盖人之中年，元阳既亏，肾阴不固，多病牙痛。其不红不肿者虚寒也。微红微肿者，亦阳虚也。市医不知，往往用寒凉苦甘以清其火，外复敷以田螺朝脑，或食皮蛋海带丝大凉之物，希图缓一时之痛，以寒治寒，是犹为贼立帜，故牙痛每每延至一二月，变成面颊肿大，硬如铁石，甚至口不能开，喉生癣疮，种种现象，皆阴寒内结，阳气衰微之候，不可因喉生癣疮，而遂疑为热毒。脸之肿大，遂断为火邪也。如此者即用理中汤，加车前、淮膝以引浊邪下降。庶清阳不为浊阴蒙蔽也。愚遇此证三十年获愈甚多，无不以理中汤加淮膝、车前而见功也。可称此证之一得矣。

牙痛须辨明寒热虚实，大抵老年多虚寒，幼年多实热，痛而久者多虚寒，痛而暂者多实热。初不肿而后渐肿，或初痛甚而后沉没反痛轻者，此阳为阴翳。皆误服寒凉之咎也。又必证之于脉，脉浮大属实热也。脉沉细属虚寒也。种种病源，皆赖医者之化裁，不可忽也。

方论：此方以补真阳降浊阴为主治，故以边桂、干姜、故纸补命门之火而暖下焦。下焦暖则火有归宿。再以车前、牛膝、泽泻、青盐导之下降。小茴以化之，则火下行而牙痛止矣。

附外治法：若痛剧不可忍耐者，即用蒜泥散外敷。其法用雄黄、大蒜合捣如泥敷患处，或用人中白合大蒜同捣敷亦可。一法用轻粉同大蒜捣敷，则内面之痛，引于皮面，皮面即起大泡，刺破水出即愈。但其愈后所敷之处，必有黑瘢数月不变耳。一法以雄黄大蒜同捣，纳经枢穴上，以布包之，俟起泡牙痛自轻。经枢穴在尺上一指许。一法用热水洗脚后，以吴萸、附子合大蒜捣，纳涌泉穴布包，睡一夜其痛即止。

《临床实验录》

孔伯华

徐女，六月十七日。湿滞下痢，止后湿热不除，舌苔白燥，脘次潮热，牙龈痛楚，脉象滑大而数，亟宜清疏和化，导湿下行。

鲜芦根一两　地骨皮三钱　川牛膝三钱　益元散四钱，布包　鲜竹茹六钱　薄荷一钱　炒莱菔子三钱　盐知母三钱　盐黄柏三钱　盐橘核三钱　生石膏五钱　龙胆草钱五分　忍冬花四钱

紫雪丹（分冲）四分。

《孔伯华医集》

张汝伟

姜右，年三十，苏州。偏右牙痛，业已旬日，诸药罔效，头晕神疲，大便秘结，夜卧不安，剧痛之时，哭失叫嚣，脉数弦滑，苔薄腻黄，此因肝胃有热，而外感风邪也，宜麻杏甘膏法，加味治之。

炒荆芥　炒防风　左秦艽各钱半　炒川芎　生甘草　薄荷叶各八分　生石膏四钱　光杏仁　象贝母　晚蚕沙　冬瓜子各三钱　活芦根一两，去节　淡竹叶钱半

本证始末：此证初起，据患者云，服西药各种止痛片，不五分钟即止，及后愈服愈多，连服至三四片，尚不能止痛达一刻钟之久，乃恳余诊治，为出此方，初服后一二小时间，其痛愈甚。至五六小时以后，忽后不痛，二煎服后，其痛若失，仍服一剂。十余年来，从未复发云。

方义说明：牙痛之证，不外肝胃肾三经之蕴热，治牙痛之简便单方甚多，有效有不效，即如此证，是偏属于阳明之热，此方此特效点，还是石膏。若属于肾经者，应加细辛三分，中药之妙用，固在复方之变化，然如牙痛之主要特效药，是在石膏与细辛二味，治效之例，不亚十百，特于此案后，附录经验如此。

《临证一得》

陆观虎

王某某，男，31岁。

辨证：牙痛。

病因：肠胃火郁，炽盛上蒸。

证候：牙龈肿痛，腰痛，头晕目眩，脘腹作痛，疲倦、便稀。脉细数。舌质红，苔微黄。

治法：清热开郁，兼以固肾。

处方：杜仲6克　大贝母6克　银花炭6克　川续断6克　赤芍6克　黑豆皮12克　杭甘菊6克　黄连3克　荷梗6克　草决明12克　山楂炭6克

方解：杜仲、川续断强筋骨，壮腰膝以治腰痛疲倦。杭甘菊、草决明清火除风，以治头晕。炒黄连、银花炭、山楂炭、荷梗、黑豆衣清胃火，健脾消食以止便稀。大贝母、赤芍清热凉血消肿。

陆某某，男，41岁。

辨证：牙痛。

病因：肥甘湿热蕴于肠胃，致生蛀齿。

证候：蚀牙作痛，大便干燥，纳少。脉细弦。舌质红，苔黄腻。

治法：清热润便。

处方：连翘6克　大贝母9克　炒栀子6克　净银花9克　炒赤芍6克　川通草3克　川连3克　炒黄芩6克　蒲公英9克　焦稻芽9克　全瓜蒌18克

方解：栀子清三焦之热。川黄连清上焦之热，黄芩清中焦之热。连翘、银花、大贝母、赤芍、川通草、蒲公英清热凉血，消肿止痛。焦稻芽、全瓜蒌开胃消食，润肠通便。

李某某，男，35岁。

辨证：牙痛。

病因：肠胃积热，外感风邪。

证候：牙痛咳嗽，头重流涕，腹痛，大便稀。脉浮数。舌红布刺，苔黄腻。

治法：外疏风邪，内清积热。

处方：连翘6克　荷梗叶各6克　冬瓜子6克　银花炭6克　炒黄连6克　薄荷3克　杭甘菊6克　大贝母9克　大腹皮9克　陈皮6克　炒赤芍6克　山楂炭6克

方解：连翘、薄荷散风解表。杭甘菊、炒赤芍散头风清热，以去头重。枇杷叶、冬瓜子、陈皮、大贝母清肺热以止咳嗽，兼清胃热以止牙痛。炒黄连清肠胃。荷梗叶、银花炭祛寒火以止泻。山楂炭、大腹皮升清止泻，化食消肿以止便稀。

朱某某，女，49岁。

辨证：牙痛。

病因：肝郁火上蒸。

证候：牙痛、头晕、纳少。脉细弦。舌红，苔黄。

治法：清火化郁，佐以消导。

处方：连翘6克　大贝母3克　焦稻芽9克　银花6克　赤芍6克　草决明9克　川连3克　蒲公英9克　蒺藜9克　泽泻6克　山楂炭6克

方解：银花、连翘、蒲公英清热解毒止痛。焦稻芽、山楂炭宽中消导开胃。草决明、蒺藜平肝散风化郁。泽泻泻火化湿热，利小便。川连泻心火，解郁热。

严某某，女，55岁。

辨证：牙痛。

病因：心肝郁火上蒸。

证候：牙痛头痛，脸肿发胀。脉细数。舌红，苔黄。

治法：清火化郁。

处方：连翘9克　杭甘菊9克　蒲公英9克　净银花9克　炒赤芍6克　川通草3克　紫花地丁6克　炒栀子6克　鲜茅根15克　粉丹皮6克,炒　石决明15克

方解：银花、连翘、蒲公英、紫花地丁清散郁火，解毒消肿止痛。赤芍、丹皮破瘀活血止痛。石决明、甘菊平肝散风清。栀子、白茅根泻心火。通草利湿，引热外出。

李某某，女，44岁。

辨证：牙痛。

病因：肝肾郁火上蒸，感受风邪。

证候：牙痛、头晕、耳痛、流脓、喉痛，身酸腰痛。脉细数。舌质红，苔浮黄。

治法：散风清火化郁。

处方：连翘6克　大贝母9克,去心　丝瓜络6克　净银花9克　炒赤芍6克　川通草3克　紫花地丁6克　白茅根3克　杭甘菊6克　金灯笼6克

方解：银花、连翘、蒲公英、紫花地丁、杭甘菊散风、清热解毒。大贝母散结泻热。金灯笼清火、理咽、止痛。通草祛湿热，利小便。赤芍化郁止痛。白茅根泻火清热消肿。丝瓜络通经活络泻热。

许某某，女，22岁。

辨证：牙痛。

病因：感受风邪，肝肾郁火上蒸。

证候：牙痛阵作，腰痛，白带多，纳呆。脉数。舌质红，苔薄黄。

治法：祛风清火。

处方：连翘9克　杭甘菊6克　乌贼骨9克　净根花9克　生牡蛎9克　紫花地丁6克　炒赤芍6克　川杜仲9克　白蒺藜9克　蒲公英9克　丝瓜络6克　白茅根30克　苏薄荷3克,后下

方解：银花、连翘、蒲公英、紫花地丁清热解毒，消肿止痛。白蒺藜、甘菊、薄荷散风清肝热。乌贼骨、牡蛎清热止带。赤芍活血止痛。杜仲固肾止腰痛。丝瓜络除风通络。白茅根清肺胃热，滋阴行水。

陈某某，男，67岁。

辨证：牙痛。

病因：外感风邪，内有火郁。

证候：左侧牙痛，左颊亦肿作痛。脉细弦。舌质红，苔白微黄。

治法：祛风清火。

处方：连翘6克　大贝母6克　土泽泻6克　净银花6克　蒲公英6克　上川连3克　紫花地丁6克　炒赤芍6克　炒栀子6克　鲜茅根15克　粉丹皮6克

方解：银花、连翘、蒲公英、紫花地丁散热消肿解毒。川连、泽泻、茅根、栀子、丹皮泻火止痛以祛郁火。赤芍活血止痛。大贝散结泻热消火。

杨某某，男，37岁。

辨证：牙痛。

病因：内有火郁，外感风邪。

证候：左大牙痛，龈肿，心悸、发冷、头痛。脉浮数。舌红，苔黄。

治法：清热散风。

处方：连翘6克　大贝母9克,去心　天花粉9克　净银花9克　炒赤芍6克　苏薄荷3克,后下　紫花地丁6克　炒青蒿9克　川通草3克　蒲公英9克　白茅根15克

方解：银花、连翘、紫花地丁、蒲公英散热消肿。薄荷、青蒿散风热。大贝母、天花粉散热生津。白茅根清热降火。川通草利小便，导湿热外出。赤芍活血止痛。

李某某，男，41岁。

辨证：牙痛。

病因：内有郁热，外感湿邪，湿热相搏。

证候：牙痛，耳痛，喉痛，纳呆。脉细数。舌质红，苔浮白。

治法：清热渗湿。

处方：白蒺藜6克　荷梗6克　焦稻芽9克　大贝母6克　扁豆衣6克　鲜佩兰6克　炒赤芍6克　益元散6克，包　杭甘菊6克　白蔻仁3克　猪赤苓各6克　云茯苓6克　焦苡米9克

方解：荷梗、扁豆衣、鲜佩兰、益元散、白蔻仁、猪赤苓、云茯苓、焦苡米清暑利湿，升清降逆。白蒺藜、杭甘菊、赤芍、大贝母活血止痛，焦稻芽开胃消食。

胡某某，女，35岁。

辨证：牙痛。

病因：内有湿热，外感风邪。

证候：牙痛，纳呆，发热，右臂、手指作痛。脉细弦。舌红，苔白。

治法：清热散风利湿。

处方：冬桑叶6克　贝母6克　忍冬藤9克　焦稻芽9克　炒赤芍6克　秦艽6克　薄荷3克　丝瓜络6克　防己、防风各6克　粉丹皮6克　蒲公英6克

方解：冬桑叶、忍冬藤、炒赤芍、薄荷散风清热。焦稻芽开胃助消化。丝瓜络、秦艽、防己、防风疏风通经络，兼祛风湿以治臂、指作痛。丹皮、蒲公英、贝母清热解毒，治牙痛。

杨某某，女，24岁。

辨证：牙痛。

病因：风火郁结上炎。

证候：左侧头牙痛，右腿痛甚。乳儿七月。脉细数。舌红，苔黄。

治法：散风清火，消肿止痛。

处方：连翘6克　大贝母6克，去心　嫩桑枝30克　净银花9克　炒赤芍6克　宣木瓜9克，炒　紫花地丁6克　蒲公英6克　炒栀子9克　粉丹皮6克　赤小豆9克

方解：银花、连翘、蒲公英、紫花地丁、栀子散风清热，解毒散郁。大贝母散结泻热化瘀。丹皮、赤芍活血清热，化瘀消肿，以止头痛牙痛。赤小豆利水散热。木瓜、桑枝利筋骨以止腿痛。

杨某某，女，29岁。

辨证：牙痛。

病因：风火郁结上炎。

证候：发热，牙龈肿痛，头痛。脉细数。舌红有刺，苔薄黄。

治法：散风清火，清热止痛。

处方：连翘6克　大贝母6克，去心　炒黄芩6克　杭甘菊9克　炒栀子6克　蒲公英6克　粉丹皮6克，水炒　川通草3克

方解：银花、连翘、杭甘菊清热散风，止头痛。白茅根、川通草滋阴凉血，利小便，引火

下降。炒黄芩、栀子泻火除湿利水，泻三焦之郁火而从小便出。大贝母散郁泻火，消痰。赤芍、丹皮泻火凉血，活血止痛。

陈某某，男，37 岁。

辨证：牙痛。

病因：风火郁结上炎。

证候：左侧牙痛，头脸亦痛，喉痛，左腿酸痛。脉细数。舌质红，苔薄黄。

治法：散风清热，泻火止痛。

处方：连翘 6 克　泽泻 6 克　丹皮 6 克　金灯笼 9 克　忍冬藤 9 克　川连 3 克　石决明 9 克　大贝母 6 克　赤芍 6 克　丝瓜络 6 克　黛蛤散 6 克，包

方解：连翘、忍冬藤散风清热。黛蛤散清热除烦。石决明、大贝母散郁泻火清痰。赤芍、丹皮泻火散血凉血活血止痛。泽泻利湿行水泻火。金灯笼清热利咽消肿以止喉痛。丝瓜络通经络和血脉以治腿酸痛。

姚某某，男，31 岁。

辨证：牙痛。

病因：风火郁结上炎。

证候：左牙龈肿胀，口角生疮，腮痛不能咬。脉细数。舌红，苔黄。

治法：清热解毒，消肿止痛。

处方：连翘 9 克　大贝母 6 克，去心　制僵蚕 9 克　净银花 9 克　炒赤芍 9 克　制乳没各 3 克　紫花地丁 6 克　蒲公英 9 克　川通草 3 克　青黛 2 克，包　粉丹皮 6 克　白茅根 15 克。

方解：银花、连翘散风清热。蒲公英、紫花地丁、清热解毒消肿。茅根、通草凉血清火，利小便，引火下行。僵蚕散结，祛风消肿，以治口疮。赤芍、丹皮、乳没泻火散血，活血止痛，散结消肿，以止腮痛龈肿。

聂某某，女，31 岁。

辨证：牙痛。

病因：气郁结热上冲。

证候：牙痛，脘闷，头痛颈痛。脉细弦。舌质红，苔薄黄。

治法：消热疏气。

处方：连翘 6 克　山楂炭 6 克　丝瓜络 6 克　银花炭 6 克　炒赤芍 6 克　扁豆衣 6 克　香附 6 克　蒲公英 9 克　粉丹皮 6 克　川通草 3 克　荷梗 6 克

方解：连翘、银花炭、赤芍、蒲公英、丹皮清热凉血消肿，以止牙痛、头痛。丝瓜络、通草通经活络、以治颈痛。山楂炭、扁豆衣化食开胃，调脾除湿以去脘闷。香附、荷梗疏肝郁，升清降浊，以理气机。

陈某某，男，40 岁。

辨证：牙痛。

病因：风火上炎，腑气不下。

证候：右侧牙痛、发冷、大便二天未下，溲黄，纳少。脉弦细。舌红，苔黄。

治法：散风、清火、润便。

处方：连翘6克　大贝母6克　炒黄芩6克　净银花9克　炒赤芍6克　川通草3克　上川连3克，水炒　炒栀子6克　瓜蒌12克　丹皮6克　更衣丸3克，包，冲服

方解：净银花、连翘散风清热解毒。上川连泻心清火。黄芩泻火除湿利水。通草利小便引热下行。赤芍、粉丹皮化瘀活血，凉血止痛。炒栀子清三焦郁火。瓜蒌仁皮、更衣丸宽胸润肠通便。

二诊：

证候：右侧牙痛已减，晨起眼红，溲黄，大便已下。脉细弦。舌红，苔黄。

处方：按前方去粉丹皮、瓜蒌、更衣丸，加蒲公英6克、泽泻6克、薄荷（后下）3克，清热解毒，通溲利湿。

刘某某，男，42岁。

辨证：牙痛。

病因：湿热结毒，风火上炎。

证候：右牙龈肿痛，牵及头痛。脉细数。舌质红，苔薄黄。

治方：祛风清热解毒。

处方：连翘6克　杭甘菊6克　石决明12克，杵　净银花6克　大贝母6克　蒲公英9克　白蒺藜9克　炒赤芍6克　泽泻6克　粉丹皮6克　益元散9克，包

方解：净银花、连翘祛风清热解毒。蒲公英清热消肿散结。白蒺藜、杭甘菊、石决明散风清热平肝，以止头痛。泽泻、益元散利湿清热通溲。大贝母、赤芍、丹皮活血止痛，清火散结消肿。

陈某某，女，37岁。

辨证：牙痛。

病因：素体虚弱，肺胃郁火上蒸。

证候：左牙龈肿痛，自汗，夜不能眠，咳嗽，左大拇指发麻，喉干，口苦，便燥。月水方至。脉细数。舌质红，苔薄黄。

治法：育阴清热，安神调经。

处方：浮小麦9克　贝母6克　茯神9克　炒赤芍6克　路路通5个　远志9克　元胡6克　天花粉9克　枇杷叶9克　益母草9克　白茅根9克　大枣3个　黛蛤散9克，包

方解：浮小麦、大枣、茯神、远志安神宁心止汗，以治自汗、失眠。大贝母、枇杷叶、白茅根清肺生津、治咳嗽、喉干。赤芍、元胡、益母草活血消肿止痛，调经养血。路路通通经路，以治指麻。天花粉生津治喉干，润燥以通便。黛蛤散清热润肺化痰，以止咳嗽。

张某某，男，38岁。

辨证：牙痛。

病因：素体肝虚，郁火上炎。

证候：牙痛头痛，头晕失眠，脉细。舌质红，苔薄黄。

治法：清热潜阳。

处方：白蒺藜9克　炒赤芍6克　生牡蛎9克　杭菊花6克　栀子皮6克　猪赤苓各6克　上川连3克　石决明12克　白茅根15克　朱连翘6克　蒲公英9克

方解：白蒺藜、杭甘菊、石决明、牡蛎清肝潜阳，以治头痛、头晕、失眠。猪赤苓祛湿热。赤芍、白茅根凉血清热，以止牙痛。栀子皮、川连、蒲公英清热消肿，以止牙痛。朱连翘清心安神。

郭某某，女，49岁。

辨证：牙痛。

病因：肾阴不足，虚火上浮。

证候：牙痛，腰腹作痛。月水方至。脉细弦。舌红少苔。

治法：补肾调气血，清虚热。

处方：连翘6克　川续断6克　延胡索9克　银花6克　大腹皮6克　益母草9克　川杜仲9克　炒赤芍6克　蒲公英6克　粉丹皮6克　狗脊9克

方解：连翘、银花、赤芍、蒲公英、丹皮清热凉血，以止牙痛。续断、杜仲、狗脊固腰背以止腰痛。大腹皮消胀顺气。延胡索、益母草活血调经止腹痛。

以上出自《陆观虎医案》

第十七节　牙痛

高锦庭

勇某某，牙漏溃久，细如针孔，时出秽脓。节劳戒口，可望愈期。

生地　石斛　麦冬　银花　甘草　元参　丹皮　芦根

冯某某，产后营枯络空，温邪外袭，齿痛且肿，寒热，拟以透解彻邪。

薄荷　川斛　刺蒺藜　麦冬　钩藤　菊花　荆芥　连翘

以上出自《谦益斋外科医案》

林佩琴

堂妹。牙痛。由情志抑郁，致患左下牙龈肿痒，日久撑出多骨，外科用推车散不效，腐孔血水淋漓。近又寒热，食减神疲，宜扶正为要。用潞参、茯苓、白术、当归、熟地、山栀、白芍，俱炒，六七服效。

《类证治裁》

王旭高

刘。平日豪饮，胃湿必甚。去冬龈肿咳嗽，仍不节饮，以致音哑龈腐，蔓延及唇，此沿牙毒也。虽非牙岩之比，然亦不易收功。

甘露饮去甘草、天冬，加赤苓、黄芩、鸡距子、葛根、蝉衣、茅芦根。

渊按：阳明湿火所致。

某。牙龈渗脓，二载不愈。此属牙漏，肾虚胃有湿热所致。

六味丸三钱　资生丸二钱

相和。每朝服四钱，淡盐汤送下。

以上出自《王旭高临证医案》

费承祖

卓小梅之如夫人，风邪化热，销灼胃津，牙痛作痛，昨已出脓，右颧颊浮肿未消，咽喉红痛，白腐偏右，咳嗽音暗，牙关紧强，舌苔白腻，满布到尖，咯痰难出，饮食难下，胸脘闭塞，着凉挟痰阻肺，清肃无权，已可概见，脉来浮弦数大。脉证细参，来势非轻，拟生津泄邪，兼化痰热法，以望转机，再图进治。

牛蒡子一钱五分　轻马勃八分　净蝉衣一钱　冬桑叶一钱　川贝母三钱　瓜蒌皮三钱　川石斛三钱　甜杏仁三钱　粉甘草五分　冬瓜子四钱　京玄参一钱　鲜竹茹一钱五分　广皮白五分　人中白五分　生谷芽四钱

服一剂，所吐皆黏痰酸水，动辄盈盆，连服三剂而愈。

《费绳甫医话医案》

丁泽周

叶小。牙痛已成，内外肿痛，胃火上升，风热外乘，势将酿脓，宜清疏消解。

薄荷叶八分　熟牛蒡二钱　荆芥穗一钱　京赤芍二钱　生草节八分　苦桔梗一钱　轻马勃八分　连翘壳三钱　象贝母三钱　炙僵蚕三钱　忍冬藤三钱　生蒲黄三钱，包　活芦根一尺，去节

吹玉钥匙，敷如意散，醋、蜜调。

赵左。余毒湿热留恋，肝阳升腾，两耳响鸣失聪，牙痛溃脓，头痛眩晕。宜清解托毒而潜厥阳。

冬桑叶三钱　生赤芍二钱　甘菊花三钱　天花粉三钱　生草节八分　金银花四钱　连翘壳三钱　大贝母三钱　生石决八钱　京元参二钱　灵磁石五钱　嫩钩钩三钱，后入　六味地黄丸八钱，包

以上出自《丁甘仁医案续编》

第十八节　牙宣

高锦庭

郑某某，齿龃龈不肿痛，脉虚细，面色㿠白，手足不温。此阳明气弱，血失所附而然。清寒

宜避。

　　黄芪　细生地　阿胶　牛膝　赤苓　白芍　炙草　血余

　　郭某某，牙宣出血不止，是属阳明火逆。脉不洪数，身虽发热，面不油红，乃是阴亏火亢，议育阴潜阳。

　　大补阴丸加麦冬、血余、茅根。

以上出自《谦益斋外科医案》

李炳

　　周小濂病牙龈溃烂，久不愈，医莫能治。延翁。翁适衣披衣，周睨之。翁既诊，不署方而行。周怪，问故。翁曰：此病非吾药莫能治。然群睨吾，轻我也。虽立方，必不服，何方为？周谢之。翁曰：此病非吾药莫能治，然君轻我，必不服吾药，不服吾药则必死。请屏诸医，吾独任其治，不愈，甘受罚。乃用人参二钱、附子三钱，服五十剂而愈。

《李翁医记》

赖松兰

　　牙宣腐烂流血，齿落，经阻，脉弦数。此系气郁化火，郁蒸阳明所致，法宜育阴潜阳主治。

　　细生地　女贞实　黑山栀　川石斛　苍龙齿　辰灯心　炒丹皮　旱莲草　石决明　生牡蛎
十大功劳叶

《赖松兰医案》

陈莲舫

　　青浦，马翁。有形谓牙漏，无形并可谓牙宣，此少阴不足，阳明有余也。丰体湿痰，脉息濡细，治以和养。

　　北沙参　制女贞　川石斛　生白芍　抱茯神　杭菊花　光杏仁　墨旱莲　黑料豆　淮牛膝
新会皮　白木耳

《莲舫秘旨》

曹沧洲

　　某右。阴虚木火乘胃，牙宣盈碗而出，宜潜阳泄热为法。

　　生龟板四钱　朱茯神四钱　墨旱莲三钱　知母三钱　石决明一两，盐水叩煅　朱连翘三钱　鲜生地三
钱　丹皮三钱　玄参三钱

《吴门曹氏三代医验集》

孔继菼

　　汤君某翁，年可七旬。鼻塞不通，常流浊涕，时而出脓出血，左颧似肿，齿龈时时肿痛，

甚则血溢不止，以至鼻不闻臭，口不知味，逾二年矣。自以为鼻渊也，见予求治。诊毕，为书案曰：此非鼻渊证。六脉浮弦而劲，风寒并中病也。适中于阳明之经，故鼻与齿俱受其累。经曰：足阳明之脉，起于鼻额，挟鼻下行，入上齿，环唇挟口。风寒适中于此，结而不散，故即于此处现证。齿龈肿疼，时时出血者，风以阳邪化热，逼血外溢也。鼻塞不通，常流浊涕，甚则出脓出血者，寒邪外锢，气道不利，风邪内鼓，血液被蒸也。夫鼻为肺之窍，鼻塞而肺气不和，因而不闻香臭矣。阳明为胃之经，经病而及于本，因而不知五味矣。此证目下犹非大害，积而日久，寒邪不解于外，风邪常郁于中，此阳明一经，紫颧绕颐，人迎、颊车之间，势必蒸聚血液，破皮溃肉而出，此时大疮已成，而望面目之完全也难矣。及今图之，速以散寒祛风之药直入阳明经络，更以引经药引至其最高结聚之处，可以渐愈。更得外敷一药迎而导之，其效必捷矣。书方用生黄芪以托里，制附子以散寒，荆芥、防风以祛风，当归、川芎以和血，干葛、白芷导引诸药直入阳明一轻，加红花兼令入络，而少加火酒引令上行。汤君挟方去，或问：此方可必效乎？予曰：治当如此，其理然也，不效何为用药？至其究竟，或风散而寒犹未尽，或寒退而风犹未解，随证消息，药味不无进退，是又在乎临时之斟酌，难以预定矣。又且此病中之已久，经络内伤，皮肉外变，通窍开结、和血养营之品，非多服不可。若以三五升之汤液，六七次之饮啜，治二三年根深蒂固之病，则决难言功矣。世有服药对证，而病不获愈者，皆此弊也。轻视病而重望药，举世类然，君视汤君能脱此弊乎！或乃唯唯，曰：是不敢知，会当以君之语告之。

《孔氏医案》

赵文魁

十月初九日，赵文魁等请得端康皇妃脉息：左关浮弦而数，右寸关滑数。肝胃结热，外受风邪，以致牙龈宣肿，面部浮硬。今议用化风清肝调胃之法调理。

荆芥穗三钱　白芷三钱　防风三钱　薄荷三钱　生石膏八钱，研　银花四钱　连翘三钱　赤芍四钱，炒　子青皮三钱，研　归尾四钱　瓜蒌六钱，捣　酒军三钱

引用郁李仁（研）五钱。

端康皇贵妃清胃漱牙方：

荆穗二钱　葛根二钱　紫苏一钱五分　苏木二钱，研　石膏四钱，生研　忍冬三钱　夏枯草一钱　大黄二钱

共以水熬透，随时漱之。

端康皇贵妃洗面消肿方：

白附子二钱　白芷二钱　川芎二钱　防风三钱　南红花三钱　归尾四钱　没药四钱　僵蚕四钱，炒　透骨草二钱　甲珠三钱

共捣粗渣装布袋内，水熬透兑醋一茶盅，洗于肿处。

十月初十日，赵文魁等请得端康皇贵妃脉息：左关弦而尚浮，右寸关仍滑。风邪渐解，肝胃结热，左颐宣肿，牙龈酸胀。今议用疏风清胃之法调理。

川羌活三钱　防风三钱　薄荷三钱　荆芥穗三钱　葛根三钱　归尾四钱　生石膏八钱　元参六钱　胆草三钱　锦纹四钱

引用泻叶二钱、枳壳四钱。

十月十一日，端康皇贵妃清胃漱牙方照初九日原方减紫苏、大黄、苏木，加食盐四钱、薄荷二钱。

十月十二日，赵文魁请得端康皇贵妃脉息：左关沉弦，右关滑而近数。颐肿已消，惟上焦浮热未清。今议用清上宽中和胃之法调理。

甘菊花四钱　薄荷三钱　银花四钱　连翘四钱　生石膏六钱，研　元参六钱　瓜蒌八钱，捣　枳壳四钱，研

引用赤芍四钱、锦纹四钱。

十月十三日，赵文魁等请得端康皇贵妃脉息：左关弦而渐缓，右部略滑。诸证均愈，惟上焦余热未清。今议用清上调中导热之法调理。

甘菊花四钱　薄荷三钱　元参六钱　川芎二钱　生石膏六钱，生　生栀四钱，研　瓜蒌六钱，捣　枳壳四钱　青皮子三钱，研　川连二钱，研　木通三钱　丹皮四钱

引用煅赭石六钱、锦纹三钱。

以上出自《赵文魁医案选》

第十九节　牙疳

高锦庭

陈某某，风热郁冒，化火上逆，口发牙疳，拟以清解。

川连　川石斛　丹皮　知母　麦冬　薄荷　黑山栀　元参　芦根

《谦益斋外科医案》

费伯雄

某。心肝火升，胃热上蒸，牙疳舌疳并发，腐烂不堪，艰于咽饮，身热不退，证势非轻。拟方以望转机，候高明政用。

犀角尖　鲜生地　木通　川连　胡黄连　石膏　天花粉　人中黄　鲜石斛　连翘　黑山栀　桔梗　真芦荟　淡竹叶　灯心　鲜芦根

复诊：前方加银柴胡、玄参、紫雪丹。

某。风热挟火毒上升，牙疳腐烂臭秽，窜溃甚速，其痒不堪，证属走马牙疳。急宜清胃解毒降火。

鲜生地四钱　黑山栀三钱　连翘二钱　犀角五分，磨冲　酒炒川连四分　玄参二钱　天花粉四钱　马勃五分　桔梗一钱　人中黄一钱　赤芍一钱半　羚羊角一钱　芦荟根　竹叶　灯心

复诊：加鲜石斛三钱、酒炒木通一钱、熟石膏五钱。

外涂：金枣丹。

以上出自《费伯雄医案》

陈莘田

陆左幼，疟后余邪，复感风温，发为走马牙疳，气秽作腐，上唇肿胀，最虑破唇之险。

薄荷　牛蒡　芦荟　桔梗　羚羊角　银柴胡　生石膏　黑山栀　人中黄　元参　淡芩　大竹叶

二诊：

银柴胡　生石膏　芦荟　淡芩　甘中黄　赤芍　黑山栀　牛蒡　大连翘　羚羊角　桔梗

三诊：疳势渐缓。

细生地　黑山栀　人中黄　天花粉　金石斛　枳壳　泽泻　赤芍　乌犀角　淡芩　芦根　枇杷叶

四诊：疳势渐佳。

细生地　桂枝　赤芍　丹皮　黑山栀　土贝　知母　大竹叶　人中黄　花粉　连翘　芦根

五诊：

细生地　赤芍　天花粉　泽泻　淡芩　赤茯苓　枳壳　金石斛　人中黄　黑栀　枇杷叶

《枫江陈莘田先生外科临证》

王旭高

某。暑邪热毒，走入营中。遍身紫黑烂斑，鼻血龈腐。此发斑牙疳之证也。倘至壮热神昏，不可挽矣。

犀角地黄汤加羚羊角、连翘、鲜石斛、黑山栀、银花、淡黄芩、芦根。

某。肝经郁火，乘犯阳明，牙龈痒痛出血而发牙疳。舌红碎裂，头眩心烦，营阴内亏。而纳谷气撑，又属脾气虚也。犹喜大便燥结，可用清滋，先平其炎上之火。

羚羊角　鲜生地　鲜石斛　元参　麦冬　茯苓　石决明　女贞子　枣仁

以上出自《王旭高临证医案》

马文植

某。牙疳碎烂，色紫暗无神，舌滑带黑，六脉软弱，下门齿脱落，此系肾经牙疳，虚证之极重险者，论脉论证，理宜附桂导火归原，但远路而来，不无外感，况时令又在风阳甚时，难以擅投，勉商六味以壮水制阳，佐以去骨中之湿毒。

六味地黄加牛膝、银花、苡仁、骨碎补。

复诊：昨投壮水制阳，兼去骨中湿毒，而烂处色泽稍为明润，脉亦稍为有神。加重扶正解毒之品。

大熟地一两　大生地六钱　洋参二钱　全当归二钱　淮山药三钱　黄柏八分，盐水炒　生甘草一钱　川石斛四钱　甘菊二钱　骨碎补一两

三诊：左半碎烂，不至于蔓延，右半还不能定，方不外乎前法。

原方加茵陈草，去牛膝、甘菊。

《外科集腋》

沈祖复

大市桥王姓童子洗热浴后赤足遇寒，回家半日，觉牙龈肿胀腐碎，右足胫青紫异常，恶寒身热。先生诊曰："此青腿牙疳也，上病必治其下。"用银针刺其足胫紫处，出恶血，内服活血祛瘀，牙疳遂愈。

张雪梅小孙，女上、下牙龈碎烂，此名牙疳，阳明之热走入牙床之络，当以大剂治之：磨犀角三分，生石膏一两五钱，生大黄三钱，丹皮三钱，知母三钱，丝瓜络三钱，人中黄一钱，鲜竹叶三十斤，芦根二两，升麻三分，绿豆三钱，鲜生地一两，荷叶一角。另赠以赤霜散加冰片、西黄搽牙。服药后，泄泻二次，腐肉去，已见新肉。仍用清解之法，前方加川连、忍冬藤、黑山栀，去鲜地、升麻、竹叶，生军易熟军，外搽绿枣丹加冰片而愈。

以上出自《医验随笔》

陈莲舫

沈。走马牙疳，穿腮破唇，即在目前。

天虫　净蝉衣　鸡内金　生甘草　小青皮　飞滑石　陈皮　榧子肉　大力子　芜荑

《莲舫秘旨》

曹沧洲

某左。大病后，余毒结，走马牙疳，防破唇穿腮。

羚羊角　鲜生地　石决明　银花　连翘　甘中黄　花粉　知母　赤芍土贝　马勃　白蒺藜白茅根

某左。丸方。郁火入阳明络，曾患牙疳，至今肿块不净，脉状稍带弦数，法当潜阳熄火。

川石斛一两半　知母一两　川贝母二两，去心　甘中黄四钱　丹皮一两　元参一两半，秋石水炒　龟板胶一两　春砂仁三钱　陈皮七钱　赤芍一两　黑山栀六钱

某左。烂牙疳中腐稍愈。拟再导热下行。

桑叶　花粉　甘中黄　丹皮　知母　飞中白　石决明　鲜生地　泽泻白茅根

以上出自《吴门曹氏三代医验集》

丁泽周

王右。丹痧后阳明积火上升，牙疳腐烂，颧面肿痛，身热晚甚。虑其增剧，拟芦荟消疳饮加减。

真芦荟八分　京元参钱半　荆芥穗一钱　活贯众三钱　熟石膏三钱，打　甘中黄八分　胡黄连六分银柴胡一钱　薄荷叶八分　金银花四钱　连翘壳三钱　犀角片四分，磨冲服　川升麻四分　陈金汁一两，

冲服　鲜竹叶三十张　活芦根一尺，去节

二诊：牙疳腐烂，颧面肿痛，身热咳嗽，手臂痧子隐隐，温邪疫疠蕴于阳明，积火上升，还虑穿腮落牙之变。再宜清温败毒。

前方去柴胡、升麻、陈金汁，加生赤芍。

艾左。先天不足，胃火循经上升，牙疳腐烂，牙龈渗血，宜芦荟消疳饮加减。

内搽丁氏走马牙疳药。

煎方：

真芦荟八分　京元参二钱　薄荷叶八分　熟石膏四钱　甘中黄八分　胡黄连五分　银柴胡一钱　金银花四钱　连翘壳三钱　苦桔梗一钱　活贯众三钱　粉丹皮钱半　鲜竹叶三十张　活芦根一尺，去节

钱小。走马牙疳腐烂，颧面肿痛，身热不退，证势危笃，勉拟芦荟消疳饮清疳解毒，以尽人工。

真芦荟八分　京元参钱半　荆芥穗一钱　熟石膏四钱　甘中黄八分　苦桔梗一钱　银柴胡一钱　连翘壳三钱　金银花四钱　胡黄连四分　鲜竹叶三十张　薄荷叶八分　活贯众炭三钱　活芦根一尺

王小宝宝。痧子后痧火蕴毒结于阳明，走马疳腐烂偏左，左颧面肿硬疼痛，身热不退，咳嗽痰多，舌质红苔薄腻，脉象弦数，腑行溏薄。证势非轻，颇虑穿腮落牙之险；姑拟芦荟消疳饮合清疳解毒汤加减，尚希明正。

真芦荟八分　薄荷叶七分　荆芥穗七分　熟石膏三钱，打　甘中黄八分　胡黄连五分　银柴胡一钱　连翘壳三钱　苦桔梗一钱　元参二钱　生赤芍二钱　大贝母三钱　贯众三钱　活芦根一尺

以上出自《丁甘仁医案续编》

杨孕灵

朱姓，年约二旬，

病名：温毒牙疳。

原因：温病月余，热毒未净，杂进食物厚味，挟热毒熏蒸脾胃而成。

证候：牙龈肿痛，溃烂流血，色黑味臭，齿摇身热。

诊断：脉两手浮数，寸关尤甚，舌苔厚腻而灰，此温毒病变之走马牙疳证也。牙疳而名之走马，言患之迅速也。

疗法：内服外搽漱口之药并用。内服则用石膏、知母、石斛、山栀清热为君，然不滋阴，无以清热，又用地黄、元参、白芍、人中白为臣，少加银胡、桔梗、升麻引经为佐，用鲜芦芽、竹叶为使。外搽之药，乃以赤砒、大枣、人中白、冰片。又漱口之方，用白芷、细辛、乌附尖、蒲黄者，取其引热邪达也。每日煎药两剂，日夜搽药八九次，漱口均在搽药之前施之。

处方：生石膏八钱，研细　鲜石斛三钱　知母四钱　生山栀三钱　人中白钱半　银胡二钱　生杭芍三钱　苦桔梗六分　升麻五分　鲜芦芽八寸　鲜淡竹叶二十片

漱口方：香白芷一钱　北细辛一钱　乌附尖一钱　生蒲黄二钱

外搽方：赤砒霜一两　人中白二两　真梅冰片一钱　大黑枣五十枚　黑枣五十枚，去核

将赤砒一两匀为五十份，安放于枣内，以线扎之，置炭火上煅炼，俟出尽白烟，成炭形为度。取起为末，后入漂煅之人中白、真梅片，共研为极细末，瓷瓶收贮，以备外掺。掺时用毛笔蘸药，轻轻拍在患处。

效果：一二日腐脱臭少，三四日肉红热清，旬日则齿固肉生矣。

廉按：温毒牙疳，虽挟积热而变，然亦急证，治稍因循，则齿牙尽落。外治砒枣散，确采对证验方。内服大剂清胃消疳，方亦切病，可加胡连、贯众，则杀虫蚀之力量更足矣。

《全国名医验案类编》

曹惕寅

下塘生万昌帽铺主陆姓之子，年七龄。感时疬，出痧子，以食凉果，未能尽透，乃致毒郁阳明，舌红唇黑龈腐。前医尚欲专以荆豉之属付之。其邻顾君来绍余诊。见病者躁扰不已，甚致自咬其唇指，大渴引饮。余谓："毒焰已炽，若再表散，犹火之得风，徒使鸱张耳。为急救之计，宜上清肺胃，下通痰滞，俾釜底抽薪，庶几化险为夷。"仍进以石膏、花粉、知母、金斛、丹皮、山栀、银花、连翘、中白、紫贝、滑石、芦根、竹沥，并用枇杷叶代茶，外用橱油调杉木炭，乃余所配之吹药，间敷唇龈腐处。每敷药前，以米泔水煎川柏、野蔷薇瓣洗口。如法治之，尚不能抑其火威，更令磨犀角服之。经七日始见热退身安。再历七日即奏全功。惟唇缺一角，不能完好如初。此走马牙疳证也。大抵牙疳病程，可分三期。始则口气，继则出血，遂至牙车腐烂，甚者唇穿，乃齿落骨出，则在不治之列。平常牙疳来势至缓，倘因病毒而起，则瞬息千变。故遇此种牙疳，急宜早图，否则噬脐莫及也。

《翠竹山房诊暇录稿》

贺季衡

王童。走马疳，腐处渐红，颧上余硬略软，胃亦较复，惟沉迷嗜卧，腹膨有形，脉细数，舌红。阴胃两伤，脾土不运，余毒结于阳明不化之候。

孩儿参二钱　川石斛四钱　胡黄连五分　淮山药二钱，炒　芦荟八分　京赤芍二钱　大贝母四钱
炙甘草五分　青升麻六分　炒僵蚕二钱　炙鸡金一钱五分　荷叶一角

江童。走马牙疳，腐烂势大，流血甚多，成块成条，肢冷不和，脉弦细。热结阳明已久，刻感时燥暴发所致。势原未定，亟以犀角地黄加石膏挽之。

乌犀尖三分，磨冲　乌玄参心四钱　鲜生地八钱，切　生石膏五钱，先煎　青升麻六分　京赤芍二钱
连翘二钱　大贝母三钱　天花粉四钱　粉丹皮一钱五分　淡竹叶二十片

以上出自《贺季衡医案》

张山雷

胡左。稚龄胃热上熏，身热牙龈腐烂，病延匝月，其势已张，大便坚，脉数。证是牙疳，甚非轻恙，急清胃火，导热下行。苟得腐化渐定，方为化吉。

鲜生地 15 克　鲜铁皮石斛 15 克, 二物打破同煎　象贝 9 克　紫草 6 克　胡黄连 3 克　川黄连 1.5 克
连翘壳 6 克　怀牛膝 6 克　生石膏 24 克　丹皮 4.5 克　银花 12 克　鲜芦根 去节, 30 克　肥知母 12 克

二诊：两进清胃，血溢虽减，腐化未定，证颇可危，不敢遽称可治。再拟清解，须得不再烂开，方冀吉人天相。

生打石膏 15 克　南花粉 9 克　怀牛膝 6 克　肥知母 9 克　骨碎补 3 克　紫草 12 克　银花 12 克　贯众 4.5 克　鲜石斛 9 克　鲜芦根 30 克, 去节

是为佳景。大便虽溏，小溲仍赤秽气，肺胃热邪扰未尽净，仍须清解。

鲜铁石斛 9 克　生肥知母 6 克　象贝母 9 克　怀牛膝 6 克　条子芩 15 克　生桑白皮 9 克　生紫草 6 克　白茯苓 9 克　鲜芦根 30 克, 去节　杜花粉 6 克

四诊：牙疳腐骨自落，大处新肌已生。惟面前正齿旁边腐烂未定，鼻旁尚肿。此阳明痰热未净，大便虽溏，当是实火上蒸。仍宜清泄为上。

瓜蒌皮 6 克　肥知母 6 克　象贝母 9 克　生石膏 18 克　怀牛膝 6 克　北丹皮 4.5 克　鲜竹茹 4.5 克　鲜芦根 30 克, 去节　鲜石斛 3 克, 打先煎　生打牡蛎 15 克　漂淡海藻 45 克　漂淡陈海蜇 60 克, 煎汤代水

五诊：牙疳日久，虽不深化，亦未收束，胃火未清，大便时结时溏，仍宜清泄。

鲜生地 9 克　鲜石斛 9 克　象贝 9 克　宋半夏 4.5 克　生石膏 12 克　肥知母 9 克　润玄参 6 克　鲜芦根 尺许, 去节　香白芷 1.2 克　怀牛膝 6 克

《张山雷专辑》

章成之

殷女。凡外疡有胀者，如是起伏热，慎防细菌窜入血分，酿成败血证。

紫地丁 12 克　连翘 12 克　金银花 15 克　杭菊花 9 克　黑山栀 9 克　淡竹茹 6 克　炒枣仁 9 克　白茅根 1 扎

龚男。左牙龈浮肿、腐烂，波及颊部黏膜均肿，此虽轻证，处置不当，可以引起败血证。

板蓝根 9 克　川连 2.4 克　连翘 12 克　忍冬花 12 克　大青叶 9 克　桑叶 9 克　元参 9 克　白茅根 1 扎
另：六神丸，每次服十粒，日二次。

以上出自《章次公医案》

施今墨

艾某某，男，73 岁。右侧下颌生瘤肿已半年，经某医院诊断为骨癌，在北大附属医院理疗两月，右半颜面肿溃，舌面生疮，两处溃疡，口腔气味恶臭，饮食难进，咀嚼不利，食欲日减，大便燥结，口干不能饮。苔黄垢，脉洪数。

辨证立法：上焦郁热深久，热毒袭骨，破溃腐烂，证属牙疳。当以清热解毒为法，兼施润燥通便，取釜底抽薪之意。

处方：大力子 10 克　忍冬花 15 克　紫地丁 10 克　生蒲黄 10 克　忍冬藤 15 克　黄地丁 10 克　酒黄芩 6 克　风化硝 6 克　炒皂角子 10 克, 晚蚕沙 10 同布包　酒黄连 3 克　全瓜蒌 20 克　连翘壳 10 克　甘中黄 6 克　炒枳壳 5 克　火麻仁 15 克　大青叶 6 克

二诊：前方服四剂，肿痛均减，忽又感冒咳嗽治疗九天，感冒已愈，咳少痰多，大便燥结，要求专治骨瘤。

处方：山慈菇10克　山甲珠10克　草河车6克　大力子6克　生蒲黄10克　藏青果10克　忍冬花10克　风化硝10克　黛蛤散10克，马勃5克同布包　忍冬藤10克　全瓜蒌25克　苦桔梗5克　蒲公英15克　桃杏仁各6克　连翘壳10克　酒川连6克　炙甘草5克

三诊：药服五剂，舌面溃疡大见好，下颌骨及右颜面肿痛均有所减轻，大便仍燥，不服药即不能下。

处方：风化硝10克　炒皂角子10克，晚蚕沙10克同布包　全瓜蒌25克　黛蛤散6克，马勃5克同布包　火麻仁15克　酒军炭6克　酒黄连5克　酒元参5克　蒲公英15克　山慈菇10克　大力子6克　生蒲黄10克　浙贝母10克　杏仁泥10克　青连翘10克　苦桔梗5克　粉甘草5克

四诊：服五剂，疼痛已止，颜面肿亦见消，仍口干津少，大便已通畅。

处方：鲜石斛10克　忍冬花10克　金石斛10克　忍冬藤10克　马勃5克，青黛3克同布包　山慈菇10克　山甲珠10克　元参12克　蒲公英15克　生石膏12克，先煎　知母6克　浙贝母5克　生蒲黄10克　黄连3克　川贝母5克　怀牛膝10克　黄芩6克　大力子6克　草河车6克　桔梗5克　青连翘10克　生甘草3克

五诊：前药服七剂，颜面肿消，溃疡愈合，舌烂痊愈，下颚疼痛已止，大便每日一次，现证口干少津，拟用丸药收功。

处方：酒生地30克　酒元参60克　天门冬30克　原寸冬30克　金石斛60克　山慈菇30克　山甲珠30克　草河车30克　川贝母30克　马齿苋30克　白知母30克　大力子30克　夏枯草30克　藏青果30克　青连翘30克　蒲公英30克　川黄柏15克　川黄连15克　酒条芩30克　五味子15克　苦桔梗15克　绿升麻15克　风化硝30克　粉甘草30克

共研细末，炼蜜为小丸，每日早晚各服10克，白开水送。

1954年冬，忽发寒热头痛，全身酸楚，是属感寒所致，予解表驱寒方二剂。两年前所患下颌骨肿瘤，经治疗并服丸药三料已愈，至今未见复发。

1955年夏来诊，去年冬日感寒来诊一次即愈，旧疾未见复发，近日大便又行干结，右耳连及腮颊部感觉疼痛肿胀，自恐已愈三年之病再生变化，急来就诊，以防旧病复发，再予清热解毒通便之剂。

处方：金银花10克　黄地丁10克　酒黄芩10克　金银藤10克　紫地丁10克　酒黄连5克　大力子6克　青连翘10克　苦桔梗5克　炒枳实5克　风化硝6克　桃杏仁各6克　炒枳壳5克　全瓜蒌20克　火麻仁15克　郁李仁6克　粉甘草6克

《施今墨临床经验集》

第二十节　牙槽风

高锦庭

阮某某，牙龈坚结而成骨槽。骨槽者，风温入于少阳之络。惟络病最难透达。刻下肿处坚硬无情，齿合难进饮食。攻透为合，冀其脓泄，则势可缓。愈期须脓老骨脱为断。

秦艽　防风　荆芥　麦冬　制蚕　山甲

二诊：服药后肿处渐软，脓出有期，牙骱仍结，前法增减。

前方去甲麦，加归身、丹皮。

《谦益斋外科医案》

何其伟

本元虚怯，肝风挟痰，左腮结块高突。久防穿溃成骨槽，不易治也。

羚羊片　桑叶　杏仁　瓜蒌　橘红　石决明　山栀　川贝　菊花

《簳山草堂医案》

费伯雄

某。骨槽痈，内溃津脓，外仍肿硬不减，寒热未清，牙关不利，势有窜延外溃之象。

金银花四钱　生甘草八分　丹皮参各一钱半　炙僵蚕三钱　赤芍一钱半　花粉三钱　皂角针八分　广皮一钱　柴胡一钱　大贝三钱　桔梗一钱　夏枯草三钱　羚羊片一钱半，先煎　牛蒡三钱　薄荷八分　钩钩三钱，后入　麦冬二钱，去心　茅根四钱　灯心三尺

《费伯雄医案》

王旭高

许。肝胆郁火，凝结成痰。腮颊硬肿，牙关不开，此骨槽痰也。脉象郁涩，气失利畅，药力不易见效。

柴胡　黑山栀　香附　秦艽　制僵蚕　石决明　土贝母　丹皮　桑叶　郁金　骨碎补　刺蒺藜　钩钩

王。寒痰凝阻，颊车不利，高而肿硬，色白不红。此属阴寒骨槽，与色红身热者不同。

大熟地　麻黄　桂枝　秦艽　防风　制僵蚕　当归　白芥子

以上出自《王旭高临证医案》

刘子维

某，两腮肿，一边一条硬，作痛，兴寒冷，口不能开。

柴胡二钱　桔梗二钱　川芎一钱　黄芩三钱　荆芥一钱　黄连八分　防风二钱　独活一钱　射干二钱　连翘五钱　僵蚕二钱　生姜五钱　蝉退三钱　竹茹引

三付，服二付痊愈。

李俊注：此腮颔发也。《痈疽篇》曰：血脉营卫，周流不休，寒气客于经络之中，则血泣，血泣则不通，不通则卫气归之，不得复返，故化为热而痈肿。华元化曰：痈疽疮肿之作，皆五脏六腑之蓄毒不流，非独因营卫闭塞而发也。夫两腮属阳明、少阳二经，二经素有蓄毒，而寒客之，则邪正纠结，壅遏为患，故两腮肿硬作痛也；兴寒冷者，卫气归之，不得复返，则寒气独留于外也；口不开者，腮肿则颊车骨之运动不灵也，此证俗谓之马夹嘴，又名衬耳寒。治不

如法，亦有热盛肉腐，而溃脓者，与痛肿无大异也。

《六元正纪大论》曰：火郁发之。《至真要大论》曰：抑者散之，热者寒之。风寒外郁，故用柴胡、川芎、桔梗、荆芥、防风、独活、生姜、僵蚕、蝉退等升散之于外；热毒内壅，故用黄芩、黄连、连翘、射干、竹茹等凉泻之于内，内外和则病已矣。

《圣余医案诠解》

余听鸿

一妇三十余岁，气血素虚，痰饮喘咳时发，始以肝气入络，流走肢体，或痛或愈，后有气从左胁上窜颊车，引及项侧额角，抽掣极痛，按之焮热微肿，始皆疑体虚外风引及内风窜络，骨槽风之见证也。初服清解祛风化痰，胸中痰饮气逆咳喘俱甚。进以二陈、苓桂术甘、干姜、五味等服之，喘咳已平，胸膈舒畅，而颊颐作痛更甚，缠绵日久。余曰：肝为风脏，胆为相火，少阳之脉络，为水火升降之道路，阴分虚则肝热，虚风上扰，故升之则痛，降则痛止。肝血少，木失涵养，木旺克土，脾失运化，饮食积蓄，为停痰积饮。若顾此失彼，非其治也。当柔肝抑木，养荣健脾，治风先治血，血行风自熄之意，用人参、当归、蒺藜、潼沙苑、制首乌、阿胶、煅牡蛎、枣仁、白芍、广皮、半夏、茯神、炙僵蚕、炙草、乌梅之类，服五十剂而愈。

吾同道某，始起吐泻，服理中汤而止。惟舌绛遍体气窜攻痛，背脊两旁痛更甚，抽掣项后作强，正在太阳之脉，服桂枝法无效。后窜至胁，舌绛口糜，服祛风平肝，养血通络，少效。后窜入牙龈颊车，项侧极痛，牙关拘掣不利，燥而不烦，精神疲倦，证颇危险。即服人参、归身、黄肉、白芍、龟板、熟地、阿胶、麦冬、石斛、女贞等滋阴之品，渐渐痛止。余语之曰：医无成法，此等证医书皆未经见，若作骨槽风治之，危矣。

以上出自《余听鸿医案》

丁泽周

金右。骨槽风穿腮落齿，脓水臭秽，证属棘手。

西洋参二钱　北沙参三钱　川石斛四钱　赤白芍各一钱一分　金银花三钱　粉丹皮二钱　川贝母三钱　天花粉三钱　旱莲草二钱　黛蛤散六钱，包

《丁甘仁医案》

赵左。穿腮毒内外破溃，得脓不多，四围肿硬不消，肝郁挟痰，凝结少阳阳明之络，缠绵之证，拟和营托毒。

全当归二钱　京赤芍二钱　银柴胡一钱　云茯苓三钱　象贝母三钱　炙僵蚕三钱　生草节八分　苦桔梗一钱　福橘络一钱　山慈菇片八分　丝瓜络二钱

外用退消，黑虎丹、九黄丹、冲和膏、金箍散。

朱左。骨槽风牙关拘急，牙龈腐烂，阴虚胃火上升，邪风挟痰入络所致。证属缠绵，姑拟和营祛风，化痰能络。

全当归二钱　京赤芍二钱　紫丹参二钱　生草节八分　苦桔梗一钱　大贝母三钱　炙僵蚕三钱　银柴胡一钱　粉葛根一钱　丝瓜络二钱

周奶奶。始由头痛咽痛起见，继则颊车肿硬疼痛，连及颏下，牙关拘紧，舌苔薄腻，脉象浮滑。胃火循经上升，风温之邪外乘，挟痰瘀凝结络道，血凝毒滞，势成骨槽痈之重证。急宜疏散消解而化痰瘀。

薄荷叶八分　熟牛蒡二钱　荆芥穗一钱　生草节六分　苦桔梗一钱　轻马勃八分　炙僵蚕三钱　连翘壳三钱　赤芍二钱　大贝母三钱　粉葛根二钱　青防风一钱　茵陈散三钱,包　生蒲黄三钱,包

蔡左。骨槽痈漫肿疼痛，牙关拘紧，胃火循经上升，风寒外乘，虑其增剧，急宜疏散消解。

薄荷叶八分　熟牛蒡二钱　荆芥穗一钱　京赤芍二钱　生草节八分　苦桔梗一钱　大贝母三钱　抚川芎八分　炙僵蚕三钱　银柴胡一钱　粉葛根一钱　生蒲黄二钱,包　茵陈散三钱,包煎

外用如意散、干蟾皮、玉钥匙。

以上出自《丁甘仁医案续编》

曹惕寅

嘉定秦佐霖姻兄患穿腮牙痛年余。坚硬如石，肿势巨大，面部如结一瘤。平素嗜酒无量，或劝以西法剖割，或告以铃医可治，均以痛不可耐中止。后经李姻伯桔农廉访召余为其诊治。病势正在凶险，形寒壮热，头痛如劈，牙关拘紧，启闭不利，痰声漉漉，急用平肝泄风化痰通络法，牛蒡、夕利、赤芍、石决、土贝、制蚕、马勃、丝瓜络、泽泻煎服，外用冲和散满敷，并以王不留行、落得打、当归、木瓜、僵蚕、土贝、红花煎焐。如法治之，里牙龈起一脓窠，溃脓碗许。复方去牛蒡、夕利，加当归，仍内外兼治。约经半月，即于牙龈溃处，钳出朽骨不少，由是渐见平复完口。证属阳明酒毒积聚，痰浊蕴蒸，加以外感风邪，牙龈时溃时敛。病者又怠惰性成，不善洗涤，乃至瘀脓久储积聚成骨。今得血气融和，肿消肉活，故败骨自出也。

《翠竹山房诊暇录稿》

陈约山

诊脉左手沉滞不爽，右脉弦。腮颧抽痛，旋发旋止，耽延日久，恐成骨槽风证，兼之胸闷不舒，神志欠安，均属心肝受病。拟调肝安神法。

炒枣仁　茯神　淮膝　川郁金　新会皮　赤丹参　钩藤　荷蒂　上沉香

二诊：病热稍安，唯脓水点滴不休，皆由多骨未尽所致。细眼难以收敛，遇势寒热，遍体发痒，此肝风外游使然。

羚角片　犀角尖　真珠子　白蒺藜　天花粉　石决明　元武板　元参　牡丹皮　嫩芦根

《陈氏医案》

贺季衡

吴男。牙槽痈龈床浮肿，腮外结硬，波及颏下，牙关强紧，脉滑数。风燥痰热交结阳明，

化脓可虑。凉解为宜。

生石膏八钱，先煎　白桔梗一钱五分　炒僵蚕二钱　香白芷八分　净连翘二钱　京赤芍二钱　大贝母四钱　大力子四钱，炒　乌玄参四钱　生甘草八分　淡竹叶廿片

王女。腮颊为手足阳明所过之地，骨槽风缘阳明湿热与外风迫结而成。其来必骤，盖火性急速故也。今外溃已久，而牙关仍紧，颊车中坚硬未消。古之用中和汤者，因溃处阳明脉虚，用以补托散结。但阳明多气多血之经，温补过施，恐有偏弊之害。拟照古方之中和汤出入。

当归二钱　大白芍二钱　大川芎八分　南花粉四钱　大生地五钱　炙甘草八分　肉桂五分　大贝母四钱　黄芪三钱　桔梗一钱五分　上银花四钱　红枣三个

吴女。骨槽风延今三月有余，左腮木硬，皮无二色，牙关强紧，脉浮滑。风寒痰湿交蕴阳明之络，速效难求，且在重身，更难着手。

当归二钱　白桔梗一钱五分　炒僵蚕二钱　云苓三钱　陈橘皮一钱　青防风一钱　白芥子一钱五分，炒　生甘草八分　川桂枝八分　姜半夏一钱五分　陈酒五钱，入煎

二诊：骨槽风脓出渐畅，牙紧渐开，腮外木硬亦减；惟在重身，用药殊多掣肘，姑守愿意。

当归二钱　黄芪三钱　白桔梗一钱五分　香白芷八分　炒僵蚕八分　酒子芩一钱五分　姜半夏一钱五分　川桂枝八分　青防风一钱五分　京赤芍二钱　西羌活一钱　生甘草八分

桂女。高年骨槽风，破溃已久，窜数孔相通，牙关强紧，胃呆气怯，脉弦细，舌红。最难速效之候。

南沙参四钱　白桔梗一钱五分　白蒺藜四钱　大白芍二钱　云神四钱　川石斛四钱　炒僵蚕二钱　净橘络八分　炒谷芽四钱　炒竹茹一钱五分　灯心十茎

董童。骨槽风多骨出后，腮颊又复赤肿作痛，牙关强紧，入夜内热，脉弦数，舌红。阳明风邪积热及痰浊未清，完口不易。

南花粉三钱　川石斛三钱　大贝母三钱　炒僵蚕二钱　乌玄参三钱　香白芷一钱　炙甘草八分　连翘二钱　白桔梗一钱五分　京赤芍二钱　淡竹叶卅片

以上出自《贺季衡医案》

张山雪

陈左。日来溃处渐就范围，但旁边余肿有酿脓之势，且将复穿一处，所幸痛止块消，可望安澜之庆。脉形软弱，舌苔尚腻，自知体力疲弱，头目眩晕。逾甲年华，阴气先衰，稍添滋养，两调肝胃。

生西贡潞4.5克　生绵黄芪4.5克　生白芍6克　生鸡内金3克　广藿梗4.5克　制半夏4.5克　生牡蛎15克　生远志肉6克　干竹茹4.5克　象贝母6克　老竺黄3克　广橘红3克　广木香1.8克　生延胡4.5克

二诊：骨槽痈，余肿全化，已庆安澜，但微有脓水，则收口尚不宜速。眠食俱佳，脉仍细

弱，是当和阴养肝。

砂仁末 1.2 克，同打　大生地 9 克　贡潞参 6 克　生西芪 6 克　生白芍 6 克　广藿梗 4.5 克　广木香 2.4 克　制半夏 4.5 克　生远志肉 6 克　生山萸肉 4.5 克　甘杞子 4.5 克　川朴花 4.5 克　生延胡 4.5 克　陈枳壳 1.5 克

《张山雷专辑》

张汝伟

罗易道，年三十七，上海。阳明之热内蕴，肝胃之阴素虚，风邪袭入而患牙痛。开刀误治，致为口不能开，牙床骨偏右溃脓，已有二月有余。不痛而痒，骨中酸楚难熬，肩背胸胁，则偏左疼痛，小便频数，良由水不养木，肝火上逆，苔绛脉弦，宜固肾益精，理气和肝治之，冀免烂穿面颊为要。

潼白蒺藜　制女珍　桑寄生　菟丝子　巨胜子　京元参　补中益气丸各三钱，包　炒防己　川黄柏　金橘叶各钱半　橘核络各二钱　生蛤壳　生牡蛎各一两，先煎

二诊：服固肾益精，理气和肝之法后，脓泄已少，牙咬之开合较利，骨节之痛亦减，肝火未清，湿热下注，溺管刺痛，舌苔转为白腻，宜再泄肝之气，分利湿热。

柴胡梢一钱　粉草薢　山栀仁　细生地　生淮药各三钱　晚蚕沙　飞滑石各四钱，包　左秦艽　福泽泻各二钱　橘核络各钱半　川通草八分

本证始末：罗君为禅臣洋行职员，向由伟治，嗣因伟回常，患此证，请医院治，开刀后致成为骨槽风。经伟治三次，即能脓止，咬开，阴复，溺管不痛而愈。

方义说明：此证立方用药，不从标治，用化脓、止痛、解毒、退热为法，而用养阴、疏络、补肾等品，从本治，至补中益气丸一味，非取其补，是用以运行补阴药至上部，直达病所也。第二方用柴胡梢取升寓降之意，晚蚕沙之熄风，秦艽之利筋骨，淮药健脾，佐滑石、泽泻、通草以化湿，草薢、生地，解毒于营分之中。有微妙之寓意也，所以能见效如神。

《临证一得》

第二十一节　牙癌

高锦庭

何某某，牙菌愈而复生，阳明火郁不解。幸软而不坚，可无足虑。
白芍　丹皮　连翘　当归　大贝　黄芩

缪某某，木郁乘胃，阳明络脉不舒，牙根坚肿无情，岩证之根，无忽。
苏梗　石斛　麦冬　白芍　钩藤　刺蒺藜　香附

弋某某，肝火上升，致发牙岩。内外穿溃，肉泛峥嵘。高年当此，极难调治。
细生地　石斛　丹皮　麦冬　甘草　连翘　芦根　大贝
二诊：脉神较起，惟肉泛峥嵘。左腮上腭出血数次，火郁阴伤，再宜养阴清肝。

洋参　细生地　石斛　白芍　蒲黄　元参　黄肉　牡蛎

以上出自《谦益斋外科医案》

马文植

靖江，朱右。肝胃火郁，右牙龈肿而木硬，继之破溃内翻，外腮穿溃，肿而色紫，痛掣头项，已成岩证。幸内翻不坚，未曾出血，犹有一二生机。当养阴清化郁热。

羚羊一钱　玄参二钱　蒲黄四分　花粉二钱　赤芍一钱五分　连翘一钱五分　人中黄四分　丹皮一钱五分　鲜生地四钱　淡竹叶三十张　黑山栀一钱五分　藕节三枚　鲜芦根一两

外翻花处掺藕节、蒲黄，加冰片少许；贴三黄膏；内吹柳华、清阳、冰连，加冰片少许；四围青敷药和遇仙丹调敷。

末药方：

牛黄四分　濂珠四分　熊胆二钱　花粉二钱　青黛一钱，水飞　大贝二钱　冰片四厘　绿豆粉四分　人中黄四分，煅　琥珀一钱　犀角粉八分，或磨、镑　寒水石八分，水飞　生蒲黄八分

上药共为细末，每服四分，灯心、竹叶汤送下。

二诊：肿势略减，四围高坚不软，掣痛不宁，延防失血。

南沙参三钱　赤芍二钱　青黛四分　麦冬三钱　鲜生地八钱　羚羊片一钱五分，先煎　生蒲黄一钱五分　玄参二钱　花粉二钱　丹皮三钱　鲜藕节三枚　芦根一两，捣汁、冲　胡连八分　夏枯草八钱，煎汤代水

敷药方：

熊胆四分　飞青黛四分　生蒲黄八分　冰片一分五里　麝香一厘　生军末八分

上药各研末。龙胆草四两，用清水两大碗，煎数沸，去渣收膏，约一酒杯，候冷透，将末药和入调匀，用鸡毛扫敷四围。

敷生军末，用活田螺去壳捣浓敷四围，或用田螺水亦妙，或用鲜蛔虫洗尽捣汁，加冰片敷；或用田螺去壳，加冰片捣烂塞孔内。

三诊：肿势渐软，紫色亦退，大见其效。惟夜分咽干舌燥，仍服原方。

用吴萸五钱，研末醋调，敷两足底心；翻花处用绿枣、藕节、蒲黄，加冰片和匀掺之；内用绿枣、柳华、清阳和匀吹之。

四诊：牙岩之证，本不易治。惟安心静养，不动肝火，十中方可挽回三四。治来稍见松机，迩时因情绪不遂，心火与肝阳复萌，肿势略加，回里调治为是。

羚羊片一钱五分，先煎　鲜生地八钱　西洋参一钱　丹皮三钱　麦冬三钱，去心　玄参三钱　花粉三钱　赤芍二钱　蒲黄粉一钱　胡黄连八分　芦根三两，捣汁　夏枯草八钱，煎汤代水

吹药方：

月石四分　藕节一个　蒲黄粉四分　青黛四分　琥珀三分　冰片三分　黄柏末三分　真川连三分　红枣三个，去核包真铜绿豆大一粒，炭火内煅红存性，研末

各取细末和匀吹口内。

黄连粟壳药油膏方：

黄连三钱　罂粟壳一两五钱　麻油四两

共煎枯，绢滤去渣，入白占一两，熔化冷透，摊纸作膏药贴之。

某。肝火上升，致发牙岩，内外穿溃，肉翻峥嵘，高年得此恶候，极难调治。拟养阴以清肝胃积热。

羚羊角　大贝　甘草　玄参　连翘　丹皮　细生地　石斛　麦冬　芦根

复诊：脉神较起，惟肉翻峥嵘，左腮上腭出血数次，火郁阴伤。仍当养阴清肝。

生地　西洋参　玉露霜　川石斛　白芍　南沙参　左牡蛎　黄柏　淮山药　山萸肉　黑玄参　人中黄　蒲黄　龟板

以上出自《外科集腋》

第二十二节　牙衄

程文囿

月翁令爱患齿衄，药用生地、丹皮、赤芍、连翘、石膏、升麻之属，衄反甚。予于方内，除升麻加犀角，一服即止。翁问曰："古人治血证，用犀角地黄汤。云：无犀角代以升麻，盖升麻能引诸药入阳明也。今服之不效，岂古方不足信欤？"予曰："朱二允有言：升麻性升，犀角性降，用犀角止血，乃借其下降之气，清心肝之火，使血下行归经耳。倘误用升麻，血随气升，不愈涌出不止乎，古方未可尽泥也。"翁又问："入阳明，清胃热，药品尚多，惟犀角与齿衄相宜者，得无齿属上部，角长于头，本乎天者亲上之义耶？"予曰："不宁惟是，人之上齿属足阳明。礼云：戴角者，无上齿。阳明之血脉，上贯于角，齿衄用之辄应者，职是故也。"

《杏轩医案》